이야기

학생들의 주의 집중

각 장의 도입부에서는 인체생물학의 핵심 주제를 흥미진진한 이야기로 학생들을 끌어들인다. 이를 통해 학생들은 과학탐구를 일상생활과 연관짓게 된다. 논의된 원리와 개념들을 자신들이 이해하는 세상과 연결해 나아가면서 통합할 것을 권장한다.

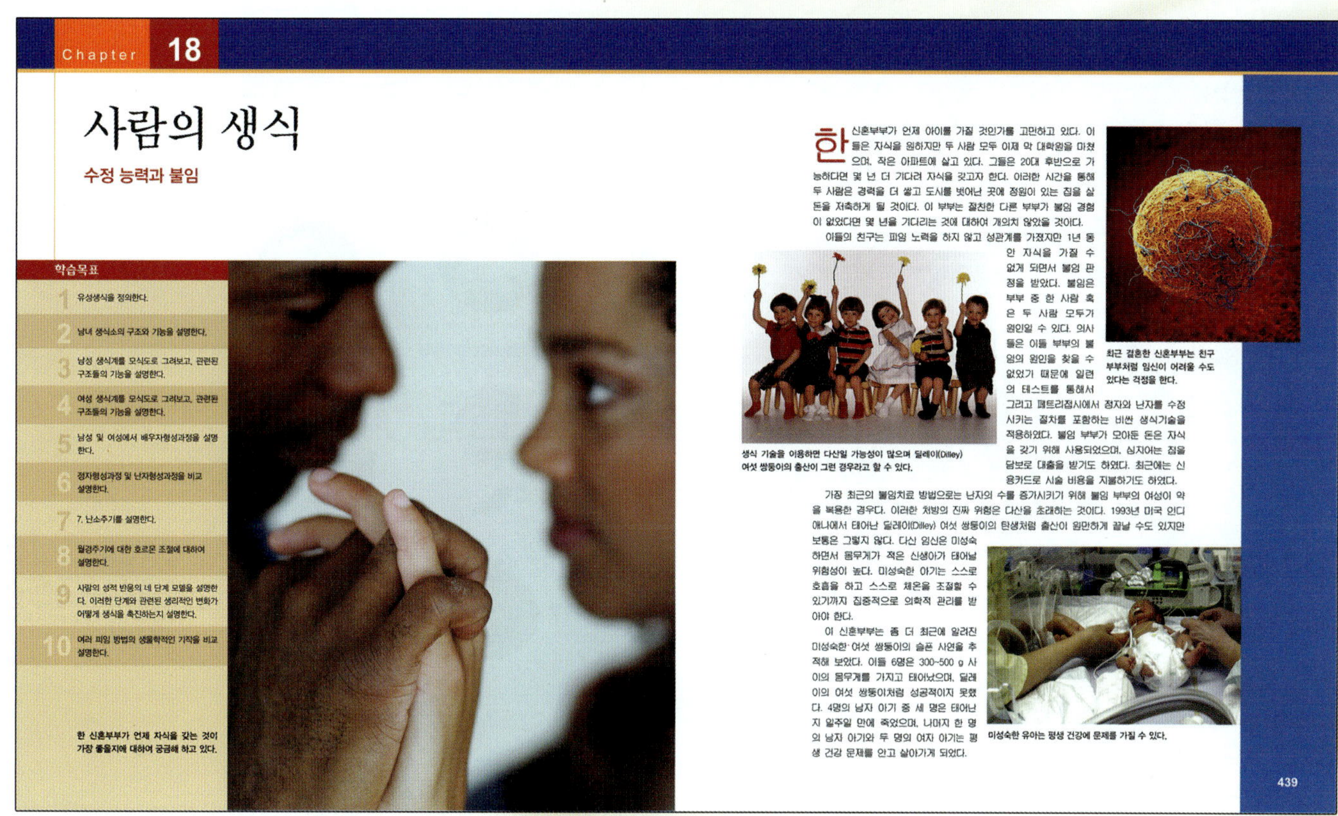

Chapter 18

사람의 생식

수정 능력과 불임

학습목표

1 유성생식을 정의한다.

2 남녀 생식소의 구조와 기능을 설명한다.

3 남성 생식계를 모식도로 그려보고, 관련된 구조들의 기능을 설명한다.

4 여성 생식계를 모식도로 그려보고, 관련된 구조들의 기능을 설명한다.

5 남성 및 여성에서 배우자형성과정을 설명한다.

6 정자형성과정 및 난자형성과정을 비교 설명한다.

7 7. 난소주기를 설명한다.

8 월경주기에 대한 호르몬 조절에 대하여 설명한다.

9 사람의 성적 반응의 네 단계 모델을 설명한다. 이러한 단계와 관련된 생리적인 변화가 어떻게 생식을 촉진하는지 설명한다.

10 여러 피임 방법의 생물학적인 기작을 비교 설명한다.

한 신혼부부가 언제 자식을 갖는 것이 가장 좋을지에 대하여 궁금해 하고 있다.

한 신혼부부가 언제 아이를 가질 것인가를 고민하고 있다. 이들은 자식을 원하지만 두 사람 모두 이제 막 대학원을 마쳤으며, 작은 아파트에 살고 있다. 그들은 20대 후반으로 가능하다면 몇 년 더 기다려 자식을 갖고자 한다. 이러한 시간을 통해 두 사람은 경력을 더 쌓고 도시를 벗어난 곳에 정원이 있는 집을 살 돈을 저축하게 될 것이다. 이 부부는 절친한 다른 부부가 불임 경험이 없었다면 몇 년을 기다리는 것에 대하여 개의치 않았을 것이다.

이들의 친구는 피임 노력을 하지 않고 성관계를 가졌지만 1년 동안 자식을 가질 수 없게 되면서 불임 판정을 받았다. 불임은 부부 중 한 사람 혹은 두 사람 모두가 원인일 수 있다. 의사들은 이들 부부의 불임의 원인을 찾을 수 없었기 때문에 일련의 테스트를 통해서 그리고 페트리접시에서 정자와 난자를 수정시키는 절차를 포함하는 비싼 생식기술을 적용하였다. 불임 부부가 모아둔 돈은 자식을 갖기 위해 사용되었으며, 심지어는 집을 담보로 대출을 받기도 하였다. 최근에는 신용카드로 시술 비용을 지불하기도 하였다.

생식 기술을 이용하면 다산일 가능성이 많으며 딜레이(Dilley) 여섯 쌍둥이의 출산이 그런 경우라고 할 수 있다.

최근 결혼한 신혼부부는 친구 부부처럼 임신이 어려울 수도 있다는 걱정을 한다.

가장 최근의 불임치료 방법으로는 난자의 수를 증가시키기 위해 불임 부부의 여성이 약을 복용한 경우다. 이러한 처방의 진짜 위험은 다산을 초래하는 것이다. 1993년 미국 인디애나에서 태어난 딜레이(Dilley) 여섯 쌍둥이의 탄생처럼 출산이 원만하게 끝날 수도 있지만 보통은 그렇지 않다. 다산 임신은 미성숙하면서 몸무게가 적은 신생아가 태어날 위험성이 높다. 미성숙한 아기는 스스로 호흡을 하고 스스로 체온을 조절할 수 있기까지 집중적으로 의학적 관리를 받아야 한다.

이 신혼부부는 좀 더 최근에 알려진 미성숙한 여섯 쌍둥이의 슬픈 사연을 추적해 보았다. 이들 6명은 300~500 g 사이의 몸무게를 가지고 태어났으며, 딜레이의 여섯 쌍둥이처럼 성공적이지 못했다. 4명의 남자 아기 중 세 명은 태어난지 일주일 만에 죽었으며, 나머지 한 명의 남자 아기와 두 명의 여자 아기는 평생 건강 문제를 안고 살아가게 되었다.

미성숙한 유아는 평생 건강에 문제를 가질 수 있다.

439

장을 여는 이야기

각 장을 여는 이야기는 장 전체에서 다루는 주제들과 통합되어 있으며, 이를 통해 자신들이 학습하는 과학을 이야기와 쉽게 연결짓도록 하였다.

책 전반에 걸쳐 유전적인 항상성 조절 주제가 강조되어 있다

분자유전학을 교과서의 초반(4장)에 소개하여 학생들은 유전자가 생물학적 과정을 조절하는 방법에 대해 배운다. 그 이후 책 전반에 걸쳐 유전적인 항상성 조절을 강조하고 있다.

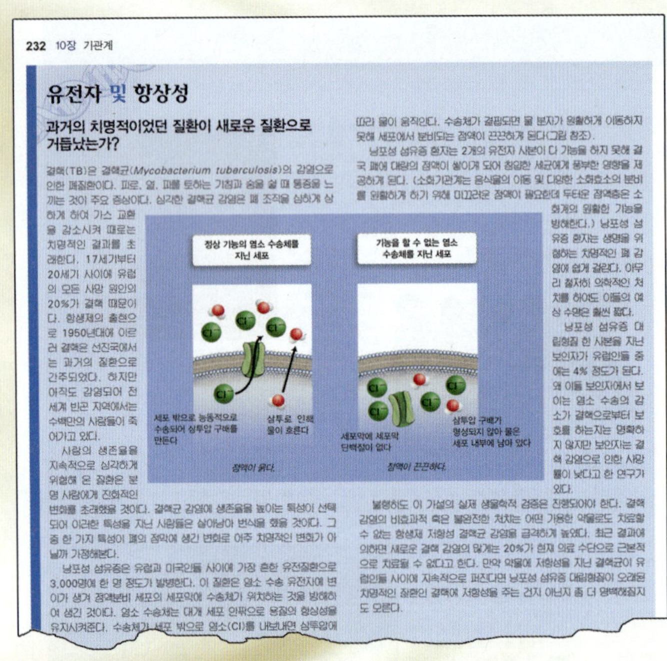

232 10장 기관계

유전자 및 항상성

과거의 치명적이었던 질환이 새로운 질환으로 거듭났는가?

결핵(TB)은 결핵균(*Mycobacterium tuberculosis*)의 감염으로 인한 폐질환이다. 피로, 열, 피를 토하는 기침과 숨을 쉴 때 통증을 느끼는 것이 주요 증상이다. 심각한 결핵균 감염은 폐 조직을 심하게 상하게 하여 가스 교환을 감소시켜 때로는 치명적인 결과를 초래한다. 17세기부터 20세기 사이에 유럽의 모든 사망 원인의 20%가 결핵 때문이다. 항생제의 출현으로 1950년대에 이르러 결핵은 선진국에서는 과거의 질환으로 간주되었다. 하지만 아직도 감염되어 전 세계 빈곤 지역에서는 수백만의 사람들이 죽어가고 있다.

사람의 생존율을 지속적으로 심각하게 위협해 온 질환은 분명 사람에게 진화적인 변화를 초래했을 것이다. 결핵균 감염에 생존율을 높이는 특성이 선택되어 이러한 특성을 지닌 사람들은 살아남아 번식을 했을 것이다. 그 중 한 가지 특성이 폐의 점막에 생긴 변화로 아주 치명적인 변화가 아닐까 가정해본다.

낭포성 섬유증은 유럽과 미국인들 사이에 가장 흔한 유전질환으로 3,000명에 한 명 정도가 발병한다. 이 질환은 염소 수송 유전자에 변이가 생겨 점액분비 세포의 세포막에 수송체가 위치하는 것을 방해하여 생긴 것이다. 염소 수송체는 대개 세포 안팎으로 용질의 항상성을 유지시켜준다. 수송체가 세포 밖으로 염소(Cl)를 내보내면 삼투압에 따라 물이 움직인다. 수송체가 결핍되면 물 분자가 원활하게 이동하지 못해 세포에서 분비되는 점액이 끈끈하게 된다(그림 참조).

낭포성 섬유증 환자는 2개의 유전자 사본이 다 기능을 하지 못해 결국 폐에 대량의 점액이 쌓이게 되어 침입한 세균에게 풍부한 영양을 제공하게 된다. (소화기관계는 음식물의 이동 및 다양한 소화효소의 분비를 원활하게 하기 위해 미끄러운 점액이 필요한데 두터운 점액층은 소화계의 원활한 기능을 방해한다.) 낭포성 섬유증 환자는 생명을 위협하는 치명적인 폐 감염에 쉽게 걸린다. 아무리 철저히 의학적인 처치를 하여도 이들의 예상 수명은 훨씬 짧다.

낭포성 섬유증 대립형질 한 사본을 지닌 보인자가 유럽인들 중에는 4% 정도가 된다. 왜 이들 보인자에서 보이는 염소 수송의 감소가 결핵으로부터 보호를 하는지는 명확하지 않지만 보인자는 결핵 감염으로 인한 사망률이 낮다고 한 연구가 있다.

불행하도 이 가설의 실제 생물학적 검증은 진행되어야 한다. 결핵 감염의 비효과적 혹은 불완전한 처치는 어떤 가용한 약물로도 치료할 수 없는 항생제 저항성 결핵균 감염을 급격하게 높였다. 최근 결과에 의하면 새로운 결핵 감염의 많게는 20%가 현재 의료 수단으로 근본적으로 치료될 수 없다고 한다. 만약 약물에 저항성을 지닌 결핵균이 유럽인들 사이에 지속적으로 퍼진다면 낭포성 섬유증 대립형질이 오래된 치명적인 질환인 결핵에 저항성을 주는 건지 아닌지 좀 더 명백해질지도 모른다.

유전자 및 항상성 상자

각 장에 나타나는 이 상자들은 항상성 과정에 대한 유전적 기반을 보여준다.

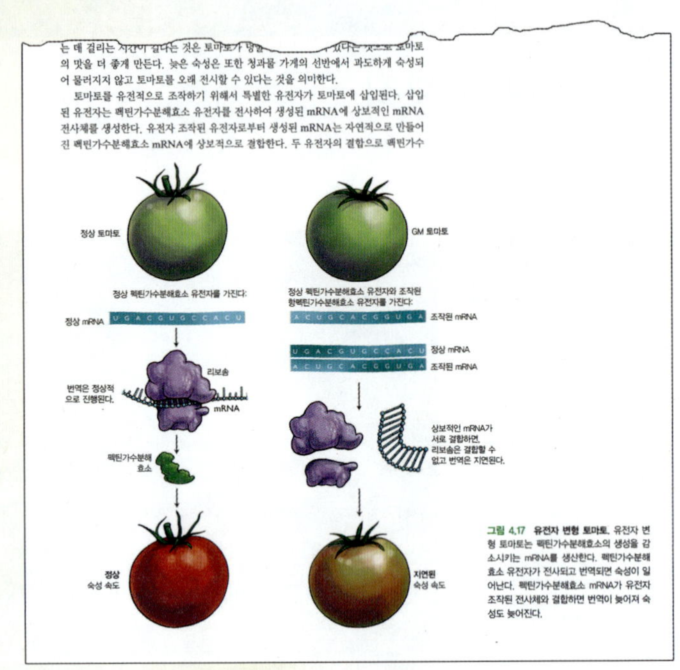

는 데 걸리는 시간이 길다는 것은 토마토가 [illegible] 있다는 것으로 토마토의 맛을 더 좋게 만든다. 늦은 숙성은 또한 청과를 가게의 선반에서 과도하게 숙성되어 물러지지 않고 토마토를 오래 전시할 수 있다는 것을 의미한다.

토마토를 유전적으로 조작하기 위해서 특별한 유전자가 토마토에 삽입된다. 삽입된 유전자는 펙틴가수분해효소 유전자를 전사하여 생성된 mRNA에 상보적인 mRNA 전사체를 생성한다. 유전자 조작된 유전자로부터 생성된 mRNA는 자연적으로 만들어진 펙틴가수분해효소 mRNA에 상보적으로 결합한다. 두 유전자의 결합으로 펙틴가수

그림 4.17 유전자 변형 토마토. 유전자 변형 토마토는 펙틴가수분해효소의 생성을 감소시키는 mRNA를 생산한다. 펙틴가수분해효소 유전자가 전사되고 번역되면 숙성이 일어난다. 펙틴가수분해효소 mRNA가 유전자 조작된 전사체와 결합하면 번역이 늦어져 숙성도 늦어진다.

유익한 그림

유익하며 깔끔하게 제시된 그림들이 유전적 과정을 장식함으로써 학습자들이 해부, 생리 및 생물학적 과정을 시각적으로 보고 이해하기 쉽게 해준다.

"이 책의 설명은 매우 분명한 것을 느끼며, 나로 하여금 진정으로 그 주제에 흥미를 갖도록 만들어 준다. 읽기를 중단하고 싶지 않으며… 그림들이 참 좋았다…나는 이 책을 강력하게 추천한다!"

—Mia Scippo, *Monroe Community College*

비판적 사고는 학생들로 하여금 "왜?"하고 물을 것을 종용한다

벨크와 보덴은 학생들이 그들에게 제시된 정보를 비판적으로 평가하기 위해 그들의 과학적 지식을 응용할 것을 요구한다.

들이 인간의 일생동안 발생하는 돌연변이에 의해 유발된다고 추정한다.

쉬어가기 17.4

난소암의 위험인자들은 흡연과 연속된 배란을 포함한다. 난소암의 위험은 임신했을 때, 모유수유를 할 때, 혹은 피임약을 복용했을 때처럼 생리주기 동안 배란(그림)을 억제한다면 줄어드는 것으로 생각된다. 왜 배란을 억제하는 것이 난소암의 위험성을 감소시키는가?

난소

난자

쉬어가기

이 코너에서는 학생들이 읽기 속도를 조절하고 앞의 개념들을 숙고할 것을 요구한다.

요약

18.1 사람의 생식계

- 유성생식은 남녀 사이에서의 성교를 필요로 한다. 남성과 여성의 생식소에서 배우자를 생산한다. 남녀 배우자는 수정을 통해 하나가 되어 유전적으로 다른 자손을 만들게 된다(440쪽).
- 남성 생식계의 음경은 정자를 운반하는 역할을 한다. 요도는 정자와 오줌을 운반하며, 고환은 정소를 싸고 있고, 정소는 정자와 남성호르몬을 생산한다(440~441쪽).
- 정낭, 전립선 및 요도구선은 정자에 분비물을 제공함으로써 정자가 발생을 하고 운동을 하는데 도움을 준다. 정액은 이들 분비샘으로부터의 분비물로 되어 있으며 정자와 합쳐진다(441쪽).
- 여성 생식계는 외음부, 음핵, 내부 질 통로, 아기를 낳을 때 열리는 자궁 밑의 자궁경부, 발생 중인 아기를 가지고 있는 자궁, 배우자의 통로인 수란관, 알과 호르몬을 만들어내는 난소로 구성되어 있다(442~443쪽).

18.2 배우자형성과정: 생식세포의 발생

- 배우자형성 과정은 배우자를 생산하며 각 배우자는 감수분열을 하여 체세포에 비해 반수체 염색체를 갖는다(443쪽).
- 정자는 세정관에 있는 세포가 세포분열할 때 만들어진다. 정자는 정소의 꼭대기에 있는 부정소에 저장되어 있다. 사정 때 정자는 수정관을 거쳐 요도 밖으로 나온다(444쪽; 그림 18.3).
- 성숙한 정자는 DNA를 포함하고 있는 작은 머리, 정자가 수란관으로 이동할 때 필요로 하는 에너지를 제공한 미토콘드리아가 들어 있는 중편, 그리고 편모로 구성되어 있다. 정자의 머리에 있는 첨체는 정자가 난자에 접근하는 것을 도와주는 효소를 가지고 있다(444쪽).
- 난자형성은 난소에서 일어나며 난자를 생산한다. 이러한 과정은 여성이 엄마의 자궁에 있는 동안 시작되며, 태어나서 사춘기 때까

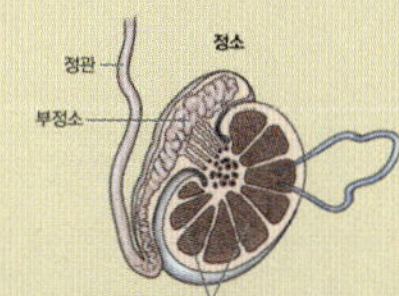

지는 이 과정이 멈춘다. 사춘기 때 이미 존재하고 있는 난자의 발생이 폐경기 때까지 매달 계속된다. 1차 여포는 2차 여포로 발생을 하며, 최종적으로 그라프여포로 발생을 한다. 제2난모세포는 배란 때 그라프여포로부터 빠져나온다. 남아 있는 황체는 잠시 동안 황체호르몬을 분비한 후 임신이 되지 않으면 사라진다(446~448쪽; 그림 18.6).

- 시상하부는 GnRH를 분비하며, 이것은 뇌하수체가 FSH와 LH를 분비하도록 한다. 이러한 두 호르몬은 남녀에서 되먹임 고리를 통해 배우자형성을 조절한다(449쪽)

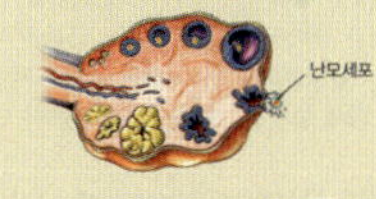

18.3 월경주기

- 에스트로겐의 높은 농도는 FSH와 LH 호르몬의 분비를 증가시킨다. 황체호르몬의 높은 농도는 FSH 및 LH의 분비를 감소시킨다(450~451쪽).
- 여포에서 만들어진 에스트로겐은 월경 동안 증가하기 시작하며, 궁극적으로 GnRH 분비를 촉진하고 FSH와 LH 수준이 스파이크 형태로 나타나도록 한다(450~451쪽; 그림 18.7).

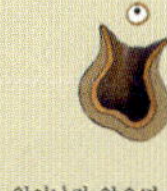

- 수정이 일어나지 않으면 황체는 퇴화한다. 황체호르몬과 에스트로겐은 감소하며 월경이 시작된다. 에스트로겐과 황체호르몬의 낮은 농도는 GnRH 분비를 촉진한다. 결과적으로 LH 및 FSH 농도는 올라가고 여성주기가 반복된다(450~451쪽).
- 수정이 일어나면 배아는 자궁 안에 착상을 하고 황체의 수명을 연장하는 HCG 호르몬을 분비한다. 황체호르몬과 에스트로겐의 농도는 높게 유지된다. 궁극적으로 태반이 황체의 기능을 이어받아 이들 호르몬의 분비를 대신한다(451쪽).

18.4 사람의 성적 반응

- 사람의 성생활의 생리적인 특징은 4단계로 설명할 수 있다. 성교를 위한 준비 단계인 흥분기, 성적 긴장감이 형성되는 안정기, 긴장감이 이완되는 오르가즘, 원래 상태로 돌아오는 해소기로 나눌 수 있다(452쪽).

18.5 임신의 조절

- 원치 않는 임신은 생식 과정을 방해하는 피임에 의해 억제될 수 있다(453쪽).
- 차단피임법은 정자와 난자의 접촉을 억제하여 수정을 막는다. 이러한 방법으로는 질외사정법, 살정제, 콘돔, 그리고 격막이 있다. 차단법은 효과적이기는 하지만 남녀 커플이 이 방법을 사용하기 위해서는 노력이 필요하다. 콘돔은 특히 살정제와 함께 많은 종류의 성병 감염으로부터 막아줄 수 있는 유일한 피임기구이다(453~455쪽).
- 호르몬을 이용한 피임법은 생식 호르몬인 에스트론제와 황체호르몬을 이용하여 배란을 억제하고 자궁을 정자와 수정란이 좋지 않은 환경으로 만드는 것이다. 이러한 방법으로는

장 정리 문제들

삽화가 들어간 장 요약은 광범위한 문제들과 더불어 의미 있는 복습인 동시에 비판적 사고 문제들을 제기하는 기능을 한다.

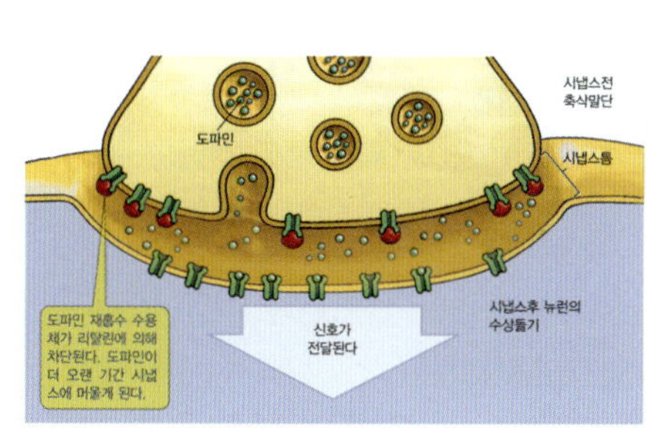

그림 14.8 리탈린 작동기전. 리탈린은 시냅스전 뉴런에 있는 도파민 수용체를 차단한다. 이러한 차단효과는 재흡수를 억제하여 더 오랜 시간 도파민이 시냅스후 뉴런에 영향을 미치도록 한다

시각화 시냅스에서 도파민을 파괴하는 약물의 효과를 예측해보시오.

향을 주어 심박동을 증가시키고, 혈압을 증가시키며, 폐로의 공기 진입부를 확장시킨다.

이들 촉진제를 매우 높은 농도로 먹었을 때 사용자는 황홀경을 느끼며 더 많은 에너지, 오래 견딤 그리고 힘이 넘치는 기분과 정신이 매우 또렷해지는 증상을 보이게 된다. 촉진제의 약효가 떨어지게 되면 높아진 피로감, 불면, 집중하기 어려움, 화냄, 눈물흘림과 우울증상이 나타나게 된다. 다른 약효는 성격변화, 피부발진, 열, 구토, 두통 등이 있다. 촉진제의 남용은 정신분열적 증상과 망상, 간질, 환상 그리고 급사를 유발할 수 있다.

시각화

이 그림들은 생물학적 과정을 설명하며 학생들이 동일한 과정이 관련된 가상적인 상황을 통해서 생각할 것을 촉구한다.

혁신적인 시각 자료를 통해 인체생물학을 가르친다

장 도입부에서 눈길을 잡는 시각 자료들이 각 이야기 흐름을 요약하고 있으며 즉각적으로 학생들의 흥미를 사로잡는다. 장 전반에 걸쳐 그림과 사진들이 계속적으로 과학의 개념적 이해를 구축한다. 그림들은 과학의 이해가 세심한 관찰에 달려 있다는 생각을 강조한다.

"나는 보고 배우는 사람이기 때문에 모든 그림들을 좋아한다. 읽기는 이해하기에 더 좋고 그림들은 현재의 내 책보다 더 많은 도움이 된다."

—Alicia McDonald, *Ashland University*

심장의 구조

겉모습으로 주먹 크기의 심장은 발렌타인의 하트와 약간 유사하다. 심장은 심첨(apex)이라고 하는 왼쪽 폐 뒤로 나와 있는 뾰족한 끝을 가진다. 또한 심장은 두 개의 나란한 근육성 펌프로 구성되었기 때문에 근본적인 좌우대칭을 가진다. 펌프는 근육성 막 또는 격막(septum)에 의해서 서로 완전히 분리되어 있고 다소 독자적이나 공동으로 작용한다. 심장의 오른쪽에 있는 한 펌프는 몸으로부터 산소가 빈약한 혈액을 받아서 이를 폐로 보내는 반면에, 왼쪽 펌프는 폐로부터 산소가 풍부한 혈액을 받아서 이것을 몸속에 있는 일반 순환으로 보낸다.

두 펌프는 각각 두 개의 방, 비교적 얇으나 탄력적인 **심방(atrium**, 복수: atria)과 두꺼운 벽의 **심실(ventricle)**로 나뉘어 있다(그림 9.12). 심장은 적은 양의 윤활 액체를 지니고 있는 막성 주머니인 **위심낭(pericardium)**에 의해 완전히 둘러싸여 있다. 수술과 심장마비를 포함해서 심장의 손상은 위심낭에 있는 액체량을 증가시킬 수 있다. 액체가 빽빽한 위심낭을 채울 때 심장은 압박을 받고 날카로운 고통을 유발한다.

심장의 방들은 혈액의 역류 또는 되내뿜기를 막기 위해서 펌프 주기의 다른 단계에서 꽉 잠긴다. 잠김은 혈액 흐름을 위해 열리고 통로를 막기 위해서 닫히는 밸브(판)의 형태를 취한다.

심장의 양쪽에 있는 심방과 심실은 **방실판[atrioventricular (AV) valves]**를 통해 연결된다. 심장의 오른쪽에 있는 이 구조는 이 구조를 만드는 세 개의 덮개에서 이름을 붙여 **삼첨판**(tricuspid valve)이라고 하는 반면에 왼쪽에 있는 두 덮개가 있는 이첨판(bicuspid) 또는 **승모판**(mitral valve) (주교의 모자인 승모의 모양과 비슷하여 이름이 붙

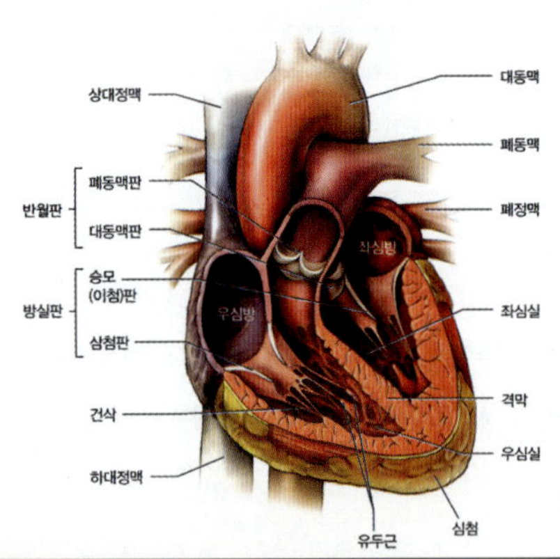

그림 9 … 펌프를 하는 4개의 … 진다. 이 그림은 마주보고 있을 때 한 사람의 심장의 위치를 도해한 것이라는 것을 주목하자. 왼쪽과 오른쪽은 그 사람에게 관계된 것이지 당신에게는 아니다.

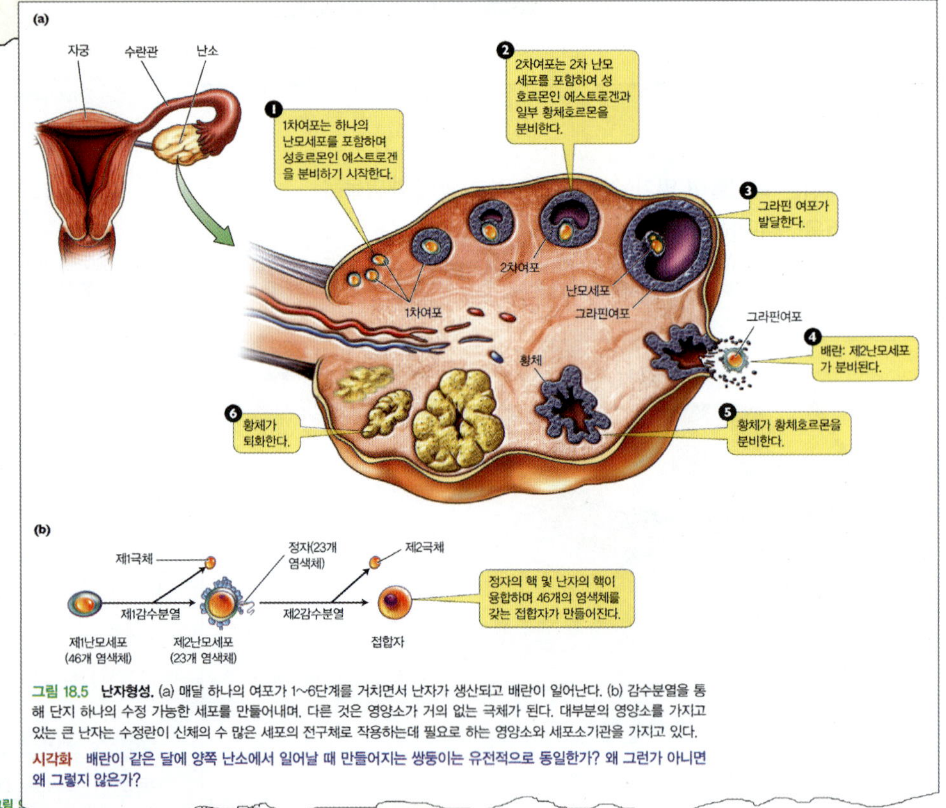

그림 18.5 난자형성. (a) 매달 하나의 여포가 1~6단계를 거치면서 난자가 생산되고 배란이 일어난다. (b) 감수분열을 통해 단지 하나의 수정 가능한 세포를 만들어내며, 다른 것은 영양소가 거의 없는 극체가 된다. 대부분의 영양소를 가지고 있는 큰 난자는 수정란이 신체의 수 많은 세포의 전구체로 작용하는데 필요로 하는 영양소와 세포소기관을 가지고 있다.

시각화 배란이 같은 달에 양쪽 난소에서 일어날 때 만들어지는 쌍둥이는 유전적으로 동일한가? 왜 그런가 아니면 왜 그렇지 않은가?

그림의 말 풍선

그림으로 묘사된 생물학을 더 잘 나타내기 위하여 그림에 개념과 과정들을 적절하게 말 풍선을 통해 설명한다.

해부 그림

세심하게 설계된 이 그림은 구조와 조직들에 대하여 학생들에게 해부 용어와 정보를 제공한다.

인체생물학

Human Biology Colleen Belk and Virginia Borden

인체생물학

역자 안태인 김재근 김현준 신 숙 심용희 안광석
오상욱 유시욱 이경열 전상학 정인실 최석우

PEARSON
BIOSCIENCE (주)바이오사이언스출판

국립중앙도서관 출판시 도서목록(CIP)

인체생물학 / 저자: 벨크, 마이어 ; 역자: 안태인, 김재근, 김현준,
신 숙, 심용희, 안광석, 오상욱, 유시욱, 이경열, 전상학, 정인실, 최석우.
— 서울 : 바이오사이언스출판, 2013
p. ; cm

원표제: Human Biology
원저자명: Colleen Belk, Virginia Borden Maier
영어 원작을 한국어로 번역
ISBN 978-89-6824-006-5 93510 : ₩32000
생물학[生物學]
인체[人體]

511-KDC5
612-DDC21 CIP2013015960

인체생물학

초판 인쇄: 2013년 8월 20일　　2쇄 인쇄: 2021년 1월 25일
초판 발행: 2013년 8월 30일　　2쇄 발행: 2021년 1월 30일

저　자: 벨크, 마이어
역　자: 안태인, 김재근, 김현준, 신　숙, 심용희, 안광석
오상욱, 유시욱, 이경열, 전상학, 정인실, 최석우

발행인: 문정구
발행처: (주)바이오사이언스출판
본　사: 10860 경기도 파주시 탄현면 국화향길 10-56, 1동
서울 사무소: 06569 서울특별시 서초구 도구로 115, 1층(방배동)
TEL: (02)581-4057~8
FAX: (02)581-4059
편집부 | edit@biobooks.co.kr
영업부 | sales@biosciencepub.com
주　문 | order@biosciencepub.com
홈페이지 | http://www.biobooks.co.kr
ISBN: 978-89-6824-006-5 93510

등록 번호: 제22-3079호

값 32,000원

PEARSON 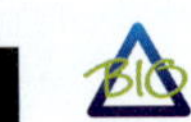 (주)바이오사이언스출판

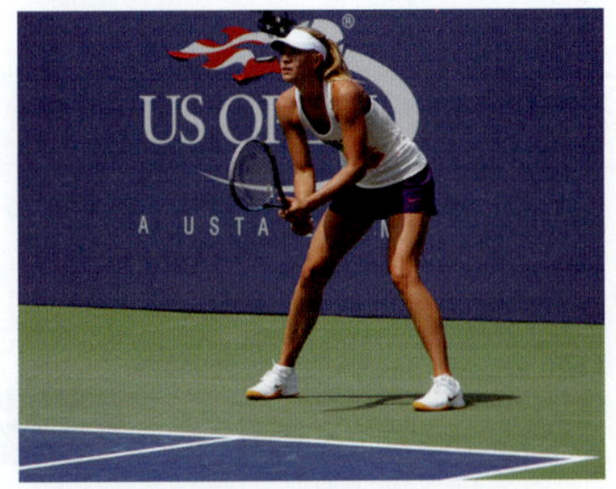

마리아 샤라포바(Maria Yuryevna Sharapova)

표지이미지 출처: www.123rf.com

주요 목차

목차

1단원 생명의 기초

서문

과학 학습에 이야기 도입

인간은 자연적인 이야기꾼이다. 생명에 대해서 공부한 많은 중요한 교훈은 수많은 세대를 통하여 전해온 이야기들에 의해서 교육되고 강화되었다. 지혜를 전달해 주기 위한 기술로 이야기하기가 유효한 이유는 분명하다. 사람들은 드라마틱한 이야기의 굴곡에 의해서 자신의 자연적 호기심이 자극되었을 때 학습할 동기가 더 크게 부여된다.

인체생물학은 보건과 인체생물학 분야의 최근 과학을 학습하기 위하여 이야기에 대한 친화력을 사용한다. 이 책은 이 도전적인 재료를 학습하는 데 있어 매 장마다 과학을 제시하기 위한 이야기 줄거리를 사용함으로써 학생들을 결속시킨다. 이야기식 접근법으로 우리는 세포 구조와 기능, 고전 및 분자 유전학, 해부학과 생리학, 진화 생태학을 포함하는 인체생물학의 핵심 분야를 학생들의 학습에 대한 동기를 부여하는 방식으로 커버할 수 있다. 중요하게도 이야기 줄거리는 학생들이 논의된 원리와 개념들을 세상을 이해하는 데에 통합할 것을 고취시킴으로써 학생들이 탐구 과학을 일상 생활과 관련 짓게 해준다.

인체생물학의 이야기식 접근법의 효과는 이 책의 시각 자료에서도 분명하다. 장 머리에 사용된 눈길을 끄는 시각 자료들은 각 이야기 줄거리를 요약하며 즉각적으로 학생들의 흥미를 사로잡는다. 장을 통하여 사용된 시각 자료들은 때로는 이야기를 끄집어내고 전개한다. 이 그림들은 또한 강력한 시각적 기술로 학생들에게 호소하며, 과학의 이해는 때로는 세심한 관찰에 의존한다는 것을 보여준다.

저자들은 강의 경험을 통해 이야기 줄거리에 과학을 제시하는 것이 학생들의 흥미를 진작시키고 소재의 이해를 촉진하는 데 있어 유효한 방법임을 알고 있다. 매력적인 교과서는 강의실에서 이 전략을 지지하는 데 도움을 줄 것이다. 학생들은 읽는 것에 대한 동기가 더 많이 부여되어 있기 때문에 교과서에서 기초 과학을 더 잘 이해한다. 따라서 강의 교수는 강의 시간을 더 유효하게 사용하고 학생들이 건강, 질환, 인간 집단의 역사와 미래에 대한 정보를 이해하고 평가하는 능력을 발전시키는 데 초점을 맞추는 융통성을 가질 수 있다.

비판적 사고력의 발달

장 시작을 이야기로 전개하는 것과 더불어 이 책에는 학생들의 학습을 극대화하기 위하여 과학의 과정 모델링, 항상성의 유전적 기반에 대한 강조 및 학생들의 비판적 사고력 발달에 대한 초점을 비롯한 몇 가지 다른 전략들이 포함되어 있다.

과학의 과정 모델링

과학적 방법은 자연의 세계에 대한 우리의 이해를 증가시키는 데 있어서 강력한 도구이다. 그러나 학생들은 흔히 "과학을 하는 것"이 어떤 비밀 지식 또는 특별한 정보를 요구하는 것으로 생각한다. 이 책에 과학의 과정이 책 전반에 걸쳐 모델화되어 있어서, 학생들은 과학자들이 일반인들과 마찬가지로 물음에 답하는 데 있어서 똑같이 이 과정을 사용함을 볼 수 있다.

이 때문에 첫 장은 전체를 과학적 지식을 얻는 방법을 설명하는 데 할애하였으며 된다. 이는 이어지는 장에서도 계속된다. 나머지 각 장에서 학생들은 세심한 체계적 사고와 경험적인 증거를 사용하여서 과학적 정보의 우수성을 평가하는 연습을 할 것이다. 예를 들어 2장은 다양한 "운동 음료"에 의해서 주장되는 건강 내용을 살펴볼 것이며, 그 주장들을 평가하는 도구를 제공한다. 4장은 유전자 변형 생물의 이야기를 할 것이며 학생들에게 과학자들이 유전공학의 기술을 발견하고 발전시킨 방법을 설명할 것이다. 그리고 12장은 광우병에 의해 제기되는 위협을 살펴보고 프리온 감염의 존재를 발견하는 과정으로 학생들을 안내할 것이다. 이 이야기들을 통해서 학생들은 과학이 세상을 이해하는 다른 방법들과 어떻게 차이 나는지 그 진가를 배운다.

항상성의 강조와 항상성의 유전적 근거

생물의 놀랄 만한 속성들 중 하나는 자기 조절 능력이다. 인체생물학은 시스템을 평형 상태로 유지하는 피드백 과정을 강조한다. 항상성 과정의 유전적 근거에 대한 현대적 초점을 반영하면서 교과서는 2단원(4장)에서 유전자 발현의 기본을 소개함으로써 학생들을 유전자가 생물학적 과정을 조절하는 것에 일찍부터 노출시킨다. 이 단원은 또한 항상성(5장)을 다루어서 학생들이 인체에서 시스템이 피드백을 받아 반응하는 방식을 이해하게 될 것이다.

이 두 가지 중요한 개념들을 일찍이 다루고 나머지 생리학 장들(6~21장)을 통해서 항상성 과정의 유전적 기초를 강조한 **유전자 및 항상성**이라는 글 상자에서 이 두 가지 중요한 개념들의 통합이 계속되어 있다. 유전자와 항상성 상자에서 다룬 일부 주제는 근위축증(6장), 가능성 있는 비만의 유전적 근거(7장), 인종과 의학적 조건의 상관관계(9장), 결핵과 인간 진화에서 결핵의 영향(10장) 및 소녀들에서 성적 성숙 연령의 감소(21장)를 포함하고 있다.

비판적 사고의 초점

우리 학생들은 믿을 만한 정보원과 믿지 못할 정보원이 모두 공존하는 세상에서 살고 있다. 텔레비전, 라디오, 유인물 매체 및 인터넷이 데이터, 기사, 뉴스제목을 끊임없이 쏟아내고 있어서 아무리 똑똑한 학생이라도 사실과 허구를 구분하는 것을 어렵게 만들고 있다. 모든 현대 교과서들은 학생들이 정보를 비판적으로 평가하는데 과학적 지식을 응용하는 것을 돕는 것을 목표로 하고 있다. 각 장에서 발견되는 두 가지 특징이 이 기회를 제공한다.

우리는 **쉬어가기** 상자를 설계함으로써 특정한 과학적 개념에 대한 숙달의 중요성을 강조하여 학생들이 읽기 속도를 조절할 수 있게 하였다. 쉬어가기의 제목은 커피 타임을 요구하는 것이 아니다. 단지 학생들이 속도를 늦추어 잠시 생각함으로써 이해를 늘리게 하자는 것이다. 이 상자들에서 주어진 물음에 대해 제시된 답은 이 책의 말미에서 찾을 수 있다.

같은 맥락에서 우리는 학생들이 과학 교과서에서 그림을 대충 보는 경향이 있다는 것도 관심을 가졌다. 학생들이 천천히 가는 것을 고취하기 위해서 시각 자료의 정보를 평가하고 교과서와 그림 프로그램을 동시에 읽고 학습하도록 **시각화**라는 란을 설계하였다. 이들 비판적 사고와 분석 질문은 각 장에서 많은 핵심 그림과 더불어 나타난다.

혁신적인 장 문제들은 학습을 지원하고 학생들을 끌어들인다

각 장 끝의 연습 문제는 이 책의 주 사용자인 강의 교수와 학생을 염두에 두고 계획하였다. 강의 교수들은 다양한 형태의 폭넓은 문제(선다형에서 주관식까지)로 각 장의 내용을 정확하게 반영하는 문제들과 더불어 재미있는 각본이 있는 문제들을 원한다. 학생들은 연습 문제와 더불어 자신들을 진정으로 끌어들이는 문제들로 제대로 답할 수 있다면 시험을 통과하고 내용 숙달에 확신을 느낄 수 있는 문제도 원한다.

각 장의 말미에 있는 첫 문제 항목은 **기본 학습 문제**라는 것이다. 이 문제들은 선다형, 진위형, 빈칸 채우기, 연결하기와 같은 친숙한 유형을 통하여 학생들의 이해를 검증한다. 이 항목을 성공적으로 마친 학생들은 장에서 주제의 기본적 이해를 달성한 것이다.

다음 항목의 문제들은 **분석 및 응용 문제**이다. 이 문제들은 세심하게 구축한 문제들로 학생들에게 장 내에서 그들의 과학 지식을 응용하고 과학적 질문을 비판적으로 생각할 것을 요구하는 흥미로운 각본을 제시한다. 이 문제들은 복습을 넘어서 학생들이 과학적 자료를 분석하고 과학자들처럼 생각하는 방법을 배우도록 하는 데 있다.

셋째 항목의 문제들은 학생들이 교과서와 강의실을 벗어나 광범위한 세계로 들어가게 하는 것이다. **과학 연관 문제**는 과학의 폭넓은 함축에 대한 물음으로 도덕적인 주제에서부터 정치적인 쟁점에 대한 개인적인 결심까지 이른다. 이 문제들은 강의에서 학습한 소재를 학생들의 일상 생활과 논의에 연결시키는 목표에 대하여 추가적인 뒷받침이 된다.

기본 학습 문제, 분석 및 응용 문제, 쉬어가기 물음에 대한 해답 및 제안하는 답은 책의 끝에서 찾을 수 있다.

현대 생물학을 반영하는 구성

인간 유전체 프로젝트와 분자생물학의 혁신으로 건강과 질환에 있어 유전자의 역할에 대한 이해가 폭발적으로 이루어졌다. 이제 학생들은 생리학과 의학을 논의할 때 DNA, 유전자, 단백질 및 표현형의 상호관계를 이해할 필요가 있기 때문에 분자유전학을 4장에 두었다. 이어지는 모든 생리학의 장과 유전자 및 항상성 상자의 글에서 우리는 인체 시스템에서 유전자와 그들의 역할에 대한 주제로 되돌아간다.

기관계들의 밀접한 관계와 구성의 수준에 대한 교과서의 강조를 유지함에 있어서 근육계와 골격계를 단일 장(6장)에 통합하여 다루었다. 이 통합 장은 뼈와 근육 구조, 기능, 생리학에 대한 모든 중요한 정보를 포함하고 있을 뿐만 아니라 이들 두 기관계의 밀접한 상호관계로 근육골격계의 장애와 관련된 전공인 정형외과 분야에서 인지된 관련성을 반영하고 있다.

저자 소개

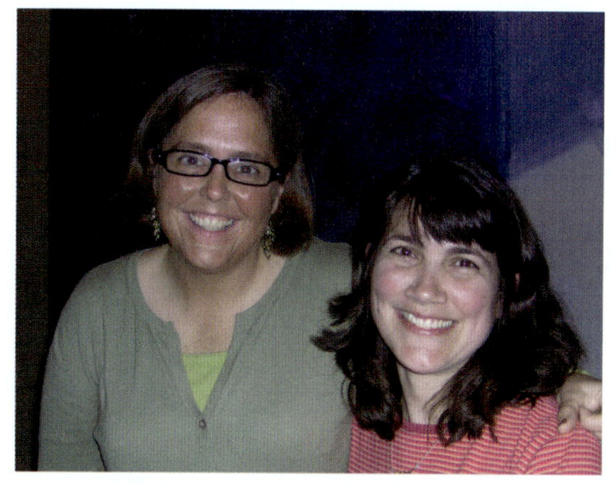

Colleen Belk와 Virginia Borden Maier는 약 15년 동안이나 동료이자 공저자였다. 두 사람은 University of Minnesota—Duluth에서 전공 및 비전공 생물학 과정을 모두 강의하였으며, 두 유형의 강의 모두에서 이 교과서에 사용된 교수와 학습에 있어 혁신을 이루었다. Colleen과 Virginia는 비전공자를 위한 일반생물학 교과서인 *Biology: Science for Life*(생활속의 생명과학)와 *Biology: Science for Life Laboratory Manual*의 공저자이다.

역자 소개

대표역자 **안태인**(1장, 총괄)
서울대학교 자연과학대학 생명과학부
ahntaein@snu.ac.kr

김재근(22장, 23장, 24장)
서울대학교 사범대학 생물교육과
jaegkim@snu.ac.kr

김현준(6장, 16장)
경상대학교 의학전문대학원 해부학교실
kimhj@gnu.ac.kr

신숙(8장, 9장)
삼육대학교 과학기술대학 생명과학과
shins@syu.ac.kr

심용희(10장, 20장)
건국대학교 생명특성화대학 특성화 학부
시스템생명공학전공
yshim@konkuk.ac.kr

안광석(12장, 13장)
서울대학교 자연과학대학 생명과학부
ksahn@snu.ac.kr

오상욱(7장, 11장)
전북대학교 사범대학 생물교육과
sangwoh@chonbuk.ac.kr

유시욱(17장, 19장)
영남대학교 이과대학 생명과학과
yoosiuk@ynu.ac.kr

이경열(3장, 4장)
전북대학교 치의학전문대학원 구강미생물학
kyleecnu@chonbuk.ac.kr

전상학(18장, 21장)
서울대학교 사범대학 생물교육과
jeonsh@snu.ac.kr

정인실(2장, 5장)
한서대학교 이공학부 생명과학과
ijoung@hanseo.ac.kr

최석우(14장, 15장)
서울대학교 자연과학대학 생명과학부
sukwoo12@snu.ac.kr

역자 서문

저자인 벨크(Colleen Belk)와 마이어(Virginia Borden Maier)는 비전공 학생들을 위한 생물학 책으로 [생활속의 생명과학]을 3판에 걸쳐 저술하면서 일반교양으로 생물학을 강의하려면 무엇보다 학생들이 생물학 소재에 관심을 갖게 하는 것이 중요하며, 실생활과 관련된 스토리를 만들어 주는 것이 주효함을 실증하였다.

벨크와 마이어는 이 "인체생물학(*Homan Biology*)" 책을 개발하면서 똑같은 취지로 각 장의 핵심 주제와 관련된 흥미롭고도 관심을 끄는 이야기로 각 장을 열며, 이야기의 쟁점을 해결하기 위해 요구되는 지식을 장 전체의 내용과 잘 연계시켰다. 이처럼 본서는 학생들이 인체생물학 탐구를 일상생활과 관련시킬 수 있게 함으로써, 가정과 사회에서, 운동장과 병원에서 마주하게 되는 건강과 질병, 인체 및 인간의 이해와 관련된 의사 결정에 있어서 인체생물학의 원리와 개념들을 통합하여 적용할 수 있는 능력을 배양할 수 있게 구안된 것이 특징이다.

현대 생물학은 인간 유전체 프로젝트와 분자생물학의 혁신으로 건강과 질환에 있어 유전자의 역할에 대한 이해가 폭발적으로 증가하고 있다. 그런 의도에서 이 책은 1단원에서 생명과학의 기초를, 2단원에서는 인체의 이해에 필요한 유전적 요소와 항상성의 관련성을 다루었으며, 이어지는 모든 생리학의 단원 및 장의 본문 및 글 상자에서 인체 시스템과 관련된 유전자와 유전자의 역할을 계속 반복하여 강조하고 있다.

벨크의 인체생물학은 세부적 구성도 학생 중심으로 쉬어가기 상자를 두어, 잠시 생각함으로써 특정한 과학 개념에 숙달할 수 있게 하였으며, 그림 자료의 내용도 분석적으로 평가하도록 시각화라는 활동을 제공하였다. 그리고 각 장의 말미에는 장 주제의 기본적인 이해를 검증하는 '기본 학습 문제'를 두었으며, 학습한 과학 지식을 응용하고 과학적 질문을 비판적으로 생각할 것을 요구하는 질 높은 '분석 및 응용 문제'를 해결하면서 학생들이 과학 자료를 분석하고 과학자들처럼 생각하는 방법을 배우도록 하였다. 뿐만 아니라 '과학 연관 문제'는 과학의 폭넓은 함축으로 도덕적인 주제에서부터 정치적인 쟁점에 대한 결심까지 요구한다.

이처럼 이 책은 강의자나 학생들이 딱딱한 지식내용에 얽매이지 않고 일상생활의 쟁점 해결을 위한 탐구중심으로 구성된 것이 특징이며, 다년간 인체생물학을 강의한 경험에서 매우 잘 조직화된 도서임을 확신한다.

이 책의 번역에서 전문용어는 [한국생물과학협회]가 제정한 제2판 [생물학용어집]을 기준으로 하였으며, 일부 한자 용어들은 현대 추세에 맞추어 띄어쓰기를 시도하였다.

끝으로 이 책의 번역에 동참하여주신 여러 교수님들과 좋은 교재의 선택과 출판에 노고를 아끼지 않은 (주)바이오사이언스출판의 문정구 대표이사님을 비롯해 편집부의 홍수희 팀장님과 김지훈 군에게 감사드린다.

2013년 8월

역자 대표 안태인

Human Biology Colleen Belk and Virginia Borden

인체생물학

Chapter 1

과학적 방법

입증된 효력

학습목표

1 과학적 가설의 특성을 설명하고 과학적으로 검증할 수 없는 아이디어의 예를 들어본다.

2 과학적 가설과 과학적 학설이란 용어를 비교하고, 대비시켜본다.

3 귀납적 사고와 연역적 사고를 구분한다.

4 가설의 진실성은 왜 연역적 사고를 통해서 결론적으로 입증될 수 없는가?

5 대조된 실험의 특징을 설명하고 대조된 실험이 어떻게 결과에 대한 대체 가설을 제거하는지를 설명한다.

6 과학자들은 실험 설계에서 어떻게 편견을 최소화하는가?

7 상관관계를 정의하고 가설을 검증하는데 이 기술을 사용하는 것의 장점과 취약점을 설명한다.

8 통계적 검증이 제공하는 정보를 설명한다.

9 실험이 통계학적으로 유의한 결과가 될지 여부에 영향을 미칠 수 있는 요인들을 열거한다.

10 2차적인 출처에서 온과학적 정보를 평가하는데 사용할 수 있는 기술을 요약한다.

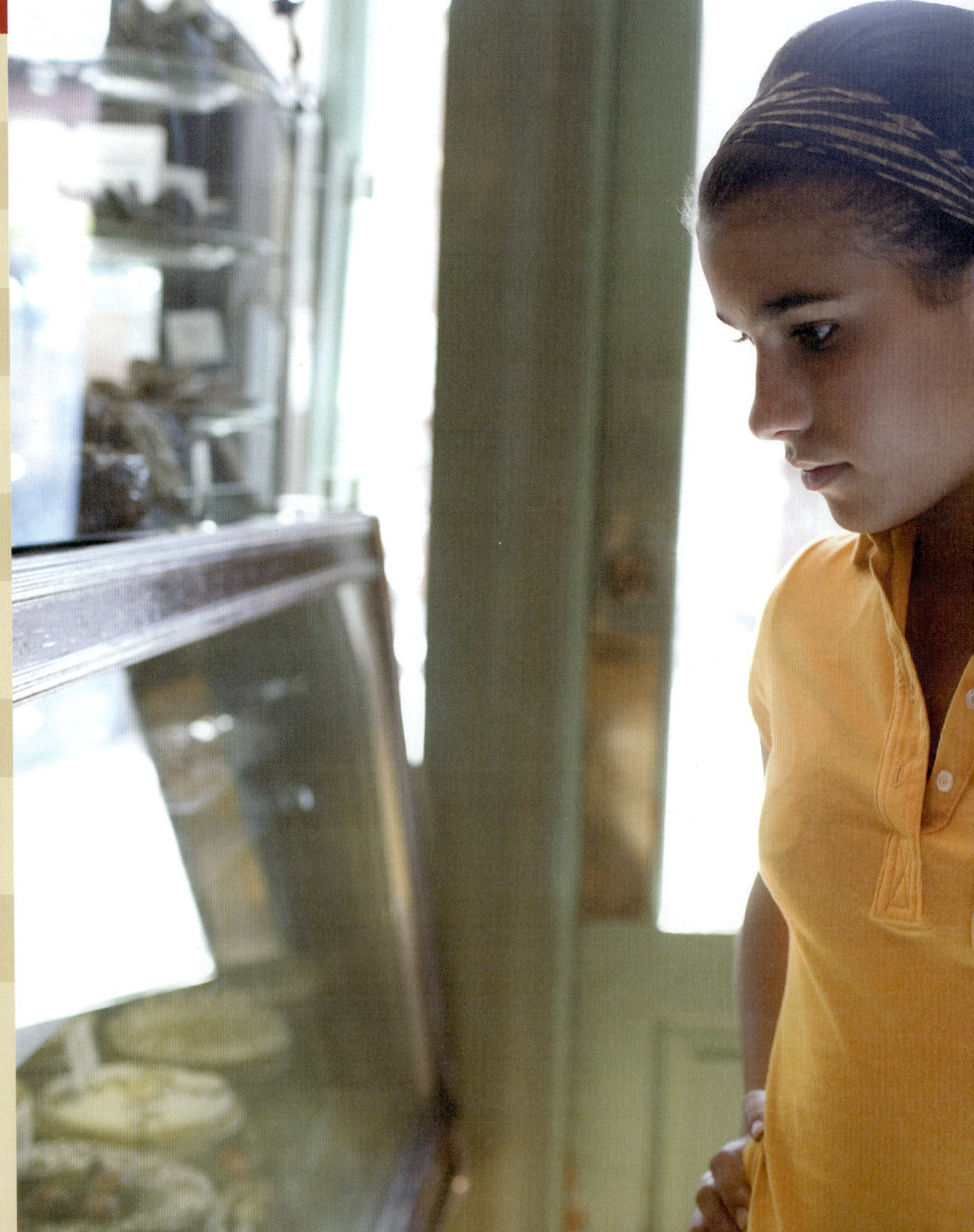

건강한 하루를 시작하려면?

우리에게 한 학기의 시작은 새로운 출발의 계기가 되며, 자신을 개선하기 위한 모종의 결심을 하는 시간이다. 당신은 좀 더 건강한 개인적 습관으로 잠도 더 잘 자고, 운동도 더하고, 더 건강한 다이어트를 결심했을 수도 있다. 그럼 다음 단계는 이 결심들을 실행으로 옮기는 것이다.

강의 첫날에 당신은 건강한 아침식사를 하러 식당으로 걸어 들어간다. 무엇을 골라야 하나? 오트밀 죽 한 사발? 당신은 귀리 밀기울이 좋다는 것을 들었지만, 모든 탄수화물은 어떻고? 단백질이 풍부한 달걀 스크램블도 좀 하는 것은? 저런, 그렇지만 그건 콜레스테롤이 잔뜩 들었지. 초콜릿 도넛은 어떨까? 초콜릿은 심장 건강에 좋은 플라보노이드를 많이 함유한 것으로 되어 있지만 어쨌든 도넛은 건강에 좋은 선택은 아닌 것 같아. 실망한 나머지 당신은 오렌지주스 한 잔을 잡는다. 최소한 비타민 C는 아픈 것을 예방해줄 것이지, 그렇지?

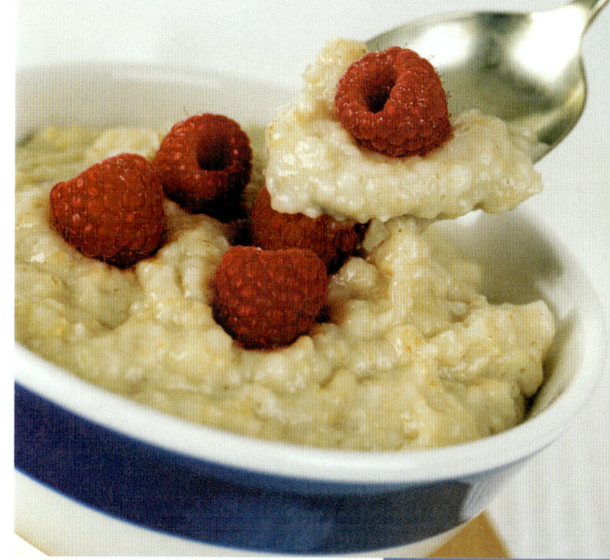
오트밀엔 섬유질이 있지, 그래서 좋다. 그러나 탄수화물, 그건 나쁜 것 아냐?

많은 사람들이 이와 같은 경험을 가지고 있다. 건강 뉴스를 따르다 보면 건강하게 먹는 것을 아는 것이 어려울 수 있다. 과학자라 할지라도 먹는 것과 건강 사이의 연결에 대하여 자신의 마음을 결정할 수 없을 것으로 보인다. 한 주일 뉴스 스토리는 이를 테면 카페인이 든 커피를 마시면 일부 건강에 문제가 야기된다는 보도였고, 다음 주에는 다른 스토리로 건강에 있어 카페인의 긍정적 효과를 상세히 설명한다. 당신도 우리는 과학에 의해서 습득한 지식에 의존함을 알고 있다. 과학적 연구에 의해서 획득한 정보는 우리가 먹을 것을 고르는 것 같은 기본적 활동에 이르기까지 우리의 일상 생활에 직접으로 영향을 미친다. 어떤 아이디어가 옳은 것인지 우리는 어떻게 아는가?

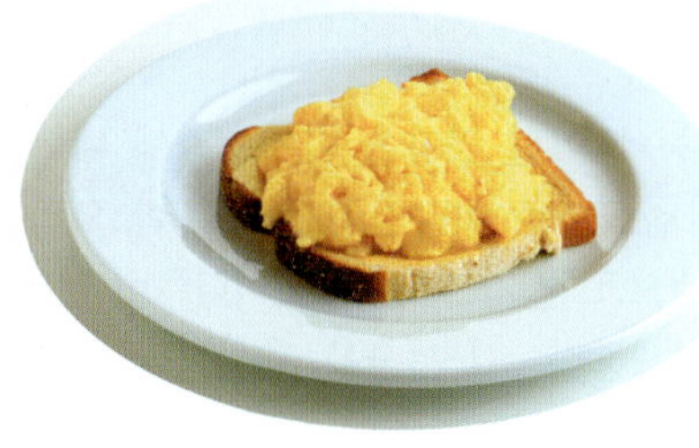
달걀엔 단백질이 있지, 그건 좋지. 그러나 콜레스테롤, 그건 나쁜 것 아냐?

여러분이 과학의 과정에 대하여 확고한 이해를 갖고 있다면, 건강하게 먹는 문제, 지구온난화 문제, 학교에서 진화론 학습에 대한 논쟁 문제 및 기타 많은 문제에 대하여 더 자신을 갖고 접근할 수 있다. 이 장에서 우리는 과학의 과정을 소개하고 다이어트와 건강 사이의 관계를 살펴봄으로써 과학적 주장을 어떻게 평가하는 것인지에 대한 이해를 돕고자 한다.

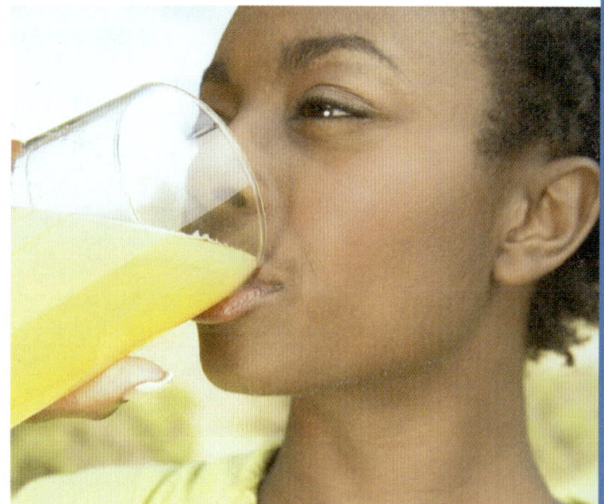
오렌지주스에는 비타민 C. 그건 좋은 선택이지? 누군들 그런 걸 어떻게 알아?

1.1 과학적 과정에 대한 소개

과학(science)이라는 용어는 지식 체계라고 할 수 있다. 예를 들어, 생물학(biology)이란 과학은 살아 있는 생명체에 대한 연구이다. 과학에 대한 당신의 인상은 과학이 세상에 대한 특정한 일련의 사실들을 거의 완벽하게 암기하는 것을 요구하는 것일 수 있다. 실은, 이 목표는 불가능하고, 결국 우리는 참고서를 갖고 있으니 불필요한 것이다. 과학의 실제 활동은 세상에 대해 이미 알려진 것을 기억하는 것이 아니라 우리에게 흥미로운 새롭고 알려지지 않은 어떤 것을 발견하기 위해 과학의 과정을 사용하는 것이다.

실로, 모든 인간들처럼, 당신은 이미 한 과학자이다. 당신은 당신의 삶에서 그 많은 딜레마를 어떻게 해결하였는지에 대하여 생각해보라. 문제 또는 어려움을 일단 알았다면 당신은 몇 가지 가능성 있는 원인들을 생각하고, 이어서 가장 그럴듯한 원인이라고 생각되는 무엇을 찾는 것에서부터 그 문제를 풀기 위해 노력할 것이다. 당신이 최근에 특히 피곤하다는 것을 느낀다고 가정해보자. 에너지를 회복하려면 당신에게 피곤을 야기하는 요인을 확인하기 위해 노력할 것이다. 마치 과학자가 하는 것처럼, 첫 번 해법이 통하지 않으면 다음 가능성 있는 해법으로 옮겨갈 것이다. 식이요법을 바꾸는 것으로 에너지 수준이 개선되지 않는다면 당신은 작업 일정에 변화를 시도할 수 있다.

세상을 관찰하고, 소용이 있는 방법에 대해 생각을 제안하고, 생각을 검증하고, 검증의 결과에 따라 우리의 생각을 버리든지 변형하는 이 과정이 **과학적 방법(science method)**의 요체이다. 과학적 방법은 효과적이고 효율적으로 문제를 해결하고 질문에 답할 수 있게 한다. 우리는 과학적 방법을 사용하여 건강한 음식물을 고르는 복잡한 문제를 풀 수 있을까?

가설의 본질

당신의 음식 선택은 다양한 음식이 당신의 신체 기능에 어떤 영향을 미치는가에 대한 당신의 생각에 부분적으로 그 근거를 두고 있다. 아침식사로 비타민 C가 풍부한 오렌지주스 잔을 골랐을 때, 당신은 다음 서술이 참인 것으로 믿기 때문일 것이다: 비타민 C는 면역계의 기능을 높여주어 감기와 독감을 방지해준다. 이 서술을 가설이라고 한다.

과학에서 **가설(hypothesis)**은 하나 또는 그 이상의 관찰에 대한 잠정적인 사실 또는 제안된 설명이다. 생물학의 가설은 신체와 생물계가 작용하는 방식에 대한 지식, 유

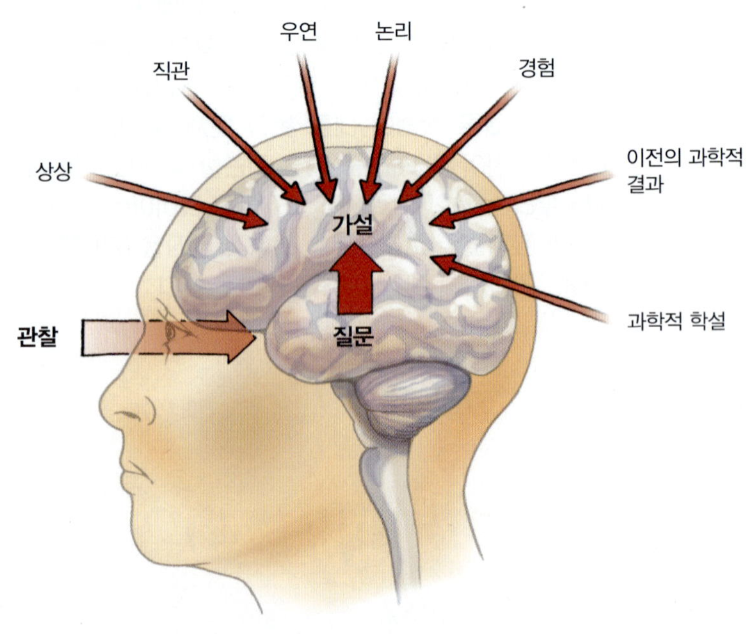

그림 1.1 가설의 생성. 우리는 모두 가설을 생성한다. 모두 논리적이며 창의적인 많은 다른 요소들이 가설의 도출에 영향을 미친다. 과학적 가설은 모두 검증될 수도 있고 반증될 수도 있다.

사한 상황에서의 경험, 다른 과학적 연구와 친숙함 및 논리적인 사고로부터 생성된다. 가설은 또한 창조적인 정신에 의해 형성된다(그림 1.1).

과학의 특징은 가설이 철저한 검증을 거친다는 것이다. 따라서 과학적인 가설은 **검증할 수(testable)** 있어야 한다, 즉 가설은 측정할 수 있는 만물의 관찰을 통해 가설이 평가될 수 있어야 한다. 모든 가설이 검증될 수 있는 것은 아니다. 예를 들어, "신체 건강은 정신적 에너지의 올바른 균형에 의해서 유지된다"는 말은 과학적인 가설이 아닌데, 그 이유는 정신적 에너지는 보이지도 않고 측정할 수도 없기 때문이다. "정신적 에너지"는 물질적 성질이 없고 그래서 검증할 수가 없다. 더욱이 초자연적 힘의 간섭이 요구되는 가설은 과학적으로 검증될 수 없다. 어떤 것이 **초자연적(supernatural)**이라면, 그것은 자연의 법칙에 구애되지 않으며, 그 행동은 자연에 대한 현재의 이해로는 예측할 수 없다.

과학적 가설은 또한 **반증될 수(falsifiable)** 있어야 한다. 즉, 하나의 관찰 또는 일련의 관찰들은 가설이 거짓임을 잠정적으로 증명할 수 있어야 한다. 과일을 먹으면 신체적 건강이 증진된다는 가설은 반증될 수 있다. 과일을 많이 먹는 사람이 과일을 적게 먹는 사람보다 측정할 수 있을 정도로 더 건강하지 않다면 우리는 그 가설을 거부하게 될 것이다. 물론 모든 가설이 거짓으로 증명되는 것은 아니지만, 틀린 생각을 파기하는 것은 과학의 과정에서 결정적이다. 잘못된 생각의 파기는 그 생각이 거짓임을 증명할 수 있을 때만 가능하다. 거짓임을 증명할 수 없다는 것이 초자연적 가설이 과학적이지 못한 또 다른 이유이다. 초자연적 힘은 검증의 모든 가능성 있는 결과들을 야기할 수 있기 때문에 초자연적 힘에 의존하는 가설은 거짓임이 증명될 수가 없다.

마지막으로, "고기를 먹는 것은 항상 나쁘다" 같은 가치 판단인 서술은 과학적이지 못한데, 그 이유는 사람마다 옳고 그름에 대한 기준이 다르기 때문이다. 이러한 서술들을 거짓임을 입증하는 것이 불가능하다. 도덕, 윤리 혹은 정의의 문제에 대한 해답을 찾기 위해 우리는 이해를 얻는 다른 방법으로 철학과 종교 같은 데 관심을 가진다.

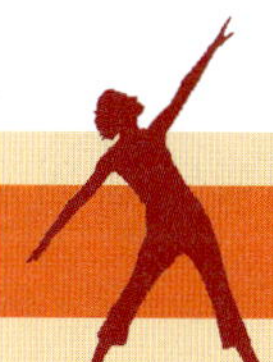

쉬어가기 1.1

다음의 비과학적 가설을 생각해보자: "신은 존재하며 지구상의 일들을 주관하신다." 이 가설이 거짓임을 입증할 수 있는 관찰 또는 일련의 관찰들이 왜 없는지 설명하여라.

과학의 학설

대부분의 가설은 과학적 이해의 더 큰 그림과 일치한다. 이 관계는 만성적 위와 내장의 염증이 자극성 음식을 너무 많이 먹어서 일어난다는 식습관과 건강에 대한 일반적인 믿음을 과학자들이 어떻게 뒤집었는지 검토함으로써 알 수 있다. 이 믿음이 궤양에 대한 표준 의술로 이어졌다. 환자들에게는 위산 수준을 감소시키는 약이 처방되었고 산성 혹은 자극이 많은 음식을 피하라는 충고를 받았다. 이 치료법은 성공적이지 못하였고 궤양은 만성적인, 평생의 문제라고 여겨졌다.

1982년 호주의 과학자 와렌(Robin Warren)과 마셜(Barry Marshall)은 *Helicobacter pylori*라는 세균이 그들이 조사한 거의 모든 궤양조직에 있음을 발견했다(그림 1.2). 이 관찰로부터 그들은 *H. pylori* 감염이 대부분 궤양의 원인이라고 생각했다. 마셜은 살아 있는 *H. pylori*를 마신 후 급성 위 통증을 당해 봄으로써 이 가설을 자신에게 검증하였다.

와렌과 마셜의 동료들은 처음에는 이런 간단한 원인으로 궤양이 생길 수 있다는 것

(a)

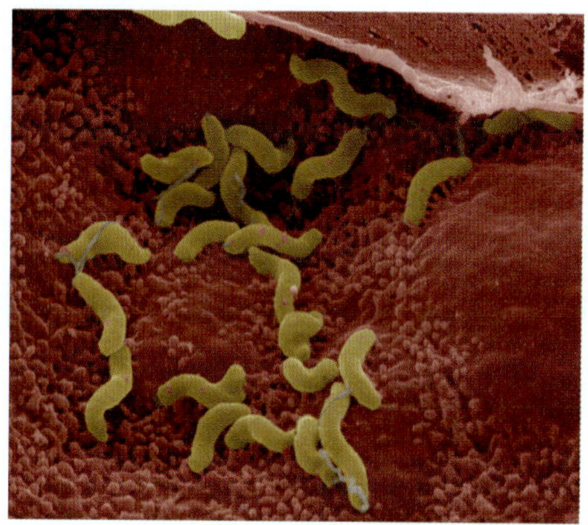

(b)

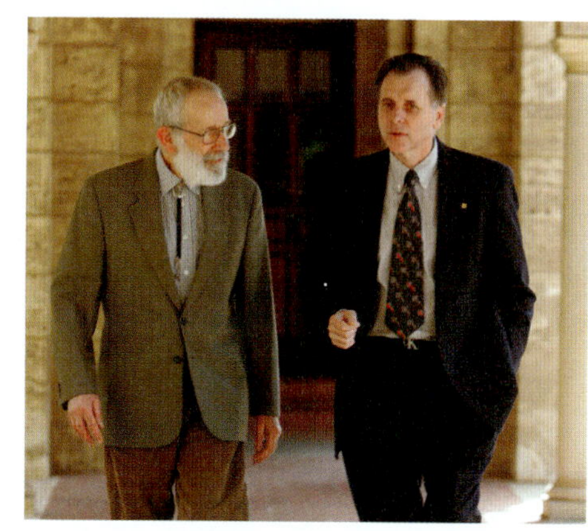

그림 1.2 과학의 획기적인 발견. (a) *Helicobacter pylori* (연두색). (b) 와렌(Robin Warren)과 마셜(Barry Marshall)은 이 생물체가 거의 모든 위 및 장 궤양 사례의 원인균임을 발견한 것으로 2005년 노벨 의학상을 수상하였다. 이들의 이야기는 과학이 발전하는 방식이 옳지 못한 가설들의 부정에 의한 것임을 보여준 드라마틱한 사례이다.

을 납득하지 못했다. 오늘날 *H. pylori* 감염이 대부분 궤양의 원인이라는 가설은 사실로 수용되고 있다. 그 주된 원인은? (1) 궤양의 원인에 대한 모든 합리적인 대체 가설들(예를 들어, 자극이 많은 음식의 소비)이 많은 실험적 검증에 의해서 지지를 받지 못하였으며, (2) 환자에서 *H. pylori*의 박멸이 대부분 궤양을 치료함을 입증한 세심하게 고안된 실험으로도 이 가설이 배제되지 않았다.

*H. pylori*와 궤양의 관계를 진실인 것으로 생각하는 셋째 이유는 이것이 잘 인정된 과학 원리인 병의 배종설을 따르기 때문이다. **과학의 학설(scientific theory)**은 몇 개의 다른 독립적인 연구 계열들로부터 잘 입증된 가설들에 근거한 일련의 관련된 관찰에 대한 설명이다. **배종설**(germ theory)은 20세기 초기에 파스퇴르(Louis Pasteur)나 코흐(Robert Koch) 같은 생물학자들의 축적된 관찰로부터 생겨났다. 과학자들은 먼저 특정한 질환과 특정한 미생물(즉, 맨눈으로 보기에는 너무나 작은 생물) 사이의 상호관계를 주목하였다. 배종설의 기본 전제는 미생물이 감염을 통한 모든 인간 질병의 원인이라는 것이다.

파스퇴르는 세균이 우유를 신맛이 나게 하는 것을 관찰하였다. 이 관찰로부터 그는 같은 종류의 생물들이 인간을 해칠 수 있다고 생각하였다. 생쥐에서 탄저균과 특정한 일련의 치명적 증상들 사이의 관계에 대한 코흐의 증명이 이 학설에 대한 추가적인 증거를 제공하였다. 배종설은 특정한 미생물을 표적으로 하는 항생제 처리가, 궤양을 야기하는 세균의 경우처럼, 특정한 병을 가진 환자를 완화시킬 수 있다는 관찰에 의해서 더욱 지지를 받았다.

일상적 말로 **설**(theory)이란 단어는 "검증되지 않은 가설"과 동의어이다. 이와는 대조적으로 과학자는 학설(theory) 용어를 자연의 세계가 작용하는 방식에 대하여 설명적인 모델을 언급할 때 사용한다.

모든 과학적 학설의 지지 기반은 다수의 가설 검증이다. 배종설은 이 학설에 의해서 제안된 다양한 가설들의 검증에 의해서 지지되었다. 예를 들면 수두에서부터 말라리아, 결핵, 효모의 감염에 이르기까지 인간의 감염성 질환들이 바이러스, 원생동물, 세균 및 균류의 감염과 분명하게 연관되어 있다는 관찰이다. 모든 생물학에 대한 우리의 이해의 바탕을 이루는 진화와 자연선택에 대한 학설도 가설 검증들에 의해서 잘 입증되었으며 아래에 간략히 요약하였다.

진화설과 자연선택설

진화설(theory of evolution)은 모든 현대 생물체들은 먼 과거에 생존했던 한 공통조상으로부터 유래된 것임을 서술하고 있다. 이 공통조상이 30억 년 전에 출현한 이래로, 생물체들은 서로 분기되었으나, 아직도 생물체들은 상호관계의 증거를 보여주고 있다. 그래서 진화설에 대한 증거는 생물들 사이의 유사성과 생물군들 사이의 공유 형질의 패턴에 나타나 있다(**그림 1.3**).

진화의 증거는 22장에서 상세히 다룬다. 그러나 진화적 상호관계에 대한 기본 지식은 우리가 어떤 독특한 인간 조건을 이해하는 데 도움을 준다. 예를 들면 노인들의 잦은 등뼈 부상은 최적에 미달되는 척추의 설계와 관련이 있으며, 척추는 네 다리로 걷던 동물로부터 개작된 것이다. 또한 진화적 상호관계는 인간이 아닌 동물들이 약물의 효과, 새로운 수술과정의 결과 및 우리 건강에서 유전자의 영향을 검증할 때 인간 대상을 대신하는 합당한 대체자가 될 수 있는 까닭이다.

생물이 진화하는 주된 과정은 자연선택이다. **자연선택설**(theory of natural selection)은 22장에 상세히 논의되어 있으나 그 기본 원리는 간단하다. 각 생물 개체는 상호간에 변이가 있으며, 이들 변이의 일부는 그들의 생존과 생식의 기회를 증가시킨다. 생존과 생식을 증가시키는 모든 형질이 유전적 근거를 갖고 있다면, 그 개체들이 다음 세대에 더 많은 자손을 남기는데 기여하기 때문에 집단 내에서 더 우세하게 된다. 반대로

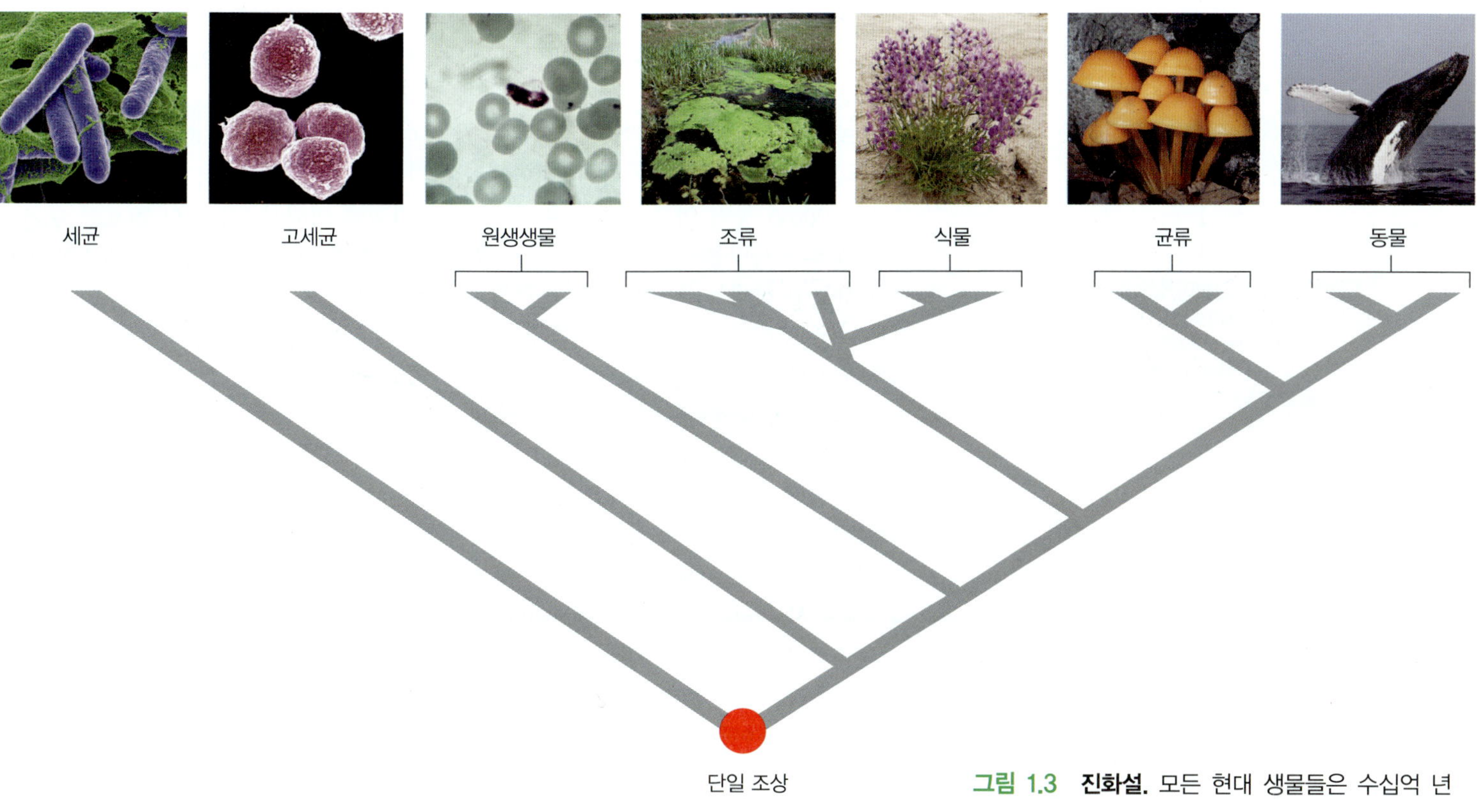

그림 1.3 **진화설.** 모든 현대 생물들은 수십억 년 전에 생존하였던 공통조상으로부터 유래한다.

성공적이지 못한 변이체들은 언젠가는 집단에서 사라지게 된다. 자연선택설은 우리가 상대적으로 털이 적은 것에서부터 특정 병원체에 대한 내성 및 기타 질환에 대한 민감성에 이르기까지 광범위하고 다양한 인간 형질을 이해하는 데 도움을 준다.

진화와 자연 선택은 모두 충분한 관찰과 실험적 지지로 잘 발달된 학설이다. 이 학설들은 2가지 이유로 인간 생물학에 대한 가설을 생성하는 데 도움을 줄 수 있으며, 거의 150여 년 동안 반증된 바 없이 가설 검증을 버텨왔기 때문에 중요하게 남아 있다.

가설 검증의 논리

가설이 검증되는 방법을 이해하기 위하여 식이요법과 건강의 상호관계에 대한 질문으로 되돌아가보자. 초콜릿 도넛이 자신에게 좋을 것이라는 학생의 생각은 최근 많은 언론에서 짙은 초콜릿이 건강식일 수 있다는 가설이 생각나게 한다. 놀랍게도 이 가설은 다음과 같은 몇 가지 관찰이 있다면 논리적인 느낌을 준다.

1. 짙은 초콜릿은 최소한 25% 코코아이다.
2. 코코아는 플라보노이드라는 화합물이 풍부하다.
3. 플라보노이드는 항산화제이며, 세포와 조직에 손상의 위험을 감소시킨다.
4. 플라보노이드 섭취가 심혈관(즉, 심장과 혈관) 질환의 위험을 감소시킨다는 것을 보여준 연구가 있다.

이것들이 사실이라면 다음과 같은 반증 가능한 가설을 서술할 수 있다.

짙은 초콜릿 섭취는 심혈관 질환의 위험을 감소시킨다.

이 가설을 설정하는데 사용된 과정을 **귀납적 사고(inductive reasoning)**라 하며, 이는 하나의 일반적 원리를 인식하기 위하여 일련의 특정한 관찰(여기에서 1–4의 서술)을 종합함을 의미한다. 일련의 관찰들은 심장과 혈관의 건강 유지를 원한다면 짙은 초콜릿 먹기를 시작하는 것과 같은 결정의 근거가 되기에 충분한 정보인 것으로 보인

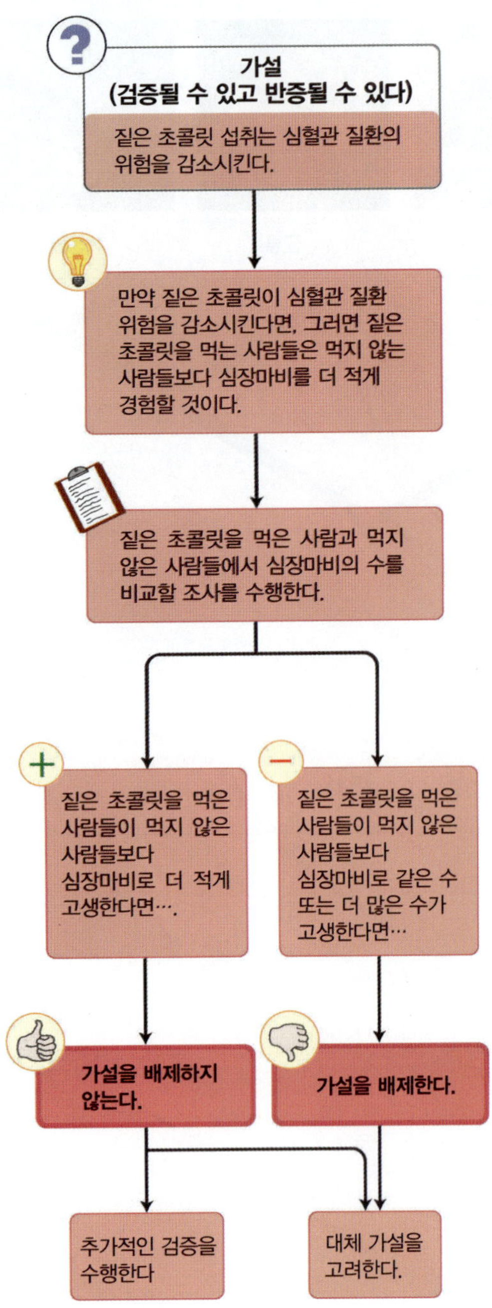

그림 1.4 **과학적 방법.** 가설의 검증은 논리적 경로를 따른다. 이 흐름도가 그 과정을 보여준다.

다. 그러나 주의할 말은 순서에 있다. 귀납적으로 구축된 가설이 의미가 있다는 이유만으로 그것이 진실이라는 것을 의미하지는 않는다. 다음의 보기가 이 관점을 분명히 입증할 것이다.

아리스토텔레스가 주장한 태양이 지구를 돈다는 옛 가설을 생각해보자. 아리스토텔레스는 태양이 매일 동쪽에서 떠 서쪽에서 진다는 관찰에 근거하여 이 가설을 제안하였다. 2,000년 동안 이 가설은 거의 모든 서방 사회에 의해서 "사실"인 것으로 생각되었다. 대부분 사람들에게 이 가설은 완벽한 느낌을 주었으며, 특히 지구는 우주의 중심으로 하늘에 의해서 둘러싸여 있는 것으로 보였기 때문이다. 갈릴레오의 금성 관찰 결과가 나온 17세기 초반까지 아리스토텔레스의 가설은 반증되지 않았다. 갈릴레오의 측정은 코페르니쿠스(Nicolaus Copernicus)에 의해서 지구가 태양의 주위를 돈다는 더 현대적 가설을 확정하는 데 도움을 주었다.

짙은 초콜릿에 대한 가설이 의미 있을 것 같기는 하지만 검증이 필요하다. 가설의 검증은 연역 또는 **연역적 사고(deductive reasoning)**라는 과정이 필요하다. 연역은 기대되는 관찰을 예측하기 위하여 일반적인 원리를 사용한다. **예측(prediction)**은 어떤 행위, 검사 또는 체계적인 조사의 결과에 관한 것이다. 바꾸어 말하면 예측은 가설의 검증에서 우리가 기대하는 결과이다.

연역적 사고는 "만약/그러면" 서술의 형태를 취한다. 만약 일반적 원리가 옳다면, 그러면 우리는 특정한 일련의 결과를 관찰할 것을 기대할 것이다. 짙은 초콜릿 가설에 근거한 예측은 이를 테면, 만약 짙은 초콜릿 섭취가 심혈관 질환의 위험을 감소시킨다면, 그러면 짙은 초콜릿을 먹는 사람들이 먹지 않는 사람들보다 심장마비를 더 적게 경험할 것이다.

연역적 사고는 가설 검증을 위한 강력한 방법이다. 그러나 만약/그러면 서술의 구조는 가설이 거짓이면 분명하게 거부될 수 있음을 의미하지만, 가설이 참이라도 가설을 증명하는 것은 거의 불가능하다(그림 1.4).

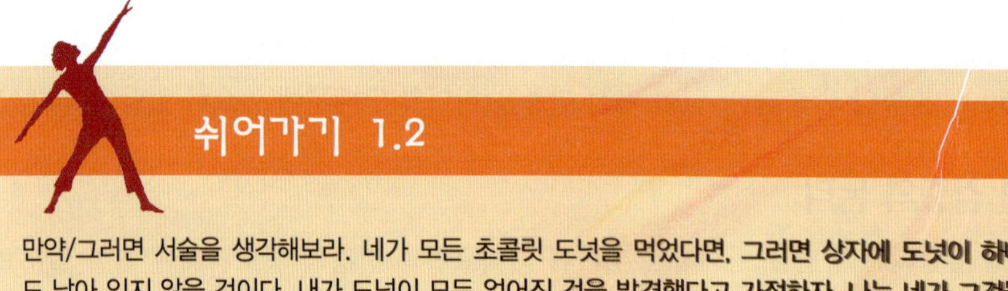

쉬어가기 1.2

만약/그러면 서술을 생각해보라. 네가 모든 초콜릿 도넛을 먹었다면, 그러면 상자에 도넛이 하나도 남아 있지 않을 것이다. 내가 도넛이 모두 없어진 것을 발견했다고 가정하자. 나는 네가 그것들을 먹었음을 올바르게 증명했는가?

짙은 초콜릿을 먹는 사람과 먹지 않는 사람들을 비교해서 나올 가능한 결과를 생각해보라. 초콜릿을 먹은 사람은 먹지 않는 사람보다 더 많이 심장마비를 경험할 수 있을 것이다. 그들은 초콜릿을 먹지 않은 사람들과 같은 수로 심장마비를 가질 수도 있다. 또는 초콜릿을 먹는 사람들이 실제에 있어 심장마비 경험이 더 적을 수도 있다. 이 결과들은 이 가설에 대하여 무엇을 말해주는가?

만일 짙은 초콜릿을 먹는 사람들이 먹지 않는 사람들과 비교하여 같은 수 또는 더 많은 수가 심장마비를 가진다면 짙은 초콜릿 단독으로 심혈관 질환에 대한 보호를 제공한다는 가설은 배제될 수 있다. 그러나 초콜릿을 먹는 사람들이 더 적게 심장마비를 경험한다면 어떻게 되는가? 이 경우에 우리는 가설이 단지 지지되었다고 말하거나 반증되지 않았다고 말할 수 있다. 왜? 첫째로, 왜 초콜릿 섭취 습관이 다른 사람들이 심혈관 질환의 정도가 차이 나는지 설명할 수 있는 **대체 가설(alternative hypotheses)**이 있기 때문이다.

더 낮은 수준의 스트레스는 심장질환의 위험을 감소시킨다는 대체 가설을 생각해

보자. 그리고 초콜릿을 먹는 사람들은 먹지 않는 사람들보다 긴장을 더 잘 푼다는 가정을 해보자. 이들 두 가설이 진실이라면 초콜릿 먹는 사람들이 초콜릿 금식자들보다 더 건강한 심장을 가질 것이라는 예언이 참일 것이다. 그러나 초콜릿 자체가 심장마비의 위험을 감소시킨다는 당초의 가설이 참이기 때문은 아니다. 그 대신에 초콜릿을 먹는 사람들은 먹지 않는 사람들보다 스트레스가 더 적고, 적은 스트레스는 전체적인 심장 건강에 더 좋다는 것을 의미하기 때문에 더 적게 심장마비를 경험할 것이다.

가설이 처음 검증에서 배제되지 않았기 때문에 참인 것처럼 보인 가설이 다른 검증으로 인해서 나중에 배제될 수도 있다. 이것이 바로 비타민 C 섭취가 병에 대한 감수성을 감소시킨다는 가설에 대하여 일어났던 사건이다. 비타민 C의 효능에 대한 논쟁은 1970년대 노벨상 수상자인 화학자 폴링(Linus Pauling)이 "비타민 C와 감기"라는 그의 책에 의해서 대중화되었다. 폴링 주장의 근거는 몇몇 연구의 결과로 비타민 C를 다량 복용하면 감기 발병률을 45%까지 줄인다는 것이다. 그러나 이 가설에 대하여 주의 깊게 반복된 검증은 이 가설을 지지하는 데 실패하였다. 폴링이 인용한 많은 연구는 비타민 C 다량 복용자와 소량 복용자들 사이의 감기 발생률 차이를 설명해줄 하나 또는 그 이상의 대체 가설이 있는 것으로 나타났다. 오늘날 감기를 연구하는 대부분 과학자들은 비타민 C가 감기를 예방한다는 가설이 확실하게 배제되었음에 동의한다.

비타민 C 가설의 예는 일반 대중에게 과학 정보의 소통에 대한 도전을 예증하고 있다. 당신은 왜 비타민 C가 감기를 예방한다는 믿음이 널리 퍼졌는지 알 수 있다. 노벨상 수상자가 저술한 책은 병을 예방하는 데 있어 비타민 C의 역할에 대한 결론처럼 되었다. 그러나 과학적 지식은 그 아이디어를 누가 제안한 것과는 상관없이 옳지 못한 아이디어의 배제에 의해서 발전한다. 수년간의 연구가 이루어진 다음 폴링의 결론이 잘못임이 분명하게 되었다.

1.2 가설 검증

앞의 논의는 실망스러울 수 있다. 가설이 반증될 수 있는 가능성이 항상 있을 때 과학자는 어떻게 모든 가설의 진실을 판정할 수 있나? 식이요법과 건강 사이의 상호관계에 대한 가설들 중 하나가 지지되었다 하더라도, 대체 가설이 존재한다는 것은 어느 식이요법이 진정으로 가장 건강한 것인지 결코 알 수 없음을 의미하는가? 답은 '예' 와 '아니오'이다.

가설이 절대적인 진실로 증명될 수는 없다. 특정 현상에 대한 진정한 원인이 아직까지 검증되지 않은 가설에서 발견되는 것은 항상 가능하다. 그러나 더 실제적인 의미에서, 가설은 의심의 여지없이 증명될 수도 있다. 즉, 한 가설이 반복된 검증을 통해서 반증되지 않았고 모든 합리적인 대체 가설이 제거되었을 때, 과학자들은 잘 지지된 가설을 실제적 의미에서 진실로 받아들인다.

그러므로 과학에서 "진실"은 현재로서 얻을 수 있는 모든 정보에 근거해 우리가 알고 이해하는 것이라고 정의할 수 있다. 가설 또는 학설이 특정한 현상의 모든 사례들을 설명하고 반복적으로 검증되고 지지되는 것으로 나타난다면 마침내 정확한 것으로 받아들여진다.

가설을 검증하는 가장 효과적인 방법은 엄격한 과학적 실험을 통한 것이다.

실험 방법

실험(experiment)은 특정 가설을 검증하기 위해 고안된 일련의 활동이나 관찰이다. 일반적으로 실험은 과학자가 연구의 대상에 영향을 미칠 수 있는 일부 조건을 조절할 수 있게 허용한다. 환경을 조작하는 것은 과학자가 결과를 설명할 대체 가설을 제거할 수 있게 해준다.

과학에서 실험은 정비사가 자동차 문제를 진단할 때 하는 일과 유사하다. 자동차 엔진이 켜지지 않는다면 문제는 배터리일 수 있다. 배터리 교체로 문제가 해결되지 않으면, 그 다음 단계는 시동모터를 교체하는 것일 수 있다. 정비사가 둘 모두를 교체하는 것으로 시작하였다면 어느 부품이 문제를 야기했는지 알 수가 없었을 것이며, 고객은 두 가지 부품 모두를 지불해야 하는 불만을 갖게 되었을 것이다. 마찬가지로, 많은 요인을 변화시키고 하나의 차이 나는 실험 결과를 본 과학자도 자신이 변화시킨 어느 것이 그 차이를 생기게 하였는지 확정할 수가 없다.

과학적 가설이 반드시 실험을 통해 검증되는 것은 아니다. 예를 들어, 지구상에 생명의 기원이나 공룡의 멸종과 같은 역사적인 사건에 관한 가설은 이와 같은 방법으로 일반적으로 검증할 수 없다. 대신 이들 가설은 자연계를 주의 깊게 관찰하여 검증할 수 있다. 예를 들어, 과학자들은 화석이나 바위에 보존된 다른 증거를 조사하여 공룡의 멸종에 대한 가설을 검증할 수 있다.

과학자가 모든 종류의 가설 검증 동안 얻는 정보를 **자료(data)**라고 한다. 자료는 검증의 **변수(variable)**, 즉 다른 조건에서 값이 변할 수 있는 어떤 요인에 대해서 수집된다. 실험 검증에서 과학자는 자유롭게 값을 바꿀 수 있는 **독립변수(independent variable)**를 조작하여 **종속변수(dependent variable)**에 미치는 영향을 측정한다. 종속변수는 독립변수의 변화에 따라 영향을 받을 수도 받지 않을 수도 있다. 잘 고안된 실험에서 얻은 자료는 연구자가 확실하게 가설을 지지하거나 배제할 수 있게 한다. 이는 실험이 대조되었을 때 더 쉽게 발생할 수 있다.

대조된 실험

학설에 대한 가장 명백한 지지는 **대조된 실험(controlled experiment)**이라는 가설 검증의 형태로부터 나온다. 대조는 과학에서 매우 특별한 의미를 갖는다. 한 실험에 대한 **대조(control)**는 실험적 처치에 노출되지 않은 것을 제외하고 실험 대상과 유사한 대상이다. 잘 고안된 검증의 마지막에 대조군과 실험군이 다르다면, 이 군들 사이의 모든 차이는 실험 처치에 의한 것일 가능성이 있다. 달리 말하면 독립변수는 실험적 처치이며, 종속변수는 그 처치의 존재(또는 없음)에 대한 각 군의 반응이다. 좋은 대조군은 실험군들 사이에서 가능한 한 많은 독립변수들에서 차이를 배제한다.

이 장의 앞에서 논의한 가설로 되돌아가보자: 짙은 초콜릿 섭취는 심혈관 질환의 위험을 감소시킨다. 이 가설에 대한 사례는 논리적이지만 과학자들이 논쟁의 여지가 없이 증명(또는 반박)할 수 있게 해주는 것은 실험적 검증이다. 최근에 샌프란시스코의 캘리포니아 대학에서 과학자들이 이와 같은 실험을 수행하였다. 그들은 실험에서 많은 량의 플라보노이드를 함유한 막대 초콜릿을 섭취한 지원자들은 한 가지 심혈관 기능의 측정에서 21%가 개선되었다. "21% 개선"은 플라보노이드가 들어 있지 않은 초콜릿을 먹은 지원자 대조군에 비교한 값이다.

대조군과 실험군은 결과에 대하여 가능한 한 많은 대체 가설들을 제거하도록 의식적으로 고안된다. 첫 단계는 참여자의 나이, 식이요법, 체중 및 전체적인 건강과 같은 다양한 독립변수에서 두 그룹 간 차이를 없애도록 대상의 풀을 선택하는 것이다. 그룹 사이의 차이를 제거하기 위한 한가지 효과적인 방법은 실험군과 대조군에 개인들을 **무작위 배정(random assignment)**하는 것이다. 예를 들어, 모든 지원자의 이름을 모자에 넣고, 그 중 반을 뽑아서 실험군으로 나머지는 대조군으로 지정할 수 있다. 결과적으로 실험군과 대조군 사이에 체계적 차이가 있을 가능성이 없어진다. 즉, 연구에서 각 군은 집단의 대략적인 분할이어야 한다. 초콜릿 실험에서 대조군과 실험군 모두의 구성원은 지원자를 모집한 신문 광고에 반응한 샌프란시스코 캘리포니아 대학의 학생들과 교직원들을 무작위로 배정하였다.

좋은 대조를 고안하는 두 번째 단계는 모든 대상을 실험기간 동일하게 대하는 것이다. 이 연구에서 모든 참가자는 초콜릿 섭취에 대하여 제기된 장점에 대해 동일한 정보를 받았고, 실험 과정 동안 모든 참가자들에게 2주 과정 동안 매일 섭취할 작은 막대 초콜릿이 주어졌다. 그러나 대조군에 속한 개인들에게는 플라보노이드가 없는 막대 초콜릿이 주어졌다. 플라보노이드 함량의 차이는 실험 대상들은 알 수가 없는데 그 이유는 이들 화학물질이 맛이나 감촉에 현저하게 영향을 주지 않기 때문이다. 모든 대상을 동등하게 처치하는 것이 대상과 연구자 사이의 상호작용과 관련하여 최종 결과에 영향을 미치는 어떤 요인도 없음을 보장한다.

우리의 실험에서 플라보노이드가 없는 초콜릿은 특정 약을 검증할 때 대조군 대상에게 주는 "설탕 알약"에 해당한다. 의도적으로 효과가 없는 다른 의학 처방처럼 플라보노이드가 없는 초콜릿과 설탕 알약을 **위약(placebo)**이라 부른다. 위약을 사용하는 것은 두 군의 개체들 사이에 유일한 시종일관 된 차이—이 경우는 그들이 섭취한 플라보노이드의 양이다.

초콜릿 연구에서 자료는 위약을 받은 사람들에 비하여 실험군에서 심혈관 기능의 척도로 동맥 신축성이 더 높았음을 나타내었다. 이 연구에서 대조군을 이용했기 때문에 두 구룹의 차이가 높은 플라보노이드 초콜릿의 효과 때문이라고 확신할 수 있다. 대체 가설이 실험 결과를 설명할 가능성을 감소시켰으므로 연구자들은 심혈관 건강에 대한 초콜릿의 진정한 효과를 측정했다고 강하게 추론할 수 있다(그림 1.5).

여기에 설명된 연구는 짙은 초콜릿 섭취가 심혈관 질환의 위험을 감소시킨다는 가설을 지지한다. 그러나 한 번의 실험으로 과학계가 가설을 의심의 여지없이 진실로 받아들이는 것은 거의 있을 수 없다. 각각 다른 실험 설계와 흔히 심장 건강의 다른 척도를 평가하는 단지 소수의 연구들이 짙은 초콜릿 섭취의 장점을 조사하였다. 일부는 긍정적 결과를 보였지만 다른 경우는 아무것도 보여주지 않았다. 의료계 전체에서 평결은 건강식에서 초콜릿의 역할은 고려의 대상이 못 된다.

가설에 대한 지속적인 대조된 검증을 통해서만 "초콜릿이 심장에 좋은가?" 라는 질문에 대한 정확한 해답이 발견될 것이다.

실험 설계에서 편견을 최소화하기

과학자와 실험 대상인 사람은 특정 가설이 검증되기 이전에 그 가설의 진실성에 대해 강한 의견을 가질 수 있다. 이 의견이 뜻하지 않게 참여자로 하여금 실험의 결과에 영향을 미치거나 혹은 **편견(bias)**을 초래할 수 있다. 편견을 가진 실험 결과의 가능성을 최소화하는 것이 가설 검증에서 우리의 신뢰를 증가시킬 수 있다.

편견의 잠재적 원인의 하나는 대상의 기대이다. 실험 대상 개인들은 의식적이든 무의식적이든 연구자가 그들에게 기대한다고 느끼는 행동을 나타낼 가능성이 있다. 예를 들어, 자신이 높은 플라보노이드 초콜릿을 받은 것을 아는 사람은 그의 건강이 좋아지고 있는 것으로 확신할 수 있다. 이것이 그녀가 동맥 기능 검사를 하는 동안 편안하게 만들어 줄 것이며 따라서 그녀의 결과는 좋을 수 있다. 이 잠재적 문제는 개별 대상자들은 자신이 경험하게 될 것을 정확히 알지 못하는 **맹검 실험**(blind experiment)을 설계함으로써 피할 수 있다. 이는 약물 처치 실험에서 참여자가 먹는 것이 약인지 혹은 위약인지를 알려주지 않는 것을 의미한다.

또 다른 편견의 근원은 측정과 결과의 평가에서 일어나는 연구자의 시종일관 된 오류에 기인한다. 이 현상을 **관찰자 편견**이라고 한다. 초콜릿 실험에서 관찰자 편견은 여러 형태일 수 있다. 특정 결과에 대한 기대는 과학자가 환자들을 달리 취급하여서 실험군에 속한 사람들은 더 편안함을 느끼게 하고 대조군에 속한 사람들은 더 불안하게 할 가능성이 있다. 이와 같은 심리적 상태의 차이는 지원자들의 생리에 영향을 미칠 수 있다. 또는 만일 연구자가 높은 플라보노이드 초콜릿을 섭취한 사람이 동맥 기능에 개선될 것으로 기대했다면 그녀는 그 기능을 측정하는데 작은 오류를 만들 수 있으며 이는

대조군	실험군
건강한 성인 남자와 여자	건강한 성인 남자와 여자
연구 지원자	연구 지원자
위약 초콜릿을 받음	**높은 플라보노이드** 초콜릿을 받음

그림 1.5 **대조된 실험.** 초콜릿 실험에서 두 집단의 각 개인은 섭취한 초콜릿의 종류가 다른 것을 제외하고 동일하게 처치하였다.

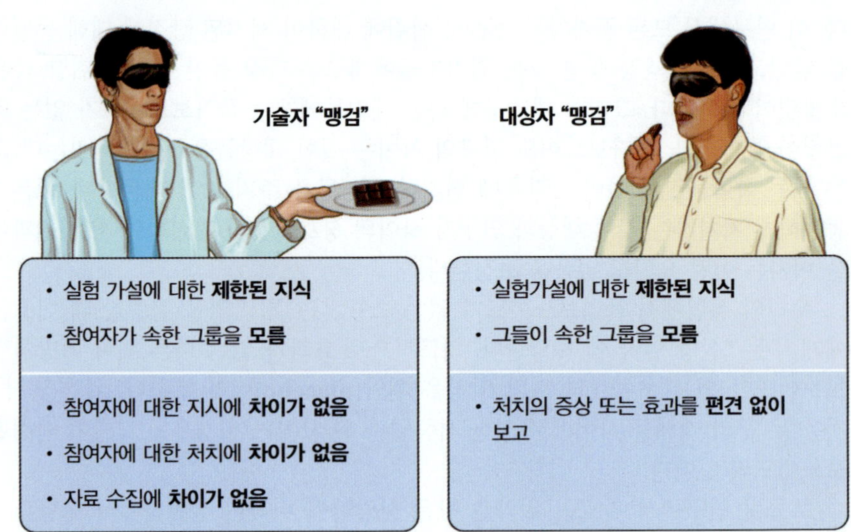

그림 1.6 **이중 맹검 실험.** 이중 맹검 실험은 더 객관적인 자료를 낳는다.

최종 결과에 영향을 미칠 것이다.

실험자의 편견을 없애기 위해 자료 채집자 자신도 "맹검"이 되어야 한다. 이상적인 것은 처치를 담당하는 과학자, 의사 혹은 기술자가 모든 자료가 수집되고 분석되기 전까지는 실험 대상이 실험군 혹은 대조군에 속하는지 알지 못한다(그림 1.6). 자료 채집자의 맹검화는 자료가 편견이 없고 객관적임을 보장한다.

연구 대상자와 측정을 수행하는 기술자 모두가 가설도 모르고 혹은 대상자가 어느 군에 속하는지 모를 경우 이 실험을 **이중맹검(double blind)**이라고 한다. 이중맹검 실험은 결과에 대한 사람의 영향을 거의 배제한다. 연구자와 대상자 모두가 결과에 대하여 기대를 갖지 않을 때, 실험에서 얻은 결과가 더 믿을 만한 것이 될 수 있다.

가설 검증에 상관관계의 사용

이중맹검, 위약-대조, 무작위 실험은 의학 연구의 황금 기준이다. 그러나 사람이 실험대상인 경우 잘 대조된 실험을 수행하기는 어렵다. 실험군과 대조군을 거의 동일하게 처치해야 한다는 필요조건은 어떤 사람은 처치를 받지 않는다는 것을 의미한다. 심각한 심혈관 문제의 위험이 없는 건강한 지원자의 경우 낮은 플라보노이드 위약 처치는 그 처치를 받은 그 사람에게 별 피해를 주지 않았다.

그러나 많은 경우 위약 처치는 불가능하거나 비윤리적이다. 예를 들어, 대조된 실험을 통해 피임약의 효과를 조사하는 것을 상상해보라. 이는 어떤 다른 피임기구도 사용하지 않은 여성에게 임신을 방해할 수도 방해하지 않을 수도 있는 약의 복용을 요구하게 될 것이다.

모델 생물에서 실험 인간을 대상으로 할 경우 실질적 혹은 윤리적 문제가 야기될 수 있는 가설을 검증할 때 과학자는 사람 대신에 **모델 생물(model organism)**을 사용할 수 있다. 인간의 건강이나 질병을 연구하는 경우 모델 생물은 일반적으로 다른 포유류이다. 포유류는 진화적으로 사람과 매우 밀접하게 연관되어 있기 때문에 특히 의학연구에서 모델 생물로 유용하다. 그들은 우리처럼 털이 있고 살아 있는 어린 자손을 낳으며, 따라서 해부학 및 기능에서 유사성이 많다.

생물의학적 연구에 사용되는 가장 주된 동물은 집쥐, 생쥐, 기니피그 같은 설치류이지만 일부 연구 분야에서는 사람과 크기가 비슷한 개, 돼지, 양과 같은 동물을, 보다 밀접한 진화적 유연관계를 공유하는 침팬지 같은 동물을 필요로 한다(그림 1.7).

모델 생물의 이용은 약품이나 기타 처치를 사람에게 사용하기에 앞서 실험적 검증

(a) 쥐

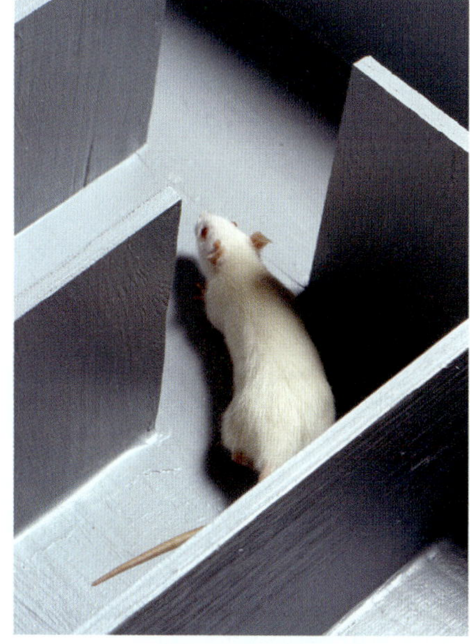

(b) 개

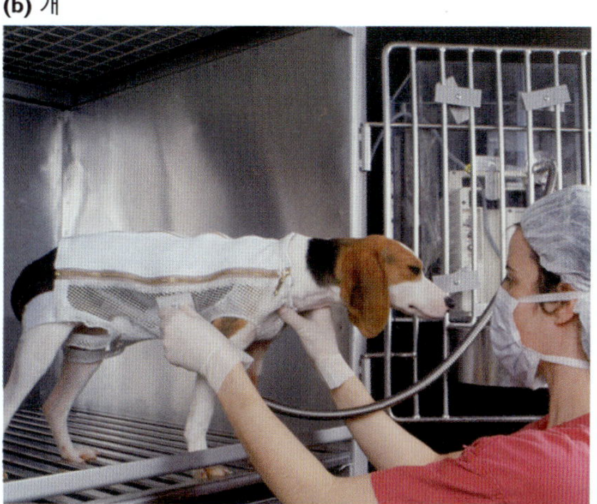

(c) 침팬지

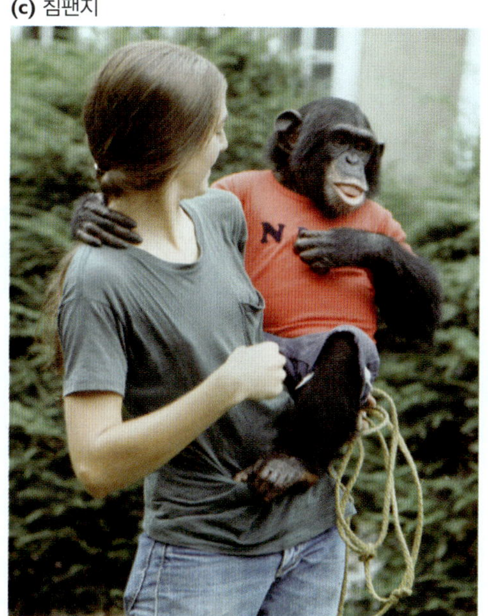

그림 1.7 과학에서 모델 생물. (a) 전통적인 쥐는 키우고 관리하기가 쉽고 실험의 결과를 혼동할 만한 유전적 다양성이 적다. (b) 개는 인간과 매우 비슷한 심혈관계를 가지고 있다. (c) 침팬지는 생물학적으로 인간과 가장 가까운 친척이다.

을 할 수 있게 해준다. 모델생물에 대한 연구는 암, 심장병, 알츠하이머병 및 AIDS를 비롯한 거의 모든 심각한 인간의 건강 위협을 보다 잘 이해하는 데 기여하였다. 그러나 동물을 연구에 이용하는 윤리적 관심은 지속되고 있어 이런 연구를 복잡하게 한다. 또한 진화적 역사를 공유함에도 불구하고 동물은 인간과 중요한 기능적 차이가 있을 수 있으므로 동물 연구의 결과가 항상 인간에게 직접적으로 적용될 수 있는 것은 아니다. 인간 건강에 대한 가설 검증은 인간에게 하는 것이 아직은 이들 문제에 대한 가장 분명한 해답을 제공할 것이다.

요인들 사이의 관계 찾기 인간에서 대조된 실험이 어렵거나 불가능할 때 과학자들이 사용할 수 있는 또 다른 방법은 상관관계를 이용하여 가설을 검증하는 것이다. **상관관계(correlation)**는 두 변수 사이의 상호관계이다. 심장 건강을 개선하려면 과일과 채소 섭취를 늘리라는 제안은 식이요법과 동맥 폐색 콜레스테롤 사이의 상관관계에 근거한 것이다(그림 1.8). 수십 명의 식이요법과 그들의 콜레스테롤 수준에 대한 자료를 수집한 연구자들이 이 상관관계를 생성하였다. 연구자들은 연구 참여자들의 식이요법에 영향을 미치지 않았으며, 달리 말해 사람들은 낮거나 높은 농산물의 소비를 하는 다른 처치에 무작위로 배치되지 않았기 때문에 대조된 실험이 아니다.

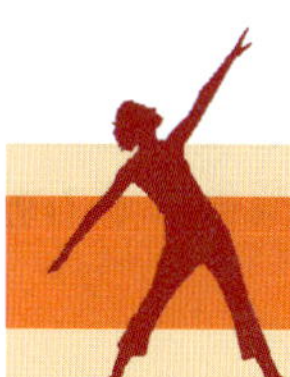

쉬어가기 1.3

과일 섭취와 콜레스테롤 수준을 비교하는 연구에서 연구자들은 독립변수를 조작하지 않았지만 여전히 독립변수와 종속변수가 있다. 이들은 무엇인가?

그림 1.8에 나타낸 이 연구의 결과를 검토해보자. 도표의 수평축 혹은 ***x*축(*x*-axis)**은 과일과 채소 섭취 척도를 왼편의 낮은 눈금에서 우측의 높은 눈금으로 독립변수를 나타낸다. 도표의 수직축 혹은 ***y*축(*y*-axis)**은 종속변수로 각 범주에서 참석자들의 혈액 시료에서 측정된 LDL 콜레스테롤의 평균값이다. LDL(저밀도 지방단백질) 콜레스테

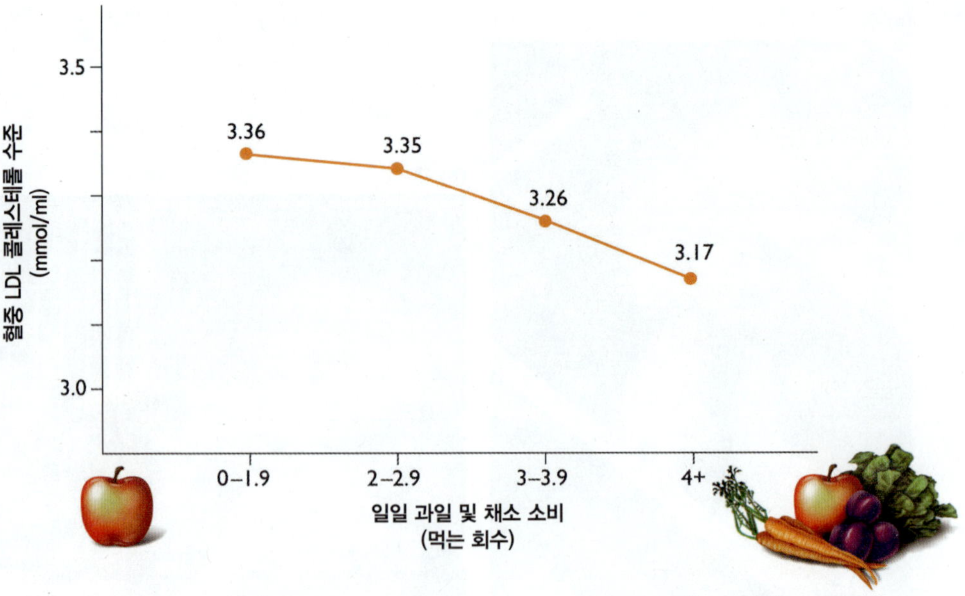

그림 1.8 식이요법과 콜레스테롤 수준 사이의 상관관계. 이 도표는 자진 보고한 과일과 채소 소비가 다른 개인들 집단에서 "나쁜"LDL 콜레스테롤의 수준을 비교한 실험의 결과를 요약하고 있다.

시각화 연구자들이 과일과 채소를 4+만큼 먹은 개인들의 항목을 추가적인 집단으로 이를 테면 4~4.9회 먹은 개인들과 5~5.9회 먹은 개인들 및 6+회 먹은 개인들로 나눈 것으로 가정하자. 상관관계가 계속 유지된다면 이들 추가적인 자료의 점들은 도표에서 어떻게 나타날까?

롤은 혈관에 축적되어 혈관을 막을 수 있기 때문에 흔히 "나쁜 콜레스테롤"로 알려져 있으며, 그래서 심장 건강에 대한 좋은 지표이다. 도표에서 4점을 연결하는 선은 이들 두 요인 사이의 상관관계를 나타낸다. 선이 오른쪽으로 기울어 있으므로 이들 두 요인 사이에는 음의 상관관계가 있다. 달리 말해서 이 자료는 과일과 채소의 섭취가 증가하면 LDL 콜레스테롤 수준이 감소함을 의미한다. 그러나 이 관계가 과일과 채소를 먹는 것이 LDL 콜레스테롤 수준이 낮아지는 원인임을 의미하는 것일까?

농산물 소비가 콜레스테롤을 감소시킨다고 결론하려면 대조된 실험에 의해서 주어진 동일한 보장이 요구된다. 달리 말해서 상관관계를 측정한 개인들은 과일과 채소를 섭취한 것을 제외하고, 모든 것이 유사하다고 가정해야만 한다. 이것이 좋은 가정인가? 반드시 그렇지는 않다. 대부분의 상관관계는 대체 가설에 대하여 대조할 수가 없으며, 그래서 다른 독립변수가 결과를 결정할 수 있다. 예를 들어 과일과 채소를 더 많이 먹은 사람들은 적게 먹는 사람들보다 운동을 더 많이 할 수도 있다. 또한 과일과 채소를 더 많이 먹은 사람들은 지방을 적게 먹을 수도 있다. 다른 식이요법을 하는 사람들 사이에서 이와 같은 차이도 그들의 콜레스테롤 수준에 영향을 미칠 수 있다(그림 1.9). 따라서 두 요인 사이의 강한 상관관계에도 불구하고, 우리는 과일 섭취 하나만으로 혈중 콜레스테롤 감소가 야기되는 것으로 강하게 추론할 수가 없다. 동일한 어려움이 두 변수가 함께 증가하는 **양의 상관관계**에도 있다.

여러분도 알 수 있는 것처럼, 상관관계를 보여주는 것만으로 두 변인들 사이의 원인과 효과 상호관계를 증명하기는 어렵다. 달리 말해서 상관관계는 인과관계와 동일하지 않다. 예를 들면 지방 소비와 암 발생률 사이에는 흔히 인용되는 상관관계가 존재한다. 다른 나라의 집단을 비교할 때 식료품에 지방 비율이 증가하면 암 발생률도 증가한

(a) 과일과 채소의 소비가 콜레스테롤을 낮추는 원인인가?

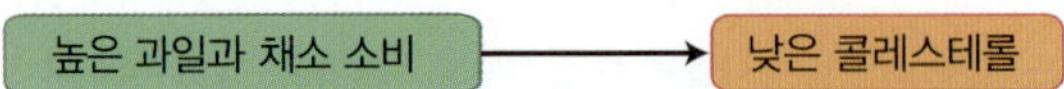

(b) 또는 과일과 채소 소비와 연관된 요인들이 콜레스테롤을 낮추는 이유인가?

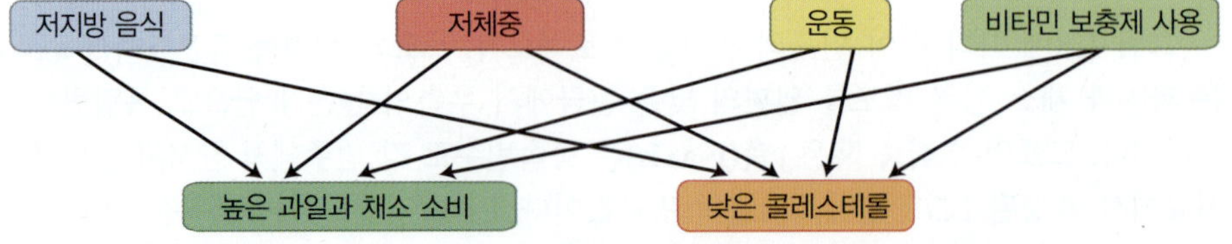

그림 1.9 상관관계는 원인을 의미하지 않는다. 상관관계는 일반적으로 모든 대체 가설들을 제거할 수 없다.

표 1.1 | 역학적 연구의 종류

명칭	기술	찬성	반대
생태학적 연구	다양한 질병 수준이 비정상적으로 높은 특정한 인간 집단의 조사(예: 산업 공장 주변의 "암 집단" 상세 보도)	저렴하고 상대적으로 수행이 용이하다.	환경 요인에 대한 노출이 실제로 질환의 발병과 관련이 있는지 불확실
단면 조사	환경 요인에 노출된 양과 질환의 존재 여부를 결정하기 위하여 집단 내 개인들에게 물음	생태학적 연구보다 더 상세함	고비용 대상이 노출 수준을 모를 수 있음 조사에서 개인들 사이에서 차이 나는 다른 요인들을 통제할 수 없음 희귀 질환에는 사용할 수 없음
사례 대조 연구	질환에 걸려 있는 개인과 나이와 기타 요인이 일치하지만 질환이 없는 개인들 사이에서 특정한 환경 요인에 노출을 비교	비교적 신속하고 저렴하다. 희귀 질환에 가장 좋은 방법	노출의 결과로 인한 절대적인 질병의 위험을 측정하지 않음 D대체 가설을 제거하기 위해 적절한 대조를 선택하기가 어렵다. 환경 요인과 관련하여 단 한가지 질환의 가능성 조사
코호트 연구	환경 요인에 노출 측정과 질환의 유행을 일 군의 개체들에서 추적	특정한 환경 요인에 노출과 관련된 다양한 질환의 위험을 결정할 수 있다.	고비용, 많은 시간 소비 대체 가설에 대한 통제의 어려움 희귀 질환에는 적용 불가

다는 것은 사실이다. 그러나 이 질문에 대한 연구들 중에 상충되는 결과들이 과학자들로 하여금 이 상호관계에 대하여 심각하게 문제제기를 하도록 하였다. 그 대신에 지방 소비와 암 발생률은 재산과 관련이 있을 수 있으며, 더 부자인 사람은 지방이 많은 식품을 살 수 있으며, 더 많이 암유발 화학물질에 노출될 수 있지만, 감염성 질환으로 죽을 가능성은 더 적다.

상관관계 연구는 질병의 원인과 분포를 연구하는 역학의 주된 수단이다. 과일과 채소의 소비와 콜레스테롤 수준에 대한 자료는 단면 조사라는 역학의 한 종류에서 유래하였다. 이런 유형의 조사에서 많은 개인들은 특정한 조건의 존재에 대하여 검사하고 다양한 요인들에 노출 여부에 대하여 답해야 한다. 단면 조사의 한계는 상관관계 해석에 연관된 모든 문제에 덧붙여 대상 편견의 영향과 조사 참여자의 저조한 상기력이 포함된다. 표 1.1은 역학자들이 우리가 먹는 것과 우리의 건강 사이의 연관을 연구하는데 적용하는 기타 전략의 개요를 제공한다.

1.3 통계학의 이해

당신은 식이요법과 건강에 대한 과학 문헌을 조사하면서 특정한 음식이 건강의 일부에 유의한 효과가 있다는 것을 들었을 것이다. 이 진술은 당신이 앉아서 "유의"라는 것이 결국 중요한 것인지 또는 의미 있는 것인지에 주목하게 할 것이다. 그러나 과학에서 이것이 반드시 그런 것은 아니다. 과학적 연구에서 "유의"는 다른 의미를 갖는다. 이 차이를 이해하기 위해서 통계학에 대한 기본적 이해가 필요하다.

통계적 검증이 말해줄 수 있는 것

통계학(statistics)은 자료의 평가에 사용되는 수학의 특수한 분야이며, 이 용어는 수집된 산술적 데이터를 설명하는 데에도 사용된다.

가설 검증은 일반적으로 집단의 작은 하위 집단, 혹은 **표본(sample)**에 의존한다. 통계는 예를 들어, 연구에서 지원자들의 평균적인 혈중 콜레스테롤 수준과 같은 표본의 특징을 요약하는데 적용될 수 있다. 통계적 검증은 표본으로부터 결과를 전체 집단으로 확장하는데 사용될 수 있다. 과학자들은 실험을 수행할 때 자신들의 실험적 처치가 전체 집단에 진정한 근원적인 효과가 있다고 가정한다. 한 집단의 한 표본에 대한 실험은 표본은 항상 전체 집단에 대한 불완전한 스냅(사진)이기 때문에 단지 이 진정한 효과를 추정할 수 있을 뿐이다.

통계적 검증은 과학자들이 표본이 된 개체의 수와 개체들 사이의 변이가 주어지면 스냅(사진)이 전체 집단의 정확한 사진에 얼마나 유사한지를 평가하는 데 도움을 준다. 무작위로 10명씩 여자들의 스냅(사진)을 찍어서 한 학년 전체 여학생 400명의 평균 머리카락 길이를 결정하는 것을 상상해보자.

스냅사진에 여자들의 머리 유형이 동일하다면 학년의 평균적 머리 길이가 스냅사진의 평균적 길이와 대략 같을 것이라고 논리적으로 추론할 수 있다. 그러나 스냅사진에서 여자들이 다양한 머리 모양을 하고 있는 것을 볼 가능성이 훨씬 더 많다. 스냅사진에서 평균적인 머리 길이를 계산할 때, 그것이 전체 학년에서 모든 사람을 측정하여서 계산한 평균 머리 길이와 똑 같을 가능성은 희박하다.

스냅사진의 여자들이 상고머리에서부터 긴 땋은 머리까지 다양한 머리 모양을 하고 있다면 스냅사진의 평균이 학년 평균에 가깝기나 할 것인지 여부를 결정하기가 더욱 어려울 것이다. 우연히 스냅사진에 한 여성이 극히 긴 머리를 하고 있어서 그 표본에서 평균 길이가 학년 평균보다 훨씬 더 길게 될 수도 있다(그림 1.10).

높고 낮은 플라보노이드 초콜릿 실험에서 연구자들은 대조군에 비하여 실험군에서 동맥 유연성에 21% 증가를 관찰하였다. 실험군과 대조군의 결과에서 변이를 고려함으로써 통계적 검증은 이 개선이 심혈관 건강에 미치는 초콜릿의 진정한 효과를 반영할 가능성을 말해준다.

통계학적 유의성: 정의

통계적으로 유의한(statistically significant) 결과는 실험군과 대조군 사이의 우연한 차이일 가능성이 매우 희박한 것이다. 우리는 초콜릿 연구의 결과를 좀 더 면밀히 평가함으로써 유의성을 결정하는데 있어 통계적 검증이 하는 역할을 조사해 볼 수 있다. 이 실험의 자료를 요약하면, 연구자들은 실험군의 11명이 2주 연구를 통해서 동맥 유연성

(a) 표본이 적지만 균일하다. 그래서 학년을 잘 대표할 가능성이 있다.

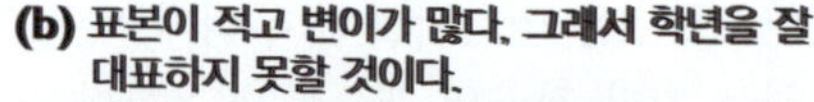
(b) 표본이 적고 변이가 많다. 그래서 학년을 잘 대표하지 못할 것이다.

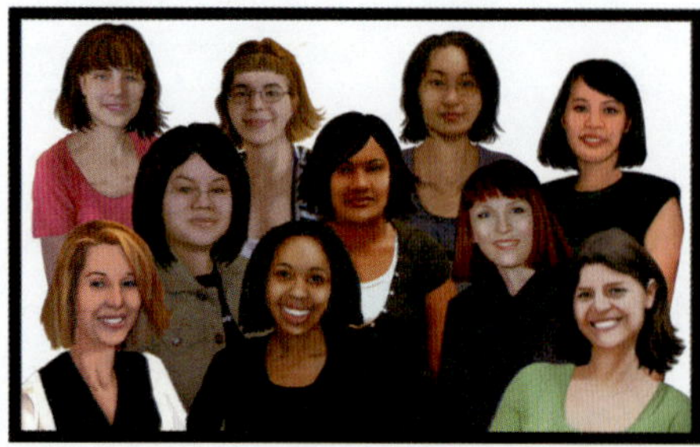

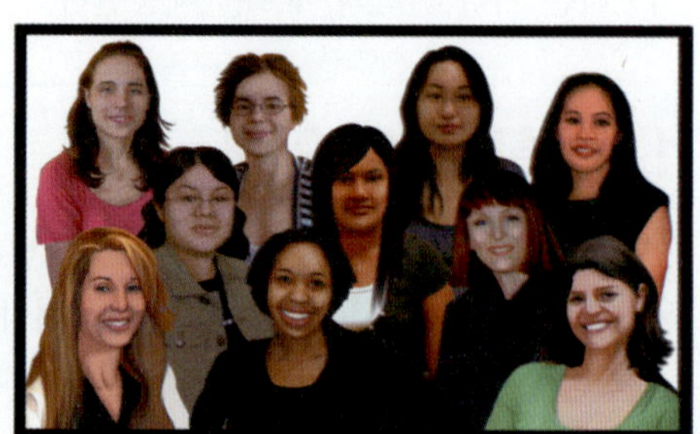

그림 1.10 통계가 집단의 스냅사진을 평가한다. (a) 스냅사진 또는 표본이 개인들 사이에서 변이가 적으면 스냅사진에서 머리 길이 평균이 학년에서 머리 길이 평균과 비슷할 가능성이 있다. (b) 스냅사진이 개인들 사이에 큰 변이를 보이고 있다면 학년의 평균 머리 길이가 표본의 평균과 유사할지 여부를 결정하기가 어렵다.

에서 12%의 증가를 경험하였는데 비하여, 대조군의 10명이 유연성에서 9%의 감소를 경험한 것을 관찰하였다. 표면적으로 이 결과는 가설을 지지한다. 그러나 여성들의 머리 길이 스냅사진의 회상해보라. 우연의 영향 때문에 통계적 검증이 필요하다.

실험 결과에 대한 우연의 효과를 **표본오차(sampling error)**라 한다. 구체적으로 말하면, 표본오차는 집단의 표본과 집단 전체 사이의 차이다. 어떤 실험에서나 실험 처치에 배정된 사람들과 대조군 처치에 배정된 사람들은 무작위적 면에서 서로 다를 것이다. 실험 처치의 진정한 효과가 없더라도 실험군과 대조군에서 관찰된 결과는 결코 정확하게 동일할 수 없다.

예를 들어, 우리는 사람들의 심혈관 기능이 당연히 다름을 알고 있다. 한 지원자에게 높은 플라보노이드 초콜릿을 주고 다른 지원자에게 위약을 주었다면, 이 두 지원자들은 동맥 유연성에 대하여 다른 값을 가질 가능성이 있다. 그러나 초콜릿 먹은 사람이 위약을 먹은 사람보다 더 좋은 동맥 기능을 가졌다고 하더라도 당신은 아마도 검사가 우리의 가설에 대해서 말해주는 것이 없다고 말할 것이다. 초콜릿을 먹은 사람은 시작할 때 이미 더 좋은 동맥 유연성을 갖고 있었을 수도 있다.

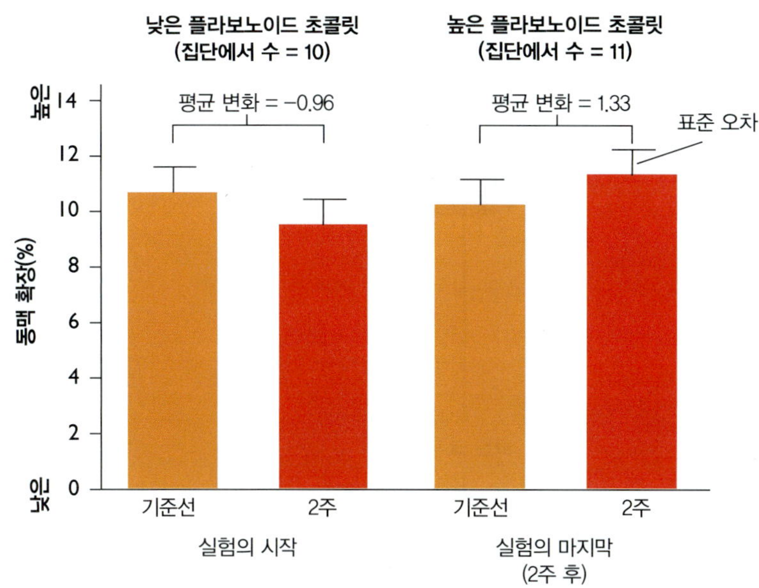

그림 1.11 도표에서 자료 해석. 이 그림은 이 장에서 논의된 연구의 결과를 요약하고 있다.

시각화 이 도표에 의해서 요약된 결과를 말로 설명하여라.

출처: Engler, M. B., et al. 2004. Flavonoid-Rich Dark Chocolate Improves Endothelial Function and Increases Plasma Epicatechin Concentrations in Healthy Adults. *Journal of the American College of Nutrition* 23(3): 197-204.

이제 각 군에 5명의 지원자가 있었으며, 차이가 21% 대신에 단지 5%라고 가정해보자. 초콜릿이 효과가 있는지 여부를 어떻게 결정하겠는가? 통계적 검증은 자료를 보고 그 결과가 표본오차에 의한 것일 가능성, 즉 **확률(probability)**을 결정하게 한다. 이 실험에서 통계적 검증은 왜 실험군이 더 큰 동맥 유연성을 갖는 것일까에 대한 두 가지 가능성을 구별하였다: 그 차이가 초콜릿의 효과 때문일 가능성 또는 대조군과 우연한 차이에 의한 것일 수 있다. 검증 결과는 실험군과 대조군이 단지 우연에 의해서 그렇게 차이 날 가능성은 3000 중 1(0.027%)보다 적은 것임을 보여주고 있다. 다시 말해, 두 집단간의 차이는 통계적으로 유의하며 초콜릿 섭취에 의해 야기되었을 가능성이 있다(그림 1.11).

표본 내 변이의 양은 흔히 **표준오차(standard error)**로 나타낸다. 표준오차는 진정한 집단의 평균치를 가질 높은 확률(보통 95%) 값의 범위인 **신뢰구간(confidence interval)**을 산출하는 데 사용된다. 간단히 말해, 표본의 평균치가 정확하게 집단의 평균치와 같을 수는 없다. 평균에 표준오차를 더한 값은 집단 평균의 최고 가능 값을 나타내고, 평균에서 표준오차를 뺀 값은 집단 평균의 최저 가능 값을 나타낸다. 신뢰 구간은 표본 오차가 결과에 미치는 영향이 얼마나 되는지를 나타내는 방법을 제공한다.

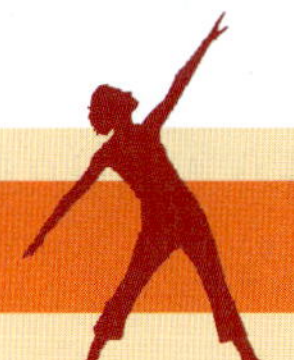

쉬어가기 1.4

최근 선거 이전의 의견 조사는 잠재적 투표자의 47%가 A 후보를 51%가 B 후보를 선호하는 것으로 나타났다. 표준오차는 3%였다. 아나운서는 왜 이 여론조사가 "통계적으로 동점"이라 했는가?

통계적 유의성에 영향을 미치는 요인들

통계적 검증의 효력에 영향을 미치는 실험의 한 가지 특성은 대조군과 실험군의 개체수인 **표본 크기(sample size)**이다. 만일 처치가 효과가 없으면, 작은 표본 크기는 효과가 있는 것으로 생각하도록 연구자를 오도할 수 있다. 앞에서 설명된 비타민 C 가설이 그런 경우이다. 감기에 대한 내재적 감수성이 아주 다양한 사람들을 포함하는 큰 표

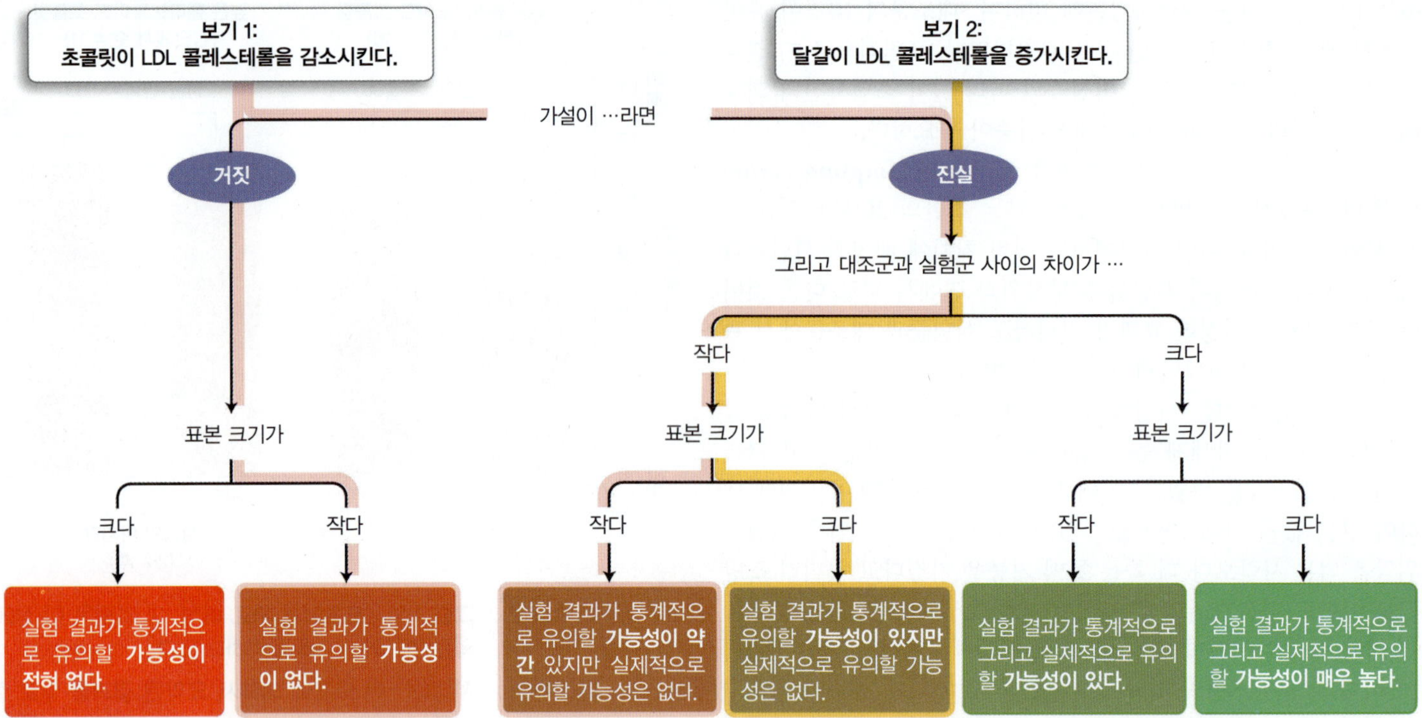

그림 1.12 통계적 유의성에 영향을 미치는 요인들. 보기 1에서 표본 크기가 너무 작아서 결과가 분명치 않기 때문에 콜레스테롤에 대한 초콜릿의 진정한 효과는 알 수 없다. 자료는 초콜릿이 LDL 콜레스테롤에 미치는 효과가 적을 수 있거나 차이는 전적으로 우연에 의한 것임을 나타내었다. 보기 2에서 큰 표본 크기가 연구자들이 매우 작은 효과를 감지할 수 있게 해주었다.

시각화 약 80,000명 여성을 20여 년 동안 추적한 간호사의 건강 조사는 흰 밀가루나 설탕 같은 정제된 탄수화물이 낮고 식물성 지방과 단백질이 상대적으로 높은 음식이, 정제된 탄수화물이 높은 음식보다 여성의 상대적 심장병 위험률 30% 감소시킴을 발견하였다. 이 결과는 이 흐름도의 어느 곳에 해당하는가?

본 크기를 사용한 차후의 검정은 비타민 C가 감기를 예방한다는 가설을 최종적으로 거부하게 하였다.

반대로 처리의 효과가 사실이지만 표본크기가 작으면 한 번의 실험으로 가설이 지지된다고 확실하게 결정하지 못할 수 있다. 위에서 논의한 동일한 초콜릿 연구에서도 실험군은 LDL 콜레스테롤 수준에서 5% 감소를 경험하는 데 비하여 위약군은 8% 증가를 경험하여서, 플라보노이드군에 대한 콜레스테롤 상태의 전체적인 차이가 13% 증진과 맞먹는다. 21명 지원자만이 실험에 참여하였기 때문에 집단 사이에 이처럼 작은 차이는 통계학적으로 유의하지 못하다. 콜레스테롤 수준에 대한 높은 플라보노이드의 진정한 효과는 아직까지 알려지지는 않았지만, 이 결과가 긍정적 효과의 가능성을 배제하는 것은 아니다.

연구 참여자가 많을수록 연구자는 실험처치의 진정한 효과를, 만약에 있는 것이라면, 볼 가능성이 높다. 표본 크기가 크다면, 얼마나 작은가와 상관없이 실험군과 대조군의 모든 차이가 통계적으로 유의할 가능성이 더 많다. 예를 들어 3,500명보다 더 많은 대상으로부터 자료를 통합한 연구가 주당 4개 섭취한 달걀을 6개로 늘렸을 때 LDL 콜레스테롤 수준이 3% 미만 증가한 것을 발견하였다. 이 경우 이 효과가 상대적으로 사소하다고 보는 일반적 견해와 반대로, 표본 크기가 커서 연구자들은 달걀의 소비가 혈중 콜레스테롤에 미치는 진정한 효과를 볼 수 있었다.

그림 1.12에 가설, 실험적 검증, 표본 크기, 통계학적 및 실제적 유의성을 요약하였다.

이 논의에 하나의 마지막 단서가 있다. 통계적으로 유의한 결과는 일반적으로 우연에 의할 확률이 5% 이하인 결과로 정의된다. 만일 모든 과학 연구가 이와 동일한 기준을 사용한다면, 통계적으로 유의한 20개의 결과마다 최대한 한 개의 결과는(전체의 5%) 실제로는 사실이 아닌 효과를 보고하는 것이 된다. 다시 말해, 통계적으로 유의한 일부 결과는 단지 우연에 의해서 발생된 실험군과 대조군 사이의 놀랄만한 큰 차이를 나타낸다.

통계적으로 유의한 결과를 보여준 실험은 검증하고자 의도하였던 가설을 지지하는 것으로 여전히 생각될 것이다. 그러나 결과가 우연에 의한 것일 수 있다는 작은 가능성이 왜 하나의 지지 실험으로 특정한 가설이 바르다는 것을 모든 과학자들에게 설득시키기에 충분하지 못한 이유를 설명해 준다. 결과가 우연에 의해서 일어날 가능성이 0.05% 이하일 수 있다는 것을 나타내는 통계적 검증이라 할지라도 이 가설에 대하여 유사한 결과를 보여주는 추가적인 검증이 이루어진 다음이라야 짙은 초콜릿이 심혈관 기능을 개선시킨다는 것을 확실히 느끼기 시작할 것이다.

통계적 검증이 알려줄 수 없는 것

모든 통계적 검증은 실험이 바르게 기획되고 수행되었다는 가정 하에 작용한다. 다시 말해, 통계적 검증은 관찰자 오차가 아니라 표본 오차의 가능성을 평가하는 것이다. 통계적으로 유의한 결과도 실험적으로 검증된 가설에 대한 마지막 결론으로 삼아서는 안 되며, 실험 자체에 대한 검토가 요구된다.

초콜릿 실험에서 실험 설계는 처치군에 대상들을 무작위로 배치하고, 효과적인 위약을 사용하고, 자료 수집자와 대상 모두 맹검하는 것에 의해서 대체 가설이 결과를 설명할 가능성을 최소화하였다. 이들 요인은 실험의 결과가 심혈관의 기능에 미치는 초콜릿의 진정한 효과를 나타낸다는 것에 대한 확신을 높여준다.

통계적 유의성은 뜻이 있다거나 중요하다는 것과 같은 우리가 일반적으로 정의하는 용어에서 의미가 있다는 것과 동일하지도 않다. 매우 큰 표본 크기는 앞에서 설명한 콜레스테롤 수준에 달걀 소비의 효과를 보고한 연구에서처럼 매우 작은 효과를 밝혀낼 수 있다. 불행하게도 뉴스에 보고된 실험 결과는 종종 이 차이를 구분하지 않고 **유의하다(significant)**는 용어를 사용한다. 이 문제의 이해는, 과학이 전달되는 방법에서 기타 오해의 소지에 대한 이해와 마찬가지로, 당신으로 하여금 과학 정보를 보다 잘 이용하게 해줄 수 있다.

1.4 과학 정보를 평가하기

앞 절은 우리 질문에 대한 최종적인 과학적 해답이 느리게 얻어지는 이유에 대한 약간의 통찰력을 주었을 것이다. 그러나 잘 설계된 실험은 물론 우리가 그 진실에 접근할 수 있게 해준다.

실험 보고서를 정밀하게 살펴보면 취해야 할 행동에 대해 정통한 결정을 내리는 데 도움이 될 수 있다. 음식물 섭취와 건강에 대한 대부분의 연구는 연구자 자신들에 의해서 작성되고 과학계에서 다른 전문가들에 의해서 동료 심사된 1차 출처로 먼저 출판된다(그림 1.13). **동료 심사(peer review)** 과정은 전문 학술지에 출판하기 전에 다른 과학자가 실험의 결과와 결론에 대해 비판하기 때문에 과학적 정보에 대한 신뢰를 높이는 데 도움이 된다. *Science*, *Nature*, *Journal of the American Medical Association* 같은 학술지와 다른 수백 종 학술지에 동료 심사된 연구 논문들은 현재의 과학 지식에 대하여 가장 빠르고 가장 믿을 만한 출처이다.

그러나 매주 수백 편씩 발행되는 과학 논문을 평가하는 것은 우리들 중 누구도 할 수 없는 작업이다. 우리가 단지 특정 관심 분야에 집중한다 해도 많은 과학 논문에 사용된 전문 용어들은 비전문가인 대중에게 상당한 장벽이 될 수 있다. 1차 문헌을 읽는 대신 대부분의 사람은 책, 뉴스 보도, 광고와 같은 2차 출처로부터 과학 지식을 얻는다. 우리는 이들 출처에서 나온 정보를 어떻게 평가할 수 있을까?

일화에서 들은 정보

식품과 건강에 대한 정보는 흔히 개인의 사적인 경험에 근거한 충고를 의미하는 **일화 증거(anecdotal evidence)**의 형태를 취한다. 자신에게 도움이 되었다고 느낀 식물성 보조식품에 대한 친구의 열성적인 선전이 일반적인 일화적 추천의 표본이다. 유명인을 이용해 상품을 내세우는 광고는 "유명인에게 효과가 있었기 때문에"라는 전형적인 추천의 형태이다. 일화가 어떤 상품이나 처치가 장점을 가진 것을 보여줄 수 있지만, 잘 설계된 검증만이 안전성과 효율성을 결정하는데 도움이 될 수 있다.

뉴스에서 과학

대중적인 뉴스 원들은 끊임없이 건강 정보를 제공한다. 그러나 과학적 연구에 대한 보도에는 보통 대조군의 적절성, 대상의 수, 실험 설계 또는 연구비 지원 기관에 대한 정보가 포함되어 있지 않다. 뉴스의 제목으로 나오게 한 초콜릿 섭취의 장점이나 특정한 식품 보조재 소비의 위험에 대한 연구의 질을 어느 누가 어떻게 평가할 수 있을까?

첫째, 매체 보고의 출처를 고려해야 한다. 뉴스 기관은 연예계 타블로이드판 신문보다 사실을 더 신뢰할 수 있는 보도기관이며, 과학 기자가 있는 뉴스 기관은 과학 기자가 없는 기관보다 더 좋은 보도기관이라고 할 수 있다. 방송 시간을 채워야만 하는 텔레비전의 유명인과의 인터뷰 프로는 건강에 대한 특정한 주장을 조장하는 게스트를 정기적으로 초청한다. 이 게스트들은 동료 심사를 거친 적이 없으며, 일화 혹은 1차 출처에 대한 불완전한 요약에 근거한 정보를 너무 흔히 제공한다.

유료 광고는 정보를 퍼트리는 합법적인 수단이다. 그러나 광고의 주장은 매우 주의 깊게 평가해야 한다. 의사 처방이 필요 없는 약과 의사 처방 약의 광고는 대조된 연구를 통해서 검증된 주장으로, 주장의 진실성과 관련하여 엄밀한 정부 기준을 따라야 한다. 그러나 식물 보충제, 건강식 상품, 식이요법에 대한 광고는 낮은 기준이 적용된다. 흔히 광고주는 광고에 필수적으로 명료한 서술을 하도록 되어 있기 때문에 작은 활자 내용을 확실히 살펴보자.

흔히 사용되는 또 다른 건강 정보에 대한 출처는 인터넷이다. 알다시피 누구든지 인터넷에 정보를 올릴 수 있다. 일반적인 웹 검색 엔진에 "식이요법과 건강"을 쳐 넣으면, 높이 평가되는 학교나 정부의 출처로부터 상품을 팔려는 작은 회사 혹은 강한 주장이지만 전혀 지지되지 않은 아이디어를 갖고 있는 개인까지 수천의 웹 페이지가 올라올 것이다. 흔히 잘 고안된 웹사이트의 신뢰성을 결정하는 것은 어려울 수 있다. 건강 정보의 출처로 웹을 사용할 때 고려해야 할 몇 가지는 다음과 같다.

1. 미국국립보건원(NIH) 혹은 메이오(Mayo) 클리닉 같은 권위 있는 의학 기관이 유지하는 사이트를 선택하라.
2. 웹사이트를 유지하는 데 돈이 든다. 웹사이트가 상품이나 의식을 조장하는지를 고려하라. 특정 상품에 대한 광고가 있으면 웹사이트의 편견을 경계해야 한다.
3. 웹사이트가 최근에 갱신된 날짜를 확인하고, 처음 게재한 후 내용이 갱신된 적이 있는지를 살펴라. 과학과 의학은 수시로 새로운 자료를 가설에 통합해야만 하는 분야이다. 믿을 만한 웹사이트는 자주 갱신될 것이다.
4. 근거 없는 주장을 하는지를 결정하라. 참고문헌을 찾아보고, 동료-심사를 거친 학술지가 아닌 연구를 묘사하는 모든 사이트에 의심을 가져라.

2차 출처로부터 과학의 이해

매체 출처가 비교적 믿을 수 있다고 만족한다면, 그 매체가 보여주는 과학적 주장을 검토해야만 한다. 이야기와 과학을 평가하는 데 있어 과학의 과정과 실험 설계에 대한 당신의 지식을 이용하라. 주장에 대한 이야기가 과학적 연구 결과를 보여주는가? 혹은 검증되지 않은 가설을 엮어 만들어진 것인가? 이야기가 상관관계를 인과관계로 혼동하고 있는가? 정보가 실험실 아닌 상황에 적용될 수 있는 것으로 보이는지, 혹은 정보가 예비 연구 또는 동물 연구에 기반을 둔 것인가?

보도 기자가 얼마나 사전 준비를 했는지에 대한 단서를 찾아라. 과학자는 일반적으로 그의 논문에서 연구의 한계를 논의한다. 이 주의가 기사나 텔레비전 어디에 언

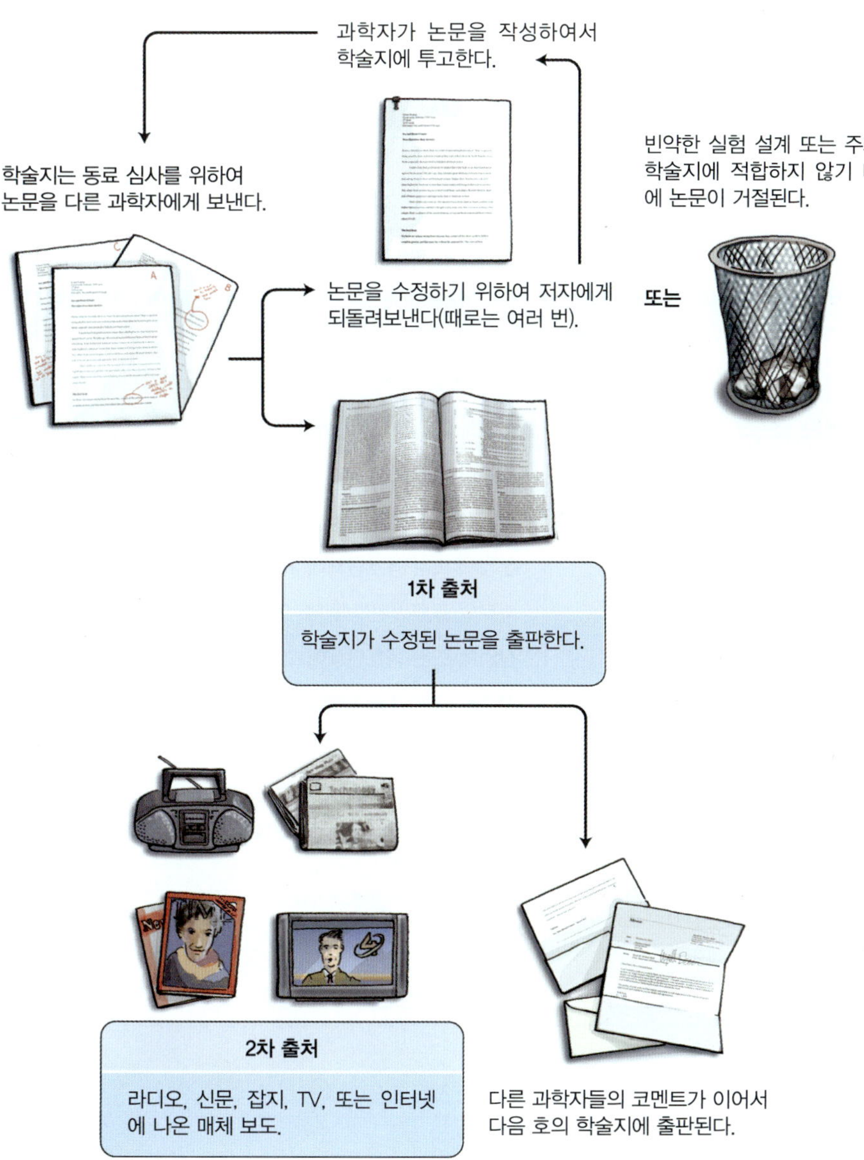
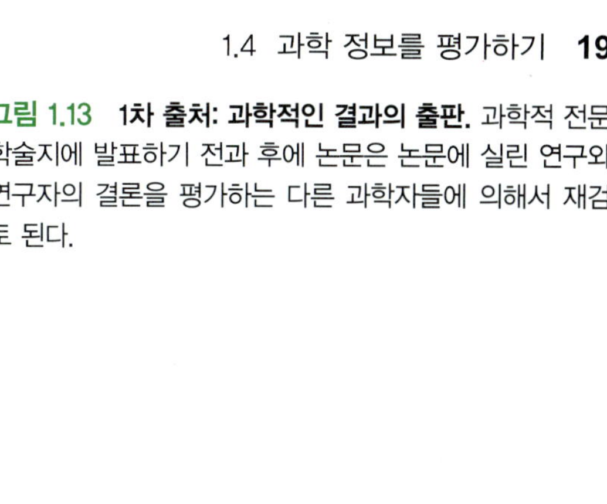

그림 1.13 1차 출처: 과학적인 결과의 출판. 과학적 전문 학술지에 발표하기 전과 후에 논문은 논문에 실린 연구와 연구자의 결론을 평가하는 다른 과학자들에 의해서 재검토 된다.

급되었는가? 그렇지 않다면 보도 기자는 결과의 응용성을 지나치게 강조하고 있을 수 있다.

그 다음 과학 발견 자체가 논쟁의 여지가 있는지 살펴보라. 오랫동안 지지되어 왔던 가설을 거부한 것인가? 인종 차별의 기원이나 동성애처럼 인간 사회에서 논란의 여지가 있는 주제에 관한 것인가? 사회 정책에 변화를 초래할 수 있는가? 이들 경우 극도로 조심하라. 새롭고 예측하지 않았던 연구 결과는 다른 과학적 증거와 이해의 관점에서 평가되어야 한다. 다른 전문가의 언급이 없는 보고는 연구의 중요한 문제점을 빠트리거나 다른 연구와 관련하여서 고려하는데 실패할 수 있다. 표 1.2는 최근 과학적 발전에 대한 뉴스 보도를 평가할 때 대답할 질문에 대한 점검표이다.

마지막으로 뉴스 매체는 일반적으로 편집자와 프로듀서가 뉴스로 가치가 있다고 생각하는 이야기만 강조한다. 뉴스 기관은 또한 두 종류의 연구가 있더라도 가설을 덜 지지하는 결과를 낸 연구보다는 가설을 지지하는 연구를 보고할 가능성이 높다.

잘 연구된 이야기라 하더라도 몇몇 과학 연구에 대한 보도들이 상충되고 혼동된 결과를 제시하는 상황을 보게 될 것이다. 보도 기자가 충분한 정보를 제공하지 않는 경우라면 연구자의 논문을 당신 자신이 읽어보기를 원할 수 있을 것이지만, 연구자들 자신이 당신처럼 혼동하고 있을 수도 있다. 이와 같은 혼동은 과학적 과정의 본성이다. 현상에 대한 이해를 위한 초기의 탐구에는 많은 가설이 제안되고 논의된다. 일부는 검증되어 즉시 배제되고, 일부는 한 실험에 의해 지지되나 후에 보다 철저한 실험으로 배제된다. 과학 연구의 과정과 함정을 분명히 이해함으로써만 당신이 "아는 것"과 "모르는 것"을 구별할 수 있게 된다.

표 1.2 | 뉴스에서 과학을 평가하기 위한 가이드

질문	가능한 답			
	선호하는 답	☑	적기를 올린다	☑
1. 이야기의 근거가 무엇인가?	가설 검증	☐	검증되지 않은 주장 *기사의 주장을 지지하는 자료가 없다.*	☐
2. 과학자의 소속이 무엇인가?	독립적(대학 또는 정부 기관)	☐	산업체 또는 옹호단체에 고용됨 *자료와 결론이 편향될 수 있다.*	☐
3. 연구에 대한 재원이 무엇인가?	정부 또는 무소속 재단	☐	산업체 또는 옹호단체에 고용됨 *자료와 결론이 편향될 수 있다.*	☐
4. **가설 검증이 상관관계이면:** 연구자들이 합리적인 대체가설을 제거하려고 했는가?	예	☐	아니오 *상관관계는 인과관계와 같지 않다.* *대체가설을 조사하지 않으면 하나의 가설검증으로는 지지가 빈약하다.*	☐
가설 검증이 실험이면: 대조군과 실험군 사이에서 실험적 처치가 유일한 차이인가?	예	☐	아니오 *대체가설을 조사하지 않으면 하나의 실험으로는 지지가 빈약하다.*	☐
5. 실험에서 개체들의 표본은 집단의 좋은 단면인가	예	☐	아니오 *결과가 전체 집단에 적용될 수 없을 것이다.*	☐
6. 자료가 비교적 많은 수의 사람들로부터 수집되었는가?	예	☐	아니오 *연구는 표본 오차 가능성이 있다.*	☐
7. 참여자들은 소속된 그룹과 연구의 결과에 대하여 맹검되었나?	예	☐	아니오 *대상자의 기대가 결과에 영향을 미칠 수 있다.*	☐
8. 자료 수집자와 분석자들이 연구에 참여한 사람들이 속한 그룹에 대해 맹검되었나?	예	☐	아니오 *관찰자의 편견이 결과에 영향을 미칠 수 있다.*	☐
9. 뉴스 보도 기자가 이 연구를 동일 주제의 다른 연구와 연관하여 보도했나?	예	☐	아니오 *이 결과들이 폭넓은 결과 패턴에 부합하는지 또는 어긋나는지 결정할 수가 없다.*	☐
10. 뉴스의 이야기는 다른 독자적인 과학자의 논평을 포함하고 있는가?	예	☐	아니오 *이 결과들이 비정상적인지 또는 이 연구가 분야의 다른 연구자들에 의해 의심받을지 여부를 결정할 수가 없다.*	☐
11. 보도자가 보도하고 있는 연구의 한계를 나열했는가?	예	☐	아니오 *보도자가 연구를 정밀하게 읽지 않고 결과의 적용성을 지나치게 강조했을 수 있다.*	☐

각 질문에 대하여, 적합한 칸에 표시를 하여라. 여기에 이른 시점까지 올려진 적기의 수를 주목하라. 제기된 일부 주제는 다른 것보다 더 심각한 것일 수 있지만 일반적으로 적기가 적을수록 보도가 더 완벽하며 과학적 연구가 더 신뢰할 수 있다.

1장 복습

기억해야 할 어원

다음 어원은 주로 라틴어와 그리스어에서 온 것이며 용어를 해독하는 데 도움이 될 것이다.

bio- 생명을 의미한다.
deduc- 사실로부터 작용하는, 논리적으로 생각해내는 것을 의미한다
induc- 원리(및 일어날 원인)를 도출하기 위해 논리에 의존함을 의미한다.
hypo- 아래, 밑 혹은 토대를 의미한다.
-ology- ..에 대한 연구 또는 ..에 대한 지식의 분야를 의미한다.

핵심 용어

1.1 과학적 과정에 대한 소개

가설(hypothesis)
검증할 수 있는(testable)
과학의 학설(scientific theory)
과학적 방법(scientific method)
귀납적 사고(inductive reasoning)
반증할 수 있는(falsifiable)
생물학(Biology)
연역적 사고(deductive reasoning)
예측(prediction)
초자연의(supernatural)

1.2 가설 검증

x축(x-axis)
y축(y-axis)
대조(control)
대조된 실험(controlled experiment)
독립 변수(independent variable)
모델 생물(model organism)
무작위 배정(random assignment)
변수(variable)
상관관계(correlation)
실험(experiment)
위약(placebo)
이중 맹검(double-blind)
자료(data)
종속 변수(dependent variable)
편견(bias)

1.3 통계학의 이해

신뢰 구간(confidence interval)
통계(statistics)
통계적 유의성(statistical significance)
표본(sample)
표본 오차(sampling error)
표본 크기(sample size)
표준 오차(standard error)
확률(probability)

1.4 과학 정보를 평가하기

동료 평가(peer review)
일화 증거(anecdotal evidence)

요약

1.1 과학적 과정에 대한 소개

• 과학은 자연계가 작용하는 방법에 대한 서술인 가설을 검증하는 과정이다. 과학적 가설은 검증할 수 있고 반증할 수 있어야 한다(2~3쪽; 그림 1.1).

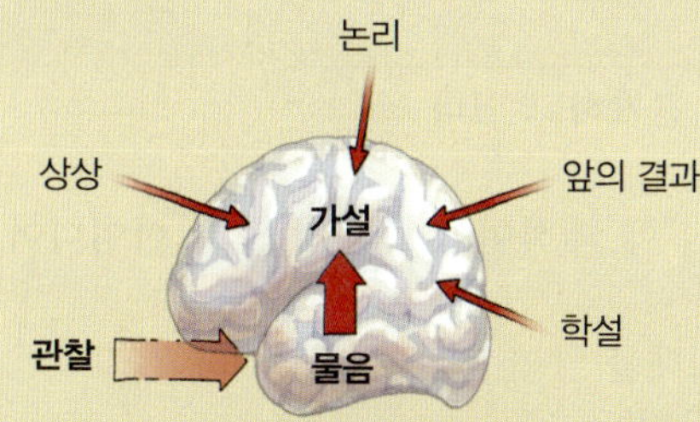

• 과학 학설은 여러 다른 독립적인 연구들에 의해 잘 지지된 가설에 근거한 일련의 연관된 관찰에 대한 설명이다(3쪽). 진화와 자연선택에 대한 학설은 현대 생물들 상호간의 관계와 그들의 발달에 대한 것이며, 생물학의 바탕을 이루는 두 학설이다. (3~4쪽)
• 가설을 흔히 귀납적 사고를 통해서 생성되며, 그것에 의해 과학자들은 몇 가지 특정한 사건에 대한 관찰을 통해서 일반적인 원리를 추론한다(5쪽).
• 가설은 연역적 사고의 과정을 통해서 검증되며, 연역적 사고는 연구자가 기대되는 관찰에 대해 특정한 예측을 가능하게 해준다(6쪽).

1.2 가설 검증

• 가설을 절대적으로 증명하는 것은 불가능하다. 그러나 잘 설계된 과학 실험은 연구자들의 가설이 옳다고 강하게 추론할 수 있게 해준다(7쪽).
• 대조된 실험은 무작위적으로 배정된 실험군과 대조군을 비교함으로써 실험 처치의 효과에 대해서 가설을 검증한다. 대조군은 처치한 것을 제외하고는 모든 것에서 실험군과 동일하다(8쪽).
• 과학 결과의 편견은 대상자와 자료 수집가 모두 누가 대조군 혹은 실험군에 속하는지를 모르는 이중맹검 실험으로 최소화될 수 있다(9쪽).
• 인간에 대하여 대조된 실험을 수행하는 것이 비윤리적으로 판단되는 상황에서, 과학자들은 때로는 다른 포유류와 같은 모델 생물을 사용한다(10쪽).
• 일부 가설들은 상관관계를 이용하여 검증되며, 과학자는 두 요인 사이의 상호관계를 찾는다. 상관관계 연구는 두 요인 사이의 관계를 보여줄 수 있으나 모든 대체 가설을 제거하지는 못한다(11~12쪽, 그림 1.9).

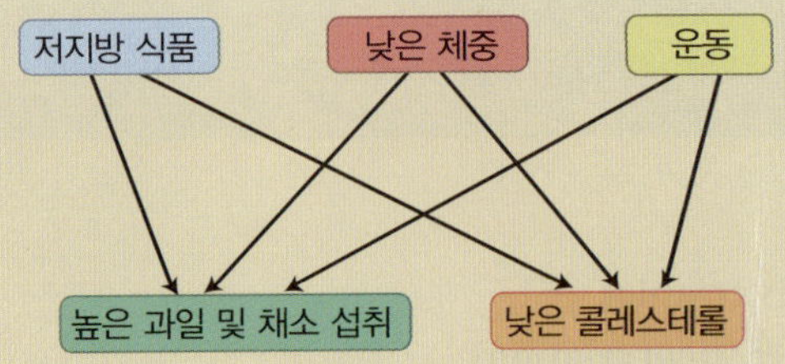

• 역학은 인간 질병의 원인에 대한 연구이며, 다른 종류의 상관관계 연구에 의존한다(12~13쪽).

1.3 통계학의 이해

• 통계학은 과학자들이 결과가 집단의 표본에 대한 실험 처치의 진정한 효과를 반영하는지를 결정함으로써 실험 결과를 평가하는 것을 돕는다(13쪽).
• 통계적 검증은 우연 또는 표본 오차가 실험 결과에서 하는 역할을 나타낸다. 통계적으로 유의한 결과는 실험군과 대조군 사이에 우연의 차이에 의할 가능성이 거의 없다(14~15쪽; 그림 1.10).
• 실험 결과가 매우 유의한 경우라도 과학자들이 처치의 진정한 효과에 대해 합의하기까지 가설은 여러 번 검증된다(16~17쪽).

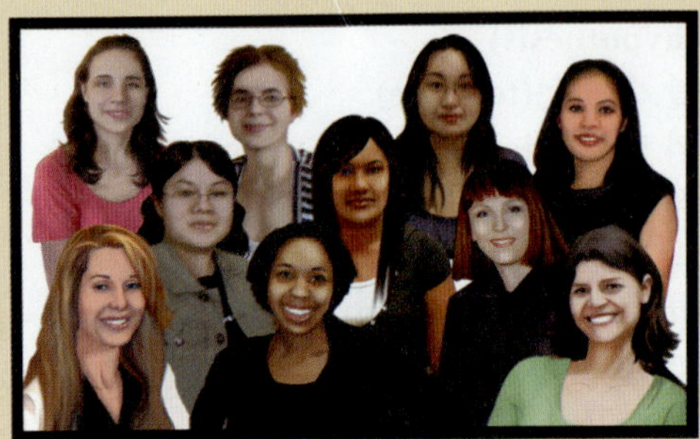

1.4 과학 정보를 평가하기

• 정보의 1차 출처는 전문적 학술지에 발표된 실험 결과이며 발표 전에 다른 과학자에 의해 동료 심사를 거친다(17쪽).
• 일화적 증거는 믿지 못할 정보 평가 수단이며, 매체 출처는 질이 다양하며; 정보의 신뢰성을 평가할 때 뉴스 보도와 광고를 구별하는 것이 중요하다. 인터넷은 풍부한 정보의 출처지만 사용자는 특정 웹사이트의 신뢰성에 대한 단서를 찾아야 한다(17~19쪽).
• 과학에 대한 이야기는 실제로 수행된 연구에 대한 정보, 연구자 주장의 보편성, 같은 주제에 대한 다른 연구들을 주의 깊게 평가해야 한다. 과학 정보에 대한 혼란스러운 이야기는 간혹 과학 분야 자체의 논란을 반영한다(19~20쪽).

기본 학습 문제

1. 과학적 가설은 ________________.
   a. 의견이다
   b. 관찰에 대하여 제안된 설명이다
   c. 사실이다
   d. 쉽게 증명되는 사실이다
   e. 과학자가 제안한 생각이다

2. 좋은 과학적 가설은 ______________ 있어야 한다.
   a. 검증할 수(testable)
   b. 참(true)
   c. 반증될 수(falsifiable)
   d. a와 c가 옳다
   e. a, b, c가 옳다

3. 다음 중 귀납적 사고의 예는 어느 것인가?
   a. 모든 소는 풀을 먹는다.
   b. 내 소는 풀을 먹고 내 이웃의 소는 풀을 먹는다; 따라서 모든 소는 아마도 풀을 먹는다.
   c. 만약 모든 소가 풀을 먹는다면, 미네소타의 소를 무작위적으로 검사하면 그들이 모두 풀을 먹는 것을 알게 될 것이다.
   d. 소는 그들이 사는 농장에 따라 풀을 먹을 수도 안 먹을 수도 있다.

4. "생강차를 마시는 것이 메스꺼움에 대하여 효과적인 처방"이라는 가설에 대하여 다음 중 어느 것이 이 가설에 근거한 예측인가?
   a. 생강차를 마시는 사람은 마시지 않는 사람보다 더 빨리 메스꺼움으로부터 회복된다.
   b. 생강차를 마시지 않는 사람은 마시는 사람보다 더 심한 메스꺼움을 갖고 있다.
   c. 식중독을 일으키는 세균은 생강차 속에 살 수가 없다.
   d. 생강차를 마시는 사람은 마시지 않는 사람보다 더 건강하게 느낀다.
   e. 생강차를 섭취하면 구토가 야기된다.

5. 내가 가설 검증을 수행하여 위에서 예측한 것이 사실임을 증명한다면, 나는 ____________________.
   a. 가설을 증명하였다
   b. 가설을 지지하였다
   c. 가설을 반증하지 않았다
   d. b와 c가 옳다
   e. a, b, c가 옳다

6. 과학의 학설은 ____________________.
   a. 지지되지 않은 가설에 근거하고 있다
   b. 가설과 동등한 것이다
   c. "세상이 작용하는 방식"에 대하여 검증되지 않은 아이디어이다
   d. 세상에 대한 우리의 이해를 알려주는 기본 원리다
   e. 위에서 한 개 이상이 옳다

7. 실험에서 대조군 대상은 ____________.
   a. 대부분 면에서 실험군 대상과 유사해야 한다
   b. 자신이 실험군 혹은 대조군에 속하는지 몰라야 한다
   c. 실험군 대상과 동일하게 연구자와 상호작용해야 한다

d. 실험 결과를 설명할 수 있는 대체 가설 제거를 도와야 한다
e. 위의 모두이다

8. 다음 중 어느 시나리오가 실험에서 개인을 무작위 배치하는 것을 설명하는가?
   a. 추첨에서 홀수를 뽑은 사람은 실험군에 짝수를 뽑은 사람은 대조군에 배치한다.
   b. 고양이를 좋아하는 사람을 한 그룹으로 싫어하는 사람을 다른 그룹으로 배치한 연구
   c. 보건소를 방문한 시간대에 근거하여 실험군 또는 처치군으로 사람들을 배치한 보건소
   d. 약학 연구자가 실험 약을 받을 사람과 위약을 받을 환자들을 선택한다.

9. 실험 참여자나 자료를 수집하는 기술자 모두가 누가 대조군 혹은 실험군에 있는지를 모르는 실험은 ________________.
   a. 제어됨
   b. 편향됨
   c. 이중맹검 처리됨
   d. 반증될 수 있음
   e. 예측 불가능함

10. 다음 중 인간 건강 연구에 유효한 모델 생물이 될 수 없는 것은?
   a. 개
   b. 쥐
   c. 기니피그
   d. 침팬지
   e. 위의 모두가 적절한 모델 생물들이다

11. 예를 들어 외부 온도와 집단에서 감기에 걸린 사람 수 사이처럼 두 요인들 사이의 상호관계를 ______ (이)라고 한다.
   a. 유의한 결과
   b. 상관관계
   c. 가설
   d. 대체 가설
   e. 실험적 검증

12. 도시 지역의 온도가 올라갈 때 도시에서 폭력 사건의 수가 증가한다. 이는 _________의 보기다.
   a. 음의 상관관계
   b. 양의 상관관계
   c. 가설
   d. 관찰자 편견
   e. 대조된 실험

13. 도시 지역의 온도가 올라갈 때 도시에서 폭력 사건의 수가 증가한다. 이 서술로부터 결론할 수 있는 것은?
   a. 도시 거주자는 더운 날씨를 싫어한다
   b. 더운 날씨와 폭력 사이에는 상관관계가 있다.
   c. 높은 온도는 일상적인 사건들이 폭력적으로 되게 한다.
   d. a와 c 가 옳다
   e. a, b, c 가 옳다

14. 통계적 검증이 알려주는 것은?
   a. 실험적 처치가 우연에 의한 예측보다 더 효과적임을 보여주었는지 여부
   b. 가설이 참인지 여부
   c. 실험이 잘 설계되었는지 여부
   d. 실험에 어떤 편견으로 잘못되었는지 여부
   e. 표본이 표본이 나온 집단에 얼마나 유사한지

15. 가설 검증의 결과에 대하여 우연의 효과는 ______________.
   a. 편견이다
   b. 빈약한 대조군이다
   c. 통계적 무의미이다
   d. 위약이다
   e. 표본 오차이다

16. 다음 요인들 중 실험적 결과가 통계적으로 유의할 가능성에 영향을 미치는 것은?
   a. 표본 크기
   b. 실험 처치의 실제 효과
   c. 표본의 변이도
   d. 실험 처치의 효과가 큰 정도
   e. 위의 모두

17. 학술지에 출판되기 이전에 심사를 위하여 분야의 다른 과학자에게 과학 논문을 제출하는 과정을 ______라고 한다.
   a. 공동연구
   b. 상관관계
   c. 동료 심사
   d. 일화

18. 과학적인 결과에 대한 학습에서 1차 출처는?
   a. 뉴스 매체
   b. 다른 사람의 일화
   c. 동료 심사된 학술지의 논문
   d. 인터넷
   e. 위의 모두

19. 다음 중 과학적 정보로 가장 믿지 못할 출처는?
   a. 매이오 클리닉이 관리하는 웹사이트
   b. 동료 심사된 학술지에 출판된 논문
   c. *New York Times* 과학란
   d. 유명 배우의 증언을 담고 있는 광고
   e. 모든 출처가 같이 믿을만하다

20. **참 또는 거짓?** 과학자가 되려면, 예를 들어 모든 생물체에 대한 연구처럼 특정한 분야의 연구에 대하여 매우 세부적인 다양한 사실들을 기억해야만 한다.____________

분석 및 응용 문제

1. 감기 증상의 고통을 완화시키는 비타민 C의 효과에 대한 실험에서, 초기 감기 증상 때문에 대학 보건소를 방문한 학생들은 비타민 C 혹은 처방 없이 파는 약을 받았다. 그리고 학생들은 감기의 고통과 기간을 보고했다. 약을 먹는 시간과 약의 종류가 달랐으며, 학생과 보건소 담당자 모두 학생이 어떤 처치를 받는지 알았다. 연구 결과는 이 집단에서 비타민 C가 감기 증상과 기간을 유의하게 감소시켰음을 보고하였다. 주어진 실험 설계에서 이 결과를 의심스럽게 만드는 이유는?

2. 뇌에서 유래한 향신경성물질(BDNF)은 신경세포인 뉴런이 자라고 생존하는 것을 도와주는 뇌에서 생성된 물질이다. BDNF는 또한 뉴런의 연결을 증가시키고 학습과 정신기능을 향상시킨다. 쥐와 생쥐에 대한 격렬한 바퀴 달리기의 효과를 조사한 2002년 연구는 BDNF 수준과 달린 거리 사이에 양의 상관관계를 발견했다. 이 결과로부터 내릴 수 있는 결론은 무엇인가?

3. 모턴(Samuel George Morton)은 1840년 발표한 자료에서 인종들 사이에 뇌의 크기가 다르다는 것을 보고하였다. 그의 연구는 유럽인은 미국 원주민 및 아프리카인보다 더 큰 뇌를 갖고 있음을 지적하였다. 뇌 크기에 대한 그의 측정은 두개골 부피에 근거한 것이며, 개인의 두개골에 겨자씨를 담아서 계산한 다음 담긴 씨앗의 부피를 산출하였다. 1970년대에 생물학자인 굴드(Stephen Jay Gould)가 모턴의 자료를 재검토한 결과 모턴이 산출과정에서 아프리카인과 미국 원주민의 크기를 일관되게 낮게 평가하는 조직적인 착오가 있음을 발견하였다. 굴드에 따르면, 모턴은 유럽인은 다른 집단보다 더 큰 뇌를 갖고 있다는 자신의 가설을 지지하기 위해서 그 자신의 결과에 영향을 미치고 있음을 인식하지 못하였다. 모턴이 그의 결과에 대하여 이 편견의 효과를 최소화하려면 실험을 어떻게 설계했어야 하는가?

4, 5번 문제를 답하는데 있어 다음 정보를 사용하여라.

피부용 상품은 흔히 피부색을 좋게 하거나 주름을 줄여 주는 능력에 대하여 주장을 한다. 두 가지 피부용 상품 포장에 다음과 같은 정보가 발견되었다.

상품 1: 보조 식품이 피부의 지지 체계를 향상시키는 "획기적인 바이오비타민 복합체"를 갖고 있어서 피부로부터 독을 제거하고 "피부의 투명성"을 향상시킨다고 주장한다. 포장에 다음과 같은 부인이 있다: "이 서술들은 식품 의약청에 의해서 심의된 바가 없다."

상품 2: 눈 주위에 부풀어 오른 것이나 주름을 감소시키도록 설계된 혈청이 "탁월한 탈수 효과: 한 시간 후에 +47%, 6시간 후에 +30%"라고 주장한다. 이 혈청은 "프랑스 보건부에 의해서 인증된 독립적인 실험실"에 의해서 수행된 지원자들이 참여한 연구에서 "86%까지 주름 감소"라고 주장한다.

4. 어느 상품의 주장이 진실일 가능성이 더 있는가? 답을 설명하여라.

5. 상품 2에 의한 주장을 평가하려면 무슨 다른 정보가 필요한가?

6~8번 문제를 답하는데 다음 정보를 사용하라

그림 1.14는 정상적인 규정식, 고칼로리식, 레스버라트롤(resveratrol) 화학물질 첨가 고칼로리식에서 쥐의 생존을 나타낸 것이다.

6. 도표의 자료로부터 무슨 결론을 내릴 수 있는가?

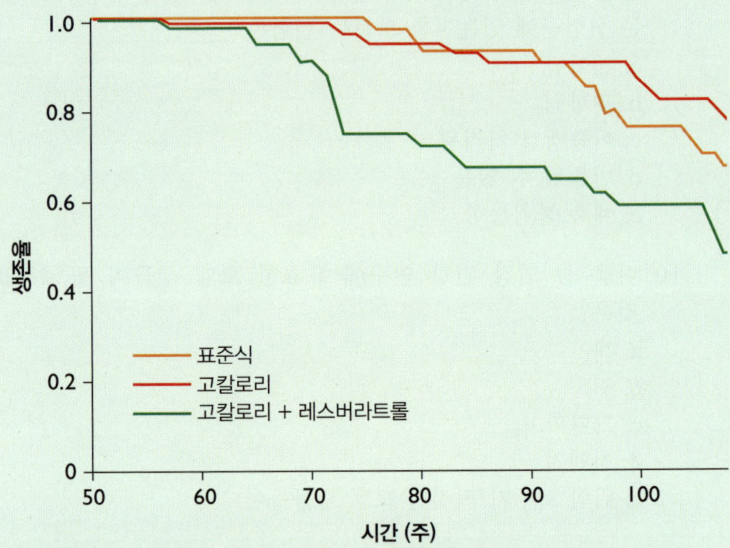

그림 1.14 쥐의 수명에 미치는 레스버라트롤의 효과
출처: Baur, J. A., et al. 2006. Resveratrol Improves Health and Survival of Mice on a High-Calorie Diet. *Nature* (444): 337–342.

7. 다음의 인용은 그림 1.14 도표에 의해서 부분적으로 요약된 레스버라트롤 연구에 근거한 *New York Times*에 실린 기사의 일부이다. 기사는 이렇게 시작된다:

> 케이크를 가질 수 있다면 먹겠지요? 적포도주가 포함된 공짜 점심이 있기나 하겠어요? 하버드 대학과 국립 노화 연구소의 연구자들이 적포도주에서 발견되는 레스버라트롤이라는 천연 물질이 쥐에서 고칼로리 식의 나쁜 효과를 상쇄하여 수명을 상당히 연장시킨다고 보고하였다.
>
> 이 보고는 어제 *Nature*에 전자로 출판되었으며, 사람들이 약물에 대하여 쥐처럼 반응한다면, 매일 다량의 레스버라톨을 투여하면 미국 및 기타 국가에서 증가하고 있는 비만 비용의 근원이라고 생각되는 건강에 좋지 않은 고칼로리식을 상쇄할 수 있음을 의미한다.

레스버라트롤은 포도 껍질과 적포도주에서 발견되며, 프랑스 사람들은 고지방식을 즐기면서도 심장질환은 미국 사람들보다 덜 걸린다는 엉뚱한 사실인 프랑스 역설을 부분적으로 설명하는 것으로 추측된다.

이 기사의 시작 부분이 식생활과 인간 건강의 관계에 대하여 시사하는 바는 무엇인가?

8. 레스버라트롤에 대한 *New York Times* 기사의 후반부에 저자는 다음과 같이 말하고 있다.

쥐에게 체중 kg당 24밀리그램씩, 많은 양의 레스버라트롤을 투여하였다. 적포도주는 리터당 1.5~3밀리그램의 레스버라트롤을 함유하고 있으므로 150파운드(68 kg)인 사람이 하루에 이 정도 섭취를 하려면 750~1,500병의 적포도주를 마셔야 한다.

위의 문단에 있는 정보는 7번 물음에서 기사의 저자가 제안한 것과 어떤 관련이 있는가?

과학 연관 문제

1. 감기 예방과 치료에 관한 많은 연구는 제약회사가 지원하거나 회사에 고용된 과학자에 의해 수행된다. 이들 회사는 종종 다른 회사의 경쟁자가 그들의 연구 결과를 이용해서 그들보다 먼저 신약을 개발할 것이라는 두려움 때문에 과학자들이 결과를 발표하는 것을 허용하지 않는다. 과학 연구가 개인 회사에 의해 소유되고 통제되는 것을 우리 사회가 허용해야만 하는가?
2. 정부 지원을 받는 과학자가 수행하는 연구의 유형을 사회가 제한해야만 하는가? 예를 들어, 많은 사람들이 인간 태아 조직에 대하여 수행되는 연구는 제한되어야 한다고 믿고 있다. 이 사람들은 이와 같은 연구가 낙태를 정당화한다고 믿기 때문이다. 대부분의 미국인이 이렇게 느낀다면 정부는 이 연구에 대한 지원을 하지 말아야 하는가? 특정한 연구 주제에 공적 자금의 지원을 금지하는 것과 관련된 어떤 위험이라도 있는가?

Chapter 2

생명체의 화학

건강을 위하여 건배?

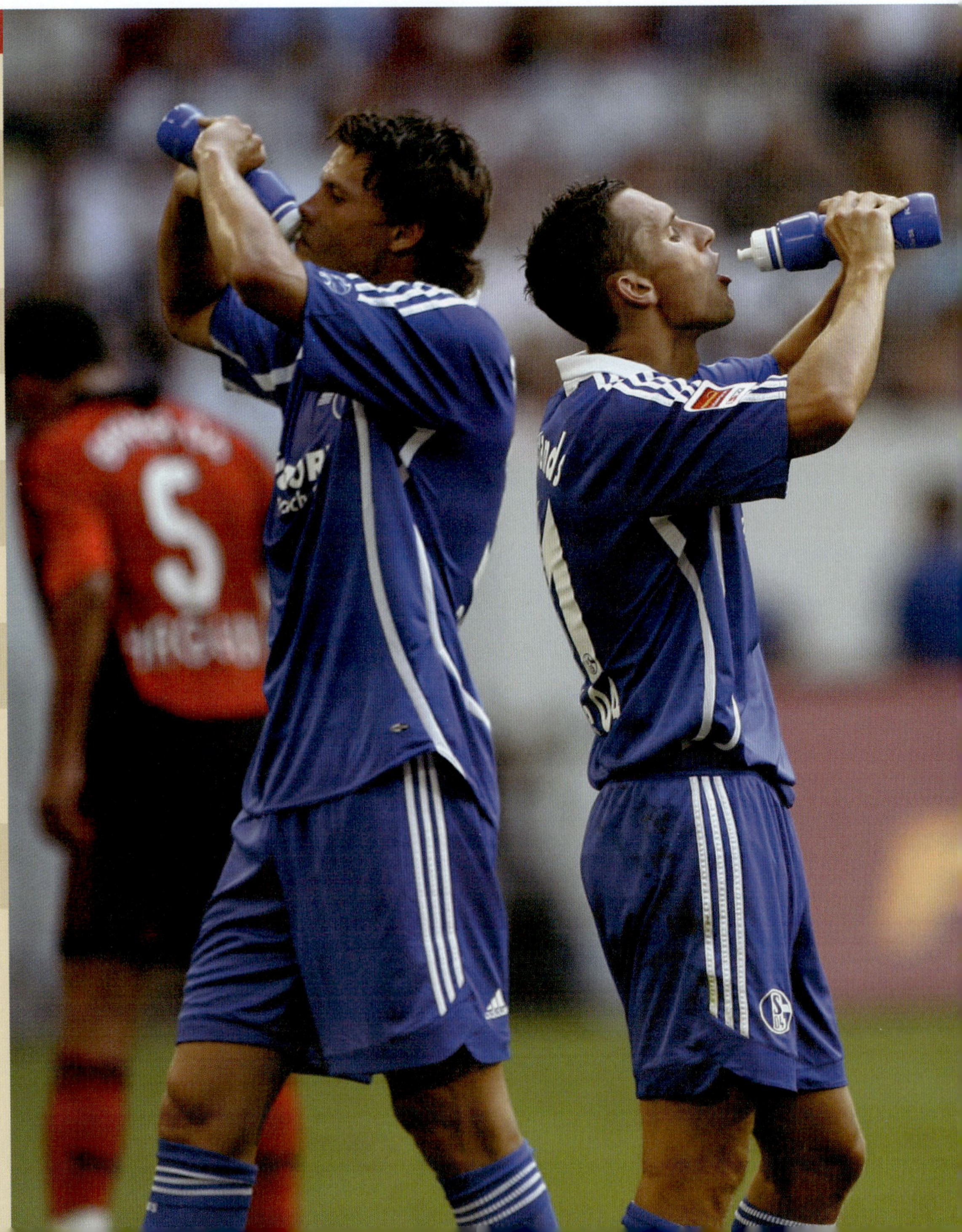

학습목표

1 원자의 성분과 이들이 어떻게 결합하는지 설명한다.

2 물이 좋은 용매가 될 수 있도록 하는 물의 특성 몇 가지를 서술한다.

3 공유결합, 이온결합, 수소결합을 비교한다.

4 pH 등급과 무엇이 성분을 산성이나 염기성으로 만드는지 설명한다.

5 인체의 완충계가 어떻게 항상성을 유지하는 데 도움을 주는지 설명한다.

6 탄수화물, 단백질, 지질의 구성단위 분자를 열거한다.

7 단백질이 접히는 방법을 논의한다.

8 탈수 과정을 논의한다.

9 DNA 분자 구조를 대략적으로 그리고 뉴클레오티드, 당, 질소함유 염기를 각각 표시한다.

10 미량영양소인 비타민, 무기질, 항산화물질을 대조하여 비교한다.

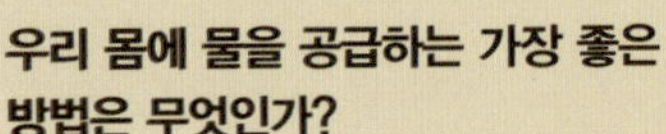

우리 몸에 물을 공급하는 가장 좋은 방법은 무엇인가?

지금은 대부분 마트의 음료 코너나 편의점의 냉장 칸에서 스포츠 음료, 에너지 음료, 건강 음료, 비타민 음료를 흔하게 찾을 수 있다. 진열대에 가장 먼저 모습을 드러낸 것은 당분과 "전해질"이라는 물질이 소량 포함된 게토레이드(Gatorade) 같은 스포츠 음료였다. 오렌지색 게토레이드 통은 미식축구장 선수석이나 야구장 더그아웃에서 언제나 볼 수 있게 되었고, 이 때문에 운동 후 몸에 수분을 공급하는 데 이 음료가 그냥 수돗물보다 훨씬 좋다는 생각을 심어주기 시작하였다.

생수나 비타민과 무기질이 들어 있는 건강음료는 어떠한가?

게토레이드의 성공은 아주 많은 유사품을 만들어냈다. 얼마 되지 않아 스포츠 음료 옆에 카페인과 더 많은 당분이 들어 있는 에너지 음료가 나타났다. 가장 흔한 에너지 음료 중 하나인 레드불(Red Bull)은 활강 스키 선수 대론 랄브스(D. Rahlves), 골프 선수 크리스 디마르코(C. DiMarco) 같은 운동선수와 축구 팀, 몇몇 극한 스포츠 종목과 같은 운동회를 후원한다. 이런 음료 제조사가 이제는 이런 음료가 실제로 당신의 운동 능력을 향상시킬 수 있다는 광고를 하고 있다.

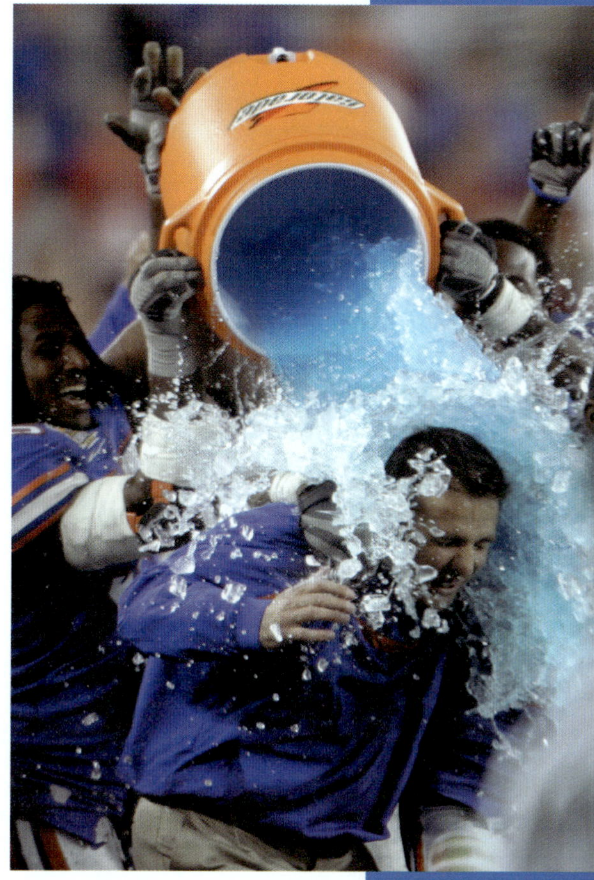

스포츠 음료는 이런 목적에 적당한가?

순수함을 광고하는 병에 든 생수를 찾는 중장년층과 열량에 민감한 소비자에게 에너지 음료는 그다지 잘 팔리지 않았다. 그러나 최근에는 이런 소비자에게도 인공 감미료, 향료, 비타민, 무기질이 들어 있는 저당분의 건강 음료, 또는 비타민 음료는 인기가 있다. 이런 음료 중 많은 종류가 다양한 요구를 가진 사람들을 표적한 보충제를 특별하게 혼합하여 팔고 있다. 이제는, 물이 단순히 건강을 유지하는 대신 우리의 기분을 좋게 만드는 일종의 약으로 팔리고 있다.

그러면 운동 능력을 향상시키거나 더 건강해질 수 있도록 음료를 마시는 것이 가능할까? 이 장은 이런 음료가 그런 목적을 채워주는지 아니면, 단순히 이 상품을 당신에게 팔기 위한 제조사의 교묘한 상술인지 판단하는 데 도움을 주고자 한다.

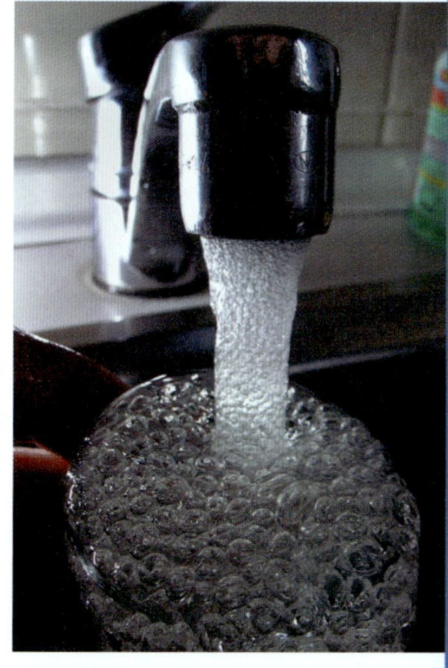

이런 음료가 수돗물보다 좋은가? 우리는 어떻게 그것을 알 수 있나?

2.1 물: 생명의 필수 요소

사람은 물 이외의 다른 영양분 없이 몇 주를 생존할 수 있다. 그러나 물이 없으면 사람이 생존할 수 있는 시간은 단 며칠로 제한된다. **탈수(dehydration)**라고 하는 우리 몸 안의 최적 물 양의 감소는 경련, 열탈진 등의 신체적, 정신적 기능 상실을 일으킬 수 있다. 물 양이 많이 모자라면 환각, 일사병, 죽음으로 이어진다.

매일 우리는 약 3 L의 물을 땀, 대소변으로 잃는다. 탈수가 건강에 미치는 악영향을 피하려면 이 물을 반드시 보충해야 한다. 우리는 음식을 통해 어느 정도의 물을 보충 할 수 있다. 일반적으로 성인은 하루에 약 1.5 L의 물을 음식을 통해 얻는다. 따라서 약 1.5 L(8온스 컵으로 약 8잔)의 물을 음료로 보충해야 한다. 운동을 하는 사람은 땀으로 잃는 물을 보충하기 위해 더 많은 물을 마셔야 한다.

물의 구성 요소

물은 수소와 산소 두 원소로 구성된다. **원소(element)**는 물질의 기본 형태로서, 가열과 같은 일반적인 물리적 방법에 의해 더 이상 쪼갤 수 없는 원자로 구성된 가장 단순한 화학 성분이다.

원자(atom)는 어떤 원소의 특성을 가지는 가장 작은 단위이다. 92개의 자연 원소의 원자가 화학자에 의해 밝혀졌고, 실험실에서 몇 종류가 더 만들어졌지만 생물체에서 발견되는 것은 몇 가지뿐이다(표 2.1). 각 원소는 한 글자나 두 글자로 된 기호를 가지고 있다; 예를 들어 H는 수소, O는 산소, Ca는 칼슘을 나타낸다.

원자는 **양성자(proton)**, **중성자(neutron)**, **전자(electron)**라는 원자보다 작은 입자로 구성되어 있다. 양성자는 양전하를 가진다; 이 입자와 전하를 띠지 않는 중성자가 원자의 **핵(nucleus)**을 구성한다. 특정 원소의 모든 원자는 같은 수의 양성자를 가지며 이는 원소의 **원자번호(atomic number)**가 된다. 음전하를 띤 전자는 핵 외부

표 2.1 | 사람에서 발견되는 원소

원소	기호	체중의 비율(%)	기능
산소	O	65	물과 대부분의 다른 복합체의 구성 성분
탄소	C	18	많은 생물 분자의 구성 성분
수소	H	10	많은 생물 분자와 물의 일부분
질소	N	3	단백질의 일부분
칼슘	Ca	2	뼈의 성분
인	P	1	핵산, 세포막, 뼈의 일부분
칼륨	K	0.3	신경 기능에 필수적 요소
황	S	0.2	단백질의 구성 성분
나트륨	Na	0.1	신경 기능에 필수 요소, 중요한 전해질
염소	Cl	0.1	위산의 구성 성분
마그네슘	Mg	미량	근육 수축
철	Fe	미량	혈액에서 산소 운반을 도움

에 있는 "전자구름"에서 발견된다. 전자는 양전하의 핵에 끌린다(그림 2.1). 중성 원자(neutral atom)는 같은 수의 양성자와 전자를 가지고 있다. **이온(ion)**에 있는 전자와 양성자의 수는 같지 않다. 이 경우 원자는 중성이 아니며 전하를 띤다.

원자의 **질량수(mass number)**는 그 핵에 있는 양성자 수와 중성자 수의 합이다. **동위원소(isotope)**는 핵에 있는 양성자의 수는 같지만 다른 수의 중성자를 가지고 있는 화학 원소의 형태이다. 예를 들면, 탄소에는 몇 가지 동위원소가 있다. 양성자 6개와 중성자 6개를 가진 탄소-12는 가장 일반적인 동위원소이다. 양성자 6개와 중성자 8개를 가진 탄소-14는 고대 문화유산의 연대를 결정하는 데 이용되는 동위원소로 친숙하게 느껴질 것이다.

어떤 동위원소는 불안정하여 시간이 지나면서 붕괴된다. 동위원소가 붕괴되면서 원자보다 작은 입자와 복사선 형태로 에너지를 방출한다. 붕괴되는 불안정한 동위원소를 **방사성 동위원소(radioactive isotope)**라 한다. 특정 방사성 동위원소를 적은 양 사람에게 섭취시키면 큰 수술을 하지 않고 몸의 기관과 조직의 변화를 확인할 수 있다. 아주 적은 양의 방사성 요오드가 들어 있는 용액을 사람이 마시면 이는 갑상샘에 농축되고, 갑상샘의 영상을 이 기관의 상태를 진단하는 데 이용할 수 있는 것이 그 예이다. 몸의 다른 부위로 전이되지 않은 작은 암도 암세포를 파괴하는 방사성 동위원소로부터 나오는 방사선을 이용하여 치료할 수 있다.

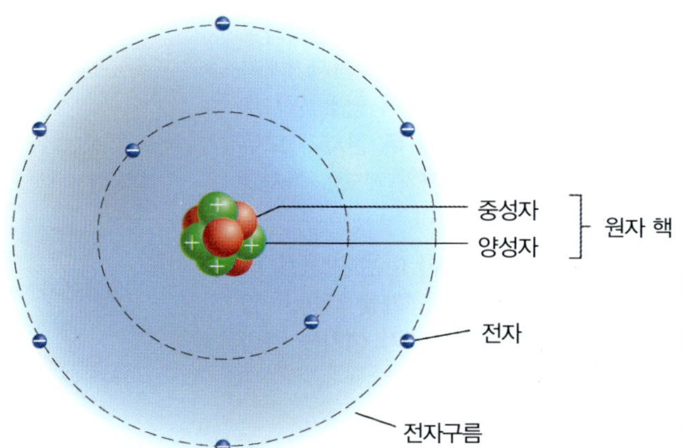

그림 2.1 산소의 원자 구조. 산소 원자는 8개의 양성자와 8개의 중성자로 구성된 핵을 가지고 있다. 각 원자에 있는 입자의 수는 다르지만 모든 원자는 동일한 기본 구조를 가진다.

물의 구조

물의 화학식은 H_2O이며, 이는 수소 2개와 산소 1개를 가지고 있다는 것을 나타낸다. 다른 **분자(molecule)**와 같이 물은 화학결합으로 연결된 2개 이상의 원자로 구성된다. 분자는 같은 또는 다른 원자들로 구성될 수 있다. 예를 들어 산소 분자는 2개의 산소 원자가 서로 연결되어 있다. 다른 원자들이라면, 2개의 수소 원자와 1개의 산소 원자가 물을 형성하는 것이며, 그 물질을 **화합물(compound)**이라 할 수 있다. 분자와 화합물의 원자는 화학결합에 의해 서로 묶여 있다.

수소와 산소, 또는 다른 원소가 화학결합을 형성하는 능력은 원자의 전자 배치에 달려있다. 원자핵을 둘러싸는 전자구름에 있는 전자는 핵으로부터의 거리에 따라 서로 다른 에너지 수준을 가진다. 첫 번째 에너지 수준, 또는 **전자껍질(electron shell)**이 핵에 가장 가깝고 여기에 있는 전자가 가장 낮은 에너지를 가진다. 두 번째 수준은 조금 더 떨어져 있고 이 두 번째 껍질에 있는 전자는 에너지를 조금 더 가진다. 세 번째 에너지 단계는 이보다 조금 더 떨어져 있어서 그곳의 전자는 조금 더 큰 에너지를 가진다. 이런 식으로 계속된다.

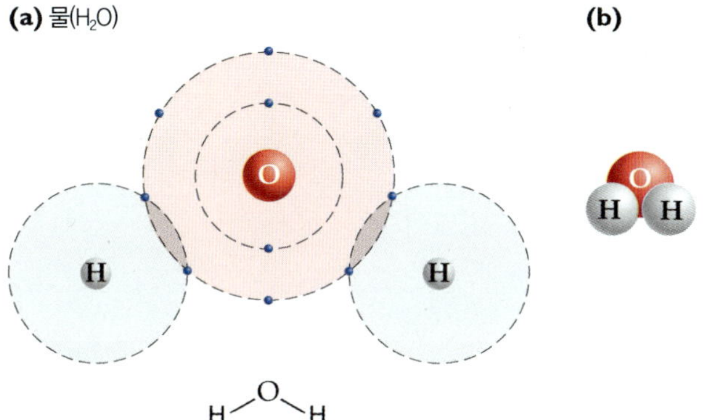

그림 2.2 물에서의 공유결합. 원자 2개가 전자를 공유할 때 공유결합이 형성된다. (a) 물에서 산소는 2개의 수소 원자 각각과 쌍을 이룬다. 좀 더 전형적인 화학기호로 표시한 물의 구조는 H_2O이다. (b) 이 공간 채움 모형은 전자를 나타내지 않고 물의 구조를 보여주는 또 다른 방법이다.

각각의 에너지 수준에는 담을 수 있는 전자의 최대 수가 정해져 있다. 가장 첫 번째 껍질은 2개의 전자를 두 번째와 세 번째 껍질은 각각 최대 8개의 전자를 담을 수 있다. 전자는 더 높은 수준의 에너지 껍질을 채우러 가기 전에 가장 낮은 에너지 껍질을 채운다. **원자가 궤도(valence shell)**라는 가장 바깥 에너지 껍질에 같은 수의 전자를 가진 원자는 비슷한 화학적 성질을 나타낸다. 원자가 궤도가 다 차 있을 때 원자는 보통 다른 원자와 화학결합을 형성하지 않는다. 원자가 궤도가 전자로 다 차 있지 않은 원자는 화학결합을 통해 결합하는 능력을 갖게 된다.

가장 바깥 껍질에 4개나 5개의 전자를 가지는 원자는 원자가 궤도를 채우기 위해 전자를 공유하려는 경향이 있다. 원자가 전자를 공유할 때 **공유결합(covalent bond)**이라는 형태의 결합이 형성된다. 공유결합은 물 분자에서 산소와 수소 원자를 묶고 있다(그림 2.2). 표준 화학 표기법으로 한 쌍의 공유 전자를 나타내는 짧은 선은 공유결합을 의미한다. 원자는 2개 또는 3개까지도 원자가 전자(valence electron)를 서로 공유할 수 있다. 예로, 우리가 숨 쉬는 산소 기체(O_2)는 이중 공유결합에 의해 연결된 2개의 산소 원자로 되어 있다. 이중결합은 2개의 수평선으로 나타낸다(그림 2.3).

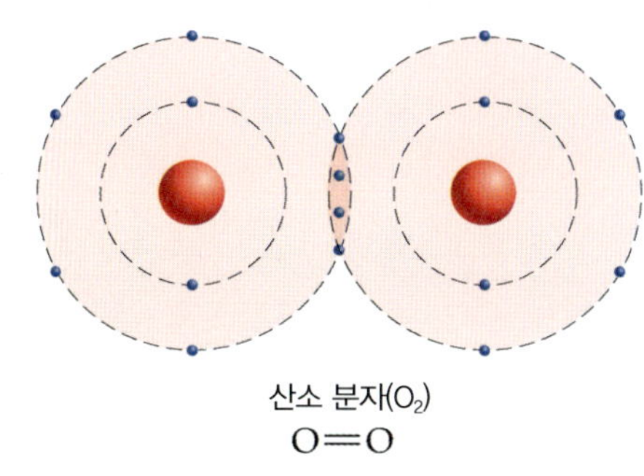

그림 2.3 이중 공유결합. 산소 분자는 이중결합을 형성하는 전자 두 쌍을 공유하는 2개의 산소 원자로 구성된다.

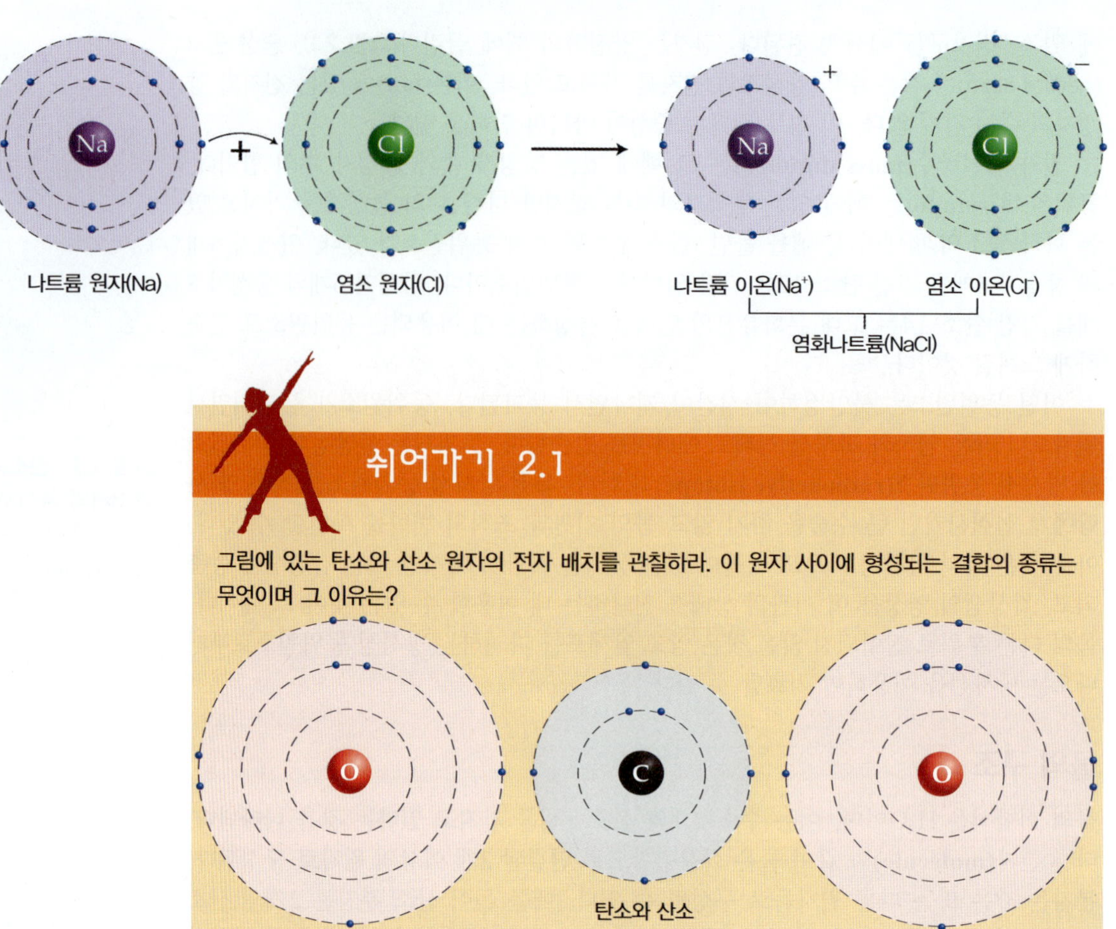

그림 2.4 이온 반응. 염화나트륨을 형성하는 동안 전자 1개가 나트륨 원자로부터 염소 원자로 전달된다. 이제 두 원자가 모두 다 채워진 원자가 궤도를 가지고 있음에 주목하라.

시각화 왜 이 이온 반응은 나트륨에 양전하 1개를 더하고 염소에 음전하 1개가 생기는 결과를 낳는가?

원자가 궤도에 1개, 2개, 또는 3개의 전자를 가진 원자는 전자를 잃으려는 경향이 있기 때문에 양이온이 된다. 반면, 원자가 궤도에 6개나 7개의 전자가 있는 원자는 전자를 얻어 음이온이 된다. 양이온과 음이온은 공유결합과는 약간 다른 이온결합으로 연결된다.

전하를 띤 원자 사이에 형성되는 **이온결합(ionic bond)**은 비슷한 수의 반대 전하를 서로 끈다. 나트륨 이온이 염소 이온과 이온결합을 형성하여 소금(염화나트륨)을 생성하는 것이 그 예이다. 이때 나트륨 원자는 전자 하나를 잃고 염소 원자는 전자 하나를 얻는다(그림 2.4). 2개 이상의 원자가 1개의 이온결합을 이룰 수 있다. 예를 들면 칼슘은 2개의 염소 원자와 반응하여 염화칼슘($CaCl_2$)을 생성한다. 이는 칼슘이 원자가 궤도에 2개의 전자를 가지므로 이 전자를 잃으면 전자보다 양성자가 2개 더 많아져서 2가의 양전하를 띠게 되기 때문이다. 각 염소 원자는 7개의 원자가 전자를 가지므로 가장 바깥껍질을 안정화시키기 위해 각각 1개의 전자만을 얻기 때문에 1가의 음전하를 띤다. 따라서 2개의 염소 이온은 1개의 칼슘 이온에 끌린다.

이온결합은 거의 공유결합만큼 강하다. 그러나 전하를 가진 특정 용액과 혼합했을 때 이온결합은 쉽게 파괴된다. 물은 분자에 있는 이온을 해리시키는, 또는 떨어지게 하는 용액 중 하나이다.

물은 좋은 용매이다

물은 다양한 물질을 녹이는 능력을 가진다. 다른 물질과 섞였을 때 녹는 물질을 **용질(solute)**이라 한다. 용질이 물과 같은 액체에 녹을 때 이 액체를 **용매(solvent)**라 한다. 특정 용질이 녹으면 용질의 구성 성분은 물 사이를 자유로이 통과할 수 있기 때문에 화학 혼합물 또는 **용액(solution)**을 만든다. 향미가 더해진 물과 스포츠 음료에 첨가되는 당분과 인공 향미료 같은 성분은 우리가 마실 때 보이지 않는다. 이것이 물의 효율적인 용해 능력을 보여주는 증거이다.

물은 분자의 서로 다른 부위 또는 극에 다른 전하를 가지고 있는 **극성(polar)**이 있다. 극성은 산소가 수소를 포함한 대부분의 다른 원자보다 전자를 더 잘 끌기 때문에, 즉 **전기음성도(electronegativity)**가 더 강하기 때문에 생긴다. 산소의 전기음성도로 인해 물 분자에 있는 전자는 수소 원자 핵 근처에서보다 산소 원자 핵 주변에서 더 많은 시간을 보낸다. 음전하의 전자가 더 많기 때문에 물의 산소는 부분적으로 음전하를 띠고, δ^-로 표시한다. 따라서 수소 원자는 부분 양전하를 가지기 때문에 δ^+로 표시한다(그림 2.5). 전하를 띤 원자를 가진 어떤 분자도 물 분자가 그 분자 각각을 둘러쌀 수 있기 때문에 물에 녹을 것이다(그림 2.6). 이런 방법으로 물에 녹는 분자를 **친수성(hydrophilic)**이라 한다.

분자의 원자가 부분 전하를 전혀 띠지 않을 때 **비극성(nonpolar)**이라고 한다. 기름과 같은 비극성 분자는 전하를 띤 원자를 가지고 있지 않아 물과 쉽게 섞이지 않기 때문에 **소수성(hydrophobic)**이라 한다.

물이 다른 화합물을 녹일 수 있는 능력은 물이 물질을 몸 안과 주변으로 운반하는 데 좋은 매개체가 되게 한다-실제로 혈액의 액체 성분은 대부분 물과 물에 녹아 있는 수십 종류의 물질을 가진 화학 혼합물이다. 탈수 증상 중 일부는 혈액의 물 양이 줄어든 결과 혈액의 부피와 압력이 감소하기 때문에 일어난다. 이 때문에 뇌를 포함하여 몸의 모든 부분으로 운반되는 산소와 영양분이 적어지기 때문에 일어나는 결과이다.

그림 2.5 물 분자의 극성. 물은 산소가 수소보다 전자를 더 가깝게 끌기 때문에 극성 분자이다. 분자에 있는 원자가 전자를 균등하게 공유하지 않기 때문에 분자의 다른 부위는 다른 성질의 부분 전하를 가진다. 부분 전하는 그리스 문자인 델타(δ)로 표시한다.

물은 화학 반응을 촉진한다

물은 아주 강력한 용매이기 때문에 물질의 화학 성분이 변하는 **화학 반응(chemical reaction)**을 촉진할 수 있다. **반응물(reactant)**이라고 불리는 혼합물 안의 용질은 서로 접촉하여 반응하는 동안 화학결합의 변화가 일어나도록 한다. 화학 반응 결과 형성되는 분자는 **생성물(product)**이라 한다. 예를 들어 이산화탄소(CO_2)가 물에 녹을 때 다음 반응에서처럼 일부 물 분자와 반응하여 탄산을 형성한다.

$$H_2O + CO_2 \rightarrow H_2CO_3$$

이 반응에서 반응물인 물과 이산화탄소의 혼합물은 생성물인 탄산을 형성한다. 화학 반응은 "생성물"을 뜻하는 화살표로 위와 같이 쓰는 것이 일반적이다. 화살표의 양쪽 부분 모두에 있는 각 원자 유형의 수는 산소 3개, 수소 2개, 탄소 1개로 같다는 점에 주목하라. 모든 화학 반응은 이런 식으로 균형을 이룬다. 원자는 반응을 통해 사라지지도 않으며 새 원자가 첨가되지도 않는다.

탄산수 제조업체는 고압에서 이산화탄소를 물에 주입하는 방법으로 위의 반응이 일어나게 한다. 이산화탄소는 압력이 방출될 때(즉, 깡통이나 병이 열릴 때)까지 용액에 남아 있다. 그리고 이들은 압력이 방출될 때 용액으로부터 거품으로 나온다. 탄산화로 약산이 형성되기 때문에 탄산수에는 많은 사람들이 좋아하는 약간의 "새콤한 맛"이 추가된다.

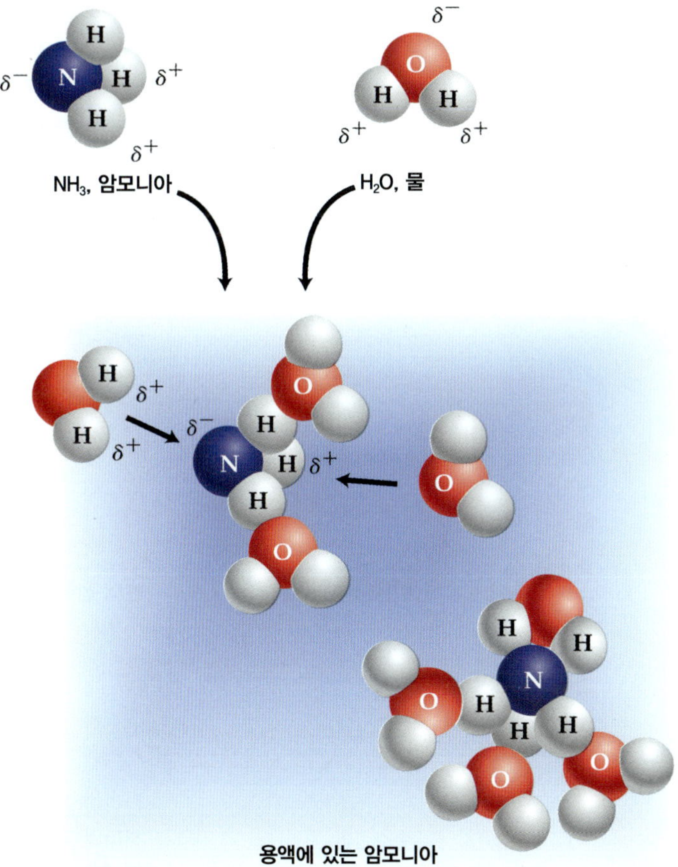

그림 2.6 용매로서의 물. 전하를 띤 분자는 물 분자의 양 끝에 있는 반대 전하가 물질의 전하를 둘러싸서 그 주변과 분리시키기 때문에 물에 쉽게 녹는다. 그림에서 전하를 띤 화합물이 물에 녹고 있다.

물은 응집한다

물 분자는 한 분자의 수소 원자(부분 양전하를 띤)가 또 다른 분자의 산소 원자(부분 음전하를 띤) 주변에 위치하도록 자리 잡는 경향이 있다(그림 2.7a). 연달아 있는 분자의 수소 원자와 산소 원자 사이의 약한 인력은 **수소결합(hydrogen bond)**을 형성한다. 수소결합은 부분 양전하를 띤 수소 원자가 부분 음전하를 띤 원자에 끌릴 때 형성되는 약한 화학결합의 형태

그림 2.7 물은 응집하는 물질이다. (a) 물 분자는 한 분자의 부분 음전하가 다른 분자의 부분 양전하를 끌어 수소결합을 형성하기 때문에 서로 응집한다. (b) 용액에 있는 각각의 물 분자는 다른 분자와 여러 개의 수소결합을 형성할 수 있다.

(a) 두 물 분자 사이의 결합

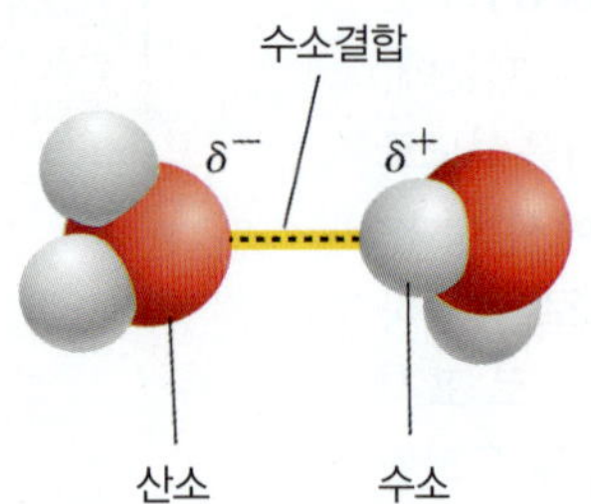

(b) 여러 개의 물 분자 사이의 결합

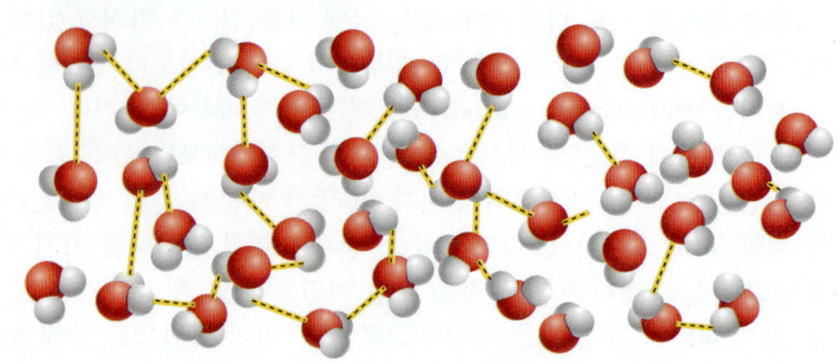

이다. 수소결합은 같은 분자 안의 다른 부위 사이에서 일어나는 **분자내 결합**을 형성할 수도 있고, 다른 물 분자 사이의 수소결합 경우처럼 다른 분자 사이에서 일어나는 **분자간 결합**으로 형성될 수도 있다. **그림 2.7b**에서는 액체 형태의 물 분자 사이에서 일어나는 수소결합을 보여주고 있다. 표 2.2에 공유결합, 이온결합, 수소결합의 특성을 요약해놓았다.

비슷한 분자가 서로 붙어 있으려는 경향을 **응집력(cohesion)**이라 한다. 응집력은 물에서 수소결합 때문에 다른 분자에 비해 아주 강하며, 이는 많은 생물 시스템의 중요한 특성이다. 예를 들어 많은 식물에서 일어나는 뿌리에서 잎으로 물관을 통한 연속적인 물의 이동은 응집력에 달려 있다.

물에 열에너지가 더해지면, 처음에는 물 분자 사이의 수소결합이 끊어지는 효과가 나타난다. 따라서 물 온도는 변하지 않으면서 열에너지가 흡수될 수 있다. 수소결합이 끊어진 다음에 더해진 열만이 온도를 높일 수 있다. 즉, 처음에 더해진 에너지는 흡수된다. 뜨거워지기 전에 많은 양의 에너지를 흡수할 수 있는 능력은 물이 뜨거운 엔진, 또는 내부 기관을 식히는 데 이용될 수 있는 이유이다.

세포 안에서의 화학 반응이 끊임없이 열을 만들지만, 물은 세포 안의 온도를 안정시키는 데 도움을 준다. 더운 여름날에 달리기를 하는 것처럼 충분한 열에너지가 있을 때, 물 분자 사이의 수소결합은 끊어진다. 분자가 공기 중으로 날아갈 때 액체 물은 기화한

표 2.2 | 생물 분자에서 발견되는 주요 화학결합

결합의 종류	특성	예
공유결합	공유하는 전자에 의해 원자가 서로 결합함	
이온결합	반대 전하를 가진 원자가 서로 끌림	Na⁺ Cl⁻
수소결합	하나의 극성 분자에 있는 수소와 다른 극성 분자에 있는 전기음성도가 큰 원자를 연결하는 약한 결합	δ⁻ δ⁺

다. 이 현상은 피부와 그 아래에서 순환하고 있는 혈액을 식힌다. 물이 주성분인 땀은 신체 표면으로 이동하면서 신체 조직에 의해 만들어진 열을 흡수한다. 그 결과, 체온이 내려가서 신체가 과열되는 것을 막는다(그림 2.8). 몸안에 있는 물의 양이 감소하면 땀을 흘리는 것을 막고, 이 때문에 체온이 위험한 수준까지 올라갈 수 있으므로 탈수는 위험하다.

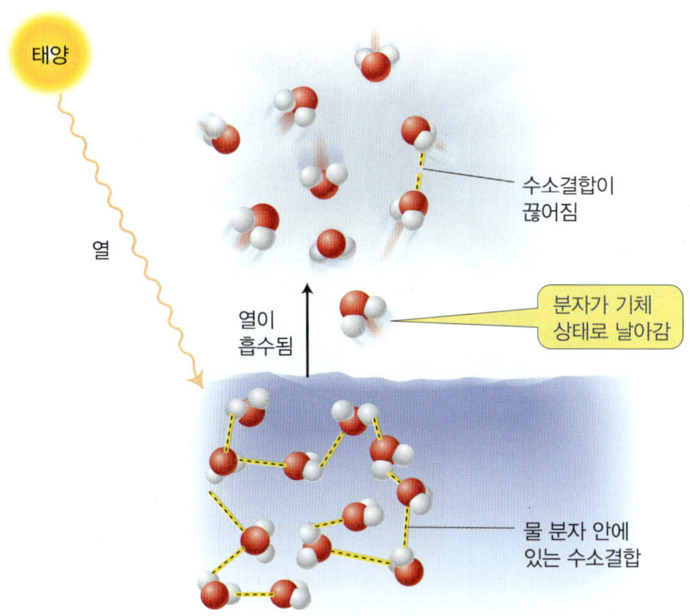

그림 2.8 물은 열을 흡수한다. 수소결합은 열을 흡수하면 끊어진다. 수소결합이 끊어진 후에만 물은 액체에서 기체로 변화하여 기화할 수 있다. 이런 방법으로 많은 양의 열이 전달되면서 물과 닿는 물체를 식힌다.

병에 든 물이냐 수돗물이냐?

병에 든 물이나 탄산수와 마찬가지로 수돗물도 체액을 보충할 수 있다. 그렇다면 이 상품들을 이용해야 할 이유가 있을까? 많은 사람들이 그렇다고 생각한다. 병에 든 물의 판매는 매년 300억 L에 가깝다.

일부 소비자들은 수돗물의 질을 걱정하여 병에 든 물을 마신다. 미국 식약국(FDA)은 병에 든 물에 높은 기준을 적용한다. 그러나 FDA가 이용하는 기준은 미국 환경보호청(EPA)이 수돗물에 적용하는 기준과 같다. 즉, 양쪽 물 모두 똑같이 깨끗하다는 뜻이다. 실제 병에 든 물의 거의 40%는 직접 수돗물로부터 만들어진다. 제조업체는 소비자가 싫어하는 향이나 맛의 원인이 되는 분자를 제거하기 위해 이 물을 증류하거나 여과할 것이다. 이런 처리로 인해 정수장에서 수돗물에 첨가되는 불소도 제거된다. 불소는 입 안의 세균을 죽여 치아 부식 예방에 도움을 주는데, 치과 의사 일부는 아이들이 수돗물 대신 병에 든 물을 마시는 것이 충치 발생의 위험을 높일 수 있다고 걱정한다. 그러나 이 가설을 지지하거나 기각할 수 있는 연구는 거의 없다.

대부분의 소비자는 편리하고 가지고 다니기 쉽기 때문에 돈을 주고 병에 든 물을 선택한다. 매년 이용되는 수십억 개의 물병을 만드는데 150만 배럴의 원유가 필요하다. 물병을 재활용할 수 있지만 해마다 병의 86%는 쓰레기로 버려진다(그림 2.9). 병에 든 물을 운반하는데 드는 에너지는 같은 양의 수돗물을 정제하는 데 필요한 에너지보다 훨씬 많다.

일반 물이나 탄산수만이 "건강"에 좋다고 광고하는 것은 아니다. 많은 스포츠 음료에는 각각의 특징을 내는 많은 첨가물이 들어 있다. 다음 절에서 우리는 물에 첨가된 여러 용질의 화학적 영향을 살펴보고 이들이 필수 음료인 물의 질에 어떻게 영향을 미치는지 관찰할 것이다.

2.2 산, 염기와 염

스포츠 음료에 들어 있는 일부 첨가물은 물의 화학적 성질을 변경시킨다. 일반적으로 변경되는 두 가지 중요한 인자는 물의 산도와 염의 함량이다.

pH: 이온 활성의 척도

수소는 1개의 양성자와 그 주변을 돌고 있는 1개의 전자로 된 간단한 원자이다. 이 전자가 분자에서 전기음성도가 큰 원자와 공유될 때 수소 원자는 분자로부터 해리, 또는 떨어지려고 한다. 그 결과로 만들어지는 이온, 실제로는 단순히 따로 있는 양성자를 H^+로 표기하며, 음전하의 전자를 잃음으로써 생긴 양전하를 가진다는 것을 나타낸다. 수소 이온이 물 분자로부터 해리될 때 전자는 그 짝인 OH^-(수산화) 이온에 남겨놓는다. 이 이온은 전하를 띤 다른 분자와 반응하여 이들이 물 용액 안으로 들어가게 한다.

물의 해리는 화학식으로 나타낼 때 다음과 같이 쓴다.

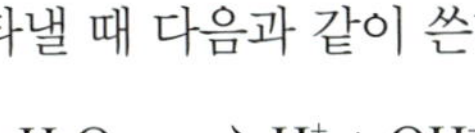

$$H_2O \rightleftharpoons H^+ + OH^-$$

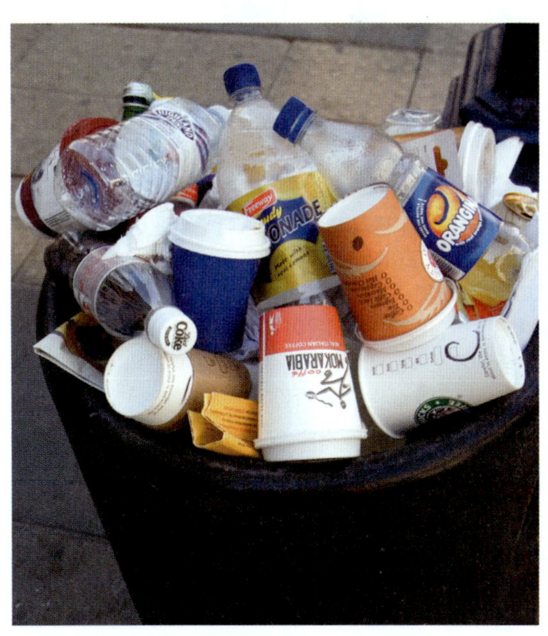

그림 2.9 병에 든 물의 숨겨진 비용. 물병 생산에 해마다 150만 배럴의 원유가 필요하다. 이 병 대부분은 재활용되지 않는다.

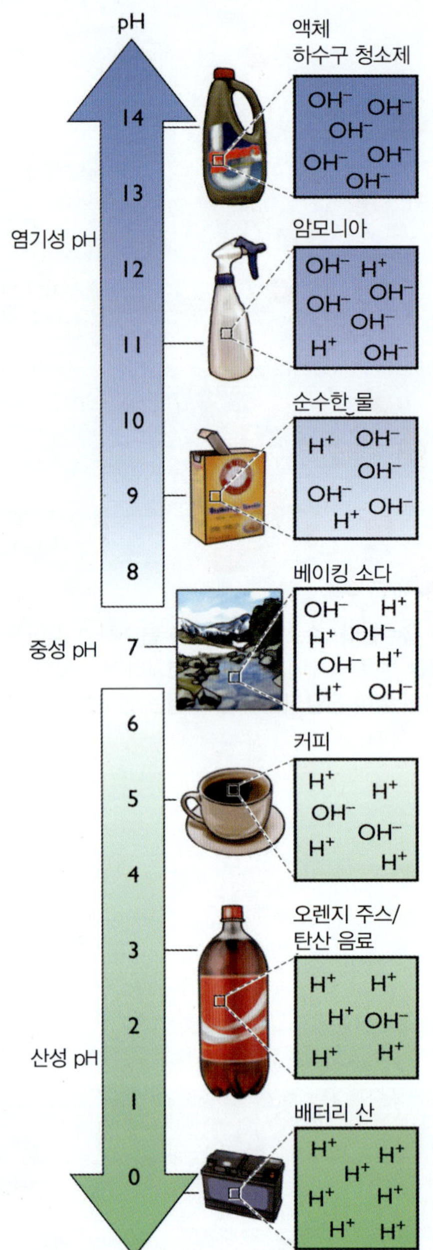

그림 2.10 pH 등급의 측정치. pH 등급은 수소 이온 농도에 대한 척도이다. 각 pH 단위는 실제로 H^+ 이온 농도 차이가 10배인 것을 의미한다. 예를 들어 pH 5인 물질은 pH 7인 물질보다 H^+ 이온이 100배 많다. 물은 pH 7이므로 중성이다. 즉, H^+ 이온의 수는 OH^- 이온의 수와 같다. 대부분 세포의 pH는 7에 가깝다.

시각화 암모니아를 적은 양 물에 넣으면 순수한 물의 pH는 어떻게 변할까? 탄산 음료는 커피보다 얼마나 더 산성일까?

이 반응의 "생성물" 화살표가 양방향인 것에 주목하라. 이는 이 과정이 보통 조건에서 계속하여 양쪽으로 일어난다는 것을 의미한다. 컵에 든 순수한 물에서 분자는 계속하여 해리되고 다시 재결합한다. 그러나 H^+와 OH^- 이온의 수는 비교적 일정하게 유지된다.

pH 등급(pH scale)은 용액 안에 있는 이온의 상대 비율을 계량하는 것으로(그림 2.10), 0부터 14 사이에서 나타낸다. 순수한 물에는 같은 수의 H^+와 OH^- 이온이 있기 때문에 물은 중성이며 pH 등급은 7이다. **산(acid)**은 H^+ 이온을 용액에 주는 화합물로 pH를 낮춘다. 반면 **염기(base)**는 H^+ 농도를 낮추어(주로 이들과 결합하는 OH^- 이온을 방출하는 방법으로) pH를 높인다. 앞에서 살펴본 바와 같이 이산화탄소가 물에 첨가될 때 그 결과로 탄산이 생성되고 이는 pH 감소로 이어진다.

병에 든 물에 첨가되는 레몬주스와 라임주스 같은 일부 향미료는 물의 pH를 낮추도록 작용한다. 이런 향미료가 좋은 맛을 내긴 하지만 그 결과로 생기는 음료의 산성은 치아 에나멜을 파괴하여 치아 부식 속도를 증가시킨다. 이 음료는 당분도 포함하므로 이는 세균 증식을 부추기기 때문에 치아에 상당히 치명적일 수 있다.

내부 조건을 안정적으로 유지하는 **항상성(homeostasis)**은 5장에서 자세히 다룰 것이다. 그러나 혈액 pH의 유지는 사람과 다른 살아 있는 생물체에서 항성성의 좋은 예로 이 주제를 소개할 때 이용된다.

정상적인 신체 기능을 유지하기 위해 체액의 pH는 좁은 범위 안에서 유지되어야 한다. 용액에서 pH는 과량의 H^+와 OH^- 이온을 줄일 수 있는 **완충액(buffer)** 쌍에 의해 안정화된다. 건강한 사람의 혈액 pH는 약 7.4이다. 혈액의 정상적인 성분인 탄산은 지속적으로 중탄산염(HCO_3^-)으로 해리되고 재형성된다. 이 과정은 pH를 안정화시키는 데 도움을 준다. 수산화 이온이 혈액에 첨가될 때 다음 반응이 일어난다.

$$OH^- + H_2CO_3 \rightleftharpoons HCO_3^- + H_2O$$
$$\text{수산화 이온} + \text{탄산} \rightleftharpoons \text{중탄산 이온} + \text{물}$$

수소 이온이 혈액에 더해질 때 다음 반응이 일어난다.

$$H^+ + HCO_3^- \rightleftharpoons H_2CO_3$$
$$\text{수소 이온} + \text{중탄산 이온} \rightleftharpoons \text{탄산}$$

전해질

여러분은 땀이 짠맛이 나는 것을 알 것이다. 피부로 배출되는 땀은 나트륨과 칼륨을 포함해서 많은 종류의 이온을 가지고 있다. 땀의 짠맛은 나트륨과 칼륨 때문이다. 이 이온은 전해질이라고도 한다.

전해질(electrolyte)은 물질이 용액에서 이온으로 해리될 때 형성된다. 전해질은 몸에서 중요한 역할을 하는데 신경과 근육을 통한 전기신호의 전달이 이에 해당한다. 땀을 흘려 전해질을 잃으면 메스꺼움, 어지러움, 피로와 같은 일부 탈수 증상으로 이어진다. 병원에서 사용하는 정맥 주사액과 같이 많은 스포츠 음료에도 전해질이 들어 있다.

식단을 바꿔서 땀으로 잃어버리는 나트륨과 칼륨을 보충하는 것이 가능하다. 음식에 약간의 소금을 더하면 잃어버린 나트륨을 보충할 수 있다. 많은 과일과 채소에는 칼륨이 많이 있다. 건강한 음식을 먹는 것만으로 전해질을 보충할 수 있기 때문에 대부분의 사람들은 운동을 할 때에도 스포츠 음료를 마실 필요는 없다. 그러나 극심한 운동을 하는 운동선수에게 땀으로 잃어버린 필수적인 체액을 보충하는 데 있어서 전해질이 들어 있는 음료가 물보다 낫다. 전해질의 보충은 땀을 많이 흘리거나 오랫동안 운동을 하는 사람들에게는 중요하다.

전해질은 산과 염기 사이의 반응으로 생성되는 **염(solt)**의 형태로 물에 첨가된다. 염은 이온결합으로 그 구조가 유지된다. 염은 양이온과 음이온으로 반응하여 생긴 중성 화합물이다. 예를 들어 전기적으로 중성인 소금(NaCl)은 Na^+ 이온과 Cl^- 이온으로 되어있다.

2.3 고분자의 구조와 기능

탄소는 생물체가 필요로 하는 많은 원소 중 하나일 뿐이지만 생물체 질량의 대부분을 이루고 있다. 사실 탄소를 포함하는 화합물을 다루는 화학 분야를 **유기화학(organic chemistry)**이라고 부른다. “유기”는 생명을 일컫는다. 탄소는 바깥 원자가 궤도에 전자가 4개만 있어 4개까지의 다른 원소와 결합할 수 있기 때문에 생명체 화학의 기초를 이루는 데 이상적인 원소이다. 팅커토이(조립식 장난감의 상표명, 역자 주)의 연결 장치처럼 탄소의 연결 가능한 여러 부위는 탄소를 포함하는 분자가 고리, 사슬, 가지가 있는 사슬 등, 거의 무한대의 다양한 형태를 만들 수 있게 한다(그림 2.11).

스포츠 음료에 들어 있는 많은 첨가물은 설탕부터 단백질, 필수 지방과 같은 유기물이다. 이 물질이 모두 탄소 골격을 포함하지만 이들의 구조와 부가적인 원소 때문에 이들은 매우 다른 특성을 가진다. 생물체에서 발견되는 유기 화학물질은 탄수화물, 지질, 단백질, 핵산의 대략 4가지 종류가 있다. 이 영양분의 대부분은 음식으로부터 얻을 수 있고 다양한 건강 음료에는 하나나 두 가지 화학물이 첨가물로 더 들어 있다.

구조적으로 이 분자 모두는 서로 연결되는 소단위로 구성되며 **고분자(macromolecule)**라고 한다. **단량체(monomer)**라고 하는 각각의 소단위는 서로 연결되어 다중 단위인 **중합체(polymer)**를 형성한다.

중합체 합성에는 **탈수합성(dehydration synthesis)**이라는 화학반응이 일어난다. 하나의 단량체로부터 OH^- 이온이 제거되고 또 다른 단량체로부터 H^+ 이온이 제거되면서 물이 방출될 때 공유결합에 의해 단량체가 연결되기 때문에 이와 같이 부른다(그림 2.12a). 중합체는 **가수분해(hydrolysis)**라는 그 역반응에 의해 구성 성분이 단량체로 분해된다. 가수분해 동안 단량체를 서로 연결하고 있는 화학결합에 물이 첨가되면

탄소: 주된 화학적 팅커토이 연결 장치

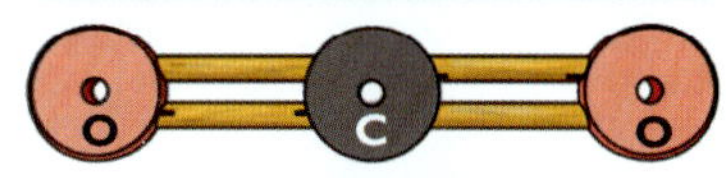

이산화탄소(CO_2)

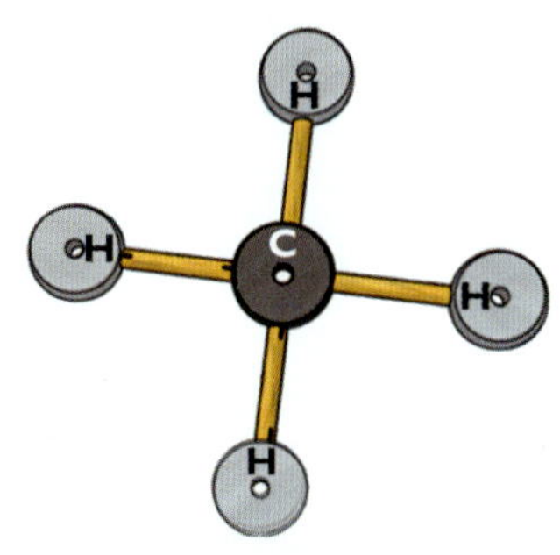

메탄(CH_4)

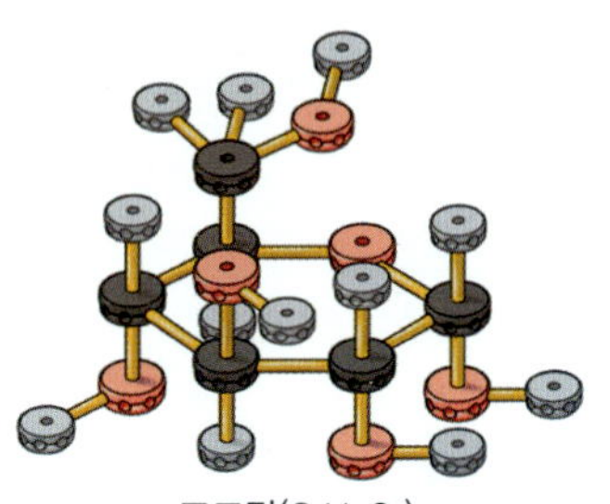
포도당($C_6H_{12}O_6$)

그림 2.11 탄소, 화학의 팅커토이 연결 장치. 탄소는 4개까지 다른 원소와 연결될 수 있기 때문에 탄소를 포함하는 화합물은 그 형태가 아주 다양하다.

시각화 탄소 분자가 팅커토이 연결 장치와 다른 점은 무엇인가?

(a) 중합체 합성에서 탈수합성 반응

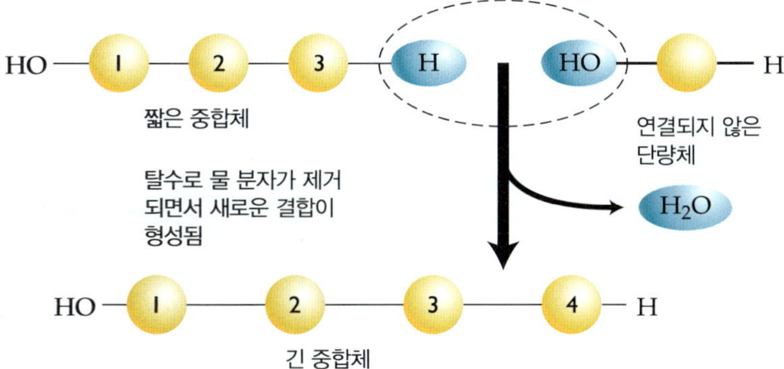

(b) 중합체의 가수분해

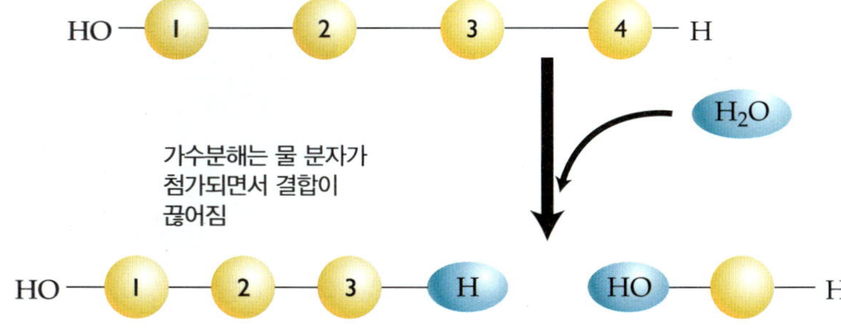

그림 2.12 탈수합성과 가수분해.
(a) 탈수합성 반응은 물을 제거하여 소단위를 연결시킨다.
(b) 가수분해 반응은 화학결합에 물을 첨가하여 복합체를 각각의 소단위로 분리시킨다.

서 단량체가 떨어진다(그림 2.12b).

탄수화물

탄수화물(carbohydrate)은 흔히 당이라고 불리는 유기화합물이다. 달리기 선수, 자전거 선수, 수영 선수처럼 지구력이 필요한 종목의 운동선수는 보통 고탄수화물 에너지 음료를 섭취하여 그들이 필요한 탄수화물을 얻는다. 이렇게 섭취하는 것의 장점을 분석하기 전에 먼저 탄수화물의 구조와 기능에 대해 알아보자.

탄수화물은 세포에서 구조적인 기능을 하고 주요 화학적 음식 에너지원으로 작용한다. 에너지는 탄수화물 분자를 구성하는 탄소, 수소, 산소 원자 사이의 화학결합 안에 저장된다. 포도당은 탄소 원자 6개, 수소 원자 12개와 산소 원자 6개를 가지고 있다. 포도당의 분자식은 $C_6H_{12}O_6$이다. 포도당은 간단한 당, 또는 단당류(monosaccharide)로 고리 모양 구조를 1개 가지고 있다(그림 2.13a). 이당류는 탈수합성에 의해 2개의 고리가 연결된 것이다. 우유에 있는 젖당은 포도당과 또 다른 단당류 갈락토오스로 구성된 이당류(disaccharide)이다. 빵을 굽거나 커피에 넣는 당은 포도당과 과당으로 구성된 이당류인 설탕이다(그림 2.13b).

당 단량체의 중합체를 **다당류(polysaccharide)**라고 한다(그림 2.13c). 식물은 세포벽에 일종의 구조 골격으로 단단한 포도당 중합체인 다당류를 사용한다. 섬유소라는 이 분자는 지구상에 가장 많이 있는 탄수화물이다. 곤충, 거미, 바닷가재의 외골격은 다당류로 되어있고 세균을 둘러싸는 세포벽에는 구조 다당류가 풍부하다. 감자, 밀, 쌀, 옥수수 등의 식물은 여분의 탄수화물을 중합체인 녹말의 형태로 보관한다. 동물은 여분의 탄수화물을 근육과 간에 글리코겐(glycogen)으로 보관한다. 녹말과 글리코겐 모두 포도당의 중합체이다(그림 2.14).

여러 개의 당 단위체가 가지가 많은 사슬로 구성될 때 이들을 복합 탄수화물(complex carbohydrate)이라 한다. 복합 탄수화물은 과일과 채소에 있는 것처럼 나중

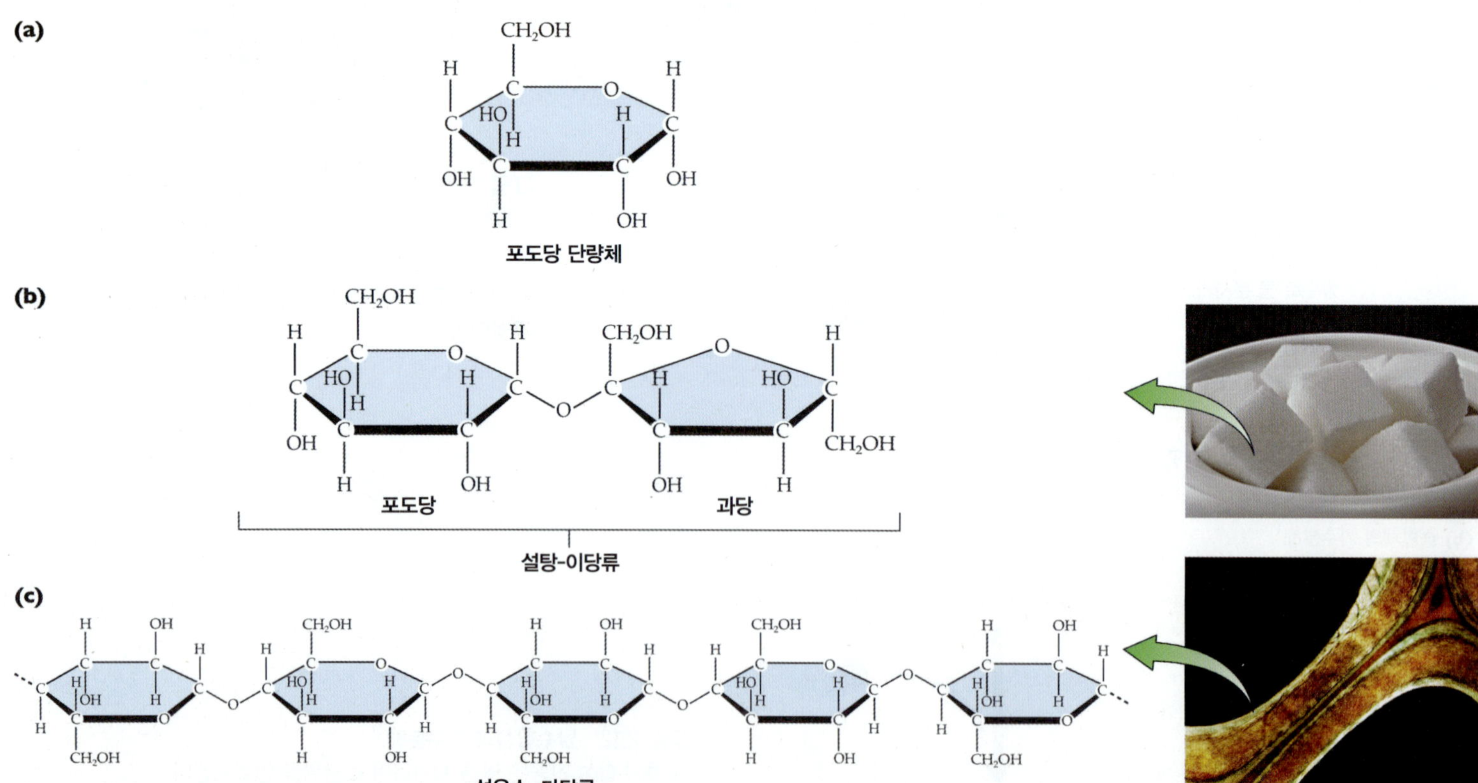

그림 2.13 **탄수화물.** (a) 여기에 보여주는 포도당과 같이 단당류는 개별 당 분자이다. (b) 이당류는 단당류 2개가 연결된 것이다. (c) 다당류는 당이 긴 사슬로 서로 연결된 것이다. 단당류인 포도당과 이당류인 설탕은 중요한 에너지원이며, 섬유소는 식물 세포벽에서 중요한 구조적 역할을 한다.

표 2.3 | 단순 탄수화물과 복합 탄수화물의 비교

	단순 탄수화물	복합 탄수화물
특징	빨리 소화됨	천천히 소화됨
	단순 단당류, 단순 이당류	다당류
	부가 영양소(비타민, 무기질 등)를 포함 안함	보통 부가 영양소(비타민, 무기질 등)를 포함함
예	설탕, 과일, 과일주스, 우유, 요구르트	채소, 빵, 파스타, 견과류, 콩

에 사용하기 위한 에너지를 저장하는 데 이용되는 것이 일반적이다(표 2.3). 몸에서 복합 탄수화물은 끊어지는 화학결합이 더 많기 때문에 단순 당보다 천천히 소화된다. 지구력이 필요한 운동 종목의 선수는 경기 동안 쉽게 사용할 수 있는 에너지의 양을 늘리기 위해, 경기 전 며칠 동안 복합 탄수화물을 많이 섭취한다.

식이섬유(dretary fiber) 또는 섬유질은 주로 섬유소로 되어 있는데 사람은 단당류로 소화시키지 못한다. 이 때문에 식이섬유는 소화관을 지나 대장으로 이동한다. 일부 섬유는 그곳에서 사는 세균에 의해 소화되고 나머지는 대변으로 배출된다. 과일과 채소에는 식이섬유가 많은 편이다. 식이섬유는 소화되지는 않지만 건강한 식단을 위해 중요하다. 식이섬유는 혈관벽을 보호하는 데 도움을 주고, 잠재적으로 해로운 물질이 대장에 남아있는 시간을 단축시킴으로써 여러 가지 암의 발생 위험도 낮출 것이다.

과일, 채소, 곡류와 같이 복합 탄수화물이 많은 식사를 하면 매일 활동하는 데 필요한 모든 탄수화물을 얻을 수 있을 뿐 아니라 이런 음식에 들어 있는 비타민, 무기질, 섬유소도 같이 제공되는 이점이 있다. 많은 스포츠 음료는 전해질과 물과 함께 탄수화물도 제공한다. 지속적이고 극심한 운동을 할 경우를 제외하고 첨가된 탄수화물이 필요한 경우는 없을 것이다. 사실 몇몇 경우, 첨가된 당 때문에 흔한 다른 음료에 비해 소위 "건강에 좋은" 음료가 훨씬 더 많은 칼로리를 내는 이유가 된다(그림 2.15).

단백질

우리 몸은 다양한 과정에 **단백질(protein)**을 필요로 한다. 실제로 단백질은 뒤의 몇몇 장에서 자세히 공부하게 될 많은 중요한 기능을 수행한다. 그 예로:

- 효소(enzyme)라 불리는 단백질은 세포 안에서 화학 반응의 속도를 높이고 세포막의 성분이 된다(3장)
- 단백질은 유전자 발현 조절에 도움을 준다(4장).
- 단백질은 세포의 중요한 구조 성분이다. 동물의 근육세포 같은 일부 세포는 거의 단백질로만 되어 있다(6장).
- 단백질은 신체 전체를 통해 작용하는 화학 전령(호르몬)으로 기능할 수 있다(16장).

단백질은 **아미노산(amino acid**, 표 2.4)이라는 단량체 단위체로 구성된 큰 분자이다. 아미노산은 보통 20가지가 있다. 우리 몸은 이들 중 많은 종류를 합성할 수 있다. 몸에서 합성할 수 없는 아미노산을 **필수 아미노산(essential amino acid)**이라고 하고 반드시 먹는 음식을 통해 제공 받아야 한다. 탄수화물처럼 아미노산도 탄소, 수소, 산소로 만들어진다. 여기에 더해 아미노산은 아미노산의 한 쪽 끝에 붙어 있는 아미노기($-NH_3^+$)의 일부로 질소를 가지고 있다. 아미노산의 다른 쪽 끝에는 카르복실기가 있다(그림 2.16a). 마지막으로 각 아미노산은 각기 특징적인 곁사슬을 가진다. 아미노산

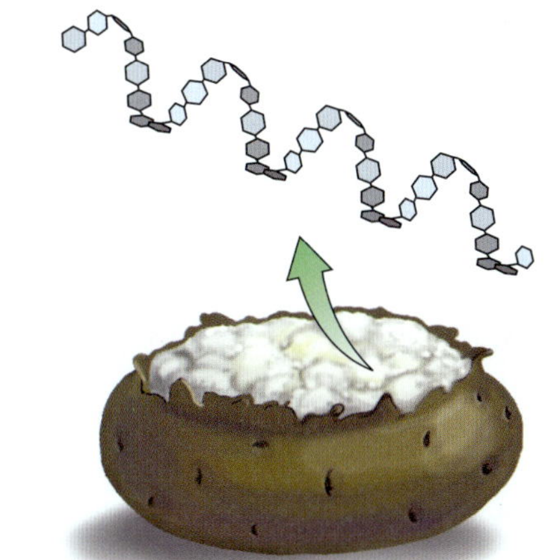

감자는 **녹말**을 가지고 있다.

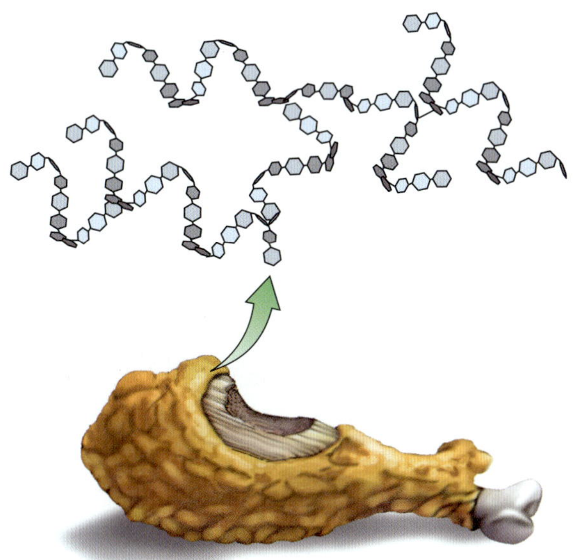

동물 근육은 **글리코겐**을 가지고 있다.

그림 2.14 저장 탄수화물. 모든 세포는 탄수화물, 단백질 , 지방을 가지고 있지만 어떤 영양소는 다른 것보다 많이 있다. 탄수화물이 많이 있으면 식물은 녹말로 저장하고, 동물은 글리코겐으로 저장한다. 포도당 분자는 그림에서처럼 6각형으로 간략히 나타낸다.

에너지 음료

영양성분
제공량
8 fl 온스(240 mL)
병당 제공량 4
칼로리 60
(에너지)

1일 권장량 대비 1회 제공량에 들어 있는 양 %*

총 지방 0g	0%
나트륨 55mg	2%
칼륨 30mg	1%
총 탄수화물 17g	6%
당 15g	
단백질 0g	

니아신 10% 비타민 B6 10%
비타민 $B1_2$ 10%

지방, 포화지방, 트랜스지방, 콜레스테롤로, 식이섬유, 비타민 A, 비타민 C, 칼슘, 철부터 나오는 칼로리는 미량

*% 1일 영양소 기준값은 2000 칼로리를 기준으로 함.

탄산음료

영양성분
제공량 8 fl oz (240 mL)
병당 제공량 3

제공량 당 양	8 fl 온스 % 1일 영양소 기준값*		1병당 양 % 1일 영양소 기준값*	
칼로리	100		310	
총 지방	0g	0%	0g	0%
나트륨	40mg	2%	125mg	5%
총 탄수화물	29g	10%	86g	29%
당	29g		86g	
단백질	0g		0g	

다른 영양소는 미량

*% 1일 영양소 기준값은 2000 칼로리를 기준으로 함.

그림 2.15 어느 음료가 더 건강에 좋을까?

시각화 에너지 음료와 탄산음료에 표시된 영양분석표를 비교하라.

의 곁사슬은 아미노산 각각의 화학적 특성을 부여한다(그림 2.16b). 곁사슬은 단백질의 3차원구조에 영향을 미치는 결합을 하기도 한다(그림 2.16c).

아미노산의 긴 중합체를 보통 폴리펩티드(polypeptide)라고 한다. 이는 연달아 있는 아미노산을 연결하는 공유결합이 **펩티드결합(peptide bond)**이기 때문에 붙여진 이름이다. 폴리펩티드의 정확한 아미노산 서열을 단백질의 **1차 구조(primary structure)**라고 한다(그림 2.17a). 1차 구조를 결정하는 직선 서열의 아미노산은 펩티드결합으로 서로 묶여 있다. 다른 폴리펩티드에는 20개의 아미노산이 서로 다른 순서로 배열되어 있다.

단백질의 **2차 구조(secondary structure)**는 폴리펩티드가 규칙적이고 반복적으로

표 2.4 | 아미노산*

비극성 아미노산	음전하를 가진 아미노산	극성 아미노산
발린	아스파르트산	트레오닌
루이신	글루탐산	글리신
이소루이신		세린
메티오닌	**양전하를 가진 아미노산**	시스테인
페닐알라닌	아르기닌	아스파라긴
트립토판	히스티딘	글루타민
알라닌	리신	티로신
프롤린		

* 필수 아미노산은 노란색으로 표시하였다.

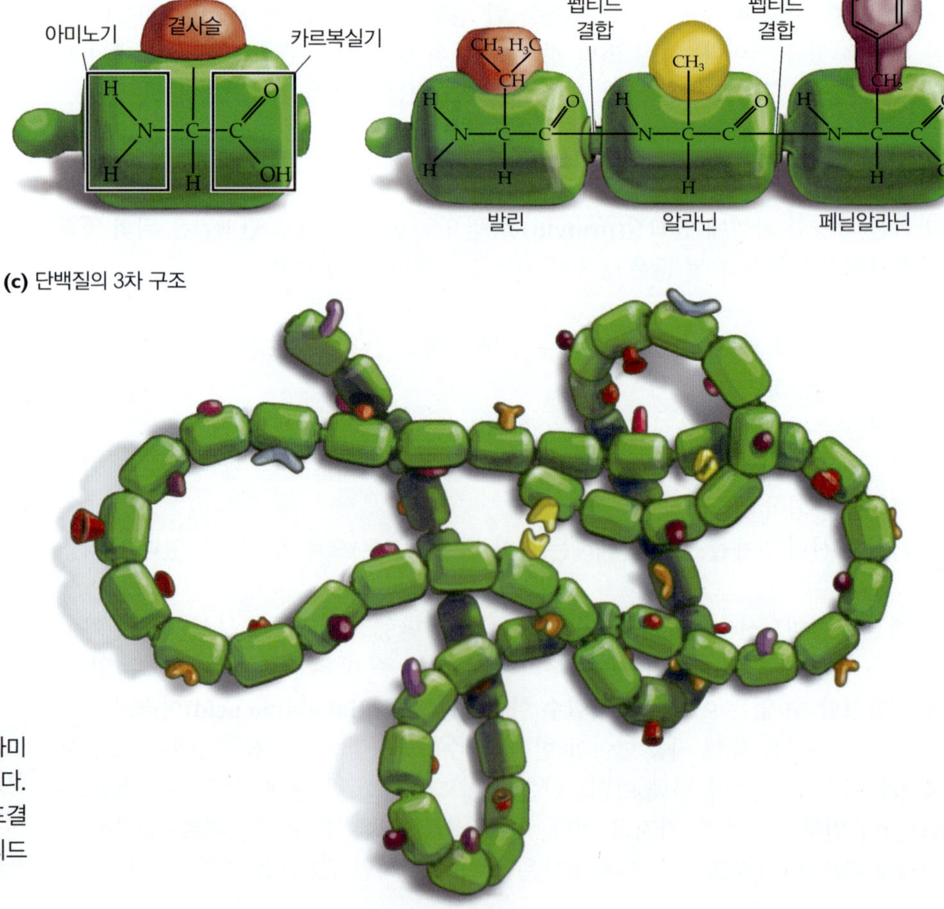

그림 2.16 아미노산, 펩티드결합, 단백질. (a) 모든 아미노산은 같은 골격을 갖지만 서로 다른 곁사슬을 가진다. (b) 아미노산은 탈수합성에 의해 서로 연결되어 펩티드결합이라는 공유결합을 형성한다. 이 긴 사슬을 폴리펩티드라고 한다. (c) 폴리펩티드 사슬은 서로 접힌다.

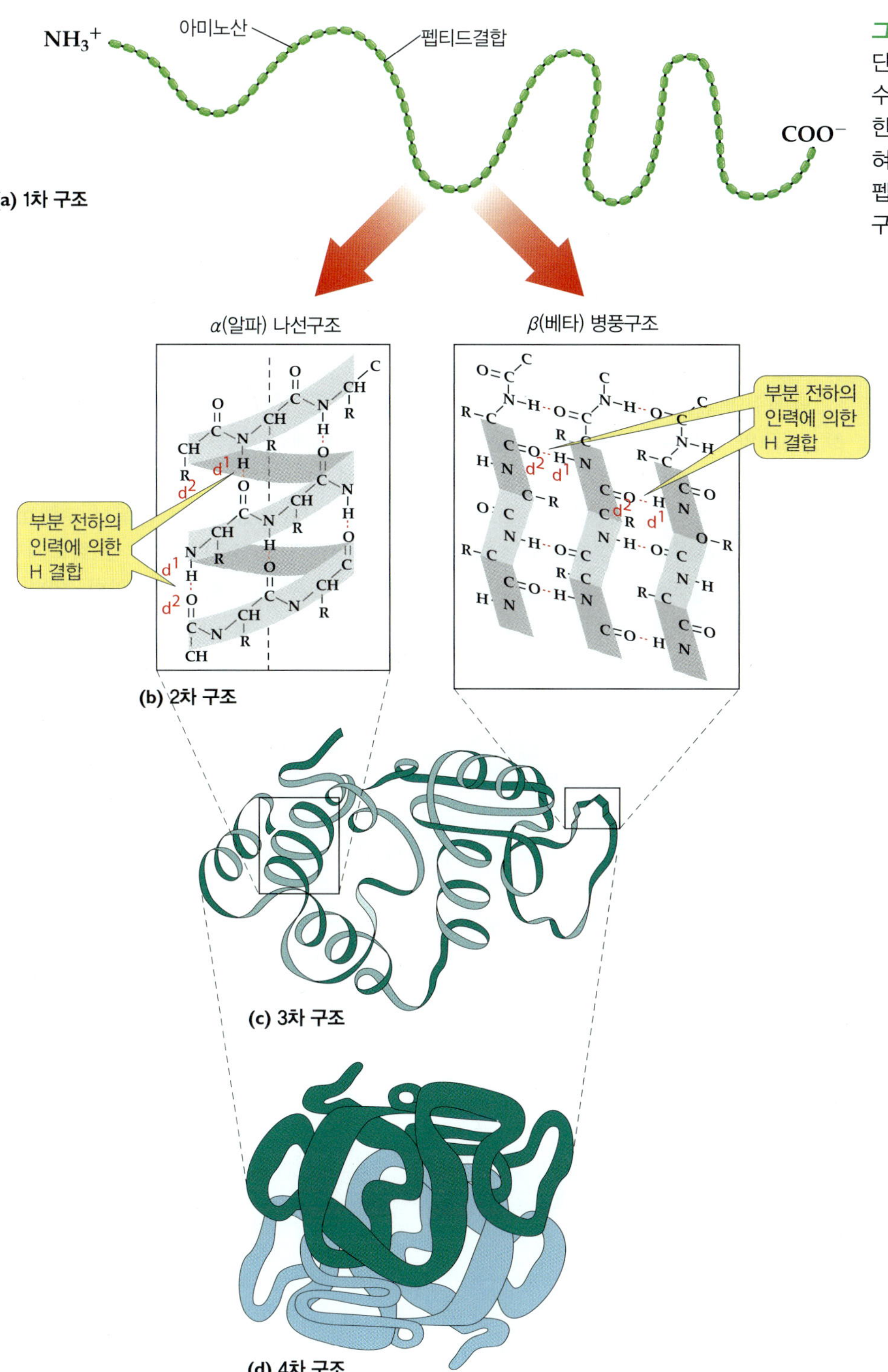

그림 2.17 단백질 조직화의 단계. (a) 단백질 구조의 1차 단계는 아미노산의 직선 서열이다. (b) 아미노산 사이의 수소결합은 알파 나선구조와 베타 병풍구조를 형성하게 한다. (c) 단백질은 곁사슬 사이의 상호작용으로 더욱 접혀 3차 구조를 만든다. (d) 일부 단백질은 2개 이상의 폴리펩티드가 연결되어 1개의 단백질을 형성할 때 생기는 4차 구조를 갖는다.

스스로 접힐 때 형성된다. 접힘은 **알파 나선**(alpha helix)이라는 나선 또는 **베타 병풍구조**(beta-pleated sheet)라는 아코디언 같은 주름 구조를 만든다. 2차 구조는 한 아미노산의 아미노기와 또 다른 아미노산의 카르복실기 사이에 수소결합이 형성될 때 만들어진다(그림 2.17b).

1차 구조를 만드는 펩티드결합과 2차 구조를 형성하는 수소결합 외에 아미노산 곁사슬은 서로 상호작용할 수 있다. 곁사슬은 서로 결합하여 단백질을 공 모양의 3차원적 모양, 또는 **3차 구조(tertiary structure)**를 만든다(그림 2.17c). 각 아미노산 곁사슬의 화학적 성질이 다르기 때문에 수소, 이온, 공유결합의 모든 종류의 화학결합이 3차 구조 형성에 관여한다. 각각의 폴리펩티드의 아미노산 서열은 모두 다르기 때문에 그

3차 구조도 폴리펩티드마다 다르다.

어떤 단백질은 하나 이상의 폴리펩티드 사슬로 되어 있다. 이 경우 사슬들의 상호작용에 의해 만들어지는 3차원 구조를 **4차 구조(quaternary structure)**라 한다(그림 2.17d). 그러나 원리는 같다– 단백질의 독특한 형태는 그 안의 특수한 화학적 특성을 반영한다. 단백질의 3차원 구조는 pH와 온도 등의 환경 조건에도 영향을 받는다. 이런 조건은 아미노산 곁사슬 사이의 상호작용에 영향을 미칠 수 있다. 예를 들어 단백질에 열을 가하면 그 구조를 유지하는 결합을 끊을 수 있다. 이런 처리를 한 단백질을 변성된 상태라 한다. 단백질이 많이 들어 있는 달걀에 열을 가하면 달걀흰자에 있는 단백질을 변성시킨다. 이런 변화는 요리하는 동안 달걀흰자가 투명한 젤 같은 상태에서 굳은 흰색 물질로 변화할 때 눈으로 보인다.

단백질이 많은 식품에는 소고기, 닭고기, 생선, 콩, 달걀, 견과류와 우유나 요구르트, 치즈와 같은 유제품이 있다. 우리가 소비하는 단백질은 몸에서 필요한 단백질을 만들기 위해 혈류로 들어가기 전에 먼저 그 구성 성분인 아미노산으로 소화된다. 우리 몸에 있는 효소 외에 보충제로 광고하는 과산화물제거효소(SOD)와 단백질 분해효소와 같은 대부분의 단백질 효소도 소화작용에 의해 분해된다. 이 단백질은 소화되지 않은 채 혈류를 통과할 수 없으므로 이런 효소를 사는 것은 돈 낭비에 불과하다. 위나 창자에서든, 소화관에서 작용하는 효소는 보충제로 사람들에게 이로울 것이다. 창자에서 젖당을 분해하는 젖당 분해효소가 그 예 중 하나이다. 이 효소는 젖당을 소화하지 못하는 사람들이 느끼는 복통과 창자에 가스가 차는 증상을 완화해 준다.

단백질이 첨가된 에너지 음료는 몇 안 되지만 많은 음료에 특정 아미노산이 들어 있다. 아주 많이 광고되는 것이 타우린으로 그 자체는 필수 아미노산이 아니지만 필수 아미노산인 메티오닌으로부터 합성될 수 있다. 타우린은 보통 에너지를 보충해준다고 광고되지만 이 보충제만으로 피로를 감소시키거나 지구력을 증가시킨다는 어떤 과학적 증거도 없다. 흔하게 첨가되는 다른 아미노산은 프롤린과 트립토판이다. 균형 있는 식단을 섭취하는 사람은 아미노산 보충제가 필요하지 않다. 보디빌더처럼 근육을 만드는 몇몇 운동선수에게 단백질과 아미노산 보충제가 근육량을 증가시키는 데 도움을 줄 수 있을 것이다. 우리들 대부분의 경우 과량의 단백질은 활동하는 데 필요한 대체 에너지원으로 이용되거나 지방으로 저장될 뿐이다.

지질

지질(lipid)은 부분적으로 또는 모두가 주로 수소와 탄소로 만들어진 소수성 물질이다. 지질에는 구조와 기능이 다른 세 종류가 있다.

지방 몸은 지방을 에너지원으로 사용한다. 같은 그램을 비교하면 지방은 탄수화물이나 단백질보다 약 2배 많은 에너지를 가지고 있다. 이 에너지의 대부분은 지방의 수소-탄소(탄화수소) 결합에 저장되어 있다.

지방(fat)의 구조에는 글리세롤이 포함된다. 글리세롤은 3개의 수산기(–OH)가 있는 3-탄소 알코올 분자이다. 이 글리세롤 분자에 3개의 긴 수소와 탄소가 많이 있는(탄화수소) 사슬이 연결된다(그림 2.18a). 휘발유에 있는 탄화수소처럼 이 탄화수소도 연소하여 에너지를 생산할 수 있다. 긴 탄화수소 사슬을 지방의 **지방산(fatty acid)** 꼬리라고 한다. 우리 몸에서는 필요한 지방산의 대부분을 합성할 수 있다. 합성되지 않는 두 종류는 오메가-3과 오메가-6으로 **필수 지방산(essential fatty acid)**이다. 필수 아미노산과 마찬가지로 필수 지방산도 음식으로부터 얻어야만 한다.

오메가-3 지방산은 과학자들이 그린란드의 원주민 이뉴잇족이 같은 나라에 사는 다른 사람들보다 심장 질환 발생률이 낮은 것을 밝힌 1970년대 이후 건강 보충제로 잘 알려져 있다. 과학자들은 오메가-3 지방산이 많은 생선, 고래, 바다표범의 소비가 늘어날수록 이뉴잇족의 심장 건강이 더 좋아진다는 상관관계를 보여주었다. 그 이후로

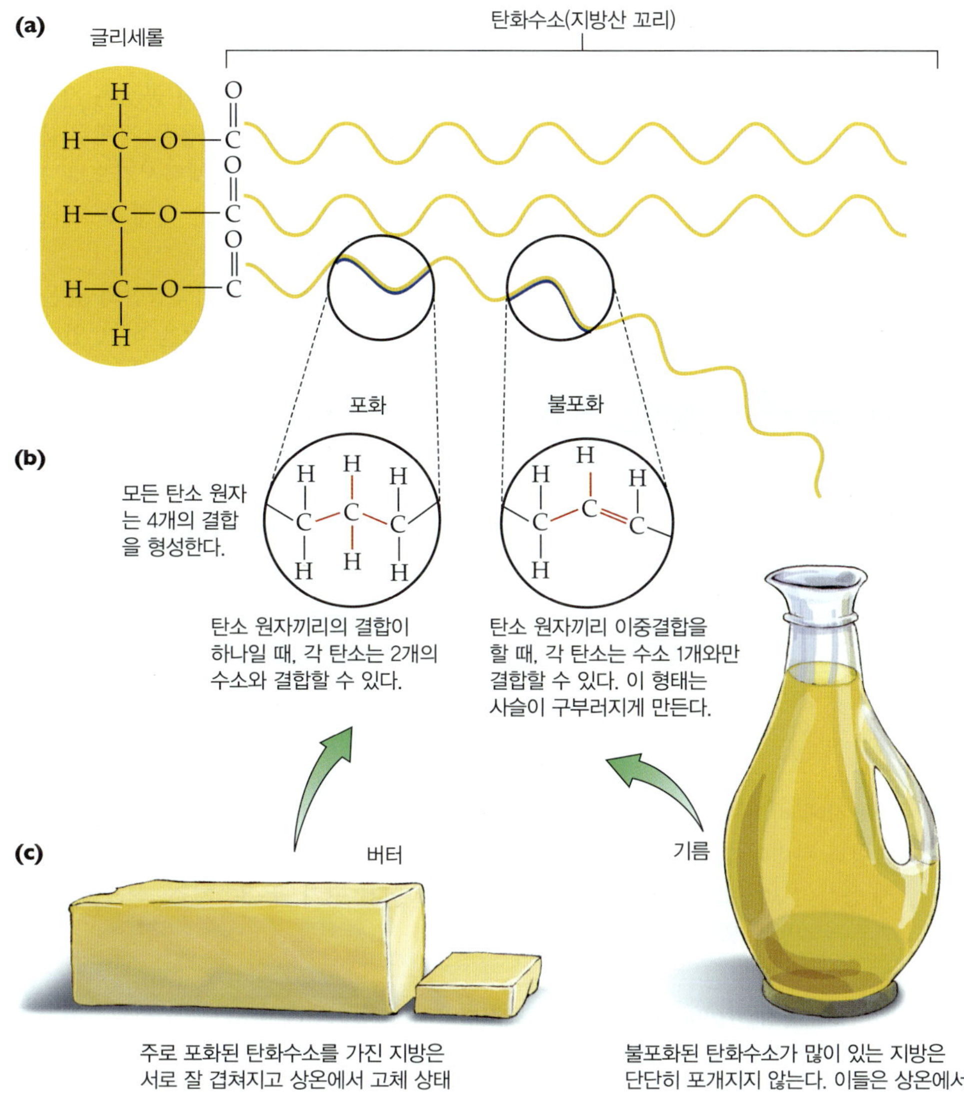

그림 2.18 지방. (a) 지방산은 길이와 이중결합의 수와 위치에 따라 차이가 난다. (b) 불포화지방은 탄소-탄소 이중결합을 가지고 있다. (c) 지방의 포화 정도에 따라 액체 상태가 달라진다.

오메가-3 지방산이 심장 건강에 좋다는 연구가 뒷받침되며, 지금은 대부분의 의사가 매주 생선을 2회 정도 먹을 것을 권고하고 있다. 오메가-3이 들어 있는 다른 음식에는 호두, 아마씨유, 캐놀라유, 콩기름 등이 있다. 요즘은 오메가-3이 강화된 식품은 많이 있지만 오메가-3이 들어 있는 음료는 적다. 그 이유는 소수성 지방산을 물과 섞기 어렵고 오메가-3이 가진 "비린" 맛을 소비자들이 싫어하기 때문이다. 만일 이런 문제점을 제조사가 해결하면 오메가-3이 강화된 스포츠 음료와 에너지 음료가 출시될 것이다.

지방의 지방산 꼬리는 이중결합이 있는 탄소의 수와 위치에 차이가 있을 수 있다. 지방산의 탄소가 결합할 수 있는 최대 수의 수소와 결합할 때, 즉 탄소가 다른 탄소와 이중결합을 형성하지 않을 때 지방은 **포화지방(saturated fat**; 수소로 포화된)이라고 한다. 탄소와 탄소 사이의 이중결합이 있을 때 지방은 수소로 포화되지 않고 이 지방을 **불포화지방(unsaturated fat)**이라 한다(그림 2.18b). 이중결합의 수가 많을수록 불포화도는 증가한다. 불포화 탄소를 많이 가지고 있는 지방을 다중불포화지방이라 한다. 일반적으로 포화지방보다 불포화지방이 건강에 미치는 악영향이 적다.

불포화지방의 이중결합은 지방의 구조를 편평하게 펴지는 대신 구부러지게 한다. 이 형태는 바로 옆에 있는 지방과 서로 단단히 포개지지 못하게 하기 때문에 불포화지방은 상온에서 액체 상태가 된다. 실제로 식물에는 동물에서보다 불포화지방이 풍부하게 있는 편이다. 탄소-탄소 사이의 이중결합이 없는 포화지방은 서로 단단히 포개어진다. 이것이 버터와 같은 포화지방이 상온에서 고체인 이유이다(그림 2.18c).

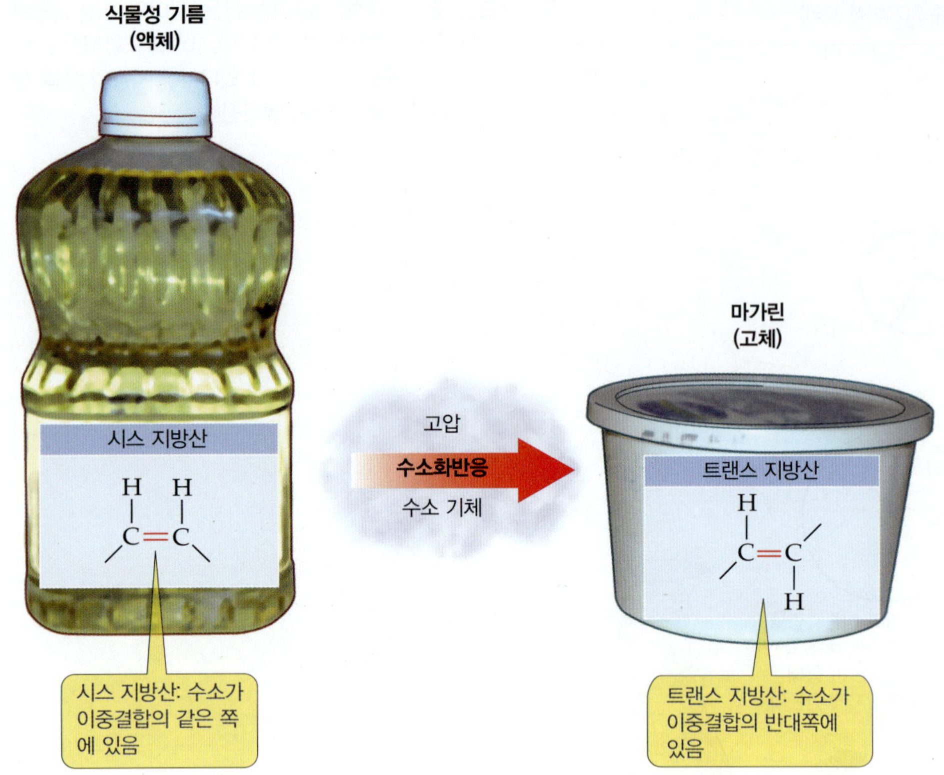

그림 2.19 수소화 반응. 식물성 기름에 수소 기체를 더하면 수소 원자가 지방산 사슬로 첨가된다. 이들 중 일부는 자연 상태와는 다른 트랜스 배열로 삽입된다. 수소 원자의 첨가는 이중결합의 수가 적어지는 것을 의미하므로 이 과정에 의해 액체가 고체화될 수 있다.

보통 식품 제조업체는 식물성 기름과 수소 기체를 고압에서 섞어서 불포화지방에 수소 원자를 첨가한다. 수소화반응이라는 이 공정은 지방의 포화도를 증가시킨다. 수소화반응은 액체 기름이 변질되는 것을 지연시키고 고체화시킴으로 음식을 덜 느끼하게 만든다. 마가린은 대개 수소화반응을 거친 식물성 기름이다.

수소 원자가 탄소-탄소 이중결합의 같은 쪽에 있을 때 이들은 시스(*cis*) 배열을 하고 있다고 한다. 자연에 있는 불포화지방에는 수소 원자가 시스 배열로 되어 있다. 수소가 이중결합의 반대쪽에 있으면 이들은 트랜스(*trans*) 배열을 하고 있다고 한다(그림 2.19). 자연에는 이런 **트랜스 지방(trans fat)**이 없다. 수소화 반응 과정 동안 분자에 있는 수소의 약 2/3가 트랜스 배열로 바뀐다.

단정적인 연구결과가 아직은 없지만 트랜스 지방이 많은 음식을 먹을 때 건강에 나쁜 영향을 미칠 가능성이 있다. 트랜스 지방은 간편 음식에 많이 들어 있으며 동맥경화, 심장질환, 당뇨병 발생의 위험을 증가시킬 수 있다. 지방은 탄수화물과 단백질에 비해 1그램당 저장된 에너지가 더 많고 포화지방의 과다한 섭취는 여러 가지 질병과 관련이 있기 때문에, 영양학자들은 지방, 특히 포화지방과 수소화된 지방을 전체 음식의 30%보다 적은 양으로 먹도록 권고한다. 고기, 우유, 치즈, 식물성 기름, 견과류는 지방이 많은 음식이다.

인지질 **인지질(phospholipid)**은 2개의(음식에 있는 3개가 아니라) 지방산이 글리세롤 분자에 붙어 있는 점을 빼곤 지방과 비슷하다. 인지질에 있는 세 번째 결합은 인산기($-PO_4^-$)이다. 인산기는 글리세롤 분자와 함께 친수성 머리를 형성하고, 2개의 지방산 꼬리는 소수성이다(그림 2.20). 인지질에는 대개 인산기에 부가적인 머리 기능기가 붙어 있으며 이 때문에 각 인지질의 화학적 특성이 나타난다. 물과 섞으면 인지질은 서로 뭉쳐서 친수성 머리가 바깥쪽으로, 소수성 꼬리가 안쪽에 숨어 있도록 배열한다. 구획 주변으로 막을 형성하는 능력 때문에 인지질은 세포의 중요한 구성 성분이다.

스테로이드 **스테로이드(steroid)**는 탄소를 함유한 고리 4개로 구성되며 다양한 곁사슬로 인해 분자의 고유 특성이 결정된다. 콜레스테롤(그림 2.21)을 아마도 스테로이드로 알고 있을 것이다. 동물세포에서 콜레스테롤의 주된 기능은 세포막의 유동성을 유지하는 데 도움을 주는 것이다.

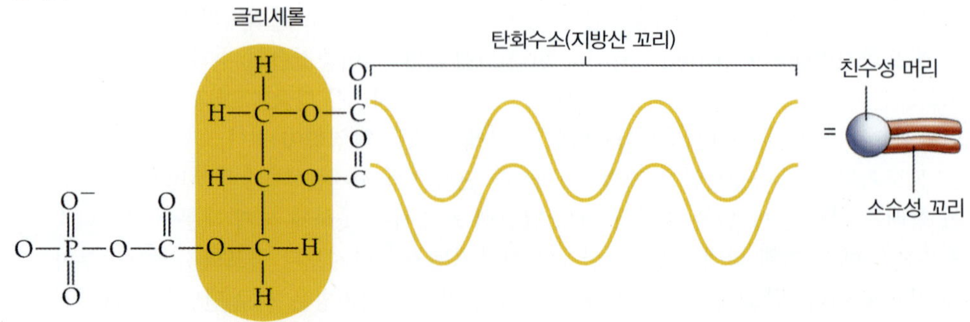

그림 2.20 인지질. 인지질은 글리세롤 골격과 그에 연결된 2개의 지방산과 1개의 머리 인산기로 구성된다. 인지질은 친수성 머리와 소수성 꼬리를 가진다. 이들은 세포막을 구성한다.

콜레스테롤과 같은 지질은 수용액에 녹지 않기 때문에 콜레스테롤은 지방단백질이라는 구조로 단백질과 연결되어 몸 안에서 운반된다. **저밀도 지방단백질(low-density lipoprotein, LDL)**은 콜레스테롤의 비율이 높다(즉, 단백질 함량이 적다). LDL은 간에서 생성되는 콜레스테롤과 음식으로부터 나온 콜레스테롤 모두를 몸 전체에 공급한다. LDL은 콜레스테롤을 세포로 운반하는 데도 중요한데, 세포에서 콜레스테롤은 원형질막과 호르몬 합성에 이용된다.

고밀도 지방단백질(high-density lipoprotem, HDL)에는 콜레스테롤보다 단백질이 더 많이 있다. HDL은 몸에 있는 여분의 콜레스테롤을 잡아서 다시 간으로 돌려보낸다. 그곳에서 콜레스테롤은 담즙 생성에 이용되고 지방을 소화하는데 도움을 준다. 그 다음 콜레스테롤이 풍부한 담즙은 작은창자로 분비되고 그곳으로부터 많은 양이 대변으로 몸 밖으로 나간다. LDL/HDL 비는 몸에서 배출되는 콜레스테롤과 간으로 돌아가는 콜레스테롤의 비를 나타내는 지수이다. 이 비율이 낮을수록, 즉 혈류를 통해 이동하는 콜레스테롤보다 배출되는 콜레스테롤이 많을수록 건강하다.

의사는 혈중 LDL과 HDL의 양을 측정하여 콜레스테롤 수치를 정한다. 총 콜레스테롤 수치가 200 이상이거나 LDL 수치가 100 이상이면 의사들은 음식으로 섭취하는 콜레스테롤과 포화지방의 양을 줄이라고 권고할 것이다. 이는 육식을 적게 하고 채식을 많이 하라는 뜻인데, 식물에 콜레스테롤이 적게 들어 있기 때문이다. 표준 지방은 간의 LDL 생성 속도를 촉진시키고 혈류로부터 LDL을 제거하는 속도를 감소시켜 콜레스테롤 수치를 높이는 것으로 생각된다.

콜레스테롤이 나쁜 것만은 아니다. 사실 어떤 콜레스테롤은 필요하다. 콜레스테롤은 세포막에 있으면서 막의 유동성을 유지하는 데 도움을 준다. 또, 호르몬인 에스트로겐과 테스토스테론 같은 다른 스테로이드의 구성단위, 또는 전구체이다. 그러나 우리는 콜레스테롤을 충분히 합성하기 때문에 음식을 통해 많은 양을 얻을 필요는 없다.

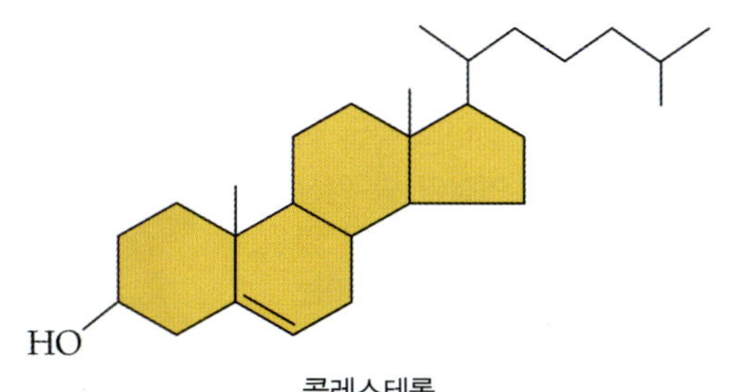

콜레스테롤

그림 2.21 스테로이드. 일부 스테로이드는 4개의 융합 고리로 구성된 지방의 유형이다. 콜레스테롤은 동물 세포막에 흔히 있는 스테로이드이다.

핵산

핵산(nucleic acid)은 세포의 핵 안에 상당히 농축되어 있는 분자라는 사실에서 그 이름이 유래되었다. 세포 핵의 주된 기능은 핵산을 저장하는 것이다. 이 유형의 분자 중 가장 친숙한 것은 **디옥시리보핵산(dexyribonucleic acid, DNA)**으로 거의 모든 생물체에서 유전정보의 주된 저장 장소이다. 유전자는 긴 DNA 가닥으로 단백질과 함께 염색체라는 구조를 구성한다. 염색체는 그 사본이 새로운 세포로 전해진다. 생식세포의 경우 난자와 정자의 수정을 통해 두 부모의 염색체가 같이 하나의 세포에 들어가게 된다.

그림 2.22는 DNA 분자의 3차원 구조와 그 안의 화학구조를 확대하여 보여주고 있다. DNA는 이중나선을 형성하는 두 개의 서로 감겨 있는 구부러진 가닥으로 구성된 것을 볼 수 있다. 이 가닥은 **뉴클레오티드(nucleotide)**라는 단량체들이 나선을 따라 서로 공유결합으로 이어진 긴 줄로 되어 있다. 각 뉴클레오티드는 당, 인산과 **질소함유 염기(nitrogenous base)** 구조로 구성되어 있다. DNA에 있는 당은 디옥시리보오스이다. DNA의 질소함유 염기는 4가지 다른 화학구조 중 하나를 가진다. 이들의 이름은 각각 아데닌(A), 구아닌(G), 티민(T), 시토신(C)이다.

나선의 각 줄은 줄을 따라 번갈아가며 연속적으로 연결된 당과 인산으로 이루어진다. 이는 **당-인산 골격(sugar-phosphate backbone)**이라 한다. 인산기는 골격이 음전하를 띠게 하고, 특정 유전자를 켜거나 끄기 위해 일부 단백질이 이 전하와 결합한다. 나선은 뉴클레오티드가 한 줄에서는 위로 향하고 다른 줄에서는 아래로 향하도록 정렬되어 있다. 이 때문에 나선의 두 줄은 **역평행(antiparallel)**으로 되어 있다. 그림 2.22에서 DNA 분자의 한 끝에 있는 탄소(위치를 나타내기 위해 5′이라 함)는 인산기와 연결되어 있고, 같은 나선의 다른 끝에 있는 3′탄소에는 수산기가 연결되어 있는 점에 주목하라.

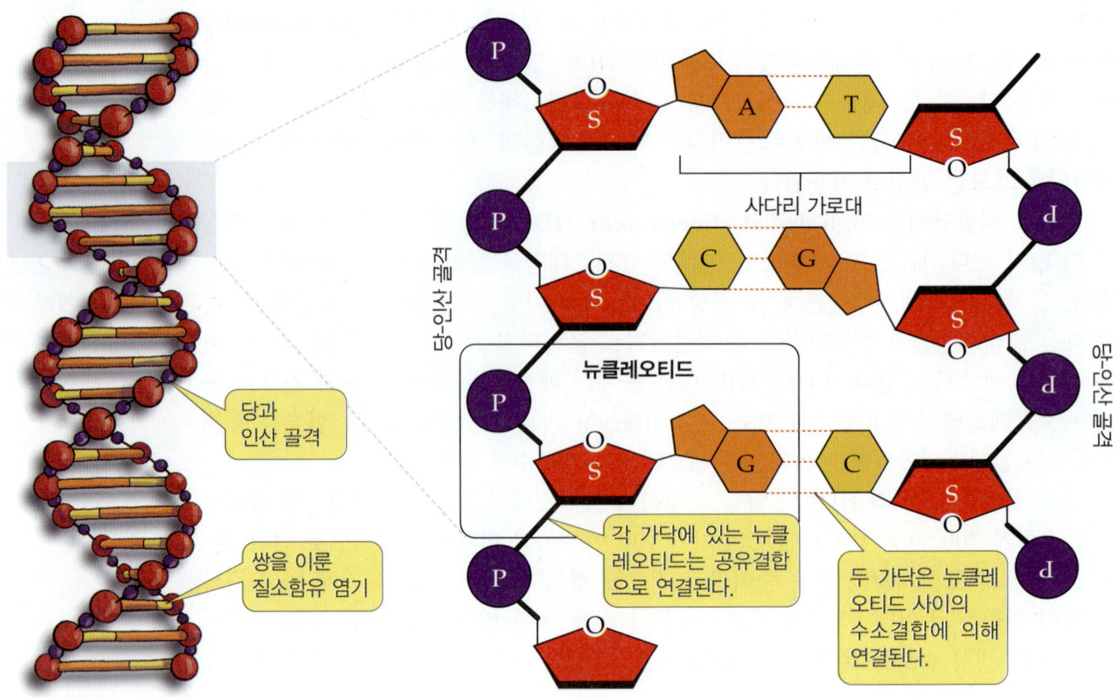

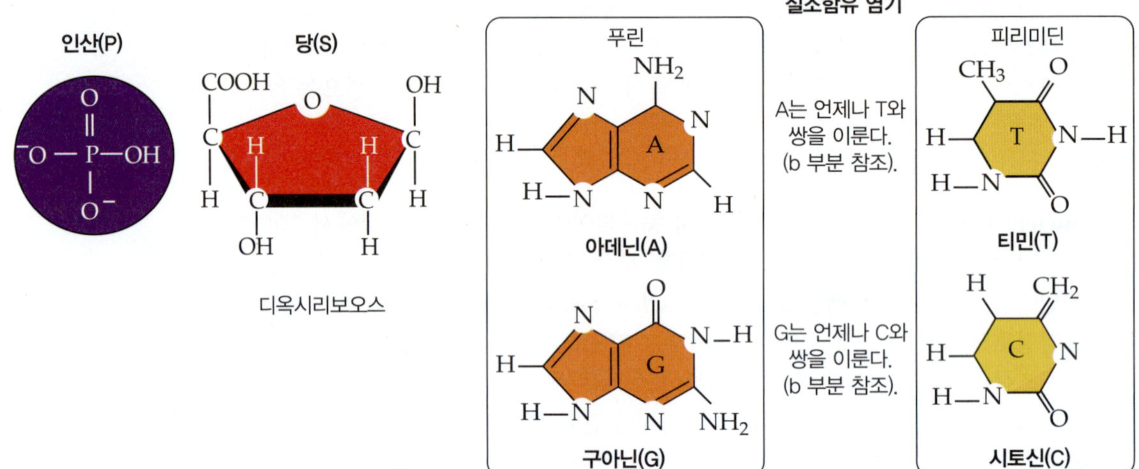

그림 2.22 DNA 구조. (a) DNA는 당, 인산, 질소함유 염기로 구성된다. (b) 나선의 각 가닥은 당과 인산이 반복적으로 연결된 당-인산 골격과 질소함유 염기로 되어 있다. (c) 인산, 당, 질소함유 염기는 뉴클레오티드의 구조를 구성한다.

시각화 염기쌍의 어떤 특성이 나선의 폭을 일정하게 유지하게 하는가?

나선의 두 가닥에 있는 질소함유 염기는 가로 쪽으로 옆에 있는 염기와 서로 수소결합을 형성한다. DNA 분자에서 한 가닥에 있는 아데닌(A)은 언제나 반대 가닥의 티민(T)과 수소결합을 이룬다. 마찬가지로 구아닌(G)은 언제나 시토신(C)과 수소결합을 한다. **상보적(complementary)**이라는 용어는 이 관계를 나타내는 데 쓰인다. 예를 들어 A는 T와 상보적이고, C는 G와 상보적이다. DNA 분자의 전반적인 구조는 꼬인 밧줄 사다리와 비슷하다. 당-인산 골격으로 구성된 난간과 쌍을 이룬 질소함유 염기로 된 가로대가 있는 모습이다.

염기쌍 규칙(A는 T와 G는 C와 쌍을 이룸)의 결과 DNA 나선의 폭은 일정하다. 푸린인 A와 G는 두 개의 고리로 된 구조이고, 피리미딘인 C와 T는 단일 고리 구조이므로 DNA 나선구조에는 툭 튀어나온 부분이나 푹 꺼진 부분이 없다. 푸린은 언제나 피리미딘과 쌍을 이루고 그 반대도 마찬가지이기 때문에 나선의 폭에는 언제나 고리가 3개 있다. A와 T 쌍은 수소 결합 2개가 이들을 묶는다. G와 C 쌍은 3개의 수소결합이 이들을 서로 묶는다.

세포는 다른 형태의 핵산인 **리보핵산(ribonucleic acid, RNA)**도 가지고 있다. RNA는 한 가닥으로 되어 있고, 골격에 리보오스 당을 가지며 질소함유 염기인 티민 대신 우라실(U)을 가진다는 점에서 DNA와 다르다. RNA도 세포의 유전활동에 관여한다. RNA가 가진 특정 기능은 4장에서 다룰 것이다. 섭취된 DNA나 RNA는 위에서 그 구성 성분인 뉴클레오티드로 분해된다. 물에 보충제로 DNA나 RNA를 첨가하여 마셔야 할 이유는 적다. 뉴클레오티드 합성에 문제가 있는 희귀한 유전 질환을 가지고 있지 않은 한 우리 몸은 필요한 모든 뉴클레오티드를 합성한다.

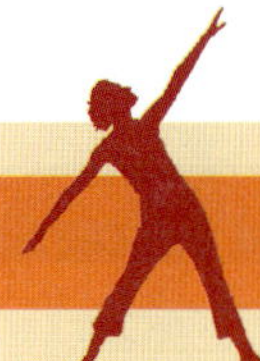

쉬어가기 2.2

DNA는 우리 몸의 모든 세포에서 발견된다. 유전자라는 DNA 서열은 생물학적 특성을 암호화한다. 생식세포를 제외한 우리 몸에 있는 모든 세포에 들어 있는 DNA가 같은 염기서열을 가진다면 왜 두 세포는 서로 다를까? 예를 들어 눈의 세포와 간세포가 같은 서열의 DNA를 가진다면 왜 이 두 세포는 구조와 기능이 다를까?

2.4 미량영양소

탄수화물, 단백질, 지질, 핵산 외에 우리 몸은 적절한 기능을 유지하기 위해 다양한 부가적인 물질을 필요로 한다. 비타민과 무기질과 같은 물질은 아주 적은 양만 필요로 하기 때문에 **미량영양소(micronutrient)**라고 한다. 이들은 사용하면서 파괴되지도 않고 에너지로 연소되지도 않는다. 많은 스포츠 음료와 에너지 음료에는 건강을 증진시키고 경쟁업체와 차별화하기 위해 이런 비타민과 무기질이 들어 있다. 특히 운동 음료에는 비타민과 다른 보충제가 들어 있기 때문에 몸에 수분을 공급하는 아주 좋은 방법이라고 광고하며 팔리고 있다.

비타민

비타민(vitamin)은 유기물질로 대부분은 몸에서 합성되지 않는다. 이들은 대개 효소의 작용을 도와 몸 안에서 일어나는 화학반응 속도를 높이는 조효소로 작용한다. 충분한 양의 비타민이 없을 때, 같은 비타민이 많은 신체 기능에 관여하는 여러 종류의 효소 작용에 필요하기 때문에 비타민의 결핍은 몸의 모든 세포에 영향을 미친다. 또한 어떤 비타민은 다른 영양소의 흡수를 돕는다. 비타민 C가 장에서 철의 흡수를 돕는 것이 한 예이다. 일부 비타민은 암과 심장질환으로부터 몸을 보호하고 노화 과정을 늦추는 작용을 하기도 한다.

사람이 합성할 수 있는 비타민은 칼시트리올로 알려진 비타민 D뿐이다. 그러나 비타민 D 합성에는 햇빛이 필요하기 때문에 북쪽에 사는 사람들은 이 영양소가 결핍될 수 있다. 비타민 D 결핍은 뼈 성장의 중단으로 이어질 수 있다(그림 2.23). 광범위한 결핍을 방지하기 위해 몇 가지 식품은 비타민 D가 강화되어 있다. 가장 대표적인 식품이 우유와 유제품이다. 혈액 응고에 필요한 비타민 K는 사람 세포에서 만들어지지 않지만 대장에 사는 세균에 의해 소화되지 않은 음식물 찌꺼기로부터 생산된다. 모든 다른 비타민은 음식이나 식품 보충제를 통해 섭취해야 한다.

비타민은 친수성인 경우 건강음료에 첨가할 수 있다. 그러나 소수성인 비타민도 있다. 수용성 비타민은 배출되고 저장되지 않기 때문에 음식에서 결핍될 수 있는 것은 지용성 비타민보다 수용성 비타민일 경우가 많다. 주요 친수성 비타민이 결핍되었을

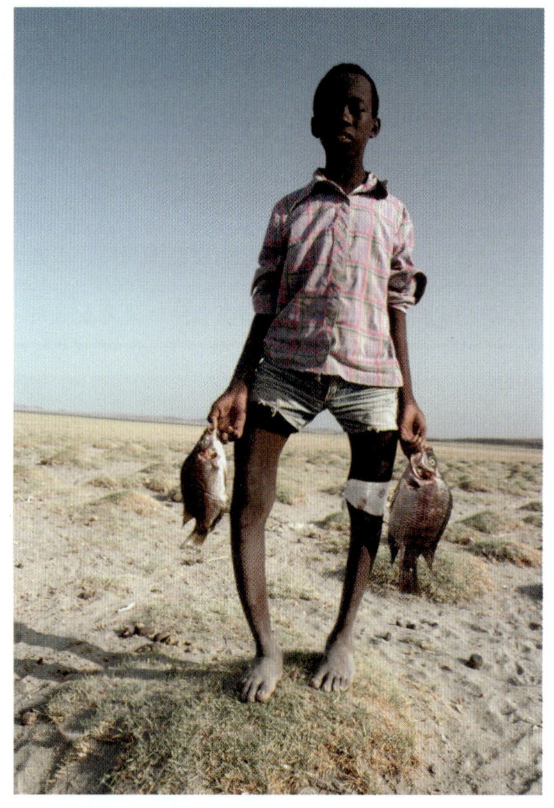

그림 2.23 **비타민 결핍.** 성장기에 비타민 D가 부족하면 약하고 기형의 뼈가 특징인 구루병이 걸린다. 햇볕을 쪼이면 몸에서 적절한 비타민 D의 합성이 일어날 수 있지만 많은 상품들이 구루병을 예방하기 위해 비타민 D를 첨가한다.

때의 증상을 표 2.5에 자세히 표시하였다. 다른 영양소와 마찬가지로 건강한 식단을 하면 여분의 비타민이 강화된 물을 매일 보충제로 섭취할 필요는 없다. 건강한 사람들에게 비타민 첨가제의 이점은 최소한이다.

소수성 비타민(A, D, E, K)은 지방에 녹아 몸 안으로 운반되고 그곳에 남아 있다. 그 결과 만성 영양실조 상태가 아닌 한 보통 사람들이 이 비타민에 결핍될 가능성은 적다. 반면 과량의 지용성 비타민은 신체 조직에 저장된다. 지용성 비타민 과다 증상은 사소한 것에서부터 극심한 것까지 다양한데 표 2.6에서 비타민 결핍 증상과 함께 나타냈다.

표 2.5 | 수용성 비타민

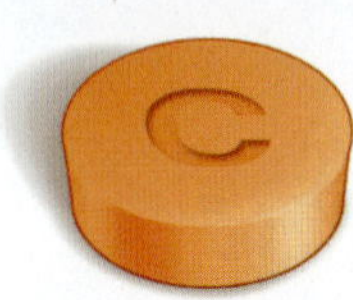

- 작은 유기 분자
- 물에 녹음
- 몸에서 합성되지 않음
- 보충제가 알약 형태로 나옴
- 수용성 비타민은 오줌으로 배출되고 저장되지 않으므로 대개 과량으로 섭취해도 문제가 없음

비타민	함유 식품	기능	결핍 증상
티아민(B_1)	돼지고기, 통곡물, 잎이 많은 녹색 채소	많은 효소의 구성 성분으로 필요함	부종과 심부전
리보플리빈 (B_2)	우유, 통곡물, 잎이 많은 녹색 채소	많은 효소의 구성 성분으로 필요함	피부에 허물
엽산	암녹색 채소, 견과류, 콩류(마른 콩, 완두콩, 렌즈콩), 통곡물	많은 효소의 구성 성분으로 필요함	신경관 결함, 빈혈, 위장병
B_{12}	닭고기, 생선, 붉은색 고기, 유제품	많은 효소의 구성 성분으로 필요함	빈혈과 신경 기능 손상
B_6	붉은색 고기, 닭고기, 생선, 시금치, 감자, 토마토	많은 효소의 구성 성분으로 필요함	빈혈, 신경 장애, 근육 장애
판토텐산	고기, 체소, 곡물	많은 효소의 구성 성분으로 필요함	피곤함, 무감각, 두통, 메스꺼움
비오틴	콩류, 계란 노른자	많은 효소의 구성 성분으로 필요함	피부병, 혓바늘, 빈혈
C	감귤류 과일, 딸기, 토마토, 브로콜리, 양배추, 피망	특정 조직의 합성; 철분 흡수 증진	괴혈병, 혈액응고가 잘 안됨
니아신(B_3)	견과류, 잎이 많은 녹색 채소, 감자	많은 효소의 구성 성분으로 필요함	피부와 신경계 손상

표 2.6 | 지용성 비타민

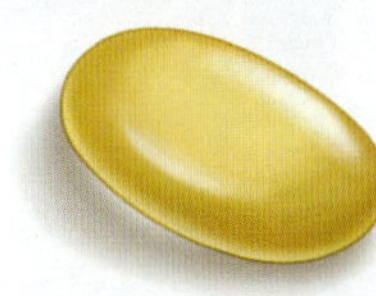

- 작은 유기 분자
- 물에 녹지 않음
- 몸에서 합성되지 않음(비타민 D 제외)
- 보충제가 기름, 젤, 캡슐 형태로 나옴
- 지용성 비타민은 즉시 배출되지 않기 때문에 과량이 있을 경우 문제가 일어날 수 있음

비타민	함유 식품	기능	결핍 증상	과다 증상
A	잎이 많은 녹황색 채소, 간, 계란 노른자	눈 색소의 구성성분, 면역에 중요	야맹증, 피부 통증, 피부 벗겨짐, 실명	어지러움, 두통, 머리카락 빠짐, 복통, 뼈 통증
D	우유, 계란 노른자	칼슘 흡수를 도와주고 뼈의 성장을 증가시킴	뼈 기형	신장 손상, 설사, 구토
E	암녹색 채소, 견과류, 콩류, 통곡물	많은 효소의 구성성분으로 필요함	선천적 장애, 빈혈, 위장병	피로, 기운 없음, 메스꺼움, 눈이 흐려짐, 두통, 설사
K	잎이 많은 녹색 채소, 양배추, 꽃양배추	혈액응고에 도움	멍이 듦, 응고가 비정상적으로 일어남, 심한 출혈	간 손상, 빈혈

무기질

무기질(mineral)은 탄소를 포함하지 않지만 많은 세포 기능에 필수적인 물질이다. 이 물질에는 탄소가 없기 때문에 **무기물**이라 부른다. 무기질은 적절한 체액 균형, 근수축, 신경 자극의 전도, 뼈와 치아의 구성에 중요하다. 칼슘, 염소, 마그네슘, 인, 칼륨, 나트륨, 황은 모두 무기질이다.

대부분의 비타민처럼 무기질도 몸에서 합성되지 않으며 반드시 음식을 통해 공급받아야 한다. 많은 건강 음료는 전해질의 형태로 무기질을 포함하고 있다. 표 2.7에 몸에 필요한 무기질의 다양한 기능과 특정 무기질이 결핍되거나 과잉될 때 일어나는 증상을 적어놓았다.

항산화제

몇 가지 비타민과 무기질은 **항산화제(antioxidant)**라는 물질에 속한다. 이 화합물은 암과 심장질환 같은 많은 병의 예방에 관여한다고 생각된다. 항산화제는 정상적인 세포 과정에서 생기는 반응성이 아주 높은 물질로부터 세포와 조직을 보호한다. 이런 반응성이 높은 물질인 자유라디칼은 불완전한 전자껍질을 가지고 있다. 따라서 **자유라디칼**은 산화되려는, 즉 몸에 있는 다른 분자로부터 전자를 빼앗으려는 성질을 가진다. 항산화제는 자유라디칼과 결합하여 이들이 DNA와 다른 고분자에 손상을 주는 것을 방지한다. 항산화제는 과일, 채소, 견과류, 곡물에 많이 있다(표 2.8).

여러분이 음료에 지불하는 비용은 무엇일까?

청량음료에 들어 있는 모든 식품 보충제를 보며 건강하지 않은 식단으로 음식을 먹어도 적당한 건강 음료와 스포츠 음료를 마시면 건강을 유지할 수 있을까하는 의문이 생길지도 모른다. 어떤 경우에는 이런 음료에 들어 있는 보충제가 영양의 중요한 공백을 메워줄 수도 있다. 예를 들어 채식주의자는 비타민 B_{12}가 결핍되기 쉬우며 우유를 조금 마시는 사람은 칼슘이 부족할 수 있다. 그러나 과일, 채소, 곡물 등에는 몸이 필요

표 2.7 | 무기질

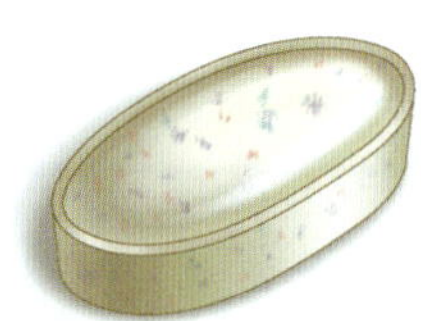

- 물에 녹음
- 무기 원소
- 몸에서 합성되지 않음
- 보충제는 알약의 형태로 나옴

무기질	함유 식품	기능	결핍 증상	과다 증상
칼슘	우유, 치즈, 녹색채소, 콩류	뼈의 힘, 혈액응고	왜소 성장, 골다공증	신장 결석
염소	소금, 가공식품	위산 생성	근육 경련, 식욕 부진, 성장 발육 부진	고혈압
마그네슘	우유, 통곡물, 잎이 많은 녹색 채소, 유제품, 콩류, 견과류	많은 효소의 구성성분으로 필요함	근육 경련	신경 장애
인	유제품, 붉은 색 고기, 닭고기, 곡물	뼈와 치아 형성	무기력, 뼈 손상	영양소 흡수능력 저하
칼륨	고기, 과일, 채소, 통곡물	수분 균형, 근육 기능	근력 저하	근력 저하, 마비, 심부전
나트륨	소금, 가공식품	수분 균형, 신경 기능	근육 경련, 식욕 부진	고혈압
황	고기, 콩류, 우유, 계란	많은 단백질의 구성 성분	알려지지 않음	알려지지 않음

표 2.8 | 항산화제

• 자유라디칼에 의한 손상으로부터 세포를 보호함
• 질병 예방 효과가 있다고 간주됨

항산화제	함유 식품
베타-카로틴	베타-카로틴이 많이 들어 있는 음식은 주황색을 띠고 있다. 당근, 캔텔로프, 호박, 망고, 둥근 호박, 살구 등이 여기에 속한다. 베타-카로틴은 케일, 시금치와 같은 잎이 많은 녹색채소에도 들어 있다.
루테인	눈 건강에 좋다고 알려진 루테인은 케일, 시금치와 같은 잎이 많은 녹색채소에 들어 있다.
라이코펜	라이코펜은 강력한 항산화제로 수박, 파파야, 살구, 구아바, 토마토에 들어 있다.
셀레늄	셀레늄은 항산화제가 아닌 무기질로 많은 항산화효소의 보조인자로 작용하여 항산화효소의 활성을 증가시킨다. 쌀, 밀, 고기, 빵, 브라질 견과를 먹으면 셀레늄을 섭취할 수 있다.
비타민 A	비타민 A가 많은 음식에는 고구마, 간, 우유, 당근, 계란 노른자, 모짜렐라 치즈 등이 있다.
비타민 C	비타민 C가 많은 음식에는 대부분의 과일과 채소, 고기가 있다.
비타민 E	비타민 E는 아몬드, 음식에 사용하는 기름, 망고, 브로콜리, 견과류 등에 들어 있다.

로 하는 다양한 미량영양소가 있기 때문에 다양한 음식을 골고루 먹는 것이 건강을 유지하는 데 더 좋은 방법이 될 것이다. 오렌지를 먹으면 비타민 C, 베타-카로틴(비타민 A의 전구체와 항산화제), 칼슘, 식이섬유, 다른 영양소를 얻을 수 있는 것처럼 말이다. 비타민 C가 보충된 건강음료에 다른 영양소는 없다.

어떤 경우 운동 중에 스포츠 음료는 마시는 것이 역효과를 낳을 수 있다. 많은 스포츠 음료는 칼로리가 높다. 체중을 줄이거나 유지하기 위해 운동을 하는 사람에게 이런 음료는 목표 달성을 방해한다. 이런 음료 중 일부는 너무 많은 첨가제가 들어 있어 이들의 용질 농도가 혈액에서보다 높다. 즉, 혈액보다 **고장액**이다. 고장액 음료는 소화계를 지나면서 신체 조직으로부터 물을 빼내므로 오히려 탈수의 위험이 증가한다. 이 스포츠 음료는 경기 전에 탄수화물을 많이 섭취할 필요가 있는 운동선수에게만 적당하다.

물 보충은 혈액보다 **저장액**인, 즉 염의 농도가 혈액에서보다 적은 음료를 마실 때만 효율적이다. 신경 써야 할 또 다른 첨가물은 카페인이다. 카페인은 실제로 신장으로부터 물의 배설을 증가시키는 약물이다.

건강 음료 제조사가 건강에 좋다고 광고하는 것은 잘못된 것일 수 있다. 처방이 필요하거나 필요하지 않은 약품을 출시할 때 식약국은 그 안정성과 효율성을 증명하는 과학적 검사 결과를 요구한다. 하지만 타우린이나 과산화물제거효소와 같이 음료에 첨가되는 식품 보충제에는 이런 규정이 없다. 따라서 건강 음료 라벨에 표시된 "성분 구성"의 효율성은 정말로 검증되지 않았다. 이들이 주장하는 효과 중 일부가 어떤 이점이 있을지도 모르지만 오랫동안 이들을 마셨을 때 이점이 있거나 유해하지 않을 것이라는 보장은 없다.

건강에 도움이 된다고 광고하는 어떤 상품이라도 이 음료를 사기 전에 반드시 광고 효과에 대해 주의 깊게 분석해야 한다. 이를 판단할 때 과학적 과정에 대한 지식과 잘 대조된 연구의 중요성을 이용하라. 만일 스스로 연구할 시간이나 의지가 없다면 의사에게 물어보거나 1장에 나와 있는 규정대로 믿을 수 있는 웹사이트를 이용하라. 충분한 정보를 가지고 있으면 건강에 도움이 되게 음료를 마실 수 있다.

2장 복습

기억해야 할 어원

다음 어원은 주로 라틴어와 그리스어에서 온 것이며 용어를 해독하는 데 도움이 될 것이다.

hydro- 물을 의미.
-lysis 분해를 의미.
-mer 소단위를 의미.
macro- 큼을 의미.
micro- 작음을 의미.
mono- 하나를 의미
-philic 좋아함을 의미.
-phobic 싫어함을 의미.
poly- 많음을 의미.

핵심 용어

2.1 물: 생명의 필수 요소

공유결합(covalent bond)
극성(polar)
동위원소(isotope)
반응물(reactant)
방사성 동위원소(radioactive isotope)
분자(molecule)
비극성(nonpolar)
생산물(product)
소수성(hydrophobic)
수소결합(hydrogen bond)
양성자(proton)
용매(solvent)
용액(solution)
용질(solute)
원소(element)
원자(atom)
원자가 궤도(valence shell)
원자번호(atomic number)
응집(cohesion)
이온(ion)
이온결합(ionic bond)
전기음성도(electronegativity)
전자(electron)
전자 껍질(electron shell)
중성자(neutron)
질량수(mass number)
친수성(hydrophilic)
탈수(dehydration)
핵(nucleus)
화학반응(chemical reaction)
화합물(compound)

2.2 산, 염기와 염

pH 등급(pH scale)
산(acid)
염(salt)
염기(base)
완충용액(buffer)
전해질(electrolyte)
항상성(homeostasis)

2.3 고분자의 구조와 기능

1차 구조(primary structure)
2차 구조(secondary structure)
3차구조(tertiary structure)
4차 구조(quaternary structure)
가수분해(hydrolysis)
고분자(macromolecule)
뉴클레오티드(nucleotide)
다당류(polysaccharide)
단량체(monomer)
단백질(protein)
당-인산 골격(sugar-phosphate backbone)
디옥시리보핵산(deoxyribonucleic acid, DNA)
리보핵산(ribonucleic acid, RNA)
불포화지방(unsaturated fat)
섬유(fiber)
스테로이드(steroid)

아미노산(amino acid)
역평행(antiparallel)
유기화학(organic chemistry)
인지질(phospholipid)
고밀도 지방단백질(high-density lipoprotein, HDL)
저밀도 지방단백질(low-density lipoprotein, LDL)
중합체(polymer)
지방(fat)
지방산(fatty acid)
지질(ipid)
질소함유 염기(nitrogenous base)
탄수화물(carbohydrate)
탈수합성 반응(dehydration synthesis)
트랜스지방(trans fat)
펩티드결합(peptide bond)
포화지방(saturated fat)
필수 아미노산(essential amino acid)
필수 지방산(essential fatty acid)
핵산(nucleic acid)

2.4 미량영양소

무기질(mineral)
미량영양소(micronutrient)
비타민(vitamin)
항산화제(antioxidant)

요약

2.1 물: 생명의 필수 요소

- 원자는 물질의 가장 작은 단위이며 양성자, 중성자, 전자로 구성된다(28쪽).
- 물 분자는 2개의 수소 원자와 1개의 산소 원자의 화합물이다(29쪽).
- 화학결합은 원소의 전자 배열에 좌우된다. 가장 바깥 에너지 수준, 또는 원자가 껍질이 다 차 있지 않은 원자는 분자를 형성한다. 전자가 공유될 때 일어나는 화학결합을 공유결합이라 한다. 원자가 궤도에 있는 전자를 잃거나 얻은 이온은 상호 인력에 의해 서로 결합하고 그 결과 이온결합이 생긴다(29쪽).
- 물은 한 극에 부분 음전하를, 다른 극에 부분 양전하를 가진 극성 분자이기 때문에 좋은 용매이다. 물 분자는 전하를 띤 다른 원자 주변에 밀집해 이들을 녹인다(31쪽; 그림 2.5).

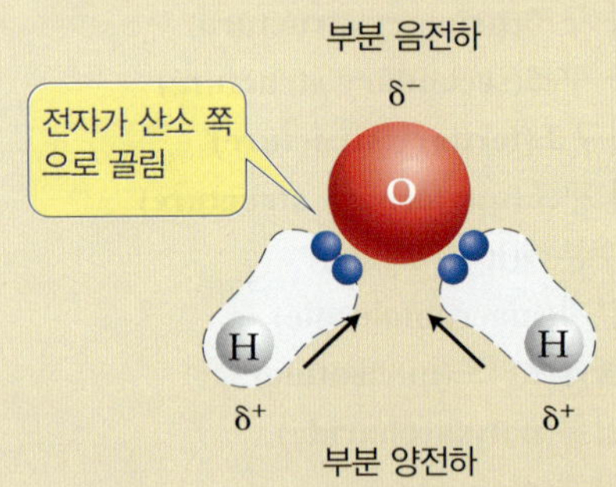

- 물은 반응물이 서로 접촉하도록 하여 화학반응을 촉진시킨다(31쪽).
- 물의 극성은 수소 원자와 그 옆에 있는 분자의 산소 원자 사이에 인력이 생기게 해서 수소결합을 형성하게 한다. 그 결과 물은 응집하고 상태 변화가 늦게 일어난다. 이 성질이 물을 열을 흡수하고 제거하기 좋은 매체로 만든다(31~32쪽).

2.2 산, 염기와 염

- 이온은 원자가 하나 이상의 전자를 얻거나 잃을 때 형성된다(33쪽).
- 수소 원자가 전자를 잃으면 수소 이온, 즉 전자가 없는 양성자가 된다(33쪽).
- pH 등급은 용액 안에 있는 H^+ 이온의 상대적인 비율을 0(산성)부터 14(염기성) 사이의 범위 안에서 나타내는 척도이다(34쪽; 그림 2.10).

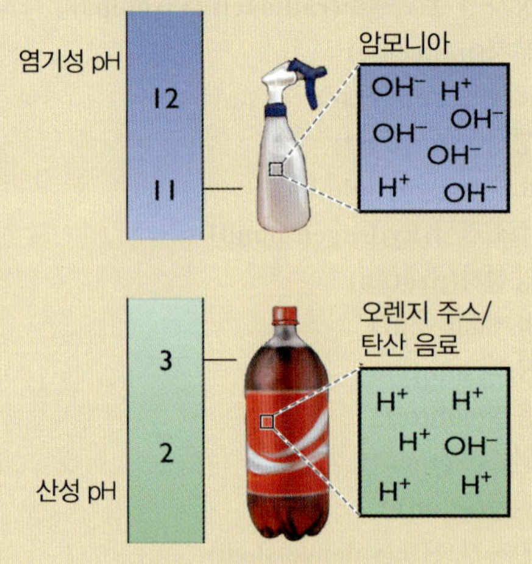

- 염은 산과 염기의 반응에 의해 생성되며 이온결합을 통해 서로 연결되어 있다(34쪽).

2.3 고분자의 구조와 기능

- 유기화합물은 그 골격에 탄소 원자를 가지고 있다. 탄소는 다른 원자 4개와 공유결합을 형성할 수 있기 때문에 굉장히 유연한 골격을 만들 수 있다(35쪽).
- 고분자(중합체)는 탈수합성 반응에 의해 서로 연결된 소단위(단량체)로 구성된다(35~36쪽).
- 탄소 함유 분자는 다양하며, 생명체 화학의 기본이다. 이들을 유기분자라 한다(35쪽; 그림 2.11).

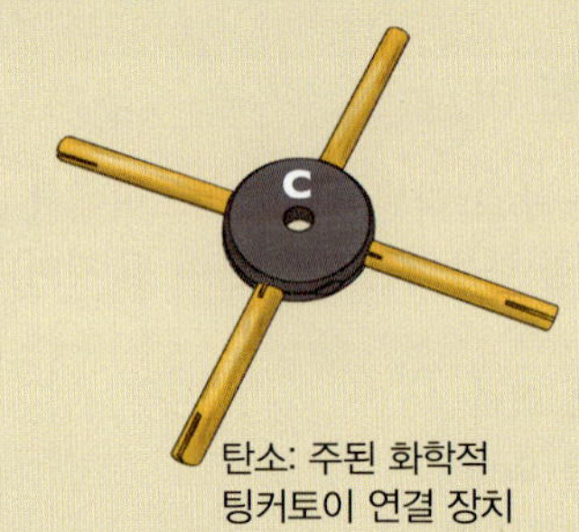

탄소: 주된 화학적 팅커토이 연결 장치

- 탄수화물은 세포에서 주요 에너지원으로 작용한다. 탄수화물에는 소단위가 하나인 단당류에서부터 다중 단위체를 가진 다량류가 있다(36~37쪽).
- 단백질은 세포에서 효소, 운반, 유전자 발현, 구조, 화학 전령의 역할을 한다. 단백질은 서로 다른 순서로 정렬된 아미노산 단량체로 구성된다. 아미노산 곁사슬 간 상호작용으로 단백질의 3차 구조가 만들어지고 이는 단백질 고유의 기능으로 이어진다(37~40쪽).
- 지질은 3가지 다른 형태가 있다. 지방은 글리세롤과 3개의 지방산으로 구성된다. 지방은 에너지를 저장하고 몸을 감싸 단열시킨다. 인지질은 글리세롤, 지방산 2개와 1개의 인산기로 구성된다. 인지질은 세포막의 구조를 형성하는 주요 구성 성분이다. 스테로이드는 융합된 4개의 탄소함유 고리로 구성된다. 콜레스테롤은 대부분의 동물 세포막에서 발견되며 막의 유동성을 유지하는 데 도움을 준다. 다른 스테로이드는 호르몬으로 작용한다(40~43쪽).
- 핵산은 뉴클레오티드의 중합체이다. 각 뉴클레오티드는 당, 인산, 질소함유 염기(A, C,

G, T)로 구성된다(43쪽).

• 사람의 유전물질인 DNA는 이중 나선이다. RNA는 DNA의 정보를 전달하는 데 관여하며 단일 가닥이다(44쪽).

2.4 미량영양소

• 미양영양소는 아주 적은 양만 필요한 식품이다(45쪽).

• 비타민은 유기 미량영양소로 몸은 대부분의 비타민을 합성할 수 없다. 많은 비타민은 효소가 적절히 기능하도록 도와주는 조효소로 작용한다(45~47쪽).

• 무기질은 탄소를 가지고 있지 않지만 많은 세포 기능에 필수적인 미량영양소이다(47쪽).

• 항산화제는 세포로부터 생긴 자유라디칼을 잡는 화합물로 자유라디칼이 다른 고분자를 손상시키는 것을 예방한다(47쪽, 표 2.8).

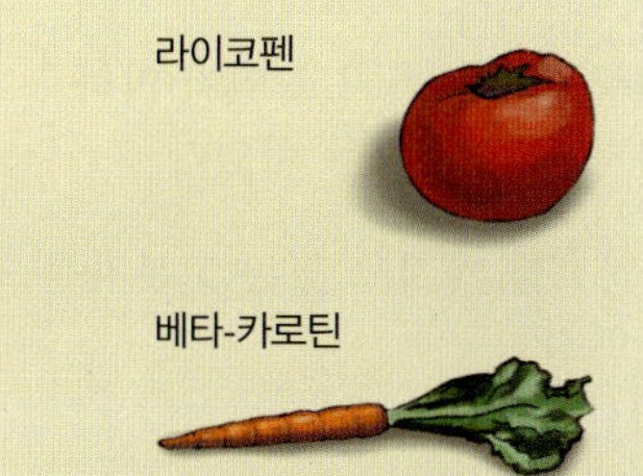

기본 학습 문제

1. 물은 ________________.
   a. 좋은 용질이다
   b. 2개의 수소 원자당 2개의 산소를 포함한다
   c. 효소의 기능을 가진다
   d. 다른 분자와 수소결합을 형성한다
   e. 산성 pH를 가진다

2. 전자는 ________________.
   a. 음전하를 띤다
   b. 중성자와 함께 핵을 구성한다
   c. 음전하를 띤 핵에 끌린다
   d. 핵으로부터 가장 멀리 위치하면 가장 작은 에너지를 가진다
   e. 수소결합에 참여하지만 이온결합이나 공유결합에는 참여하지 않는다

3. 다음 중 원자가 전자를 잃을 때로 <u>옳지 않은</u> 것은?
   a. 원자의 화학기호가 X라면 X^+로 나타낼 수 있다
   b. 전체적으로 양전하를 가진다.
   c. 이온이라고 한다.
   d. 물에 녹을 수 있다.
   e. 다른 양이온과 공유결합을 형성할 것이다.

4. 물이 극성인 이유는 ____________________________ 이다.
   a. 다른 분자보다 적은 수의 전자를 가지고 있기 때문
   b. 상온에서 쉽게 고체로 되기 때문
   c. 다른 극성 분자를 녹이기 때문
   d. 산소의 전기음성도가 높아 수소로부터 전자를 끌기 때문
   e. 다른 물 분자와 수소결합을 형성하기 때문

5. 물은 과량의 열에너지를 흡수한다. 그 이유는 ________ 이다.
   a. 물이 언제나 체온보다 차갑기 때문
   b. 물 분자 사이의 수소결합이 파괴될 때 많은 에너지가 필요하기 때문
   c. 수소는 원자가 궤도에 여분의 전자가 들어갈 수 있는 공간을 가지기 때문
   d. 에너지 입자와 결합을 형성하여 서로 떨어지기 때문
   e. 기체 상태로 발견되는 적이 거의 없기 때문

6. 수산화나트륨(NaOH)를 물에 더하면, Na^+와 OH^-로 해리된다. 수산화나트륨은 용액의 pH를 ________________.
   a. 감소시킨다
   b. 증가시킨다
   c. 영향이 없다

7. 탄수화물은 ____________________.
   a. 에너지를 저장한다
   b. 단량체일수도 있고 중합체일수도 있다
   c. 식물과 동물 세포에서 발견된다
   d. 위의 모든 답이 옳다

8. 식이섬유는 ________________.
   a. 복합 탄수화물이다
   b. 부분적으로 섬유소로 구성된다
   c. 사람이 소화하기 힘들다
   d. 특정 암을 예방 할 수 있다
   e. 위의 모든 답이 옳다

9. 다음 용어 중 다른 것들과 가장 차이가 나는 것은?
   a. 단당류
   b. 인지질
   c. 지방
   d. 스테로이드
   e. 지방

10. 서로 다른 단백질은 다음 중 무엇의 서열이 다른가?
    a. 당
    b. 글리세롤
    c. 지방
    d. 아미노산

11. 필수 아미노산은 ________________________.
    a. 모두 같은 곁사슬을 가지고 있다
    b. 고기에 있는 단백질에만 있다
    c. 우리 몸에서 합성하지 못하며 음식을 통해 얻어야 한다
    d. 식물성 음식에만 있다
    e. 자연 음식에서보다 가공식품에 더 많이 있다

12. 지질은 일반적으로 비극성이다. 그 의미는 ___________.
    a. 물에 녹지 않는다
    b. 분자에 걸쳐 균일하지 않게 분포된 부분 전하를 가지고 있다
    c. 친수성이다
    d. 이중결합을 가지고 있지 않다
    e. 전자 껍질이 모두 차있다

13. 유전정보를 가지고 있는 고분자를 포함하는 것은?
    a. 단백질
    b. 핵산
    c. 지질
    d. 탄수화물
    e. 위의 모든 물질이 유전 정보를 가진다.

14. 다음 중 미량영양소에 포함되지 않는 것은?
    a. RNA
    b. 비타민 B_{12}
    c. 칼슘
    d. 비타민 D

15. 과일과 채소는 일반적으로 식사 보충제보다 더 건강한 식품이다. 그 이유는?
    a. 이들은 식이섬유를 가지고 있다
    b. 이들은 항산화제를 가지고 있다
    c. 이들은 여러 종류의 비타민과 무기질을 가지고 있다
    d. 이들을 가공하지 않은, 전체 식품이다
    e. 위의 모든 이유가 다 옳다

16. 설탕 분자는 탄소 원자 12개, 수소 원자 22개, 산소 원자 11개를 가지고 있다. 설탕의 화학식은?

17. 단량체는 ______________ 합성 과정을 통해 다중 단위체인 ____________(으)로 연결된다.

18. 미량영양소에는 ____________과(와) ____________이(가) 있다

19. **참 또는 거짓**? 병에 든 물은 수돗물보다 거의 언제나 더 깨끗하다.

20. **참 또는 거짓**? 우리 몸은 단순한 구성성분으로부터 필요한 거의 모든 비타민과 무기질을 합성할 수 있다.

분석 및 응용 문제

1. 산소를 포함한 분자는 극성일 가능성이 크다. 메탄올의 구조(CH_3OH)는 그림 2.24에 나와 있다. 이 분자에서 부분 음전하를 가지는 부분과 부분 양전하를 가지는 부분은?

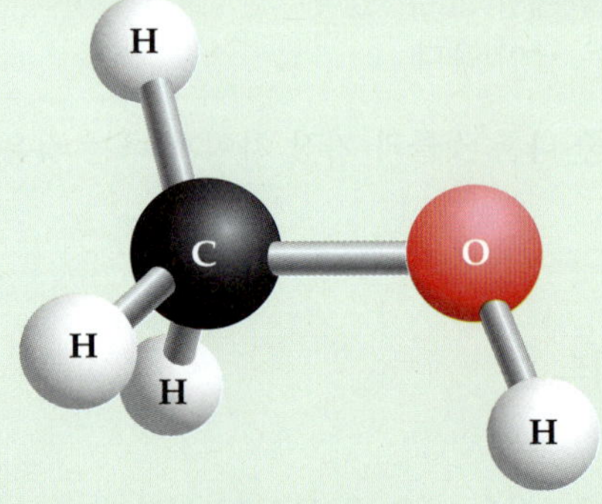

그림 2.24 메탄올

2. 이산화탄소는 고압에서 물에 녹지만 압력이 낮아질 때 기체로 방출된다. 물은 고도가 높은 곳, 즉 기압이 낮은 곳에서는 낮은 온도에서 끓는다. 이런 현상에 비추어 볼 때 압력의 변화가 기체와 고체 사이의 변환에 미치는 영향이 무엇이라고 생각하는가?

3. 위벽을 감싸고 있는 세포는 염산(HCl)을 분비하고, HCl은 H^+와 Cl^-로 해리된다. 이것이 위액의 pH에 어떤 영향을 미칠까? pH 변화가 단백질이 아미노산으로 소화되는 것을 어떻게 촉진할까?

4. 파워바(상품명, 역자주)와 같은 에너지바는 맛이 좋고 가지고 다니기 편리하게 압축 포장된 고탄수화물, 고단백질 음식이다. 어떤 활동을 할 때나 어떤 식단의 음식을 먹을 때 이 에너지바를 먹는 것이 의미가 있을까?

5. 포도당과 과당의 분자식은 같지만 화학적 성질을 다르다. 그 이유는 무엇일까

6. 염기쌍 규칙을 이용하여 5′-AACGATCCG-3′ 서열에 상보적인 DNA 뉴클레오티드 서열을 예측하라.

문항 7~9는 DNA가 유전물질이라는 사실을 밝힌 연구에 대한 내용이다.

7. 1928년 그리피스(F. Greiffith)라는 과학자는 세균과 생쥐를 이용하여 실험을 하였다. 그가 생쥐에 세균 *Streptococcus pneumoniae*의 병을 유발하는 또는 병원성인 균주를 주사하였을 때 생쥐가 죽었다. 그가 동일한 세균의 병을 유발하지 않는 또는 비병원성인 균주를 생쥐에 주사하였을 때 생쥐는 죽지 않았다 그리피스는 병을 유발하는 균주가 다당류로 둘러싸여 있는 것에 주목하였다. 세균을 둘러싸고 있는 다당류 외투에 병원성 인자가 있는지 확인하기 위해 그리피스는 병원성 균주에 열을 가했다. 그는 열이 세균을 죽이지만 다당류 외투에는 영향을 주지 않을 것으로 생각하고 있었다. 만일 병원성이 다당류에 포함되어 있었다면 그리피스가 예상한 결과는 무엇인가?

8. 다음 그리피스는 다른 그룹의 생쥐에 가열하여 죽인 병원성 세균과 살아 있는 비병원성 세균 세포를 같이 주사하였다. 놀랍게도 생쥐는 죽었다. 이 실험으로부터 그리피스는 죽은 병원성 균주가 어떤 방법으로 그 유전물질을 살아 있는 비병원성 균주에 전달하였다고 추론하였다.

   1940년대 초기에 에이버리(O. Avery)와 맥카티(M. McCarty)는 그리피스의 균주 사이에 전달된 물질의 본성을 찾기 시작하였다. 이들은 전달되는 물질을 분리하여 "형질전환의 본질"이라고 이름 붙였다. 이 물질이 한 균주의 특성을 다른 균주의 특성으로 전환시켰기 때문이다. 이 물질에 단백질을 불활성화시키는 효소와 지질을 파괴하는 효소를 처리하였을 때 형질전환이 여전히 일어났다. 이 결과로부터 이들은 형질전환 본질의 화학적 본성에 대한 어떤 정보를 얻었을까?

9. 에이버리와 맥카티의 결과는 핵산이 유전물질일수밖에 없다는 것을 보여주었다. 다른 과학자들은 이를 확신하지 않았다. 1952년에 허쉬(A. Hershey)와 체이스(M. Chase)는 단백질과 DNA 중 어떤 것이 유전의 본질이 되는 분자인지 결정하기 위한 실험을 수행하였다.

   허쉬와 체이스는 세균을 감염시키는 바이러스를 이용하였다. 이 바이러스는 DNA와 그것을 둘러싼 단백질로만 되어 있다. 감염 동안 바이러스는 세균 세포를 장악하여 더 많은 바이러스를 만들도록 한다. 바이러스는 DNA와 단백질만 가지고 있기 때문에 허쉬와 체이스는 새로운 바이러스 합성을 주도하는 물질이 바이러스의 DNA인지 바이러스 단백질인지를 결정하고 싶었다. 다시 말하면 어떤 화학물이 유전물질로 작용하는지 알고자 하였다.

   이들은 방사성 동위원소 인이 들은 액체에서 바이러스 일부를 배양하고, 또 다른 일부 바이러스는 방사성 동위원소 황이 들어 있는 액체에서 배양하였다. 방사성 동위원소 인은 DNA만을 표지하고, 방사성 동위원소 황은 단백질만을 표지한다. 그 다음에 이들은 방사능을 띤 DNA를 가진 바이러스와 방사능을 띤 단백질을 가진 바이러스를 세균에 감염시키고 외부의 모든 물질을 제거하기 위해 세균을 씻었다. 그 다음 두 배양액 모두에서 자란 바이러스에 감염된 세균에서 방사능을 측정하였다. 방사성 DNA를 가진 바이러스와 같이 배양한 세균만이 방사능을 나타냈다. 이 결과는 어떻게 DNA가 형질전환의 본질을 가지고 있다는 것을 확인시켜 줄 수 있을까?

10. 에너지 음료 레드불은 몇몇 유럽 국가에서 금지되었다. 그 이유는 부분적으로 과다한 카페인을 함유하고 있기 때문이다. 카페인을 과다 섭취하면 불안감, 심장 두근거림, 짜증, 불면 등의 증상을 야기할 수 있다. 많은 사람들이 카페인이 많이 들어 있는 음료를 알코올과 섞어 마신다 이 점이 의료인들이 걱정하는 부분이다. 알코올과 에너지 음료를 섞어 마시면 알코올에 탄산음료나 물, 주스 등을 섞을 때보다 더 건강에 해로운 이유는 무엇일까?

과학 연관 문제

1. 훌륭한 용매로서의 물의 특성은 지구의 모든 물에 인공 화학물질(일부는 아주 해롭다)이 있다는 의미이다. 이런 화학물질 대부분이 물에 녹아서 희석되는 대신 생산되고 이용되는 장소에 축적된다면, 우리가 이런 위험한 화학물질을 사용하고 생산하는 것이 어떻게 달라질 수 있을까?

2. 건강음료나 스포츠 음료 하나를 선택하여 그 제품의 라벨에 적혀 있는 사실이 맞는지 과학적 증거로 확인하라. 이때 1장에서 배운 과학적 증거를 해석하는 전략을 사용하라.

3. 이 장에서 살펴본 많은 음료 포장의 광고는 건강과 에너지 충전에 대해 큰 관심을 불러일으켰다. 음료 포장지에 적혀 있는 광고가 오해의 소지가 있다고 생각하는가? 이 제품이 정말 건강에 좋다는 것을 소비자에게 보장해주는 것은 누구의 책임인가? 더 많은 정보를 감추고 있는 제조사인가 아니면 소비자 자신인가?

Chapter 3

세포 구조와 물질대사

식이요법

학습목표

1 어떤 종류의 고분자가 에너지의 주요 공급원인가?

2 칼로리(calorie)와 킬로칼로리(Calorie)의 차이점은 무엇인가?

3 고분자는 어떻게 에너지를 저장하는가?

4 ATP는 어떻게 세포 반응에 활력을 주는가?

5 핵, 리보솜, 소포체, 미토콘드리아, 골지체의 구조와 기능에 대해 설명한다.

6 효소는 어떻게 대사 반응의 속도를 증가시키는가?

7 능동수송과 수동수송은 어떻게 다른가?

8 막을 자유롭게 통과하는 물질은 무엇인가? 막을 통과하는 데 도움이 되는 것은 무엇인가?

9 세포 호흡과 호흡은 어떤 관계인가?

10 세포 호흡의 화학 반응은 무엇인가?

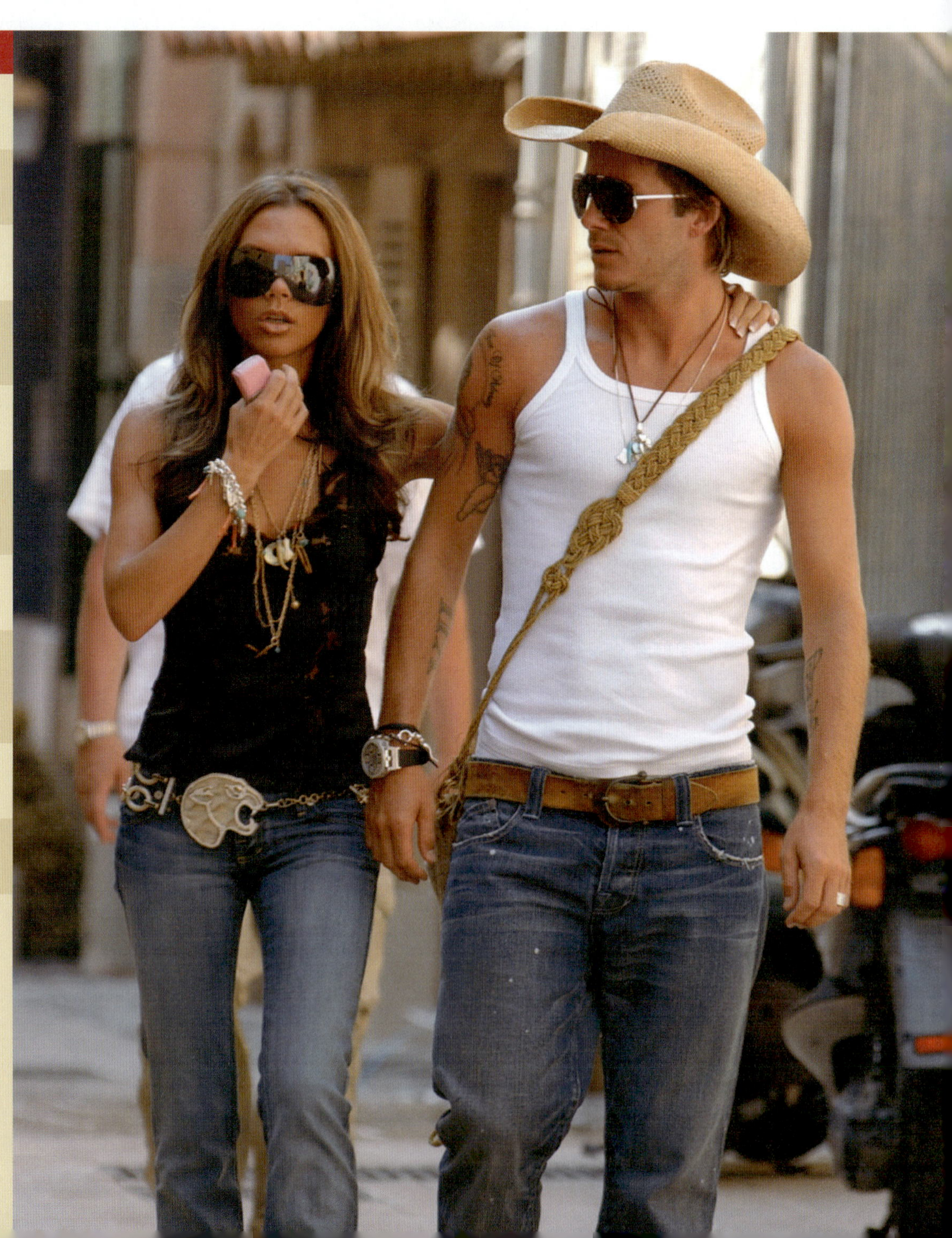

이상적인 신체상을 갖는 것은 대부분의 사람에게 어렵다.

사람의 체형과 체격은 다양하지만, 매력적인 모습은 대중 매체에서 보이는 남성과 여성의 이미지로 제한하여 규정하는 경향이 있다. 거의 모든 매체의 이미지는 매우 제한된 범위의 체형으로 매력적인 것과 바람직한 것을 동일시한다.

남성의 이상적인 체형은 체지방이 적고 모든 근육이 드러나는 크고, 넓은 어깨의 근육질을 의미한다. 많은 남성에게 이러한 체형을 갖추는 것은 어떤 식이요법과 운동으로도 불가능하다.

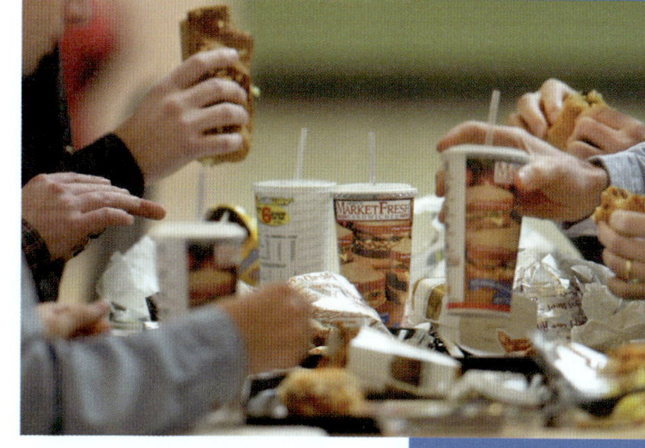

대부분의 대학생은 처음으로 음식에 대한 판단을 하게 된다.

여성미에 대한 현재의 기준 또한 가혹하다: 작은 엉덩이; 가늘고, 긴 팔다리; 가슴 외의 신체에서 지방의 축적이 없음. 대부분의 여성에게 이러한 체형을 갖추는 것은 불가능할 뿐만 아니라 기능과도 맞지 않는다.

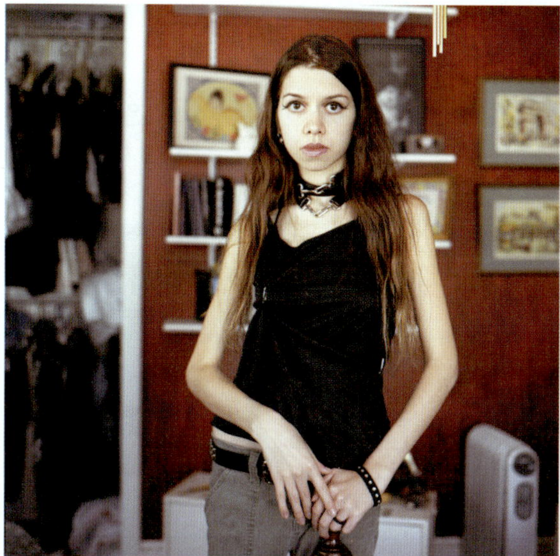
건강하지 못한 선택은 식욕부진과 연관된 미래의 건강 문제를 초래하는 습관을 만든다…

외모에 대해 걱정할 뿐만 아니라 공부하고, 운동하고, 교제하기 위한 시간을 내야 하는 보통의 대학생은 신체 이미지와 기능 사이에서 갈등을 겪게 된다. 대학생은 종종 제한된 예산으로 음식에 대해 스스로 결정해야 하기 때문에 상황은 더욱 어려워진다.

건강한 체중을 유지하는 데 도움이 되는 결정을 하는 것이 항상 쉬운 일은 아니다. 대학에서의 전형적인 식단은 종종 기름지고 칼로리가 높으며 양의 제한이 없다. 시간이 부족한 학생에게 "특대형"으로 저렴하게 제공하는 주변에 위치한 간이음식점은 건강한 선택을 더욱 어렵게 한다.

훌쭉하고자 하는 가혹한 압력과 쉽게 접근되는 건강하지 못한 음식의 과식으로 학생은 대학 생활 이후로도 오래도록 지속되는 나쁜 식사 습관을 형성하게(또는 지속하게) 된다. 이러한 식사 습관이 지속되면, 학생은 비만 또는 스스로 자초한 기근과 평생 동안 싸우게 된다.

무엇을 어느 정도 먹을지에 대한 지혜로운 선택은 체내에서 음식의 역할에 대한 이해를 통해 가능하다.

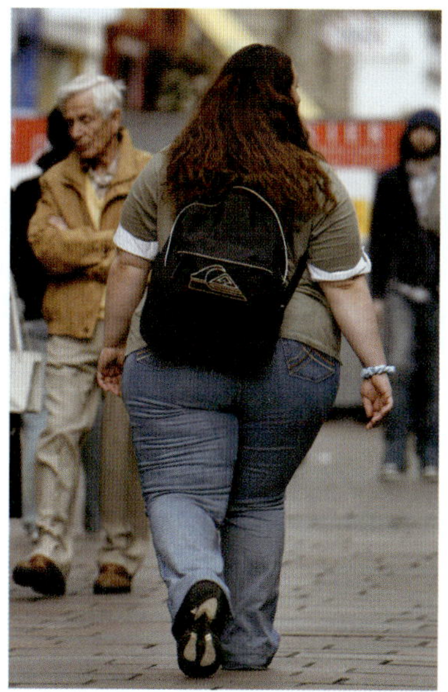
. . . 비만.

3.1 음식과 에너지

생물체가 섭취한 음식은 분해되어 인체 구성 분자로서 성장과 유지 및 보수를 위한 기초 재료로, 또는 에너지원으로 이용된다. 생물체가 이러한 기능을 수행하기 위해 필요한 음식은 단백질과 탄수화물, 지방을 포함한다(그림 3.1). 2장에서 이들 고분자의 구조와 기능에 대해 학습하였고, 이 장에서는 이들 영양소의 기능에 대해 집중적으로 토의할 것이다.

에너지는 음식의 화학결합에 저장된다. 고분자의 탄소, 수소, 산소 사이의 고에너지결합이 깨질 때, 방출된 에너지는 인체가 사용할 수 있는 형태로 전환된다. 음식으로부터 방출된 잔여 에너지는 근육과 간에서 글리코겐으로 저장된다. 근육과 간 세포가 글리코겐으로 채워지면, 여분의 에너지는 지방으로 저장된다. 지방은 종종 근육과 관련되어 발견되는데, 근육은 저장된 에너지에 쉽게 접근한다. 인체는 피부 바로 밑에 지방을 저장함으로써, 중요 기관을 보호하고, 신체를 추운 날씨로부터 격리하고, 기근에 대비하여 에너지를 축적한다(그림 3.2).

지방이 저장된 인체 조직은 **지방조직(adipose tissue)**이다. 지방조직은 신체 이미지에 큰 영향을 주는 부위인 복부, 궁둥이, 엉덩이에서 발견된다. 남성은 복부에 지방을 저장하는 경향이 있어서 체지방이 적은 사람조차도 몇몇 운동 선수에게서 보이는 뚜렷한 복근을 갖는 것을 어렵게 만든다. 여성은 지방을 궁둥이, 엉덩이, 허벅지, 가슴의 지방조직에 저장하여 자연적으로 곡선이 있는 모양을 만들어 대부분의 패션 모델에

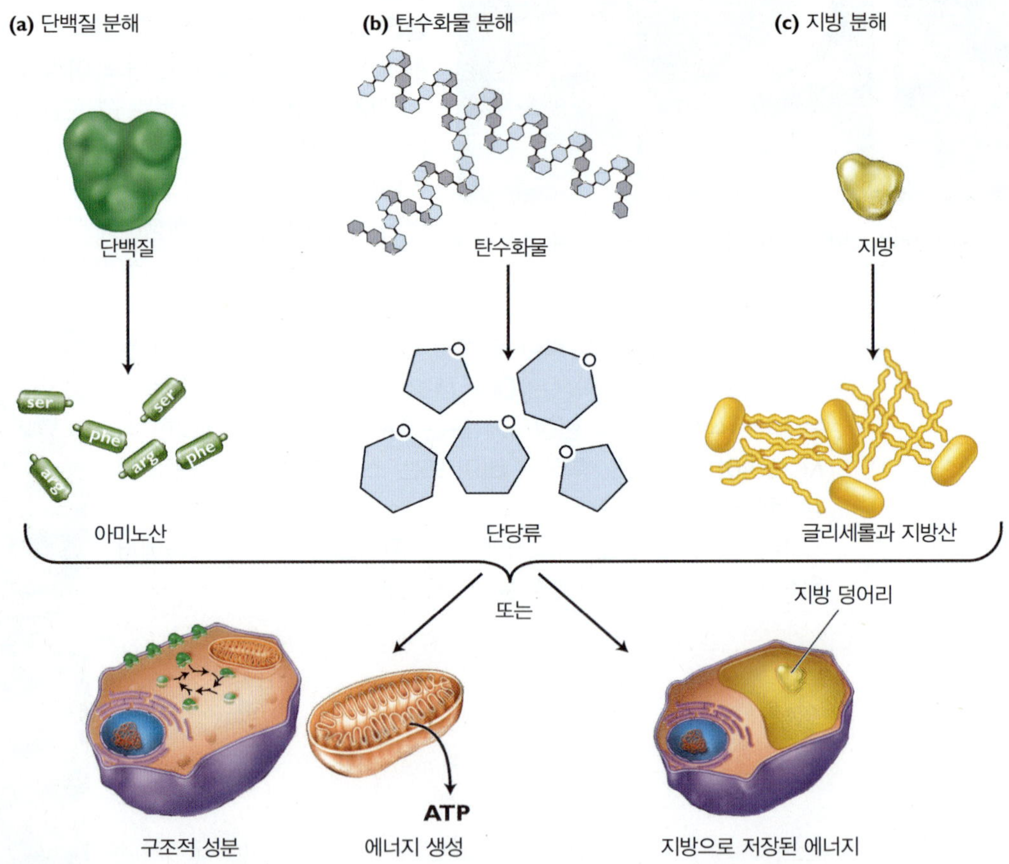

그림 3.1 영양소의 분해와 이용. (a) 단백질은 아미노산으로 분해되어, 세포의 구조적 성분을 생성하는 데 이용되거나 지방으로 저장된다. (b) 다당류는 단당류로 분해되어, 세포의 구조적 성분으로 이용되거나, 에너지 생성을 위해 연소되거나, 지방으로 저장된다. (b) 지방은 글리세롤과 지방산으로 분해되어, 세포의 구조적 성분을 만드는 데 이용되거나, 에너지 생성을 위해 연소되거나, 저장된다.

서 보이는 막대기 같이 마른 체형과 일치하지 않는다. 체지방을 일정한 정도로 유지하기 위해서, 에너지 유입은 반드시 에너지 소비와 밀접히 병행하여야 한다.

일상 생활을 위한 에너지 수요를 맞추기 위해, 음식의 화학결합에 저장된 에너지는 직접 이용되지 않는다. 대신 음식 에너지는 대부분의 세포 활동을 구동시키는 고에너지 화학물질로 전환된다.

ATP는 세포의 에너지 화폐이다

세포가 활동을 위해 사용하는 화학물질은 **아데노신 3인산(adenosine triphosphate, ATP)**이다. ATP는 음식 분자로부터 전자의 이동을 통해 얻은 에너지를 자신의 결합에 저장함으로써 세포에 에너지를 공급한다.

ATP는 특별한 종류의 뉴클레오티드이다. 2장에서 배운 대로 뉴클레오티드는 질소를 포함하는 염기—아데닌(A), 구아닌(G), 시토신(C), 티민(T), 우라실(U)—와 당, 인산기(인과 산소로 구성된)로 구성된다. ATP는 뉴클레오티드 3인산이다. ATP는 염기 아데닌과 당 리보오스, 3개의 인산을 가진다(그림 3.3). 3개의 인산 각각은 음전하를 띠고 있다. 음전하는 서로 반발하여 ATP에 에너지를 저장하는 데 기여한다.

ATP는 감겨진 스프링과 같이 행동한다. 이해하기 쉽도록, 화살 총을 생각해 보자. 총에 화살을 장전하기 위해서는 팔 근육의 에너지가 사용되는데, 이 에너지는 화살 총의 감겨진 스프링에 저장된다(그림 3.4a). 화살 총을 쏠 때, 총으로부터 방출된 에너지는 일을 수행하는 데 사용된다. 이 경우의 일은 공기 중으로 화살을 날려보내는 것이다. 비슷한 방식으로, 음식 분자의 분해로부터 얻어진 에너지는 ATP 분자의 인산결합에 저장된다. ATP로부터 인산기가 떨어질 때 에너지가 방출되어 세포는 일을 수행한다(그림 3.4b). 인산기가 제거된 후, ATP는 2개의 인산을 가진 **아데노신 2인산(adenosine diphosphate, ADP)**으로 전환된다.

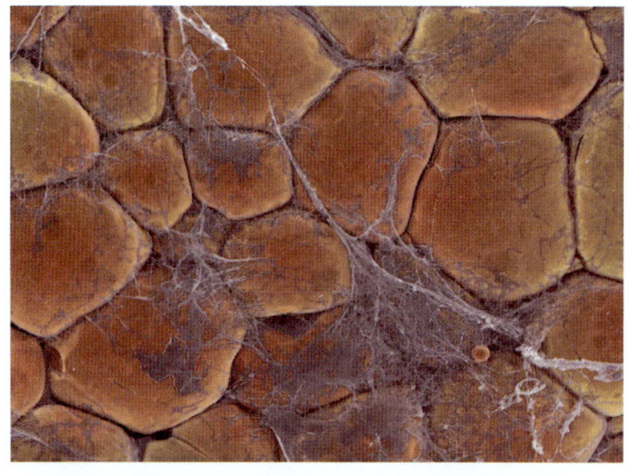

그림 3.2 지방 저장. 인체는 피부 밑의 지방세포에 지방을 저장한다.

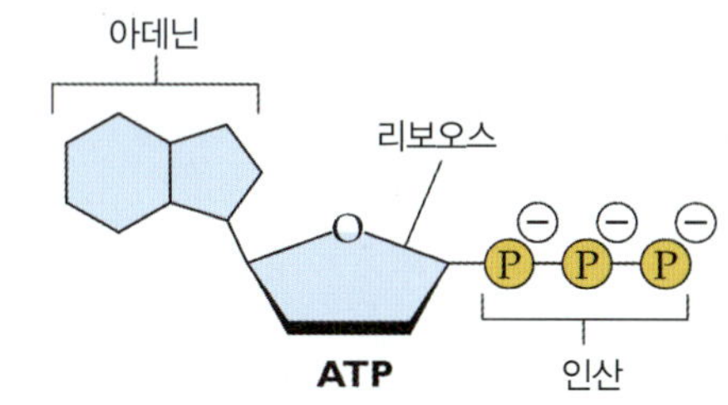

그림 3.3 ATP의 구조. ATP는 3개의 인산기를 가진 뉴클레오티드이다. 인산기는 모두 음전하를 띠고 있음에 주목해야 한다.

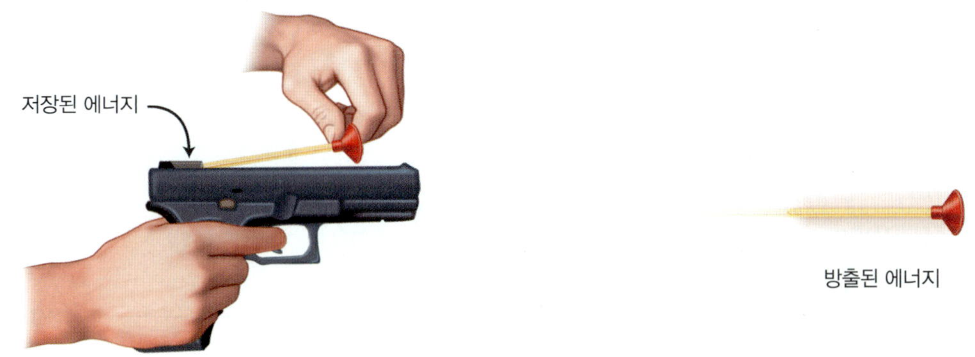

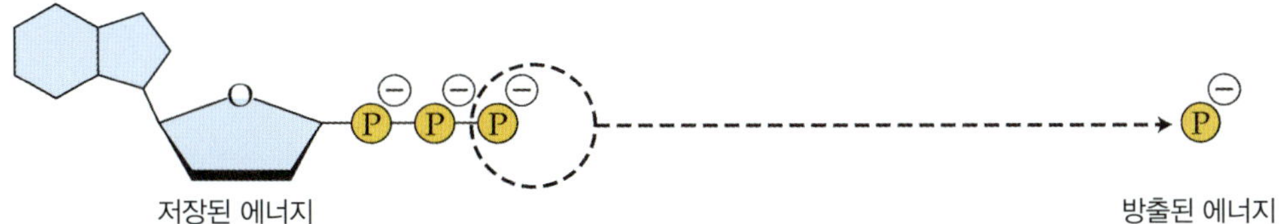

그림 3.4 저장된 에너지. (a) 화살 총은 팔 근육에 의해 감겨진 스프링에 저장된 에너지를 사용하여 화살을 날리는 일을 수행한다. (b) ATP는 화학결합에 저장된 에너지를 제공하여 세포가 일을 수행하도록 한다.

ATP 고에너지 결합 효소 인산화된(활기찬) 효소 ADP

그림 3.5 인산화반응. ATP 분자의 끄트머리 인산기는 다른 분자(이 경우에는 효소)에 전이되어 그 분자에 활력을 준다. ATP는 인산기를 잃고 ADP가 된다. 인산기를 얻은 효소는 활력을 갖게 된다.

ATP로부터 제거된 인산기는 다른 분자로 전이된다. 그러므로 ATP가 다른 화합물을 활력을 띠게 하는 한 가지 방법은 인산의 첨가를 의미하는 **인산화반응(phosphorylation)**이다. 효소와 같은 분자가 에너지를 필요로 할 때, ATP로부터 효소로 인산기가 전이되어 효소는 일을 수행하는 데 필요한 에너지를 가지게 된다(그림 3.5).

ATP의 가장 바깥 쪽에 위치한 인산의 제거로 방출된 에너지에 의해 세포는 다양한 종류의 일을 수행하게 된다. ATP는 정자가 이동하도록 하는 편모 운동과 같은 **기계적인 일**(mechanical work), 능동수송 동안 막을 가로지른 물질 이동과 같은 **운반하는 일**(transport work), 단순한 분자로부터 복잡한 분자를 만드는 **화학적인 일**(chemical work)에 동력을 제공한다(그림 3.6).

지금까지 음식 에너지가 간과 근육의 글리코겐이나 인체의 지방으로 저장되거나, ATP의 에너지로 전환되어 세포에 의해 사용됨을 살펴보았다. 에너지를 저장할지 또는 ATP를 합성하는 데 사용할지 세포가 어떻게 판단하는지 이해하기 위해서, 세포의

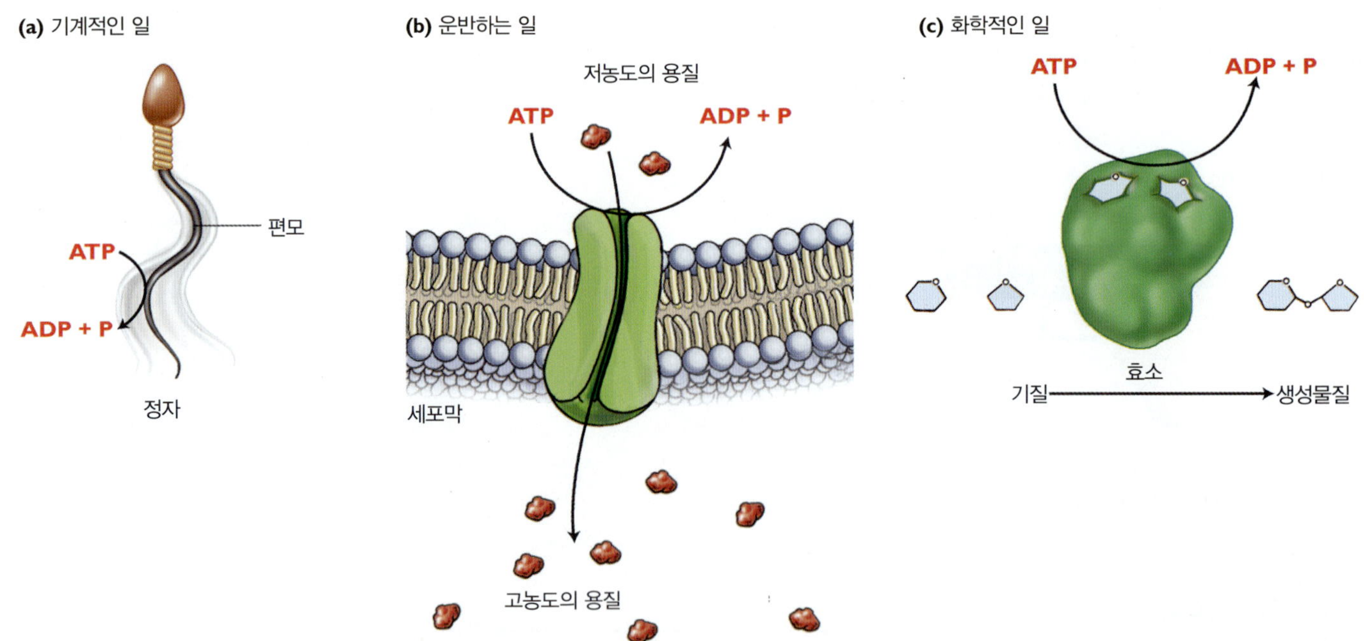

그림 3.6 ATP와 세포의 일. ATP는 세포 내의 다양한 일에 동력을 제공한다.

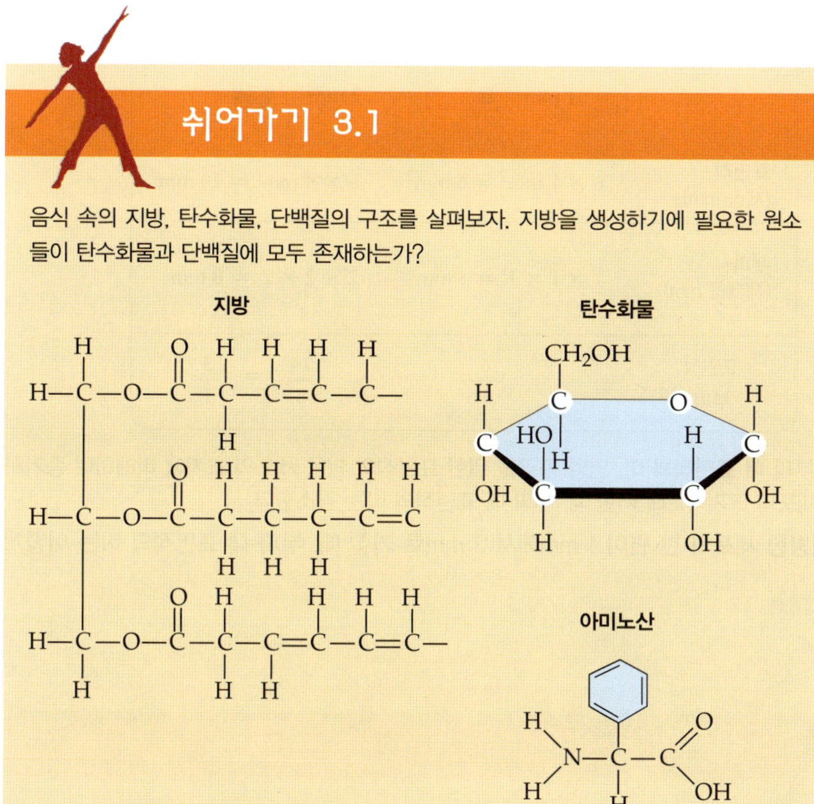

구조에 대해 알아볼 필요가 있다. 그런 뒤에 세포가 어떻게 ATP를 생성하는지 배우기 위해 ATP 분자에 대해 다시 논의할 것이다.

3.2 세포 구조와 기능

세포는 생명의 근본적인 구조 단위이다. 모든 생물은 세포로 구성된다. 개구리의 난자와 같은 세포는 맨눈으로 볼 수 있지만, 대부분의 세포는 매우 작아서 광학현미경이나 전자현미경으로만 관찰된다.

광학현미경(light microscope)은 렌즈와 빛을 이용하여 볼 수 있는 상을 만든다. **전자현미경(electron microscope)**은 자기 렌즈와 전자를 이용하여 컴퓨터 모니터나 필름에 볼 수 있는 상을 만든다. 투과전자현미경은 2차원 상을 만들고, 주사전자현미경은 3차원 상을 만든다.

대부분의 세포는 매우 작기 때문에, 이들을 측정하는 단위는 생소하다. 미터(m)에 대해서는 들어 보았겠지만, 나노미터(1×10^{-9} m)는 들어 본 적이 없을 수도 있다. 1미터에는 1,000,000,000(10억)개의 나노미터가 있다. 그림 3.7은 대부분의 세포와 준세포 구조가 1마이크로미터(1×10^{-6} m, 1 μm)와 100마이크로미터 사이의 크기임을 보여준다. 이 문장의 끝에 있는 마침표의 직경은 약 300마이크로미터, 즉 300,000나노미터이다.

세포의 작은 크기는 부피 대 표면적의 비에 의해 결정된다. 세포의 바깥 표면을 통해 영양소는 세포로 들어 오고 노폐물은 세포 밖으로 나간다. 표면적이 클수록 영양소와 노폐물의 교환율은 커진다 세포의 부피가 커지면, 영양소에 대한 요구는 증가하지만 표면적은 비례하여 증가하지 않는다(그림 3.8). 따라서 세포가 작을 때 더 효율적이다.

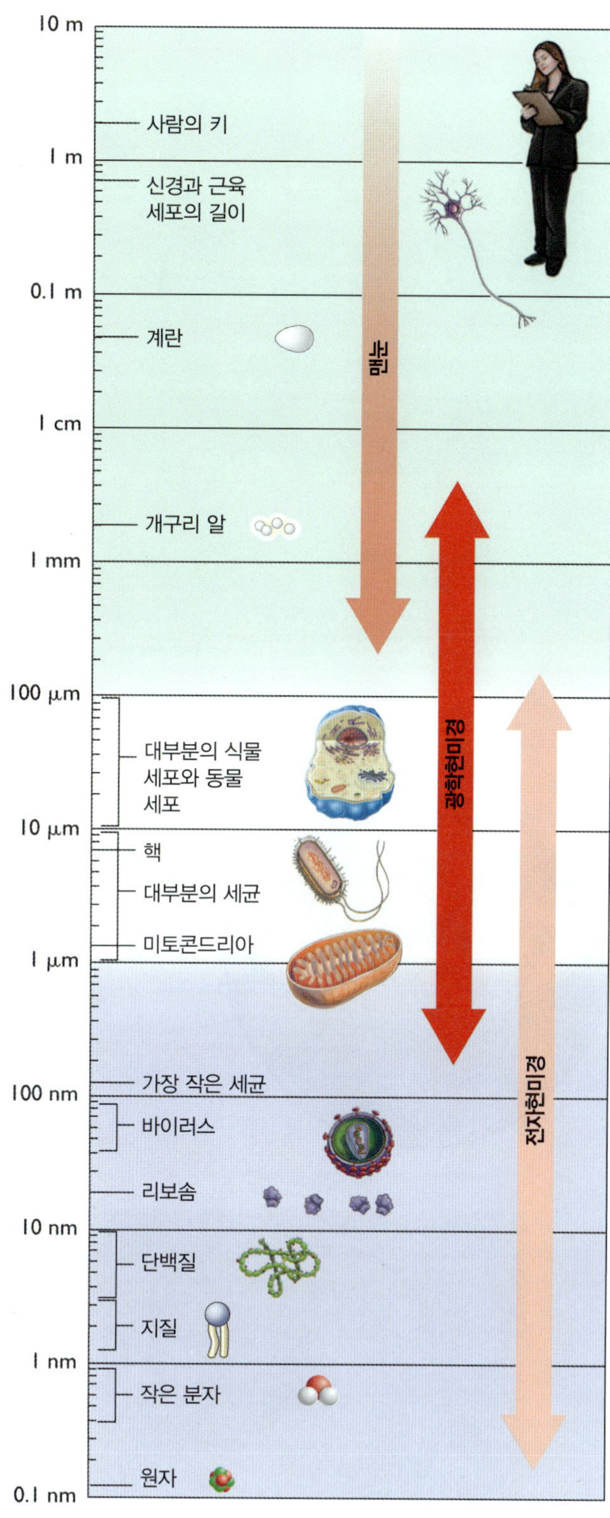

길이 측정
1 센티미터(cm) = 10^{-2} 미터(m) = 0.4인치
1 밀리미터(mm) = 10^{-3} m
1 마이크로미터(μm) = 10^{-3} mm = 10^{-6} m
1 나노미터(nm) = 10^{-3} μm = 10^{-9} m

그림 3.7 **세포 크기.** 대부분의 세포는 1 μm에서 100 μm 사이의 크기로 현미경 시야에서만 보인다.

	1 mm	2 mm
표면적 (제곱 mm)	$6 \times 1\ mm^2 = 6\ mm^2$	$6 \times 4\ mm^2 = 24\ mm^2$
부피 (세제곱 mm)	$1 \times 1 \times 1 = 1\ mm^3$	$2 \times 2 \times 2 = 8\ mm^3$
$\frac{\text{표면적}}{\text{부피}}$	$\frac{6}{1}$	$\frac{24}{8} = \frac{3}{1}$

그림 3.8 **부피 대 표면적의 비.** 영양 공급을 위한 표면적의 양은 세포의 크기에 비례하여 증가하지 않는다. 세포의 크기가 2배 커질 때, 부피 대 표면적의 비는 감소한다.

시각화 입방형 세포의 한 변이 1 mm에서 3 mm로 커질 때, 부피 대 표면적의 비는 어떻게 변하는가?

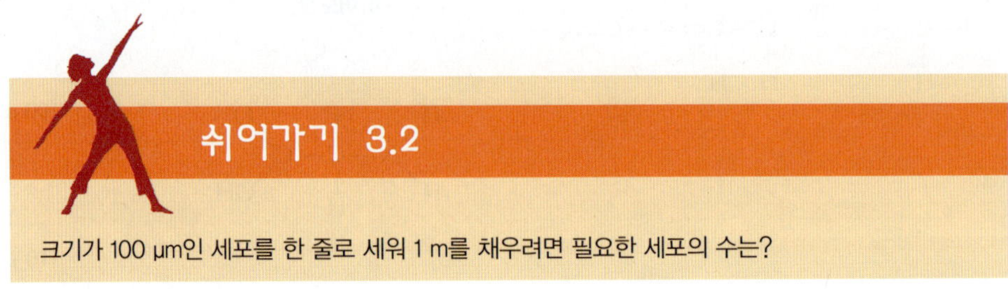

작은 크기에도 많은 일들이 세포 안에서 일어난다. 에너지 사용에 있어서, 세포는 들어온 영양소를 효과적으로 분해하여 좀 더 전문적인 작업장으로 보내는 작은 공장과 같다.

세포 구조

세포 안의 구조는 세포가 많은 일들을 수행하도록 돕는다. 또한 세포가 크기와 모양을 유지하도록 돕는다. 준세포 구조인 **세포소기관(organelle)**과 세포의 관계는 기관과 인체의 관계와 같다. 각 세포소기관은 세포가 필요로 하는 특정한 일을 수행하고, 모든 세포소기관은 협력하여 각 세포가 건강하고 생존에 필요한 물질을 생성하도록 한다.

핵 **핵(nucleus)**은 DNA를 가지며, 세포의 통제 본부로 기능하는 구형의 구조물이다. 핵은 핵막(nuclear envelope)이란 두 개의 막으로 싸여 있다. 핵막에는 핵 안팎으로 이동을 통제하는 핵공(nuclear pore)이 박혀 있다. 핵 안에는 DNA와 단백질로 구성된 염색질(chromatin)이 있다. 인(nucleolus)은 리보솜이 만들어지는 장소이다. 핵 안의 액체를 핵질(nucleoplasm)이라 한다(그림 3.9).

세포기질 핵과 세포의 바깥 경계 사이에 있는 세포소기관은 **세포기질(cytosol)**로 싸여 있는데, 세포기질은 염류와 세포 반응에 필요한 많은 효소가 있는 액체인 기질이다. 세포기질은 세포소기관을 둘러싸고 있다. **세포질(cytoplasm)**은 세포기질과 세포소기관을 포함한다.

미토콘드리아와 리소좀을 포함한 몇몇 준세포 구조는 에너지를 얻기 위한 영양소의 분해에 관여한다.

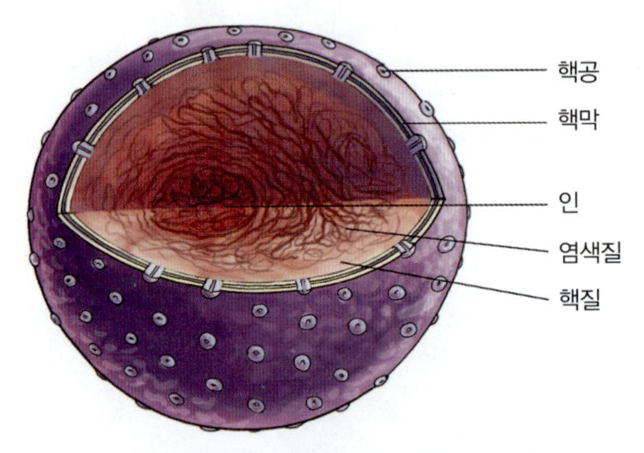

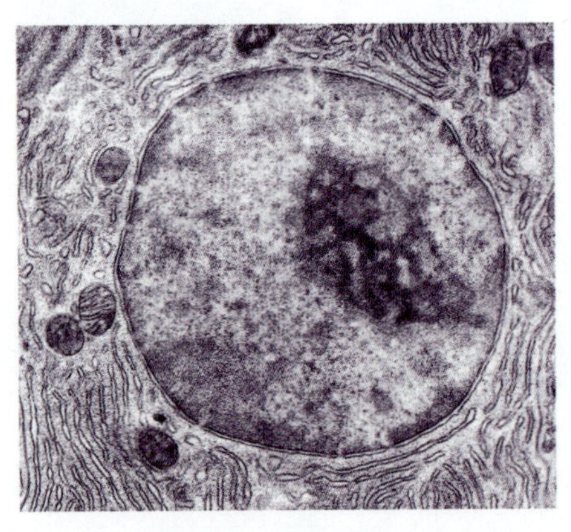

그림 3.9 **핵.** 핵은 핵 안팎으로의 이동을 통제하는 단백질 구멍이 뚫린 두 개의 핵막으로 싸여 있다. 리보솜은 검게 염색되는 인에서 만들어진다. 핵 안의 염색질은 DNA와 단백질로 구성된다.

시각화 그림에 표시한 구조를 현미경 사진에 표시하시오.

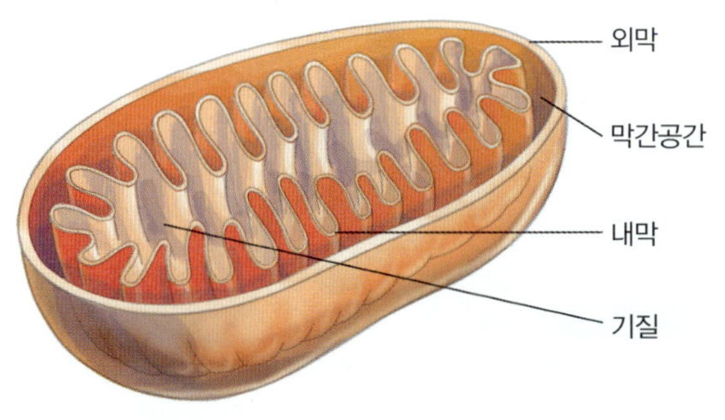

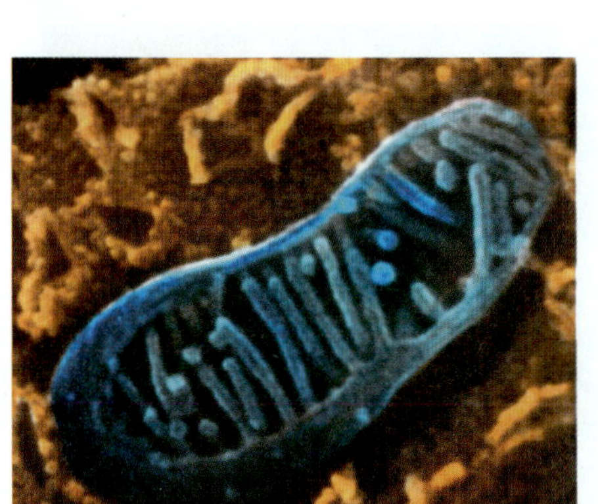

그림 3.10 **미토콘드리아.** 미토콘드리아 막의 내막과 외막은 막간공간에 의해 분리되어 있다. 이 세포소기관의 기질은 반유동성 매질이다.

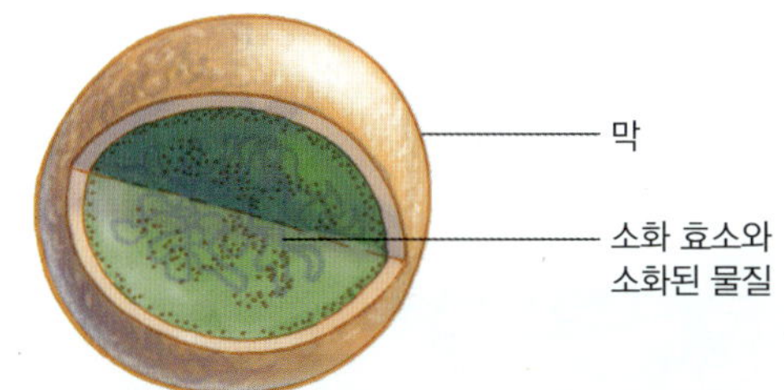

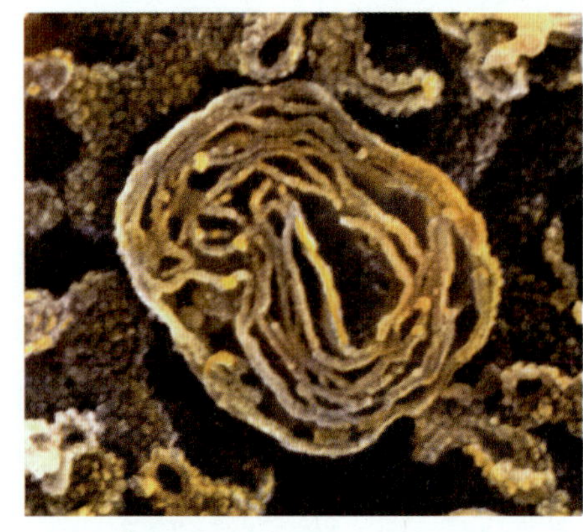

그림 3.11 **리소좀.** 리소좀은 소화 효소가 있는 막으로 싸인 주머니이다. 부분적으로 소화된 세포소기관이 리소좀 안에 있다.

미토콘드리아 **미토콘드리아(mitochondria)**는 두 개의 막으로 싸인 에너지를 모으는 세포소기관이다(그림 3.10). 내막(inner mitochondrial membrane)과 외막(outer mitochondrial membrane)은 막간공간(intermembrane space)에 의해 분리되어 있다. 빽빽이 접힌 내막에는 ATP를 생성하는 데 관여하는 많은 단백질이 있다. 미토콘드리아 안의 액체인 기질(matrix)은 영양소로부터 에너지를 얻기 위한 여러 가지 반응이 일어나는 장소이다.

리소좀 **리소좀(lysosome)**은 영양소로부터 에너지를 얻는 데 관여한다(그림 3.11). 리소좀은 단백질과 탄수화물, 지방을 분해하는 효소가 든 막으로 싸인 주머니이다. 리소좀은 세포 안을 돌아다니며 죽어가거나 죽은 세포소기관과 영양소를 삼킨다.

다른 준세포 구조는 단백질을 생성하거나 처리하는 데 관여한다.

리보솜 **리보솜(ribosome)**은 아미노산이 연결되어 단백질이 생성되는 작업장이다(그림 3.12). 리보솜은 핵에서 조립되고 핵공을 통해 세포기질로 운반된다. 리보솜은 세포기질을 떠다니거나 소포체라는 막을 가진 구조에 결합되어 있다.

소포체 **소포체(endoplasmic reticulum, ER)**는 핵막에서 시작하여 세포기질로 뻗어나간 거대한 막의 네트워크이다(그림 3.13). 리보솜과 결합한 ER을 **조면소포체**(rough ER)라 한다. 조면소포체에서 생성된 단백질은 세포 밖으로 분비되거나 원형질막의 일부가 된다. 리보솜과 결합하지 않은 ER을 **활면소포체**(smooth ER)라 한다. 활면소포체의 기능은 세포에 따라 다른데 유해 물질의 해독 작용과 지질 합성 등의 일을 수행한다.

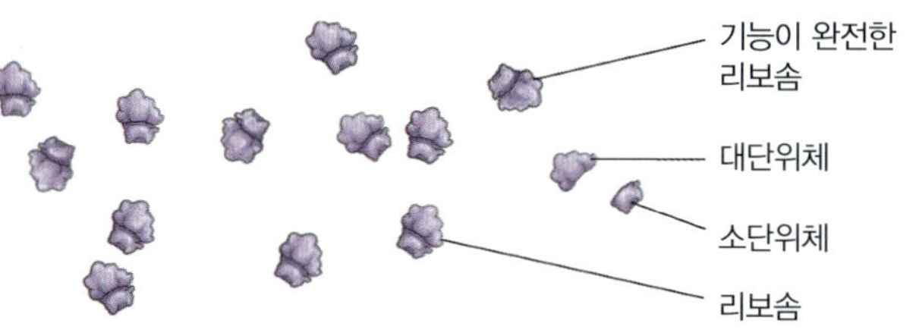

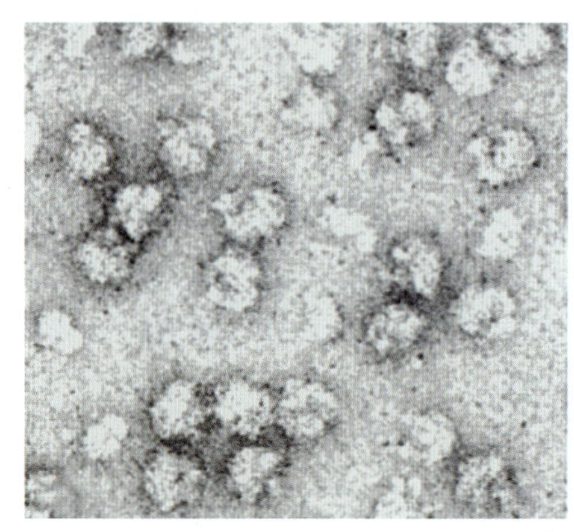

그림 3.12 **리보솜.** 기능이 완전한 리보솜은 하나의 대단위체와 하나의 소단위체로 구성된다. 각 단위체는 RNA와 단백질로 구성된다.

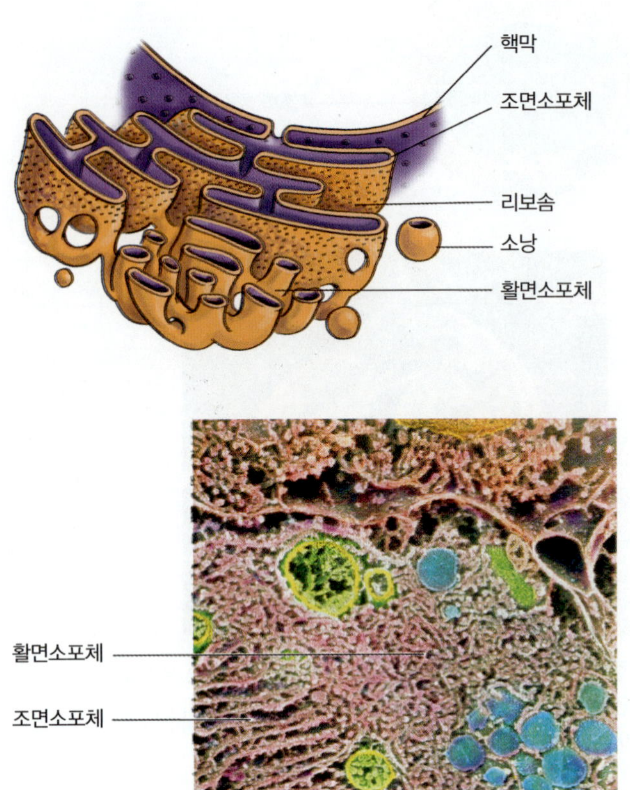

그림 3.13 **소포체.** 소포체는 일련의 막으로 된 주머니이다. 리보솜이 결합된 소포체는 조면소포체이고, 좀 더 관 모양에 가까운 소포체는 활면소포체이다. 소포체에서 생긴 소낭은 단백질을 골지체로 운반한다.

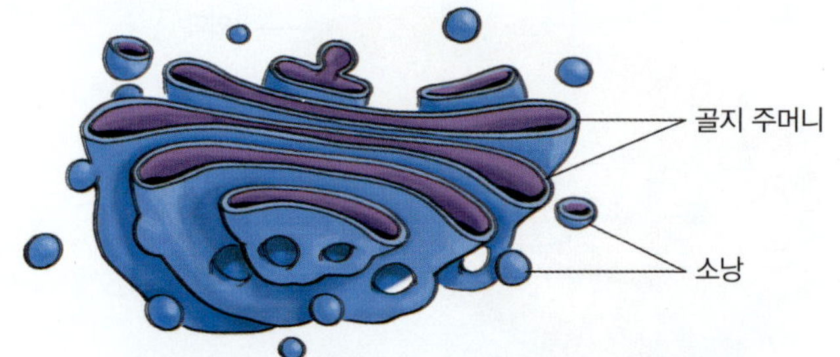

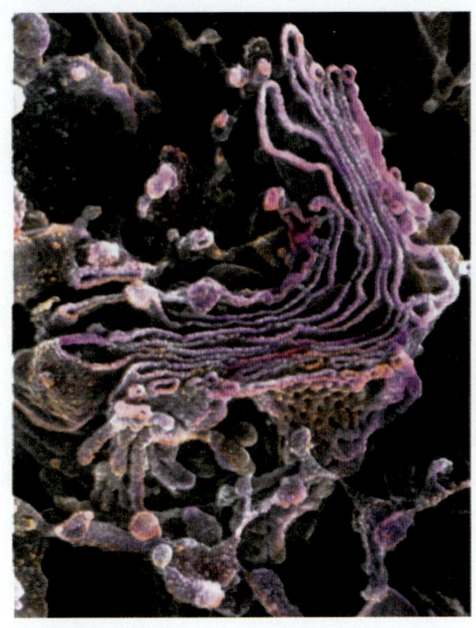

그림 3.14 **골지체.** 수식되고, 분류되고, 다음 장소로 운반될 화물을 실은 소낭은 골지체에 도달한다.

시각화 골지체에서 생겨난 소낭의 위치를 현미경 사진에 표시하시오.

골지체 **골지체(Golgi apparatus)**는 막으로 싸인 주머니 더미이다(그림 3.14). 막으로 싸인 주머니인 소낭(vesicle)은 ER에서 떨어져 나와 이동한 후 골지체와 결합해 단백질을 옮긴다. 그 후 단백질은 수식되고, 분류되고, 골지체에서 생겨난 새로운 운반 소낭에 담겨 목적지로 보내진다.

몇몇 준세포 구조는 세포가 분열하고, 모양을 유지하며, 이동하는 것을 돕는다.

중심립 **중심립(centriole)**은 미세소관이란 구조 단백질로 구성된 통 모양의 구조이다(그림 3.15). 미세소관(microtubule)은 단단한 구조로 다른 단백질의 도움을 받아 세포분열 동안 염색체의 이동을 촉진한다. 중심립은 세포분열 동안 미세소관의 형성, 섬모와 편모의 형성에 관여한다.

세포골격 **세포골격(cytoskeleton)**은 세포질에서 발견되는 섬유와 관의 네트워크이다(그림 3.16). 세포골격 성분은 단백질 섬유로 세포가 구조를 유지하고 이동하도록 돕는다. 세포의 세포골격은 구조적 지지와 이동을 돕는다는 점에서 인체의 골격과 유사하다.

그림 3.17은 세포소기관과 기타 구조를 나타낸 동물세포를 나타낸 것이다. 모든 준세포 성분은 영양소를 분해하고 다른 용도로 재사용하기 위해 협력한다. 그러나 섭취한 영양소를 사용하여 세포가 세포의 구조적 성분을 만들거나, ATP를 생성하거나, 지방으로 저장하기 전에, 영양소는 반드시 세포의 바깥 경계를 지나 세포에 접근해야만 한다.

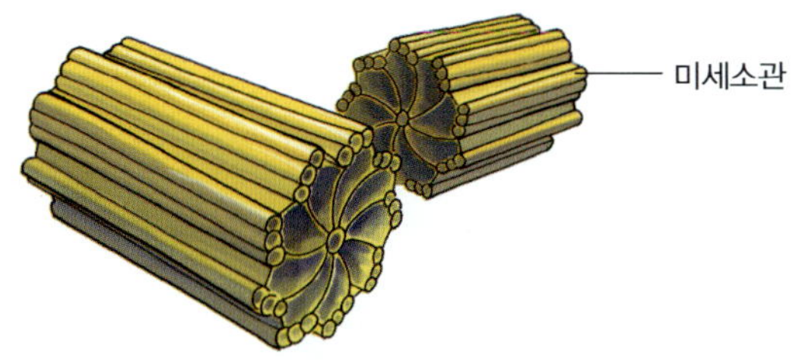

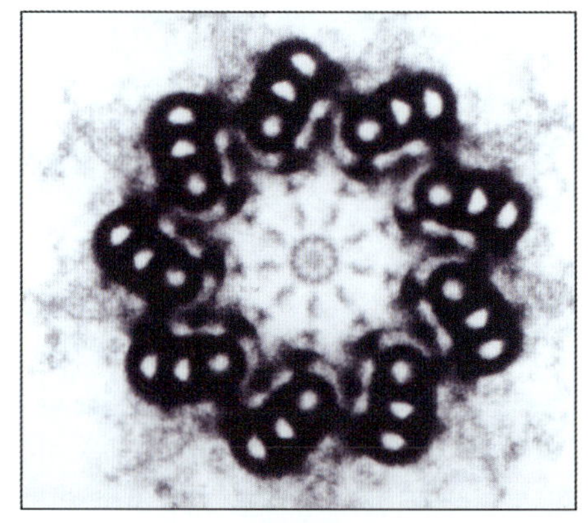

그림 3.15 중심립. 중심립은 미세소관 형성에 관여한다. 미세소관은 세포 전역뿐만 아니라 섬모와 편모에서도 발견된다. 현미경 사진은 중심립의 단면을 보여준다.

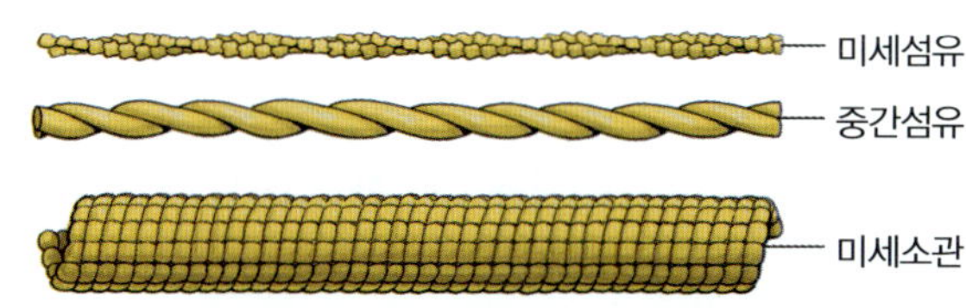

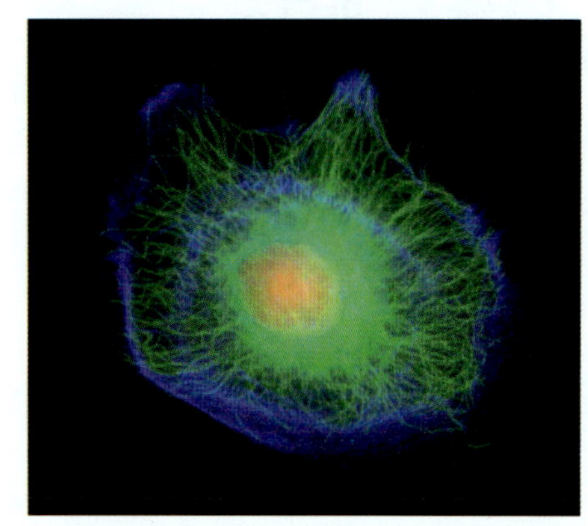

그림 3.16 세포골격 성분. 세포골격 성분의 세 종류는 미세섬유, 중간섬유, 미세소관이다. 세포골격 성분은 세포가 모양을 유지하도록 돕는다. 현미경 사진에서 미세소관은 녹색을 띠고 미세섬유는 오렌지색을 띤다.

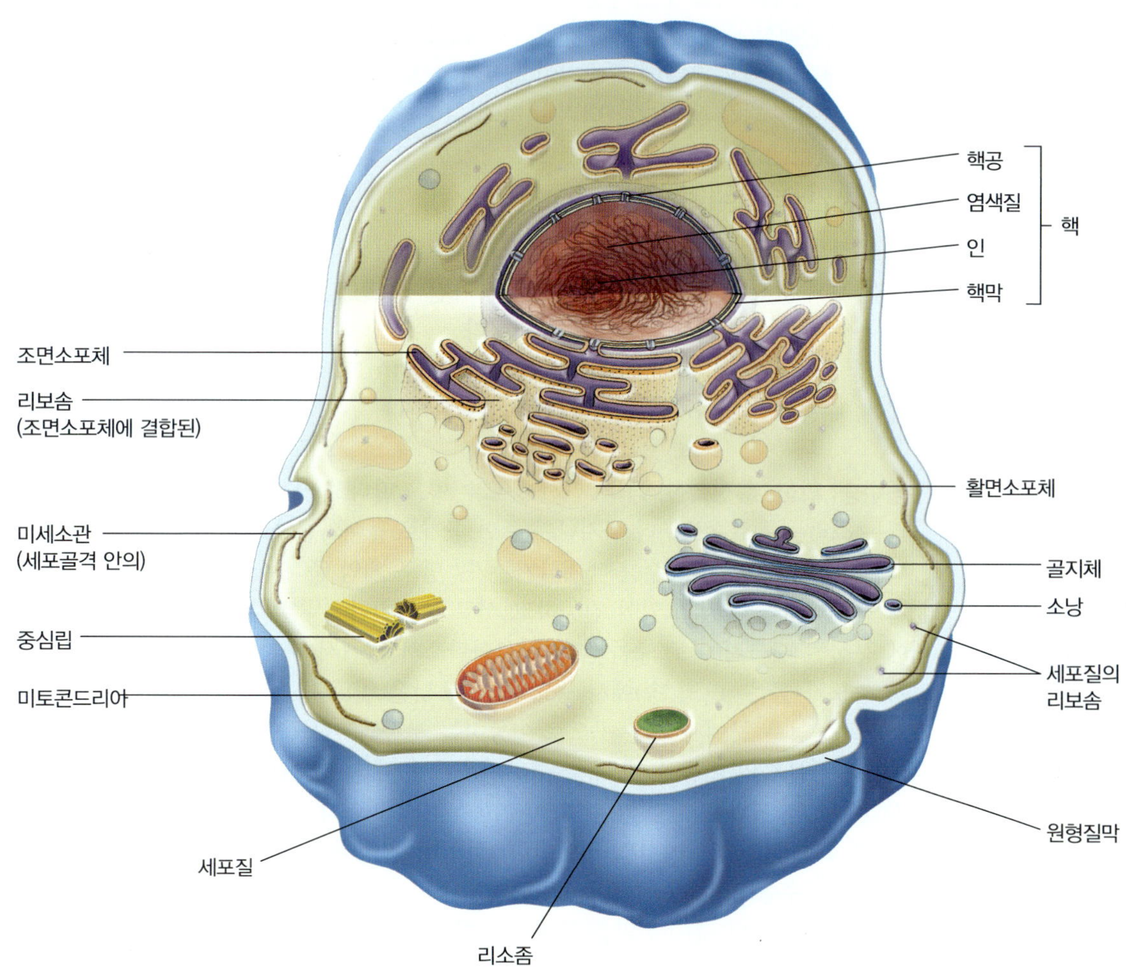

그림 3.17 동물세포. 세포소기관과 여러 가지 구조를 보여주는 동물세포의 그림.

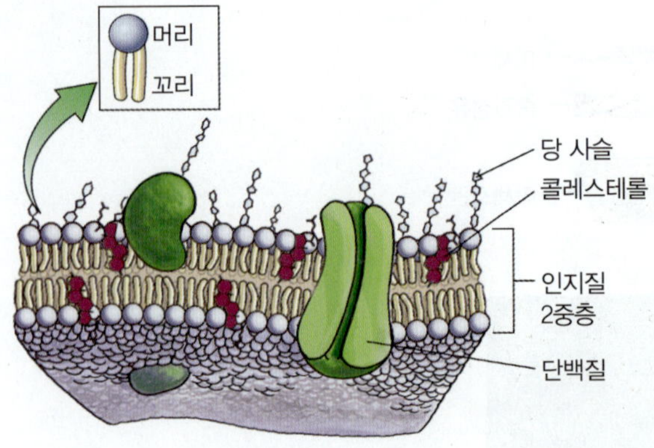

그림 3.18 원형질막. 원형질막은 단백질이 박혀 있는 인지질 2중층이다. 원형질막에는 세포간 인식에 도움을 주는 탄수화물 사슬이 세포 바깥 표면에 붙어 있다.

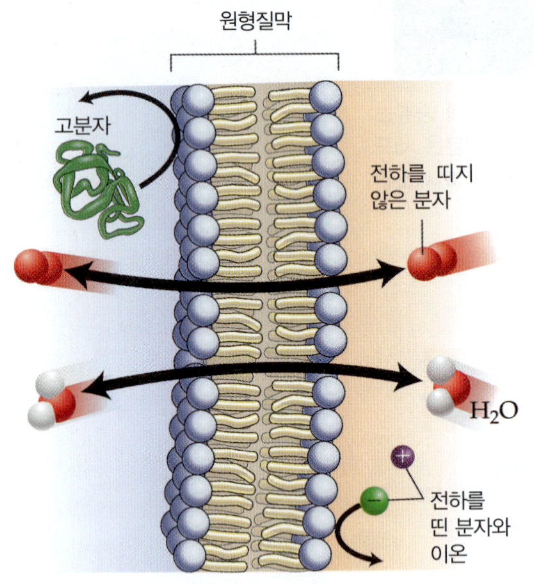

그림 3.19 선택적 투과성. 생물막은 어떤 물질의 통과는 허용하지만 다른 물질의 통과는 허용하지 않는다.

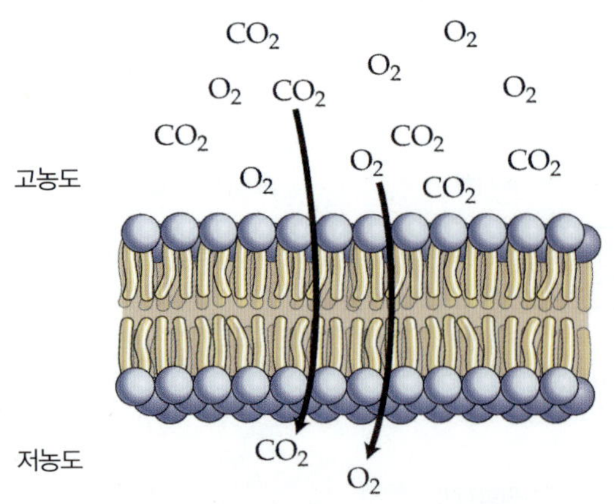

그림 3.20 확산. 원형질막을 통한 분자의 확산은 농도 기울기를 따라 일어나며 세포로부터 에너지를 요구하지 않는다. 작은 소수성 분자, 이산화탄소, 산소 분자는 막을 통해 확산할 수 있다.

3.3 막 구조와 기능

세포의 가장 바깥쪽 경계를 **원형질막(plasma membrane)**이라 한다. 원형질막은 세포 내용물을 환경으로부터 분리시키고, 어떤 물질이 세포 안팎으로 이동할지 결정하는 장벽으로 기능한다.

막 구조

원형질막과 세포소기관을 구성하고 둘러싸는 막은 2장에서 배운 인지질로 일부 구성된다. 인지질은 두 개의 지방산 꼬리와 하나의 인산 머리를 가진 지질이다. 인지질이 세포에서와 같은 수용액에 놓이면, 친수성 머리는 물 쪽으로 위치하고 소수성 꼬리는 물로부터 먼 쪽에 위치한다. 세포에서 인지질 꼬리는 서로 상호작용하여 물을 배척하고 머리는 막의 안쪽과 바깥쪽에서 물에 노출되는 **인지질 2중층(phospholipid bilayer)** 구조를 형성한다(그림 3.18).

인지질 2중층은 막에 박혀 있거나 표면에 결합한 단백질을 많이 가지고 있다. 단백질은 효소 기능을 수행하거나 원형질막에 세포골격을 결합시킨다. 몇몇 막 단백질은 **수송 단백질(transport protein)**이라 불리며 막의 한 쪽에서 다른 쪽으로 물질을 이동시키는 것을 돕는다. 막 단백질은 세포 외부의 물질에 대한 수용체로 기능하여 외부 상태를 세포 내부로 전달한다.

인지질과 단백질 외에도, 인체 세포막은 콜레스테롤을 가지고 있다. 콜레스테롤은 인지질이 너무 촘촘히 배열되지 않도록 하여 막의 유동성을 유지한다.

짧은 탄수화물 사슬이 인지질에 결합하여 **당지질(glycolipid)**이 형성된다. 비슷한 방식으로, **당단백질(glycoprotein)**은 짧은 탄수화물이 결합한 단백질이다. 이들 탄수화물은 특정 개체와 세포 유형에 특이적인 세포 표지로 기능한다.

어떤 물질은 다른 물질보다 더 수월하게 원형질막을 통과한다.

막을 통한 물질의 수송

어떤 물질의 이동은 허용하고 다른 물질의 이동은 허용하지 않는다는 점에서 세포막은 **선택적 투과성(selectively permeable)**을 가진다(그림 3.19). 이러한 특성으로 세포는 주변 용액과는 어느 정도 독립성을 유지한다.

몇몇 물질은 수송 단백질이나 에너지 유입이 없어도 막을 통과할 수 있다. 다른 경우에는, 수송이 일어나기 위해서 에너지가 필요하다.

수동수송: 확산, 촉진확산, 삼투 탄산 음료수 병을 딴다고 상상해 보자. 병뚜껑을 딸 때 들리는 소리는 음료수로부터 빠져나가 주변 공기로 들어가는 이산화탄소의 소리이다.

왜 이산화탄소는 음료수를 빠져나가는가? 당구 게임 중 흩어지는 당구공처럼 모든 분자는 에너지를 가지고 있어 진동하고 서로 충돌한다. 사실, 분자는 가용한 모든 부피에 분산될 때까지 서로 충돌한다. 이산화탄소가 병에서 빠져나오는 이유 일부는 분자가 농도가 높은 곳(병 속)에서 농도가 보다 낮은 곳(주변 공기)로 이동하기 때문이다. 농도가 높은 곳에서 낮은 곳으로 이동하는 분자의 이동을 **확산(diffusion)**이라 한다. 이러한 분자의 이동을 때로는 농도 기울기에 따른(down) 이동이라 하며 외부 에너지의 유입을 필요로 하지 않는다; 이 이동은 자발적이다.

또한 확산은 생명체에서도 일어난다. 물질이 원형질막을 가로질러 확산할 때, 이 이동을 **수동수송(passive transport)**이라 한다. 수동수송은 세포로부터 에너지 유입을 요구하지 않는다. 원형질막을 구성하는 인지질 2중층의 구조는 많은 물질에서 확산이 일어나지 않도록 한다. 단지 매우 작은 소수성 분자만이 확산으로 막을 통과할 수 있다. 사실, 이들 분자는 막에 용해되어 한 쪽에서 다른 쪽으로 빠져나간다(그림 3.20).

지방은 소수성이기 때문에 막을 통과한다. 이산화탄소는 산소 분자와 같이 다른 도움 없이 막을 통과한다.

친수성 분자와 이온과 같은 전하를 띤 분자는 막의 소수성 내부를 통해 확산하지 못 한다. 대신 이들 분자는 지질 2중층에 끼워 있는 단백질을 통해 막을 통과한다. 세포로부터 에너지의 유입을 필요로 하지 않기 때문에 이런 종류의 수송은 **촉진확산(facilitated diffusion)**이라 불린다. 수동수송과 마찬가지로, 촉진확산은 농도 기울기를 따라 물질을 이동시킨다. 원형질막을 통한 물질의 확산을 돕는 특정한 막 단백질이 있기 때문에 촉진확산이라 불린다(그림 3.21).

물에 대한 원형질막의 투과성은 많은 개체에서 문제를 일으킨다. 물에 용질이 적은 환경에서는 세포 밖의 물이 세포 안으로 흘러들어 세포가 터진다.

막을 통한 물의 이동은 수동수송의 하나로 **삼투(osmosis)**라 불린다. 다른 물질과 마찬가지로, 물은 농도가 높은 곳에서 낮은 곳으로 이동한다.

체액은 전형적으로 세포에 **등장성(isotonic)**이다. 등(iso)는 "같다"를 의미하고 장성(tonic)은 긴장상태를 의미한다. **장성(tonicity)**은 용액내 용질의 농도이다. 그러므로 인체 세포의 등장액에서 세포막 양쪽의 물과 용질의 농도는 같고 세포는 크기와 모양을 유지한다. 세포가 세포보다 높은 용질 농도를 가진 **고장액(hypertonic)**에 있을 때 물은 삼투에 의해 세포 밖으로 빠져나가고 세포는 쪼그라든

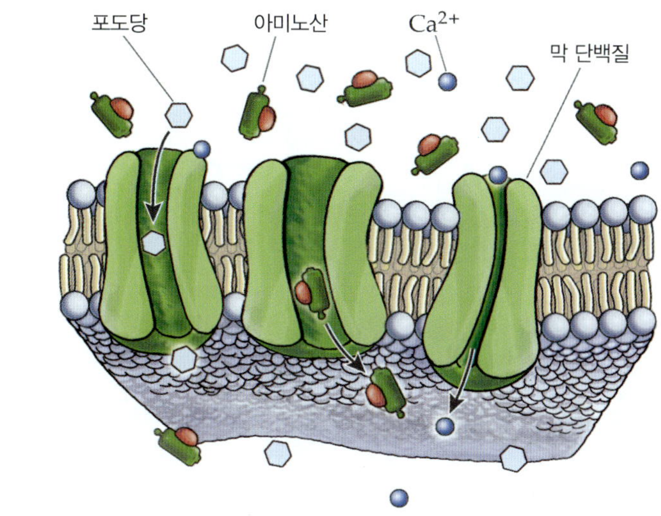

그림 3.21 촉진확산. 촉진확산은 단백질 채널을 통한 분자의 확산이다. 분자의 이동은 농도 기울기를 따라 일어나며 세포의 에너지 유입을 요구하지 않는다.

(a) 고장액

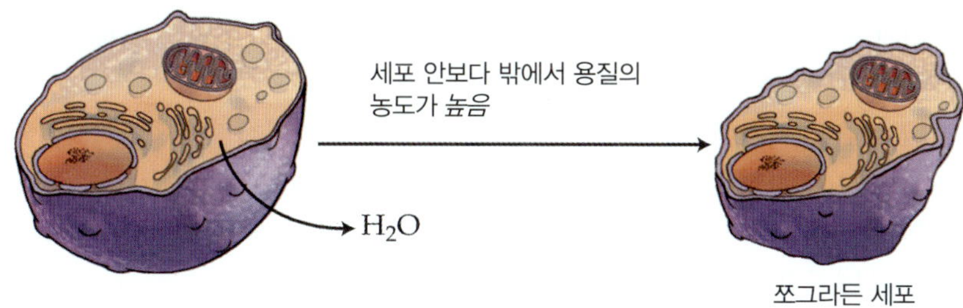

(b) 등장액

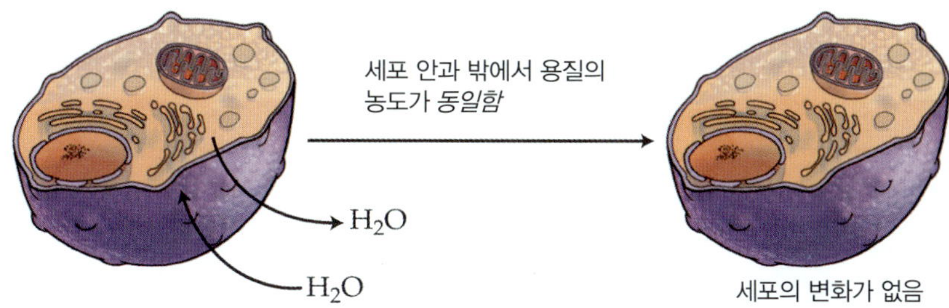

(c) 저장액

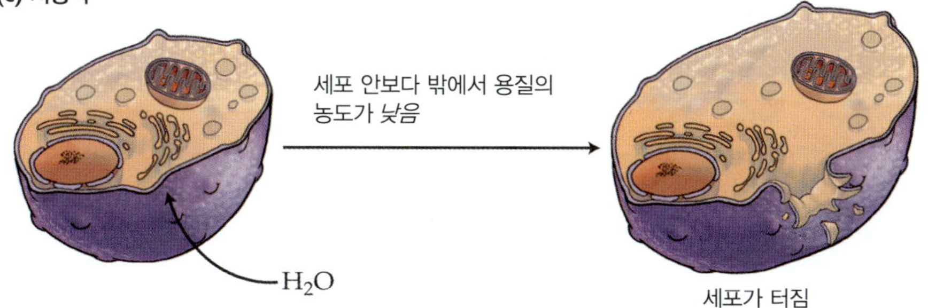

그림 3.22 삼투. 삼투는 농도 기울기에 따른 물의 이동이다. 물은 용질 농도가 높은 쪽으로 이동한다. (a) 세포가 고장성 환경에 놓이면, 물은 세포 밖으로 나오고 세포는 쪼그라든다. (b) 등장성의 환경에서, 물은 동일한 양으로 세포 안팎으로 이동한다. (c) 저장성의 환경에서, 물은 세포 안으로 들어오고 세포는 터진다.

저농도

K⁺

ATP ADP + P

고농도

그림 3.23 능동수송. 능동수송은 농도 기울기에 역행하여 물질을 이동하고 이때 ATP가 필요하다.

다(그림 3.22a). 등장액에서 물은 막의 양쪽으로 이동하지만 물의 순이동은 없다(그림 3.22b). 세포 밖보다 안에서 용질의 농도가 높은 **저장액(hypotonic)**에 세포가 놓이면 물은 삼투에 의해 세포 안으로 들어가 세포를 터트린다(그림 3.22c).

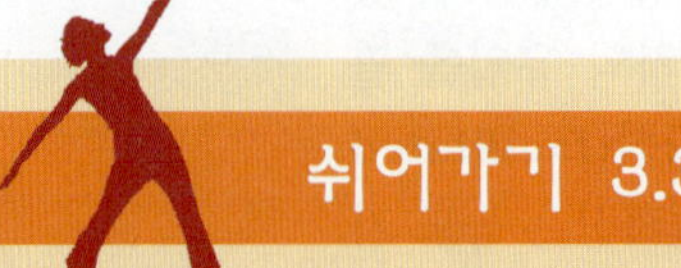

쉬어가기 3.3

환자에게 투여되는 정맥주사 용액은 대개 세포에 등장성이다. 정맥주사 용액을 등장성 용액으로 사용하는 것이 왜 중요한가?

능동수송: 막을 통한 물질의 수송 어떤 상황에서 세포는 농도 기울기를 유지할 필요가 있다. 예를 들어, 신경 자극을 전달하기 위해서 신경세포는 어떤 이온은 세포 안에서 다른 이온은 세포 밖에서 높은 농도로 유지해야 한다. 막의 안팎에서 농도 차를 유지하기 위해서 에너지 투입이 필요하다.

능동수송(active transport)은 ATP에 의해 구동되는 단백질을 사용해 농도 기울기에 거슬러 물질을 이동시키는 수송이다(그림 3.23). 능동적으로 물질을 수송하는 단백질을 종종 "펌프"라고 하는데 이 단백질은 농도 기울기에 거슬러 물질을 이동시키기 때문이다. 14장에서 배울 펌프로 신경과 근육세포에서 활발히 작동하는 펌프는 세포 밖으로 나트륨 이온을 내보내고 세포 안으로 칼륨 이온을 끌어들인다.

세포외배출과 세포내섭취: 막을 통한 거대 분자의 이동 보다 큰 분자는 종종 너무 커서 소수성이거나 친수성에 관계 없이 막을 통해 확산하거나 단백질을 통해 운반될 수 없다. 대신 이들은 막과 융합할 수 있는 막으로 싸인 소낭 안에 담겨 이동한다. **세포외배출(exocytosis)**은 막으로 싸여 물질을 운반하는 소낭이 원형질막과 융합하여 내용물을 세포 밖으로 분비할 때 일어난다(그림 3.24a). **세포내섭취(endocytosis)**는 세포에 도달한 물질이 원형질막에 싸여 안쪽으로 떨어져 나와 물질을 운반할 때 일어난다(그림 3.24b). 세포내섭취와 세포외배출은 한번에 많은 수의 분자를 이동시키는 데 사용될 수 있다.

영양소가 어떻게 세포 안으로 들어가는지 배웠고 이제 영양소에 저장된 에너지를 즉시 사용할지 나중에 사용하기 위해 저장할지 인체가 어떻게 결정하는지 배울 때이다.

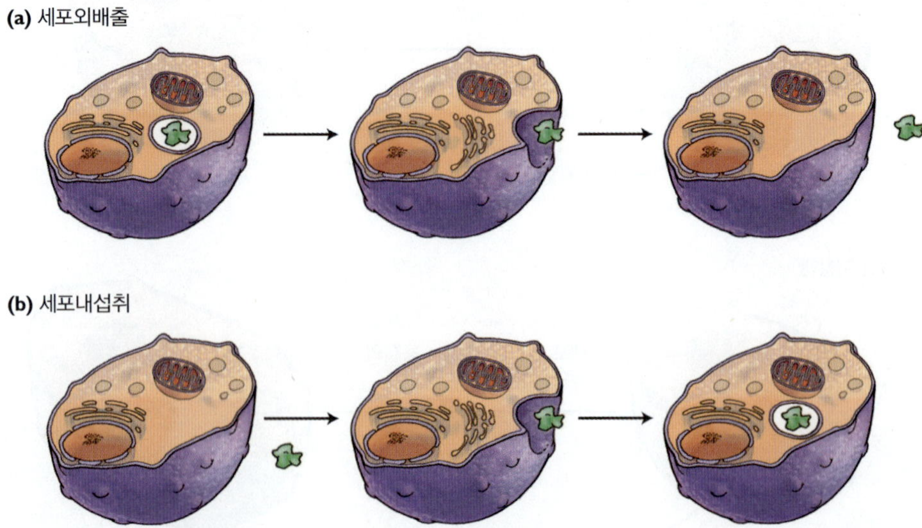

그림 3.24 거대 물질의 이동. (a) 세포외배출은 세포 밖으로의 물질 이동이다. (b) 세포내섭취는 세포 안으로의 물질 이동이다.

쉬어가기 3.4

용해된 용질의 농도가 다른 용액에 놓인 적혈구 세포를 생각해 보자. 다음의 각 사진에서 적혈구 세포가 놓인 용액이 고장액인지, 저장액인지, 등장액인지 결정하시오.

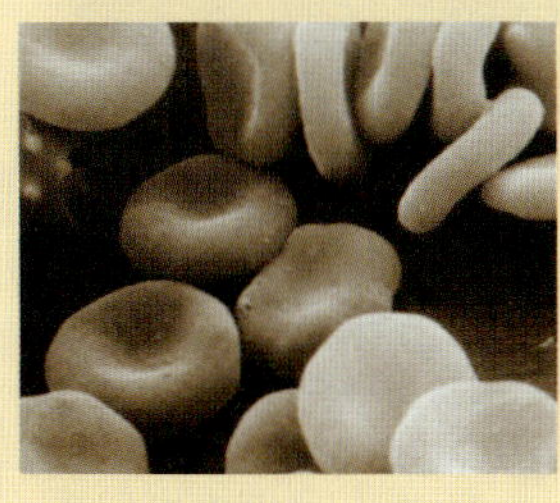

(a) ____________

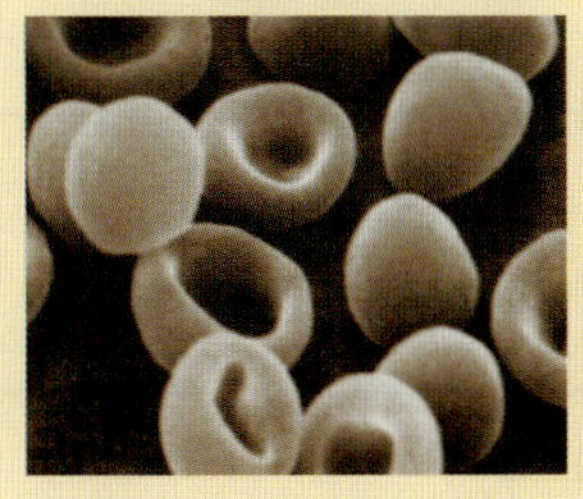

(b) ____________

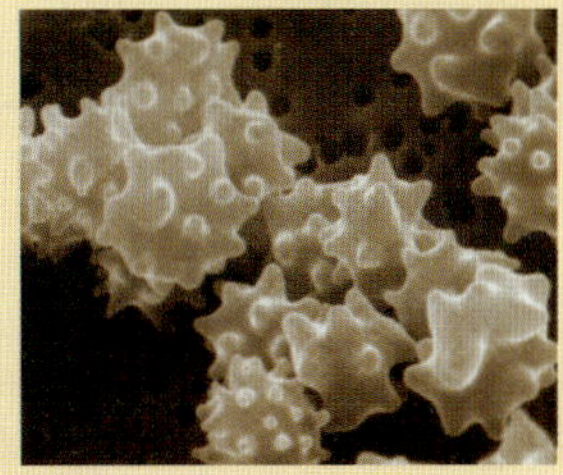

(c) ____________

3.4 물질대사—몸속의 화학 반응

물질대사(metabolism)는 인체에서 일어나는 모든 화학 반응을 의미할 때 사용되는 일반적인 용어이다. 음식이 과량 섭취되면, 대사 반응으로 탄수화물과 단백질을 지방으로 전환되며 섭취한 여분의 지방과 함께 저장된다.

어떤 사람에서 어느 만큼의 지방이 저장될지는 음식 분자가 각각의 성분으로 얼마나 빠르거나 느리게 분해되는가에 따라 부분적으로 결정된다.

효소

모든 대사 반응은 반응 속도를 촉진하는, 즉 **촉매하는(catalyze) 효소(enzyme)**라는 단백질에 의해 조절된다. 효소는 단위체로부터 중합체를 생성하고 고분자를 각각의 성분으로 가수분해한다. 효소가 섭취한 음식을 분해할 때, 음식의 화학결합에 저장된 에너지가 방출된다. 효소의 속도와 효율은 개인에서 음식을 대사시키는 속도를 전체적으로 증가시키거나 감소시킨다. 따라서 물질대사가 빠르거나 늦다는 것은 인체에서 효소가 촉매하는 화학 반응의 속도를 의미한다.

화학결합이 끊어지기 위해서는 종종 열이 흡수되는 것과 같이 환경으로부터 분자로 에너지가 투입되어야 한다. 화학물을 가열하는 것은 반응 속도를 증가시킬 수 있지만 생체조직에서 세포를 높은 온도로 가열하는 것은 세포를 손상시키거나 죽게 만든다. 이런 이유로 효소는 반응물의 화학결합을 끊는데 열을 요구하지 않으면서도 화학 반응을 촉매할 수 있다. 반응을 개시하는 데 요구되는 에너지를 감소시킴으로써 효소는 화학 반응이 보다 빨리 일어나도록 한다.

활성화 에너지 대사 반응이 개시되는 데 요구되는 에너지는 촉매 작용에 대한 장벽으로 기능하며 **활성화 에너지(activation energy)**라 불린다. 활성화 에너지 장벽이 없다면 세포의 많은 화학 반응은 반응 생성물의 필요에 관계없이 항상 일어날 것이다. 대부분의 대사 반응이 진행되기 위해서는 활성화 에너지 장벽을 넘어야 하기 때문에 대사 반응은 효소의 유무에 따라 조절된다. 효소는 활성화 에너지 장벽을 낮춤으로써 대사 반응을 촉매한다. 어떻게 그럴 수 있을까?

효소-촉매 반응으로 대사되는 화학물질을 **기질(substrate)**이라 한다. 효소가 활성화 에너지 장벽을 낮추는 방법 하나는 기질에 결합하여 화학결합에 스트레스를 가함으로써 결합을 끊는 초기 에너지 값을 낮추는 것이다. 기질과 결합하는 효소의 부위를

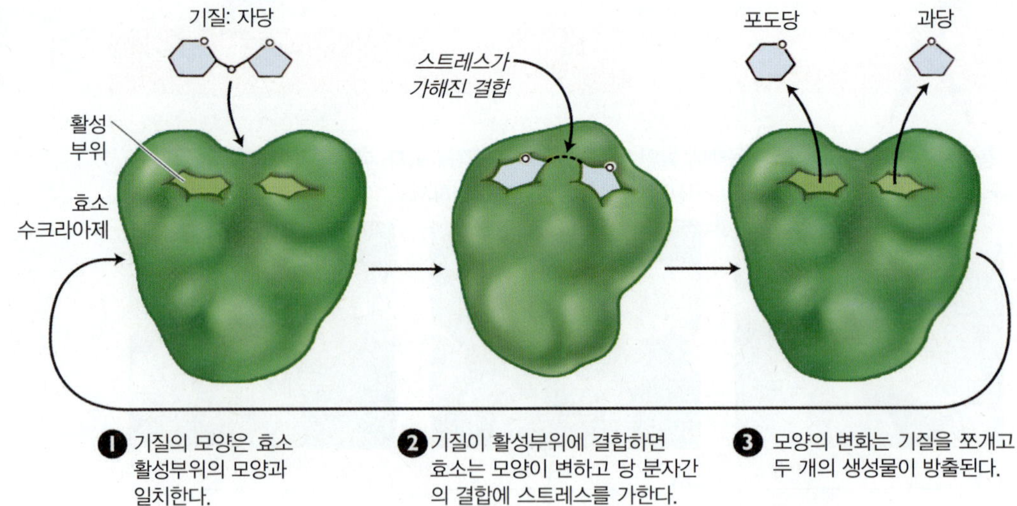

그림 3.25 효소. 효소 수크라아제는 2당류를 단당류 단위체인 포도당과 과당으로 쪼갠다. 이후 효소는 재활용되어 동일한 반응을 반복하여 수행한다.

효소의 **활성부위(active site)**라 한다. 각 활성부위는 특정한 모양과 화학적 특성을 지닌다. 기질이 활성부위에 결합하면 효소는 모양이 조금 변하여 기질을 감싼다. 기질에 반응하여 나타나는 효소의 모양 변화를 **유도 적합(induced fit)**이라 하며, 기질은 기질의 외형에 따라 효소 모양이 변하도록 유도한다. 효소가 모양을 바꾸면 효소는 기질의 화학결합에 스트레스를 가하여 끊어지기 쉽게 만든다. 이런 방식으로 효소는 기질을 반응 생성물로 전환시키고 반응을 재개하기 위해 원래의 모양으로 복귀한다(그림 3.25).

서로 다른 효소는 **특이성(specificity)**이란 특성에 의해 다른 반응을 촉매한다. 효소는 촉매하는 반응에 따라 명명되며 접미사 -아제(-ase)를 가진다. 예를 들어 수크라아제는 설탕(자당)을 분해하는 효소이다. 효소의 특이성은 효소의 모양, 즉 효소 활성부위의 모양에 의해 결정된다. 효소들은 서열이 다양한 아미노산으로 구성되기 때문에 각각 독특한 모양을 갖는다. 특정한 잔기를 갖는 20개의 아미노산이 각 효소마다 독특한 순서로 배열되어 다양한 모양과 크기를 가진 효소가 되기 때문에 각 효소는 특정한 기질과 결합할 수 있는 활성부위를 갖는다.

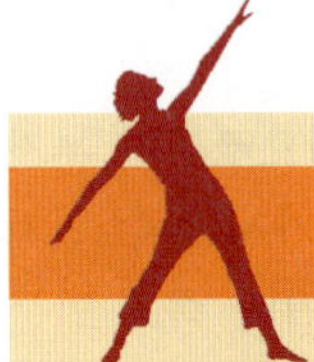

쉬어가기 3.5

어떤 화학물질이 효소의 기질과 매우 유사하여 실제 기질 대신에 활성부위에 결합할 수 있다면 무슨 일이 발생하는가?

영양소를 분해하여 방출된 에너지로 ATP를 합성하는 데 많은 효소-촉매 반응이 요구된다.

세포 호흡

세포 호흡(cellular respiration)의 주요 기능은 음식의 화학결합에 저장된 에너지를 세포가 사용할 수 있는 에너지로 전환하는 것이다. 화학결합의 전자에 에너지는 저장되고 결합이 끊어질 때 전자는 한 분자에서 다른 분자로 이동한다.

세포는 끊임없이 ATP를 생성한다. 이 과정에서 세포는 이산화탄소를 생성하고 산소를 사용하여 물을 생성한다. 세포 호흡의 몇몇 과정은 산소를 요구하기 때문에 **호기성(aerobic)** 반응이라 하고 세포 호흡은 **유기호흡(aerobic respiration)**이라 불린다. 숨을 들이마시면, 산소는 폐로 들어와서 세포로 운반될 수 있도록 혈액으로 확산된다. 세포 호흡의 노폐물인 이산화탄소는 체외로 배출되어야만 한다; 호흡 동안 배출된다 (그림 3.26).

대부분의 음식은 분해되고 방출된 에너지는 복잡한 경로를 거쳐 ATP 생성에 사용된다. 탄수화물 대사는 가장 긴 경로를 따르기 때문에, 먼저 포도당 대사를 살펴보고 이후에 단백질과 지방 같은 다른 고분자가 끼어드는 경로를 살펴볼 것이다.

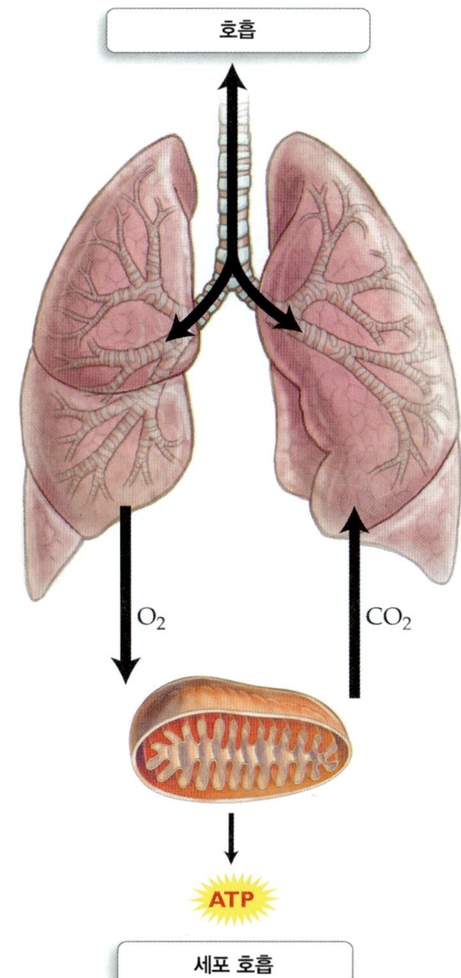

그림 3.26 **호흡.** (a) 숨을 들이마실 때, 산소는 대기에서 폐로 이동한다. 산소는 혈류를 통해 조직으로 이동하여 세포 호흡에 이용된다. (b) 세포 호흡에 의해 생성된 이산화탄소는 세포로부터 방출되어 혈액으로 확산된 후 폐로 확산된다. 숨을 내쉴 때 폐로부터 이산화탄소가 방출된다.

세포 호흡의 개요

포도당 분해에 대한 반응식은

$$C_6H_{12}O_6 + 6O_2 \rightarrow 6CO_2 + 6H_2O$$

포도당과 산소가 반응하여 이산화탄소와 물을 생성하는 것이다.

포도당은 에너지가 풍부한 당이지만 대사 산물인 이산화탄소와 물은 낮은 에너지를 가지고 있다. 포도당이 이산화탄소와 물로 전환될 때 방출되는 에너지는 ATP를 생성하는 데 사용된다.

포도당 분자를 분해하는 일련의 반응을 거친 후 많은 화학 반응이 미토콘드리아 안에서 일어난다. 포도당 분자를 구성하는 탄소와 산소 원자는 이산화탄소의 형태로 세포로부터 방출된다. 포도당 분자에 있던 수소 원자는 산소와 결합하여 물을 생성한다 (그림 3.27). 어떻게 이런 일들이 일어나는지를 이해하는 데 자세한 고찰이 필요하다.

해당과정, 시트르산 회로, 전자전달, ATP 합성

포도당으로부터 에너지를 수확하기 위해, 6탄당 포도당 분자는 먼저 두 개의 3탄소 **피루브산(pyruvic acid)** 분자로 분해된다. 이 과정은 세포소기관이 아닌 세포기질에서 일어나며 **해당과정(glycolysis)**이라 불린다(그림 3.28). 해당과정은 산소를 필요로 하지 않고 소량의 ATP를 생성한다.

포도당이 피루브산으로 전환될 때, 몇몇 전자가 포도당으로부터 떨어져 나온다. 전자가 단순히 세포 안에서 떠돌아다니면 세포는 손상을 입는다; 대신 전자는 전자 운반체라는 분자에 의해 운반된다. 세포 호흡에서 사용되는 전자 수송체 중 하나는 **니코틴아미드 아데닌 디뉴클레오티드(nicotinamide adenine dinucleotide, NAD)**라는 화학물질이다(그림 3.29). NAD^+는 2개의 수소 원자를 받아들여 하나의 양성자를 방출한다. 각 **수소 원자(hydrogen atom)**는 음전하를 띤 전자 하나와 양전하를 띤 양성자 하나로 구성된다. NAD^+가 2개의 (각각 양성자 하나와 전자 하나를 가진) 수소 원자를 받아 들일 때, 양성자 하나와 전자 2개를 사용하고 나머지 양성자를 방출한다. NAD^+

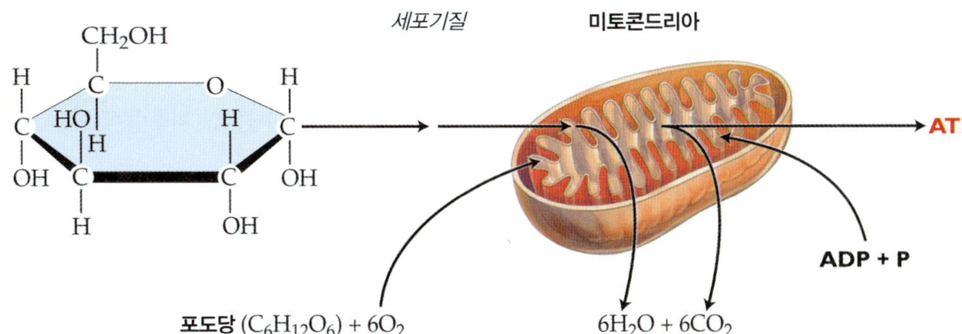

그림 3.27 **세포 호흡의 개요.** 세포 호흡에 의한 포도당의 분해에는 산소, ADP, 인산이 필요하다. 포도당의 결합에 저장된 에너지는 이산화탄소와 물을 방출하면서 (ADP와 P으로부터) ATP를 생성하기 위해 수집된다.

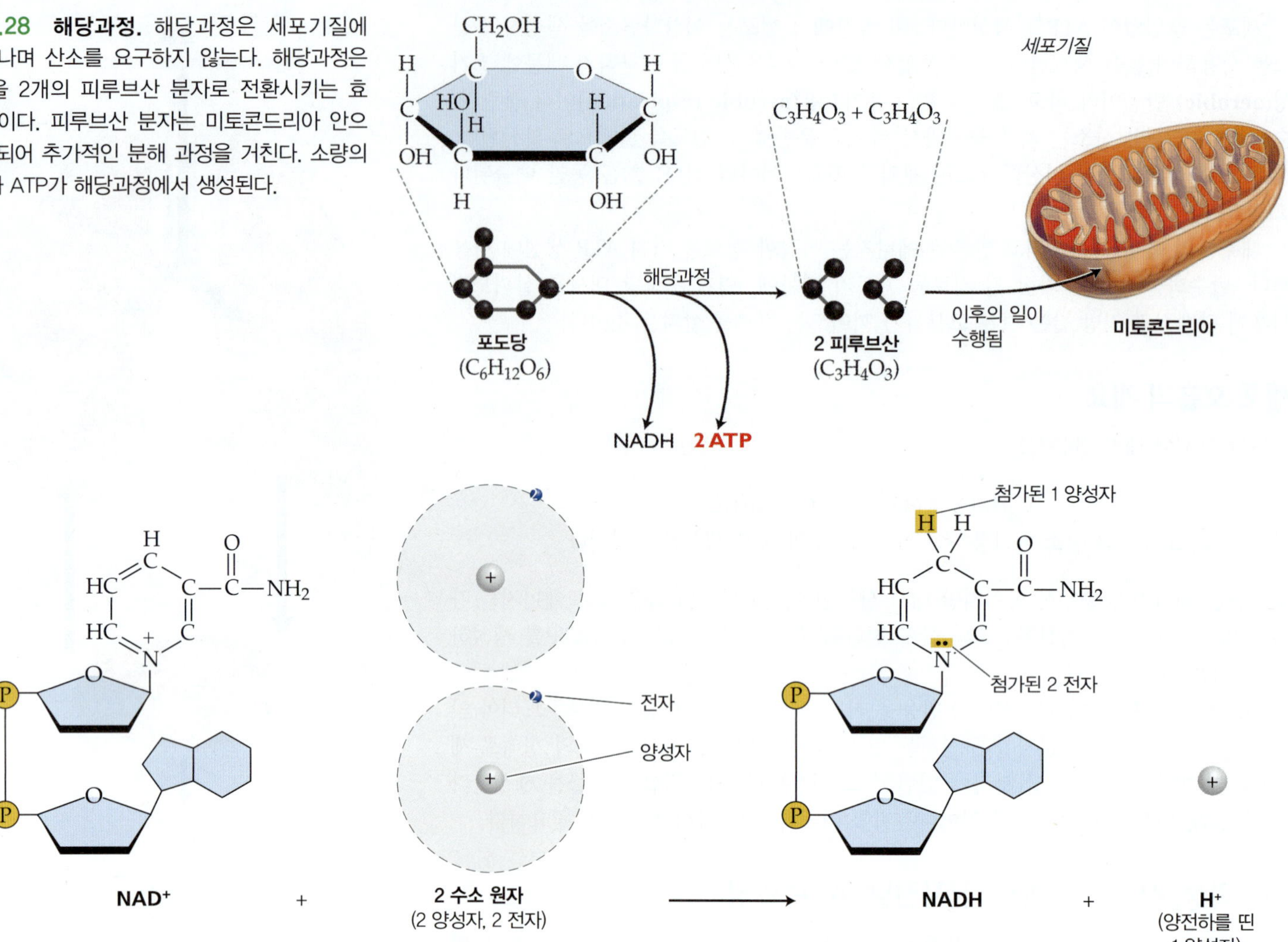

그림 3.28 해당과정. 해당과정은 세포기질에서 일어나며 산소를 요구하지 않는다. 해당과정은 포도당을 2개의 피루브산 분자로 전환시키는 효소 반응이다. 피루브산 분자는 미토콘드리아 안으로 이동되어 추가적인 분해 과정을 거친다. 소량의 NADH와 ATP가 해당과정에서 생성된다.

그림 3.29 니코틴아미드 아데닌 디뉴클레오티드(NAD). NAD는 당 2개, 인산 2개, 질소가 들어 있는 염기 아데닌 1개를 가진 디뉴클레오티드이다. 이 분자는 전자와 함께 수소 원자를 받아들인다. 수소 원자는 양전하를 띤 양성자 하나의 주위를 도는 음전하를 띤 전자 하나로 구성된다. NAD^+가 (음식으로부터) 수소 원자 2개를 만나면 각 수소 원자의 전자 모두와 양성자 하나만을 사용하고 나머지 양성자 하나는 방출한다.

는 전자에 대한 일종의 택시로 기능한다. 빈 택시(NAD^+)는 전자를 받아들인다. 꽉 찬 택시(NADH)는 전자를 목적지까지 운반하여 내리고 빈 택시는 다른 전자를 위해 돌아온다. 그러므로 NAD^+는 NADH로 전환한 후 목적지에 도착하여 수소 원자와 전자를 방출한다.

그림 3.28에서 포도당이 2개의 피루브산 분자로 전환될 때 4개의 수소 원자를 잃는 것이 보인다. 이 수소 원자와 이에 결합된 전자가 NAD^+에 받아들여져 NADH가 생성된다.

해당과정 이후 피루브산은 **탈카르복시화되고(decarboxylated)** (즉 이산화탄소 분자를 잃고), 남겨진 2탄당은 미토콘드리아 안에서 분해된다.

피루브산이 일단 미토콘드리아 안으로 들어오면, 결합에 저장된 에너지는 ATP 결합에 저장된 에너지로 전환된다. 이 전환 과정의 첫 단계를 **시트르산 회로**라 한다.

시트르산 회로. **시트르산 회로(citric acid cycle)**는 미토콘드리아 기질에 존재하는 8개 효소에 의해 수행되는 일련의 반응이다. 시트르산 회로는 탄수화물의 나머지를 분해하여 전자를 수집하고 이산화탄소를 대기로 방출한다(그림 3.30). 이 반응은 순환 반

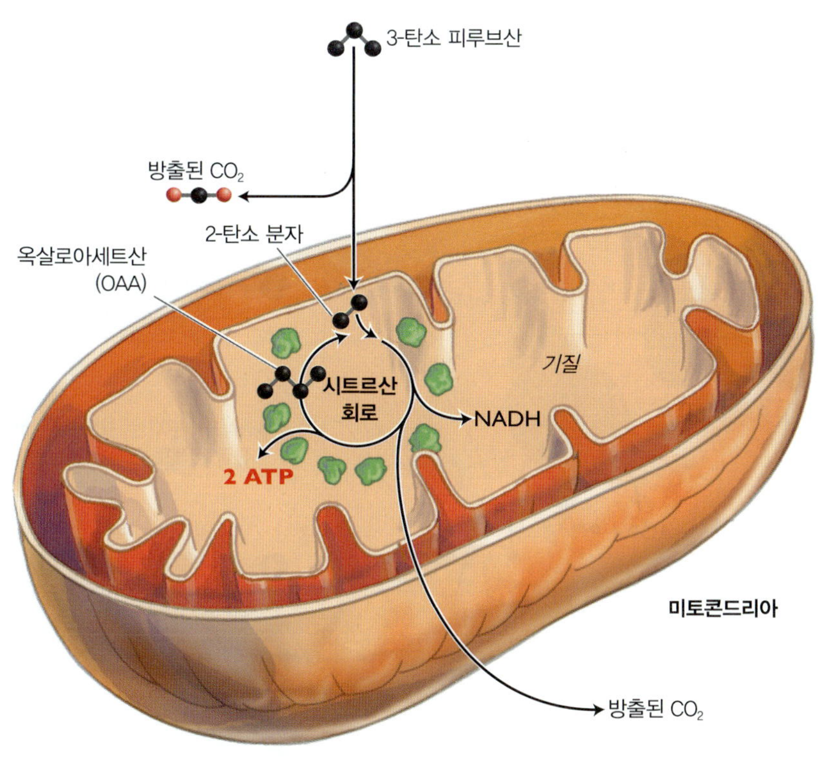

그림 3.30 **시트르산 회로.** 해당과정에서 생성된 3-탄소 피루브산 분자는 탈카르복시화되어 2-탄소 분자가 되고 이후 미토콘드리아 기질 안의 시트르산 회로로 들어간다. 2-탄소 분자는 4-탄소 OAA 분자와 반응하고 여러 단계를 거쳐 이산화탄소를 생성하고 OAA를 재생한다. 또한 NADH와 ATP도 생성된다.

응으로 매회 첫 번째 반응물을 재생시킨다. 따라서 회로의 첫 번째 반응물인 4-탄소 옥살로아세트산(OAA)은 항상 새로 유입되는 2-탄소 분자와 반응한다. 또한 시트르산 회로는 약간의 ATP와 NADH를 생성한다. 생성된 NADH는 전자전달 연쇄에 전자를 내려 놓는다.

전자전달 연쇄 **전자전달 연쇄(electron transport chain)**는 미토콘드리아 내막에 존재하는 일련의 단백질로 전자를 하나의 단백질에서 다른 단백질로 이동시킨다. 전자는 미토콘드리아 기질에 있는 산소에 의해 전자전달 연쇄의 다음 단계로 이동된다. 산소는 전기음성도, 즉 전자-친화력이 매우 크기 때문에 전자를 자기 쪽으로 끌어당긴다. 전자가 단백질에 의해 받아들여지거나 다른 단백질로 전달될 때마다, 전자를 이동시키는 단백질의 모양은 변한다. 이러한 모양의 변화는 미토콘드리아 기질로부터 막간공간으로의 양성자 이동을 촉진한다. 그러므로 전자전달 연쇄의 단백질이 전자전달 연쇄를 따라 산소 쪽으로 전자를 이동시킬 때, 이 단백질은 미토콘드리아 내막에서 막간공간으로 수소 이온도 함께 이동시킨다.

이 결과로 기질의 수소 이온 농도는 감소하고 막간공간의 수소 이온 농도는 증가한다. 농도 기울기가 있으면 분자는 농도가 높은 쪽에서 낮은 쪽으로 확산된다. 전하를 띤 이온은 막의 소수성 내부를 통해 확산될 수 없기 때문에 **ATP 합성효소(ATP synthase)**라는 막의 단백질 채널을 통해 이동한다. 터빈을 통해 분출되는 물을 이용하여 전기를 생성하듯이, 이 효소는 분출되는 수소 이온에 의해 생성되는 에너지를 이용하여 ADP와 인산으로부터 ATP를 생성한다. 전자전달 연쇄에 의해 이동된 전자는 연쇄의 끝에서 산소와 수소 원자 2개와 반응하여 물을 생성한다(그림 3.31).

요약하면 해당과정에서 포도당의 분해로 생성된 2개의 피루브산은 이산화탄소와 물로 전환된다. 시트르산 회로에서 피루브산으로부터 이산화탄소가 생성되고 산소가 전자전달 연쇄의 끝에서 수소 원자와 결합하여 물이 생성된다. 그림 3.32에 이 과정이 요약되어 있다.

세포기질
미토콘드리아 외막
전자전달 연쇄 단백질
막간공간
미토콘드리아 내막
H^+
H^+
H^+
H^+
ATP 합성효소
$2e^-$
$2e^-$
e^-
2-탄소 분자
옥살로아세트산
시트르산 회로
ADP + P
26 ATP
$\frac{1}{2}O_2 + 2H^+ \longrightarrow H_2O$
NADH
2 ATP
CO_2
기질

❶ 포도당은 해당과정에 의해 피루브산으로 분해된다. 피루브산은 탈카르복시화되어 2-탄소 분자를 생성한다.

❷ 2-탄소 분자는 미토콘드리아 기질의 시트르산 회로로 들어간다.

❸ NADH 분자는 시트르산 회로에서 전자전달 연쇄로 전자를 전달한다.

❹ 전자전달 연쇄 단백질을 통해 전자가 이동할 때 수소 이온은 막간공간으로 이동된다.

❺ ATP 합성효소 단백질을 통해 수소가 흘러나올 때 ADP와 P가 ATP로 전환된다.

그림 3.31 전자전달과 ADP 인산화 반응. 전자전달 연쇄에 넘겨진 전자로부터 얻은 에너지가 ATP를 생성하는 데 사용된다.

시각화 최종 전자 수용체로 작용하는 산소가 없다면 전자전달과 ATP 생성은 어떻게 될까?

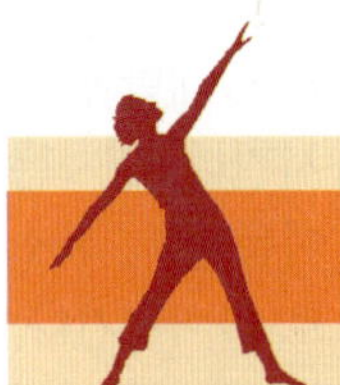

쉬어가기 3.6

막을 통해 물질이 자유롭게 이동할 수 있도록 미토콘드리아 내막에 작은 관을 꽂았다고 상상해 보자. ATP 합성에 어떤 효과가 있을까?

단백질과 지방의 물질대사 단백질과 지방으로부터 분해된 단위체는 탄수화물 분해 경로로 유입된다. **그림 3.33**은 단백질과 지방의 진입 지점을 보여준다.

초과량의 단백질은 인체에 저장되지 않는다. 단백질은 구성 성분인 아미노산으로 분해되어 새로운 단백질 합성에 사용된다. 단백질은 또한 에너지를 생성하기 위해 분해된다; 이 과정은 지방과 탄수화물을 사용할 수 없을 때 일어난다. 단백질의 아미노산으로부터 에너지를 생성하는 첫 단계는 아미노산으로부터 질소를 포함하는 아미노기를 제거하는 것이다. 아미노기는 요소라는 화합물로 전환되어 소변으로 배설된다. 아미노기가 제거된 후 남아 있는 탄소, 산소, 수소 원자는 더욱 분해되어 미토콘드리아로 들어가고, 시트르산 회로에 합류하여 이산화탄소, 물, ATP를 생성한다.

지방세포의 효소는 글리세롤과 지방산 사이의 결합을 끊어 지방산을 생성한다. 그 뒤 지방산은 더 작은 단위체로 가수분해된 후 세포 호흡 과정을 거친다. 대부분의 세포는 탄수화물 공급이 고갈되었을 때만 지방을 분해한다.

발효 유기호흡은 개체에서 에너지를 생성하는 방법 중 하나이다. 산소가 없을 때도 세포는 에너지를 얻을 수 있는데 이 과정을 **무기호흡(anaerobic respiration)**이라 한다. 근육세포는 정상적으로 유기호흡을 통해 ATP를 생성한다. 그러나 격렬한 운동에서처럼 산소 공급이 감소되면 세포는 산소를 요구하지 않는 해당과정을 통해 대부분의 ATP를 생성한다. 유기호흡 없이 해당과정이 일어나면 세포에서 NAD^+는 감소하며 해당과정에 의해서 NADH로 전환된다.

NAD^+를 재활용하기 위해 세포는 **발효(fermentation)**라는 과정을 사용한다. 발효에 의해서는 사용 가능한 에너지가 생성되지 않는다. 발효는 단지 NAD^+를 재생시킨다. 그러나 발효는 오랫동안 사용될 수는 없는데 이는 반응 부산물인 젖산이 축적되기 때문이다. 젖산은 NADH의 작용으로 생성되는데 발효 동안에는 전자전달 연쇄와 전자를 수용하는 산소가 없어 전자를 옮겨 줄 다른 곳이 없기 때문이다. 대신 NADH는 해당과정에서 생성된 피루브산에 전자를 제공한다 (그림 3.34). 피루브산에 전자가 더해져 생성된 젖산은 간으로 운반되어 간세포가 산소를 이용해 피루브산으로 전환시킨다.

젖산을 피루브산으로 전환시키는 데 산소가 필요하다는 것은 왜 운동을 중단한 후에도 계속 심호흡을 하는가를 설명해 준다. 이러한 전환을 위해 인체는 간에 산소를 공급해야 하는데, 때로는 "산소부채 갚기"라고 한다. 젖산의 축적은 또한 "힘에 부치다"는 현상을 설명해 준다. 다리가 나무토막으로 변한 것 같은 느낌을 가져 본 사람은 이런 느낌을 알 것이다. 근육에서 발효에 의해 젖산이 오랫동안 생성되어 산소부채가 매우 커지면 산소 이용 속도보다 산소 공급 속도가 더 커지지 않는 한 근육은 정지된다.

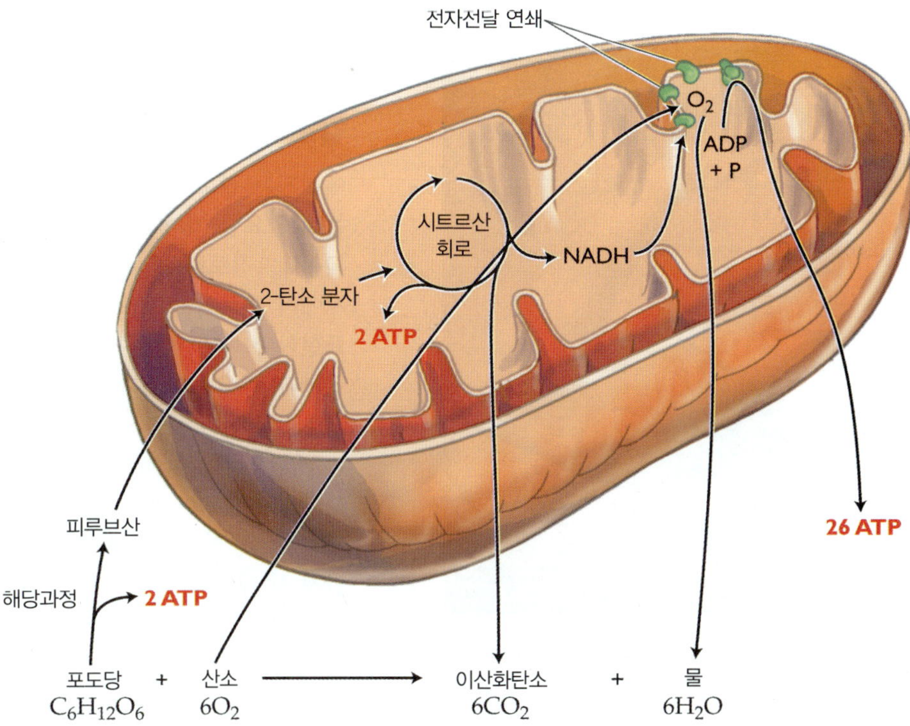

그림 3.32 **세포 호흡 요약.** 세포 호흡의 유입 물질과 유출 물질이 그림에 나타나 있다.

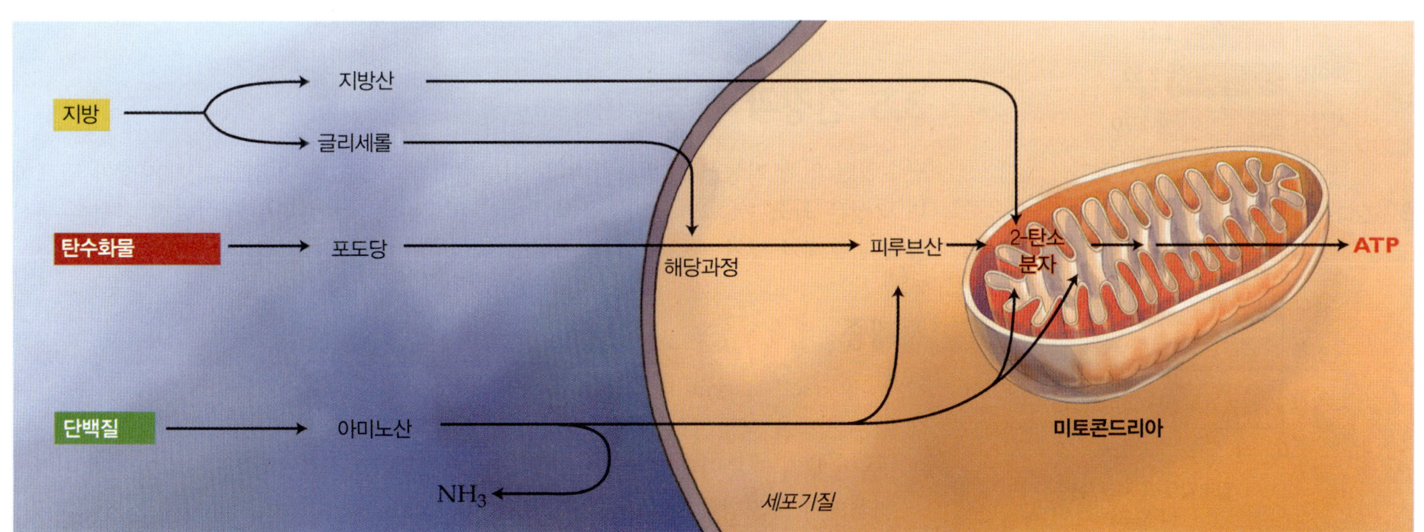

그림 3.33 **고분자의 물질대사.** 탄수화물, 단백질, 지방은 모두 세포 호흡에 이용된다. 이들은 경로의 다른 지점으로 유입된다. 가용한 탄수화물은 지방과 식이 단백질이 사용되기 전에 대사에 이용된다. 기아 상태에서 근육 단백질은 분해되어 이 경로로 유입된다.

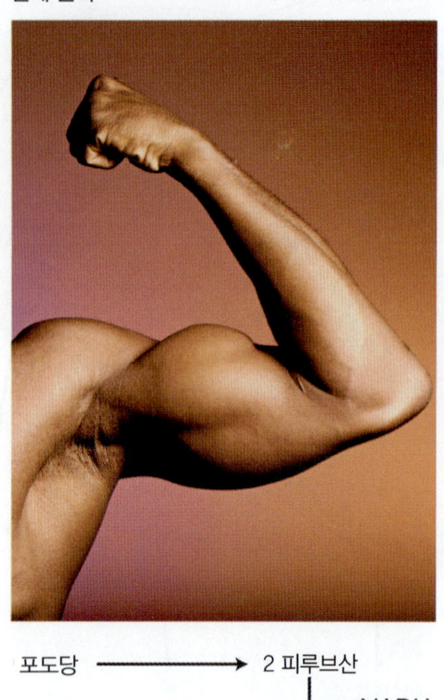

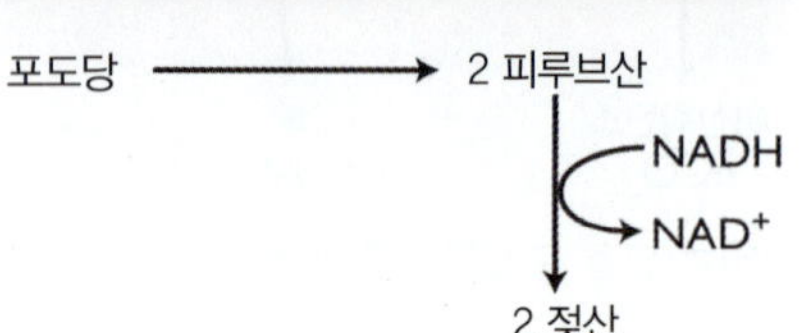

그림 3.34 발효. 발효는 NADH로부터 전자를 피루브산으로 보내 젖산을 생성함으로써 NAD+를 재활용한다.

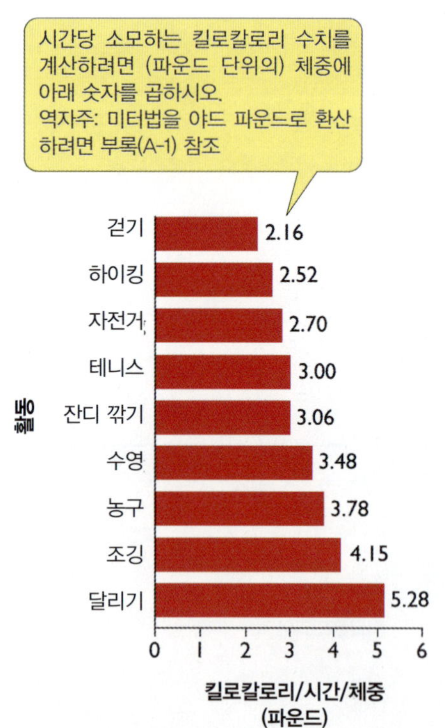

그림 3.35 여러 활동에 따른 에너지 소비. 특정 활동에 따른 킬로칼로리 소모량을 막대 그래프로 나타내었다.

세포가 ATP를 만들기 위해 음식을 어떻게 사용하는지 알았고 이제 왜 어떤 사람은 다른 사람보다 더 많은 에너지를 저장하는지 생각해 보자.

칼로리와 대사율

에너지는 칼로리 단위로 측정된다. 칼로리(calorie)는 물 1그램을 섭씨 1도만큼 올리는데 필요한 에너지의 양이다. 과학 서적에서 에너지는 보통 킬로칼로리 단위로 표현되는데 1킬로칼로리는 1,000칼로리의 에너지에 해당한다. 그러나 생리학과 영양분 표시에서 접두사 킬로(kilo–)가 생략되어 대문자 *C*로 시작하는 **킬로칼로리(Calorie)**로 표현한다. 칼로리는 체온을 유지하는 것과 같은 일을 수행하도록 인체에 에너지를 공급한다. 수요보다 많은 킬로칼로리가 공급되면 초과량의 킬로칼로리는 체내에서 지방으로 저장된다.

사람의 **대사율(metabolic rate)**은 그 사람이 사용한 에너지의 정도이다. 대사율은 사람의 활동량에 따라 달라진다. 예를 들어 운동할 때보다 잠을 잘 때 요구되는 에너지는 적다. **기초 대사율(basal metabolic rate)**은 깨어 있지만 움직이지 않는 사람의 안정 시 에너지 사용을 의미한다. 평균 기초 대사율은 시간당 70킬로칼로리 즉 하루당 1,680킬로칼로리이다. 그러나 각 사람의 기초 대사율에 영향을 주는 요인이 운동 습관, 체중, 나이, 유전, 성별과 같이 다양하기 때문에 기초 대사율은 사람마다 크게 다르다. 건강한 식단도 물질대사에 영향을 주는데, (과일, 야채, 곡류에서 얻을 수 있는) 비타민 조효소가 없는 효소는 최적의 속도로 일을 수행할 수 없다.

운동은 에너지를 요구하기 때문에 더 많은 에너지를 소모하도록 한다. 체중을 고려해 보면 운동을 할 때 뚱뚱한 사람이 마른 사람보다 더 많은 킬로칼로리를 사용한다. 그림 3.35은 체중에 따른 여러 가지 활동에서 사용되는 시간당 킬로칼로리 수치이다. 나이가 들수록 물질대사와 활동량은 감소하는 경향이 있어서 노인은 젊은이에 비해 칼로리를 적게 소모한다.

다음 장에서 보는 바와 같이 유전자는 효소 생산에 대한 암호를 가지고 있기 때문에, 유전자 구성이 다른 사람은 대사율이 다르게 된다. 남성에서 많이 분비되는 호르몬인 테스토스테론은 지방 분해 속도를 증가시키기 때문에 남성이 여성보다 더 많은 칼로리를 요구한다. 남성은 또한 여성보다 근육이 많기 때문에 지방에 비해 유지하는 데 에너지가 더 많이 요구된다. 이와 같은 두 가지 이유로 여성은 남성에 비해 더 많은 지방을 저장한다. 평균적으로 체지방은 건강한 여성에서 22%이고, 건강한 남성에서 14%이다.

3.5 건강과 체중

필수적인 인체 기능을 수행하기 위해 여성은 최소 12%, 최대 32%의 체지방이 필요하며 남성은 최소 3%, 최대 29%의 체지방이 필요하다. 이 범위를 벗어나면 여성은 생식 능력에 문제가 생기고 남성과 여성 모두에서는 비만이 초래된다.

저체중

자가-기아(self-starvation), 즉 **식욕부진(anorexia)**은 대학 교정에서 흔히 볼 수 있는데 이는 지방을 저장하려는 생물학적 요구와 일치하지 않는 체형을 가지려고 노력하는 여성들이 있기 때문이다.

여성에서 체지방이 너무 적으면 **무월경(amenorrhea)**, 즉 월경 중단을 일으킨다. 지방세포에서 분비되는 단백질인 **렙틴(leptin)**이 뇌에 임신을 유지할 만큼의 지방이 없다는 신호를 보내기 때문에 이런 일이 발생한다. 월경을 조절하는 (에스트로겐과 같은) 호르몬이 억제되어 월경이 중단된다. 월경 중단은 영구적일 수 있고 저체중의 여성에서 불임을 유발한다.

에스트로겐 부족에 따른 손상은 생식계에만 국한되지 않고 뼈에도 영향을 준다. 월경주기 동안 난소에서 분비되는 에스트로겐은 뼈세포에 작용하여 크기와 강도를 유지하도록 돕는다. 식욕부진은 치밀골의 발달을 감소시키고 **골다공증(osteoporosis)**이란 상태에서는 약화된 뼈가 부러질 위험이 높아진다.

기아는 심장근에 영양이 부족하게 하여 박동이 이상하게 되기도 한다. 혈액 흐름이 감소하고 혈압이 떨어져 그나마 존재하는 소량의 영양분마저도 세포에 도달하지 못한다.

일부 여성은 지방이 많이 저장되는 것을 우려하여 (때로는 많이) 먹기는 하지만 토하는 것과 같이 게워냄으로써 영양소가 지방으로 전환되지 못 하게 한다. 게걸스럽게 먹은 뒤 게우는 것을 **식욕과다증(bulimia)**이라 한다.

식욕부진에서와 같은 건강상의 문제 외에도 식욕과다증은 강제적인 구토로 위를 터트릴 수도 있다. 구토 중 입으로 유입된 위산에 의해 구강과 잇몸에 질병이 생길 수도 있고, 치명적일 정도로 탈수 증상을 보일 수도 있다.

이제 배운 바와 같이 충분하지 못한 양의 체지방은 많은 문제를 일으키는데 특히 여성에서는 더욱 그렇다. 체지방을 너무 많이 저장하는 것 또한 남성과 여성 모두에서 건강에 문제를 일으킨다.

비만

미국인 4명 중 1명은 비만이다. 비만은 고혈압, 심장마비, 뇌졸중, 관절 문제를 포함하여 많은 문제를 일으킨다. 비만의 또 다른 문제는 당뇨병 중 한 종류의 위험을 증가시키는 것이다. 당뇨병은 7장에서 자세히 다룰 것이다. 지금은 당뇨병의 한 종류인 2형 당뇨병이 비만과 관련이 있고, 당뇨병은 혈당 수치를 높여 갈증, 무기력함, 혼란, 발작, 혼수, 심지어 사망까지 이르게 한다는 것만 알고 있으면 족하다. 당뇨병을 가진 2,100만 명의 미국인 중 약 90%가 비만에 의한 당뇨이다.

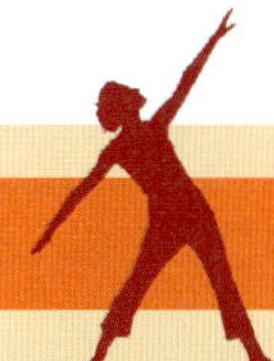

쉬어가기 3.7

2형 당뇨병의 초기 증상 중 하나가 갈증의 증가이다. 당뇨를 가진 사람에서 혈당과 세포의 장성(tonicity)에 대한 지식에 근거하여 당뇨병 환자에서 왜 갈증이 생기는지를 설명하시오.

전반적인 과체중도 많은 문제를 일으키지만 지방이 축적되는 위치도 문제가 된다. 상체에 지방이 축적된 사람이 궁둥이와 허벅지에 지방이 축적된 사람보다 더 위험하다. 남성은 여성보다 복부 체중이 더 나가는 경향이 있고 과음은 남성과 여성 모두에서 위 주변에 지방이 축적해 배불뚝이가 되게 한다. (배꼽 바로 위) 허리둘레를 재는 것은 비만과 관련된 건강 문제의 위험도를 결정하는 데 도움이 된다. 허리둘레가 남성에서 40인치, 여성에서 35인치인 것은 당뇨, 고혈압, 심장혈관 질환의 위험도가 높음을 의미한다.

체중과 건강 지표를 측정하는 또 다른 방법인 **체중지표(body mass index, BMI)**는 체중과 관련된 건강 위험도를 평가하는 데 사용된다. BMI는 키와 체중을 이용하여 체지방과 질병 및 사망과의 연관 정도를 결정한다.

키	체중											
4'10" →	91	96	100	105	110	115	119	124	129	134	138	143
4'11" →	94	99	104	109	114	119	124	128	133	138	143	148
5'0" →	97	102	107	112	118	123	128	133	138	143	148	153
5'1" →	100	106	111	116	122	127	132	137	143	148	153	158
5'2" →	103	109	115	120	126	131	136	142	148	153	158	164
5'3" →	107	113	118	124	130	135	141	146	152	158	163	169
5'4" →	110	116	122	128	134	140	145	151	157	163	169	174
5'5" →	114	120	126	132	138	144	150	156	162	168	174	180
5'6" →	117	124	130	136	142	148	155	161	167	173	179	186
5'7"	121	127	134	140	146	153	159	→ 166	172	178	185	191
5'8" →	125	131	138	144	151	158	164	171	177	184	190	197
5'9" →	129	135	142	149	155	162	169	176	183	189	196	203
5'10" →	132	139	146	153	160	167	174	181	188	195	202	207
5'11" →	136	143	150	157	165	172	179	186	193	200	208	215
6'0" →	140	147	154	162	169	177	184	191	198	206	213	221
6'1" →	144	151	159	166	174	182	189	197	205	212	219	227
6'2" →	148	155	163	171	179	186	194	202	210	218	225	233
6'3" →	151	160	168	176	184	192	200	208	216	224	232	240
6'4" →	156	164	172	180	189	197	205	213	221	230	238	246
BMI	**19**	**20**	**21**	**22**	**23**	**24**	**25**	**26**	**27**	**28**	**29**	**30**

16 20 25 30

식욕부진 | 저체중과 식욕부진 가능성 | 건강 | 과체중 | 비만

그림 3.36 BMI. BMI 표는 남성과 여성 모두에서 키와 체중을 이용하여 체지방과 질병 및 사망과의 연관 정도의 수치를 결정한다. 키가 5피트 7인치(170 cm)이고 체중이 166파운드(75 kg)인 사람은 BMI 수치가 26으로 과체중에 해당한다.

시각화 **우리는 저체중의 여성이 건강에 많은 문제를 가지며 고통을 받을 것을 알고 있다. 저체중의 남성에서 실제 건강에 문제가 없을지라도 저체중과 질병에서 왜 동일한 상관관계가 존재하는가?**

BMI는 체중(kg)을 키의 제곱(m^2)로 나눈 값이다. 표(**그림 3.36**)는 다양한 체중과 키에 대해 계산한 결과이다. BMI는 건강 보험에서 고객에 대한 평가 요소로 1940년대 보험회사에 의해 처음 사용되었다. 그러나 BMI는 체형, 성, 근육량의 차이를 고려하지 않는다. 사실 여러 연구는 BMI가 4명 중 1명 정도까지의 비율로 잘 못 계산되는 것을 보여주는데 이는 작은 근육량과 체지방을 구분하지 못 하기 때문이다. 예를 들어 근육은 지방보다 무겁기 때문에 근육이 많은 운동 선수는 지방이 많은 비슷한 체격의 사람보다 체중이 더 나간다.

당신의 BMI가 건강한 범위(BMI 20~25)에 들지 못한다면, 매일 30분간 운동하면서 건강에 좋은 음식에서 적정 칼로리를 얻는 것이 특정한 체형을 얻으려고 노력하는 것보다 더 안전하고 실제적이다(**그림 3.37**).

BMI가 건강한 범위 내에 있고 허리둘레가 정상이라면 건강에 좋은 음식을 섭취하

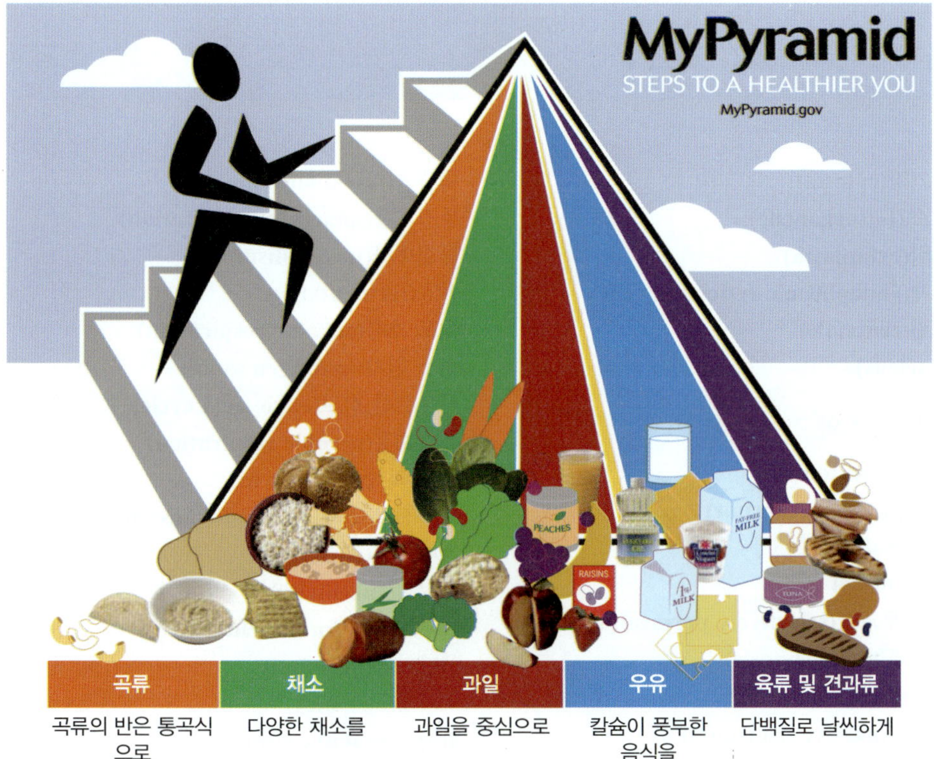

그림 3.37 **USDA 식품 안내 피라미드.** 새롭게 작성된 음식 안내서는 신체 활동의 중요성을 강조한다. 삼각형 각각의 크기는 식단에서 각 음식 그룹의 상대적인 비율을 나타낸다.

시각화 표시되지 않은 노란색 삼각형은 무엇을 나타내는가? 이 삼각형이 다른 삼각형보다 작은 이유는?

고 운동에 집중해야 하며, 저체중이나 비만으로 인한 위험에 대해 걱정할 필요는 없다. 여러분이 비록 슈퍼 모델, 영화 배우, 프로 운동 선수처럼 보이지 않더라도, 적당한 양의 체지방을 저장하고 있을 수 있다.

3장 복습

기억해야 할 어원

다음 어원은 주로 라틴어와 그리스어에서 온 것이며 용어를 해독하는 데 도움이 될 것이다.

a-는 결핍을 의미한다.
-ase는 효소의 접미어이다.
cyto-와 **-cyte**는 세포를 나타낸다.
endo-는 내부를 의미한다.
hemo-는 혈액을 의미한다.
-ic는 산을 의미하는 접미어이다.
iso-는 동일함을 의미한다.
-plasm는 액체를 의미한다.

핵심 용어

3.1 음식과 에너지

아데노신 2인산(adenosine diphosphate, ADP)
아데노신 3인산(adenosine triphosphate, ATP)
인산화반응(phosphorylation)
지방조직(adipose tissue)

3.2 세포 구조와 기능

골지체(Golgi apparatus)
리보솜(ribosome)
리소좀(lysosome)
미토콘드리아(mitochondria)
세포골격(cytoskeleton)
세포기질(cytosol)
세포소기관(organelle)
세포질(cytoplasm)
소포체(endoplasmic reticulum, ER)
중심립(centriole)
핵(nucleus)

3.3 막 구조와 기능

고장액(hypertonic)
능동수송(active transport)
등장성(isotonic)
삼투(osmosis)
선택적 투과성(selectively permeable)
세포내섭취(endocytosis)
세포외배출(exocytosis)
수동수송(passive transport)
원형질막(plasma membrane)
인지질 2중층(phospholipid bilayer)
장성(tonicity)
저장액(hypotonic)
촉진확산(facilitated diffusion)
확산(diffusion)

3.4 물질대사—몸속의 화학 반응

ATP 합성효소(ATP synthase)
기질(substrate)
기초 대사율(basal metabolic rate)
니코틴아미드 아데닌 디뉴클레오티드 (nicotinamide adenine dinucleotide, NAD)
대사율(metabolic rate)
무기호흡(anaerobic respiration)
물질대사(metabolism)
발효(fermentation)
세포 호흡(cellular respiration)
수소 원자(hydrogen atom)
시트르산 회로(citric acid cycle)
유기호흡(aerobic respiration)
유도 적합(induced fit)
전자전달 연쇄(electron transport chain)
촉매하는(catalyze)
특이성(specificity)
피루브산(pyruvic acid)
해당과정(glycolysis)
호기성(aerobic)
활성부위(active site)
활성화 에너지(activation energy)
효소(enzyme)

3.5 건강과 체중

골다공증(osteoporosis)
렙틴(leptin)
무월경(amenorrhea)
식욕과다증(bulimia)
식욕부진(anorexia)
체중지표(body mass index, BMI)

요약

3.1 음식과 에너지

- 탄수화물과 단백질, 지방은 화학결합에 에너지를 저장한다(56쪽).
- 세포는 에너지 화폐로 ATP라는 화학물질을 사용한다(57~58쪽; 그림 3.3).

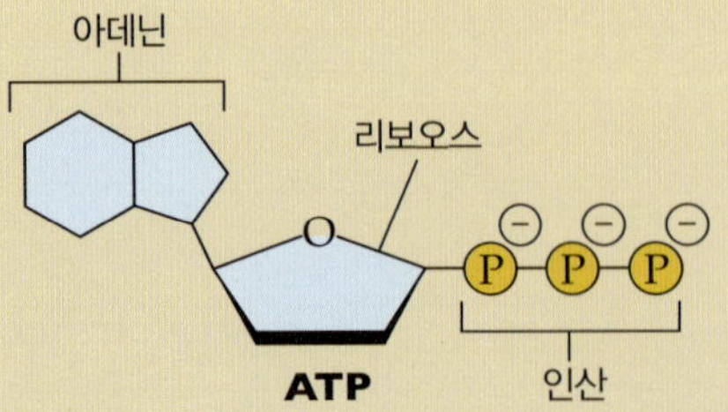

- 지방은 지방조직에 저장된다(56쪽).

3.2 세포 구조와 기능

- 모든 생물은 세포로 구성된다(59쪽).
- 세포소기관은 세포의 여러 가지 통합된 기능을 수행한다(60~63쪽; 그림 3.10).

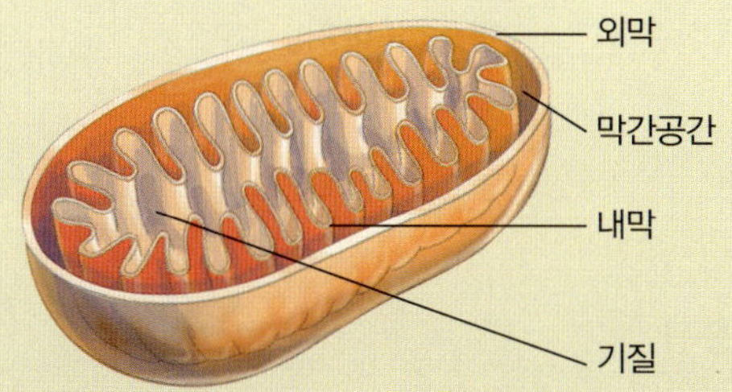

- 핵은 DNA를 가지며, 세포의 통제 본부로 기능한다(60쪽).
- 미토콘드리아는 강낭콩 모양의 이중막으로 싸인 세포소기관으로 음식 분자에 저장된 에너지를 ATP로 전환시킨다(61쪽).
- 리소좀은 미토콘드리아로 보내지기 전에 섭취된 음식을 분해한다(61쪽).
- 리보솜은 2개의 단위체로 구성된다. 각 단위체는 RNA와 단백질로 구성된다. 리보솜은 단백질이 합성되는 작업대로 기능한다(61쪽).
- 조면소포체는 리보솜이 결합된 막으로 싸인 연속된 주머니이다(61쪽).
- 활면소포체는 막이 있는 관 모양의 구조로, 결합된 리보솜이 없으며, 해독 기능과 기타 대사 기능에 관여한다(61~62쪽).
- 단백질은 막이 있는 골지체의 주머니에서 수식되고 분류된다(62쪽).
- 중심립은 세포 분열 시 유전 물질을 이동시키는 데 관여한다(62~63쪽).
- 세포골격은 세포의 구조와 이동에 도움을 준다(62~63쪽).

3.3 막 구조와 기능

- 영양소는 어떤 물질의 이동은 허용하고 다른 물질의 통과는 억제하는 반투성 장벽으로 기능하는 원형질막을 가로질러 이동한다(64쪽; 그림 3.19).
- 원형질막은 단백질과 콜레스테롤이 끼워진 인지질 2중층으로 구성된다. 탄수화물 사슬은 원형질막의 바깥 표면의 단백질과 지질에 결합하기도 한다(64쪽).
- 수동수송 방식에는 단순확산, 삼투, 촉진확산(단백질을 통한 확산)이 있다. 수동수송은 항상 농도 기울기를 따라 물질을 수송하며, 에너지를 필요로 하지 않는다(64~65쪽).
- 삼투는 막을 통한 물의 확산으로 세포가 형태를 유지하도록 돕는다(65쪽).

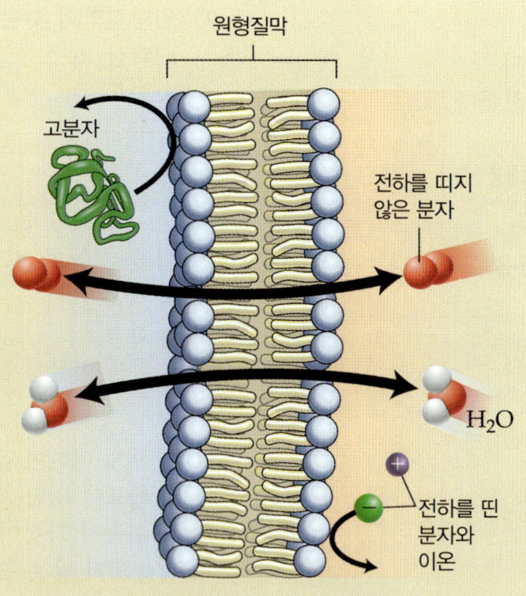

- 세포는 등장성의 환경에서 형태를 유지하지만, 고장성의 환경에서는 쪼그라든다. 저장성의 환경에서 세포는 팽창하고 터지기도 한다(65~66쪽).
- 능동수송은 에너지를 요구하는 과정으로 세포막의 단백질이 농도 기울기에 역행하여 물질을 이동할 때 일어난다(66쪽).
- 커다란 분자는 막으로 싸인 소낭에 담겨 세포 안팎으로 이동한다(66쪽).

3.4 물질대사—몸속의 화학 반응

- 고분자를 합성하거나 분해하기 위해 세포에서 일어나는 화학 반응을 대사 반응이라 한다(67쪽).
- 물질대사는 효소에 의해 관리된다. 효소는 특정한 세포 반응을 촉매하는 단백질로 먼저 효소의 활성부위에 기질을 결합시킨다. 이 결합으로 효소의 모양이 변하여(유도 적합), 기질의 화학결합에 스트레스를 가해 활성화 에너지를 낮춘다(67~68쪽; 그림 3.25).

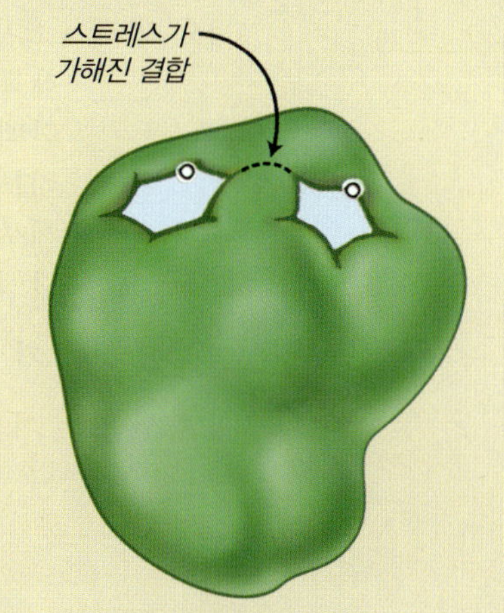

- 당과 단백질, 지방이 세포 호흡을 거칠 때, 화학결합에 저장된 에너지는 방출되어 ATP를 합성하는 데 이용된다(69쪽).
- 세포 호흡은 세포기질에서 시작되며, 하나의 6탄당은 해당과정이란 혐기성 과정을 거치면서 두 개의 3탄당 피루브산 분자로 분해된다. 피루브산 분자는 두 개의 미토콘드리아 막을 가로질러 미토콘드리아 기질로 이동한 뒤 시트르산 회로를 거치며 이산화탄소와 전자로 분해된다. 전자 수용체에 의해 전자는 미토콘드리아 내막으로 운반된다; 내막에서 전자는 전자전달 연쇄라는 일련의 단백질에 첨가된다. 전자전달 연쇄의 마지막 부분에서, 전기적 음성 물질인 산소는 전자를 자기 쪽으로 끌어들인다. 전자가 전자전달 연쇄를 따라 이동할 때, 방출된 에너지는 양성자를 막간공간으로 이동시키는 데 사용된다. 여기서 양성자가 ATP 합성효소를 통과할 때 ADP와 인산으로부터 ATP가 생성된다. 전자가 전자전달 연쇄의 끝에서 산소에 도달하면, 전자는 산소 및 수소 이온과 결합하여 물을 생성한다(69~73쪽).
- 에너지는 킬로칼로리 단위로 측정된다(74쪽).
- 대사율은 사용된 에너지의 척도이다(74쪽).

3.5 건강과 체중

- 저체중과 과체중 모두 심각한 건강 문제를 초래한다(74~75쪽).
- 허리둘레와 체중지표 측정은 지방 축적이 어느 정도인지를 판단하는 방법들이다(75~76쪽).
- 올바르게 먹고 운동하는 것이 건강한 체중을 유지하는 가장 좋은 방법이다(76~77쪽; 그림 3.37).

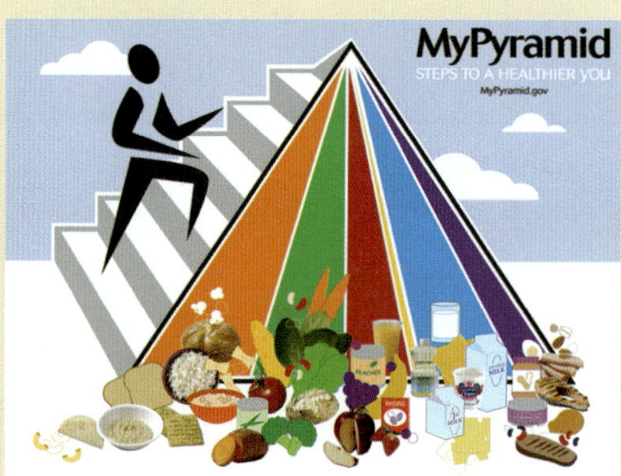

기본 학습 문제

1. ATP는 ________________.
   a. 아데닌, 당, 세 개의 인산으로 구성된다
   b. 세포에 의해 사용되도록 에너지를 저장한다
   c. 세포 호흡 동안 생성된다
   d. 여러 종류의 세포 일을 수행하는 데 사용된다
   e. 위 내용 모두가 참이다

2. ATP는 ______을(를) 함으로써 세포 활동을 구동한다.
   a. 열 방출
   b. 효소로서 작용
   c. 인산기 전이
   d. 반응을 구동하기 위해 전자 방출

3. 다음 중 잘못 짝지은 것은?
   a. 핵 : DNA
   b. 리소좀 : 소화 반응
   c. 미토콘드리아 : 단백질 합성
   d. 세포골격 : 미세소관
   e. 세포막 : 인지질 2중층

4. 다음 중 두 개의 단위체로 구성되고, RNA와 단백질로 구성된 것은?
   a. 골지체
   b. 미토콘드리아
   c. 엽록체
   d. 리보솜
   e. 소포체

5. 막 표면 분자 중 분자 인식 표식으로 기능하는 것은?
   a. 인지질
   b. 지방산
   c. 단백질
   d. 콜레스테롤
   e. 탄수화물

6. 저장성의 환경에 놓인 적혈구 세포는 _____________.
   a. 형태를 유지한다
   b. 쪼그라든다
   c. 터진다

7. 효소에 대하여 **틀린** 것은?
   a. 효소는 촉매로 작용하는 단백질이다.
   b. 효소는 기질 특이성이 있다.
   c. 효소는 촉매하는 반응에 에너지를 공급한다.
   d. 효소 활성은 환경에 영향을 받는다.
   e. 효소는 여러 번 반복되어 사용된다.

8. 물은 삼투에 의해 ___________ 이동한다.
   a. 고장액에서 저장성의 세포 내부로
   b. 저장액에서 고장성의 세포 내부로
   c. 용질 농도가 높은 용액에서 낮은 용액으로
   d. 물이 적은 곳에서 많은 곳으로

9. 원형질막의 수송 단백질은 ______에 필요하다.
   a. 확산
   b. 삼투
   c. 촉진확산
   d. 능동수송
   e. 위의 둘 이상에 사용됨

10. 다음 중 도움 없이 세포막을 통과하기 가장 어려운 것은?
    a. 이산화탄소
    b. 산소
    c. 작은 비극성 분자
    d. 극성 분자

11. 확산에 대하여 옳은 것은?
    a. 세포에 의한 ATP 에너지 소비가 필요하다.
    b. 수동적 과정이다.
    c. 농도가 낮은 곳에서 높은 곳으로 이동할 때 확산이 일어난다.
    d. 막 단백질을 필요로 한다.

12. 다음 중 세포막에서 발견되지 않는 것은?
    a. 인지질
    b. 단백질
    c. 콜레스테롤
    d. 뉴클레오티드

13. 농도 기울기에 역행하여 막을 통해 물질이 이동하는 것은 ______이다.
    a. 수동수송
    b. 삼투
    c. 촉진확산
    d. 능동수송
    e. 확산

14. 짠 바다물의 고장액에 놓인 세포는 _________________.
    a. 확산으로 나트륨과 염소를 얻는다
    b. 능동수송으로 세포에서 물을 내보낸다
    c. 나트륨과 염소 이온으로 분해하기 위해 촉진확산을 사용한다
    d. 삼투에 의해 세포 밖으로 물을 잃는다

15. 각 세포소기관 또는 구조와 그 기능을 연결하시오.

______ 해독	a. 리보솜
______ 단백질 수식	b. 인
______ 리보솜이 만들어지는 곳	c. 활면소포체
______ 세포가 형태를 유지하도록 돕는다	d. 골지체
______ 단백질이 만들어지는 곳	e. 세포골격

16. **참 또는 거짓?** 단백질과 탄수화물은 지방으로 전환될 수 있다.

17. **참 또는 거짓?** 사람의 대사율은 나이, 성, 유전적 구성에 영향을 받는다

분석 및 응용 문제

1. 매우 유사한 식단과 운동을 하는 두 사람에서 체지방 양이 상당히 달랐다. 왜 그럴까?

2. 갈색 지방, 즉 갈색 지방조직은 사람의 유아, 어린 포유류, 추운 기후에 사는 성숙한 포유류에서 발견된다. 이런 유형의 조직은 종종 필수 장기 주위를 둘러싼다. 갈색 지방은 백색 지방과 달리 신경세포, 혈관, 미토콘드리아가 더 많다. 갈색 지방은 왜 중요한가? 답을 설명하시오.

3. 정상 보다 약 30~50% 낮은 저칼로리 식단을 유지하는 것이 효모, 벌레, 파리, 쥐에서 수명을 연장하였다. 2002년 연구에서 효모를 2% 포도당 용액에 비해 0.5% 포도당 용액에 유지하였을 때 세대가 30% 증가하였다.
   수명의 증가는 *SIR2* 유전자에 의해 생산되는 효소의 증가에 비유된다. 이 효소의 생산은 효모 세포가 기아 상태일 때 많이 증가하는 NAD^+에 의해 증가한다. NAD^+가 증가하면 효모 세포는 발효에서 세포 호흡으로 전환한다. 왜 이러한 전환이 일어나는가?

4. CB1 수용체는 주로 뇌의 뉴런에 존재한다. 인체에서 생산되는 어떤 신경전달물질은 이 수용체에 결합하여 식욕을 일으킨다. 마리화나 또한 CB1 수용체에 친화력을 가지며, 마리화나 사용자에게 과도한 식욕을 일으킨다. 프랑스 제약회사는 CB1 수용체를 억제하여 식욕을 감소시키는 약을 개발하였다. 식욕 억제 약물과 CB1 수용체 사이의 상호작용을 효소와 기질 사이의 상호작용에 비교하시오.

질문 5~8에 대해 다음 자료를 참고하시오.

인체는 뇌와 상호작용하는 다양한 호르몬을 사용하여 에너지 항상성(에너지 유입과 에너지 소비 사이의 균형)을 유지한다.

다음 표는 식욕에 영향을 주는 호르몬을 보여준다.

호르몬	생성되는 장소	효과
콜레시스토키닌	위장관	식후 포만감을 일으킴
그렐린	위	위가 비었을 때 식욕을 자극함
인슐린	이자	식욕을 감소시킴
렙틴	지방조직	식욕을 감소시킴
멜라노코르틴	시상하부	식욕을 감소시킴
NPY	시상하부	식욕을 자극함
PYY(3–36)	대장	12시간까지 음식 섭취를 억제함

5. 위의 표를 이용하여 식사 전후 인체의 에너지 항상성을 돕는 호르몬 되먹임 작용을 설명하시오.

6. 체중이 감소하면 지방 세포는 작아지고 렙틴 분비는 감소한다. 이것은 시상하부에 신호를 보내 NPY 생산을 증가시킨다. NPY 생산이 증가하면 멜라노코르틴 생성은 감소한다. 호르몬의 이러한 변화는 체중을 줄이고자 하는 사람에게 어떤 영향을 주겠는가?

7. 실험실의 *ob/ob* 생쥐에는 렙틴을 생산하는 유전자가 없다. 이 생쥐는 항상 먹어 정상 생쥐보다 세 배 무겁다. *ob/ob* 생쥐에 렙틴을 주사하면, 지방 저장은 감소하고 체중은 정상이 된다. 렙틴 주사는 비만인 사람의 체중을 정상으로 만들 수 있을까? 답을 설명하시오.

8. 위의 내용과 이 장의 내용을 고려하여 약물을 사용하지 않고 체중을 조절하는 실제적인 방법은 무엇인가?

과학 연관 문제

뉴욕 시는 최근 음식점 조리에서 인공 트랜스 지방의 사용을 금지하는 법을 제정한 미국의 첫 번째 주요 도시이다.

1. 뉴욕 시가 음식점 조리에서 트랜스 지방 사용을 금지했다면 주 보건 당국자는 상업적으로 판매되는 여러 상품의 생산에서도 트랜스 지방 사용을 금지해야 하나?

2. 트랜스 지방을 금지하는 것이 (위험 물질을 제거하는 점에서) 흡연을 금지하는 것과 같은가? 그렇다면, 알코올도 금지해야 하는가?

3. 시카고 시의회는 최근 음식점에서 거위 또는 오리의 간으로 만든 파이인 푸아그라 제공을 금지시켰다. 이 조류들을 살찌워 도축 전에 간을 비대하게 하기 위해 몇 주 동안 목에 놓인 관을 통해 강제로 먹인다. 시카고 시가 음식점에서 푸아그라 제공을 금지한 것이 윤리적으로 옳다고 생각하는가?

Chapter 4

유전자—전사, 번역, 돌연변이, 클로닝

유전자 변형 식품

학습목표

1 유전자의 구조와 기능에 대해 설명한다.

2 전사부터 번역까지의 단백질 합성에 대해 설명한다.

3 전사와 번역에 관련된 세포소기관과 구조는 무엇인가?

4 mRNA, tRNA, rRNA를 비교한다.

5 운반 RNA(tRNA)의 구조와 기능을 설명한다.

6 돌연변이는 어떻게 유전자 발현에 영향을 주는가?

7 두 개의 다른 유전자가 서로 어떻게 다른지 설명한다.

8 어떤 두 단백질을 서로 다르게 하는 것이 무엇인지 설명한다.

9 유전자 발현은 어떻게 조절되는가?

10 세균을 이용하여 유전자를 클로닝하는 과정을 설명한다.

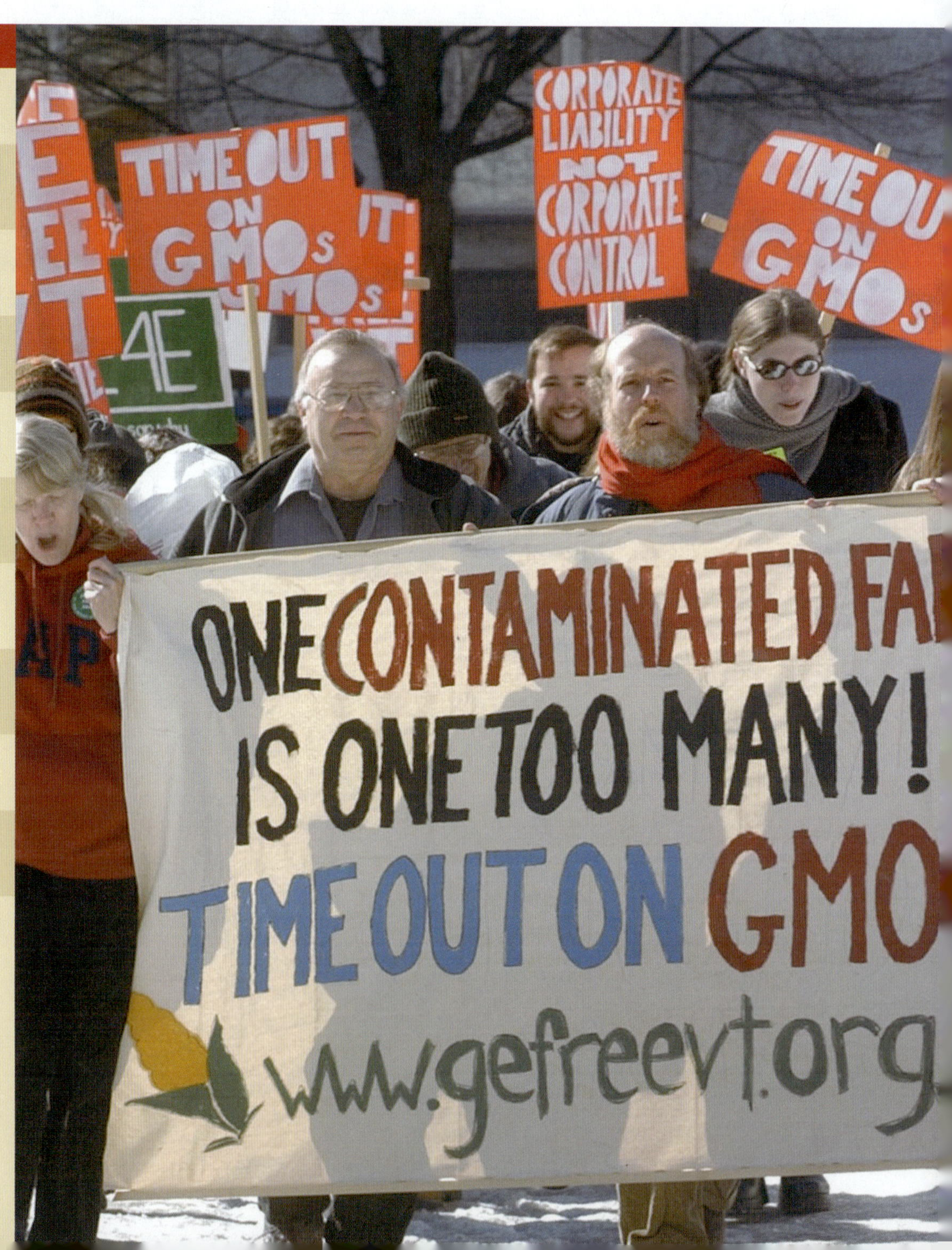

많은 환경 운동가들이 유전자 변형 식품의 생산과 소비의 영향에 대해 우려하고 있다.

유전자 변형 식품에 대한 토론에서 감정이 격앙된다. *유전자 변형*, 즉 GM 식품은 자신의 유전자 또는 다른 개체에서 유래한 유전자 중 하나 이상이 변형되었다. 이 토론에서 양측은 모두 자기의 사례를 극적으로 만들려고 한다.

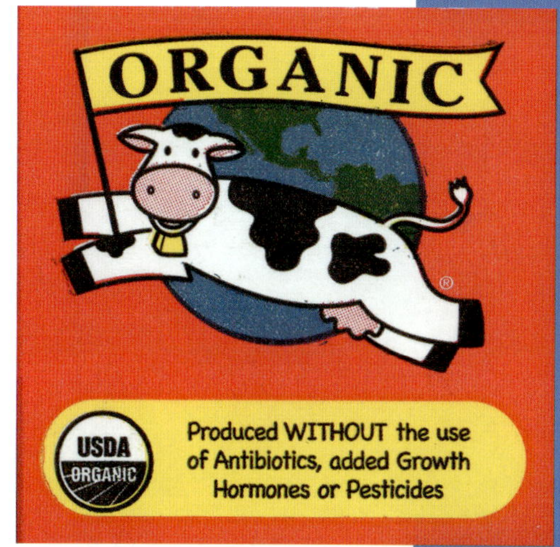

호르몬을 사용한 젖소로부터 생산된 우유는 안전한가?

생물학적 보호 장비를 착용한 시위자들이 슈퍼마켓 앞에서 크래커, 시리얼, 파스타를 쓰레기통에 버리고 있는 반면, 안 쪽에서 주주들은 유전자 변형 식품을 진열대에서 제거할지 말지에 대한 투표를 한다. 어느 여름 저녁, 스스로를 저항의 자손들(Seeds of Resistance)이라 부르는 한 단체가 메인 대학교(University of Maine)의 유전자 변형 옥수수를 만들려는 계획을 무너뜨렸다. 다른 비방자들은 유전자 가공 커피의 세계 최초 야외 시도를 무산시켰다.

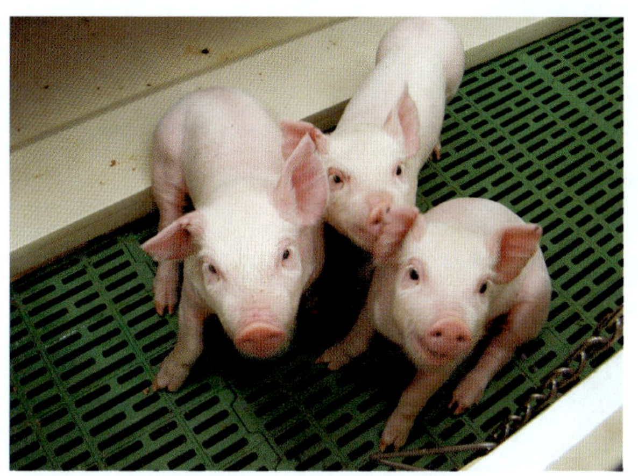

동물을 유전적으로 변형하는 것이 윤리적인가?

유전자 변형 식품에 대한 우려에 반응하여, 어떤 부모는 성장 호르몬을 사용한 젖소에서 생산된 우유를 사용하는 탁아소에 자녀 보내기를 거부하고, 대부분의 자연 식품 회사는 소위 괴물식품을 팔려고 하지 않는다.

다른 편에서 유전자 변형 식품의 지지자들은 이 기술을 상당히 신봉한다. 옹호자들은 유전자 변형 식품이 기근을 없애고 질병을 치료하는 데 도움을 줄 것이라고 주장한다. 미래에는 모든 어린이들이 식용 백신으로 예방접종을 받게 될 것이고, 오메가-3 지방산을 생산하는 돼지와 같은 유전자 변형 동물을 먹음으로써 심장병과 같은 질병이 예방될 것으로 옹호자들은 보고 있다. 지지자들은 환경적인 혜택도 있을 것으로 보는데 이는 유전자 변형 작물을 재배함으로써 환경에 손상을 주는 화학물을 적게 사용하게 될 것으로 보기 때문이다.

이런 상반된 견해 사이에서, 중간 지대를 찾는 것은 어려워 보인다. 이런 식품을 구입하고 섭취하는 것이 문제가 없는지를 일반 소비자가 어떻게 판단할 수 있을까? 이 질문에 스스로 답하기 위해서는 먼저 유전자가 무엇인지, 유전자는 무슨 일을 하는지, 유전자를 변형한다는 것이 무슨 의미인지 이해해야만 한다.

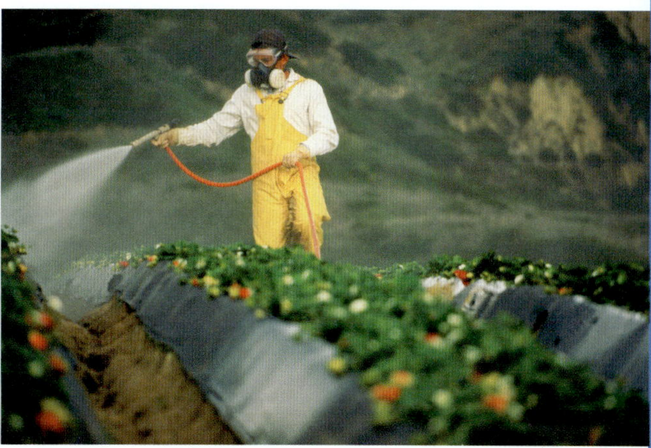

유전자 기술은 농부의 농약 의존도를 낮추어 줄 것인가?

4.1 유전자란 무엇인가?

유전자(gene)는 부모에서 자손으로 전달되는 형질에 대한 정보를 운반하는 DNA 조각이다. 2장에서 배운 대로 DNA(디옥시리보핵산)는 핵 안에 존재하며 뉴클레오티드 아데닌(A), 구아닌(G), 시토신(C), 티민(T)으로 구성된다.

유전자는 폴리펩티드를 만드는 데 지침서로 기능한다. 폴리펩티드는 스스로 형태를 갖춰 기능을 가진 단백질이 되거나 몇 개의 폴리펩티드가 결합하여 하나의 기능성 단백질을 생성한다. DNA의 뉴클레오티드 서열은 세포가 특정 폴리펩티드를 건축하는 데 사용하는 설계도로 생각할 수 있다. 이전 장들에서 물질의 수송을 돕는 막 단백질과 대사 반응을 촉매하는 단백질인 효소에 대해 배웠다. DNA로 구성된 유전자는 이 두 단백질을 암호화하고, 유전자는 세포에서 필요로 하는 다른 많은 단백질을 암호화할 수 있다. 단백질은 세포—좀 더 확장하면 전체 개체—에 유전적으로 결정되는 형질 거의 모두를 제공한다.

유전자는 단백질을 암호화한다. 길게 연결된 유전자는 정리되어 **염색체(chromosome)**를 생성한다. 염색체는 대개 수천 개의 유전자를 운반한다. 인체 염색체는 선형 구조로 단백질로 싸인 DNA로 구성된다. 개체의 염색체 한 벌을 **유전체(genome)**라 한다.

유전자에 대한 좀 더 자세한 내용과 유전에서의 역할은 이후 장들에서 다루어질 것이다. 지금은 다음 내용만 기억하면 된다:

- 유전자는 DNA로 구성된다.
- 유전자는 단백질을 암호화한다.
- 유전자는 염색체에 존재한다.

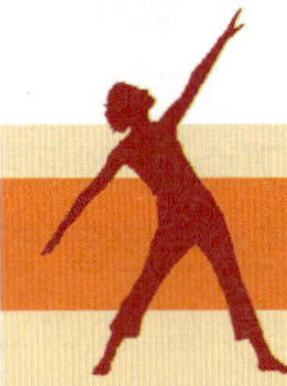

쉬어가기 4.1

어떤 단백질이 두 개의 서로 다른 폴리펩티드로 구성된다고 가정하자. 이 단백질을 암호화하는 유전자의 개수는?

식품을 유전적으로 변형하기 위해서 과학자들은 단백질을 생산하는 유전자를 한 개체에서 다른 개체로 옮긴다. 식품을 유전적으로 변형하는 것은 또한 유전자가 생산하는 단백질의 양에 변화를 주기도 한다. 세포가 사용할 수 있는 단백질의 양을 조절하는 것은 **유전자 발현(gene expression)** 조절이라고 한다.

4.2 단백질 합성과 유전자 발현

먼저 세포가 일반적으로 어떻게 DNA 설명서를 사용하여 단백질을 생산하고, 어떻게 유전자 발현을 조절하는지 살펴보자. 그 후 과학자들이 이 과정을 어떻게 조작하여 유전자 변형 식품을 만드는지 살펴볼 것이다.

유전자에서 단백질로

단백질 합성(protein synthesis)은 특정 폴리펩티드 또는 단백질을 만들 때 유전자에 의해 운반되는 설명서에 따른다. 앞서 설명했듯이 유전자는 단백질을 직접 만들지는

(a) DNA는 이중가닥이다.

TCACCTCAGGACTGGACTCCAC
AGTGGAGTCCTGACCTGAGGTG

DNA 뉴클레오티드

H_3C 티민(T) 인산기 디옥시리보오스

(b) RNA는 단일가닥이다.

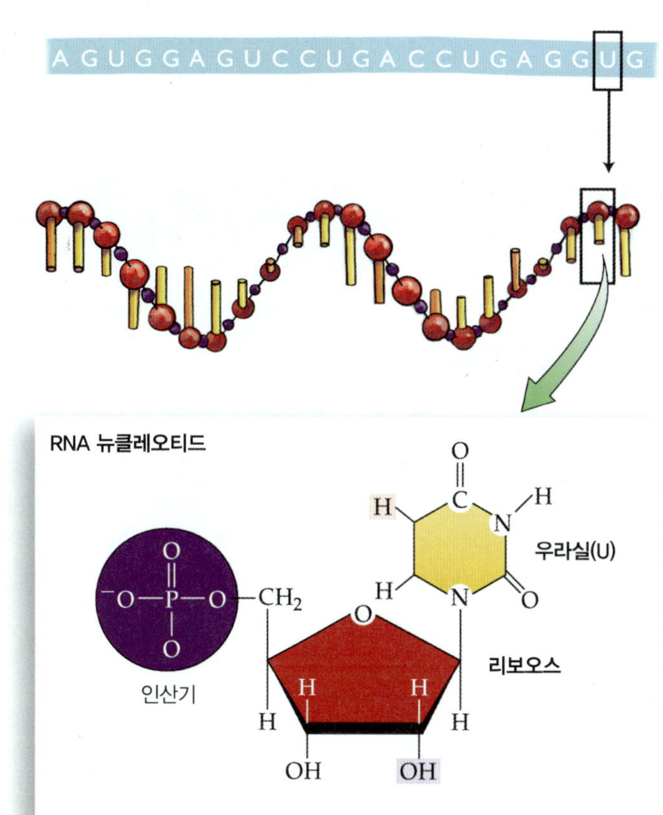

그림 4.1 DNA와 RNA. (a) DNA는 이중가닥이다. DNA 뉴클레오티드는 디옥시리보오스 당, 인산기, 질소함유 염기(A, G, C, T)로 구성된다. (b) RNA는 단일가닥이다. RNA 뉴클레오티드는 리보오스 당, 인산기, 질소함유 염기(A, G, C, U)로 구성된다.

시각화 DNA와 RNA에서 당의 구조적 차이와, 질소함유 염기 우라실과 티민의 구조적 차이를 찾아보시오.

않는다. 대신 유전자는 단백질을 어떻게 만들어야 하는지에 대한 설명서를 운반한다. 단백질 합성을 설명하기 위해서 DNA, 단백질, RNA에 대한 기초 지식이 필요하다.

첫째, DNA는 뉴클레오티드로 구성된 이중가닥의 중합체이다. 뉴클레오티드의 질소함유 염기는 상보성(A와 T, C와 G)에 따라 서로 수소결합을 한다. 둘째, 단백질은 아미노산으로 구성된 거대 분자이다. 각 단백질은 특정 구조에 의해 결정되는 고유한 기능을 가진다. 단백질 구조는 구성 분자인 아미노산의 순서에 의해 결정되는데 이는 아미노산의 화학적 특성이 단백질이 접히는 방식을 결정하기 때문이다.

단백질이 만들어지기 전에 유전자에 의해 전달되는 설명서의 사본이 만들어져야만 한다. 유전자가 복사될 때 사본은 DNA(디옥시리보핵산)가 아닌 **RNA(리보핵산, ribonucleic acid)**으로 구성된다. 그러므로 DNA와 RNA를 구별하는 것이 중요하다.

RNA도 또한 뉴클레오티드 중합체이다. 뉴클레오티드는 당, 인산기, 질소함유 염기로 구성된다. DNA의 당은 디옥시리보오스이고, RNA의 당은 리보오스이다. 또한 RNA는 티민 대신에 질소함유 염기 우라실(U)을 가지고 있다. RNA와 DNA의 또 다른 차이는 RNA는 대개 단일가닥이고 DNA는 이중가닥이라는 점이다(그림 4.1).

세포에서 특정 단백질이 필요할 때 한 가닥의 RNA가 DNA를 주형으로 하여 생산된다. RNA 뉴클레오티드는 DNA 뉴클레오티드와 염기쌍을 만들 수 있다. C와 G가 염기쌍을 이루고, U와 A가 염기쌍을 이룬다.

RNA 사본은 세포가 아미노산을 연결하여 단백질을 생산하는 데 설계도로 기능한다. 따라서 유전정보는 DNA, RNA, 단백질의 순으로 이동한다(그림 4.2).

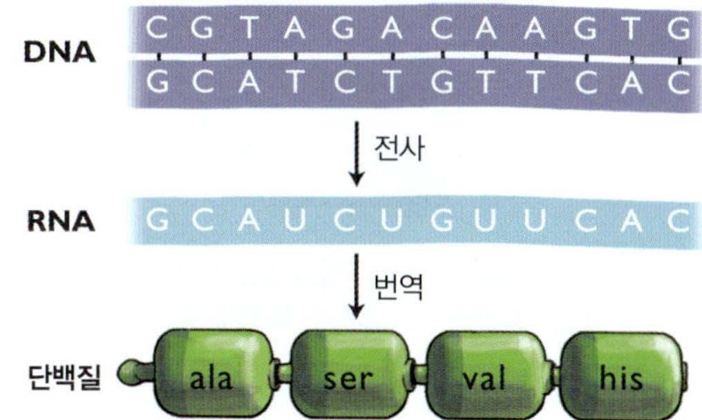

그림 4.2 유전정보의 흐름. 유전정보는 유전자(DNA)로부터 DNA 유전자의 RNA 사본, 아미노산 순으로 흘러 유전자에 의해 암호화된 단백질이 생산된다.

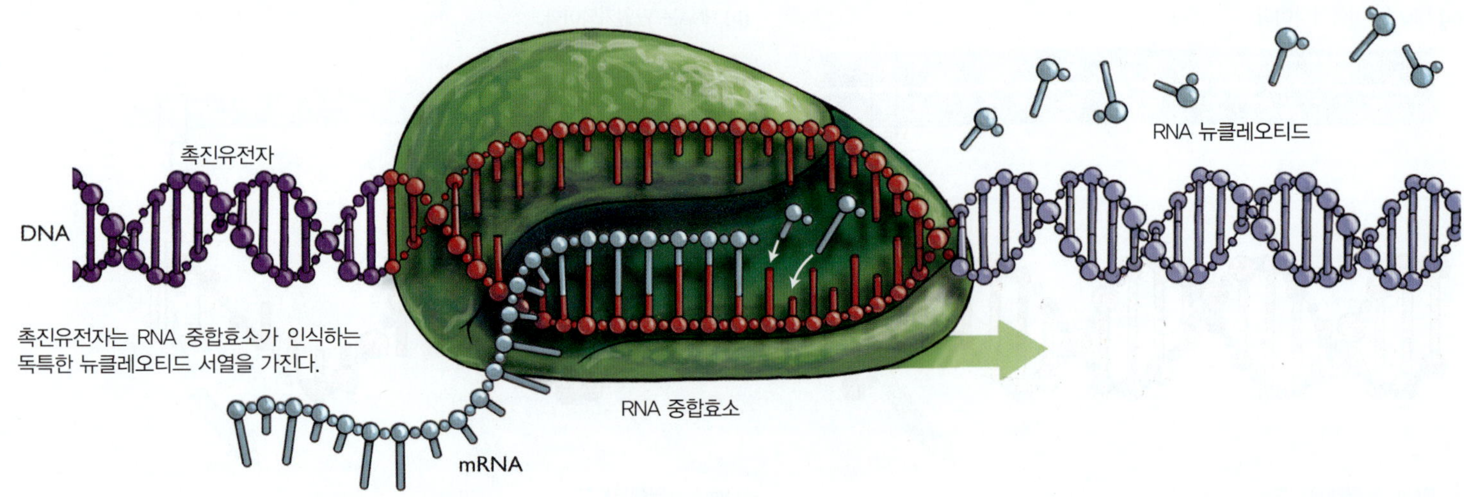

그림 4.3 전사. 촉진유전자에 위치한 후 RNA 중합효소는 신장하는 RNA 가닥에서 DNA의 상보적인 염기에 결합하는 뉴클레오티드를 연결시킨다. DNA와 RNA 사이의 상보적 염기쌍이 있을 때만 중합효소는 RNA 뉴클레오티드를 신장하는 가닥에 첨가한다. A와 U, G와 C의 수소결합을 통해서만 상보적인 염기쌍이 형성된다. mRNA의 합성에 사용되는 주형으로 DNA의 한 가닥만이 사용된다. RNA 중합효소가 유전자의 끝에 다다르면 mRNA 전사체는 방출된다.

시각화 질소함유 염기의 크기에 대한 지식(퓨린 A와 G는 두 개의 고리 구조를, 피리미딘 C와 T는 하나의 고리 구조를 가진다)에 근거하여, 그림에서 합성될 RNA 서열을 제시하시오.

정보의 흐름은 세포에서 어떻게 일어날까? 유전자에서 단백질로 전달되는 데 두 단계가 관여한다. 첫 번째 단계는 **전사(transcription)**로 필요한 유전자의 RNA 사본을 만든다. 연설의 대본이 연사가 말한 것을 기술한 것과 같이, 세포 전사는 DNA 뉴클레오티드를 대체하는 RNA 뉴클레오티드로 사본을 생산하는 과정이다. 둘째 단계는 **번역(translation)**으로 RNA 서열을 해독하여 암호화된 단백질을 생산한다. 번역가가 두 개의 다른 언어의 의미를 판단하듯이, 세포 번역은 뉴클레오티드(DNA와 RNA)로 작성된 언어를 아미노산과 단백질의 언어로 옮기는 것이다.

전사: 유전자 복사

전사는 핵에서 일어나며 DNA 유전자를 RNA로 복사한다. 사본은 **RNA 중합효소(RNA polymerase)**란 효소의 도움으로 합성된다.

전사를 개시하기 위해 RNA 중합효소는 **촉진유전자(promoter)**라 불리는 유전자의 시작부위에 위치한 뉴클레오티드에 결합한다. 일단 RNA 중합효소가 촉진유전자에 결합하여 유전자의 시작부위에 위치하면 이 효소는 DNA를 따라 움직이며 이중나선을 푼다. 이중나선이 풀리면 DNA 유전자와 상보적인 RNA 뉴클레오티드(C : G 및 A : U)가 수소결합을 한다. 그런 뒤 RNA 중합효소가 당-인산 뼈대를 따라서 뉴클레오티드를 하나씩 결합시킨다(그림 4.3).

인접한 뉴클레오티드를 결합시키기 위해 RNA 중합효소는 탈수 합성 반응을 수행하여 뉴클레오티드 사이의 인산디에스테르 공유결합을 형성한다. 이 과정을 통해 **전령 RNA(messenger RNA, mRNA)**라는 단일가닥의 RNA 분자가 생성되어 발현될 유전자의 정보를 전달한다. 새로 합성된 mRNA 전사체는 단백질에 대한 암호가 없는 DNA 서열인 인트론(intron)과 단백질 합성 설명서인 엑손(exon)으로 구성된다. 번역될 전사체가 핵을 떠나기 전 인트론은 전사체로부터 제거된다.

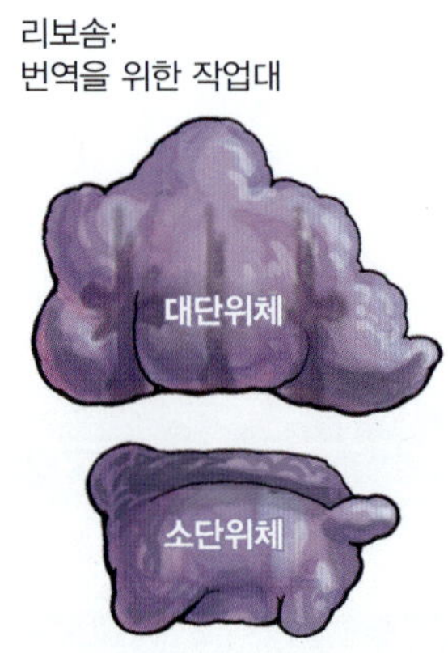

그림 4.4 리보솜의 구조. 리보솜은 2개의 단위체로 구성된다. 각 단위체는 RNA와 단백질로 구성된다. 리보솜은 단백질 합성의 장소이다.

번역: 정보를 이용하여 단백질 합성하기

유전자에서 단백질로 가는 두 번째 단계는 mRNA를 사용하여 유전자에 의해 암호화된 단백질을 생산하는 것이다. 유전자의 해독은 세포질에서 일어나는 번역 과정이다. 번역이 일어나려면 세포는 다음의 것들이 필요하다: mRNA, 아미노산, 리보솜, 운반 RNA 분자.

리보솜 구형의 세포소기관인 **리보솜(ribosome)**은 많은 단백질로 싸인 **리보솜 RNA(ribosomal RNA, rRNA)**로 구성된다(그림 4.4). 리보솜은 2개의 단위체로 구성된다—대단위체 하나와 소단위체 하나. 리보솜이 조립될 때 mRNA는 리보솜을 관통한다. 더욱이 리보솜은 아미노산을 운반하는 **운반 RNA(transfer RNA, tRNA)**에 결합할 수 있다.

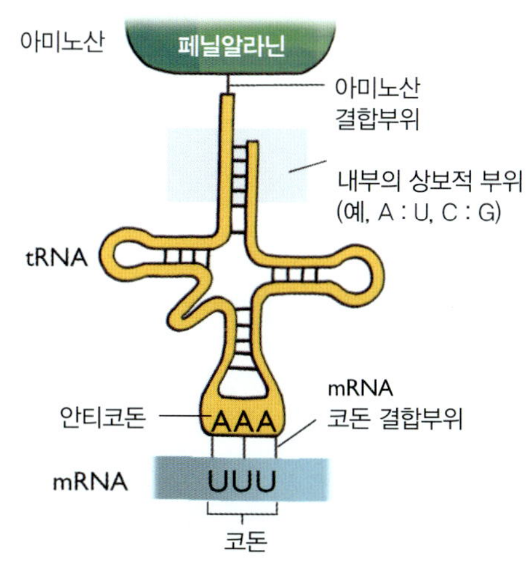

그림 4.5 운반 RNA(tRNA). 운반 RNA 분자는 내부에 상보적인 부위를 가진 RNA 단일가닥으로 구성된다. 운반 RNA는 mRNA 코돈에 결합하는 세 개의 뉴클레오티드로 구성된 안티코돈을 가진다. tRNA는 또한 결합할 mRNA 코돈에 대응하는 아미노산을 운반한다.

운반 RNA(tRNA) 운반 RNA(그림 4.5)는 세포에서 발견되는 또 다른 종류의 RNA이다. 하나의 운반 RNA 분자는 하나의 특정한 아미노산을 운반하며 mRNA와 상호작용하여 신장하는 폴리펩티드의 올바른 위치에 이 아미노산을 위치시킨다.

mRNA가 리보솜을 따라 움직이면 뉴클레오티드 서열 일부가 노출된다. mRNA의 이 서열이 **코돈(codon)**으로 3개의 뉴클레오티드 길이로 특정 아미노산을 암호화한다. 운반 RNA도 또한 코돈에 결합하는 3개의 뉴클레오티드를 가지고 있다. tRNA의 이와 같은 3개의 뉴클레오티드를 **안티코돈(anticodon)**이라 하며 mRNA의 코돈에 상보적이다. 특정 tRNA의 안티코돈은 상보적인 mRNA 코돈에 결합한다. 이러한 방식으로 코돈은 특정 아미노산을 짜넣는다.

tRNA 안티코돈이 mRNA 코돈에 결합할 때 아미노산 사이의 펩티드결합이 탈수합성을 통해 형성된다. 리보솜은 tRNA가 운반하는 아미노산을 신장하는 아미노산 사슬에 결합시켜 단백질을 만들어 간다. 운반 RNA는 일종의 세포 번역가로 뉴클레오티드 언어(자신의 언어)와 아미노산 언어(번역할 대상 언어) 모두에 유창하다.

단백질 합성에 대한 이해를 돕기 위해서 케이크를 조리하는 것과 같은 일상적인 예에 비유해보자(그림 4.6). 케이크를 굽기 위해 케이크(단백질)를 만들기 위한 특정 조리법(유전자)이 담긴 요리책(유전체)을 참조해야 한다. 책에서 조리법을 복사(mRNA)하여 조리법 원본(유전자)이 얼룩지거나 손상되지 않도록 할 것이다. 조리법 원본(유전자)은 선반(핵)의 책(유전체)에 있기 때문에 필요할 때마다 또 다른 사본을 만들 수 있

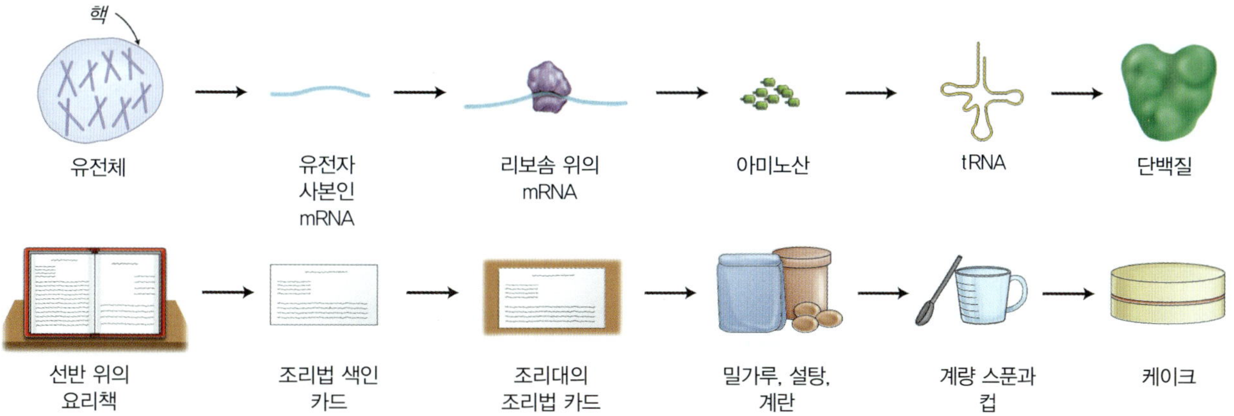

그림 4.6 케이크 조리와 단백질 합성. 단백질 합성 과정은 케이크 조리에 비유될 수 있다.

다. 조리법 원본(유전자)은 반복해서 복사할 수 있다. 조리법 사본(mRNA)을 부엌 조리대(리보솜)에 놓고 재료(아미노산)를 섞는다. 케이크(단백질)의 재료(아미노산)에는 밀가루, 설탕, 버터, 우유, 계란 등이 있다. 재료는 각 재료에 맞는 계량 스푼과 컵(tRNA)을 이용해 양을 조절한다. 계량 스푼과 컵으로 재료를 부엌 조리대로 옮긴다. 특정 단백질을 생산하기 위해 아미노산이 다른 순서로 합쳐지듯이, 케이크의 재료는 다양한 방법으로 사용되어 여러 종류의 음식을 만드는 데 사용된다. 재료(아미노산)는 항상 조리법 원본(유전자)에서 지시한 순서대로 첨가된다.

세포 내에서 DNA의 염기서열은 RNA의 염기서열을 지정하고, 이는 다시 단백질을 생산하기 위한 아미노산의 순서를 지정한다. 단백질 합성은 아미노산을 암호화하지 않는 코돈인 **종결코돈(stop codon)**에 리보솜에 도달하면 종료된다. 종결코돈이 리보솜에 존재하면 어떤 아미노산도 새로 첨가되지 않고 신장된 단백질은 방출된다. 일단 방출되면 단백질은 스스로 접히고 세포에서 필요한 곳으로 이동하거나 수식을 위해 골지체로 이동한다. 번역 과정에 대한 요약이 그림 4.7에 있다.

번역 과정에 의해 세포는 유전자에 암호화된 순서로 아미노산을 결합시킨다. 과학자들은 **유전 암호(genetic code)**란 표를 보고 유전자가 지정하는 아미노산 서열을 결정할 수 있다.

유전 암호 유전 암호는 어느 mRNA 코돈이 어느 아미노산을 암호화하는지 보여준다(그림 4.8). 64개가 아닌 61개의 코돈이 아미노산을 암호화한다. 3개의 코돈은 종결코돈으로 mRNA의 끝 부분 근처에 위치한다. 종결코돈은 아미노산을 암호화하지 않기 때문에 종결코돈이 리보솜에 들어오면 단백질 합성은 종료된다. 표에서 코돈 AUG가 개시코돈(따라서 mRNA의 시작부위 근처에서 발견된다)과 합성될 단백질에 아미노산 메티오닌을 첨가하도록 지정하는 코돈으로 기능한다. 메티오닌은 종종 번역 후반부에 잘려나간다.

동일한 아미노산이 둘 이상의 코돈에 의해 지정될 수도 있다. 예를 들어 아미노산 트레오닌(thr)은 코돈 ACU, ACC, ACA, ACG에 반응하여 단백질로 삽입된다. 둘 이상의 코돈이 동일한 아미노산을 지정하는 것을 유전 암호의 **반복**(redundancy)이라 한다.

그러나 하나의 코돈이 둘 이상의 아미노산을 지정하는 경우는 없다. 예를 들어 AGU는 세린(ser)을 지정하고 다른 어느 것도 지정하지 않는다. 따라서 코돈이 아미노산을 지정하는 데 있어서 유전 암호의 **모호함**(ambiguity)은 없다. 유전 암호는 또한 극소수의 경우를 제외하고는 다른 생물들이 동일한 아미노산을 지정하는 데 동일한 코돈을 사용한다는 점에서 보편적이다. 유전 암호의 **보편성**(universality)에 의해 한 생물체의 유전자를 다른 생물체의 유전자로 옮기더라도 동일한 단백질이 생산된다. 한 생물체에서 정상적으로 발현되는 단백질이 유전공학에 의해 다른 생물체로 옮겨 발현되는 이유가 바로 보편성이다.

DNA의 변화는 가져야 할 기능이 없는 폴리펩티드의 생산을 초래할 수 있다.

돌연변이

DNA 서열의 변화인 **돌연변이(mutation)**는 번역되는 동안 단백질에 삽입될 아미노산의 순서에 영향을 준다. 유전자에 대한 돌연변이는 암호화된 단백질의 아미노산 순서를 바꿀 수 있다.

돌연변이는 기능이 없는 단백질 또는 원래 요구된 것과는 다른 단백질을 만들 수 있다. 이 단백질이 동일한 아미노산 조성을 가지지 않는다면 동일한 기능을 수행하지

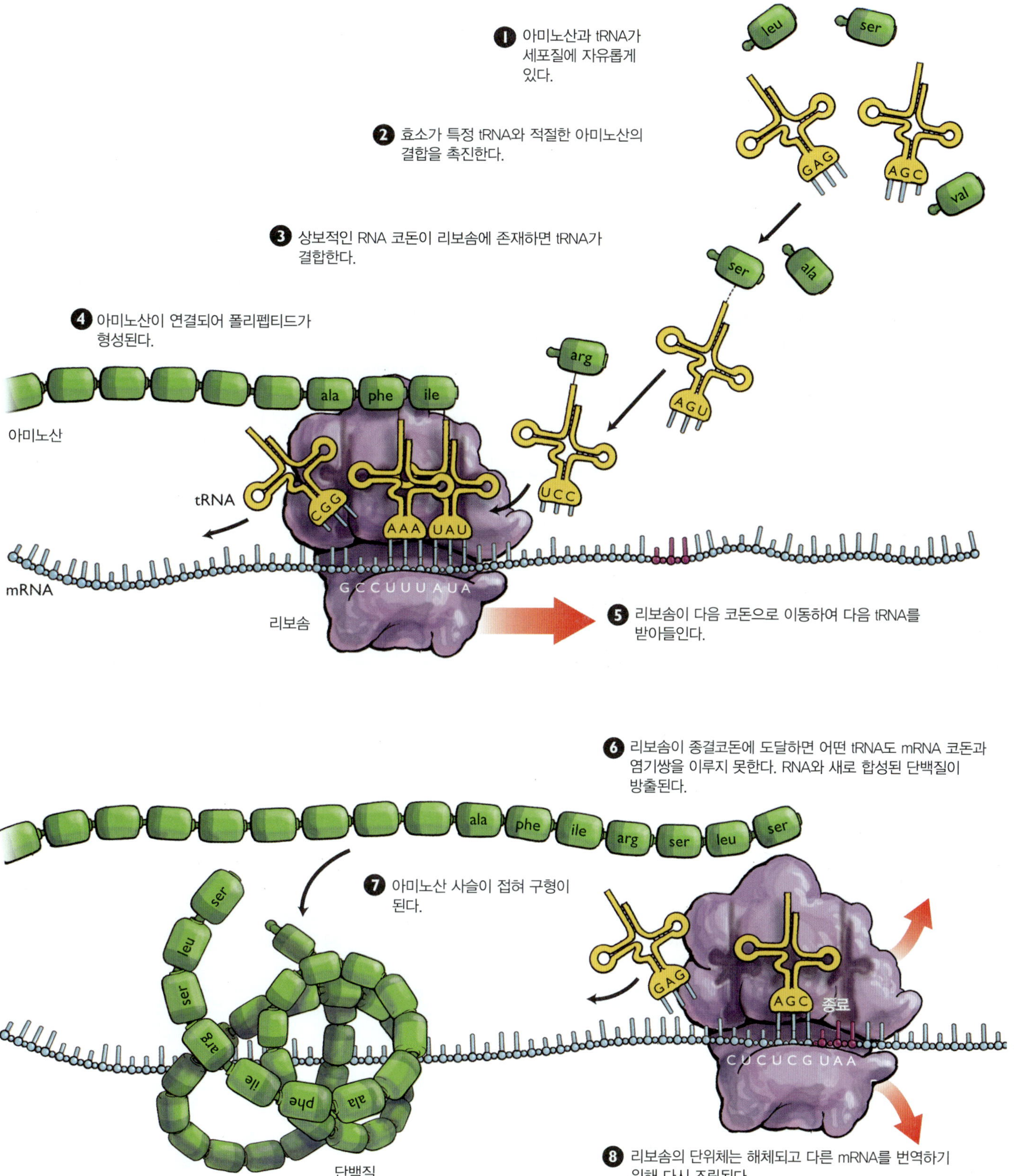

그림 4.7 번역. 번역하는 동안 mRNA가 단백질 합성을 지휘한다. 리보솜에서 노출된 mRNA 코돈은 DNA 유전자에 의해 암호화된 아미노산을 운반하는 상보적인 tRNA 분자와 결합한다. 아미노산이 모두 결합되면 필요로 하는 단백질이 생산된다. 번역 기구가 종결코돈에 도달하면 새로 합성된 단백질은 세포질로 방출된다.

두 번째 염기

첫 번째 염기	U	C	A	G	세 번째 염기
U	UUU, UUC 페닐알라닌(phe) UUA, UUG 류신(leu)	UCU, UCC, UCA, UCG 세린(ser)	UAU, UAC 티로신(tyr) UAA **종결코돈** UAG **종결코돈**	UGU, UGC 시스테인(cys) UGA **종결코돈** UGG 트립토판(trp)	U C A G
C	CUU, CUC, CUA, CUG 류신(leu)	CCU, CCC, CCA, CCG 프롤린(pro)	CAU, CAC 히스티딘(his) CAA, CAG 글루타민(gln)	CGU, CGC, CGA, CGG 아르기닌(arg)	U C A G
A	AUU, AUC, AUA 이소류신(ile) AUG 메티오닌(met) **개시코돈**	ACU, ACC, ACA, ACG 트레오닌(thr)	AAU, AAC 아스파라긴(asn) AAA, AAG 리신(lys)	AGU, AGC 세린(ser) AGA, AGG 아르기닌(arg)	U C A G
G	GUU, GUC, GUA, GUG 발린(val)	GCU, GCC, GCA, GCG 알라닌(ala)	GAU, GAC 아스파르트산(asp) GAA, GAG 글루탐산(glu)	GGU, GGC, GGA, GGG 글리신(gly)	U C A G

그림 4.8 유전 암호. 유전 암호 표는 mRNA의 코돈 각각이 암호화하는 아미노산을 보여준다. 코돈의 첫 번째 뉴클레오티드 염기는 표의 좌측에 보인다. 4줄이 있는데 각각은 RNA 뉴클레오티드 A, C, G, U를 나타낸다. 첫 번째 줄의 염기와 표의 위쪽에 나타낸 두 번째 열의 염기를 교차해보면, 4개의 코돈이 각각 보인다. 마지막으로 표의 우측에 있는 코돈의 세 번째 뉴클레오티드 염기에 의해 mRNA 코돈 하나가 암호화하는 아미노산이 결정된다. 코돈 UAA, UAG, UGA는 아미노산을 암호화하지 않는다. 이것이 3개의 종결코돈이다. 코돈 AUG는 개시코돈으로 단백질 암호화 서열의 시작점에서 발견된다.

시각화 히스티딘을 암호화하는 DNA의 코돈은 무엇인가?

못할 수 있다(그림 4.9). 뉴클레오티드 하나의 변화 또는 결실을 **점 돌연변이(point mutation)**라 한다. **과오돌연변이(missense mutation)**는 점 돌연변이로 인해 하나의 아미노산이 다른 아미노산으로 바뀔 때 일어나며 종종 단백질의 구조와 기능에 심각한 영향을 준다. 예를 들어 8장에서 배울 내용으로 헤모글로빈을 암호화하는 유전자에서 뉴클레오티드 하나의 교체는 산소를 운반하는 능력을 약화시켜 낫형 적혈구 병을 일으킨다. 또 다른 유형의 점 돌연변이인 **정지돌연변이(nonsense mutation)**는 아미노산을 암호화하는 코돈을 종결코돈으로 바꾼다. mRNA에 종결코돈이 생기면 번역은 일찍 종료되고 크기가 작은 단백질이 생성된다.

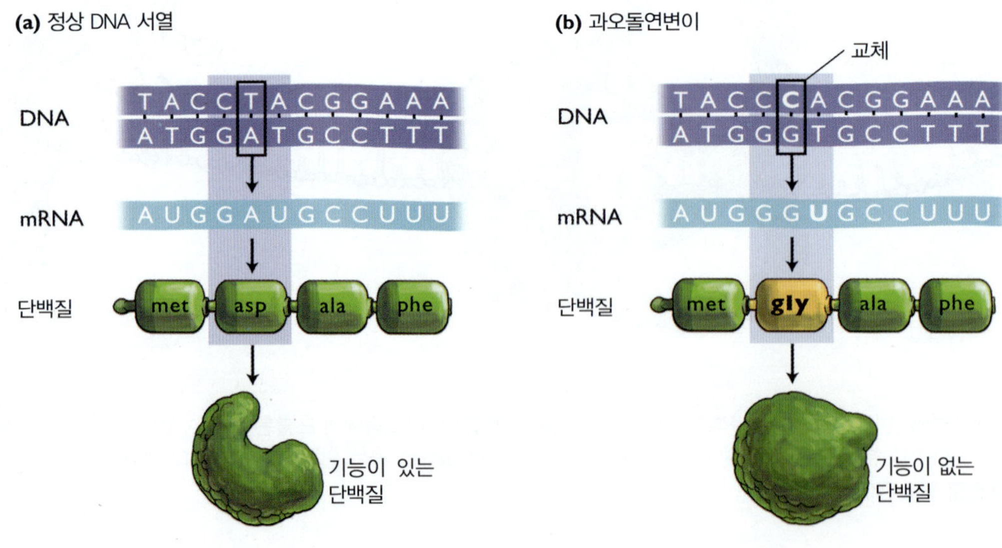

그림 4.9 돌연변이. 정상 서열(a)에서 돌연변이 서열(b)로 뉴클레오티드 하나가 바뀌면 삽입되는 아미노산이 바뀔 수 있다. 교체된 아미노산이 원래의 아미노산과 상당히 다른 화학적 특성을 가진다면, 돌연변이 단백질의 구조가 달라지고 적절한 기능이 상실될 수 있다.

어떤 경우에는 돌연변이가 단백질에 전혀 영향을 미치지 않을 수 있다. DNA의 변화로 생긴 mRNA 코돈이 원래의 것과 동일한 아미노산을 암호화하는 경우가 그런 예이다. 유전 암호의 반복으로 인해 mRNA 코돈이 ACU에서 ACC로 바뀌는 돌연변이는 두 코돈 모두가 트레오닌을 지정하기 때문에 아무런 영향이 없다. 이러한 돌연변이를 **중성돌연변이(neutral mutation)**라 한다(그림 4.10). 더욱이 돌연변이가 하나의 아미노산을 유사한 화학적 성질을 갖는 다른 아미노산으로 바꾸는 경우 단백질에 미치는 영향은 매우 적거나 없다.

하나의 뉴클레오티드가 첨가되거나 결실되는 경우 심각한 영향이 있는데 이는 뉴클레오티드의 첨가나 결실이 이후 나타나는 모든 코돈의 뉴클레오티드 묶음에 영향을 주기 때문이다. 3글자의 코돈 묶음에서의 변화를 **해독틀(reading frame)** 변화라 한다. 첨가나 결실 이후에 위치하는 모든 뉴클레오티드는 다른 코돈으로 다시 묶여 **틀이동 돌연변이(frameshift mutation)**를 생성한다. 예를 들어 "철수가 방에서 잠잔다."라는 문장의 4번째 글자 뒤에 "가"가 첨가되면 해독틀이 바뀌어 의미 없는 문장인 "철수가 방가에 서잠잔 다."가 된다. 세포에서 해독틀에서의 틀이동은 종종 종결코돈의 삽입을 초래하여 짧고 기능이 없는 단백질이 생성된다.

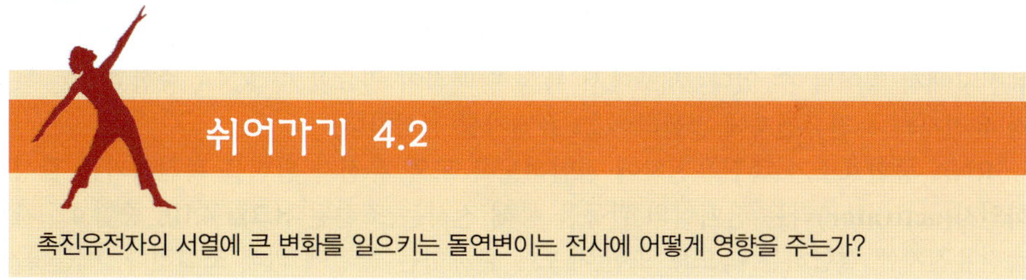

모든 개체에서 각 세포는 세포마다 단백질 생산에 필요한 유전자를 선택하여 단백질 합성을 수행할 수 있다.

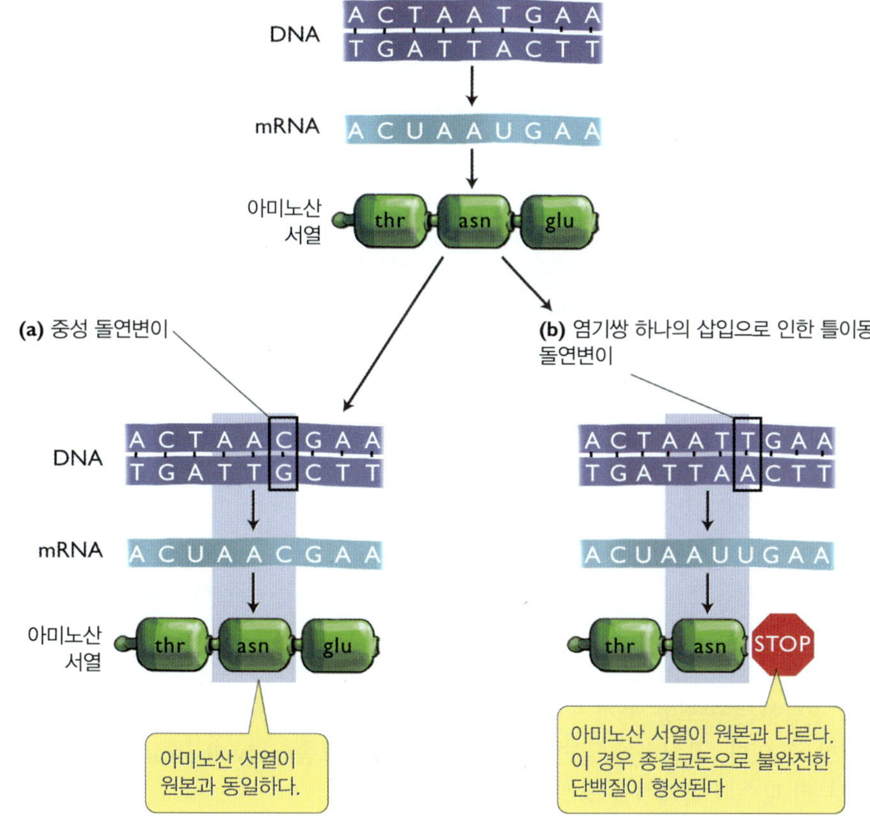

그림 4.10 **중성 돌연변이와 틀이동 돌연변이.** (a) 중성 돌연변이는 유전 암호의 반복으로 인해 지정된 아미노산이 변하지 않는 DNA 변화이다. (b) 틀이동 돌연변이는 뉴클레오티드의 첨가나 결실로 잘못된 또는 번역이 빨리 종료된 단백질을 생성하는 mRNA를 만든다.

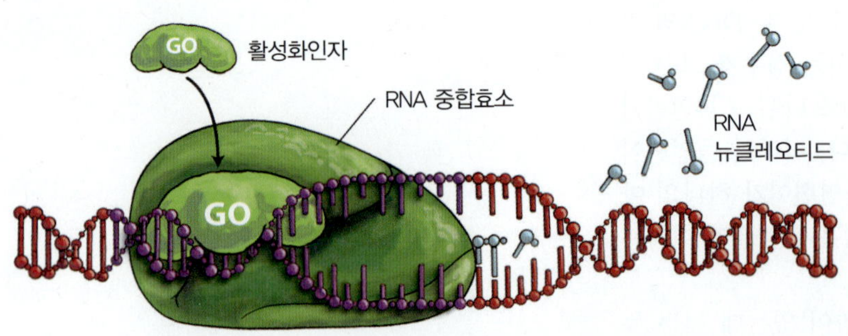

그림 4.11 **전사 조절에 의한 유전자 발현 조절.** 유전자 발현은 활성화에 의해 조절되는데 이때 활성화인자 단백질은 RNA 중합효소가 촉진유전자에 결합하는 것을 돕는다. 이는 인체 유전자 조절의 일반적인 방법이다.

유전자 발현 조절

정자와 난자를 제외한 인체 세포는 부모로부터 물려받은 동일한 유전자를 가지고 있다. 그러나 각 세포는 유전자 중 일부만을 발현한다. 다시 말해 서로 다른 종류의 세포는 다른 유전자를 전사하고 번역한다. 예를 들어 간과 이자는 각각 특정한 기능을 수행하기 때문에, 간세포는 한 부류의 유전자를 이자세포는 다른 부류의 유전자를 발현한다. 유전자를 발현하거나 발현하지 않는 것과 좀 더 미세하게 조절하는 것을 유전자 발현 조절이라 한다. 항상성을 유지하기 위해 세포의 필요에 따라 유전자를 발현하거나 발현하지 않도록 유전자 발현이 조절된다. 달리 표현하면 세포는 모든 유전자를 한번에 조절하는 것보다 주어진 환경에 따라 어느 유전자를 발현할지 조절한다. 유전자 발현 조절 방법 중 하나는 전사 속도를 조절하는 것이다.

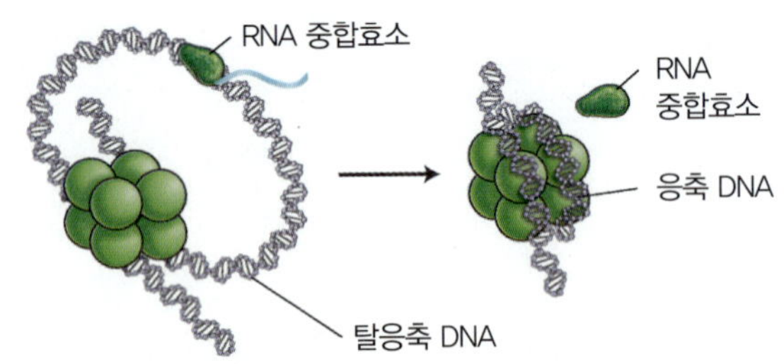

그림 4.12 **염색체 응축에 의한 유전자 발현 조절.** RNA 중합효소는 응축된 염색체보다 탈응축된 염색체를 좀 더 빠르게 전사한다.

전사 조절 유전자 발현은 주로 전사 속도를 통제하여 조절된다. 전사 조절은 RNA 중합효소가 전사를 개시하기 위해 결합하는 유전자에 인접한 뉴클레오티드 서열인 촉진유전자에서 일어날 수 있다. 세포에서 특정 단백질이 필요할 때 RNA 중합효소는 특정 유전자의 촉진유전자에 결합하여 그 유전자를 전사한다.

RNA 중합효소가 촉진유전자에 결합하도록 도와 유전자 발현을 촉진시키는 **활성화인자(activator)**라는 단백질의 활동을 통해 전사는 조절된다(그림 4.11). 중합효소가 촉진유전자에 결합하는 속도도 또한 세포에 존재하는 물질에 의해 조절된다. 예를 들어 간에 알코올이 있으면 알코올 분해에 관련된 유전자의 전사 속도는 증가한다. 촉진유전자 부위를 막음으로써 전사를 방지하는 것도 가능하다. 억제인자 단백질이 촉진유전자에 결합하면 중합효소는 전사 개시를 위한 결합을 할 수 없다. 이러한 조절 방법은 인체 세포보다 세균에서 더 흔하지만 두 세포 모두에서 일어난다. 세포가 유전자 발현을 조절하는 다른 방법은 다음 내용과 같다.

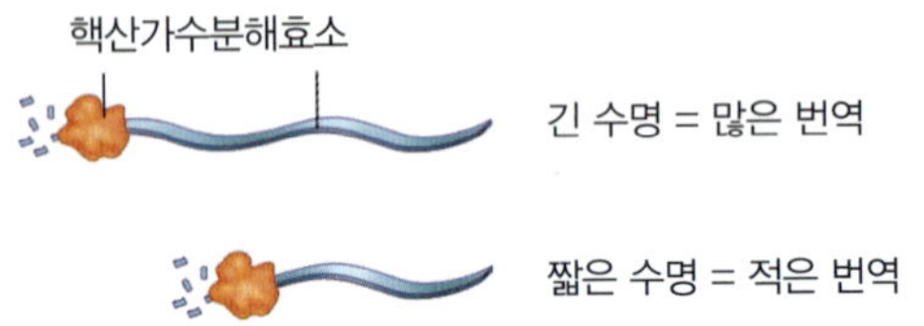

그림 4.13 **mRNA 분해 조절에 의한 유전자 발현 조절.** 특정 mRNA가 세포에 오래 있을수록 번역되는 회수는 많아져 더 많은 단백질이 생산된다.

염색체 응축 조절 인체에서 유전자가 전사되기 위해서는 유전자 주위의 염색체가 먼저 열려서 즉 풀려서 RNA 중합효소가 유전자에 접근해야 한다(그림 4.12).

염색체가 응축되면 DNA는 염색체 단백질을 둘러싼다. RNA 중합효소는 응축된 DNA에 접근하지 못하여 전사와 유전자 발현이 억제된다. 염색체는 한 번에 하나 이상의 부위에서 풀려진다. 예를 들어 발생 중인 난자세포의 염색체는 한 번에 여러 부위에서 풀려 빠르게 성장하는 난자에서 필요로 하는 단백질이 공급된다.

mRNA 분해 조절 전령 RNA가 세포질에 존재하는 수명을 조절함으로써 세포는 유전자 발현을 조절할 수 있다. 핵산가수분해효소(nuclease)란 효소는 세포질을 배회하며 RNA 분자의 한 쪽 끝에 결합하여 뉴클레오티드 사이의 결합을 끊음으로써 RNA를 잘라낸다. 특정 mRNA에 뉴클레오티드의 추가적인 긴 "꼬리"가 있으면, 세포질에서 오랫동안 존재하여 더 많이 번역될 것이다(그림 4.13). 모든 mRNA는 궁극적으로 이 방식으로 분해된다. 그렇지 않다면 한 번 발현된 유전자는 영원히 발현될 것이다.

번역 조절 번역의 여러 단계에서 조절하는 것이 가능하다. 예를 들어 mRNA가 리보솜에 결합하는 속도를 늦게 또는 빠르게 하거나 리보솜을 통과하는 mRNA의 속도를 조절할 수 있다. 유사하게 일단의 리보솜인 **폴리리보솜(polyribosome)**은 mRNA 하나로부터 다수의 단백질을 생산할 수 있다(그림 4.14).

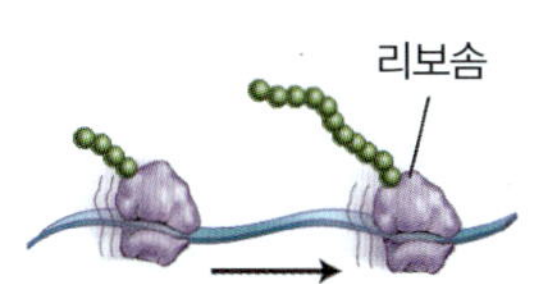

그림 4.14 번역 조절에 의한 유전자 발현 조절. 폴리리보솜은 번역 속도를 증가시킨다.

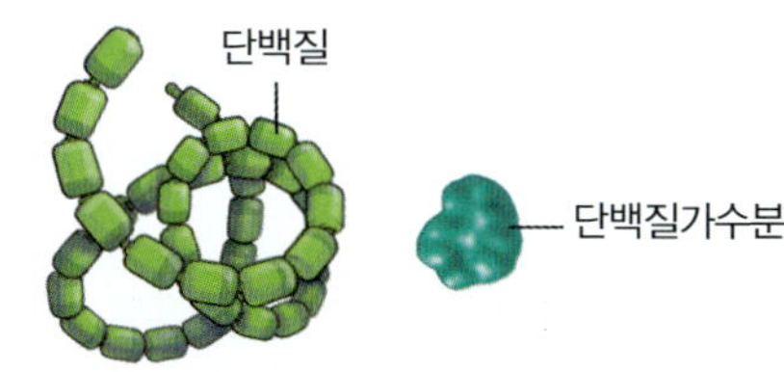

그림 4.15 단백질 분해 조절에 의한 유전자 발현 조절. 단백질가수분해효소의 활성은 세포에 존재하는 단백질의 수명을 조절한다.

단백질 분해 조절 일단 단백질이 합성되면 각 단백질은 일정한 수명 동안 존재한다. 합성에 대한 설명서를 제공하는 mRNA와 같이 단백질의 수명은 세포에서 단백질을 분해하는 효소인 **단백질가수분해효소**(protease)에 의해 결정된다(그림 4.15). 이 효소의 활성을 높이거나 낮추어 세포에서 단백질이 활성을 갖는 시간이 조절된다.

세포가 어떻게 단백질을 합성하는지와 합성이 어떻게 조절되는지를 배웠고 이제 유전자 변형 식품을 만들기 위해 과학자가 유전자 발현과 조절을 어떻게 하는지 살펴보자.

4.3 재조합 단백질 생산

최초의 유전자 변형의 사례는 젖소의 우유 생산에 관여하는 단백질의 조작이다. 1980년대 초기에 몬산토사(Monsanto Company)의 유전공학자는 **재조합 소 생장호르몬**(recombinant bovine growth hormone, rBGH)을 실험실에서 생산하기 시작하였다. rBGH는 유전적으로 조작된 세균에서 생산되는 단백질이다. (유전자 약어를 사용할 때 실제 유전자에는 이탤릭체를 쓰고, 유전자가 암호화하는 단백질에는 이탤릭체를 쓰지 않는다.) 이 경우 *BGH* 유전자는 젖소 유전체의 원래 장소에서 세균으로 옮겨져 세균에 새로운 유전자 조합을 만들었다. 생물체가 변형되어 새로운 유전자 조성을 가지게 될 때 이 생물체는 **재조합(recombination)**되었다고 말한다. 세균은 젖소 유전자를 전사하고 유전 암호의 보편성에 의해 유전자를 번역하여 젖소에서와 동일한 단백질을 생산한다.

유전자 조작 기술이 개발되기 이전에는 도축된 젖소의 뇌하수체에서 생장호르몬을 추출하였다. 생장호르몬은 많은 기관에 작용하여 신체 크기를 증가시키고 젖소에서는 우유 생산을 증가시킨다. 인간 생장호르몬은 시신의 뇌하수체에서 얻는다. 인간 생장호르몬을 **뇌하수체난쟁이**(pituitary dwarfism)를 가진 사람에게 주입하면 키가 자란다. 그러나 젖소나 사람의 뇌하수체에서 생장호르몬을 추출하는 것은 힘든 일이고, 소량의 생장호르몬을 얻는 데 많은 시신이 필요하다.

몬산토사의 유전공학자들은 유전공학을 이용해 소의 생장호르몬을 대량으로 실험실에서 생산하도록 세균을 조작할 수 있다는 것을 깨달았다. 이들은 또한 젖소에서 이 유전자 발현을 조절하여 생산을 증가하였다. 이렇게 하여 과학자들은 우유 생산을 증가시킬 수 있었다.

rBGH 단백질 생산의 첫 단계는 *BGH* 유전자를 젖소 세포의 핵에서 세균으로 옮기는 것이다. 세균은 단세포로 빠르게 증식한다. 생존에 필요한 영양소를 가진 액체배지에서 세균은 생장한다. *BGH* 유전자를 가진 세균은 이 유전자의 사본과 단백질 산물을 수백만 배 만든다. 유전자의 사본을 많이 만드는 것을 유전자 **클로닝(cloning)**이라 한다.

세균을 이용한 유전자 클로닝

BGH 유전자를 세균으로 옮기는데 다음의 세 단계가 필요하다(그림 4.16).

단계 1. 젖소 염색체에서 생장호르몬 유전자를 잘라낸다 젖소 DNA를 DNA를 자르는 효소에 노출시켜 젖소 염색체로부터 유전자를 자른다. **제한효소(restriction enzyme)**라는 효소는 매우 정교한 분자 가위이다. 제한효소는 역상보성 염기순서(palindrome)라는 특정한 서열에서만 DNA를 자른다. 회문(palindrome)은 앞으로도 뒤로도 동일하게 읽히는 단어 또는 문장이다. 예를 들어 racecar라는 단어는 회문이다. 분자적 회문의 예는 다음과 같다:

TAT CGTACG AAC
ATA GCATGC TTG

중간 아래쪽 서열은 중간 위쪽 서열의 역순이다.

많은 제한효소는 회문 위치에서 DNA를 지그재그형으로 잘라 **점착성 말단(sticky end)**이라는 결합하지 않은 염기쌍을 남긴다:

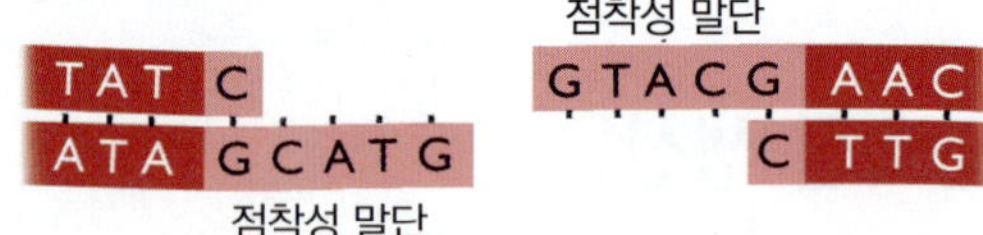

쌍을 이루지 않은 염기는 서로 접촉하면 상보적 염기끼리 결합을 형성한다. 과학자들은 *BGH* 유전자의 양쪽 끝은 자르지만 유전자 내부는 자르지 않는 효소를 선택한다:

TATCGTACG BGH 유전자 CGTACGAAC
ATAGCATGC BGH 유전자 GCATGCTTG

쌍을 이루지 않은 염기는 동일한 효소로 자른 유전자의 다른 쌍을 이루지 않은 염기와 결합한다.

서로 다른 제한효소는 특정한 위치에서만 DNA를 자르기 때문에 관심 있는 유전자 주변의 제한 효소 절단부위를 결정하기 위해 특정 개체에 존재하는 한 벌의 유전자에 대한 정보가 필요하다. DNA를 자르면 여러 조각이 생기고 이 중 하나만이 관심 있는 유전자를 가지고 있다.

단계 2. *BGH* 유전자를 세균 플라스미드에 삽입한다 일단 유전자가 젖소 유전체로부터 제거되면, 유전자를 세균 성분인 **플라스미드(plasmid)**에 삽입한다. 플라스미드는 원형의 DNA로 세균 염색체와 독립적으로 존재하고 복제된다. 플라스미드를 유전자를 싣고 복제하기 위해 세균으로 이동하는 수송선으로 생각하자.

BGH 유전자를 플라스미드에 삽입하기 위해서 유전자를 자를 때 사용한 동일한 제한효소로 플라스미드를 자른다. 플라스미드와 유전자를 동일한 효소로 자르면 서로 염기쌍(A는 T에, G는 C에)을 이루는 "점착성 말단"이 형성된다. 잘린 플라스미드와 잘린 유전자를 하나의 시험관 안에 넣으면 넣어준 유전자를 가진 원형의 플라스미드가 다시 형성된다.

세균 플라스미드는 이제 젖소 유전자를 운반하도록 유전적으로 만들어졌다. 이때부터 *BGH* 유전자는 *rBGH* 유전자로 불린다. *r*은 생성물질이 유전적 처리 즉 재조합 과정을 거쳤음을 나타내는데 이는 젖소 유전체에서 잘려 나와 플라스미드 DNA에 합쳐졌다는 것이다.

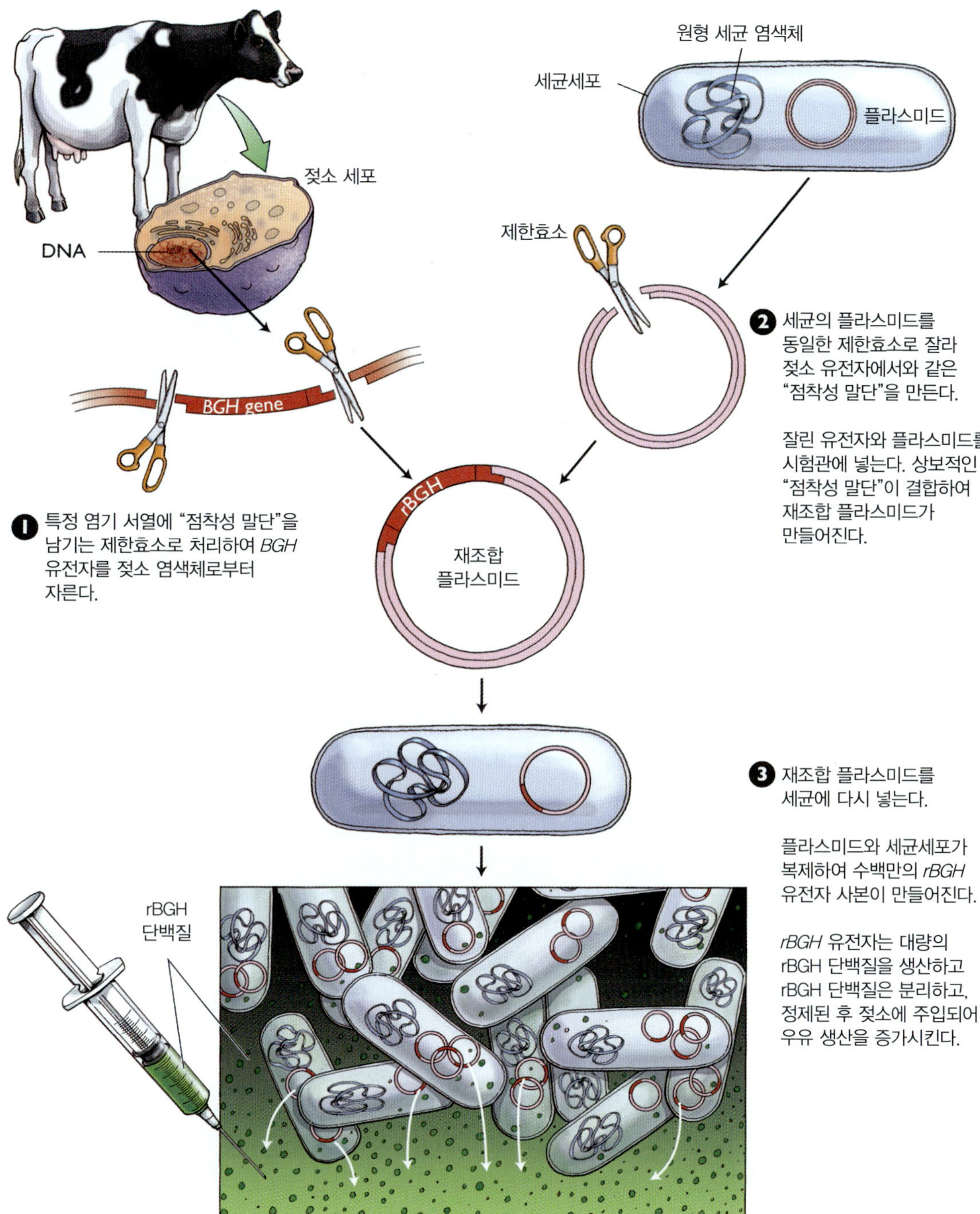

그림 4.16 세균을 이용한 유전자 클로닝. 세균은 사람과 동물 단백질을 생산하는 공장으로 사용될 수 있다.

시각화 단계 2에서 보이는 플라스미드가 *rBGH* 유전자에 결합하지 않으면 어떤 일이 생기나?

단계 3. 세균세포에 재조합 플라스미드를 넣는다 재조합 플라스미드를 이제 세균세포에 넣는다. 세균은 세포막에 구멍이 생기도록 처리될 수 있다. 세균을 플라스미드 용액에 넣으면 세균세포의 세포질로 플라스미드가 들어 간다. 세균이 복제될 때 플라스미드도 복제되어 수천 개의 *rBGH* 유전자 사본이 만들어진다. 이 과정을 거쳐 BGH를 생산할 수 있는 세균이 대량으로 배양된다.

일단 *BGH* 유전자가 세균세포에 성공적으로 클로닝되면 세균은 유전자에 의해 암호화된 단백질을 생산한다. 한 개체의 유전자가 다른 개체의 유전체로 삽입될 때 **형질전환 생물(transgenic organism)**이 만들어진다. 형질전환 생물은 흔히 **유전자 변형 생물(genetically modified organism, GMO)**로 불린다.

세균은 유전적으로 조작되어 인체에 중요한 많은 단백질을 생산한다. 예를 들어 혈우병을 가진 사람에게 없는 응고 단백질, 당뇨를 가진 사람을 위한 인슐린, 생장 결핍이 있는 사람을 위한 인간 생장호르몬을 생산하는 데 세균이 사용된다

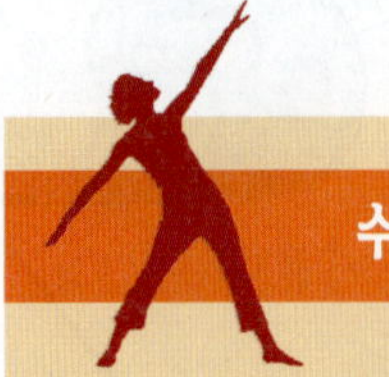

쉬어가기 4.3

특정 유전자를 클로닝하는 데 생물의 유전체 정보가 필요한 이유는 무엇인가?

rBGH를 만드는 세균을 대량으로 생산하게 되면 세균세포를 파괴하고, rBGH 단백질을 분리하여, 젖소에 이 단백질을 주입할 수 있다. 미국에서 낙농 젖소의 3분의 1 정도가 매일 소의 재조합 생장호르몬 주사를 맞는다. 이 주사로 우유 생산이 약 20% 정도 증가한다.

낙농업자에게 재조합 단백질을 판매하기 전에 몬산토사는 재조합 단백질이 소나 우유를 섭취하는 사람 모두에게 유해하지 않다는 것을 증명해야만 했다. 미국 식약국(U.S. Food and Drug Administration, FDA)의 허가를 받는데 이 과정이 필요하다.

FDA 규정

FDA는 미국 연방 정부의 부서로 미국 국내 및 수입 식품과 식품 첨가물에 대한 안전을 책임진다(육류와 가금류는 예외로 미국 농림부에서 규제한다.). 일반적으로 안전하다고 여겨지는 것(generally recognized as safe, GRAS)이 아닌 새로운 식품의 제조에는 상품을 판매하기 전에 FDA 승인을 얻어야 한다. 식품에 첨가되는 물질이 GRAS가 아닌 경우에는 FDA 허가가 필요하다.

FDA와 몬산토사에 따르면 재조합 단백질을 처리한 젖소와 처리하지 않은 젖소에서 생산된 우유에서 뚜렷한 차이가 없었고 둘을 구분할 수 있는 방법도 없었다. 처리된 젖소의 우유에서 rBGH의 양이 증가했다고 하더라도 우유는 마시는 것이지 주사받는 것이 아니기 때문에 우유를 섭취한 사람에서 아무런 영향이 없을 것이다. 우유를 마시는 것은 그 안에 포함된 어떤 단백질도 음식에 포함된 다른 단백질과 마찬가지로 체내에서 소화된다는 것이다. 그러므로 1993년 FDA는 rBGH로 처리된 젖소에서 생산된 우유가 인체 소비에 적합한 것으로 판정하였다.

더욱이 처리된 젖소와 처리하지 않은 젖소에서 생산된 우유를 구분할 수 없었기 때문에 FDA는 rBGH로 처리된 젖소에서 생산된 우유에 어떤 표시를 하는 것도 요구하지 않았다. 버몬트(Vermont) 주는 rBGH로 처리된 우유를 표시하도록 요구하는 유일한 주이다. 그러나 처리된 젖소 우유에서 재조합 단백질이 존재한다는 증거가 없음에도 불구하고 처리하지 않은 우유를 공급하는 많은 유통업자는 자기네 우유를 “호르몬 안전”으로 표시한다. 그러나 rBGH로 처리된 젖소가 그렇지 않은 젖소보다 어떤 질병에 더 민감하다는 증거는 존재한다. 부분적으로는 젖소의 복지에 대한 우려로 유럽과 캐나다는 rBGH 사용을 금지하고 있다.

rBGH 이야기는 유전자 변형 작물 식품의 경우와 조금 다른데 이는 rBGH 단백질은 세균에서 생산되어 젖소에 투여되기 때문이다. 식품이 유전적으로 변형될 때 식품의 유전체 자체가 변형된다.

4.4 유전자 변형 작물

인증된 유기농 식품만을 먹지 않는 한 깨닫지 못하는 사이에 많은 유전자 변형 식품을

먹게 될 것이다. 변형되지 않은 식품보다 변형된 식품이 건강에 더 좋은지 덜 좋은지 이해하려고 하기 전에 왜 작물을 변형하려고 하는지 알아보자.

유전자 변형 작물의 잠재적 혜택

작물은 보존 기간을 늘리기 위해 유전적으로 변형될 수 있다. 토마토는 처음으로 유전자 조작된 농산물로서 1994년 미국 청과물 가게에 선보였다. 토마토는 숙성을 늦게 하기 위해 조작되었다. **펙틴가수분해효소(pectinase)**는 토마토를 포함한 몇몇 농산물에서 숙성을 일으킨다. 이 효소는 식물세포에서 자연적으로 생기는 물질인 펙틴을 분해한다. 활성 상태의 펙틴가수분해효소가 펙틴을 분해하면 농산물은 물러진다. 숙성되는 데 걸리는 시간이 길다는 것은 토마토가 덩굴에 오래 매달려 있다는 것으로 토마토의 맛을 더 좋게 만든다. 늦은 숙성은 또한 청과물 가게의 선반에서 과도하게 숙성되어 물러지지 않고 토마토를 오래 전시할 수 있다는 것을 의미한다.

토마토를 유전적으로 조작하기 위해서 특별한 유전자가 토마토에 삽입된다. 삽입된 유전자는 펙틴가수분해효소 유전자를 전사하여 생성된 mRNA에 상보적인 mRNA 전사체를 생성한다. 유전자 조작된 유전자로부터 생성된 mRNA는 자연적으로 만들어진 펙틴가수분해효소 mRNA에 상보적으로 결합한다. 두 유전자의 결합으로 펙틴가수

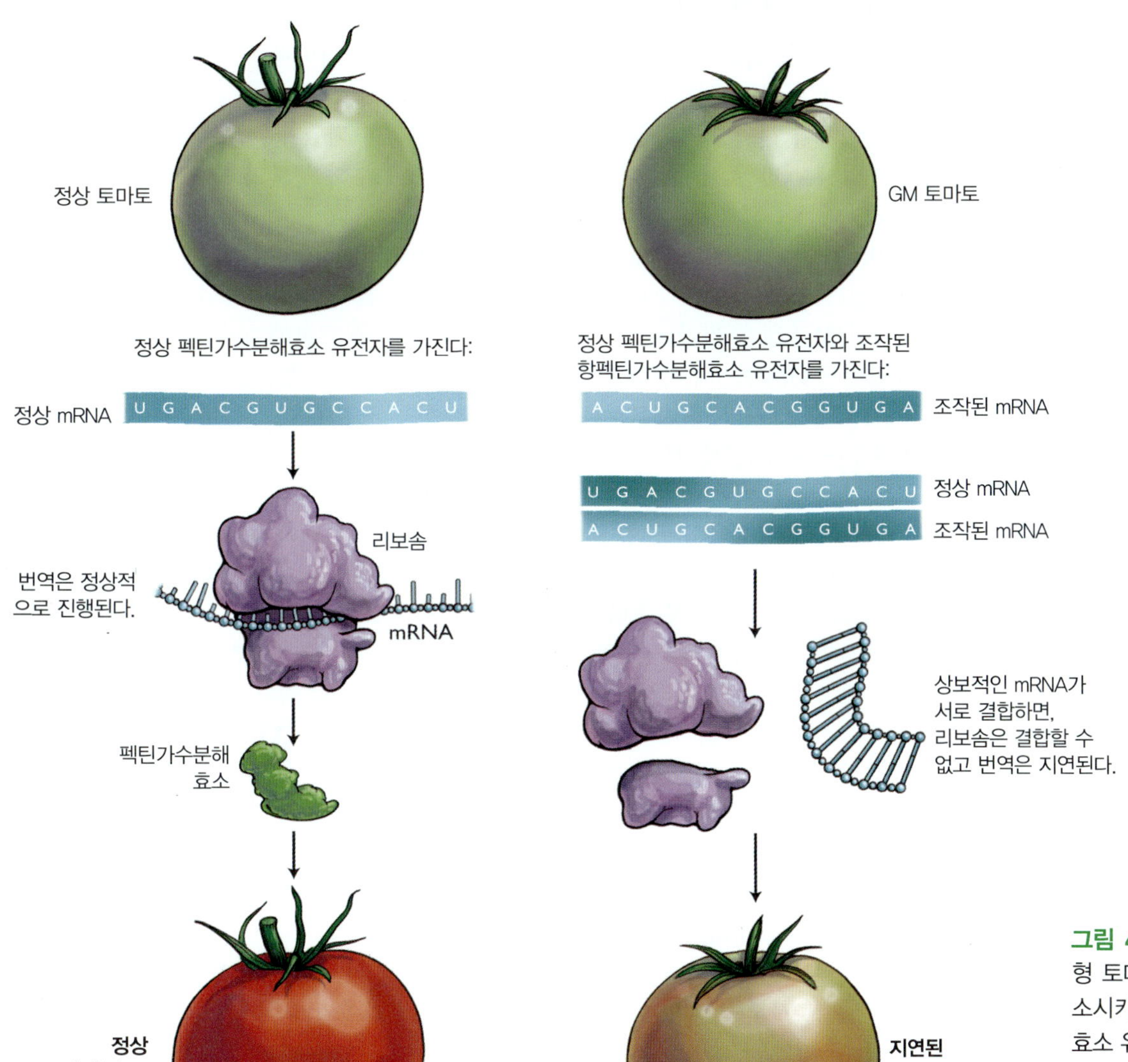

그림 4.17 유전자 변형 토마토. 유전자 변형 토마토는 펙틴가수분해효소의 생성을 감소시키는 mRNA를 생산한다. 펙틴가수분해효소 유전자가 전사되고 번역되면 숙성이 일어난다. 펙틴가수분해효소 mRNA가 유전자 조작된 전사체와 결합하면 번역이 늦어져 숙성도 늦어진다.

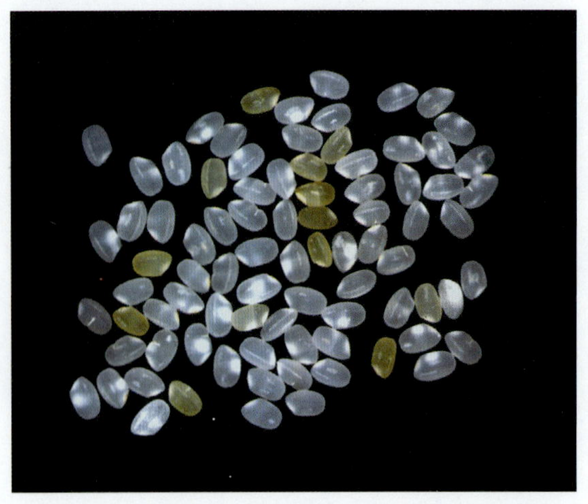

그림 4.18 황금쌀. 황금쌀은 베타-카로틴을 생산하도록 유전자가 조작되었다. 베타-카로틴은 정상 쌀에 비해 황금쌀이 노란색을 띠도록 한다.

분해효소 mRNA는 번역되지 않는다. 따라서 소량의 펙틴가수분해효소가 생성되어 숙성은 더 천천히 일어난다(그림 4.17).

작물은 농부가 얻을 수 있는 생산량을 증가시키기 위해 유전적으로 변형되었다. 예를 들어 농약과 제초제에 저항성이 있는 작물을 만들면 농부는 저항성 유전자를 가지지 않는 해충과 잡초를 화학물질을 이용해 죽일 수 있다. 작물에는 영향이 없어 생산량이 증가한다. 또한 인체에 해로운 것으로 알려진 이 화학물질들을 적게 사용할 수도 있다.

과학자들은 또한 작물의 영양가를 높일 수 있다. 몇몇 과학자들은 베타-카로틴을 합성하는 유전자를 전세계 대부분의 사람에게 주식인 벼에 넣었다. 비타민 결핍으로 인한 저개발국의 실명을 줄이기 위해 벼를 조작하기도 하였다. 이들 국가의 다수에서 전통적인 식단은 적절한 시력에 필요한 비타민 A를 합성하는 데 필요한 베타-카로틴이 부족하다. 그러므로 황금쌀로 알려진 유전자 변형 쌀의 섭취로 비타민 A가 공급된다(그림 4.18). 그러나 황금쌀은 인체 소비에 대한 허가를 받지 못하였다.

보존 기간, 생산량, 영양가의 증가로 더 많은 사람들에게 식품을 제공할 수 있음에도 불구하고 유전공학이 인체에 미치는 위험에 대한 의문이 제기되고 있다.

인체 건강에 대한 GMO의 영향

대부분의 사람들은 이미 GM 식품을 섭취하고 있다. 과학자들 추산으로 미국 시장의 식품 절반 이상이 적어도 소량의 GM 식품을 함유하고 있다. 미국에서 재배되는 콩의 80% 이상이 제초제 저항성을 갖도록 유전자 변형이 되었다. 식용유와 밀가루를 포함하여 콩에 기반한 재료는 대개 유전자 변형 식물로부터 생산되고 많은 식품에서 하나 이상의 재료로 포함된다.

미국 옥수수의 40% 정도가 몇 종의 모충(caterpillar)에 대한 해충 저항성을 가지고 생산된다. GM 옥수수와 GM이 아닌 옥수수는 농부와 식품 가공업자에 의해 따로 구분되지 않고 많은 가공 식품이 옥수수 전분과 시럽을 포함한 옥수수에 기반한 재료이기 때문에 GM 옥수수가 가공 식품 대부분에 존재한다고 생각된다.

미국에서 캐놀라유 대부분은 제초제 저항성을 가진 GM 식물로부터 추출된다. 캐놀라유는 야채유, 샐러드 드레싱, 마가린, 튀김 식품, 칩, 쿠키와 페스트리를 포함한 많은 상품에 사용된다.

모충에 저항성이 있는 유전자 가공 목화 품종이 목화 재배의 70% 이상을 차지한다. 목화는 식품보다 의류에 일반적으로 쓰이지만, 목화 씨에서 추출된 오일은 식용유, 샐러드 드레싱, 땅콩 버터, 칩, 크래커, 쿠키에도 사용된다.

생산과 소비에 허용된 12종의 GM 식물 중 8종은 일반적으로 재배되지 않는다. 건강에 대한 소비자 우려 때문에 매우 소수의 농부만이 GM 감자, 호박, 파파야, 토마토, 사탕무, 벼, 아마, 붉은치커리를 재배하고 있다. GMO를 포함하지 않은 상품은 종종 이 사실을 홍보하는 표시를 한다(그림 4.19).

GM 식품의 안정성은 어떻게 평가되나? 유전자를 추출한 식품에 대한 평가가 없었던 경우와 새로 도입된 유전자가 독소 또는 알레르기 항원일 염려가 있을 경우에만 FDA는 GM 작물에 대해 평가를 한다.

알레르기는 식품에 반응한 경험이 있는 미국인 8%에게 심각한 문제이다. 음식 알레르기의 증상은 가벼운 위통부터 즉시 사망까지 다양하다. 땅콩 섭취를 반드시 피해야만 하는 사람이 유전자 변형으로 반응을 일으키는 땅콩 유전자를 갖고 있는 음식(현재 그런 음식은 존재하지 않는다)을 피하지 못할 수 있다. 최근 생쥐에서 완두콩이 알레르기 반응을 일으키는 결과로 인하여 완두콩이 해충 저항성을 갖도록 하는 계획이 취소되었다.

한 생물에서 다른 생물로 옮겨진 유전자가 독소 또는 알레르기 항원인지 모른다면 FDA는 GM 식품을 유전자가 유래한 식품과 동일한 것으로 판단한다; 즉 GM 식품은 GRAS이다. 유전자 변형 작물이 인체에 독소나 알레르기 항원으로 알려진 식품에서 유래한 유전자를 포함한다면, 상품을 내놓기 전에 검사를 받아야만 한다.

이러한 방식의 유해 가능성 검사는 브라질 땅콩에서 유래한 유전자를 함유하는 유전자 변형 콩의 경우에 잘 작동되었다. 이 경우 유전자 조작은 콩의 단백질 함량을 높이기 위해 수행되었다. 브라질 땅콩은 어떤 사람에게는 알레르기를 유발하는 것으로 알려져 있기 때문에 유전자 변형 땅콩을 검사하였고 알레르기 반응이 유발되는 것이 확인되었다. 이 제품은 철회되었고 아무도 피해를 입지 않았다.

유해성 검사를 할 때 과학자들은 유전자 변형 식품에 삽입된 유전자가 아니라 생산된 단백질에 집중한다. 단백질에 관심을 기울이는 것은 섭취하였을 때 유전자 자체는 소화되어 구성 성분인 뉴클레오티드로 분해되어 인체 세포에서 전사되고 번역될 수 없기 때문이다.

유전공학자들이 농업의 생산성을 더 높여 기아 문제를 해결할 것이라는 희망도 있지만, GM 식품의 건강 부작용에 대한 우려도 있다. 유전공학이 농업의 지속적인 발전에 기여할지는 지켜보아야 할 과제이다.

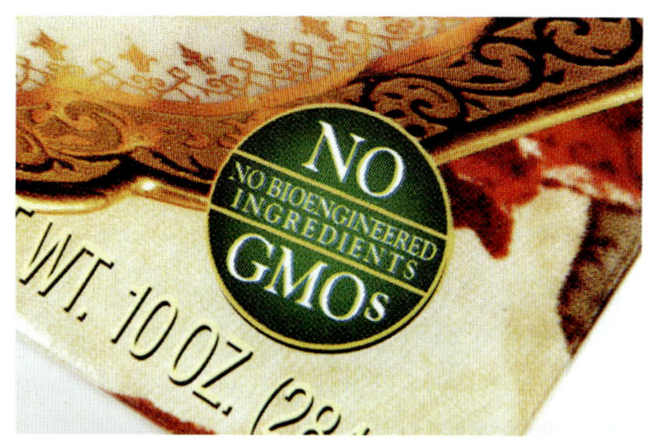

그림 4.19 "No GMO" 표시. 많은 식품회사와 소비자는 유전자 변형이 되지 않은 식품의 사용을 상품 판매의 강조점으로 여긴다.

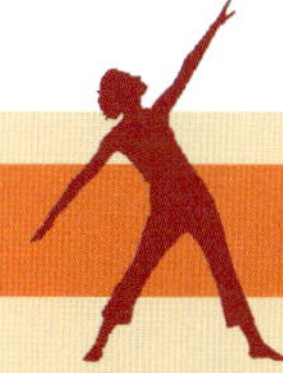

쉬어가기 4.4

우유를 많이 생산하는 젖소의 교배나 수확량을 높이기 위한 작물의 교배와 같은 선택적 교배로 유전자 조작은 수천 년간 지속되어 왔다. 이러한 인위선택은 요즘 사용되는 유전공학과 어떻게 다른가? (이와 같은 생물들도 "유전자 변형"으로 여길 수 있는가?)

4장 복습

기억해야 할 어원

다음 어원은 주로 라틴어와 그리스어에서 온 것이며 용어를 해독하는 데 도움이 될 것이다.

chromo- 는 색을 의미한다.
-ic 산을 나타내는 접미어이다.
nucleo- 또는 **nucl-** 핵을 의미한다.
-ose 당의 접미어이다(예: ribose, sucrose, fructose).
-some 또는 **-somal** 전체(somatic) 또는 일부(ribosome)의 신체를 나타낸다.

핵심 용어

4.1 유전자란 무엇인가?

염색체(chromosome)
유전자(gene)
유전체(genome)

4.2 단백질 합성과 유전자 발현

RNA(리보핵산, ribonucleic acid)
RNA 중합효소(RNA polymerase)
과오돌연변이(missense mutation)
단백질 합성(protein synthesis)
돌연변이(mutation)
리보솜(ribosome)
리보솜 RNA(ribosomal RNA, rRNA)
번역(translation)
안티코돈(anticodon)
운반 RNA(transfer RNA, tRNA)
유전 암호(genetic code)
전령 RNA(messenger RNA, mRNA)
전사(transcription)
점 돌연변이(point mutation)
정지돌연변이(nonsense mutation)
종결코돈(stop codon)
중성돌연변이(neutral mutation)
촉진유전자(promoter)
코돈(codon)
틀이동 돌연변이(frameshift mutation)
폴리리보솜(polyribosome)
해독틀(reading frame)
활성화인자(activator)

4.3 재조합 단백질 생산

유전자 변형 생물(genetically modified organism, GMO)
재조합(recombination)
제한효소(restriction enzyme)
클로닝(cloning)
플라스미드(plasmid)
형질전환 생물(transgenic organism)

요약

4.1 유전자란 무엇인가?

- 유전자는 부모에서 자손으로 전달되는 형질에 대한 정보를 운반하는 DNA 조각이다(84쪽).
- DNA(디옥시리보핵산)는 핵 안에 존재하며 뉴클레오티드 아데닌(A), 구아닌(G), 시토신(C), 티민(T)으로 구성된다(84쪽).
- 다른 DNA는 순서가 다른 뉴클레오티드로 구성된다(84쪽).
- 유전자는 염색체에 존재한다(84쪽).
- 유전자는 단백질 합성에 대한 정보를 운반한다(84쪽; 그림 4.2).

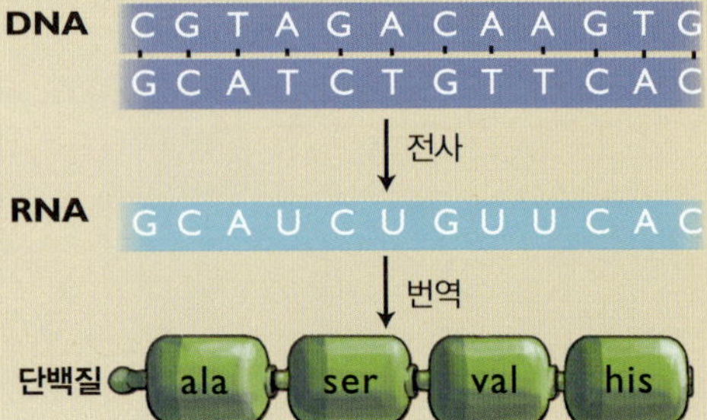

- 생물체의 염색체 한 벌을 유전체라 한다(84쪽).

4.2 단백질 합성과 유전자 발현

- 단백질 합성은 전사와 번역의 과정을 거친다(85~86쪽).
- 전사는 인체 세포의 핵에서 일어나며, RNA 중합효소는 유전자의 시작 부위에 위치한 촉진유전자에 결합하여 DNA 유전자로부터 mRNA 복사본을 만든다. RNA와 DNA의 주요한 차이는 RNA의 당은 (디옥시리보오스가 아닌) 리보오스이며 질소함유 염기가 아데닌, 구아닌, 시토신, (RNA에 없는 티민이 아닌) 우라실이라는 점이다(86쪽).
- 번역은 인체 세포의 세포질에서 일어나며, mRNA, 리보솜, tRNA가 관여한다. mRNA는 DNA로부터 암호를 운반하며, 리보솜은 단백질을 생산하기 위하여 아미노산이 결합되는 장소이다. 운반 RNA(tRNA)는 아미노산을 운반한다. tRNA 분자의 안티코돈은 mRNA의 코돈에 결합하면 펩티드결합이 일어난다(87쪽).
- 각각의 tRNA는 지정된 아미노산을 운반한다. 각 tRNA는 고유의 안티코돈을 가지고 있어 특정 코돈에 결합하여 지정된 아미노산을 운반한다(87쪽; 그림 4.5).

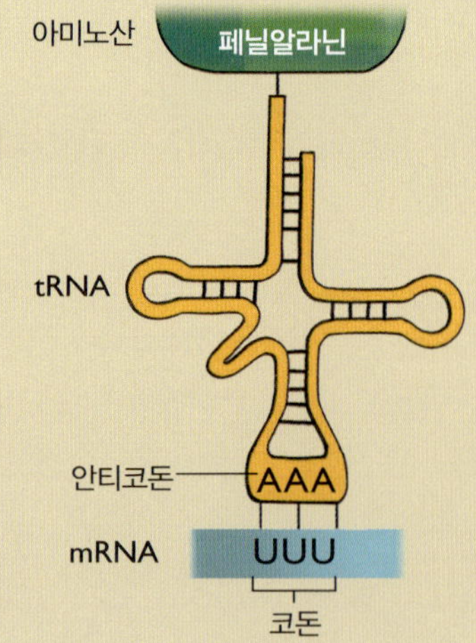

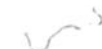

- 코돈에 의해 암호화되는 아미노산은 유전 암호를 통해 결정된다(90쪽).
- 유전 정보는 DNA 서열, mRNA 전사체, 암호화된 단백질 순으로 흐른다(90쪽).
- 돌연변이는 DNA 서열의 변화로 단백질 구조와 기능에 영향을 줄 수 있다. 중성돌연변이는 아미노산 서열에 차이가 없는 DNA의 변화이다. 뉴클레오티드의 삽입이나 결실은 단백질에 커다란 변화를 주는 틀이동 돌연변이를 초래한다(90~91쪽).
- 특정 세포는 개체가 보유한 유전자의 일부만을 발현한다(92쪽).
- 인체 세포 다양한 방식으로 전사를 조절하여 유전자 발현의 정도를 조절한다: RNA 중합효소 결합을 촉진하는 단백질의 이용; DNA가 활성 형태인 느슨한 구조를 유지하는 시간을 조절; mRNA의 수명 조절; 번역의 속도 조절; 단백질 수명 조절(92~93쪽).

4.3 재조합 단백질 생산

- 현대 유전공학 기술로 실험실에서 재조합 단백질을 생산하는 것이 가능한데 이는 단백질에 대한 유전자를 플라스미드에 넣어 숙주 세균에서 복제하여 많은 복사본을 만들기 때문이다. 그 후 세균은 이 DNA를 전사하여 mRNA을 만들고 이를 번역하여 단백질을 생산함으로써 유전자를 발현한다(93~96쪽; 그림 4.16).

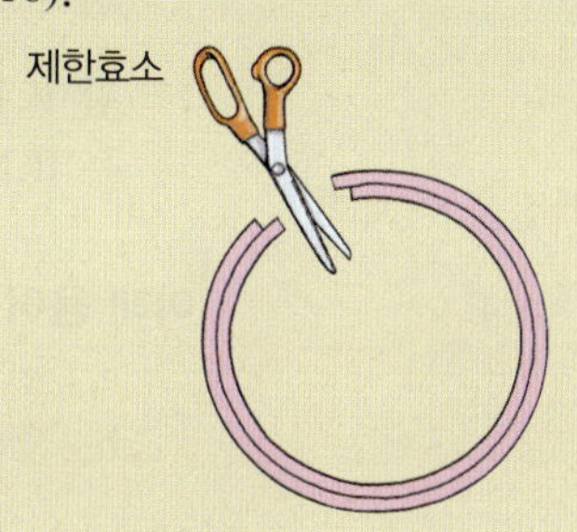

4.4 유전자 변형 작물

- 작물을 유전적으로 변형하여 보관 기간, 생산량, 영양가를 증가시킬 수 있다(97쪽; 그림 4.17).

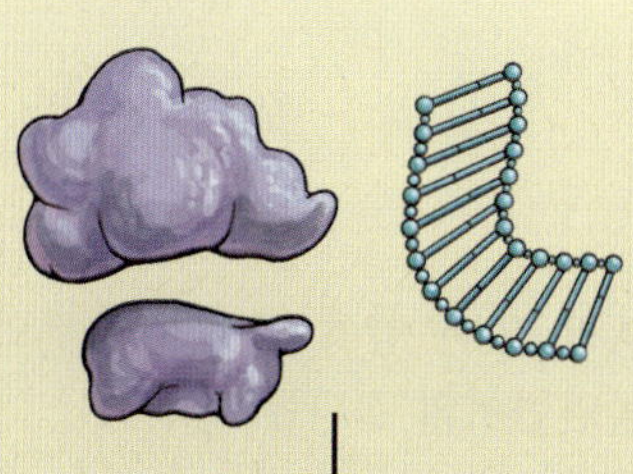

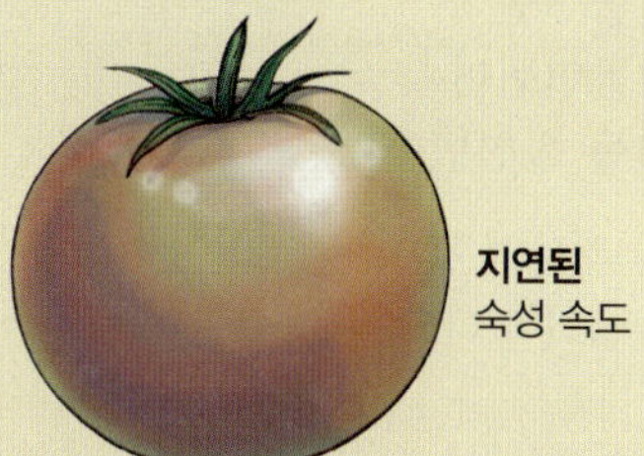

- GM 식품의 섭취로 인한 건강 문제에 대한 사례 보고는 없지만, GM 식품이 알레르기 반응을 일으키거나 독소로 작용할 수 있다는 우려가 있다(98~99쪽).

기본 학습 문제

1. 다음의 DNA 서열로부터 전사되는 mRNA의 뉴클레오티드 순서를 쓰시오: CGATTACTTA.
2. 그림 4.8의 유전 암호 표를 이용하여, 다음 mRNA에 의해 암호화되는 아미노산의 순서를 쓰시오: CAACGCAUUUUG.
3. 문장을 바르게 완성한 것을 고르시오: 리보솜은 2개의 단위체로 구성된다: .
   a. tRNA 하나와 rRNA 하나
   b. 각각 tRNA와 rRNA로 구성된 것 2개
   c. 단백질 하나와 rRNA 하나
   d. 각각 단백질과 rRNA로 구성된 것 2개
   e. 각각 단백질로만 구성된 것 2개
4. RNA와 DNA의 차이점은?
   a. RNA는 단일가닥이고 DNA는 이중가닥이다.
   b. RNA의 당은 리보오스이고 DNA의 당은 디옥시리보오스이다.
   c. RNA는 우라실을 가지고 DNA는 티민을 가진다.
   d. 위 내용 모두가 DNA와 RNA의 차이점이다.
5. 전사는 ________________________.
   a. DNA 분자로부터 자녀 DNA 분자를 합성한다
   b. 발현될 유전자의 RNA 사본을 만든다
   c. 티민(T)과 구아닌(G) 사이의 쌍을 만든다
   d. 리보솜에서 일어난다
6. 운반 RNA는 ________________________.
   a. 합성을 위해 리보솜으로 단당류를 운반한다
   b. 전령 RNA로 구성된다
   c. mRNA 코돈에 상보적인 안티코돈을 가진다
   d. 단백질 합성의 장소이다
7. 전사 과정 동안, ________________.
   a. DNA는 DNA 합성을 위한 주형으로 기능한다
   b. DNA는 RNA 합성을 위한 주형으로 기능한다
   c. DNA는 단백질 합성을 위한 주형으로 기능한다
   d. RNA는 단백질 합성을 위한 주형으로 기능한다
8. 번역은 ______을(를) 생산한다.
   a. RNA
   b. DNA
   c. 단백질
   d. 아미노산
   e. 운반 RNA 분자
9. RNA 중합효소는 전사를 개시하기 위해 ______에 결합한다.
   a. 아미노산
   b. tRNA
   c. 촉진유전자 서열
   d. 리보솜

10. DNA 암호화 서열에서 암호화되는 3자암호는 TGA이다. 이 mRNA 코돈에 결합하는 tRNA 안티코돈은 ______이다.
    a. TGA
    b. UGA
    c. UCU
    d. ACU

11. 그림 4.8. A의 유전 암호를 참조하시오. DNA에서 AAA가 AAC로 된 돌연변이의 결과는?
    a. 과오돌연변이
    b. 정지돌연변이
    c. 중성돌연변이
    d. 틀이동 돌연변이

12. 어떤 단백질의 길이는 300 아미노산이다. 이 단백질을 암호화하는 뉴클레오티드의 개수는?
    a. 3
    b. 100
    c. 300
    d. 900

13. 플라스미드는 ________________이다.
    a. 선형 RNA 분자
    b. 세포 유전체
    c. RNA로 구성된 바이러스
    d. 원형 비염색체 세균 DNA

14. 유전자 변형 토마토는 느리게 숙성되는데 이는 __________ 때문이다.
    a. 펙틴가수분해효소 농도의 감소
    b. 빨라진 운송 시간
    c. tRNA 농도의 감소
    d. 펙틴가수분해효소 유전자의 결핍

15. **참 또는 거짓?** 돌연변이는 유전자의 DNA 서열에서의 변화이다.

16. **참 또는 거짓?** 유전 암호의 보편성으로 인체에서 알라닌을 암호화하는 코돈이 왜 세균에서도 알라닌을 암호화하는지 설명된다.

17. **참 또는 거짓?** 리신을 운반하는 tRNA는 페닐알라닌을 운반하는 tRNA와 동일한 안티코돈을 갖는다.

아래 용어를 사용하여 질문 18~20에 답하시오.

a. 플라스미드 c. 클로닝 e. 아미노산
b. 점착성 말단 d. 전사 f. 탄수화물

18. ______DNA를 제한효소로 절단하여 생긴 수소결합을 하지 않는 질소함유 염기의 단일가닥 부위

19. ______유전자 사본을 대량으로 만드는 것

20. ______단백질의 단위체

분석 및 응용 문제

1. 그림 4.8의 유전 암호를 다시 한 번 보자. 동일한 아미노산을 암호화하는 코돈에서 유사한 점이 보이는가? 이 차이에 근거해서 코돈의 세 번째 뉴클레오티드에 영향을 주는 돌연변이가 왜 코돈의 첫 번째 뉴클레오티드에 영향을 주는 돌연변이보다 단백질의 구조에 덜 영향을 주게 되는가?

2. 유전자는 RNA 중합효소 분자를 암호화한다. RNA 중합효소 유전자에 돌연변이가 생긴 세포에 무슨 일이 생길게 될까?

3. 제한효소의 절단 부위인 6개의 염기쌍 주위에 네모 상자를 그리시오:

   A T G A A T T C C G T C C G
   T A C T T A A G G C A G G C

4. 해충의 피해를 방지하도록 돕는 유전자의 유입이 이 유전자에 대한 해충의 저항성을 어떻게 증가시킬 수 있는가?

질문 5와 6에 대해 다음 자료를 참고하시오.

니렌버그 등은 1965년의 기념비적인 논문에서 RNA 암호와 지정된 아미노산에 대해 탐구하였다. 3자암호 코돈 서열을 이용하여 방사표지된(C^{14}) RNA을 리보솜에 결합시켰다. 결합의 강도가 RNA와 코돈 사이의 관계를 암시한다. 결과 중 일부를 표 4.1에 나타내었다.

표 4.1 C^{14}-sRNA에 대한 코돈의 특이성

RNA 코돈	C^{14}-Arg	C^{14}-Asp	C^{14}-His	C^{14}-Gly	C^{14}-Met
AUG	−0.11	−0.06	−0.02	−0.17	1.00
CAU	−0.31	−0.01	0.52	−0.13	−0.04
CGC	1.63	0.02	−0.03	−0.02	0.01
GAU	−0.14	1.29	−0.03	−0.23	−0.09
GGU	−0.33	0.01	−0.03	3.04	−0.08

5. 표 4.1에 따르면 아미노산 서열 his-met-asp-his를 지정하는 코돈의 서열은 무엇인가?

6. 그림 4.8을 이용하여 다음 코돈 서열이 암호화하는 아미노산을 결정하여라.

   CGCACCCGAGGCGGCGCAGUC

7. 단백질은 아니지만 tRNA도 유전자에 의해 암호화된다. tRNA를 암호화하는 유전자의 안티코돈에 돌연변이가 생기면 무슨 일이 생길까?

과학 연관 문제

1. 첫 번째 "시험관 아기"인 루이스 브라운(Louise Brown)은 30여 년 전에 태어났다. 아버지로부터 얻은 정자는 어머니의 난자와 합쳐졌다. 그 후 수정란은 임신 기간 동안 어머니 자궁에 있었다. 루이스가 임신되었을 때, 많은 사람들은 인공 수정의 윤리적인 문제에 대해 우려하였다. 인체 클로닝도 궁극적으로 지금의 인공 수정처럼 일상적으로 여겨질 것인가? 왜 그런가 또는 왜 그렇지 않은가?
2. 회사에서 유전자 조작으로 만든 종자에 특허를 얻는 것이 지금은 가능하다. 특허를 얻게 되면 농부는 종자 사용에 대해 비용을 지불한다. 어떤 회사는 농부가 자신의 밭에서 자란 식물에서 생산된 종자를 사용하지 못하도록 하는 "박멸" 유전자를 만들기도 하였다. 특정한 유전적 지도를 갖는 종자를 생산하기 위해 수십만 년의 진화가 필요하다면, 단지 몇 개의 유전자만을 바꾼 것으로 특허를 받을 권리가 회사에 있다고 생각하는가?
3. 모든 커피콩이 한 번에 수확될 수 있도록 커피 작물을 변형하려고 한다. 전통적으로 재배된 커피는 수확하는 데 시간이 소요되어 변형된 커피보다 더 비싸다. 결과적으로 소규모 가내 농장이 사라져 커피 수출에 의존하는 개발도상국에 심각한 경제적 혼란이 초래될 것이다. 이 경우 소규모 농부를 보호하기 위한 법이 제정되어야 한다고 생각하는가?

Chapter 5

조직, 기관, 기관계

운동을 하라!

학습목표

1. 상피의 구조와 기능을 대조하여 비교한다.
2. 외분비샘과 내분비샘을 대조하여 비교한다.
3. 밀착연접, 간극연접, 부착연접의 구조와 기능을 알아본다.
4. 결합조직의 여러 가지 다른 유형의 주요 차이점을 열거한다.
5. 세 종류의 근육조직을 어떻게 구별하는가?
6. 신경전달물질이 어떻게 상호간 의사소통을 하게 하는가?
7. 몸의 등쪽강과 복강에 있는 주요 기관을 열거한다.
8. 이 장에서 다루고 있는 체막 다섯 종류를 열거한다.
9. 기관이란 용어를 정의한다.
10. 두 가지의 다른 기관계가 같이 작용하는 예 하나를 들어본다.

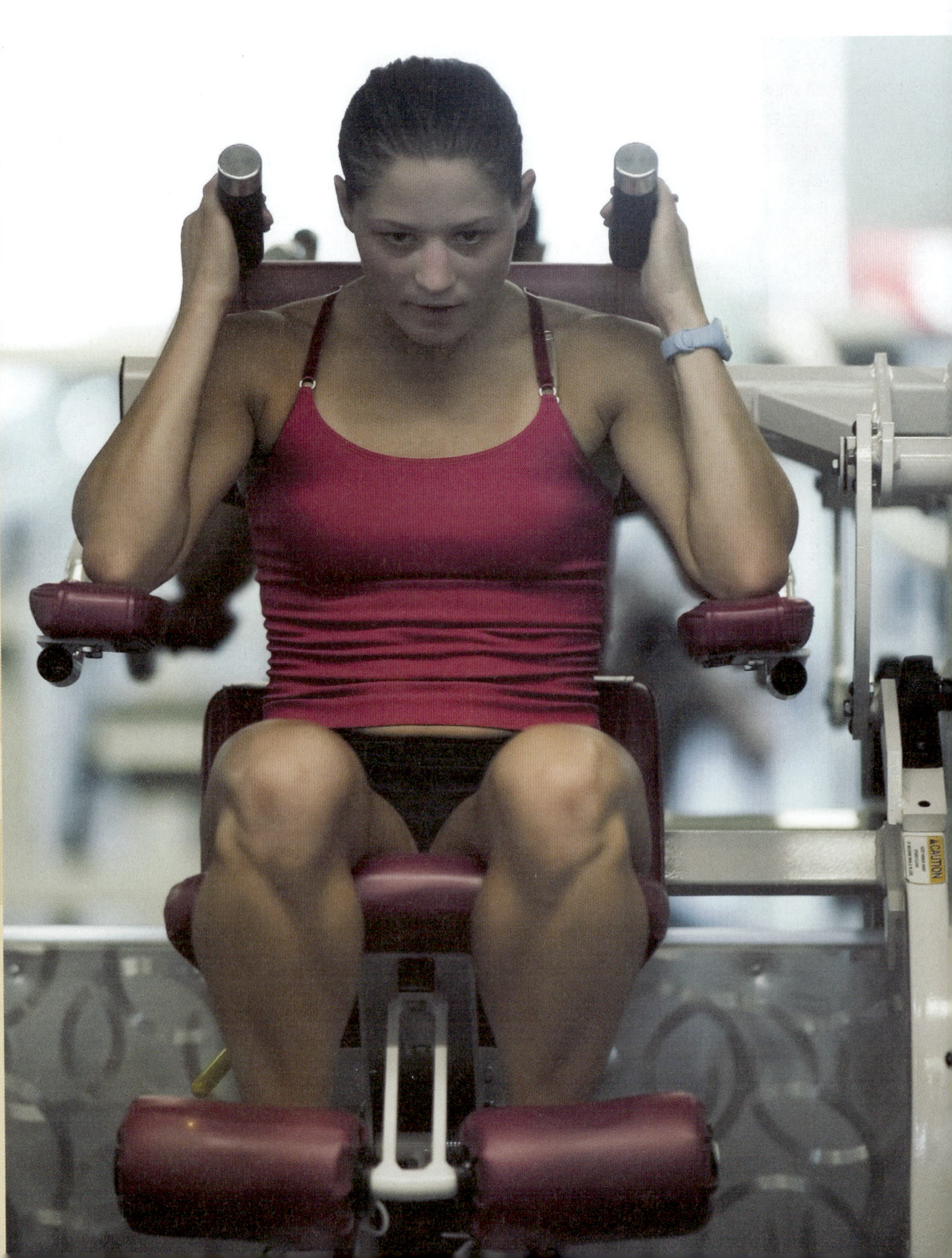

신체 단련의 요소 중에는 근력이 포함된다.

오늘 운동 할 시간을 어떻게 마련할 수 있을까? 그냥 운동은 그만두고 그 시간에 공부를 할까? 운동은 언제나 주말에 할 수 있는데… 아니면 오늘 저녁에 모임을 가지 않고 내일 아침 일찍 일어나 수업 시작 전에 운동을 해야 하나?

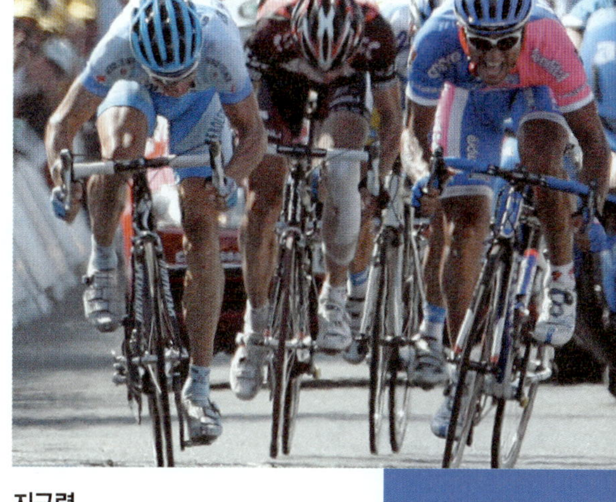

지구력,

이런 마음속의 다툼은 신체 단련에 관심이 있는 사람들에게 익숙한 일이다. 대부분의 대학생이나 근로자, 가족을 돌보는 사람들은 바쁜 시간 중에서 운동할 시간을 만드는 것이 쉽지 않다. 그러나 좋은 식습관만으로 충분하지 않다는 것을 안다. 건강하려면 바르게 먹고 운동을 해야 한다.

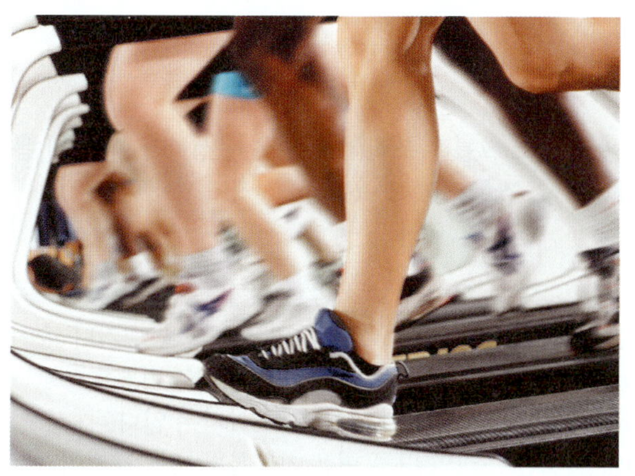

유산소 체력,

운동을 하면 건강에 많은 도움을 준다. 심장질환, 비만과 그 외에 많은 다른 질병에 대한 위험을 낮출 뿐 아니라 당뇨를 예방하고 특정 암 발생도 방지할 수 있다는 증거가 많이 있다. 또한 정신 건강에도 운동이 좋다는 것을 보여주는 연구 결과가 많이 있다. 규칙적으로 운동을 하는 사람은 기분이 좋고, 에너지가 더 많으며, 잠을 잘 잔다.

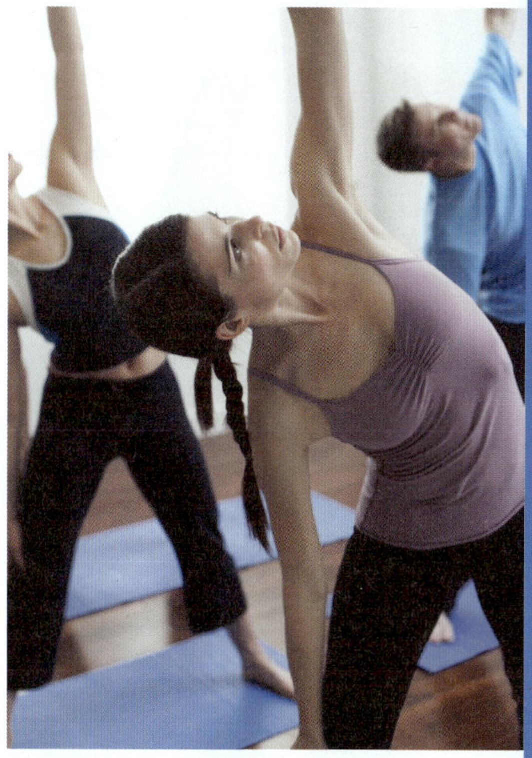

유연성과 내부 조건.

그러면 이런 이점을 얻을 만큼 내가 충분한 운동을 하는 것을 어떻게 알 수 있을까? 당신이 평소 운동하는 방법이 신체 단련에 도움을 줄까? 신체 단련에는 근력, 지구력, 유산소 체력, 유연성, 체지방 비율 등 많은 요소가 있다.

근력은 운동이나 일상 활동 동안 근육이 내는 힘이다. 우리는 건강하면 일상 활동을 하는 동안 덜 피곤하다는 것을 안다. 신체가 단련된 사람은 그렇지 않은 사람보다 지구력이 많고 피곤을 덜 느낀다.

유산소 체력이란 격렬한 운동 동안 심장, 폐, 근육이 산소를 효율적으로 사용하는 능력을 말한다. 유산소 운동은 전형적으로 큰 근육을 이용하고 심장과 폐를 쉬고 있을 때보다 더 많이 운동하도록 하는 규칙적으로 반복되는 운동이다. 이런 운동은 심장과 다른 근육의 근력을 강화시켜주고, 다른 부위로 운반되는 산소를 소비하는 폐의 능력을 증진시킨다. 이런 운동에는 달리기, 자전거 타기, 계단 오르기, 수영 등과 숨이 차게 만드는 어떤 운동도 포함된다.

유연성은 관절이 움직일 수 있는 범위이다. 유연한 관절은 뻣뻣하지 않고 쉽게 구부러진다. 유연성 운동을 계속하지 않는 한 사람은 나이가 들어가며 관절을 움직일 수 있는 범위가 줄어들며 구부리기가 더 힘들어진다. 유연성과 척추를 강하게 유지하는 운동에는 대개 척추 지지와 연관된 복근을 포함한 내부 근육을 강화하는 운동이 포함된다.

체력 단련의 또 다른 척도인 체지방 비율은 뼈, 근육, 기관, 혈액과 같은 탄탄한(지방이 없는) 조직에 대해 체지방이 차지하는 비율이다. 몸무게가 80 kg이고 지방이 25%라면 몸은 20 kg의 지방과 60 kg의 지방이 없는 나머지 신체량으로 구성된다. 운동을 하면 몸의 지방 없는 근육량을 늘리고 체지방을 감소시키는 데 도움이 된다.

근력, 지구력, 유산소 체력, 유연성을 증가시키고 체지방 비율을 감소시키는 방법을 알아보기 위해 운동이 다양한 유형의 신체조직에 미치는 영향을 살펴보자.

5.1 조직과 그 기능

같은 기능을 수행하는 비슷한 유형의 세포 그룹은 **조직(tissue)**을 구성한다. 사람의 몸에는 4가지 유형의 주요 조직; 상피조직, 결합조직, 근육조직, 신경조직이 있다.

상피조직

상피조직(epithelial tissue), 또는 **상피(epithelia)**는 기관과 외부 표면을 덮거나 속이 빈 기관, 관, 신체강의 안쪽 면을 이루는 단단히 겹쳐 있는 세포층이다(그림 5.1).

다른 조직 유형과 달리 상피조직층은 대개 모든 표면이 붙어 있지는 않다. 대신 상피조직은 조직의 한 면은 고정되어 있지만 조직의 다른 면은 자유롭다. 정단표면이라는 이런 자유표면은 체액이나 외부 환경에 노출될 수 있다. 예를 들어, 혈관을 싸고 있는 상피조직은 혈관벽에 연결되어 있지만 그 정단표면은 혈류에 노출되어 있다. 표피라는 피부 바깥층을 구성하는 상피는 피부 밑에 있는 조직과 연결되어 있지만 그 표면은 공기와 접촉하고 있다. 이렇게 한 면에만 연결된 패턴은 몸의 다른 부분의 안쪽을 감싸는 다른 상피에서도 마찬가지이다. 호흡기 표면, 소화관, 비뇨생식관이 여기에 속한다.

상피세포는 보호, 다양한 물질의 흡수와 분비 기능을 가진다. 피부에 있는 상피세포는 상처, 자외선, 탈수, 병원체로부터 몸을 보호하는 데 도움을 준다. 혈관과 장 안쪽을 감싸는 상피세포는 물과 영양소를 흡수한다. 그러나 상피는 혈관이 없기 때문에 그 자체가 혈액 공급을 받지는 못한다.

물질을 분비하도록 특화된 상피세포 그룹을 **샘(gland)**이라고 한다. 상피조직은 점액, 기름, 땀 등의 물질을 분비하는 샘처럼 그 기능이 다양하다. 그림 5.2는 사람 몸에서 발견되는 두 종류의 샘을 예로 보여준다. **외분비샘(exocrine gland)**은 그 생산물을 속이 빈 기관이나 관 안으로, 또는 피부와 같은 표면으로 분비한다. 입 안에서 침을 분비하는 샘, 산을 분비하는 위샘, 땀을 생산하는 피부에 있는 샘이 모두 외분비샘의 예이다. 덥고 습도가 높은 날에 운동할 때 땀을 생산하는 외분비샘의 작용을 팔에서 볼 수 있다. 땀이 기화하면서 몸을 식히면 그 기능이 좀 더 효율적이 되며, 이 때문에 더운 날에 좀 더 오래 운동할 수 있다. 땀은 대사 노폐물을 제거하기도 한다. **내분비샘(endocrine gland)**은 다른 기관의 기능을 변화시키는 호르몬이라는 물질을 혈류로 분비한다. 호르몬과 내분비샘은 16장에서 자세히 다룰 것이다.

상피조직은 모양과 몇 겹의 세포층으로 되어 있는가에 따라 분류된다. 모양이 다른 상피세포는 다른 구조와 기능을 가진다(그림 5.3). 단순조직 유형은 한 층의 세포로 되어 있다. 그러나 다층조직 유형은 한 층 이상의 세포로 구성된다.

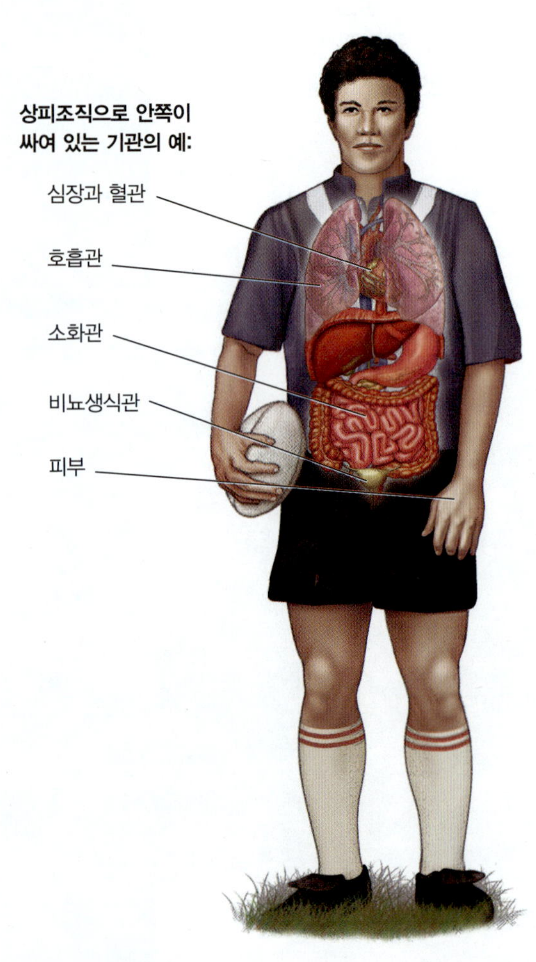

그림 5.1 상피조직. 상피는 심장, 혈관, 호흡관, 소화관, 비뇨생식관 등의 기관 안쪽을 감싼다.

편평상피(squamous epithelium)는 납작한 세포로 구성된다. 이 "찌부러진" 세포는 피부의 외부 표면과 일부 관과 기관의 안쪽 표면을 형성한다. 이 세포의 기능은 보호와 영양소 교환이다. 모세혈관이라는 가장 작은 혈관의 벽은 단순 편평상피이다. 모세혈관은 세포 한 층 두께밖에 안 되기 때문에 혈액과 조직 사이의 영양소 교환이 촉진된다. 모세혈관의 얇은 벽은 산소와 영양소를 늘 운반하지만 운동할 때 그 운반이 증가한다. 편평상피가 여러 층으로 구성되면 다층편평상피라고 한다. 이런 다층편평상피는 피부처럼 물리적 힘이나 마찰이 가해지는 신체 부위에 있다.

입방상피(cuboidal epithelium)에는 납작하지도 않지만 높이가 높지도 않은 세포가 조밀하게 겹쳐져 있다. 입방상피는 신장관 안을 감싸고, 난소 표면에서 발견된다. 대부분의 샘은 입방상피로 만들어진다. 다른 세포와 조직을 보호하는 것 이외에 이 세포는 물과 작은 분자를 분비하고 흡수한다.

원주상피(columnar epithelium)는 높고, 둥근 기둥 모양의 세포로 되어 있다. 이 세포의 핵은 대개 접촉하는 표면 근처, 세포의 바닥에 있다. 이 세포는 장과 소화계의 다른 부위, 생식계 대부분과 호흡계 대부분의 안쪽을 감싼다. 원주상피에 있는 세포의 기능은 물질을 분비하고 흡수하는 것이다.

상피조직의 세포 아래에는 **기저막(basement membrane)**이라는 비세포성 물질의 층이 있다. 기저막은 상피세포를 구조적으로 지지하고 상피를 그 밑에 있는 조직에 연결한다. 기저막을 구성하는 다당류와 단백질은 상피세포로부터 분비된다. 기저막은 손상된 상피를 아물게 하는 데 중요한 화학물질과 성장인자를 제공한다.

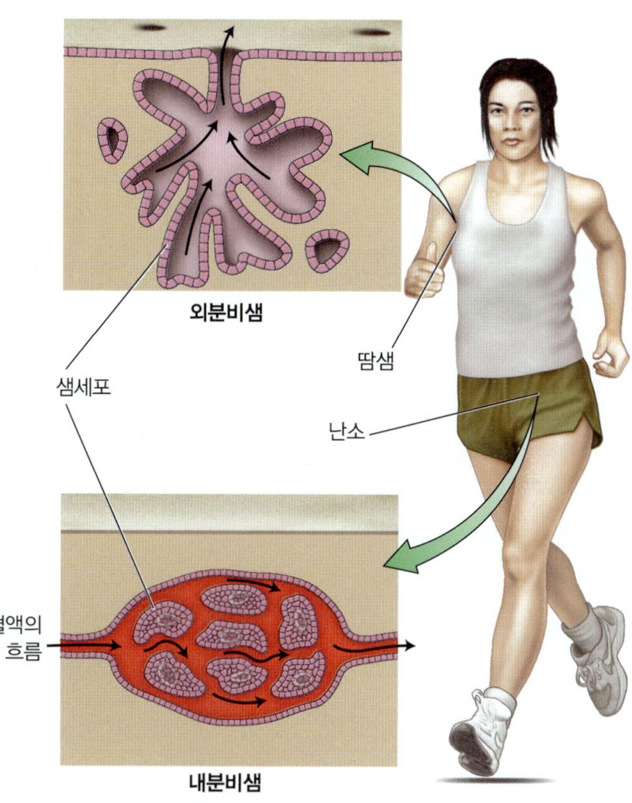

그림 5.2 샘 상피. 샘 상피는 생산물을 분비한다. 내분비샘은 혈류로 생산물을 분비한다. 외분비샘은 생산물을 속이 빈 기관이나 관으로 분비한다.

상피조직은 끊임없이 죽은 세포를 버리고 이 세포는 세포분열 과정(17장)을 통해 그 세포의 복사본으로 대체된다. 죽은 피부세포는 옷에 쓸려 떨어져 나갈 수 있고, 입과 장 안쪽 세포는 음식물이나 소화액에 의해 떨어져 나간다. 이런 세포는 그 밑에 있는 다른 세포로 대체된다. 피부에서 표피는 4~6주마다 완전히 새로운 세포로 대체된다. 상피의 뛰어난 재생 능력은 위장 상피에서 볼 수 있는 데 일주일에 한두 번 새로운 세포로 대치된다.

세포 연접

상피와 다른 세포는 여러 유형의 **세포간 연접(intercellular junction)**으로 서로 연결될 수 있다. 이런 연접은 주로 단백질로 구성되며 이 세포와 다른 유형의 세포가 서로 맞물려 이들이 서로 결합할 수 있게 한다. 세포 사이에 채널을 가진 세포는 서로 상호 소통할 수 있다.

밀착연접(tight junction)은 이웃한 세포의 원형질막 사이에서 치밀하고 투과성이 없는 장벽을 형성한다(그림 5.4a). 어떤 물질(소화계의 산이 그 예)은 세포 사이의 아주 작은 공간을 통해서라도 통과하는 것을 막아야 한기 때문에 밀착연접은 세포 사이에서 양방향으로의 화학물질의 흐름을 제한하는 데 도움을 준다. **부착연접(adhesion junction)** 또는 데스모솜은 세포를 서로 연결하는 섬유사로 구성된다(그림 5.4b). 이 섬유사는 유연하여 이웃한 세포는 어느 정도 움직일 수 있다. 예를 들어 피부 상피에 있는 부착연접은 피부가 움직일 수 있게 한다. **간극연접(gap junction)**은 두 개의 이웃한 원형질막이 단백질로 된 채널을 통해 연결될 때 생긴다(그림 5.4c). 이 연결 채널은 세포 사이로 물, 이온과 다른 물질이 통과할 수 있게 한다. 심장에 있는 간극연접은 수축을 일으키는 물질이 세포 사이를 통과하도록 하여 규칙적인 수축을 보장한다. 운동을 할 때 심장은 더 많은 산소와 영양소를 조직으로 이동시키기 위해 더 빨리 뛴다.

산소와 영양소를 얻기 위해 상피는 반드시 결합조직으로 된 부위 옆에 있어야 한다.

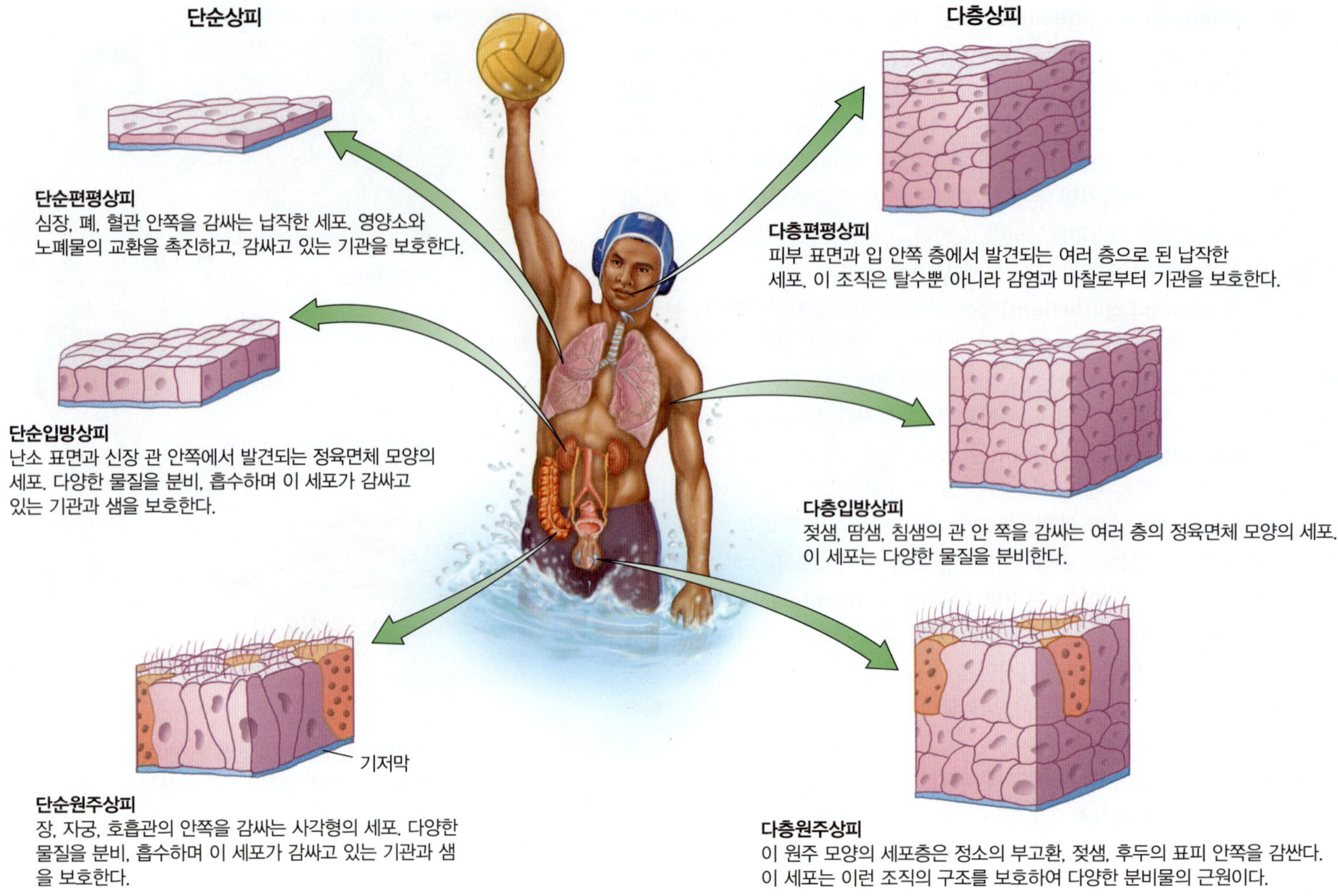

그림 5.3 상피조직의 종류. 단순 상피조직–편평상피, 입방상피, 원주상피–은 세포 한 층의 두께이다. 다층상피는 세포 여러 겹의 두께를 가진다.

결합조직

결합조직은 그 이름에서 알 수 있듯이 결합을 형성하는 기능을 한다. 이들은 일반적으로 기관과 조직을 서로 결합시킨다. 결합조직에서 세포는 상피와 같이 치밀하게 조직화되어 있지 않다. 세포 사이의 공간은 총체적으로 **기질(matrix)**을 구성하는 단백질 섬유와 더불어 무정형의 **비세포성 기질(ground substance)**로 가득 차 있다.

일부 부위의 결합조직에는 세포가 아주 많다. 또 어떤 부위는 기질의 단백질 섬유나 세포간질이 주된 구성 성분이다. 기질의 세포간질은 고체에서부터 반고체, 액체까지 그 농도상태가 다양하다. 기질의 상태는 그 안에 있는 섬유와 세포간질의 종류에 따라 결정된다. 예를 들어 혈액은 액체 기질을 가진다. 지방조직은 끈적한 액체, 또는 끈끈한 기질을 가진다. 뼈는 고체 기질을 가진다. 다음에 여러 가지 다른 유형의 결합조직의 특정 기능과 조성에 대해 설명할 것이다.

산만 결합조직 그물 모양 결합조직이라고도 하는 **산만 결합조직(loose connective tissue, 그림 5.5a)**은 동물에서 가장 많이 있는 결합조직이다. 이 조직은 상피를 그 아래 있는 조직과 연결하여 기관이 자리를 유지하도록 하며, 피부와 몇몇 장소에서 푹신한 충전제로 작용한다. 이 조직은 폐와 방광과 같은 일부 기관이 신장할 수 있도록 한다. 이 조직은 그 섬유가 성기게 얽혀 있기 때문에 산만 결합조직이라 부른다. **섬유모세포(fibroblast)**라는 산만 결합조직의 세포는 단백질을 기질로 분비한다. 산만 결합조직의 기질은 이 조직의 주된 구조적 특징을 나타낸다.

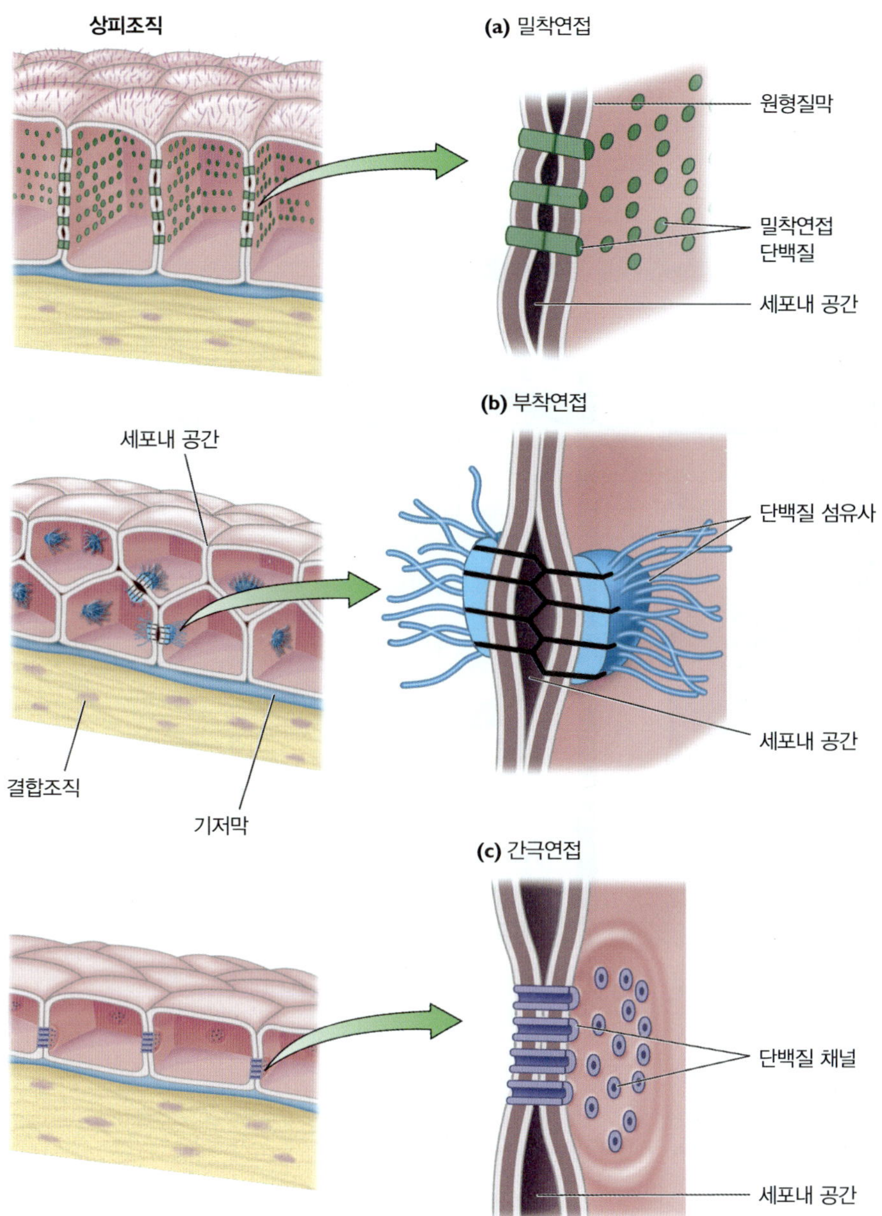

그림 5.4 세포간 연접. (a) 밀착연접에 있는 세포 사이의 단백질은 이웃한 세포 사이의 누출을 막는다. (b) 이웃한 세포는 부착연접에 있는 단백질 섬유사를 통해 서로 부착한다. (c) 원통형으로 된 단백질이 간극연접에서 연결된 세포의 원형질막을 관통하여 세포 사이에서 물질이 빠르게 이동할 수 있도록 한다.

두 종류의 단백질, 콜라겐과 탄력소가 이 기질의 주요 구성 성분이다. **콜라겐 섬유(collagen fiber)**는 결합조직이 장력이라는 성질을 갖도록 한다. 장력은 끊어지지 않고 물리적 힘을 견디는 능력이다. **탄력소 섬유(elastin fiber)**는 결합조직이 끊어지지 않고 늘어나는 탄력성이라는 성질을 갖도록 한다. 콜라겐 섬유는 질긴 기타줄 같은 반면 탄력소 섬유는 늘어나는 고무 밴드와 비슷하다.

나이가 들어가면서 그리고 햇빛에 대한 노출과 흡연에 의해 피부에 있는 탄력소가 분해하면 피부의 탄력성이 감소하게 되어 주름이 생긴다. 탄력소와 다른 섬유가 손상을 입으면 흠집이 생기고 이는 눈에 보이는 상처가 된다.

운동은 나이가 결합조직에 미치는 영향을 줄여주는 것 같다. 나이가 먹으면서 콜라겐을 합성하고 분비하는 섬유모세포의 생산성이 감소한다. 심장 박동을 증가시키는 운동은 결합조직으로 영양소가 운반되는 것을 촉진할 것이다. 운동에 의한 영양소의 공급은 섬유모세포가 이런 섬유를 효율적으로 생산하는 데 필요한 영향소를 얻는 것을 돕는다. 또한 운동은 섬유모세포가 새로운 혈관의 생장을 촉진하는 데 도움을 주는 물질의 생산을 증가시킨다. 따라서 운동은 더 많은 혈액을 뿜어내게 할 뿐 아니라, 영양소가 그들이 필요한 장소에 도달하게 하는 혈관의 수를 늘이는 데 도움을 준다.

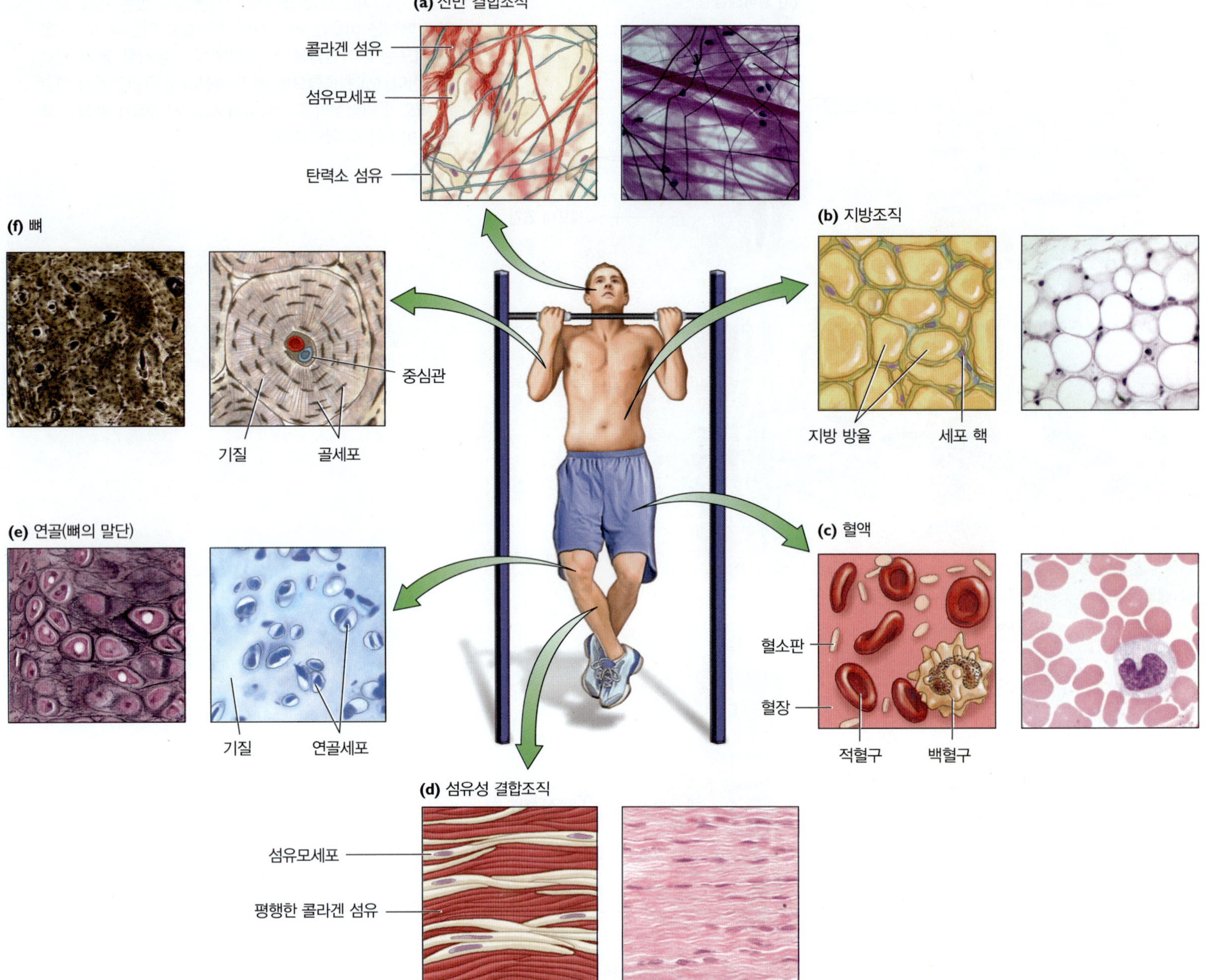

그림 5.5 결합조직. 여러 유형의 결합조직은 각각 세포와 특화된 기질로 구성된다.

시각화 여기 그림에는 구조가 표시되어 있다. 현미경 사진에서 그것과 동일한 구조를 찾을 수 있는가?

지방조직 지방조직(adipose tissue, 그림 5.5b)은 피부를 그 밑에 있는 구조와 연결하며, 3장에서 살펴본 바와 같이 기관을 단열하고 보호한다. 지방조직은 피부 바로 아래에 있으며 신장과 심장 같은 기관 주위에 있다. 세포가 이 결합조직의 주된 구성 성분이다. 적은 양의 물렁한 기질이 지방조직과 결합되어 있다.

지방세포(adipocyte)는 에너지가 풍부한 지방(지질)의 합성과 저장을 위해 특화되어 있다. 지방 방울이 이 세포의 세포질을 채우고 있다. 지방이 에너지로 사용될 때 지방 방울이 줄어든다. 지방세포는 질병에 영향을 줄 수 있는 아디포카인(adipokine)이라는 여러 가지 화학물질을 생산한다. 아디포카인은 심장질환, 뇌졸중, II형 당뇨병을 야기할 수 있는 변화를 촉발한다.

모든 형태의 운동은 지방으로 몸 안에 축적될 칼로리를 연소시킨다. 격한 운동을 하는 동안 몸은 더 많이 일하고 더 많은 칼로리를 태워버린다. 운동을 멈춘 이후에도 몸은 몇 시간 동안 약간 증가된 속도로 칼로리를 태운다.

미국 운동의학위원회는 건강한 사람의 전형적인 체지방 비율이 여자는 21~24%, 남자는 14~17%이라고 말한다. 훈련된 여자 운동선수는 14~20%, 남자 운동선수는 6~13%의 체지방 비율을 가진다. 그러나 체지방 비율과 같은 하나의 건강 지표에 집착하는 것보다 전체적으로 신체를 단련하는 데 집중하는 것이 훨씬 중요하다는 것을 명심하라. 실제 대부분의 전문가들은 뚱뚱하면서 체력이 단련된 것이 마르면서 체력이 단련되지 않은 것보다 더 건강하다는 데 의견의 일치를 보인다.

혈액 **혈액**(그림 5.5c)은 액체 기질을 가지는 결합조직이다. 혈액은 혈관을 통해 몸 전체를 순환하며 산소와 영양소를 세포에 운반하고 노폐물을 실어 나른다. 혈류는 신체에서 떨어져 있는 부위가 운반되는 물질을 공유함으로써 서로 소통하게 한다.

혈액조직의 세포 구성 성분에는 산소를 운반하는 적혈구; 감염과 싸우는 백혈구; 혈소판으로 불리는 혈액응고에 관련된 세포 조각이 있다. 혈액세포는 **혈장**(plasma)이라는 단백질이 풍부한 기질에 떠 있다. 혈장으로부터 혈액응고 단백질을 제거하고 남은 액체를 **혈청**(serum)이라 한다. 혈액은 8장에서 자세히 다룬다.

유산소 운동 동안 숨을 빠르고 깊게 쉴 때 혈액이 조직으로 운반하는 산소와 영양소의 양은 최대가 된다. 규칙적인 운동은 적혈구의 수와 전체 혈액량을 지속적으로 늘린다. 이 두 인자는 운동을 하지 않을 때에도 몸이 영양소를 세포로 운반하는 능력을 증가시킨다. 또한 혈관은 더 많은 산소를 근육으로 옮기면서 확장되며, 시간이 흐르면서 작은 혈관이 발달된다. 혈관의 크기와 수의 증가는 체력이 단련된 사람 중 일부가 피부표면 아래에 많은 혈관을 가지고 있는 이유 중 하나이다.

조밀 섬유성 결합조직 **조밀 섬유성 결합조직(dense fibrous connective tissue)**에는 두 가지 형태가 있다. 불규칙 조밀 섬유성 결합조직은 **진피**(dermis)라는 상피조직 바로 아래 피부층에서처럼 특정 방향이 없는 콜라겐 섬유다발을 가지고 있다. 규칙 조밀조직에는 콜라겐 섬유가 평행으로 나열되어 있다. 이런 형태는 근육을 뼈에 연결시키는 **힘줄**(tendon)과 뼈를 서로 연결시키는 **인대**(ligament)를 구성하는 결합조직에 있다. 기질에서 조밀하게 밀착된 평행한 콜라겐 섬유는 이 조직의 가장 뚜렷한 특징이다(그림 5.5d). 산만 결합조직과 마찬가지로 이 조직의 세포를 섬유모세포라고 한다.

운동은 관절의 강화와 안정화에 도움을 주어 힘줄과 인대의 부상을 예방한다. 그러나 과도한 사용이나 물리적 외상의 결과 생긴 운동 부상의 일부는 힘줄과 인대에 손상을 줄 수 있다.

건염은 반복적인 운동으로 생긴 힘줄의 염증이다. 건강한 힘줄은 강하지만 근육이 수축하는 것처럼 부드럽게 미끄러지는 유연한 조직띠이다. 힘줄은 보통 운동을 견디게 도와주는 윤활유로 채워진 보호막으로 덮여 있다. 만일 이 막에 염증이 생기면 움직일 때 통증이 생긴다. **아킬레스건염**은 발뒤꿈치 힘줄 주변에 염증이 생기는 것이다. **테니스 엘보우**와 같은 팔꿈치 부위의 염증은 팔꿈치의 건염이다.

인대는 움직임의 방향을 갑자기 바꿀 때 찢어질 수 있다. 이런 소위 활차관절 이동 부상은 농구와 축구를 할 때 많이 생긴다. 인대는 미식축구에서 태클 동안 헬멧이 무릎을 치는 것과 같은 물리적 외상에 의해서도 찢어질 수 있다. 인대는 일단 찢어지면 뼈를 서로 연결시키는 능력이 손상되어 관절은 불안정하게 된다. 관절이 불안정해지면 그 관절 표면을 보호하는 연골에 손상이 생길 수 있다.

연골 **연골(cartilage)**은 세포를 둘러싸는 치밀한 기질을 분비하는 **연골세포(chondrocyte)**로 구성된 결합조직의 유형이다(그림 5.5e). 이 기질에는 콜라겐과 다른 구조 단백질이 풍부하다. 연골은 귀와 코를 유연하게 지지하며 충격 흡수를 가능하게 한다.

기질의 높은 수분 함량도 연골의 충격 흡수 기능을 증가시킨다. 관절에서 뼈의 끝은 연골로 덮여 있는데, 이는 관절 표면이 서로 접촉하는 부위에서 부드럽게 미끄러지게 한다. 연골에는 혈관이 없는데, 이는 손상된 관절이 잘 아물지 않는 이유 중 하나이다.

유리질 연골은 콜라겐 섬유로만 된 기질을 가진다. 유리질 연골은 코, 장골의 말단, 갈비뼈에서 발견된다. 태아 골격은 유리질 연골로 되어 있고 이는 나중에 뼈로 대체된다. 이 부드러운 조직은 대개 마찰이 일어나는 신체 부위에서 발견된다.

탄성연골은 탄력소를 더 많이 가지고 있으며 더 유연하다. 탄성연골은 유연한 연골이 필요한 부위에서 발견된다. 외이는 탄성연골로 되어 있기 때문에 구부릴 수 있다.

섬유연골은 강한 콜라겐 섬유다발로 꽉 들어찬 기질이다. 섬유연골은 장력과 압력을 견딜 수 있고 등에 있는 척추 사이의 디스크와 무릎 관절에서 충격완화를 한다.

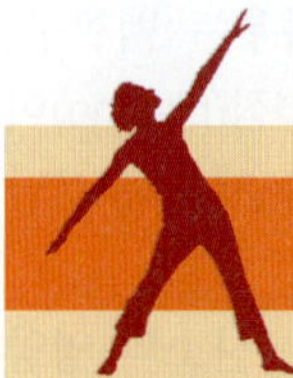

쉬어가기 5.1

어떤 운동선수는 부상이나 마모로 인해 무릎 관절에 있는 연골을 잃는 경험을 한다. 뼈를 덮고 있는 연골이 닳아 없어져 이 관절을 형성하는 뼈 머리끼리 직접 닿게 되면 통증이 심한 *골관절염*이 생긴다.

골관절염을 초기에 치료하는 데는 코르티손과 같은 스테로이드를 무릎 관절에 주사하는 것이 하나의 치료법이다. 스테로이드는 뼈가 서로 부딪혀서 생기는 염증을 예방하고 통증 감소에 도움을 줄 수 있다. 불행하게도 이런 스테로이드 주사는 심각한 부작용을 가져올 수 있고 이들의 통증 완화 효과는 일시적이다. 과학자들은 연골 교체를 위해 실험실에서 연골세포의 배양을 시도하고 있다. 골관절염을 치료하는 또 다른 방법은 무릎 전체를 대체하는 것이다–무릎의 장골 상부는 금속 보철로 대체된다. 그러나 보철도 결국 닳아 없어지기 때문에 무릎 대체는 미룰 수 있을 만큼 미루어야 한다. 골관절염의 진행은 근력 강화 훈련으로 느려지는 것 같다. 근력 강화 훈련이 골관절염의 진행을 늦추는 데 도움을 주는 이유는 무엇일까? 힘줄이나 인대가 손상된 사람이 골관절염의 발생을 예방하기 위해 하면 가장 좋은 운동은 어떤 것인가?

뼈 **뼈(bone)**는 골격을 구성하고 관절로 서로 연결된다. 몸의 골격을 구성하는 것 이외에 뼈는 다른 조직과 기관을 지지하고 보호한다. 뼈 안에 있는 골수는 혈구를 생성한다.

뼈는 단단한 결합조직의 형태로, **골세포(osteocyte)**라는 가지가 있는 세포는 콜라겐과 칼슘, 기타 무기질로 된 고형 기질을 단단하게 하는 물질을 분비한다**(그림 5.5f)**. 뼈는 영양소로 섭취하는 칼슘과 무기질의 양이 적을 때 몸이 사용하는 칼슘과 무기질의 저장소로 작용한다. 칼슘은 몸에서 뼈의 단단한 부위를 형성할 뿐 아니라 신경자극, 근수축 외 많은 다른 많은 기능에 필요하다. 뼈 내부의 관에는 신경과 혈관이 있다. 뼈 구조는 6장에서 더 자세히 다룰 것이다.

뼈는 다른 조직에 반응하여 변하는 살아 있는 조직이다. 뼈 건강은 달리기와 역기들기와 같은 무게를 견디는 운동에 의해 향상된다. 근력 훈련과 웨이트 트레이닝은 뼈의 질량을 보존해주는 데 도움을 주며 골밀도 증가에 도움을 주는 것 같다. 강한 뼈는 나이가 들어감에 따라 뼈조직이 분해되는 **골다공증**의 예방에 도움을 준다. 물리적 스트레스를 받으면 골세포가 생장하고 분열하기 때문에 무게를 견디는 운동은 골다공증을 예방하는 데 도움을 준다. 골질량은 약 30세부터 감소하기 시작하기 때문에, 특히 여성은 젊었을 때 운동하는 것이 쇠약해지는 골 손실을 예방하거나 미룰 수 있을 만큼 골질량을 최대로 만드는 데 도움을 준다.

결합조직이 지지와 결합의 작용을 하는 반면 근육조직은 몸의 움직임을 가능하게 한다. 근육은 사람에서 가장 많이 있는 조직이다.

근육조직

근육은 수축하고 몸의 움직임을 도울 수 있는 아주 특화된 조직이다. **근육조직(muscle tissue)**은 근섬유라는 길고 가는 원통형의 세포 다발로 되어 있다. 근섬유에는 신경세포에서 신호가 올 때 세포를 수축하게 하는 특화된 단백질 **액틴(actin)**과 **미오신(myosin)**이 있다.

근육조직은 걷기와 같은 의식적, 즉 **수의(voluntary)** 기능과 심장박동과 같은 무의식적, 즉 **불수의(involuntary)** 기능에 필요한지에 따라 구분된다.
근육조직은 현미경으로 보이는 줄 같은 모양의 띠가 있는 것에 따라 구분되기도 한다. 띠가 있는 근육을 **횡문근(striated muscle)**, 뚜렷한 띠가 보이지 않는 근육을 **평활근(smooth muscle)** 조직이라 한다. 띠 모양은 세포에 침적된 액틴과 미오신에 의해 만들어진 띠무늬이다. 이 띠가 없는 근육조직에도 액틴과 미오신 침적이 있지만 띠무늬를 만들지 않을 뿐이다. 사람은 세 종류의 근육조직인 심장근, 골격근, 평활근을 가진다.

심장근 **심장근(cardiac muscle)**은 심장벽에서만 발견되다. 이 불수의 횡문조직은 심장박동을 만들어내는 규칙적인 수축을 한다. 심장근 세포는 아주 가지가 많으며 서로 뒤섞여 있다(그림 5.6a). 이들은 많은 근육세포 사이로 동시에 수축 신호의 전파가 가능하게 하는 간극연접을 가지므로 혈액을 몸 전체로 뿜어내는 조직화된 심장박동을 만든다. 심장근 세포는 출생 이후 다시 생성되지 않는다. 만일 심장근 세포가 죽으면 주변 세포가 그 자리를 채울 수는 있으나 죽은 세포가 대체되지는 않는다. 이것이 심장 손상이 영원한 장애로 이어지는 이유이다.

규칙적인 유산소 운동은 심장 근육의 근력을 증가시켜 심장이 박동할 때마다 더 많은 혈액을 내뿜을 수 있게 한다. 그러면 심장은 더 커지고 강하게 될 뿐 아니라 더 효율적으로 된다. 따라서 심장이 더 단련될수록 운동을 하는 데 힘이 덜 든다. 이런 이유 때문에 훈련을 한 운동선수는 다른 사람들보다 낮은 휴지기 심장 박동률을 가지게 된다.

골격근 **골격근(skeletal muscle)**은 뼈에 붙어 있는 근육에 있으며 서로 연관된 신체 부위의 모든 움직임을 만든다. 골격근은 걷기 같은 수의적 운동을 하게 한다. 그림 5.6b에서 이 조직에 있는 세포에 여러 개의 핵이 있는 점에 주목하라.

운동은 골격근 세포의 수가 아니라 크기를 증가시킨다. 이는 출생 이후 골격근이 다시 만들어지지 않기 때문이다. 세포 수가 증가하지 않으면서 조직의 크기가 증가하는 것을 **과비대(hypertrophy)**라 한다. 반면에 조직이 쇠약해지는 것을 **위축(atrophy)**이라 한다.

골격 근육의 근력 증가는 바른 자세를 유지하고 허리 통증을 예방한다. 요가와 필라테스의 스트레칭과 근력강화 훈련은 골격 근육의 근력과 관절의 유연성을 유지하는 데 도움을 준다. 웨이트 트레이닝으로 근력을 강화시키려면 현재 근육에 익숙한 것보다 더 세게 운동하고 그 저항을 점차 늘려야 한다. 지구력을 증가시키려면 가벼운 무게를 반복적으로 들어 올리는 데 집중하라.

평활근 평활근에는 띠무늬가 없다(그림 5.6c). 이 수의근 형태는 내장, 혈관, 소화계의 근육계를 형성하는 방추형 세포로 구성된다. 평활근은 골격근보다 천천히 수축하지만 긴 시간 동안 수축상태를 유지한다. 혈관을 싸고 있는 평활근이 혈액을 움직이기 위해 하는 수축과 이에 반해 상완의 이두박근의 수축을 생각해보자. 혈관 평활근의 수축은 불수의적이고 오랫동안 유지된다. 이두박근의 수축은 수의적이며 더 빨리 일어난다.

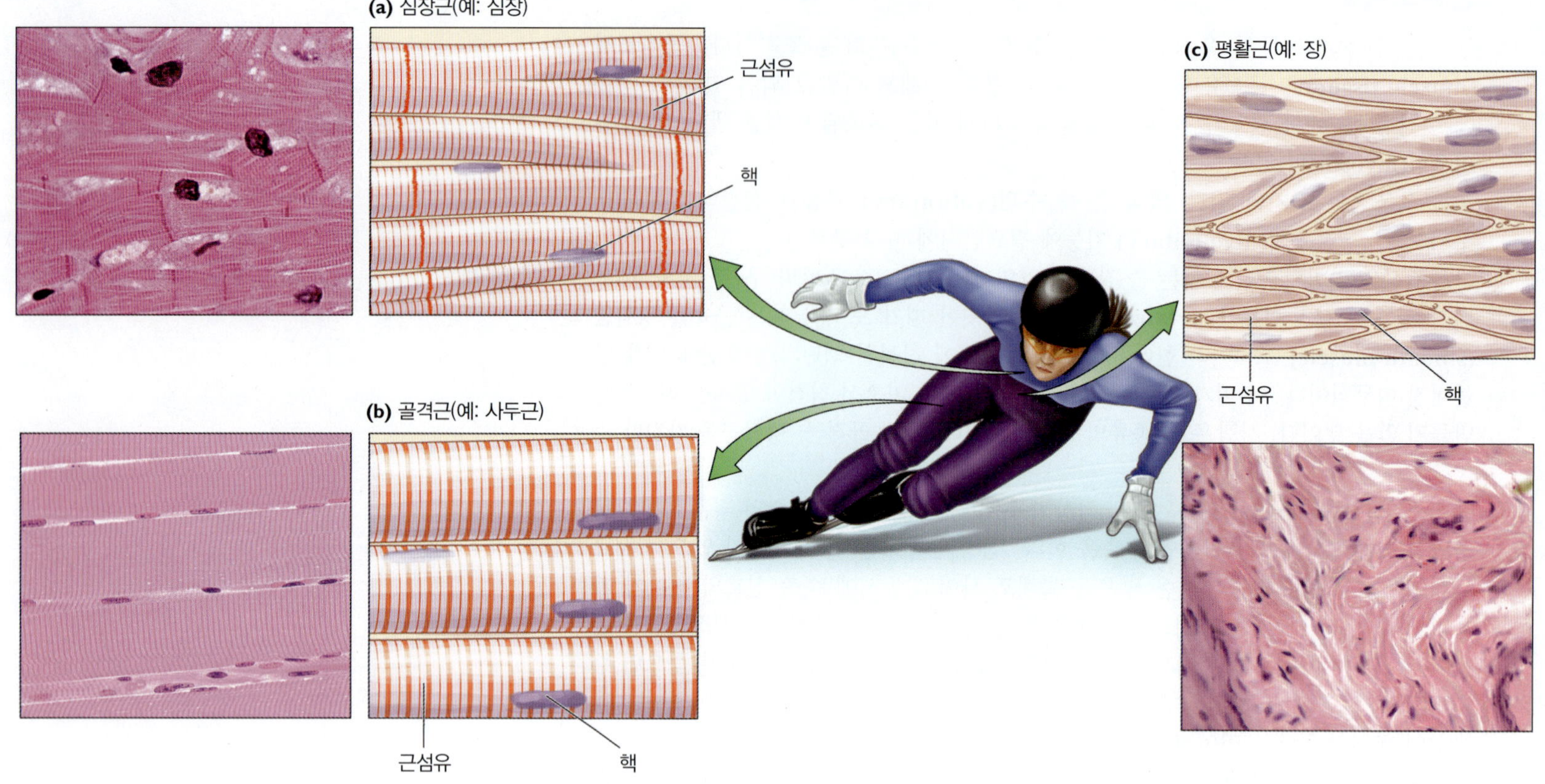

그림 5.6 근육세포. 심장근(a), 골격근(b)은 띠무늬가 있으며 평활근(c)에는 띠무늬가 없다.

시각화 심장근과 골격근에서 보이는 띠무늬는 무엇 때문에 만들어지는가?

신경조직

신경조직(nervous tissue)은 부분적으로 전기 충격을 전도하고 전달하는 **뉴런(neuron)**이라는 세포로 구성된다. 신경조직의 주된 기능은 신체가 자극을 느끼고 그 자극을 가공하여, 뇌로 또는 뇌로부터 신체의 다른 부위로 그 자극에 대해 반응하도록 하는 신호를 전달하는 것이다. 예를 들어 축구공을 갑자기 다른 방향으로 차면 축구선수는 많이 생각하지 않고 뛰다가 멈추고 방향을 바꾼다. 이 행동은 선수의 몸이 방향 전환을 인지하고 즉시 그에 대한 반응을 조율할 것을 요구한다. 신경조직은 이와 같은 빠른 반응이 가능하게 한다. 뇌, 척수, 그리고 이에 연결된 신경은 신경조직을 가지고 있고, 14장에서 이에 대해 자세히 다룰 것이다.

뉴런 이외에 신경조직에는 **신경아교세포(neuroglia)**라는 지지세포가 있다(그림 5.7). 이 세포는 신경조직에 많이 있는 구성 성분이고 신경조직 부피의 대부분을 차지한다. 한때는 신경아교세포가 뉴런을 서로 이어주고 지지해주는 기능만을 갖고 있다고 생각했으나 지금 과학자들은 이 세포의 다른 많은 기능을 발견하고 있다. **별세포(astrocyte)**는 별 모양의 신경아교세포로 뉴런으로 영양소를 제공한다. **미세아교세포(microglia)**라 하는 또 다른 세포는 신경조직으로부터 외래 물질을 제거한다. **희소돌기아교세포(oligodendrocyte)**와 **시반세포(Schwann cell)**은 뉴런을 절전하는 미엘린이라는 껍질을 생산하여 신경 자극의 이동 속도를 빠르게 한다.

신경세포는 **신경전달물질(neurotransmitter)**이라는 화학물질을 분비하여 서로 소통한다. 어떤 신경전달물질은 운동에 의해 영향을 받는다. 운동은 기분이 좋아지게 하는 신경전달물질인 **엔도르핀**을 생성한다. 엔도르핀은 달리기 선수와 다른 종목의 운동선수들이 느끼는 자연적인 "황홀경"의 원인이 되는 물질이다. 운동은 긍정적인 생각과 관련된 특정 신경전달물질의 농도를 증가시켜 우울증을 물리치는 데 도움을 줄 수도 있다. 최근 연구는 운동 동안 분비되는 신경전달물질이 불안감을 조절하는 데 도움을 준다는 것을 보여주고 있다.

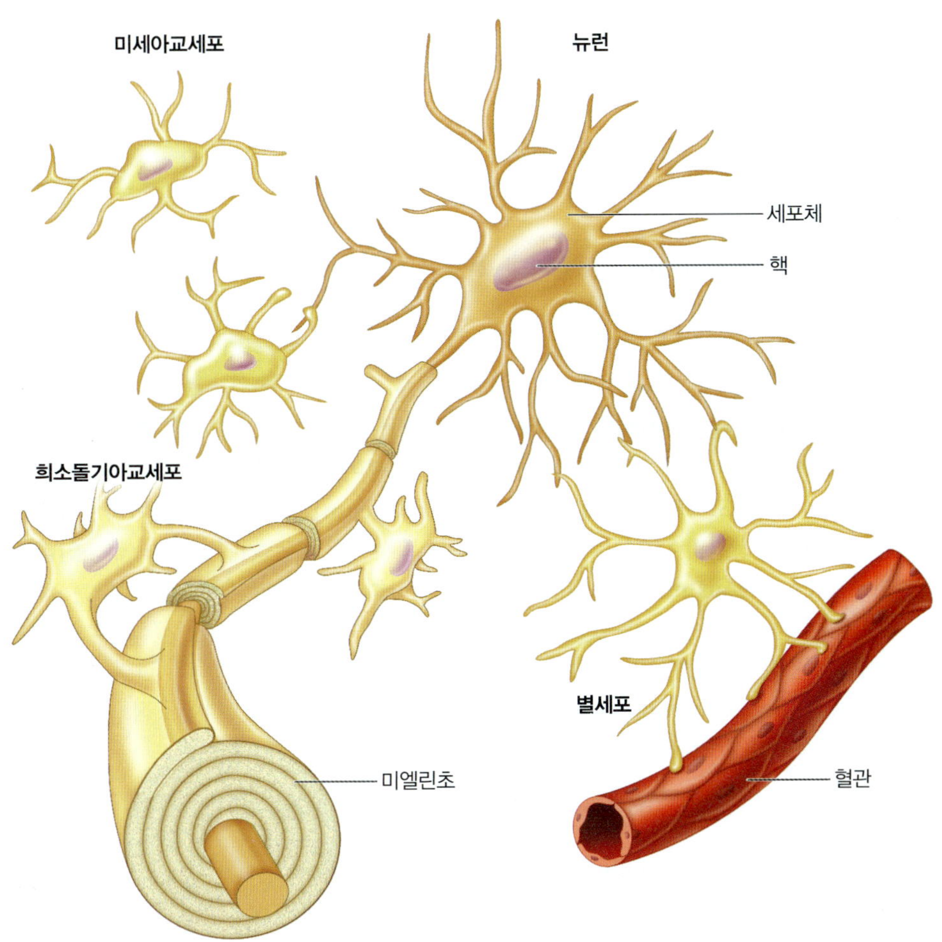

그림 5.7 뉴런과 신경아교세포. 뇌에 있는 미세아교세포는 염증에 반응하여 운동성이 생기며 찌꺼기를 제거한다. 혈액에서 뉴런으로 들어가는 물질은 뉴런과 모세혈관 사이에 위치한 별세포를 통과한다. 희소돌기아교세포는 뇌와 척추에서 신경섬유를 둘러싸는 보호 덮개(미엘린) 층을 형성한다.

지금까지 운동이 여러 종류의 근육 기능에 좋은 영향을 미친다는 것을 살펴보았다. 건강한 몸의 또 다른 중요한 구성 성분인 체강과 체막으로 관심을 기울여보자.

5.2 체강과 체막

사람 몸은 두 가지 주요 체강으로 구분된다. 각각은 특정한 위치에 있으며, 특정 기관과 샘을 수용하는 더 작고 특화된 체강으로 세분된다.

체강

두 가지 주요 체강은 배강(등쪽강)과 복강이다(그림 5.8). 흉강(가슴강)과 복부강으로 구성된 **복강(ventral cavity)**은 몸의 앞쪽에 있다. 흉강에는 심장, 폐가 있고 복부강에는 위, 간, 신장, 담낭, 장, 방광, 내부 생식기 등의 기관이 있다. 수평으로 된 근육막인 **횡격막(diaphragm)**이 흉강과 복부강을 분리한다.

배강은 두개강과 척추관으로 구성된다. 두개강은 두개골 안쪽에 있으며, 그 안에 뇌가 있다. 척추관은 척추에 의해 형성되며 척수가 들어 있다.

체막

체막은 기관과 체강의 내부 표면을 감싼다. 종이 같은 체막은 여러 구조를 가질 수 있지만 이들의 기능은 기관을 보호하며/또는 미끄럽게 하는 것이다. 상피막은 그 아래에 있는 결합조직과 연결된 한 겹의 상피로 되어 있다. 이들은 신체 표면, 체강, 도관, 관의 안쪽을 감싼다. 상피막에는 점막, 장막, 피부막이 있다.

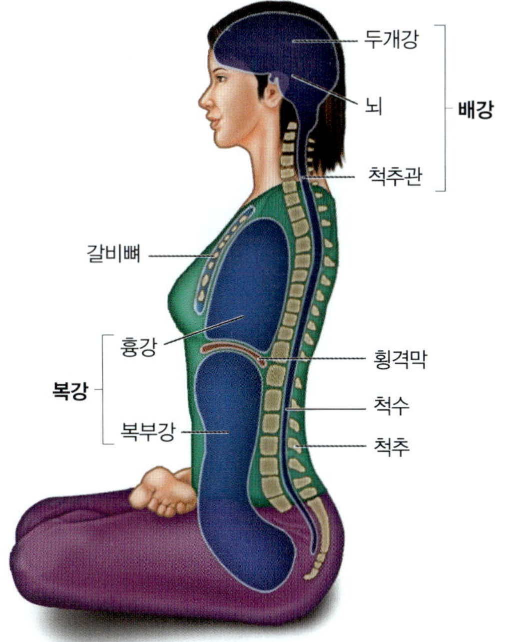

그림 5.8 체강. 배강(몸의 뒤쪽)은 두개강과 척추관을 가지고 있다. 뇌는 두개강 안에 있으며 척수는 척추관 안에 있다. 복강(몸의 앞쪽)은 횡격막에 의해 흉강과 복부강으로 구분된다.

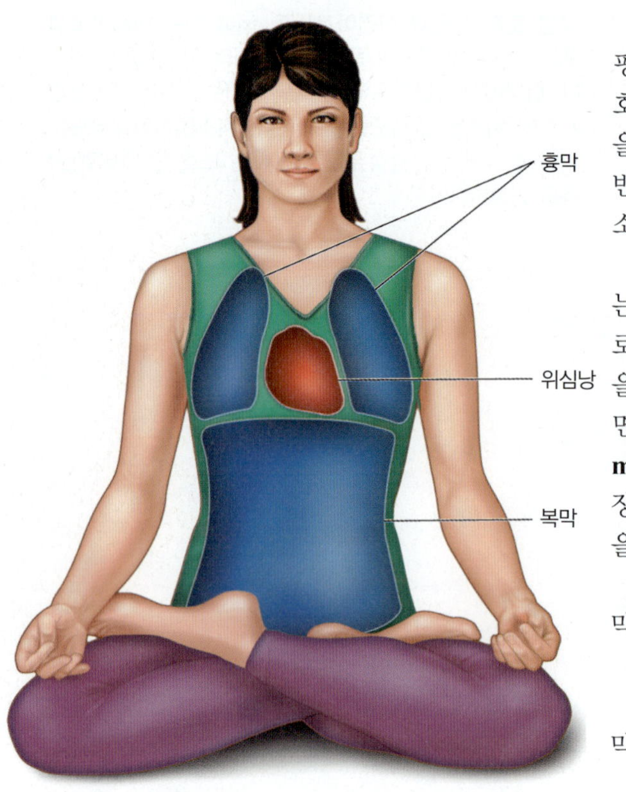

그림 5.9 **장막.** 여러 가지 장막의 위치를 위에서 보여주고 있다.

점막(mucous membrane)은 소화계, 호흡계, 생식계, 비뇨계의 관 안쪽을 감싸는 핑크색의 촉촉한 상피막이다. 점막은 물질을 흡수하는 능력이 있으며, 많은 점막이 보호 물질을 분비할 수도 있다. 예를 들어 코의 막은 세균과 바이러스 감염으로부터 몸을 보호하는 점액을 분비하는 점막이다. 감기에 걸렸을 때 부분적으로는 이런 침입에 반응하여 더 많은 점액이 분비된다. 소화계의 점액은 산성의 소화액으로부터 위벽과 소장을 보호한다.

장막(serous membrane)은 흉강과 복부강과 그 안에 있는 기관의 안쪽을 감싸는 이중층의 막이다. 이들은 상피조직과 산만 결합조직으로 구성된다. 장막은 층으로 된 막 사이로 물이 많은 체액을 분비하여 막을 미끄럽게 한다. 장막은 내부 기관을 지지하고 이웃한 신체구조 사이의 피부 마찰을 방지하기 위해 미끄럽고 매끈한 표면을 제공한다. 장막은 이들의 위치에 근거해 이름을 붙인다(그림 5.9). **흉막(pleural membrane)**은 흉강과 폐 안쪽을 감싸는 장막의 유형이다. **위심낭(pericardium)**은 심장을 둘러싸는 막 모양의 주머니이다. **복막(peritoneum)**은 복부강의 안쪽과 그 기관을 덮는 막이다. 장간막이라는 이중층의 복막은 복부강에 있는 기관을 복벽에 붙인다.

피부막(cutaneous membrane)은 비교적 단단하고 건조한 피부를 형성하는 상피막의 유형이다.

어떤 막은 상피로 되어 있지 않다. 수막과 활막이 여기 속한다.

수막(meningeal membrane)은 등쪽강 내부에서 발견된다. 결합조직으로 된 이 막은 뇌와 척수를 감싼다.

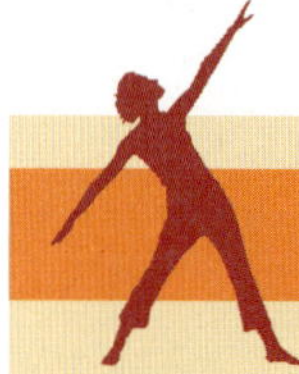

쉬어가기 5.2

뇌를 보호하는 수막은 뇌손상이 일어나면 부풀어 오른다. 뇌진탕이라는 이런 부상은 미식축구, 하키, 축구선수들에게는 흔하게 일어난다. 뇌의 연조직이 단단한 두개골에 내동댕이쳐지면 뇌가 타박상을 입고 둘러싸고 있는 막이 부풀어 오른다. 뇌진탕으로 진단받은 운동선수는 뇌진탕이 완전히 치료될 때까지 다시 경기를 해서는 안 된다. 완전히 아물기 전에 뇌에 2차 충격이 가해지면 영원한 장애나 죽음에 이를 수도 있다. 뇌에 대한 2차 충격이 처음의 부상보다 그 정도가 약해도 훨씬 더 심각한 결과를 초래하는 이유는 무엇인가?

활막(synovial membrane)도 결합조직으로 구성된다. 이 막은 무릎과 같은 활막성 관절의 인대에 의해 형성된 주머니의 안쪽을 감싼다. 활막은 관절을 미끄럽게 하기 위해 관절강으로 관절낭액을 분비하여 관절을 미끄럽게 만든다. 부상으로 관절 주머니가 손상될 때 미끄러운 상태를 유지하는 능력이 감소한다. 무릎 부상을 입은 운동선수는 관절의 윤활을 돕기 위해 합성 관절낭액을 주사를 맞기도 한다.

5.3 기관과 기관계

몸의 많은 구조는 다른 유형의 조직이 조립되어 형성된다. **기관(organ)**은 기관의 특수 기능을 수행하기 위해 협동하여 일하는 2개 이상의 조직이 서로 같이 위치하며 이루어진 구조이다. 많은 기관이 상호작용하여 공동의 기능을 수행할 때 이 기관들을 **기관계(organ system)**의 일부라고 한다. 사람의 기관과 기관계는 다음 장에서 자세히 다룰 것이다. 지금은 표 5.1에 기관계의 기능과 기관계를 구성하는 기관에 대해 간단히 요약해 놓았다.

몸의 모든 기관계는 기능적 유기조직을 형성하기 위해 공동으로 일한다. 개체에서

표 5.1 | 사람 기관계의 기관과 기능

기관계	기능	기관계	기능
소화계 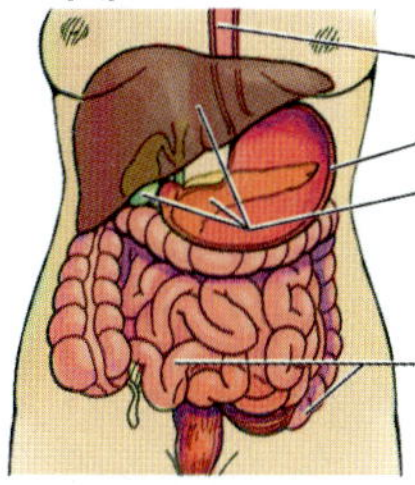 식도 위 간 이자 담낭 소장과 대장	음식을 섭취하고 신체가 흡수할 수 있는 형태로 분해함 7장	**심혈관계** 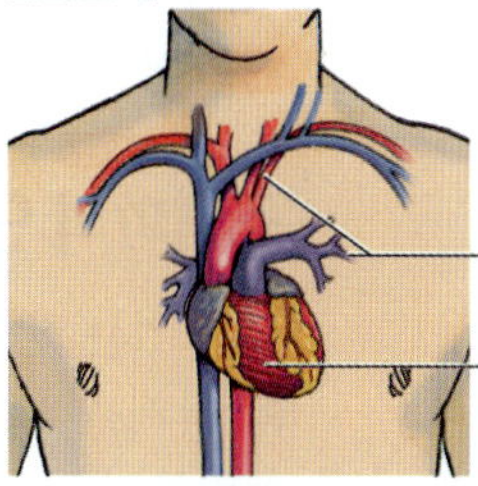 혈관 심장	영양소, 기체, 호르몬, 노폐물의 몸 안팎으로의 운반을 가능하게 함 9장
비뇨계 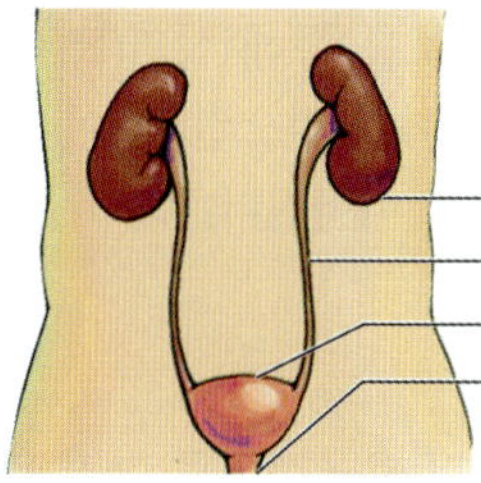 신장 수뇨관 방광 요도	액체 노폐물 제거, 수분의 균형 조절 11장	**내분비계** 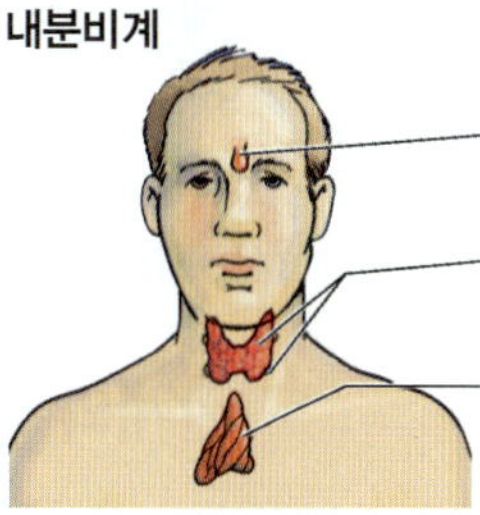 뇌하수체 갑상샘, 부갑상샘 가슴샘 생식소 외 다른 기관	신체 활동을 조절하기 위해 호르몬을 혈류로 분비함 16장
호흡계 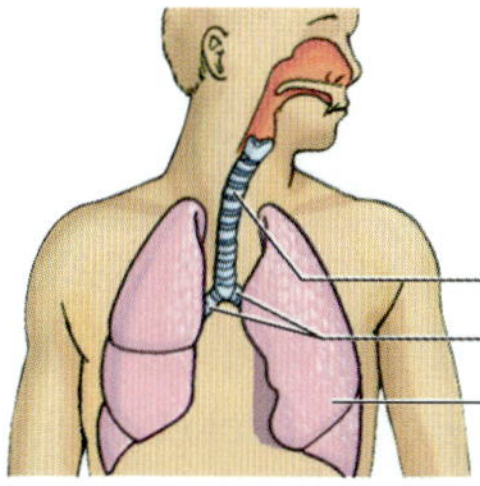 기관 기관지 폐	기체 교환, 혈액에 산소 공급, 이산화탄소 제거 10장	**신경계** 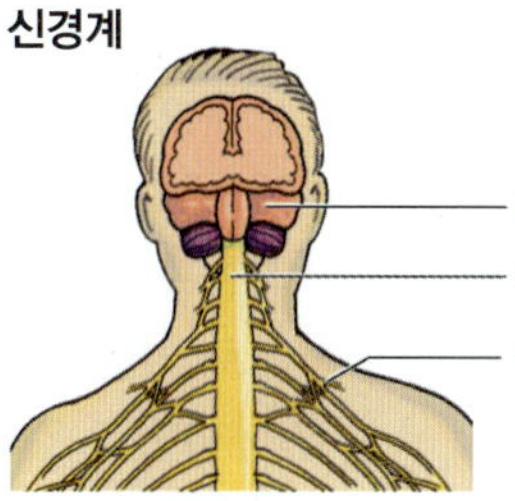 뇌 척수 신경	환경 인지, 몸의 다른 부위와 소통하고 다른 부위를 활성화시킴 14장과 15장
골격계 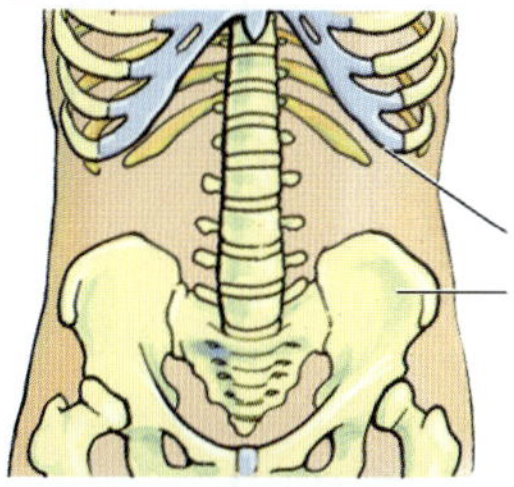 연골 뼈	몸을 기계적으로 지지; 무기질 저장; 적혈구 생성 6장	**림프계와 면역계** 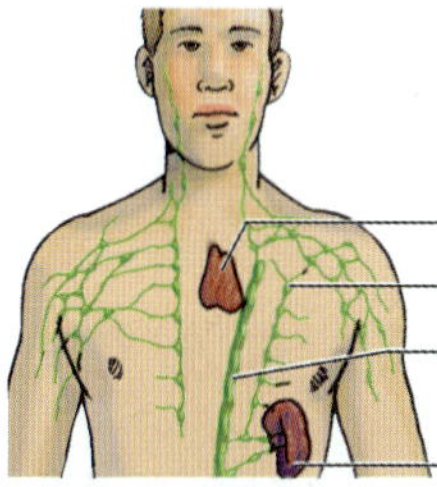 가슴샘 림프절 림프관 비장	감염에 대항하여 보호함 12장
근육계 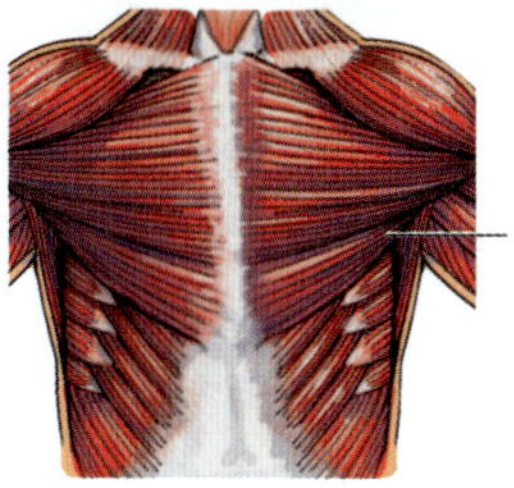 골격근	근육의 수축과 이완을 통해 움직이고 자세와 균형을 잡게함 6장	**생식계—여자** 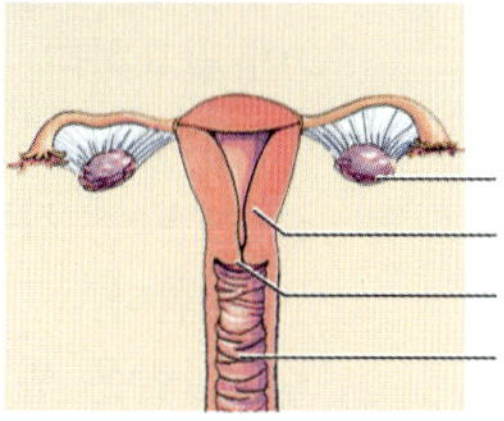 난소 경부 자궁 질	난자 생성, 자손의 발생을 지원 18장
피부계 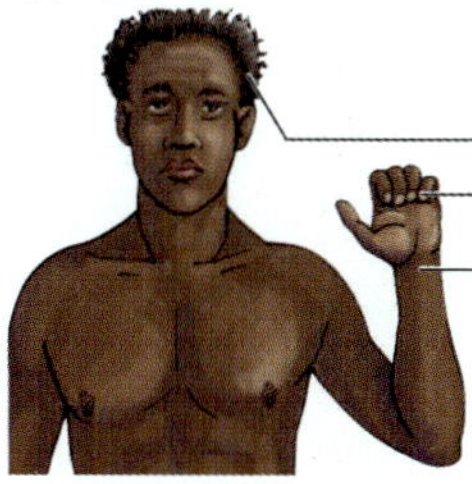 머리카락 손톱, 발톱 피부	몸을 환경, 손상, 감염으로부터 보호; 지방 저장 6장	**생식계—남자** 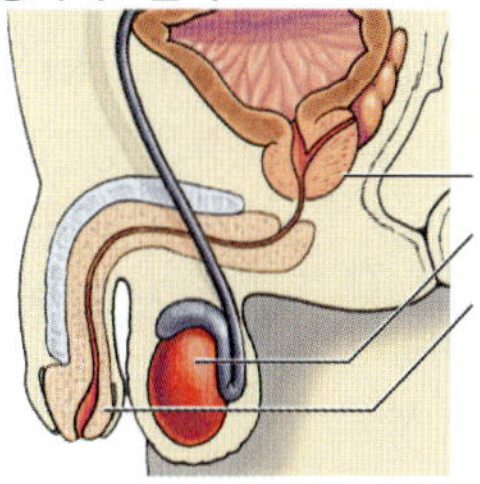 전립선 고환 음경	정자와 정액의 생성과 운반 18장

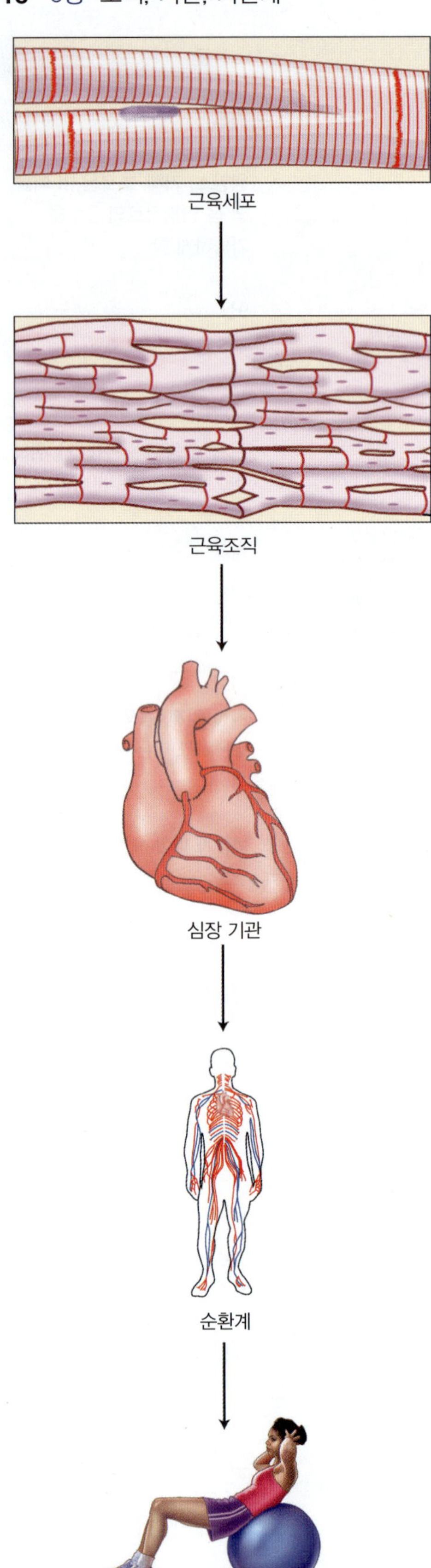

그림 5.10 조직화의 단계. 세포는 모여 조직이 된다. 같은 기능을 하는 조직은 기관을 형성한다. 같이 협력하여 작용하는 기관들은 기관계를 형성한다. 전체 개체는 서로 소통하는 여러 개의 기관계를 가지는 것이 보통이다.

조직, 기관, 기관계 사이의 활동을 조율하는 것은 차를 구성하는 금속, 나일론, 플라스틱과 같은 각각의 부품(조직)과 밸브와 피스톤(기관)의 합동 작용을 통해 작동하는 자동차(개체)의 엔진(기관계)과 비슷하다. 전기 시스템(기관계)과 연료분사 시스템(기관계)과 같이 자동차의 여러 가지 많은 시스템은 자동차(개체)가 움직이게 하기 위해 함께 작용한다.

조직화의 단계

살아 있는 생물은 세포로부터 조직, 그리고 기관, 기관계, 개체까지 아주 복잡한 조직화 단계를 보여준다(그림 5.10). 각 단계의 신체 부위는 개체의 기능을 조절하기 위해 협력하여 작용한다.

예를 들어 다른 날씨 조건에서 자전거를 타는 동안 그 사람의 체온 조절은 다른 단계의 조직화를 필요로 한다. 뇌(기관)는 신경계(기관계)의 세포를 통해 상피(조직)에 신호를 보내고, 그 결과 땀샘과 혈관을 만드는 개별 단위에 변화를 일으킨다. 이 결과 분비되는 땀의 양이 늘어나고 혈관이 확장되는 전반적인 변화로 이어진다.

기관계의 상호 의존성

우리가 운동하는 동안 심장은 몸의 다른 부위에 산소 공급을 더 효율적으로 하기 위해 빠르게 박동해야 하는 것을 배웠다. 그러므로 각각의 박동하는 힘은 혈류를 근육으로 보내고 다시 폐로 되돌아오게 하는 데 적합하도록 증가된다. 심장을 더 강하게 수축하면 세포에 영양분을 공급하기 위해 폐가 혈류로 운반할 수 있는 산소량도 늘어난다. 심혈관계와 호흡계의 통합은 기관계의 또 다른 특성을 보여준다. 즉, 다른 기관계들이 서로 의존적으로 작용한다. 혈류로 산소를 운반하는 심혈관계가 없다면 호흡계의 효과는 미비할 것이다. 사실 이 두 기관계의 기능은 너무 밀접하게 통합되어 있기 때문에 이들을 종종 심호흡계라고 부른다. 다른 기관계를 살펴보는 동안 서로 다른 기관계가 상호 의존적으로 작용하는 많은 예를 보게 될 것이다.

몸이 적절히 기능하게 하기 위해 상호작용하는 것은 기관계뿐만은 아니다. 다음 절에서 세포, 조직, 기관, 기관계가 신체 기능을 유지하기 위해 모두 함께 작용하는 것을 배울 것이다.

5.4 항상성

아주 극심한 상황에서도 일정한 내부 조건을 유지하는 능력을 **항상성(homeostasis)**이라 한다. 안정적 상태를 유지하려면 세포, 조직, 기관, 기관계 모두의 통합된 노력이 필요하다. 각 세포는 스스로의 생존을 보장할 수 있도록 기본 대사 활동에 임한다. 조직의 세포는 기관이 적절하게 기능하는 데 기여하는 활동을 수행한다. 기관은 혼자, 또는 다른 기관계와 힘을 합하여 안정적인 몸의 조건을 유지하기 위해 필요한 기능을 수행한다.

사람은 생존하기 위해 심박동수, 혈압, 물과 무기질 균형, 온도, 혈당량을 좁은 범위 내에서 유지해야 한다. 허용되는 범위 안에서 물리적, 화학적 특성을 유지하는 것은 하나의 시스템으로부터 또 다른 시스템으로의 되먹임 작용에 달려 있다. **되먹임(feedback)**은 뇌와 같은 조절중추로 보내지고, 그 다음 세포, 조직 또는 기관이 특정 과정을 증가시키거나 감소시키도록 지시하는 정보이다. 되먹임 기작은 거의 모든 생리 과정에 적용되며 그 작용 양상은 음성 또는 양성 효과를 나타낼 수 있다.

음성 되먹임(negative feedback)은 어떤 과정의 생산물이 그 과정을 억제할 때 일어난다. 이 작용은 체온이나 혈중 칼슘 농도처럼 아주 치밀하게 조절되어야 하는 특정 변수의 경우에 적용된다. 몸이 유지하려고 하는 설정점에서 벗어나면 이는 감지기에 의해 검출된다. 이 변화로 항성성이 깨지는 결과가 일어날 것 같으면 **조절중추**는 항상성을 복원하기 위해 **실행기**를 활성화시킨다. 만약 실행기가 성공적으로 작용하여 설정점이 복원되면 중앙 관제소는 실행기를 차단하는 신호를 보낸다. 따라서 음성 되먹임은 자가 조절에 의해 항상성을 유지하는 기능을 한다.

예를 들어 체온조절과 같은 **온도조절(thermoregulation)**은 음성 되먹임으로 일어나는데 집의 실내온도를 조절하는 것과 아주 비슷하다. 방에 있는 온도조절기는 감지기와 중앙 관제소의 기능 모두를 갖는다. 온도조절기가 설정점 아래의 온도를 등록하면 이는 보일러(실행기)가 켜지도록 한다. 보일러가 가동하면서 집은 따뜻해진다. 온도가 설정점보다 높아지면 온도조절기가 이 변화를 감지하고 보일러 가동을 차단하다.

비슷하게 체온이 정상(37°C, 또는 98.6°F)보다 높아지면 뇌의 감지기가 활성화된다. 이 감지기는 몸에 피부 표면 근처에 있는 혈관을 확장하고 땀샘을 활성화시켜 열을 방출하라는 신호를 보낸다. 그 결과 체온은 낮아진다. 체온이 설정점으로 돌아오면 중앙 관제소는 피부 표면 근처 혈관을 수축시키고 땀이 나는 것도 억제한다(그림 5.11). 만일 체온이 계속해서 낮아지면 조절중추는 근육을 떨게 하여 대사를 통해 열을 발생시킨다. 이런 음성 되먹임 기작은 우리 몸의 체온을 아주 좁은 범위 내에서 유지되게 한다. 이 기작은 18°C(65°F) 물에서 수영할 때나 40°C(105°F)의 온도에서 마라톤을 뛸 때에도 작용한다.

양성 되먹임(positive feedback)은 어떤 과정의 생산물이 그 과정을 극대화시킬 때 일어난다. 감지기는 항상성을 벗어나는 변화를 검출하고 중앙 관제소는 실행기가 변화를 증폭하도록 활성화시킨다. 양성 되먹임의 이런 반응은 양성 되먹임의 목적이 다르기 때문에 다르다. 양성 되먹임은 대개 혈액응고나 출산처럼 특정 현상을 이루기 위해 이용된다. 양성 되먹임 기작에는 자연적으로 제한이 있다. 양성 되먹임은 어떤 현상이 끝날 때까지 지속된다. 예를 들어 방광이 오줌으로 차면 불편함을 측정하여 오줌을 누고 싶어 하는 신경세포가 자극을 받는다. 방광에서 오줌이 나가면서 이 작용은 부가적인 수축을 유발하여 방광을 완전히 비운다(그림 5.12). 젖의 생성도 아이가 젖을 빨면 더 많은 모유가 생산되기 때문에 양성 되먹임 조절을 받는 것이다.

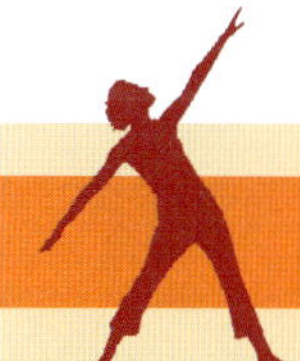

쉬어가기 5.3

출산 동안 발생 중인 태아가 있는 임신부의 자궁은 규칙적인 강한 수축을 시작한다. 옥시토신 호르몬은 자궁 수축을 유발한다. 자궁 수축은 경부라는 자궁의 아래쪽으로 아이의 머리가 향하도록 한다. 경부가 늘어나면 더 많은 옥시토신을 방출하도록 자극하여 수축의 강도를 증가시키고 이 결과 경부에 더 많은 자극을 가한다. 이 예는 양성 되먹임인가 또는 음성 되먹임인가?

항상성 조절의 대부분은 음성 되먹임을 통해 일어난다. 이는 양성 되먹임이 반응을 증폭시키면서 실제로 몸의 조건을 항상성으로부터 멀어지게 할 수 있기 때문이다.

건강이 좋지 않거나 부상을 입었을 때 몸의 많은 조직, 기관과 기관계가 영향을 받고 항상성 유지가 힘들어질 수 있다. 운동은 전반적인 체력 향상에 도움을 주고 부상을 입을 위험도 낮출 수 있다. 그러나 반드시 운동을 안전하게 하여야 한다.

체력 향상

전반적인 체력 단련을 위한 운동으로 대부분의 전문가들은 거의 매일 적어도 30분간 유산소 운동과 일주일에 두세 번의 근육 스트레칭 운동(스트레칭, 내부근육강화 운동, 유연성 운동을 포함한)을 할 것을 권장한다.

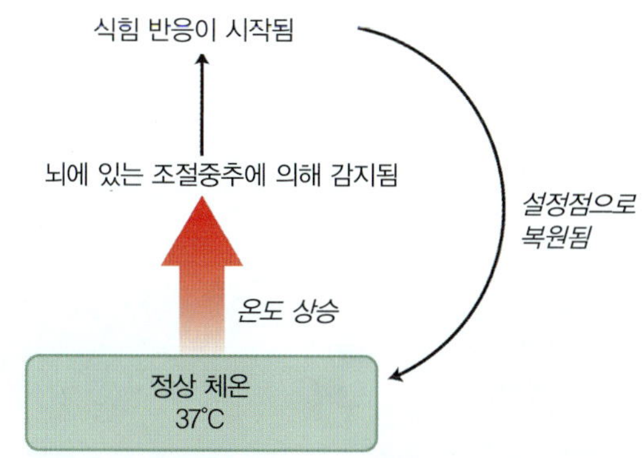

그림 5.11 음성 되먹임. 체온을 좁은 범위에서 조절하는 것은 체온이 올라갈 때 뇌가 몸의 열 발산 반응을 촉발하는 음성 되먹임 시스템에 의존한다. 이 변화에 의해 체온이 정상으로 회복될 때 반응은 중지된다.

시각화 이 예에서 조절중추, 감지기, 실행기, 설정점이 무엇인지 확인하라.

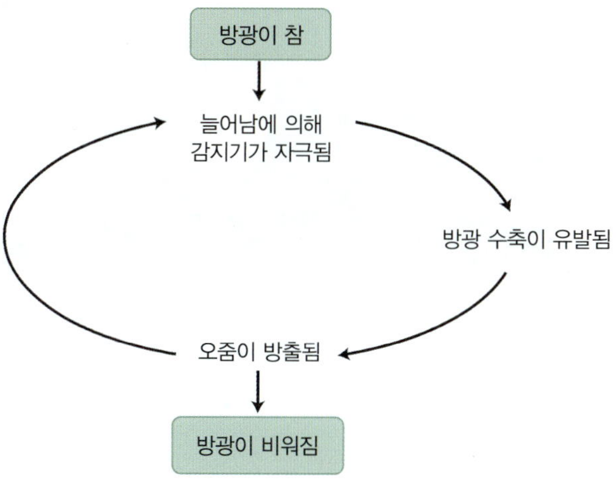

그림 5.12 양성 되먹임. 방광에 오줌이 차면 방광 수축을 일으키는 반응이 유발된다. 오줌을 조금 방출되면 이것이 방광이 완전히 빌 때까지 더 많이 수축하도록 한다.

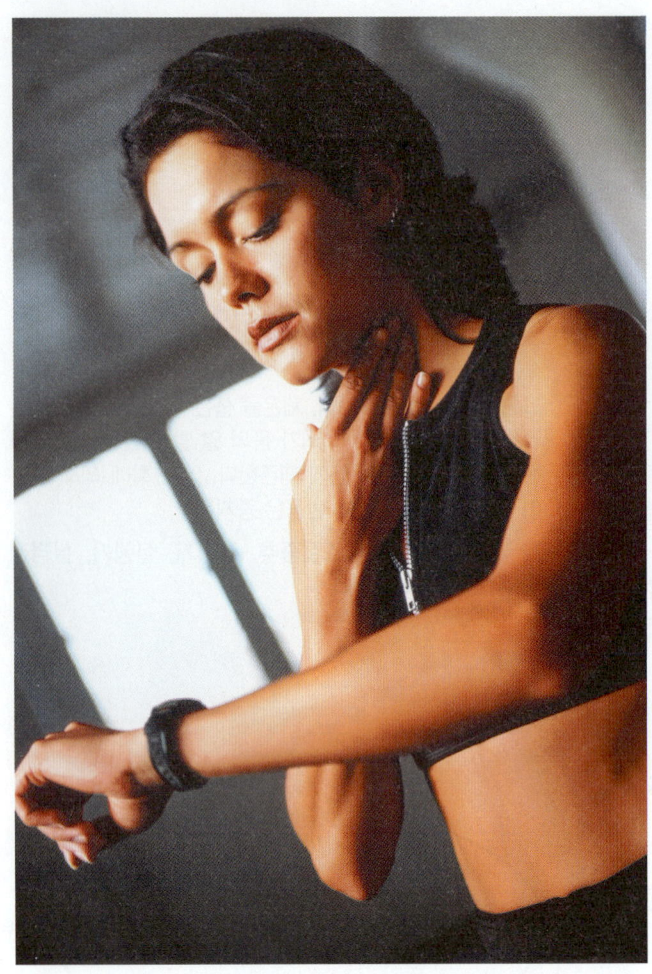

그림 5.13 **심박동수 측정.** 자신의 심박동수를 측정하려면 목의 경동맥을 누른다. 15초 동안 맥박수를 세고 이에 4를 곱한다.

운동을 효율적이고 안전하게 하려면 자신의 심박동수를 측정해야 한다. 운동하는 동안 심박동수를 측정하면 너무 심하게 운동하는지(이 경우 심장에 무리가 간다), 또는 운동량이 충분하지 않은지(효율성이 떨어진다) 결정할 수 있다.

휴지기 심박동수를 측정하려면 표면에 가까운 동맥이 있는 신체 부위 이느 곳에서나 맥박수를 세면된다. 손목의 요골 동맥이 있는 부위에서처럼 맥박을 느낄 수 있다(그림 5.13). 60초 동안 맥박수를 세거나 15초 동안 세고 여기에 4를 곱해도 된다. 성인의 일반적인 휴지기 심박동수는 1분당 60~80회인 반면, 훈련을 많이 한 운동선수의 심박동수는 40에 가까울 수 있다. 체력이 단련될수록 휴지기 심박동수는 감소한다.

최대 심박동수는 운동을 할 때 심장이 1분당 뛸 수 있는 최대 수이다. 최대 심박동수는 220에서 자신의 나이를 뺀 값으로 계산할 수 있다. 운동할 때의 목표치는 처음에는 자신의 최대 심박동수의 60%(0.60)를, 다음 80%(0.80)로 계산할 수 있다. 예를 들어 20세인 사람의 최대 심박동수는 200이다. 운동 동안 20세인 사람은 심박동수가 120에서 160사이를 유지하도록 노력하여야 한다. 체력이 단련될수록 자신의 심박동수를 최대 목표 심박동수 이상으로 늘리지 않은 상태에서 더 오랜 시간 동안 더 강한 운동을 할 수 있다. 나이에 따른 목표 심박동수 표를 가까운 체육관이나 헬스센터에서 본 적이 있을 것이다(그림 5.14).

다음 번 운동을 할까 말까 고민할 때 운동이 주는 많은 건강의 이점 외에도 운동을 하는 사람이 더 많은 에너지를 가지며 덜 피로를 느끼는 점을 기억하자. 운동하는 데 시간이 걸리지만 잠을 잘 자고 더 효율적으로 일하면서 그 시간을 다시 벌 수 있다.

HEART RATE TARGET
(10 Second Count)

To find your target heart rate locate your age category and count your pulse for 10 seconds using one of the two sites illustrated in figures 1-2 and described below. This calculates your level of exercise intensity (55%-85%) and helps you determine your safe and effective training range.

1. Neck. To feel and count the cartoid pulse place the index and middle fingers gently on the side of the neck, next to the throat.

2. Wrist. The radial pulse can be taken by placing the first two fingers lightly over the radial artery of the wrist, directly in line with the thumb.

AGE	55%	60%	70%	80%	85%
15	19	21	24	27	29
20	18	20	23	27	28
25	18	19	23	26	28
30	17	19	22	25	27
35	17	19	22	25	26
40	17	18	21	24	26
45	16	18	20	23	25
50	16	17	20	23	24
55	15	17	19	22	23
60	15	16	19	21	23
65	14	16	18	21	22
70	14	15	18	20	21
75	13	15	17	19	21
80	13	14	16	19	20
85	12	14	16	18	19
90	11	13	15	17	18

그림 5.14 **목표 심박동수.** 이 표는 나이에 따른 목표 심박동수를 보여준다.

5장 복습

기억해야 할 어원

다음 어원은 주로 라틴어와 그리스어에서 온 것이며 용어를 해독하는 데 도움이 될 것이다.

adipo- 지방을 뜻하는 라틴어로부터 옴, 지방을 뜻하는 그리스어에서 온 **lip-** 또는 **lipo-**도 많이 쓰임.
cut- 또는 **cuta-** 피부와 관련된.
cyto-와 **-cyte** 세포 또는 세포 유형의.
dia-와 **trans-** -을 통해서.
epi- 위의, 바로 위의.
homeo- 같다.
lig- 연결이라는 라틴어 동사에서 옴.
neuro- 신경.
oligo- 적은 수.
osteo- 뼈와 관련된.
peri- 주위.
pleur-와 **pleura-** 갈비뼈와 옆구리와 관련된.
thermo- 따뜻함, 열과 연관된.
-ula (**-ule**과 **-uscle**, 도 마찬가지로) 관처럼 작은 것을 의미할 때의 접미사로 사용.

핵심 용어

5.1 조직과 그 기능

간극연접(gap junction)
골격근(skeletal muscle)
골세포(osteocyte)
과비대(hypertrophy)
근섬유(cardiac muscle)
근육조직(muscle tissue)
기저막(basement membrane)
기질(matrix)
내분비샘(endocrine gland)
뉴런(neuron)
미세아교세포(microglia)
미오신(myosin)
밀착연접(tight junction)
불수의근(involuntary muscle)
뼈(bone)
산만 결합조직(loose connective tissue)
상피(epithelia)
상피조직(epithelial tissue)
샘(gland)
섬유모세포(fibroblast)
세포간 연접(intercellular junction)
기질(ground substance)
수의근(voluntary muscle)
시반세포(Schwann cell)
신경아교세포(neuroglia)
신경전달물질(neurotransmitter)
신경조직(nervous tissue)
연골(cartilage)
연골세포(chondrocyte)
외분비샘(exocrine gland)
원주상피(columnar epithelium)
위축(atrophy)
입방상피(cuboidal epithelium)
조밀 섬유성 결합조직(dense fibrous connective tissue)
조직(tissue)
콜라겐 섬유(collagen fiber)
탄력소 섬유(elastin fiber)
편평상피(squamous epithelium)
평활근(smooth muscle)
혈액(blood)
횡문근(striated muscle)
희소돌기아교세포(oligodendrocyte)

5.2 체강과 체막

등쪽강(dorsal cavity)
복강(ventral cavity)
복막(peritoneum)
수막(meningeal membrane)
위심낭(pericardium)
장막(serous membrane)
점막(mucous membrane)
피부막(cutaneous membrane)
활막(synovial membrane)
횡격막(diaphragm)
흉막(pleural membrane)

5.3 기관과 기관계

기관(organ)
기관계(organ system)

5.4 항상성

되먹임(feedback)
양성 되먹임(positive feedback)
온도조절(thermoregulation)
음성 되먹임(negative feedback)
항상성(homeostasis)

요약

5.1 조직과 그 기능

- 조직은 같은 기능을 하는 비슷한 유형의 세포로 구성된다(106쪽).
- 상피는 기관, 관, 체강의 안쪽을 감싸고 표면을 덮는다. 이들은 밀접하게 조직화되어 있고 한 쪽은 혈관이 없는 자유로운 표면을 가진 조직이다(106~107쪽).
- 상피세포로 구성된 샘은 물질을 분비하도록 특화되어 있으며 보호, 분비, 흡수의 기능을 한다. 내분비샘은 호르몬을 혈류로 분비한다. 외분비샘은 침, 땀, 위산 같은 자체 생산물을 속이 빈 기관이나 관 또는 피부 위나 다른 표면으로 분비한다(106쪽).
- 상피조직은 그 모양과 세포층의 수에 따라 분류된다. 편평상피세포는 납작한 세포이다. 입방상피세포는 대략 정육면체 모양이다. 원주상피세포는 둥근 기둥 모양이다. 단순조직은 한 층의 세포로 되어 있고, 다층조직은 많은 층으로 되어 있다(107쪽; 그림 5.3).

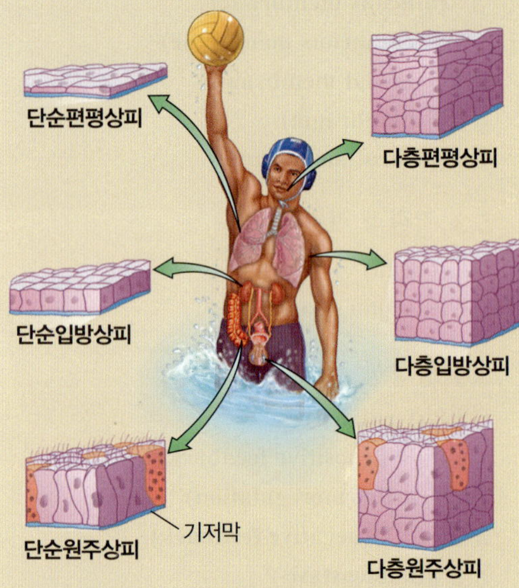

- 비세포성의 기저막은 상피조직의 세포 아래에 위치하며 상피세포를 지지하고 상피를 그 아래 있는 결합조직과 연결한다(107쪽).
- 세포 사이의 연접은 세포를 서로 얽어매고 이들이 상호작용할 수 있게 한다(107쪽).
- 결합조직은 조직과 기관을 서로 결합시킨다. 종류가 다른 결합조직은 특징적인 기질에 파묻혀 있는 각각의 특성을 가진 세포 유형으로 구성된다(108쪽).
- 산만 결합조직은 상피를 그 아래 위치한 조직에 연결하여 기관이 자기 위치를 유지하도록 한다. 이 조직을 구성하는 세포는 대부분 섬유모세포이다. 기질에는 이 조직에 장력과 탄성을 부여하는 단백질인 콜라겐과 탄력소가 많이 있다(108~109쪽).
- 지방조직은 피부를 그 아래 있는 구조와 연결시키고 기관을 보호하며 단열을 제공한다. 이 조직에 있는 세포(지방세포)는 지방을 합성하고 저장하며 기질은 거의 없다(110~111쪽).
- 혈액은 산소와 영양분을 몸의 세포에 운반하는 결합조직의 유형이다. 혈액의 세포는 혈장이라는 액체성 기질을 가진다(111쪽).
- 조밀 섬유성 결합조직은 힘줄과 인대를 형성한다. 이 조직의 세포는 섬유모세포이며 기질은 콜라겐이 풍부하다(111쪽).
- 연골은 유연하고 충격을 흡수하는 조직이다. 이 조직을 구성하는 연골세포는 농도가 진한 콜라겐 같은 기질을 분비한다(111~112쪽).
- 뼈조직은 몸을 지지한다. 이 조직의 세포는 골세포라고 하며 지질은 콜라겐과 칼슘을 포함한 무기질이 많이 있다(112쪽).
- 근육조직은 수축하며 전기 충격을 전도하는 섬유로 구성된다. 세 가지 근육조직은 골격근, 평활근, 심장근이다(113쪽).
- 심장근은 심장을 형성한다. 이 근육은 불수의근이며 띠무늬가 있다(113쪽).
- 골격근은 뼈에 붙어 있으며 수의적 운동에 관여하며 띠무늬가 있다(113쪽).
- 평활근은 내부 기관과 근육층과 혈관을 형성한다. 평활근은 불수의근이며 띠무늬가 없다(113쪽).
- 뇌, 척수, 신경에서 발견되는 신경조직은 뉴런과 지지하는 신경아교세포로 구성된다. 신경조직은 자극을 감지하며 몸 전체에 신호를 전달한다(114쪽).

5.2 체강과 체막

- 사람 몸의 복강에는 흉강과 복부강이 있다. 흉강은 횡격막에 의해 복부강과 구분된다. 등쪽강은 두개강과 척추관으로 구성된다(115쪽; 그림 5.8).

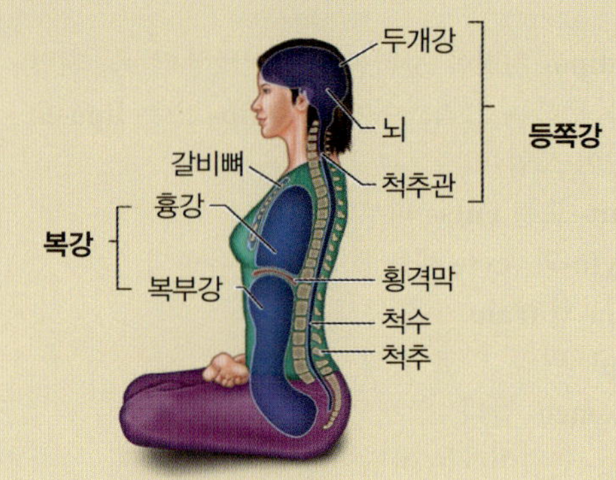

- 체강과 표면은 이들 구조를 보호하고 미끄럽게 만드는 막이 감싸고 있다(115쪽).
- 상피막에는 점막, 장막, 피부막이 있다. 수막과 활막은 결합조직으로 되어 있다(116쪽).

5.3 기관과 기관계

- 기관은 협력하여 작용하는 조직의 그룹이다(116쪽).
- 기관계는 하나의 기능이나 여러 기능을 협력하여 수행하는 기관들의 세트이다(116~118쪽; 그림 5.10).

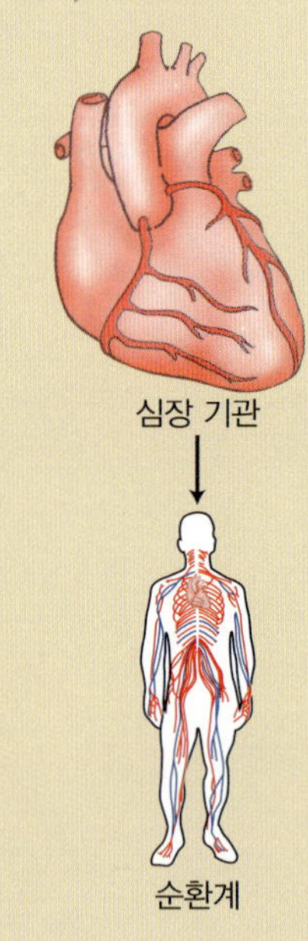

5.4 항상성

- 항상성에 필요한 일정한 내부 환경을 유지하기 위해 세포, 조직, 기관, 기관계는 모두 함께 작용한다(118쪽).
- 음성 되먹임은 내부 환경을 특정한 안정적 범위 안에서 유지하는 데 도움을 준다. 음성 되먹임이 일어날 때 과정의 생산물은 그 과정의 속도를 늦추거나 멈추게 한다(118~119쪽; 그림 5.11).

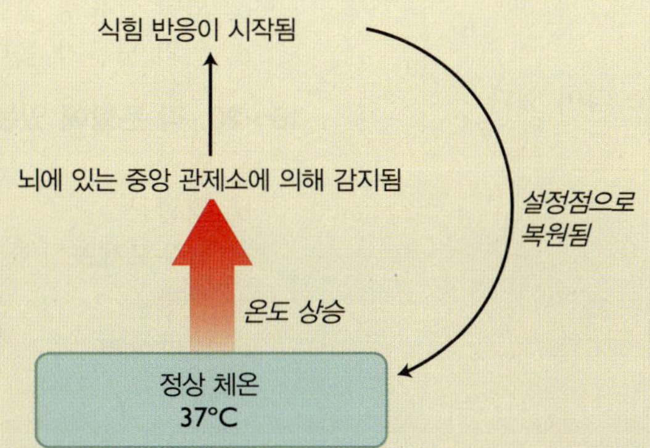

- 양성 되먹임은 자극이 유도하는 방향과 동일한 방향으로 빠른 변화를 가져온다(119쪽).

기본 학습 문제

1. 상피는 ______________.
   a. 기관이 위치를 유지하도록 하는 성기게 된 조직이다
   b. 혈액처럼 떠다니는 조직일 수도 있다
   c. 기관과 체강의 안쪽을 감싸며 한 쪽 표면은 노출되어 있다
   d. 관절을 서로 연결시키는 조직이다
   e. 신경 자극을 전도하는 조직이다

2. 다음 중 결합조직에 속하는 것은?
   a. 연골
   b. 혈액
   c. 지방
   d. 뼈
   e. 위의 모두 모든 것

3. 근육은 ______________.
   a. 띠무늬가 있건 없건 액틴과 미오신을 포함한다
   b. 의식적인 움직임을 촉진하는 근육은 불수의근이다
   c. 운동을 통해 그 수가 증가한다
   d. 심장에 있는 근육은 평활근이다
   e. 위의 모두가 옳다

4. 뉴런에 의해 분비되며 뉴런과 다른 세포가 서로 소통을 하게 하는 화학물질은?
   a. 신경아교세포
   b. 별세포
   c. 희소돌기아교세포
   d. 신경전달물질

5. 외분비샘과 내분비샘은 주로 어떤 유형의 조직으로 구성되는가?
   a. 결합조직
   b. 지방조직
   c. 간극연접
   d. 상피조직

6. 다음 중 세포 사이의 물질 통과가 가능한 세포간 연접 유형은?
   a. 밀착연접
   b. 간극연접
   c. 부착연접
   d. 위의 예에서 하나 이상

7. 콜라겐과 탄력소 섬유를 가지고 있는 조직은?
   a. 신경조직
   b. 지방조직
   c. 결합조직
   d. 근육조직

8. 다음 중 액틴과 미오신이 발견되는 조직 유형은?
   a. 신경조직
   b. 지방조직
   c. 결합조직
   d. 근육조직

9. 다음 중 세포간질이 발견되는 조직 유형은?
   a. 결합조직
   b. 상피조직
   c. 신경조직
   d. 근육조직

10. 골격근은 ______________.
    a. 횡문근이다
    b. 수의적 조절을 받는다
    c. 여러 개의 핵을 가진다
    d. 위의 모두가 옳다

11. 심장근은 ______________.
    a. 심장에서 발견된다
    b. 수의적 조절을 받는다
    c. 많은 핵이 있는 세포를 가진다
    d. 정육면체 모양의 세포를 가진다
    e. 위의 모두가 옳다

12. 평활근은 ______________.
    a. 띠무늬가 있다
    b. 수의적으로 조절된다
    c. 가지가 아주 많고 서로 얽혀 있는 세포로 되어 있다
    d. 내부 장기의 근육층을 형성한다

13. 심장근과 골격근은 모두 ______________.
    a. 한 개의 핵을 가진 세포이다
    b. 불수의적으로 조절된다
    c. 정육면체 모양의 세포이다
    d. 띠무늬가 있다

14. 힘줄은 ______________.
    a. 근육과 뼈를 연결한다
    b. 산만 결합조직으로 되어 있다
    c. 평활근으로 되어 있다
    d. 위의 모두가 옳다

15. 인대는 ______________.
    a. 뼈를 서로 연결한다
    b. 섬유모세포를 가지고 있다
    c. 조밀 섬유성 결합조직으로 되어 있다
    d. 위의 모두가 옳다

16~20. 각 문항에 있는 정의에 맞는 용어를 고르시오.

a. 연골
b. 평활근
c. 섬유모세포
d. 복강
e. 입방상피
f. 인대
g. 등쪽강
h. 별세포
i. 심장근
j. 힘줄
k. 편평상피
l. 기저막

16. ______________ 납작한 상피세포

17. ______________ 관절 표면을 덮는 결합조직

18. ______________ 두개강과 척추관이 있는 곳

19. ______________ 결합조직 섬유를 합성하는 세포

20. ______________ 위의 안쪽을 감싸는 불수의근 층의 유형

분석 및 응용 문제

1. 근육조직, 신경조직, 결합조직이 운동에 반응하는 주요 방법을 열거하라.

2. 소장의 내부는 원주상피세포로 감싸여 있다. 이 세포의 모양이 어떻게 소장 상피의 기능을 증가시키는가?

3. 레티노이드는 비타민 A로부터 유도되는 화합물로 여드름 치료에 이용된다. 여드름을 감소시키는 효과 외에 레티노이드는 햇빛으로 손상된 잔주름과 거친 피부결을 완화하는 데 도움을 준다. 레티노이드가 손상된 피부 상태를 좋아지게 하는 메커니즘을 제안하라.

4. 흉강에 있는 기관은 몸의 적절한 기능을 위하여 어떻게 서로 협력하는가?

5. 심낭염은 위심낭에 염증이 생겨 심장을 누르고 가슴의 통증을 일으키는 질변이다. 심낭염은 감염, 심장마비, 전이성 암, 부상 등에 의해 생길 수 있다. 위심낭의 어떤 물리적 변화가 심낭염의 증상을 일으키는가?

6. 폐활량 지수는 심호흡 후에 내뱉을 수 있는 공기의 최대치이다. 풍선을 불어서 대략의 폐활량 지수를 측정할 수 있다. 그림 5.15는 폐활량(L)과 풍선 지름(cm)과의 상관관계를 나타낸다.

   향후 12개월 동안 매달 당신의 폐활량 지수를 측정한다고 가정하자. 12개월 동안 마라톤 훈련을 한다면 풍선 지름의 변화는 어떻게 나타날까? 대답의 이유를 설명하라.

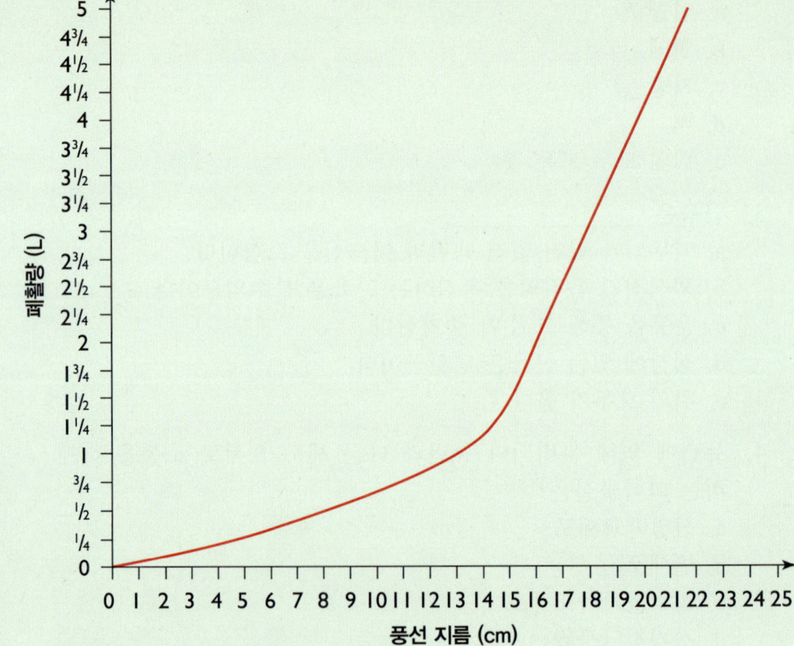

그림 5.15 **풍선 지름으로 측정한 폐활량**

7. 테니스를 칠 때 몸 안의 기관계가 어떻게 협력적으로 작용하는지 설명하라.

과학 연관 문제

1. 뼈 안에 있는 골수는 혈구 생산을 돕는 해면조직으로, 골수를 뽑을 수 있다. 이 골수는 화학치료요법으로 인해 감염과 싸우는 백혈구가 파괴된 암환자의 백혈구를 대체하기 위해 이용할 수 있다. 유전적으로 결정된 세포 표면 표지가 다르면 골수 이식을 받는 사람에게서 조직이 거부될 수 있기 때문에 형제가 골수 제공자로 가장 좋다. 골수는 골반뼈의 뒷부분에 주사바늘을 넣어 빼낼 수 있다. 미성년인 아이가 암환자인 형제에게 골수를 제공하도록 하는 것을 부모가 허용해야 한다고 생각하는가?
2. 사람은 신장이 두 개 있지만 하나만 가지고도 살 수 있다. 그러므로 살아 있는 사람이 신장을 기증할 수 있다. 신장 이식은 친척이 신장을 제공할 때 가장 효과가 크다. 이는 두 사람이 혈연관계일 경우 그렇지 않은 경우보다 세포 표면 표지가 일치할 확률이 높기 때문이다. 그러나 혈연관계가 아니더라도 수용할 만큼 충분한 수의 표지가 일치하면 신장을 제공할 수 있다. 신장 이식 대기 명단에 있는 사람들은 시간이 드는 투석치료를 받으면서 몇 년을 기다리며, 많은 사람들이 맞는 신장을 제공받기 전에 죽는다. 이런 절박한 상황 때문에 일부 사람들은 신장을 팔려는 제공자로부터 신장을 사려고 한다. 이베이(인터넷 장터, 역자주)에서 신장을 팔려고 한 사람도 있었다. 개인이 그들의 장기를 파는 것을 허용해야 하는가? '예/아니오'로 답하고 그 이유를 설명하라.
3. 대부분의 국가에서 신장 거래는 금지되어 있다. 그러나 중개인들은 많은 돈을 주고 신장 기증자를 찾으려고 할 것이다. 이런 암시장에서 거래되는 신장은 비개발도상국의 가난한 사람들이 자신과 가족을 부양하기 위해 제공한 장기일 가능성이 크다. 개인이 신장을 사기 위해 다른 나라로 여행하는 것을 허용해야 하는가?

Chapter 6

골격계, 근육계, 피부계

운동 역량에 있어서의 남녀 차이

학습목표

1. 골격계에서 관찰되는 조직의 종류를 열거한다.
2. 뼈의 구조와 기능에 대해 설명한다.
3. 파골세포와 조골세포의 역할을 비교한다.
4. 골반띠를 구성하는 뼈의 종류를 열거한다.
5. 단단한 뼈에 자리잡은 골세포는 어떻게 영양분을 얻는가?
6. 근육의 구조와 기능에 대해 설명한다.
7. 길항근 짝은 무엇인가?
8. 근육수축의 기작에 대해 설명한다.
9. 피부계의 기능을 열거한다.
10. 피부의 구조와 기능에 대해 설명한다.

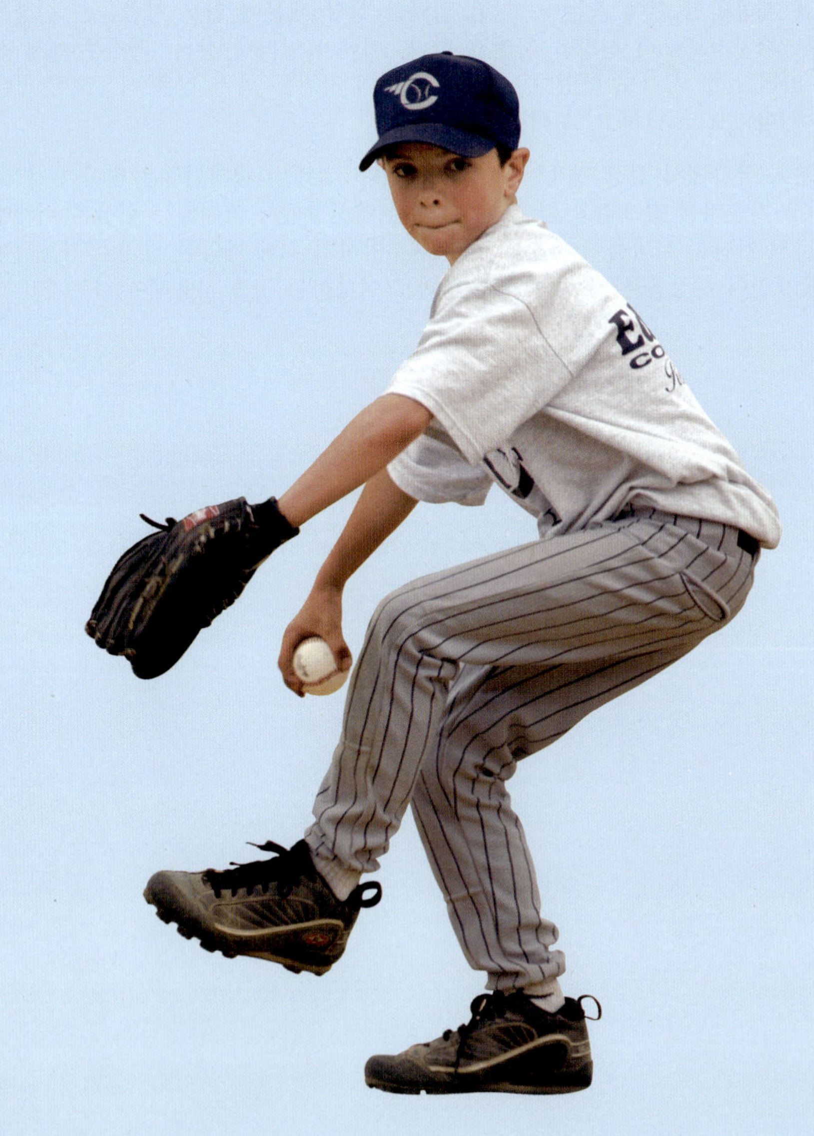

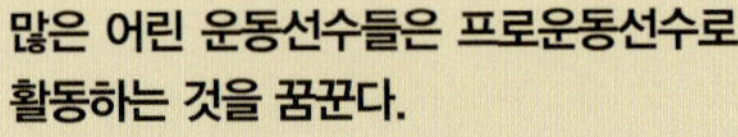

많은 어린 운동선수들은 프로운동선수로 활동하는 것을 꿈꾼다.

야구장에서 보는 장면은 많은 어린 운동선수들이 뜨거운 여름을 보내면서 꿈꾸는 모습 가운데 하나이다. 이 투수는 그 꿈을 이루었다. 어느 7월 말의 더운 금요일 저녁, 태양은 벽돌로 지은 아름다운 야외 야구장의 왼편으로 넘어가기 시작하고 있다. 마운드에는 23살의 왼손잡이 투수가 포수의 사인을 더 잘 보기 위해 눈을 반쯤 감은 채로 움직이지 않고 서 있다.

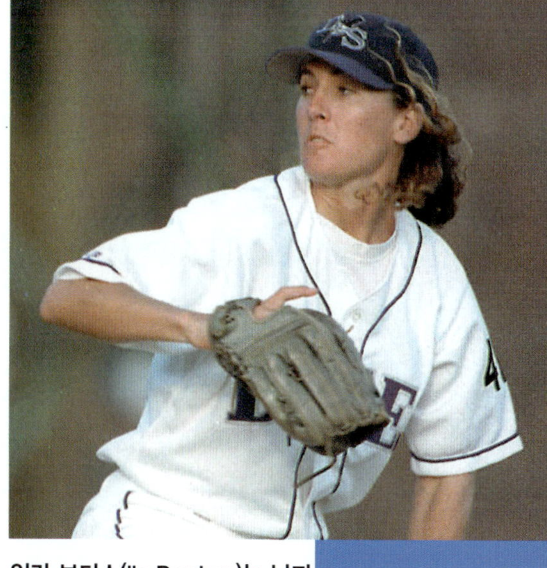

일라 보더스(Ila Borders)는 남자 프로야구 경기에서 승리한 최초의 여성이다.

중견수 위의 전광판을 통해 지금 6회초이고, 둘루스-수피리어 듀크(Duluth-Superior Dukes) 팀이 시옥스폴스 카나리스(Sioux Falls Canaries) 팀에 2대 0으로 앞서고 있음을 알 수 있다. 듀크 팀의 투수는 오늘 경기에서 단 3개의 안타만 허용하고 있고, 카나리스 팀은 루상에 주자가 나가 있다. 타석에는 3번 타자가 있어 잘하면 쫓아갈 수 있는 상황이다.

투수는 2루에 있는 주자를 한번 보고 타자한테 시선을 돌린다. 그리고 강하면서도 유연한 동작으로 허리를 세워, 공이 홈플레이트 안쪽 구석을 가로질러 들어가게 강하게 던진다."스트라이크 쓰리. 타자 스트라이크 아웃"이라고 주심이 큰소리로 외친다.

운동장은 팬들이 발을 구르며 환호하는 통에 화산이 터지는 듯하다. 투수는 기립박수 속에서 마운드를 내려와 덕아웃으로 향한다. 다음 반이닝 동안 홈구장의 관중들은 왼손잡이 투수가 열광하는 관중들에게 답례하기 위해 덕아웃 바깥으로 나오기 전까지 일제히 투수의 이름을 연호한다. 투수가 짙은 자줏빛의 듀크 팀 야구 모자를 홈플레이트 뒤편의 관중들을 향해 들어올리자, 그녀의 긴 머리가 등으로 흘러내려 유니폼의 그녀 이름과 등번호를 가린다.

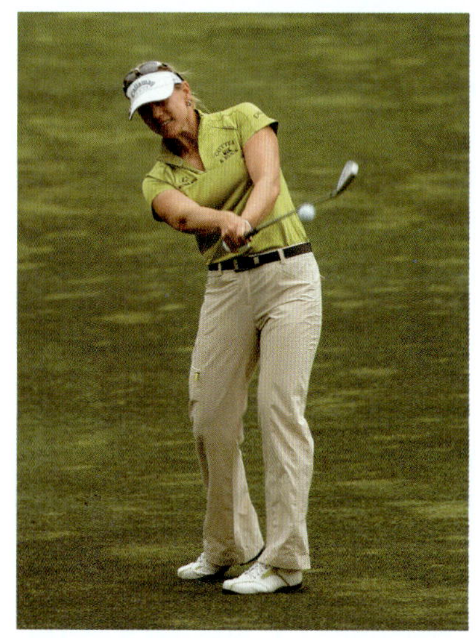

애니카 소렌스탐(Annika Sorenstam)은 남성을 상대로 한 골프 경기에서 승리한 바 있다.

이 투수가 일라 보더스(Ila Borders)로 남자 프로야구 경기의 최초의 여자 선발투수이며, 그 더운 7월 저녁에 남자 프로 야구 경기에서 최초의 여자 승리투수가 된다. 이 승리 기록은 대단히 이례적이어서 스포츠일러스트레이트(*Sports Illustrated*)는 보더스를 역사상 가장 뛰어난 100인의 여자 운동선수 중의 한 명으로 선정했다. 이 역사적인 승리에 그녀가 착용한 경기복과 야구 글러브는 뉴욕 쿠퍼스타운에 위치한 권위 있는 야구 명예의전당에 전시되어 있다. 국영텔레비전 방송사인 이에스피엔(ESPN)과 씨엔엔(CNN)은 그날 저녁 그녀의 투구 장면에 대한 자료 화면을 방송했다.

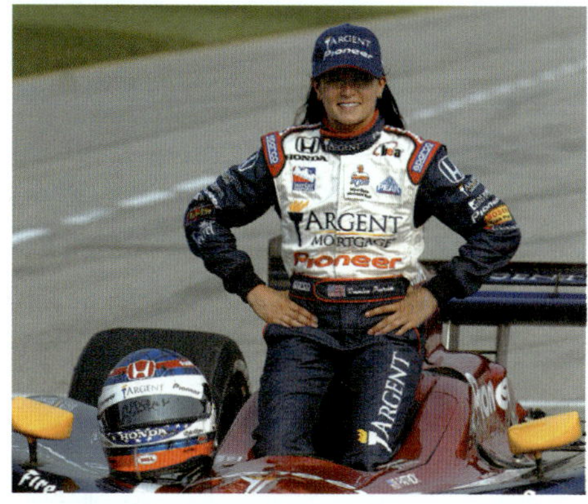

데니카 패트릭(Danica Patrick)은 자동차 경주에서 남성들과 경쟁한다.

일라 보더스가 남자들의 프로 야구경기에 참가하게 될 많은 여성들 중의 최초가 될 것인가? 다음에는 여성들이 프로 미식축구와 하키 리그에 참여하게 될 것인가? 여성 골퍼들과 여성 자동차 경주자의 성공이 다른 운동경기에서 여성들이 남성들과 경쟁하게 되는 기회가 많아지는 것으로 반복될 것인가? 혹은, 남자와 여자의 몸이 아주 다르게 만들어져 있어 남자와 여자가 서로 경쟁할 수 있는 기회는 아주 드물게 이루어질 것인가?

이러한 물음에 답하기 위해 우리들은 남녀의 차이—남성과 여성에서 관찰되는 일반적인 다른 점—에 대해 깊이 있게 공부해야 한다. 대부분의 속성들은 남녀 모두에서 상당히 많은 부분이 겹쳐서 나타나기 때문에, 남녀의 차이는 평균값의 차이를 이용해 측정된다. 앞으로 배우게 되겠지만, 이러한 차이점은 근육의 양적 차이와 같은 생물학적인 점과 훌륭한 지도자한테 노출되거나 그들한테 배울 수 있는 기회의 차이와 같은 사회적인 요소 등이 포함될 수 있다.

6.1 골격계

골격계는 내장기관을 보호하고, 근육들의 부착점이 되며, 운동 기능을 돕고, 광물질을 저장하며 혈액세포들을 생산한다. 이 내부골격은 주로 결합조직으로 구성된다.

골격계의 결합조직들에는 연골, 인대, 힘줄과 뼈가 있다. 연골은 뼈의 끝부분이 마모되는 것을 막는다. 연골에는 신경이 없어 고통 없이 충격을 흡수할 수 있다. 인대와 힘줄은 조밀섬유성 결합조직으로, 인대는 뼈 사이의 결합을 힘줄은 근육과 뼈를 이어준다. 5장에서 연골, 인대, 힘줄에 대해 자세히 공부했고 뼈조직에 대해 소개하였다. 이 절은 뼈의 구조와 기능에 중점을 두었다.

골격으로서의 뼈

뼈는 근육활동의 지지작용과 신체의 연약한 부분을 보호하는 작용을 하는 단단한 신체조직이다. 뼈는 다양한 모양과 크기를 가진다. 장골(긴뼈, long bone)은 너비보다 길이가 길어서 붙은 이름이다. 발과 손에 존재하는 단골(짧은뼈, short bone)은 정육면체 형태이거나 길이와 너비가 비슷하다. 두개골(머리뼈)의 일부부을 차지하는 편평골(납작뼈, flat bone)은 넓은 표면을 가진 접시 모양이다. 슬개골(무릎뼈, patella) 같은 구상골(둥근뼈, round bone)들은 원형으로 생겼다. 불규칙골(불규칙뼈, irregular bones)들은 다른 뼈들과 연결될 수 있는 다양한 모양이다.

뼈가 기관과 조직을 보호할 수 있는 이유는 뼈가 단단하기 때문이다. 뼈는 인산칼슘과 같은 수백 가지의 무기염을 포함하기 때문에 딱딱하고 강하다. 뼈에 저장된 무기물들은 신체의 다른 부분에서 필요로 할 때 방출된다. 뼈에는 무생물 무기질뿐만 아니라, 살아 있는 세포들과 신경 그리고 혈관들이 있다. 뼈의 내부에 있는 조직에서 혈액세포들도 만들어진다.

구조적인 면에서 뼈조직은 빽빽하거나 느슨하게 채워질 수 있다. **치밀골(compact bone)**은 바깥의 껍질부분이 단단하고 골(뼈)단위(osteon)로 불리는 원통형 모양의 구조물로 구성된다. **골세포(osteocyte)**라 불리는 뼈의 세포는 **골소강(lacunae)**이라는 안쪽의 공간에서 발견되는데, 골소강은 중심관 주변에 동심원 모양으로 배열되어 있다(그림 6.1a). 골소강들은 서로 연결되어 있고 뼈세포의 세포질이 확장될 수 있는 소관(canaliculi)이라는 더 작은 통로로 중심관과도 연결된다(그림 6.1b). 영양분들은 중심관에 있는 혈관들에서 가까운 곳에 있는 뼈세포로 확산된다. 중심관에서 비교적 멀리 떨어져 있는 뼈세포들은 중심관에 가까이 위치한 세포들로부터 영양분들이 간극연접을 통해 빠져나오게 되면 이를 얻게 된다. 뼈세포들이 만들어내는 노폐물들은 중심관으로 모이게 되어 혈관을 통해 제거된다.

성긴 모양의 **해면골(spongy bone)**은 벌집 모양의 구멍이 있으며, 장골의 안쪽 내부와 끝부분에서 관찰된다. 해면골은 치밀골보다 덜 조밀하지만 여전히 매우 강하다. 잔기둥(trabeculae)으로 불리는 지지구조들은 뼈를 단단하게 하는 가는 골조와 같은 역할을 한다(그림 6.1c). 잔기둥들은 뼈가 여러 방향에서 주어지는 힘들을 흡수할 수 있도록 해주며, 이들 구조가 장골의 끝부분에서 발견되는 이유이기도 하다. 일부의 뼈들에서는 잔기둥 주변의 공간이 **적골수(red bone marrow)**로 채워져 있으며, 이곳에서 적혈구가 만들어진다. 혈관과 신경이 풍부한 질긴 섬유성의 결합조직층을 **골막(perios-**

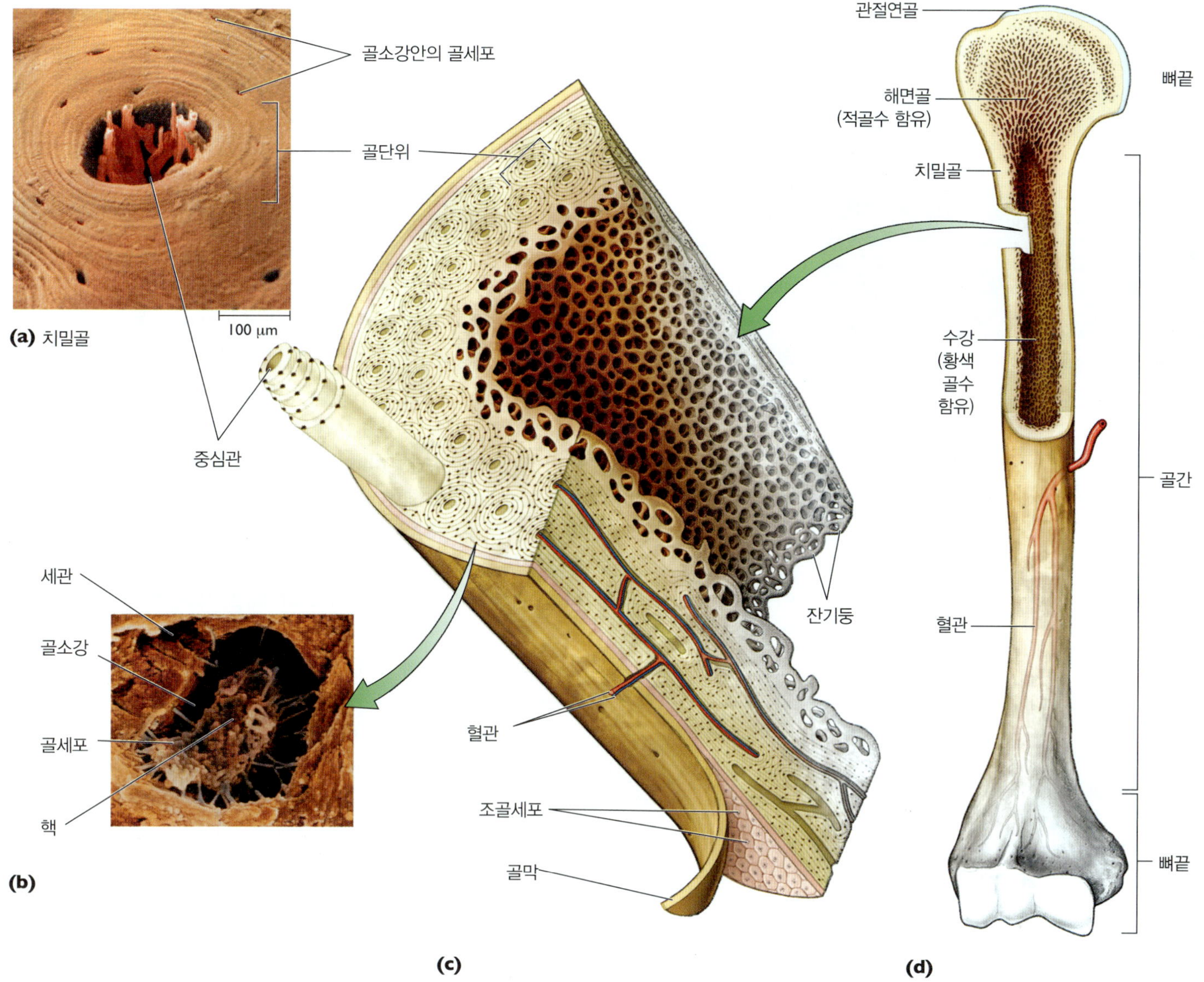

그림 6.1 장골의 구조. (a) 치밀골은 뼈의 단단한 바깥껍질을 형성한다. 기둥 모양의 뼈단위가 기본단위이며, 이들은 중심관으로 서로 연결된다. 골세포는 중심관을 둘러싸고 있는 골소강들의 내부에서 발견된다. (b) 소관은 골소강 사이나 골소강과 중심관을 연결한다. (c) 해면골은 지지 기능의 잔기둥들을 가지고 있다. 골막은 혈관과 신경이 풍부한 질긴 섬유성의 결합조직층이다. (d) 장골의 전구 모양의 끝을 형성하는 뼈끝에는 다른 관절면과 마찬가지로 연골이 덮여 있다. 장골의 골간 혹은 중간기둥은 치밀골로 구성된다. 수강(속공간)은 지방성분의 황색 골수로 채워져 있다.

teum)이라고 하며(그림 6.1c), 뼈가 관절을 이루는 곳을 제외한 전역을 감싸고 있다.

장골의 끝부분에 있는 전구 모양의 해면골을 **뼈끝(epiphysis)**이라고 한다(그림 6.1d). 뼈끝은 관절부위에서 다른 뼈와의 마찰을 방지하기 위해 연골로 덮여 있다. 장골의 긴 막대부분은 **골간(diaphysis)**이라 한다. 골간의 벽은 치밀골로 이루어졌다. 치밀골로 둘러싸인 공간을 **수강(medullary cavity)**이라고 하는데, 이곳에는 지방질이 많은 **황색 골수(yellow bone marrow)**가 있다.

서로 관절로 연결되어 있거나 각자의 힘에 대응하여 움직이는 관절면의 뼈들은 관절연골(articular cartilage)이라는 특별한 연골로 덮여 있다. 관절연골은 세포외 기질 사이에 들어 있는 연골세포들로 구성되어 있다. 세포외 기질에 히알루론산이 많으면 초자(유리)연골(hyaline cartilage)이라고 한다.

뼈 발생, 성장, 수선, 재생

초기 뼈의 발생은 태아가 자궁에서 자랄 때부터 시작된다. 일단 발생이 완성된 뼈는 변하지 않는다. 그 대신 뼈를 구성하고 있는 살아 있는 조직은 성장하고 스스로 재생될 수 있다.

뼈 발생 배아가 약 6주령에 이르면 장골이 형성되기 시작한다. 초음파를 통해 보여지는 뼈들은(그림 6.2) 원래 질긴 초자연골로 구성된 것들이다. 뼈 골격이 발생하기 시작

그림 6.2 태아 초음파영상기록. 태아의 골격이 연골에서 뼈로 대체되는 과정을 겪고 있다.

하면 연골이 녹으면서 뼈로 대체된다. 이 과정을 골화(ossification)라고 하며, 그림 6.3에 나와 있다.

태아가 몇 개월이 지나면 **연골모세포(chondroblast)**라는 연골-형성세포들이 죽고 이 세포들이 분비한 연골기질들이 분해되기 시작한다. 이 분해과정에 의해 혈관들이 형성될 공간이 만들어진다. 일단 골막이 발생하면 이곳에서 뼈를 만드는 **조골세포(osteoblast)**가 형성되는데, 이 세포들은 새로 만들어진 혈관을 따라 이동하여 뼈의 기둥부분을 만들게 된다. 조골세포는 콜라겐을 분비하여 발생 중인 뼈를 단단하게 만든다. 조골세포는 콜라겐을 분비하는 기능 외에도 인산칼슘의 결정화를 촉진하는 효소를 분비하여 뼈에 제일 많이 존재하는 무기염류인 **수산화 인회석**(hydroxyapatite)이 만들어지도록 한다. 조골모세포 주변에 수산화 인회석의 농도가 증가하면 세포는 결국 자신의 분비물에 의해 갇히게 되어 골소강을 형성한다.

뼈 성장 뼈는 유아기에서 청소년기 혹은 이른 장년기를 거치면서 자라난다. 뼈의 끝부분(그림 6.4a)에 위치하는 **생장판(growth plate)** 혹은 **뼈끝판(epiphyseal plate)**은 4층으로 구성된다(그림 6.4b). **휴면지역**(resting zone)은 뼈끝판이 뼈끝의 뼈조직에 붙을 수 있도록 돕는 지역이다. 다음은 **증식지역**(proliferating zone)으로 지속적인 세포분열을 통해 연골모세포를 새롭게 만들어 낸다. **파괴지역**(degenerating zone)은 연골세포들이 죽어나가는 영역이고, 네 번째 층은 **골화층**(ossification layer)으로 뼈가 형성되는 지역이다.

뼈끝판은 이른 장년기가 되기 전까지 뼈로 대체되지 않는다. 아이가 청소년기를 거치는 과정에 이르게 되면 성호르몬이 조골세포와 연골모세포를 자극하여 급격한 성장이 이루어진다. 조골모세포가 연골모세포보다 빨리 성장하며 이로 인해 뼈의 성장이 연골의 성장을 앞지르게 되며 연골들을 경화시켜 결국 뼈끝단이 닫히게 된다. 뼈끝단이 닫히게 되면 뼈는 더 이상 자라지 않는다. 여성의 뼈끝단은 18세를 전후로, 남성은

그림 6.3 뼈 발생. 태아 발생 수개월 후에 골화가 시작되고 연골로 구성된 골격이 뼈로 대체된다. 혈관들이 발달중인 뼈안으로 빠르게 자라 들어간다.

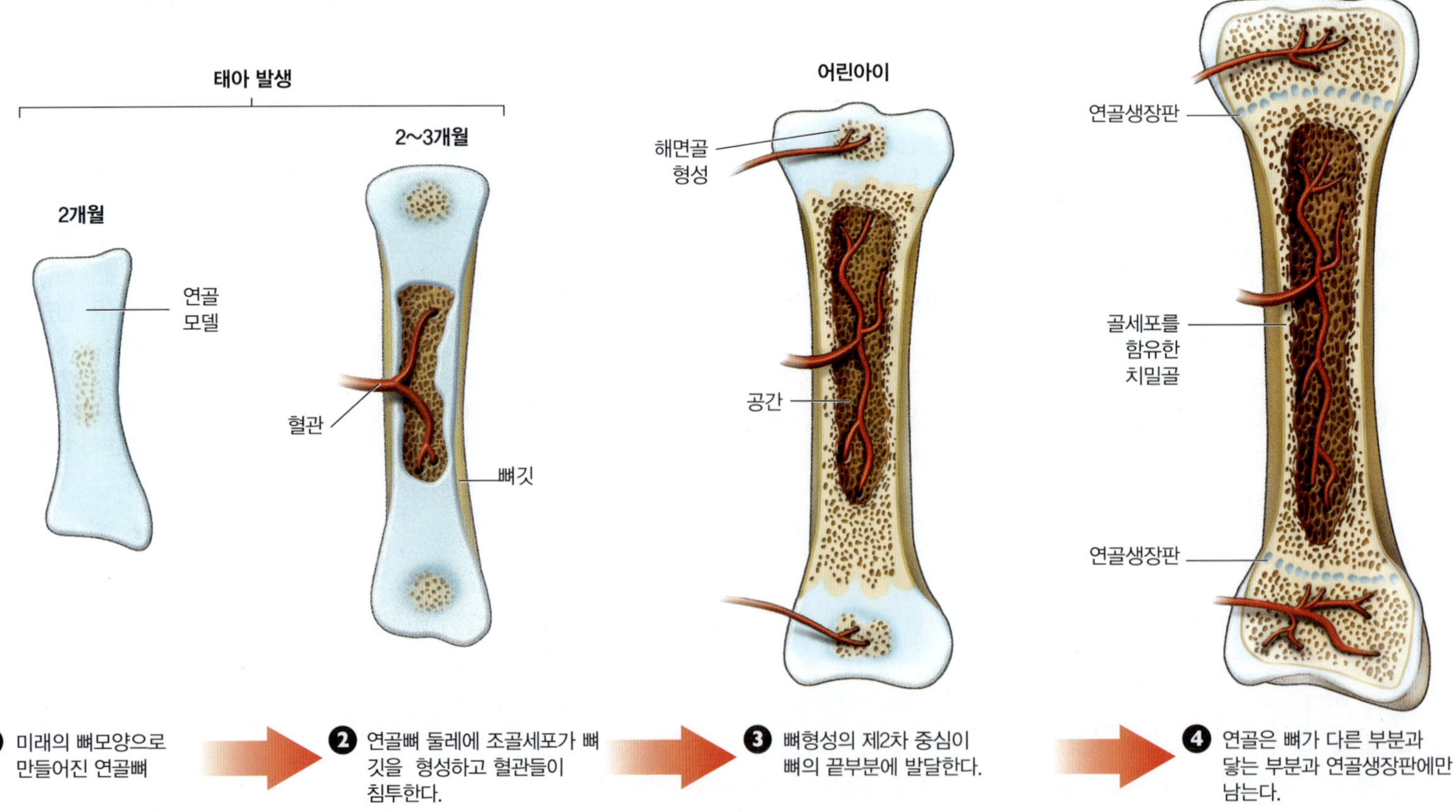

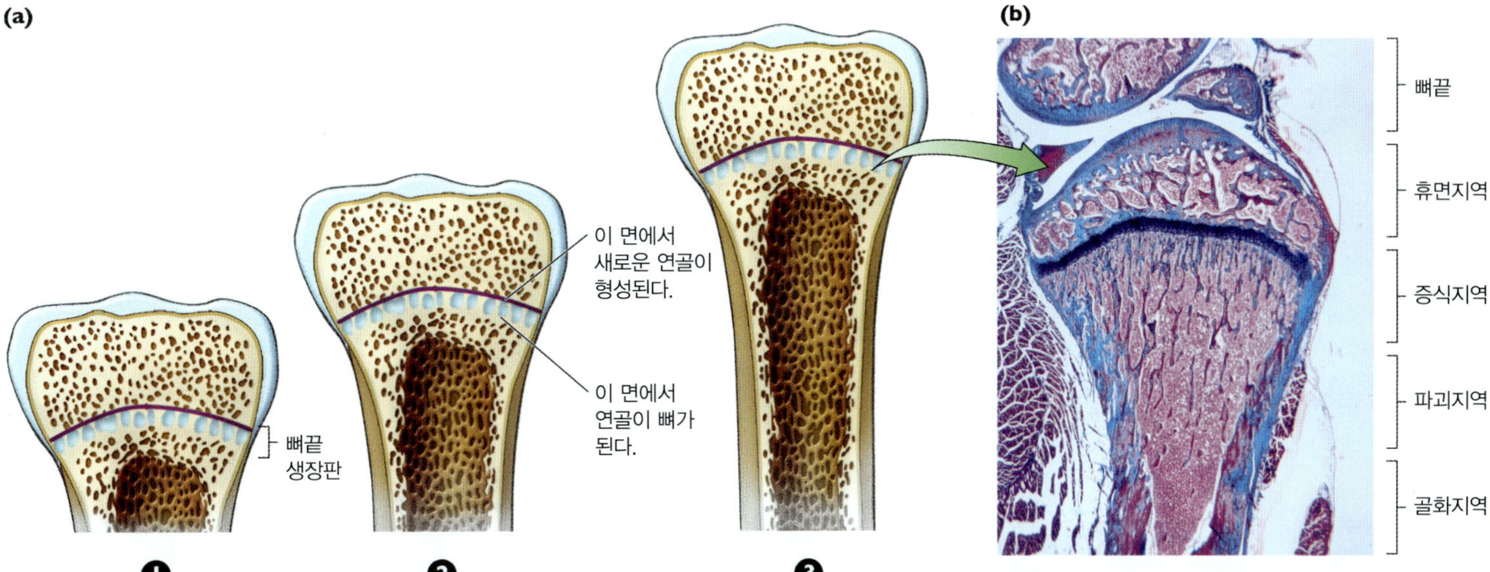

그림 6.4 뼈 성장. (a) 새로운 연골이 뼈끝판의 바깥면에서 생산된다. 안쪽면의 연골은 뼈로 전환된다. (b) 연골세포는 뼈끝단에 있는 휴면영역에서 새로운 연골을 만들고, 연골은 골간근처의 골화층에서 뼈가 된다.

20세를 전후로 닫힌다.

유아기에서 어른이 되는 동안, 사람의 전체적인 크기가 자라게 되는데, 특히 많은 부분의 성장은 가슴부분에 비해 팔과 다리에서 나타난다. 이러한 성장패턴의 증거로 걸음마를 배우는 아기들의 다리가 몸통에 비해 얼마나 짧은지를 생각해보면 된다. 청소년기의 폭발적인 성장의 대부분은 몸통보다는 팔다리에서 일어난다. 사춘기는 소녀보다 소년들이 늦게 시작해서 오랫동안 지속되며 뼈의 성장도 소녀보다 소년들에서 늦게까지 지속된다. 이러한 현상들로 인해 남성들의 평균적인 팔다리의 길이가 여성들보다 길다. 전반적으로 남성의 평균키가 여성들보다 15 cm(5.9인치) 더 크다.

여성과 남성의 골격의 차이가 특정 신체활동에 대한 남녀차이를 만들어 낸다. 일반적으로 여성들의 몸통이 다리에 비해 길기 때문에 여성들의 무게중심(신체에서 위아래의 무게가 같게 되는 지점)이 남성보다 아래에 위치한다. 무게중심이 아래에 있을수록 균형을 유지하기에 유리하다. 체조경기에서 이러한 무게중심의 차이가 인식되었고, 그에 따라 남성들은 하지 않는 여성들만의 평균대 경기가 이루어진다. 아이스스케이팅, 발레, 그리고 다른 종류의 춤 또한 균형 감각이 매우 필요하며, 무게중심이 낮을 수록 이러한 종목들에 참가하는 여성들이 두발로 균형을 잡는 능력을 향상시켜줄 것이다.

일반적으로 긴 팔과 다리를 지닌 남자들은 무게중심이 높아 균형을 잡기가 힘들지만 그들의 긴 팔다리로 인한 지렛대의 작용으로 활동하는데 더 많은 힘을 낼 수 있다. 팔다리가 길수록 많은 힘을 전달한다. 따라서 일반적으로 남성들이 하키경기에서 더 빠르고 강한 슬랩 샷(큰 백스윙으로 재빠르게 치는 모양)을 날리고, 축구경기에서 더 강한 발차기를 하며, 야구경기에서 더 빠르게 공을 던지고 방망이를 휘두를 수 있다. 긴 다리는 또한 긴 보폭을 만들어 내기 때문에 남성들이 대체로 여성보다 빨리 달릴 수 있는 이유이기도 하다.

형성이 완료된 후에도 뼈는 고정된 구조가 아니다. 뼈는 지속적으로 재형성이 이루어지고 있는 살아 있는 조직이다.

뼈의 수선 해마다 사람의 골격 중 대략 10%는 파괴되어 대체된다. **파골세포(osteoclast)**는 뼈를 파괴하도록 특화되어 있는 뼈세포이다. 이들 세포는 수산화 인회석과 콜라겐섬유를 분해한다. 파골세포가 뼈를 분해할 때, 뼈에 저장되어 있던 무기물들이 혈액으로 방출되면 우리 몸에서 다시 이들을 재흡수한다.

조골세포가 뼈를 형성하는 콜라겐을 분비해 뼈조직이 스스로 재생되는 것을 돕는

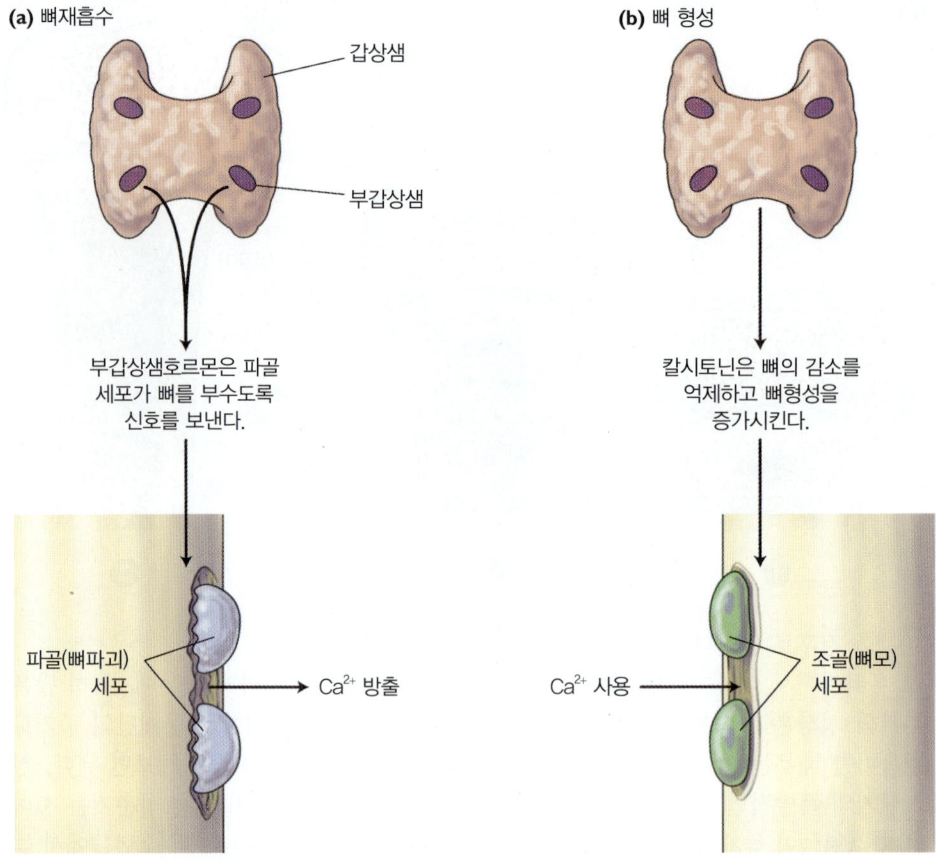

그림 6.5 뼈의 수선. 뼈는 지속적인 수선작업이 이루어진다. 낡은 뼈는 파골세포에 의해 제거되고 조골세포에 의해 새로운 뼈가 만들어진다. (a) 뼈의 제거는 부갑상샘호르몬에 의해 촉진되며 칼슘이 방출된다. (b) 뼈의 형성은 칼시토닌에 의해 촉진되며 칼슘이 뼈에 축적된다.

다. 뼈파괴와 재생 사이의 정교한 항상성이 지속되어야만 강하고 건강한 뼈를 유지할 수 있게 된다.

체중부하 운동과 칼슘의 섭취는 건강한 뼈를 유지하는 데 도움을 준다. 체중부하 운동은 뼈 형성을 촉진하며, 뼈의 강도와 굵기는 운동으로 인해 증가한다. 여러분의 신체는 혈액의 응고작용, 근육의 수축, 신경의 발화, 효소에 의한 많은 반응들을 촉진시켜 주는 칼슘을 필요로 한다. 칼슘의 섭취가 적을 경우, 칼슘이 뼈에서부터 방출되어야 하며 이로 인해 뼈가 약해진다.

칼슘은 목부위의 부갑상샘에서 만들어지는 **부갑상샘호르몬(parathyroid hormone, PTH)**에 반응하여 혈액으로 방출된다(그림 6.5a). 이 호르몬은 신장에서 칼슘이 오줌으로 나가는 양을 줄이도록 신호를 보내며 뼈의 파괴를 가속화시켜 축적되어 있는 칼슘이 혈액으로 방출된다. 혈중 칼슘 농도가 너무 높아지면 갑상샘에서는 **칼시토닌(calcitonin)**이라는 다른 호르몬이 분비되어 혈중 칼슘 농도를 낮춘다(그림 6.5b). 따라서 PTH와 칼시토닌의 길항작용에 의해 혈중 칼슘 농도가 항상성에 필요한 농도 범위 내에서 유지된다.

조골세포와 파골세포도 칼슘의 농도를 유지하는 데 관여한다. 혈액의 칼슘 농도가 높을 때 조골세포들은 혈액의 칼슘을 사용해 새로운 뼈를 만든다. 혈액의 칼슘 농도가 낮을 때는 파골세포들이 뼈를 파괴시켜 칼슘을 혈중으로 방출시킨다.

에스트로겐은 파골세포의 활동을 저해한다. 장년층의 여성에서 에스트로겐의 양이 적어지게 되면 파골세포의 활성도가 증가되어 결국 뼈

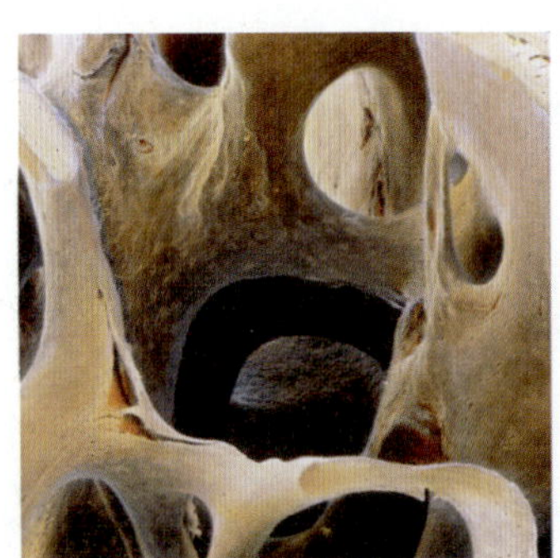

(a) 건강한 뼈 (b) 골다공증 뼈

그림 6.6 정상과 골다공증 뼈. 건강한 뼈(a)에서 뼈의 재흡수가 뼈축적 과정보다 과도하게 일어나면 골다공증의 뼈(b)처럼 손상된다.

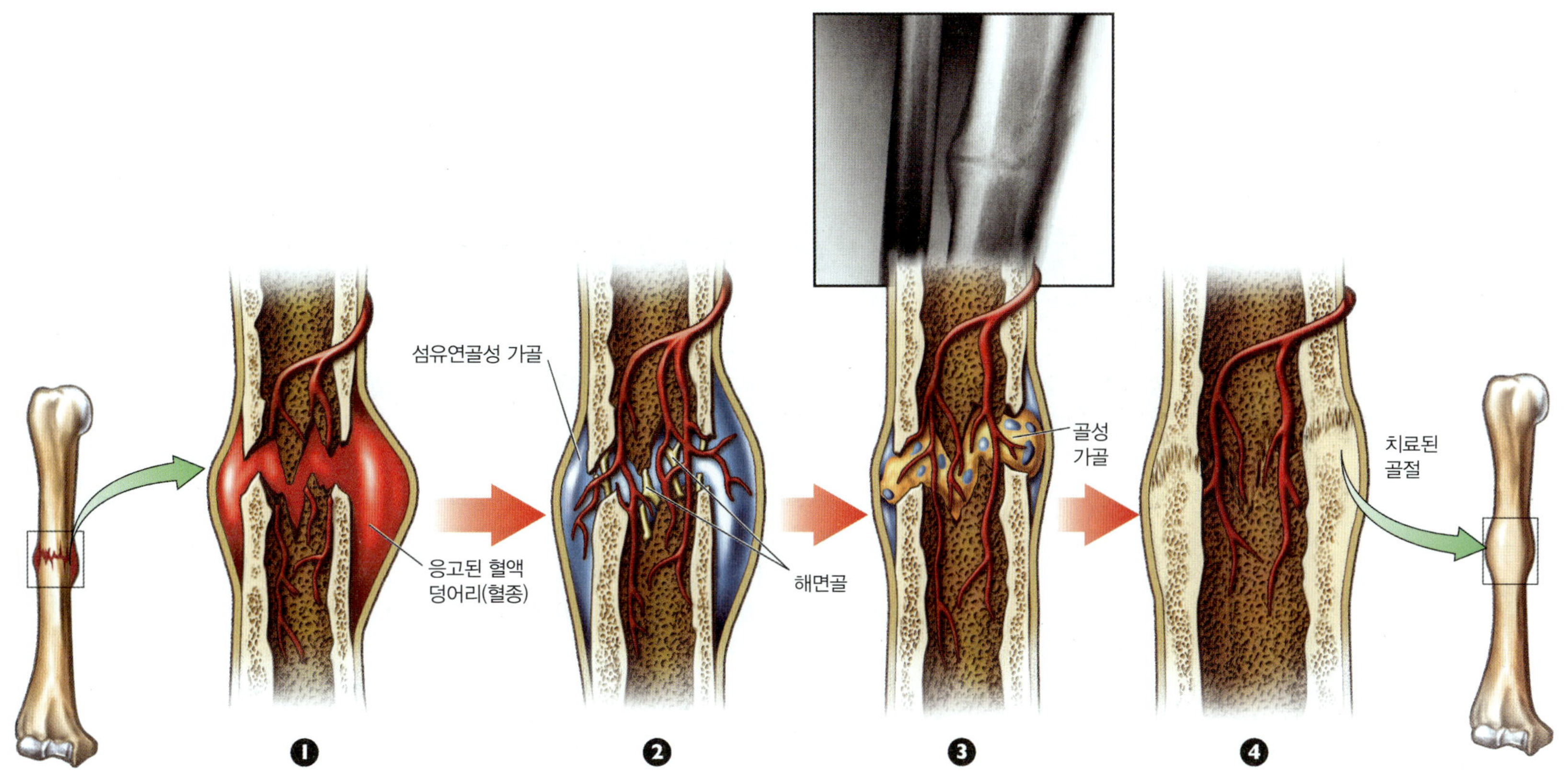

그림 6.7 **골절의 회복 단계.** 뼈의 골절은 혈관을 손상시켜 혈종이 생성된다. 섬유모세포가 혈종 주변으로 이동하여 연골성분을 분비하면서 섬유연골성 가골이 만들어진다. 파골세포가 원래 뼈에서 부러지거나 죽은 조각들을 제거하고, 뼈모세포가 섬유연골성 가골을 뼈성분으로 대체시킨다. 마지막으로 뼈의 수선과정(리모델링)이 골절부위를 완전히 치료하게 된다.

시각화 부러졌던 뼈에서 같은 자리의 골절이 발생되면 뼈의 수선과정이 평상시와는 다르게 일어날 수 있는 이유는 무엇인가?

파괴와 생성 간의 항상성 균형이 바뀌게 된다. 만약 뼈 파괴가 생성보다 많아지게 된다면 **골다공증**(osteoporosis)이라는 뼈가 약화되는 상황이 된다(그림 6.6). 이 상태에서는 뼈가 부러질 가능성이 증가한다.

뼈의 회복 부서지거나 부러진 뼈는 스스로 단계적인 회복과정을 갖는다(그림 6.7). 뼈가 부러지면 뼈에 공급되는 혈관에 손상이 생겨 부러진 뼈 사이사이에 응고된 혈액덩어리가 만들어진다. 이러한 응고된 혈액덩어리를 **혈종**(hematoma)이라고 하며 뼈가 부러지면 8~10시간 안에 만들어진다. 이런 손상을 치료하기 위한 첫 단계는 며칠 동안 섬유모세포가 부러진 부위로 이동하여 부러진 뼈 공간 사이에 연골을 만들면서 시작된다. 그 결과 **섬유연골성 가골**(fibrocartilaginous callus)이 형성된다. 이 가골은 뼈 틈에서 몇 주간 관찰되며 절단면이 단단하게 튀어나온 것처럼 여겨진다. 다음 단계에서는 파골세포가 도착하여 원래 뼈에서 유래된 부서지거나 죽은 조각들과 혈종을 제거한다. 조골세포는 새로운 뼈를 만들기 시작하여 **골성 가골**(bony callus)을 만든다. 마지막으로 조골세포와 파골세포는 골성 가골을 원래의 뼈모습과 유사하게 재구성하게 된다. 그러나 완벽하게 같은 모습으로는 재형성이 안되며 X-선 사진으로 수년 전에 뼈가 부러졌음을 알 수 있다.

쉬어가기 6.1

골절부위가 피부를 뚫게 되는 것을 복합골절이라 한다. 골절이 강한 충격으로 발생되면 뼈의 절단면이 서로 쐐기 모양으로 된다. 골절면에서 뼈들이 뒤틀리는 나선형 골절이 발생하면 너덜너덜한 단면이 만들어진다. 이런 종류의 골절이 골절면이 깨끗한 골절보다 고쳐지기 어렵고 상처 치유에 더 오랜 기간이 걸리는 이유는 무엇인가?

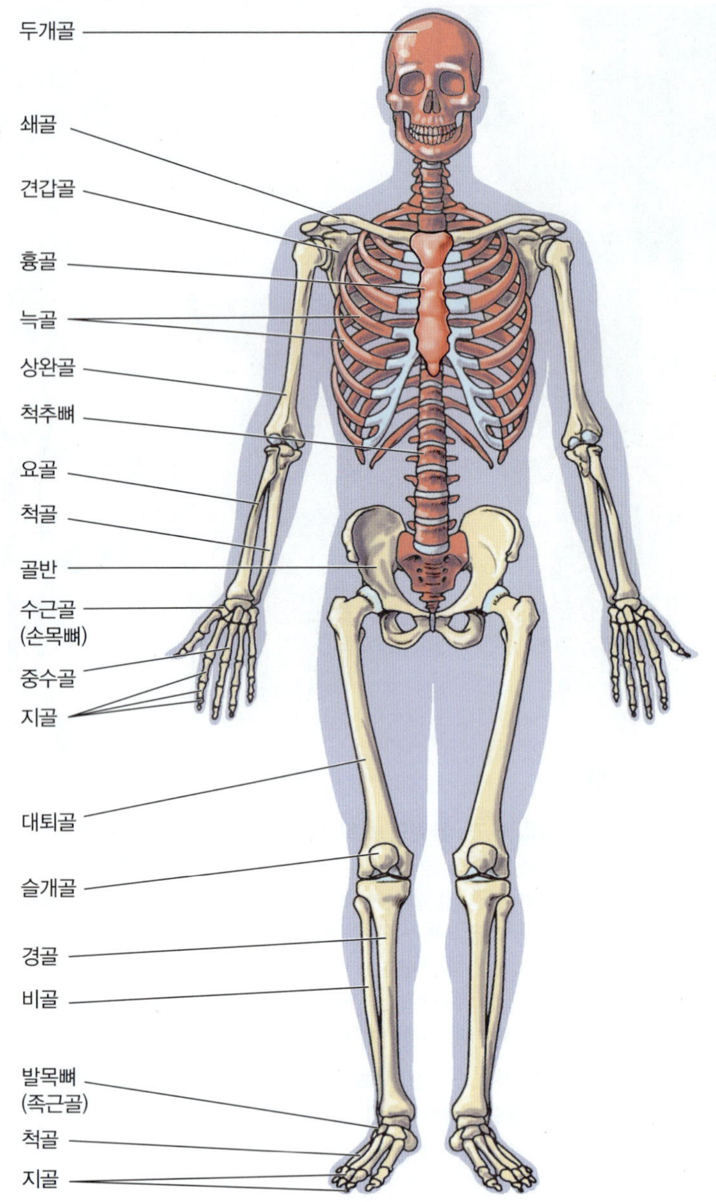

그림 6.8 사람의 골격 사람의 골격은 몸통(그림에서 빨간색으로 칠해진 부분)을 지지하는 중축 골격과 사지를 구성하는 부속지골격으로 나눌 수 있다. 관절사이의 연골은 파랗게 칠해져 있다.

성인의 골격은 206개의 뼈로 구성된다. 206개의 뼈는 중축 골격과 부속지골격으로 나누어진다(그림 6.8). **중축 골격(axial skeleton)**은 몸통을 지지하는데 머리뼈, 척주(척추), 늑골(갈비뼈), 흉골(가슴뼈)들이 대부분을 차지한다. **부속지골격(appendicular skeleton)**은 엉덩이, 어깨, 그리고 팔다리뼈들로 구성된다.

중축 골격: 중심 구조

두개골 사람의 **두개골(skull)**은 뇌를 보호하고 얼굴의 구조를 결정한다. 뇌함(braincase), 혹은 **두개(cranium)**는 두개골(머리뼈)의 위쪽 대부분을 차지하며 얼굴뼈는 그 아래 위치한다. 두개골을 형성하는 뼈들은 납작하며 뇌를 감싸서 보호한다.

두개는 시각, 청각, 후각, 미각에 대한 감각 기관들을 보호한다. 두개는 비교적 큰 몇 개의 뼈들로 구성되어 있다(그림 6.9a). **전두골(frontal bone)**은 이마부위를 형성하는데, 여성의 경우 전두골의 눈두덩 부위가 덜 튀어나와 남성의 전두골보다 좀 더 둥그런 형태를 띠는 분명한 성별 차이를 보여준다. 두개골은 이외에도 두개골의 아랫부분에 넓게 퍼져 두개골을 형성하는 다른 모든 뼈들과 닿아 있는 **접형골(sphenoid)**; 귀 부분에 있는 2개의 **측두골(temporal bone)**; 두개골의 기반를 형성하는 **후두골(occipital bone)**; 두개골 옆면의 대부분을 형성하며 거의 정방형의 모양으로 생긴 2개의 **두정골(parietal bone)**들을 포함하고 있다. 접형골의 앞쪽에서 찾을 수 있는 **사골(ethmoid bone)**은 안와와 비강을 나누어주는 비중격의 형성에 관여한다.

얼굴 골격의 가장 큰 부분은 2개의 **작은턱뼈(maxillae)**에 의해 형성된다(그림 6.9b). 각 작은턱뼈는 각기 자기 쪽의 위턱을 구성한다. 아래턱은 하나의 커다란 **아래턱뼈(mandible)**로 형성되는데 남성의 아래턱뼈가 여성의 것보다 좀 더 튀어나온 턱선을 가지고 있으며 크기도 크다. 작은턱뼈는 안와의 형성과 **비골(nasal bone)**들의 바로 아래에서 콧구멍 형성에 관여한다. 작은턱뼈의 아랫부분에는 치아들이 꽂혀 있는 자리들이 있다. **관골(zygomatic bone)**들은 뺨쪽의 튀어나온 돌기 모양을 형성한다. 측두골과 관골 사이에 형성된 구멍은 턱 근육들이 붙는 자리다. 이 구멍은 남성의 큰 아래턱뼈를 지지하는 더 굵은 근육과의 연결을 위해 남성에서 여성보다 크게 형성된다. 뼈 안에 위치한 공기주머니들은 **시누스(동, sinus)**를 형성한다(그림 6.10). 두개골 뼈들의 차이점은 운동능력에는 영향을 주지 않지만 남성과 여성에서 나타나는 얼굴 모양의 차이를 만든다.

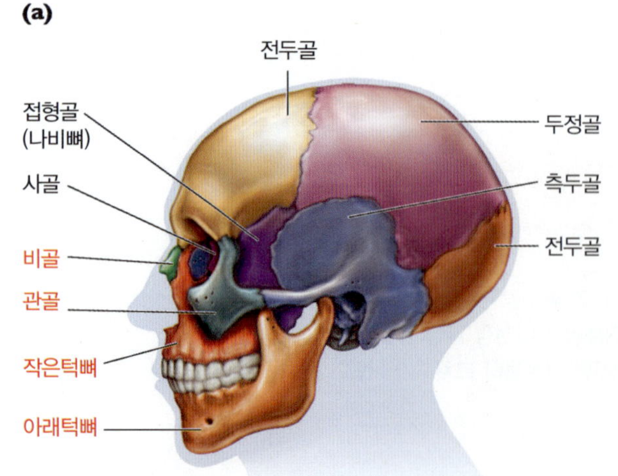

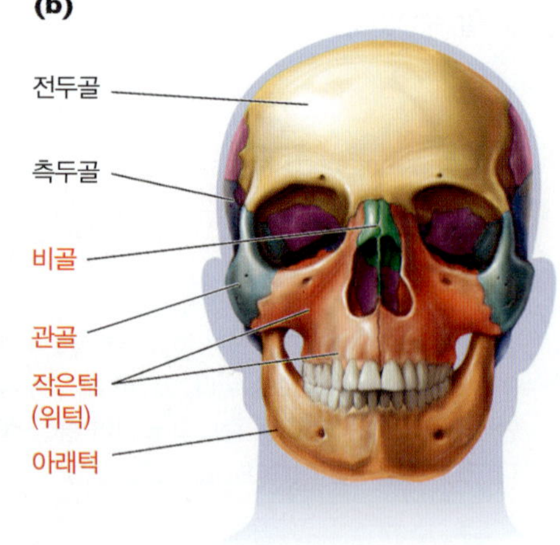

그림 6.9 두개골. 두개와 얼굴을 구성하고 있는 뼈들의 측면(a)과 정면(b)에서 본 모습. 두개골의 뼈들은 검은색으로, 얼굴뼈들은 빨간색으로 표시되어 있다.

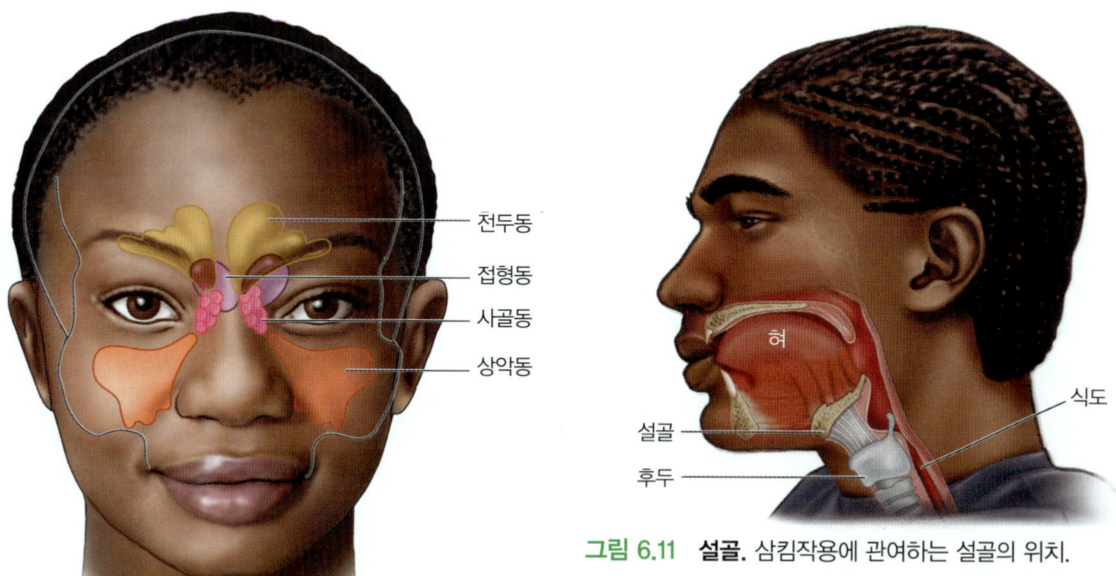

그림 6.11 **설골.** 삼킴작용에 관여하는 설골의 위치.

그림 6.10 **시누스.** 2개의 뼈 내부에 공기가 채워져 있는 공간을 시누스라 한다.

설골 **설골(hyoid bone)**은 목의 앞에 있는 혀의 뿌리에 위치한다(그림 6.11). 설골은 측두골에 근육과 인대로 연결되어 있고 후두와는 막으로 연결된다. 이 연결들은 뼈로 이루어지지 않았기 때문에 설골은 다른 뼈들과 연결된 관절면을 가지고 있지 않다. 대신, 설골은 부착과 지지 기능을 가지고 있다. 설골은 혀의 부착점이면서 삼킴작용에 필요한 근육들이 붙는 위치를 제공한다. 삼킴작용 동안 설골에 부착된 근육들은 혀와 입 아랫부분을 동시에 들어올린다. 이 작용은 혀를 들어올려 음식을 뒤로 보낸다.

척주 **척주(vertebral column)**는 곧은 기둥이 아니고 "S"자 모양을 띤 용수철이다(그림 6.12). 용수철 같은 척주는 33개의 낱개 뼈인 **척추(vertebrae)**로 이루어져 있고, 이들 뼈들은 척수가 들어 있는 공간을 함께 만들어 척수를 보호한다. 척수로부터 이어지는 신경 가지는 골격근을 조절한다. 척추들 사이에는 **추간원판(intervertebral disk)**이 있다. 이 저항성의 질긴 섬유성 연골판은 각 척추뼈들 사이에서 완충작용으로 척추를 충격으로부터 보호한다.

경추(cervical vertebrae)는 목부분에, **흉추**(thoracic vertebrae)는 등의 윗부분, 그리고 **요추**(lumbar vertebrae)는 등의 아래의 작은 부분에 위치한다. 척주의 끝부분에는 천골(sacrum)과 미골(coccyx)이 있다. 척수를 보호하는 역할 이외에도, 척주의 가시돌기가 근육들의 부착점이 되고 늑골 관절면은 갈비뼈의 부착점이 된다.

흉곽 **흉곽(rib cage)** 혹은 가슴우리는 흉추와 24개의 굽은 **늑골(rib**, 12쌍), 그리고 **흉골(sternum)**, 혹은 가슴뼈로 구성된다(그림 6.13). 늑골의 처음 7개의 쌍은 **가슴연골**(costal cartilage)로 불리는 초자연골을 매개로 가슴뼈와 관절을 이루고 있다. 나머지 다섯 쌍 중에서 처음 3쌍은 그들 위의 연골과 연결된 가슴연골을 가지고 있다. 마지막 2쌍인 뜬늑골은 복벽의 근육에서 끝나는 연골을 가지고 있다. 아래쪽 5쌍의 늑골이 가슴뼈와 직접적인 연결이 없는 이유로 흉곽 아랫부분의 확장과 횡격막의 움직임이 쉽다.

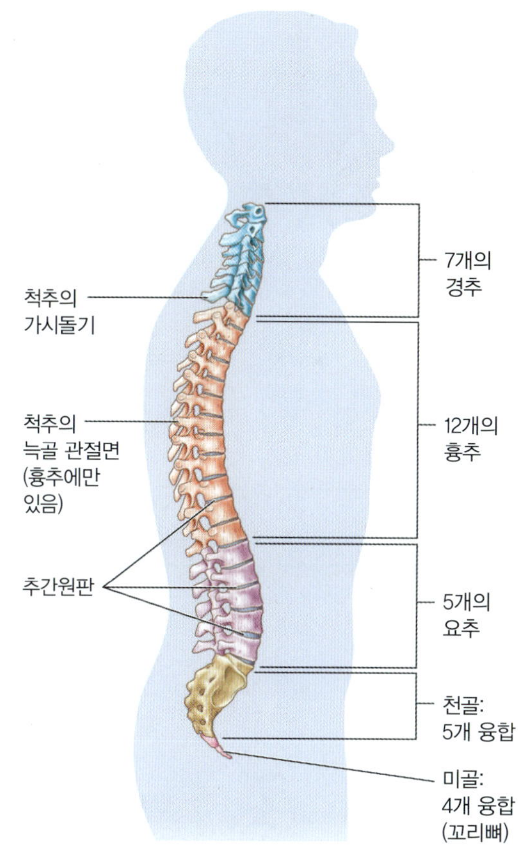

그림 6.12 **척주.** 7개의 경추는 목부위에 위치한다. 12개의 흉추는 가슴 부분에 위치한다. 5개의 요추는 등의 아래쪽 좁은 부분에 위치한다. 성인의 경우 천골은 5개의 척추가 융합되어 나타나고, 미골(꼬리뼈)은 4개의 척추가 융합되어 형성된다. 척주를 움직이는 근육은 가시돌기에 부착되어 있고 늑골은 늑골 관절면에 부착된다.

그림 6.13 **흉곽.** 흉곽은 심장과 폐를 보호한다. 흉곽은 12개의 척추, 12쌍의 늑골, 가슴연골과 흉골로 구성된다.

시각화 이 그림에서 부동늑골을 찾을 수 있는가?

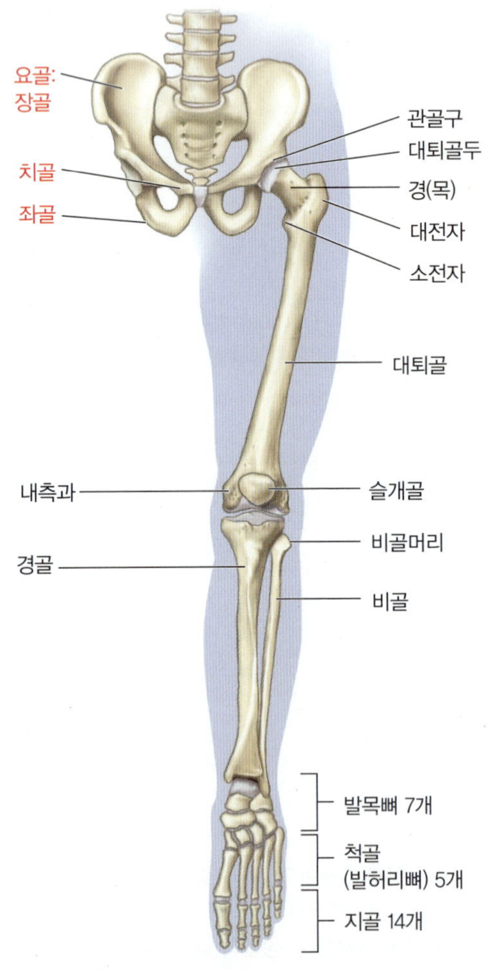

그림 6.14 **골반띠와 다리의 뼈들.** 골반띠속의 뼈들은 빨간색이고 다리의 뼈들은 검은색이다.

부속지 골격

부속지 골격은 골반 혹은 골반띠, 가슴 혹은 어깨띠는 물론이고 이들에 부착되어 있는 사지의 뼈들로 구성된다. 골반띠와 어깨띠는 팔과 다리를 중축 골격에 뼈 혹은 근육을 통해 연결한다.

골반띠 **골반띠(pelvic girdle)**는 골반뼈로도 불리는데(그림 6.14) 그릇 모양이고, 몸통과 다리를 연결하는 여러 개의 뼈들로 구성되어 있다. 한 쌍의 엉덩뼈는 앞부분에서 연결되어 있고, 5개의 척추는 융합하여 뒤쪽의 천골을 형성한다. 엉덩뼈는 각자 3개의 뼈가 융합되어 형성된다: 칼날 모양의 **장골(ilium)**은 갑자기 넓어져 엉덩이의 넓이가 형성되고, 뒤쪽 아래는 **좌골(ischium)**, 앞쪽은 **치골(pubis)** 부위이다. 각 좌골마다 하나씩의 융기부 혹은 결절조면을 가지고 있는데, 이 융기 부위 혹은 "앉음뼈(sit bone)"들은 신체가 앉을 때 무게가 실리는 부위이다. 2개의 치골은 **치골결합**(pubic symphysis)으로 불리는 연골성 관절로 연결된다. 골반띠의 각 뼈들은 대퇴골과 연결되는 엉덩이관절을 형성하는 컵 모양의 관절면인 **관골구(acetabulum)**의 일부분을 구성한다.

골반띠가 형성하는 고리는 골반입구 혹은 여성의 산도를 형성한다. 둥그런 모양의 골반입구는 대부분의 여성에서 관찰되는데(그림 6.15a) 남성들보다 골반뼈가 납작하고 넓어서 만들어진 모양이며, 남성들(그림 6.15b)은 길어진 계란 모양의 골반입구를 가진다. 납작한 골반이 형성되기 위해서는 엉덩이 뼈들을 몸의 앞쪽으로 가져오기 위한 골반뼈들의 이음이 필요한데, 이는 아래쪽 등뼈의 만곡에 의해 달성된다. 척추의 만곡과 커다란 골반을 가진 사람의 골반경사는 엉덩이를 올려주며 여성들의 모습을 굴곡 있게 해준다. 반대로 남성의 골반은 엉덩이를 낮춰주어 남성의 전체모습을 편평하게 해준다. 남성과 여성 골반의 구조차이는 다리의 기하학적 구조에 영향을 준다.

다리 위쪽에 **대퇴골**(넙다리뼈, **femur**)은 **대전자**(greater trochanter)와 **소전자**(lesser trochanter)로 불리는 2개의 큰 돌기가 있는데, 이 곳은 넙다리와 엉덩이의 근육들과 엉덩이 굴근의 부착점이다. 대퇴골의 먼 끝(몸의 중심에서 더 멀리 떨어진 끝)에는 내측과(medial condyle)와 외측과(lateral condyle)가 있어 아래쪽의 다리와 관절을 이루고 있다. 다리 아래쪽에는 **경골**(정강이뼈, **tibia**)과 무게가 실리지 않는 더 작은 **비골(fibula)**이 있다. 둥그렇게 생긴 **슬개골(patella)**은 무릎보호대이다.

여러분이 발을 가지런히 할 때, 대퇴골이 엉덩이에 부착되어 있는 부위로부터 대각선방향인 무릎쪽으로 뻗어 있다. 더 넓은 골반을 지닌 여성의 2개의 대퇴골은 골반이 좁은 경우보다 부착지점에서 더 멀리 떨어져 있다. 따라서, Q각(Q angle; 슬개골과 대퇴골, 그리고 슬개골 힘줄로부터 정강이뼈로 이어지는 방향 사이의 각도)은 골반뼈의 너비가 증가할수록 커진다. 그림 6.16은 사람 골격에서 보이는 다른 성별 차이와 함께

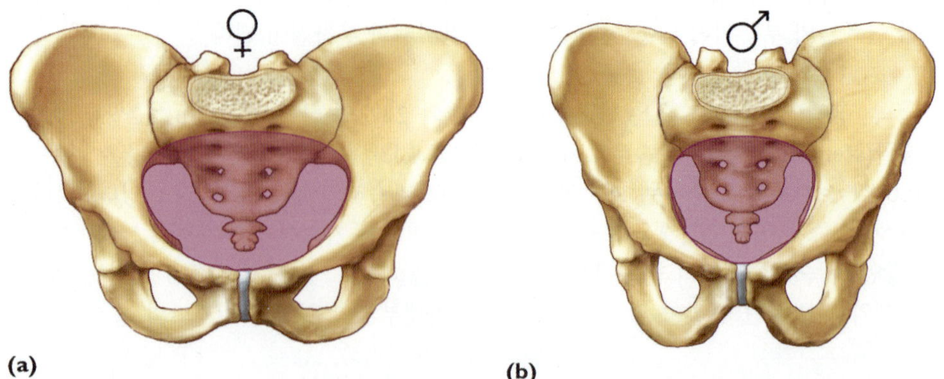

그림 6.15 **골반뼈.** 여성(a)과 남성(b)의 골반입구 모양은 다르다. 여성의 골반입구는 출산 시 아기의 머리가 통과할 수 있도록 진화하였다.

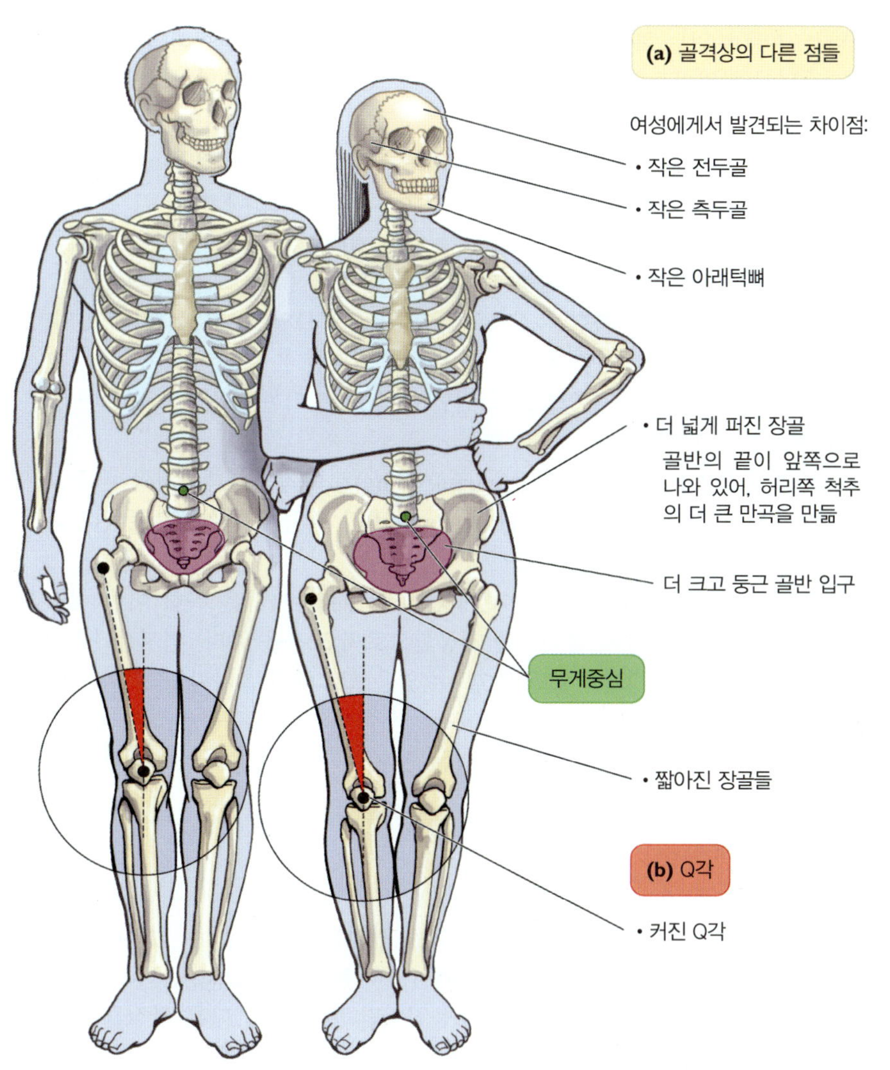

그림 6.16 골격에서의 성별차이 사람의 남지와 여지의 골격을 구분하는 것은 어렵다. (a) 전두골, 측두골, 아래턱뼈과 골반뼈에서 일관적인 차이점들이 발견된다. 여성의 골반입구가 남성의 것보다 더 크고 둥글다. (b) 남성의 Q각은 여성보다 일반적으로 작다. (Q각의 한쪽은 대퇴골을 따라 올라가고, 다른 쪽은 슬개골을 경골에 연결해주는 슬개골 힘줄로부터 이어진다.)

Q각의 차이를 보여준다.

증가된 Q각은 무릎 부상에 대한 더 큰 위험 요소가 여성에게서 나타나는 이유로 여겨진다. 예를 들어 농구선수들 중에 무릎 부상을 당한 선수는 여성에서 더 흔하게 나타나는데, 이는 여성들이 남성들보다 Q각이 크기 때문이다. 그러나 스포츠외상을 연구하는 많은 과학자들은 조기 신체활동과 훈련의 사회적 차이들이 농구와 같이 무릎에 무리가 가해지는 운동을 지지해주는 다리 근력의 발달을 저해할 수 있다고 지적한다. Q각의 크기에 의한 무릎 부상의 영향을 정확하게 확인하기 위해서는, 같은 조건의 훈련 프로그램을 겪은 남녀를 비교하는 연구를 해야만 한다.

발에서 7개의 **발목뼈(tarsal)**가 발목과 뒤꿈치를 형성하고, 5개의 **척골(metatarsal)**이 아치를 만드는데 이들은 발의 힘을 주고 걷는 과정에서 힘을 받쳐주는 지렛대로 작용한다. 척골의 먼 끝은 발이 지면과 많이 닿는 둥근면(the ball of the foot)을 형성한다. **지골(phalange)**은 발가락을 형성하는 뼈이다(그림 6.14 참조).

어깨띠 상지들이 연결된 **어깨띠(pectoral girdle)**(그림 6.17)의 구성요소들에는 어깻죽지 뼈인 **견갑골(scapula)**과 앞쪽의 옷깃뼈에 해당하는 **쇄골(clavicle)**이 있다. 위팔의 장골인 **상완골(humerus)**의 머리는 견갑골의 움푹패인 **관절와(glenoid cavity)**에 들어 맞는다. 어깨띠의 운동범위, 특히 견갑골의 운동범위는 골반띠보다 크다. 더 넓은 범위의 운동 기능은 관절의 탈구 위험을 증가시킨다. 이런 이유로 몸에 있는 모든 관절 중에서 어깨관절이 가장 흔하게 탈구된다. 남녀 운동선수 모두에게 흔하게 발생하

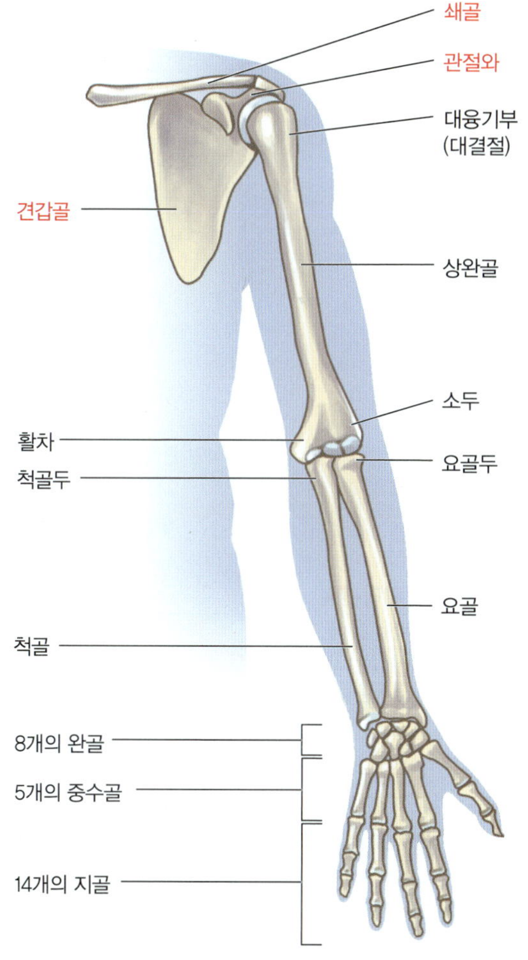

그림 6.17 어깨띠와 위팔뼈. 어깨띠를 이루는 뼈의 이름과 특징들은 빨간색으로 위팔의 뼈들은 검은색으로 표시되어 있다.

는 다른 손상 부위는 **회전건판**(rotator cuff; 돌림근띠)이다. 돌림근띠의 손상은 견갑골에서 시작되어 상완골로 이어지는 4개의 작은 근육들의 힘줄이 파열되거나 찢어지는 것이다.

아래팔에는 다리 아래 부위와 마찬가지로 **요골(radius)**과 **척골(ulna)**, 2개의 장골이 있다. 상완골의 2개의 융기부, **활차**(trochlea)와 **소두**(capitulum)가 각각 척골, 요골과 관절을 형성한다. 척골의 뒤쪽에 있는 **주두**(olecranon)라는 큰 돌기부는 팔꿈치의 뒤편 덩어리를 만들면서 상완골의 움푹 패인 곳에 들어 맞는다. 요골은 척골보다 짧으며, 요골만이 가지는 가장 독특한 특징으로 두꺼운 원반 모양인 머리를 가지고 있다. 척골과 붙어 있지만, 요골의 머리 부위는 자유롭게 회전한다. 머리가 회전하면, 요골의 몸통부위와 바깥쪽 끝은 원 모양으로 회전할 수 있고 이러한 움직임으로 손이 넓은 범위로 움직일 수 있게 된다.

손목의 골격은 8개의 작은 **완골(carpal bone)**로 구성되는데 4개씩 두 줄로 정렬되어 있다. 이들 완골로부터 **중수골(metacarpal)**과 지골이 바깥쪽으로 연결되어 손바닥과 손가락의 골격을 형성한다.

손은 정교한 여러 가지의 운동이 가능하다. 엄지손가락은 특히 이런 정교한 운동에 **맞섬**(opposable) 형태의 움직임을 제공함으로써 도움을 준다. 엄지손가락이 손바닥을 가로지르거나 반대방향의 운동을 할 수 있음으로 해서 손가락들의 끝과 만날 수 있는데, 이로 인해 사람들은 엄청난 정확도로 아주 다양한 도구들을 다룰 수 있다. 다음 절에서는 다른 관절들에서 나타날 수 있는 몇 가지 종류의 움직임에 대해 공부하게 될 것이다.

관절과 운동

뼈들은 관절을 통해 서로 이어져 있다. 어떤 관절들은 움직일 수 없거나 아주 제한적인 움직임만 허용된다. 예들 들어 머리뼈사이의 **봉합관절**(suture)은 움직이지 않으며, 척추뼈사이의 연골관절은 매우 제한된 움직임만 허락된다. 다른 관절들은 큰 범위의 운동이 허용된다. **활막관절(synovial joint)**에서는 뼈들이 윤활액으로 가득 찬 공간에서 서로 분리되어 있다(그림 6.18). 관절을 붙들고 있는 인대는 관절을 둘러싸는 **캡슐**(capsule)을 형성한다. 관절캡슐은 관절을 부드럽게 해주는 윤활액을 분비하는 윤활막을 둘러싸고 있다. 이들 관절의 관절면들은 연골로 덮여 있다.

(a) 정상적인 관절주머니

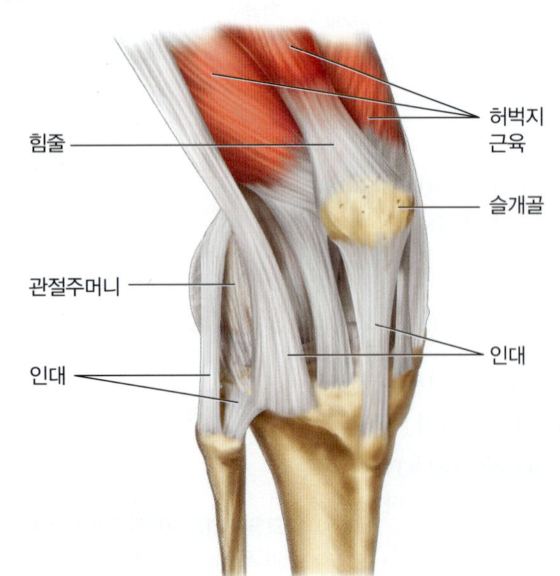

(b) 무릎관절의 안쪽 모습

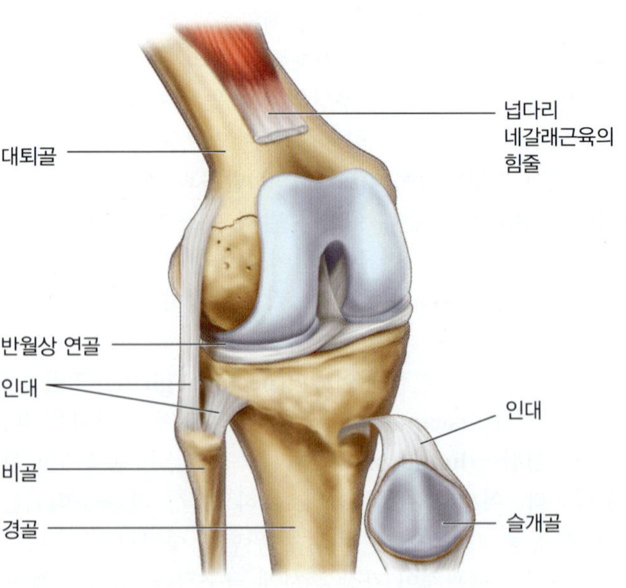

그림 6.18 활막관절은 운동이 자유롭다. 질긴 관절주머니는 안쪽에 활막으로 덮여있고 이곳에서 윤활액이 분비된다. (a) 이 무릎 그림은 정상적인 자세에서 관절주머니를 둘러싸고 있는 근육, 힘줄, 인대 등을 보여준다. (b) 무릎의 안쪽 모습을 보기 위해 근육과 관절주머니의 일부를 제거했다.

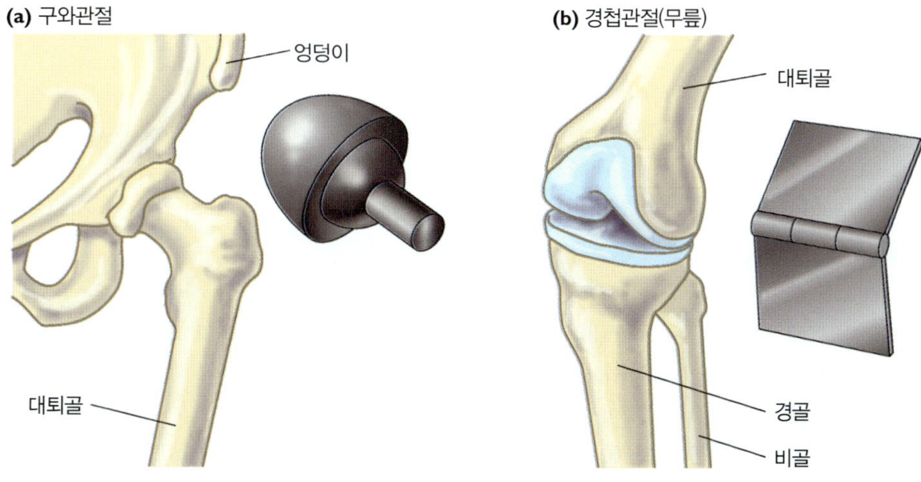

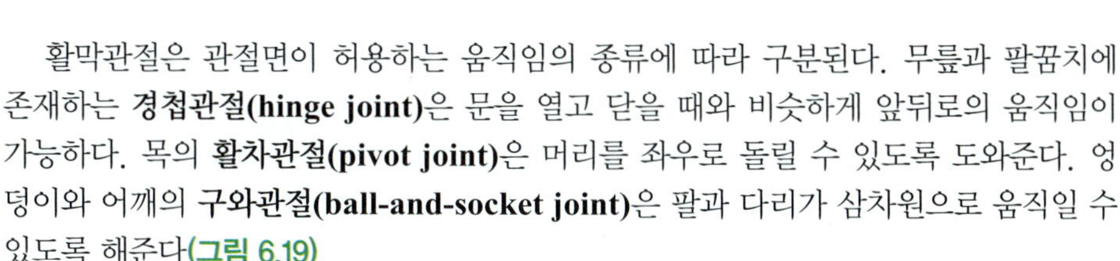

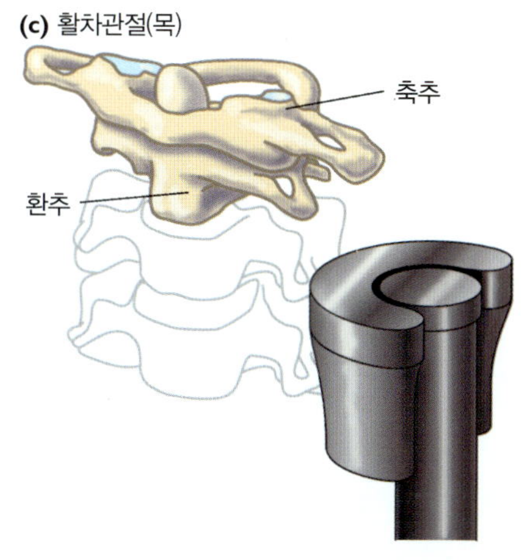

그림 6.19 관절의 종류. (a) 엉덩이 관절은 구와관절의 한 예이다. 공 모양의 대퇴골 끝이 컵 모양의 구멍에 끼어져 넓은 범위의 운동이 가능해진다. (b) 무릎의 경첩관절은 단일 평면 운동이 가능하다. 경첩관절은 한쪽 뼈의 튀어나온 곳이 다른 뼈의 움푹 패인 곳과 들어맞을 때 형성된다. (c) 목의 활차관절은 자유로운 머리운동이 가능하게 한다.

활막관절은 관절면이 허용하는 움직임의 종류에 따라 구분된다. 무릎과 팔꿈치에 존재하는 **경첩관절(hinge joint)**은 문을 열고 닫을 때와 비슷하게 앞뒤로의 움직임이 가능하다. 목의 **활차관절(pivot joint)**은 머리를 좌우로 돌릴 수 있도록 도와준다. 엉덩이와 어깨의 **구와관절(ball-and-socket joint)**은 팔과 다리가 삼차원으로 움직일 수 있도록 해준다(그림 6.19).

활막관절에 의해 가능한 몇 가지 운동이 그림 6.20에 그려져 있다. **굽힘(flexion)**은 관절의 각도를 줄여주고 **폄(extension)**은 각을 늘려준다. 과신장은 정상적인 해부학적 자세를 뛰어넘는 펴짐이다. **내전(adduction)**은 몸의 일부가 가운데를 향해 움직일 때 붙는 이름이다. **외전(abduction)**은 몸의 움직임이 가운데로부터 멀어지는 움직임이다. **회전운동(rotation)**은 몸의 일부가 자신의 축을 중심으로 도는 움직임이고, **원전운동(circumduction**, 휘돌림)은 신체가 넓은 원을 그리는 움직임이다.

평균적인 남녀 사이에서 보이는 골격의 차이로 인해, 몸의 중심이 낮을수록 좋은 운동 종목에서는 여성들이 유리하고, 강한 힘이 필요한 운동경기에서는 남성들이 유리하다. 큰 키, 좀 더 큰 골격은 좀 더 많은 근육을 지탱할 수 있으며, 근육의 양은 운동 기량에 영향을 준다.

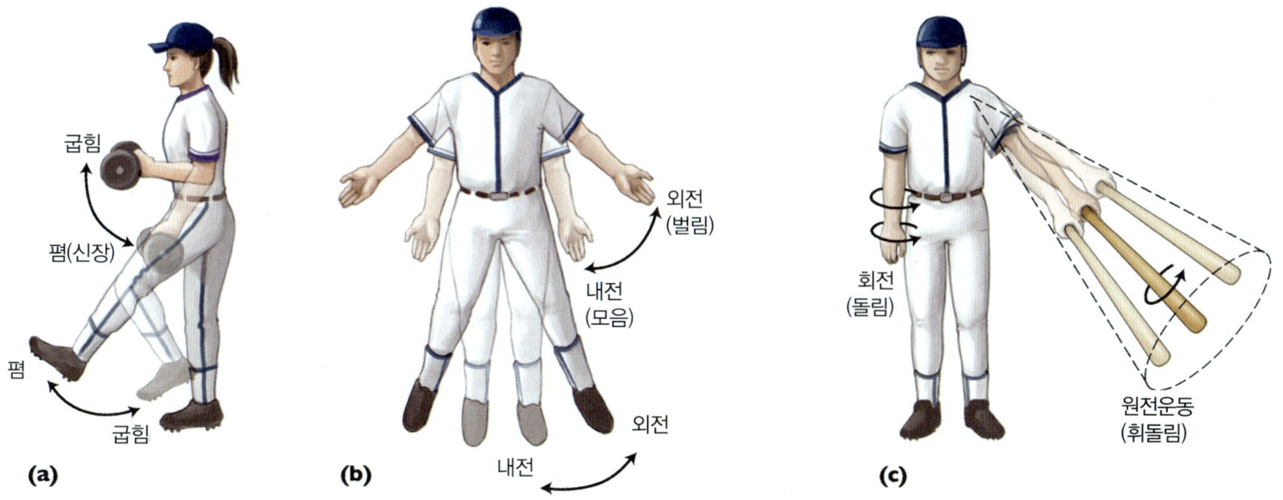

그림 6.20 관절운동. (a) 관절의 각도는 굽힘운동 동안 작아지고 신장(폄)운동 동안 증가한다. (b) 내전은 신체부위가 몸의 중심방향으로 움직이는 것이고 외전은 중심에서 멀어지는 방향으로 움직이는 것이다. (c) 회전운동은 신체의 일부분이 자신을 축으로 삼아 도는 것이고, 원전운동(휘돌림)은 몸의 일부를 돌려 마치 원뿔 모양이 되도록 하는 움직임을 말한다.

6.2 근육계

근육계의 중요 기능은 몸이 움직이도록 하는 것이다. 몸의 움직임은 골격 근육이 짧아질 때, 즉 수축에 의해 일어난다. 골격근은 사람에게서 볼 수 있는 3가지 근육 형태 중 한 가지이다. 심장 근육과 평활근육이 나머지 2가지 근육종류이다. 각기 다른 근육세포의 구조와 기능은 5장에서 공부하였다. 움직임에 있어서 골격근의 역할은 이곳에서 자세하게 배우게 된다.

대부분의 골격근들은 힘줄을 이용해 뼈에 붙어 있으며 뼈대와 상호작용을 통해 자의적인 신체 운동을 만들어 낸다. 근육이 시작되는 **기점(origin)**의 뼈는 정지되어 있고 근육이 닿는 **착점(insertion)**의 뼈가 움직인다. 골격근은 혈관을 통해 산소와 영양분을 공급받으며 근육수축은 신경의 조절을 받는다.

그림 6.21은 근육운동의 한 모습을 보여준다. 야구공을 던지기 위해 팔을 움직이는 동작과 같은 많은 움직임들은 두 무리의 근육이 서로 반대되는 역할을 해야 가능하다. 이두근의 수축으로 근육의 길이가 짧아지면서 동시에 삼두근이 이완된다. 이와 마찬가지로, 이두근이 이완될 때 삼두근은 수축한다. 만약 두 근육이 동시에 수축하면 팔은 움직이지 않게 된다. 따라서 부드러운 신체의 움직임을 위해서는 하나의 근육이 수축하면 반대쪽 근육이 이완되어야 한다. 이런 근육의 짝들, 즉 서로 반대의 효과를 발생하는 근육들을 **길항근 짝(antagonistic muscle pair)**이라 한다.

골격근의 이름과 역할

그림 6.22는 사람 주요 골격근의 위치와 기능을 보여준다. 근육들의 이름은 각 근육의 크기(대둔근은 크다), 모양(삼각근은 그리스 문자 Δ의 모양과 비슷하다), 위치(광배근은 등에 위치한다), 부착점의 숫자(상완이두근은 두 개의 기점을 갖는다) , 혹은 역할(장내전근은 넙적다리를 모으거나 몸 쪽으로 이동시킨다)과 같은 여러 가지 특징들을 기초로 만들어진다.

골격근의 구조

'골격근 세포는 기둥 모양으로 줄무늬가 있으며, 많은 수의 핵을 가지고 있다'라는 5장에서 배운 내용을 상기시켜 보자. 골격근의 현미경적 구조는 아주 작은 섬유들이 일렬로 정렬된 모양이다(그림 6.23a). 하나의 근육은 평행한 **근육섬유(muscle fiber)**들의

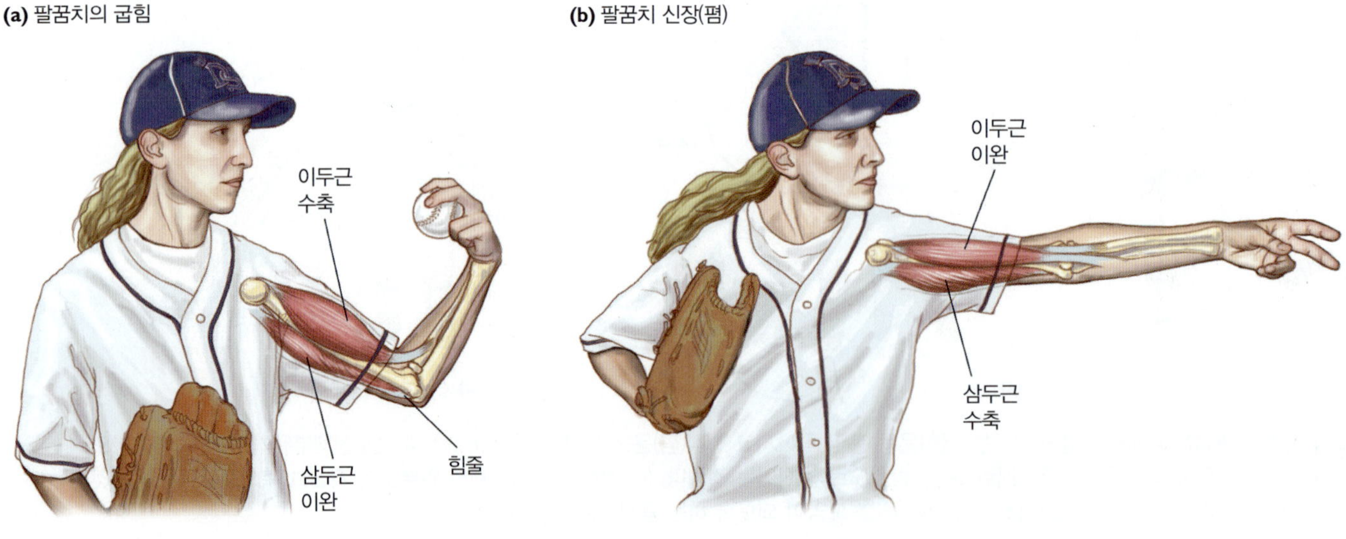

그림 6.21 **길항근 짝.** 운동은 대개 2개의 반대되는 근육의 작용에 의해 만들어진다. (a) 이두근의 수축으로 전완이 굽혀지고, (b) 삼두근의 수축은 전완(아래팔)을 편다. 힘줄이 근육을 뼈에 부착시킨다.

(a) 팔꿈치의 굽힘

이두근 수축

삼두근 이완

힘줄

(b) 팔꿈치 신장(폄)

이두근 이완

삼두근 수축

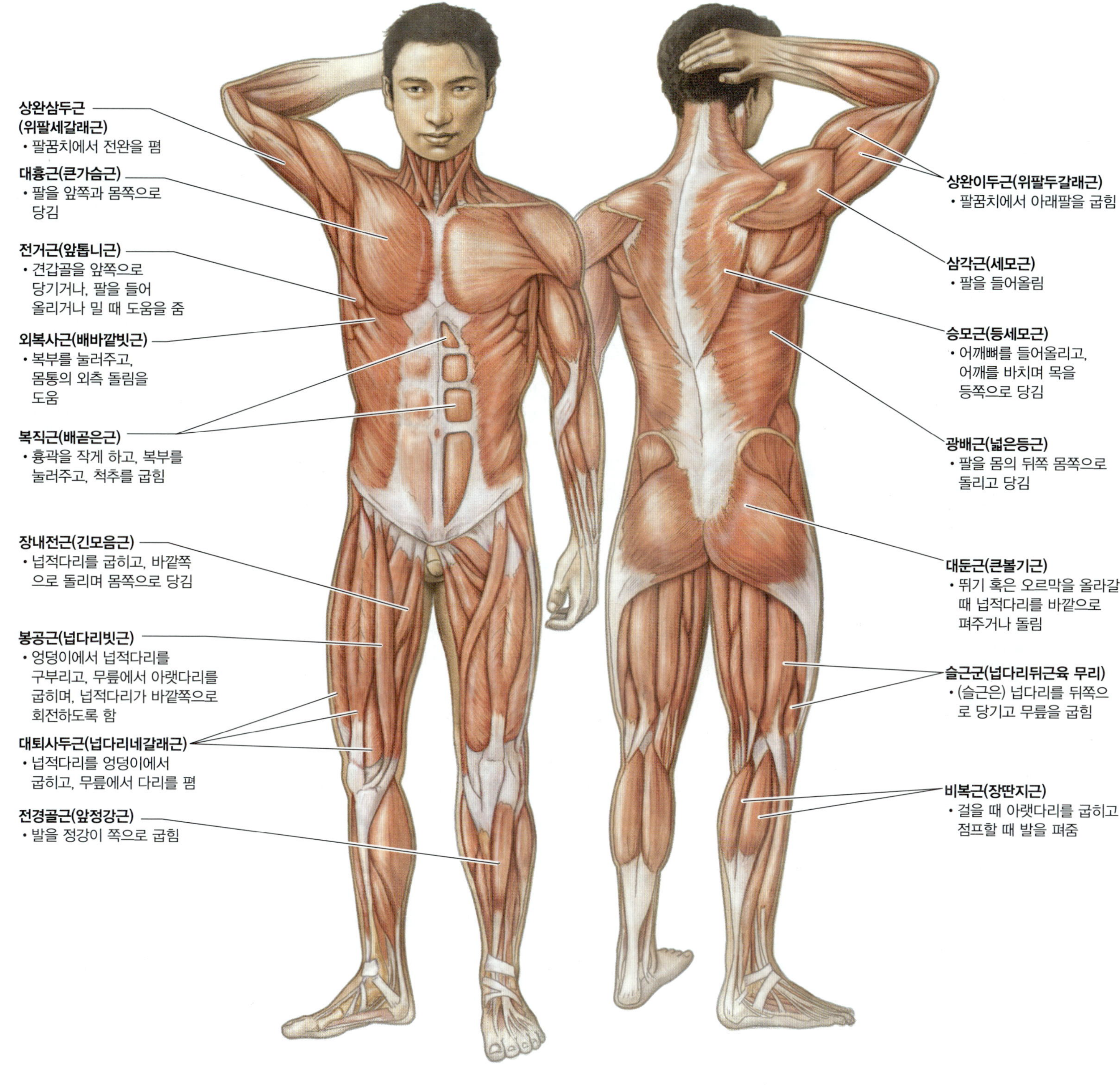

그림 6.22 사람의 골격근. 사람의 주요 골격근들과 기능을 표시하였다.

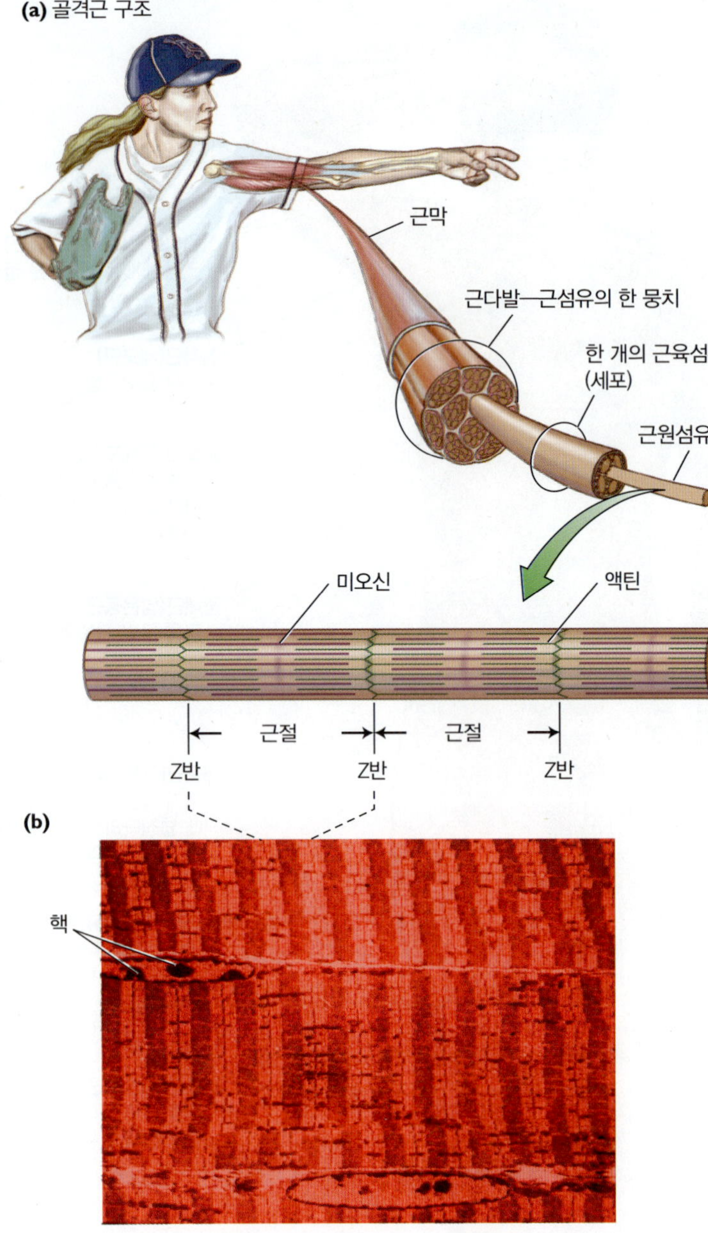

그림 6.23 **골격 근육 구조.** (a) 근육세포(섬유)는 근막안에서 나란하게 정렬된 다발로 존재한다. 근육세포 내부의 근원섬유는 근절들이 나란히 정열 되어 있는 모습이다. 근절은 Z반에 부착되어 있다. (b) 이 그림은 근육세포의 특징인 줄무늬 모양을 만들어 내는 근원섬유들 지닌 근육세포를 보여준다.

다발이다. 각 근섬유들은 하나의 세포다. 골격근 섬유의 뭉치를 근육**다발(fascicle)**이라 한다. 근육들은 **근막(fascia)**이라는 결합조직으로 덮여 있으며 근막은 힘줄로 이어져 근육을 뼈에 부착시킨다.

각 근육섬유의 내부에는 **근원섬유(myofibril)**라는 실처럼 가는 섬유들이 평행하게 배열되어 있다. 각 근원섬유는 **근절(sarcomere)**이 한 줄로 늘어서 있는 구조를 가지며, 근절은 근육섬유의 수축단위이다. 하나의 근절은 **액틴(actin)** 단백질로 구성된 가는 섬유와 **미오신(myosin)** 단백질로 구성된 굵은 섬유로 구성된다. 각 근원섬유는 일렬로 배열된 수천 개의 근절로 이루어진다. 근절은 근원섬유에 존재하는 **Z반(Z disc)**이라는 2개의 짙은 선 사이의 구역이다. 하나의 근육세포 내에 존재하는 근원섬유의 띠들은 같은 길이를 가진 수도관들이 끝을 맞춰 질서정연하게 쌓여진 모습을 하고 있다. 이런 모양이 골격근에서 관찰되는 줄무늬를 만들게 되는 것이다(그림 6.23b).

미토콘드리아와 같은 세포소기관들은 세포질에 존재하는데, 근육세포의 세포질은 **근형질(sarcoplasm)**이라 한다. 근형질은 근육세포의 수축에 필요한 당의 저장체로 글리코겐을 함유하고 있다. 근육세포는 붉은색 색소인 미오글로빈이 풍부해 붉은 빛을 띠게 되는데, 미오글로빈은 근수축에 필요한 산소와 결합한다.

골격근 수축

야구장에서 유격수가 공을 향해 이동할 때, 그의 몸속 근절 하나하나가 수축함에 따라 뼈들에 부착되어 있는 근육의 길이가 짧아져서 움직이게 된다. 전체 골격근의 수축은 근육세포에 존재하는 모든 근절들이 일시에 짧아짐을 통해 일어난다. 이 수축작용은 골격근이 신경에 의해 활성화될 때 촉발된다.

신경이 골격근을 활성화한다 골격근은 **운동신경(motor neuron)**이라는 특별한 신경세포의 자극으로 수축된다. 이 신경세포들은 아세틸콜린이라는 신경전달물질을 분비한다. 신경전달물질이란 신경세포에서 방출되어 다른 신경세포나 근육세포에 작용하는 화학물질들이다. 신경전달물질이 반응을 시작한 후에, 이들은 반드시 제거되어야 하며, 그렇지 않을 경우 영구적으로 활동하게 된다. 신경과 근육 사이에서 발견되는 효소 중에 아세틸콜린에스터라아제는 아세틸콜린을 분해하여 흥분성 신호를 중지한다.

하나의 신경섬유와 이 신경섬유가 지배하는 근섬유 전체를 **운동단위(motor unit)**라고 한다. 하나의 운동신경과 하나의 골격근 사이의 연결을 **신경근접합부(neuromuscular junction)**라고 한다. 운동신경으로부터 전기적 신호가 신경근접합부에 도달하게 되면, 아세틸콜린이 신경세포에서 방출되어 확산을 통해 접합부를 가로질러 근육세포에 도착한다. 아세틸콜린이 근육세포막에 결합하면, 근육세포는 이 자극을 **근섬유막(sarcolemma)**이라는 근육세포막에 전달한다. 근섬유막은 **T 소관(T tubule)**으로 연장되어 세포를 관통해 **근소포체(sarcoplasmic reticulum**; 일반 소포체의 변형된 모습)에 닿아 있으며, 이 속에 칼슘이온이 저장되어 있다(그림 6.24).

전기적 자극이 도착하면 칼슘 이온을 세포내부로 방출하게 되며, 이 칼슘들이 근원섬유와 만나 수축이 시작된다. 결과적으로 신경에 의한 활성화는 수축 단백질 근처의 칼슘 농도를 높이게 된다. 칼슘이 결여되면 수축이 일어날 수 없다. 마찬가지로, 근육세포가 신경세포의 자극을 받을 수 없을 때도 수축이 정지된다.

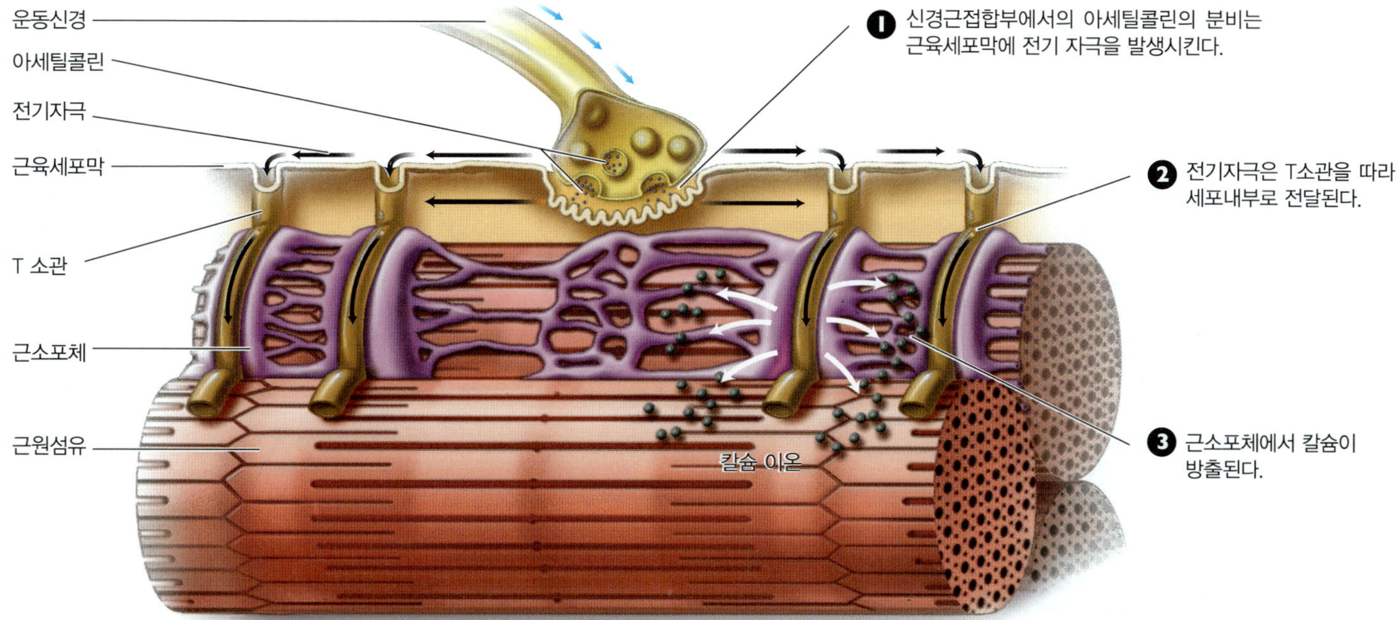

그림 6.24 **신경에 의한 근육의 활성화.** 신경에 의한 활성화로 칼슘이 방출된다.

칼슘은 액틴섬유와 연관되어 있는 다른 두 가지 단백질의 역할을 통해 수축을 시작하게 한다(그림 6.25). **트로포미오신(tropomyosin)** 사슬은 액틴섬유의 둘레를 감싸고 **트로포닌(troponin)**은 트로포미오신에 부착되어 있다. 근소포체에서 방출된 칼슘은 트로포닌과 결합한다. 이 결합이 트로포닌의 모양을 바꾼다. 이 모양 변화가 트로포닌 밑에 있는 트로포미오신 사슬에 전달되어 트로포미오신 사슬의 위치변화를 유발한다. 위치변화는 미오신결합 부위를 노출시키게 된다.

근절의 실제적인 수축은 아래 설명된 일련의 단계를 거쳐 일어난다.

활주필라멘트가 근절을 짧게 만든다 근절이 짧아지는 것(수축)은 근절내부에서 미끌어짐과 당겨짐의 조화로운 동작을 포함한다(그림 6.26). 액틴 필라멘트들은 근절의 끝부위 Z반에 부착되어 있다. 이들은 Z반에 부착되어 있지 않은 채 고정되어 있는 미오신 분자들과 평행하게 겹쳐 있다. 수축이 일어나는 동안 액틴 필라멘트는 고정된 미오신 필라멘트 쪽으로 미끄러져 들어가고, 근절의 끝부분을 그들이 미끌어져 가는 것과 동시에 서로 당겨지게 된다. 미오신 분자의 머리가 액틴 분자의 결합부위와 결합되어 중심부를 향해 액틴을 끌어당기게 되면 근절의 양쪽 끝은 가운데 쪽으로 움직이게 된다. 근절의 수축은 손을 번갈아 가면서 줄을 잡아당기는 모습과 흡사하다. 고정된 손(미오신)이 미끌어지는 줄(액틴)을 잡아당겨서 놓게 된다.

활주필라멘트 모델(sliding-filament model) 혹은 기작이 근절의 단계적 수축을 설명해준다. 첫째, 고에너지 화합물인 ATP가 미오신 머리에 결합하면, 미오신 머리는 액틴 필라멘트의 결합부위에서 떨어지게 된다. 둘째, ATP의 분해로 만들어진 에너지는 미오신 머리의 모양 변화를 유도하여 젖혀지게 되고, 이는 마치 미오신 머리를 뒤로 당겨 액틴 필라멘트와 미오신 분자 사이에 교차결합을 만드는 것 같다. 셋째, 미오신 머리는 액틴의 다른 결합부위에 달라붙어 짧고 강한 힘으로 잡아당긴다. 그 후 미오신은 액틴을 놓아주고 멀리 있는 결합부위에 다시 붙는다. 결과적으로, 이 과정으로 Z반이 서로 가까워지게 되며, 근절이 짧아진다.

유전자 및 항상성(146쪽)에서 소개하고 있는 근육퇴행위축병은 근육세포가 강한 수축에 위해 파괴될 때 발병한다.

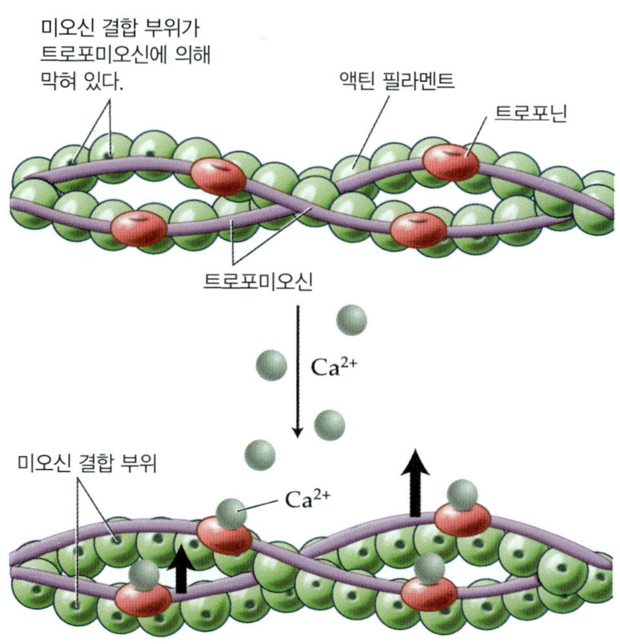

그림 6.25 **칼슘이 트로포닌에 결합한다.** 칼슘이 트로포닌에 결합하여 트로포미오신이 움직인다. 이 움직임으로 다음 단계의 근육수축에 필요한 액틴의 미오신 결합 부위가 노출된다.

사춘기에 고환에서 분비되는 테스토스테론은 근육세포의 크기를 증가시킨다. 근육섬유들은 세포질에 테스토스테론 수용체를 가지고 있다. 테스토스테론은 부분적으로 질소 영양분을 세포가 많이 보유하게 함으로써 좀더 많은 근육 단백질을 만드는데 사

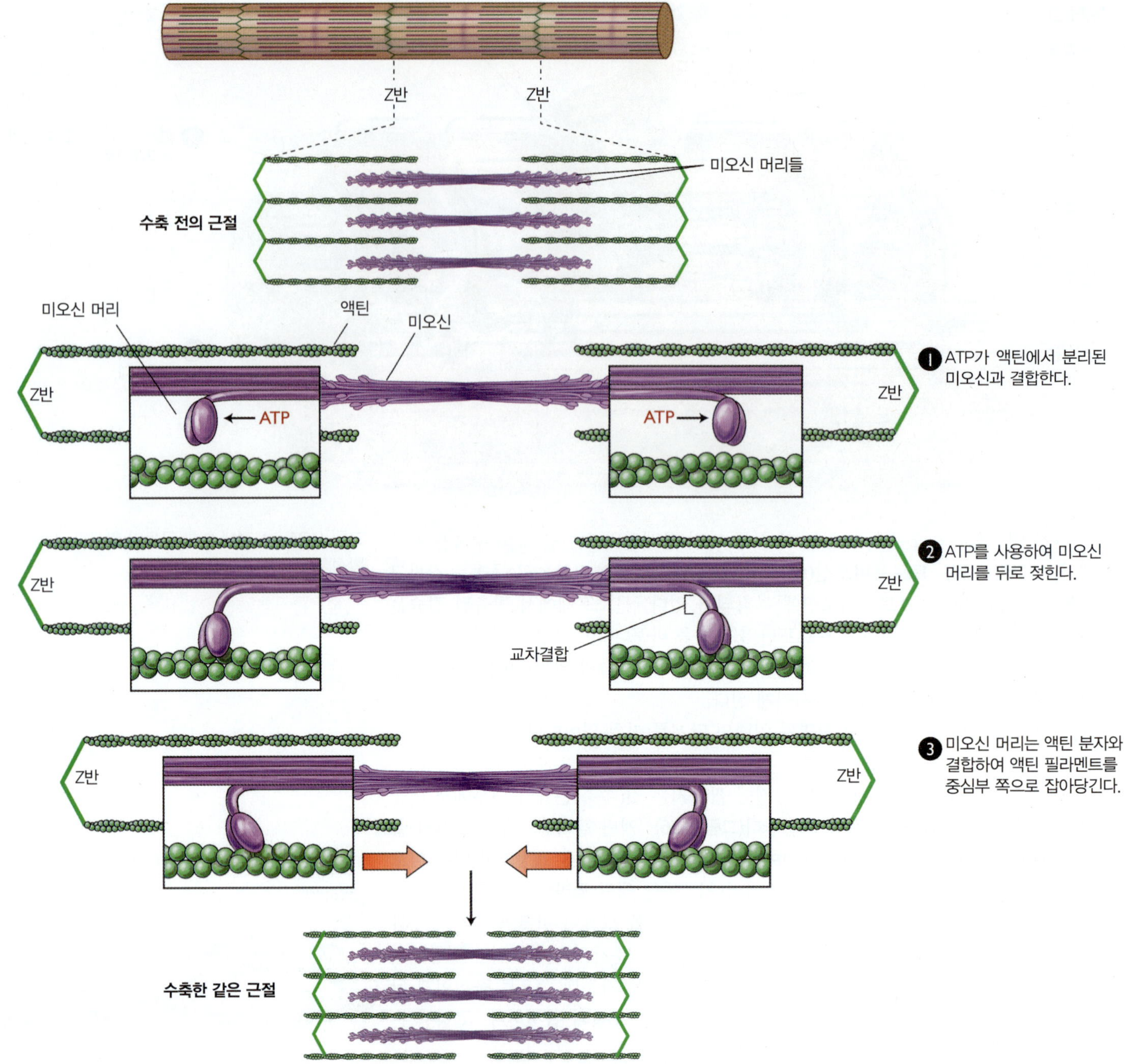

그림 6.26 근수축. 근원섬유의 근절은 Z반에 붙어있는 액틴 분자와 미오신 분자로 구성되어 있다(제1단계). ATP를 에너지원으로 사용하여 미오신 머리는 액틴과 결합하고 가운데 방향으로 잡아당긴다(제2단계). 잡아당김이 근절의 양쪽 끝에서 일어나기 때문에 근절은 짧아지고 근육세포는 수축하게 되어 근육의 움직임을 만들게 된다(제3단계).

용하게 하여, 결과적으로 세포의 크기가 커지게 한다. 이로 인해 남성이 여성보다 더 많은 근육량을 갖게 된다. 미식축구와 같이 폭발적인 힘을 요구하는 운동경기에서는 남성이 이점을 가지고 있지만, 야구와 같이 빠른 판단력과 손과 눈의 조화를 더 많이 요구하는 운동경기에서는 성별에 따른 운동능력의 차이가 적어진다.

근수축에 필요한 에너지 공급

신체를 움직이는 매 순간마다 근육의 사용이 필요하고, 그때마다 에너지가 요구된다. 골격근에 에너지를 지속적으로 공급하는 것은 다른 조직에 에너지를 공급하는 것보다 조금 더 복잡하다. 휴식기의 근육세포는 단지 몇 초간의 활동에 필요한 ATP만 가지고 있다. 이 몇 초 후에는 다른 기작들이 요구된다.

3장에서 여러분은 세포 호흡과정에서 ATP가 생산되는 것을 공부하였다. 그러나

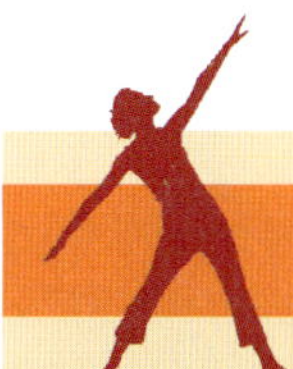

쉬어가기 6.2

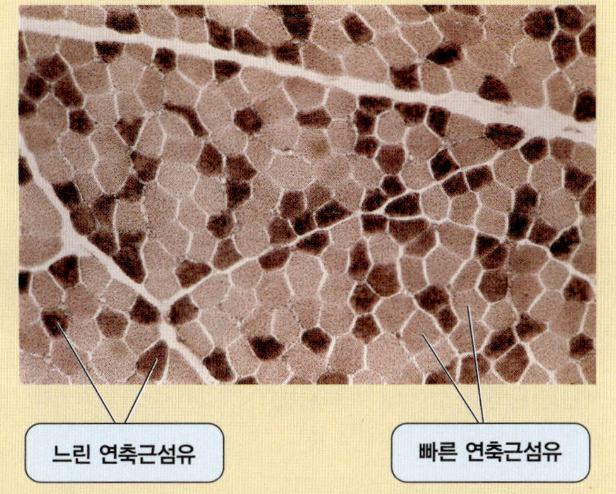

골격근은 수축 시에 얼마나 빨리 ATP를 사용하는가를 기준으로 다르게 구분될 수 있다. 느린 연축근섬유(slow twitch fiber)는 ATP를 분해하여 조금 느린 수축을 발생시키는 반면, 빠른 연축근섬유(fast-twitch fiber)는 ATP를 분해하여 좀더 빠른 수축을 만들어 낸다.

느린 연축근섬유들은 많은 수의 미토콘드리아를 가지고 있으며 혈관이 잘 발달되어 있다. 그들은 미오글로빈에 산소도 저장하고 있다. 미오글로빈과 많은 혈관들이 이들 섬유의 색깔을 붉게 만들어 종종 "적색 근육"으로 불린다. 이들 근육세포는 산소를 저장하고 있기 때문에, 혈액으로부터 산소를 공급받을 필요가 줄어들어 지구력이 증강된다.

빠른 연축근섬유는 미토콘드리아의 수와 혈관의 수가 적어 종종 "백색근육"으로 불린다. 빠른 연축근섬유에 의한 수축은 빠르고 강한 반면 지속될 수 없다. 빠른 연축근섬유는 단거리달리기와 같은 짧고 강한 활동력을 요구하는데 많이 사용된다.

여러분은 각기 다른 운동경기를 잘하는 여러 선수들은 종목에 따라 그들의 느린 연축근섬유와 빠른 연축근섬유의 함유량이 다를 것이라고 생각하는가? 예를 들어 세계적 수준의 마라토너들은 일반적으로 빠른 연축근섬유와 느린 연축근섬유 중에 어느 근육이 다리에 많은가? 세계적 수준의 역도선수들은 어떠한가?

이런 방법에 의한 ATP의 생산으로는 활동 중인 근육이 요구하는 ATP를 충족할 수가 없다. 세포호흡에 의한 ATP 생산을 보충하기 위해 근육세포는 **크레아틴인산(creatine phosphate)**이라는 화합물에서 ATP를 합성하는 기작을 개발했는데, 이 물질은 고에너지 인산기를 가지고 있다(그림 6.27a). 이 인산기는 ADP에 전달되어 ATP를 생산한다. 휴식기의 근육에는 ATP보다는 훨씬 많은 크레아틴인산을 함유하고 있기 때문에, 이 과정은 빠르고 힘든 운동과정에서 ATP를 생산하기 위해 사용된다. 게다가, 이 반

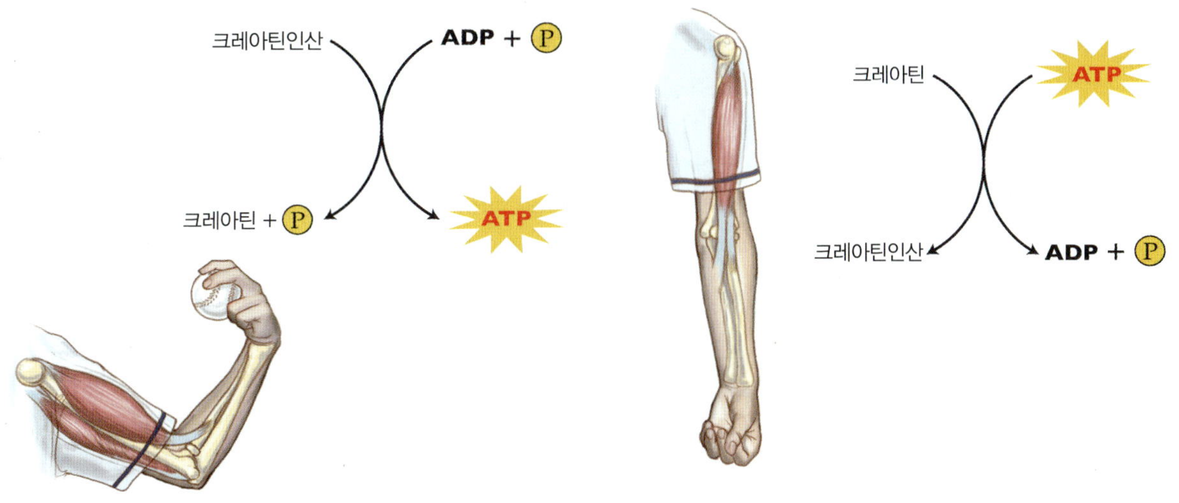

그림 6.27 **근수축에는 에너지가 필요하다.** (a) 가지고 있던 ATP를 다 소진하고 나면, 근육세포는 저장된 크레아틴인산을 분해해 ADP를 인산화시켜 ATP를 만든다. (b) 휴식기의 근육은 크레아틴인산을 합성하고 다음에 사용할 때까지 저장한다. (주의: 동그라미 안의 P는 그림 3.3과 마찬가지로 인산기를 의미한다.)

유전자 및 항상성

근육퇴행위축병

근육퇴행위축병(MD)은 근육이 파괴되어 가는 진행성 질병이다. 진행성 질병이라는 것은 증상이 점차로 심해지는 병을 말한다. 시간이 지날수록 MD에 걸린 사람은 힘이 없어지고, 균형을 잡는데 문제가 생기게 된다.

디스트로핀(dystrophin)이라는 하나의 유전자에 생긴 돌연변이가 여러 MD병의 원인이다. 정상에서는 이 유전자는 디스트로핀이라는 단백질을 암호화 하는데, 이 단백질은 골격근에서 흔하게 발견된다. 이 단백질은 근육세포들이 세포를 안정화 시키는 세포외 기질에 부착하도록 도와준다.

이 유전자의 대립형질 혹은 변형된 유전자들은 근육세포를 안정화 시킬 수 없는 돌연변이 단백질을 생산한다. 근육세포는 정상적인 수축과 이완과정을 통해 서서히 붕괴되어 근육은 사라지고 근육섬유는 상처조직으로 대체된다. 유전자의 다른 부위에서 돌연변이가 발생하면 부착과 안정화를 저해하거나 촉진시킬 수 있는 단백질이 생산된다. 이런 이유로 근육퇴행위축병에 걸린 두 사람의 증상은 그 심각성이 다를 수 있다. 예를 들어 어떤 사람들에서는 이 질병의 증상이 견딜만하게 느리게 진행된다. 다른 사람들에게서는 근육이 못쓰게 되어 휠체어에 앉게 된다.

여러분은 이런 상황이 여성보다 남성에서 더 흔한 것을 알 수도 있다. 이 이유는 디스트로핀 단백질을 암호화하는 유전자가 X 염색체에 있기 때문이다. 여성은 2개의 X 염색체를 온몸에 존재하는 세포들이 가지고 있어 정상 대립형질을 가질 수 있는 기회를 2배 가지게 된다. 남성은 X와 Y 하나씩을 가지기 때문에 정상유전자를 받을 기회가 한 번밖에 없다.

응은 필라멘트의 활주 중에 일어 나는 이유로 생산된 ATP는 즉시 사용되어 수축을 가속화시킨다. 세포 호흡과 더불어 일어나는 크레아틴인산의 가수분해는 산소가 충분하게 공급되는 한 세포에 지속적으로 ATP를 공급할 수 있다. 따라서 축적된 크레아틴은 혈구세포에 의해 좀 더 많은 산소가 공급되는, 몇 초 동안만 세포를 지탱할 수 있다. 만약 산소공급이 줄어들게 되면, 발효과정(3 장)이 우세해진다. 근육이 휴식기에 접어들면, 크레아틴인산은 세포 호흡과정을 통해 ATP의 안정적인 공급원으로 재생산된다(그림 6.27b).

고도로 훈련된 남성 혹은 여성은 훈련 받지 않은 사람들에 비해 많은 수의 미토콘드리아가 근육세포에 존재한다. 미토콘드리아가 많을수록 더 많은 ATP가 만들어지게 되고, 따라서 근육에 에너지를 공급하기 위해 크레아틴인산과 발효과정에 덜 의존적이게 된다.

근육수축 기작이 남성과 여성에서 같을지라도, 테스토스테론 때문에 남성이 여성보다 많은 근육량을 가지고 있다. 더군다나, 남성과 여성이 비슷한 양의 근육을 가지고 있다 하더라도, 여성의 경우 피하지방층이 남성보다 더 두꺼워 남성이 더 근육질로 보이게 된다.

6.3 피부계(외피계)

피부와 부속기관으로 구성되는 **피부계(외피계, integumentary system)**는 신체를 유해한 병원균과 화학물질 그리고 자외선의 침입으로부터 보호한다. 피부계통은 신체에서 수분의 손실을 방지하고 체온 조절을 돕는다.

피부는 제일 바깥쪽 층인 표피와 안쪽 층인 피부(진피)로 나뉜다. 많은 종류의 샘들은 이들 지역들이 자라나서 생성된다. 피하층 혹은 하피는 피부와 피부아래 존재하는 근육 혹은 뼈 사이에서 발견된다(그림 6.28).

표피

제일 얇은 층인 **표피(epidermis)**는 바깥쪽이며 혈관이 없고 여러 층으로 쌓인 편평한 상피세포들로 구성된다. 표피는 여러 얇고 단단한 세포층으로 구성된다. 바깥쪽의 25~30층은 죽은 세포들이다. 이 층 아래에 있는 살아 있는 세포들은 연속적인 분열을

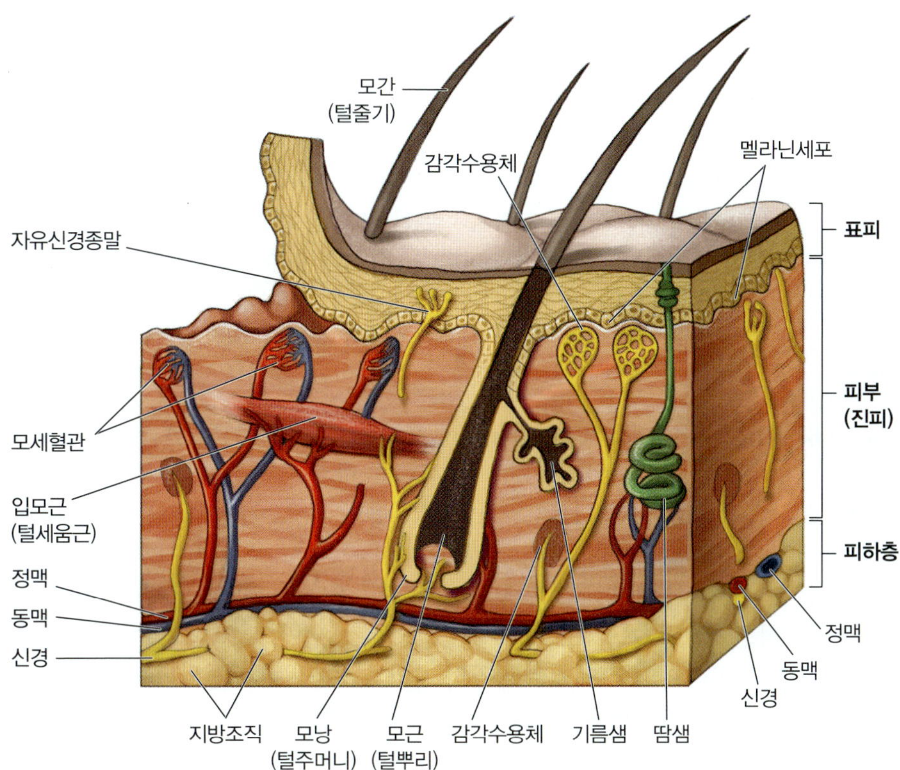

그림 6.28 피부의 해부학적 구조. 표피와 피부(진피)가 피부를 구성한다. 피하층은 하피이다.

통해 새로운 세포층을 만들어 표면으로 밀어 올린다. 이동 중인 세포가 혈관에서 멀어지면, 그들은 납작해지면서 퇴행하기 시작한다. 이들 세포는 방수단백질인 **케라틴**을 생산한다. **멜라닌세포(melanocyte)**로 불리는 특수한 세포는 멜라닌색소를 생산해 자외선을 흡수하게 되며 사람들의 각기 다른 피부색을 만든다.

피부(진피)

표피 아래에 위치한 **피부(진피, dermis)**는 조밀섬유성 결합조직으로 구성된다. 진피에는 콜라겐과 탄력소가 풍부하며 피부에 영양분을 공급하는 혈관이 존재한다. 진피에는 땀샘, 모낭, 그리고 특수하게 분화되어 촉각, 통각, 압각, 온각을 받아들이는 감각수용기들이 존재한다.

피부의 부속 구조물

손/발톱, 털, 기름샘과 땀샘들은 피부가 자라 들어가서 형성한 부속구조물들이다.

손/발톱 **손/발톱(nail)**은 손가락과 발가락의 거의 끝부분 있는 피부가 주머니처럼 접힌 부분에서 발달한다. 손/발톱은 아래쪽 상피세포가 하얗고 반달모양인 부위에서부터 자란다.

이들 세포는 케라틴을 생산하며, 케라틴은 손/발톱 바닥 너머로 자라나간다. 위허물은 손/발톱 뿌리를 덮고 있는 피부가 접힌 부위이다.

털 **털(hair)**은 포유류에서만 만들어지는데 진피에서 원통형의 자루를 만들면서 시작되어 표피를 관통한다. 털은 모낭을 구성하고 있는 상피세포들이 분열에 의해 새로운 세포를 만들게 되면 길이가 늘어난다. 손톱과 마찬가지로 털도 뿌리에서 멀어지면 케라틴을 만들어 낸다. 진피에 있는 **입모근**(털세움근)의 수축은 털을 들어올리게 되는데 우리가 추울 때 닭살을 만들게 된다.

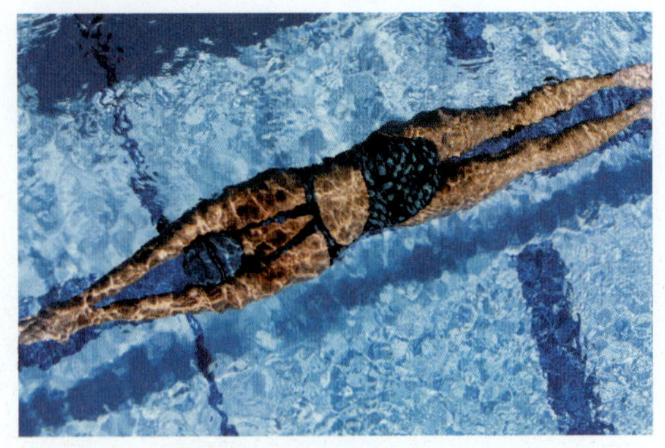

그림 6.29 유선형 자세의 수영선수. 체지방은 여성의 몸을 좀 더 매끈하게 하면서 큰 부력을 제공한다.

피지샘 **피지샘(sebaceous gland)**은 털을 둘러싸고 있는 상피세포들로부터 자라나 기름을 만들어 내는 샘이다. 이들 샘으로부터 만들어지는 기름성 분비물은 털과 피부를 부드럽게 해준다.

땀샘 **땀샘(sweat gland)**은 피부 전역에서 관찰된다. 땀샘은 체온조절을 돕는데, 그 이유는 땀이 체온을 흡수해 증발되면서 사라지기 때문이다. 포유류에서만 특이적으로 나타나는 젖샘은 땀샘이 특수하게 변형된 모습이다. 피부 아래이면서 근육과 뼈들보다는 위쪽에 피부를 지지하면서 근육과 뼈들을 피부와 연결시켜주는 하나의 층이 더 존재한다.

피하층

피하층(subcutaneous layer) 혹은 **하피(hypodermis)**는 성긴결합조직과 지방조직으로 구성되어 있다. 이 층은 실제적인 피부는 아니고 피부의 아랫부분에 해당한다. 여성이 남성보다 많은 지방조직을 가지고 있기 때문에 이 층은 여성이 남성보다 더 두꺼우며 여성의 몸과 근육을 좀 더 부드럽게 보이게 하는 경향이 있다.

절대적인 지방량의 차이 외에도, 남성과 여성에는 지방이 쌓이는 부위가 차이가 난다. 사춘기에 젊은 여성은 지방을 그들의 몸통, 복부, 엉덩이, 넓적다리, 둔부 등에 축적하기 시작한다. 이러한 몸의 지방은 골격의 차이와 더불어 여성들의 신체를 굴곡 있게 만든다. 남성들은 대개 대부분의 지방을 복부에 저장한다.

몇몇 증거들을 통해 여성들이 남성과는 다른 지방 대사를 하고 있을 것으로 추측된다. 여성들이 남성들보다 에너지를 생산하는데 많은 지방을 사용하는데, 남성들은 축적해둔 당분을 빨리 사용하는 경향이 있다. 여성에게 나타나는 이러한 지방 의존성은 당대사를 천천히 떨어뜨리는 효과를 가지며, 이는 장시간의 운동에서 더 많은 당분을 활용할 수 있음을 의미한다. 이 차이점은 인내력을 필요로 하는 일에 대단한 참을성을 가진 여성이 나타나도록 할 것이다. 사실, 여성들이 근육의 차이에도 불구하고 초장거리 마라톤 경주와 같이 인내력이 요구되는 경기에서 남성처럼 우수하는 일이 종종 발생한다.

여성들의 지구력을 증가시켜주는 여유분의 체지방은 장거리 수영 경기에서 물리적인 장점이 될 수 있다. 지방은 부력을 증가시키고 여성들이 적은 노력으로 최대한의 에너지를 절약할 수 있는 유선형의 몸을 가질 수 있도록 해준다(그림 6.29). 게다가, 체지방은 열 손실을 막을 수 있는 절연체의 기능을 증가시킴과 동시에 지구력이 요구되는 경기에서 ATP로 전환될 수 있는 에너지를 저장한다.

성별의 차이가 실제로 의미하는 것은 무엇인가?

남성과 여성 사이의 평균적인 차이는 우리들에게 운동경기력에 대한 조그마한 설명을 해줄 수 있지만, 그것들이 결코 전체가 아니다.

운동경기력과 성별에 관한 전체 이야기를 이해하기 위해서, 우리의 문화가 운동능력의 평균적인 차이를 어떻게 강화시켰는가에 대한 평가를 반드시 해야 한다. 강한 문화적 압박이 종종 운동선수의 연습량과 종목을 결정하고 동시에 운동을 하는 동안 받을 수 있는 지원의 양도 결정한다.

1980년대에 자란 일라 보더스가 10살 때 처음으로 야구를 하고 싶어 했을 때 그녀는 초등부 야구경기에 선수 등록을 할 수 없었다. 그녀가 야구장학금을 받는 최초의 여성이면서 팀에서 유일한 여성선수로서 활약하던 대학에서, 그녀는 상대팀 선수들에게는 물론 자신의 팀 선수들에게도 비웃음을 받았다. CBS 방송국의 60분(*60 Minutes*)을 진행하던 마이크 웰리스(Mike Wallace)와의 텔레비전 인터뷰에서 보더스는 그녀의 팀 동료가 자신의 등 뒤에서 자신을 향해 어떻게 공을 던졌으며, 상대팀의 선수가 그녀를 향해 어떤 음란스런 욕설을 지껄였는지 말하였다.

물리적인 신체 활동은 성별의 구분 없이 모두의 건강에 중요하다. 여러 연구들을 통해 정기적인 운동을 경험한 남녀 어린이들 모두에게서 고등학교 중퇴율과 흡연율, 혹은 음주율이 낮게 나타난다고 보고하고 있다.

어려서 운동을 경험한 아이가 어른이 되어서도 운동을 경험하지 않은 아이보다 지속적으로 운동을 하는 경우가 많다. 대부분의 성인들이 운동 권장량을 채우지 못하는 나라에서는 모든 사람들에게 좀 더 많은 운동을 하도록 권유하는 것이 바람직하다. 좋은 운동 습관이 어른들한테 유지되면 심장병, 비만, 당뇨, 그리고 여러 가지 암에 대한 위험요소가 감소한다. 콜레스테롤이 낮아지는 것은 물론이고, 여러 연구에서 운동은 불안증과 우울증을 감소시킬 수 있다고 한다. 힘, 속도, 균형, 지구력의 차이로 나타나는 성별의 차이는 유희적 운동활동에서는 의미가 없다. 대부분의 운동에서 실제적인 문제는 그들이 즐길 수 있는 활동을 찾아내는 것이고, 그럼으로 인해 가능한 오랫동안 건강을 유지하는 것이다.

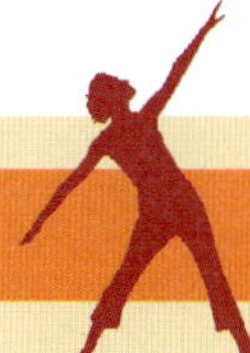

쉬어가기 6.3

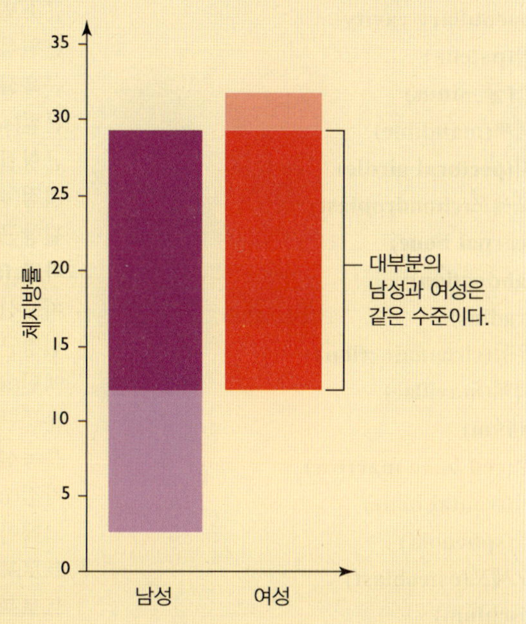

운동경기력에 영향을 주는 특성들에 대한 남녀 평균값의 차이는 이 특성들이 넓은 범위에 걸쳐 형성되어 있으며, 이들이 나타내는 범위는 많은 부분에서 서로 겹쳐진다는 사실을 감춰버린다. 체지방의 예를 생각해보자: 건강한 여성의 평균 체지방은 몸무게의 22%이고 남성의 경우 14%이다. 이는 아주 큰 차이처럼 보이지만 대부분의 남성과 여성은 같은 범위에 들어있다(그림 참조). 건강한 여성은 12~ 32%의 범위를, 남성은 3~29%의 범위를 가진다. 대부분의 남성과 여성의 체지방률은 12~29% 범위이다.

체지방률을 가지고 사람의 성별을 결정하는 것이 가능한가? 만약 여러분이 어떤 사람의 체지방률을 18%라고 알고 있다면, 그 사람을 남성 혹은 여성이라고 말할 수 있겠는가? 마찬가지로, 여러분은 어떤 사람의 체지방률을 그 사람의 성별을 토대로 예측할 수 있겠는가? 막대그래프를 다시 보자. 정상 여성의 체지방률의 범위가 최저에서 최상까지 20%의 차이를 보여준다. 남성의 경우 그 차이는 26%이다. 남성과 여성의 평균적인 차이는 겨우 6%이다. 이런 평균의 차가 우리들에게 그룹 안의 차이점과 그룹 간의 차이점 중에서 무엇을 얘기해 주는 것인가?

6장 복습

기억해야 할 어원

다음 어원은 주로 라틴어와 그리스어에서 온 것이며 용어를 해독하는 데 도움이 될 것이다.

-blast는 초기형성과 무엇인가 만들어지는 장소를 뜻한다.
-clast는 그리스어에서 유래하였는데 멈추거나 부수는 것을 뜻한다.
derm은 피부라는 그리스어에서 유래하였다(라틴어 어원은 **cut-** 혹은 **cutan-**이다).
melan-과 **melano-**는 검은색을 의미한다.
my- 혹은 **myo-** 는 근육을 뜻한다.
-oma가 마지막에 붙으면 부어 있는 것, 특정 질병, 혹은 종양을 가리킨다.
osteo-는 뼈와 관련된다(라틴어 어원은 **os-** 혹은 **ossi-**이다).
pector-는 가슴과 관계된다.
sarc- 혹은 **sarco-**는 몸을 뜻한다.
sub-는 라틴어로 아래를 의미한다(그리스어에서는 **hypo-**가 아래다).
-ule은 끝이 붙어 미세관과 같이 작은 무엇인가를 의미한다.

핵심 용어

6.1 골격계

견갑골(scapula)
경골(tibia)
경첩관절(hinge joint)
골간(diaphysis)
골막(periosteum)
골반띠(pelvic girdle)
골세포(osteocyte)
골소강(lacunae)
관골(zygomatic bone)
관골구(acetabulum)
관절와(glenoid cavity)
구와관절(ball-and-socket joint)
굽힘(flexion)
내전(adduction)
늑골(rib)
대퇴골(femur)
두개(cranium)
두개골(skull)
두정골(parietal bone)
발목뼈(tarsal)
부갑상샘호르몬(parathyroid hormone, PTH)
부속지골격(appendicular skeleton)
비골(fibula)
비골(nasal bone)
뼈끝(epiphysis)
뼈끝판(epiphyseal plate)
사골(ethmoid bone)
상완골(humerus)
설골(hyoid bone)
성장판(growth plate)
쇄골(clavicle)
수강(medullary cavity)
슬개골(patella)
시누스(굴, sinus)
아래턱뼈(mandible)
어깨띠(pectoral girdle)
연골모세포(chondroblast)
완골(carpal bone)
외전(abduction)
요골(radius)
원전운동(circumduction)
작은턱뼈(maxillae)
장골(ilium)
적골수(red bone marrow)
전두골(frontal bone)
접형골(sphenoid)
조골모세포(osteoblast)
좌골(ischium)
중수골(metacarpal)
중축 골격(axial skeleton)
지골(phalange)
척골(metatarsal)
척골(ulna)
척주(vertebral column)
척추(vertebrae)
추간원판(intervertebral disk)
측두골(temporal bone)
치골(pubis)
치밀골(compact bone)
칼시토닌(calcitonin)
파골세포(osteoclast)
폄(extension)
해면골(spongy bone)
활막관절(synovial joint)
활차관절(pivot joint)
황색 골수(yellow bone marrow)
회전운동(rotation)
후두골(occipital bone)
흉골(sternum)
흉곽(rib cage)

6.2 근육계

T 소관(T tubule)
Z반(Z disc)
근막(fascia)
근섬유막(sarcolemma)
근소포체(sarcoplasmic reticulum)
근원섬유(myofibril)
근육섬유(muscle fiber)
근절(sarcomere)
근형질(sarcoplasm)
기점(origin)140
길항근 짝(antagonistic muscle pair)
다발(fascicle)
미오신(myosin)
신경근접합부(neuromuscular junction)
액틴(actin)
운동단위(motor unit)
운동신경(motor neuron)
착점(insertion)
크레아틴인산(creatine phosphate)
트로포닌(troponin)
트로포미오신(tropomyosin)
활주필라멘트 모델(sliding-filament model)

6.3 피부계(외피계)

땀샘(sweat gland)
멜라닌세포(melanocyte)
손/발톱(nail)
털(hair)
피부(진피, dermis)
피부계(외피계, integumentary system)
표피(epidermis)
피지샘(sebaceous gland)
피하층(subcutaneous layer)
하피(hypodermis)

요약

6.1 골격계

- 골격계는 지지작용과 보호작용을 하고 운동을 가능하게 하며, 무기물과 지방을 축적한다. 일부 뼈에서는 혈액세포를 생산한다(128쪽).
- 단단해진 무기염 성분이 뼈의 강도를 유지하며, 필요할 때 혈액으로 방출된다. 무생물인 무기물과 더불어 뼈에는 살아 있는 세포, 신경, 혈관들이 포함되어 있다(128쪽; 그림 6.1).

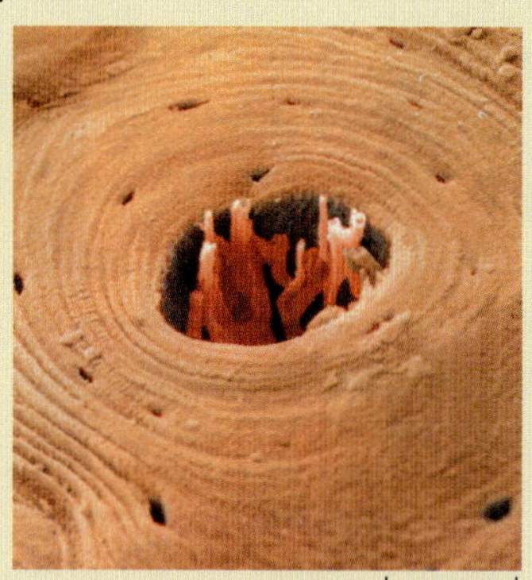

- 치밀골의 바깥쪽 껍질은 원기둥 형태의 골단위로 구성된다. 골세포는 골단위의 중심관을 둘러싸고 있는 골소강에 들어 있다. 뼈의 골간 혹은 기둥은 치밀골이다. 해면골은 구멍이 뚫려 있는 벌집 모양으로 편평골의 내부와 장골의 뼈끝에서 발견된다. 장골의 뼈끝은 해면골로 되어 있다. 뼈를 둘러싸고 있는 골막에는 혈관과 신경이 풍부하다(129~130쪽).
- 태생기 시절의 연골성 뼈가 녹아서 뼈세포로 대체되면 뼈가 발생한다. 조골세포는 뼈를 강하게 하는 콜라겐 섬유를 분비하고 수산화인회석의 생산을 촉진한다. 뼈의 성장은 뼈끝판의 바깥쪽에서 일어난다(130~131쪽).
- 뼈들은 평생 동안 수선된다. 항상성 순환의 일환으로, 파골세포는 뼈에서 칼슘을 녹여 혈액의 칼슘 농도를 높이고 조골세포는 다시 뼈를 만든다. 이들 세포는 부러진 뼈를 재생하는 데 도움을 준다(131~132쪽).
- 사람 골격의 206개의 뼈들은 중축 골격과 부속지골격으로 나누어진다. 중축 골격은 몸통을 지지하는데 두개골, 설골, 척주, 늑골, 흉골로 구성된다. 부속지골격은 골반띠, 어깨띠와 팔, 다리들의 뼈들로 구성된다(134~138쪽).
- 관절은 뼈들이 만나는 곳이다. 다른 종류의 관절들은 각기 다른 움직임을 만든다. 활막관절은 자유롭게 움직일 수 있으며 여러 가지 움직임을 만든다(138~139쪽).

6.2 근육계

- 평활근, 심장근, 골격근의 3가지 근육종류가 있다. 골격 근육세포는 원기둥 모양으로 줄무늬가 있으며 여러 개의 핵을 가진다. 골격에 부착하여 골격 근육을 형성한다. 골격근은 수의적이며 신경계에 의해 수축이 조절된다(140쪽).
- 많은 근육의 움직임은 길항근 짝을 이루는 근육들의 활동에 의해 조절된다. 길항근 짝을 이루는 각 근육은 반대 효과를 보인다(140쪽).
- 모든 골격근은 근섬유 혹은 다발로 구성되며 힘줄로 뼈에 붙어 있다(140~142쪽).
- 근섬유는 평행한 근원섬유들의 다발이다. 근원섬유들은 근절들의 나란한 집합체이며, 근절은 근수축 단위이다(142쪽; 그림 6.23).

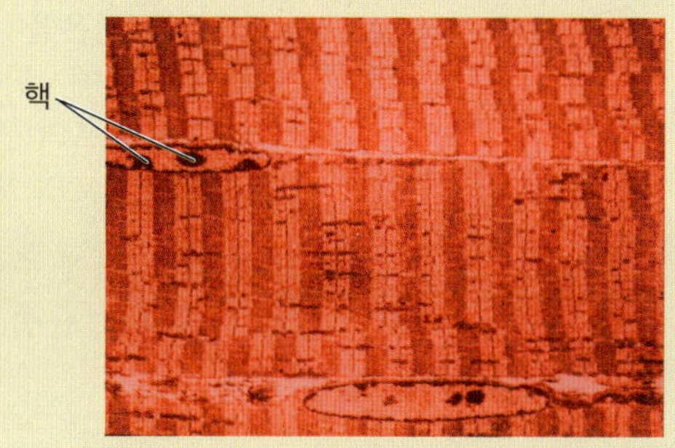

- 근섬유막은 근육섬유의 원형질막이며 근소포체는 근육세포의 소포체이다. 근섬유막은 T소관을 형성하고 세포를 관통하여 칼슘의 저장소인 근소포체의 일부에 접촉한다. 칼슘은 트로포닌과 트로포미오신에 변화를 유발하여 근수축을 촉발시키는 역할을 한다(142~143쪽).
- 근절은 액틴과 미오신으로 구성된다. 액틴 필라멘트는 근절의 끝에 붙어 있으며 미오신 머리의 움직임으로 인해 근절의 중간부위로 끌려들어온다. 이들 미오신 머리는 액틴 필라멘트에 부착되어 근절의 중심으로 액틴을 끌어당긴다. 그 후 액틴을 떨어뜨리고 멀리 있는 다른 부위에 다시 부착한다(143~144쪽).

6.3 피부계(외피계)

- 피부는 마찰, 세균, 자외선과 탈수를 막는 장벽의 기능을 한다. 또한 체온을 조절하는데 도움을 준다(146쪽).
- 피부는 바깥쪽의 표피와 아래쪽의 진피(피부)로 구성된다. 대부분의 표피세포들은 케라틴을 분비하여 표면에 쌓게 되는데, 이는 단단한 바깥층을 형성한다. 진피에 있는 멜라닌세포는 피부의 색을 결정하는 색소를 생산한다. 진피는 표피에서 유래한 샘들과 모낭, 신경, 혈관, 여러 가지 감각 수용체들을 포함하고 있는 조밀섬유성 결합조직층이다. 진피 밑에는 지방조직을 포함한 피하층이 존재한다(146~148쪽; 그림 6.28).

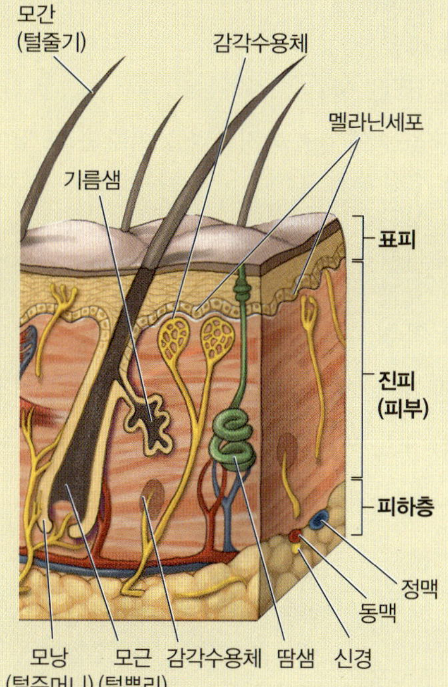

기본 학습 문제

1. 해면골은 ______________ 있다.
   a. 골막에
   b. 골소강에
   c. 뼈의 끝부분에
   d. 골간에

2. 팔다리의 뼈들은 ______________ 의 일부이다.
   a. 부속지골격
   b. 중축 골격
   c. 해면골
   d. 치밀골

3. 조골세포는 ______________.
   a. 골수에서 발견된다
   b. 뼈의 축적을 조절한다
   c. 뼈의 재흡수를 조절한다
   d. 칼슘농도가 낮을 때 활성도가 높다

4. 다음 두개골의 뼈 중에서 움직일 수 있는 뼈는?
   a. 전두골
   b. 아래턱
   c. 작은턱
   d. 측두골
   e. 후두골

5. 다음 중 뼈의 모양을 구분하는 기준이 아닌 것은?
   a. 굽었다
   b. 짧다
   c. 편평하다
   d. 둥글다
   e. 길다

6. 다음 중에서 부속지골격을 이루는 뼈가 아닌 것은?
   a. 견갑골
   b. 상완골
   c. 쇄골
   d. 요골
   e. 척추

7. **참 또는 거짓?** 뼈는 무기질과 지방을 저장한다.

8. **참 또는 거짓?** 지골은 손가락과 발가락 뼈 모두를 가리킨다.

9. 각 뼈들과 위치를 연결하시오.

________ 쇄골	a. 어깨띠
________ 전두골	b. 앞이마
________ 관골	c. 광대뼈
________ 상완골	d. 옷깃뼈
________ 견갑골	e. 위팔뼈

10. 열거된 뼈들의 특징과 이 특징이 나타나는 뼈 혹은 뼈그룹을 연결하시오.

_____ 대퇴골	a. 주두
_____ 견갑골	b. 관골구
_____ 척골	c. 대전자
_____ 늑골	d. 갈비뼈연골
_____ 골반띠	e. 관절와

11. 팔과 다리의 길항근 짝을 이루는 근육들은 ______________.
    a. 건강한 근육이 상처 입은 근육을 보충해준다
    b. 근육들이 반대방향의 움직임을 만들도록 해준다
    c. 관절의 다른 유형의 회전을 만들어준다
    d. 근원섬유가 다른 자극들에 반응하게 해준다

12. 근육이 수축되는 동안, ______________.
    a. 액틴의 머리가 근절을 가까이 당긴다
    b. 미오신이 액틴에 부착해서 근절의 중심부로 잡아당긴다
    c. 테스토스테론의 작용으로 근원섬유가 오그라든다
    d. 테스토스테론의 작용으로 근섬유가 수축한다

13. 근육수축에 대한 다음 설명 중 옳은 것은?
    a. 액틴섬유는 고정되어 있고 미오신 머리가 움직인다.
    b. Z반이 근절의 중심부로 당겨진다.
    c. 이 과정으로 액틴이 없어진다.
    d. 움직임을 위해서 ATP는 필요하지 않다.

14. 근육섬유는 ______________.
    a. 단일 세포다
    b. 평행하게 정렬되어 있다
    c. 나란히 존재해 다발을 형성한다
    d. 근원섬유를 가지고 있다
    e. 위의 모두가 옳다

15. 근섬유막은 ______________.
    a. 칼슘 이온을 저장하는 장소이다
    b. 심장근에서만 관찰된다
    c. 근육세포의 원형질막이다
    d. 근육세포의 세포체이다

16. 다음 그림에 주어진 용어를 표시하시오.
    근원섬유, 근절, 근소포체, 근섬유막, T소관

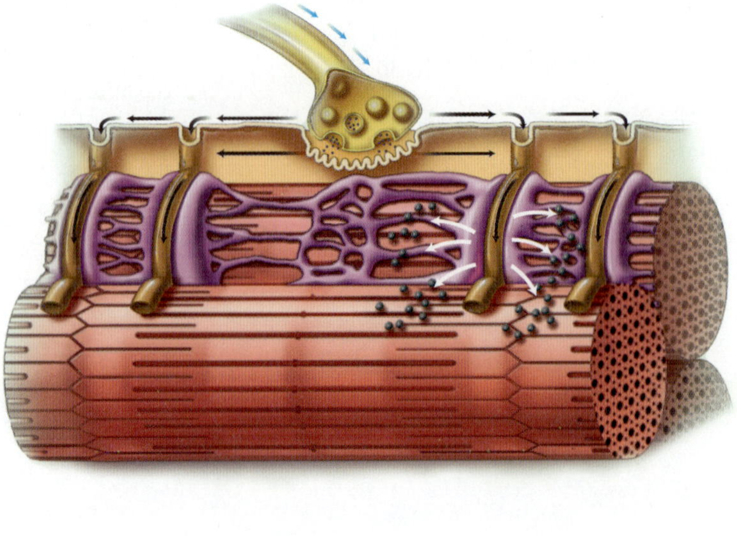

17. 칼슘의 결핍으로 ______________ 할 수 있다.
   a. 강한 수축을
   b. 수축이 없어지게
   c. 근섬유막이 수축되도록
   d. T 소관이 재생되도록

18. 멜라닌세포는 ______________.
   a. 옅은 색의 피부에 많이 존재한다.
   b. 피부밑층에서만 발견된다.
   c. 자외선을 흡수하는 색소를 생산한다.
   d. 피지샘들이다.

19. **참 또는 거짓?** 피하층은 진피(피부)와 표피 사이에 위치하며 피부부속기관들을 포함하고 있다.

20. **참 또는 거짓?** 진피(피부)는 감각수용체, 신경종말, 혈관들을 포함하고 있는 결합조직 부위이다.

분석 및 응용 문제

1. 생리가 멈추면 호르몬의 양이 감소함을 감안하여 폐경기 동안의 뼈의 손실에 대한 기작을 제안하시오.
2. 폐경전의 여성들(35세에서 45세 사이의 여성들)이 폐경기 동안의 뼈의 손실을 막기 위해 할 수 있는 것은 무엇인가?
3. 부서졌거나 병든 뼈는 뼈이식을 필요로 할 수 있다. 어떤 경우에서는, 산호초가 뼈이식의 대체품으로 사용되기도 한다. 몇몇 종들의 구조와 칼슘 함량이 사람의 뼈와 유사하다. 또한 산호초는 사람의 뼈를 이식했을 때 나타나는 거부반응의 위험이 없다. 산호초가 이식되고 난 후에 뼈세포들이 산호초에 붙어 새로운 뼈를 만든다. 이런 식의 이식수술 후에 산호초가 신체에 원래의 모습으로 남아 있을 수 있겠는가? 여러분 답을 설명하시오.
4. 근섬유와 안쪽의 필라멘트들은 어떤 이유로 같은 방향으로 정렬되어 있는가?
5. 남성의 생식샘기능저하증은 고환에서 테스토스테론 혹은 정자를 만들지 못하는 질병이다. 생식샘저하증을 치료하지 않으면 사춘기 동안 이루어지는 근육 발달에 어떤 영향이 생길까?
6. 운동 중에 땀샘은 열을 발산하여 중심부 체온을 조절한다. 여성이 남성보다 많은 수의 땀샘을 가지고 있지만, 여러 연구에서 남성이 여성보다 땀을 많이 흘리는 것으로 나타났다. 남성은 심지어 자신의 중심부 체온이 낮은 상태에서도 땀을 흘리기 시작한다. 이러한 남성과 여성의 차이가 중심부 체온에 어떤 영향을 줄 수 있고 전체적인 운동경기력에 어떻게 영향을 줄 것인가 토의해 보시오.
7. 표피의 제일 바깥층은 죽어 있는 편평한 세포로 구성되어 있다. 신체와 외부환경과의 접촉을 통해, 이들 세포는 떨어져 나간다. 신체를 보호하기 위해, 표피 아래층의 세포들에서 반드시 일어나야 할 일은 무엇인가?

과학 연관 문제

1. 우리가 성별간의 차이를 볼 때, 해부학적 차이에도 불구하고 성별간에 공통되는 부분이 상당히 많다. 예를 들어, 여성과 남성의 골반은 다른 모양을 하고 있으며, 이로 인해 골반과 연결된 다리의 각도에 영향을 준다. 그러나 고전적인 연구들에 의하면 단지 40~50%의 여성들만 해부학 교과서에 나오는 여성의 골반을 가지고 있다. 여성 중에서 33%는 남성들의 골반과 유사하다.이러한 차이점에 대하여 우리는 어떻게 성별의 영향을 받았다고 일반화할 수 있겠는가?
2. 남성과 여성 사이의 생물학적인 차이점에 대한 관점을 지배하는 문화적 영향의 예를 몇 가지 들어 보시오.

Chapter 7

소화계

체중 감량 수술

학습목표

1. 소화계의 기관들을 열거하고 각각의 기능을 기술한다.
2. 여러 형태의 치아를 열거하고 그들의 기능을 설명한다.
3. 연동운동이 어떻게 또 어디에서 일어나는가?
4. 음식물이 삼켜지는 메커니즘에 대해서 논의하고 어떻게 음식물이 기도로 들어가는 것이 방지되는지 설명한다.
5. 위에 의해 생산되는 분비물을 확인하고 어떻게 이들이 소화에 도움을 주는지 설명한다.
6. 작은창자가 소화와 흡수의 중요한 장소로서 사용될 수 있도록 하는 요소들에 대해서 설명한다.
7. 간의 구조와 기능에 대해서 기술한다.
8. 쓸개는 어떻게 소화에 도움을 주는가?
9. 이자는 어떤 방법으로 외분비샘과 내분비샘으로서의 기능을 하는가?
10. 혈당의 항상성이 어떻게 유지되는지 설명한다.

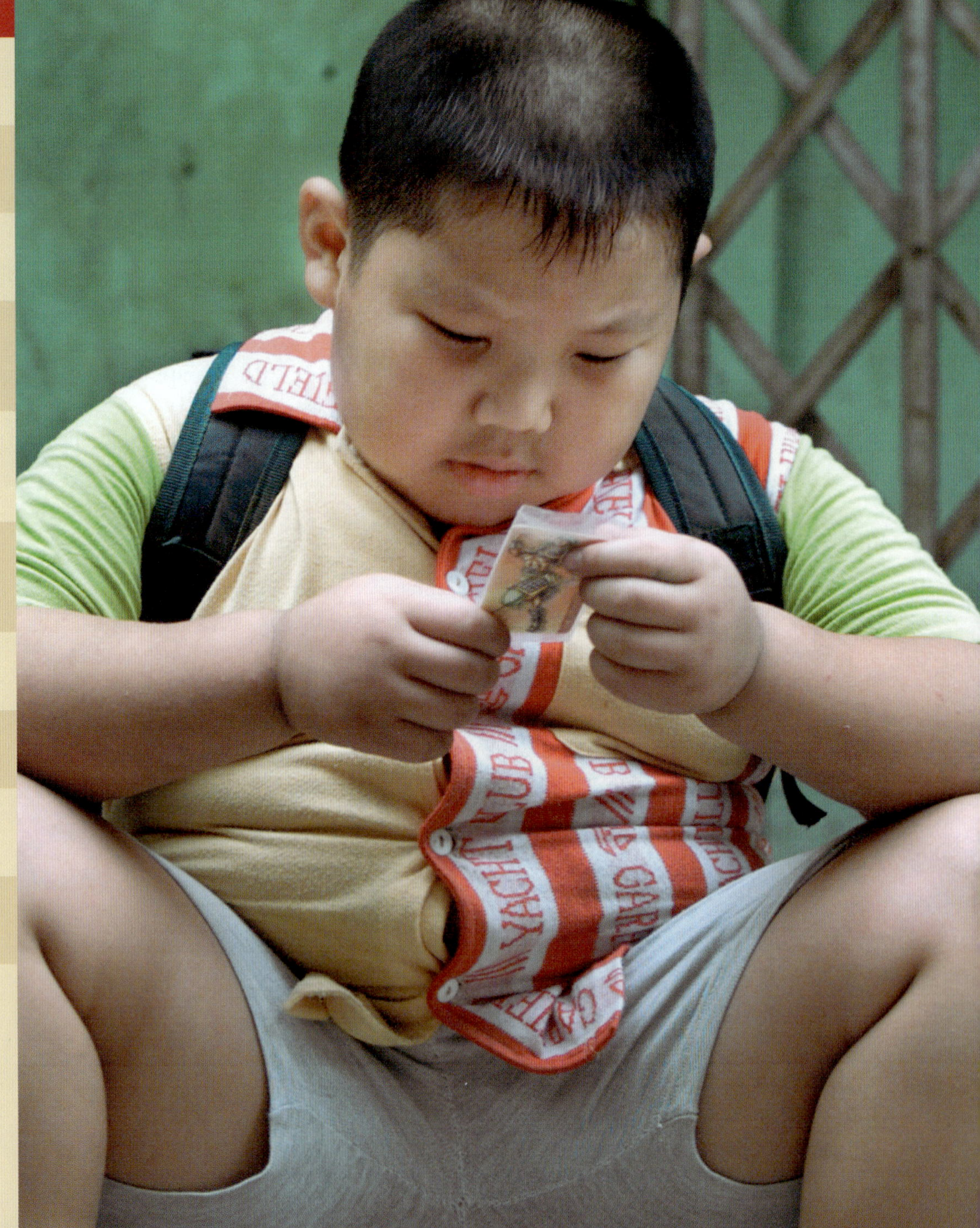

비만 인구가 증가하고 있다.

우리가 점점 비만해지고 있다. 비만은 미국에서 가장 일반적이며 위험한 건강 문제들 중의 하나가 되었다. 지난 30여 년간, 미국에서 비만인구의 수가 두 배로 증가하였고 이러한 경향은 조만간 나아질 기미가 보이지 않는다. 대부분의 평가는 미국 성인 중의 한 사람이 비만임을 제시하고 있으며 이것은 체중 증가의 경고를 받고 있는 성인들만의 이야기가 아니며 아동들에게도 해당한다. 7~12살 어린이들의 약 15%가 비만이며, 연구에 의하면 비만 아동들이 비만성인이 될 가능성이 크다는 것을 보여준다.

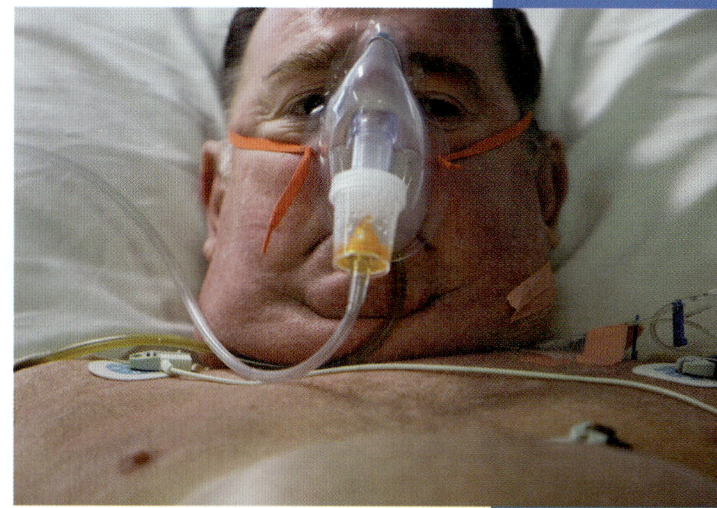

심각한 건강 문제가 비만과 함께 일어난다.

비만은 당뇨, 고혈압, 관절, 그리고 일부 암들의 증가 위험을 포함하는 심각한 건강 결과를 동반한다. 더불어, 사회적인 오명도 비만한 사람들에게 생긴다. 과체중인 사람들은 게으르고 자기조절이 부족한 것으로서 인식된다. 그들은 높은 고용 차별률과 낮은 대학 수락률로 고통 받고 정상인들보다 결혼할 가능성이 낮다. 비만인들이 경험하는 손상된 건강과 질적인 생활은 많은 이들로 하여금 과감한 조치—체중 감량을 돕는 수술—로 보이는 것으로 향하게 만들었다. 지난 십 년 동안, 체중 감량 수술률이 10배로 증가하였다.

체중 감량 수술의 결과들은 놀랄만하다. 수술 후 첫 2년 내에 대부분의 사람들은 초과 체중의 50~60%를 잃었으며 또한 대부분이 감소된 체중을 유지할 수 있었다. 전체적인 건강과 생활의 질 또한 개선되었다. 그러나 모든 수술이 그렀듯이 건강이 이미 손상되었기 때문에 비만한 사람들에게서 위험이 증가하고 있다. 수술한 곳의 감염, 혈액응고, 그리고 마취에 대한 거스르는 반응 등이 공통적이다. 하지만 가장 무서운 것은 죽음의 위험이다. 이 수술을 위해서 수술대에 눕는 100명 중 한 사람이 수술 중에 혹은 수술 후 30일 이내에 죽는다. 생존한 사람들은 영향결핍과 다른 수술로 유도된 합병증 때문에 일생 동안 위험에 처한다.

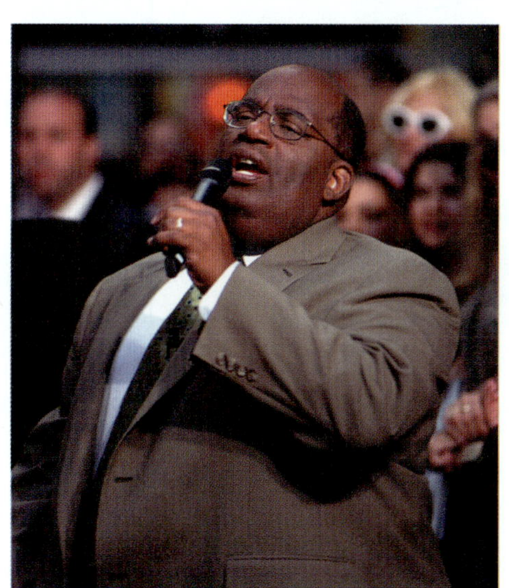

비만인 많은 사람들이 체중 감량의 도움을 받기 위하여 수술대에 오르고 있다.

비만으로 오는 건강위험이 체중 감량 수술과 연관된 위험보다 더 무거운 것인가? 이 질문에 대답하기 위해서는, 어떻게 소화관이 정상적으로 기능하고 어떻게 이러한 기능들이 이 수술에 의해서 변형되는가에 대한 이해가 있어야만 한다.

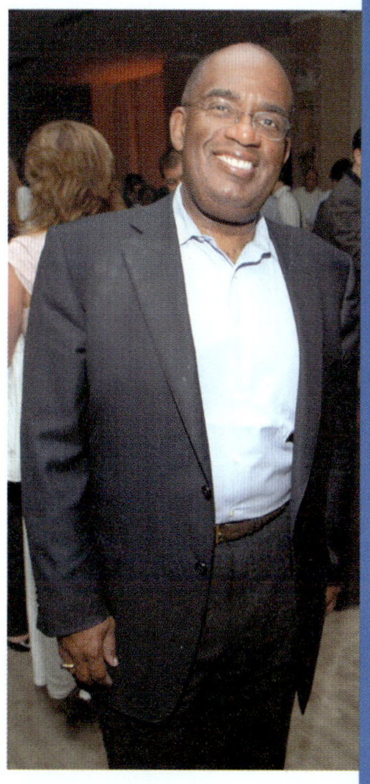

종종 성공할지라도 이 수술은 또한 대단히 위험하다.

7.1 소화관

소화계는 음식물을 잘게 부수어서 몸이 사용할 수 있는 형태로 재조립하거나 에너지를 발생하는데 이용하기 위하여 함께 일하는 샘(선)과 기관으로 구성된다. 화학결합으로 저장된 에너지는 음식물이 가수분해에 의해 연속적으로 작은 단위로 부수어진 후에야 비로소 수확된다. 이러한 분해는 음식물이 **소화관(alimentary canal** 또는 **digestive tract)**이라 불리는 입과 항문에 구멍이 있는 긴 관을 통과하면서 일어난다(그림 7.1).

소화(digestion)는 음식물을 몸이 흡수할 수 있는 물질로 분해시키는 것이며 기계적 과정과 화학적 과정 둘 다를 포함한다. 기계적 소화(mechanical digestion)는 음식물을 으깨고 빻고 휘젓는 것을 포함하며 화학적소화(chemical digestion)는 산과 효소의 화학적 작용을 포함한다. 음식물은 기계적으로 점점 더 작은 것으로 부서지면서, 더 많은 표면적 부분이 효소에 노출되어 소화가 용이하게 된다.

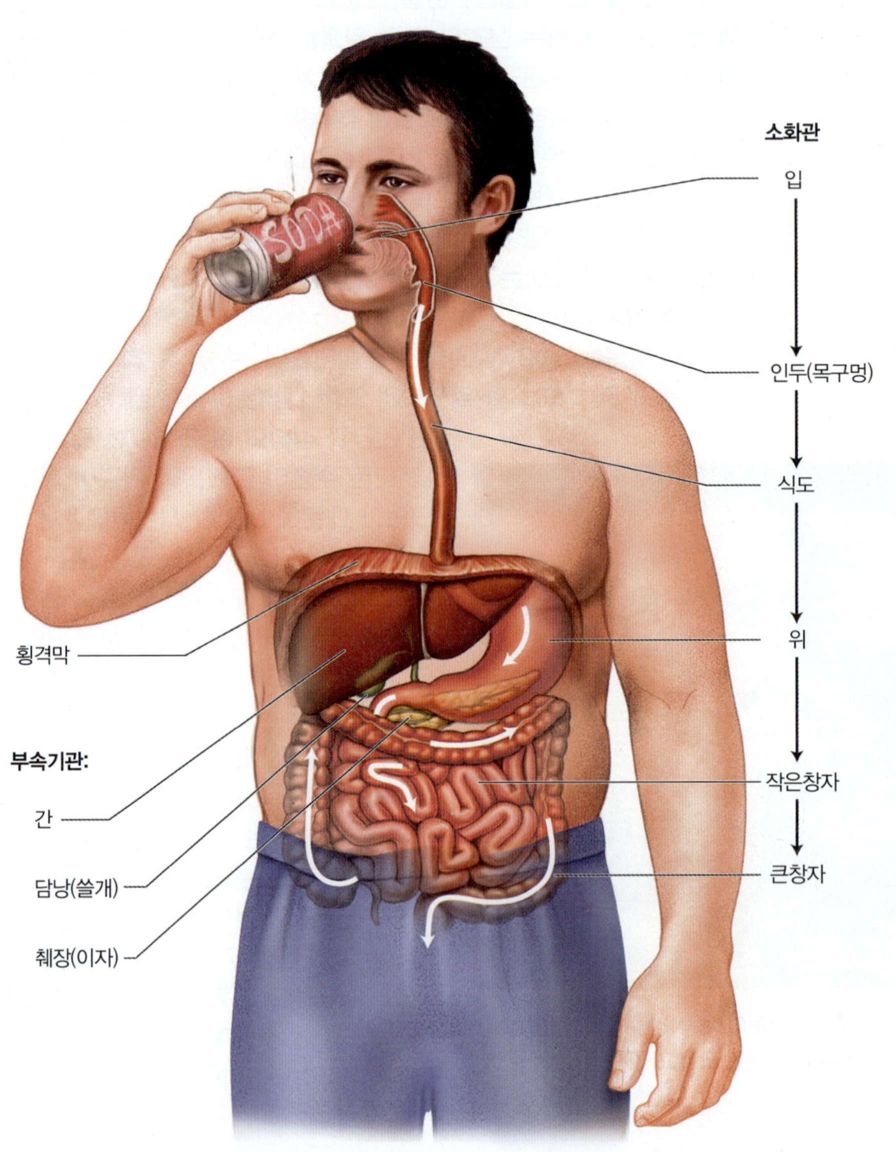

그림 7.1 **소화계.** 소화계는 소화관과 부속기관으로 구성된다. 음식물은 나타낸 경로를 따르는 소화관을 통해서 이동한다

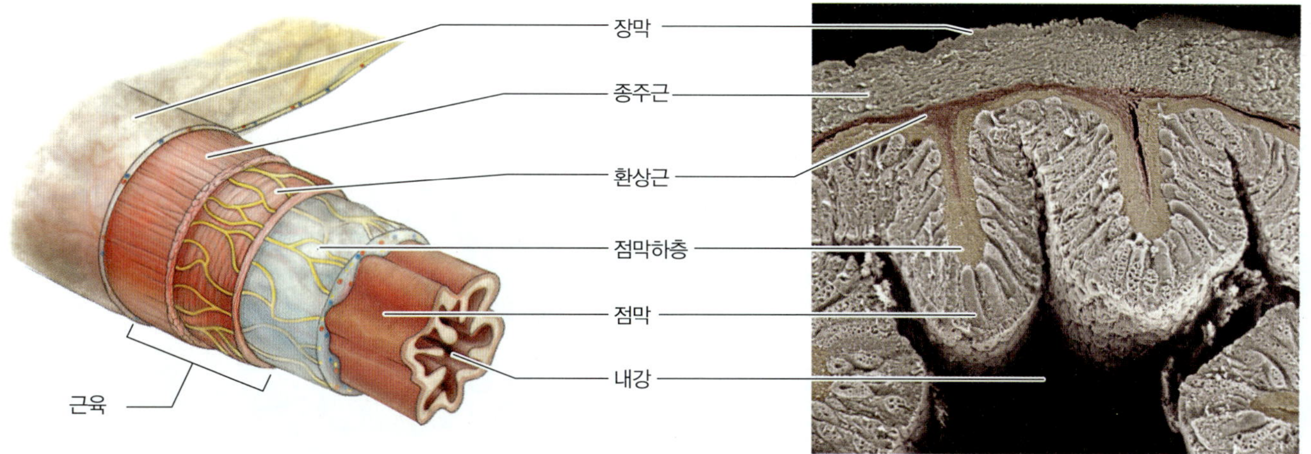

그림 7.2 소화관의 벽. 소화관 벽에서는 많은 다른 조직 형태와 층이 발견된다. 현미경사진은 다양한 층을 보여준다.

소화관의 벽

목에서부터 항문까지, 소화관의 벽은 음식물을 이동시키고 소화하고 흡수하는 일의 일정부분에 적합하다. 소화관 벽의 일반적 구조를 처음 보는 것으로도 그것이 어떻게 다른가에 집중함에 의해서 나중에 시간을 절약할 수 있다.

소화관 벽은 여러 층으로 구성되어 있다(그림 7.2). 점막층 또는 **점막**(mucosal layer or mucosa)은 소화관의 내강 혹은 중앙의 빈 공간을 따라 나열해 있다. 점막은 결합조직과 평활근에 의해 둘러싸인 상피조직으로 구성된 점액을 분비하는 막층으로 마찰에 견디거나 이를 감소시키기 위한 채비가 되어 있다. 점막에 있는 상피세포는 소화효소들을 분비하고 특수화된 **세포**(goblet)들은 점액을 분비한다.

점막층의 외부는 **점막하층**(submucosa)으로 결합조직으로 구성되어 있고 혈관을 포함하고 있다. 점막하층에 있는 림프절은 **페이에르판**(Peyer's patches)이라 불리는데 모든 림프절과 마찬가지로 감염을 예방하는 데 도움을 준다.

점막하층을 둘러싸고 있는 **근육층**은 장을 둘러싸고 있는 안쪽의 환상근과 바깥쪽의 길이방향으로 위치한 종주근으로 구성되어 있다.

마지막 **장막층**은 관의 외부표면을 이루고 편평상피세포의 얇은 층으로 구성되어 있다. 장막은 창자의 외부표면에 습기를 유지하는 액체를 분비하고 복부강의 기관들이 서로 미끄러지도록 도움을 준다.

입: 치아와 침의 작용

음식물의 분해는 씹는 것으로 음식물을 작은 조각으로 부수는 **입(mouth)**에서 시작된다. 치아는 음식물을 갈아 입과 위에서 효소들에 노출되는 표면적을 증가시킨다.

입천장 또는 구개는 비강을 구강으로부터 분리시킨다(그림 7.3a). 구개는 여러 개의 뼈를 포함하는 앞쪽의 **경구개(hard palate)**와 골격근으로 구성된 뒤쪽의 **연구개(soft palate)**로 이루어져 있다. 연구개는 음식물을 삼키는 동안 비강으로 난 구멍을 막기 위해서 일어서 있는 **목젖**(uvula)라 불리는 돌기에서 끝난다.

혀의 표면은 먹는 음식물의 맛을 느끼는 것을 도와주는 **미뢰(taste bud)**라 불리는 감각수용기로 덮여 있다. 미뢰의 기능은 15장에서 자세하게 기술되어 있다. 혀에는 음식물을 작은 덩어리(bolus)로 만들어서 목구멍의 뒤쪽으로 밀어내는 골격근이 있다. **편도선(tonsil)**은 혀의 양옆 입의 뒤쪽에 위치한 림프조직 덩어리로 미생물의 침입에 의한 감염으로부터 몸을 보호한다.

치아(teeth, 그림 7.3b)는 음식물을 잘게 부수어 삼키기 쉽게 할 뿐 아니라 음식물의 표면적을 증가시켜 소화효소에 쉽게 노출되도록 한다. **앞니(incisors)**는 음식조각을 물기 위한 것으로 특수화되어 있으며 **송곳니(canine teeth** 또는 cuspids)는 날카로

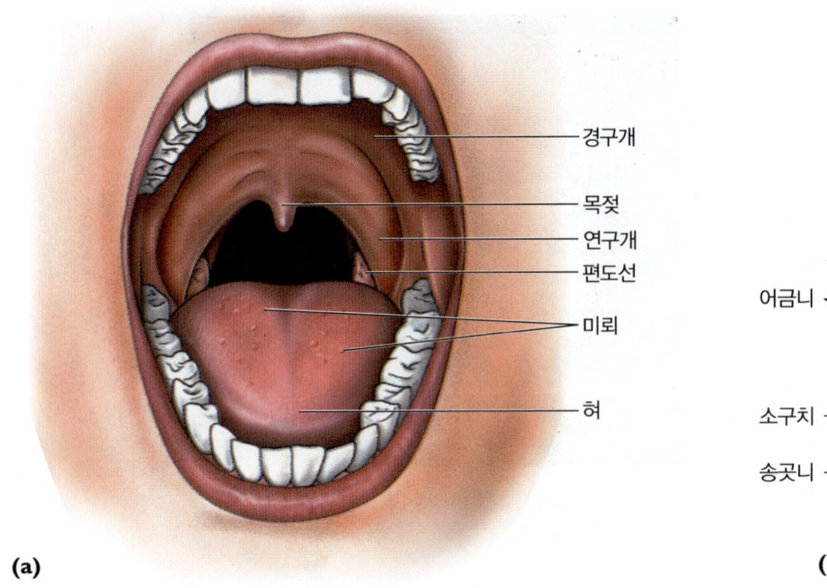

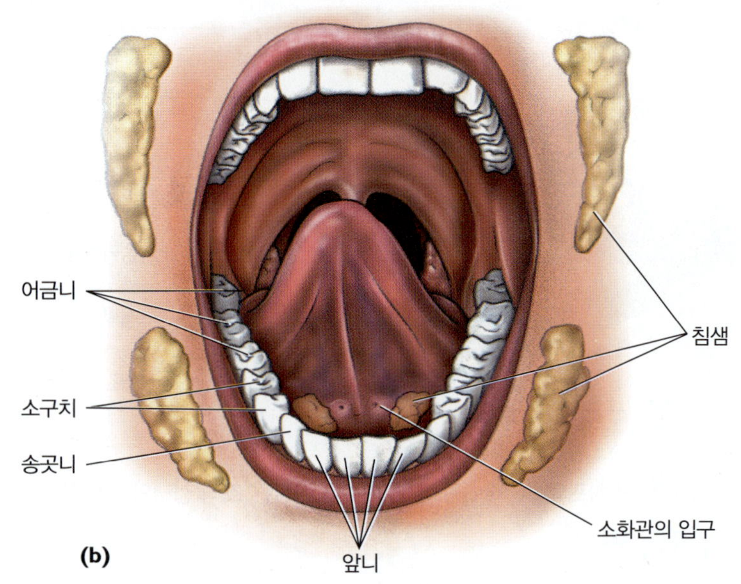

그림 7.3 **구강.** (a) 음식물은 구강에서 삼키기 쉬운 작은 덩어리로 만들어진다. (b) 음식물은 32개의 영구치에 의해 작은 조각으로 잘려진다.

시각화 이의 상부 열에 있는 앞니, 송곳니, 소구치 그리고 어금니를 확인하라. 32개의 영구치를 주기 위하여 얼마나 많은 다른 형태의 이가 입에 존재하는가? 그리고 이 그림에서 귀밑샘, 혀밑샘 그리고 턱밑샘을 확인하라.

워서 음식을 세로로 켜는데 도움을 준다. **소구치(premolars** 또는 bicuspids)는 음식을 찢는 데 사용되고 **어금니(molars)**는 가는 것을 증가시키기 위해 넓은 표면을 가지고 있다. 때때로 마지막 어금니는 **사랑니**(wisdom teeth)라 불린다. 이 어금니들은 초기 성인기에 나온다. 마지막 어금니는 삐뚤어져 자라기도 하고 다른 치아와 붙기도 하며 완전히 나지도 못하는 경우에는 나쁜 영향을 주기 때문에 흔히 뽑아낸다.

어린이들은 약 2세에 나타나기 시작하는 20개의 이를 가진다. 이것들은 점차적으로 영구치에 의해 대체된다. 전형적으로, 성인은 32개의 이를 가진다.

침에 존재하는 효소는 **침샘**(salivary glands)이라 불리는 3쌍의 외분비샘으로부터 분비된다. 침샘의 가장 큰 쌍인 귀밑샘은 귀의 바로 앞쪽, 뺨의 위쪽 지역에 위치한다. **혀밑샘**(sublinguals)은 혀 아래에 위치하고 턱밑샘은 구강의 바닥에 놓여 있다. 침샘관은 이러한 샘으로부터 입으로 침을 운반한다. 침에는 침아밀라아제와 구강리파아제 효소를 포함하고 있어 입에서는 이들에 의해 녹말과 지방의 분해가 각각 시작된다. 침은 또한 음식물에 습기를 주어 삼키기 쉽게 만들며 박테리아를 죽인다.

구조적으로 각 치아는 **크라운(crown)**이라 불리는 보이는 지역과 **치근(root)**이라 불리는 잇몸 아래 지역으로 나뉜다(그림 7.4). 크라운은 칼슘과 인의 화합물로 구성된 견고한 외피인 **에나멜(enamel)**층, 구조적으로 뼈와 유사한 살아 있는 **상아질(dentin)**층 그리고 신경과 혈관을 포함하고 있는 내부의 **치수강(pulp cavity)**을 가진다. (치근관 수술 시에 치과의사는 치수강으로부터 손상된 신경과 혈관을 제거한다.) 각각의 치아는 치아를 뼈 소켓에 붙여주는 치주막과 함께 나란히 배열되어 있는 소켓 속의 턱뼈 위에 앉아 있다.

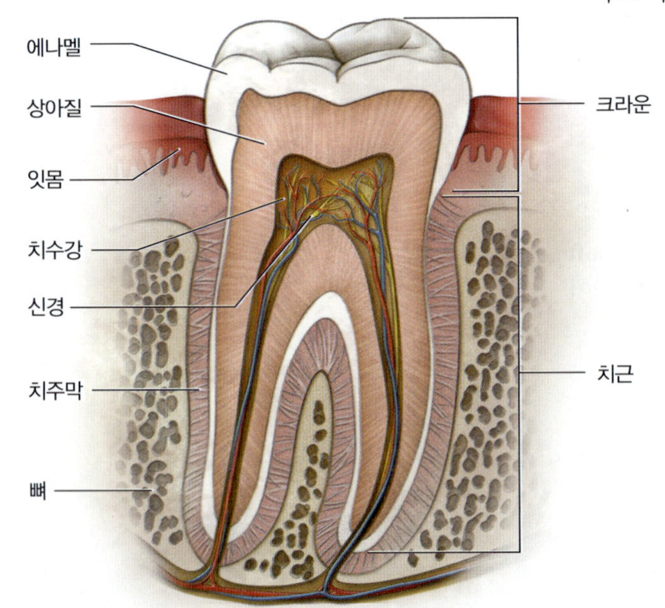

그림 7.4 **이의 구조.** 이의 크라운은 잇몸 위에 그리고 치근은 잇몸 아래에 놓여 있다.

입 속의 박테리아는 치아 사이에 남아 있는 음식으로 생존한다. 박테리아의 대사활동에 의한 부산물로 생성된 산은 치아의 에나멜층을 녹일 수 있어 **충치**(dental caries, 또는 cavities)를 유발한다. 치료하지 않고 두었을 때, 충치는 상아질과 잇몸 구멍을 부식하면서 더 깊게 내려가는데 이는 매우 심한 고통을 유발할 수 있다. 치아가 부식되면서 주위의 잇몸 조직은 **치은염**(gingivitiss)이라 불리는 염증화가 상태가 될 수 있다. 만약에 잇몸의 염증이 치주막으로 퍼진다면, **치주염**(periodontitis)은 뼈의 손실이나 턱뼈로부터 치아가 느슨해지는 결과를 초래할 수 있다. 치주염은 성인에게서 치아의 손실을 가져오는 주요 원인이다. 치실질에 의한 잇몸의 자극은 이러한 상태를 예방하는데 도움을 줄 수 있다. 치실질은 또한

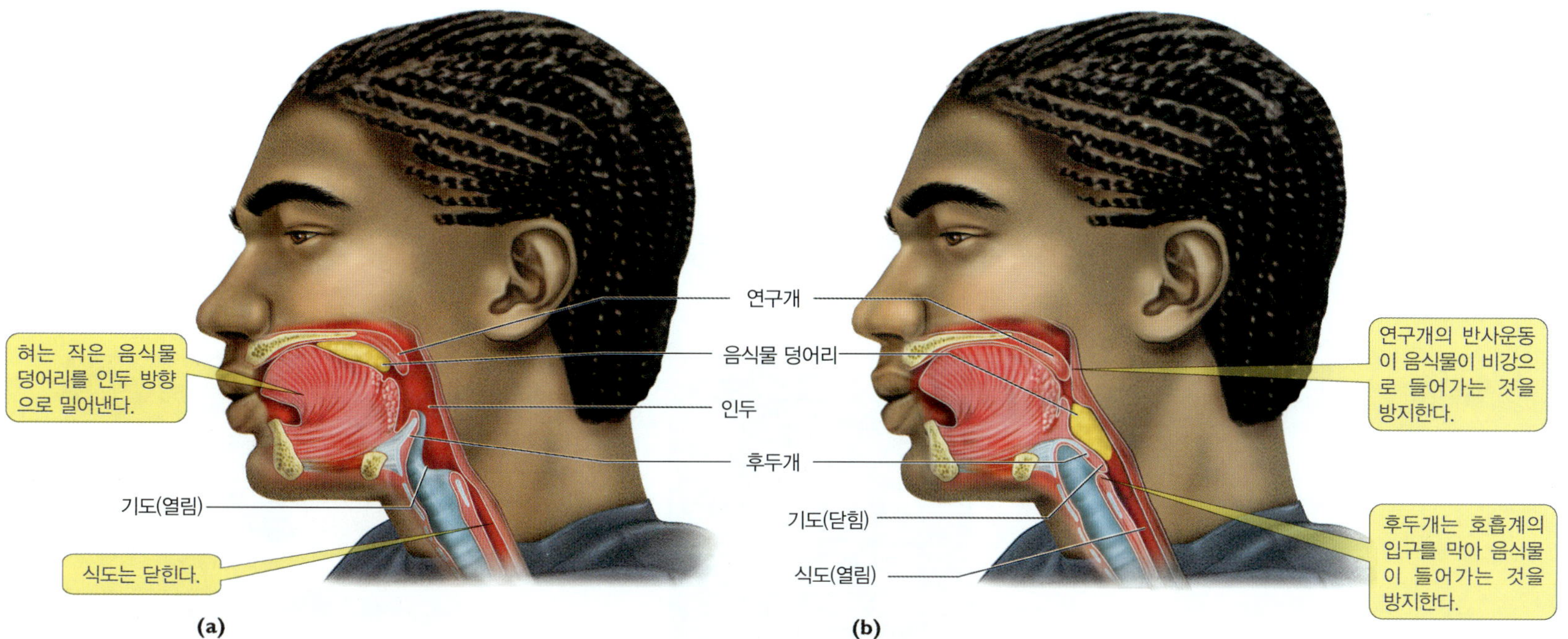

그림 7.5 삼킴. 삼킴은 혀가 음식물을 작은 덩어리 만들고 이를 인두 속으로 밀어내면서 시작한다. (a) 삼키기 전에 식도는 닫히고 연구개 위의 기도와 상부인두는 열린다. (b) 삼키는 동안 연구개는 위로 올라가서 비공으로의 통로를 닫는다. 그리고 후두개는 기도를 닫고 식도를 연다.

박테리아와 치아 사이에 있는 음식물 찌꺼기를 제거하여 결과적으로 감염 위험을 감소시킬 수 있다.

인두와 식도: 위로의 수송

씹었던 음식물을 삼키면(그림 7.5) 이것은 입으로부터 **인두(pharynx)**로 이동한다. 목구멍의 뒤쪽에 형성되는 인두는 기관(trachea; 허파로 인도한다)과 **식도(esophagus**; 위로 인도하는 긴 근육질의 관)로 나누어진다. 그러므로 음식물과 공기 통로는 인두에서 만난다. **후두개(epiglottis)**라 불리는 연골의 펄럭임은 삼킨 음식물이 기도로 들어가는 것을 막는다(그림 7.5b). 만약에 음식물이 기관(잘못된 길/관으로 내려감)으로 들어간다면 일반적으로 기침이 음식물을 나오게 만들 것이다.

어떤 화학적인 소화도 식도에서는 일어나지 않는다. 식도는 단순히 작은 음식 덩어리를 위로 수송해 주는 기능을 한다. 음식물의 이동은 근육층에서 수축 리듬 파동인 **연동운동(peristalsis)**에 의해서 가속된다. 연동운동은 식도로부터 시작하여 소화관 전체를 통하여 일어나며 소화계를 통한 물질들의 지속적인 이동을 제공한다.

음식물의 이동과 분비는 또한 관을 둘러싸고 판막으로서 작용하는 **괄약근(sphincter)**이라 불리는 띠와 같은 근육에 의해 조절된다. 괄약근이 수축할 때, 관은 완전히 닫히고 이완할 때는 관이 열리게 된다. 식도가 위와 결합하는 연접부위에서 위식도 **괄약근**(gastroesophageal sphincter)은 음식물이 위로 들어갈 수 있도록 이완하고 위의 산성 내용물이 식도로 역으로 이동하는 것을 방지하기 위하여 수축한다.

위식도역류질환(gastroesophageal reflux disease, GERD)으로 알려진 **가슴앓이**(heartburn)는 위로부터의 산성소화액이 식도로 역류하여 이 관을 따라 나열한 세포에 염증과 불안을 발생시키는 상태이다. 증상은 상복부의 고통과 목구멍 뒤쪽에서 신맛을 느끼는 것을 포함한다. 제산재는 산발적으로 일어나는 가슴앓이의 치료에 사용될 수 있다. **궤양**(ulcer)은 산에 노출된 식도에서 발생할 수 있기 때문에 만성적인 가슴앓이는 의학적으로 치료되어야만 한다.

위: 산 욕조에서의 소화

위(stomach, 그림 7.6a)는 횡격막 아래 몸의 왼쪽 면에 위치하고 있는 큰 근육질의 주머니이다. 전형적인 위는 2~3리터의 음식물을 수용하기 위하여 확장하고 섭취한 것이 무엇인가에 따라서 2~6시간이 지나면 비게 된다.

그림 7.6 위 (a) 위벽은 두텁고 음식물의 섭취 후에 확장된다. (b) 현미경사진은 위에 늘어서 있는 위분비샘을 보여준다. 이 샘들은 단백질 소화를 돕는 위액과 점액을 분비한다. (c) 위내벽에 있는 출혈하는 궤양.

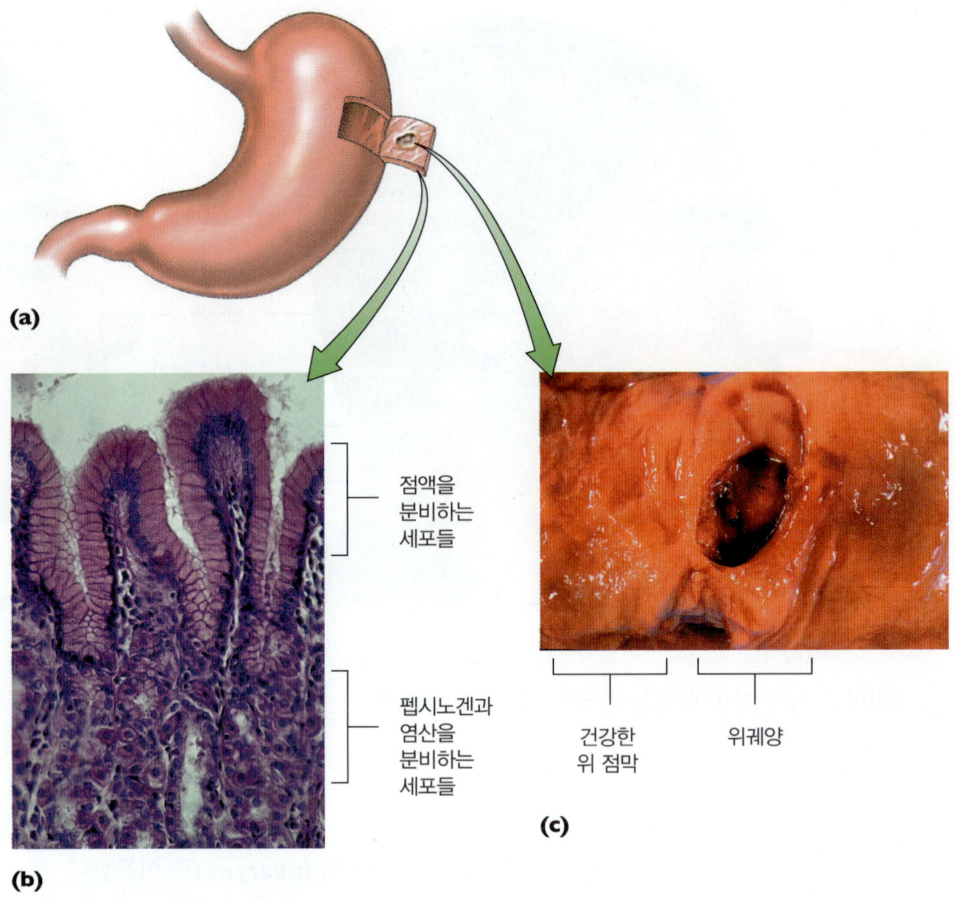

위는 음식물을 저장하고 소화하지만 음식물의 대부분을 흡수하지는 않는다. 카페인, 아스피린 그리고 알코올은 위에서 직접 흡수된다. 위가 가득 차 있을 때 알코올을 마시면 위가 비어 있을 때만큼 빠르게 알코올의 효과를 느낄 수는 없을 것이다. 위가 가득 차 있는 경우 음식물은 알코올의 일부를 흡수할 수 있어 혈류 속으로 알코올이 덜 흡수되게 한다.

음식물이 들어감으로써 위가 늘어나는 것은 식도에서 시작한 연동운동의 강도를 증가시키는 신호로 작용한다. 위의 수축은 속의 내용물을 벽으로 밀어붙여 마치 밀가루 반죽처럼 내용물이 균질이 되도록 함께 혼합한다. 이 혼합으로 기계적 소화 과정은 계속된다.

위에서의 화학적 소화는 **위액**(gastric juice)이 위벽(그림 7.6b)에 존재하는 위샘에서 분비될 때 시작된다. 위액은 염산을 포함하고 있다. 염산은 위가 높은 산성 pH(약 pH 2)를 가지도록 하는데 이는 음식물에 존재할지도 모르는 대부분의 박테리아를 죽이는 것을 돕는다. 염산은 또한 육류 고기에 있는 결합조직을 깨뜨린다. **펩시노겐**(pepsinogen)도 위액에 존재하는데 이는 일단 염산에 노출되면 효소 **펩신(pepsin)**으로 변형된다. 이렇게 활성화 된 펩신은 단백질을 소화시킬 수 있다. 위벽에 나열되어 있는 원주상피세포에서 분비된 두터운 보호 점액층은 위 자체가 소화되는 것을 방지해 준다.

만약에 염산이 점액을 뚫고 들어간다면 이는 위벽을 손상시켜 궤양을 유발할 수 있다(그림 7.6c). 한동안 매운 음식물이나 스트레스가 궤양을 일으킨다고 생각해 온 적이 있지만 지금은 위궤양이 박테리아 *Helicobacter pylori*에 의한 감염과 연관되어 있다고 잘 알려져 있다. 항생제에 의한 치료로 감염을 일으키는 박테리아를 죽일 수 있고 제산제는 산에 의한 위의 손상을 감소시켜 궤양을 치료하는 데 쓰일 수 있다.

부분적으로 소화된 음식물과 위액은 혼합되어 **유미죽(chyme)**이라 불리는 크림모양의 덩어리를 만든다. 유미죽은 작은창자와 위 사이 연접부에 위치한 작은 환상근인 **괄약근**(pyloric sphincter)에 의해 천천히 작은창자 속으로 들어간다. 산성인 유미죽이 작은창자에 들어가면 장벽의 손상을 방지하기 위하여 이자에서 나온 염기성 분비액에 의하여 중화된다.

작은창자: 대부분의 소화가 일어나는 곳

성인의 **작은창자(small intestine)**는 길이가 약 6미터 정도이다. 긴 길이에도 불구하고 작은창자는 큰창자에 비하여 지름이 작기 때문에 붙여진 이름이다.

탄수화물과 지질의 소화는 입에서 시작되고 단백질 소화는 위에서 시작되는 것을 기억하라. 비록 소화가 조금 일찍 시작된다고 할지라도 작은창자가 화학적 소화의 중요한 장소이다. 작은창자는 또한 혈류 속으로의 영양소 흡수를 위한 일차적인 장소이다.

작은창자는 독특한 3지역으로 구성되어 있다. **십이지장(duodenum)**은 위와 가장 가까이 위치하고 길이가 약 25 cm 정도이며 대부분의 소화가 여기서 일어난다. 흡수는 인접한 **공장(jejunum)**과 **회장(ileum)**에서 일어난다. 길이가 약 3.5 m인 공장은 2.5 m인 회장에 비해 더 길다.

작은창자의 벽은 자체적으로 접혀 주름져 있으며(그림 7.7a) 이 주름들은 **융모(villi)**

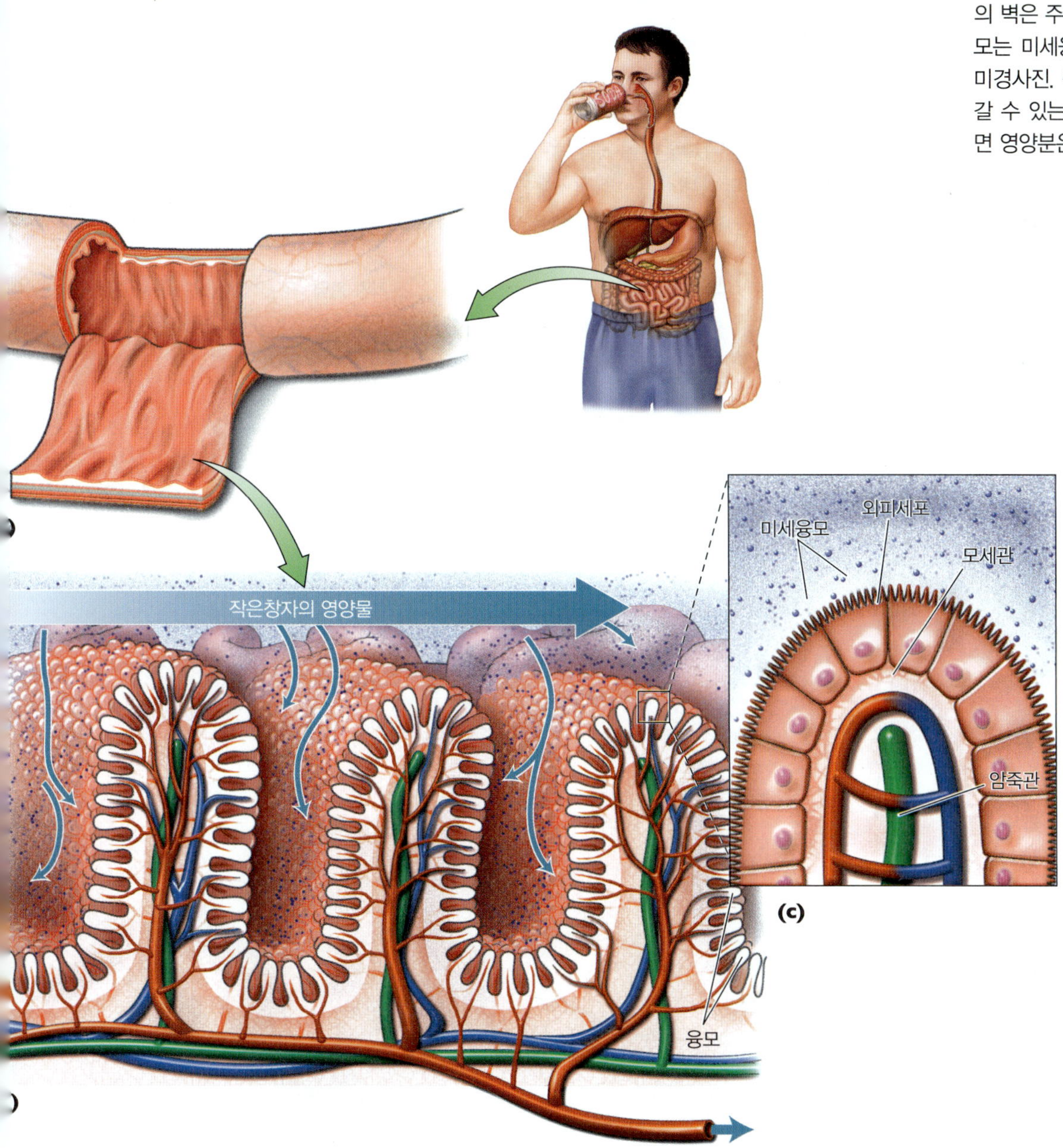

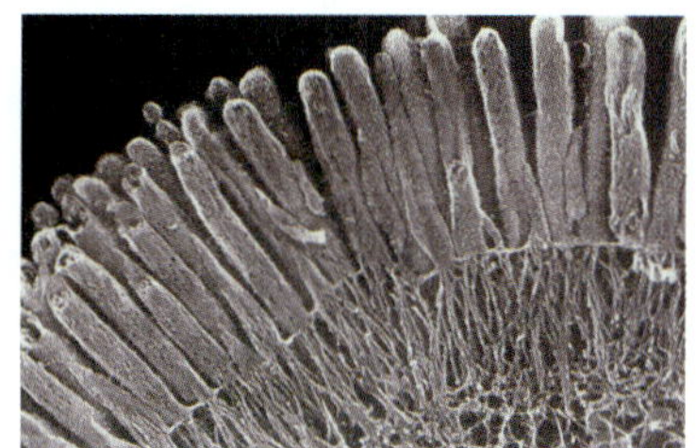
(d)

그림 7.7 **작은창자는 영양분을 흡수한다.** (a) 작은창자의 벽은 주름져 있다. (b) 주름은 융모로 덮여 있다. (c) 융모는 미세융모로 덮여 있다. (d) 작은창자 미세융모의 현미경사진. 작은창자의 주름은 영양물이 혈류 속으로 들어갈 수 있는 표면적을 증가시킨다. 일단 혈액 내로 들어오면 영양분은 몸 전체에 있는 세포로 수송될 수 있다.

라 불리는 손가락 모양의 돌기로 덮여 있다. 다세포성의 융모는 작은창자의 표면적을 증가시킴에 의해서 소화된 생성물의 흡수를 촉진한다(그림 7.7b). 각 융모의 중앙에는 더 큰 혈관과 림프관으로 영양물의 아단위를 수송하는 모세관과 **암죽관**(lacteal)이 있다.

작은창자 안의 표면적은 각 융모의 상피세포가 **미세융모**(**microvilli**, 그림 7.7c)라 불리는 작은 세포막의 작은 돌기들로 덮여 있기 때문에 훨씬 더 증가한다. 미세융모는 점막표면에 때때로 **털연변부**(brush border, 그림 7.7d)라 불리는 벨벳외관을 부여한다. 창자의 주름, 융모 그리고 미세융모는 함께 작은창자의 표면적을 약 500배 증가시켜 테니스코트의 표면적보다 전체적으로 더 넓게 만든다. 증가된 표면적은 세포막을 통과하는 영양분의 흡수를 훨씬 증가시킨다.

일단 소화되면 영양분은 창자벽을 통과하여 순환계와 림프계 속으로 흡수된다. 그곳으로부터 영양분의 아단위들은 세포구조의 합성이나 에너지 생산을 위한 대사활동을 위한 빌딩블록으로 사용될 수 있는 세포로 들어간다(그림 7.8).

작은창자에서 소화를 돕는 대부분의 효소들은 다음 절에서 설명하듯이 부속기관에 의해서 생산된다. 작은창자 세포는 혈액으로 흡수 가능한 단당류로서 우유에서 찾을 수 있는 젖당을 분해하는 락타아제를 만든다.

젖당비내성(lactose intolerance)은 락타아제 생성의 유전적 결함에 의해 야기되는 일반적인 식이 문제이다. 젖당비내성을 가진 사람들은 많은 양의 젖당을 소화할 수 없다. 젖당을 소화할 충분한 락타아제가 없을 때 창자의 박테리아는 당을 대사활동에 사용하고 젖산을 생성한다. 젖산의 축척은 장을 부풀게 하고 가스가 차게 하며 복통과 설사를 유발한다. 젖당비내성은 락타아제를 함유하고 있는 식이 보조제를 복용하거나 낙농제품의 소비를 줄이는 것에 의해 치료가 가능하다.

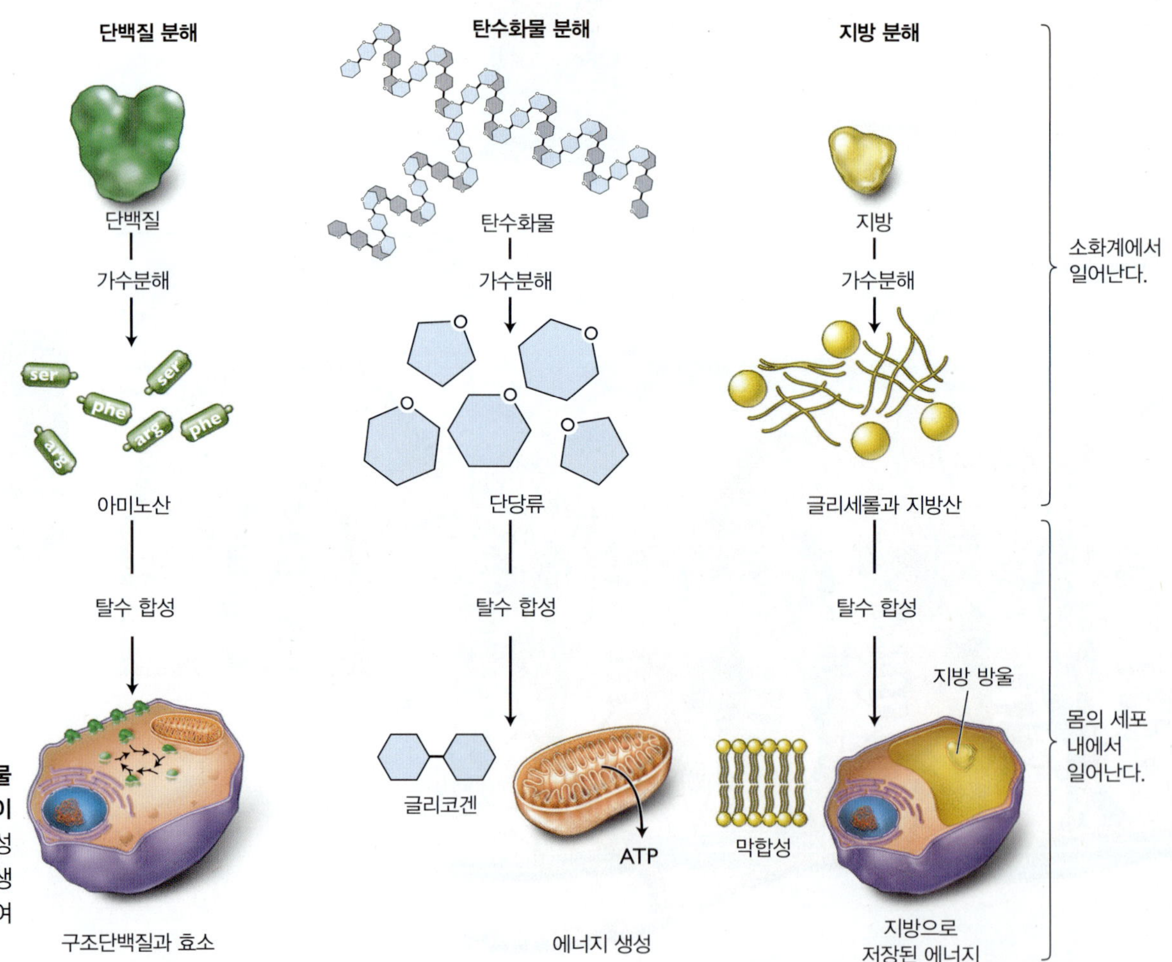

그림 7.8 여러분이 먹는 음식물이 여러분의 몸을 구성하는 성분이 된다. 음식물은 세포 구조물을 합성하거나 ATP 형태로 에너지를 발생하는 것을 돕는 데 사용되기 위하여 영양분의 아단위로 소화된다.

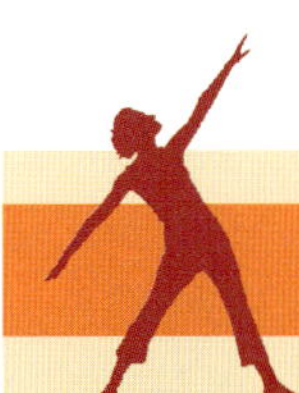

쉬어가기 7.1

어린이들은 거의 젖당비내성을 보이지 않으나 많은 사람들은 나이가 들면서 비내성을 가지게 된다. 왜 어린이들보다 어른들이 더 많은 젖당비내성을 보이는지를 설명하는 유전적 가설을 고안하라.

소화 분비의 조절

소화액의 분비는 호르몬에 의해서 조절된다(그림 7.9). 식사 후 위는 가스트린(gastrin) 호르몬을 생산하는데 이 호르몬은 혈류를 따라 순환하여 위의 상부를 자극하여 더 많은 위액을 생산케 함으로써 소화를 수월하게 한다.

작은창자의 십이지장은 세크레틴(secretin)과 콜레시스토키닌(cholecystokinin, CCK)을 분비한다. 위로부터의 염산은 세크레틴의 분비를 자극하고 부분적으로 단백질을 소화하며 그리고 지방은 CCK의 분비를 자극한다. 일단 혈류로 들어오면 세크레틴과 CCK는 이자와 담낭에서 소화액의 분비의 증가를 유발한다.

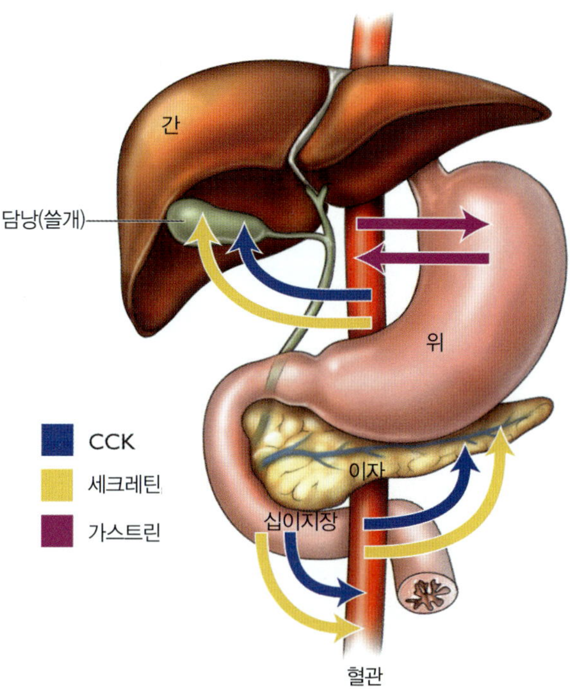

그림 7.9 호르몬에 의한 소화계의 조절. 식사 후에 가스트린은 혈류로 들어가고 위를 자극하여 위액의 생산을 촉진한다. 작은창자에서 분비된 세크레틴과 CCK는 이자와 쓸개를 자극하여 소화액의 분비를 증가시킨다.

큰창자: 흡수와 제거

작은창자에 의해 흡수되지 않은 물질들은 **큰창자(large intestine)**로 전달된다. 큰창자는 작은창자보다 길이는 짧지만 직경은 더 넓으며 유연한 내벽을 가지고 있다. 큰창자의 일차적인 기능은 물, 염 그리고 여러 비타민을 흡수하고 배출될 때까지 **대변(fecal matter)**을 형성하고 저장하는 것이다. 대변은 주로 물과 함께 섬유, 박테리아 그리고 다른 소화가 되지 않는 물질들로 이루어져 있다.

큰창자는 크게 네 부분으로 구성된다: 맹장, 결장, 직장 그리고 항문(그림 7.10). **맹장(cecum)**은 큰창자의 첫 부분이다. 이것은 다소 주머니 형태로 생겼으며 **충수(appendix)**라고 부르는 작은 손가락처럼 생긴 돌기가 여기에 달려 있다. 충수는 퇴화기관으로 이는 진화하면서 기능의 대부분을 잃어버렸음을 의미한다. 많은 양의 식물을 먹는 포유류에서 이 기관은 질긴 물질들의 소화를 돕는 박테리아를 저장하고 있다. 인간에게서 충수는 감염에 대항하는 역할을 하고 있는지도 모른다.

충수염(appendicitis)은 충수의 감염에 의해서 생기는 염증이다. 충수염이 발생하였을 경우 충수가 터져 복강으로 박테리아가 유출되는 것을 방지하기 위하여 외과적으로 충수를 제거할 수 있다.

쉬어가기 7.2

충수의 제거와 연관된 그 어떤 부작용도 알려진 것은 없다. 이러한 관찰은 충수가 퇴화기관이라는 가설을 어떻게 지지하는가? 주목할 만한 부작용이 없는 것이 충수가 기능이 없다는 것을 증명하는가?

결장(colon)은 맹장과 연결되고 계속해서 복부의 오른쪽 면을 수직으로 올라간 후(상행결장) 수평적으로 왼쪽 면으로 이어지고(횡행결장), 왼쪽 면을 수직으로 내려가서는(하행결장) 큰창자의 마지막 부분인 **직장(rectum)**과 연결되기 위하여 고리를 만든다(S자 결장). 작은창자와 큰창자는 합쳐서 때때로 **창자(bowel)**라고도 한다.

결장은 많은 쇠약 질병의 근원이 될 수 있다. **폴립(polyp)**은 상피세포의 안쪽을 따라 발생하는 작은 생장물이다. 이것은 작고 구부릴 수 있으며 환하게 밝은 현미경인 내

그림 7.10 큰창자. 큰창자의 해부학적 조직으로는 맹장, 결장(상행, 횡행, 하행, S자), 직장, 그리고 항문이 포함된다.

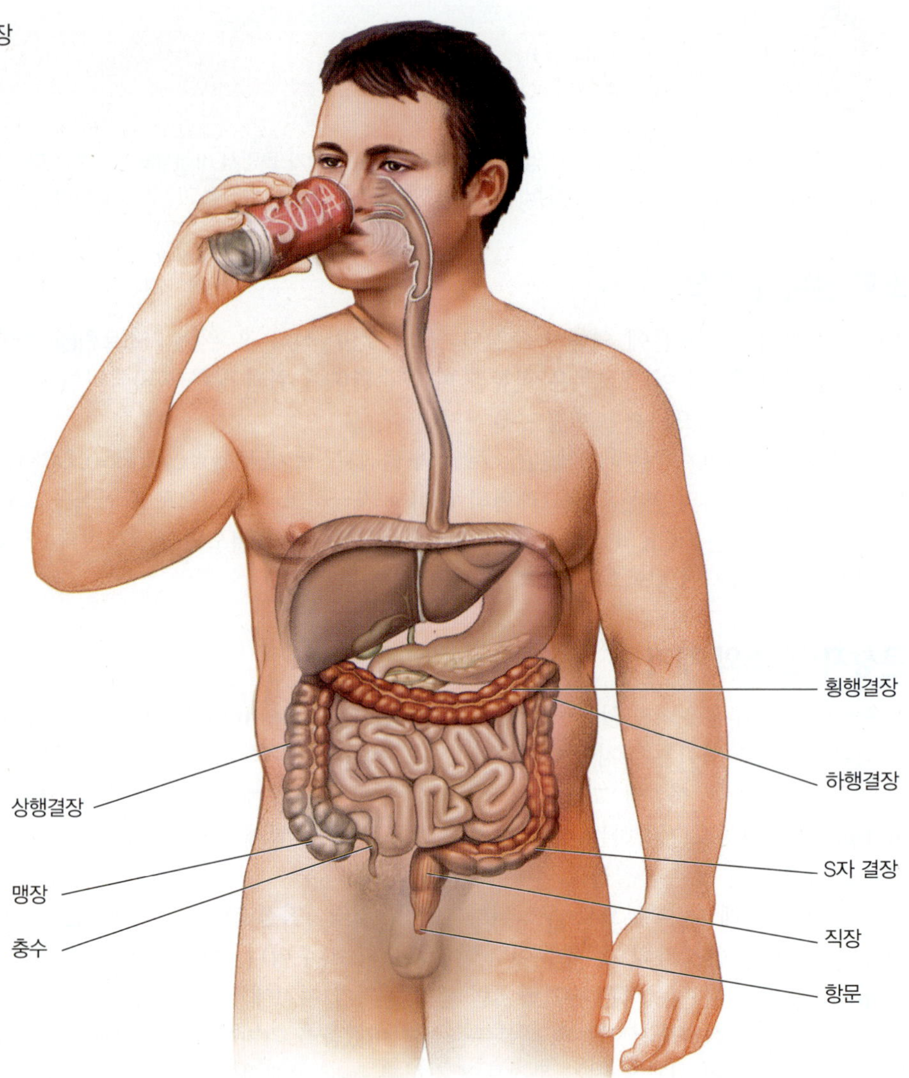

시경(endoscope)으로 탐지될 수 있다. 내시경은 내부의 모습을 보기 위하여 직장 또는 결장과 같은 빈 기관 속으로 삽입될 수 있다. 폴립은 암 덩어리로 발생하는 것을 방지하기 위하여 일반적으로 제거된다.

대장염(colitis)과 **크론병**(Crohn's disease)은 대장의 만성적인 염증으로부터 유래하기 때문에 염증성 창자질환으로 불린다. 이러한 상태는 복부통증과 피 섞인 설사를 초래하고 또한 피로와 체중 손실을 유발할 수 있다. 대장염은 일반적으로 직장과 대장의 가장 안쪽 내면에만 영향을 주는 반면에 크론병은 대장의 어디에서도 발생할 수 있고 영향을 받은 조직층 깊이 퍼져 나간다. 이러한 상태를 유발하는 것이 무엇인지는 알려져 있지 않다. 염증을 감소시키는 제약약품들과 그리고 때때로 영향을 받은 결장부분의 외과적인 수술이 그 치료책이다.

게실증(diverticulosis)은 **게실**(diverticula)이라 불리는 작은 주머니가 큰창자의 벽에서 생길 때 발생하는 질병이다. 대변이 주머니 속으로 밀려들어갈 때, 큰창자 벽에서 부풀음이 발생할 수 있다. 이러한 상태가 진전되면 게실증이 되는데 대변으로 채워진 게실은 감염되어 염증이 생기고 복부통증을 유발한다. 만약 게실이 터지면 다량의 혈액 손실이 발생할 수 있다.

소화되지 않은 섬유성 물질들이 직장에 쌓이면 직장 벽의 신경이 자극을 받는다. 이 신경들이 신호를 뇌로 보내어 각 개인에게 고형의 폐기물을 제거할 필요성을 의식하게 한다. 대변물질은 소화관의 끝인 **항문(anus)**의 괄약근을 통과할 때까지 몸에 줄곧 존재한다.

제거되기 어려운 딱딱하고 마른 변은 **변비**(constipation)와 연관된 복부 팽창과 통증을 유발한다. 운동, 고섬유질 음식물의 섭취와 많은 물을 마시는 것은 변비의 예방과 치료에 도움을 줄 수 있다. **설사**(diarrhea)에 동반되는 물기 많은 변과 복부 통증은 장의 감염이나 또는 스트레스에 의해 유발될 수 있다. 병원성의 박테리아, 바이러스나 다른 기생충들이 장에 존재할 때 장벽은 자극을 받게 되고 연동운동이 증가한다. 연동운동의 증가는 물이 대변물질에 덜 흡수되게 만든다. 신경계도 장벽을 자극하고 연동운동을 증가시키기 때문에 스트레스 또한 장을 항상성에서 벗어나도록 유도할 수 있다.

이제 소화관을 이해하였으므로 위우회수술에 의해서 소화관을 변경하는 방법에 주목해보자.

위우회수술: 소화의 축소

어떤 이유로 인하여, 몸의 기본적인 요구를 충족시킬 때를 충분히 지나치도록 먹는 사람들은 배가 불렀을 때 먹는 것을 중지시키는 정상적인 항상성 기작에 반응을 하지 못한다. 위우회수술은 위의 크기를 감소시키는 것을 포함하고 있어 대단히 적은 양의 음식을 소비했을 때조차도 포만감을 가져온다.

이 수술은 음식물이 소화와 흡수의 주 장소인 위와 십이지장을 우회하도록 설계되어 있다(그림 7.11). 이러한 기관들을 우회하기 위하여 외과의사는 위의 상부 부위에 작은 주머니를 만든다. 호두만한 크기의 이 작은 주머니는 새로운 위로 작용하는데 너무 작아 소량의 음식을 섭취한 후에도 충족감을 느낀다. 작은창자의 첫 부분인 십이지장도 우회되어 소화와 흡수가 더욱 줄어들고, 작은 주머니는 대신에 공장에 붙어 있다. 우회한 위의 부분은 이 수술 동안 제거되지 않는다. 대신에 위는 꿰매 닫혀져서 복부에 남아 있다.

위우회수술 후에는 많은 합병증이 발생할 수 있다. 여느 수술과 마찬가지로 언제나 수술 부위의 감염이 위험하다. 마찬가지로, 새로운 위나 원래의 위 어느 것이든 적절하게 낫지 않으면 위산이 복부로 새어나가 복부의 기관들에게 피해를 줄 수 있다. 이러한 수술을 받은 많은 사람들은 단것이 포함된 음식물을 먹으면 약해짐을 느끼거나 졸도할 수도 있다. 다른 사람들은 **덤핑증후군**(dumping syndrome)이라는 병상으로 고통받을 수도 있는데 이는 작은 위 주머니의 내용물이 너무 빨리 작은창자로 이동하여 현기증, 무력함, 발한, 설사 등을 동반한다.

많은 경우에 있어서 영양분의 부족은 한정된 영양분의 흡수의 결과로서 발생한다. 예를 들면 철과 비타민의 부족은 산소를 운반하는 적혈구 세포의 수가 감소하는 **빈혈**

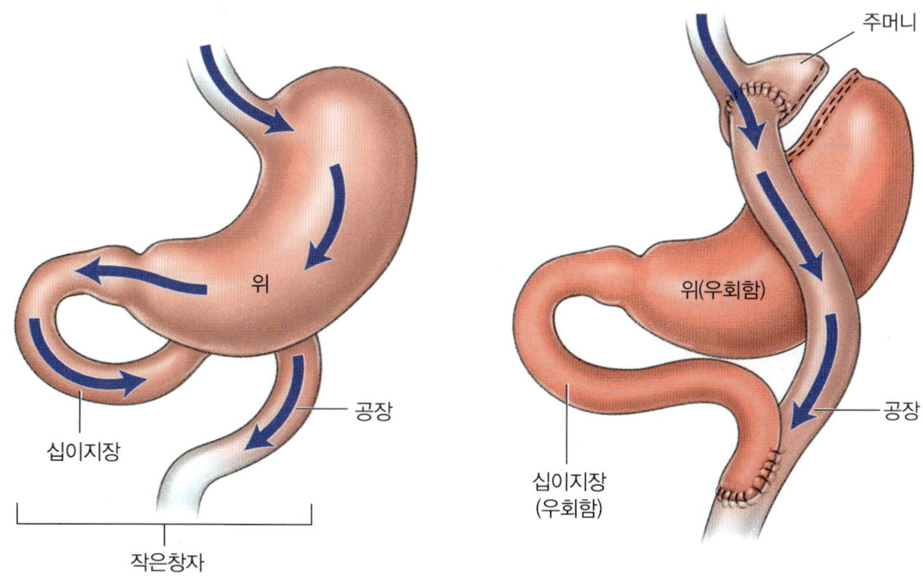

그림 7.11 위우회수술. 위우회수술 전에 음식물은 위로 들어가서 작은창자의 십이지장으로 이동한다. 위우회수술 후에는 음식물의 길은 재조정되어 대부분의 위와 십이지장을 우회하여 영양물의 흡수를 제한하는 공장으로 흘러간다.

유전자 및 항상성

비만

몸에 지방을 저장하는 것은 기근에 대비하여 초기 인간들을 보호하기 위한 기작으로 진화해 왔다고 생각된다. 오늘날 대부분의 미국인들은 음식물의 부족에 대해서 걱정하지는 않는다. 사실, 음식물이 너무 많은 것이 그들의 더 큰 관심거리이다. 과식이 우리의 선조들과 비교해서 더 많이 앉아서 활동하는 생활스타일과 결합할 때 예상되는 결과는 비만이다. 그러나 과식하고 활동적이지 않는 모든 사람들이 다 비만이 된다는 것은 아니다. 각 개인 사이에서 이러한 차이는 유전적 차이의 결과인가?

모든 비만의 약 1%는 단일 유전자들의 돌연변이로부터 유발된다고 생각되어 왔다. 비만을 연구하는 과학자들은 이제 6개의 각기 다른 유전자들 중 어느 것이나 돌연변이가 되면 비만이 될 수 있다는 것을 알고 있다. 이러한 돌연변이 중 가장 일반적인 것은 멜라노코르틴-4 수용체라 불리는 단백질을 암호화하는 유전자와 관련이 있다. 먹는 행동을 조절하는 것으로 알려진 뇌의 시상하부에서 발견되는 이 수용체에 자극이 주어지면 먹는 것이 억제된다. 이 수용체를 암호화하는 유전자에 돌연변이가 있으면 이 수용체는 자극을 수용할 수가 없게 되어 먹는 행동이 포식이 지나서도 계속된다.

실험실에서 과학자들은 쥐에서 이 수용체를 암호화하는 유전자를 파괴할 수 있다. 이러한 기능이 파괴된 수용체를 가진 쥐는 먹는 것을 중지하려는 신호들에 반응하지 않는다. 이 돌연변이 쥐에게 수용체에 결합할 수 있는 화학물질이 제공되면 먹는 것을 중지한다. 만약에 과학자들이 인간에게서 돌연변이 수용체를 자극할 약물을 고안할 수 있다면 이 돌연변이에 의해서 유발된 비만을 예방할 수 있을지도 모른다.

비만의 나머지 경우들은 나쁜 먹는 습관, 많은 다른 유전자들에서의 돌연변이, 또는 다른 잘 알려지지 않은 요소 등의 결합에 의해서 유발된다.

(anemia)을 유발할는지 모른다. 빈혈의 한 특별한 형태인 **악성빈혈**(pernicious anemia)은 위우회수술 후에 다소 일반적으로 발생한다. 위벽의 세포는 내인성 인자라는 단백질을 생산하여 몸이 비타민 B_{12}를 흡수하는 것을 돕는다. 혈액과 신경세포는 적절하게 기능하기 위하여 비타민 B_{12}를 필요로 하며 이것의 부족은 피로, 호흡곤란, 온몸의 저림 그리고 설사를 초래한다. 비록 위가 제거되진 않았지만, 이 우회수술 후 내인성 인자를 생산할 능력은 손상을 받는다.

유전자와 항상성 기사는 비만의 유전적 원인에 대해서 논의한다.

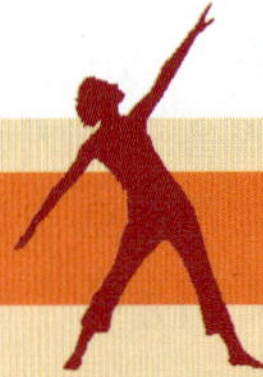

쉬어가기 7.3

그렐린(Ghrelin)은 위에서 생산되는 호르몬으로 식욕을 촉진하는 기능을 하는 것으로 알려져 있다. 위우회수술을 받은 사람에게서 그렐린의 농도가 낮아져 있는지를 발견하고자 시도하는 과학자들이 위우회수술을 받기 전과 후의 그렐린 농도를 검사하였다. 과학자들은 또한 다른 이유들로 인해 복부수술을 받은 비만이 아닌 환자들의 그렐린 농도도 검사하였다. 비만 환자뿐 아니라 비만이 아닌 환자들에게서 그렐린 농도를 검사하는 것이 왜 중요한가?

7.2 소화계의 세 부속기관

간, 쓸개, 그리고 이자는 소화관의 외부에 위치하고 있으나 소화에 필요한 물질을 생산하고 분비하기 때문에 소화계의 부속기관으로 간주된다. 그림 7.12는 **총간관**(common hepatic duct), **총담관**(common bile duct) 그리고 **이자관**(pancreatic duct)이 어떻게 간, 담낭 그리고 췌장으로부터 각각 작은창자의 십이지장으로 분비물을 수송하는지를 보여준다.

간

간(liver)은 횡격막아래 복부의 오른쪽에서 찾을 수 있는 크고 붉은 갈색의 기관이다. 간의 크기는 축구공만 하며 무게는 약 1.8 kg 정도이고 4개의 엽으로 나누어져 있는데 간엽은 **소엽(lobules**, 그림 7.13)으로 더 나뉜다. 소엽의 세포들은 혈액으로 물질들

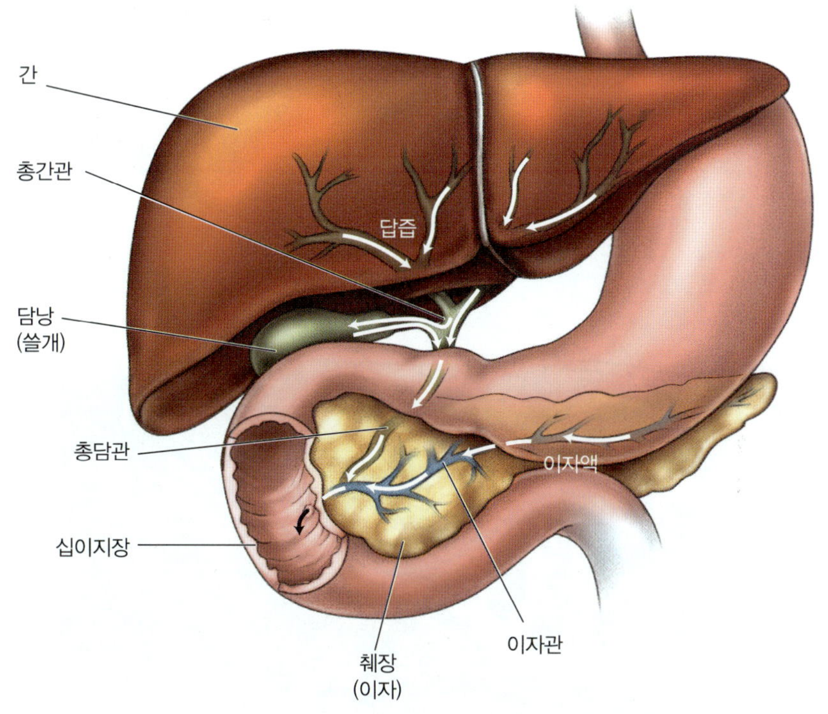

그림 7.12 소화관의 부속기관과 그들에 연결된 관. 총간관은 간으로부터 담낭으로 담즙을 수송한다. 총담관은 담낭으로부터 작은창자의 십이지장으로 담즙을 수송한다. 이자관은 이자로부터 십이지장으로 소화효소들을 수송한다.

을 분비하고 혈액으로부터 들어오는 물질들을 여과한다. 소엽 사이에서는 3개의 구조를 찾을 수 있다: (1) 담즙을 간으로부터 가지고 나가는 담관, (2) 간으로 산소가 풍부한 혈액을 가져오는 간동맥의 가지, 그리고 (3) 작은창자로부터 영양분을 수송하는 간문맥의 가지.

간은 혈액대사의 부산물인 노란색이 깃든 녹색 **담즙(bile)**을 생산한다. 담즙은 적혈구 세포의 재활용 시에 헤모글로빈의 파괴에 의해 생산되는 **빌리루빈(bilirubin)**이라는 색소를 포함하고 있기 때문에 노란색이 깃든 녹색을 띤다. 담즙은 지방을 용해하는데 도움을 주는 염을 포함하고 있다. 담즙염은 지방들이 서로 뭉쳐 덩어리를 만드는 것을 방해하고 지방이 물과 혼합되는 것을 돕는 과정인 **유화(emulsification)**를 일으킨다. 유화된 지방은 더 작은 입자로 부서짐으로써 큰 지방 덩어리보다 노출된 표면적을 더 많이 가진다. 간에서 생성된 담즙은 총간관을 통하여 분비되어 작은창자로 들어간다. 그러므로 작은창자로의 담즙의 분비는 효소들이 더 작게 유화된 지방을 소화하기에 훨씬 쉽기 때문에 소화를 용이하게 한다.

간문맥은 장의 모세관으로부터 간의 모세관으로 영양분을 운반하며 간에서 이들 영양분은 더 대사되거나 저장된다. 창자로부터 간으로 들어가는 지방은 지방산과 탄수화물로 전환되고 혈액에 의해 조직으로 수송된다. 포도당 단당류는 서로 결합하여 글리코겐이라는 포도당 중합체를 생산한다. 간은 식사 후의 경우처럼 포도당 농도가 높을 때 혈액으로부터 포도당을 제거하여 그들을 글리코겐으로 저장한다. 식사를 하지 않았을 때 혈당 농도가 떨어지면 간은 글리코겐에 있는 포도당 분자들 사이의 결합을 가수분해하여 혈액으로 포도당 단당류를 내보낸다. 혈액에서의 포도당의 항상성은 이와 같은 방법으로 유지된다.

소화 기능에 부가하여 간은 또한 여과 기능을 수행한다. 혈액은 간을 통과하여 흐르면서 **간세포**(hepatocytes)에 도달한다. 간세포는 담즙을 생산하고 간을 위한 다른 기능들을 수행할 뿐만 아니라 혈액으로부터 유해한 물질, 죽은 세포들, 병원체, 그리고 알코올을 제거한다.

사실, 간은 일반적으로 거르는 혈액으로부터 색깔을 얻는다. 간에서 여과되는 혈액은 호흡이나 피부를 통하여 흡수하는 물질뿐만 아니라 먹고 마시는 음식물로부터의 물질도 포함한다. 간은 독소를 대사하고 이것의 부산물을 혈액으로 분비하는데 이 부산물은 신장으로 운반되어 오줌으로써 배설되거나 장으로 운반되어 대변으로써 몸 밖으

그림 7.13 간소엽. 간소엽은 혈액으로부터 오는 물질들을 거른다. 담관은 간으로부터 온 담즙을 수송한다. 각 소엽은 간의 혈액을 밖으로 내보내는 큰 중심정맥을 가지고 있다. 간동맥의 가지는 산소가 풍부한 혈액을 각 소엽으로 가지고 온다. 간문맥의 가지는 창자로부터 영양분을 수송한다.

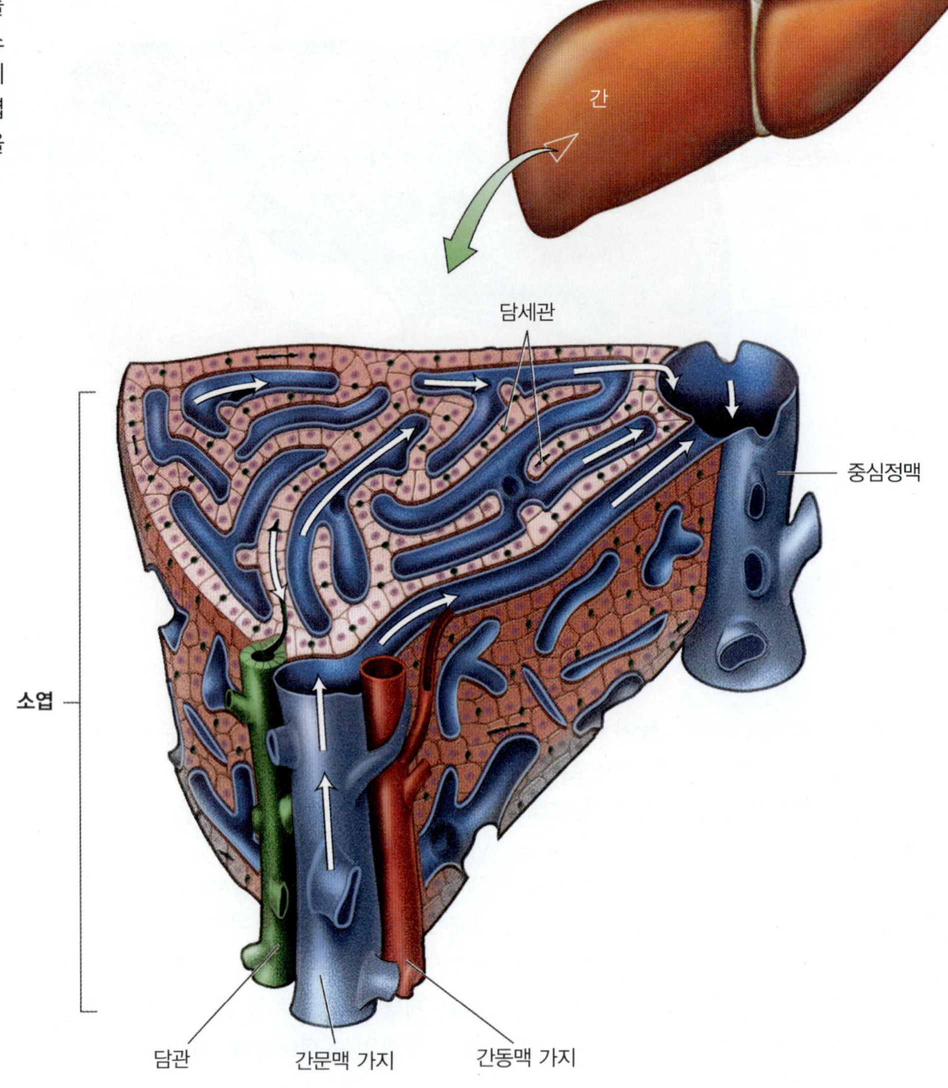

로 배출될 것이다.

간은 또한 세포막에서 발견되는 콜레스테롤을 비롯하여 많은 화합물들을 생산한다. 간은 응고인자와 혈액에서 산소를 운반하는 단백질 등과 같은 혈장단백질을 생산한다. 또한 감염에 대항하는 하는 것을 돕는 면역단백질을 합성하고 죽었거나 죽어가는 적혈구 세포를 제거하는데 역할을 담당한다.

간은 간세포의 대부분이 병들더라도 기능을 유지할 수 있다는 점에서 유일한 기관이다. 간은 몇 주 내에 자체적으로 재생할 수 있다. 그러나 놀랄만한 재생능력에도 불구하고 간도 회복이 불가능한 점을 지나는 손상을 입을 수 있다. 알코올과 약물남용 그리고 일부 바이러스에 의한 감염은 건강한 간조직이 상처조직으로 대체되는 **간경화**(cirrhosis)라는 회복 불가능한 간질환을 유발할 수 있다.

담낭

담낭(gallbladder)은 간의 밑바닥에 붙어 있는 녹색을 띠는 주머니이다. 이것은 간에서 생산된 초과적인 담즙을 저장하고 농축한다. 담즙이 필요할 때 이것은 총담관을 통하여 나와서 존재하는 지방의 유화를 돕기 위하여 작은창자의 십이지장으로 들어간다. 담즙에 포함된 염은 때때로 용액으로부터 석출되어 담낭 또는 담관에서 **담석**(gallstone)으로 불리는 큰 결정체를 형성한다. 이와 같은 고통스런 상태를 해소하려면 외과적으로 담낭을 제거해야만 할 때도 있다.

췌장

위의 뒤쪽에 위치하고 있는 **췌장(pancreas)**은 길고 부정형적인 외관을 지닌 샘이다. 작은창자에서 사용되는 많은 소화효소들이 췌장에서 생산되고 분비된다. 췌장은 녹말을 분해하는 **췌장아밀라아제(pancreatic amylase)**, 지질의 대사를 돕는 **리파아제(lipase)**, 그리고 단백질 소화를 돕는 **트립신(trypsin)**과 같은 단백질분해효소(protease)를 생산하고 분비한다.

앞에서 배웠듯이 단백질, 지방과 함께 산성의 유미죽이 십이지장으로 들어가면 세크레틴과 CCK의 농도가 증가한다. 이러한 호르몬이 혈액으로부터 췌장을 지날 때 췌장 세포들은 물과 **중탄산나트륨(sodium bicarbonate, $NaHCO_3$)**과 함께 소화효소를 생산하는 것으로 반응하는데 이들은 함께 장으로 흘러간다. 중탄산나트륨은 위로부터 온 산성의 유미죽을 중화시킨다. 이것은 췌장효소들이 펩신보다도 더 중성의 pH에서 최적으로 작용하기 때문에 도움이 된다.

췌장은 또한 혈당을 조절하기 위하여 혈액으로 직접 **인슐린(insulin)**과 **글루카곤(glucagon)**을 분비한다. 인슐린은 혈당량이 높을 때 분비되어 당이 세포 속으로 들어가도록 만든다. 글루카곤은 혈당이 낮을 때 분비되어 간으로 하여금 글리코겐을 분해하여 이를 혈액으로 내보내게 만든다(그림 7.14). 인슐린과 글루카곤 사이의 미세한 평형이 혈당량의 항상성을 용이하게 한다. 이러한 혈당량의 평형을 유지하는 것을 어렵게 만드는 것이 비만과 매우 연관성이 높은 질병인 **당뇨(diabetes mellitus)**의 시금석이다.

당뇨: 당, 비만, 그리고 췌장의 오작동이 항상성을 교란시킨다. 소화가 진행되는 동안 몸은 빵, 파스타, 과일, 채소 등과 같은 음식물에 있는 복잡한 탄수화물을 가수분해하여 포도당 소단위로 내보낸다. 포도당은 혈액으로 흡수되나 세포가 포도당을 흡수하도록 자극하는 인슐린 없이는 세포 속으로 들어갈 수가 없다. 음식물을 먹은 후 혈당량이 증가하면 인슐린의 생산도 증가한다. 이러한 부가적인 인슐린은 더 많은 포도당이 들어가도록 세포에 자물쇠를 풀어놓는 것으로 봉사함으로써 몸에 에너지원을 제공하고 건강한 범위 내에서 혈액의 포도당 농도를 유지하도록 한다. 그림 7.15는 어떻게 혈당량의 항상성이 당뇨에서 변화되는지를 대해서 설명해 주고 있다.

두 가지 타입의 당뇨가 있는데 **제1형(type 1)** 또는 **인슐린-의존성 당뇨(insulin-dependent diabetes mellitus, IDDM)**는 일반적으로 어린 시절에 일어난다. 제1형

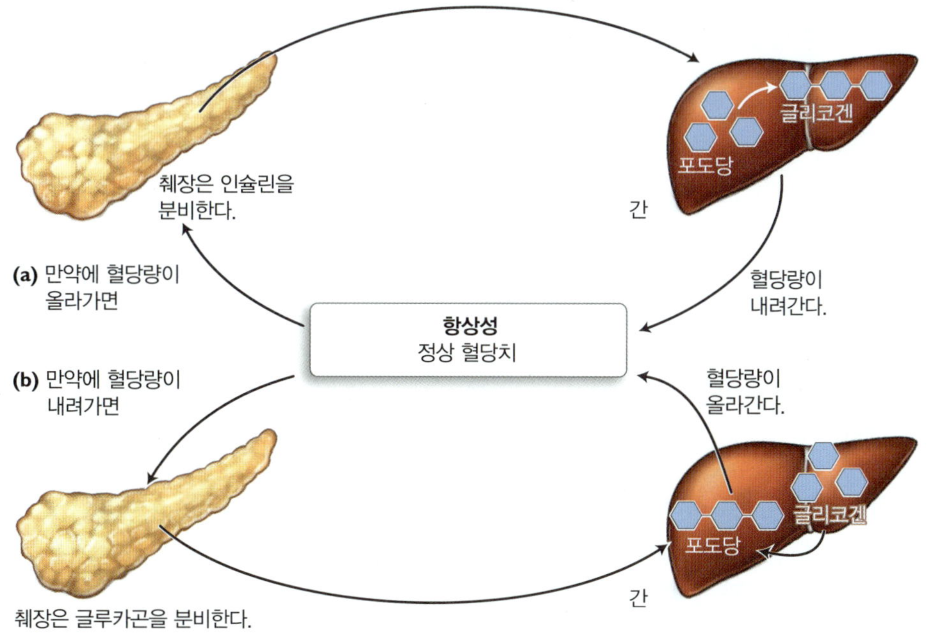

그림 7.14 **혈당량의 조절.** (a) 식사 후처럼 포도당의 섭취가 높을 때, 혈당량은 증가한다. 혈당의 증가에 반응하여 췌장은 포도당이 글리코겐의 형태로 저장되는 세포 속으로 들어가는 것을 돕는 인슐린을 분비한다. (b) 혈당량이 낮을 때, 췌장은 글루카곤을 분비하여 간에서 글리코겐을 분해하고 포도당 단위로 혈액으로 방출하도록 한다.

시각화 혈당량 조절은 양성 또는 음성 되먹임의 예인가?

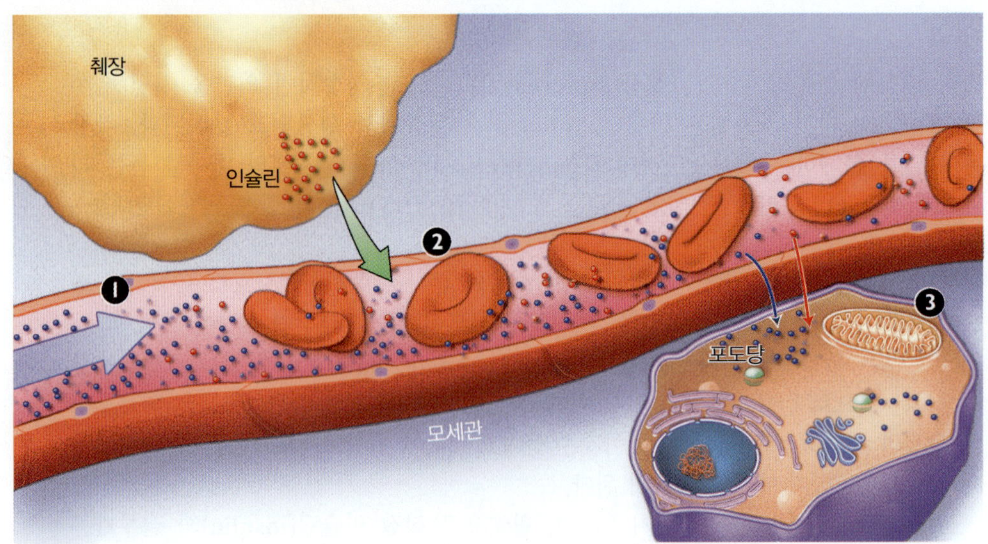

1 식사 후에 포도당의 농도는 높다.

2 혈당량이 높을 때, 췌장은 혈액으로 인슐린을 분비한다. 당뇨가 있는 사람은 충분한 인슐린을 생산하지 못해 포도당이 혈액에서 더 오랫동안 머무른다.

3 인슐린은 몸의 세포가 포도당을 받아들이도록 자극한다. 당뇨가 있는 사람의 세포들은 인슐린에 반응을 않을지도 모른다. 그러므로 인슐린은 세포의 활동성 연료를 공급하기 보다는 혈액에 더 머물러 있게 된다.

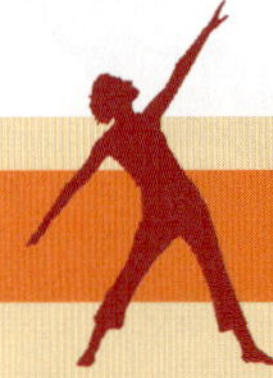

그림 7.15 당뇨. 줄어든 인슐린 분비 또는 인슐린에 대한 반응성의 부족은 혈당량을 조절하는데 어려움을 유발한다.

시각화 만약에 췌장세포가 최적의 농도에서 기능하는 것을 멈춘다면 혈당의 항상성은 어떻게 혼란을 겪을까?

당뇨를 가진 사람들은 면역세포가 그들 자신의 췌장세포를 실수로 파괴하기 때문에 충분한 인슐린을 생산하지 못한다. 인슐린을 생산할 수 없기 때문에 몸에 호르몬을 매일 주사하는 것이 필요하다. 제1형 당뇨는 비만과 관련이 없다.

제2형(type 2) 또는 **인슐린-비의존성 당뇨(non-insulin-dependent diabetes mellitus, NIDDM)**는 일반적으로 40세 이후에 발생하고 비만과 강하게 연관이 되어 있다. 비록 성인 질환으로 간주될지라도 제2형 당뇨는 어린 시절 비만과 병행하는 비율로 젊은 사람들 사이에서 증가하는 것으로 나타난다. 사실상, 발생하는 경우의 1/4 이상이 이제는 40세 전에 진단된다. 제2형 당뇨는 췌장에서의 인슐린 분비의 감소나 표적세포의 인슐린에 대한 반응성의 감소 중의 하나로부터 발생한다. 근육세포와 같은 표적세포가 인슐린에 저항성을 가지면 호르몬은 더 이상 포도당을 위해 문을 여는 열쇠로서 기능을 하지 않는다. 그 결과로서 포도당이 혈액에 축적된다. 비록 과체중과 비활동성이 인슐린에 대한 저항성이 발생할 기회를 크게 증가시키기는 하지만 왜 비만이 인슐린에 저항성을 갖는지에 대해서 확실하게 알지는 못한다.

쉬어가기 7.4

어떻게 비만이 제2형 당뇨를 초래하는지에 대한 하나의 가설은 아디포카인(adipokine)이라 불리는 세포 신호 분자를 포함한다. 복부에 과체중이 있는 중앙신체비만(Central body obesity)은 몸의 비만과 특히 아디포카인의 하나인 레지스틴(resistin)의 순환하는 농도의 증가와 직접적으로 연관되어 있다. 레지스틴 이름에 기초하여 이 아디포카인이 당뇨의 발병을 증가시키는 기작을 제안할 수 있는가?

원인이 무엇이든 비만의 증가는 제2형 비만을 가진 사람 숫자에 있어 엄청난 증가를 가져왔다. 최근의 통계는 미국 인구의 7%가 이 질병으로 고통 받고 있다는 것을 나타낸다. 식이요법과 운동조절에 의해 항상성을 유지할 수 없는 제2형 당뇨가 있는 사람들은 혈당을 조절하도록 인슐린은 주사하여야 한다. 이러한 농도 조절의 실패는 부정적인 결과를 가져올 수 있다. 저혈당은 무력함, 허기, 현기증, 메스꺼움, 얼버무리는 말투, 졸음 그리고 혼란을 야기한다. 고혈당은 혈액을 뻑뻑하게 시럽처럼 만들고 심한 갈증, 무력함, 혼란, 경련, 혼수상태 그리고 죽음을 유발한다.

당뇨가 있는 모든 사람들의 절반에게 신경손상이 있다. 과학자들은 초과하는 포도당이 신경에 제공되는 모세관의 벽에 손상을 준다고 생각한다. 이와 같은 악화는 다리의 신경세포에 손상을 야기하여 따끔거림, 무감각 또는 통증을 초래하고 영향을 받은 사지에 감각의 소실을 초래할 수 있다. 이것은 당뇨환자들에게 특별히 발의 절단을 필요로 할 수도 있는 감염과 심각한 부상에 대한 위험을 부여한다.

당뇨는 또한 신장에 손상을 주고 투석과 가능한 신장이식의 필요성을 증가시킨다. 대부분의 제2형 당뇨 환자들은 망막에 있는 혈관의 퇴화와 손상된 시력을 경험하고 심지어는 시력을 잃을 수도 있다.

위우회수술을 받은 대부분의 제2형 당뇨 환자들은 혈당량을 조절하는 몸의 능력을 회복하고 이 질환으로부터 오는 쇠약 효과가 감소된다.

7.3 위우회수술의 위험성 측정

위우회수술은 사람들이 체중을 감량하는 것을 돕고 당뇨와 연관된 건강 문제를 완화시키기 때문에 모든 비만한 사람들이 위우회수술을 해야만 하는 것처럼 보인다. 그러나 혜택이 있는 만큼 수술의 심각한 위험이 있는 것도 사실이다. 이 장의 서문에서 배웠듯이 이러한 형태의 수술로부터 오는 죽음의 위험이 대단히 높다.

수술의 위험을 측정하는 또 다른 방법은 수술로 인한 사망의 위험을 비만으로 인한 죽음의 위험과 비교하는 것이다. 수술을 받은 비만한 사람들은 수술을 받지 않은 사람들보다 오랜 기간을 걸쳐 더 낮은 사망의 위험을 가진다.

한 소급적 연구는 수술을 받은 3,300명의 비만한 사람과 수술을 받지 않은 60,000명의 비만한 사람들에 대한 사망의 위험을 계산하였다. 이 연구는 위우회수술을 받지 않은 비만한 사람의 16%가 이전의 15년 동안에 사망하고 이와 비교하여 수술을 받은 사람의 12%가 사망하였음을 보여주었다. 미국 대학외과의사 저널, *Journal of the American College of Surgeons*의 2004년 11월호에 결과가 발표된 이 연구는 또한 이 수술의 건강 혜택은 젊은 환자들에게서 더 명백함을 보여주었다. 환자의 나이가 40세 이하일 경우 우회수술을 받은 환자의 3%가 사망한 반면 수술을 받지 않은 환자의 경우에는 사망률이 14%에 이르렀다. 그러므로 지금까지의 데이터는 비록 위우회수술이 위험성이 있기는 하지만 어떤 비만환자들에게는 혜택이 위험보다도 더 많을 수 있다는 것을 제시한다. 그러나 위우회수술은 식이요법이나 운동과 같은 덜 침해적인 조치로써 해결될 수 있는 문제에 대한 극단적인 치료임을 기억하는 것은 중요하다.

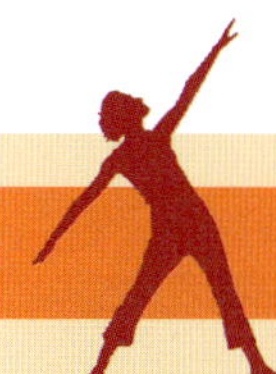

쉬어가기 7.5

2004년 9월에 외과연보, *Annals of Surgery*에 보고된 한 연구는 위우회수술을 받지 않은 5,000명 이상의 비만한 사람들과 수술을 받은 1,000명의 비만한 사람들을 추적하였다. 연구가 개시된 지 5년 후에 수술을 받은 사람의 0.68%가 사망한 것에 비교하여 수술을 받지 않은 사람의 6%가 사망하였음을 보여주었다. 이 연구의 결과는 이전의 절에서 언급한 미국대학외과의사 저널에서의 연구와 어느 정도 다르다는 것을 인지하라. 이러한 두 연구의 결과를 여러분은 어떻게 요약하겠는가? 한 연구에서 제시된 정보는 하나의 결정을 기초할 수 있는 충분한 정보인가?

7장 복습

기억해야 할 어원

다음 어원은 주로 라틴어와 그리스어에서 온 것이며 용어를 해독하는 데 도움이 될 것이다.

ante- 그리고 **anterior-** 전에, 앞으로 또는 앞에를 의미한다.
-ase 효소를 위한 공통적 어미이다.
dent- 치아를 위한 단어로부터 온다.
dia- ~ 관통하는 것을 의미한다(당뇨는 통과하는 것을 의미한다).
gast- 그리고 **gastro-** 위를 의미한다.
glot- 그리고 **glos-** 혀와 관련 있다.
gluc- 또는 **gluco-** 설탕과 관련 있다.(**glyc-** 그리고 **glyco-**)
hep- 그리고 **hepato-** 간과 관련 있다.
itis- 부종 또는 염증을 의미한다.
lip- 그리고 **lipo-** 지방과 관련 있다.
pep- 소화와 관련 있다.
post- 그리고 **posterior-** 후에 또는 뒤에를 의미한다.

핵심 용어

7.1 소화관

결장(colon)
경구개(hard palate)
공장(jejunum)
괄약근(sphincter)
대변(fecal matter)
미뢰(taste bud)
미세융모(microvillus, microvilli)
상아질(dentin)
소구치(premolars)
소화(digestion)
소화관(alimentary canal)
소화관(digestive tract)
송곳니(canine teeth)
식도(esophagus)
십이지장(duodenum)
앞니(incisors)
어금니(molars)
에나멜(enamel)
연구개(soft palate)
연동운동(peristalsis)
위(stomach)
유미죽(chyme)
유화(emulsification)
융모(villi)
인두(pharynx)
입(mouth)
작은창자(small intestine)
직장(rectum)
충수(appendix)
충수염(appendicitis)
치근(root)
치수강(pulp cavity)
치아(teeth)
크라운(crown)
큰창자(large intestine)
펩신(pepsin)
편도선(tonsil)
항문(anus)
회장(ileum)
후두개(epiglottis)

7.2 소화계의 세 부속기관

글루카곤(glucagon)
담낭(gallbladder)
담즙(bile)
당뇨(diabetes mellitus)
리파아제(lipase)
빌리루빈(bilirubin)
소엽(lobules)
제1형 인슐린-의존성 당뇨(type 1insulin-dependent diabetes mellitus, IDDM)
제2형 인슐린-비의존성 당뇨(type 2 non-insulin-dependent diabetes mellitus, NIDDM)
중탄산나트륨(sodium bicarbonate, $NaHCO_3$)
인슐린(insulin)
췌장(pancreas)
췌장아밀라아제(pancreatic amylase)
트립신(trypsin)

요약

7.1 소화관

• 소화관은 입에서 시작하여 항문에서 끝나는 하나의 긴 관이다(156쪽; 그림 7.1).

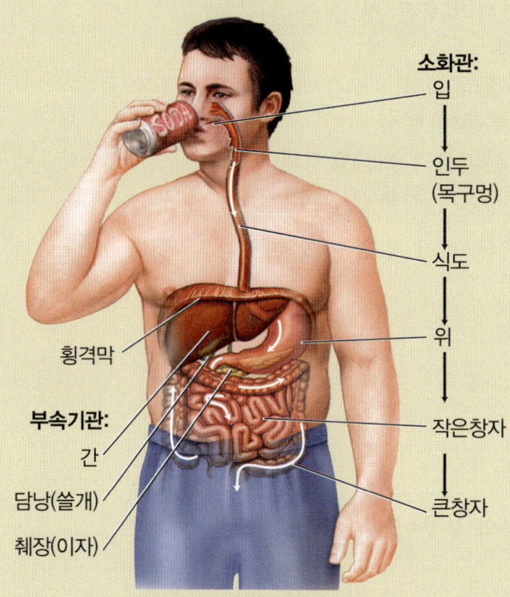

• 초기 소화는 음식물의 기계적이며 화학적 분해를 포함한다. 녹말과 지질의 화학적 분해는 침샘이 침아밀라아제와 구강리파아제를 분비함에 의해서 입에서 시작된다. 치아에 의한 기계적 분해는 이것들과 다른 분비물에 노출되는 표면적을 증가시킨다(156쪽).

• 혀는 인두로 밀려나가는 음식물의 작은 덩어리를 형성한다. 후두개는 인두를 떠나는 음식물이 위로의 수송을 위하여 식도를 확실하게 경유하도록 한다(157쪽).

• 음식물은 연동운동의 파동 같은 근육운동에 의하여 소화관으로 밀려난다(159쪽).

• 반지 모양의 괄약근은 수축하고 이완하여 소화관을 통한 분비와 음식물의 이동을 조절한다(159쪽).

• 단백질의 화학적 분해는 위에서 시작된다. 위의 휘젓기는 기계적소화를 돕고 반면에 펩신과 염산은 화학적 소화를 수행한다(160쪽).

• 부분적으로 소화된 음식물과 위액(유미죽)은 천천히 위를 빠져나가 대부분의 소화와 흡수가 일어나는 장소인 작은창자로 들어간다(160쪽).

• 작은창자는 십이지장, 공장, 그리고 회장으로 구성된다. 이들의 내면은 실질적으로 흡수가 일어날 수 있도록 표면적을 증가시키는 세 가지 특색을 가진다: 주름, 다세포성 융모, 그리고 미세융모(161~162쪽).

• 큰창자는 맹장, 결장, 직장, 그리고 항문으로 구성된다. 이것의 기능은 물, 염, 그리고 비타민을 흡수하고 저장하며 몸 밖으로 배출될 때까지 대변물질 부드럽게 하는 것이다(163~164쪽).

7.2 소화계의 세 부속기관

• 간, 담낭, 그리고 췌장은 소화를 돕는 물질들을 소화관으로 분비하는 부속기관들이다(166쪽; 그림 7.12).

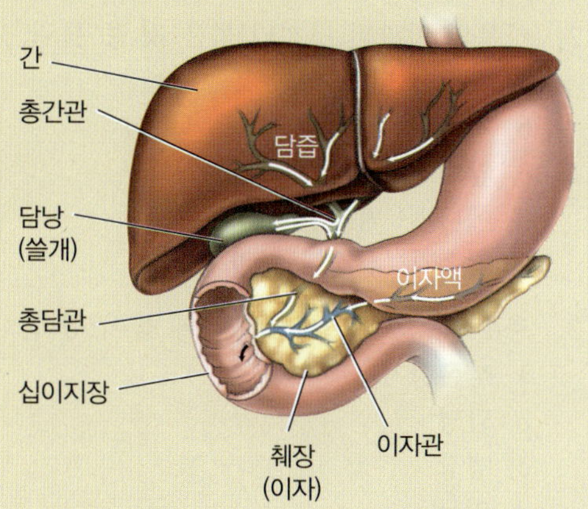

• 간은 몸의 주요한 화학공정 센터이다. 이것은 영양물질을 흡수하고 대사하며 혈당량 조절을 돕는다. 간은 영양물질을 폐기물로부터 분리하며 담즙, 콜레스테롤, 그리고 혈액 단백질을 포함하는 적절한 몸의 기능에 필요로 하는 많은 물질들을 생산한다(166~168쪽).

• 담낭은 필요 시 작은창자로 내보내기 위하여 담즙을 저장하고 농축한다(168쪽).

• 췌장은 소화를 용이하게 하기 위한 소화소효와 산성의 유미죽을 중화하기 위한 중탄산나트륨을 작은창자로 분비한다. 췌장은 또한 혈당량을 조절하는 호르몬을 분비한다(169쪽).

기본 학습 문제

1. 입은 ______________.
   a. 기계적소화와 화학적소화를 수행한다
   b. 두 개의 침샘을 가지고 있다
   c. 힘줄인 혀를 가지고 있다
   d. 여러 개의 다른 뼈로 구성된 연구개를 가지고 있다
   e. 근육으로 구성된 경구개를 가지고 있다

2. 다음의 연관된 것끼리 묶은 것 중 틀린 것은?
   a. 편도선:맛
   b. 어금니: 음식물 갈기
   c. 앞니: 음식물 자르기
   d. 에나멜: 딱딱한 외피
   e. 치수강: 신경과 혈관

3. 충수는 ______________에 붙어 있다.
   a. 작은창자
   b. 담낭
   c. 맹장
   d. 인두
   e. 기도

4. 식도는 ______________ 근육의 관이다.
   a. 소화되지 않고 남아 있는 음식물을 저장하는
   b. 영양분을 흡수하는
   c. 단백질을 분해하는
   d. 음식물을 인두로부터 위로 수송하는
   e. 펩신을 분비하는

5. 큰창자는 ______________.
   a. 소화되지 않고 남아있는 음식물을 저장한다
   b. 영양분 흡수의 주요한 장소이다
   c. 단백질을 분해한다
   d. 인두에서 위로 내려가는 통로이다
   e. 펩신을 분비한다

6. 소화관을 따라 음식물이 통과하는 경로를 추적하면 다음의 어느 것이 옳은 순서인가?
   a. 입, 식도, 위, 인두, 작은창자
   b. 입, 인두, 식도, 항문, 큰창자
   c. 입, 인두, 큰창자, 작은창자
   d. 입, 인두, 위, 식도, 항문
   e. 입, 인두, 식도, 위, 작은창자

7. 다음 중 췌장에서 분비되지 않는 것은?
   a. 리파아제
   b. 트립신
   c. 이자아밀라아제
   d. 중탄산나트륨
   e. 펩신

8. 다음의 연관된 것끼리 묶은 것 중 틀린 것은?
   a. 입: 녹말 소화
   b. 간: 담즙 생산
   c. 작은창자: 소화와 영양물의 흡수
   d. 위: 음식물 저장
   e. 큰창자: 혈액 여과

9. 다음의 연관된 것끼리 묶은 것 중 틀린 것은?
   a. 결장: 작은창자
   b. 간: 혈액 단백질의 생산
   c. 인두: 목구멍 뒤쪽에 형성
   d. 췌장: 염기성 분비물과 소화효소의 생산
   e. 담낭: 담즙의 저장과 농축

10. 지방의 흡수를 돕는 장의 융모 속의 림프관은 ______________ 이다.
    a. 미세융모
    b. 리파아제
    c. 암죽관
    d. 맹장
    e. 빌리루빈

11. 다음 중 작은창자의 부분이 아닌 것은?
    a. 십이지장
    b. 공장
    c. 회장
    d. 맹장

12. 작은창자는 ______________.
    a. 매끈한 안쪽 내벽을 가진다
    b. 큰창자보다 직경이 더 크다
    c. 융모로 덮여 있는 미세융모를 보유한다
    d. 모세관과 암죽관을 포함하는 융모를 가지고 있다
    e. a~d가 전부 옳다

13. 큰창자는 ______________.
    a. 매우 주름진 내부 벽을 가지고 있다
    b. 작은창자보다 더 짧다
    c. 소화와 흡수의 주요한 장소이다
    d. 또한 맹장이라 불린다
    e. a~d가 전부 옳은 진술이다

14. 다음의 간 구성물들 중 혈액으로부터 유해물질, 죽은 세포, 병원체, 약물, 그리고 알코올을 제거하는 것은?
    a. 엽
    b. 담낭
    c. 소엽
    d. 간문
    e. 간세포

15. 다음 중 간의 기능이 아닌 것은?
    a. 독소여과
    b. 손상된 적혈구 세포의 파괴
    c. 글리코겐의 저장
    d. 혈액단백질의 생산
    e. 담즙의 저장

16. 담즙은 ______________.
    a. 췌장에 저장된다
    b. 글리코겐의 분해를 돕는다
    c. 지방을 유화시킨다
    d. 큰창자에서 물을 소화할 수 물질로부터 제거한다
    e. a~d가 전부 옳다

17. 각 소화계의 구조와 그의 기능을 연결하라.

______ 간	a. 대부분의 소화가 일어나는 장소이다.
______ 큰창자	b. 단백질의 소화가 시작되는 장소이다.
______ 위	c. 대변이 형성되고 저장된다.
______ 작은창자	d. 입에서 녹말소화를 시작하는 효소를 분비한다.
______ 침샘	e. 흡수한 영양물을 운반하는 혈액을 받아들인다.

18. 각 소화계의 호르몬 또는 효소와 그의 기능을 연결하라.

______ 아밀라아제	a. 췌장에서 분비된 호르몬
______ 리파아제	b. 단백질 소화효소
______ 중탄산나트륨	c. 지방 소화효소
______ 글루카곤	d. 녹말 소화효소
______ 트립신	e. 산성 유미죽의 중화제

19. 다음의 용어들을 표에 이름을 넣을 때 사용하라(그림 7.16).

췌장	횡격막
큰창자	인두
간	식도
담낭	작은창자
위	

20. **참 또는 거짓?** 연동운동은 식도의 시작으로부터 항문까지 일어난다.

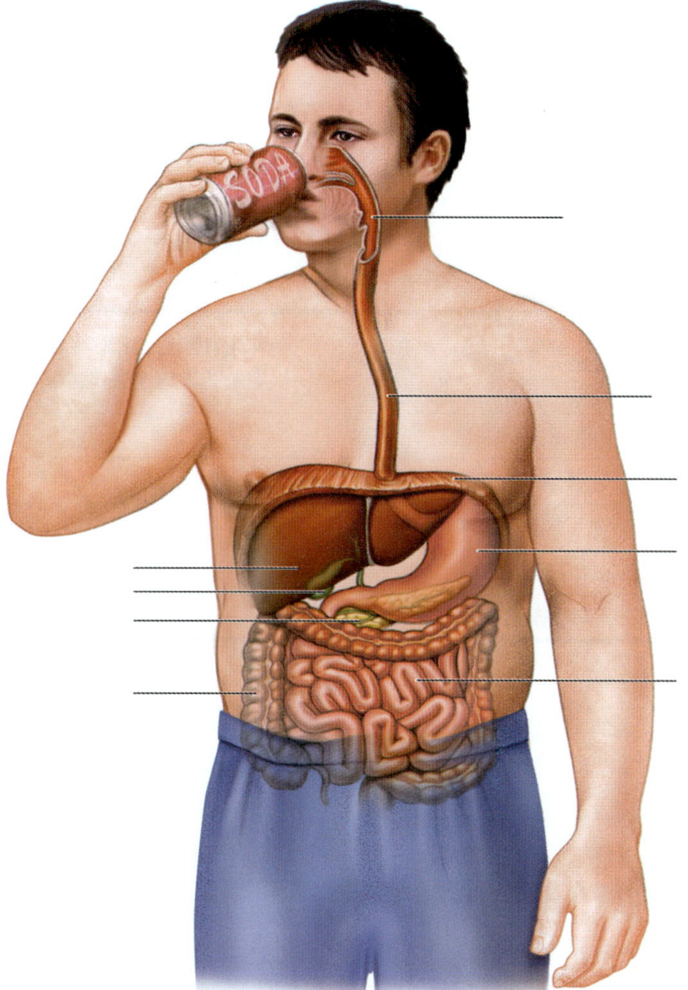

그림 7.16 **그림에 이름을 붙이시오.**

분석 및 응용 문제

질문 1~3은 다음의 정보를 참조하라.

이의 부식은 박테리아가 포함되지 않은 화학적 과정을 통한 에나멜층과 같은 딱딱한 부분의 소실을 의미한다. 1991년 핀란드에서 수행된 한 연구는 이의 부식을 촉진시키는 요소들에 대해서 조사하였다. 다음의 표는 그 연구결과를 보여준다.

위험요소	부식의 위험(위험요소가 없는 환자보다 더 높은 배수)
구토(매주 또는 더 자주)	31
다른 위 증상(매주 또는 더 자주)	10
침의 낮은 흐름(≤ 0.1 ml/min)	5
청량음료(주당 4~6 또는 더)	4
스포츠음료(매주 또는 더)	4

1. 표의 데이터를 고려하건대, 어떤 화학적 성질이 이의 부식을 증가시키는가?
2. 만약에 위험요소가 첨가되어, 하루에 한 번 청량음료와 일주일에 두 번 스포츠음료를 마신 사람에게서 이의 부식 위험은 어떻게 되겠는가?
3. 과식증(bulimia)은 파티와 같은 식사 후에 일반적으로 구토에 의해 위를 비우는 식사장애를 말한다. 왜 과식증이 이의 부식에 대한 위험을 증가시키는 요소가 되는지 설명하는 가설을 제안하라.
4. 단백질 소화에 대해서 공부하는 학생들이 **그림 7.17**에서와 같이 4개의 다른 시험관을 사용하는 실험을 설계하였다. 각 시험관에는 고기 한 덩어리가 들어 있다. 다른 내용물들은 그림에 나열되어 있다. 소화의 양이 가장 많은 것으로부터 적은 순서로 순위를 정하고 설명하라.

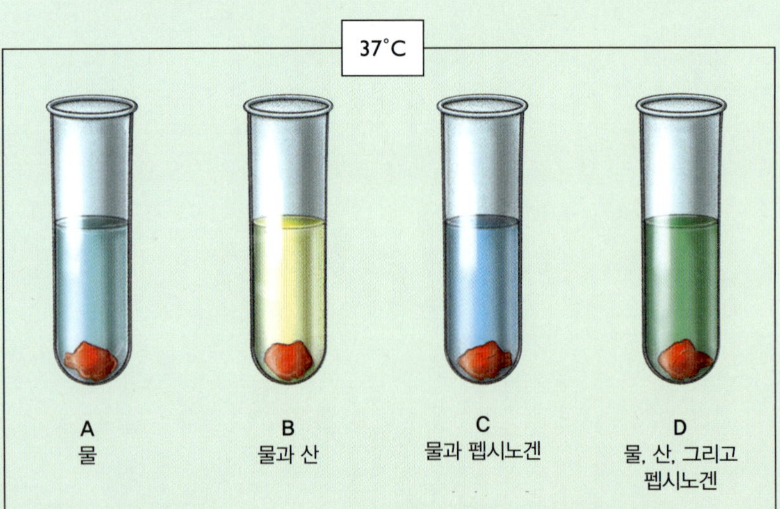

그림 7.17 소화 실험

5. 제1형 당뇨는 췌장에서 베타세포의 파괴로 인슐린의 생산이 감소되는 것으로 알려져 있다. 연구는 인슐린의 전구체인 프로인슐린이 베타세포의 파괴에 관여되어 있다는 것을 보여준다. 그러나 과학자들은 아직은 이 파괴에 대한 정확한 기작을 발견하지 못하고 있다. 한 연구그룹은 프로인슐린의 접힘과 관련이 있는 기작을 제안한다. 베타세포의 소포체에서 프로인슐린이 만들어지는 동안 단백질은 3차구조를 형성하기 위하여 자체적으로 접힌다. 연구자들은 당뇨가 있는 쥐에서 접힘에 잘못이 있는 프로인슐린이 고농도로 존재한다는 것을 찾았다. 이 과학자들은 접힘에 잘못이 있는 단백질들이 베타세포에 정리 기작을 작동시키도록 강요하고 결국에는 세포의 죽음을 유도할 수 있다는 가설을 제안한다. 만약에 이것이 베타세포 파괴의 기작이라면 치료전략을 제안해 보라.

질문 6과 7 다음의 정보를 참조하라.

아세트아미노펜(Acetaminophen)은 일반적인 통증완화제이다. 24시간 주기로 1,000 mg의 추천된 분량을 복용하면 성인에게 효과가 있고 안전하다. 그러나 24시간 안에 4,000 mg 이상 복용한다면 아세트아미노펜은 간을 손상시킬 수 있다. 알코올과 섞였을 때는 2,000 mg의 적은 양도 다음의 단계를 거쳐 간의 손상을 일으킬 수 있다.

A. 아세트아미노펜은 간에서 제거되기 전에 두 개의 복잡한 경로(유황화와 glucuronidation)를 거쳐 정상적으로 가공된다. 이런 경로들은 몸에 유해하지 않은 부산물을 생성한다.
B. 너무 많은 아세트아미노펜을 복용하면 정상적인 경로가 압도 당하게 된다. 이때에는 초과적인 아세트아미노펜은 시토크롬 P-450계에 의해서 가공된다. 이 경로는 잠재적으로 독성화합물인 NAPQI를 생산한다.
C. NAPQI는 글루타치온계에 의해 처리되어 무해한 화합물이 된다.
D. 그러나 만약 글루타치온계가 압도되면, NAPQI는 간에 축척되어 손상을 줄 수 있다.

6. 만성적으로 알코올을 마시는 것은 간에서 글루타치온의 농도를 감소시킬 수 있다. 알코올 또한 시토크롬 P-450계를 더 활성화시킨다. 어떻게 알코올로부터 오는 이러한 효과가 간에서 아세트아미노펜의 독성을 증가시키는지를 설명하라.
7. 아세트아미노펜의 24시간 주기로의 4,500 mg 또는 일회 복용량으로서의 3,000 mg 중 어느 것이 더 유해한가? 답을 설명하라.

과학 연관 문제

1. 보험회사 또는 정부가 우위회수술의 비용을 지불하는데 도움을 주어야 하는가? 왜 그런가? 또는 왜 그렇지 않은가?
2. 왜 비만이 지난 수십 년 사이에 그렇게 많이 증가하였다고 생각하는가?
3. 레지스틴과 중앙신체비만 사이의 상관관계가 아디포카인(adipikine)이 당뇨를 일으키는데 책임이 있다는 것을 증명할 충분한 증거가 되는가? 왜 그런가 또는 왜 그렇지 않은가?

Chapter 8

혈액

말라리아—죽음의 물림

학습목표

1 몸에서 혈액의 주된 기능을 요약한다.

2 혈액의 액체 성분과 고체 성분을 열거하고 그들의 기능을 설명한다.

3 혈액의 산소 운반력의 항상성이 유지되는 방법을 설명한다.

4 ABO와 Rh 혈액형을 설명하고 헌혈자와 수혈자 사이의 혈액형 불일치 결과를 설명한다.

5 적혈구가 사멸할 때 적혈구의 운명을 설명한다.

6 순환계가 손상된 혈액으로부터 혈액을 최소화하는 방법을 설명하고 혈액 응고 과정을 요약한다.

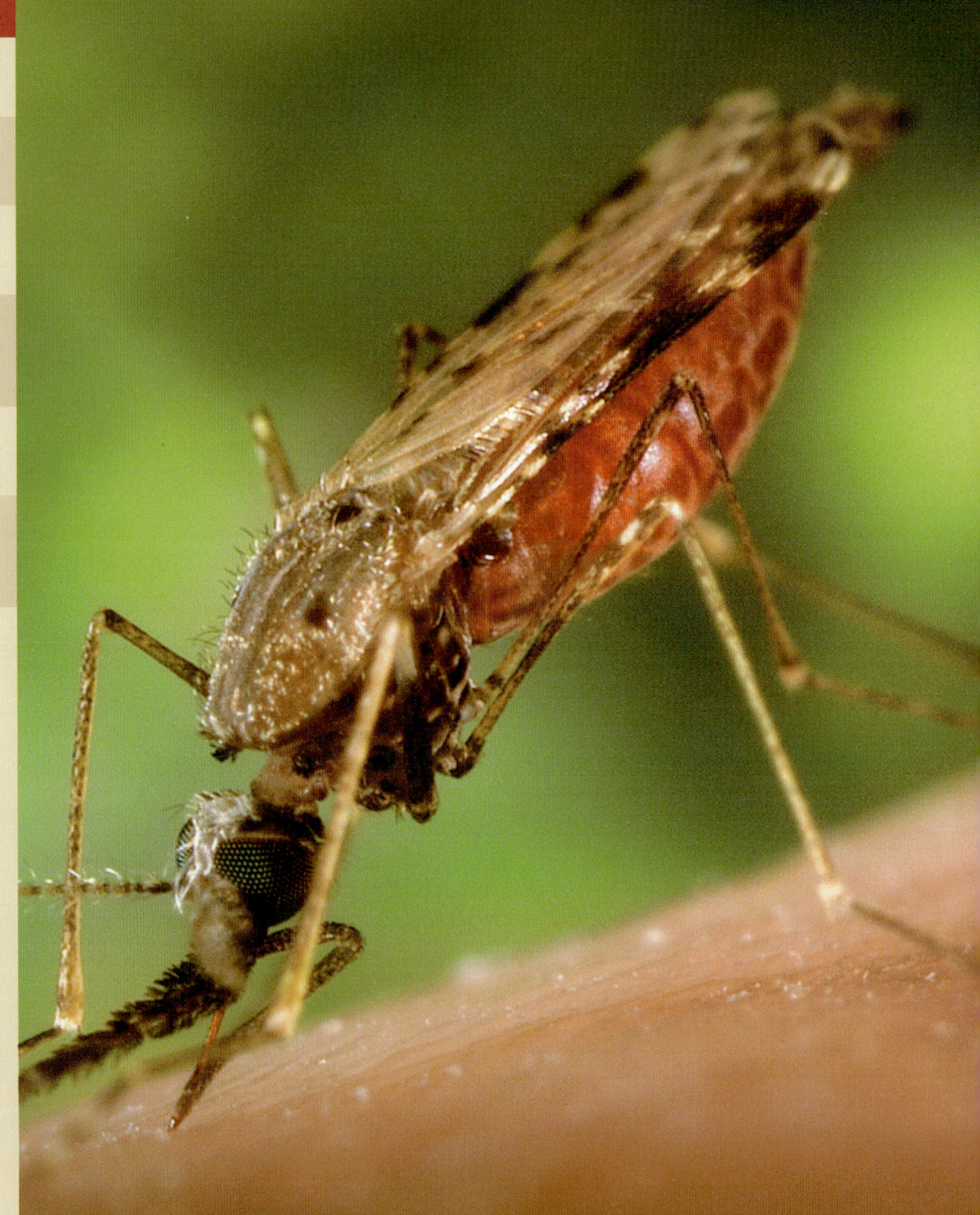

이 생물들에 의해 운반된 기생충은 매년 수백 만 명의 생존을 위협한다

이것은 공상과학영화로부터 줄거리를 짠 것처럼 들린다. 어둠이 덮여 있을 때 침입자로 채워진 이상하게 보이는 비행선이 사람 숙주를 찾고 있다. 침입자는 사람의 몸을 영양분으로 사용해서 그 희생물들의 혈액을 먹으며 심각한 질병을 유발하고 심지어 죽게 한다. 이것이 전형적인 할리우드 영화의 줄거리였다면 관심이 있는 명석한 과학자들은 이 나쁜 적으로부터 세상을 지키기 위해서 국군 장교와 협동하였을 것이다.

불행하게도 이 줄거리는 허구가 아니고 침입자는 우리들 사이에 남아 있다. 침입자는? *Plasmodium*: 말라리아를 일으키는 단세포 생물체는 어두운 밤 동안에 활동하는 모기에 의해서 전파된다. 희생물은? 매년 열대와 아열대에 살고 있는 300만~500만 사람들.

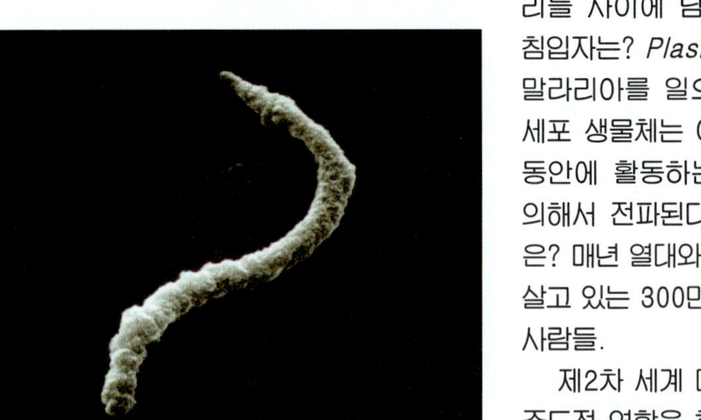

과학자들은 이 무서운 적을 물리칠 도구 찾기를 계속하고 있다

말라리아의 희생자들은 개발도상국에 있는 대부분 가난한 어린아이들이다.

제2차 세계 대전 후 과학자와 유엔은 말라리아 연구에서 주도적 역할을 해왔다. 그들은 이 질병의 근절을 목표로 세웠다. 1970년대까지 미국, 유럽과 아열대의 대부분 개발도상국들에서는 거의 없었다. 그러나 과학적 지식이 발전하면서 정복된 천연두와 소아마비와는 달리 말라리아는 완전히 제거되지 않은 채로 남아 있다.

1980년대 질병을 근절하기 위한 캠페인은 실패했고 말라리아는 아프리카와 남아메리카의 가난한 집단에 계속 크게 퍼졌다. 헌신적인 건강 과학자와 비정부 조직단체들은 정부와 재단 그리고 개인회사들의 관심과 지원이 없어 어려운 상태에 있다. 질병에 대한 무관심으로 지난 20년 동안 말라리아에 의한 치사율이 2배가 되었다. 현재 프로젝트는 질병에 대한 우리의 접근에 큰 변화가 없이는 치사율이 2027년에 다시 2배가 될 것이라고 보여 주고 있다.

말라리아는 빌과 멜린다 게이츠—새 영웅들이 없다면 여러 해 동안 해결될 수 없는 문제로 남았을 것이다. 빌 게이츠는 마이크로소프트 주식회사의 창시자이며 최소한 560억 불의 순자산을 가진 세상에서 제일 부자이다. 게이츠와 그의 부인에 의해 시작되었고 세상에서 두 번째 부자인 워렌 버핏의 기부금에 의해서 두 배가 된 자선 재단은 말라리아 연구에 5억 불 이상을 약속하였다.

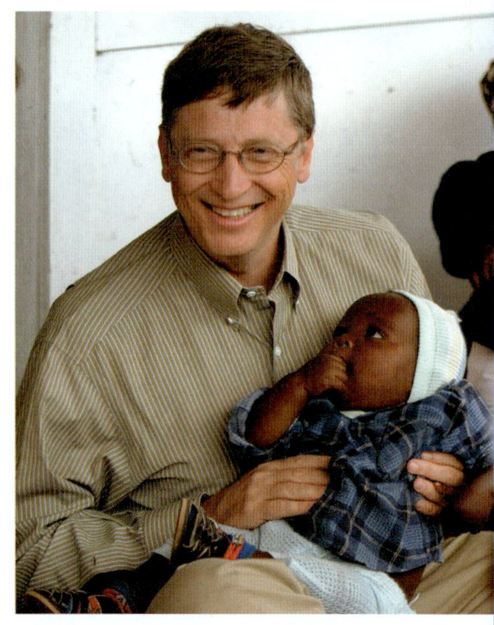

…세상에서 가장 부자인 사람을 포함해서, 할 것 같지 않는 일부 협력자들에 의해 지원된다.

월터 리드 육군 연구소의 연구자인 패트릭 두티는

이런 새 자금들에 대한 연구 단체들의 반응을 요약해서 말하면서 "게이츠 부부는 이 분야를 바로 분발하게 하였다"고 말하였다. 이 약속의 단 하나의 조치는 게이츠 재단이 2004년에 말라리아 연구의 전지구적 자금의 1/3 이상을 제공했다는 것이다.

게이츠 재단은 말라리아가 취급하고 구제하기에 어려운 질병이기 때문에 초기 박멸 시도의 실패에도 불구하고 이것과 싸우는데 관심이 깊다. 이러한 지원금의 결과로 얻어진 말라리아 생물학에 대한 늘어난 이해는 매일 2,000-3,000명의 어린이 치사율을 감소시킬 것이다. 이 장에서 우리는 말라리아의 목표물인 혈액에서의 영향을 조사하고 이 질병으로 인한 피해를 줄일 수 있는 미래의 가능성을 살펴볼 것이다.

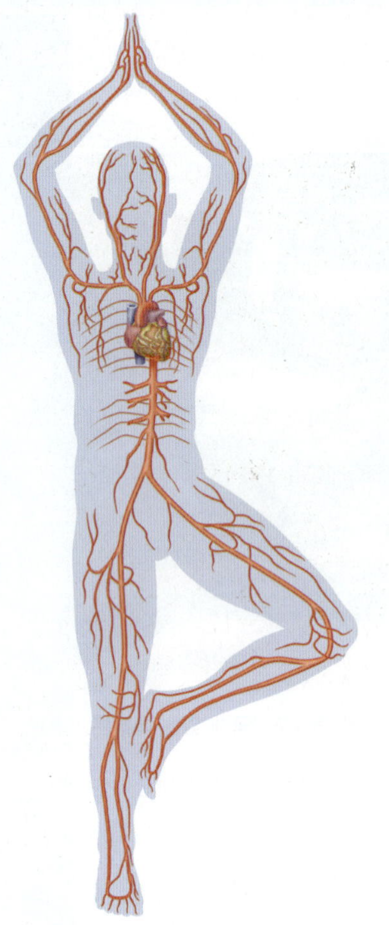

그림 8.1 **순환계.** 이 기관계는 심장과 연결된 혈액 경로로 구성된다. 이 계에서 결합조직은 혈액이다.

8.1 혈액의 구성 성분

순환계(circulatory system, 그림 8.1)는 모든 다른 기관계를 엮어주는 기관계이다. 9장에서 이 계를 세밀히 다룰 것이다.—이 장에서 우리는 주요 결합조직인 **혈액 (blood)**을 다룬다.

혈액의 주요 기능은 소화계로부터 영양분과 폐로부터 산소와 같은 물질들을 모든 세포로 운반하는 것이다. 또한 혈액은 대사 노폐물과 이산화탄소를 운반해서 이 세포들로부터 노폐물을 몸으로부터 제거될 수 있는 자리로 멀리 운반한다. 혈액의 다른 기능은 체온, 물의 양과 pH의 조절, 그리고 감염으로부터 싸우는 물질을 공급하고 분포시키는 데 관여한다. 혈액은 항상성을 유지하는 데 있어서 아주 중요하기 때문에 혈액량의 1/3 이하를 손실하게 되면 건장한 성인도 사망에 이르게 된다.

영양분이 매우 풍부한 액체는 다른 생물체를 유혹하는 먹이원이다. 말라리아를 일으키는 생물들은 혈액 속에 있는 특별한 세포들을 그들의 먹이원으로 사용한다. 그리고 말라리아가 전파되는 방법은 사람의 혈액을 먹는 다른 생물에 의존한다.

말라리아(malaria)는 한 개체에서 다른 개체로 직접 전달되는 것이 아니라 그 대신에 다른 종에 의해서 운반되는 것을 의미하는 매개자 매개질병이다. 이런 경우에서 매개자는 모기이다. 모든 모기가 말라리아를 전파하는 것은 아니며 단지 *Anopheles* 속에 있는 종들만이 그렇다. 모기와 사람 몸속 모두에서 말라리아를 유발하는 *Plasmodium* 종들은 숙주의 자원들로부터 이익을 얻는 반면 이익을 되돌려 주지는 않는 **기생충(parasites)**이다.

모든 모기 종에서 그랬듯이 무는 것은 *Anopheles* 성충 암컷 모기들만이며, 이들은 사람의 혈액을 그것들의 알이 발생하는 데 필요한 에너지로 사용한다. 모기가 사람에게서 혈액을 마실 때 세포와 액체의 혼합물을 섭취한다. 어른의 혈관계에 있는 5리터 중에서 약 2.75리터(55%)는 액체이다. 나머지 45%는 **유형 성분(formed elements)**, 즉 세포와 세포 파편들이다(그림 8.2)

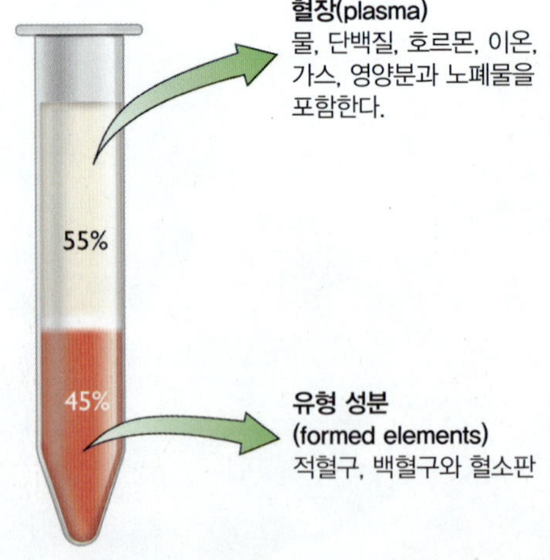

그림 8.2 **혈액의 구성 성분.** 혈액 부피의 55%는 액체이고, 45%는 세포들과 세포 파편들인 유형 성분으로 이루어진다. 혈액을 원심분리하면 고형 성분은 바닥에 가라앉으므로 액체 성분으로부터 분리될 수 있다.

혈장

혈액의 노란색을 띠는 액체 부분이 **혈장(plasma)**이라고 부르는 용액이다(그림 8.3). 혈장은 부피의 90%가량이 물이다. 나머지 10%는 영양분과 노폐물, 가스, 염류와 단백질을 포함하는 수백 개의 용존 물질들로 구성된다. 혈장은 몸 전체에 약이 퍼지게 하는 운반체다. 또한 이 액체는 방출된 곳으로부터 멀리 떨어진 곳에서 반응하는 호르몬과 같은 화학적 전령을 용해하고 운반한다.

혈장에 있는 단백질의 약 60%는 우리가 먹은 음식물에 의해 공급되는 아미노산으로부터 간에서 만들어진 **알부민(albumin)**이다. 알부민은 흔히 스테로이드 호르몬이나 지방과 같은 물에 녹지 않는 물질들을 운반하는 운반단백질로써 기능을 한다. 알부민의 중요한 한 가지 역할은 조직의 물의 균형을 유지하는 것이다; 알부민은 혈액의 용질 농도를 증가시키므로 혈액으로부터 용질이 풍부한 신체 조직으로 물의 심투 흐름을 방해한다.

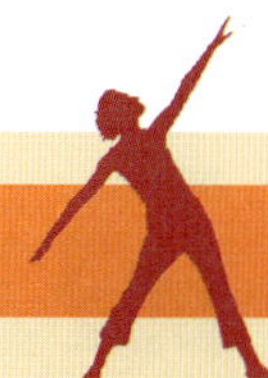

쉬어가기 8.1

이 사진에 있는 어린아이는 영양실조 증상을 보여주고 있다. 이 증상에 대한 이름은 단백질이 풍부한 젖을 뗀 후 바로 걸음마를 시작한 아이에게서 흔히 나타나는 것을 뜻하는 "거절된 자"에 대한 가나의 말에서 나왔다. 이 증상의 특징인 부풀은 배는 물이 복부 조직에 축적되기 때문에 생긴다. 이런 증상을 일으키는 단백질의 결핍에 의한 과정을 설명하기 위해 알부민의 역할에 대해 이해를 이용하자.

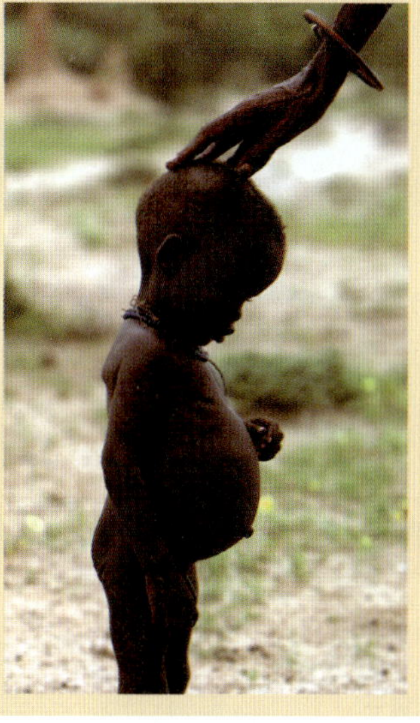

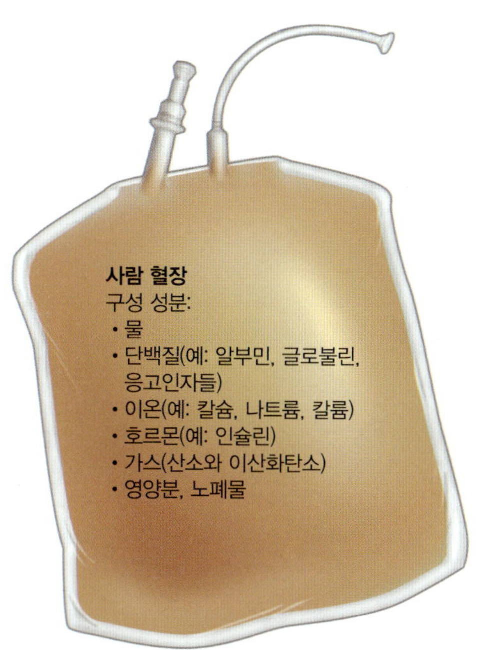

그림 8.3 **혈장.** 혈장은 헌혈자의 전체 혈액을 원심분리기로 분리한 다음 모을 수 있다. 혈장은 응고 단백질을 공급하기 위해서 출혈 장애를 지닌 환자와 여분의 항체를 공급하기 위해서 심각한 화상을 입은 개인들에게 수여된다.

혈장은 또한 **글로불린(globulin)**이라고 하는 단백질을 포함한다. 글로불린은 녹지 않거나 매우 작은 분자들을 몸 전체에 운반하는 운반 단백질을 포함한다. 외부 단백질과 감염성 생물을 공격하는 단백질인 **항체(antibody)** 또한 글로불린이다. 항체는 혈액의 유형 성분 중의 하나인 일종의 백혈구에서 생산된다. 항체의 생산과 기능은 면역계에 관한 12장에서 상세하게 설명된다.

나머지 혈장 단백질은 혈액응고 과정과 관련된다. 혈액이 몸에서 제거될 때 응고 단백질은 응고인자들을 뺀 혈장인 **혈청(serum)**이라는 액체를 남기고 유형 성분들을 겔로 응집할 것이다.

유형 성분들: 혈액의 세포성 부분

혈액의 고형 부분은 훨씬 더 작은 수의 백혈구와 혈소판과 함께 주로 적혈구(혈액이 밝은 빨간색을 띠게 하는)이다. 이들 유형 성분의 대부분은 커다란 뼈의 골수에 있는 미분화된 **줄기세포(stem cell)**가 계속해서 분열하는 **조혈작용**(hematopoiesis)을 통해서 생산된다(그림 8.4).

적혈구 **적혈구(erythrocyte)** 또는 붉은 혈구들은 그들의 임무로 폐로부터 신체의 나머지 부분으로 산소를 운반하는 일에 독특하게 적응되어 있다. 발생을 완료할 때 이들 세포는 내부 구조를 거의 갖고 있지 않다. 다른 말로 하면 그들은 핵과 다른 세포소기관이 없다는 것이다. 이들 세포소기관이 없기 때문에 적혈구는 가장 작은 혈관을 통해 밀고 나갈 정도로 유연하다. 성숙하면 적혈구는 산소를 운반하는 단백질로 차 있는 원반 모양의 막을 경계로 하는 주머니이다. 적혈구는 또한 작고 가운데가 들어가 있어서 그들의 부피에 비교해서 표면적이 크며 세포의 안과 밖으로 산소의 확산을 빠르게 한다.

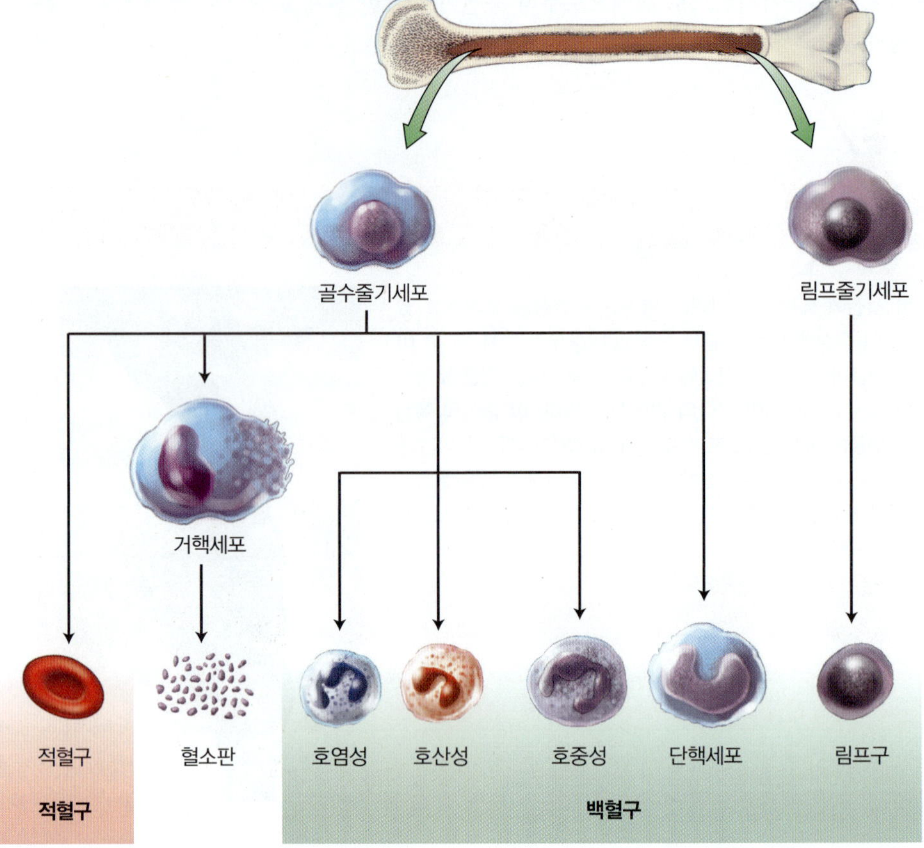

그림 8.4 혈구는 골수에서 생긴다. 더 큰 뼈의 안쪽은 혈구가 생기는 줄기세포를 포함하고 있다.

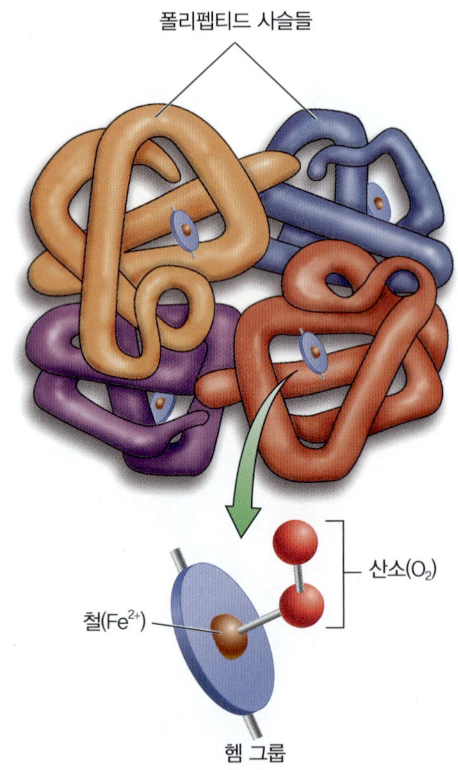

그림 8.5 헤모글로빈. 헤모글로빈은 폐에서 산소를 받고 활동적인 조직에 내려놓는 혈액의 산소 운반체이다. 단백질은 4개의 사슬(여기에 다른 색으로 보여지는)로 이뤄지며 각각은 헴 그룹으로 불리는 활성부위를 가진다; 헴 그룹은 산소가 풍부한 부분에서 산소와 결합하고 산소 수준이 낮은 조직에서 방출한다.

적혈구는 전체 혈액에서 대부분의 세포를 차지한다. 한 방울도 안 되는 혈액 $1mm^3$에는 400만~600만 개의 적혈구가 들어 있다. 혈액 속에 있는 많은 수의 적혈구가 혈액의 밀도를 짙게 한다.

적혈구의 색깔은 적혈구의 2억5천~3억5천만 개의 산소 운반 **헤모글로빈(hemoglobin)**에 기인한다(그림 8.5). 헤모글로빈 분자는 4개의 사슬로 이루어지며 각 사슬은 단일의 철 원자를 포함한다. **헴 그룹**(heme group)이라고 하는 구조 안에 포함된 철 원자는 단일 산소 분자(O_2)와 결합할 수 있다. 그래서 한 헤모글로빈 분자는 4개의 O_2 분자를 운반한다. 결합된 산소를 가지고 있는 헤모글로빈을 **산소헤모글로빈**(oxyhemoglobin)이라 하며 밝은 적색을 띤다.

O_2와 헤모글로빈의 결합은 특정한 조건하에서만 일어난다—즉, 환경에 있는 산소의 상대적 양이 많을 때 그리고 pH는 낮지 않을 때. O_2를 사용하고 노폐물을 만드는 대사적으로 활발한 조직에서와 같이 낮은 산도와 낮은 pH의 조건에서는 헤모글로빈은 산소 분자를 방출한다. 이렇게 될 때 이 단백질은 이제 **디옥시헤모글로빈**(deoxyhemoglobin)으로 되며 자주색으로 바뀐다. 당신 정맥에 있는 혈액은 피부 아래에 있는 정맥들이 파란색 또는 자주색인 이유가 되는 디옥시헤모글로빈이 풍부하다.

산소를 방출한 후에 헤모글로빈은 낮은 산소와 pH 상태에서 이산화탄소와 결합할 것이다. 사실상 헤모글로빈은 우리 혈액에서 약 25%의 CO_2를 운반하는 데 관여한다. 산소와 이산화탄소의 섭취와 배출은 호흡계에 관한 10장에서 더욱 세밀하게 논의되어 있다.

아래에 서술했듯이 *Plasmodium*은 감염 과정 동안 급격한 적혈구의 손실을 야기한다. 이런 손실의 결과로 혈액의 산소 운반 능력이 감소하고 많은 말라리아 증상이 생긴다. 몸속에서의 *Plasmodium*의 조절은 또 다른 종류의 유형 성분인 백혈구의 책임이다.

백혈구 **백혈구(leukocyte)**는 적혈구보다 매우 크고 대부분 다른 체세포에서 발견되는 모든 세포소기관을 가지고 있다. 이들 세포는 혈액 부피에서 가장 적은 양의 유형 성분으로 이루어진다—1 m^3당 약 5,000~11,000개 또는 총 부피의 1%. 그럼에도 백혈구는 몸 전체에서 독소, 노폐물 및 상처가 있는 세포를 제거할 뿐 아니라 침입성 생물을 공격하는 면역계 기능에서 중요하다.

백혈구는 전통적으로 그들 모양에 의해서 분류된다: 광학현미경하에서 쉽게 보이는 커다란 막으로 경계를 이루는 강 또는 **소낭(vesicles)**을 가지는 것들과 가지지 않는 것들. 큰 소낭들은 세포에 과립으로 나타나고 그래서 그들을 함유하는 세포는 **과립 백혈구(granular leukocytes)**라고 부른다. **무과립 백혈구(agranular leukocytes)**는 쉽게 볼 수 없는 작은 소낭들을 함유하는 세포들이다(그림 8.1). 그러나 백혈구를 그들 기능에 의해서 병원균에 일반적인 비특이적 반응에 관계하는 것들과 특정 병원균에 반응하는 것들, 두 범주로 나누는 것은 더욱 유용하다.

12장에서 보듯이 비특이적 면역반응은 병원균의 출현에 반응해서 즉시 동원된다. 이 반응에 관련이 있는 백혈구는 호산성, 호염기성, 호중성 그리고 단핵세포들을 포함한다. **호산성 백혈구(eosinophils**: 백혈구의 2~4%)는 주로 촌충류와 흡충류 같은 큰 병원체에 대항해서 주로 기능을 한다. **호염기성 백혈구(basophils**: 백혈구의 1% 이하)는 상처에 반응해서 염증을 일으키는 화학물질인 히스타민을 분비한다. 더욱 수가 많은 **호중성 백혈구(neutrophils**: 백혈구의 60%)와 일부 **단핵세포(monocytes)**는 식작용 세포이며 이것은 그들을 파괴하려는 침입자를 둘러싸고 삼킨다. 호중성 백혈구는 세균과 같이 더 작고 흔한 침입자를 목표로 한 반면에 단핵세포는 식작용을 하는 **대식세포(marophage)**로 분화해서 손상된 체세포와 더 큰 침입자를 삼킨다.

말라리아 감염에 대한 단핵세포의 반응은 열, 오한과 땀 흘리기 같은 질병의 고전적인 증상을 일으킨다. 단핵세포가 *Plasmodium*을 만난 후에 이것은 그 이상의 면역반응을 자극하기 위해 **시토카인(cytokines)**이라고 부르는 수많은 세포신호 단백질을 방출한다. 이들 시토카인 중 하나는 체온을 급격히 증가하게 한다. 결과로 생긴 열은 말라리아 기생충의 성장을 느리게 하고 면역계 세포들의 물질대사를 증가시켜서 그들이 더 빨리 작용하게 한다.

단핵세포에 의해서 방출된 일부 시토카인은 특이적 면역반응에 관련된 백혈구

표 8.1 | 백혈구와 기능

	세포 종류	기재	기능	
과립백혈구	호산성 백혈구	쉽게 빨간 에오신에 염색됨. 2엽으로 된 핵.	큰 기생성 세포와 생물을 둘러싸고 소화 효소를 분비해서 그들을 파괴한다. 알레르기 반응을 일으킨다.	**비특이적 면역반응**
	호염기성 백혈구	쉽게 염기성 파란색으로 염색됨. 2엽으로 된 핵.	염증 반응을 시작하기 위해 히스타민을 방출한다.	
	호중성 백혈구	쉽게 염색되지 않는다. 여러 엽으로 된 핵.	외부 세포를 둘러싸고 삼킨다.	
무과립백혈구	단핵세포	큰 세포들은 쉽게 염색되지 않는다.	외부 세포들, 죽거나 손상된 자기 세포를 다른 쓰레기들을 삼킨다.	
	대식세포	단핵세포에서 생긴다. 많은 '팔'을 가지는 불규칙한 윤곽.	단핵세포와 같으나 활동을 주로 체 조직에서 일어난다.	
	B 림프구	매우 크다. 둥근 핵을 가진다.	특별한 독성, 세포, 바이러스와 다른 침입자들에 대해서 항체를 만든다.	**특이적 면역반응**
	T 림프구	매우 크다. 둥근 핵을 가진다.	외부 세포와 비정상 숙주 세포들을 목표로 해서 파괴한다.	

인 림프구의 활성을 증가시킨다. 두 종류의 림프구는 그들이 성숙되는 기관을 따라서 이름이 붙여진다: B **림프구(B lymphocytes)**는 뼈에서 성숙하고 **T 림프구(T lymphocytes)**는 흉골 뒤에 있는 작은 기관인 흉선에서 그들의 발생이 완료된다. 두 종류의 림프구는 특이적 반응을 함으로써 침입 생물에서 발견되는 독특한 화학적 표지에 반응한다. B 림프구는 특정 침입자의 표면에 부착해서 침입자를 무력하게 할 수 있는 항체 단백질을 만든다. T 림프구는 특정 유형의 병원균 또는 무력화된 세포를 향해서 목표를 삼는 다양한 유형의 살생세포들로 분화될 수 있다. 림프구 기능은 12장에서

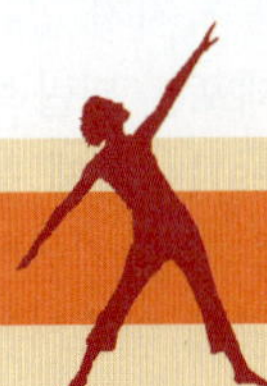

쉬어가기 8.2

백혈병은 혈액 암이며 혈액 줄기세포들이 조정할 수 없이 분열하여서 혈관을 막히게 하고 정상적인 신체의 기능을 방해하는 미성숙한 백혈구들을 만든다. 백혈병에 대한 한 가지 치료는 골수를 파괴하고 건강한 공여자의 골수로 대체하는 이유를 설명하라.

더 철저히 탐구할 것이다.

*Plasmodium*은 면역의 비특이적 및 특이적 반응 둘 다를 피하기 위한 여러 계략을 가지고 있다. 8.2절에 상세히 설명된 백혈구를 피하는 말라리아의 능력이 바로 이 질병이 그렇게 지독하고 조절하기 어려운 이유이다.

혈소판 혈액에서 유형 성분의 세 번째 범주는 혈액응고 과정(8.3절에서 논의됨)에서 중요한 역할을 하는 핵이 없는 막으로 경계를 이룬 세포 파편들인 **혈소판(platelet)**이다. 혈소판은 골수 안에 있는 **거핵세포(megakaryocyte)**에서 유래된다. 이들 작은 파편들은 혈액에 비교적 풍부하나—1 mm^3당 대략 400,000개의 혈소판을 함유한다–그들은 수명이 짧아 단지 3~5일 동안 생존한다. 거핵세포들은 매일 거의 2,000억 개의 새로운 혈소판을 만든다.

혈소판은 가장 심각한 말라리아 감염의 하나인 뇌말라리아라고 부르는 감염에서 중요한 역할을 하는 것 같다. 다음 절에서 우리는 말라리아 감염 과정과 그것이 몸에서 혈액의 성분과 역할에 미치는 영향을 공부할 것이다.

8.2 말라리아와 혈액

말라리아는 인간과 함께 진화한 것 같은 가장 오래된 인간 질병 중 하나일 것이다. 이것은 5,000~10,000년 전에 인류가 농작 방법을 바꾸면서 더욱 위험하게 된 것 같다. 5000년 전 중국 문헌은 남자들이 말라리아가 있는 것으로 알려진 지역으로 가게 될 때에는 자기 부인이 재혼을 하게 해 놓고 가라고 충고하고 있다. 2000년 전 이집트 미라는 만성 말라리아 감염의 증거를 보여준다.

유럽 탐험기 때 말라리아는 세계적인 질병이었고 아마도 10%가 죽게 되었다. 말라리아가 오늘날에는 18세기와 19세기만큼 창궐하는 것은 아니지만 말라리아의 희생은 이제 매년 750,000~300만 명이 사망자인 것으로 추정된다. 이들 죽음의 약 80%는 5살 이하, 거의 그들 모두가 아프리카에 있는 어린아이들이다. 말라리아가 죽이는 방법을 이해하는 것이 말라리아를 통제하는 방법을 이해하는 핵심이 될 것이다.

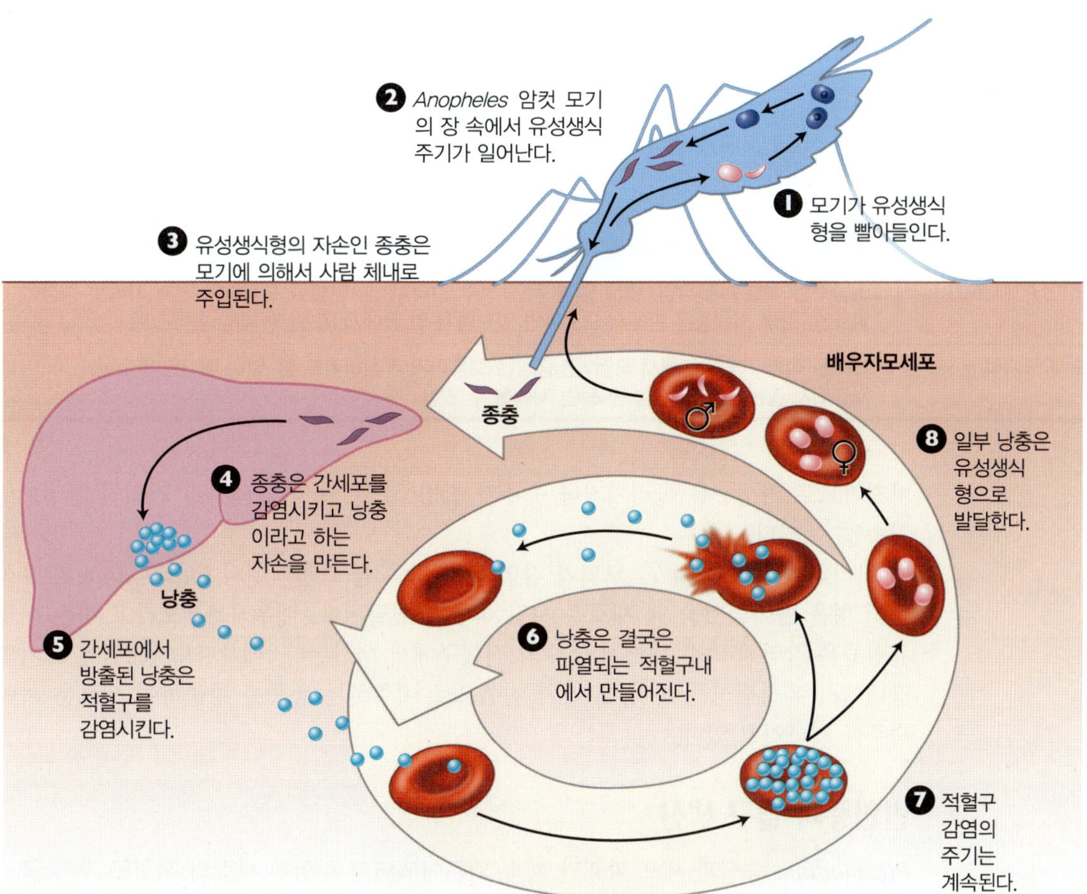

그림 8.6 ***Plasmodium falciparum*** **의 생활사.** 이 치명적인 기생충의 생활사는 매우 복잡하다. 서로 다른 3종의 *Plasmodium*이 말라리아를 일으키고 *P. vivax*와 같은 일부 종은 여러 달 동안 간세포에서 활동을 중단한 채로 있지만 이 모두는 생활사가 유사하다.

말라리아 감염

말라리아를 유발하는 여러 종의 *Plasmodium*이 적혈구를 감염시킨다(다음 쪽에 있는 표 8.2 참조). 이들 기생충 중 가장 치명적인 *Plasmodium falciparum*의 생활주기는 그림 8.6에 설명되어 있다. 그림에서 볼 수 있듯이 이 말라리아 기생충의 생활주기는 복잡하고 여러 분명한 생활 단계로 이루어진다.

모기의 침샘에 있는 *P. falciparum*는 종충이라는 형태로 있다. 감염된 모기가 사람을 물을 때 몇 마리의 종충이 혈류로 주입된다. 순식간에 이들 세포는 사람의 간세포로 들어 간다. 간에서 면역계에 의해 감지되지 않으면서 단 하나의 종충은 수백 번 분열하여 낭충이라고 하는 형태의 약 30,000개 자손을 만들어낸다. 결국 간 세포는 낭충으로 가득 차서 터지면서 몸속으로 감염성 입자들을 방출한다.

기생충들의 이 거대한 파동은 단핵세포로부터 강력한 면역계 반응을 자극하여 열, 오한, 식은 땀이 한 차례에 한 시간 동안이나 일어나게 한다. 이 단계에서 기생충들은 재빨리 적혈구에 부착해서 들어감으로써 그들을 파괴하려는 면역계에 대응해서 살아남을 수 있다. 요컨대 기생충은 숨고 즉각적인 면역 반응은 멈추게 된다.

일단 적혈구 내로 들어가면 하나의 기생충은 여러 번 분열할 수 있다. 약 2일 후 수천 개의 감염된 적혈구는 파열되고 새로운 수백만 개의 기생충을 방출한다.

열은 모든 딸 기생충들이 새 적혈구로 들어갈 때까지 난다. 이와 같은 면역계와 기생충 사이의 팽팽한 게임은 약 처방에 의해 기생충이 죽고 숙주의 특정 면역 반응이

표 8.2 | 말라리아의 유형

기생충	지리적 범위	감염의 특징
Plasmodium falciparum	열대와 아열대에 널리 퍼져 있음.	일부 적혈구에 감염. 열이 며칠 동안 지속될 수 있음. 여러 질병을 일으키는 것 같고 유일하게 사망에 이르게 함.
P. vivax	아프리카를 제외하고 널리 퍼져 있음.	미성숙한 적혈구에 감염. 열은 하루 걸러서 남. 일부 기생충은 간에서 오랫동안 있으면서 몇 달에서 몇 년 후 재발하기도 함.
P. ovale	주로 열대 서부 아프리카. *P. vivax*가 있다면 없음.	미성숙한 적혈구에 감염. 열은 감염 동안 하루 걸러서 남. 빈혈을 포함하여 단지 가벼운 증상을 일으킴. 일부 기생충은 간에서 오랫동안 있으면서 몇 달에서 몇 년 후 재발하기도 함.
P. malarial	열대에 널리 퍼져 있으나 국지적 분포.	오래된 적혈구에 감염해서 죽게 함. 증상은 보통이거나 심하기도 함. 열이 매 3일마다 남. 치료되지 않은 감염이 수십 년 동안 지속될 수 있음.

마지막으로 기생충을 물리치거나 숙주가 합병증으로 사망할 때까지 거의 무한정으로 지속될 수 있다.

말라리아는 *Anopheles* 모기가 감염 된 사람을 물고 혈액에서 *Plasmodium*의 유성생식 형을 빨아들였을 때 새로운 사람 숙주로 전달된다. 배우자모세포라고 하는 이들 유형들은 감염된 숙주 내에서 소수의 적혈구에서 생산된다. 배우자모세포들은 모기의 장내에서 유성생식을 하며, 모기의 침샘으로 이주하는 종충을 방출하여 새로운 사람 숙주를 기다리고 있다.

빈혈증과 혈구 생산

Plasmodium 증식과 세포 파괴가 계속 되풀이되면서 감염된 사람의 적혈구 수가 극적으로 감소하게 된다. 혈액의 적혈구의 비율인 **혈구용적률**(hamatocrits)의 감소는 **빈혈증(anemia)**을 일으킨다. 빈혈증의 증상은 피로, 허약함, 숨이 차는 것 등이다—이런 모든 증상은 혈액의 산소 운반 용량이 감소하여서 생긴다.

적혈구 감소에 의해 일어난 낮은 산소 수준은 콩팥에서 **적혈구생성소(erythropoietin)** 호르몬을 방출하게 한다. 적혈구생성소는 골수에서 적혈구 생산을 자극한다. 항상성의 관점으로는 이것은 음성 되먹임으로 적혈구생성소 수준이 올라가면서 더 많은 산소는 콩팥으로 운반되고 적혈구생성소 생산을 멈추게 한다는 것이다(그림 8.7).

*P. falciparum*에 감염된 많은 어린아이와 임산부에서 적혈구생성소 되먹임계는 감염 동안의 적혈구 손실을 보상할 수 없다. 말라리아에 의한 죽음의 거의 절반은 심각한 빈혈증으로 인한 직접적인 결과이다.

혈액형과 수혈

철 또는 비타민 B_{12}(적혈구 생산에 필요한 또 다른 영양소)의 결핍과 같은 부적절한 식사에 의해 생긴 가벼운 빈혈증은 음식물 섭취를 바꿈으로써 극복될 수 있다. 대조적으로 심각한 말라리아에 의해 야기된 것과 같은 심각한 빈혈증은 보통 헌혈자의 혈액을 환자에게 제공하는 **수혈(blood transfusion)**에 의해서 치료한다. 5% 또는 그 이상의 적혈구가 감염되어 있는 심각한 말라리아 환자의 경우 교환 수혈이 이루어질 수 있다. 감염된 혈액을 환자에게서 빼내면서 감염되지 않은 헌혈자 혈액을 공급한다.

헌혈자가 말라리아 기생충을 지니고 있다면 수혈에 의해서 말라리아 전파가 일어날 수 있다. 일부 말라리아 종류는 간에서 몇 달 또는 몇 년 동안 매우 드물게 종충을 방출하면서 휴면할 수 있다. 그래서 말라리아의 생존자와 말라리아 지역을 방문했던 개인들조차도 그들이 기생충이 없다는 것이 명백해질 때까지 당분간은 수혈하는 것을 금하고 있다.

성공적인 수혈을 하기 위해서 헌혈자와 수혈자 사이에 **혈액형(blood type)**이 일치되어야 한다. 적혈구의 표면에는 세포가 몸 안에서 물질을 교환할 수 있게 하는 다양한 당류와 단백질이 박혀 있다. 의료 행위에서 가장 중요한 이러한 표면의 특징들로 ABO와 Rh 인자가 있다.

ABO식(ABO system)에서 혈액형은 **대립유전자(alleles)**라고 하는 세 가지 분명한 형에 관여하는 한 유전자에 의해서 결정된다. 한 대립유전자는 'A' 당 생산에 관여하는 효소에 대한 암호이고 다른 것은 'B' 당 생산을 하는 암호이며 셋째 암호는 당을 생산하지 않는다. 비록 모든 대립유전자형이 대부분 사람 집단들에 있으나 일정 개인들은 단지 두 대립유전자만을 지닌다. 여러 가지 대립유전자의 조합으로 집단 내에서 4가지 혈액형이 생긴다; A, B, AB(두 가지 당류가 생산됨) 그리고 O형(당류가 생산되지 않음).

의사들은 수혈이 이루어질 때 ABO 혈액 그룹들을 감안해야 한다. 이것은 개인들이 그들 자신의 적혈구가 지니지 않는 당류에 대해서 항A 또는 항B 항체의 형식으로 면역반응을 일으키기 때문이다. 그래서 외부의 당류들은 면역반응을 유발하게 하는 물질이기 때문에 **항원(antigen)**이라고 한다.

외부의 적혈구가 한 개인의 혈류로 들어갈 때 **수혈반응(transfusion reaction)**이 일어난다. 처음에는 수혈자의 항체가 기증된 혈액에 있는 외부의 항원과 결합한다. 그리고 나서 항체라는 꼬리표가 붙여진 혈구들은 **응집(agglutination)**이라고 하는 과정에서 덩어리를 형성한다. 수혈자의 면역계에 의해서 공격받은 꼬리표가 붙여진 세포는 파괴되고 헤모글로빈을 방출한다. 그러면 유리된 헤모글로빈은 콩팥에 있는 세뇨관을 막고 아마도 사망에 이르게 될 것이다(그림 8.8).

같은 혈액형인 개인들 간의 수혈은 헌혈자와 수혈자의 항원이 동일하기 때문에 일반적으로 문제가 없다. 수혈이 헌혈자의 항체를 포함하는 혈장을 제외하고 단지 혈구들로 이루어진다면 혈액형들 사이의 수혈도 가끔 가능할 수 있다. 표 8.3은 ABO식 혈액형에서 적합하거나 적합하지 않은 수혈자와 헌혈자를 보여준다. 이 표가 AB형인 개인들은 ABO식 혈액형에 어떤 항체도 만들지 않아서 수혈을 통해 그들 중 누구에게서 받을 수 있는 반면에 O형인 개인들은 ABO 항원을 가지지 않는 그들 혈액이 A형, B형, AB형 개인들에게서 응집하지 않을 것이라는 것을 도해로 설명하고 있는 것을 주목하자.

적혈구의 표면에 있는 또 다른 분자는 **Rh 인자(Rh factor)**이다. Rh 양성인 사람은 그들 적혈구에 Rh 단백질을 가지고 있는 반면에 Rh 음성인 사람은 그렇지 않다.

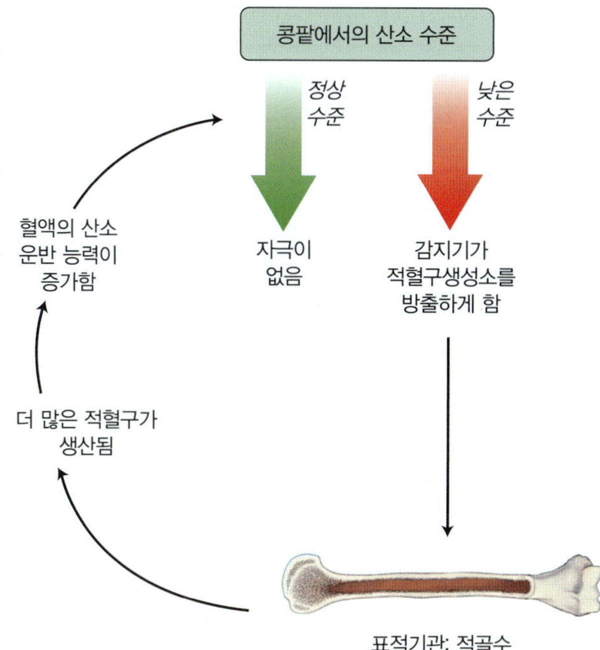

그림 8.7 혈액 산소의 항상성. 콩팥에 도달한 혈액 내 낮은 산소수준은 적혈구생성소 호르몬을 방출하게 한다. 적혈구생성소는 적혈구 생산을 자극하고 혈액의 산소 운반 능력을 증가시킨다. 일단 산소 수준이 설정값으로 돌아가면 적혈구생성소 생산은 중지된다.

시각화 혈액 도핑은 비록 이것이 대부분 전문가 스포츠 협회에 의해서 금지되어 있지만 엘리트 지구력 운동 선수들이 가끔 말려드는 관행이다. 도핑은 과다한 적혈구 생산을 유발하기 위해 적혈구생성소의 합성 형태인 EPO를 주사하는 것이다. 어떻게 이 관행은 지구력 운동선수의 경기를 증진하는가? 왜 혈액 도핑은 운동선수에게 해로운 것인가?

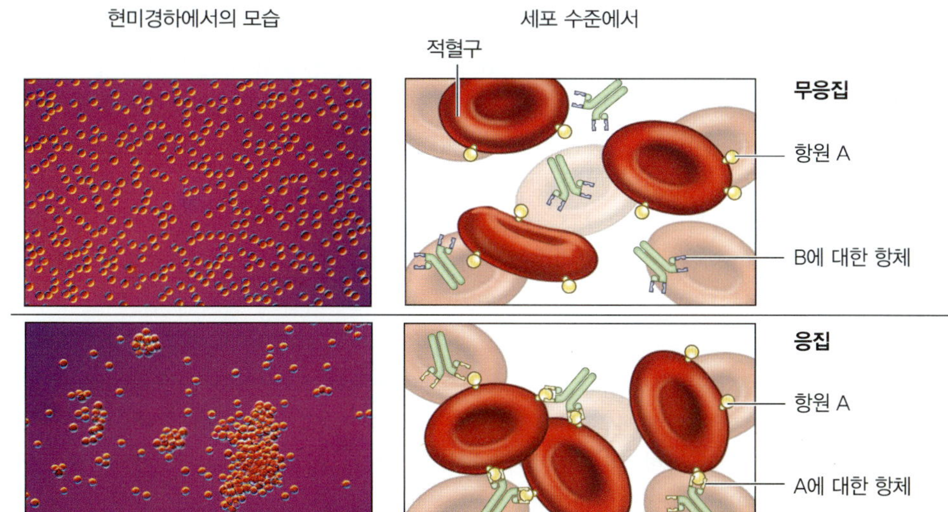

그림 8.8 혈액형과 항체. 적혈구에 있는 표면 항원에 항체가 포함된 혈청이 섞어진 혈액은 덩어리를 이루거나 응집한다. 한 사람이 양립할 수 없는 혈액형을 받는다면 이러한 덩어리는 콩팥을 손상하게 하고 사망에 이르게 할 것이다.

표 8.3 | ABO식 혈액형에서 헌혈자/수혈자 관계

수혈자 혈액형	생산된 항체	헌혈자 혈액형				
		AB	A	B	O	
AB	없음	무반응	무반응	무반응	무반응	**만능 수혈자**
A	항B	응집	무반응	응집	무반응	
B	항A	응집	응집	무반응	무반응	
O	항A, 항B	응집	응집	응집	무반응	
					만능 헌혈자	

또한 의사들은 수혈할 때 반드시 Rh 상황을 고려해야 한다. 어떤 사람은 Rh^- 혈액은 받을 수 있으나 Rh^- 수혈자에게 수혈된 Rh^+ 혈액은 응집을 일으킬 수 있다. ABO식과 Rh식 혈액형은 대체로 함께 취급된다—예를 들어서 A^+(A형, Rh 양성) 또는 AB^-(AB형, Rh 음성).

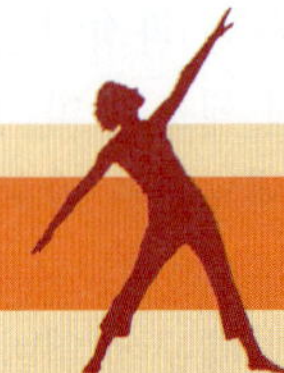

쉬어가기 8.3

개인들이 많은 양의 혈액을 잃을 때 그들 혈액형을 알고 맞추기 전에 짧은 기간의 대체로서 혈장과 같은 용액 농도를 가지는 당액을 수혈 받을 수 있다. 그러나 특별한 경우에 수혈자는 적혈구가 필요할 수 있다. 이러한 응급 상황에서 선택된 혈액이 O^-형이다. 팩에 든 O^- 적혈구가 가장 안전한 응급 수혈인지를 설명해 보라.

Rh형 상황이 문제가 되는 또 다른 상태는 임신 중에 있다. Rh^- 어머니와 Rh^+ 아버지는 Rh^+ 아기를 만들 수 있다. 어머니와 아기의 혈액 공급은 발생하는 동안에는 분리되어 있으므로 이 아기의 혈액은 출생, 유산, 또는 낙태로 어머니가 Rh^+ 세포에 노출될 때까지는 흔히 면역반응을 일으키지 않는다. 이러한 노출의 결과로서 어머니는 Rh 항원에 대한 항Rh 항체를 만들 것이다.

이어지는 Rh^+ 아기의 임신에서 이들 항체는 태아의 혈액을 공격할 수 있으며 혈구 세포를 파괴시켜 **용혈성 병**(hemolytic disease)이 생긴다. 용혈성 병은 빈혈증을 일으키고 뇌 손상에 이르고 심지어 아기들도 죽게 한다. 어머니와 자식 사이의 Rh 혈액형 부적합은 Rh^- 여자에게 항Rh 항체(RhoGAM이라는 상품명 주사)를 주사함으로 해결될 수 있다. 어머니가 그 자신의 면역 방어를 시작할 기회를 가지기 전에 항체들은 어머니의 혈류에 있는 아기의 혈구 세포들을 파괴한다(그림 8.9). 이것은 Rh^+ 아기를 출산한 며칠 내에 일어나거나 임신 마지막 3개월 내에 일어날 수 있다. 흥미롭게도 Rh^- 형질은 유럽 집단에서는 가장 흔하고 아프리카, 아시아와 미국의 인디언 집단에는 거의 없다.

그들 혈액형에서 개인과 집단 사이의 차이는 그들의 진화 역사를 반영한다. 예를 들어서 서부 아프리카인에게 흔하나 다른 집단에서 드문 한 혈액형은 더피(Duffy) 음성이다. 이 이름은 적혈구의 표면에 **더피 항원(Duffy antigen)**이 없는 것을 반영한 것이다. 국립보건원의 과학자인 루이스 밀러는 이 사실을 서부 아프리카인이 *Plasmodium vivax*에 의해 생기는 말라리아에 거의 영향을 받지 않는다는 관찰과 관련시켰다. (비록 그들이 다른 말라리아유발 생물에는 민감하지만), 밀러의 연구도 더피 항원이 *P. vivax*가 적혈구로 침입하는 데 필수적이라는 것을 설명했다.

더피 음성인 개인들의 생존이 증가한 것은 *P. vivax*가 흔한 지역에서 이 혈액형에 대한 자연선택의 결과 때문이다. 아프리카계 미국인들은 더피 음성인 개인들이 항원을 포함하고 있는 혈액을 받지 않았다는 것을 확실히 하기 위해 일반적으로 더피 항원에 대한 검사를 한다.

적혈구의 재순환

시간이 지나면서 적혈구는 유연성이 떨어지고 더 이상 가장 작은 혈관을 쉽게 통과할 수 없게 된다. 오래 되고 손상된 적혈구는 순환계에 의해서 간과 복강에 있는 간의 바로 왼쪽에 있는 림프계 기관인 **지라**(spleen)로 운반된다.

간과 지라 안에는 죽어가는 적혈구들이 대식세포에 의해 삼켜지며 그 후 세포의 구성 성분들은 재순환된다. 철은 골수로 운반되어 새 헤모글로빈 분자들에 포함된다. 세포에 있는 다른 단백질과 지질들은 분해되어 혈류에 의해 단백질 또는 지질 합성이 활발한 장소로 운반된다. 적혈구의 헤모글로빈 분자의 헴 그룹은 간으로 운반되어 가공되고 배설된다. **빌리루빈**(bilirubin)이라고 하는 노란색 화합물인 헴 분자의 마지막 산물은 담즙으로 분비되어 장내에서 세균에 의해 갈색 색소로 변형되어 변으로 몸 밖으로 배출된다. 건강한 상태에서는 개개 적혈구들은 약 4달 동안 생존하고 하루에 2천억 세포의 비율로 재순환된다.

Plasmodium 감염 동안 적혈구의 재순환은 정상보다도 훨씬 많이 일어난다. 증가된 면역계 활동과 함께 지라에서 죽어가는 적혈구의 수가 지속적으로 증가하므로 이 기관이 극도로 커지게 된다. 빌리루빈 생산은 또한 배설률보다 더 많게 된다. 그래서 화합물이 혈장 내에 축적되어서 피부, 정맥, 심지어는 눈의 흰 부분이 노랗게 되는 **황달(jaundice)**이라는 상태가 된다. 황달은 대체로 간염과 간경변과 같은 심각한 간 질병에 대한 징후이지만, 말라리아 경우 이것은 단순히 높은 비율의 적혈구 파괴에 따른 부수 효과이다.

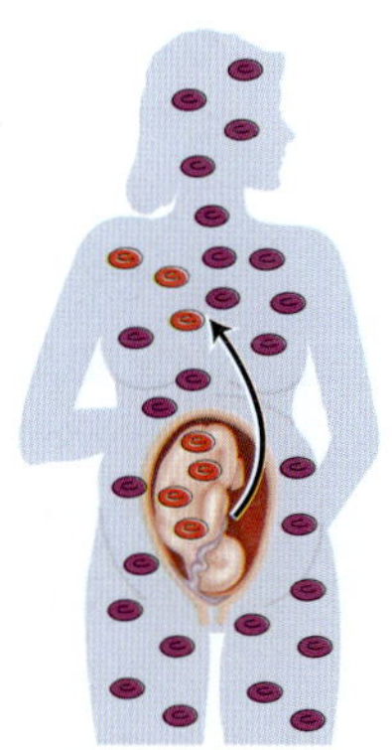

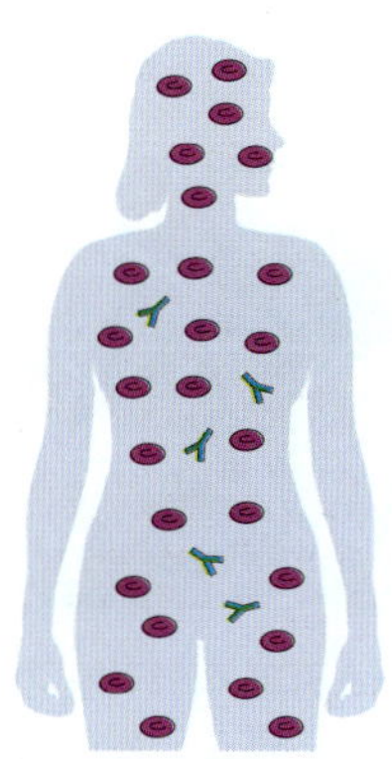

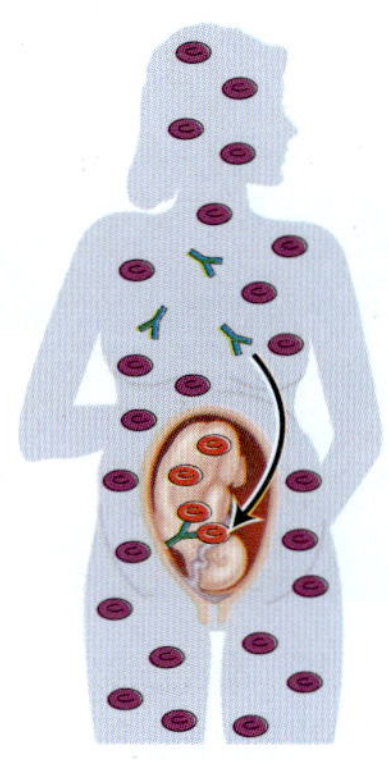

그림8.9 Rh혈액형 부적합. Rh^- 어머니는 임신 후반에 또는 Rh^+ 아이를 출산한 후에 Rh 항원에 대한 항체를 생산할 것이다. 그 다음의 Rh^+ 임신에서는 어머니의 면역계는 발달하고 있는 태아 혈액을 공격할 수 있고 신생아에게서 심각한 적혈구 고갈을 일으킨다.

시각화 이 그림은 임신 중 어머니에게 항Rh 항체(RhoGAM) 주사의 효과를 보여주는 경우와 어떻게 다른가?

8.3 혈액 응고

순환계의 혈관들은 몸 전체에 퍼져 있으며, 혈류로부터 0.1 mm(종이 한 장의 두께)이상 떨어져 있는 세포는 없다. 몸에서 얇은 벽을 가진 160,000 km의 혈관은 손상을 받기가 쉽다. 혈액의 가장 중요한 역할 중 하나는 상처가 났을 때 이들 혈관으로부터 혈액의 손실을 제한하는 것이다.

응고 연쇄반응

혈소판은 손상된 혈관 밖으로 혈액이 흐르는 것을 막는 과정인 **지혈(hemostasis)**에 중요한 효소와 다른 단백질을 포함하고 있다. 파열이 일어난 직후 혈관의 벽에 있는 근육들이 혈액의 흐름을 제한하기 위해 수축하는 **혈관경련**(vascular spasm)으로 알려진 과정이 있다. 혈관벽에 있는 콜라겐 단백질은 혈소판에 변화를 일으켜 부풀어올라서 끈적거리게 한다. 몇 초 내 이들 끈적한 혈소판은 손상된 조직의 끝에 부착하게 되고 일시적으로 혈액의 흐름을 제한하게 하는 일시적인 마개를 형성한다.

혈소판 마개는 손상된 작은 부위로부터 혈액이 흐르는 것을 멈추게 하는데 효과적

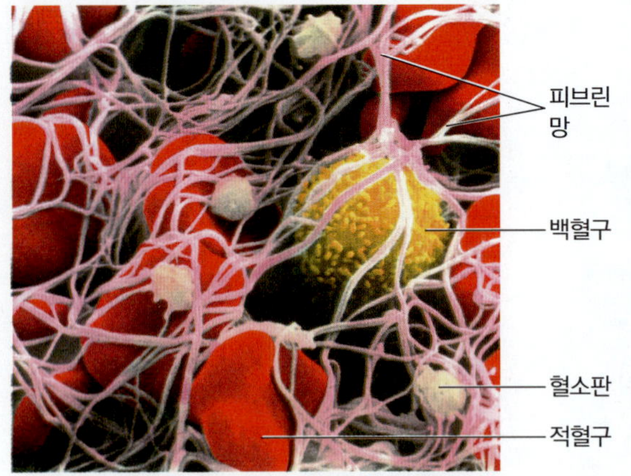

그림8.10 **혈전.** 혈전은 혈소판과 적혈구를 가두고 있는 단백질의 망이며 손상된 혈관을 덮고 있는 일시적인 조각을 형성한다.

일지 모르나 더 큰 파열은 더 단단한 조각을 필요로 한다. **혈전(blood clot)**은 손상된 부분 위에 망을 만드는 단백질인 **피브린(fibrin)**으로 이루어진 그물로 구성된다(그림 8.10). 혈구와 혈소판은 이 망 속에 걸려 있고 더 이상 혈액이 흐르는 것을 막기 위해 젤과 같은 장벽을 만든다. 혈전의 피브린 섬유들은 최소한 12 응고인자가 포함되는 복잡한 과정에서 형성된다.

혈관이 파손될 때 가까이 있는 세포들은 **트롬보플라스틴**(thromboplastim) 응고인자를 방출한다. 이 단백질은 결국 **프로트롬빈 활성자**(prothrombin actirator)라고 하는 효소를 만드는 일련의 반응을 시작한다. 프로트롬빈 활성자는 혈장 단백질 **프로트롬빈**(prothrombin)을 **트롬빈(thrombin)** 효소로 전환시킨다. 트롬빈은 그 다음에 또 다른 불활성화된 혈장 단백질인 **피브리노겐(fibrinogen)**을 피브린으로 전환한다. 혈전 형성의 주요 사건들은 그림 8.11에 요약되어 있다.

혈전이 단단해지면서 그 안에 있는 혈소판은 수축하기 시작하여 손상된 혈관벽을 더 가깝게 당긴다. 이들 벽에서 그리고 주위에 있는 조직에서의 세포분열은 결국 잘린 부분을 메우고 피브린 조각은 용해된다. 혈전은 혈관 안에서뿐 아니라 그들의 효소에서도 형성될 수 있다. 제자리에 남아 있는 혈전은 **혈전증(thrombosis)**이라고 하는 반면에 혈류 내에서 움직이는 혈전은 **색전증(embolism)**이라고 한다.

응고 장애

혈소판 감소증(thrombocytopenia)이라고 하는 혈소판 결핍은 골수의 질병을 포함하여 여러 가지 이유로 생길 수 있다. 또한 적은 수의 혈소판은 혈소판이 확장된 지라 속에 갇혀 있는 심각한 말라리아 감염의 징후이다. 적은 수의 혈소판의 위험은 조절이 안 되는 혈액 유출 또는 **출혈(hemorrhage)**이 생겨 **쇼크(shock)**에 이르고, 즉 주요 기관까지 부적합하게 혈액이 흐르고 결국에 죽게 된다. 또한 응고의 연쇄 단계 중 일부가 적합하게 일어나는데 실패한다면 조절되지 않은 출혈이 일어날 수 있다. **혈우병(hemophilia)**은 하나 또는 그 이상의 응고인자 유전자에서의 변이가 혈전 형성을 부실하게 하거나 하지 않는 유전적 상태이다. 20장은 혈우병의 가장 흔한 유형에 대해 유전학에 대해 자세히 조사하고 있다.

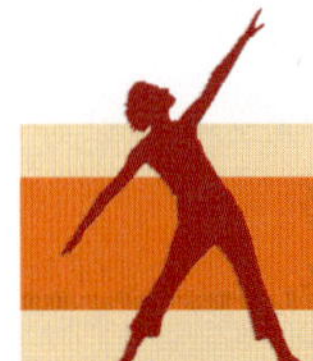

쉬어가기 8.4

혈관 내에서 혈전이 형성될 때 이것은 혈류를 막을 수 있다. 이 장의 초반부에 설명된 순환계의 기능을 이해한다면 무엇이 혈전 또는 색전 형성을 일으키는 것 같은가?

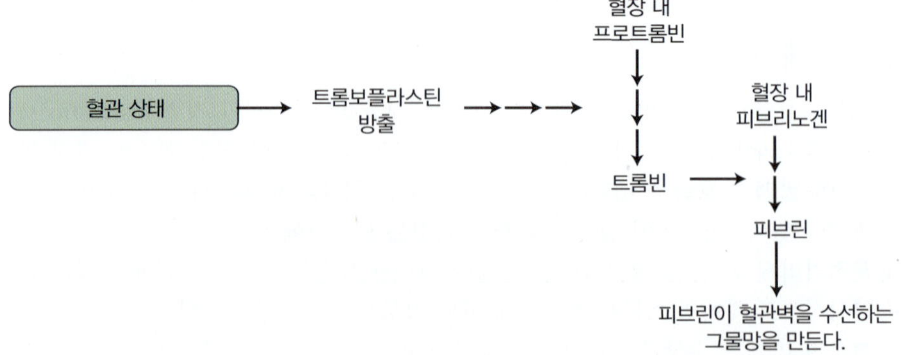

그림 8.11 **혈액 응고.** 피브린 형성과정은 혈전 형성에 필수적이며 연쇄반응 사건들이 필요하다.

시각화 파종성 혈관 내 응고병증(DIC)은 응고연쇄 반응이 몸 전체에 있는 혈관에서 부적합하게 시작될 때 일어나는 증세이다. 가장 심각한 DIC의 부작용은 실제 상처가 생겼을 때 조절되지 않는 출혈이다. 왜 이렇게 될까?

말라리아의 가장 치명적인 합병증은 뇌에 공급되는 혈관 내에 혈전이 형성되는 것이다. 이들 혈전은 응고 연쇄반응의 결과로서 형성되는 것이 아니라 적혈구 그 자체에서의 변화로부터 생긴다.

말라리아 기생충이 적혈구에서 성숙하기 시작할 때 세포는 모양이 변하기 시작한다. 특히, 세포 표면은 혹이 많게 되고 끈적한 단백질로 덮인다. 결과로서 감염된 세포는 혈관의 안쪽 표면에 붙기 시작한다. 세포가 축적됨으로 흐름이 막히고 혈액과 가까이에 있는 조직 사이의 가스와 영양분의 교환이 줄어들게 된다. 에너지를 공급하기 위해 혐기성 호흡을 사용한 결과 가까이에 있는 조직 내에서 산소 수준이 감소되고 산의 수준은 증가한다.

뇌에서 이러한 효과는 뇌 말라리아(cerebral malaria), 현기증, 혼란, 경련, 혼수상태 그리고 죽기까지 한다. 말라리아 감염의 위험을 감소시키나 흥미롭게 혈전 형성과 비슷한 위험을 가져올 수 있는 유전적 돌연변이를 설명하기 위해 유전자와 항상성을 보자.

유전자 및 항상성

겸상(낫형) 적혈구 빈혈증

미국에서의 가장 흔한 유전성 혈액 장애는 **겸상 적혈구 빈혈증(sickle-cell anemia)**이며 약 72,000명에서 나타난다. 영향을 받은 개인들의 거의 모두는 조상이 서부 아프리카에서 온 흑인들이었다.

겸상 적혈구 빈혈증을 가지는 개인들은 혈구들이 유연하며 둥근 모양에서 단단한 초승달 모양(낫 모양: 그림 참조)으로 변형되는 동안에 겸상 적혈구화 위기를 겪는 경향이 있다. 기형 세포들은 가장 작은 혈관을 쉽게 통과할 수 없고 그래서 영향을 받은 몸 부분들 도처에 혈전을 형성한다. 결과는 영향을 받은 기관 내에서 산소 부족, 심각한 통증과 아마도 조직이 죽는 것이다. 낫 모양 세포는 또한 정상적인 적혈구보다 훨씬 짧게 생존하고 그래서 적혈구가 계속 파괴될 때 빈혈증이 생긴다. 효과적인 처치(산소 요법을 포함해서)가 이루어질 때까지 겸상 적혈구 빈혈증을 가지는 개인들은 보통 처음 3년 안에 죽는다.

겸상 적혈구화 위기 동안의 세포 모양에서의 변화는 산소 또는 물 수준이 세포 안에서 매우 낮을 때 길고 단단한 사슬들을 형성하는 세포 내에서의 헤모글로빈 분자들 때문이다. 이러한 상태는 운동, 질병 또는 탈수 동안에 일어난다. 겸상 적혈구 빈혈증의 가장 흔한 형태에서 비정상 헤모글로빈은 헤모글로빈 분자의 각 사슬에서의 단 하나의 아미노산이 변화하여 생긴 것이다. 아미노산 변화는 헤모글로빈 유전자의 단지 한 쌍의 염기가 변이를 일으켜 생긴다. 겸상 적혈구 빈혈증이 있는 개인들은 이런 변이가 있는 대립유전자의 두 복사본을 가지고 그러므로 '정상' 헤모글로빈을 만들 수 없다.

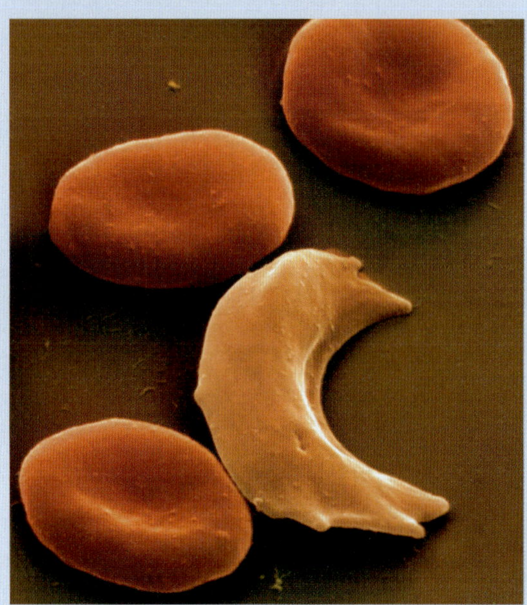
정상 적혈구와 겸상 적혈구

겸상 적혈구 빈혈은 오직 서부 아프리카인들에서만 발견된다. 더 피 항원의 결여와 같이 돌연변이는 말라리아로부터 일부 보호해 주는 것이 틀림없다. 사실 하나 또는 두 복사본을 가지는 개인들은 *P. falciparum* 말라리아에 저항이 있다. *P. falciparum*에 의해 영향을 받은 적혈구가 작은 혈관에서 혈전을 형성할 때 그 다음의 산소결핍은 이들 세포 내에서 돌연변이 헤모글로빈이 단단한 결정체를 형성하게 한다. SHFF 헤모글로빈 분자들은 분명히 *P. falciparum* 세포막을 뚫고 기생충을 죽인다.

겸상 적혈구 빈혈증이 치명적이지만 겸상적혈구 대립유전자의 한 복사물이 말라리아 감염에 대항하여 보존적이라는 사실은 겸상 적혈구 대립유전자가 말라리아가 일어나기 쉬운 지역에서 사람 집단에 유지되게 한다. 대립유전자의 한 복사본을 가진 사람들이 복사본이 없는 사람들보다 더 높은 생존력을 가지기 때문에 그들은 다음 세대에 더 많은 자녀로 기여한다. 이러한 개인들에 의해 생산된 아이들의 반은 겸상 적혈구 대립유전자를 운반할 것이고 그래서 대립유전자는 이것이 일으킨 심각한 질병에도 불구하고 흔하게 유지된다.

8.4 말라리아의 결말

말라리아 감염에 대한 일차적인 조치는 싸고 널리 사용되는 약인 클로로퀸이다. 불행하게도 여러 지역에서, 특히 아프리카와 남동아시아의 대부분 지역에서 이 약은 지난 30년간 효과적이지 못 했다. 왜냐하면 *P. falciparum*이 이 약에 대한 내성을 발전시켰기 때문이다. 약제 내성 말라리아에 대한 대체요법은 더 비싸거나 심한 부작용을 일으켰고 말라리아 발생으로 어려움을 겪고 있는 빈곤한 국가에서 제한되게 사용되었다. 광범위 저항 때문에 수십 년 동안 클로로퀸 처치가 이루어지지 않은 일부 지역에서는 기생충은 무저항형으로 되돌아갔다. 그러나 클로로퀸 처치를 다시 사용하는 것은 저항을 다시 일으키게 한 것 같다. 말라리아를 다루는 데 있어서 어려움 때문에 현재 연구의 대부분은 질병을 예방하는 데 초점을 두고 있다.

사람의 가장 치명적인 질병 중 여러 가지는 예방주사로 알려진 광범위한 **면역법(immunization)**의 결과로 극복하게 되었다. 12장과 13장에서 논의될 이 기술은 감염성 생물의 일부분을 접종하여 면역계가 침입자에 대한 항체를 발달시키는 것이 들어있다. 면역된 개인은 면역반응이 지속되는 한 감염에 저항할 것이다. 가장 성공적인 예방주사는 천연두와 소아마비를 일으키는 것과 같은 간단한 바이러스 또는 파상풍을 일으키는 종과 같은 세균과 같은 질병 요인에 대항해서 생산되었다.

말라리아는 복잡한 생활사를 가진 복잡한 생물에 의해서 야기되기 때문에 이 질병은 예방주사에 의한 통제를 좌절시켰다. 그러니 백신이 문제가 있는 것은 아니다—사실상 게이츠 재단은 1999년 이후 말라리아 백신 계획에 2억5천만 불 이상을 공약했으며 기금의 증가는 일선에서 활동에 박차를 가하게 하였다. 2004년 글라소스미스클라인 제약 회사의 연구자들은 면역된 어린아이들 중 58%까지 말라리아 발생 정도가 줄었다고 보고했다. 비록 백신이 완전하게 효과적이지는 못하지만 이 시험약제는 면역을 통해 말라리아를 퇴치하는 첫 번째 주요 발전을 대표하였다.

가장 낙천적인 각본조차도 효과가 있는 백신이 2015년까지 말라리아 발생 지역에서 널리 사용되지는 못할 것이라고 예견한다. 그 동안에 *Plasmodium* 전파를 줄이기 위한 전략이 말라리아 부담을 줄이는 최선의 기대임 나타낸다. 이들 전략의 일부는 모기가 감염된 혈액을 빠는 위험을 줄이는 새로운 처치 약을 개발하는 것과 더 좋은 약의 배달체계를 갖추는 것을 포함하는 첨단기술이다. 게이츠 재단은 이러한 노력을 위해 1억6천5백만 불을 공약했다.

그러나 일부 전략들은 고상하게 간단하고 비용이 적게 드는 것으로서 사람이 거주하는 근처에 있는 모기 서식처를 감소시키는 것이다. 이것은 작은 연못들을 마르게 하거나 흙으로 메우고 헌 타이어 같은 그릇에 물이 있는 것을 막는 것이다. 모기 조절 화학물질로 집 내부를 처치하는 것은 마찬가지로 물리는 위험을 줄일 수 있다. 가장 비용이 적게 드는 방지 장치 중 하나는 특히 어린아이와 같이 심한 질병으로부터 위험에 노출되어 있는 개인들이 살충제로 처치된 모기장을 사용하는 것이다(그림 8.12). 연구는 모기장만으로 말라리아 위험을 25% 이상 줄일 수 있다고 지적한다. 이러한 결과는 말라리아 발생 지역에 있는 한 가족을 위해서 모기장을 구입하기 위해서 스포츠 팬들이 10불씩 기부하게 하는 스포츠 일러스트레이티드(*Sports Illastrated*) 잡지사 작가인 릭 랠리가 선봉에 선 프로그램인 "모기장만(Nothing but Nets)"을 포함해서 많은 시민들의 노력에 의해서 고무되었다.

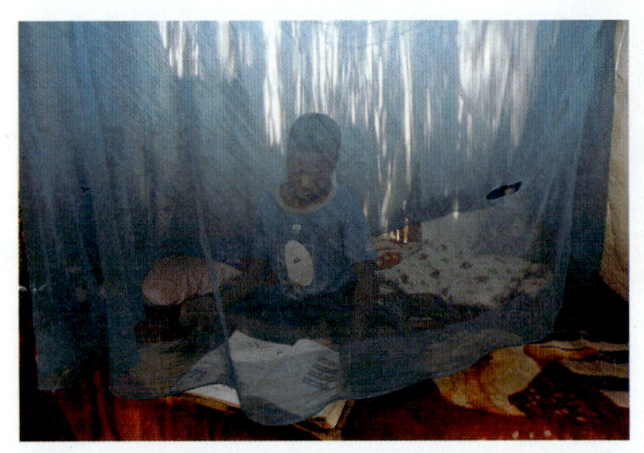

그림 8.12 말라리아를 줄이는 간단한 방법. 어린아이와 임산부가 자는 곳에서 사용되는 살충제가 처리된 모기장은 말라리아가 전파되는 위험을 줄이는 효과적인 한 방법이다.

말라리아 통제 이야기는 아마도 몇몇 개성이 강한 과학자와 군대 지휘관들의 노력이 곤경을 면하게 하는 할리우드 결말이 아닐 것이다. 말라리아는 매우 복잡해서 많은 다른 상호작용하는 요인들이 질병의 출현을 장기적으로 합리적으로 통제하는 데 사용되어야 한다. 그러나 첫 박멸 노력의 학습은 우리가 지금 말라리아를 통제하기 위한 우리의 노력을 포기한다면 수백만 명이 심각한 질병과 죽음에 이르게 될 것이라고 말하고 있다. 게이츠, 워렌버핏, 릭 릴리와 같은 현재의 영웅들과 열심히 연구하는 수천 명의 과학자의 노력과 함께 의료인과 일인용 모기장의 기부자들의 이 오래 된 살인자와의 우리의 투쟁에 관한 이야기의 결말은 행복한 것일 수 있다.

8장 복습

기억해야 할 어원

다음 어원은 주로 라틴어와 그리스어에서 온 것이며 용어를 해독하는 데 도움이 될 것이다.

a- 또는 **an-** 없이 또는 없는 것에 대한 접두사.
-cyte와 **cyto-** 세포를 나타낸다.
-emia 혈액의 상태 또는 질병에 대한 어미.
ercythro- 빨간 것을 뜻한다.
hemo-와 **hemato-** 혈액을 나타낸다.
leuko- 흰 것을 뜻한다.
-phage와 **phago-** 먹는 것을 의미하는 동사로부터 온다.
-poiesis 만드는 것 또는 만들다를 뜻한다.
-rrhage(또는 **-rrhagia**) 터지거나 심하게 흐르는 것을 의미하는 동사로부터 온다.
thronb-와 **thrombo-** 혈전을 뜻한다.

핵심 용어

8.1 혈액의 구성 성분

B 림프구(B lymphocyte)
T 림프구(T lymphocyte)
거핵세포(megakaryocyte)
글로불린(globulin)
기생충(parasite)
단핵세포(monocytes)
대식세포(macrophage)
말라리아(malaria)
백혈구(leukocyte)
순환계(circulatory system)
알부민(albumin)
유형 성분(formed elements)
적혈구(erythrocyte)
줄기세포(stem cells)
항체(antibody)
헤모글로빈(hemoglobin)
혈소판(platelet)
혈액(blood)
혈장(plasma)
혈장(serum)
호산성 백혈구(eosinophil)
호염기성 백혈구(basophil)
호중성 백혈구(neutrophil)

8.2 말라리아와 혈액

ABO식 혈액형(ABO system)
Rh 인자(Rh factor)
더피 항원(Duffy antigen)
빈혈증(anemia)
수혈(blood transfusion)
응집(agglutination)
적혈구생성소(erythropoietin)
항원(antigen)
혈액형(blood type)
황달(jaundice)

8.3 혈액 응고

겸상(낫형) 적혈구 빈혈증(sickle-cell anemia)
색전증(embolism)
쇼크(shock)
지혈(hemostasis)
출혈(hemorrhage)
트롬빈(thrombin)
피브리노겐(fibrinogen)
피브린(fibrin)
혈우병(hemophilia)
혈전(blood clot)
혈전증(thrombosis)

8.4 말라리아의 결말

면역법(immunization)

요약

8.1 혈액의 구성 성분

- 혈액은 순환계에 있는 결합조직이다. 혈액의 주된 기능은 물질의 운반, 체온과 수분량의 조절과 면역계의 구성 성분을 제공하는 것이다(180쪽).
- 혈액은 혈장이라고 하는 액체 부분과 유형 성분으로 이루어진 고체 부분으로 구성되어 있다(180쪽).
- 혈장은 영양분과 가스를 운반하고 신체 조직 내의 수분 균형을 유지하고 다른 분자를 운반하는 단백질을 포함하며 침입자를 공격하고 혈액 손실을 방지한다(180~181쪽).
- 모든 혈구는 긴 뼈의 골수에 있는 줄기세포에서 유래되었다(181쪽).
- 적혈구의 주된 기능은 폐로부터 다른 폐 기관까지 헤모글로빈 단백질에 결합된 산소를 운반하는 것이다(181~182쪽; 그림 8.5).
- 혈액은 침입하는 모든 생물을 목표로 비특이

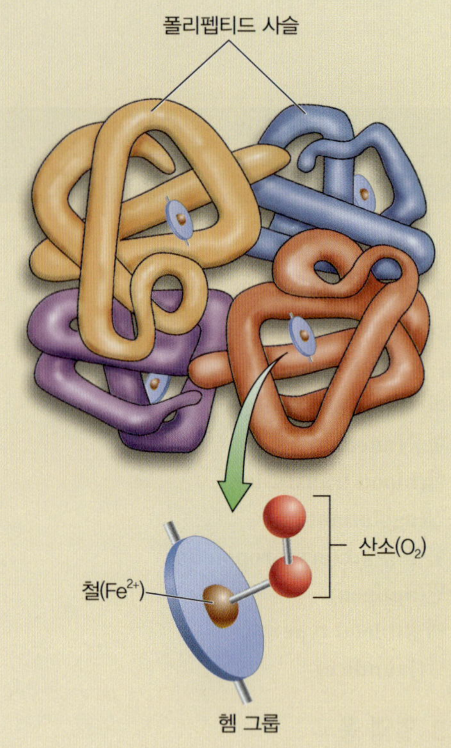

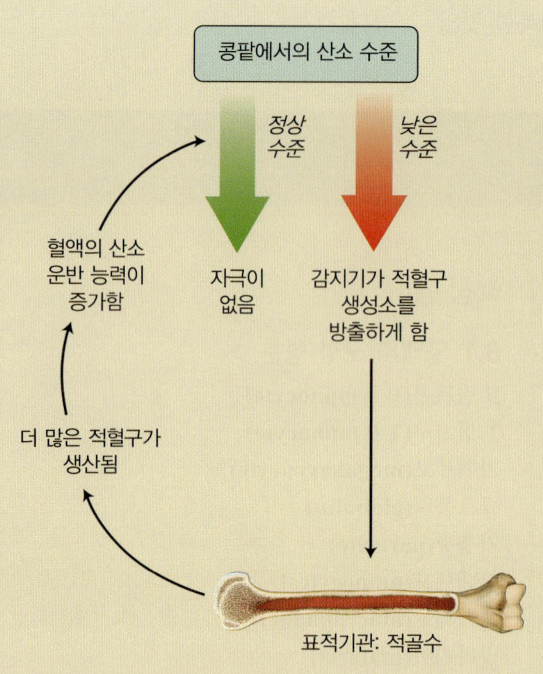

적인 면역반응을 일으키는 기능을 하는 것과 특이적 병원균을 목표로 하는 것을 포함하는 다양한 백혈구를 포함한다(183~184쪽).

- 혈소판은 혈액 응고의 기능을 하는 세포 파편이다(184쪽).

8.2 말라리아와 혈액

- 말라리아 기생충은 적혈구를 죽여서 빈혈증을 일으킨다. 정상 상태에서 음성 되먹임 고리는 혈액 산소 수준의 신호와 적정한 적혈구 수준을 유지하기 위해서 콩팥에서 생산된 호르몬으로 구성되어 있다(185~186쪽; 그림 8.7).

- 혈액은 헌혈자에게서 수혈에 의해서 대체된다. 혈구세포는 면역반응을 지극할 수 있는 세포 표면 분자를 포함하고 있기 때문에 헌혈자와 수혈자의 혈액형을 맞추는 것은 중요하다(186~187쪽).

- 어머니와 태아 사이의 Rh 혈액형의 부적합은 신생아에게 빈혈증을 일으키게 한다. 이 문제는 임신 동안 어머니에게 항Rh 항체를 투여함으로써 예방될 수 있다(187~188쪽).

- 오래되고 손상된 적혈구는 지라와 간에서 재순환된다. 헤모글로빈 분해의 한 배설물은 적혈구가 높은 비율로 죽어가고 있거나 간이 병이 들었다면 혈액 내에 축적될 수 있는 노란 색소인 빌리루빈이다. 과다한 빌리루빈은 황달을 일으킨다(189쪽).

8.3 혈액 응고

- 혈관이 손상된 후 혈관벽은 혈액 방출을 제한하기 위해서 경련한다. 이 부분에 있는 혈소판은 끈적하게 되어서 손상된 조직의 끝에 붙어서 일시적으로 마개를 형성한다. 손상된 부분이 크다면 피브린 망과 걸려 있는 혈소판과 적혈구로 이루어진 덩어리가 손상된 부위 위에 만들어진다(189~190쪽).

- 혈장에서 전구체 피브리노겐에서 피브린의 생산은 연쇄반응 사건으로 일어난다. 이 연쇄반응의 첫 단계는 손상된 조직으로부터 트롬보플라스틴이 방출되는 것이다(190쪽; 그림 8.11).

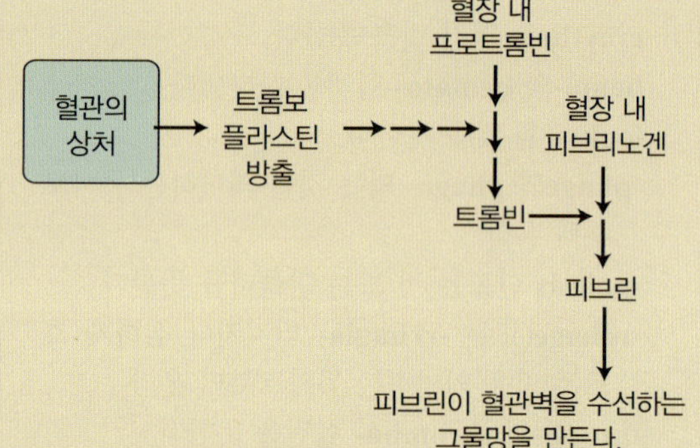

8.4 말라리아의 결말

- 말라리아를 일으키는 생물들은 가장 흔하고 효과적인 약들에 저항적이게 된다. 결과적으로 좋은 기술의 예방주사의 발달과 모기장과 같은 낮은 기술의 예방적 조치는 이 질병과 상대로 싸우는데 이기기 위해서 이용됨에 틀림없다(192쪽).

기본 학습 문제

1. 다음 모두는 ______를(을) 제외하고 혈액의 기능이다.
   a. 조직까지 산소의 운반
   b. 혈관으로부터 체액 손실의 방지
   c. 혈구세포 생산을 일으키는 호르몬의 생산
   d. 몸의 수분 균형의 유지
   e. 감염을 싸워 물리치기 위해 세포와 단백질의 운반

2. 다음 모두는 ______를(을) 제외하고 혈액의 정상적인 구성 성분이다.
   a. 혈청
   b. 세포
   c. 물
   d. 단백질
   e. *Plasmodium*

3. 혈장에서 알부민의 역할은 주로 ____________이다.
   a. 항생제
   b. 혈액과 체세포 사이의 수분 균형 유지
   c. 혈액 응고 연쇄 반응에 참여
   d. 혈액형 결정

e. 부가적인 적혈구 생산을 일으킴

4. 혈액 내 모든 형성 요소에 대한 줄기세포에는 ______에서 발견된다.
   a. 골수
   b. 지라
   c. 흉선
   d. 혈액 그 자체
   e. 위의 모두

5. 적혈구의 모양은 ____________________________.
   a. 쉽게 혈관벽을 지나게 한다
   b. 이것이 포함할 수 있는 헤모글로빈 분자의 수를 최소화한다
   c. 특별히 손상 받기 쉽게 만든다
   d. 조직과 산소 교환을 하기 표면적을 극대화한다
   e. 불규칙하고 말라리아 기생충 감염에 적합하게 만든다

6. 다음 백혈구의 모두는 ____________를(을) 제외하고 비특이적 면역에 관여된다.
   a. 단핵세포
   b. B 림프구
   c. 호산성 백혈구
   d. 호중성 백혈구
   e. 대식세포

7. 혈소판의 기능은 _________________것이다.
   a. 혈액 지혈에 참여하는
   b. 혈액 내의 산소를 운반하는
   c. 항체를 생산하는
   d. 침입한 세포를 삼키는
   e. 빌리루빈을 생산하는

8. 다음 특징 중 어느 것이 적혈구와 혈소판에 의해서 공유되는가?
   a. 헤모글로빈을 함유한다.
   b. 핵이 없다.
   c. 6달 이하로 생존한다.
   d. b와 c가 옳다
   e. a, b와 c가 옳다.

9. 다음 세포 중 어느 것이 말라리아 기생충에 의해 파괴되는가?
   a. T 림프구
   b. 혈소판
   c. 호산성 백혈구
   d. 단핵세포
   e. 적혈구

10. 빈혈증의 증상은 ____________________________.
   a. 피곤하고 허약하고 숨이 차다
   b. 식단을 개선함으로써 어느 정도 완화될 수 있다
   c. 혈구 용적률이 낮을 수 있는 것으로 나타난다
   d. 혈액의 산소운반력이 감소되어서 생긴다
   e. 위의 모두가 옳다

11. 다음의 모두는 ______를 제외하고 적혈구생성소 단백질에 대해 옳다.
   a. 이것은 콩팥에 의해 생산된다
   b. 이것은 적혈구 생산을 일으킨다
   c. 이것은 호르몬이다
   d. 이것은 혈구의 응집을 일으킨다
   e. 이것은 음성 되먹임 고리의 부분이다

12. 개인의 혈액형은 ____________에 의해서 결정된다.
   a. 모든 혈액 내에 있는 적혈구의 비율
   b. 적혈구 표면에 있는 당과 다른 물질들
   c. 백혈구에 의한 항체의 생산
   d. 어떤 상황에서 형성되는 혈전 가능성
   e. 개인이 태어나기 전에 어머니가 RhoGAM을 받았는지

13. 혈액형 O형인 개인은 _________________.
   a. 단지 다른 O형인 개인으로부터 혈액을 받을 수 있다
   b. A, B, AB와 O형 개인으로부터 혈액을 받을 수 있다
   c. a와 c가 옳다
   d. b와 c가 옳다

14. 더피-음성 혈액을 가진 개인은 _________________.
   a. 아프리카에서 태어났다
   b. 일부 종류의 말라리아로부터 보호된다
   c. 더피-양성 혈액의 수혈을 받아서는 안 된다
   d. b와 c가 옳다
   e. a, b와 c가 옳다

15. 황달은 ______________________으로 생긴다.
   a. 헤모글로빈 배설물인 빌리루빈의 축적
   b. 지라에서 죽어가는 적혈구의 축적
   c. 과민성 간
   d. 적혈구의 감소된 재순환

16. 다음의 모두는 ____________________를(을) 제외하고 손상된 혈관으로부터 혈액 손실을 줄이게 한다.
   a. 혈관 폐쇄를 꼬집도록 혈관벽에서의 경련
   b. 피브린 그물의 생성
   c. 잘린 자리에 흡착하게 혈소판의 증가된 끈적거림
   d. 혈소판 수에서 갑작스러운 감소
   e. 트롬브플라스틴의 방출

17. 응고 연쇄반응의 단계를 순서대로 놓으시오.
   I. 프로트롬빈의 트롬빈으로 전환
   II. 트롬빈에 의해서 피브리노겐의 피브린으로 촉매작용
   III. 프로트롬빈 활성자 효소의 생산
   a. I, II, III
   b. I, III, II
   c. III, I, II
   d. III, II, I
   e. II, III, I

18. 혈우병은 ____________________ 일어난다.
    a. 응고 연쇄반응의 한 부분이 비기능적일 때
    b. 혈소판 수준이 낮을 때
    c. 혈관에서 응고가 무작위적으로 일어날 때
    d. 뇌성 말라리아의 결과로
    e. 심각한 감염의 결과로

19. 다음의 모두는 ______________를(을) 제외하고 말라리아에 기인한 사망의 수가 감소하게 돕는다.
    a. 살충제 처리된 모기장의 사용
    b. 면역계의 활동을 감소시키는 화학물질의 사용
    c. 말라리아 백신의 발달
    d. 사람 서식처에 가까운 모기 집단의 조절
    e. 더욱 효과적인 항말라리아 약과 더 좋은 약의 배포

20. **참 또는 거짓?** 말라리아는 매년 사람에게 더 적게 영향을 주고 있다.

분석 및 응용 문제

1. 망막아종(Rb) 단백질과 대식세포는 적혈구 성숙 과정에서 중요한 요소이다. 과정을 시작하기 위해서 Rb 단백질은 대식세포 성숙을 조절하는 것 같다. 그래서 성숙 대식세포는 적혈구아세포인 미성숙 적혈구 세포에 결합한다. 성숙하면 적혈구아세포는 적혈구가 되며, 대식세포로부터 분리되어 혈류 내에서 각각의 세포가 된다.

   Rb 단백질의 결핍을 일으키는 유전적 결함은 어떻게 발생하는 생물에 영향을 주는가?

문제 2~4는 다음 정보와 관련 있다.

포르피린증은 헴 생산에 영향을 주는 희귀 질병이다. 포르피린증을 앓고 있는 사람은 빈혈증과 빛에 민감한 피부를 갖는다. 사실상 허구적인 드라큘라는 부분적으로 포르피린증의 증상에 의해서 영감을 받았을지도 모른다.

최근 연구들은 포르피린의 일부 유형이 미토콘드리아로의 포르피린 분자의 불완전한 운반에서 생길지도 모른다고 설명한다. 포르피린은 적혈구 안에서 만들어진다. 이 분자는 혈구의 미토콘드리아 속으로 운반되어서 헴을 만들기 위해 철에 결합한다. 포르피린과 미토콘드리아 둘 다는 음으로 하전되었기 때문에 포르피린은 활발하게 운반 단백질에 의해서 미토콘드리아막을 가로질러 운반되어야 한다. ABCB6이라 하는 이 단백질은 포르피린증을 겪고 있는 일부 사람에게서 제대로 기능을 하지 않는 것 같다.

2. 철분 공급은 포르피린증을 앓고 있는 사람에게서 빈혈증을 완치하는 데 도움이 되는가? 답을 설명하라.

3. 허구적인 드라큘라는 다른 사람의 혈액을 마심으로써 생존했다. 일부 포르피린증 환자는 혈액 수혈로 치료될 수 있었는가?

4. 치료받지 않은 포르피린증은 그것을 앓고 있는 사람에게 어떻게 영향을 주는가?

5. 시간이 지나면서 사람들은 그들 조직 내에 너무 많이 철을 축적할지 모른다. 몇몇 과학자들은 혈액 내 철의 과다가 심혈관 질병을 일으킬 수 있다고 가정한다. 이 가설은 철이 혈액에서 콜레스테롤의 산화를 증가시켜서 동맥을 상하게 할지도 모른다는 것을 발견한 연구에 근거하고 있다. 핀란드의 한 연구는 가설을 지지하는 것 같다. 1년 또는 그 이상에 한 번 혈액을 준 남자 헌혈자는—그럼으로써 그들 순환계에서 일부 철이 이전되는—심장마비를 가질 위험이 낮아진다는(88%) 것이 밝혀졌다. 왜 여자는 그들 혈액에서 과다한 철을 만들 가능성이 더 적은가?

6. 2004년 COX2 억제자인 Vioxx(로페코시브)는 이것이 사용자에게 심장마비 또는 발작의 위험이 극적으로 증가한다는 것이 알려질 때 시장에서 거둬들여졌다. COX2 억제자는 프로스트라사이클린 단백질의 생산을 억제한다. 프로스타사이클린은 통증과 염증을 일으켜서 COX2 억제자는 관절염과 만성 염증을 일으키는 다른 질병을 치료하기 위해 사용된다. 그러나 쥐를 가지고 한 실험은 또한 프로스타사이클린이 혈소판 활동을 억제하는 것을 돕는다고 보여주었다.

   어떻게 COX2 억제물의 작용이 잠정적으로 심장마비 또는 발작으로 이뤄질 수 있는지를 설명하라.

7. 심각한 말라리아에서 감염된 적혈구는 덩어리를 이루고 혈관 벽 옆에 붙는다. 헤파린 약은 이들 감염된 세포들의 접착성을 최소화하는 항응집 성질을 가지고 있다. 왜 상처가 심한 말라리아를 앓고 있는 헤파린을 먹는 사람에게 특별히 위험한가?

문제 8과 9는 다음의 정보와 관련이 있다.

포도당-6-인산-탈수소효소(G6PD) 결핍은 세상에서 가장 흔한 효소-결핍 질병이다. 이것은 아프리카인, 중동인 또는 남동 아시아 조상을 가지고 있는 남자에게서 자주 일어난다. G6PD 결핍의 가장 심각한 영향은 적혈구에 있다. G6PD가 있을 때 화합물(즉 다른 분자로부터 전자를 제거한 화합물)을 산화함으로써 위험에 대항 하여 형편없이 보호되는 적혈구에서 있다. 감염 또는 이런 약의 복용 같은 화합물의 수가 증가하는 어떤 물리적 상황하에서 적혈구는 파괴되고 빈혈증이 생길 것이다.

8. G6PD 결핍이 말라리아가 흔한 지역에서 더욱 흔한 이유를 설명하는 가설을 고안해 보자.

9. 어떻게 당신이 당신의 가설을 검사할 수 있는지 설명하라.

10. 헤모글로빈 C는 서부 아프리카의 거주자들에게 흔한 헤모글로빈형이다. 이 헤모글로빈형은 겸상 적혈구 빈혈증을 일으키는 형인 헤모글로빈 S의 유해한 영향이 없이 말라리아에 대해 보호를 제공하는 것으로 일부 연구에 의해 밝혀졌다.

표 8.4 헤모글로빈 대립유전자와 말라리아

	각 인자형 빈도를 가지는 환자의 수						
	n	*AA*	*AC*	*AS*	*CC*	*SC*	*SS*
건강한 피험자	3,513	2,333	763	335	58	23	1
심각한 말라리아 피험자	359	290	63	4	1	1	0
복잡하지 않은 말라리아 피험자	476	381	74	19	0	2	0

*n*은 각 군에서의 주제의 수를 보여준다.

표에서 *AA*는 헤모글로빈에 대한 두 유전자를 가지는 개인을 나타낸다. *AC*는 헤모글로빈에 대한 한 대립유전자와 한 정상 대립유전자를 가지는 개인을 나타낸다. *AS*는 헤모글로빈 S에 대한 대립유전자와 한 정상 대립자를 가진 개체를 나타낸다. *CC*는 헤모글로빈 C에 대한 두 대립유전자는 가지는 개인을 나타낸다. *SC*는 헤모글로빈 S에 대한 한 대립유전자와 헤모글로빈 C에 대한 한 대립유전자를 가질 개인을 나타낸다. *SS*는 헤모글로빈 S에 대한 두 대립유전자를 가진 개인을 나타낸다.

각 인자형 빈도에 대한 총 피험자에 비교되는 건강한 주제의 비율을 계산해보자.

과학 연관 문제

1. 말라리아는 세상에서 가장 치명적인 병 중 하나로 남아 있으나 이것은 주로 아프리카, 아시아와 남아메리카에서 어린아이에게 영향을 주고 있다. 말라리아가 미국에 있는 집단에게는 위협적이지 않으나 미국 정부가 말라리아에 관한 연구 자금을 계속해야 한다고 생각하는가? 왜 그런가 또는 왜 아닌가?
2. 빌과 멜린다 게이츠는 말라리아 연구에 관한 다른 세계적인 건강 문제(HIV/AIDS를 포함하여)와 교육에 대한 그들의 연구비에 매우 관대해왔으나 그들은 여전히 엄청난 개인적 재산을 가지고 있다. 다른 많은 억만장자와 수백만장자들은 긴급한 세계적인 문제를 해결하기 위해서 그들 재산의 일부를 사용하기 위해서 게이츠 약속에 함께 하지 않는다. 일부 비평가들은 이러한 문제들을 해결하기 위해서 부자들의 자선 활동에 의존하는 것보다 정부가 이런 부자들에게 막중한 세금을 부과하고 그 돈을 집단이 대체로 동의하는데 혜택을 주기 위해서 사용되어야 한다고 주장했다. 당신의 생각은?

Chapter 9

심혈관계

우리는 치사율 1위를 멈출 수 있는가?

학습목표

1 순환계의 주요 구성 요소를 열거하고 각각의 기능을 설명한다.

2 동맥, 소동맥, 모세혈관과 정맥의 구조와 기능을 비교한다.

3 어떻게 물질은 모세혈관 망에서 몸과 혈액 사이에서 교환되는가?

4 4심방과 4심실을 포함하고 있는 심장의 구조를 설명한다.

5 적혈구가 사멸할 때 적혈구의 운명을 설명한다.

6 어떻게 혈액은 두 개의 순환계를 통해 움직이는가?

7 관련된 구조와 경로 그리고 전기 신호 시기를 포함해서 심장 전도계를 설명한다.

8 심장 순환을 도해한다.

9 관상동맥 순환을 설명한다.

10 심혈관계의 구성요소가 나빠질 수 있는 여러 과정들을 요약하고 이런 악화를 회복할 수 있는 의료 도구를 설명한다.

11 좋은 심장 건강을 유지하기 위한 5가지 단계를 열거한다.

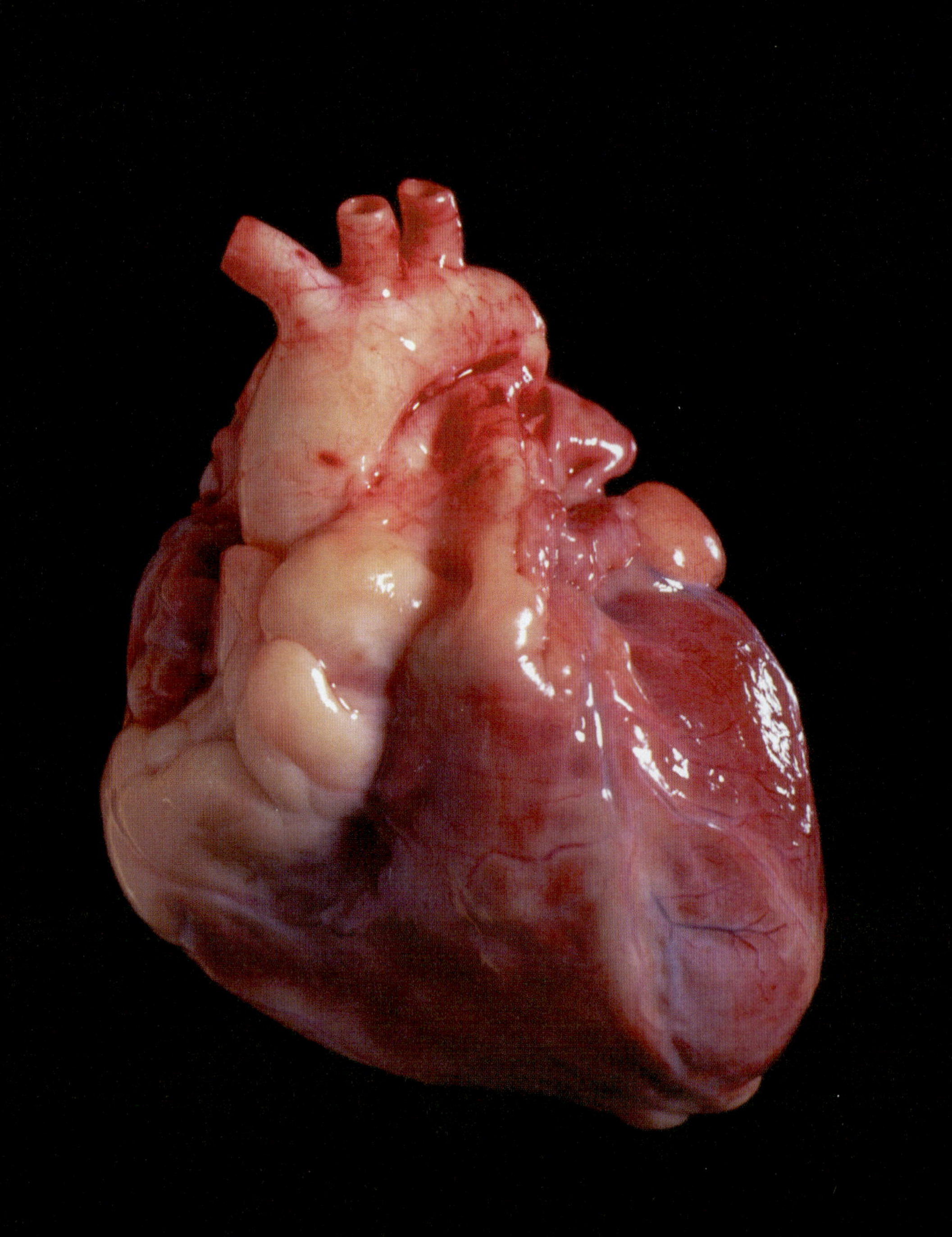

이 기관은 살인자이다.

숫자들은 정신이 번쩍 들게 만든다: 모든 미국인 사망의 1/3; 매년 거의 7십만 명의 미국인; 암, 사고, 그리고 에이즈 관련된 사망보다도 더 많음.

심장과 심혈관계의 질병은 미국에서 확실히 제1의 사망 원인이다. 그리고 심장혈관병은 직접 사망률뿐 아니라 마찬가지로 질병률을 야기한다. 미국 심장협회는 7천백만 명 이상의 미국인이 전체 집단의 25%, 고혈압, 심장마비, 가슴통증과 발작을 포함하여 심혈관계의 하나 또는 그 이상의 질병을 가지고 살고 있다고 추정한다. 심장병으로 매년 6백만 명 이상이 입원하고 있다.

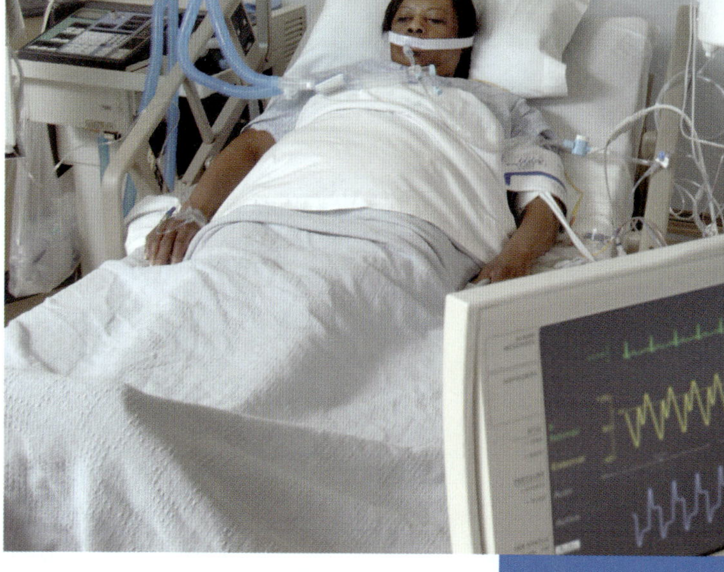

수백만 미국인이 심장병으로 고통 받고 있다.

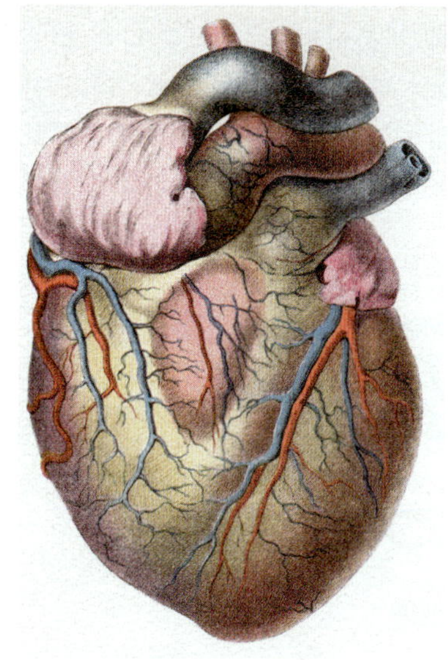

그러나 심장은 바로 간단한 하나의 펌프이다.

그런 간단한 한 기관계가 그렇게 많은 어려움을 일으킨다고 예상하지 않을 것이다. 원칙적으로 혈관은 단순히 하나의 관 체계이고 심장은 바로 하나의 펌프인 것 같다. 자동차 엔진에 휘발유를 공급하는 연료 펌프 또는 도시의 급수탑에 물을 끌어올리는 펌프와 같이 심장은 액체로 차 있는 저장소이며 액체를 보내기 위해서 수축된다. 심장 펌프의 리듬은 많은 기계 펌프에서처럼 전기 체계에 의해서 생긴다. 산소가 풍부하게 많은 혈액의 공급은 기계 펌프가 힘을 내는 원천인 것처럼 심장을 힘있게 한다. 만약 당신이 자동차의 연료 펌프를 수리할 수 있다면 왜 바로 심장 펌프는 수리할 수 없는가? 그리고 만일 당신이 틈이 새는 관을 수리할 수 있다면 왜 바로 손상된 혈관은 바꿀 수 없는가?

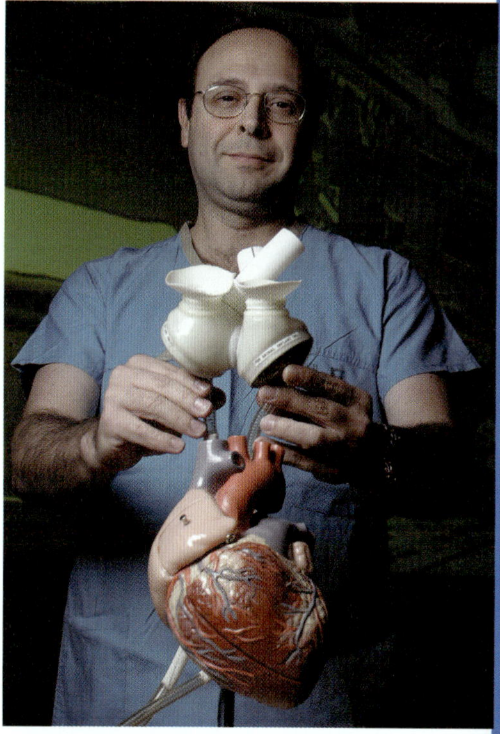

이것은 수리되거나 대체될 수 있는가?

실제로 그렇게 많은 죽음을 일으킴에도 불구하고 심장과 어느 정도의 혈관은 몸에서 거의 다른 어떤 기관계보다도 수리될 수 있다. 과학자와 의사들은 손상되고 나빠지고 있는 심혈관계를 작동하게 하는 일련의 도구와 기술들을 고안해왔다. 이러한 진전은 심장혈관병을 가진 개인의 건강과 생존에 중요한 영향을 미쳤다. 이와 같은 기관계의 의료 해결에 감사하고 이것의 기능부전이 우리의 치사율 1위를 유지할 것인지 여부를 생각하기 위해서 우리는 이러한 놀랄 만한 기계가 어떻게 작동하는지 이해할 필요가 있다.

9.1 혈관과 림프관: 순환관

혈액을 심장까지 그리고 심장으로부터 운반하는 관계는 일반적으로 **혈관계**(vascular system)라고 한다. **심혈관계(cardiovascular system)**은 혈관계, 심장과 이들 기관을 통해서 움직이는 혈액으로 이루어진다. 림프계(아래 설명됨)와 함께 심혈관계는 **순환계**(circulatory system)를 이루며, 이는 액체와 영양분, 호르몬, 염류, 용존 가스를 온몸으로 운반하고 체 조직과 이들 물질들은 교환하게 한다(그림 9.1).

동맥과 소동맥

대체로 **혈관(blood vessels)**이라고 불리는 혈관계의 구성요소는 동맥과 정맥, 모세혈관을 포함한다(그림 9.2). **동맥(artery)**은 혈액을 심장으로부터 운반하고 **정맥(vein)**은 그것을 다시 되돌아가게 한다. **모세혈관(capillary)**은 가늘고 얇은 벽으로 된 혈관이며 가장 작은 동맥과 가장 작은 정맥 사이의 통로 망을 만들고 있다.

가장 큰 동맥은 평활근과 결합조직으로 이루어진 두껍고 탄력 있는 벽을 가진다. 이들 벽은 심장의 수축이 다량의 혈액을 흐르게 할 때 부풀어진다; 그리고 나서 혈액이 흐르자마자 원래의 크기로 빠르게 회복된다. 혈액의 파동은 **맥박(pulse)**이라고 한다. 목에 있는 **경동맥**(carotid artery) 가까이 또는 손에 공급되는 요골동맥 같이 피부표면 가까이에 있는 탄력 있는 동맥을 통과할 때 맥박을 느낌으로써 심박동수를 측정할 수 있다(그림 9.3).

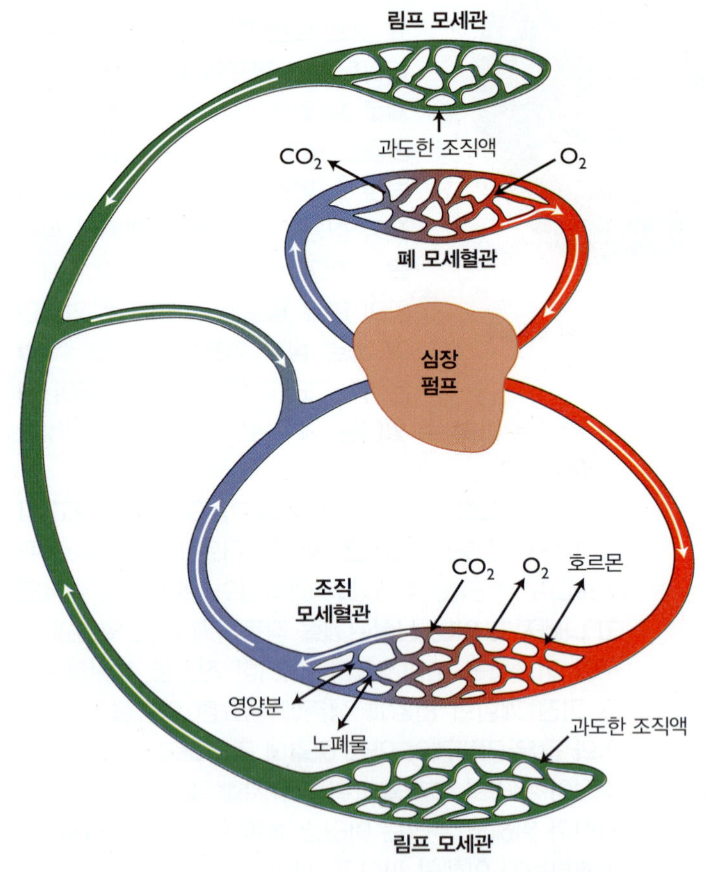

그림 9.1 순환계의 개요. 순환계는 심장과 혈관을 포함하는 심혈관계와 조직으로부터 액체를 빼내어 혈관계로 다시 보내는 림프계로 이루어진다. 이 그림에서 빨간 부분은 산소화된 혈액을, 파란 부분은 탈 산소화된 혈액을 가리킨다.

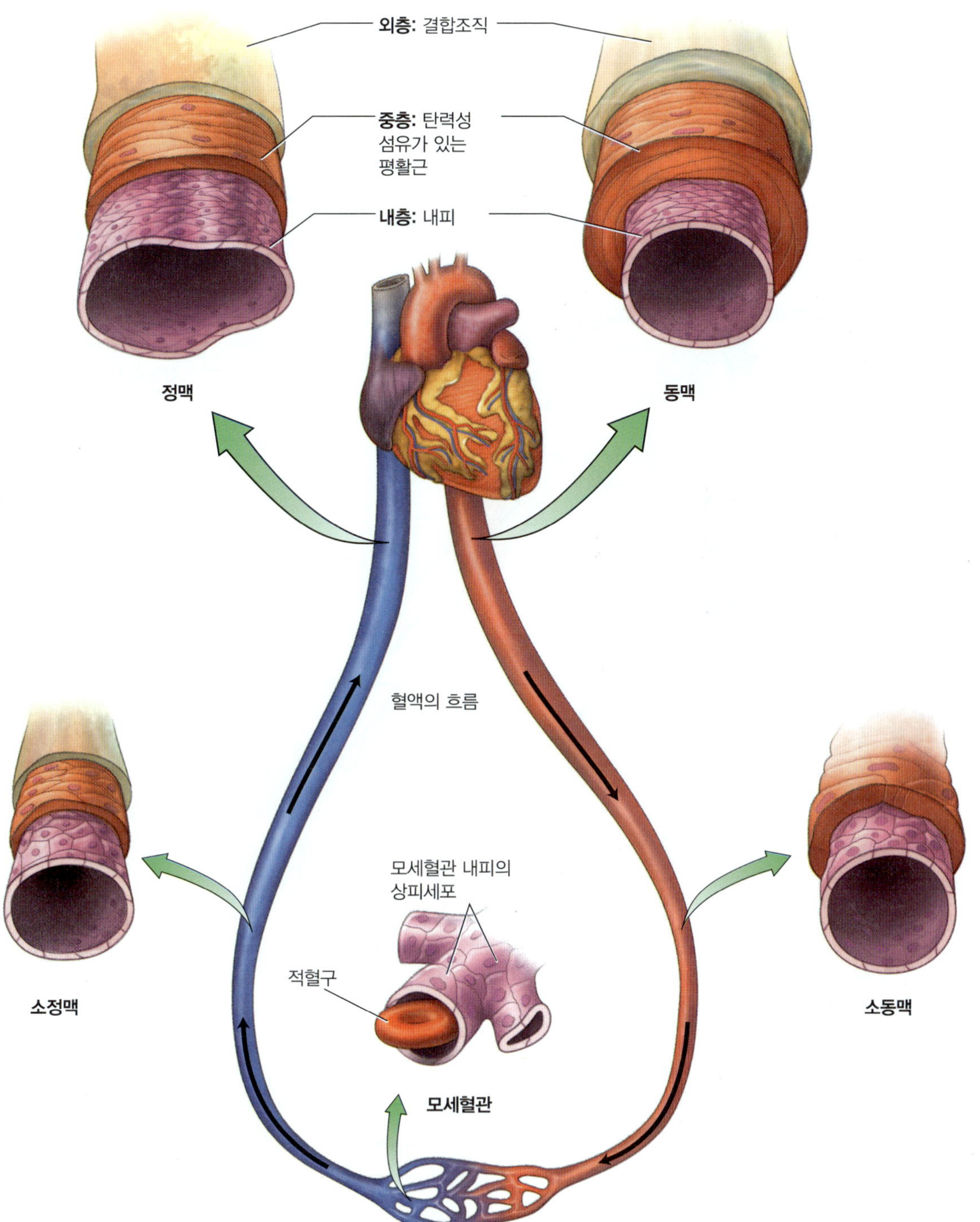

그림 9.2 **혈관계.** 동맥은 혈액을 심장으로부터 멀리 보내고 정맥은 혈액을 심장까지 운반한다. 이 두 종류의 혈관은 모세혈관망에 의해서 연결되어 있다. 동맥, 정맥과 소정맥은 3가지 조직층으로 이루어져 있고 소동맥은 두 층, 그리고 모세혈관은 단지 한 층을 가진다.

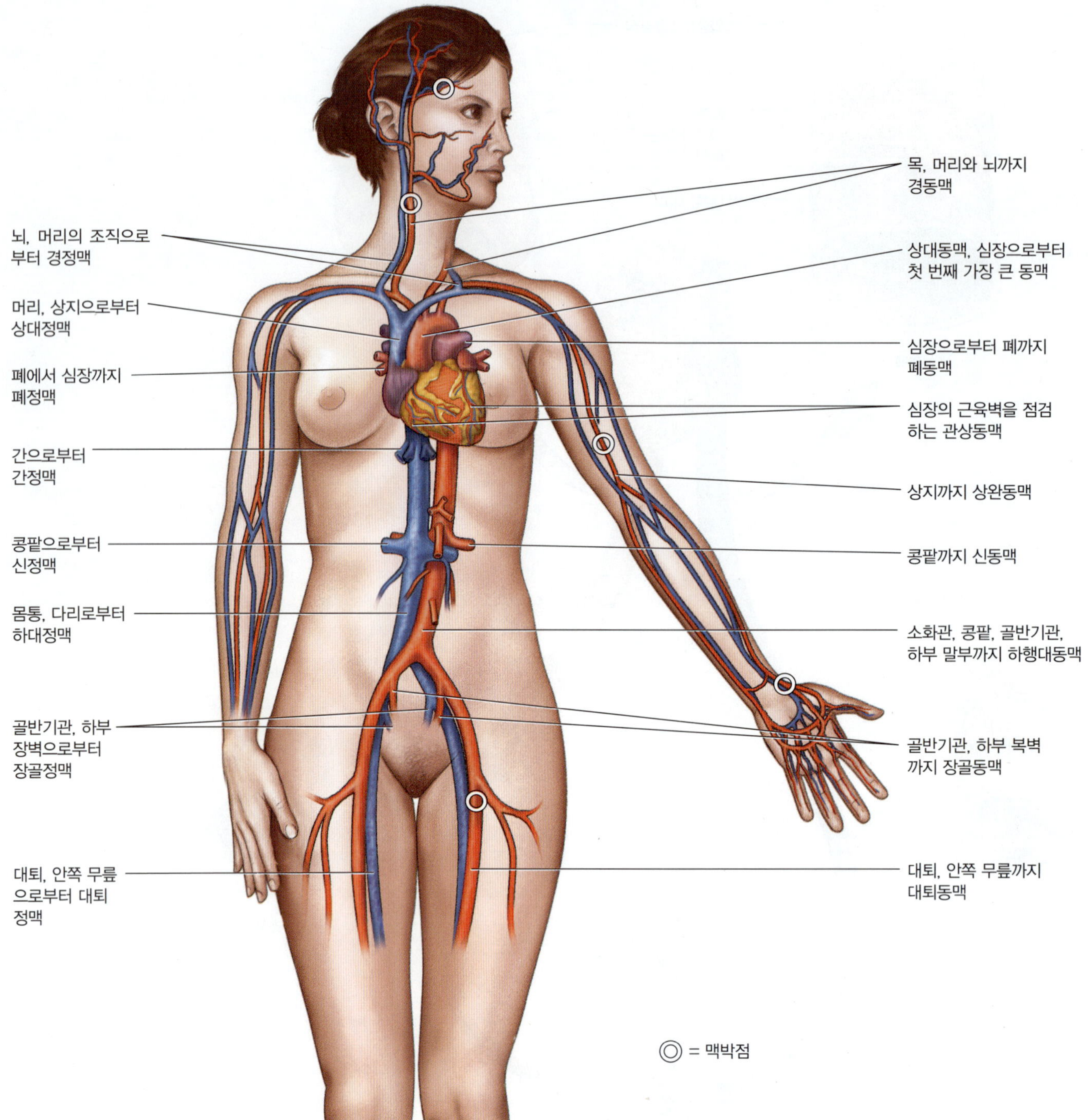

그림 9.3 맥박점. 피부 표면 가까이 지나는 주요 동맥들은 혈액의 맥박이 그들을 통과할 때 심박동수를 측정할 수 있게 한다. 이 그림에서 보듯이 주요 정맥은 주요 동맥과 근본적으로 평행하게 달리고 있다.

가장 작은 동맥을 **소동맥(arterioles)**이라고 하며 그들은 결합조직을 가지지 않기 때문에 주요 동맥의 탄력성이 없다. 이 혈관들은 혈관의 크기를 조절할 수 있는 평활근에 의해 둘러싸여 있다. 노즐을 조이면 흐름을 제한하여 수압을 올리는 반면에 느슨하게 하면 물이 낮은 압력으로 흐르게 한다. 유사하게 **혈관수축**(vasoconstriction)은 소동맥 직경을 감소시켜서 덜 흐르게 하고 혈압을 높이는 반면 **혈관이완**(vasodilation)은 소동맥을 이완해서 더 흐르게 하고 혈압을 낮게 한다(그림 9.4).

모세혈관: 분포망

혈관계를 사회의 수도 체계와 비교하면 동맥은 상수도 정수장으로부터 오는 주요 관을

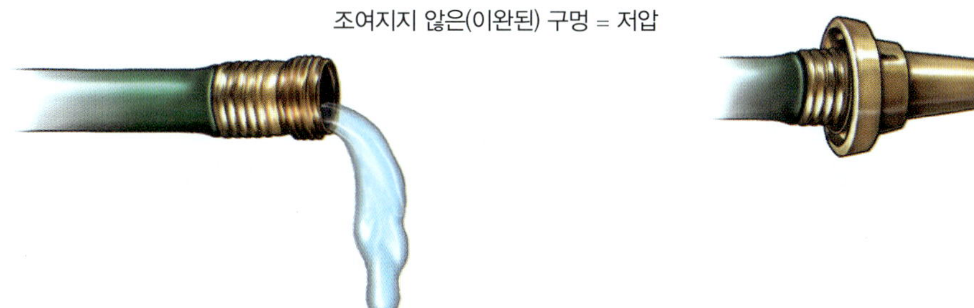

그림 9.4 **소동맥 직경과 혈압.** (a) 소동맥이 이완될 때 혈액은 낮은 압력으로 흐르고 호스의 끝에 물은 똑같이 흐른다. (b) 소동맥의 수축은 혈액의 압력을 증가시켜서 호스의 끝에 있는 노즐의 수축이 물에 압력이 가하는 것처럼 분무도달 거리의 증가에 의해 분명해진다.

나타내며 모세혈관은 각 가정과 사업장으로 연결되는 각각의 관에 해당한다.

대표적인 모세혈관은 단층의 **내피**(endothelium), 즉 단층 편평상피세포로 이루어진 얇은 벽을 가진다. 얇은 내피는 가스와 영양분, 물과 다른 작은 분자들이 혈류의 안팎으로 빠르게 확산하게 한다. 운동성의 백혈구는 또한 **대식세포**(macrophages)라고 하는 체액을 감시하기 위해서 모세혈관벽을 이루는 상피세포 사이를 빠져나올 수 있다. 일부 모세혈관은 세포 사이에 틈 또는 **구멍**(pores)이 있어서 더 큰 분자, 물 그리고 심지어 세포들은 조직과 교환할 수 있다.

모세혈관은 0.8 mm의 직경으로 적혈구보다 별로 더 크지 않다. 이 좁은 직경은 3차선 고속도로가 1차선 도로로 들어갈 때 교통이 느려지는 것처럼 적혈구가 천천히 흐르면서 한 줄로 지나가게 한다(그림 9.5). 모세혈관을 통한 느린 흐름은 조직과 혈액 사이에서 교환에 요구되는 확산과 능동수송을 위해 충분한 시간을 주게 된다.

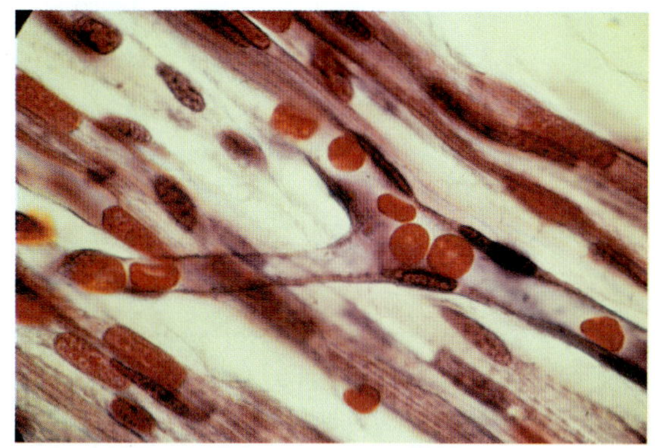

그림 9.5 **작은 혈관.** 모세혈관의 직경은 적혈구를 일렬로 통과시킬 정도로 좁다.

혈류와 체 조직 사이의 가스, 영양분과 노폐물의 교환은 상호 연결된 혈관망인 **모세혈관망(capillary beds)**에서만 일어난다(그림 9.6). 모세혈관에 있는 액체와 물질들은 모세혈관망의 동맥의 끝 가까이에 있는 높은 혈압 때문에 구멍을 통해서 조직 속으로 들어가게 된다. 이 여과과정은 혈액의 용질 농도를 증가시키면서 혈류 속의 큰 단백질을 남긴다.

하류인 모세혈관망의 정맥 끝에서 조직과 혈액 사이의 용질 농도의 차이는 삼투에 의해서 물을 모세혈관으로 되돌아가게 한다. 또한 조직 내에 있는 고농도 노폐물은 농도기울기가 낮은 모세혈관으로 흘러들어간다.

모세혈관망의 동맥 끝 둘레에 있는 **모세관전 괄약근(precapillary sphincter)**이라 하는 근육들은 망을 통해서 혈액이 흐르는 것을 막기 위해서 수축할 수 있다. 혈액 흐름의 조절은 산소와 영양분이 즉각적으로 요구되는 기관으로 가게 함으로 다른 물리적 상황에서 항상성을 유지한다. 예를 들어서 스트레스가 많은 상황 동안 소화기관을 둘러싸고 있는 모세관전 괄약근은 수축하여 혈류를 근육에 흐르게 하며 더욱 편안한 시기까지 소화를 미룬다.

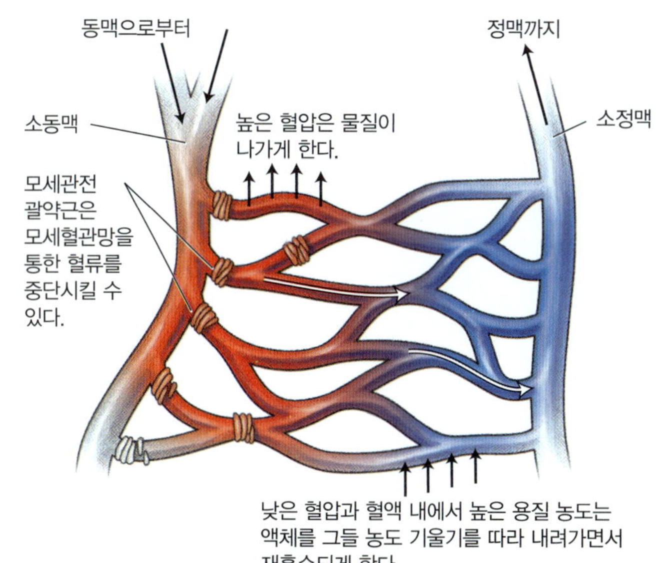

그림 9.6 **모세혈관망.** 신체 조직과 혈류 사이의 교환은 모세혈관망에서 일어난다.

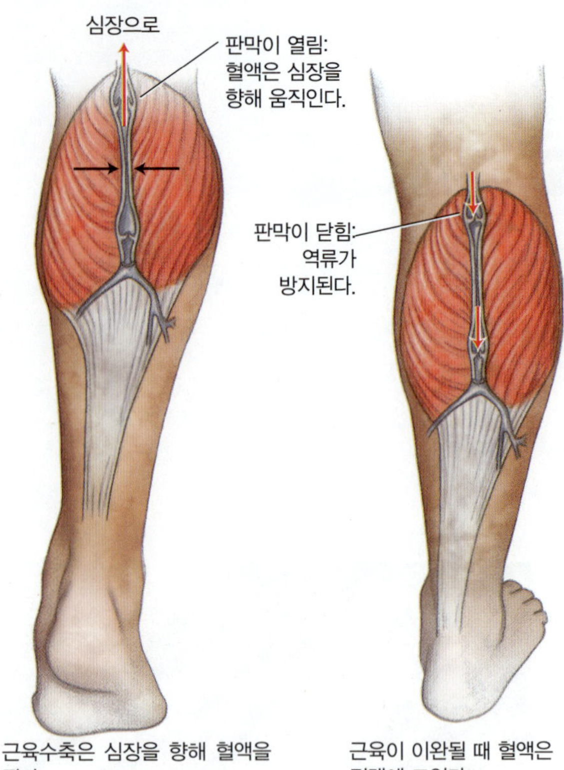

그림 9.7 정맥의 혈액 흐름. 정맥의 혈액은 낮은 압력하에 있고 골격근 수축의 결과로 심장으로 되돌아간다. 역류는 한 방향성 밸브에 의해서 저지된다.

정맥: 심장으로 되돌아가는 길

모세혈관망의 하류 끝으로부터 혈액을 모으는 작은 혈관은 **소정맥(venules)**이라고 한다. 소정맥은 수계에서 하수관 같으며, 녹아 있는 CO_2를 버리기 위해서 폐로 운반한다.

동맥과는 대조적으로 정맥은 훨씬 더 얇고 탄력이 적은 벽을 가지고 있으며, 혈압은 일단 이 혈관에 도달하면 훨씬 더 낮다. 정맥벽은 매우 잘 늘어나기 때문에 혈액이 그 속에 고이기 쉬우며, 손을 아래로 내리면 그 현상을 쉽게 볼 수 있다. 손 등 위에 있는 정맥에 혈액을 모으는 것은 이들 정맥이 확장되고 피부 표면으로 불거지게 된다. 그들의 얇은 벽과 낮은 압력 때문에 정맥은 혈액의 저장소로서 기능을 한다—어느 시점이건 혈액량의 2/3 정도가 정맥에서 발견된다.

정맥에서 혈액을 심장으로 되돌리는 이동은 골격근의 수축에 의해 촉진되며, 골격근 수축은 정맥을 눌러서 그 속의 혈액을 짠다. 정맥 내에는 한 방향성 판막이 있기 때문에 혈액은 심장을 향한 단지 한 방향으로 흐른다(그림 9.7).

호흡과 관련된 근육의 움직임도 혈액을 복부로부터 심장으로 이동시킨다. 우리가 숨을 들여마실 때 복강 내의 압력은 증가하는 반면에 흉강(가슴) 내의 압력은 감소한다. 복부 정맥은 압축되고 흉부 정맥은 이완된다. 구조가 아니라 물리적 과정인 압력에 있어서 이러한 변화를 **호흡 펌프(respiratory pump)**라고 하며 혈액이 심장으로 가게 한다.

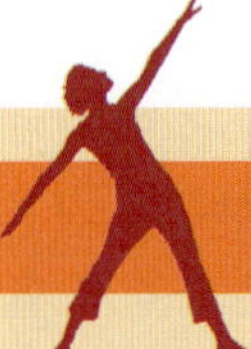

쉬어가기 9.1

정맥류는 혈액이 고여 있고 매우 느리게 심장으로 되돌아가는 확장된 정맥이다. 정맥류는 느리게 움직이는 혈액에 대한 중력이 정맥의 내부에 해부학적 붕괴를 일으킬 때 하지에 나타난다. 정맥 구조의 붕괴가 정맥류로 이어질 수 있는 이유를 설명하기 위해서 정맥의 해부에 대한 이해를 이용해 보자.

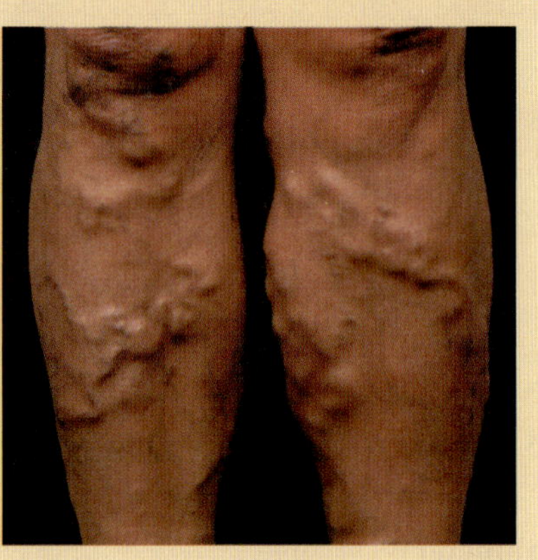

정맥은 이완과 수축 능력이 다소 있어서 심장으로 되돌아가는 혈액 부피를 조절할 수 있다. 개인이 흥분할 때처럼 더 높은 수준의 혈액 순환이 요구될 때 정맥은 수축하고 이러한 혈관 내에 있는 혈액량을 감소시킨다. 신체 조직으로의 산소 배달에 대한 요구가 감소할 때 정맥은 이완되고 전체적으로 혈류가 감소한다.

림프계: 조직의 배수

모세혈관망의 정맥 끝으로 삼투에 의해 되돌아가는 액체의 양은 동맥 끝에서 혈압에 의해서 나가는 양의 단지 약 85%이다. 다른 말로 하면 매번 혈액이 모세혈관을 통과할 때마다 혈압에 의해 모세혈관에서 나온 액체의 약 15%는 주변에 있는 조직에 남

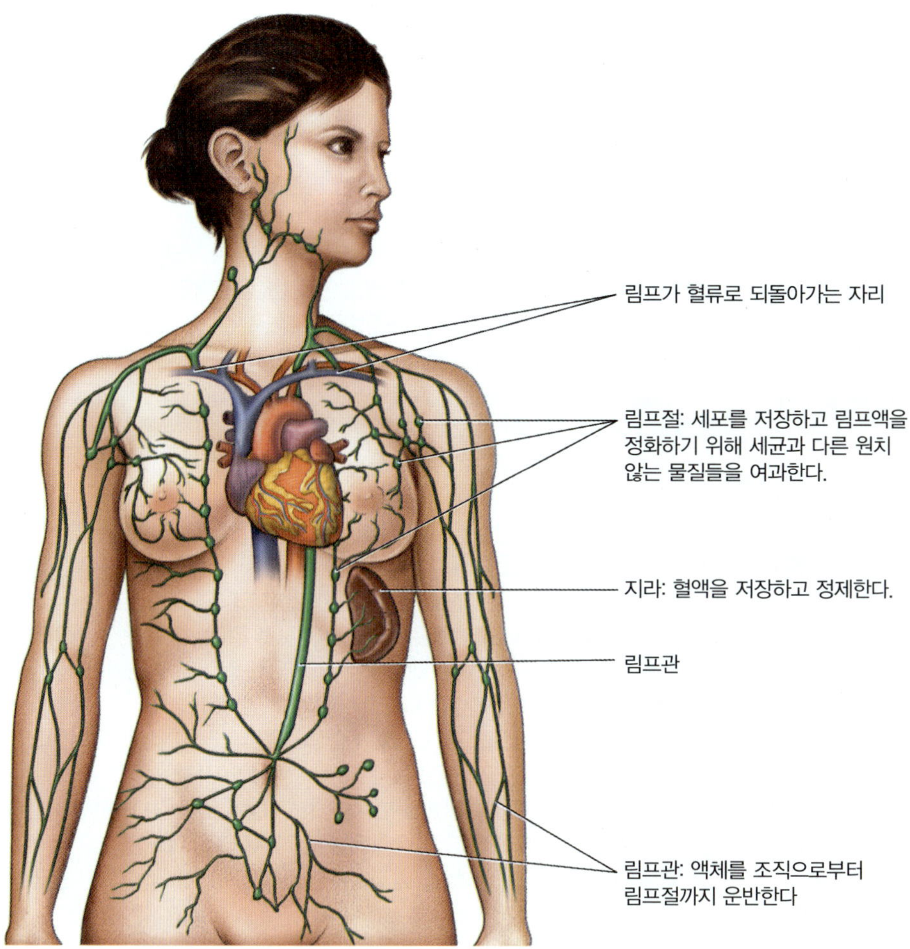

그림 9.8 림프계. 림프관은 흉강에서 정맥으로 연결되어 액체를 조직으로부터 혈류로 되돌림으로써 혈관계와 병행하여 작용한다. 림프절과 지라는 면역계의 기능에 중요한 림프계의 기관들이다.

시각화 림프관의 막힘은 신체에 어떤 영향을 미칠까?

게 된다. 이 여분의 액체를 수집하여 혈관계로 되돌려 보내지 않은 경우 조직은 부풀고 기관의 기능은 제대로 발휘되지 못한다. 여분의 액체의 수집과 반환은 **림프계(lymphatic system)**로 알려진 병행하는 채널 세트에 의해서 이루어진다(그림 9.8).

감시하고 있는 백혈구들과 더불어 조직으로부터 액체는 함께 **림프(lymph)**라고 하며 열린 끝이 있는 림프 모세관으로 들어가고 그 다음에 더 큰 관으로 흐른다. 이런 더 큰 관들은 구조상 정맥과 유사하고 그들은 림프가 역류하는 것을 막기 위해 판막을 가지고 있다. 작은 림프관들은 **림프관(lymp ducts)**으로 모아지며, 림프를 가슴 속에 있는 정맥으로 되돌려 보낸다.

신체 조직을 가로질러서 흐르는 모든 액체의 수집자로서 림프계의 역할은 그 스스로 면역계의 필수 요소가 되었다. 림프계의 면역 기능은 12장에서 자세히 논의할 것이다.

혈압의 조절

혈압은 관과 똑같은 유형의 문제를 가질 수 있다: 파열과 막힘. 덧붙여서 직경을 변하게 할 수 있는 동맥의 능력은 다른 기관계로부터 영향에 따라서 손상의 위험을 줄이거나 더 심하게 할 수 있다.

동맥벽에 대응하는 혈액의 힘인 **혈압(blood pressure)**은 일부는 심장을 수축함으로써 내보내진 혈액의 박동에 의해서 일부는 소동맥의 직경에 의해서 생긴다. 동맥벽의 탄성은 박동을 죽이고 심장으로부터 내보내진 혈액의 힘에도 불구하고 비교적 지속적인 혈압을 유지하게 한다. 소동맥의 직경은 또한 심지어 광범위한 물리적 조건에서조차도 좁은 범위 안에서 혈압을 유지하게 조정한다.

증가된 심박수 때문에 혈압이 올랐을 때—예를 들어서 부지런히 일하는 근육의 산

유전자 및 항상성

인종-기반 약품?

2005년 미국 식품의약국은 이소소르비드 디니트레이트와 하이드랄라진 염산염(BiDil) 복합약을 아프리카계 미국인 환자에게서 심부전의 치료제로서 인가한다고 발표했다. 이 발표는 개인별로 질병에 대한 감수성과 약물에 대한 반응이 다양하다는 것을 인식한 데 더 목표를 둔 의약 치료적 접근으로 '인종 기반 약품'의 새로운 분야의 첨단인 것 같다. 그러나 대부분 유전학적 연구는 인종이 그들이 서로 다르기보다 더 비슷하다는 것을 지적하고 있는 것 같다. 왜 BiDil은 다른 인종의 구성원으로 확인 된 개인에게는 다른 효과를 가지는 것일까?

BiDil은 임상 연구 분석 결과로써 "아프리카계 미국인" 약으로서 광고되고 있다. 원래 연구의 목적은 복합약이 심부전에 기인한 사망과 입원율을 줄이는 데 유용한지를 조사하는 것이었다. 연구 결과는 전체 인구를 조사했을 때는 효과적이지 않다는 것을 나타내었다. 그러나 연구자들은 아프리카계 미국인 환자에게서 일부 효과가 있다는 것에 주목하였다. 흑인 집단만을 대상으로 이루어진 후속 연구에서 BiDil이 심부전에 대하여 표준적인 치료를 이미 받은 환자에서 위약과 비교해서 사망률을 극적으로 43% 줄였다는 것을 보여주었다.

BiDil은 소동맥에 있는 내피 세포에 의해서 생산된 가스인 산화질소를 생산하여 혈관 이완을 자주하기 때문에 아프리카계 미국인에게 더 효과적인 것 같다. 평균적으로 아프리카계 미국인은 백인 미국인보다도 산화질소를 덜 만들어서 그들 생존에 있어서 BiDil의 효과는 더 크다. 그러나 왜 아프리카계 미국인들이 산화질소를 덜 만드는가? 답은 완전히 다른 유전 요인과 관련이 있는 것 같다.

LTA4H는 감염시 염증을 촉진하는 유전자이다. 약 30%의 백인은 더 강한 염증 반응을 일으키는 이 유전자의 변종을 지니고 있다. 더 활발한 LTA4H 변종은 5만 년 전에 아프리카를 떠나 유럽과 아시아로 이주한 사람에게서 진화했던 것 같다. 돌연변이가 감염성 질병에 대해서 보호하는 동안 이것은 또한 심장병의 위험을 높인다—더 활발한 변종을 가진 백인은 없는 사람들보다 심장병의 위험이 16% 더 높다. 그러나 놀랍게도 더 활발한 LTA4H 변종을 지니는 아프리카계 미국인의 6%는 심장병의 위험이 250% 더 높다.

이 유전자를 연구하는 과학자들은 다른 집단에 대한 LTA4H 변종의 다른 효과는 변종이 각 집단에서 있었던 시간의 길이에 따라 생긴다고 가정한다. 유럽인들은 수백 세대 동안 이 특징을 경험해왔다. 더욱 활발한 LTA4H에도 불구하고 염증에 대한 항상성 반응에 적응된 특징을 가지는 개인은 심장병을 덜 겪는 것 같다. 결과적으로 이런 개인들은 더 생존해서 다음 세대를 생산하는 것 같다. 그러므로 증가된 염증에 의해 야기된 피해에 대응하는 특징들—증가된 산화질소 생산과 같은 특징들은 유럽집단에서 더욱 흔할 수 있었다.

아프리카계 미국인들은 미국에서 노예 거래로 많은 수의 유럽인과 아프리카인을 데려오고 집단들 사이에서 생식이 이루어진 결과 지난 4백년 동안에 이러한 형질에 노출되었다. 가설에 따르면 현재의 아프리카계 미국인들 집단은 그런 혼합의 유전적 자국을 지니고 있고 일부 자국은 산화질소의 심장 보호 효과는 없이 염증에 대하여 증가된 민감성을 가지고 있다.

소요구에 직면할 때—동맥벽은 늘어난다. 동맥벽이 늘어나는 것은 머리로 이어지는 경동맥의 벽에 있는 신경계 수용기에 의해서 감지된다. 이 신장 수용기는 콩팥에서 물 보유를 감소시키는 반응을 일으키며, 따라서 혈액 부피를 감소시킨다. 이 수용기는 또한 뇌에 있는 심혈관계 중추에 신호를 보낸다. 심혈관 중추는 혈관을 이완시키고, 또한 심장 박동률과 수축력을 감소시켜 각 맥박의 부피를 감소시킨다.

또한 고혈압은 소동맥 벽에 있는 내피세포에 작은 손상을 일으킨다. 결과적으로 이들 세포는 **산화질소**(nitric oxide, NO)를 방출하며, 이 가스는 소동맥의 평활근 세포까지 운반되어서 그들을 쉬게 함으로써, 혈관이 이완되게 한다. 유전자와 항상성의 특징은 심장병의 치료를 위해 사용되는 NO 생산에 있어서 종족의 차이를 탐색한다. 이러한 모든 변화들의 순효과는 혈압의 감소에 있다.

혈압이 너무 낮게 떨어지면 일련의 반대 사건들이 일어난다—산화질소는 생산되지 않고 신장 수용기는 심박출량을 증가시키고 혈압을 증가시키기 위해 소동맥 직경을 감소시키는 신호를 심혈관계 중추에 보낸다. 콩팥은 실제로 혈액 부피도 증가시키기 위해서 물을 더 많이 보유한다.

관의 수리

정상 범위 내 혈압을 유지하기 위한 위에 설명된 되먹임 기작이 실패해서 그 결과 만성적으로 **고혈압(hypertension)**이 생길 수 있다. 근본적인 질병이 없는 데서 고혈압을 일으키는 요인들에는 심리적인 스트레스; 혈액량을 증가시키는 고염분 섭취; 유전적 민감성; 그리고 비만이 포함된다. 고혈압은 또한 **동맥경화증(atherosclerosis)**

(a) 정상 동맥

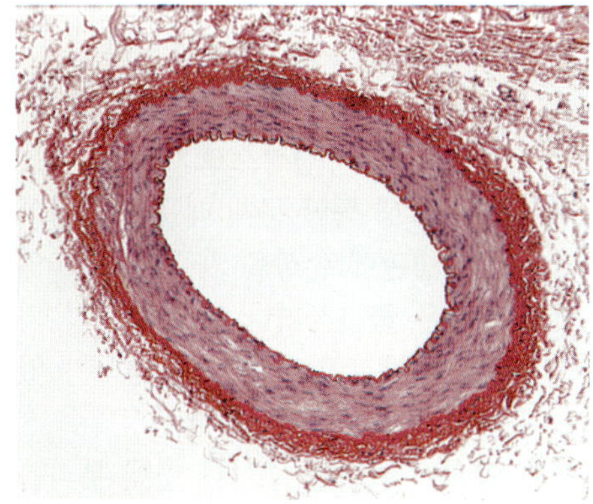

(b) 아테롬성동맥경화된 동맥

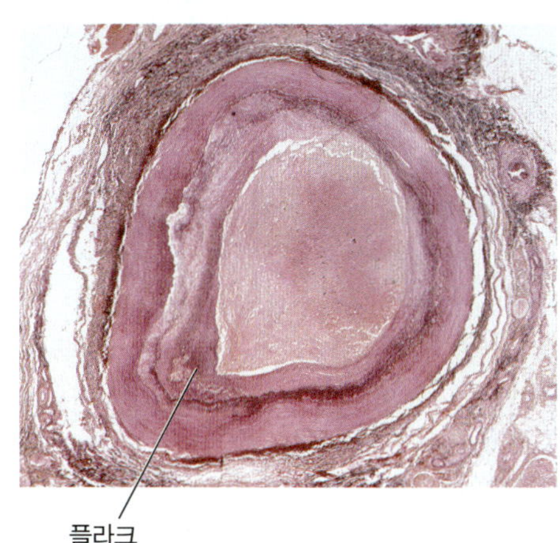

그림 9.9 동맥경화증. 지방과 콜레스테롤이 혈관벽에 축적되어 그들 직경을 줄이고 혈액 운반력을 감소시킨다.

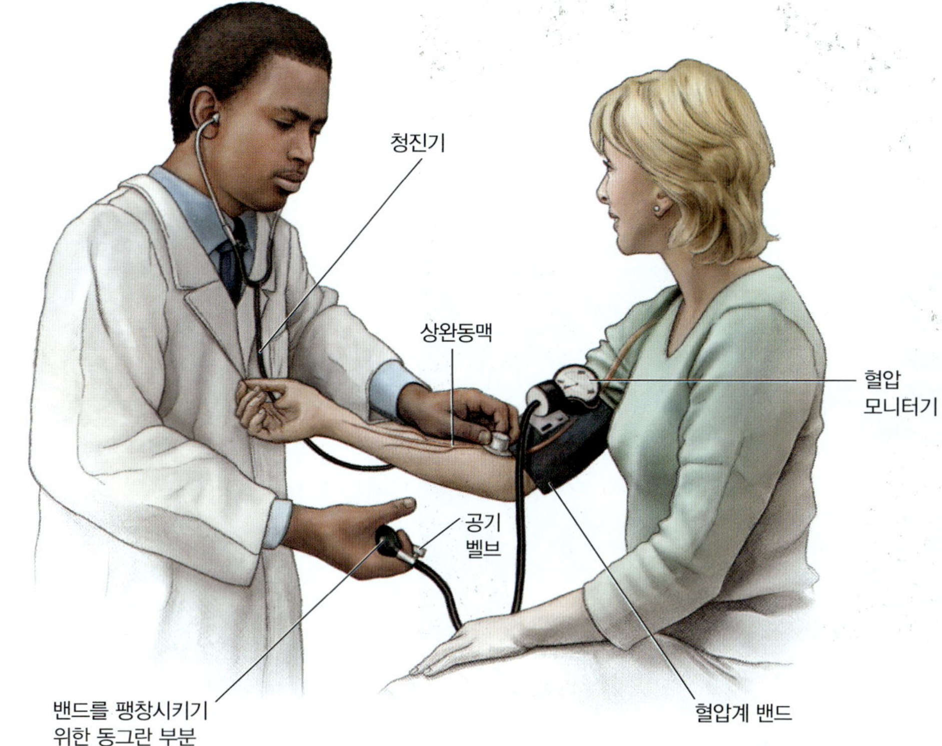

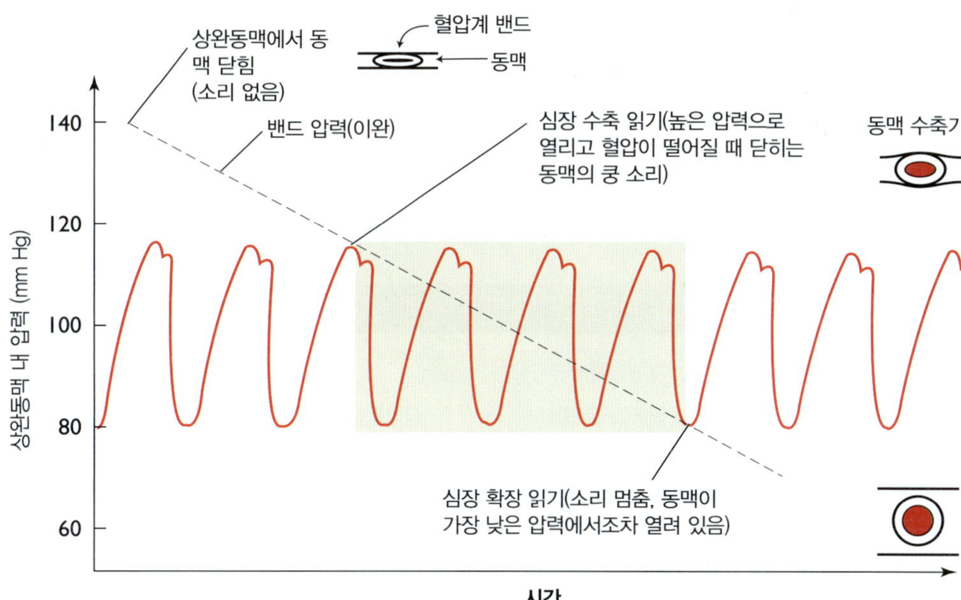

그림 9.10 혈압 검사. 혈압계는 혈류의 힘에 의해 이동한 수은(Hg) mm로 상완 동맥의 혈압을 측정한다.

이라는 상태인, 동맥의 벽 안에 플라크(plaques)라고 하는 지방 물질이 축적되어 생길 수 있다(그림 9.9). 동맥경화증은 유전적 요소를 지니나 어느 정도는 모든 성인에게서 나이가 들면서 나타난다. 고지방 식사와 담배 연기에 노출되는 것은 이런 상태의 위험을 더 높인다.

고혈압은 증상이 적고 **혈압계(sphygmomanometer)**로 측정한 혈압 조사에 의해서 탐지된다(그림 9.10). 혈압 읽기는 위팔을 둘러싼 혈압계 밴드를 팽창시킴으로써 상완동맥에 혈류를 먼저 중단시킴으로써 이루어진다. 간호사 또는 의료 전문가가 청진기를 통해 동맥의 소리를 들으면서 중단시킨 공기를 천천히 방출한다. 밴드가 완전히 팽창되었을 때 혈액이 동맥을 통해 흐르지 않으므로 아무 소리도 들을 수 없다. 밴드의 압력이 완화될 때 들리는 첫 소리는 동맥이 열리고 닫히는 것을 나타낸다—높은 혈압의 맥박이 지나고 있을 때 열리고 맥박이 지나갈 때 닫히는 것. 이것을 동맥에서 가장 높은 압력으로 **심장 수축기압(systolic pressure)**이라고 한다. 소리의 멈춤은 동맥이 열려 있다는 것 그리고 이 지점에서 밴드 위에서 읽기는 **심장 확장기압(diastolic pressure)**이라고 하며 동맥에서 가장 낮은 압력을 가리킨다.

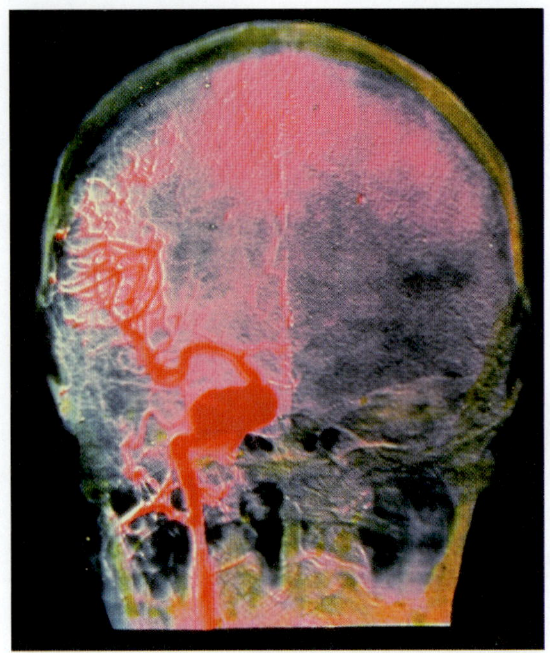

그림 9.11 동맥류. 이 뇌 동맥류 사진은 혈관벽이 약해짐으로써 혈관벽이 팽창(선홍색으로)되는 것을 뚜렷하게 보여준다.

혈압계는 옮겨간 수은(Hg) mm처럼 기압을 측정하는 것과 유사한 눈금으로 혈압을 측정한다. 정상혈압은 120 mmHg 수축기압과 80 mmHg 확장기압이며 대체로 120 대 80 또는 120/80으로 기입한다. 고혈압은 140/90 또는 그 이상으로 정의된다.

고혈압은 파열될 수 있는 혈관이 불룩하게 되는 **동맥류(aneurysm)**의 위험이 증가된다(**그림 9.11**). 동맥류는 대체로 뇌와 하지에 있는 큰 혈관 또는 심장으로 나오는 대동맥과 같은 고혈압을 겪는 동맥에서 나타난다. 혈관벽이 발생 동안 문제 때문에 기형이 되거나 감염 또는 손상에 의해서 약해진다면 고혈압은 혈관에 손상을 가중시킬 수 있고 파열시킬 수 있다. 그 결과 순환계에서 혈액의 손실은 급사하거나 평생 불구가 되게 한다. 진행되는 동맥류는 가끔 증상이 없고 나타날 때까지 알지 못하는 경우가 있다. 거의 언제나 치료는 수술이며 약해진 혈관을 우회시키거나 보강시킨다.

혈압은 심리적 스트레스를 줄이기 위해서 생활 방식에 변화를 주거나 혈액 부피를 줄이기 위해 염분 섭취를 줄임으로써 그리고 표 9.1에 설명된 베타 차단제와 ACE 억제를 포함한 다양한 약을 먹음으로써 완화시킬 수 있다.

고혈압은 동맥경화증에 의해 유발될 뿐 아니라 이런 상태를 발전시킴으로써 가중될 수 있다. 혈액이 높은 압력으로 흐르는 것은 혈관의 내부에 손상을 주어서 동맥경화증 플라크가 축적될 수 있게 들쭉날쭉한 자리를 만든다. 혈관 내에 많은 물질이 축적되는 것을 **혈전(thrombus)**이라고 한다. 계속되는 고혈압은 혈전 플라크를 잘라낼 수 있고 떠다니게 하여 또 다른 혈관에 자리 잡을 수 있는 **색전(embolus)**을 일으킨다. 막힌 혈관들은 기관들로 가는 혈류를 감소시키고 산소공급을 감소시켜서 고통을 야기하며 조직이 죽게 한다.

뇌로 제공되는 혈관이 막힐 때 뇌 조직 부분이 죽는 **뇌졸중(stroke)**이 생길 수 있다. 심장으로 제공되는 혈관이 막힌다면 심장 근육이 죽는 심장 마비가 온다. 다른 기관들, 대부분 다리 근육으로 공급되는 혈관이 막히는 것은 일반적으로 **말초혈관계질환(peripheral vascular diseases)**이라고 한다. 9.4절에서 혈전을 다루는 전략을 논의하자. 왜냐하면 대부분 이 과정들은 심장 근육 자체에 제공되는 동맥에서 일어나기 때문이다.

표 9.1 | 심장병 치료 약

약 유형	예	표적	효과
베타 차단제	아테놀롤(테노르민), 메타프로롤(토프롤 XL)	심박동수 증가를 야기하는 신경세포 상의 수용체를 막음	심박동수에 관한 에피네프린 효과를 억제함. 혈압을 낮춤
안지오텐신 전환 효소(ACE) 억제제	리시노프릴(프리니빌)	불활성 화합물을 활성으로, 혈압을 증가시키는 호르몬으로 전환시키는 효소	혈관벽의 수축을 억제함. 혈압을 낮춤
스타틴	아토르바스타틴(리피톨), 심바스타틴(조콜)	콜레스테롤 생산을 위해 필요한 간 효소를 막음	혈관을 깨끗하게 유지하면서, "나쁜" LDL 콜레스테롤 생산을 억제함
혈액 희석제	아스피린, 워파린(쿠마딘)	혈소판	혈관을 깨끗하게 유지하면서, 혈청 형성을 줄임
나트륨 통로 차단제	퀴닌딘(퀴니데스)	심장수축 후에 빠르게 회복되게 하면서, 심장 근육 세포로 나트륨이 들어가는 것을 간섭함	심장 박동을 안정화시킴
칼슘 통로 차단제	암로미핀(노르바스크), 딜티아젬(카르디젬)	수축력을 감소시키면서 심장 박동을 느리게 하면서, 심근 세포로 칼슘이 들어가는 것을 막음	심장 박동을 안정화시킴. 혈압을 낮춤. 가슴 통증을 줄여줌
이뇨제	히드로클로로티아지드(디아지드), 푸로세마이드(라식스)	콩팥의 네프론	혈압을 낮추면서 오줌를 통해서 물 손실을 증가시킴
니트로글리세린		혈액 내의 산화질소의 수준을 증가시킴	혈관벽을 이완시킴, 혈압을 낮춤

*괄호 안에 있는 약명은 상표명이다. 다른 약명은 일반명이다.

9.2 기계 심장

심장의 중요한 기능은 온몸으로 혈액을 펌프하는 것이다. 이 펌프의 구조는 비교적 복잡하지 않다.

심장의 구조

겉모습으로 주먹 크기의 심장은 발렌타인의 하트와 약간 유사하다. 심장은 **심첨**(apex)이라고 하는 왼쪽 폐 뒤로 나와 있는 뾰족한 끝을 가진다. 또한 심장은 두 개의 나란한 근육성 펌프로 구성되었기 때문에 근본적인 좌우대칭을 가진다. 펌프는 근육성 막 또는 **격막**(septum)에 의해서 서로 완전히 분리되어 있고 다소 독자적이나 공동으로 작용한다. 심장의 오른쪽에 있는 한 펌프는 몸으로부터 산소가 빈약한 혈액을 받아서 이를 폐로 보내는 반면에, 왼쪽 펌프는 폐로부터 산소가 풍부한 혈액을 받아서 이것을 몸속에 있는 일반 순환으로 보낸다.

두 펌프는 각각 두 개의 방, 비교적 얇으나 탄력적인 **심방**(**atrium**, 복수: atria)과 두꺼운 벽의 **심실**(**ventricle**)로 나뉘어 있다(그림 9.12). 심장은 적은 양의 윤활 액체를 지니고 있는 막성 주머니인 **위심낭**(**pericardium**)에 의해 완전히 둘러싸여 있다. 수술과 심장마비를 포함해서 심장의 손상은 위심낭에 있는 액체량을 증가시킬 수 있다. 액체가 빳빳한 위심낭을 채울 때 심장은 압박을 받고 날카로운 고통을 유발한다.

심장의 방들은 혈액의 역류 또는 되내뿜기를 막기 위해서 펌프 주기의 다른 단계에서 꽉 잠긴다. 잠김은 혈액 흐름을 위해 열리고 통로를 막기 위해서 닫히는 밸브(판)의 형태를 취한다.

심장의 양쪽에 있는 심방과 심실은 **방실판**[**atrioventricular (AV) valves**]을 통해 연결된다. 심장의 오른쪽에 있는 이 구조는 이 구조를 만드는 세 개의 덮개에서 이름을 붙여 **삼첨판**(tricuspid valve)이라고 하는 반면에 왼쪽에 있는 두 덮개가 있는 **이첨판**(bicuspid) 또는 **승모판**(mitral valve) (주교의 모자인 승모의 모양과 비슷하여 이름이 붙

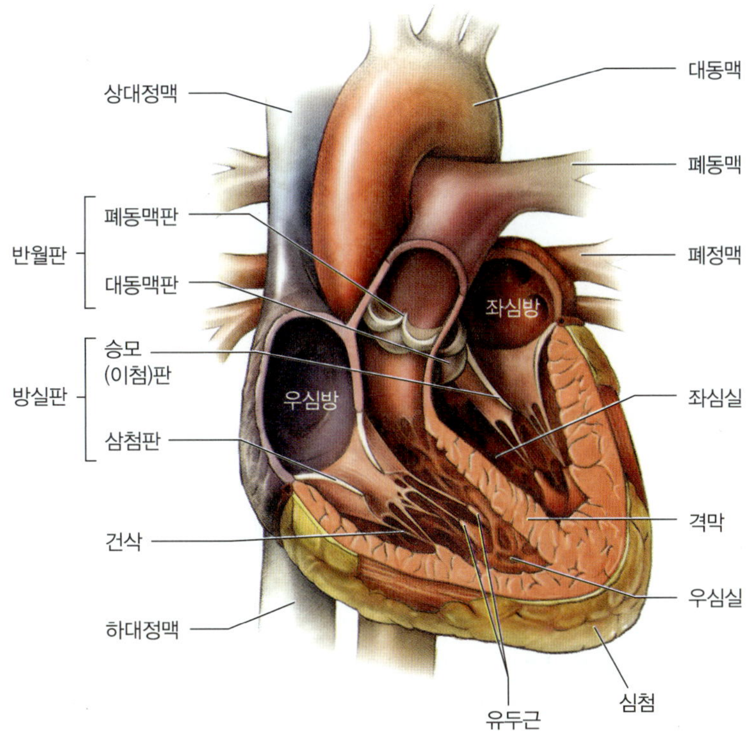

그림 9.12 사람의 심장. 심장은 두 개의 가장 독자적인 펌프를 하는 4개의 방으로 이루어진다. 이 그림은 마주보고 있을 때 한 사람의 심장의 위치를 도해한 것이라는 것을 주목하자. 왼쪽과 오른쪽은 그 사람에게 관계된 것이지 당신에게는 아니다.

여짐)은 좌심방과 좌심실을 연결한다. AV판은 심실벽에서 나와 있는 **유두근**(papillary muscle)에 연결된 **건삭**(chordae tendineae)이라고 하는 결합조직 가닥들로 지지된다. 유두근은 AV판의 덮개들이 심실이 수축할 때 심방 쪽으로 접혀 들어가는 **판일탈증후군**(valve prolapse)을 막기 위해 건삭을 팽팽하게 유지하는 작용을 한다.

심장에서 펌프해서 나온 혈액은 반달 모양 덮개에서 이름 붙여진 **반월판(semilunar valves)**을 통과한다. 우심실과 폐순환 사이의 판은 **폐동맥판**(pulmonary valve)라고 하는 반면에 좌심실로부터 일반 순환으로 들어가는 판은 **대동맥판**(aortic valve)이라고 한다. 이들 판은 심실로 혈액이 역류하는 것을 막기 위해 각각의 심장 수축 후에 닫혀진다.

심혈관 경로

혈액은 가끔 이중 순환계로서 지칭되는 두 개의 뚜렷이 다르면서도 관련이 있는 회로인 심혈관계를 통해서 주로 흐른다. **폐순환(pulmonary circuit)**은 혈액이 폐 속으로 이동하고 이 혈액이 두 번째 순환으로 들어가는 심장으로 되돌아간다. **체순환(systemic circuit)**은 몸의 나머지 부분으로 혈액을 펌프한다. 심장과 폐, 몸 사이의 순환 경로는 **그림 9.13**에 자세히 나타나 있다.

그림 9.13에서 폐에서 혈류에 의해서 모아진 산소가 1쌍의 큰 **폐정맥(pulmonary veins)**을 통해서 심장으로 되돌아간다. 이 정맥들은 왼쪽 심방 속으로 흐르고 심장의 왼쪽을 혈액으로 채운다. 심장 박동이 시작되면 좌심방은 더 많은 혈액을 좌심실을 보내기 위해 수축한다. 그리고 나서 좌심실이 **대동맥(aorta)**으로, 그리고 거기서 주요 동맥으로 혈액을 보내기 위해 수축한다. 이들 동맥은 반복적으로 소동맥으로 가지를 쳐서 모세혈관망으로 이어지며 여기에서 혈액 내에 있는 고농도의 산소와 기타 성분들을 확산으로 내보내고 이산화탄소와 노폐물을 받아들인다.

그리고 나서 탈산소화된 혈액은 소정맥을 통해 정맥으로 가고 점차 **상대정맥(superior vena cava**, 머리와 목, 팔로부터 혈액을 운반하는)과 **하대정맥(inferior vena cava**, 복부와 다리로부터 혈액을 운반하는)으로 모인다. 두 대정맥은 둘 다 우심방으로 흐르고 심장의 오른쪽을 채운다. 우심방의 수축은 추가로 혈액이 우심실로 들어가게 한다. 그리고 나서 우심실의 수축은 혈액을 **폐동맥(pulmonary artery)**으로, 거기서부터 폐순환의 모세혈관망까지 보낸다. 혈액이 폐의 모세혈관을 통과해서 흐를 때 이산화탄소는 확산되어 나가고 산소는 확산되어 들어온다. 단 하나의 적혈구가 약 1분 안에 전체 심혈관 경로를 다닐 수 있다.

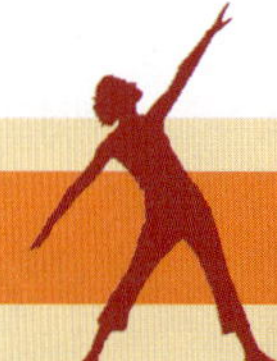

쉬어가기 9.2

심장의 양쪽은 매 수축 시 같은 양의 혈액을 내보내나 좌심실은 더 두껍고 그래서 비교적 우심실보다 더 힘있게 펌프한다. 왜 이러한 경우가 있는지 설명하기 위해 심장의 각 부분의 기능을 생각해보자.

주요 심혈관 순환으로부터 두 개의 주목할 만한 전환이 있다: 관상동맥순환과 간문맥계. 혈액을 심장근 자체에 보내는 관상동맥순환은 대동맥으로부터 심장표면에 있으며 우심방으로 들어가는 하나의 짧은 고리로 이루어져 있다. **간문맥계(hepatic portal system)**는 대부분의 소화계의 기관과 음식으로 몸에 들어온 많은 성분들을 가공하고

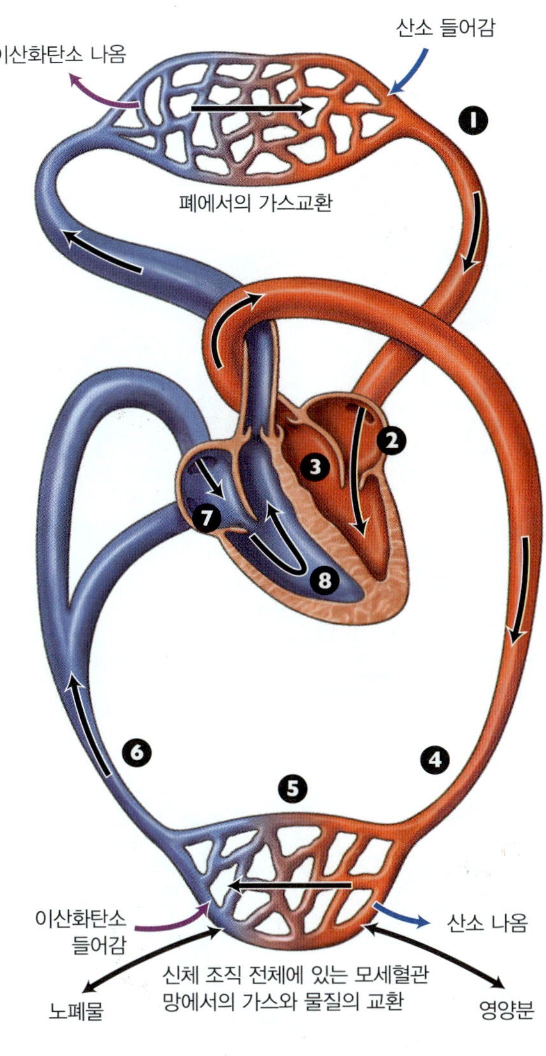

1. 폐로부터 산소화된 혈액은 정맥을 통해서 심장의 왼쪽으로 운반된다.
2. 심장 근육의 수축은 좌심방에 있는 혈액을 좌심실까지 가게 한다.
3. 좌심실에서 약간 지연된 수축은 혈액을 고압으로 동맥으로 가게 한다.
4. 혈액은 동맥과 소동맥을 통해서 모세혈관으로 흐른다.
5. 모세혈관에서 혈액 내 고농도로 있는 산소와 다른 성분들은 확산해 나가고 이산화탄소와 노폐물은 확산해 들어온다.
6. 모세혈관은 혈액을 정맥까지 그리고 결국 심장의 오른쪽으로 운반하는 소정맥으로 흘러간다.
7. 혈액은 우심방의 수축에 의해서 우심실로 들어간다.
8. 우심실의 수축은 혈액을 동맥으로 그리고 폐에 있는 모세혈관망으로 보낸다.

그림 9.13 **심혈관계.** 혈액은 폐에서 받아들인 산소를 심장으로 운반하며, 심장에서 몸의 나머지 부분으로 펌프 된다. 그리고 나서 혈액은 다시 심장으로 되돌아가며, 노폐물인 이산화탄소를 퍼내고 더 많은 산소를 운반하기 위해서 폐로 펌프 된다.

해독시키는 간 사이의 직접적인 연결이다. 문맥계는 모세혈관망으로 시작하고 끝나기도 한다. 간문맥계에서 위와 지라, 이자, 장을 둘러싸는 모세혈관은 간에 있는 모세혈관으로 혈액을 운반하는 간문맥으로 흘러든다(그림 9.14). 일단 혈액이 간을 통과하면 이것은 하대정맥으로 흐르고 그래서 일반 순환으로 되돌아간다.

몸의 모든 기관들은 심장의 펌프 활동에 의존한다. 이것이 효과적이지 못할 때 결과는 심각한 장애와 간혹 죽음에도 이른다. 심장장애를 치료하는데 전문가 의사인 **심장병전문의**(cardiologists)는 손상된 펌프구조를 수선하거나 대체하기 위한 많은 전략을 고안하였다.

펌프 수선하기

심장의 구조는 발생하는 동안 생기는 문제, 어린아이 또는 청소년기 동안 질병 또는 심근경색으로 인해 손상의 결과로서 기형이 될 수 있다.

가장 일반적인 발생의 기형은 좌심실과 우심실 사이 또는 심방들 사이에 있는 격막의 불완전한 형성에서 생기는 '중격 결손; 심장의 구멍'이다. 이와 같은 심장의 양쪽 사이의 연결은 산소화된 혈액이 탈산소화된 혈액과 섞이게 한다. 중증인 경우 이런 상태를 지닌 신생아는 탈산소화된 혈액이 피부를 비롯한 모세혈관을 통해 흐르기 때문에 푸르게 보일 것이다.

심장에 있는 구멍은 가슴과 갈비뼈를 열어서 심장병 전문의가 심장에 직접 시술을

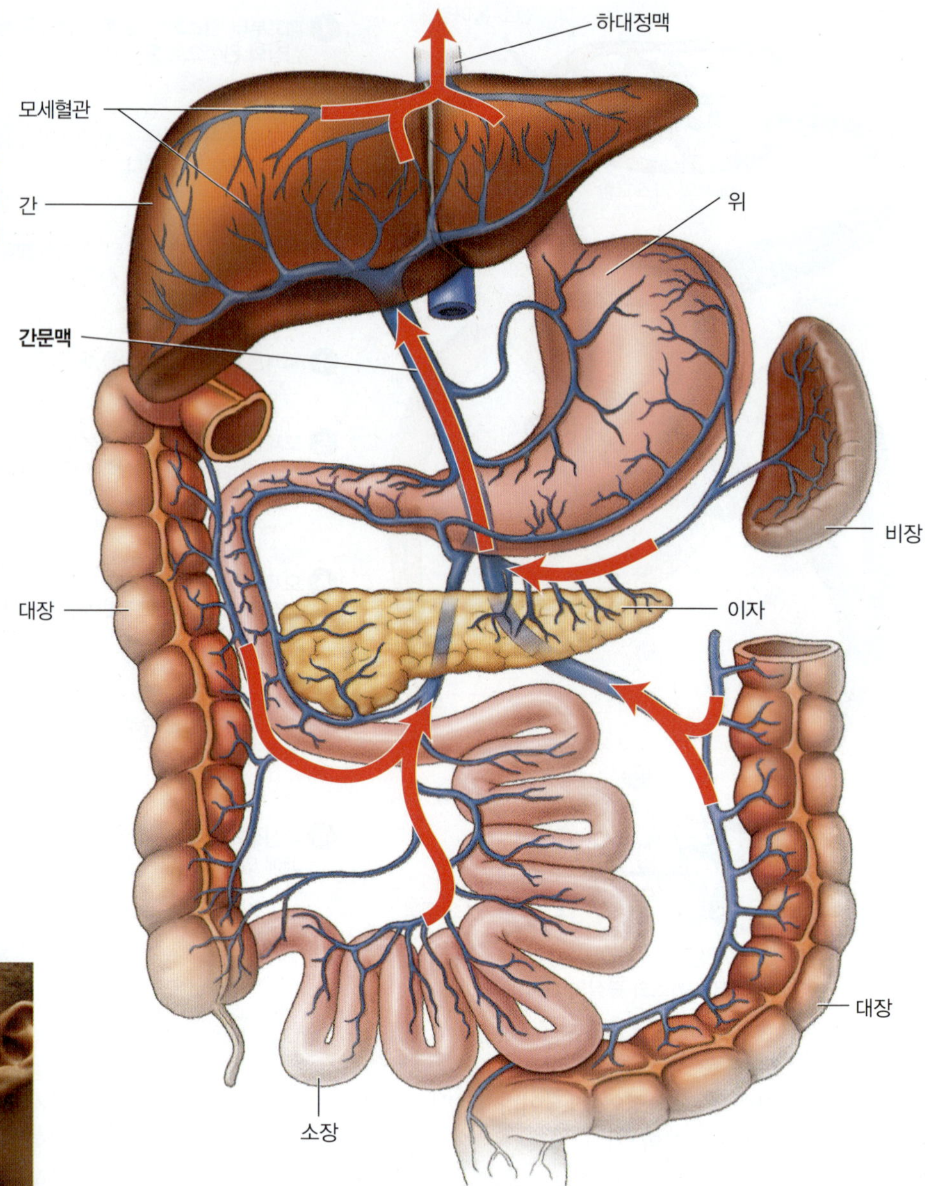

그림 9.14 **간문맥계.** 문맥계는 2개의 모세혈관망을 연결하는 혈관망이다. 순환계에서 가장 뚜렷한 문맥계는 소화계의 기관을 다른 기관으로부터 간으로 흐르는 혈액과 연결하는 것이다.

시각화 만약 간문맥계가 존재하지 않는다면 장을 둘러싸고 있는 모세혈관으로부터 혈액은 어디로 흐르게 되는가? 이 혈액을 간으로 전환시킴으로 무슨 문제를 피하게 되는가?

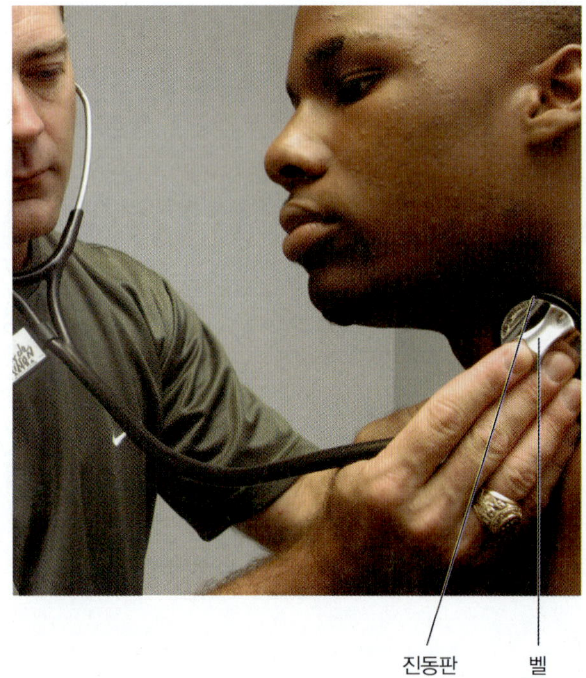

그림 9.15 **청진기.** 고전적인 청진기는 환자의 몸 표면에 닿는 진동판으로 구성되어 있다. 진동판의 표면에 수용된 어떤 진동은 속이 빈 관을 통해서 수화기로 소리 파동을 전한다. 많은 의사들은 이제 진동뿐 아니라 소리를 증폭할 수 있는 전자 청진기를 사용한다.

하거나 또는 정맥을 통해서 마개를 넣은 다음 심장에 꿰매는 절차에 의해서 치료할 수 있다. 약 20%의 성인들이 격막에 최소한 1개의 작은 구멍을 갖고 있지만 그것이 심장의 기능을 심각하게 훼손하는 것 같지는 않다.

발생하는 동안 일어나는 또 다른 흔한 문제는 하나 이상의 심장 판막의 기형이다. 판막은 또한 류마티스성 열(rheumatic fever)이라고 하는 패혈증 인두염균의 감염에 대한 면역반응의 결과로 손상될 수 있다. 부적절한 판막의 기능은 혈액 역류, 심장에서 혈전의 형성, 몸 전체로 빈약한 순환으로 이어질 수 있다. 판막 기형의 증후는 피곤하고 숨이 차는 것이다. 일부 판막 기능부전은 의사가 청진기(그림 9.15)를 통해 획 하는 소리 또는 휘파람 소리와 같은 심장의 소리인 **심장 잡음(heart murmur)**을 들음으로써 분명해진다.

심장병 전문의는 판막 결함을 지닌 개인들을 돕기 위해 여러 선택권을 가지고 있다. 가장 심각한 경우에서 판막은 플라스틱으로 만들어진 합성 심장 판막 또는 돼지와 소 또는 죽은 사람 기증자의 생체 판막으로 대체될 수 있다(그림 9.16).

심장마비와 관상동맥순환의 문제는 몸 전체로의 혈액 펌프력을 악화시키면서 심근에 손상을 줄 수 있다. 이런 상황이 진전되는 것을 **심부전(heart failure)**이라고 한다. 심부전의 원인과 증상을 치료할 수 있는 많은 다양한 약품이 개발이 되었다(표 9.1 참조).

심부전 심장은 1회 박동으로 움직일 수 있는 혈액의 부피가 줄어든 것을 보상하기 위해 확장될 수도 있다. 심장이 계속 약해지면, 액체가 폐로 되돌아가는 **울혈성심부전**(congestive heart failure)이 된다. 이 경우에 심장의 펌프 활동은 결국 생명을 유지하기에 너무 약하게 될 것이다.

심한 경우에 심부전은 심장이식에 의해 치료될 수 있다. 그러나 심장의 수요가 기증된 기관의 공급보다 훨씬 많고, 이식 대기 목록에 있는 수백 명의 개인들이 기증자의 심장을 기다리면서 매년 죽어가고 있다. 심장병전문의는 심장의 펌프 기능을 대체할 새로운 기술들을 계속 찾고 있다.

심부전을 대신할 한 전략은 기계식 펌프의 생산이다. 지난 수십 년 넘게 심장 수술은 수술 동안에 환자 심장의 기능을 대체하기 위해 **인공 심폐장치**(heart lung machine)를 사용했다(그림 9.17). 더욱 최근에는 병든 심장 전체를 대체하는 **인공 심장(artificial heart)**이 생산되었으며, 환자의 어깨 가방 또는 뒷주머니의 배터리 팩으로 작동된다. 이 심장들은 일부 환자의 생명을 연장했으며, 매우 많이 아픈 소수의 개인에만 이식되었다. 가장 흔히 사용되는 도구는 심장을 대체하지는 않고 약해진 심장에 힘을 더해주는 보조 펌프인 **좌심실 보조장치**(left ventricular assist device, LOVAD)라는 것이다.

심장이식의 부족에 대한 비기계적 대안은 생물학적 심장 교체이다. 한 가지 선택은 동물 장기의 **인체이식**(xenotransplantation)이며 환자의 병든 심장을 사람이 아닌 동물의 심장으로 대체하는 것이다. 동물 장기의 인체이식은 고무적이지만 사람에게 동물 바이러스의 전파와 동물을 '기관 공장'으로 취급하는 윤리에 대한 염려로 진도가 느려지고 있다.

더욱 최근에 과학자들은 손상된 기관을 수선하거나 대체하기 위해서 많은 다른 유형의 세포로 발전될 가능성이 있는 줄기세포를 이용하는 데 관심을 가지고 있다. 2006년 영국에서 시작된 연구는 심장으로 직접 주입된 골수로부터의 혈액 줄기세포가 심장 근육으로 직접 성숙하고 심장 마비에 의해 죽은 세포를 대체할 수 있는지 여부를 조사하고 있다. 일부 과학자들은 실험실에서 배아 줄기세포로부터 모든 기관들을 키울 수 있는 미래를 상상하고 있다. 그러나 21장에서 논의되듯이 실제는 그러한 성취가 실현과는 거리가 먼 여러 해의 연구라는 것이다.

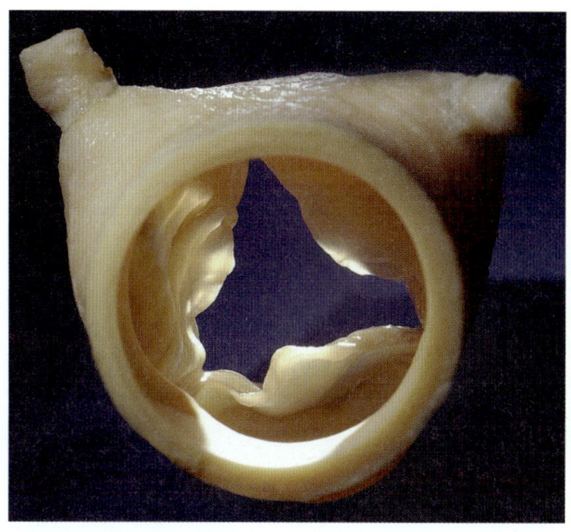

그림 9.16 대체 판막. 손상되거나 기형인 심장 판막은 합성 또는 생체 대체물로 대체될 수 있다. 이 사진의 생물학적 심장은 돼지의 심장이다.

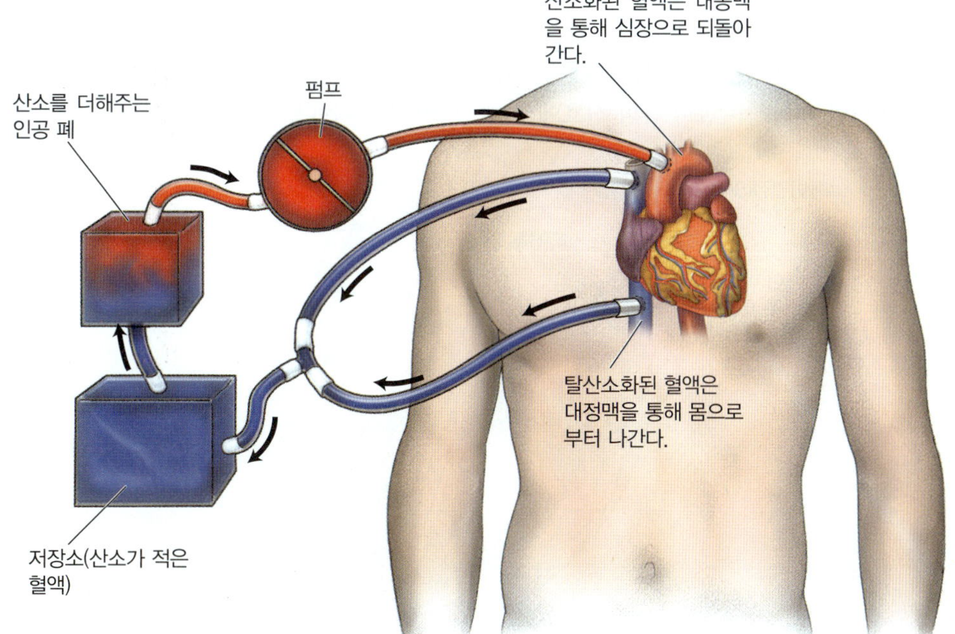

그림 9.17 인공심폐장치. 이 기계는 심장의 활동을 대신하는 펌프와 산소에 잠긴 실리콘 막으로 만들어진 합성폐인 산소발생기로 구성되어 있다.

9.3 전기 심장

심근(myocardium)이라 하는 심장 근육은 심장의 안과 밖에서 오는 전기 신호에 의해 결정된 리듬으로 수축한다.

심장 주기

심근은 인접한 근 세포의 막이 여러 개의 간극 연접에 의해 밀접하게 상호 연결되어 있는 부분인 개재판(intercalated discs)의 존재에 의해서 다른 근육과는 구별된다. 개재판은 이런 힘있는 각 근육의 수축의 강도와 조화를 증진하면서 직접 세포 사이에서 물리적이고 전기적인 통신을 하게 한다.

동방결절[(sinoartrial (SA) node]이라고 하는 우심방의 벽에 있는 심근의 작은 부분은 두 심방이 처음 수축하게 하는 전기 신호를 보냄으로써 심장의 박동원으로 작용을 한다. 전기 신호가 심장 근육의 개재판을 신속히 통과함으로 **방실결절[atrioventricular (AV) node]**이라고 하는 우심방과 심실 사이 자리에 도달한다. 이 결절은 방실속(atrioventricular bundle)과 푸르키네 섬유(purkinje fiver)에 있는 전기 전도 뉴런을 통해서 심실의 두꺼운 벽으로 신호를 내려 보내서 이방들이 수축을 일으킨다(그림 9.18). 이 신호는 심실의 수축이 심첨에서 시작해서, 효과적으로 혈액을 심장의 꼭대기에 있는 반월판의 밖으로 밀어내도록 자극하기 위해서 이들 신경섬유를 통해서 운반된다.

방실결절은 일종의 관문으로 작용하며, 심실수축이 심방수축으로부터 약 10분의 1초 후에 일어나도록 지연시킨다. 이 지연으로 심실이 수축하기에 앞서 완전히 채워지게 함으로써 대부분 혈액을 심장 밖으로 밀어낸다. 심장은 수축 후 몇 분의 1초 정도 쉬는 동안 펌프의 방들이 혈액으로 다시 채워지게 한다.

혈액으로 심장을 채우는 완전한 연속적 사건들과 그리고 나서 그것을 밖으로 펌프하는 것을 **심장 주기(cardiac cycle)**라고 한다. 심장으로 혈액이 흘러들어가는 시기를 **확장기(diastole)**라고 하고 수축 시기를 **수축기(systole)**라 한다—그래서 수축기와 확장기 혈압으로 읽는다. 수축기는 심방이 수축할 때인 심방 수축기(atrial systole)와 이 후 몇 분의 1초에 일어나는 심실 수축기(veutricular systole)인 두 부분으로 나뉜다. 심실 수축기 동안에 방실판은 수축에 의해서 흔히 '럽'으로 묘사된 낮은 소리를 만들면서 닫혀진다. 반월판은 확장기 초기에 심실이 이완될 때(날카로운 '덮'소리로) 닫히게 된다. 그래서 심장의 수축에 반응해서 이 판들의 열리고 닫히는 것이 '럽-덮, 럽-덮'이라는 분명한 심장 소리를 만든다(그림 9.19).

심장 주기의 속도는 심장 박동률(heart rate)로 알려져 있고 동방결절의 고유한 리듬뿐 아니라 뇌와 척수로부터의 신호에 의해서 영향을 받는다. 심장 박동률과 박동당 펌

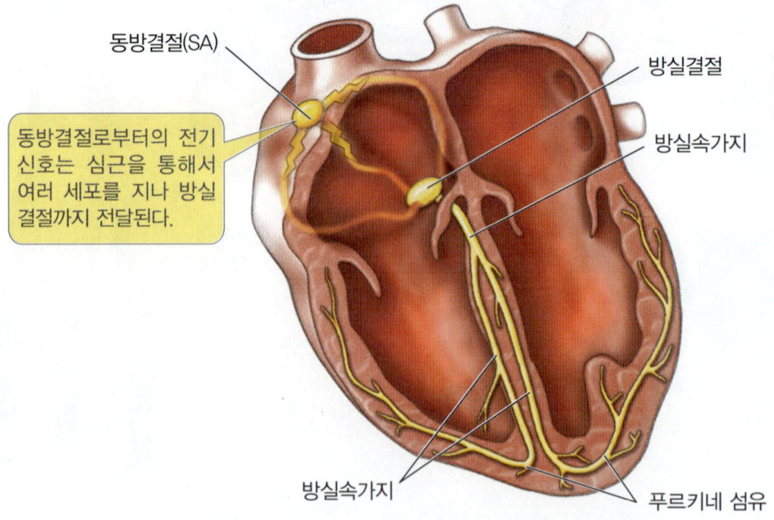

그림 9.18 심장의 전기회로. 심장박동을 일으키는 것은 우심방에 있는 동방결절에서 시작되어서 방실결절을 지나서 소멸되기 전까지 푸르키네 섬유를 따라 계속된다.

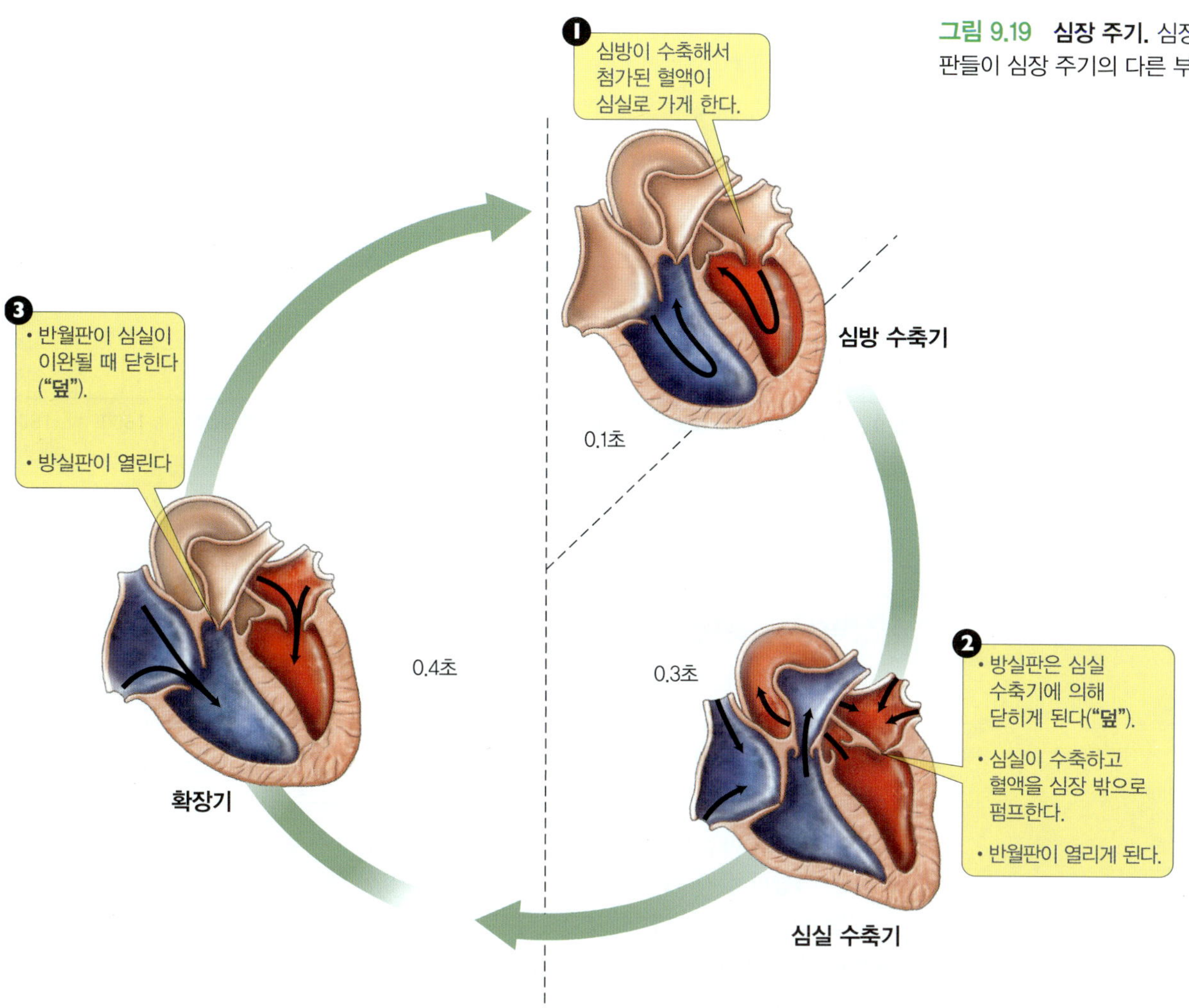

그림 9.19 **심장 주기.** 심장박동의 특징적인 신호는 다른 판들이 심장 주기의 다른 부위에서 닫힐 때 생긴다.

프되는 혈액의 양인 박출량(stroke volume)은 혈압을 조절하고 있는 음성 되먹임계에 의해 미세하게 조정된다. 건강한 심장은 몸에 의한 다양한 요구에 응하기 위해서 심장 박동률과 혈액 부피를 변경함으로써 분당 대동맥으로 보내지는 혈액의 총량인 심박출량(cardial output)을 조정할 수 있다.

뇌의 다른 부분들로부터의 입력은 혈액 내의 증가된 이산화탄소, 극심한 감정 또는 카페인과 니코틴과 같은 일부 약의 결과에 반응해서 심장 박동률을 증가시킴으로 심장 리듬에 영향을 줄 수 있다. 스트레스 또는 공포의 시간에 방출되는 에피네프린(epinephrine)과 노르에피네프린(norepinephrin) 호르몬이 심장 박동률을 또한 증가시킨다.

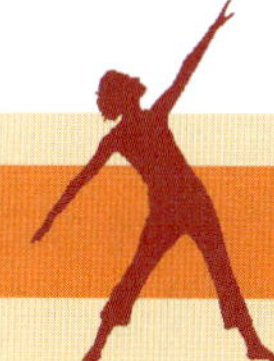

쉬어가기 9.3

카페인, 니코틴과 마황, 에피네프린을 제공하는 식물은 체중을 조절하기 위해 오랫동안 사용되어 왔다. 3장에서 설명했듯이 몸에 있는 세포에 에너지를 공급하는 과정인 세포 호흡을 생각해 보자. 그 기작이 일어난다면 심장 박동률을 증가시키는 약이 왜 몸무게를 감소시키는지를 설명해보자. 왜 이들 약들이 불규칙한 심장박동의 위험을 일으키는가?

동방결절과 방실결절이 전기 신호를 일으키기 때문에 전기에 민감한 장치들은 개인들의 심장 건강을 검사하는 데 사용될 수 있다. 이 장치들은 **심전도(electrocaroliogram, ECG 또는 EKG**; 그림 9.20)를 생성한다. 의사들은 심근의 손상, 전기 전도과

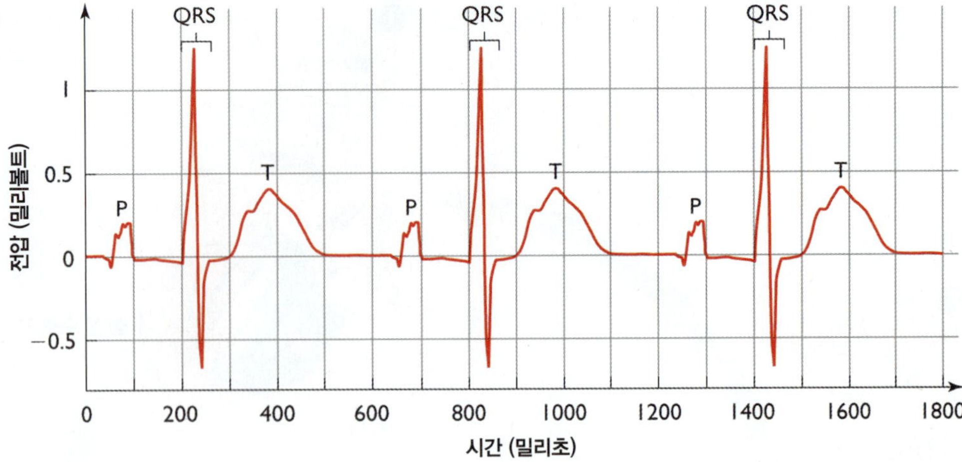

그림 9.20 심전도. 여기의 도표는 전형적으로 건강한 심장을 보여준다. P 파동은 심방이 수축할 때 수축기 초기에 발생된 전기 신호를 기록하고 QRS 파동은 심실 수축을 기록하고 T 파동은 확장기 초에 심실이 이완할 때 생긴다.

시각화 그림 9.19로 돌아가서 주기의 적합한 부분에 특정 물리적인 상태 동안에 발생한 전기 신호를 나타내는 P, QRS와 T를 표시해보자.

정의 손상 또는 확장된 심장을 나타내는 불규칙한 심장 박동을 감지하기 위해서 심전도를 사용할 수 있다.

심장박동 지속하기

심장의 전기적 시스템의 장애는 심장병에 기인된 모든 사망의 절반을 야기한다—미국에서만 매년 거의 335,000명. 이들 죽음의 원인은 갑자기 심장이 박동하는 것이 멈추는 것을 의미하는 **심장 정지(cardiac arrest)**라고 한다. 심장 정지는 심장에서의 전기 충격이 너무 빠르거나 너무 늦거나 또는 무질서할 때 보통 생긴다. 많은 경우 심장 정지의 희생자는 바깥으로는 건강한 것 같다. 그러나 대부분 **부정맥(arrhythmia)**이라고 하는 이상한 심장 리듬을 포함해서 진단 미확정된 심장 상태를 가진다.

심장 주기에서 알려진 불규칙성을 가지고 있는 개인을 위한 처치에는 **인공 박동원(artificial pacemaker)**을 사용하여 동방결절을 무시하는 것을 포함한다. 이 장치들은 피부 아래 삽입되어 얇은 전선을 통해 하나 또는 그 이상의 심근 부분까지 전기 충격을 보내는 작은 전지 팩으로 구성된다(그림 9.21). 박동원에 있는 팩은 대체된 후 약 7년 동안 지속된다. 대부분 현재의 박동원은 심장 박동률을 감지하고 만약 박동률이 너무 느리거나 다소 불규칙한 경우에만 전기 충격을 보내는 마이크로프로세서를 포함한다.

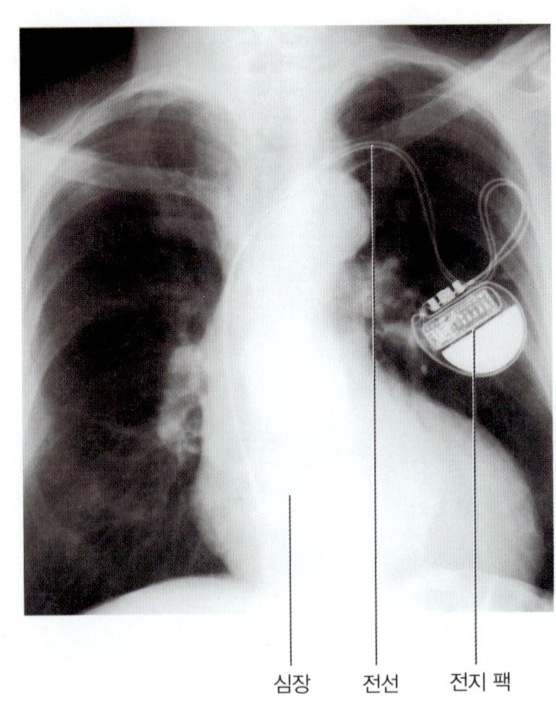

그림 9.21 박동원. 병든 심장에서 심장 주기를 안정화시키기 위해 흉벽에 삽입된 전지 팩으로부터 선들이 심장 근육 부분들에 부착되어 있다.

심장 리듬의 교란은 심장 근육이 무질서하게 수축하는 **세동(fibrillation)**의 유형을 취할 수 있다. 이런 수축은 너무 약하고 조직적이지 못해서 혈액을 효과적으로 움직이지 못한다. 심방 세동은 심장에 혈액을 고이게 해서 혈전을 형성케 하며, 혈전이 혈관을 통해서 뇌까지 운반되어 뇌졸중을 일으키게 한다.

심방 세동과 관련된 뇌졸중의 위험은 혈전 형성이 억제된다면 줄어들 수 있다. 이런 환자들을 위해 선택된 치료는 응고 인자의 생산을 감소시키는 혈액 희석제인 와파린이라는 약이다(표 9.1 참조). 그러나 혈액 희석제는 심각한 출혈의 위험을 비롯해서 심각한 부작용을 가진다. 대부분 뇌졸중 유발 혈전들은 좌심방에 있는 하나의 작은 만입부에 형성되며, 이것은 성인에게는 기능이 없는 태아 발생의 흔적이기 때문에 때로는 '심장의 배꼽'이라고도 한다. 혈전 형성의 위험을 줄이기 위해서 이 만입부를 채우는, 이식 장치들이 개발되었다. 초기 연구들은 이러한 이식이 심방 세동을 가지는 환자에게서 90%까지 뇌졸중 사고를 줄일 수 있다고 밝혔다.

심실 세동은 심장에서 혈액이 거의 또는 전혀 나갈 수 없으므로 반전되지 않는 한 빠르게 의식을 잃거나 죽게 된다. 혈관계를 통해서 혈액을 밀어내도록 가슴을 압박하는 **심폐기능 소생법(cardiopulmonary resuscitation, CRB)**은 펌프하지 않는 심장에 대해서 제한적인 대체이기는 하지만 심장 기능을 되돌려 놓기는 어렵다. 심폐 기능 소생법은 의료진이 도와주러 오기까지 산소가 없는 기관들에서 손상을 일으키지 않게 하는 최고의 임시방편 수단이다.

가슴에 강한 전류를 주는 금속성 패들인 **제세동기(defibrillator)**는 세동을 번복하기 위해 사용된 주요 장치이다. 현재 생산된 제세동기는 동방결절을 정규적 리듬으로 되돌리게 충격을 준다. 학교와 기타 공공 건물에는 덜 숙련된 조작자가 갑작스런 심장 정지에 고통받는 개인들을 처치하는 데 도움을 줄 수 있는 **자동제세동기**(automated external defibrillator, AED)라 하는 기구가 비치되어 있다. 세동에 잘 걸리게 하는 심장 장애를 가지고 있는 사람은 **체내자동제세동기**(implan-table automated defibrillators)를 이식 받을 수 있다. 이 장치를 흉강 속에 넣어 놓으면 비정상적인 심장 리듬이 감지될 때마다 자동적으로 충격을 보낸다.

심장의 전기적 시스템의 장애는 흔히 심장 발작에서 야기된다. 심장 발작은 심장에 힘을 공급하는 산소화된 혈액이 제한되거나 차단될 때 일어난다.

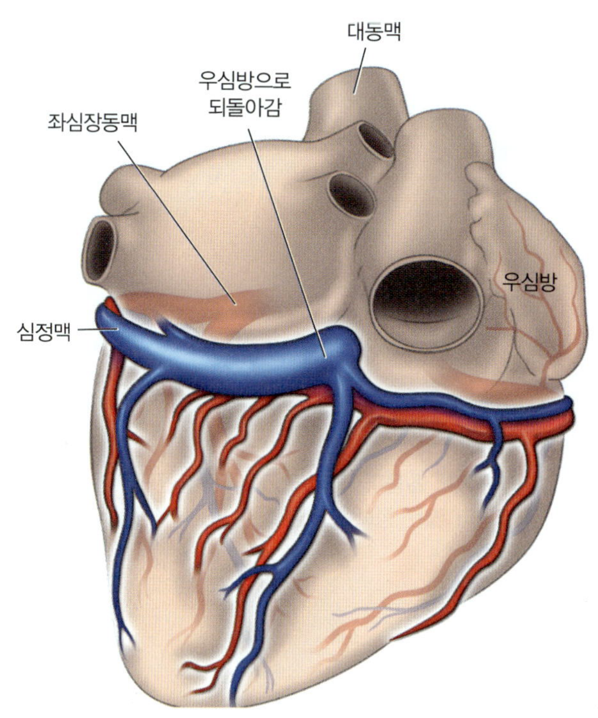

그림 9.22 **관상순환.** 산소화된 혈액을 심장에 공급하고 있는 혈관은 대동맥으로 나와서 우심방으로 들어간다. 그림은 관상혈관들과 심장 사이의 연결을 가장 잘 설명하기 위해 등(뒤쪽)면을 보여주고 있다.

9.4 심장의 힘

몸의 다른 곳에 있는 근육과 비교해서 심장은 활동에 필요한 에너지를 생성하기 위해서 산소에 더욱 많이 의존한다. 심장 근육으로 혈류를 제한시키는 모든 것들은 산소 고갈 때문에 근육의 일부를 죽게 할 수 있다. 이처럼 막힐 가능성은 심장에 공급하는 혈관의 상태에 의해 결정된다.

관상혈관

심장은 규칙적으로 산소화된 혈액으로 채워지지만 심장 세포들은 이 공급에 의해 영양분을 받지 못한다. 그 대신에 심근 세포에 공급되는 모든 산소와 영양분은 심장 근육의 바깥 표면에 있는 혈관으로부터 온다.

관상순환은 대동맥으로부터 혈액을 받는 **관상동맥(coronary artery)**; 심장 근육에 혈액을 분배하는 소동맥과 모세혈관; 그리고 우심방으로 들어가는 **심정맥(cardiac vein)**으로 흘러드는 소정맥으로 구성된다(그림 9.22).

순환고리가 너무 짧기 때문에 이를 통해 흐르는 혈액은 매우 높은 압력하에 있다. 그래서 심장의 혈관은 몸에 있는 다른 혈관보다도 더 손상 당하기 쉽다. 이런 혈관들의 안쪽 표면의 손상은 콜레스테롤이 축적되는 자리를 제공하여 두꺼운 동맥경화성 플라크가 형성되게 한다.

심장의 에너지 공급을 유지하기

더욱 특별히 **심근경색(myocardial infarction, MI)**이라고 하는 **심장마비(heart attack)**는 관상동맥에서 막힘으로 혈류가 제한되거나 차단됐을 때 일어난다. 결과적으로 에너지가 요구되는 심근이 빠르게 산소 고갈 상태로 되고 결국 근육의 부분들이 손상되거나 죽게 된다.

심장마비의 위험은 관상동맥 안에 있는 플라크가 두꺼워질수록 더 증가한다. 관상동맥을 통한 혈류가 점차 줄어드는 것은 처음에 **협심증(angina)** 또는 운동하는 동안

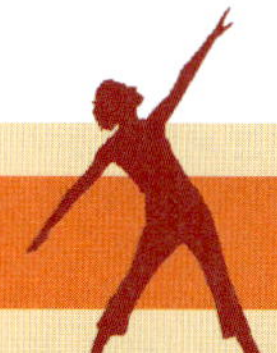

쉬어가기 9.4

대부분의 심장마비는 동맥벽에 있는 동맥경화성 플라크가 파열되어서 나온 잔해들이 혈액에서 빠르게 혈전을 형성하는 데 원인이 있다. 파열되기 전에 대부분 이런 연약한 플라크들은 단지 최소한으로 동맥을 좁게 한다. 그렇다면 부하검사에서 양호한 결과는 완전한 건강 증명서인가?

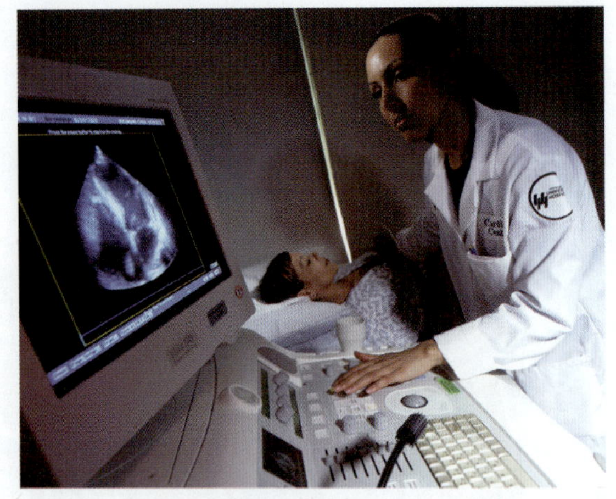

그림 9.23 초음파심장진단도. 이 기술은 정지된 X선 영상보다 더 많은 정보를 제공할 수 있는, 박동할 때 심장을 관찰하게 한다.

에 가슴 통증으로 분명하게 나타난다. 협심증은 심장 근육이 산소 부족을 겪을 때 생기며 이것은 실제 고통보다 보통 가슴 압박의 느낌으로 설명된다. 환자가 협심증의 불편함을 말할 때 심장병 전문의들은 보통 환자가 트레이드밀 위에서 달리는 동안 심전도 진단을 하는 부하검사(stress test)를 하게 한다.

부하검사 결과 운동 과로 동안에 심장 리듬에 일부 비정상적인 것이 나타난다면 다음 단계는 보통 X선 혈관조영(angiogram) 또는 심장과 혈관을 초음파 화상 진단하는 초음파심장진단도(echocardiogram) 둘 중 하나이다(그림 9.23). 만약 이들 검사 중 하나가 관상동맥에서 장애를 보인다면—**관상동맥 심장질환(coronary heart disease, CHD)** 이라고 하는 상태—혈액을 보내는 능력을 회복하기 위해서는 몇 가지 선택이 있다.

동맥에 있는 동맥경화성 플라크가 아직 비교적 작다면 의사들은 콜레스테롤을 줄이고 혈류를 개선하기 위해 다양한 약물 중 하나를 보통 처방한다(표 9.1 참조). 만약 막힘이 심하다면 외과의가 **혈관형성술(angioplasty)**이라고 하는 기술로 혈관 벽에 플라크를 압축함으로 관상혈관의 내부 직경을 증가시킬 수 있다(그림 9.24). 스텐트(stent)라고 하는 철사 비계는 또한 혈관을 열어놓게 하기 위해서 이 과정 동안에 동맥 속에 이식될 수 있다.

만약 관상동맥이 심하게 막혀 있다면 또 다른 선택은 심장에 새로운 혈관을 부착시켜서 막힌 동맥을 지나 혈액을 운반하도록 하는 **관상동맥 우회수술(coronary bypass surgery)**이다. 우회된 동맥의 수는 묘사된 수술명에 있고 수치이다. 예를 들어 '삼중 우회'는 3개의 막힌 동맥을 우회하기 위해 3개의 새로운 혈관이 부착되었다는 것을 뜻한다. 이 새 혈관들은 환자 자신의 혈관계에서—보통은 다리 정맥—온 것이거나 합성 또는 합성 비계와 환자 자신의 줄기세포에서 만든 잡종 혈관이다.

건강한 심장

심장병의 위험이 집단에서 고르게 분포하지 않는다는 것은 일화에서조차도 분명하다. 음식의 차이, 활동과 스트레스 정도 그리고 담배에의 노출을 포함해서 환경의 차이가 위험의 차이로 나타나지만 또한 유전적 특성도 상관이 있다. 심장병이 흔한 가족을 연구함으로써 과학자들은 심장병에 대한 민감성을 일으키는 변이를 가진 최소한 250개의 유전자를 밝혀냈다. 결국 심장병과 관련된 유전자 변이를 검사하는 것으로 의사들은 매우 위험한 환자에게 개입하는 것이 가능하게 되었다.

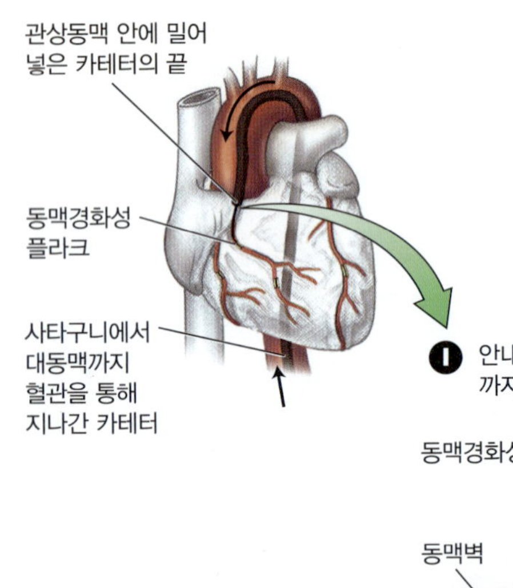

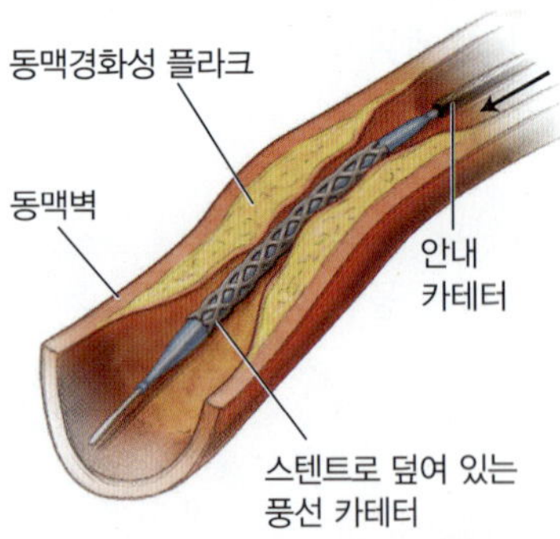

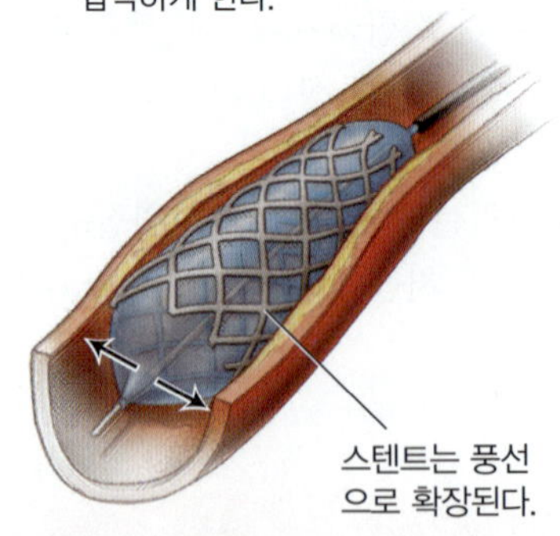

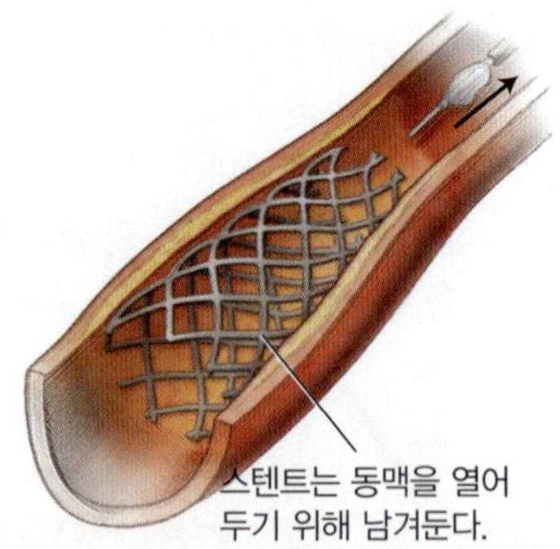

그림 9.24 혈관형성술. 초음파로 인도되어서 카테터는 다리에 있는 정맥을 통해서 관상동맥까지 나아가 있다. 일단 동맥의 좁은 부분인 지점에 이르면 끝에 있는 풍선이 부풀어져서 플라크를 납작하게 한다. 이 지점에서 스텐트는 동맥을 열리게 한 채로 삽입된다.

시각화 동맥보다도 왜 정맥이 심장으로 가는 길로 사용되는가? 정맥을 통해서 카테터를 넣는 과정은 그것을 제거한 후에라도 정맥의 기능에 어떤 영향을 주는가?

심장병 전문의는 심장병을 치료하고 심장병 환자의 삶의 질을 개선하는데 크게 발전을 이룬 반면에 심장병에 대한 가장 최고의 '치료'는 예방이다. 메이요 의료원은 누구나 심장병의 위험을 줄이기 위해 사용할 수 있는 5가지 최선의 방법을 요약하였다.

1. 담배를 피우지 말거나 담배 생산품을 사용하지 않기. 많은 사람들은 폐암과 기타 폐질환들이 담배연기에 노출과 관련된 주요 위험이라고 믿는다. 실제로 대부분의 흡연으로 인한 사망은 심장과 혈관 손상으로부터 생긴다. 흡연자는 비흡연자가 심장병으로 죽는 기회보다 2배 또는 3배 더 높다. 담배 사용과 관련된 대부분의 손상은 니코틴 효과로부터 생긴다. 니코틴은 혈전, 혈압 그리고 LDL(저밀도 지방 단백질 또는 나쁜) 콜레스테롤을 증가시킨다. 니코틴은 모든 형태의 담배로부터 얻어지므로 담배를 소비하지 않는 것이 안전하다.

다행스럽게도 니코틴의 심장 손상 효과는 세계보건기구(WHO)에 따르면 심장병의 위험은 1년 안에 금연한 흡연자에서 50%까지 감소했고 금연한 후 15년 된 흡연자의 위험은 결코 흡연하지 않은 사람의 위험과 같다.

2. 운동. 적절한 운동을 규칙적으로 하는 것은—매일 30~60분—심장병의 위험을 25%까지 줄인다. 운동은 관상동맥을 통해 혈류를 증가시키고 각 심장 주기를 효율적으로 만들고 심장을 덜 부담되게 함으로 심장을 강화시킨다(그림 9.25).

3. 건강한 음식 먹기. 과일, 채소, 저지방 유제품과 통곡식이 많은 음식은 심장을 보호해 줄 수 있다. 포화지방과 트랜스지방을 불포화 지방으로 대체하는 것 또한 혈액 콜레스테롤 수준에서 큰 차이를 만들고 동맥경화증의 위험을 줄인다.

4. 건강한 몸무게 유지하기. 적절한 운동과 심장에 좋은 음식은 또한 심장병의 위험을 낮게 하는 범위로 몸무게를 유지하게 도와줄 수 있다. 몸무게를 조금 줄이는 것조차 혈압과 콜레스테롤 수준을 줄인다.

5. 규칙적인 건강검사. 정규적인 검사는 혈압과 혈액 콜레스테롤 수준을 검사한다. 두 가지에 대한 최고의 검사는 심각한 심장 손상이 일어나기 전에 치료될 수 있는 문제에 대해 알려줄 것이다.

밝혀졌듯이 이러한 충고를 따르는 것은 심장병뿐 아니라 당뇨병과 암을 포함해서 많은 다른 질병으로부터 개인을 보호한다. 현재 자신이 확립하고 있는 심장-건강 습관은 향후 수십 년 동안 당신의 건강을 보호하는 데 도움을 줄 수 있다.

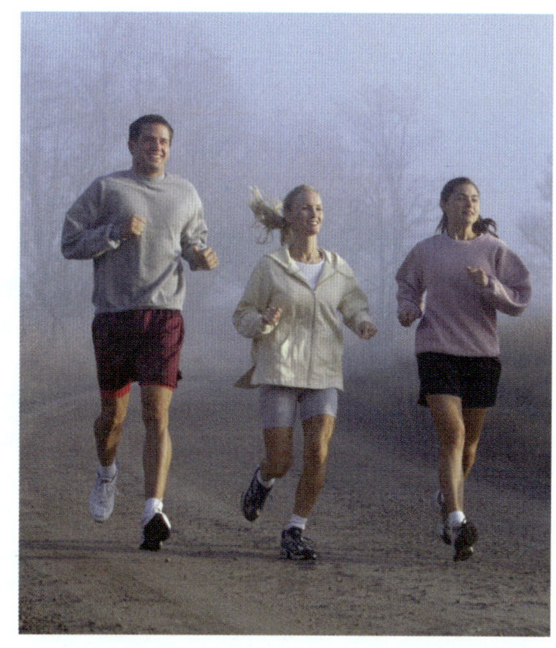

그림 9.25 **심장 근육 운동하기.** 심장 박동률을 높이는 유산소 운동은 근육의 강도를 높여주고 전체적인 건강에 기여한다. 운동은 공을 들여 해서는 안 된다. 대화를 나누면서도 심장과 호흡률을 증가시키는 빠른 30분 걷기는 일상적인 건강한 심장 습관으로 훌륭한 선택이다.

9장 복습

기억해야 할 어원

다음 어원은 주로 라틴어와 그리스어에서 온 것이며 용어를 해독하는 데 도움이 될 것이다.

angio- 혈관을 나타낸다.
card-cardio 심장과 관련 있다.
hyper- 위를 의미한다.
myo- 근육을 의미한다.
-plaet- 성형 또는 조형을 의미한다.
pulmon- 폐에 대한 단어로부터 온다.
vas, vascul and vaso- 혈관을 나타낸다.

핵심 용어

9.1 혈관과 림프관: 순환관

고혈압(hypertension)
뇌졸증(stroke)
동맥(artery)
동맥경화증(atherosclerosis)
동맥류(aneurysm)
림프(lymph)
림프계(lymphatic system)
림프관(lymph ducts)
맥박(pulse)
모세관전 괄약근(precapillary sphincter)
모세혈관(capillary)
모세혈관망(capillary bed)
소동맥(arteriole)
소정맥(venules)
심장 수축기압(systolic pressure)
심장 확장기압(diastolic pressure)
심혈관계(cardiovascular system)
정맥(veins)
혈관(blood vessel)
혈압(blood pressure)
혈압계(sphygmomanometer)
호흡 펌프(respiratory pump)

9.2 기계 심장

간문맥계(hepatic portal system)
대동맥(aorta)
반월판(semilunar valves)
방실판[atrioventricular (AV) valves]
상대정맥(superior vena cava)
심방(atrium)
심부전(heart failure)
심실(ventricle)
심장(heart)
심장 잡음(heart murmur)
위심낭(pericardium)
인공 심장(artificial heart)
체순환(systemic circuit)
폐동맥(pulmonary artery)
폐순환(pulmonary circuit)
폐정맥(pulmonary veins)
하대정맥(inferior vena cava)

9.3 전기 심장

동방결절[sinoartrial (SA) node]
방실결절[atrioventricular (AV) node]
부정맥(arrhythmia)
세동(fibrillation)
수축기(systole)
심근(myocardium)
심장 정지(cardiac arrest)
심장 주기(cardiac cycle)
심전도(electrocaroliogram, ECG 또는 EKG)
심폐기능 소생법(cardiopulmonary resuscitation, CRB)
인공 박동원(artificial pacemaker)
제세동기(defibrillator)
확장기(diastole)

9.4 심장의 힘

관상동맥(coronary arteries)
관상동맥 심장질환(coronary heart disease, CHD)
관상동맥 우회수술(coronary bypass surgery)
심근경색(myocardial infarction, MI)
심장마비(heart attack)
심정맥(cardiac veins)
혈관형성술(angioplasty)
협심증(angina)

요약

9.1 혈관과 림프관: 순환관

- 순환계는 혈관, 심장과 림프계로 이루어진다. 그 기능은 온몸으로 물질과 노폐물을 운반하는 것이다(200쪽).
- 동맥과 소동맥은 심장으로부터 혈액을 운반한다. 이 관들은 맥박에 의해 생산된 압력을 흡수할 수 있고 또한 혈압을 조정하기 위해 그들의 직경을 변하게 할 수 있다(200~203쪽).
- 모세혈관은 몸과 혈액 사이의 빠른 물질 교환이 이루어지게 얇은 벽을 이룬다(203쪽; 그림 9.6쪽).

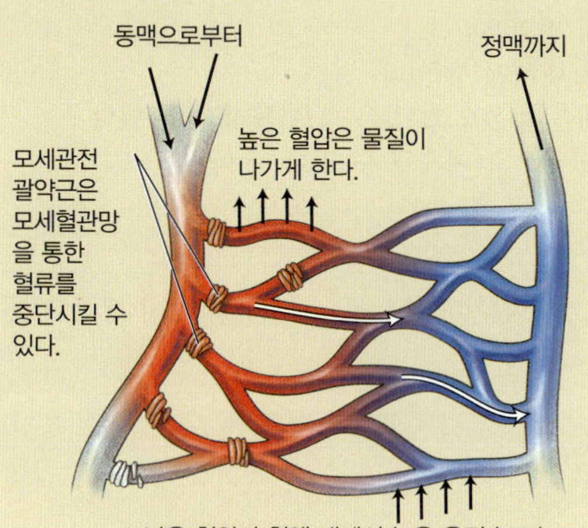

- 정맥은 심장으로 혈액을 되돌아가게 하는 혈관이다. 정맥에서 혈류는 골격근의 수축과 호흡운동에 의해서 증진되고 혈액의 역류는 한 방향으로 있는 판막의 존재에 의해 방지된다(204쪽).
- 림프계는 체액으로부터 과다 액체를 빼내서 그것을 혈관계에 있는 정맥으로 되돌아가게 한다(204~205쪽).
- 혈압은 혈액 부피와 소동맥 직경에 의해서 조절되고 보통 물질의 효과적으로 운반하나 혈관의 상처를 막는 정도로 유지된다(205~206쪽).
- 고혈압은 심장병의 위험 요소인 만성적인 높은 혈압이다(207~208쪽).

9.2 기계 심장

- 심장은 4개의 방; 2심방과 2심실로 이루어진 근육성 펌프이다. 심장의 방은 서로 혈액의 역류를 막는 판막을 통해서 순환계에 연결되어있다(209~210쪽).
- 심장에 의해 내보내진 혈액은 두 개의 순환계로 흐른다. 우심실에서 나온 혈액은 산소를 모으는 폐까지 폐순환으로 들어간다. 이것은 좌심방으로 되돌아가고 대동맥을 통해서 몸에 있는 체순환으로 나가는 좌심실로 들어간다. 혈액은 정맥을 통해서 우심방으로 되돌아간다(210~211쪽; 그림 9.13).

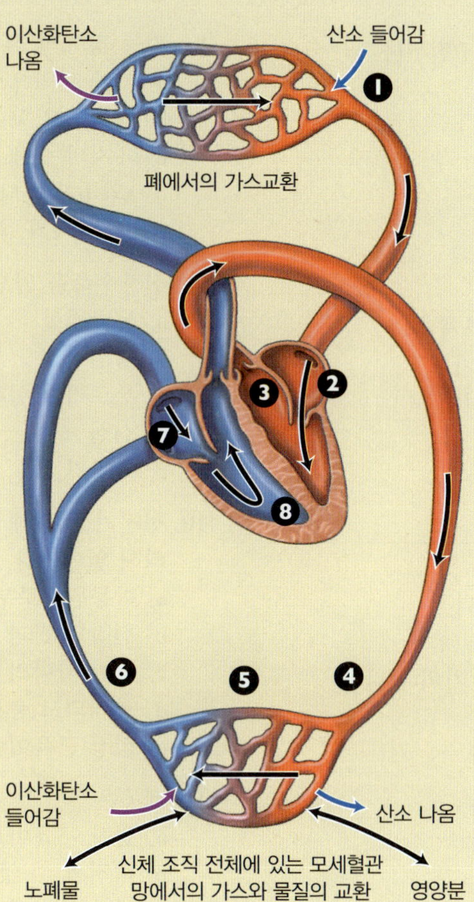

- 손상된 심장 판막은 기계 또는 생물학적 대체물에 의해서 대체될 수 있다. 심부전이라고 하는 심장의 펌프작용에 심각한 손상은 보조 펌프 또는 기증자 심장을 이식함으로써 수선될 수 있다. 인공심장 치환술은 여전히 실험 중에 있다(212~213쪽).

9.3 전기 심장

- 심장 근육의 수축은 우심방에 있는 동방결절로부터의 전기 신호에 의해 일어난다. 이런 신호들은 그들 전동을 느리게 지연해서 심방수축 후 순식간에 심실수축이 일어나게 방실결절로 전환된다(214~215쪽; 그림 9.19).

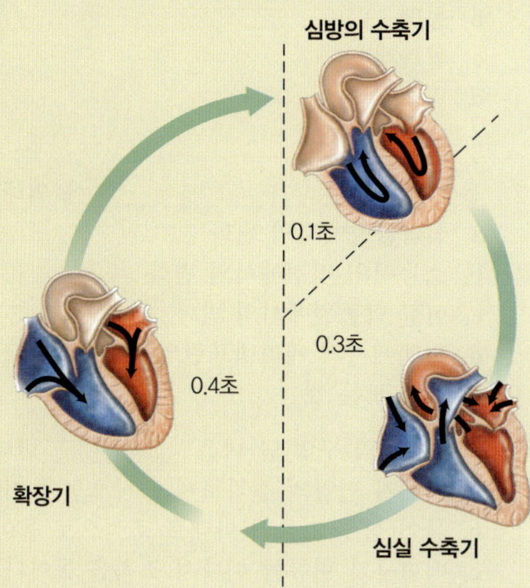

- 기본적인 심장 리듬은 혈압을 조절하는 음성 되먹임 고리에 의해 이루어진다. 심장 박동률은 강렬한 정서를 포함하는 높은 수준의 뇌 기능에 의해서, 일부 호르몬에 의해서 그리고 약물에 의해서 변할 수 있다(214~215쪽).
- 심장 전기적 시스템의 방해는 뇌졸중 또는 심장마비를 일으킬 수 있다. 가벼운 방해는 전기 박동원으로부터 신호에 의해 변화될 수 있으나 더 심각한 세동은 가끔 치명적이다. 심폐소생술이나 제세동기는 심장마비의 경우에 생존을 증가시키기 위한 도구들이다(216쪽).

9.4 심장의 힘

- 관상동맥은 많은 에너지를 소비하는 활동에 힘을 주기 위해서 심장 근육에 혈액을 공급한다(217쪽).
- 만약 관상동맥에 동맥경화성 막힘이 너무 심

해진다면 심장마비가 생길 수 있다. 관상동맥 심장질환에 대한 치료는 혈관형성술과 관상동맥 우회수술이 포함된다(217~218쪽).

• 금연, 지방 섭취를 줄이는 것, 육체적인 활동을 늘리기, 건강한 몸무게를 유지하는 것과 혈압과 콜레스테롤을 규칙적으로 조사하는 것은 심장병의 위험을 줄이는 데 도움을 줄 수 있다(218~219쪽).

기본 학습 문제

1. 심장으로부터 혈액을 운반하는 혈관은 _____(으)로 알려져 있다.
   a. 정맥
   b. 동맥
   c. 혈관계
   d. 림프절
   e. 모세혈관망

2. 몸에서 혈관은 _______________에 의해 조절된다.
   a. 심박출량에서의 변화
   b. 소동맥의 직경에서의 변화
   c. 심장 박동원에서의 변화
   d. 혈액에서의 에피네프린의 수준
   e. 위의 모든 것

3. 모세혈관의 구멍 난 벽은 __________한다.
   a. 액체가 혈압의 결과로서 조직으로 들어가게
   b. 물이 삼투 기울기 아래로 조직으로 돌아가게
   c. 백혈구가 혈류를 떠나서 조직을 돌아다니게
   d. a와 b가 옳다.
   e. a, b, c가 옳다.

4. 동맥경화증에 대한 도움의 서술 모두는 _______________를 제외하고 사실이다.
   a. 이것은 동맥 안에 플라크를 축적하게 한다
   b. 이것은 심장마비를 일으킬 수 있다
   c. 동맥경화증의 위험을 줄일 수 있는 것은 거의 없다
   d. 혈관형성술에 의해 치료될 수 있다
   e. 심전도에 의해 진단되고 평가 될 수 있다

5. 림프계의 기능은 _______________것이다.
   a. 폐로부터 체 조직까지 산소를 운반하는
   b. 죽은 그리고 죽어가는 적혈구를 재생하는
   c. 체 조직으로부터 과도한 액체를 빼내는
   d. 혈구 줄기세포를 위한 자리를 제공하는
   e. 혈액으로부터 과도한 물과 노폐물을 제거하고 분비하는

6. 몸으로부터 탈산소화된 혈액은 처음에 심장의 _____으로 들어가고 폐로부터 산소화된 혈액은 _____에 의해서 몸으로 펌프된다.
   a. 우심방, 우심실
   b. 우심방, 좌심방
   c. 좌심방, 좌심실
   d. 좌심방, 좌심실
   e. 우심실, 좌심방

7. 간문맥계는 __________________________.
   a. 소화계의 대부분의 기관을 간에 연결한다
   b. 음식을 통해 몸으로 들어온 물질을 해독하게 한다
   c. 정맥에 연결된 하나의 동맥으로 구성된다
   d. a와 b가 옳다
   e. a와 b, c가 옳다

8. 기능 장애의 심장 판막은 __________________________.
   a. 기계 판막으로 대체될 수 있다
   b. 청진기로 육체를 들음으로 '잡음'으로 들려질 수 있다
   c. 돼지의 생체 판막으로 대체될 수 있다
   d. a와 b가 옳다
   e. a와 b, c가 옳다

9. 심장수축을 일으키는 전기 신호는 __________에서 생긴다.
   a. 동방결절
   b. 방실결절
   c. 푸르키네 섬유
   d. 심실
   e. 확장기

10. 청진기를 통해 들려지는 심장박동의 소리는 __________에 의해 일어난다.
    a. 박동원으로부터 보내진 전기 신호
    b. 심장의 안과 밖으로 혈액의 급히 움직이기
    c. 심방 사이의 판막의 닫힘.
    d. 붕괴되고 충전되어가는 대동맥과 폐정맥
    e. 심장 근육이 그들과 접할 때 갈비뼈의 확장되기

11. 세동은 _________________________.
    a. 심장 근육이 무질서하게 수축할 때 일어난다
    b. 역전될 수 없으며 불가피하게 죽음으로 끝난다
    c. 심장 주기의 확장기 동안 규칙적으로 일어난다
    d. a와 b가 옳다
    e. a와 b, c가 옳다

12. 심장을 힘있게 하는 에너지는 __________에 공급된다.
    a. 폐순환
    b. 체순환
    c. 관상순환
    d. 뇌로부터 전기 신호
    e. 세동제거

13. 심근경색(심장마비)은 ________________때 일어난다.
    a. 심근이 부적합하게 산소를 공급 받을
    b. 심장의 전도계가 방해될
    c. 방실판이 열리지 않을
    d. 혈압이 가파르게 떨어질
    e. 관상정맥이 우심방으로 흘러갈

14. 무엇이 심장병의 위험을 줄일 수 있게 사용될 수 있는 가장 중요한 행동인가?
    a. 금연 또는 담배 생산품을 사용하는 것은 시작하지 않기
    b. 더욱 진갈색 초콜릿을 먹기
    c. 격렬한 운동 수준을 낮추기
    d. 불포화지방을 트랜스지방으로 대체하기
    e. 높은 체지방 비율을 유지하기

15. 심장 구조를 그들 기능과 맞추어 보시오.

______우심방	a. 심장 근육
______반월판	b. 심장 밖으로의 산소화 된 혈액의 주요 경로
______대동맥	c. 심장 박동원
______동방결절	d. 몸으로부터 탈산소화 된 혈액을 받는다.
______심근	e. 심실을 외향적인 혈관에 연결한다.

16. 도구들을 조사하는 심장 또는 심혈관 기능과 맞추어 보시오.

______혈관촬영도	a. 높은 혈압을 조절한다.
______심전도	b. 동맥경화성 플라크의 크기를 줄인다.
______청진기	c. 전기 충격을 사용하여 정상적인 심장 박동을 회복한다.
______혈압계	d. 막힌 관상동맥을 다른 혈관으로 대체한다.

17. 처치 방법들을 질병 또는 기능 장애와 맞추어 보시오.

______혈관형성술	a. 고혈압을 조절한다.
______관상동맥 우회수술	b. 동맥경화성 플라크의 크기를 줄인다.
______제세동기	c. 전기 쇼크를 이용하여 정상적인 심장 박동을 회복한다.
______혈압계	d. 막힌 관상동맥을 다른 혈관으로 대처한다.

18. 심장 주기의 수축 단계는 ______(으)로 불리고 이완 단계는 ______(이)라고 한다.

19. ______ 세동은 혈전을 형성하게 할 수 있는 반면에 ______ 세동은 빠르게 죽음에 이르게 할 수 있다.

20. **참 또는 거짓?** 대부분의 심장병 위험은 유전적이고 우리는 이 위험에 영향을 거의 주지 못한다.

분석 및 응용 문제

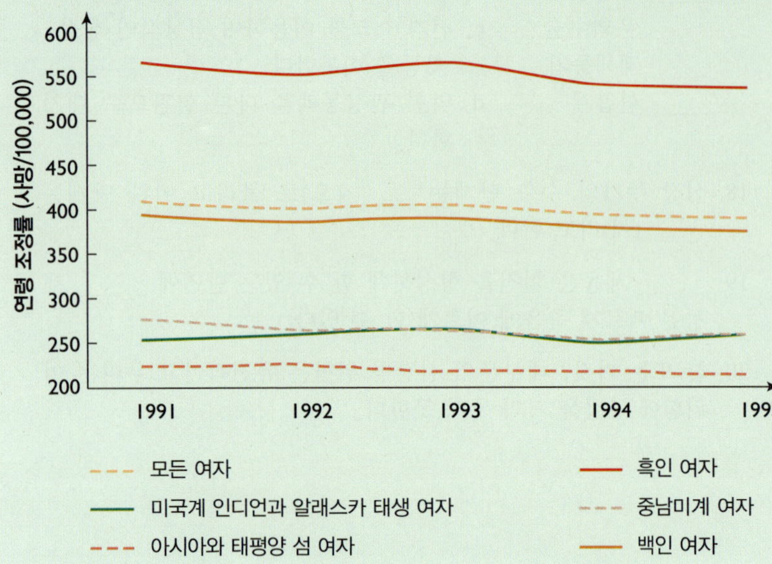

그림 9.26 심장병에 기인한 여성의 연도별 그리고 인종별 사망률

문제 1~3에 답을 하기 위해 그림 9.26에 있는 그래프를 사용하라.

1. 어떤 그룹의 여자가 심장병에 기인한 가장 높은 사망률을 가지는가? 어떤 그룹이 가장 낮은 율을 가지는가?
2. 다른 그룹의 여자가 왜 그렇게 다른 심장병 치사율을 가지는지를 설명할 수 있는 5가지 요인을 열거하라.
3. 이 요인들 중 하나를 선택하고 이것이 그룹 사이의 또는 그룹 중에서 중요한 차이를 나타내는 근원인지 여부를 어떻게 조사하는지 설명하라. 가설은 무엇인가? 가설에 근거한 예상은 무엇인가? 어떻게 당신의 연구에서 대체 가설을 제거하는가?
4. 심장병은 남자보다도 나이가 든 여자에게 일어난다. 그러나 여자들은 남자보다 심장마비로 죽는 것이 2배이다. 이런 사실을 고려해 볼 때 여자가 남자의 치료에 비해 심장병에 대해 부적절한 치료를 받고 있는지를 결정하기 위해서 무슨 정보를 필요로 하는가?
5. 왜 맥박은 정맥이 아니라 동맥에서 느껴지는가?
6. 개구리 순환계는 혈액을 폐까지 보내는 한 순환과 혈액을 체조직에까지 펌프하는 또 다른 순환을 가지는 사람의 것과 유사하다. 그러나 개구리의 심장은 두 순환으로 혈액을 펌프하는 단 하나의 심실을 가진다. 개구리의 심혈관계의 효율이 어떻게 다른지를 설명하기 위해서 사람의 심장에 대한 이해를 사용하라.
7. 발생 동안에 태아의 폐는 액으로 채워지고 산소는 태반으로 연결된 제대 내에 있는 혈관을 통해서 어머니에 의해서 폐까지 공급된다. 그래서 태아의 몸에 있는 혈류는 동맥관(ductus arteriosus)이라고 하는 혈관을 통해 폐를 우회한다. 심혈관 경로에 대한 이해를 근거로 한다면 심장에 제공되는 어느 두 혈관이 동맥관과 일치한다고 생각하는가? 이유에 대해서 설명하라.
8. 유전자와 항상성 특징은 흑인이 왜 백인보다 산화질소 수준이 더 낮은지에 관한 가설을 분석한다. 이 가설에 대해 가능한 검사를 설명하라.

문제 9와 10은 다음 단락을 말한 것이다.

심장병 전문의는 유전적 그리고 환경적 두 요인이 다 심장마비의 위험을 일으키는지 결정하는 데 관심이 있다. 존스 홉킨스에 있는 연구팀은 그들의 다른 정상적인 심장 리듬에서 특정 차이를 가지는 개인들에 집중함으로 이러한 탐색을 발전시켰다. 심실 수축으로부터 회복이 매우 짧거나 긴 차이는 세동의 위험이 높은 것과 관련이 있고 심전도에서 쉽게 밝혀진다. 연구팀은 이런 심장 주기 차이를 가지는 개인에게서 더 자주 나타내는 특별한 서열들에 대해서 2,000명 이상의 여자의 DNA 염기서열을 조사했다.

9. 이전 연구 접근법은 연구자에게서 무슨 정보를 제공하는가?
10. 과학자들이 그들 연구를 여자에게 국한하는 이유를 설명하라.

과학 연관 문제

1. 비록 심장병이 유전적 요소는 있지만 대부분 이 장에서 논의된 지침에 따르지 않는 개인에게서 정상보다 빠른 사망에 이르는 생활방식 질병이다. 이전에 심장병의 위험을 줄이는 지침에 대해서 들어본 적이 있는가? 만약 없다면 왜 이것이 사실이라고 생각하는가? 만약 있다면 그것들을 따르고 있는가? 왜 그런가 또는 왜 아닌가?
2. 심장병은 다른 어떤 요인보다도 더 많이 사망에 이르게 한다. 그러나 각 연령 그룹에 대해 최고의 사망 원인을 조사한다면 심장병은 단지 65세 이상의 개인에게 최고 사망원인이라는 것을 알 수 있다. 사고, 살인, 자살, AIDS와 암은 비록 총 사망 수는 작지만 심장병보다는 65세 미만의 개인에서 최고의 사망원인이다. 이 정보가 어떻게 심장병에 대한 여러분의 견해에 영향을 주는가? 이것이 의문들을 제기하는가?

Chapter 10

호흡계

간접흡연

학습목표

1. 호흡계의 구조와 기능을 설명한다.
2. 몸으로 전달되는 공기의 경로를 설명한다.
3. 호흡에 관련되는 근육을 설명하고 어떻게 근육의 움직임이 폐로 드나드는 공기의 흐름을 용이하게 하는지를 설명한다.
4. 분압의 원리를 설명하고 분압의 차이가 폐의 호흡 세포막에서 어떻게 가스 교환을 일으키는지를 자세하게 설명한다.
5. 가스 교환에서 헤모글로빈의 역할에 대해 설명한다.
6. 흡연이 기관지의 다양한 구조와 기능에 미치는 영향에 대해 설명한다.
7. 왜 흡연이 강력한 중독이 되는지 그 이유를 간략하게 설명한다.

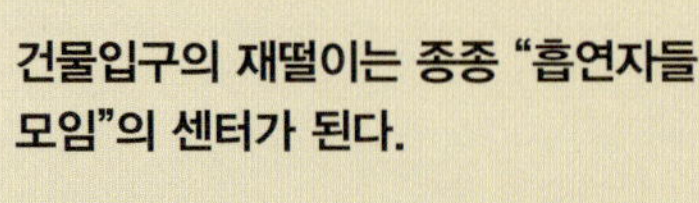

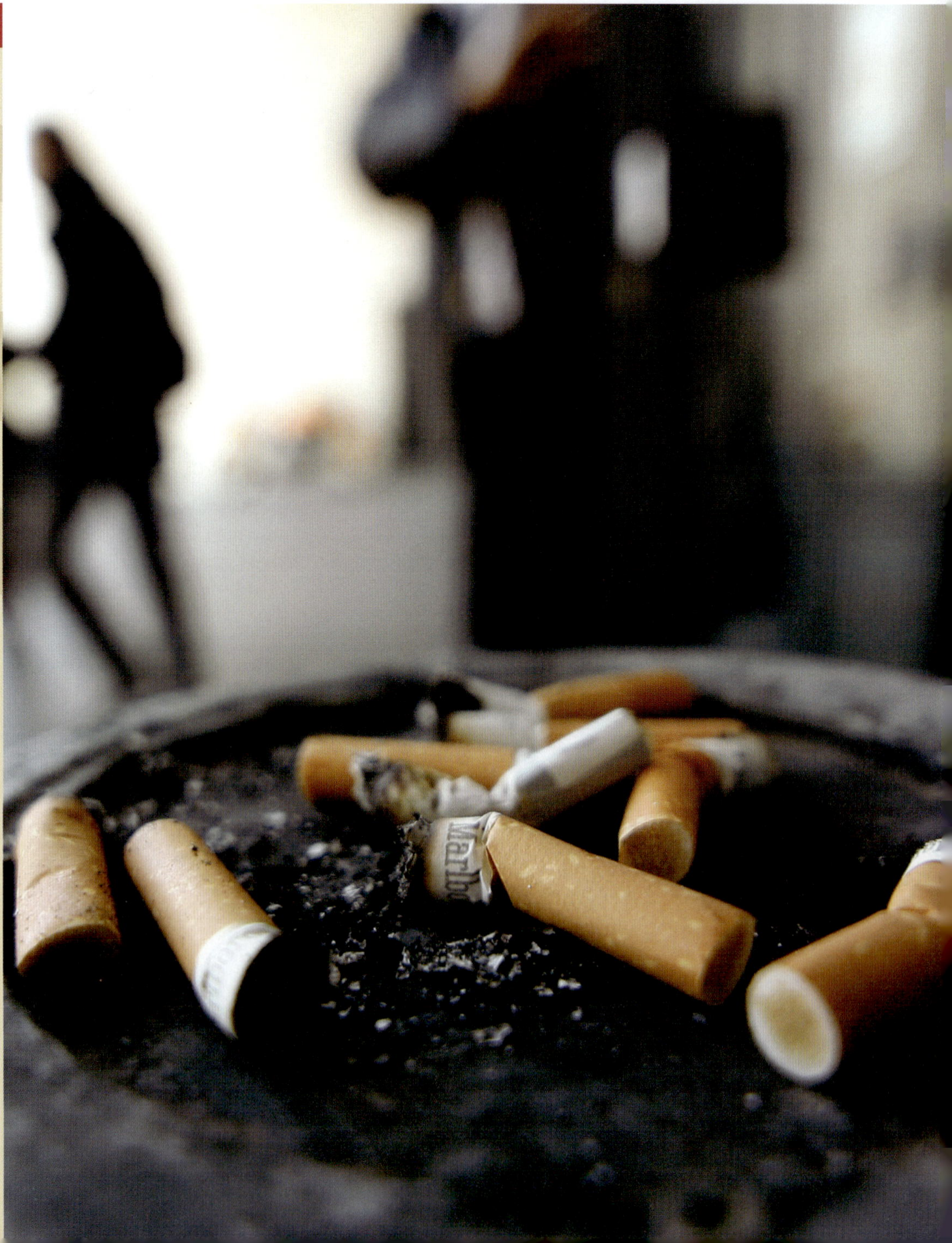

건물입구의 재떨이는 종종 "흡연자들 모임"의 센터가 된다.

젊은이들 한 그룹이 학생회관 입구 근처를 왔다갔다 안절부절 하지 못하고 있다. 기온은 영하 저 아래이고 건물 사이로 바람이 세차게 불어 머리카락이 휘날리고 뺨이 발그레 거칠어지고 있다. 학생들과 교직원들이 대부분 이들 그룹에 무관심하게 끊임없이 지나치고 있다. 어떤 이들은 이들 주변으로 걷는 것을 피하기 위해 길을 바꾸어 건물입구로 향한 다른 길로 걸어간다. 그룹의 한 젊은이가 등을 돌려 바람을 막고 라이터 끝에 손을 올려 동그랗게 하고는 담배 끝에 불을 붙이기 위해 애를 쓰고 있다.

흡연자들 모임. 전국적으로 많은 곳에서 흔히 볼 수 있는 건물 밖의 풍경이다. 더 많은 공공장소가 금연구역으로 되면서 흡연자들은 비흡연자인 친구들이나 동료들과 떨어져 칙칙한 뒷골목이나 구석진 뜰 안으로 내몰릴 수밖에 없다. 이러한 강제적인 격리에도 불구하고, 미국인 성인 인구의 21%에 달하는 4,800만 명 이상이 하루에 적어도 한 개비의 담배를 피운다.

흡연의 대가는 사회적인 소외만이 아니다. 하루에 한 갑의 담배를 피우면 일 년에 2,500달러의 비용이 들고 감기에 걸릴 확률이 높아지며 결과적으로 비흡연자들에 비해 일할 수 있는 날짜가 40%나 줄게 된다. 점점 더 많은 수의 회사가 흡연자들에게 더 많은 보험료를 물린다. 흡연의 결과로 매해 440,000명이 조기 사망하며 흡연으로 인한 질환은 생산성 감소 및 건강관리 비용으로 고용자, 보험회사와 과세자들에게 매해 1,570억 달러의 손해를 끼친다.

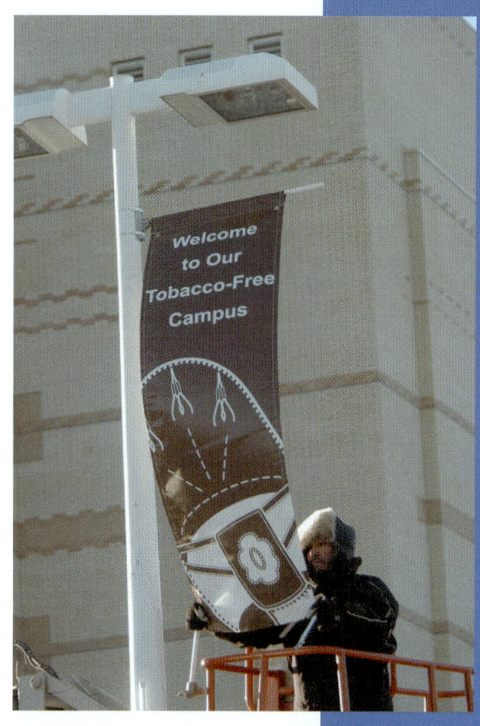

점점 줄어드는 흡연 장소

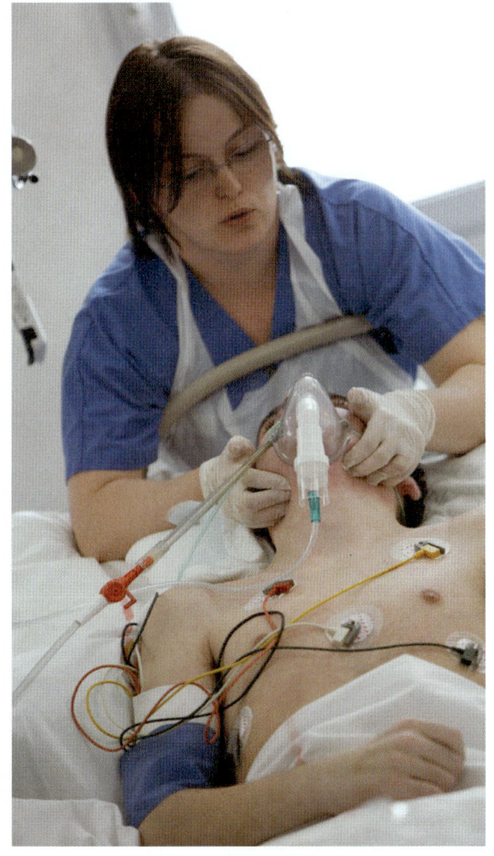
흡연으로 인한 건강의 위험은 잘 알려져 있다.

더욱이 흡연자들 자신에게 미치는 영향뿐만 아니라 흡연은 비흡연자들에게도 해를 입힌다. 예를 들어, 배우자가 흡연자이면 비흡연자의 배우자에 비해 폐암에 걸릴 위험도가 크게 증가한다. 아이들은 특별히 흡연에 매우 민감하다. 흡연자의 가정에서 자란 아이들은 천식 및 귀, 코와 목의 감염률이 높고 심지어는 뇌 발달에 이상이 있기도 하다.

흡연의 위험성과 대가 지불은 비흡연자나 흡연자 모두에게 잘 알려져 있다. 수십억 달러를 사용하여 홍보하고 이러한 정보를 더 알리고 아이들과 청소년들이 흡연을 시작하는 것을 막기 위하여 캠페인도 해왔다. 이러한 캠페인이 간혹 성공적이더라도 흡연율은 아직도 변함없이 높다—10대 소녀그룹은 꾸준히 증가하는 추세이다.

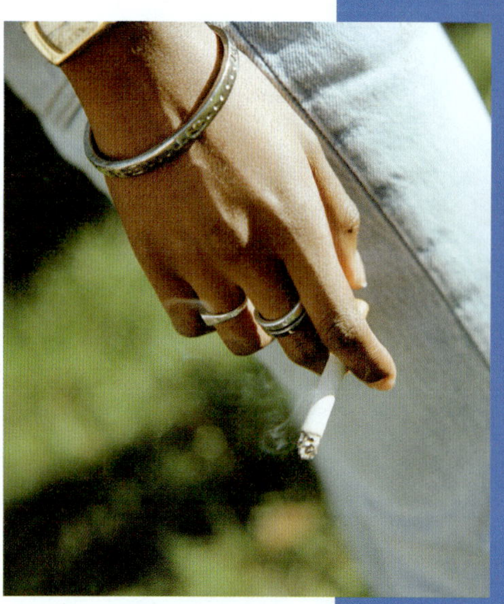
미국 성인 4분의 1정도는 이러한 대가 지불에도 불구하고 왜 아직도 흡연을 하는 걸까?

왜 사람들이 흡연에 끊임없이 빠져드는가, 왜 모든 부정적인 나쁜 습성임에도 불구하고 지속적으로 흡연을 하는가? 10장에서 담배 흡연에 관한 것과 흡연이 몸에 미치는 영향에 대해서 특별히 기관계를 중심으로 살펴보고 담배 사용으로 인한 사회적, 경제적 손실을 줄이기 위해 무엇을 할 수 있는지에 관해 조사해보려고 한다.

10.1 호흡계 해부: 폐로 가는 흡연 경로

사람의 경우, **호흡계(respiratory system)**의 중요한 기능이 목소리를 내는 것이지만, 일차적인 기능은 몸과 외부 사이의 가스 교환이다. 호흡계는 대개 두 부분으로 머리에 있는 기관을 포함하는 **상부 호흡관(upper respiratory tract)**과 목과 흉부로 이루어진 **하부 호흡관(lower respiratory tract)**으로 나눈다(그림 10.1).

상부 호흡관

담배연기는 **입(mouth)** 혹은 **코(nose)**의 양쪽 콧구멍(nostrils)을 통해 먼저 상부 호흡관으로 들어간다(그림10.2). 콧구멍을 거친 연기는 **비강(nasal cavity)**으로 들어간다. 비강은 경골과 연골로 이루어지고 점막으로 싸여 있는 **격막(septum)**으로 둘로 나누어져 있다. 비강의 외피를 이루는 선반 모양의 경골인 비갑개(nasal conchae)는 비강의 표면적을 증가시키고 흡입된 공기 내에 소용돌이를 일으킨다. 바깥 공기가 비강을 돌면서 여과되고, 따뜻해지거나 차가워져 체온으로 맞추어지고 습도를 갖게 된다. 상부 호흡관의 주요 기능은 먼지, 감염 물질 및 치명적인 환경 요인으로부터 하부 호흡관을 보호하는 것이다.

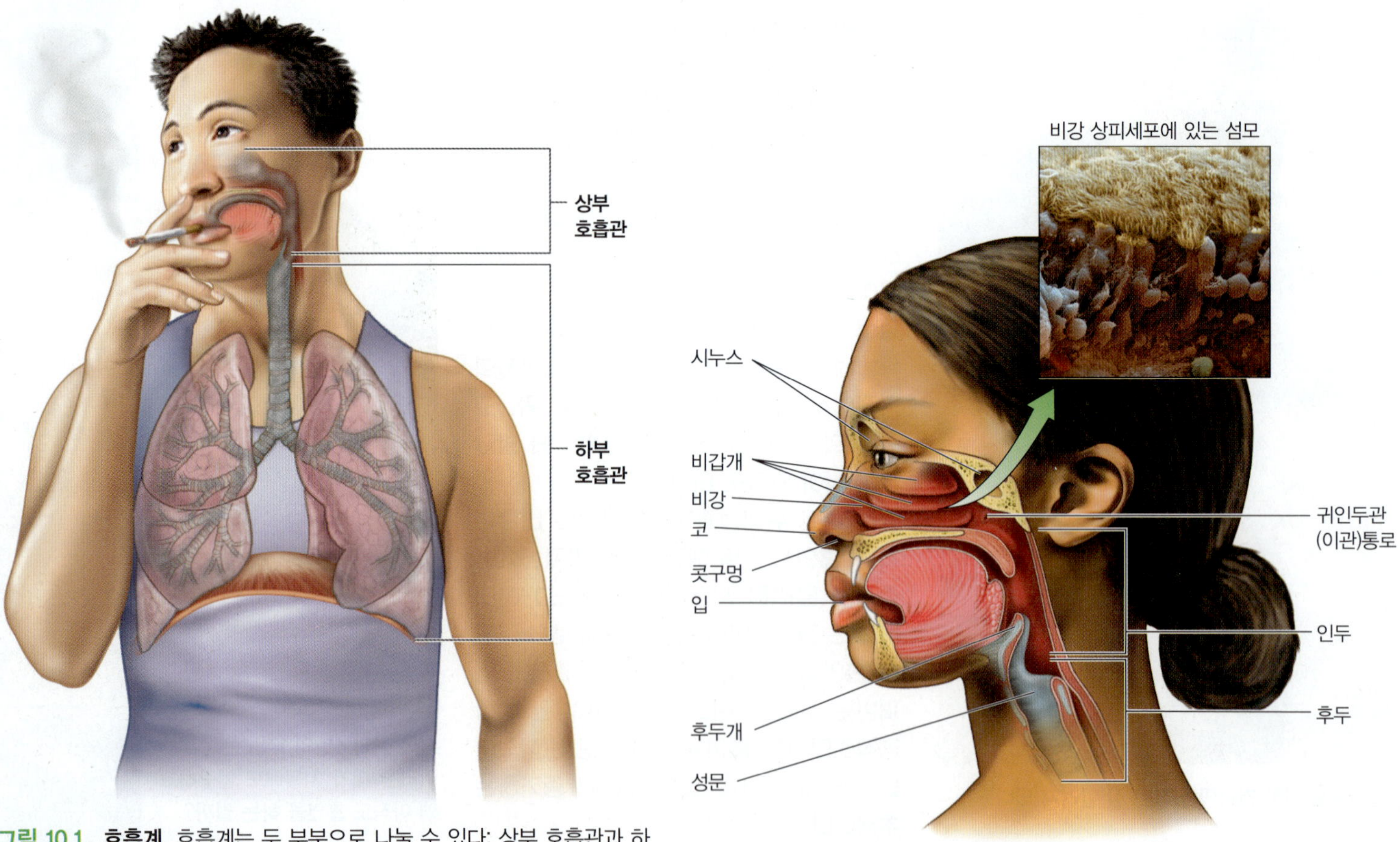

그림 10.1 호흡계. 호흡계는 두 부분으로 나눌 수 있다: 상부 호흡관과 하부 호흡관.

그림 10.2 상부 호흡관

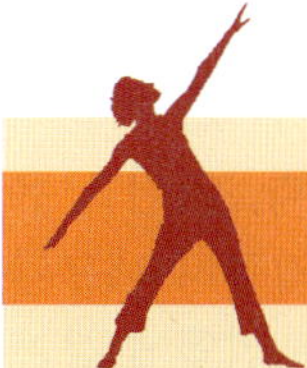

쉬어가기 10.1

상부 호흡관의 기능을 고려하여 왜 콧구멍은 뻣뻣한 털로 안쪽이 싸여 있는지 이유를 설명하라.

비강은 귀와 **귀인두관(Eustachian tubes)** 혹은 **이관(auditory tubes)**으로 연결되어 있다. 이것들은 귓속의 액체를 제거하거나 두개골의 안팎의 공기압을 같게 하기 위한 얇은 관이다. 비강은 시누스와 연결되어 있기도 하다. **시누스(sinuses)**는 두개골 내에 점막으로 싸인 공간으로 두개골의 무게를 감소시키고 공기 여과를 도우며 음성의 울림을 증폭시켜준다.

점막의 상피세포는 털 모양의 **섬모**(cilia)로 덮여 있어 작은 입자들을 점액으로 걸러서 코를 풀면 밖으로 내보낼 수 있도록 코의 앞부분으로, 혹은 뱉거나 삼키도록 목안으로 계속 밀어낸다.

들이마신 담배연기는 코 혹은 입을 통하여 **인두(pharynx)** 혹은 목구멍으로 들어간다. 인두와 목구멍은 공기와 음식물이 몸 안으로 들어오는 공통된 길이다. 연골조직으로 된 **후두개**(epiglottis)가 음식물이 하부 호흡관으로 들어가는 것을 막는다. 음식물을 삼킬 때에는 후두개가 닫혀서 폐와 통하는 **성문**(glottis)을 막는다. 단단한 연골조직으로 된 **후두(larynx)**는 성문을 싸서 보호하여 공기가 하부 호흡기관으로 자유롭게 흐르게 한다.

하부 호흡관

후두는 상부와 하부 호흡관을 나눈다. 하부 호흡관에서는 몸과 환경 사이에 가스 교환이 일어난다(그림 10.3).

후두는 **성대(vocal cords)**를 가지고 있기 때문에 **음성상자**(voice box)라고도 부른다(그림10.4). 후두의 복잡한 구조는 탄력이 있는 인대와 상피조직으로 이루어져 소리를 만든다. 후두를 공기가 지날 때 성대를 진동시켜 소리의 파장을 만든다.

목구멍은 말할 때 성대의 두께를 조절하고 근육을 수축하여 소리의 높낮이를 다양하게 할 수 있다. 음성의 크기는 얼마나 빨리 성대가 진동하느냐에 따라 결정된다. 이것은 성대를 통과하는 공기의 속도 및 양에 따라 결정된다. 공기의 양이 많고 속도가 빠르면 큰소리, 양이 작고 속도가 느리면 조용한 소리가 난다. 입술, 혀, 뺨의 움직임으로 언어의 독특한 발음이 만들어진다.

말할 때 성대의 크기와 모양, 입과 비강의 모양은 개개인의 목소리의 특성을 결정한다. 높은 목소리를 내는 사람은 짧은 성대를 지닌 반면 긴 성대를 지닌 사람은 저음을 낸다.

후두 아래쪽에 있는 **기관**(숨통, **trachea**)은 부분 원형구조의 연골조직이 연이어져 있는 것으로 평활근육 덕분에 둥근 모양을 유지하고 있다. 이 근육은 기침을 할 때 기도의 흐름 속도를 높이기 위해서 빠르게 수축

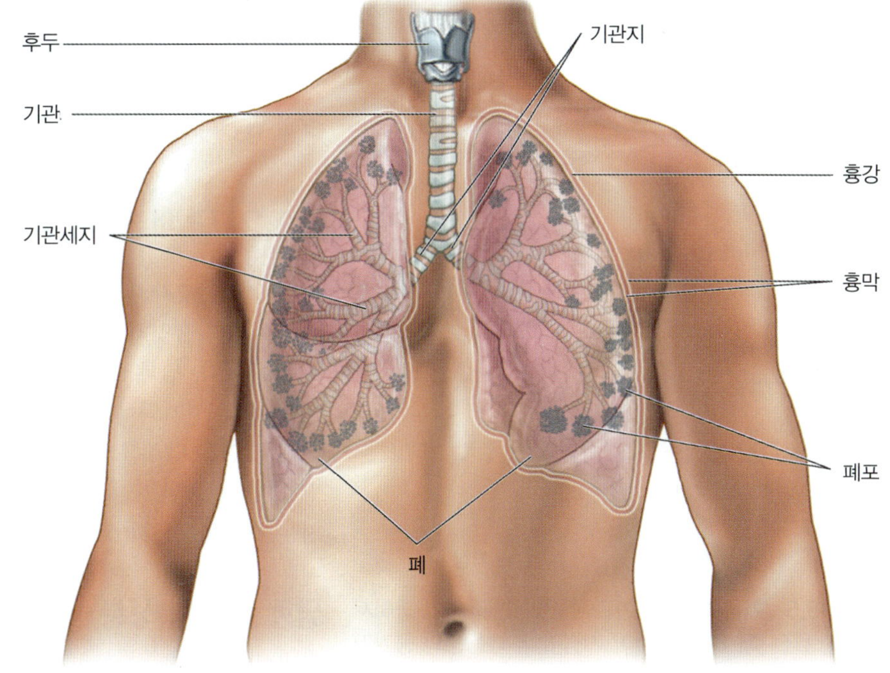

그림 10.3 하부 호흡관

(a) 낮은 소리

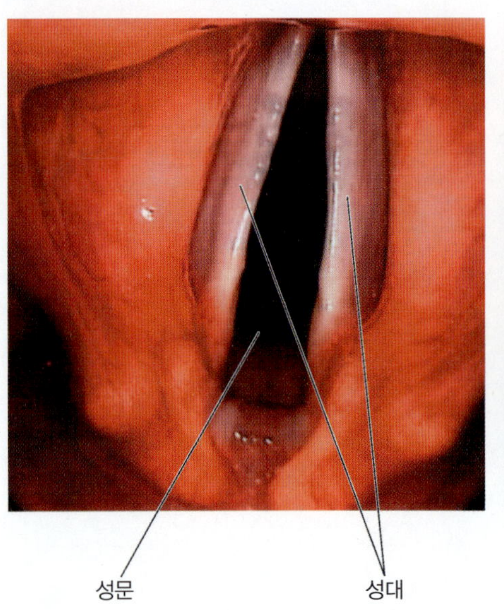

(b) 높은 소리

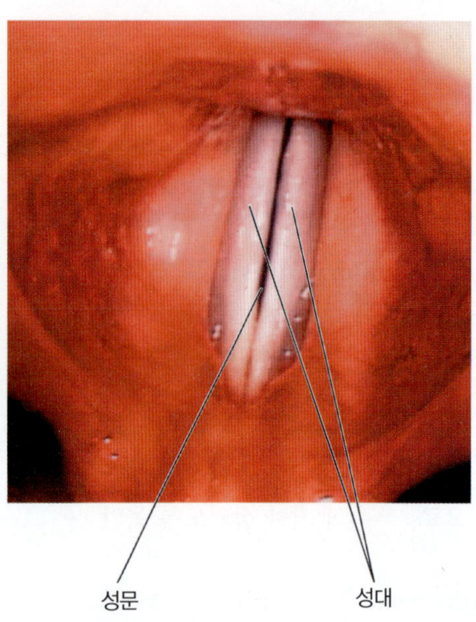

그림10.4 **성대의 역할.** 성대는 연골조직으로 이루어져 공기가 통과할 때 진동하면서 소리를 만든다. 근육의 움직임으로 성대를 짧고 굵게 하면 낮은 소리가 나는 반면 성대를 짝 뻗치면 높은 소리가 난다.

할 수 있다(그림 10.5).

폐로 공기를 보내는 관, 기관과 **기관지(broncus)**가 자극되면 기침이 난다. 기침을 유발하기에는 너무 작은 입자들은 기관지 내부를 싸고 있는 상피조직에서 분비하는 점액에 붙게 된다. 비강 내부와 같이 상피세포는 섬모로 덮어 있다. 섬모는 이런 물질들을 점액과 함께 조직적으로 후두개 쪽으로 이동시킨다. 이런 이동을 **점액 에스컬레이터**(mucus escalator)라고 한다. 점액이 후두개에 이르면 후두개는 소화계를 막는다. 232쪽에 '유전자 및 항상성'에서 비교적 흔한 유전질환인 낭포성 섬유증에 대해 자세히 설명하고 있는데 이 질환에 걸리면 폐에서 입자 및 점액을 제거하기 위한 점액 에스컬레이터가 효율적으로 작용하지 못한다.

건강한 **폐(lung)**는 핑크빛으로 원뿔 모양이다(그림 10.6). 폐안에서 기관지는 여러 번 나뉘어 **기관세지(bronchioles)**로 가지를 치는 구조를 지니며 작은 주머니 모양의 폐포로 이어진다. 공기가 가득 찬 3억 개 정도의 **폐포(alveoli)**로 이루어진 폐는 가벼운 스펀지 질감을 지닌다. 포도송이 모양의 폐포는 모세혈관으로 싸여 있으며, 모세혈관은 폐포에서 교환된 가스를 온몸으로 전달한다(그림 10.7).

폐는 이중의 **흉막(pleural membrane)**으로 싸여 있다. 흉막은 폐의 표면을 가슴벽과 연결시킨다. 이중막 사이의 **흉강**(pleural cavity)에 있는 적은 양의 체액은 막이 **응집력**(cohesion)으로 서로 붙어 있게 해준다. 마치 플라스틱 랩 두 층 사이에 물이 있으면 플라스틱이 더 단단하게 서로 붙는 것과 같은 현상이다.

담배연기에 있는 아주 작은 입자는 기관에서 기관지에 이르는 길을 통해 폐 속 깊숙이 들어올 수 있다. 심지어 폐포 속까지도 들어올 수 있다. 폐포는 섬모가 없기 때문에 들어온 이물질을 제거하기가 매우 힘들다. 대식세포가 폐 속 깊은 곳까지 점검을 해서 식작용으로 작은 입자들을 제거하기는 하지만 담배연기에 만성적으로 노출되어 쌓인 많은 양의 이물질을 제거하기는 역부족이다.

고압의 공기가 나옴

연골

근육

정상 호흡 기침

그림 10.5 **기침의 해부.** 기관 주변의 연골 띠가 좁혀져 지름을 줄일 때 나오는 것이 기침이다. 대용량의 공기가 빠르게 좁은 관을 통과할 때 고압을 이루면 이것이 이물질을 내보낼 수 있다.

10.2 담배 연기와 호흡관

담배 연기는 2가지 다른 형태로 들어온다: 담배, 시거 혹은 파이프의 불을 붙이지 않은 쪽에서부터 흡입하는 **주류 연기**(mainstream smoke)와 간접 혹은 **비주류 연기**(sidestream smoke)이다. 담배 끝에 불을 붙임으로써 나오는 비주류 연기는 능동적 흡연자들이 내뿜는 주류 연기와 함께 **환경성 흡연(environmental tobacco smoke)**으로 간주된다. 이런 흡연은 담배를 잡고 직접 흡입하는 **능동적 흡연자**(active smoker)들뿐 아니라 같은 장소에 있는 비흡연자들까지도 영향을 미친다. 담배 연기가 자욱한 환경에서 비흡연자는 **수동적 흡연자**(passive smoker)로 간주된다.

담배 연기의 성분

국립암연구소에 따르면 주류 연기에 4,500가지 이상의 화학 성분이 있음이 규명되었다. 많은 성분이 별 문제가 되지 않지만 **발암 물질**(carcinogens)로 알려진 것도 수십 개

사람의 폐

그림 10.6 건강한 폐. 건강한 사람은 폐가 분홍색으로 스펀지 같은 질감이다.

(a)

Air

혈액유입:
저산소,
고이산화탄소

호흡기 표면에서
가스 교환

혈액방출:
고산소,
저이산화탄소

(b)

그림 10.7 폐포. (a) 기관지 끝에 폐포가 뭉쳐 있다. 폐포 덩어리는 얇은 벽을 지닌 모세혈관으로 촘촘히 감싸 있어 외부와 호흡을 하게 한다. (b) 폐에 있는 폐포의 전자현미경 사진.

가 된다. 발암 물질은 DNA의 구조 혹은 염기서열을 변경할 수 있다. 즉, 돌연변이를 일으킬 수 있다. 암이란 세포분열을 조절하는 유전자에 돌연변이가 쌓이면 생기는 것이다. 담배연기 속에 있는 암모니아, 시안화수소(청산)와 같은 다른 성분들도 사람에게 해롭다고 알려져 있다.

환경성 흡연에서 가장 흔한 가스 중 하나는 무색, 무취의 **일산화탄소(carbon monoxide, CO)**로 모든 탄소화합물의 불완전연소로 생기는 것이다. 일산화탄소는 간접흡연의 4% 정도를 차지하며 담배 끝에 불을 붙이면서 담배가 그을 때 생긴다. 아마도 일산화탄소는 천연가스를 태우는 열기구 및 그 이외 기구들이 생성하는 해로운 공기로 집안을 오염시킬 수 있는 가스로 알고 있을 것이다.

눈에 보이는 담배연기는 대부분 부분적으로 연소된 담배의 작은 입자들로 구성된 것이다. 이러한 공기 **입자(particulate)**는 사람의 머리카락 지름의 반도 안 되는 것으

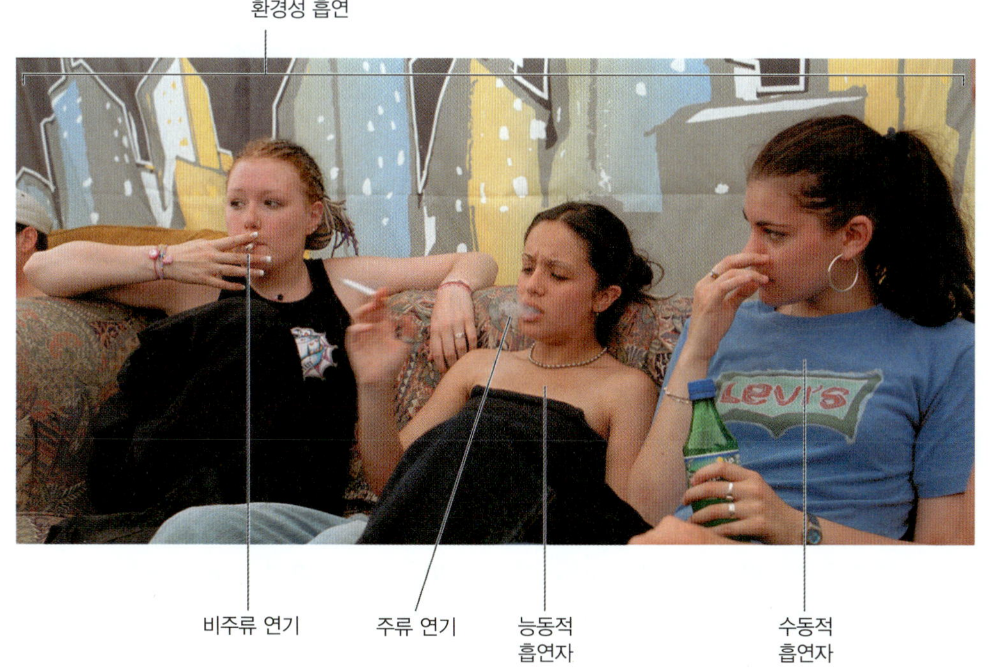

그림 10.8 담배연기에 노출. 방안의 공기 중 담배연기는 담배 끝에 불을 붙일 때 나오는 연기와 능동적 흡연자가 내뿜는 연기와의 혼합물이다.

유전자 및 항상성

과거의 치명적이었던 질환이 새로운 질환으로 거듭났는가?

결핵(TB)은 결핵균(*Mycobacterium tuberculosis*)의 감염으로 인한 폐질환이다. 피로, 열, 피를 토하는 기침과 숨을 쉴 때 통증을 느끼는 것이 주요 증상이다. 심각한 결핵균 감염은 폐 조직을 심하게 상하게 하여 가스 교환을 감소시켜 때로는 치명적인 결과를 초래한다. 17세기부터 20세기 사이에 유럽의 모든 사망 원인의 20%가 결핵 때문이다. 항생제의 출현으로 1950년대에 이르러 결핵은 선진국에서는 과거의 질환으로 간주되었다. 하지만 아직도 감염되어 전 세계 빈곤 지역에서는 수백만의 사람들이 죽어가고 있다.

사람의 생존율을 지속적으로 심각하게 위협해 온 질환은 분명 사람에게 진화적인 변화를 초래했을 것이다. 결핵균 감염에 생존율을 높이는 특성이 선택되어 이러한 특성을 지닌 사람들은 살아남아 번식을 했을 것이다. 그 중 한 가지 특성이 폐의 점막에 생긴 변화로 아주 치명적인 변화가 아닐까 가정해본다.

낭포성 섬유증은 유럽과 미국인들 사이에 가장 흔한 유전질환으로 3,000명에 한 명 정도가 발병한다. 이 질환은 염소 수송 유전자에 변이가 생겨 점액분비 세포의 세포막에 수송체가 위치하는 것을 방해하여 생긴 것이다. 염소 수송체는 대개 세포 안팎으로 용질의 항상성을 유지시켜준다. 수송체가 세포 밖으로 염소(Cl)를 내보내면 삼투압에 따라 물이 움직인다. 수송체가 결핍되면 물 분자가 원활하게 이동하지 못해 세포에서 분비되는 점액이 끈끈하게 된다(그림 참조).

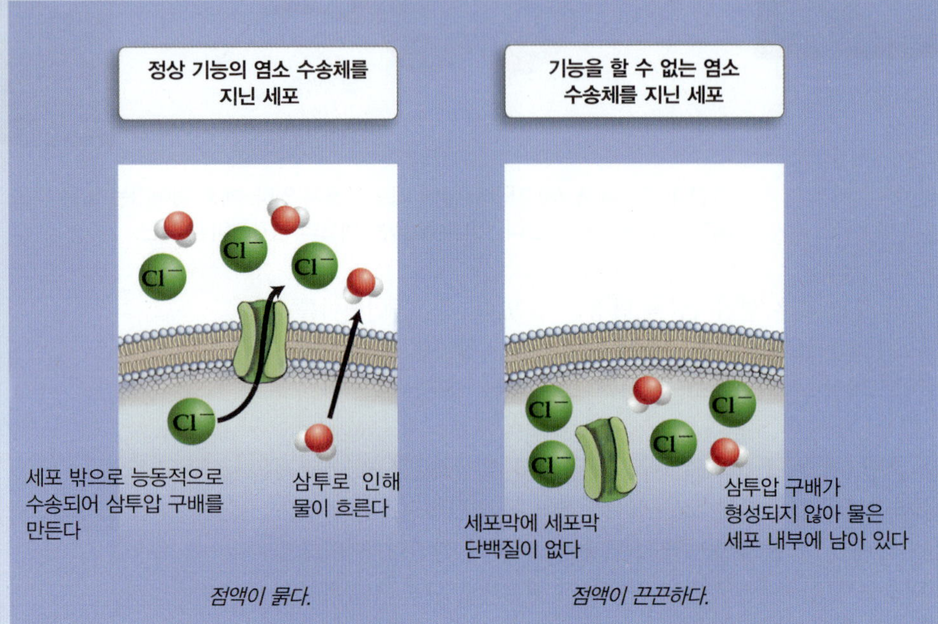

낭포성 섬유증 환자는 2개의 유전자 사본이 다 기능을 하지 못해 결국 폐에 대량의 점액이 쌓이게 되어 침입한 세균에게 풍부한 영향을 제공하게 된다. (소화기관계는 음식물의 이동 및 다양한 소화효소의 분비를 원활하게 하기 위해 미끄러운 점액이 필요한데 두터운 점액층은 소화계의 원활한 기능을 방해한다.) 낭포성 섬유증 환자는 생명을 위협하는 치명적인 폐 감염에 쉽게 걸린다. 아무리 철저히 의학적인 처치를 하여도 이들의 예상 수명은 훨씬 짧다.

낭포성 섬유증 대립형질 한 사본을 지닌 보인자가 유럽인들 중에는 4% 정도가 된다. 왜 이들 보인자에서 보이는 염소 수송의 감소가 결핵으로부터 보호를 하는지는 명확하지 않지만 보인자는 결핵 감염으로 인한 사망률이 낮다고 한 연구가 있다.

불행히도 이 가설의 실제 생물학적 검증은 진행되어야 한다. 결핵 감염의 비효과적 혹은 불완전한 처치는 어떤 가용한 약물로도 치료할 수 없는 항생제 저항성 결핵균 감염을 급격하게 높였다. 최근 결과에 의하면 새로운 결핵 감염의 많게는 20%가 현재 의료 수단으로 근본적으로 치료될 수 없다고 한다. 만약 약물에 저항성을 지닌 결핵균이 유럽인들 사이에 지속적으로 퍼진다면 낭포성 섬유증 대립형질이 오래된 치명적인 질환인 결핵에 저항성을 주는 건지 아닌지 좀 더 명백해질지도 모른다.

로 타르라고 부른다. 흡연자는 담배 필터를 통해 담배연기를 흡입하기 때문에 흡연으로 인해 흡입하는 입자의 양은 줄어든다. 하지만 공기 중에 있는 담배연기의 입자들은 연기가 자욱한 방에 있는 모든 사람의 기관계로 들어간다.

흡연은 호흡계를 손상시킨다

상부 호흡관에 위치한 비강과 시누스를 덮고 있는 점막은 흡연 손상에 가장 민감하다. 이들 세포막은 흡연으로 인한 점액 생성을 증가시켜 그 결과, 상부 호흡관에 입자들을 포함한 점액이 오래 머물러 염증과 감염을 촉진시킨다. 연구에 의하면 능동적, 수동적 흡연자 모두 비흡연자보다 일반 감기에 더 민감하다는 가설을 지지한다. 어떤 연구는 담배연기에 노출되면 **시누스 감염(sinusitis)** 비율이 높아진다고 제시하기도 한다. 하지만 아직 증거가 결정적이지는 않다.

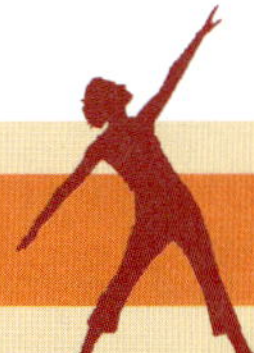

쉬어가기 10.2

흡연과 일반 감기 사이의 상관관계를 연구하는 것이 흡연과 시누스 감염과의 관계를 연구하는 것보다 왜 더 쉽다고 생각하는가?

흡연으로 인한 귀인두관 감염은 특별히 어린이에게 문제가 된다. 감염된 기관은 더 수평으로 누우면서 어린이의 작고 둥근 두개골 속에서 배수가 잘 안 된다. 귀에 모인 액체는 세균의 풍부한 영양자원이 되기 때문에 귀인두관에서 배수가 되지 않으면 귀의 중간부분에 감염이 생겨 **중이염(otitis media)**으로 이어진다. 미국 소아과아카데미에 의하면 담배연기에 매일 노출되어 있는 가정에서 사는 어린이들은 담배연기가 없는 가정에서 자란 아이들보다 중이염에 걸릴 확률이 38% 더 높다고 한다. 만성적 중이염은 청력 상실의 주요 원인이다. 어린이들이 자라면서 귀인두관이 더 수직적으로 되면 중이염이 줄어든다.

흡연은 하부 호흡관의 성대를 자극하여 붓게 하고 결국은 **후두염(laryngitis)**을 유발한다. 만성적 후두염은 전형적인 낮고 거친 "흡연자 목소리"를 갖게 한다. 신시내티 대학교 연구자들에 의하면 비흡연자 여성이 간접흡연에 정기적으로 노출되면 목소리에는 별 영향이 없는 것처럼 보이지만 비흡연자에 비해 성대에 변화가 온다는 것이 발견되었다. 흡연 환경에서 사는 어린이들 또한 편도선에 염증이 생기는 **편도선염(tonsillitis)**의 발병률이 높다. 편도선은 목구멍 양쪽에 위치한 림프조직이다.

담배연기에 노출되면 상부 호흡기관인 후두 및 기관지에 암이 생길 위험이 증가한다. 매해 두부 및 경부 암환자 55,000명의 미국인 중 85%가 담배흡연자이다. 유일한 치료방법은 암에 걸린 기관, 대부분 후두를 제거하는 것이다.

점액 생성이 증가하고 섬모를 손상시키는 상부 호흡기관의 염증을 유발시키는 요인이 기관지 염증, 즉 **기관지염(bronchitis)**도 유발한다. 기관지염 역시 2차 세균감염의 위험이 높다. 기관지염이 폐 조직에 퍼지면 **폐렴(pneumonia)**을 유발하고 폐포에 물이 차는 심각한 상태가 된다. 오랫동안 흡연한 사람은 기관지염이 만성적(chronic)일 것이다. "흡연자의 기침"은 이른 아침에 나오는 기침으로 다량의 점액을 동반한다. 이것이 만성기관지염의 증상이다.

담배연기의 입자는 **천식(asthma)**을 악화시킨다. 천식은 면역 반응이 비정상적으로 강력하여 기관지 벽을 수축하고 점액을 과도하게 생성하게 하는 질환이다. 미국 환경보호국(EPA)에 의하면 담배연기에 노출되어 발병한 미국 어린이의 천식은 매해 대략 26,000건이다(그림10.9).

오랜 기간 흡연한 흡연자의 폐에 입자(분진)들이 쌓인다는 것을 안다. 폐포에 타르가 검게 보인다(그림 10.10). 분진이 폐 깊숙이 들어가면 몇 개월 더 나아가 몇 년까지도 머물게 된다. 따라서 폐세포의 DNA는 흡연이 끝났어도 오랜 기간 담배연기 속의 암유발물질에 의해 돌연변이가 일어나도록 남아 있을 것이다. 폐암은 미국에서 암으로 사망에 이르는 주요 원인이다. 가장 흔한 3대 암인 대장암, 유방암, 전립선암의 사망률을 합한 것보다도 더 높다. 폐암의 90%가 담배연기에 노출된 것이 원인이다.

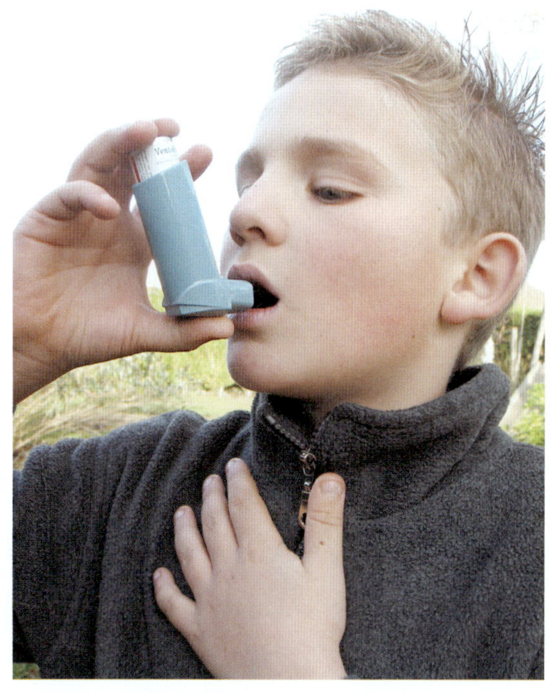

그림 10.9 **천식 치료.** 천식을 치료하기 위하여 기관지 확장제를 분무하여 공급하는 흡입기라고 불리는 기구를 사용하고 있는 어린이. 기관지확장제는 기관지와 기관세지를 싸고 있는 평활근을 이완하여 폐 안팎으로 공기가 자유롭게 드나들 수 있도록 해주는 약물이다.

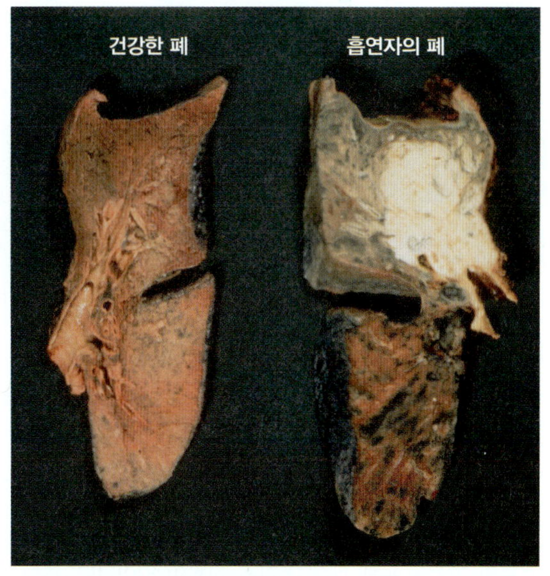

그림 10.10 **담배 타르가 폐 속에 머물러 있는 모습.** 흡연자의 폐는 담배연기 속에 있는 작은 분진들이 축적되어 검은색으로 보인다. 폐 안의 하얀색 부분이 종양이다.

폐 속에 머물고 있는 분진은 폐포의 염증과 파괴를 촉진한다. 이러한 손상은 매우 심각하다. 왜냐하면 폐포는 산소 흡입과 이산화탄소 배출의 항상성을 유지해야 하는 치명적인 기능을 수행해야 하기 때문이다.

10.3 들숨과 날숨

환경과 개체 사이의 기체 교환을 **외호흡(external respiration)**이라고 한다. 이 과정은 **세포 호흡**(cellular respiration)과는 다르다. 세포 호흡은 세포가 기능을 할 수 있도록 산소를 소비하여 노폐물로 이산화탄소를 내면서 ATP를 생성하는 과정이다.

환기(ventilation) 또는 **호흡**(breathing)은 물리적으로 폐 안팎으로 공기를 움직여 외호흡을 용이하게 해주는 것이다. 폐와 순환계의 연결은 순환계의 혈액과 호흡기 조직 사이에서 산소와 이산화탄소의 교환, 즉 **내호흡(internal respiration)**을 가능케 한다(그림 10.11).

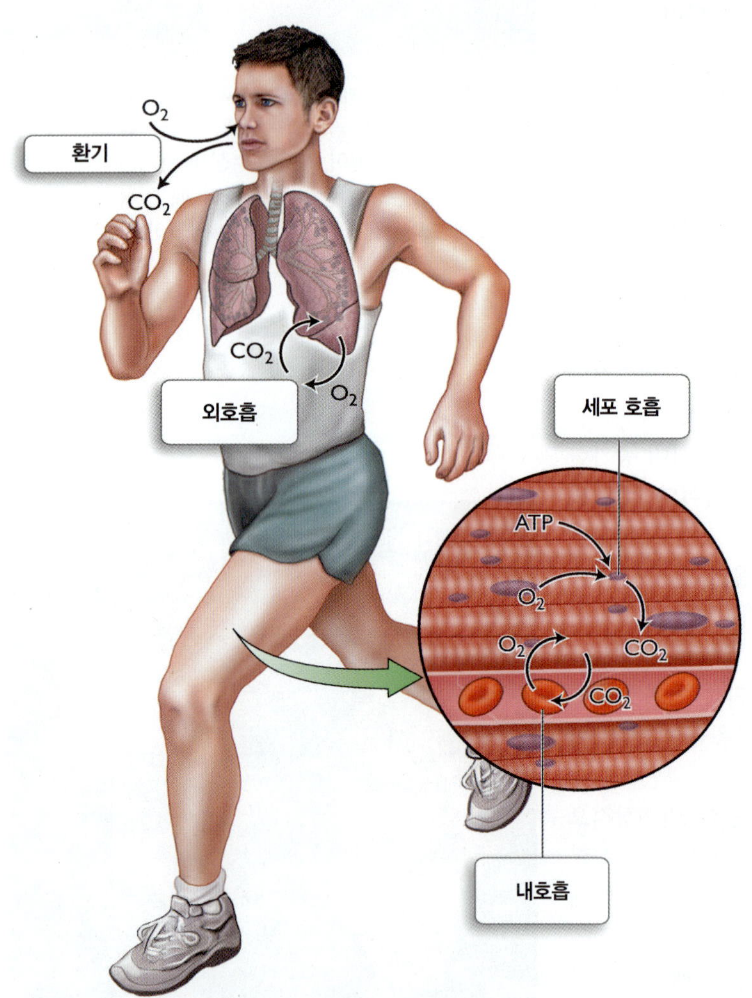

그림 10.11 환기와 호흡. 환기는 산소를 흡입하고 이산화탄소를 방출한다. 외호흡의 과정을 통해 폐에서 가스 교환이 일어난다. 조직과 혈액 사이의 가스 교환은 내호흡이라고 한다. 세포 호흡을 위하여 모든 과정이 필요하다. 세포 호흡은 세포의 활동을 위하여 ATP를 생성하면서 산소를 소비하고 이산화탄소를 방출하는 것이다.

호흡기작

호흡을 조절하는데 2개의 주요 근육 그룹이 작용한다: 횡격막과 늑골 사이에 있는 늑간근이다.

정상 호흡은 500밀리리터(대략 2컵 정도) 정도의 공기를 들이마시고 내뿜고 한다. 이것을 **1회 호흡량(tidal volume)**이라고 한다. 이것은 폐가 담을 수 있는 전체 공기의 양을 미세하게 변화시키는 적은 양이다. 깊게 숨을 쉰 후에 내뿜을 수 있는 최대의 공기 양은 **폐활량(vital capacity)**이라고 한다. 폐활량은 건강한 사람이라면 대략 4,800밀리리터 정도이다. 이때 나오지 않고 폐에 머무는 1,200밀리리터의 **잔기량(residual volume)**이 더 있다(그림 10.12).

공기를 들이마시는 **흡입(inhalation)** 또는 **들숨(inspiration)**은 단단하고 둥근 모양의 근육인 **횡격막(diaphragm)**의 수축으로 촉발된다. 횡격막이 수축하여 평편해지면 흉강의 높이가 길어진다. 동시에 횡격막 수축은 늑골을 들어 올려 **늑간근(intercostal muscles)**을 밖으로 향하게 하여 가슴을 넓게 한다. 이때, 흉강과 함께 폐의 용적도 증가하는데 이것은 폐가 흉막에 의해 흉벽에 붙어 있기 때문이다.

흡입으로 폐의 용적이 늘면 공기압이 떨어진다. 공기압이 떨어지면 폐에 부분적 진공을 이루게 되는데 이것은 주사기를 잡아당기면 주사기 안에 공기압이 줄어드는 것과 같은 원리이다. 주사기에 액체가 있다면 액체가 주사기 내에 저기압 쪽으로 흐르는 것을 볼 수 있을 것이다. 마찬가지로 폐에서도 공기가 저기압 쪽으로 이동한다.

폐가 팽창하면 폐포 근처에 있는 **신장수용기**(stretch receptors)라고 하는 신경세포가 반응하여 폐가 최대 용적에 이를 때 신호를 보내 호흡 중추의 신호를 정지하여 횡격막과 늑간근이 이완되도록 한다. 그러면 흉강이 줄어든다. 폐로 들어간 공기는 이제 적은 양으로 줄어들고 압력은 올라가고 공기는 몸 밖으로 흐르게 된다. 공기의 방출을 **호기(exhalation)** 또는 **날숨(expiration)**이라고 하며 이때에는 근육의 수축이 필요가 없고 **수동적 호기**(passive

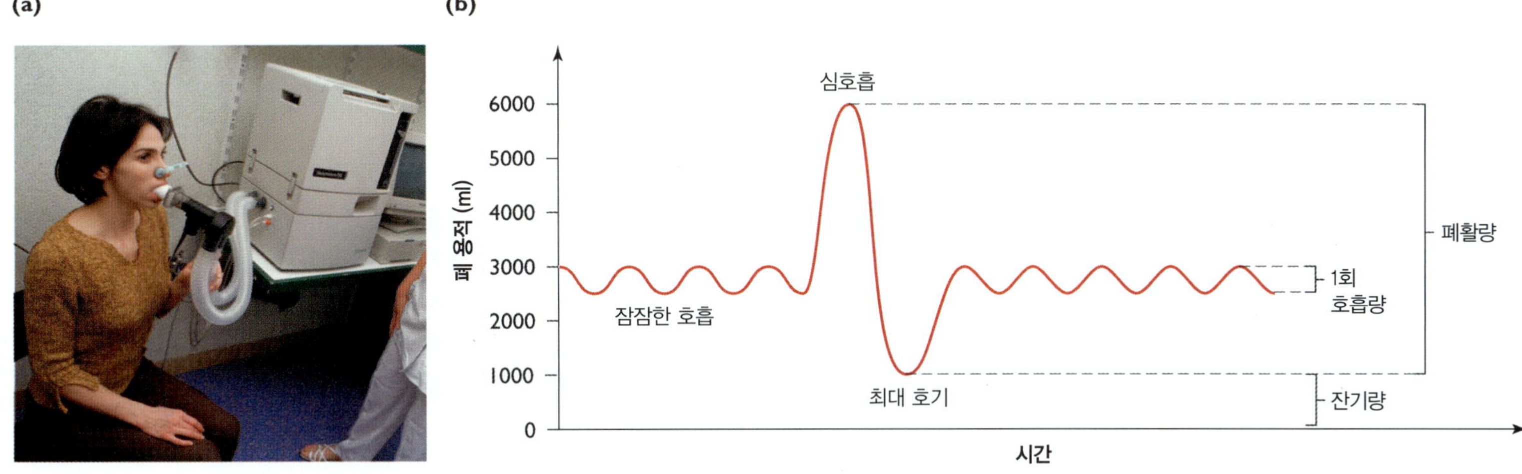

그림10.12 폐활량. (a) 폐활량은 폐활량계로 측정한다. 폐활량계는 공기의 흡입량과 호기량을 측정한다. (b) 본 그래프는 건강한 사람의 폐의 안팎으로 흐르는 공기의 흐름을 폐활량계로 측정한 것을 보여준다. 1회 호흡량은 잔잔한 호흡 중에 관찰 할 수 있다. 폐활량은 크게 숨을 들이쉬고 최대로 내쉬면서 측정한다.

exhalation)라고 한다. 수동적 호기는 빵빵한 풍선에서 공기를 방출하는 것과 같다. 왜냐하면 탄력적인 풍선 벽이 안에 있는 공기를 밀어내어 밸브를 열면 풍선을 적극적으로 누르지 않아도 공기가 밖으로 밀려나가기 때문이다.

격렬한 유산소 활동을 하는 동안에는 호기가 능동적이 된다. 혈액의 pH가 빠르게 떨어지면 이산화탄소가 과다하다는 것이며 호흡 중추의 신경세포가 가슴 벽과 복부의 근육을 수축하도록 자극한다. 근육수축은 흉강을 좁혀 **능동적 호기(active exhalation)**로

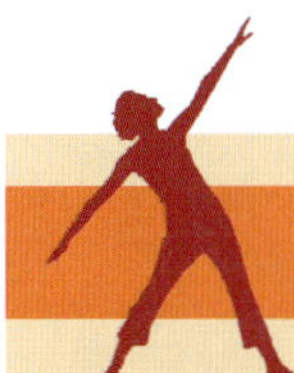

쉬어가기 10.3

하임릭 응급법은 숨이 막힌 사람의 늑골 바로 아래 복부를 강하게 눌러서 기도에 있는 물질을 강제로 제거하는 방법이다. 들숨과 날숨에 대한 이해를 사용하여 왜 이 응급법이 효과적인지를 설명하라.

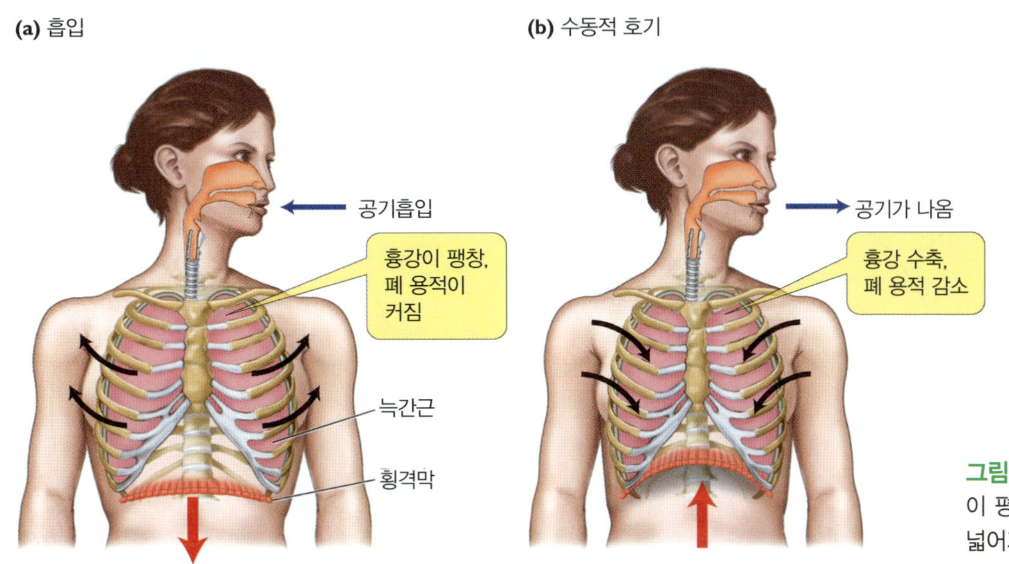

그림 10.13 호흡 기작. (a) 횡격막 근육수축으로 횡격막이 평편해지고 늑간근 수축으로 늑골을 위로 당겨 흉강이 넓어지면서 공기가 폐로 들어온다. (b) 수동적 호기는 근육이 이완되어 흉강이 좁아지면서 공기가 폐 밖으로 나오는 것이다.

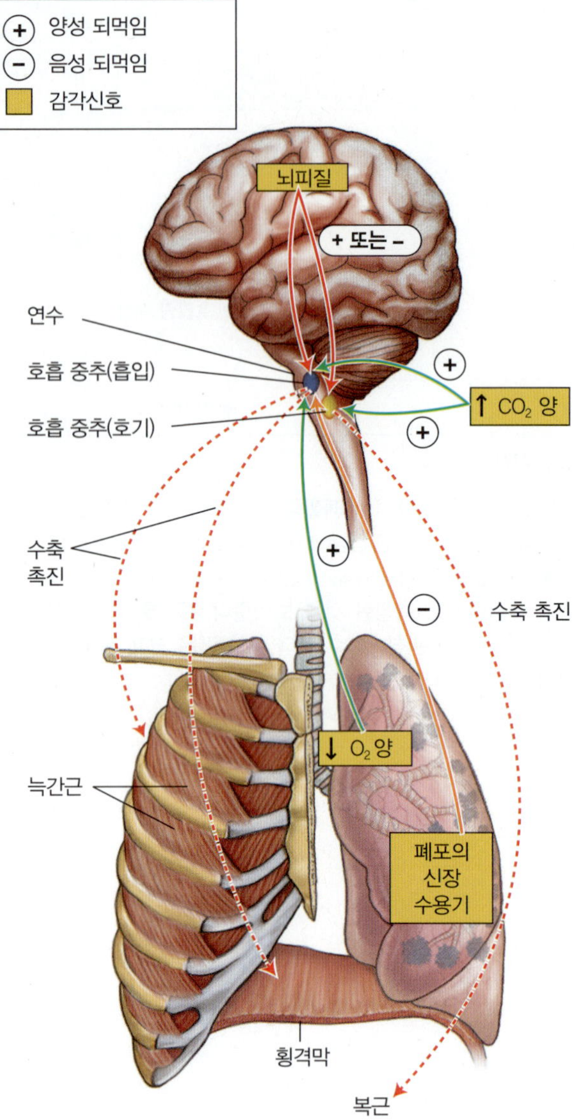

그림 10.14 **호흡의 조절.** 연수에 있는 호흡 중추는 이산화탄소와 산소의 양, 폐의 신장 수용기와 뇌피질에 의한 의식적인 조절에 반응하여 근육수축을 조절하여 흉강을 넓힌다. 호흡 중추에 있는 신경세포는 혈액에 있는 고농도의 이산화탄소에 반응하여 능동적 호기를 유도한다.

인해 공기가 폐 밖으로 나가도록 한다. 이 과정은 주사막대를 밀어 내부 용량을 줄여서 액체가 주사기 밖으로 나가도록 하는 것과 마찬가지이다.

호흡의 조절

대략 1분에 12번, 혹은 1년에 600만 번 이상 아무 생각없이 호흡을 한다. 다른 자동 기능에 비해 전 과정을 조절해 볼 수 도 있지만 실제로 대부분 호흡은 자동적으로 조절된다. 호흡을 조절하는 요인들을 그림 10.14에 정리해 놓았다.

뇌의 가장 원시적인 부분인 **연수**(medulla oblongata)에 호흡 중추가 있다. 몇 초마다 반복적인 자극을 생성하는 신경세포 덩어리가 **호흡 중추(respiratory center)**이다. 이러한 자극은 흡입을 위한 근육수축을 유도한다. 휴식과 같은 안정적인 환경에서는 정기적인 자극으로 일정한 호흡 속도를 유지한다.

활동을 하는 동안에는 호흡의 속도와 깊이가 이산화탄소의 양을 감지하는 감지기에 의해 변하게 된다. 이산화탄소의 양은 뇌 주변의 액체의 수소 이온 농도, 혹은 pH를 감지하는 신경세포에 의해 간접적으로 측정된다. 이산화탄소는 물에 녹아 탄산(carbonic acid)이 되어 pH를 낮춘다. pH 저하는 세포 호흡이 증가된 신호이며 따라서 항상성 유지를 위해 산소 공급과 이산화탄소 제거가 필요하다. 혈액의 낮은 pH는 호흡 중추의 주기 속도를 높여 호흡을 더 빠르고 깊게 한다. 폐에서 이산화탄소를 내보내면서 혈중의 탄산 농도가 저하되고 pH가 정상으로 되면 호흡의 속도가 느려진다(그림 10.15).

호흡 중추의 주기는 혈중의 산소량에 의해 변할 수도 있다. 혈중의 산소량은 심장 동맥에 있는 수용기에 의해 감지된다. 산소량이 크게 떨어지면 호흡주기 속도가 증가

쉬어가기 10.4

내부 상태에 의해 보장된 것보다 호흡이 더 빠르고 깊은 과다 호기는 불안 혹은 스트레스에 의해 야기될 수 있다. 높은 호흡률은 혈중의 이산화탄소량을 정상보다도 더 낮추어 현기증을 유발한다. 과다 호기 증상을 위한 치료 방법 중 하나는 종이봉투를 쓰고 호흡하는 것이다. 왜 이 방법이 효과가 있을까?

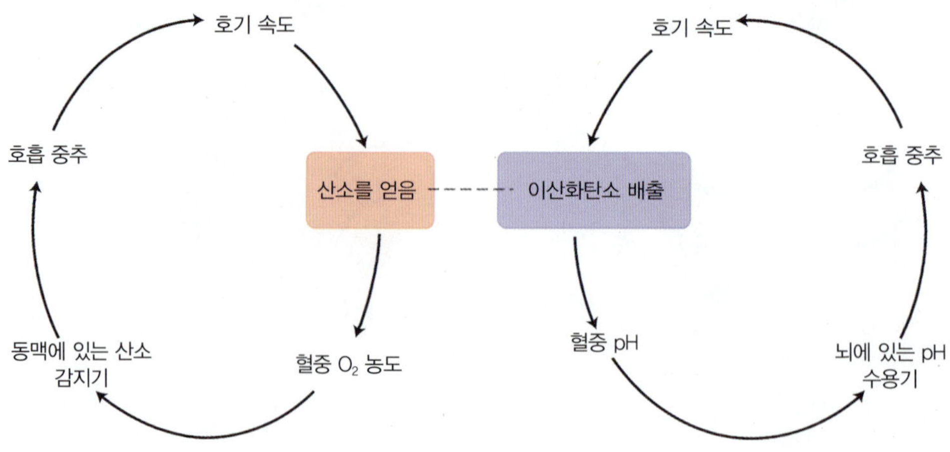

그림 10.15 **혈중 가스의 항상성.** 이산화탄소와 산소는 활동량에 따른 호흡 속도 변경으로 혈액 내에서 일정한 수준을 유지한다. 혈액 내의 이산화탄소량은 환기 속도에 가장 직접적인 원인이 되고 따라서 간접적으로 혈중의 산소량에 영향을 준다.

시각화 대사성 산성화는 질환이나 기능 이상으로 혈액 내에 산이 쌓이는 것이다. 대사성 산성화의 가장 직접적인 증상은 빠른 호흡이다. 다음 그림을 사용하여 이 증상을 설명하라.

되도록 한다. 이러한 감지기는 뇌에서 pH를 감지하는 감지기보다는 덜 예민하다. 이것은 대부분 호흡 속도의 자동 증가가 혈중의 산소의 양이 아니라 이산화탄소의 양에 의해 조절된다는 것을 의미이다. 산소 감지기도 어떤 환경에서는 중요한 정보를 제공하기도 한다. 예를 들면, 산소가 희박한 고산지대에서 이산화탄소 생성이 낮아도 호흡 속도를 높이기도 한다.

사람은 의식적으로 호흡의 속도를 조절할 수 있다. 호흡주기는 뇌피질에서 보내는 신호로 바뀔 수 있다. 이러한 자발적인 조절은 우리가 말하는 것, 숨을 참는 것(일시적으로), 혹은 담배를 깊이 흡입하는 것을 가능하게 한다. 혈중의 pH가 충분히 낮아지면 무의식적으로 시스템이 작동하여 우리로 하여금 흡입을 하게 한다.

아주 드물게 호흡주기가 작동하지 않아 한 번에 10초에서 120초 동안 호흡이 멈출 때가 있다. 이것을 **무호흡(apnea)**이라 하며 수면 중에 주로 나타난다. 무호흡은 호흡 중추의 기능이 잘못되거나 더 흔하게는 상부 호흡기관의 장애 때문이다. 수면 무호흡증은 혈압을 높여 심장에 무리를 주고 죽음에 이르게 하기까지도 한다. 비만은 수면 무호흡증의 주 위험요인이지만 흡연 역시 위험을 높이는 요인이다(그림 10.16).

흡연과 호흡

담배에서 연기를 빠는 행동("담배 한 모금하기")은 정상 흡입과 매우 다르다. 왜냐하면 뇌피질이 이러한 행동을 조절하기 때문이다. 보통 흡연자는 담배를 빨 때 훨씬 깊은 호흡을 할 것이다. 그리고 호기를 하기 전에 몇 초간 숨을 참게 된다. 이런 행동은 담

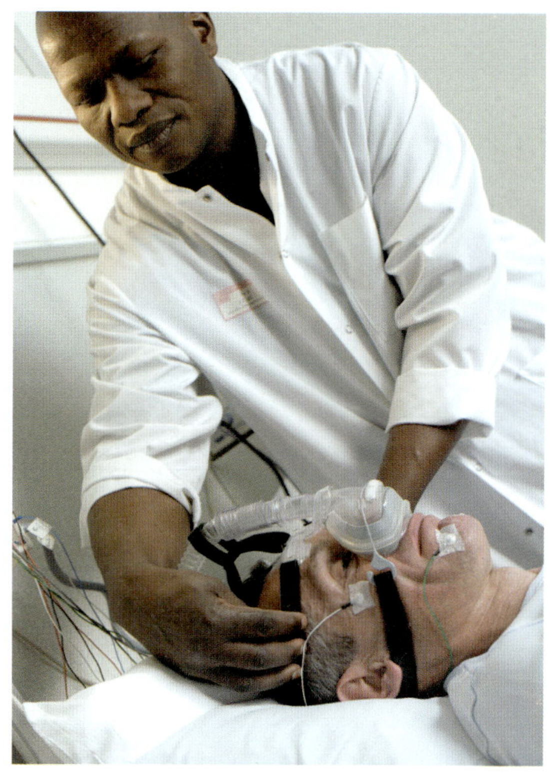

그림10.16 **수면 무호흡증의 치료.** 지속적으로 공기 흡입 경로에 압력을 주는 기구(CPAP)는 방안의 공기압에 비해 더 높은 공기압을 준다. 높은 공기압은 공기 흡입 경로를 유지시켜 무호흡증을 막는다.

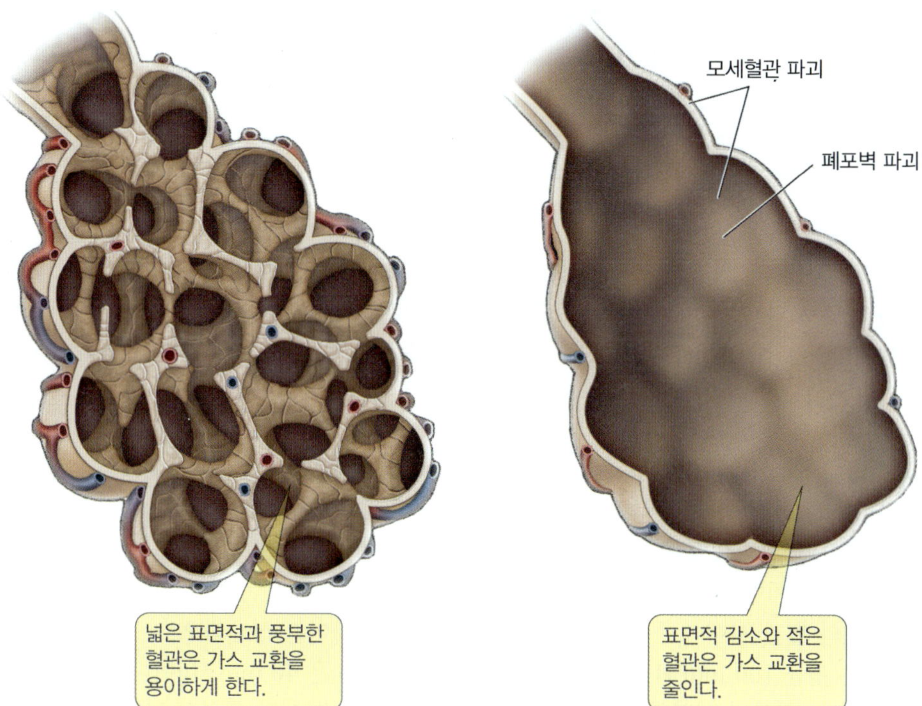

그림 10.17 **담배연기에 노출로 인한 폐포 손상.** (a) 정상 폐포는 포도송이 같이 보인다. 가스 교환은 이런 포도송이 하나하나의 표면에서 일어난다. (b) 폐 손상으로 폐포 벽이 무너지면 폐기종이 된다.

배 연기와 폐포 사이의 접촉을 최대로 늘린다. 다음 장에서 보듯이 폐포와 접촉을 최대로 늘리면 연기에 있는 성분을 혈액으로 전달하는 효율성이 증가한다. 하지만 이러한 접촉은 대가를 치룬다: 폐포 자체의 구조를 손상시킨다.

분진에 노출되면 폐의 만성적 염증을 유발하여 흠집을 남기고 탄력성이 줄어든다. 결국 능동적 호기를 하는 동안 폐포는 고압 상태에 놓이게 된다. 기침을 하는 동안에 압력이 너무 커서 폐포 벽이 마치 물 표면의 공기방울처럼 터진다(그림 10.17). 결국, 폐는 가슴의 모양 변화에 반응할수 없어 호기 때 작은 세기관지가 무너져 폐에 공기가 갇히게 된다. 이런 상태를 **폐기종(emphysema)**이라고 한다. 폐기종 환자는 호흡을 할 때 감소된 공기와 가스 교환을 보상하기 위해 환기 과다가 된다. 폐안에 갇힌 공기의 잔기량이 많아질수록 흉강이 영구적으로 팽창되어 원통 모양의 가슴이 된다. 만성 흡연자의 15%가 만성기관지염과 폐기종을 앓고 있다. 이것을 **만성 폐쇄성 폐질환(chronic obstructive pulmonary disease, COPD)**이라고 한다.

COPD를 앓는 환자는 숨이 차고 약해져서 격렬한 활동에 참여할 수가 없다. 가장 심각한 환자는 단순히 일상생활을 하기 위해서도 산소를 공급받아야만 한다. 손상된 폐포가 재생될 수 없기 때문에 COPD는 영구적이며 되돌릴 수가 없다. 폐 이식으로만 회복이 가능하다.

10.4 폐에서 가스 교환

폐포를 싸고 있는 막은 우리 몸의 **호흡 표면(respiratory surface)**이다. 이것은 상피조직으로 이를 통해 몸 안의 가스와 공기 중의 가스 사이에 교환이 일어난다. 사람의 호흡 표면은 대략 160평방미터로 테니스코트 정도이다. 1분 내에 4리터의 공기가 들어와서 이들 호흡 표면과 직접 접촉을 한다.

이산화탄소와 산소는 폐의 호흡 표면에서 혈관과 폐포 사이의 단순 확산에 의해 교환된다. 모세혈관에 고농도로 있는 이산화탄소는 폐포 안으로 들어가며, 폐포에서 호기를 통해 이산화탄소가 저농도로 유지된다. 흡입으로 폐포에 고농도로 유지되고 있는 산소는 농도가 낮은 모세혈관의 혈액 내로 전달된다.

가스 교환을 자세히 살펴보자

공기는 무게가 없는 것 같지만 실제로 질량을 지닌 분자들로 되어 있다. 기압은 공기의 질량으로 물체를 누르는 힘이다. 빠르게 움직이는 차의 차창 밖으로 손을 내밀면 손이 뒤로 밀리는 것을 생각해 보라. 이런 밀림은 기체 분자들의 질량, 즉 기압에 의한 것이다. **기압(gas pressure)**은 기압계 안의 수은의 높이를 보고 측정해 왔다. 지금도 기압은 수은밀리미터(mm Hg)로 나타낸다.

공기 중의 어떤 한 기체의 농도는 분압으로 측정한다(P_x, x는 측정하고자 하는 기체의 화학기호이다). **분압(partial pressure)**은 기체 혼합물 중 특정 기체의 농도에 전체 기압을 곱한 값과 같다. 예를 들면, 해수면에서 대기압이 760 mm Hg이다. 산소(O_2)가 대기 중 공기의 21%이다. 따라서 $Po_2 = 760 \times 0.21 = 160$ mm Hg이다. 높은 기압에서 낮은 기압으로 공기는 흐른다.

폐와 혈관 사이에서 산소와 이산화탄소의 압력 차이는 상대적으로 크다. 폐포에서 Po_2은 평균 100 mm Hg 정도이며 폐 모세혈관의 Po_2은 40 mm Hg이다. 이러한 차이는 혈액으로부터 이산화탄소가 빠르게 확산되어 폐로 들어가게 하고 산소는 폐에서 혈액으로 들어가게 한다. 폐포와 모세혈관 사이의 확산은 호흡 표면의 굉장히 얇은 상피세포막 때문에 용이하다—0.2마이크로미터, 즉 종이 두께의 1/200 정도밖에 안 된다.

이산화탄소와 산소는 호흡 표면을 감싸고 있는 액체에 녹아야만 이 막 사이로 이동할 수 있다. 한 번의 호흡에 폐포의 크기가 증가하고 감소해야 하기 때문에 호흡 표면을 감싸고, 폐포 벽이 물 분자의 응집력으로 서로 붙는 것을 막기 위해서 어느 정도 미끄러워야만 한다. 비누와 같은 **계면활성제(surfactant)**는 지속적으로 이러한 미끄러움을 줄 수 있다. 계면활성제의 구성물은 담배연기에 의해 손상을 받을 수 있으며 이런 손상은 가스 교환량을 줄이고 폐포 벽이 폐와 함께 팽창하기보다는 서로 붙는 경향이 있어 호흡을 더 힘들게 한다.

외호흡이 폐안의 혈액에 산소를 공급하면 산소는 내호흡의 필요를 공급하기 위하여 신체 조직으로 전달되어야만 한다.

8장에서 보았듯이 혈액에서 산소를 운반하는 분자는 헤모글로빈이다(그림 10.18). 헤모글로빈의 산소 **친화력**(affinity), 즉 산소와 결합하려는 경향은 산소 분압과 주변의 온도, pH에 영향을 받는다. 폐포의 보통 기압인 Po_2, 100 mm Hg면 거의 모든 헤모글로빈 분자는 산소와 결합할 것이다. 신체 조직의 보통 기압인 Po_2, 40 mm Hg면 헤모글로빈의 친화력이 떨어져 75%의 산소만 결합하게 된다.

산소의 흡입은 낮은 온도와 상대적으로 높은 pH에서 촉진된다. 이것은 차가운 바깥 공기를 들이마시고 이산화탄소를 내보내 탄산을 제거하게 한다. 세포호흡이 일어나는 조직에서는 반대로 과다한 탄산과 발열로 높은 온도를 이룬다. 따라서 헤모글로빈은 내호흡을 용이하게 하기 위하여 최대량의 산소를 가장 활발히 활동하는 조직에 운반하도록 적응이 잘 되어 있다(그림 10.19).

세포에서 내호흡으로 생성된 CO_2는 조직에 축적되어 폐에 흐르는 혈액에 비해 Pco_2를 높인다. 따라서 이산화탄소는 혈액으로 확산된다. 10% 정도의 이산화탄소는 혈장에 직접 녹아 있고 나머지는 적혈구에 들어 있다. 20% 정도의 CO_2 분자는 헤모글로빈의 글로빈 쪽에 결합하여 **카르바미노헤모글로빈**(carbaminohemoglobin)을 형성한다.

적혈구에 있는 이산화탄소는 **탄산무수화 효소**(carbonic anhydrase)의 도움으로 물과 결합하여 탄산이 된다. 탄산은 양성을 띠는 수소 이온과 음성을 띠는 **중탄산염**(bicarbonate) 이온으로 빠르게 분리된다. 중탄산염은 적혈구를 빠져나와 혈장에 축적이 된다. 11장에서 살펴보겠지만 탄산염은 혈액의 pH를 7.35와 7.45 사이에서 항상성을 유지하기 위해 필요하다.

탄산에서 분리된 과다한 수소 이온은 헤모글로빈과 결합하여 **환원 헤모글로빈**을 만들어(reduced hemoglobin) 심장으로 들어가는 혈액이 암적색을 띠게 한다. 폐에서는 폐포의 Pco_2가 상대적으로 낮아 산을 형성하는 화학반응이 반대 방향으로 일어나 CO_2

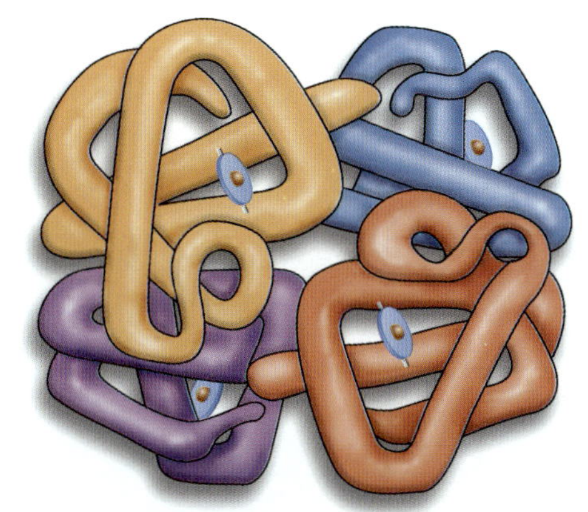

그림 10.18 헤모글로빈. 폐포를 싸고 있는 모세혈관에서 몸 전체 조직으로 산소 운반을 책임지고 있는 단백질.

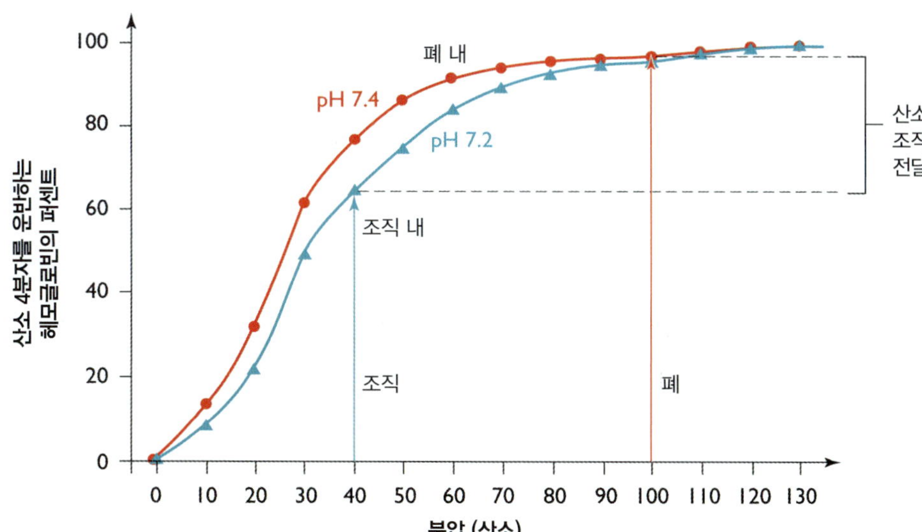

그림 10.19 헤모글로빈 결합. 헤모글로빈은 pH가 상대적으로 높을 때 산소 분자와 결합하고 pH가 낮으면 산소를 방출한다.

시각화 태아는 성인의 헤모글로빈과 비교해서 어떤 산소 분압에서도 산소에 더 높은 친화력을 지니는 헤모글로빈을 생성한다. pH 7.4에서 태아의 헤모글로빈의 경우 산소 친화력 커브가 본 그래프 상에서 대략 어떤 모양일까?

가 혈액에서 공기로 확산되게 한다(그림 10.20).

흡연과 가스 교환

헤모글로빈은 산소 운반에 효과적이다. 왜냐하면 특정 조건에서만 분자를 방출하기 때문이다. 하지만 헤모글로빈의 헴 군은 다른 분자에도 친화력이 있는데 이들은 잘 방출이 되지 않는 흔치 않은 분자들이다. 우리가 관심이 있는 것은 헤모글로빈이 흡연의 부산물로 생성되는 일산화탄소에 친화력이 강하다는 것이다. 실제로 CO는 산소보다 헤모글로빈에 240배 더 강하게 붙는다.

담배연기를 통해 흡입된 일산화탄소는 호흡 표면에서 적혈구로 들어간다. 일산화탄소가 붙는 것이 너무 강해서 헤모글로빈에서 방출되는 것이 느리다. 미량의 일산화탄소라도 많은 양의 헤모글로빈을 잡고 있어서 조직에 산소가 결핍된다. 간접흡연이 일산화탄소의 양이 크지 않아 산소 결핍으로 인해 죽음에 이르게 하지는 않을 지라도 적은 양이지만 일산화탄소에 의한 만성적 산소 결핍은 조직과 기관을 손상시킬 수 있다.

일산화탄소는 특별히 발생 중인 배아 및 태아에 해를 끼친다. 왜냐하면 배아와 태아는 필요한 산소를 산모가 공급하는 혈액과 교환하여 얻어야만 하기 때문이다. 흡연하는 산모에서 태어난 아기의 몸무게가 평균보다 적은 것은 아마도 산소 결핍에 의한

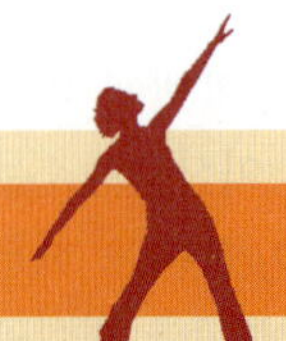

쉬어가기 10.5

고압 산소 치료법으로 일산화탄소 독성을 치료한다. 이것은 100% 산소로 가득 채워 대기압보다 2.5배 기압을 높인 방에 환자가 들어가게 하는 것이다. 기압이 확산과 헤모글로빈 결합에 미치는 영향에 대한 이해를 이용하여 왜 이 치료법이 효과적인가를 설명하라.

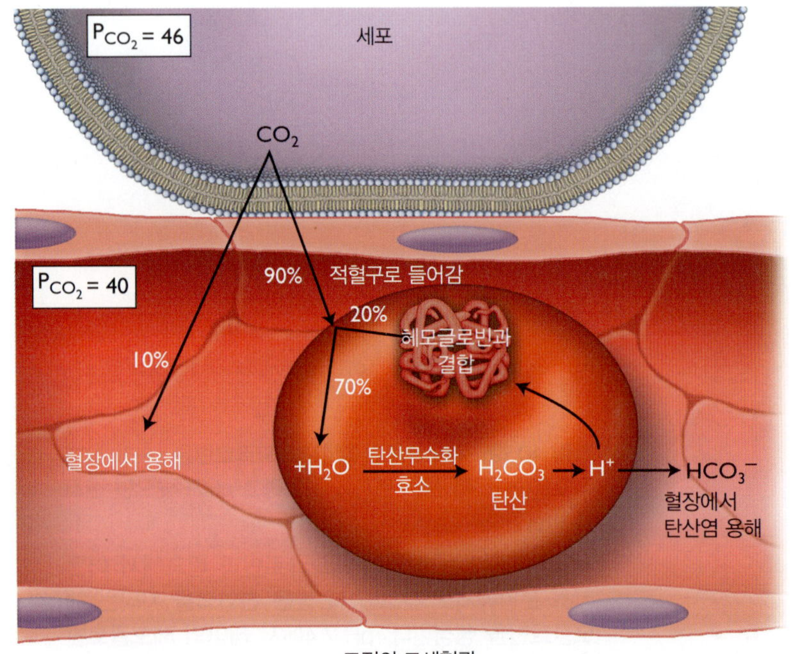

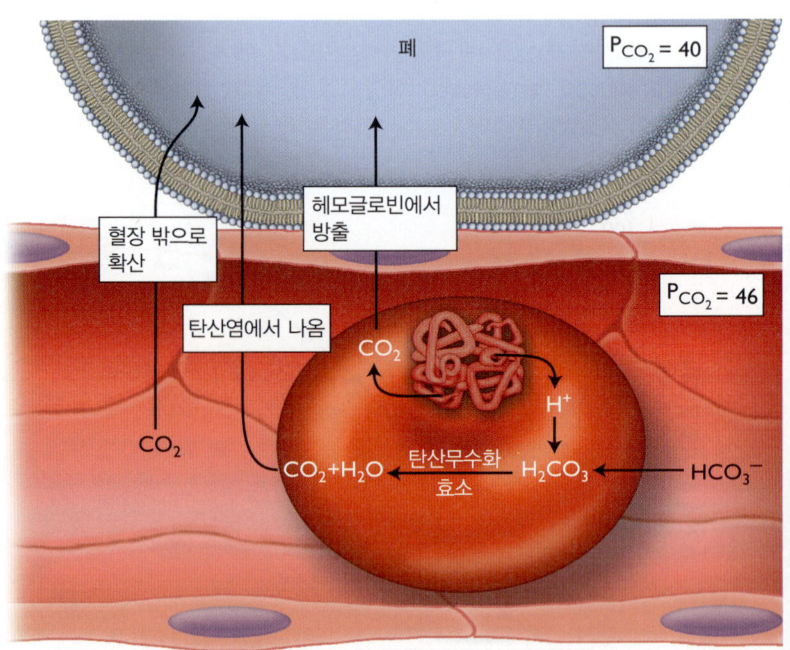

그림 10.20 혈액 내의 이산화탄소. (a) 조직에서 혈액으로 들어온 이산화탄소 분자 10% 정도는 혈장에서 바로 용해되고, 20%는 적혈구로 들어가 헤모글로빈과 결합한다. 나머지 70%는 적혈구로 들어가서 탄산으로 전환된다. 탄산이 탄산염과 수소로 분리되면 수소는 헤모글로빈과 결합하고 탄산염은 혈장으로 되돌아간다. (b) P_{CO_2}가 낮은 폐포에서 이산화탄소는 혈액에서 공기로 방출된다.

것 같다. 동물 연구에서 얻은 증거에 의하면 간접흡연으로 오랜 기간 일산화탄소에 노출된 유아나 어린이들도 같은 이유, 즉 산소 결핍으로 뇌 기능이 저하된다.

니코틴: 왜 담배는 습관이 될까?

산소나 이산화탄소와 더불어 호흡 표면을 통과할 수 있는 것은 일산화탄소만이 아니다. 담배연기에 있는 많은 종류의 암유발 물질이 흡연자의 소변에서 발견되었다. 이것은 이런 물질들이 혈액으로 흡수되었다는 것이다. 호흡 표면을 통과한 물질 중에 가장 강력한 것이 니코틴이다. 니코틴은 흡연자들이 담배로 인한 건강의 위험도 무릅쓰게 하는 주원인이다.

니코틴(nicotine)은 자연에서 생성되는 알카로이드라는 유기화합물이다. 식물은 포식자를 방어하기 위해 아미노산에서 유래된 알카로이드를 생성한다. 알카로이드는 쓴맛으로 포식자를 방해하며 그 구조가 사람을 포함한 포유동물의 신경계에 작용하는 물질과 유사하다. 이러한 유사성 때문에 몸 안으로 침투한 알카로이드는 신경 신호를 막거나 증진시킬 수 있어서 생리적, 심리적 효과를 일으킨다. 사람의 신경계에 영향을 미치는 다른 유사한 알카로이드에는 카페인, 에페드린, 코데인, 코카인이 있다.

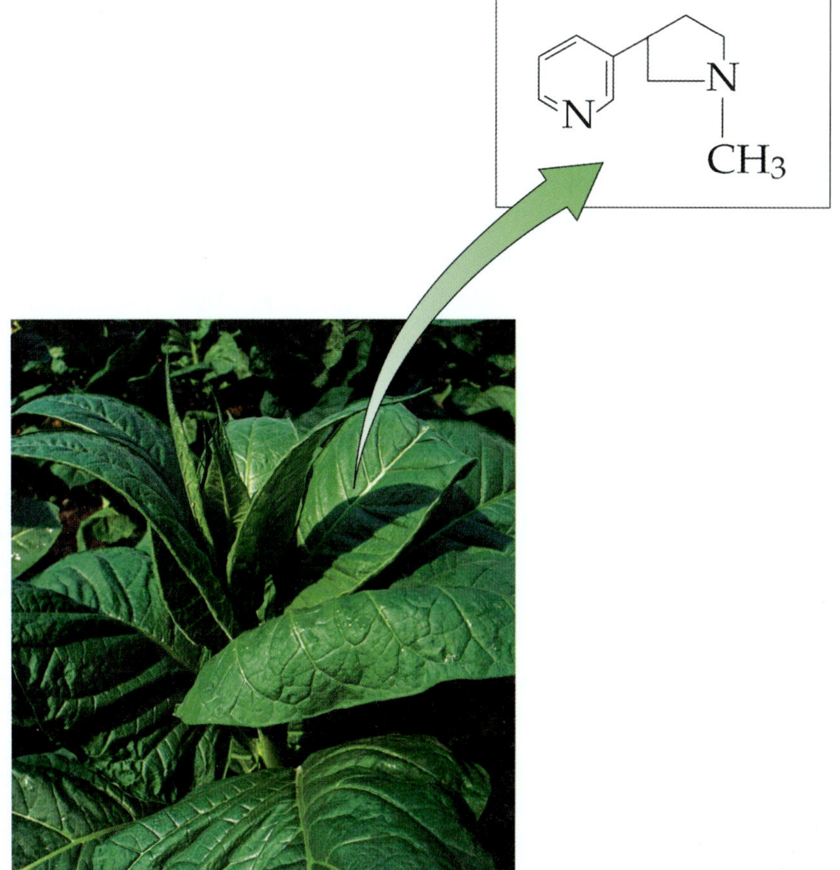

그림 10.21 **니코틴.** 니코틴은 식물이 포식자를 방해하기 위하여 생성하는 유기화합물이다.

니코틴(그림 10.21)은 신경을 활성화시키는 화학 물질인 아세틸콜린과 구조가 유사하다. 아세틸콜린은 호흡, 심장 박동, 식욕과 기분 같은 다양한 신체 기능에 영향을 주는 물질이다. 니코틴은 아세틸콜린이 자극하는 같은 신경세포를 자극하기 때문에 같은 작용을 한다. 니코틴 복용은 호흡과 심장 박동을 빠르게 하고 식욕을 감퇴시키며 행복감을 준다.

행복감은 대개 좋은 식사 혹은 긍정적인 사회적 관계와 같은 일상의 즐거움에서 온다. 이러한 활동은 우리를 기분 좋게 한다. 왜냐하면 이것들이 뇌의 "쾌락 센터"에 있는 신경세포를 자극하기 때문이다. 뇌의 구조는 보상 체계로 되어 있는 것 같다. 보상 체계란 생존과 생식의 기회를 개선하는 경험과 행동을 지속적으로 찾도록 부추기는 적응을 말한다.

니코틴은 독립적으로 뇌의 쾌락 센터를 자극하기 때문에 중독성이 강해서 사용자들이 끊임없이 찾게 한다. 니코틴의 초기 효과가 사라질 때면 쾌락 센터의 활동이 줄고 사용자는 우울하고 피곤해져 니코틴을 또 원하게 된다. 어떤 의미에서는 니코틴 및 다른 중독성약물은 뇌의 보상 체계를 습격하는 것이다. 정상적인 활동은 더 이상 즐겁지가 않고 중독물질 그 자체가 보상이 되는 것이다(그림 10.22).

흡연자가 흡입을 하면 니코틴이 폐포 벽을 통과하여 10초 만에 뇌로 전달된다. 니코틴이 전달되는 속도는 쾌락 감각과 담배 사이의 강력한 무의식적인 교감을 제공한다. 담배를 잡고, 불을 붙이고 연기를 빨아 폐로 전달하는 행동 모두가 중독의 일부가 된다. 니코틴 효과와 담배와의 연상은 강력하다. 흡연 경험이 있는 사람의 적어도 40%가 자신들이 신체적으로 담배에 종속되어 있다고 믿는다. 반면에 반응이 느린 약물인 알코올 사용자는 7%만이 종속되어 있다고 느낀다.

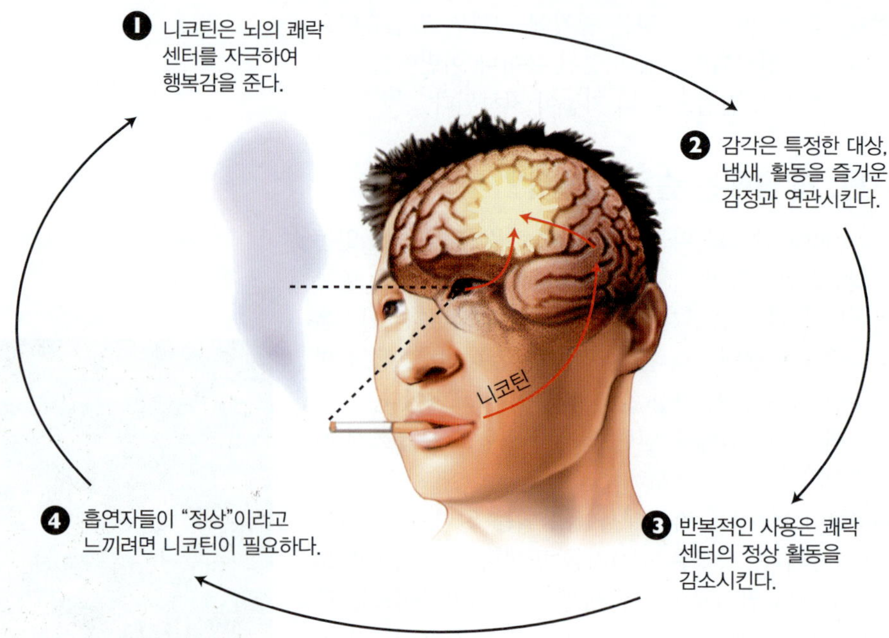

그림 10.22 니코틴 중독. 담배는 니코틴을 전달하기 때문에 중독된다. 니코틴은 뇌의 쾌락 센터를 자극하며 흡연자는 흡연과 행복감을 연상한다. 뇌가 니코틴이 제공하는 자극에 적응이 되면서 흡연자는 담배에 종속된다.

시각화 이러한 양성 되먹임 체계에서 어느 시점에 니코틴 패치 혹은 니코틴 껌이 담배 중독을 끊는 것을 돕는가? 흡연자가 니코틴에 노출이 되면 구토를 일으키는 약물이 어느 시점에서 효과가 있는 것인가?

10.5 폐 이외의 기관계

담배흡연이 건강에 미치는 영향은 역학적 연구로 정립되어 있다. 역학 연구란 환경적, 혹은 사회적 요인과 질환 사이의 연결고리를 찾아보는 것이다. 이러한 연구의 틀은 1장에서 자세히 설명한다. 역학 연구는 거의 모든 기관계가 관련되는 흡연의 놀라운 영향에 대해 보여주고 있다(그림 10.23). 다른 장에서 이러한 기관계에 대해 설명하겠지만 간단히 말하자면 다음과 같다.

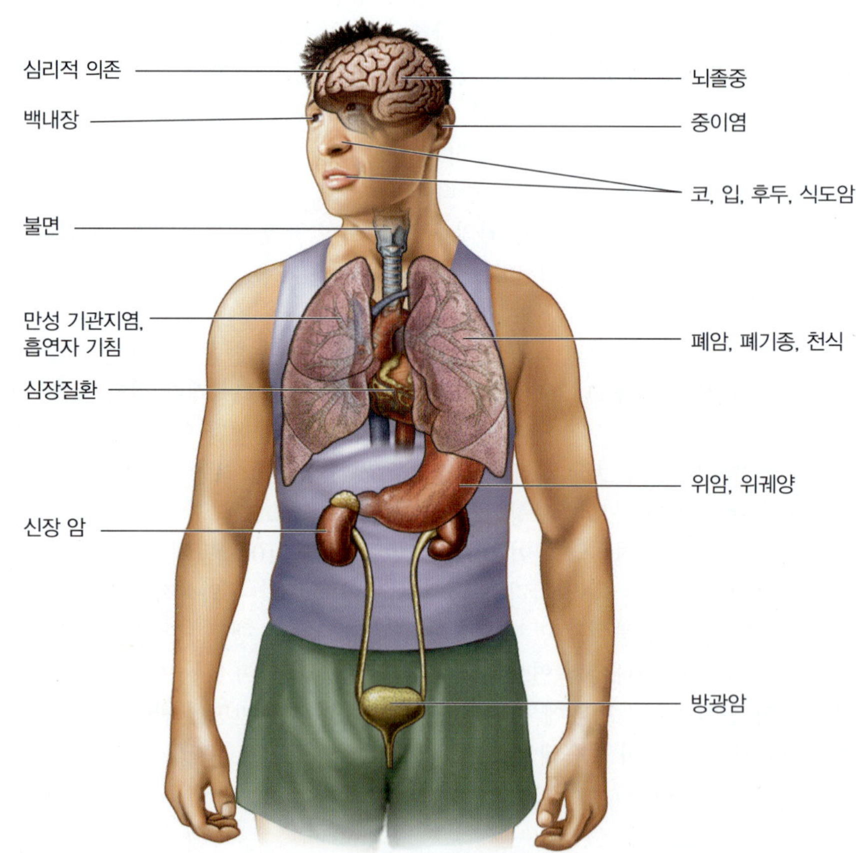

그림 10.23 담배흡연은 거의 모든 기관계에 영향을 미친다. 명백하게 흡연과 관련된 건강의 위험에 대한 요약. 연관성이 아직 명확하게 정립되어 있지는 않지만 다른 위험 요인들이 있을 수 있다.

흡연이 다른 기관계에 미치는 영향

심혈관계. 대부분의 사람은 폐암과 COPD와 같은 그 외 다른 폐질환이 담배연기 노출과 연관된 주요 위험이라고 믿는다. 실제로 흡연으로 인한 사망의 대부분은 심혈관 질환 때문이다.

심혈관계에 흡연이 미치는 대부분의 영향은 니코틴 때문이다. 니코틴은 LDL(저밀도 지방단백질, "나쁜 콜레스테롤")의 생성을 증가시키고 HDL(고밀도 지방단백질, "좋은 콜레스테롤")의 생성은 줄인다. 결과적으로 담배연기에 노출된 사람은 순환하는 지방이 많아서 혈관이 막힐 위험이 높다. 니코틴은 또한 혈전 형성을 촉진하여 심근경색과 뇌졸중의 위험을 높인다.

미국 질병관리본부(CDC)에 의하면 흡연자 가운데 1년에 대략 147,000명이 심장질환으로 사망에 이른다. 흡연자는 비흡연자에 비해 심장질환으로 사망할 확률이 2~3배가 높다. 나아가 CDC는 간접흡연으로 인한 수동적 흡연자 가운데 심장질환으로 사망한 사람이 1년에 35,000명으로 추정한다.

소화계와 배설계 공기 통로에서 나온 점액과 타르를 흡연자들이 삼키면 담배연기의 독성물질이 소화계로 들어간다. 독성물질의 섭취는 위암과 췌장암의 위험을 높인다. 담배연기에 노출되면 헬리코박터 파이로리(*Helicobacter pylori*)의 감염이 악화되어 위궤양의 원인이 되기도 한다.

담배연기의 많은 해로운 성분은 소변으로 배출된다. 따라서 이러한 성분들은 소변을 배출하기 전에 소변을 생성하고 저장하는 기관인 신장과 방광에서 농축된다. 따라서 흡연자들은 비흡연자에 비해 신장암에 걸릴 확률이 38%높으며 방광암에 걸릴 확률은 300%나 높다.

감각과 뇌 담배연기 속에 있는 시안화수소는 코와 입에 있는 감각 수용기에 치명적이라 흡연자의 미각과 후각을 저하시킨다. 담배연기에 노출되면 눈의 수정체에 죽은 세포가 쌓이는 백내장의 위험이 높아지고 노년기 실명의 주요 원인이 된다.

흡연은 뇌졸중의 위험을 높여 뇌를 위협한다. 하지만 아마도 뇌에 가장 중요한 영향은 니코틴 중독이다. 흡연자와 사회에 흡연의 대가를 줄이기 위한 어떤 노력도 이 점을 반드시 언급할 필요가 있다.

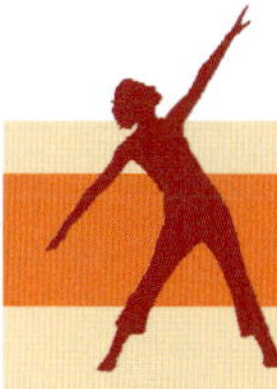

쉬어가기 10.6

담배연기에 노출로 인한 건강에 미치는 영향을 고려해보라. 흡연이 끼치는 영향에 대한 이해를 바탕으로 생각할 때, 무연(씹는) 담배를 이용하면 흡연보다 훨씬 덜 해로울까?

흡연 관련 질환의 예방

담배를 끊는 것은 어렵다. 흡연자 3분의 2가 끊고자 원한다고 말해도 10명 중 1명만이 성공한다. 흡연 중독의 심각성은 다음과 같은 통계에 의하면 분명하다. 폐암 수술 후 흡연자의 거의 반은 흡연을 다시 한다. 심장마비가 왔었던 흡연자 중 38%는 병원에서 나오자마자 바로 흡연을 다시 시작한다. 암의 치료를 위해 흡연자의 후두를 제거했을지라도 40%가 다시 흡연을 시도한다.

담배를 끊기 원하는 흡연자는 이해와 때로는 도움이 필요하다. 많은 사람들은 담배흡연으로 섭취해왔던 니코틴을 니코틴 패치, 약용박하드롭스, 껌으로 대체함으로써 니코틴을 서서히 떼어낸다. 또 다른 사람들은 니코틴을 원하게 만드는 것들을 피하기 위해 상담이나 행동의 변화로 끊기도 한다. 표 10.1에 성공적인 사례의 기본 수단 몇 가지를 정리하였다.

니코틴의 중독성은 흡연으로 인한 건강과 경제 비용을 줄이기 위해 당면하는 문제의 반에 불과할 뿐이다. 나머지 반은 이제 막 흡연을 습관으로 하기 시작한 새로운 흡연자들의 수를 줄이는 것이다. 흡연자 90%가 19세가 되기 전에 흡연을 시작한다. 19세이면 관습에 예민하게 반항하는 나이이다. 니코틴은 효과적인 식욕 억제제이기 때문에 감량을 하기 위한 전략으로 흡연을 시작하는 젊은 여성의 수가 증가하고 있다. 흡연을 시작하게 되는 다른 요인들은 가족이나 친구 중에 피는 사람이 있거나, 동료들의 인정, 학업성취 저조, 낮은 자존감, 다른 사람에게 쉽게 영향을 받는 것들이 있다.

소아의학지(Pediatrics) 저널에 2005년 12월에 발표된 리뷰논문은 2002~2005년 사이에 PG-13등급의 영화에 나오는 흡연자 배우의 수가 R등급 영화보다 더 많았다고 보고하였다. 영화와 광고에서 흡연을 매력적인 어른의 행동으로 비추면 흡연을 부정적으로 묘사하는 것보다 청소년들은 그 행동을 본으로 삼으려고 할 것이다. 실제로 가장 성공적인 금연운동은 흡연의 나쁜 면을 보여주는 것으로 이 광고는 흡연을 시작하기 가장 쉬운 나이 그룹의 아이들이 디자인한 것이다.

표 10.1 | 성공적인 금연 프로그램 전략

기본원리	행동지침
준비	• 금연 시작 날짜를 정함 • 모든 담배와 재떨이를 제거
지지와 격려를 얻음	• 친구와 가족에게 금연계획과 그들의 지지를 원한다고 말함 • 개인적 혹은 그룹 상담을 함—소개를 위해 본인이 다니는 병원 혹은 가까운 건강 담당부서에 전화함
새로운 습성을 배움	• 시도하도록 자극하는 것들을 최소화하기 위하여 일상생활을 변경 • 유산소운동과 같이 스트레스를 풀기 위한 다른 방법을 시도 • 매일 무언지 재미있는 것을 하도록 계획
약물 투여와 올바른 사용	• 니코틴 대체 물질은 금연할 확률을 2배로 한다. 의사 혹은 약사와 방법에 대해 상담
어려운 상황을 대비	• 술 마시는 것을 피함 • 다른 흡연자들을 피함 • 체중 증가는 정상—이것이 목표를 흐리게 하지 않도록 함 • 명상 혹은 운동 프로그램으로 스트레스 해소 방법 고안

10장 복습

기억해야 할 어원

다음 어원은 주로 라틴어와 그리스어에서 온 것이며 용어를 해독하는 데 도움이 될 것이다.

-hale, exhale과 inhale같이 호흡한다는 의미의 동사에서 왔다.
-itis는 끝에 붙여서 (기관의) 염증을 묘사하는 데 사용한다.
pleur-과 **pleura-**는 측면 혹은 옆구리라는 단어에서 왔다.
pneum-과 **pulmon-**은 둘 다 폐를 뜻한다.
-spir-과 **-spira-**는 호흡한다는 의미의 동사에서 왔다.

핵심 용어

10.1 호흡계 해부: 폐로 가는 흡연경로

기관(trachea)
기관세지(bronchiole)
기관지(bronchus)
귀인두관(Eustachian tubes)
비갑개(septum)
비강(nasal cavity)
상부 호흡관(upper respiratory tract)
성대(vocal cords)
시누스(sinus)
이관(auditory tubes)
입(mouth)
코(nose)
폐(lungs)
폐포(alveoli)
하부 호흡관(lower respiratory tract)
후두(larynx)

10.2 담배 연기와 호흡관

기관지염(bronchitis)
분진(particulates)
시누스 감염(sinusitis)
중이염(otitis media)
천식(asthma)
편도선염(tonsillitis)
폐렴(pneumonia)
환경성 흡연(environmental tobacco smoke)
후두염(laryngitis)

10.3 들숨과 날숨

1회 호흡량(tidal volume)
내호흡(internal respiration)
늑간근(intercostal muscles)
만성 폐쇄성 폐질환(chronic obstructive pulmonary disease, COPD)
무호흡증(apnea)
외호흡(external respiration)
잔기량(residual volume)
폐기종(emphysema)
폐활량(vital capacity)
호기(exhalation)
날숨(expiration)
환기(ventilation)
호흡 중추(respiratory center)
횡격막(diaphragm)
흡입(inhalation)
흡입(inspiration)

10.4 폐에서 가스 교환

계면활성제(surfactant)
기압(gas pressure)
분압(partial pressure)
호흡 표면(respiratory surface)

요약

10.1 호흡계 해부: 폐로 가는 흡연 경로

- 상부 호흡기관은 입, 코, 시누스, 인두로 되어 있다. 들어오는 공기를 정화하고 몸에 맞게 한다(228~229쪽).
- 하부 호흡관은 후두, 기관, 기관지와 폐로 되어 있다. 들이마신 공기를 폐포의 호흡 표면으로 전달한다(229~230쪽; 그림 10.7).
- 사람의 목소리는 후두에 있는 성대의 진동과 입의 모양과 움직임에 의해 나온다(229~230쪽).

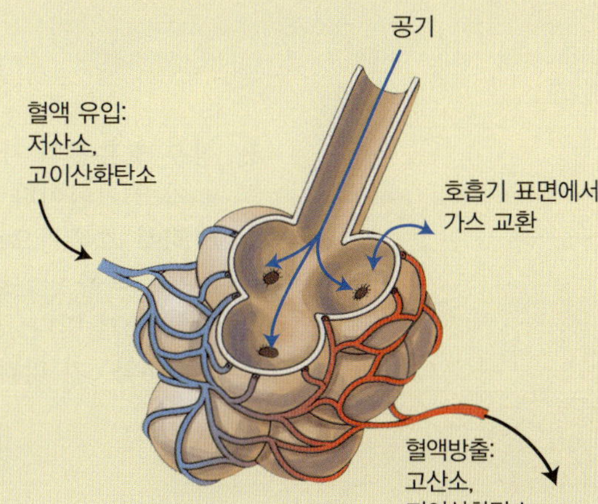

10.2 담배 연기와 호흡관

- 주류 연기와 옆으로 새는 비주류 연기 모두 암을 유발하거나 강력한 독성을 지닌 수백 가지의 화학물질과 작은 분진들로 되어 있다(230~232쪽).
- 담배 연기에 노출되면 상부 호흡관의 방어

기능을 저해하여 호흡기 감염률을 높인다. 담배연기는 천식 및 폐암 발병률도 높인다(232~233쪽).

10.3 들숨과 날숨

- 호흡은 신체와 환경 사이에 가스를 교환하는 외호흡을 촉진한다. 외호흡은 세포 호흡이 일어나는 조직에 산소를 전달하고 이산화탄소를 제거하는 내호흡을 할 수 있게 하는 데 필요하다(234쪽; 그림 10.11)

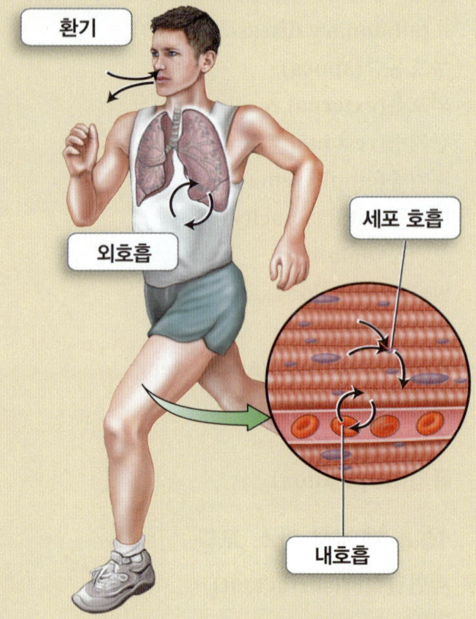

- 폐안의 공기는 한 번 숨을 들이마시고 내쉬는 양인 1회 호흡량; 우리가 내쉬는 총호기량인 폐활량과; 더 이상 내쉴 수 없어서 폐에 남아 있는 잔기량으로 구성된다(234쪽).
- 횡격막과 늑간근의 수축은 폐의 용적을 늘인다. 이러한 수축은 흡입하는 동안에 상부 호흡기관을 통하여 공기를 들어오게 한다. 횡격막과 늑간근이 이완되면 흉강이 줄어들면서 공기를 밖으로 내보낸다(234~235쪽).
- 뇌의 호흡 중추는 정상 상태에서 호흡률을 조절한다. 호흡률은 항상성 유지와 자발적인 호흡 조절로 인해 변경될 수 있다(236쪽).
- 이산화탄소 생성의 증가로 인한 혈액의 pH 저하는 더 빠른 호흡률을 촉진한다(236~237쪽).
- 활동량이 높고 혈액에 이산화탄소가 더 많으면 호흡 중추에서 보내는 신호는 복근과 가슴근육의 수축을 유도하여 폐 밖으로 더 많은 양의 공기가 나가게 한다(236쪽).
- 담배 연기는 폐포를 손상시키고 폐에 탄력성을 저하시켜 호기 및 정상 가스 교환을 저해한다(237~238쪽).

10.4 폐에서 가스 교환

- 사람의 호흡 표면은 폐포의 벽이다. 호흡 표면을 통과하여 산소는 모세혈관으로 확산되고, 이산화탄소는 모세혈관에서 폐포로 확산된다(238쪽).
- 가스가 움직이는 방향은 높은 분압에서 낮은 분압으로 이동한다(238쪽).
- 혈액의 헤모글로빈은 호흡 표면에서 산소와 강하게 결합하여 활발히 활동하는 조직으로 산소 전달을 용이하게 한다. 헤모글로빈은 세포 호흡이 활발한 조직과 같이 폐보다 온도가 높고 pH가 낮은 곳에 산소를 공급한다

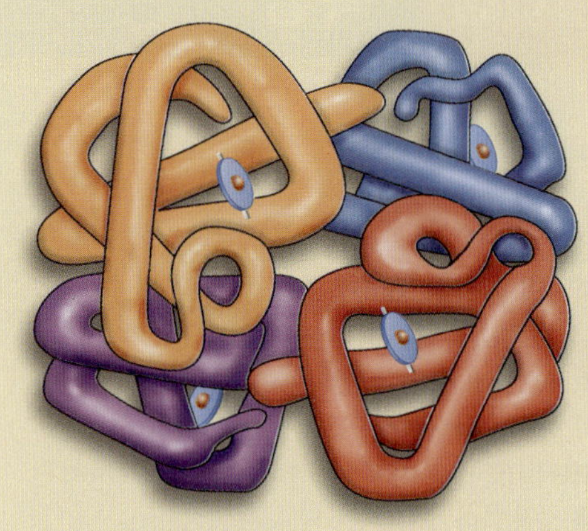

(239쪽; 그림 10.18).

- 조직으로부터 확산된 이산화탄소는 중탄산염이온의 형태로 우선 호흡 표면으로 전달되어 폐에 이르고 중탄산염이 분해되어 이산화탄소를 만든다. 이산화탄소는 폐포로 확산되어 밖으로 배출된다(239쪽).
- 담배연기에 있는 일산화탄소는 헤모글로빈과 결합하여 조직에 산소 공급을 부족하게 한다. 이러한 결핍은 특별히 발생과정의 배아와 태아에 더 심각하다(240쪽).
- 니코틴은 담배 연기에 있는 성분으로 행복감을 주는 뇌 화학물질과 같이 중독을 유발한다(241쪽).

10.5 폐 이외의 기관계

- 호흡기 막을 통과하는 담배연기 성분은 심혈관질환, 여러 기관에 생기는 암, 위궤양, 백내장과 뇌졸중에 걸릴 위험을 높인다(243쪽).

기본 학습 문제

1. 상부 호흡관을 이루는 구조가 아닌 것은_________.
   a. 폐포이다
   b. 시누스이다
   c. 인두이다
   d. 코이다
   e. 점막이다

2. 상부 호흡관의 기능은_______________.
   a. 가스 교환이다
   b. 하부 호흡관으로 들어가는 공기를 조절이다
   c. 목소리를 만든다
   d. a와 c가 맞다
   e. a, b와 c가 맞다

3. 고음을 만드는 것은_______________.
   a. 아주 유연한 성대이다
   b. 커다란 후두이다
   c. 흡연자이다
   d. 짧은 성대이다
   e. 입 모양이다

4. 호흡기 관에 있는 섬모는_______________.
   a. 점액과 먼지를 호흡기 관 밖으로 쓸어낸다
   b. 섬세한 구조의 폐를 오염되지 않게 보호한다
   c. 폐에서 적극적으로 물질을 이동시킨다
   d. 담배 연기에 노출되면 손상될 수 있다
   e. 위의 모두가 맞다

5. 호흡기 관에서 공기가 통과하는 순서대로 다음 구조에 번호를 적어라.
   ____________ 기관세지
   ____________ 기관
   ____________ 비강
   ____________ 후두
   ____________ 폐포

6. 폐포는 ____________.
   a. 폐에 있는 기관세지의 끝에 있는 작은 공기 주머니이다
   b. 사람의 호흡 표면이다
   c. 모세혈관망으로 싸여 있다
   d. 담배 연기에 노출되면 손상을 입는다
   e. 위의 모두가 맞다

7. 주류 연기와 비교할 때 옆으로 새는 담배연기는 __________.
   a. 농축이 덜 되었다
   b. 불완전 연소로 인한 생성물이 더 많다
   c. 분진이 더 많다
   d. a와 b가 맞다
   e. a, b와 c가 맞다

8. 각 용어를 맞게 설명한 것을 골라라.

______ 세포 호흡	a. 들숨과 날숨
______ 내호흡	b. 혈액과 몸의 조직 사이에서 가스 교환
______ 외호흡	c. 세포 내에서 ATP를 생성하는 과정으로 산소를 필요로 함
______ 호기	d. 몸과 환경 사이에 가스 교환

9. 호흡 중추의 신경세포가 호흡률을 증가하도록 촉진시키는 것은________________.
   a. 혈액 내 증가한 이산화탄소 농도이다
   b. 혈액 내 저하된 pH이다
   c. 혈액 내 저하된 산소 농도이다
   d. a와 b가 맞다
   e. a, b와 c가 맞다

10. 정상 호흡을 할 때 폐가 담을 수 있는 공기의 ______________를(을) 흡입한다.
    a. 전부
    b. 90% 정도
    c. 반 정도
    d. 10% 정도
    e. 일정하지 않은 양

11. 쉬고 있을 때 흡입을 하기 위해 필요한 것은_____________.
    a. 횡격막 수축
    b. 호흡기 관의 정상 기능
    c. 폐포를 싸고 있는 모세혈관 내에 부분적인 진공 형성
    d. 늑간근 이완
    e. 복근 수축

12. 폐기종이 가슴을 크게 하는 이유는___________________.
    a. 흡입을 너무 많이 하게 한다
    b. 담배연기 노출은 대책 없이 부가적으로 폐포를 생성하도록 한다
    c. 기관지가 공기를 가두는 끈끈한 점액으로 채워져 있다
    d. 조직을 손상해 폐에 탄력성을 줄여 공기를 가두어둔다
    e. 폐에 만성적 알레르기염증을 일으킨다

13. 헤모글로빈에 관해 맞지 않는 것은_______________.
    a. 혈액내 산소를 운반하는 단백질이다
    b. 공기분압이 낮을 때 산소에 결합하고 분압이 높을 때 산소를 방출한다
    c. 일산화탄소와 강하게 결합한다
    d. 철을 담고 있어 빨간색이다
    e. 적혈구에서 볼 수 있다

14. 공기 혼합물 중에 공기분압은 다음과 같다:_____________
    a. 공기량에 있는 총 분자의 수
    b. 혼합물 중에 있는 비율에 총 공기압을 곱한 것
    c. 총 공기압을 혼합물 중에 있는 공기의 수로 나눈 것
    d. 혼합물 중에 다른 공기에 상대적인 공기의 온도
    e. 한 곳에서 다른 곳으로 확산하는 공기

15. 다음 중에 헤모글로빈에서 산소를 방출하게 촉진하는 조건은 무엇인가?
    a. 낮은 pH
    b. 높은 온도
    c. 높은 탄산농도
    d. 주변조직에서 낮은 산소분압
    e. 위의 모두가 맞다

16. 혈액내 이산화탄소는 _________________.
    a. 중탄산염 이온형태로 있다
    b. 헤모글로빈과 결합할 수도 있다
    c. 혈액의 pH를 바꾸지 않는다
    d. a와 b가 맞다
    e. a, b와 c가 맞다

17. 니코틴은 ________________.
    a. 뇌에서 신경세포를 활성화한다
    b. 연기를 내지 않는 담배에는 없다
    c. 자연에는 없다
    d. 특별히 중독성은 없다
    e. 노출되면 우울증에 걸린다

18. 금연을 어렵게 하는 요인이 아닌 것은__________________.
    a. 니코틴 중독이다
    b. 흡연이 좋은 감정과 연관되어 있다
    c. 흡연과 습관적인 특정 행동과의 연관이다
    d. 흡연으로 인한 건강의 위험이다
    e. 흡연과 개인적인 표현과 자유 사이의 연관이다

19. 담배 연기의 노출과 상관이 있는 질환은 어느 것인가?
    a. 심장질환
    b. 폐암
    c. 방광암
    d. 천식
    e. 위의 모두가 맞다

분석 및 응용 문제

다음 내용을 참조하여 질문 1~3을 답하라.

천식은 그 원인이 불분명한 호흡기 질환이다. 가슴이 조이고, 숨이 가쁘고, 숨이 차오르는 증상을 보인다. 천식이 발병되면 폐 세포에서 점성이 강한 끈끈한 점액을 만든다. 기관지 주변의 근육이 조여져 기관지 자체가 붓게 된다. 천식이 시작되면 폐로 흐르는 공기가 50%로 줄어든다. 그러면 몸에 산소를 공급하고 이산화탄소를 배출하는 능력도 준다. 천식은 호흡기 감염, 찬 공기, 곰팡이 혹은 애완동물 비듬 같은 알레르기 항원, 오존, 담배연기, 자동차매연, 운동, 먼지, 향수, 감정에 이르기까지 다양한 요인으로 인해 촉진된다.

천식은 만성적이지만 치료 가능한 질환이다. 예방 혹은 치료할 수 있는 약물이 가용하다. 코르티코스테로이드와 같은 항염증성 약물은 점액 생성을 감소시켜 기관지 염증을 줄인다. 기관지 확장제는 천식 발병 동안 기관지를 수축하는 근육을 이완시키는데 도움을 준다.

1. 천식을 유발하는 알레르기 항원을 연구하는 연구자들이 T세포를 폐로 이동시키는데 원인이 되는 알레르기 항원을 발견하였다. 이러한 T세포는 염증반응을 일으키는 물질을 방출한다. 연구자들이 β-아레신-2라고 하는 단백질이 결핍된 T세포는 폐로 이동하지 않고 따라서 염증반응도 일어나지 않는 것을 발견하였다.

   그렇다면 천식을 치료하기 위하여 T세포에서 β-아레신-2 단백질 합성을 저해하는 약물을 개발하는 것이 현명한 일일까? 왜 그럴까 아니면 왜 그렇지 않을까?

2. 천식 발병은 과거 수십 년 사이에 상당히 증가하였다. **그림 10.24**에 1967년에서 1987년 사이에 카이저 퍼머넌트 HMO(건강관리기구)의 북서 지부에 속하였으며 천식 치료를 받은 사람의 비율을 그래프로 보여준다. 데이터를 나이와 성별로 구별하였다.

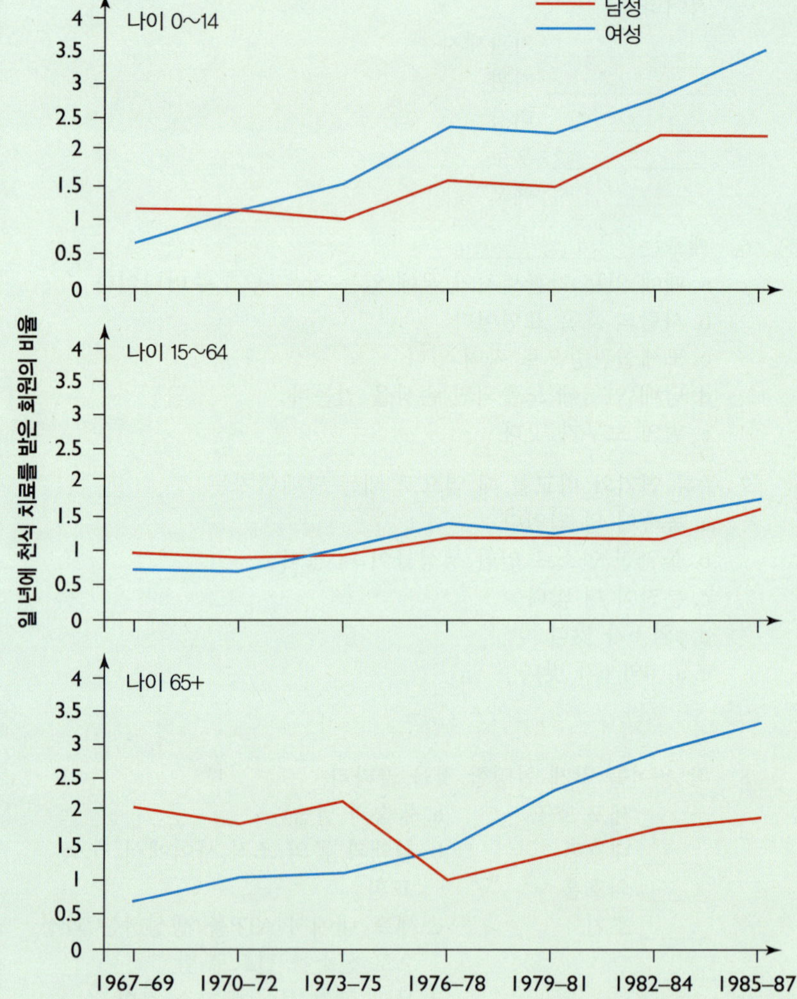

그림 10.24 1967~1987년 사이에 카이저 퍼머넌트 HMO에 속한 천식 환자의 나이별, 성별 비율

출처: Vollmer, W. M.; Osborme, M. L.; Buist, A. S. 1998. 20-Year Trends in the Prevalence of Asthma and Chromic Airflow Obstruction in an HMO. *American Journal of Respiratory and Critical Care Medicine* 157(4): 1079~1084.

이 기간 동안 천식의 동향에 대해 그래프에서 무엇을 말해주는가?

3. 어떤 사람은 공기 오염이 천식의 가장 근본 원인이라고 추정한다. 왜냐하면 공기 속의 분진과 오존이 천식 발병을 촉진할 수 있기 때문이다. 하지만 많은 과학적 연구는 이 가설을 배제한다. 한 연구에 의하면, 독일의 도시 라이프치히(공기 오염이 심함)와 뮌헨(공기 오염이 낮음)에 사는 학생에게 발병한 천식을 비교해 보면 라이프치히에서 천식 발병이 훨씬 적었다. 천식은 영국, 오스트리아, 아일랜드와 같은 선진국 어린이에게 가장 흔한 질환이다. 동유럽, 중국, 우즈베키스탄, 인도의 어린이는 발병률이 제일 낮다.

   공기 오염 외의 알레르기 항원은 천식이 발병되지 않도록 방어할 수 있다고 보여주었다. 다양한 연구를 통해 천식은 동물 농장의 어린이와 고양이 혹은 강아지 애완동물을 키우는 어린이에게 덜 발병하는 것을 발견하였다. 또한 형제가 많은 어린이는 형제 중 가장 어린 어린이가 천식에 잘 걸리지 않는다는 것을 알았다.

   이러한 연구 결과를 어떻게 설명할 수 있는가? 이러한 연구에 의하면 부모는 어린아이들이 천식에 걸릴 위험을 줄이기 위해 무엇을 할 수 있겠는가?

4. 2008년 베이징 여름 올림픽에 분진 농도가 높은 베이징 공기 때문에 걱정을 한 운동선수와 코치들이 있다. 사람의 건강을 보호하기 위하여 유럽위원회가 추천하기를 분진의 농도는 공기 세제곱미터당($\mu g/m^3$) 40~50마이크로그램이 넘지 않는 것이다.

   베이징의 분진 농도는 높게는 162 $\mu g/m^3$까지 올라갈 수 있다. 왜 높은 농도의 분진이 운동선수의 성과 혹은 운동선수의 건강까지도 위험에 빠트릴 수 있는가?

5. 완전하게 발달된 폐가 결핍된 미성숙 아기는 호흡을 돕기 위해 기계적인 호흡기가 필요하다. 불행히도, 이런 호흡은 폐에 손상을 줄 수 있다. 1980년대 이후 과학자들이 미숙아에게 산소를 공급하기 위하여 액체 호흡으로 실험을 하였다. 초기 실험에서 산소를 함유한 과플루오르 탄화수소를 18주 된 뱃속의 새끼양의 폐의 안팎으로 펌프질을 하였다. 탄화수소는 강제적으로 하는 호흡보다는 새끼양의 혈액으로 더 많은 산소를 공급할 수 있었다. 1996년에 호흡 곤란이 있는 미숙아를 과산화 액체로 처리하여 도왔다.

   어떻게 액체 호흡이 미성숙 태아의 혈류로 산소를 공급할 수 있는지를 설명하라.

6. 담배 식물이 자라면서 토양에 있는 방사능 광물질이 식물의 잎에 달라붙는다. 인산비료에 있는 라듐, 납-210, 폴로늄-210과 같은 광물질은 또한 담배식물에 쌓일 수 있다. 담배식물의 방사능 물질은 담배식물을 처리하여 담배로 만드는 과정에서도 제거되지 않는다. 따라서 각 담배는 니코틴 양과 더불어 방사능 양도 전달한다. 하루에 1.5갑의 담배를 피우는 사람은 1년에 300장 가슴 X-선 사진을 찍은 양과 같은 양에 노출되는 것이다. 어떻게 담배에 있는 방사능 물질이 사람의 몸 전반적으로 질환을 유발 할 수 있는가?

과학 연관 문제

1. 흡연자의 수를 줄이기에 가장 좋은 방법은 흡연과 이것과 연관된 건강관리 비용을 더 비싸게 하는 것이라고 한다. 이러한 정책은 담배 및 다른 담배 산물에 높은 세금을 물려야 하고 현재와 과거의 흡연자들이 건강관리 보조를 받지 못하도록 제한하는 것이 필요하다. 이러한 정책에 대해 어떻게 생각하는가? 이러한 정책이 성공할 것이라고 생각하는가? 이러한 정책은 불공평하다고 생각하는가?

2. 담배가 장기적으로는 더 많은 신체장애의 원인이지만 알코올은 자동차 및 다른 사고 때문에 담배보다 젊은 남녀에게 더 치명적이다. 흡연 금지의 성공은 알코올을 더 강력하게 제한하게 될 것임을 의미한다고 생각하는가? 알코올을 홍보하고 이용 가능하게 하는 것을 제한하는 것이 좋은 정책이라고 생각하는가? 왜 그렇다고 아님 왜 그렇지 않다고 생각하는가?

Chapter 11

배설계

철인경기에서 생존하기

학습목표

1 배출과 배설을 비교하고 대조하라. 그리고 노폐물이 몸에서 배출되는 다른 방법들을 설명한다.

2 배설계의 구조와 기능을 열거한다.

3 요줌이 형성되는 과정을 요약한다.

4 오줌의 주요한 구성성분과 그들의 출처를 열거한다.

5 배설과정에 있어서의 단계를 열거하고 각 단계에서 무엇이 일어나는지 간단하게 설명한다.

6 세뇨관의 재흡수 과정을 요약하고 이 과정에서 나트륨 수송의 역할을 설명한다.

7 신장에서 역류교환이 어떻게 물의 유지를 최대화할 수 있는지 설명하고 오줌에서 소실되는 물의 양에 관한 호르몬의 효과를 열거한다.

8 혈액의 pH가 어떻게 단기간과 장기간에 걸쳐 조절되는지 기술한다.

9 염분 평형을 유지하는데 있어 신장의 역할을 요약한다.

10 신장질환을 가진 사람에게서 투석이 어떻게 신장의 기능을 대체할 수 있는지 설명한다.

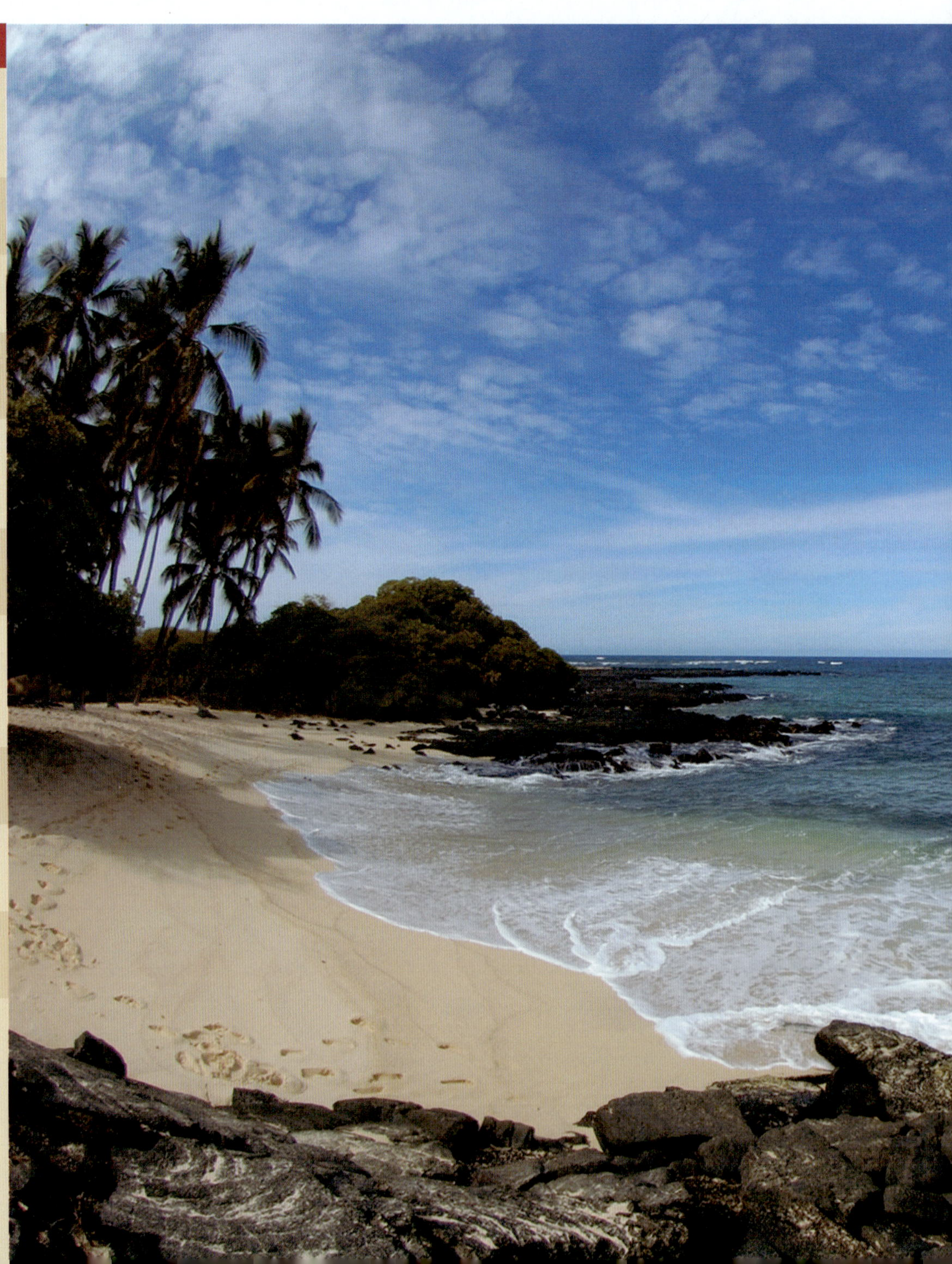

열대 섬 천국에서 지금까지 펼쳐진 가장 힘든 경기들 중의 하나인 철인 삼종 경기가 열린다.

하와이 코나의 어두운 거리가 지나가는 경주자들을 지켜보는 사람들로 붐빈다. 사람들은 선두를 달리는 여자 경주자가 시야에 들어오면서 열렬하게 응원한다. 그러나 무엇인가가 잘못되었다—줄리 모스가 불규칙하게 비틀거리더니 땅에 쓰러진다. 그녀는 재빨리 일어나지만 다시 다리가 풀어지고 만다. 힘든 노력으로 다시 일어서서 45 m를 더 달리고 나서 다시 한 번 무너진다. 그녀를 일으켜 세우려는 도움을 물리치고 그녀는 비틀거리며 결승선 18 m 앞에서 넘어진다. 고통스럽게 앞으로 기어가지만 결승선으로부터 불과 약 1 m에서 꾸준하게 달려온 경주자에게 추월 당한다. 줄리 모스는 1분도 지나지 않아 결승선을 통과한다.

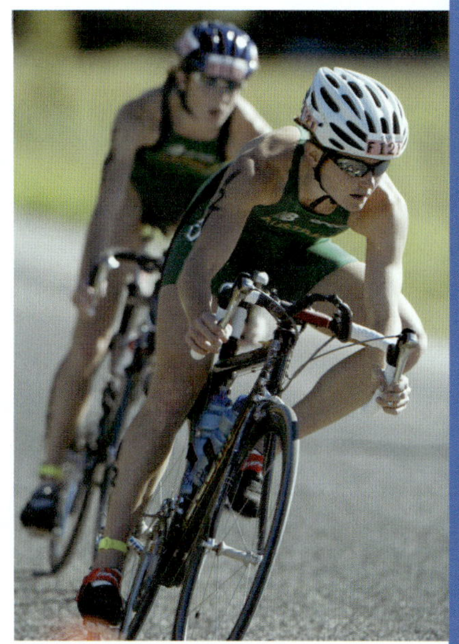

수영과 자전거 달리기 후에 마라톤이 뒤따른다.

이것은 운동경기 역사상 틀림없이 가장 유명한 2위를 차지한 경기이다. 1982년 철인 삼종 경기의 극적인 마무리는 세계에 중계되었다. 고통스러운 3.85 km 수영, 180 km 자전거 타기, 그리고 42 km 달리기를 마무리하고자 하는 줄리 모스 의 결단은 매일 같이 자신의 몸으로 인내의 한계에 도전하는 수백만의 운동선수들을 격려한다.

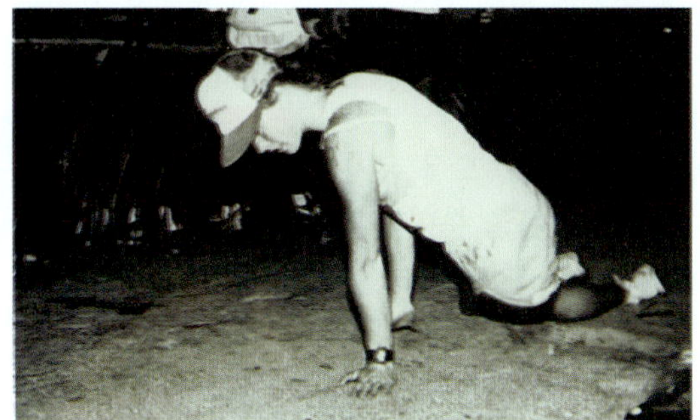

의지력의 일차적인 승리로서 보여졌던 것이…

여자 우승자는 꾸준히 달려 승리를 얻고 또 그때 이후로 수천 명의 아마추어 선수들도 성공한 반면에 왜 줄리 모스는 고분분투했는가? 어떻게 사람의 몸은 철인경기의 육체적인 도전에 견딜 수 있는가?

극단적인 스트레스에 대한 몸의 반응을 이해하는 것은 이 도전에 대한 운동선수들의 준비를 향상시켜 왔다. 이제 철인 삼종경기를 끝내는 것은 도전적인 것이긴 하지만 접근 가능하고 여러 달에 걸친 체계적인 훈련과 세심한 계획의 정점이다. 인간 생리연구의 응용 덕택으로 1978년 처음으로 철인 삼종경기가 열린 이후로 거의 50만의 참가자들이 철인경기 대회를 무사히 완주하였다.

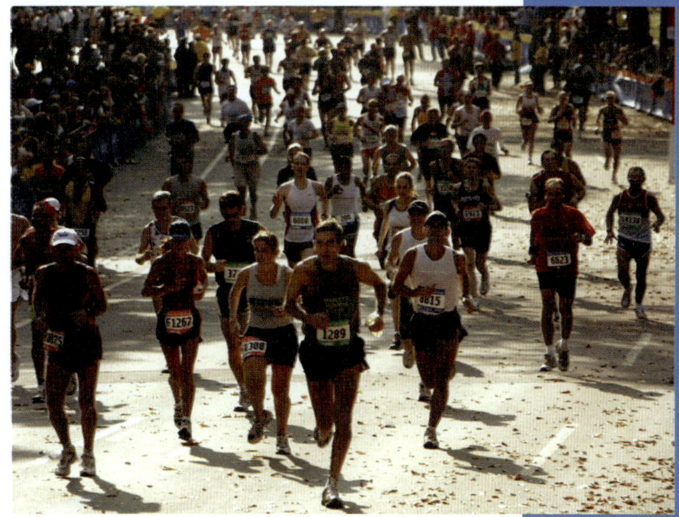

이제는 체계적인 훈련이 최상으로 여겨진다.

철인경기의 요구되는, 요구하는 조건 아래에서 몸의 기능에 매우 중요한 기관계의 하나는 배설계다.

11.1 배설계의 개요

경주를 하는 동안 철인경기 참가자들에 의해서 그리고 일상생활의 활동을 하는 모든 사람들에 의해서 사용된 에너지는 궁극적으로 음식물로부터 온다. 에너지를 생산하기 위한 음식물의 분해는 노폐물을 생성한다. 신장, 방광, 그리고 연관된 기관들로 이루어진 **배설계(urinary system)**의 일차적인 기능은 그 노폐물의 일부를 제거하는 것이다.

항상성과 배설계

커다란 고형의 노폐물이 **배출(elimination)**이라는 과정으로 대변으로써 몸으로부터 제거된다(7장). 대부분의 경우에 대변의 노폐물은 사실상 결코 소화관을 떠나 혈류로 들어갈 수 없는 물질들로 구성된다. 그러나 몸 안에서 노폐물은 소화의 산물들이 조직으로 운반되어 세포 호흡에 동력을 부여하기 위하여 대사될 때 형성된다. 암모니아, 산 그리고 염을 포함하는 이러한 노폐물들은 몸의 조직에 축적되고 혈류로 확산된다. 항상성을 유지하기 위하여, 이러한 해로운 노폐물들은 또한 몸으로부터 배출되어야 한다.

일부 대사 노폐물들은 호흡과 피부계의 활동에 의해서 배출된다. 세포 호흡에 의해 생산된 이산화탄소와 일부분의 물은 숨을 내쉴 때 허파로부터 나가고 부가적인 물과 일부 대사 노폐물은 땀으로 배출된다. 그러나 몸의 활동에 의해 생산된 대부분의 대사 노폐물들은 배설계의 기능을 경유하여 배출된다. 혈액으로부터 노폐물을 여과하는 과정을 **배설(excretion)**이라 부른다.

배설계의 주요한 기관인 신장이 전체 혈류로부터 노폐물을 여과하기 때문에, 이러한 기관들의 활동이 또한 다른 혈액 구성물의 항상성을 유지하는 데 필수적이다. 배설되는 염의 양을 조절함에 의해서 신장은 조직과 혈액 사이에서 체액의 평형을 유지하는 것을 돕는다. 혈액에 있는 여러 가지 이온들의 농도를 조절함에 의해서 신장은 또한 혈액의 pH를 좁은 범위에서 유지하도록 돕는다.

신장은 또한 다른 생리학적으로 중요한 이온의 농도를 유지하는 것을 돕고 다른 기관계의 영역에 효과를 일으키는 여러 개의 호르몬을 분비한다(그림 11.1). 이러한 호르몬 중 하나인 적혈구생성소(erythropoietin)는 혈액의 낮은 산소농도에 반응하여 적혈구 생성을 자극하는데 이에 대한 상세한 것은 8장에서 논의한다.

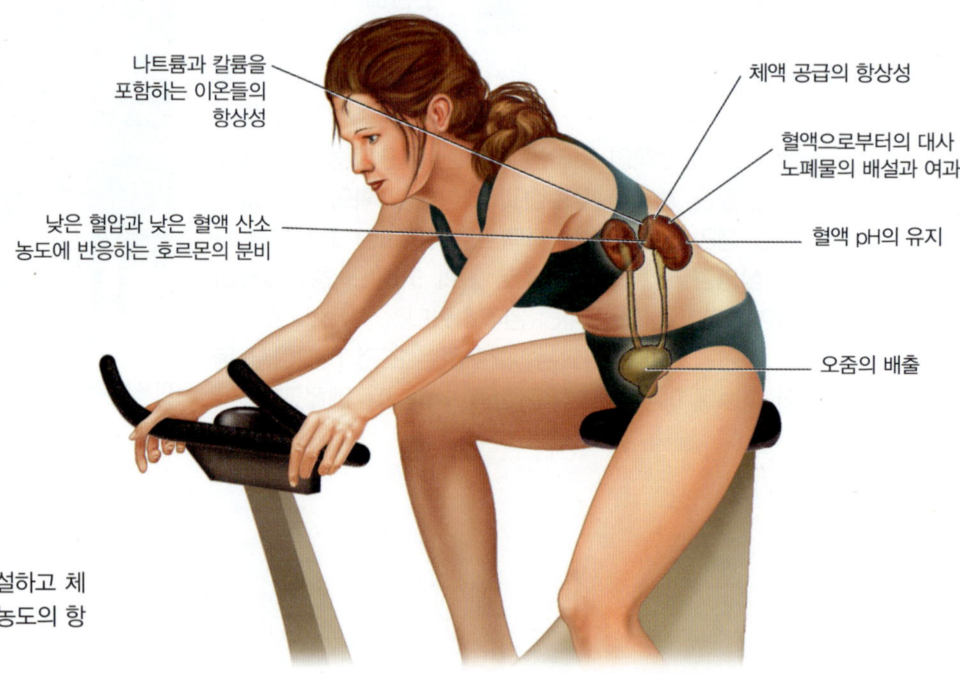

그림 11.1 배설계의 기능. 배설계는 노폐물을 배설하고 체액과 혈액 pH의 평형을 맞추며 혈류의 이온과 산소 농도의 항상성을 유지하는 데 책임을 진다.

배설계의 구조

배설계의 중요한 기관인 **신장(kidney)**은 신동맥(renal arteries)에 의해서 신장으로 공급되어 순환하는 혈액을 여과하여 깨끗하게 한다. 혈액으로부터 배설된 노폐물은 **수뇨관(ureter)**을 통하여 **방광(urinary bladder)**으로 보내지고 그곳에서 **요도(urethra)**를 통하여 방출될 때까지 저장된다. 신장을 통과한 혈액은 **신정맥**(renal vein)을 경유하여 순환으로 되돌아온다(그림 11.2).

신장(그림 11.3)은 한 쌍의 주먹크기의 기관으로 상부 복강에 있는 간과 위의 뒤쪽에 위치하고 있다. 콩과 같은 특징적인 오목한 형태는 각 신장의 내부, 중간과 옆에서 들어오고 나가는 커다란 혈관들 때문이다. 각 신장은 **신피막**(renal capsule)이라는 견고한 결합조직에 의해서 보호된다.

신장 내부는 3개의 특징적인 층으로 구성되어 있다: 바깥의 **신피질(renal cortex)**, 안쪽의 **신수질(renal medulla)** 그리고 **신우(renal pelvis)**라는 빈 중앙. 피질과 수질은 신장의 기능적 여과장치로서 현미경적 구조를 지닌 **네프론(nephron)**의 조밀한 네트워크로 채워져 있다. 각 신장은 약 125만 개의 네프론을 지니고 있는데 이는 길이로 연결하여 약 140 km에 해당한다. 네프론은 수질을 통하여 다소 고루 산재해 있는 **신추체**(renal pyramid)라는 구조로 집단화되어 있다.

한 사람의 혈액 전부는 하루에 수백 번 신장을 통과하는데 쉬고 있는 사람에게 있어 각 신장은 매 24시간마다 약 1,000리터의 혈액을 여과한다. 이 여과의 마지막 산물이 오줌이다.

일단 네프론에 의해 오줌이 생성되면(과정은 다음 절에서 기술된다) 근육질 수뇨관의 수축에 의하여 방광으로 이동한다. 방광 자체는 속이 비어 있는 탄력성 있는 기관이다. 방광의 크기는 그것이 포함하는 오줌의 양에 따라 다양하다. 최대한 찼을 때 매우 확장할 수 있는 벽안에서 약 1리터의 오줌을 저장할 수 있다. 방광벽은 주로 강력한 **배뇨근**(detrusor muscle)으로 구성되어 있는데 이것이 수축할 때 요도 상부에 있는 작은 환상근인 **내요도괄약근(internal urethral sphincter)**을 통하여 오줌을 배출한다.

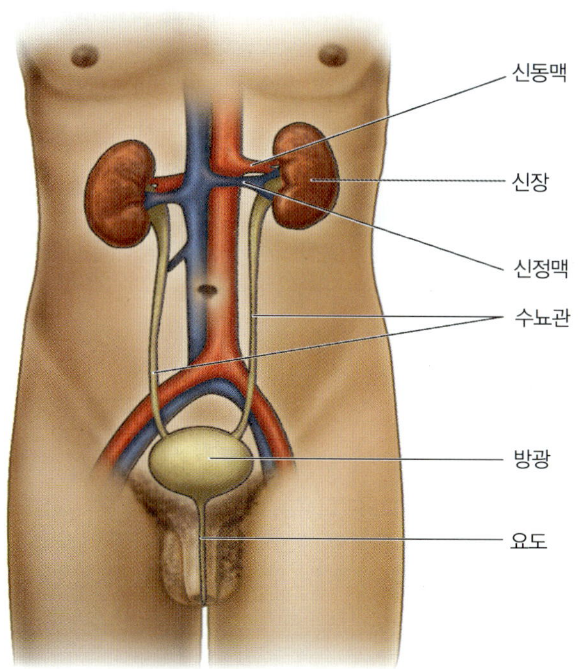

그림 11.2 배설계의 기관. 신장은 혈액을 여과하고 오줌에 있는 노폐물을 수뇨관을 통하여 방광으로 수송한다. 방광은 오줌을 요도를 통하여 자발적으로 방출될 때까지 저장한다.

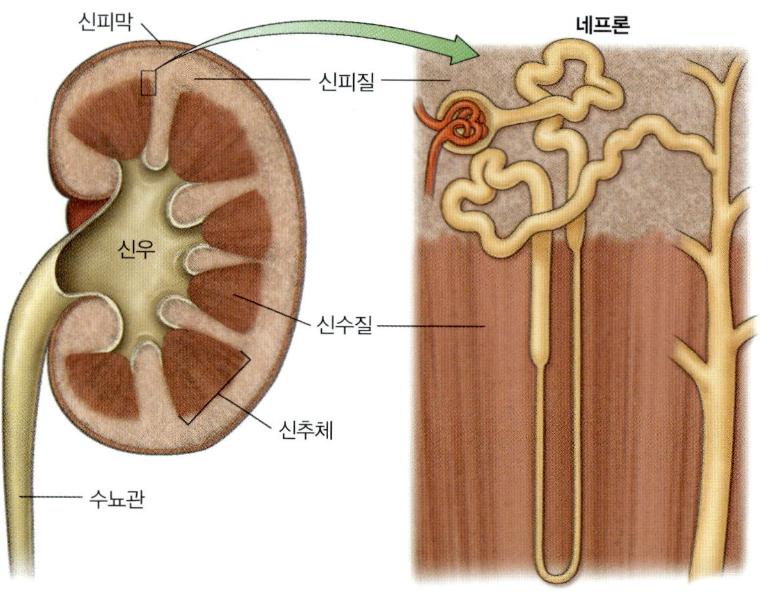

그림 11.3 신장. 신장은 네프론이라 불리는 기능적 단위로 구성된 복잡한 기관이다.

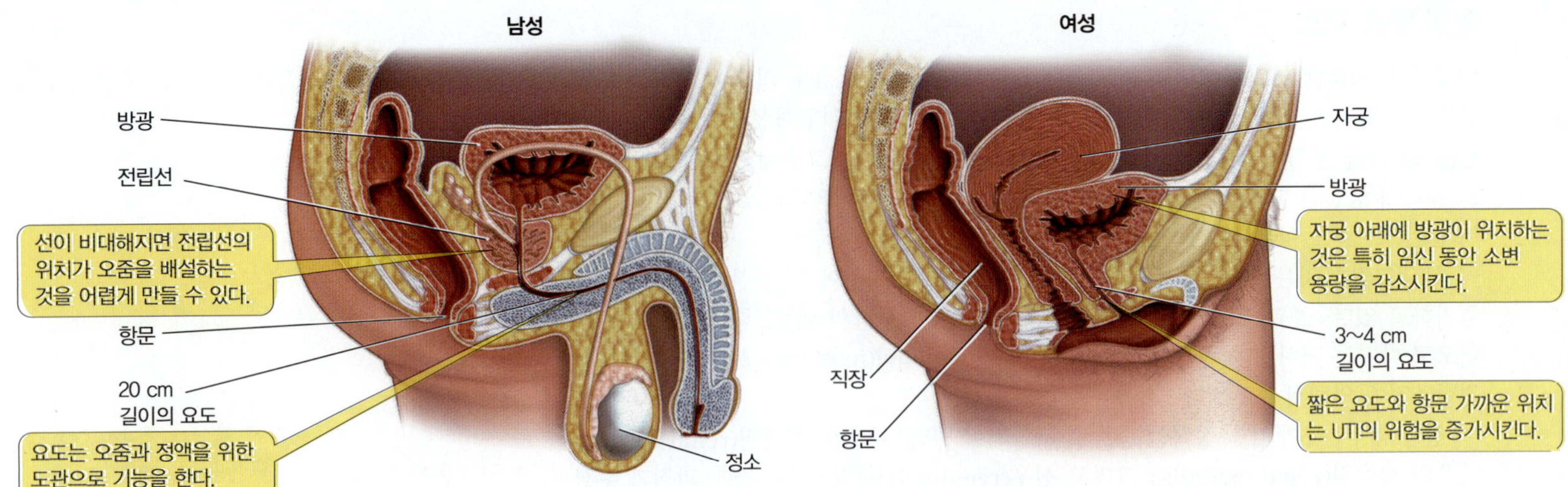

그림 11.4 비뇨계에 있어서 성적인 차이점. 비록 비뇨계가 남성과 여성에게 있어 대략 같다고 할지라도, 해부학적 차이는 기능에 있어서의 약간의 차이를 유도한다.

외요도괄약근(external urethral sphincter)은 요도로부터의 오줌의 흐름을 조절한다. 요도는 남성과 여성에게서 길이와 기능이 다르다(그림 11.4). 여성에게서 요도는 3~4 cm이고 몸으로부터 단지 오줌을 제거한다. 남성의 요도는 18~20 cm로 훨씬 길고 몸으로부터 오줌과 정자를 전달한다. 정자의 생산과 배출은 18장에서 다룬다.

배뇨

방광이 오줌으로 채워지면서 방광벽의 신장수용기가 방광의 수축을 개시하고 신호를 우리가 의식적으로 "배뇨의 필요"로 해석하는 뇌로 보낸다(그림 11.5). 대부분의 성인들은 외요도괄약근을 수축하고 배뇨 반사를 억제함에 의해서 적절한 시간과 장소를 찾을 때까지 오줌의 배설을 늦출 수 있다.

배뇨 반사(micturition reflex)는 내요도괄약근의 무의식적 이완과 외요도괄약근이 의식적으로 이완할 때 일어나는 방광 배뇨근의 동시적 수축으로 구성된다. 만약 방광이 계속적으로 채워지면 이 배뇨의 자발적 억제는 결국에는 실패하고 배뇨를 일으킨다.

방광은 양성 되먹임 회로의 결과로서 이 과정 동안 완전하게 비워진다. 요도를 통하여 오줌이 흐르는 것은 부가적인 배뇨근의 수축을 자극하고 방광에 남아 있는 오줌을 짜서 비우게 한다. 결국에는 방광이 비워지게 되고 요도를 통하여 오줌이 흐르는 것이 멈추고 배뇨근의 수축이 중지되기 때문에 양성 되먹임이 여기에서는 효과적이다.

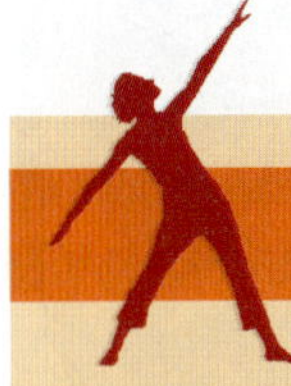

쉬어가기 11.1

한 명 또는 더 많은 아이들을 출산한 경험이 있는 나이가 든 여성들은 요실금에 민감하다. 요실금은 특히 웃거나 기침하거나 또는 무거운 물체를 들어 올릴 때 자신도 모르게 요도로부터 오줌이 새어 나오는 것을 말한다. 출산과 요실금 사이에서 가능한 관계는 무엇인가? 왜 특정한 활동들이 오줌의 누출을 초래할까?

개인에 있어 방광이 채워지고 비워지는 주기는 방광의 크기, 신장수용기의 민감도 그리고 물의 섭취에 의존한다. 여성은 자궁이 복강에 있는 방광을 누르기 때문에 일반적으로 남성보다 더 작은 방광용량을 가진다. 그러나 요도와 방광을 압착하는 비대해

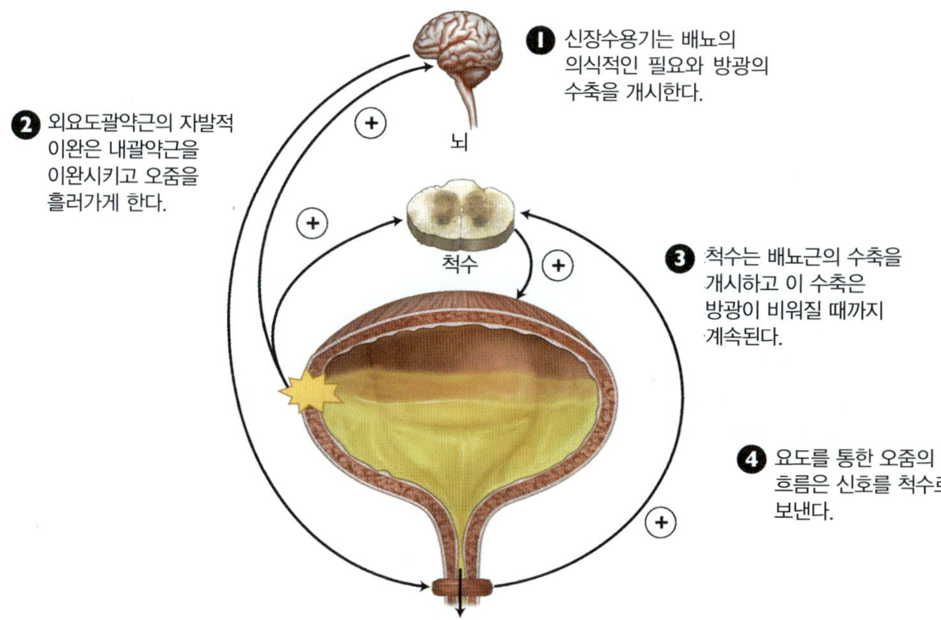

그림 11.5 배뇨 동안의 양성 되먹임. 방광 내의 오줌의 존재는 배뇨 반사를 개시한다. 요도를 통한 적은 양의 오줌의 방출은 방광이 완전히 비워질 때까지 수축을 계속한다.

시각화 이 양성 되먹임 과정을 끝내는 것은 무엇인가?

진 전립선은 남성에게서 배뇨 횟수 증가를 유발할 수 있다.

11.2 배설

배설의 과정은 신장에서 일어나고 배뇨는 배설의 마지막 결과이다. 휴식을 취하는 사람에게서 어떻게 배설이 일어나는지를 이해하는 것은 어떻게 철인경기 참가자들의 몸이 경기하는 동안 그들이 생산하는 대사 노폐물을 처리하는 지에 대한 정보를 제공한다.

오줌의 구성

오줌(urine)은 음식과 활동량에 따라서 농도가 다른 몇 가지 조성 물질과 물을 포함하는 용액이다. 오줌에 들어 있는 용질 중에서 두드러진 것은 단백질 대사의 변형된 노폐물인 **요소(urea)**이다. 질소가 풍부한 단백질이 세포호흡에 사용되면 암모니아(ammonia, NH_3)가 노폐물로서 생산된다. 암모니아는 세포에 독성을 가지고 있어 간에서 즉시 위험이 덜한 요소로 가공된다. DNA 대사의 산물인 요산(uric acid) 또한 사람의 오줌에서 낮은 농도로 발견된다. 만약에 요산이 혈액에 축적된다면, DNA 대사에 결함이 있는 개인에게서 일어나듯이 요산이 관절에서 결정화되어 통풍(gout)이라 불리는 고통스런 상태를 일으킨다(그림 11.6).

오줌은 또한 나트륨, 칼륨, 칼슘, 수소이온을 비롯한 많은 이온들을 포함하고 있다. 신장은 혈액의 용적과 산성도를 유지하기 위하여 이러한 이온들을 배설한다. 독소 약물 그리고 다른 대사 노폐물을 비롯한 몸에 필요 없는 적은 양의 다른 물질들 또한 오줌에서 발견된다. 오줌의 노란색은 빌리루빈(bilirubin)의 분해 노폐물인 우로빌린(urobilin)으로부터 온다. 8장에서 기술하였듯이, 빌리루빈은 혈액에서 산소를 운반하는 단백질인 헤모글로빈이 분해될 때 생산된 단백질이다.

오줌의 또 다른 중요한 구성물은 강렬한 근육 사용으로부터 발생되는 노폐물인 크레아티닌(creatinine)이다. 크레아티닌은 저장 분자인 크레아틴인산이 세포에서 ATP를 발생하기 위하여 사용될 때 형성된다. 쉬고 있는 세포에서 정상적으로 발견되는 적은 양의 저장된 ATP는 단지 약 3초간의 근육수축에 동력을 공급하기에 충분한 양이다. 이 과정에서 각각의 ATP 분자는 인산기를 잃고 ADP로 된다. 크레아틴인산은 ADP에 인산기를 제공함에 의해서 ATP로 회복시키고 자신은 크레아티닌이 된다(그림 11.7).

ATP를 재생하기 위하여 저장된 크레아틴인산을 사용함에 의해서 근육세포는 약

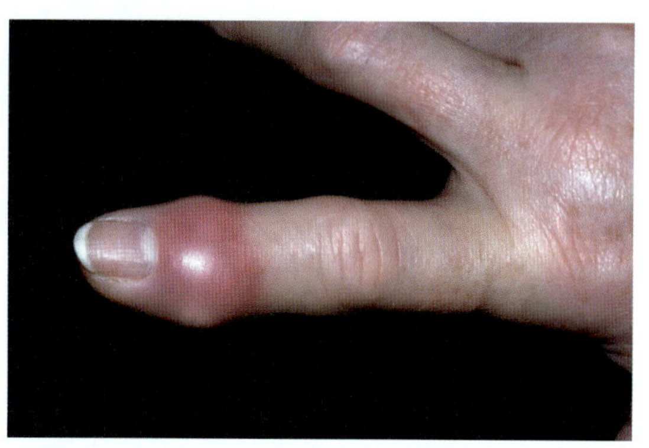

그림 11.6 통풍. DNA 대사에 있어서의 유전적 결함이 혈류에 요산의 축적을 초래할 수 있다. 매우 낮은 농도에서도 산이 결정화되고 신장, 관절과 힘줄에 침전물을 형성한다. 이 침전물은 염증화되어 두드러진 결절로 비대해질 수도 있다. 민감한 개인에게서 통풍은 종종 과한 알코올 소비(하루에 두 잔 이상)에 의해 개시되며 성인은 체중이 늘어난다.

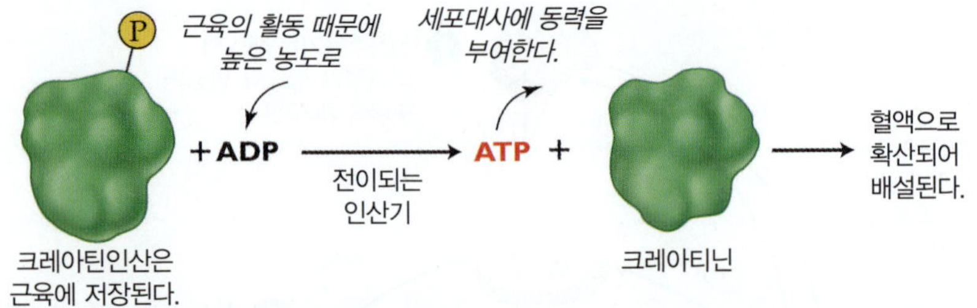

그림 11.7 크레아티닌. 크레아틴인산은 많은 일을 하는 근육에 많은 양의 단기 에너지를 제공하나 이는 빠르게 고갈된다. 크레아티닌은 이 과정의 노폐물이며 일부는 매일 오줌으로 배설된다.

시각화 머리 위로 가장 많은 양의 무게를 들어올려 몇 초간 유지하는 경쟁에 나서는 역도선수는 종종 크레아틴인산의 저장을 증가시키기 위하여 아미노산 보충제를 복용한다. 어떻게 이 화합물의 증가가 그들의 경기력에 영향을 미칠 수 있을까?

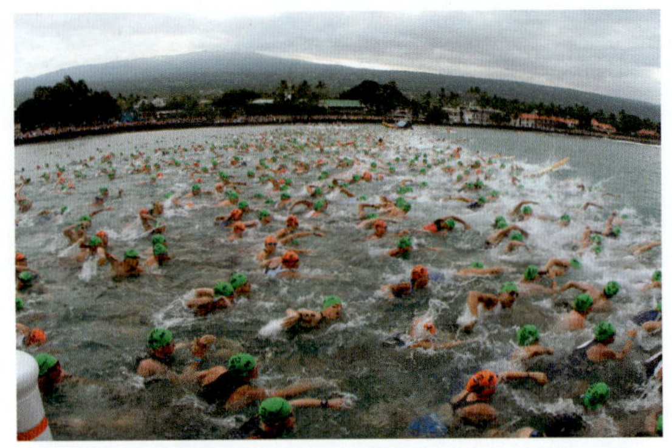

그림 11.8 철인경기의 집단 출발. 삼종경기의 첫 번째 구간은 모든 경쟁자들이 함께 물에 들어가는 수영이다.

10초의 부가적인 활동을 지지할 수 있다. 이러한 부가적인 시간은 증가된 ATP 요구를 충족해 주기 위한 산소를 소비하는 호흡 과정에 필요한 시간을 허락한다. 그러므로 크레아틴인산은 철인경기와 같은 집단출발 경기의 수영 구간과 같이 근육활성의 첫 번째 역주에서 중요한 에너지 원천이 된다(그림 11.8). 휴식을 취하는 사람에게서 전체 공급량의 1.6%인 약 2 g의 크레아티닌이 매일 오줌으로 배설된다.

오줌 형성

신장에서의 노폐물 가공은 특징적인 3단계를 거치는데 한 개의 고리형 네프론의 모식도로써 이를 따라갈 수 있다(그림 11.9).

네프론의 받아들이는 말단은 **사구체낭(glomerular capsule**, Bowman's capsule)라 불리는 컵 모양의 구조이다. 사구체낭은 **사구체(glomerulus)**라는 모세혈관 덩어리를 감싼다. 사구체로부터 사구체낭으로 여과된 여과액은 네프론의 복잡한 고리관을 통하여 흐른다.

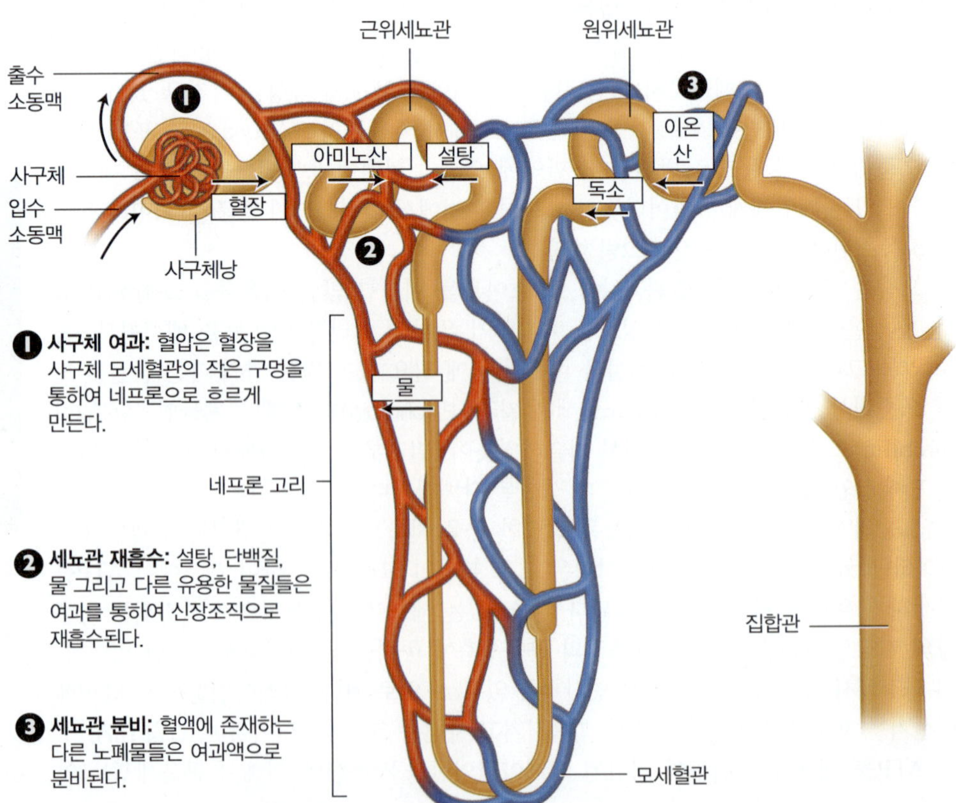

그림 11.9 네프론의 구조와 기능. 네프론은 먼저 혈액으로부터 혈장을 여과한 후 여과액으로부터 물과 염과 같은 필수물질들을 재흡수한다. 신장은 또한 독소들을 능동적으로 오줌으로 분비하는데 이는 배설물로서 방광으로 들어간다.

네프론의 **근위세뇨관(proximal tubule)**은 신피질에 묻혀 있다. 네프론의 약 20% 정도 위치에서 헨레고리(loop of Henle)라 불리며 하행지와 상행지로 구성된 **네프론 고리(nephron loop)**는 관을 신수질로 가져간다. 다른 80%의 네프론 위치에서 이 고리는 작고 피질에 남아 있다.

각 네프론은 **원위세뇨관(distal tubule)**에서 끝나는데 이 원위세뇨관은 수많은 네프론에 의해 공유되는 **집합관(collecting duct)**으로 모인다. 이러한 집합관은 노폐물을 신우 속으로 비우게 된다.

단계 1: 사구체 여과 오줌 형성의 첫째 단계는 혈액의 혈장 부분이 혈압에 의하여 사구체의 모세혈관벽에 있는 구멍을 통과하도록 힘을 받을 때 일어난다. 혈장은 모세혈관을 둥글게 감싸고 있으며 주머니의 표면으로부터 확장하는 세포를 통하여 사구체낭 속으로 흐른다(그림 11.10).

입수소동맥(afferent arteriole)의 직경에 의해서 조절되는 사구체의 혈압은 어떤 다른 모세혈관망의 혈압보다 약 2배 높다. 높아진 혈압은 혈액의 거의 전적인 액체부분을 사구체로부터 네프론 속으로 흐르도록 만든다. 그러므로 모세관벽의 세포와 사구체낭의 벽의 세포는 체(sieves)로서 작용하여 세포와 알부민과 같은 큰 분자들은 혈류에 남긴다.

여과 후에 모세혈관에 남아 있는 세포와 단백질은 **출수소동맥(efferent arteriole)**을 경유하여 사구체를 떠난다. 그런 후 혈액은 또 다른 네프론을 싸고 있는 모세혈관 그물 속으로 흐르고 여과된 것의 대부분은 다시 혈액으로 돌아온다. 여과액과 함께 떠날 수 없는 다른 노폐물은 혈액이 순환으로 다시 돌아오기 전에 이러한 모세혈관으로부터 능동적으로 분비된다.

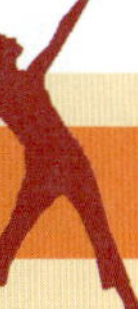

쉬어가기 11.2

만성 고혈압은 세포 사이에 훨씬 큰 구멍을 만듦으로써 세포의 사구체와 사구체낭에 손상을 입힌다. 이런 구조들에 손상이 있는 일부 사람의 오줌은 온전한 여과를 가진 사람의 그것과 어떻게 다를까?

(a)

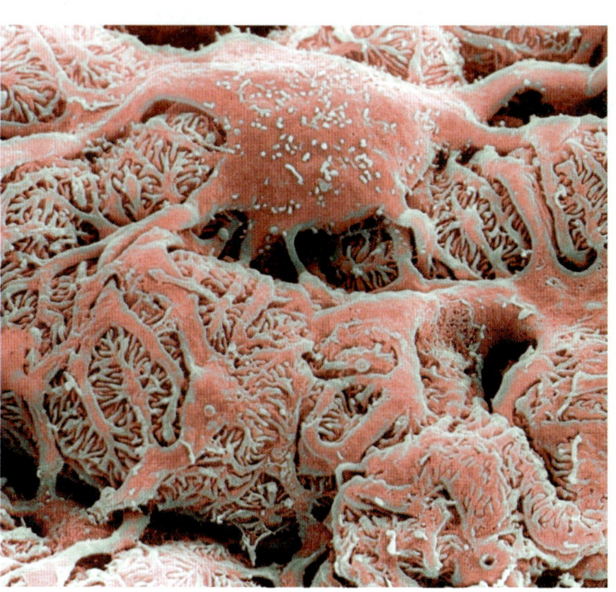

(b)

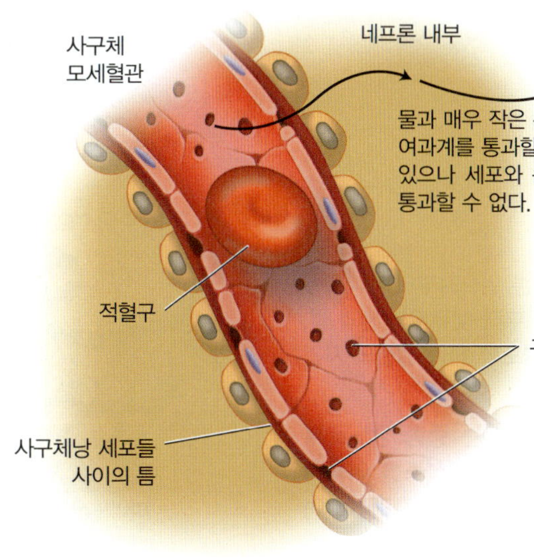

그림 11.10 사구체 여과. (a) 사구체낭의 세포는 사구체 모세혈관 주위를 둘러싼다. (b) 구멍은 혈장으로부터 물과 작은 분자들을 통과시키나 세포와 큰 분자들은 통과시키지 않는다.

단계 2: 세뇨관 재흡수 사구체 여과액은 노폐물과 근육에서 필요로 하는 물질들을 포함하고 있기 때문에 다음 단계는 각 네프론 벽을 관통하는 필수 영양물과 이온들의 재흡수이다. 사실, 모든 포도당, 아미노산 그리고 물의 99% 이상과 나트륨은 네프론의 세뇨관 부분을 둘러싸는 모세혈관으로 되돌아온다. 이 시점에 크레아티닌과 같은 일부 노폐물은 재흡수되지 않을지라도 여과액에 있는 요소의 약 50%가 혈액으로 되돌아온다.

근위세뇨관 내에 나열해 있는 상피세포막은 얇고 손가락 모양의 돌기구조를 지닌 **미세융모(microvilli)**로 덮여 있는데 이는 세포의 표면적을 증가시키고 재흡수를 용이하게 해 준다. 이러한 세포들을 관통하는 재흡수의 복잡한 과정은 **그림 11.11**에 요약되어 있다. 간략하게, 근위세뇨관에 나열한 세포들은 네프론 상피세로로부터 신피질로 나트륨을 능동적으로 수송하기 위하여 ATP를 사용하는데 이런 작용은 여과액으로부터 염소 이온, 물, 포도당, 그리고 아미노산을 회수한다.

나트륨 이온은 양전하 이온이기 때문에 신피질 속으로의 나트륨의 능동적 수송은 네프론 **내강(lumen)**과 바깥 공간 사이에 전기 기울기를 형성한다. 결과로서 음전하를 띤 염소 이온은 확산되어 나가 상피세포막의 양쪽 면에서 전하적으로 평형을 이룬다.

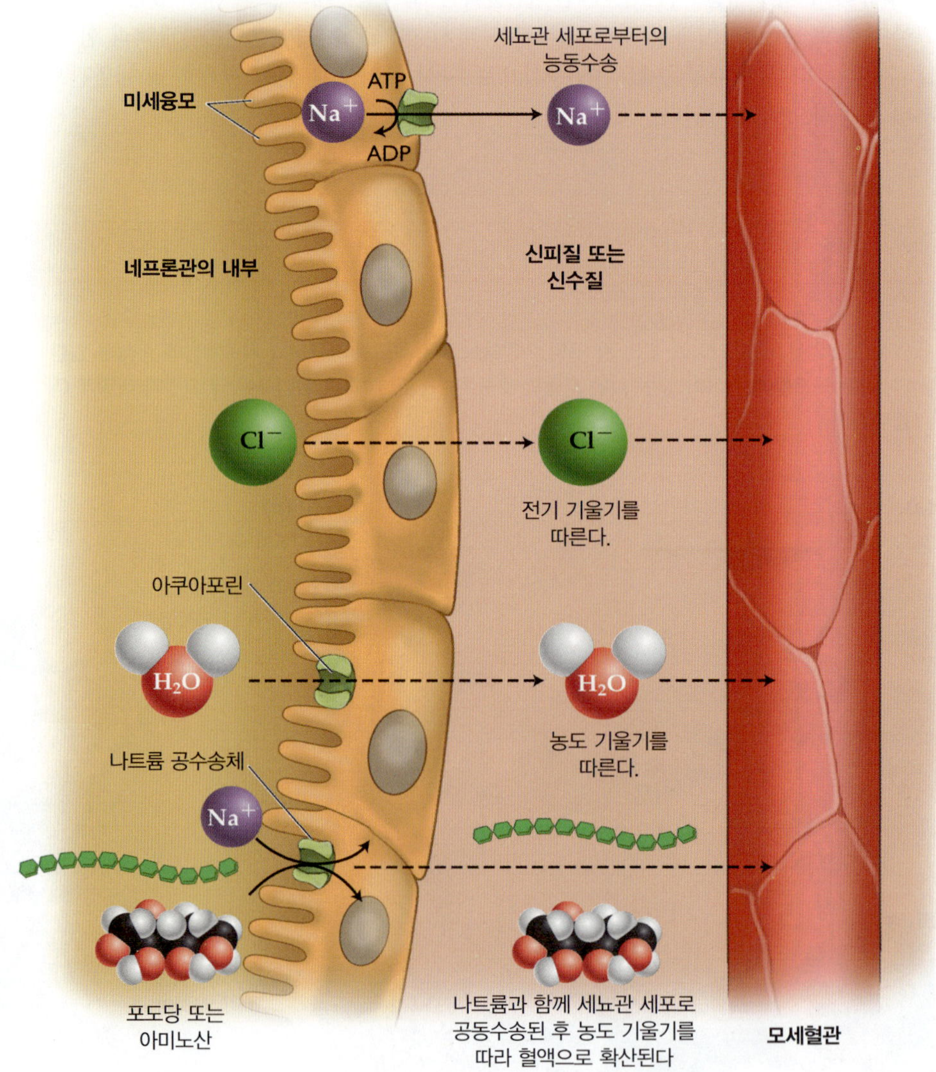

그림 11.11 세뇨관 재흡수. 네프론 관으로부터의 나트륨의 능동수송은 사구체 여과액으로부터 대부분의 염과 물, 포도당 그리고 아미노산을 회수하도록 하는 일련의 사건을 설정한다.

시각화 오줌에서의 포도당의 존재는 종종 당뇨로부터 초래되는 고혈당을 의미한다. 이 모식도를 이용하여 포도당의 농도가 혈장에서 높을 때 왜 포도당이 여과액에 남아 있는지 설명하라.

신피질에서 나트륨과 염소이온의 축적은 신피질에 대하여 네프론 내의 여과액이 저장액인 삼투 기울기를 형성한다. 결과적으로, 물은 네프론 내강으로부터 피질로 확산되어 나간다. 아쿠아포린(aquaporins)이라 불리는 특별한 막단백질이 네프론 상피세포를 관통하는 물의 이동을 용이하게 하여 여과액에 있는 물의 2/3를 빠르게 재흡수한다.

또한 세뇨관에 나열하는 세포로부터의 나트륨의 능동수송은 네프론 내강의 여과액과 상피세포 사이에서 나트륨의 농도 기울기를 형성한다. 결과적으로 여과액의 나트륨은 농도 기울기를 따라 상피세로로 확산되어 나간다.

이러한 수송 분자들은 또한 포도당과 아미노산을 운반하는데 이들은 농도 기울기에 역행 방향으로 공동수송 과정에 의하여 여과액으로부터 회수된다. 이와 같은 방식으로, 네프론 상피세포로부터의 나트륨의 능동수송은 여과액에서 이러한 가치 있는 물질들을 회수하는 것을 조절한다. 포도당, 아미노산, 물, 나트륨 그리고 염소 이온 모두는 결국 네프론 상피세포에서 가까운 모세혈관의 혈류로 확산된다.

단계 3: 세뇨관 분비 네프론의 근위세뇨관과 원위세뇨관은 크레아티닌(그림 11.9의 단계 3)과 같은 혈장에 상대적으로 낮은 농도로 존재하는 특정 노폐물을 분비한다. 이러한 노폐물은 가까운 모세혈관으로부터 네프론 관으로 주로 능동수송에 의해 이동한다. 많은 약물, 식품첨가물, 그리고 무기 화학물질은 세뇨관 분비에 의해서 몸으로부터 제거된다. 특별하게 강렬한 운동을 하는 동안, 신장의 중요한 기능인 혈액에서의 산의 농도 관리를 위한 수소이온의 제거는 분비를 경유하여 일어난다.

요약하면, 오줌은 혈액으로부터 능동적으로 분비된 성분뿐만 아니라 사구체 여과를 거치고 재흡수되지 않은 물질들을 포함하고 있는 액체이다.

대사 노폐물의 가공과 제거는 신장이 하는 단 한 가지 기능이다. 다른 필수적인 기능은 체액의 관리이다. 철인 경기에서 이러한 기능은 선수가 성공적으로 이 고통스런 경주를 완주할 수 있는지를 결정하는데 중요한 역할을 한다.

11.3 물, pH 및 염의 균형

모든 근육 운동은 부산물로서 열을 발생시키지만, 철인 삼종경기에 필요로 하는 강렬한 근육 활동은 많은 열의 발생을 초래한다. 운동선수가 수영을 하고 있을 때 여분의 열은 주위의 물로 잃어 버리게 되어 이는 정상적인 몸의 온도를 유지하는 것을 돕는다. 그러나 철인경기의 자전거 구간이 시작되면, 운동선수의 몸은 많은 양의 땀—경주 과정을 통하여 많게는 18 내지 20리터—을 지속적으로 생산한 결과로 증발 냉각을 통하여 열을 버린다. 이것은 휴식을 하고 있는 사람이 하루에 잃어버리는 약 3리터보다 9~10배 더 많은 양의 물이다.

만약에 너무 많은 물을 잃어 버리거나 물의 섭취가 요구량을 따르지 못한다면 혈액량은 줄어들어 이는 혈압의 감소를 유발하게 된다. 혈압이 감소하는 것은 몸을 순환하는 물질과 노폐물의 수송률의 감소를 초래하여 정상적인 대사과정을 방해한다. 물의 소실은 또한 혈액을 조직에 대하여 고장액으로 만들어 결과적으로 몸의 세포는 물을 혈류로 잃어버린다. 2장에서 논의하였듯이, 너무 많은 물을 잃어버린다면 탈수가 일어난다. **탈수(dehydration)**의 증상은 마른 입, 움푹한 눈, 그리고 뇌세포의 수축으로 인한 혼수 등을 포함한다.

철인 삼종경기 선수들은 많은 양의 물을 섭취함으로써 땀으로 잃어 버린 물을 보상한다. 그러나 체액의 정교한 균형은 궁극적으로 신장의 활동에 의해서 유지된다. 적절한 혈액량과 희석 정도를 유지하기 위하여 배설계는 적게는 하루에 0.5리터로부터 많게는 시간당 거의 1리터까지 물의 생산량을 조절할 수 있다.

호르몬과 물의 결핍

뇌의 신경세포는 혈액에서 물의 농도가 감소하고 있다는 신호로, 혈액의 용질 농도가 어떤 설정점을 넘을 때 자극된다. 이러한 신경세포들은 뇌하수체로부터 **항이뇨호르몬(antidiuretic hormone, ADH)**의 분비를 개시한다. ADH가 활동하는 곳은 집합관으로 이곳은 수많은 네프론이 오줌을 신우로 배설하기 위해 공유하는 통로이다. ADH는 집합관의 물에 대한 투과성을 증가시켜 신장에서 더 많은 물을 회수하는데, 그곳에서 물은 다시 혈액으로 확산되어 간다.

ADH의 분비는 또한 저혈압에 의해 자극되는데 저혈압은 혈관 주위의 신경세포에 의해 감지된다. 부가적으로 저혈압은 몸의 염의 농도를 조절하는 두 개의 호르몬—레닌과 알도스테론—의 분비를 개시한다. 안지오텐신 또한 이 항상성계에 역할을 하여 때때로 RAA(레닌-알도스테론-안지오텐신) 경로라 불린다.

레닌(renin)은 방사구체장치(juxtaglomerular apparatus)인 네프론과 입수소동맥 사이 접촉점에 있는 세포에 의해서 생산된다. 이 효소는 동맥을 통과하는 혈류의 압력이 감소하여 결국에는 방사구체장치 세포의 압력을 감소시켜 세포를 약간 확장시킬 때 분비되기 시작한다. 레닌은 간에서 생산되어 혈액에서 순환하는 크고 불활성인 단백질(안지오텐시노겐, angiotensinogen)을 활성화시킨다. 이 변형의 궁극적인 결과는 높은 활성을 지닌 조절호르몬인 **안지오텐신 II(angiotensin II)**이다.

안지오텐신 II는 혈관의 직경을 축소시켜 즉각적으로 혈압을 증가시키고 갈증을 유발하는 뇌의 구조물을 자극한다. 안지오텐신 II는 또한 각 신장의 상부에 위치하고 있는 내분비기관인 부신에서 알도스테론의 생성을 자극한다(16장).

알도스테론(aldosterone)은 원위세뇨관으로부터 나트륨의 능동수송을 증가시킴에 의해 전체적인 혈액량을 증가시킨다. 신장의 높아진 염류량은 삼투가능성을 증가시켜 네프론과 집합관으로부터 신장조직으로 물이 흐르도록 한다. 알도스테론, 레닌 그리고 항이뇨호르몬은 음성 되먹임계의 일부이며 이들의 분비는 혈액에서 용질의 농도가 감소하거나 혈압이 증가할 때 줄어든다(그림 11.12).

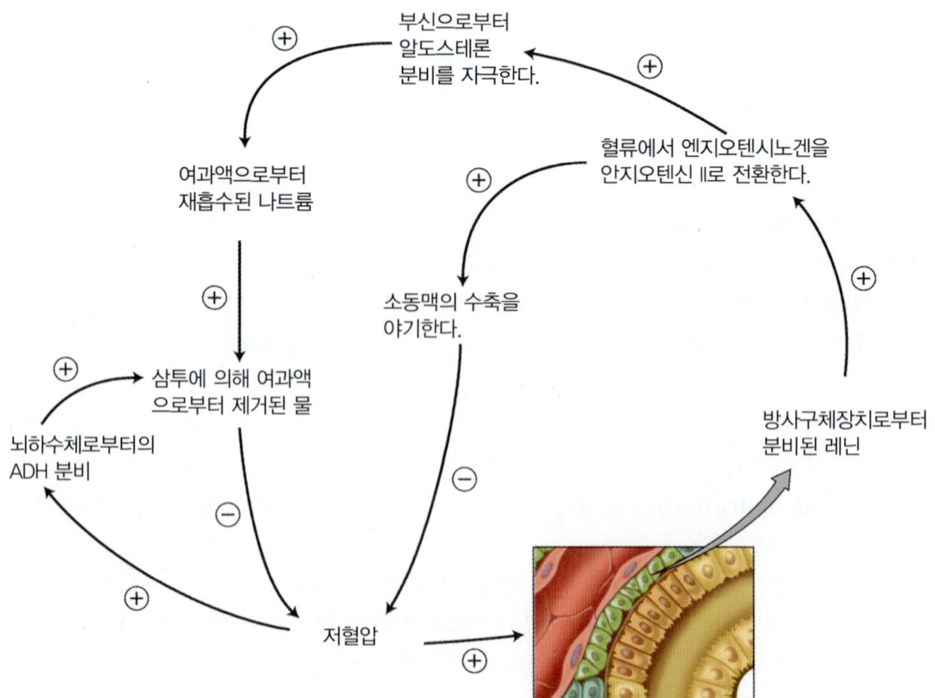

그림 11.12 호르몬, 물 소실, 그리고 혈압. 몸으로부터 물의 소실은 혈압의 저하를 초래한다. 뇌와 신장에 있는 신경세포 감지기는 이 저혈압을 등록하여 물의 소실을 감소시키고 혈압을 증가시키는 호르몬의 분비를 개시한다(자극은 +, 억제는 −이다). 물의 보유는 신피질로부터 신수질로 확장하는 네프론의 20% 해부학적 구조에 의해 증진된다. 이 구조는 물의 보유를 최대화할 수 있는 역류교환으로 알려진 과정이 일어날 수 있게 한다.

물의 보유는 신장의 피질로부터 수질로 뻗어 있는 20% 네프론의 해부학적 구조에 의해 촉진된다. 이 구조는 물의 유지를 극대화할 수 있는 역류교환으로 알려진 과정이 일어나게 한다.

신장에서의 역류교환

역류교환(countercurrent exchange)은 기체 또는 액체가 나란히 진행하는 관에서 서로 반대방향으로 흐를(역류) 때 일어난다. 두 흐름 사이의 밀접한 연관은 한 관에서 일어나는 일들이 다른 관에서 일어나는 것에 영향—교환—을 미친다. 신장에서, 역류교환은 신수질에서 용질 농도(또는 삼투압) 기울기를 발생시킨다. 기울기와 교환은 수질로 넘어오는 네프론으로 하여금 탈수를 방지하기 위하여 최대한의 물을 혈류로 돌려보내도록 한다. 네프론에서 물과 용질의 역류교환은 그림 11.13에서 예를 들어 설명하고 있다.

여과액이 근위세뇨관으로부터 헨레고리의 하행지로 흐르면서 관은 물에는 높은 투과성을 보이나 상대적으로 용질에는 불투과성이 된다. 물은 고리의 용질이 풍부한 수질을 더 깊이 통과하면서 네프론 내강으로부터 수동적으로 확산되어 나간다.

네프론이 상행지로 회전을 만들면서 네프론의 벽은 물에 불투과성이 되나 나트륨과 염소 이온은 통과시킨다. 이때쯤 관에 남아 있는 여과액은 많은 물이 떠나 버렸기 때문에 매우 농축된다. 결과로서 나트륨과 염소 이온은 그들의 농도 기울기를 따라 관

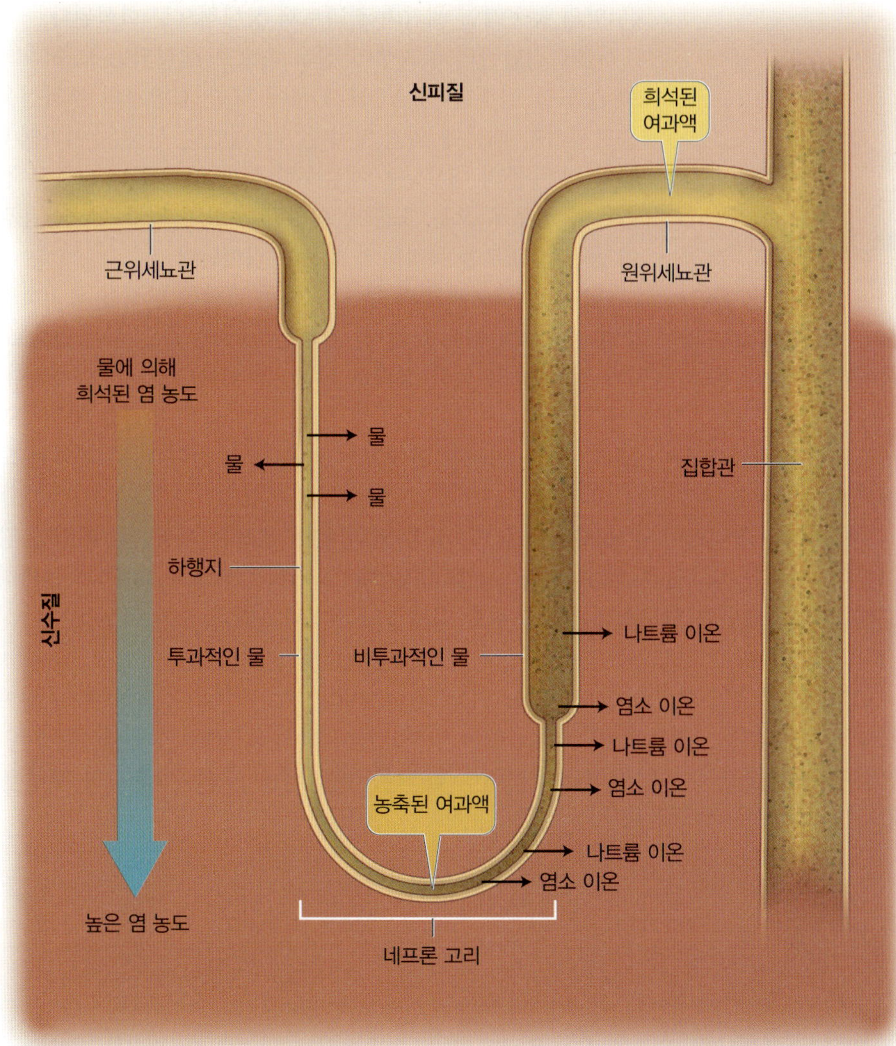

그림 11.13 **물의 보존.** 네프론에서의 역류는 집합관 벽을 넘어 물을 흐르게 허락하는 호르몬의 존재 하에서 최대한의 물을 보존하게 만든다. 만약에 이러한 호르몬이 없다면 물은 집합관을 떠날 수가 없고 오줌 속으로 많은 양이 배설된다.

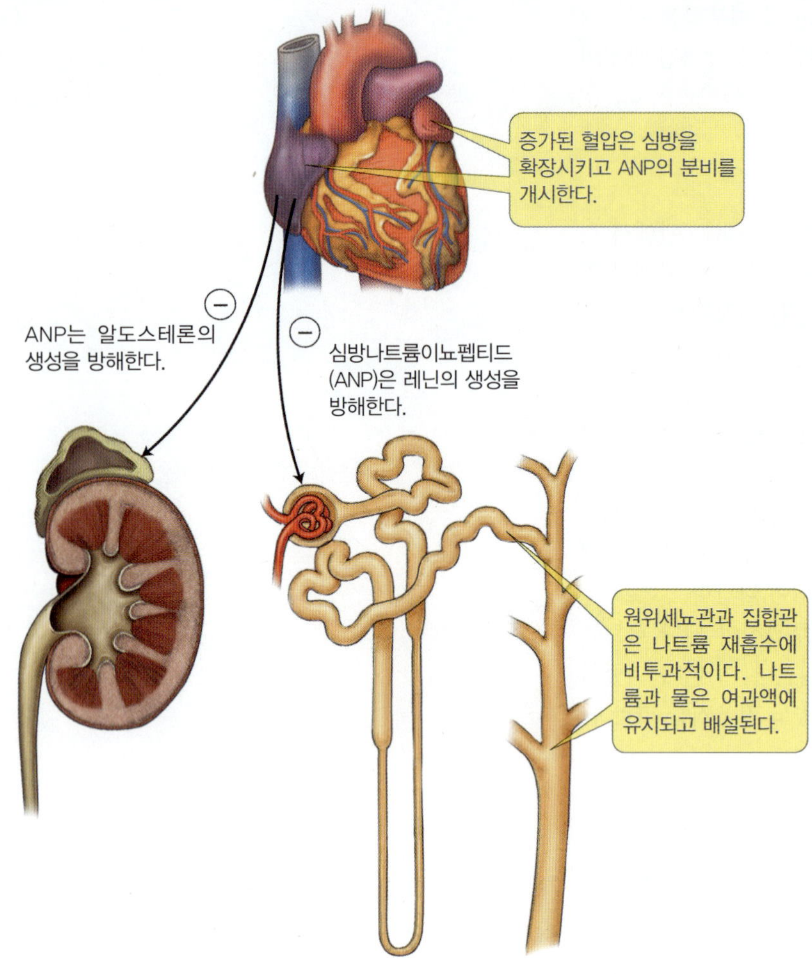

그림 11.14 이뇨제. ANP는 물의 배설을 증가시킴에 의해서 혈압을 감소시킨다. 카페인과 같은 이뇨제는 유사한 효과를 지닌다.

으로부터 확산되어 나간다. 네프론관의 바닥에서 관으로부터의 나트륨과 염소 이온의 소실은 신수질 내에서 농도 기울기를 형성하는데 도움을 준다.

삼투 기울기는 또한 헨레고리와 평행한 모세혈관인 **직립관**(vasa recta)을 통한 혈액의 역류에 의하여 유지된다. 혈액이 직립관을 통하여 천천히 이동할 때 나트륨과 염소 이온은 하행하는 모세혈관의 혈류 속으로 확산되고 상행하는 모세혈관으로부터 확산되어 나온다. 이 기작은 수질 가장 깊은 부분에서도 나트륨과 염소를 보존하는 데 기여한다. 헨레고리의 하행지를 떠나는 물은 빠르게 직립관 상행지의 용질이 풍부한 혈액의 의해서 흡수되어 수질 농도가 희석되는 것을 방지하기 위하여 멀리 운반된다. 세뇨관은 상행하면서 넓어지고 물과 대부분의 용질에 불투과성이 된다.

물이 네프론의 상행지를 따라 여과액으로 들어가거나 나갈 수가 없기 때문에 신수질에 존재하는 염 농도 기울기는 유지될 수 있다. 상행지의 넓은 부분에 있는 세포막은 나트륨 수송체를 가지고 있다. 이러한 수송체의 활동의 결과로 염은 여과액으로부터 수질 속으로 능동적으로 흡수된다. 이때, 초기에 여과액에 존재하던 물의 많은 양은 재흡수되나 여과액은 염의 능동적인 제거의 결과로서 상대적으로 희석된다.

이제 집합관의 투과성이 신우 속으로 배설되는 오줌의 최종 농도를 결정한다. ADH가 물에 대한 집합관의 투과성을 증가시키기 때문에 약간 탈수된 각 개인의 신장은 여과액에 남아 있는 물의 대부분을 재흡수한다. 이러한 물의 보존은 집합관이 신우로 오는 도중에 희석된 수질의 외부로부터 용질이 풍부한 내부를 통과하기 때문에 일어난다.

남아 있는 여과액이 이 증가하는 고삼투 환경을 통과하면서 안에 남아 있는 많은 양의 물이 확산되어 나간다. 결과는 매우 농축된 적은 양의 오줌이다. 혈액의 용질 농도가 많은 물의 섭취 결과로 낮을 때 ADH 생성은 억제된다. 이때 집합관은 물에 대해 불투과성이며 물은 신장의 염 농도가 높은 수질을 통과하면서조차도 여과액에 남아 있게 된다. 이러한 환경에서 많은 양의 물이 매우 희석된 오줌으로 배설된다.

부가하여, 혈액량이 정상보다 많을 때, 심방 벽의 일부 세포는 심장근의 확장을 감지한다. 이러한 세포들은 **심방나트륨이뇨펩티드**(atrial natriuretic peptide, ANP)를 분비하는데 이것은 레닌과 알도스테론의 분비를 억제하여 염화나트륨과 물의 배설을 증가시킨다(그림 11.14).

ANP는 오줌의 형성을 증가시키는 이뇨제(diuretic)이다. 카페인은 ANP와 유사한 방식으로 활동하는 이뇨제이다. 알코올도 다른 이뇨제로서 ADH의 분비를 억제하여 물의 배설을 증가시킨다. 알코올 소비의 느린 효과, 즉 숙취는 주로 이 효과에 의해 야기되는 탈수로부터 초래된다.

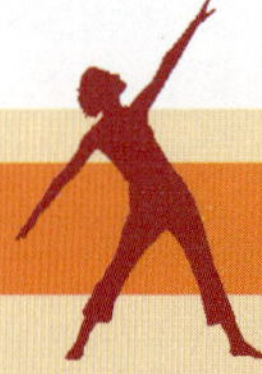

쉬어가기 11.3

이뇨제는 때때로 의약 치료제로도 사용된다. 이러한 약제가 처방되기 위해서는 어떠한 상태여야 하는가 그리고 왜 그런가?

철인 삼종경기의 선수들이나 땀 생산이 많은 다른 상황에 있는 사람들은 적절한 물을 마시거나 이뇨제를 피함으로써 신장의 물의 보존을 위한 활동을 지지해야만 한다는 것을 알고 있다. 그들의 신장은 또한 대사활동에 의해 생산된 여분의 산을 혈액으로부터 제거하도록 요구 받는다.

혈액 pH 유지

대부분의 대사활동은 수소 이온 농도의 증가 또는 pH의 감소에 의해 측정되는 산을 생산한다. 혈액의 pH는 7.35와 7.4 사이의 범위에 있어야 하기 때문에 대사에 의해 생산된 산은 중화되고 빠르게 제거되어야만 한다. 그렇지 않으면, 낮은 pH는 **산증(acidosis)**을 유발하는데 이는 혈장의 산성도를 증가시키고 몸의 거의 모든 기능에 영향을 미친다. 산성 환경은 효소의 변성—3차구조의 상실—을 유발한다. 결과적으로, 몸에서 효소가 매개된 모든 과정들이 산증에 의해 붕괴된다.

몸에서 pH 유지를 위한 기본 기작은 중탄산염 이온(HCO_3^-)과 적혈구에서 산소를 운반하는 분자인 헤모글로빈을 포함하는 혈액에 있는 완충용액으로 구성된다(그림 11.15). 이러한 화학물질은 pH가 낮을 때 여분의 수소 이온을 흡수하고 pH가 높을 때 혈액으로 수소 이온을 방출한다. 네프론 상피세포는 물과 이산화탄소로부터 부가적인 중탄산염 이온을 발생함에 의해서 이 과정을 돕는다. 10장에서 기술하였듯이 세포 호흡에 의해 발생된 대부분의 수소 이온은 날숨 동안 허파에서 물로서 소실된다.

허파와 완충계가 단기간에는 혈액 pH를 항상성을 유지하는데 도움을 줄 수 있을 지라도 신장은 대사과정에 발생된 많은 양의 산을—하루 이상—장기간으로는 배설해야만 한다. 신장은 여분의 수소 이온을 네프론 내강으로 분비함에 의해서 이것을 배설한다.

내강 속으로 분비된 대부분의 수소 이온은 여과액의 중탄산염 이온과 결합하여 탄산을 형성한다. 네프론 세포에 의해 생산된 탄산무수화효소는 산을 물과 이산화탄소로 분해한다. 물(그리고 여분의 수소 이온)은 배출되고 이산화탄소는 혈류로 되돌아와서 결국에는 호흡으로 몸으로부터 나간다. 여과액의 중탄산염 농도가 여분의 산과 거래할 정도로 충분하지 않을 때 내강의 수소 이온은 인산화수소(HPO_4^{2-}) 와 결합하여 오줌으로 배설된다. 만약에 혈액에서 산의 농도가 훨씬 더 높다면 네프론 상피세포 내의 아미노산들이 암모니아(NH_3)로 대사될 수 있다. 이때 암모니아 분자는 여분의 수소 이온을 받아서 암모늄 이온(NH_4^+)을 형성하고 오줌으로 배설된다. 그러므로 오줌에 존재하는 암모늄의 양은 산증의 척도가 된다.

혈액완충과 신장은 혈액의 pH를 조절하는 데 매우 효과적이어서 철인경기 후에 조차도 운동선수는 휴식하고 있는 사람과 거의 구별할 수 없을 정도로 같은 암모늄($NH4_4^+$) 농도를 가질 것이다. 산증은 건강한 사람에게는 위험한 것이 아니다. 이것은 뒤에 숨은 다른 질환을 경험하고 있는 개인에게서 더 일반적이다. 그러나 건강한 사람에게도 신장은 스트레스가 많은 상황 아래에서는 혈액 나트륨의 항상성을 유지할 수 없을 수도 있다.

염 균형: 나트륨의 적절량

다음 쪽의 유전자 및 항상성 특집은 어떤 개인에게서 혈압과 체액 평형에서의 여분의 식이 나트륨의 효과를 상세하게 다루고 있다. 극단적인 운동경기의 경우와 같이 위험은 너무 많은 염에 있는 것이 아니라 너무 적은 것에 있다.

운동선수의 땀으로 20리터의 물이 증발되는 것에 부가하여, 약 32그램의 나트륨이 철인경인 동안 피부로 배출된다. 잃어버린 나트륨의 양은 식염 1/3컵에 해당된다. 신장은 혈액의 적절한 나트륨 농도를 유지하는데 역할을 한다. 염은 네프론 관으로부터 수질 속으로 나트륨 수송을 증가시키는 알도스테론의 작용을 통해서 혈액에 유지된다.

너무 많은 나트륨의 소실은 **저나트륨혈증(hyponatremia)** 또는 묽은 혈액을 초래

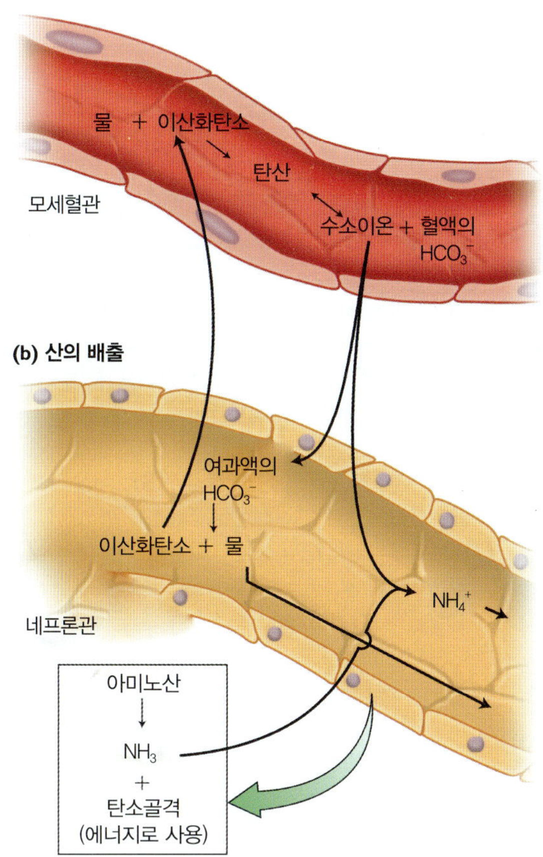

그림 11.15 혈액에서의 완충액. (a) 혈액 pH는 수소 이온이 초과할 때 붙잡고 부족할 때 떨어뜨리는 완충계에 의하여 좁은 범위 내에서 유지된다. (b) 장기적으로는, 대사과정과 산성 음식물로부터 획득한 여분의 산은 신장에서 배설된다.

유전자 및 항상성

소금 좀 건네주세요

의사가 만성 고혈압으로 진단하면서 환자에게 주는 첫째 충고의 하나는 섭취하는 식염을 줄이라는 것이다. 여러분은 이 충고의 배경 논리를 추론할 수도 있다. 음식에 들어 있는 많은 염은 혈액에 더 높은 나트륨 농도를 유발하고 높은 혈액의 나트륨 농도는 조직으로부터 더 많은 물을 끌어 들여 혈액과 혈압을 증가시킨다.

대규모의 연구는 또한 식이 나트륨과 혈압 사이에 연관이 있다는 가설을 지지한다. 한 연구에 있어 하루에 섭취하는 나트륨의 양을 3,800 mg으로부터 1,500 mg으로 줄인 사람들은 혈압이 심장수축 동안 약 3~6 mm Hg 감소하는 것이 관찰되었다. (혈압 읽을거리에 관한 더 상세한 것은 9장을 참조하라). 심장수축 혈압에서 3 mm Hg가 감소하는 것은 상대적으로 작으나 만약에 이것이 일반적인 미국인 집단에서 일어난다면 이것은 뇌졸중의 11%, 심장마비의 7% 그리고 죽음의 5%를 감소시키는 결과를 가져올 것이다.

혈압을 낮추기 위해서 섭취하는 소금을 줄여야 한다는 제안은 비판을 동반하기도 한다. 저염분 식단을 유지하기는 상당히 어렵다. 비록 식염을 거의 사용하지 않거나 전혀 사용하지 않더라도, 섭취하는 나트륨의 양은 상당히 많을 수 있다. 이는 우리가 섭취하는 나트륨의 대부분은 우리가 먹기 위해 사는 음식 특히 미국인의 식단에서 계속적으로 증가하는 부분을 구성하는 편이식품에 있다. 비평가들은 상대적으로 효과가 거의 없는 따르기 어려운 추천은 무시될 가능성이 높다고 말한다. 나트륨 섭취의 변화가 혈압에 영향을 미치지 않을 것이라고 지각하는 것은 소금에 극히 민감한 약 10%의 사람들에게는 위험할 수 있다.

과학자들은 안지오텐신 생산에 관여하는 유전자를 포함하는 고혈압의 민감성에 공헌하는 많은 유전자를 규명하였다. 그러나 나트륨 민감 고혈압을 초래하는 유전적 결함들은 신장에서의 염의 균형과 관련이 있어야만 한다. 바꾸어 말하면, 초과하는 나트륨을 효과적으로 배출할 수 없는 사람들은 염의 섭취량이 높을 때 대부분이 고혈압을 경험하기 쉬울 것이다. 나트륨 민감 고혈압에 관여하는 유전자들은 알도스테론 생산이나 효과에 결함이 있거나 또는 네프론 관의 나트륨 채널에 문제가 있다. 연구자들은 최근에 감소한 나트륨의 섭취로부터 가장 많은 혜택을 받는 사람들이 누구인지를 찾기 위하여 고혈압의 이런 형태에 관여하는 돌연변이들을 규명하고자 시도하고 있다. 그 사이에, 모든 고혈압 환자들에게 주는 조언은 그대로 남아 있다: 소금 좀 건네 주세요.

할 수 있다. 저나트륨혈증 동안 저장액인 혈액에 있는 물은 농도 기울기를 따라 뇌를 포함한 몸의 조직으로 확산되어 나간다. 그래서 저농도의 나트륨은 팽창, 매스꺼움, 근육경련, 어눌한 말투 그리고 혼란 등 다양한 증상을 유발한다**(그림 11.16)**. 만약에 이것이 계속된다면, 발작, 혼수, 그리고 심지어는 죽음에 이를 수도 있다. 저나트륨혈증은 또한 순수한 물의 섭취가 물의 손실을 초과할 때 일어나기 때문에 물중독으로 알려져 있다.

정상적인 환경에 있는 대부분의 사람들에서 저나트륨혈증은 신장이 염의 요구를 따르기 때문에 문제가 아니나 이런 환경의 운동선수에게는 놀랄 정도로 일반적이다. 철인경기 참가자에 대한 1984년의 분석은 많게는 30%의 참가자가 저나트륨혈증이었다는 것을 보여준다. 저나트륨혈증은 또한 어떤 약제에 의해서도 발생하며 이는 노령인 환자들에게서 훨씬 더 일반적이다.

11.4 신장이 기능하지 않을 때

신장은 여러 가지 많은 이유로 적절하게 기능하는 것을 멈출 수 있다. 어떤 원인들은 고쳐질 수 있기도 한데, 예를 들면 오줌으로부터 형성되어 신우에 모이는 칼슘, 인, 요산과 단백질 결정체의 덩어리인 **신장 결석(kidney stone)**과 같은 것이다. 비록 작은 결석들은 오줌과 같이 흘러갈 수 있지만, 큰 결석은 수뇨관을 막아 심한 고통을 일으킬 수 있다. 큰 신장 결석은 외과적으로 또는 초음파로 충분히 작은 가루로 분쇄하여 제거할 수 있다. 그러나 만약에 신장 결석이 신우에 갇혀 남아 있다면, 오줌이 네프론으로 되돌아와 네프론을 파괴할지도 모른다.

네프론은 또한 수뇨관과 방광 위로 이동하는 감염이나 사구체와 사구체낭에 손상을 주는 만성 고혈압에 의해서 파괴될 수 있다. 신장부전의 약 50%는 당뇨가 원인이다. 당뇨는 혈액의 용질 농도를 증가시키는 고혈당으로 인하여 혈액 부피 증가와 고혈압을 초래한다.

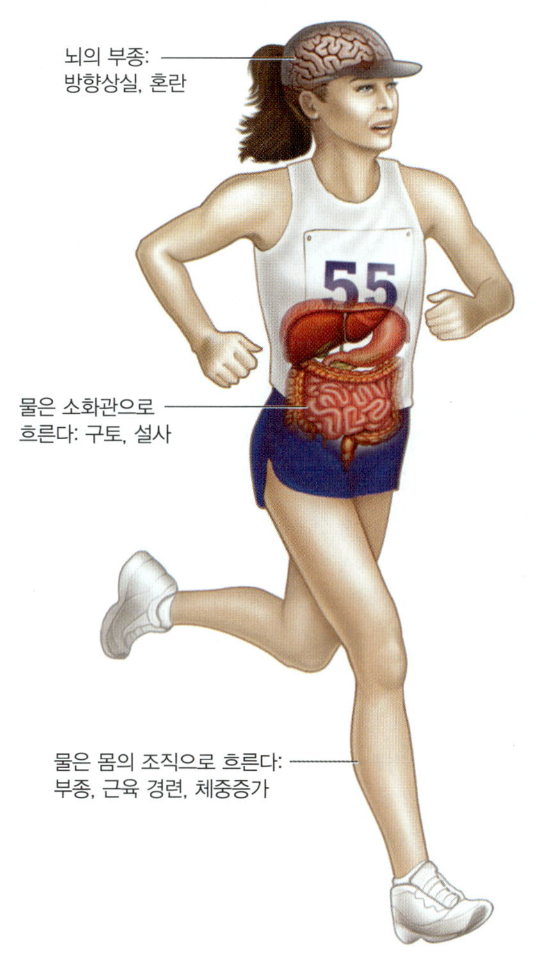

그림 11.16 저나트륨혈증의 효과. 땀 또는 체액의 과소비로 인한 혈액 용질의 희석은 조직에서 물의 유지를 유도하고 많은 증상들을 초래한다.

신장부전의 첫 번째 신호는 사구체의 느슨한 여과를 통하여 빠져나간 단백질이 오줌에 존재하는 것이다. 만약에 신장의 손상이 계속해서 있다면 그 결과는 **신장말기질환(end-stage renal disease, ESRD)**이 될 것이다. 신장말기질환이 있는 사람들은 정상적인 신장 기능의 10%도 가지지 못하고 신장은 돌이킬 수 없을 정도의 손상을 입었다. 정상적인 기능을 하는 신장으로 되돌릴 수 있는 유일하고 진정한 효과를 지닌 방법은 건강한 기관을 기증받아 이식하는 것이다. 그러나 신장의 수요가 신장의 공급보다 훨씬 많은 실정이다. 한편, 신장말기질환을 가진 사람들은 주기적인 투석을 받음으로써 살 수 있다.

막을 통한 용해된 분자의 확산을 의미하는 **투석(dialysis)**의 가장 효과적인 형태는 인공신장 기계를 통하여 환자의 혈액을 순환시키는 것이다. 기계는 깨끗한 액체에 잠겨 있는 막성질을 지닌 관으로 구성되어 있다. 대사 노폐물은 반투과성 막을 통하여 혈액으로부터 확산되어 액체로 들어간다(그림 11.17). 유사하게 액체에 첨가된 물질들은 혈액으로 확산될 수 있다. 액체는 치료를 하는 동안 노폐물의 배설과 완충용액 또는 다른 물질의 축적을 용이하게 할 농도 기울기를 유지하기 위하여 계속적으로 바꾸어 줄 수 있다. 한 번의 투석치료는 3~6시간을 필요로 하나 한번의 치료는 기능적인 신장이 할 수 있는 것보다 더 많은 혈액의 요소를 제거하기 때문에 일 주일에 3~4회만 치료를 받으면 된다.

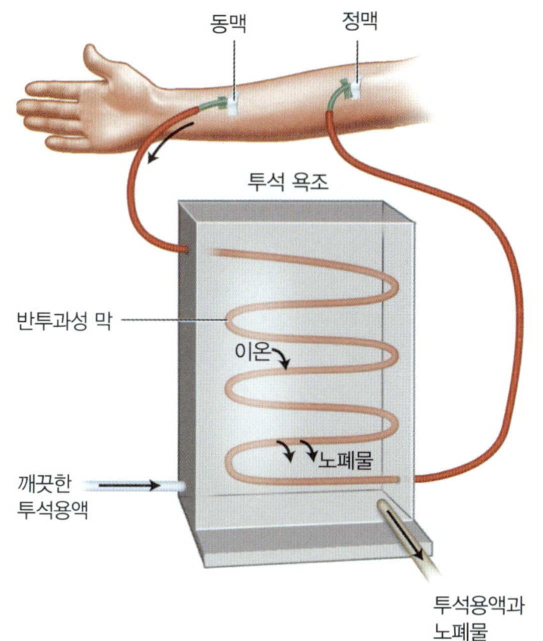

그림 11.17 투석. 신장이 기능하지 못할 때, 몸의 혈액은 깨끗한 용액의 욕조 안에 잠겨 있는 반투과성 관을 통하여 펌프로 퍼내어진다. 혈액이 흐르면서 노폐물은 혈액으로부터 용액으로 확산된다.

시각화 투석의 또 다른 한 형태는 깨끗한 용액을 복강 속으로 부어 넣는 것이다. 환자가 움직일 수 있고 정상적인 일상 활동을 수행할 수 있는 4~6시간의 "거주시간" 동안 노폐물은 혈액으로부터 확산되어 용액 속으로 들어간다. 거주시간의 끝에 용액은 밖으로 배출시키고 깨끗한 용액으로 대치된다. 이러한 형태의 투석에서 반투과성 막은 무엇인가?

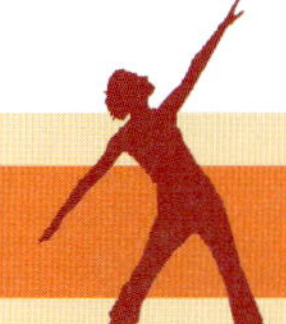

쉬어가기 11.4

오줌형성이 건강한 신장을 지닌 사람과 투석을 받고 있는 환자 사이에서 어떻게 다를 것으로 예상하는가?

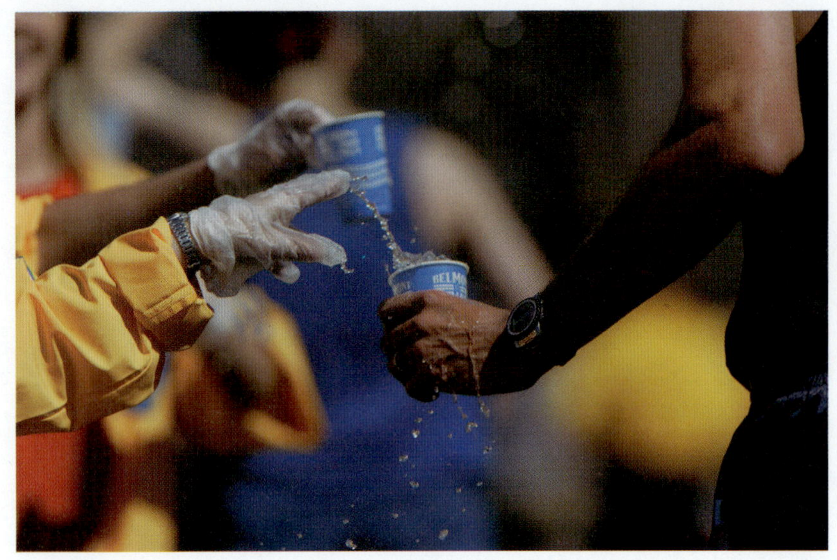

그림 11.18 **물의 섭취 관리.** 지나가는 마라톤 선수들에게 스낵뿐만 아니라 물과 다른 음료수를 제공하는 도우미 정류소는 선수들에게서 저나트륨혈증의 위험을 감소시키기 위하여 더 멀리 떨어지도록 이동되었다.

1982년 말에 있었던 철인경기에서 줄리 모스의 쓰러짐이 숨어 있는 신장질환의 전조는 아니었다. 대신에 이것은 그때 어떻게 인간의 몸이 인내를 요하는 일에 반응하는지에 대한 일반적인 이해의 부족의 반영이었다. 그녀의 증상에 따르면, 줄리는 저나트륨혈증을 경험하고 있었는지도 모른다—11시간 이상의 경기를 하는 동안 그녀가 소비한 것이라고는 물과 바나나였다.

지구력 경기의 인기가 급등함에 따라 엘리트선수들 사이에서 이러한 경기의 위험에 대한 지식도 증가하고 있다. 이제는 대부분의 운동선수 코치들은 지구력 경기 동안 시간당 약 0.5리터로 순수 물 섭취를 제한하는 것을 알고 있다. 철인경기와 많은 사람이 등록한 마라톤 경기 주최측은 저나트륨혈증의 가능성을 줄이기 위하여 많은 도우미 정류소를 줄이기 시작하였다(그림 11.18).

역설적으로, 1982년 철인경기에 줄리가 참석한 것은 그녀가 운동생리에 관한 대학원 학위를 위해 수행하던 연구의 일부분이었다. 그녀의 경험과 다른 과학자들의 인내에 대한 신체의 반응에 대한 연구 덕분으로 운동선수들은 철인경기와 같은 극단의 경기에 더 잘 대비하고 운동경기 항상성을 유지하기 위하여 신체에 무엇을 공급해 주어야 하는지를 알게 되었다. 줄리 모스는 2003년 25회 기념 철인경기에 다시 출전하였고 그녀의 연령군에서 미소를 머금은 채 3위를 차지하였다.

11장 복습

기억해야 할 어원

다음 어원은 주로 라틴어와 그리스어에서 온 것이며 용어를 해독하는데 도움이 될 것이다.

dia- ~관통하는 것을 의미한다(당뇨 또는 투석에서처럼).
hypo- 아래 또는 낮은.
-natr- 나트륨을 기술하기 위해 사용된 단어로부터 온다.
-nephr- 혹은 **nephro-** 신장과 관련 있다.
ren- 신장을 의미한다.
urin- 그리고 **ure-** 배설계와 그 부산물을 기술하기 위해 사용된 어원들이다.

핵심 용어

11.1 배설계의 개요

내요도괄약근(internal urethral sphincter)
네프론(nephron)
방광(urinary bladder)
배뇨 반사(micturition reflex)
배설(excretion)
배설계(urinary system)
배출(elimination)
수뇨관(ureter)
신수질(renal medulla)
신우(renal pelvis)
신장(kidney)
신피질(renal cortex)
외요도괄약근(external urethral sphincter)
요도(urethra)

11.2 배설

근위세뇨관(proximal tubule)
네프론 고리(nephron loop)
사구체(glomerulus)
사구체낭(glomerular capsule)
요소(urea)
원위세뇨관(distal tubule)
입수소동맥(afferent arteriole)
집합관(collecting duct)
출수소동맥(efferent arteriole)

11.3 물, pH 및 염의 균형

레닌(renin)
산증(acidosis)
안지오텐신 II(angiotensin II)
알도스테론(aldosterone)
역류교환(countercurrent exchange)
오줌(urine)
저나트륨혈증(hyponatremia)
탈수(dehydration)
항이뇨호르몬(antidiuretic hormone, ADH)

11.4 신장이 기능하지 않을 때

신장 결석(kidney stone)
신장말기질환(end-stage renal disease, ESRD)
투석(dialysis)

요약

11.1 배설계의 개요

- 배설계는 혈액으로부터 노폐물을 제거하는 배설뿐만 아니라 이온농도, 혈액 pH, 그리고 혈압의 항상성을 유지하는 데 책임을 맡고 있다(252쪽).
- 배설계는 신장, 수뇨관, 방광 그리고 요도로 구성되어 있다. 신장은 큰 혈관인 신동맥과 신정맥에 의해서 편의를 제공받고 있다. 신장의 기능적 단위는 네프론이다(253쪽; 그림 11.3).
- 방광이 차게 되면, 신장수용기가 의식적인 "오줌 누기 요구"를 개시한다. 외요도괄약근의 자발적 이완은 배뇨 반사를 개시한다. 오줌이 요도를 통하여 흐르는 동안 방광의 수축을 개시하는 양성 되먹임 고리는 방광을 확실하게 완전히 비우게 한다(254쪽)

11.2 배설

- 배설계는 대사 노폐물, 이온 그리고 독소가 들어 있는 용액인 오줌을 생성한다(255쪽).

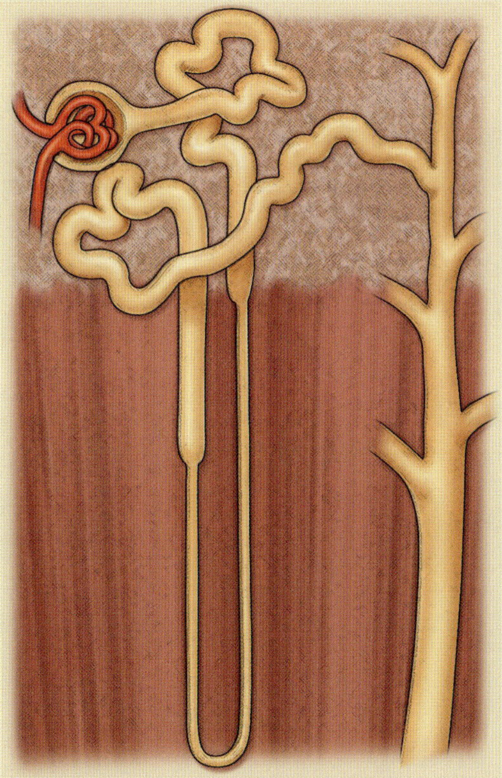

- 혈장은 사구체의 모세관으로부터 사구체낭으로 여과된다. 네프론 관을 따라 일어나는 재흡수는 물과 다른 가치 있는 구성요소들을 신피질 또는 신수질로 되돌려주고 이들은 결국에는 혈액으로 돌아간다. 독소들은 분비과정의 능동수송에 의해 혈액으로부터 제거된다(257쪽).
- 재흡수는 근위세뇨관 상피세포로부터 주위의 모세관으로 나트륨 이온을 능동수송으로 시작하는 복잡한 과정이다. 염소 이온이 나트륨 이온을 뒤따라 감에 따라 신피질은 고농도의 염을 가지게 된다. 이때 물은 농도 기울기를 따라 여과액을 떠나 피질로 향한다. 상피세포에서의 나트륨의 고갈은 여과액으로부터 동반 수송단백질을 통하여 포도당, 아미노산 그리고 다른 작은 분자들뿐만 아니라 나트륨도 길어올린다(258쪽)

11.3 물, pH 및 염의 균형

- 물 섭취가 적거나 또는 물의 손실이 많아서 혈액량이 적을 때 뇌하수체에서 분비된 ADH는 신장의 집합관에서 물의 투과성을 증가시킨다. 한편, 신장에 있는 세포에서 생산된 레닌과 부신에서 생산된 알도스테론은 염의 재흡수를 증가시켜 혈관에서의 압력 상승을 일으킨다(260쪽).
- 네프론 고리에서의 역류교환은 바깥으로부터 신수질 깊은 곳으로 삼투 기울기를 형성하여 네프론 고리의 하행지를 따라 여과액으로부터 물을 길어올린다. 집합관의 증가된 투과성과 같이 이 체계는 최대한으로 물을 재흡수하도록 한다(261쪽).
- 혈액량이 많을 때, 심장 세포는 나트륨의 재흡수를 억제하고 집합관을 물에 비투과성으로 만드는 심방나트륨이뇨펩티드를 생산하여 희석된 많은 양의 오줌이 배설되도록 유도한다(262쪽).
- 혈액 pH는 혈장에 있는 완충 화학물질들에 의해서 단기간 유지된다. 장기간으로는 신장이 활발한 대사활동에 의해서 생성된 여분의 산들을 배설하는 책임을 갖고 있다(263쪽).
- 염의 존재는 몸 조직에 대해서 혈액을 등장액으로 유지하도록 한다. 만약에 염의 농도가 낮아지면 조직이 물을 얻기 시작하면서 혈압이 떨어지고 잠재적으로 치명적인 상황까지 갈 수 있다. 신장은 혈압이 떨어진 시간 동안 오줌으로부터 재흡수를 증가시킴에 의해서 혈액에서의 나트륨의 농도를 유지하도록 돕는다(263쪽).

11.4 신장이 기능하지 않을 때

- 신장 결석, 감염 또는 만성고혈압에 의해 발생한 네프론에서의 비가역적인 손상은 신장 기능의 쇠퇴를 가져올 수 있다. 신장 기능은 투석에 의해 대체될 수 있는데 이는 깨끗한 용액에 잠긴 반투성 관을 통하여 혈액을 펌프하는 것이 필요하다. 노폐물은 혈액으로부터 확산되어 용액으로 들어간다(264~265쪽; 그림 11.17).

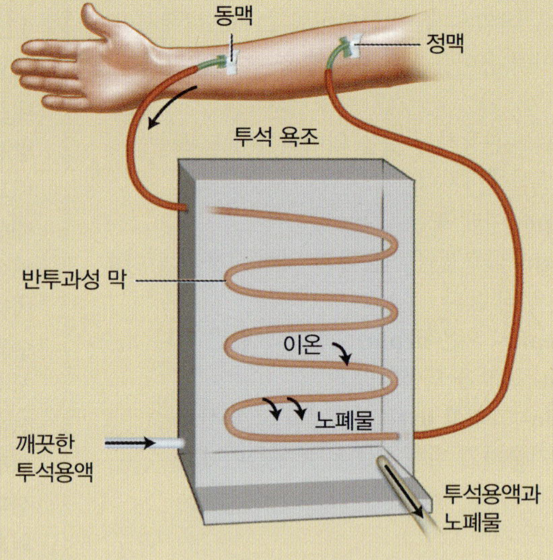

기본 학습 문제

1. 다음의 기관계 전부는 ____________를 제외하고 노폐물 제거에 참여한다.
   a. 소화계
   b. 비뇨계
   c. 호흡계
   d. 외피계
   e. 근골격계
2. 다음 중 어느 것이 몸에서의 오줌 경로를 정확하게 기술하고 있는가?
   a. 신장, 요도, 방광, 수뇨관
   b. 신장, 신동맥, 방광, 요도
   c. 신동맥, 신장, 방광, 요도
   d. 신장, 신주머니, 수뇨관, 방광
   e. 신피질, 신수질, 신우, 방광, 요도
3. 배뇨는________ 때문에 양성 되먹임 고리이다.
   a. 물을 마시는 것은 배뇨를 촉진하는데 이는 갈증을 유발한다.
   b. 요도를 통해 흐르는 오줌은 방광의 수축을 자극한다.
   c. 방광을 비우는 것은 네프론에서 더 높은 혈압을 촉진한다.
   d. 내요도괄약근의 이완은 즉각적인 외요도괄약근의 이완을 유발한다.
   e. 방광수축은 내요도괄약근을 닫아 오줌의 흐름을 차단한다.
4. 남성과 여성의 배설관이 어떻게 다른가?
   a. 일반적으로 남성은 여성보다 더 큰 방광을 가지고 있다.
   b. 여성은 남성보다 더 짧은 요도를 가지고 있다.
   c. 남성에게서 요도는 두 가지 기능이 있으나 여성에게서는 단지 한 가지 기능만 있다.
   d. 요도는 남성에게서는 전립선을 통과하나 여성에게서는 그렇지 않다.
   e. a~d의 모두가 옳다.
5. 다음 중 전부는 ______________을(를) 제외하고 정상적인 오줌의 구성 성분이다.
   a. 큰 혈장 단백질
   b. 요소
   c. 물
   d. 크레아티닌
   e. 여분의 이온들
6. 혈액이 신장의 네프론에서 여과된 후, ______________.
   a. 포도당과 아미노산은 재흡수된다
   b. 독소들은 능동적으로 오줌으로 분비된다
   c. 물의 대부분은 회수된다
   d. a와 b는 옳다
   e. a, b, c는 옳다

7. 사구체여과 동안, ______________.
   a. 혈장은 높은 혈압에 의해 순환계로부터 네프론으로 들어가도록 힘을 받는다.
   b. 적은 양의 물은 네프론 고리에 의해 재흡수된다.
   c. 세포와 큰 분자들은 오줌으로 분비된다.
   d. a와 c는 옳다.
   e. a, b, c는 옳다.

8. 네프론의 근위세뇨관에서 나트륨의 능동수송은 __________.
   a. 염소 이온이 전기 기울기를 따라 여과액을 떠나도록 한다
   b. 물이 삼투 기울기를 따라 여과액을 떠나도록 한다
   c. 여과액으로부터 신피질로 포도당과 같은 분자들의 공동수송이 가능하도록 한다
   d. 사구체 여과액으로부터 물과 다른 유용한 물질들의 재흡수를 유도한다
   e. a~d 모두가 옳다

9. 탈수는 ______________.
   a. 물 흡수가 물 손실을 초과할 때 일어난다
   b. 몸에 염이 과잉으로 존재할 때 일어난다
   c. 물을 잃어 버림에 따라 몸의 세포들이 쪼그라들면서 일어난다
   d. 신장에 의해서 중화될 수는 없다
   e. 달리기 하는 사람보다는 수영하는 사람에게서 더 잘 일어난다

10. 다음의 화합물 모두는 ____________________를(을) 제외하고 몸의 수분 보존에 영향을 미친다.
    a. 적혈구생성소
    b. 항이뇨호르몬
    c. 레닌
    d. 알도스테론
    e. 안지오텐신 II

11. 다음 중 어느 호르몬이 혈압을 감소시키는가?
    a. 항이뇨호르몬
    b. 레닌
    c. 알도스테론
    d. 안지오텐신 II
    e. 심방나트륨이뇨펩티드

12. 신수질 속을 통과하는 네프론 고리에서, ______________.
    a. 물은 여과액과 하행지가 있는 수질 사이의 삼투차이의 결과로서 흐른다
    b. 나트륨은 상행고리의 윗부분에서 능동적으로 배출된다
    c. 상행고리는 물에 비투과성이다
    d. 여과액은 고리의 바닥에 도달함에 따라 더 농축된다
    e. a~d의 모두가 옳다

13. 역류교환은 ____________________ 의미한다.
    a. 나란한 관에서 반대방향으로 흐르는 용액이 서로에게 영향을 미치는 과정을
    b. 신피질로부터 나트륨의 소실을
    c. 오줌으로 수소 이온의 분비를
    d. 신장에서 조직과 혈액 사이의 요소의 교환을
    e. 혈장에서부터 사구체 여과액으로 큰 단백질의 이동을

14. 혈액에서의 여분의 수소 이온은 ______________.
    a. pH를 증가시킨다.
    b. 혈장의 중탄산 이온에 의해 흡수된다.
    c. 결국에는 신장에 의해 배설되어야 한다.
    d. b와 c가 옳다.
    e. a, b, c가 옳다

15. 저나트륨혈증은 ____________________ 일어난다.
    a. 염 섭취가 너무 많을 때
    b. ADH가 여분의 물의 손실을 유발할 때
    c. 혈액이 조직보다 더 희석될 때
    d. 물의 흡수가 제한될 때
    e. 알도스테론이 나트륨의 재흡수를 증가시킬 때

16. 신장 결석은 ______________.
    a. 신우에서 형성된다
    b. 몸으로부터 제거될 수 없다
    c. 필연적으로 신장말기질환을 초래한다
    d. 투석으로부터 유래한다
    e. 통풍을 유발한다

17. 투석 동안 ______________.
    a. 물은 노폐물을 희석하기 위하여 혈액 속으로 펌프되고 오줌 생성이 촉진된다
    b. 혈액은 높은 압력으로 신장을 통하여 흘러 여과율을 증가시킨다
    c. 체액은 알도스테론 차단 약물의 적용에 의해 조절된다
    d. 인공 반투과성 막으로 된 관을 통해 흐르는 혈액은 확산으로 노폐물을 내놓는다
    e. 개인은 신장질환에 의해 생성된 독소를 정화하기 위하여 때때로 오줌을 배설하여야 한다

18. **참 또는 거짓?** 대사노폐물은 신장, 폐와 피부에 의해 배설될 수 있다.

19. **참 또는 거짓?** 방광으로부터 오줌의 배설은 대부분의 성인에게서는 비자발적으로 일어난다.

20. **참 또는 거짓?** 오줌의 노란 색깔은 적혈구 세포의 구성 성분의 파괴로부터 유래한다.

분석 및 응용 문제

1. 사람 융모성 생식선 자극호르몬(hCG)은 수정된 난자가 자궁벽에 착상한 후 발달하는 태반에서 생성된 호르몬이다. 이 호르몬은 혈액을 따라 순환하고 임신유지를 위해 충분한 농도의 에스트로겐과 황체호르몬을 분비하도록 난소를 자극한다. 임신검사는 혈액이나 오줌에 hCG의 존재여부에 따라 측정된다. 만약에 hCG가 탐지된다면, 검사를 받고 있는 여성은 임신 중이다. 어떻게 hCG가 혈액을 떠나 결국에는 오줌을 이용하는 검사에서 탐지되는가?

문제 2와 3은 다음의 정보를 참조하라.

요산은 퓨린 분자(DNA와 RNA로부터)가 간, 근육과 장에서 파괴될 때 생성된 노폐물이다. 여분의 요산은 통풍 또는 신장 결석과 같은 건강 문제를 유발할 수 있다. 그러나 혈액에서의 적절한 농도의 요산은 새와 인간과 같은 척추동물에서 잠재적으로 수명연장을 증가시키는 항산화 효과를 가질 수 있다. 2002년에 이노모토와 그의 동료들은 요산의 재흡수를 조절하는 것처럼 보이는 수송체를 규명하였다. URAT1 수송체는 요산을 신장의 근위세뇨관에서 관의 내막을 지나도록 이동시킨다. 그런 후 아직 알려져 있지 않은 수송체가 요산을 외막으로부터 다시 혈액으로 이동시킨다.

2. 고혈압과 염증을 치료하는데 사용되는 어떤 약물들은 URAT1을 억제할 수 있다. 이러한 약물들이 신장에 어떤 효과를 미치겠는가?

3. 통풍에 대한 위험 요소들은 나이, 몸무게 혈압, 알코올 섭취와 퓨린이 풍부한 고기의 소비 등을 포함한다. URAT1 수송체를 암호화하는 유전자의 변이 또한 위험요소가 될지 모른다. 왜 그런가?

문제 4와 5번의 대답에 다음의 정보를 사용하라.

2002년 과학자들은 저나트륨혈증이 널리 퍼져 있고 이와 연관된 위험요소를 결정하기 위하여 마라톤 경주자들에 대한 연구를 수행하였다. 과학자들은 보스톤 마라톤 참가자들로부터 인구통계학과 훈련정보, 경주 동안 액체 소비와 경기 전후의 몸무게에 관한 정보를 수집하였다. 과학자들은 또한 경주자들로부터 혈액 샘플도 경주 후에 채취하였다. 완주한 488명의 참가자 중에서 13%가 마라톤 완주 후에 저나트륨혈증을 나타내었다. 약 1%는 죽음을 초래할 수 있는 심각한 저나트륨혈증을 보였다. 자료분석은 저나트륨혈증이 경기 동안의 체중증가, 4시간 이상의 경기시간, 그리고 신체질량지수와 연관이 있다는 것을 보여주었다.

4. 왜 경기 동안의 체중 증가가 저나트륨혈증의 신호가 되는가?

5. 마라톤경주 주관자들이 저나트륨혈증를 방지하기 위하여 취할 수 있는 3가지 일은 무엇인가?

문제 6~9에 대한 대답을 위해 다음의 정보를 사용하라.

신장 결석은 오줌에 용해되어 있는 염이 침전하여 신장세포에 붙는 견고한 결정이 형성될 때 발생한다. 결석을 형성하는 염은 옥살산 칼슘, 인산칼슘과 요산을 포함한다. 신장벽으로부터 떨어져 나온 신장 결석은 만약에 이것의 지름이 5 mm보다 작다면 배설계를 통과할 수 있다. 더 큰 결석은 배설관에 머무르게 될 것이다. 의사들은 큰 결석을 제거하거나 깨뜨리기 위하여 음파, 레이저 또는 수술방법을 사용한다. 신장 결석은 다양한 신체적 유전적 요소들 때문에 발생한다. 그러나 3가지 일반적인 조건이 결석 형성을 위해서 필요하다. 용해된 염은 용액으로부터 쉽게 석출(고체로의 침전)될 때까지 높은 농도로 있어야만 한다. 염이 침전할 때, 이것은 세포 표면에 붙어 부착을 유지할 수 있어야만 한다. 성장하기 위하여 부착된 결정화된 염은 침전된 결정들과 응집을 촉진할 수 있어야 한다.

6. 소화계의 어떤 장애들은 지방산의 불완전소화를 유발할 수 있다. 이것은 소화계로부터 옥살산의 흡수를 증가시킨다. 이와 같은 형태의 소화장애가 어떻게 신장 결석의 형성을 유발시킬 수 있는가?

7. 세 개의 무작위 이중맹검법 연구에 의해서, 티아지드 이뇨제(thiazide diuretics)가 이전에 옥살산칼슘 결석이 형성된 환자들에게 투여되었다. 연구결과는 표 11.1에 나타내었다. 데이터로부터 어떤 결론을 도출할 수 있는가? 이뇨제가 신장 결석을 방지하는 기작을 설명하라.

8. 옥살산칼슘과 인산칼슘은 대부분 신장 결석을 일으킨다(약 80%). 마그네슘 암모늄 인산은 신장 결석의 10%를 일으킨다; 요산이 9%, 시스테인, 암모늄산, 또는 약물반응이 나머지를 일으킨다. 어떤 형태의 신장 결석이 통풍으로 고통 받는 사람에게서 가장 많이 형성될 것인가?

표 11.1 옥살산칼슘 결석의 형성에 있어서의 티아지드 이뇨제의 효과

이뇨제	대조군 개인 수	실험군 개인 수	새 결석 (대조군)	새 결석 (실험군)
Chlorthalidone	26	28	12 (46%)	4 (14%)
Hydrochloro-thiazide	25	23	10 (40%)	4 (17%)
Indapamide	21	43	9 (43%)	6 (15%)

출처: Coe, F. L., Evan, A., and Worcester, E. 2005. Kidney Stone Disease. *Journal of Clinical Investigation* 115: 2598–2608.

9. 신장 결석을 피하기 위하여 할 수 있는 간단한 것들에는 어떤 것이 있는가? 설명하라.

10. 레드불(Red Bull)과 마운틴듀(Mountain Dew)과 같은 에너지 음료는 경기력 증진 생산물로서 젊은 운동선수들에게 인기가 높다. 이러한 음료의 대부분은 고농도의 포도당과 카페인을 함유하고 있다. 이러한 음료수들이 실질적으로 왜 사용자들에게 문제를 일으킬 수 있을까?

과학 연관 문제

1. 오줌검사는 운동선수들이 경기력 증진 약물을 복용하였는지를 알아보기 위한 일반적인 방법이다. 많은 운동선수들이 훈련 중 주요경기 직전 그리고 심지어 경기하는 동안에도 금지약물 검사를 위해 무작위적으로 선택된다. 스포츠에서 금지약물의 사용을 감소시키기 위하여 무작위 검사가 효과적인 방법이라고 생각하는가?

2. 일부 철인 삼종경기 선수들은 줄리 모스가 받은 관심이 잘못이라고 생각한다—이러한 경기는 의지력의 승리로서 홍보되지 말아야 한다는 것이다. 그들은 그렇게 하는 것이 경쟁을 위해 신체적으로 준비되지 않은 참가자들에게 매력을 끌어 위험한 상황을 초래할까 두려워한다. 비록 인내력을 필요로 하는 스포츠 경기로 인하여 죽는 수는 상대적으로 낮지만, 대부분의 마라톤과 철인 자격 경주는 경주의 결과로 심각한 부상과 질환을 경험하는 여러 명의 운동선수들이 나오게 된다. 수십 명의 지원 의사, 간호사와 구급대뿐만 아니라 앰뷸런스, 구조대원이 이러한 부상의 충격을 최소화하는 것을 돕기 위하여 경기 내내 대기하고 있다. 인내력을 요구하는 경기에는 등록을 허락하기 전에 잠재적인 참가자들이 의료전문가에 의해서 경기에 참가할 수 있는지의 여부가 명확해져야 한다고 생각하는가?

Chapter 12

면역계

광우병은 유행성이 될까?

학습목표

1 유전병과 감염성 질환은 어떻게 다른가?

2 전형적인 세균과 바이러스의 구조를 묘사한다.

3 감염성 질환이 전파되는 수단들을 나열한다.

4 1차 방어선을 구축하는 물리적 및 화학적인 장벽들을 묘사한다.

5 2차 방어선에서 백혈구, 단백질, 염증, 그리고 열의 기능을 서술한다.

6 면역 반응에서 B 세포와 T 세포가 수행하는 역할을 비교 · 대조한다.

7 면역계가 어떻게 자기와 비자기를 구별하는지 묘사한다.

8 왜 독감 주사는 매년 맞아야 하지만 여러 다른 질병에 대해서는 한번의 접종만 필요할까?

9 왜 여러분의 면역계는 이전에 노출된 감염을 물리치는 데 보통 더 효과적일까?

10 어떤 사람은 감염성 질환으로 죽고, 반면에 다른 사람은 회복하는 것에 대한 유전적 근거는 무엇인가?

과학자들이 광우병의 확산을 막게 될까?

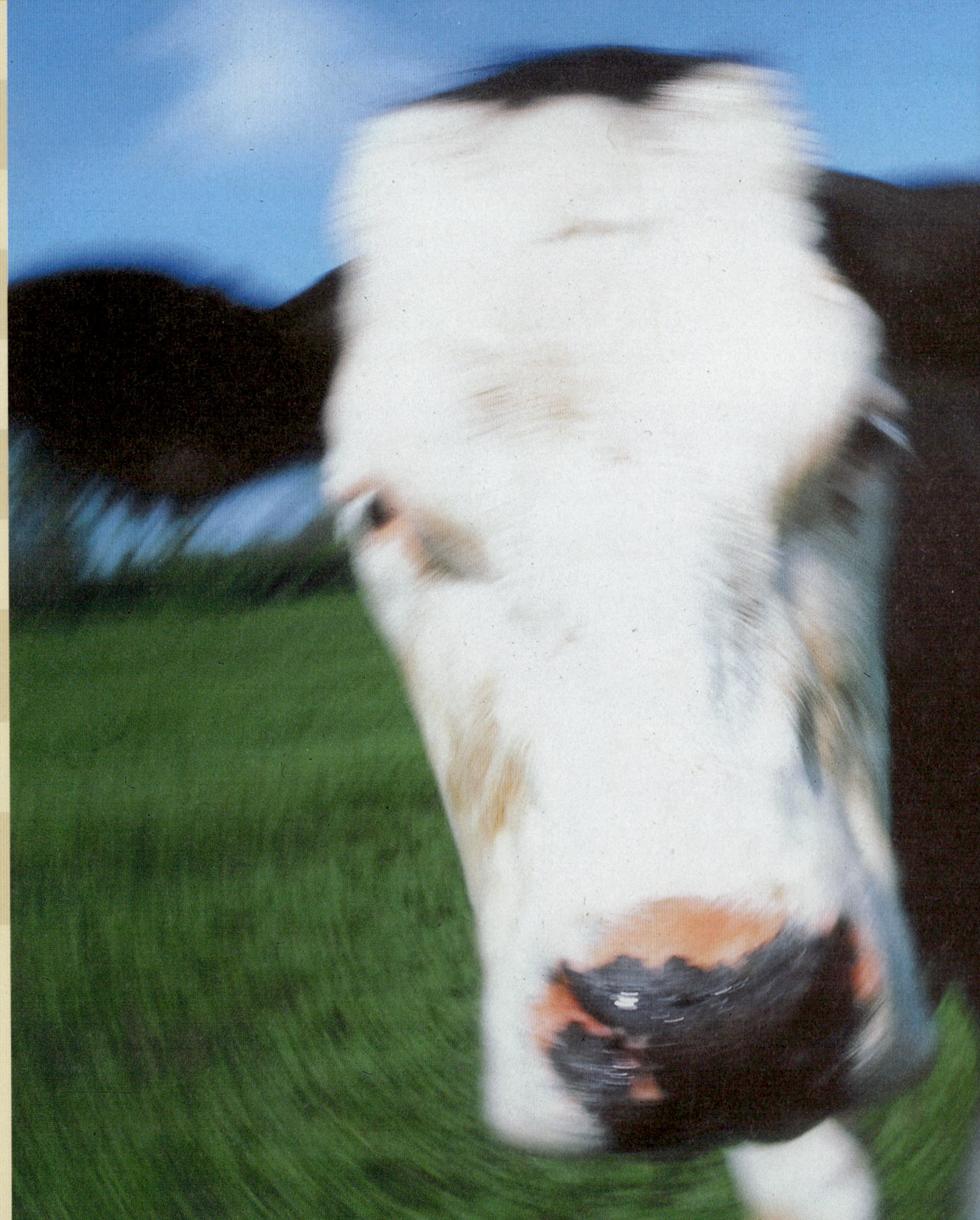

1980년대 후반, 영국의 낙농업자들은 몇 마리의 소가 특이한 행동을 한다는 것을 깨달았다. 이전에는 아무런 질병의 징후를 보이지 않았던 소들이 이상한 움직임을 보이기 시작했다. 소들이 들판을 비틀거리며 돌아다니자 농부들은 놀라서 지켜보았다. 많은 소들이 흥분했거나 심지어는 미친 것처럼 보였고, 그래서 "광우병"이 라는 이름을 갖게 되었다.

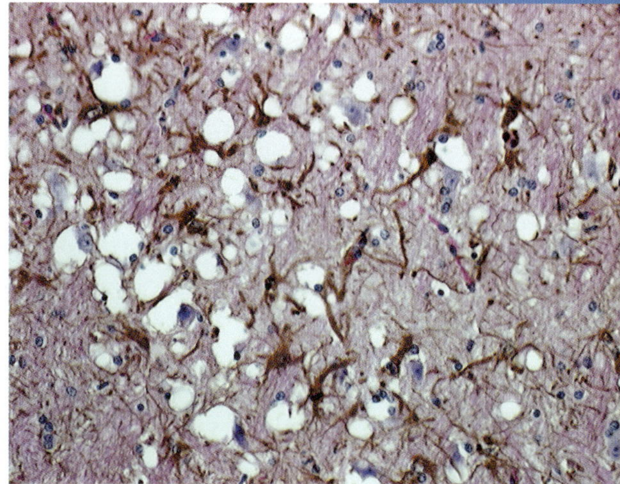

감염된 사람들의 뇌는 해면처럼 생겼다.

증상이 시작되고 몇 달이 지나면 소들은 반드시 죽었다. 부검 결과 "미친"소의 뇌에는 해면양 뇌병증으로 알려진 질병군에 특징적인 구멍이 존재했다. 뇌병증은 뇌의 병변, 혹은 질병이다. 질병에 걸린 소들의 뇌는 구멍이 가득한 다공성의, 자연적인 해면과 유사하게 생겼다. 광우병은 해면양 뇌병증의 일종으로 소에만 영향을 미치며, 그렇기 때문에 소 해면양 뇌병증(bovine spongiform encephalopathy), 또는 BSE라고 불린다.

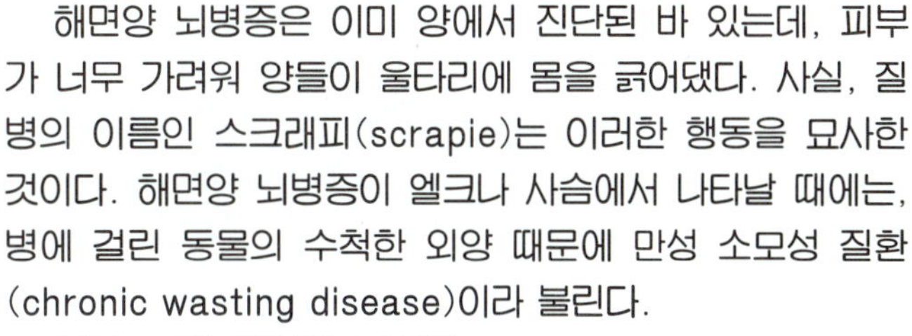

이 질병을 일으키는 인자는 뜻밖의 것이고 놀라울 정도이다.

해면양 뇌병증은 이미 양에서 진단된 바 있는데, 피부가 너무 가려워 양들이 울타리에 몸을 긁어댔다. 사실, 질병의 이름인 스크래피(scrapie)는 이러한 행동을 묘사한 것이다. 해면양 뇌병증이 엘크나 사슴에서 나타날 때에는, 병에 걸린 동물의 수척한 외양 때문에 만성 소모성 질환(chronic wasting disease)이라 불린다.

인간 또한 해면양 뇌병증을 앓을 수 있다. 쿠루병(kuru)으로 일컬어지는 모호한 질병은 뉴기니의 동부 고지대의 사람들에게서 발생하는 것으로 오랫동안 알려져 왔다. 이 병에 걸린 사람은 조정 능력을 잃고 종종 이성을 잃게 된다. 그들 또한 반드시 죽게 된다.

오랫동안 인식은 되었지만 예전에는 매우 드물었던 크로이츠펠트 야콥병(Creutzfeldt-Jakob disease, CJD)은 인간에 감염되는 또 다른 종류의 해면양 뇌병증이다. 병에 걸린 소처럼, 감염된 인간은 어지러워하고 매우 흥분하며 성급해진다. 그들은 단기 기억상실증을 겪고, 조정 능력이 떨어지며, 말이 꼬이게 된다. 대체적으로, 중장년층만이 질병의 증상을 보인다. 그러나 최근의 놀라운 경향은 젊은 영국 환자들 사이에서 크로이츠펠트 야콥병이 진단되는 비율이 증가한 것이다. 소의 경우에서처럼, 이 질병은 감염된 인간 모두에게 치명적이다.

평균적으로, 환자들은 진단을 받은 후 겨우 1년 남짓 살아가며, 부검을 하면 그들의 뇌는 크로이츠펠트 야콥병에 감염된 인간보다 소 해면양 뇌병증에 감염된 소의 뇌와 더 유

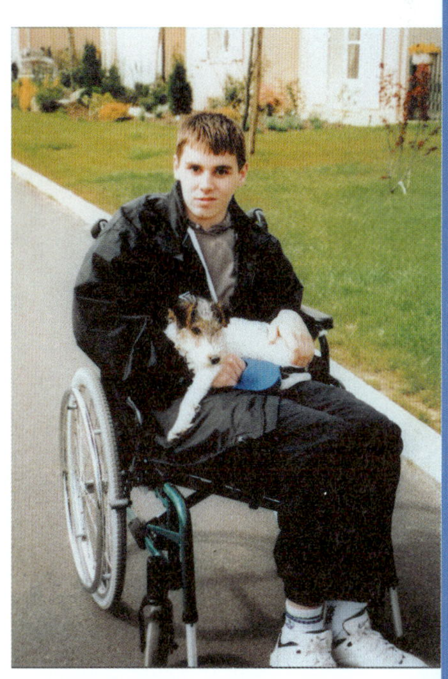

이 질병은 인간에게도 확산될 수 있다.

사하다. 이 질병에 걸렸다고 진단되는 사람의 증가, 사후 그들의 뇌의 구조, 그리고 감염된 사람들의 젊은 나이는 과학자들로 하여금 크로이츠펠트 야콥병이, 어떤 식으로든, 감염된 소에서부터 이 사람들로 전염되었다고 믿게 했다. 질병의 이러한 새롭고 전염성의 형태는 신변종 크로이츠펠트 야콥병(new-variant CJD, nvCJD)이라고 명명되었다.

과학자, 의사, 수의사, 사냥꾼, 그리고 환자와 그 가족들은 이 질병의 확산을 막는 방법이 나오길 고대하고 있다. 광우병은 미국과 캐나다에서 발병했으며, 미국 시민들은 이 질병의 확산을 걱정하게 되었다. 이 질병을 이해하고 그것이 소와 인간에 퍼지는 것을 막기 위한 첫 번째 단계로서, 과학자들은 어떤 종류의 매개체가 그것을 일으키는지 결정해야 했다.

12.1 감염인자

전염성 질병들은 신체에 접근하여 자신의 목적을 위해 신체의 자원을 이용하는 감염인자들의 활동 결과이다. 그러한 질병은 망가진 유전자—망가진 유전자가 어떤 개체를 더 잘 감염되도록 만들 수도 있지만—보다는 생물체에 의해 일어난다는 점에서 유전병과 다르다.

질병을 일으키는 생물체를 **병원체(pathogen)**라고 부른다. 병원체가 한 생물체에서 다른 생물체로 전파될 수 있는 경우 **전염성(contagious)**이라고 한다. 병원체가 자신의 성장을 부양해 줄 신체 내의 조직을 찾게 되면 **감염성(infectious)**이라고 일컫는다. 숙주의 생존에는 전혀 기여하지 않으면서 다른 생물체로부터 자신의 성장과 발생에 필요한 자원과 거처를 얻는 생물체를 **기생체(parasite)**라 한다. 대부분의 감염인자들은 기생체이다. 어떤 사람을 감염시키는 생물체는 그 감염된 사람이 다른 사람들에게 감염을 전해줄 때에만 전염성이라는 것을 주의하라.

현미경 하에서만 보이는 생물체들은 미세생물체, 혹은 **미생물(microbe)**이라고 불린다. 미생물은 다음 장(13장)에서 자세히 다뤄질, 다양한 성병을 일으킨다. 이 장에서는 세균과 바이러스를 다룰 것이다.

세균

세균(bacteria, 그림 12.1)은 다양한 그룹의 단세포 생물체이다. 그것들은 작고 많은 수로 이루어져 있다. 사실, 지구상에 있는 사람의 수보다 더 많은 수의 세균이 여러분의 입 안에 있다. 세균은 일반적으로 막대형(간균), 구형(구균), 혹은 나선형(스피로헤타)이다.

모든 세포는 특정 세포 구조의 유무에 기초하여 원핵생물 또는 진핵생물의 두 범주에 넣을 수 있다. 세균은 원핵세포이다. **원핵생물(prokaryote)**은 DNA의 형태로 유전 물질을 지니고 있고 막으로 둘러싸인 구획인 핵을 가지고 있지 않다. 또 원핵생물은 소포체나 골지체와 같이 진핵생물에서 발견되는, 막으로 둘러싸인 어떠한 내부 구조도 포함하지 않는다(3장 참조). 원핵세포는 보통 진핵세포보다 훨씬 작으며, 다양한 종류의 증거들은 진핵세포가 지구상에 나타나기 10억 년 전에 원핵세포가 등장했음을 가리키고 있다.

핵 대신에, 원핵생물은 **핵양체 영역(necleoid region)**에 꼬여 있는 DNA를 가지고 있다. 세균의 염색체는 이중가닥의 원형 DNA 분자이다. 큰 DNA 염색체 외에, 세균은 **플라스미드(plasmid)**라고 불리는, 염색체와 분리된 작고 원형의 DNA 분자들을 가질 수 있다. 4장에서 여러분은 과학자들이 유전공학에서 플라스미드를 이용한다는

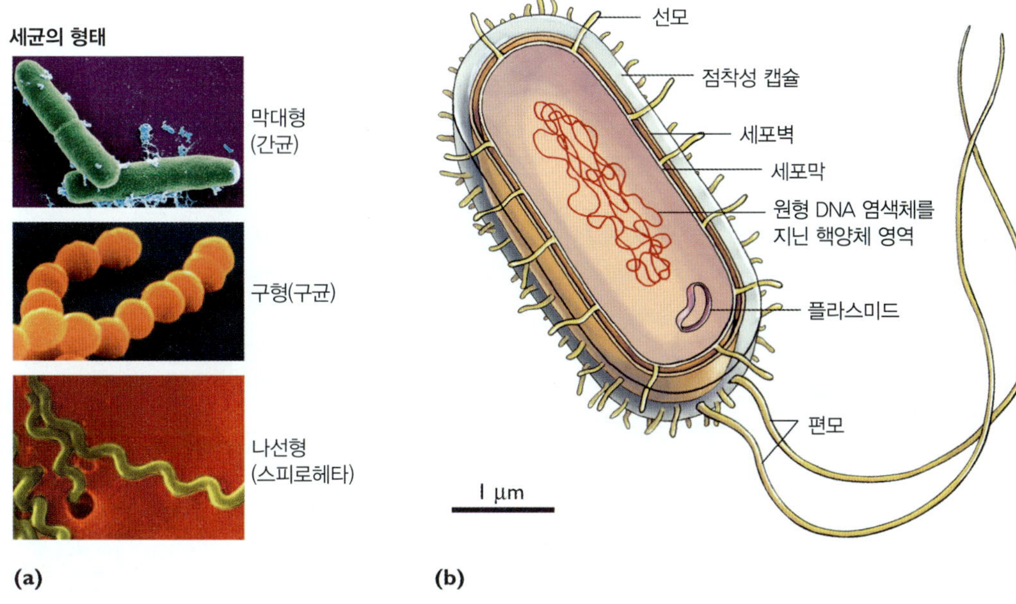

그림 12.1 **세균의 구조.** 세균은 (a) 현미경 하에서 관찰되었고 (b) 삽화로 그려졌다.

시각화 세균 세포는 골지체나 소포체 같은 막으로 둘러싸인 소기관을 전혀 가지고 있지 않다는 것을 주목하라. 여러분은 이 원핵세포가 리보솜을 가질 수 있다고 생각하는가? 왜 그런가 혹은 그렇지 않은가?

것을 배웠다. 이 플라스미드 중 일부는 보통 세균을 죽게 하는 약물에 대해서 방어할 수 있도록 하는 항생제 내성 유전자도 가진다. 유전자 & 항상성 특집에서는 점차 증가 중인 병원성 세균의 항생제 내성 문제에 대한 유전적 근거를 다루고 있다.

대부분의 세균 세포는 견고함과 보호를 제공하는 **세포벽(cell wall)**으로 둘러싸여 있는데, 그것은 탄수화물과 단백질 분자들로 이루어져 있다. 많은 세균의 세포벽은 점착성 **캡슐(capsule)**로 둘러싸여 있는데, 이것은 세균이 감염시킬 조직 내의 세포에 부착하는 것을 돕는다. 또한 이 캡슐은 일부 세균이 면역계의 세포에 의해 파괴되는 것을 피하도록 돕는다. 세균은 또한 움직임을 돕는 한 개 또는 여러 개의 **편모(flagella)**와, 일부 세균 세포들이 서로 부착하고 유전자를 넘기도록 돕는 **선모(pili)**를 가질 수도 있다.

세균은 **이분법(bianry fission)**이라고 불리는 과정에 의해 번식한다(그림 12.2). 세균 세포가 이분법으로 분열할 때에는, 세포벽 안의 세포막에 붙어 있는 하나의 원형 염색체가 복제된다. 그런 다음 이 복제물은 세포막의 다른 지점에 붙고, 부착 지점 사

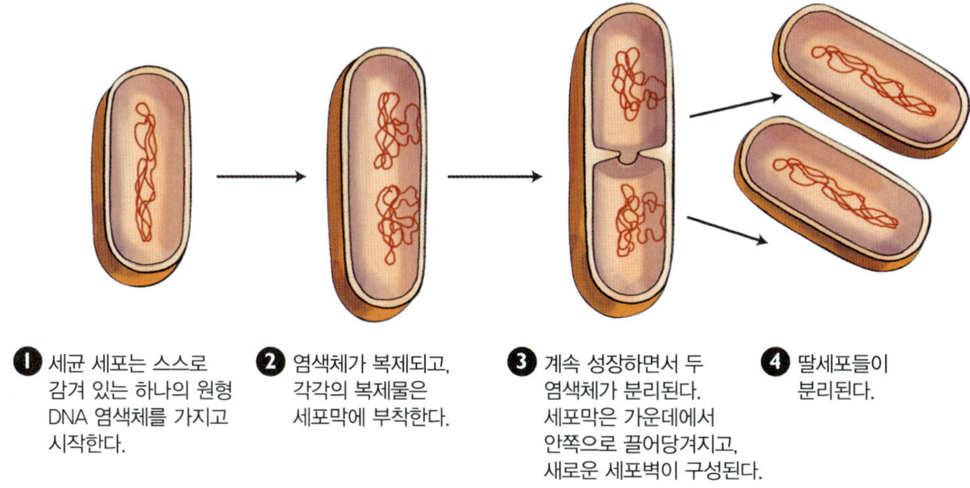

그림 12.2 **이분법.** 세균 세포는 둘로 분열하면서 생식한다.

유전자 및 항상성

돌연변이와 항생제 내성의 발달

항생제는 의사들이 세균에 감염된 사람들에게 처방하는 약물이다. 당신이 어릴 때 귓병을 앓게 되면, 당신의 부모님은 아마도 몇 스푼의 분홍색 약을 주었을 것이다. 지금은 당신이 축농증에 걸리면 의사가 다른 항생제를 처방한다. 이러한 감염은 쉽게 치료되며 병원과 약국에 가야하는 것 외에는 거의 불편할 것이 없다. 불행히도, 쉽게 치료되는 세균 감염의 시절은 끝났으며, 이는 많은 질병—결핵, 귓병, 임질을 포함하여—을 일으키는 세균이 그것을 치료하려고 개발된 항생제에 저항성을 가지게 되었기 때문이다.

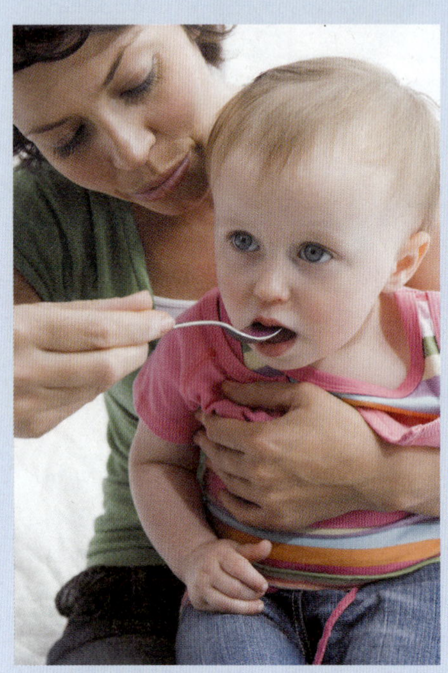

항생제를 복용하고 있다.

항생제 내성은 세균 집단에 작용하는 자연선택의 결과로 발달한다. 세균 세포의 집단을 포함해서 개체들의 어떤 집단에든지 유전적 차이가 존재한다. 항생제에 노출되기 전에도 어떤 세균은 그 항생제에 저항할 수 있도록 하는 유전자를 가지고 있다. 항생제 내성 감염은 항생제가 저항력 있는 세균을 제외한 모두를 죽이고, 그 세균이 다른 세균과의 경쟁 없이 당신의 체내에서 번성할 때 발달한다. 낮은 비율의 세균만이 저항성을 갖기 때문에, 모든 사람이 저항력 있는 형태를 지니고 있지는 않다. 그러나 항생제 내성 감염은 세균을 받는 사람이 항생제를 먹은 적이 없을 때조차도 한 사람에게서 다른 사람으로 전달될 수 있다.

테트라사이클린은 여드름을 일으키는 세균을 죽이는 데 사용되는 항생제이다. 그것은 원핵생물에서 번역(단백질을 합성하는 단계)을 억제하도록 작용한다. 번역의 작업대인 리보솜은 원핵생물과 진핵생물에서 구조적으로 다르기 때문에, 이 항생제—모든 효과적인 항생제와 마찬가지로—는 세균 세포를 선택적으로 죽이지만 진핵 숙주 세포는 죽이지 않는다. 수백만의 집단 중 하나의 세균 세포는 리보솜의 일부인 단백질을 암호화하는 DNA 지역에 다른 DNA 서열을 가지고 있을 수 있다. 만약 이 바뀐 단백질이 세균 세포가 테트라사이클린 처리에 견디도록 해준다면, 그 세균 세포는 살아남아 자손에게 저항력 있는 서열을 넘길 것이다.

세균에서 저항성의 문제는 항생제의 남용에서 비롯됐다. 어떤 환자들은 의사에게 바이러스에 의해 발생하는 감기나 독감에 대해서 항생제를 달라고 요청한다. 바이러스는 항생제가 표적으로 하는 소기관이나 다른 구조를 가지지 않기 때문에, 항생제의 영향을 받지 않는다. 예를 들어, 테트라사이클린은 바이러스 감염을 조절할 수 없을 것인데, 이것은 바이러스는 번역에 환자의 진핵 리보솜을 이용하고 따라서 그 치료의 영향을 받지 않기 때문이다. 한편, 먹어도 전혀 이점을 얻을 수 없을 때 항생제를 먹은 사람의 체내에서 항생제 내성 세균의 집단은 증가한다.

약물의 남용 문제 외에도, 사람들은 좀 나아졌다고 느낄 때 처방된 항생제를 중단한다. 처방된 약물을 모두 끝내지 않은 사람은 모든 저항성 세균이 번식하도록 한다. 그 감염은 몇 주 안에 다시 일어나고 그 항생제에 대해서는 저항성을 가질 것이며, 다른 종류의 약물이 필요하게 될 것이다.

이의 막은 늘어나며 처음 염색체의 두 복제물을 분리하여, 결국 두 개의 분리된 딸세포를 생산한다. 따라서 하나의 세균 모세포는 두 개의 유전적으로 동일한 딸세포를 낳는다.

세균은 적합한 조건에서는 대략 매 20분 정도마다 집단을 두 배로 늘리며 빠르게 생식할 수 있다. 이론적으로, 실온에서 8시간이 지나면, 치킨 샐러드 샌드위치에 들어 있는 하나의 살모넬라(*Salmonella*) 세균은 수백만 개의 세균 세포를 낳을 수 있다. 이 기하급수적인 성장은 1개의 세포가 2개를 낳고, 그 2개가 4개를 낳으며, 4개가 분열해 8개가 되고, 그 다음에 16개가 되는 식이기 때문에 일어난다(**그림 12.3**). 살모넬라는 음식 안에서 빠르게 생식하며 이것은 세균이 필요한 모든 영양분에 접근할 수 있기 때문이다. 다행히, 냉장보관은 세균이 분열하는 속도를 늦춘다.

당신의 몸 안에서 감염이 일어나면, 빠르게 증가하는 세균은 당신 세포의 영양분을 이용하여 성장을 유지하며 당신의 세포가 제대로 기능하는 것을 효과적으로 막는다. 그러나 질병을 일으키는 세균 감염의 대부분의 경우는 단순히 체내에 세균이 많이 존재하는 것 그 이상에서 기인한다. 질병의 증상들은 세포의 죽음을 일으킬 수 있는, 세

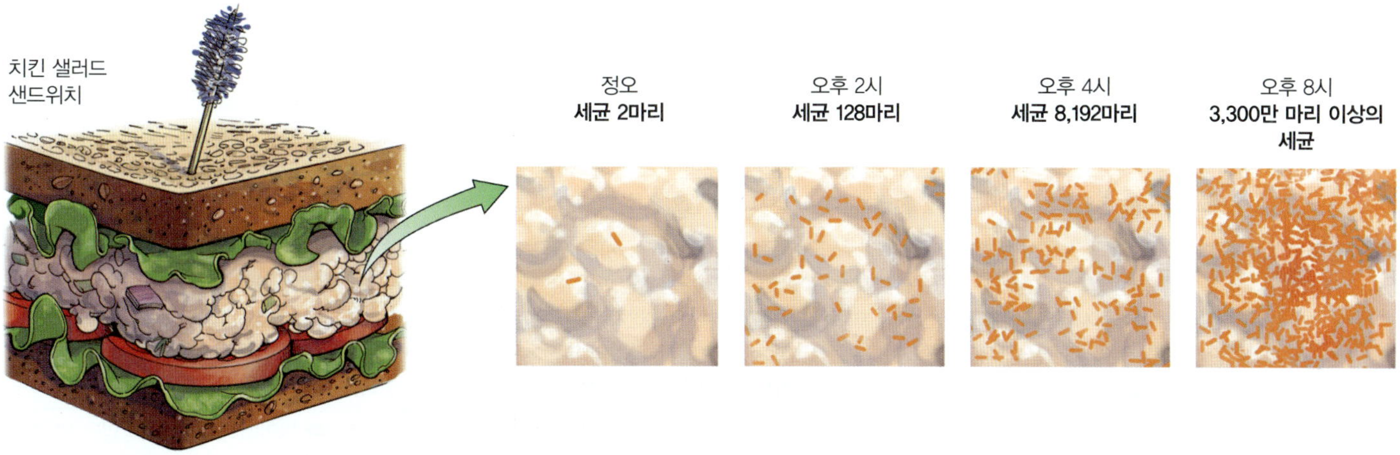

그림 12.3 세균의 기하급수적 성장. 식중독을 일으킬 수 있는 한 종류의 세균은 매 20분마다 번식한다. 2마리의 세균이 있는 샌드위치가 20분 동안 방치되면, 각각의 세균 세포는 자신을 복제하여 4마리의 세균을 낳을 것이다. 40분이 지나면 8마리의 세균이 있을 것이다. 8시간 이내에 3,300만 마리의 세균이 존재하게 될 것이다.

균 세포가 분비한 독소(toxins)라고 불리는 분자의 영향 때문에 생긴다. 세균에 기인하는 질병의 많은 예시는 표 12.1에 나열되어 있다.

다양한 종류의 세균이 인간에게 성가시고 심지어는 치명적인 감염을 일으키는 동시에, 세균은 단순히 질병의 근원 그 이상이다. 그것들은 인간의 건강에 중요한 역할을 한다.

태아 발생 동안에 인체에는 미생물이 없다. 그러나 아기가 바깥세상과 접촉하자마자 아기의 몸은 세균을 얻기 시작한다. 세균은 산도에서 처음 만나게 되며 아기를 만지거나 음식을 줄 때 더 많은 세균을 경험한다. 이러한 노출은 아기가 **정상 세균총**(*normal flora*)이라고 불리는 피부, 입, 호흡 · 소화 · 생식관 등을 덮고 있는 전형적인 미생물 혼합체를 정립하도록 도와준다.

인간의 장관에 들어 있는 세균은 인체가 이용하는 다양한 비타민을 합성하고 분비한다. 또한 정상 세균총의 세균은 영양분과 공간을 놓고 경쟁하여, 더 병원성인 생물체가 인체에 정착하는 것을 막도록 돕는다. 정상 세균총의 세균이 질병을 일으키는 것은 숙주가 어떤 식으로든 약화되었을 때뿐이다.

반면에 바이러스는 병원체 외에는 다른 유익한 기능이 발견된 바 없다.

바이러스

바이러스(viruses)는 두 가지 이유 때문에 살아 있는 생물체로 간주되지 않는다: 숙주 세포의 도움 없이는 스스로 복제할 수 없고, 그 자체가 세포로 이루어져 있지 않다. 바이러스는 대사에 필요한 효소가 결핍되어 있고, 리보솜을 지니고 있지 않다. 따라서 그것은 자신의 단백질을 만들지 못한다. 또한 세포질과 막으로 둘러싸인 소기관도 없다. 세균처럼 독소를 생산하지도 못한다. 바이러스는 단백질 외피에 둘러싸인 핵산(DNA 또는 RNA) 꾸러미에 불과하다.

바이러스의 유전 물질, 또는 **유전체**(genome)는 이중가닥 혹은 단일가닥, 그리고 선형 혹은 원형의 DNA나 RNA가 될 수 있다. 예를 들어 단순포진바이러스(herpes simplex virus)는 이중가닥의 DNA 유전체를 가지며, 소아마비바이러스(polio virus)

표 12.1 | 세균에 의한 감염성 질환의 예

질환	질환에 대한 정보
탄저병	탄저병은 탄저균(*Bacillus anthracis*)라는 세균이 일으키는 감염성 질환이다. 이 미생물은 주로 흙 속에 살고, 생활사의 일부로서, *포자*(*spore*)라는 거칠고 저항력 있는 구조로 존재할 수 있다. 탄저병 포자는 들이마시면 치명적일 수 있다. 탄저병은 감염된 사람이 다른 사람들에게 질병을 전달하지 않기 때문에, 전염성이 아니면서 감염성인 질환의 예이다.
보툴리눔 식중독	보툴리눔 식중독을 일으키는 세균인 보툴리누스균(*Clostridium botulinum*)은 신경계에 작용하여 호흡과 안면 근육의 마비를 일으키는 강력한 독소를 생산한다. 이 혐기성 세균은 흔히 흙 속에서 발견되며 통조림 제품 안으로도 들어갈 수 있다. 통조림 제품 안에서 세균은 번성하고 이후에 섭취될지 모르는 독소를 생산한다. 이 독소가 질병의 주요 원인이기 때문에 보툴리눔 식중독은 사실 감염보다는 중독의 예이다. 불룩한 통조림은 이 세균을 가지고 있을지 모르는데, 이 세균은 대사 활동의 부산물로 기체도 생산한다. 보톡스 주사는 이 세균이 생산하는 독소를 주사하는 것으로 일시적으로 안면 근육을 마비시켜 처지는 것과 주름이 생기는 것을 억제한다.
대장균(*Escherichia coli; E. coli* O157:H7) 장염	심각한 설사를 일으키는 대장균은 인간 오수로 인한 상수도 오염에 기인하는 제3세계 유아 사망의 주요한 원인이다. 대장균 감염은 덜 조리된 소고기를 먹을 때에도 일어날 수 있다. 감염된 동물의 고기는 도살 중에 장의 세균으로 오염될 수 있다. 고기가 갈리면 세균은 고기 전체에 퍼지게 된다. 소의 젖이나 장치에 있던 세균은 원유에 들어갈 수 있어, 저온 살균을 하지 않은 우유를 마시는 것은 감염을 일으킬 수 있다.
살모넬라 식중독	식중독은 오염된 음식을 먹을 때 일어난다. 보툴리눔 식중독은 식중독의 한 종류이다. 또 다른 종류는 장염균(*Salmonella enteritidis*)에 의해 일어날 수 있고, 이것은 종종 가금류, 육류, 그리고 달걀에 존재한다.
파상풍	파상풍균(*Clostridium tetani*)이 생산한 독소는 신경계와 근육계에 영향을 주어 등이 굽고 발작이 일어나게 만든다. 이 세균 또한 흙 속에서 저항력이 있는 포자로 지속할 수 있다. 어떤 사람이 오염된 흙이 묻은 물체를 밟고 상처가 나면 세균이 혈류로 주입된다.
포도상구균 감염	포도상구균(*Staphylococcus*) 속에 속하는 세균은 인간의 피부와 점막에 흔히 산다. 특정 종의 세균이 침입하고 체내로 들어온 지점 주위의 조직을 파괴하면 피부 감염이 일어난다. 생리대가 세균 성장이 일어날 만큼 긴 시간동안 방치되면, 황색포도상구균(*Staphylococcus aureus*)에 의해 독성쇼크증후군이 일어난다. 크림이 많은 드레싱, 파이, 그리고 유제품을 실온에 몇 시간 두면 이를 오염하는 독소를 생산하는 포도상구균의 한 종류에 의해 식중독도 발생할 수 있다. 일단 독소가 만들어지면 그것의 해로운 효과는 가열하거나 끓여도 줄이거나 막을 수 없다.
연쇄상구균 감염	연쇄상구균은 세포의 사슬로 나타난다. 인간에 대한 많은 감염은 이 종류의 세균에 의해 일어난다. 패혈증 인두염은 심각한 인후염이다. 패혈증 인두염을 일으키는 세균이 특정 독소를 생산하면 성홍열이 일어날 수 있다. 이 감염에 대한 신체의 반응은 부분적으로는 피부에 발진이 생기는 것이다. 독소에 대한 훨씬 더 강한 면역 반응은 류마티스열로, 매우 높은 열, 부은 관절, 그리고 심장 손상을 일으킬 수 있다. 연쇄상구균은 폐렴도 일으킨다. 괴사근막염은 조직을 분해하는 독소를 생산하는 연쇄상구균에 의해 발생할 수 있다.
결핵	결핵은 결핵균(*Mycobacterium tuberculosis*)이라는 세균에 의해 일어난다. 이 감염인자는 감염된 사람이 기침이나 재채기를 할 때 물방울 입자를 통해 확산된다. 일단 체내로 들어가면 세균은 폐에 자리를 잡는다. 면역계는 딱지를 만드는 것과 같은 방법으로 세균을 분리하여 반응한다. 세균은 분리된 상태로 수년을 살 수 있고 그 동안 감염은 활동적이거나 전파 가능하다고는 여겨지지 않는다. 세균이 면역계의 통제를 벗어나면 감염이 활성화된다. 활성화가 재개되는 것은 면역계가 약화된 사람들에게서 가장 흔하다. 인구의 대략 1/3 정도가 결핵에 감염되어 있다고 생각된다. 이 질병은 건강관리가 거의 안 되는 가난한 사람들이 사는 지역에서 매우 흔하다.

는 단일가닥의 RNA 유전체를 가지고 있다. 바이러스의 유전자는 숙주 세포 안에서 더 많은 바이러스를 생산하는 데 필요한 모든 단백질을 암호화하고 있다.

바이러스를 감싸고 있는 단백질 외피는 **캡시드(capsid)**라고 부른다. 인간에 감염되는 바이러스의 다수는 캡시드 바깥에 **바이러스막(viral envelope)**이라는 추가적인 구조를 가진다. 이 막은 숙주 세포의 세포막에서 유래하며 바이러스 유전체에 암호화되어 있는 추가적인 단백질을 지니기도 한다. 막으로 둘러싸인 바이러스는 피막 바이러스라고 한다. 바이러스의 구조는 그림 12.4에 나와 있다.

피막 바이러스에 의한 감염은 바이러스가 자신의 막을 숙주의 세포막과 융합시켜 세포에 접근할 수 있을 때 일어난다(그림 12.5). 막이 없는 바이러스는 세포막의 수용체 단백질에 부착하기 위해 자신의 캡시드 단백질을 이용하고 숙주 세포에 접근한다. 일단 숙주 세포에 들어가게 되면, 캡시드는 제거된다.

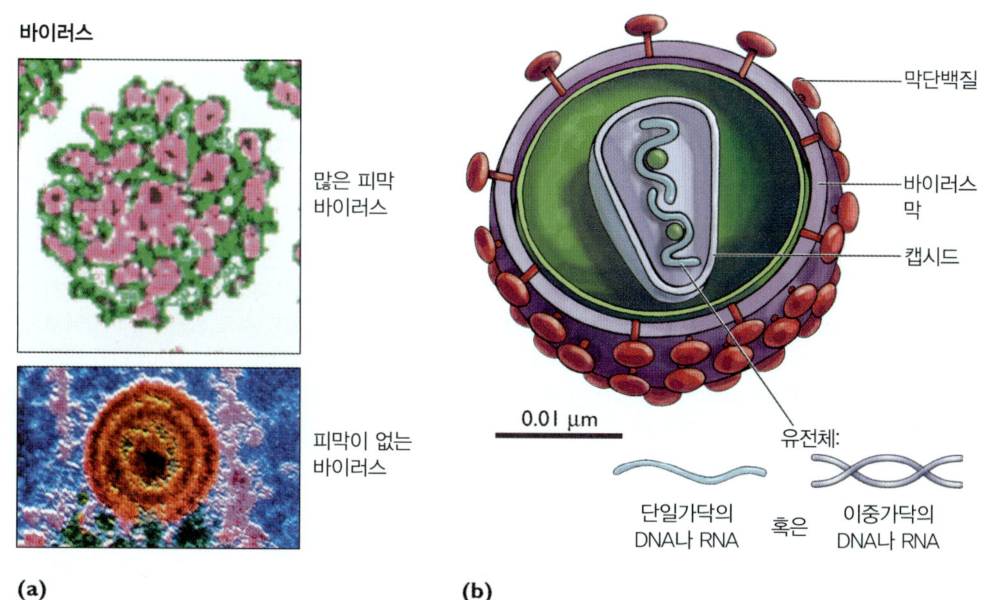

그림 12.4 **바이러스의 구조.** 전형적인 바이러스의 구조가 (a) 현미경 하에서 관찰되고 (b) 삽화로 그려졌다.

시각화 바이러스의 어떤 구조가 인간의 세포에 부착하는 데 도움이 될까?

어떻게 들어가는지에 상관없이, 유전체가 숙주 세포로 접근한 후에는, 바이러스가 자신의 복제물을 만들면서 감염이 계속된다. 우선 유전체가 복제된다; 그런 다음 바이러스가 새로운 캡시드를 만들고 막단백질의 일부를 합성하는 데 필요한 바이러스 단백질을 만들기 위해 숙주 세포의 리보솜과 아미노산을 이용한다. 조립된 후에는, 딸바이러스가 세포를 나가며 일부 바이러스 단백질을 숙주의 세포막에 남기게 된다. 그런 후 딸바이러스는 다른 세포로 이동해 감염을 퍼뜨린다.

잠복 바이러스(latent viruses)라고 불리는 일부 바이러스는 체내에서 휴면 상태에 들어간다. 이 시기 동안 바이러스는 복제하지 않는다. 예를 들어, 입과 생식기에 발병을 일으키는 단순포진바이러스는 체내에는 존재하지만 고통스러운 상처와 물집 같은 증상은 일으키지 않는 장기간의 휴면에 들어갈 수 있다. 바이러스에 의한 질병의 예는 표 12.2에 실려 있다.

다수의 감염성 질환이 세균이나 바이러스에 기인하지만, 일부는 또한 진핵생물체에 의해 일어난다.

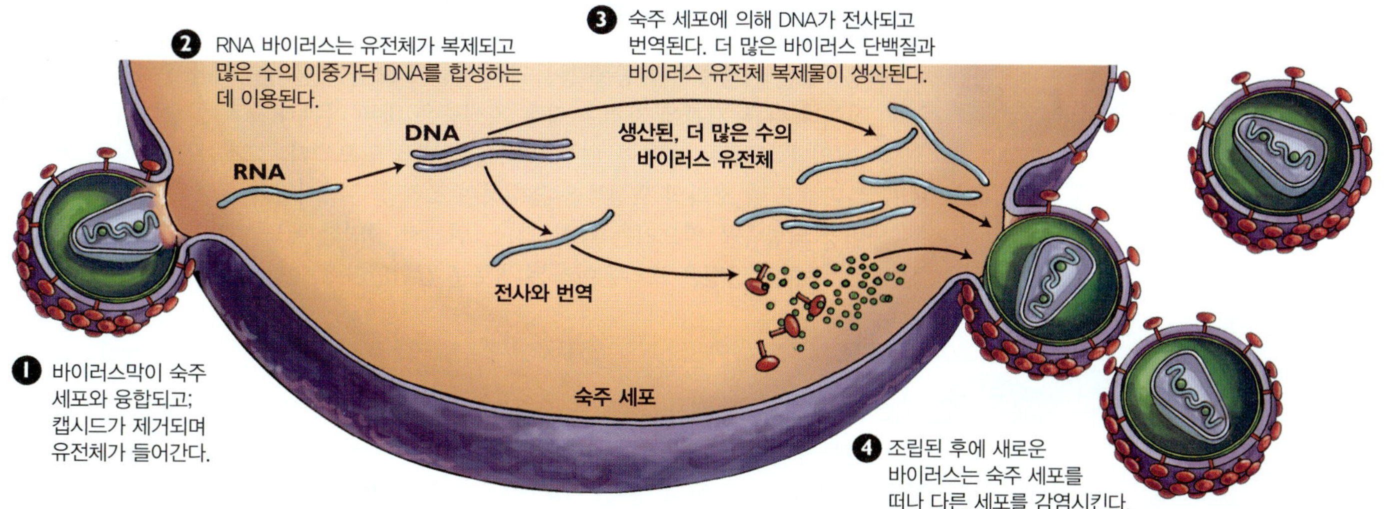

그림 12.5 **피막 RNA 바이러스의 복제**

표 12.2 | 바이러스에 의한 감염성 질환의 예

질환	질환에 대한 정보
감기	감기는 200종류에 가까운 다양한 바이러스, 가장 흔하게는 리노바이러스에 의해 발생할 수 있다. 매우 많은 다양한 바이러스가 감기를 일으키기 때문에, 감기 증상은 사람마다 다르고 당신이 겨울에 처음 걸린 감기와 마지막 감기에서 달라질 수 있다. 감기 증상은 콧물, 인후통, 기침, 눈물, 재채기 및 또는 충혈을 포함할 수 있다. 감기 바이러스는 감염된 사람이 재채기나 기침을 할 때 물방울을 통해 쉽게 퍼지며 감염된 사람이 오염시킨 손잡이나 도구 등 손으로 다루는 물체를 통해 들어올 수 있다.
간염	적어도 6종류의 간염 바이러스가 있지만 가장 위험한 것은 C형 간염이다. C형 간염에 노출되면 간경변(비가역적이며 간에 잠재적으로 치명적인 상처를 내는), 간암, 간부전 등 만성 간질환이 발생할 수 있다. C형 간염은 알코올 중독 다음으로 간질환의 주요 원인이며 미국에서 간 이식의 선두적인 원인이다. 세계 인구의 3% 정도가 이 바이러스를 지니고 있지만 간 손상이 심해지기 전까지는 종종 증상이 없기 때문에 그것을 알지 못한다. 정맥주사 약물의 이용이나 아마도 피부에 구멍을 뚫는 몇몇 행위, 특히 문신이나 피어싱 또한 C형 간염의 확산에 기여할 수 있다. B형 간염은 성적으로 전파되며 C형 간염의 절반 정도의 사망을 초래한다.
인플루엔자	독감은 인플루엔자 바이러스에 의해 일어나는데 이것은 돌연변이가 일어나기 쉬워, 그 전년에 노출됨으로서 생긴 면역계의 반응을 피하도록 돕는다. 이것이 당신이 매년 독감 주사를 필요로 하는 이유이다. 독감 주사는 질병관리본부의 과학자들이 미국에서 발생할 것이라고 생각되는 3~4가지 독감 바이러스의 일부분을 포함하고 있다. 주사에 포함된 바이러스의 일부분은 당신의 면역계를 자극하여 당신이 바이러스에 노출되기 전에 유리해지도록 한다. 조류독감을 일으키는 바이러스 또한 빠르게 돌연변이가 일어난다. 과학자들과 의학 전문가들은 바이러스 유전정보에 특정한 변화가 일어나면 조류독감 바이러스가 빠르고 광범위하게 퍼질 것을 염려하고 있다. 감염이 일어나면 사람들은 열, 기침, 근육통, 인후통을 겪으며, 폐렴과 호흡기 고통으로 발전하여 사망을 초래할 수 있다. 아무도 조류독감 바이러스가 사람에 영향을 미치도록 돌연변이가 일어날지 여부를 모르지만, 만약 그렇게 된다면 전 세계의 사망자수는 수백만에 달할 수 있다.
단구증가증	단구증가증은 엡스타인바 바이러스에 의해 일어난다. 대부분의 사람은 30대 중반이 되기 전에 단구증가증에 걸릴 것이다. 어린이에서의 증상은 덜 심각하며 자각하지 못한 채 지나갈 수도 있다. 더 나이가 들은 청소년에서는 증상—피로, 허약함, 열, 두통, 인후통—이 심각할 수 있고 한두 달 동안 지속될 수 있다. 바이러스는 타액(입맞춤), 기침, 재채기, 또는 감염된 사람에 의해 오염된 물체를 만짐으로서 전파될 수 있다.
광견병	광견병은 전형적으로 감염된 동물에 물림으로써 인간에게 퍼지는 바이러스성 질환이다. 감염의 초기 징후는 독감과 같은 증상을 포함하지만 마비, 경련, 환각을 포함하는 더 심각한 증상으로 발전하게 된다. 대부분의 가축은 광견병에 대해 예방접종을 하기 때문에, 전파는 흔히 야생동물에 물렸을 때 일어난다.
웨스트 나일 바이러스	웨스트 나일 바이러스는 감염된 모기에 물려 인간에게 전파된다. 이 바이러스는 미국 뉴욕에서 처음 나타났으며, 나라의 서쪽과 남쪽으로 빠르게 퍼졌다. 감염된 사람에서는 뇌와 척수에 염증이 일어날 수 있으며 마비와 사망을 초래한다.

프리온

(a)

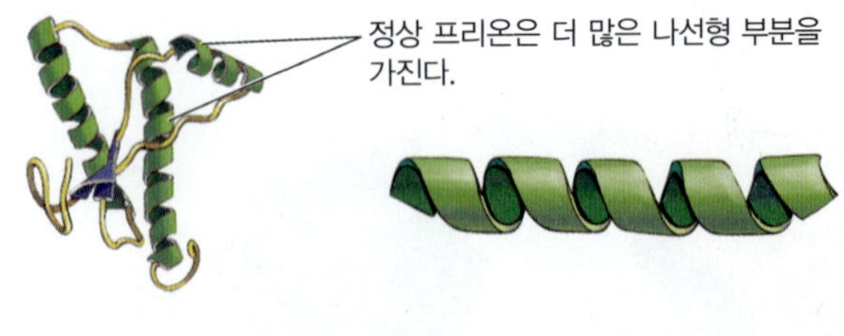

(b)

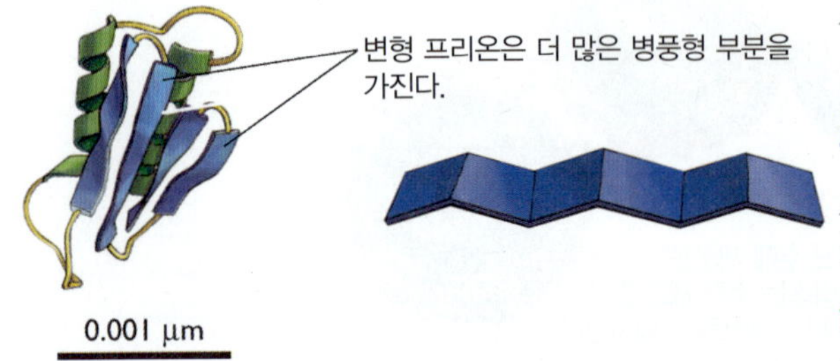

그림 12.6 프리온의 구조. (a) 정상 (b) 변형 프리온.

진핵 병원체

단세포 **원생동물**(protozoans) 등 진핵 병원체는 기생충이나 일부 균류와 함께 세계적으로 엄청난 인간의 고통과 죽음을 야기한다. 진핵 병원체에 의한 질병의 예는 표 12.3에 나와 있다.

원생동물은 기생충처럼 종종 동물의 배설물로 오염된 물과 음식을 통해 퍼진다. 인간의 장이나 다른 기관에 자리를 잡은 기생충은 내부 기관과 조직에 광범위한 손상을 입힐 수 있다. 균류는 피부와 내부 기관에 질병을 일으킨다. 그것들은 조직에 소화효소를 분비하고 이 소화의 생성물을 흡수하여 조직을 손상시킨다.

해면양 뇌병증을 일으키는 감염인자는 위에서 설명한 어느 인자들과도 다르다. 대신에, 이 종류의 질병은 프리온이라는 새로운 감염인자에 의한 것이다.

프리온

세포가 단백질을 합성한 후에, 단백질은 특징적인 모양으로 접히게 된다. 만약 단백질이 잘못 접히면 더 이상 자신의 기능을 제대로 수행할 수 없다. **프리온(prion; 그림 12.6)**은 뇌세포에 의해 생성되어 정상적으로 발생하는 단백질로, 잘못 접히면 해면양 뇌병증을 일으킨다.

표 12.3 | 진핵 병원체에 의한 질환의 예

병원체의 종류	질환 및 그에 대한 정보
원생동물 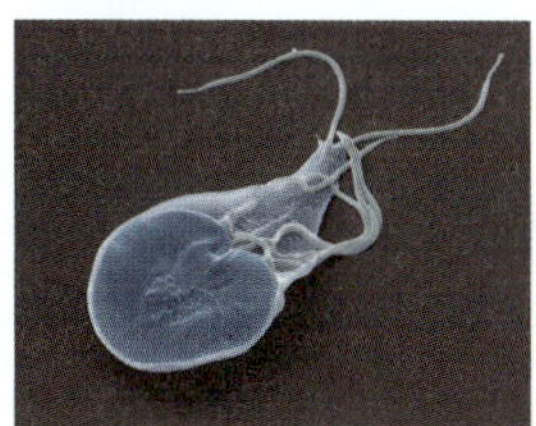	편모충증은 수생의 람불편모충(*Giardia lamblia*)에 의해 발생한다. 생활사 중 일부로 편모충은 포낭이라 불리는 거칠고 저항력 있는 구조로 존재한다. 포낭은 오염된 배설물의 물이나 음식을 통해 신체로 들어온다. 포낭이 섭취되면 편모충은 심각한 설사와 기체를 일으키면서 감염된 사람의 장에서 생활사를 마친다.
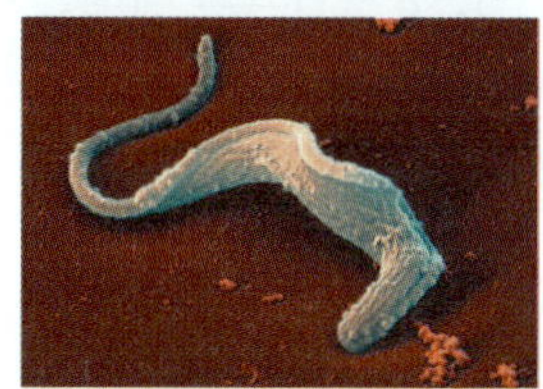	아프리카수면병은 파동편모충(*Trypanosoma brucei*)이라는 원생동물에 의해 발생한다. 이 감염은 체체파리에 물려 전파되며 뇌염이나 뇌 안이 붓게 만든다. 이 감염은 치명적일 수 있다.
균류 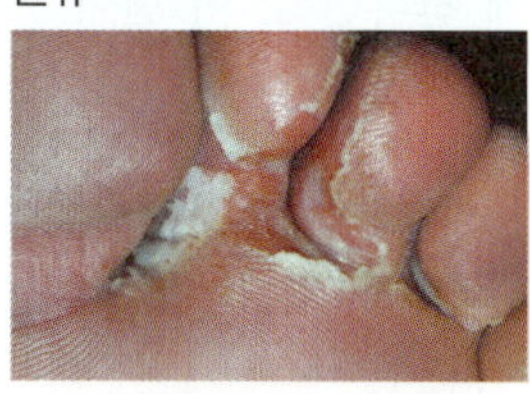	무좀과 완선은 피부의 가장 위층에 영향을 미치는 균류 감염의 예다. 가운데는 건강해 보이는 가렵고, 붉고, 원형의 발진이 특징인 이 감염은 *백선(Tinea)* 균류에 의한 것이다. 발진이 원형으로 나타나기 때문에 이 감염은 완선이라고 불리기도 한다. 무좀은 전형적으로 발가락 사이에서 나타난다.
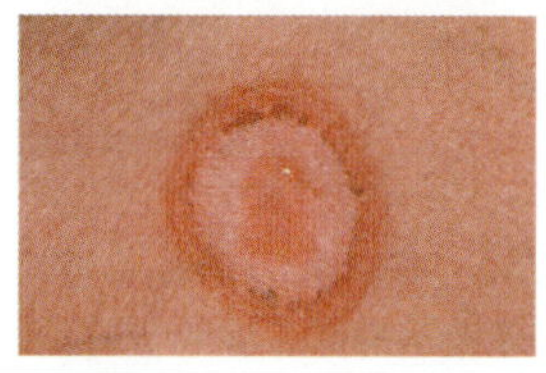	완선은 생식기와 허벅지 안쪽의 피부에 일어난다. 이 균류는 탈의실이나 공동샤워장 바닥 등 공공장소에서 쉽게 퍼진다. 땀을 지나치게 흘리면 피부에서 균류를 죽이는 기름 성분을 씻어낼 수 있다. 탈의실 바닥과 공동샤워장에 일상적으로 노출되고, 운동을 하면서 땀을 흘리는 경향 때문에 운동선수들은 이 감염에 걸리기가 더 쉽다.
기생충 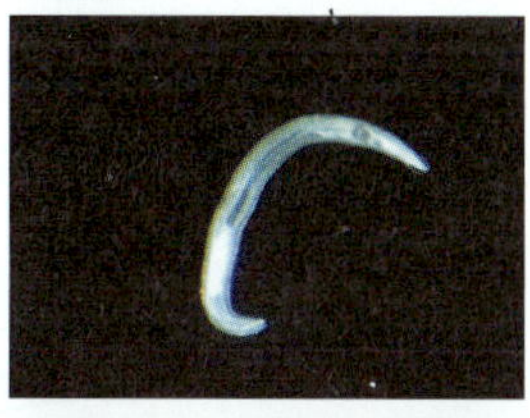	대부분의 기생충은 좋지 않은 위생 상태나 오염된 육류와 고기의 소비를 통해 신체에 접근한다. 요충 감염은 위생이 좋지 않을 때 일어난다. 요충에 감염되려면 사람은 요충의 알을 섭취해야 하고 이것이 체내에서 부화하여 새로운 요충이 성충으로 발달한다. 그런 다음 요충의 암컷이 항문 바로 바깥쪽에 알을 낳아, 감염된 사람이 그 부분을 긁고, 아마도 손가락에 알을 묻힌 후 물건을 만져 알을 다른 사람에 전달하도록 한다.
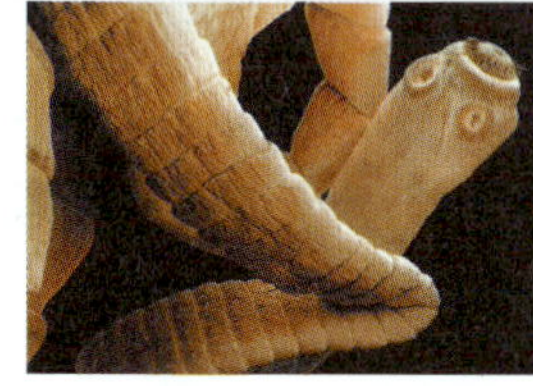	촌충 감염은 보통 날것의 혹은 덜 조리된 돼지고기나 소고기를 섭취하여 일어난다. 이 기생충은 장에 살며 복통이나 설사를 일으킬 수 있다.

프리온이라는 단어는 "감염성 단백질 입자(proteinaceous infectious particle)"라는 용어를 줄인 것이다. 정상 프리온은 모든 인간의 뇌에 존재한다. 매우 확대하면, 프리온의 정상적인 모양은 여러분이 2장에서 배운 알파 나선형 코일을 닮았다. 이 단백질이 잘못 접힌 변형은 길이로 여러 번 주름 접힌 종이(베타 병풍)와 유사하다.

뇌에서 프리온의 정상적인 역할은 아직 밝혀지지 않았다. 프리온 유전자가 결핍되어 그 단백질의 정상적 형태를 만들지 못하는 쥐에서의 실험은 프리온이 포유류를 치매와 노화와 관련된 다른 퇴행성 질환으로부터 지킬 수도 있음을 암시하고 있다. 나이든 사람들에서 발견되는 매우 드문 크로이츠펠트 야콥병은 프리온이 실수로 잘못 접혔을 때 자연적으로 발생하거나 혹은 인간에서 전구 단백질을 암호화하는 유전자의 돌연변이가 변형 프리온 단백질을 생성하도록 해 발생한다고 생각된다.

반면에 젊은 사람들에서 발병하는 새롭게 출현하는 형태의 질병, 신변종 크로이츠펠트 야콥병은 사람이 변형 프리온 단백질에 감염되었을 때의 결과이다. 놀랍게도 그 잘못 접힌 단백질은 올바르게 접힌 단백질을 돌연변이의 질병을 일으키는 형태로 다시 접는다(그림 12.7). 이러한 행동은 단백질에서는 매우 특이한 것이다. 다른 어떤 알려진 단백질도 이런 능력을 가지고 있지 않다.

시간이 지나면 감염된 사람의 뇌의 신경세포는 잘못 접힌 프리온으로 막혀 세포가 자극을 부적절하게 전달하고, 결국은 모두 기능을 멈추게 된다. 궁극적으로 세포는 파열하여 잘못 접힌 프리온이 다른 세포 내의 정상 프리온을 찾아 다시 접도록 내보낸다. 점차 뇌는 이전에는 정상 세포가 있었던 빈 공간으로 구멍이 생겨 질병에 걸린 뇌의 해면과 같은 구조를 만든다.

바이러스, 세균, 기생성 진핵생물과는 달리 프리온은 한때 모든 감염인자가 증식하는 데 필수적이라고 생각되었던 RNA나 DNA를 가지지 않는다. 게다가 세포 내의 대부분의 단백질이 쉽게 분해됨에도 불구하고 프리온은 분해에 견디면서, 이 변이 질병인자가 무자비하게 증식하는 것을 가능하게 한다.

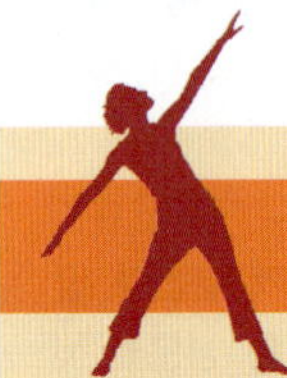

쉬어가기 12.1

1980년대 초반에 프리온이 발견되기 전에, 모든 알려진 감염인자는 자신의 유전체를 가졌고, 많은 연구자들은 단백질 그 자체가 감염성이 될 수 있다는 것을 믿지 않았다. 과학자들이 어떤 질병이 세균성인지, 바이러스성인지, 아니면 원생동물성 감염에 의한 것인지를 결정하려고 할 때, 그들은 종종 그 질병을 일으키는 인자를 분리하고 열, 화학 물질, 방사선 등 혹독한 처리를 가한다. 생물체와 바이러스는 일반적으로 이러한 종류의 처리를 통해 비병원성으로 된다. 여러분은 감염성 단백질에 의한 질병이 위의 처리에 어떻게 반응할 것이라고 예상하는가? 이러한 처리의 결과가 프리온 그 자체가 감염성이 될 수 있다는 가설에 어떻게 신빙성을 제공했을까?

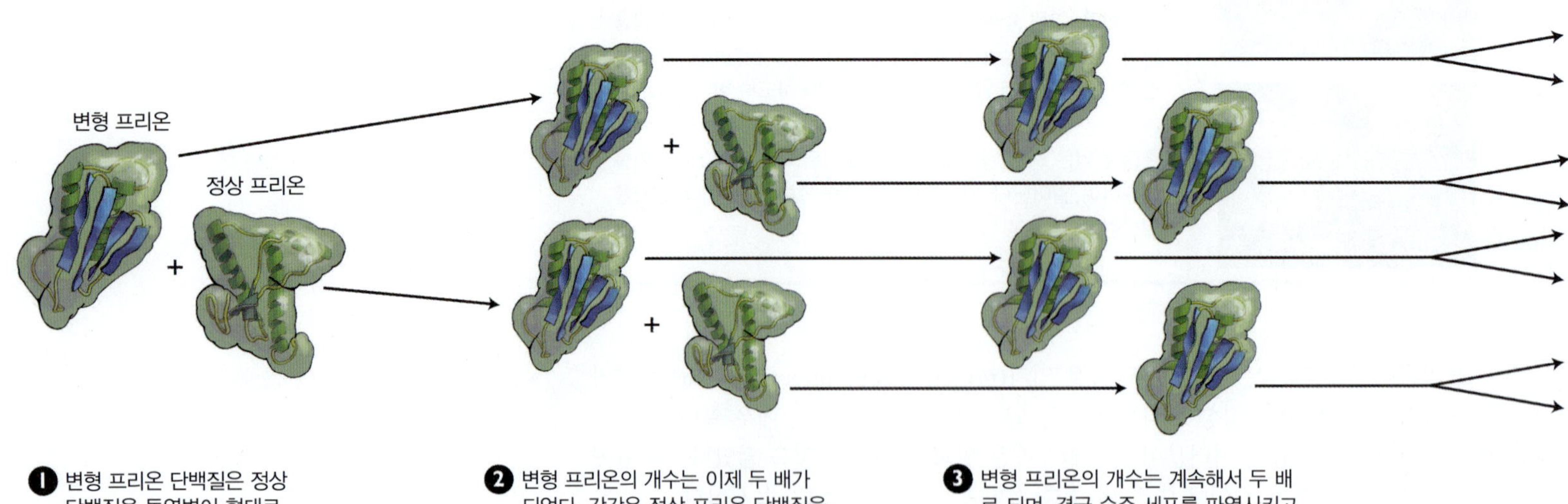

그림 12.7 **프리온의 복제.** 하나의 변형 프리온은 변형의 연쇄적인 반응을 시작할 수 있다.

감염인자로서 프리온의 특징을 이해하는 것은 해면양 뇌병증이 인간에게 널리 퍼지는 것을 막는 데에 있어 첫 번째 단계에 지나지 않는다.

12.2 감염인자의 전파

서로 다른 병원체는 다양한 정도로 용이하게 전파된다. 전파가 일어나는 여러 공통적인 방법들이 있는데, 직접적이거나 간접적인 접촉, 매개체에 의한 전파, 그리고 섭취 등이 포함된다(그림 12.8).

직접적 접촉

병원체와 접촉하는 것은 종종 감염을 일으킬 수 있다. 예를 들어, 감염된 사람과 악수를 하는 것은 감기가 전파되도록 할 수 있다. 마찬가지로, 감염된 사람의 체액에 노출되는 것 또한 감염을 일으킬 수 있다. 정액과 질액의 교환은 13장에서 더 자세히 논의될 성적전파 감염(sexually transmitted infections, STIs)을 촉진시킨다. 내쉰 숨의 병원체가 포함된 비말이 다른 사람에 의해 들이마셔질 때에도 전파는 일어날 수 있다. 일부 병원체의 전파는 기침, 재채기, 혹은 심지어 말하기를 통해 촉진된다. 이것이 감염을 피하거나 퍼뜨리는 것을 염려하는 사람들이 필요에 따라 수술 마스크를 쓰는 이유이다.

간접적 접촉

물잔, 화장지, 전화기, 그리고 손잡이 등 오염된 물체에는 원래의 출처에서 새로운 숙주로 전파될 수 있는 일부 병원체가 살고 있을 수 있다. 예를 들어 독감은, 사람들이 독감 바이러스가 있는 표면을 만지고 나서 자신의 코나 입을 만질 때에 퍼질 수 있다.

매개체에 의한 전파

미생물의 전파는 매개 생물체를 통해 일어날 수 있다. 하나의 숙주에서 다른 숙주로 질병을 일으키는 미생물을 옮기는 생물체는 **매개체(vector)**라고 한다.

진드기는 라임병을 일으키는 세균을 전파하는 매개체로 일할 수 있다. 미국너구리, 박쥐, 그리고 개는 광견병의 원인이 되는 바이러스를 전파하는 매개체로 작용할 수 있다. 8장에서 설명되었듯이, 모기는 말라리아를 전파하는 매개체이다.

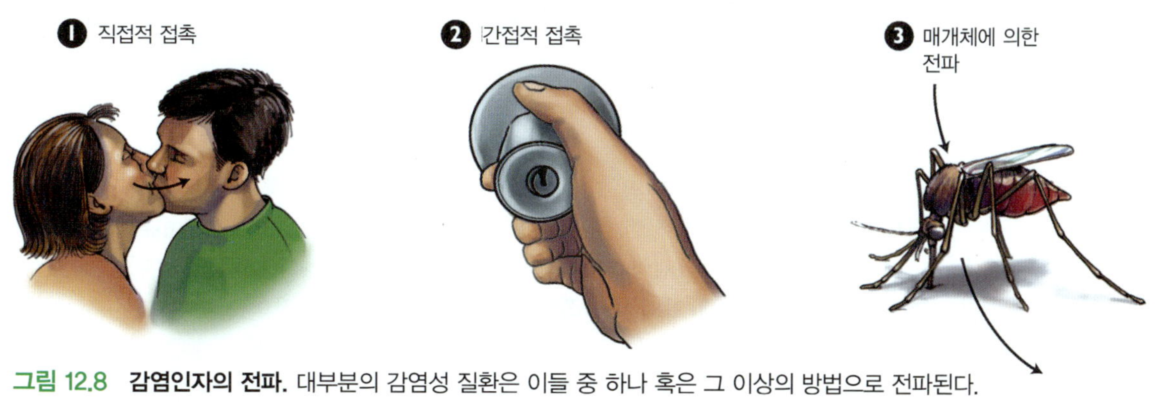

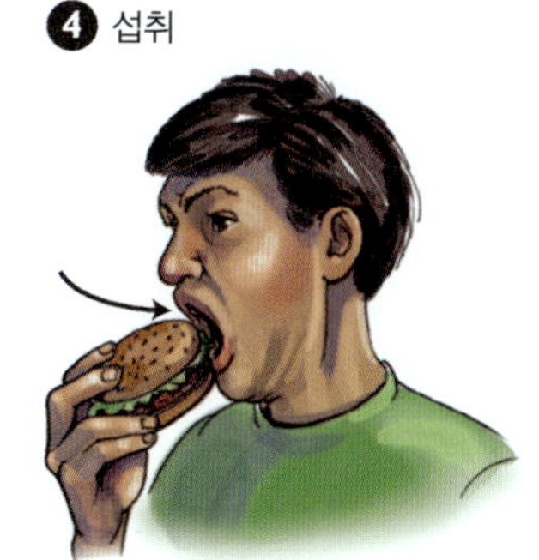

그림 12.8 **감염인자의 전파.** 대부분의 감염성 질환은 이들 중 하나 혹은 그 이상의 방법으로 전파된다.

시각화 이 기제들 중 하나 이상의 방법으로 전파될 수 있는 질병을 생각해볼 수 있는가?

섭취

섭취된 병원체의 다수는 위에서의 산성 때문에 죽는다. 그러나 이전에 배웠듯이, 프리온은 혹독한 화학적 처리에도 견딜 수 있다. 따라서 해면양 뇌병증은 변형 프리온이 포함된 음식물의 섭취를 통해 퍼질 수 있다. 쿠루병은 일부 뉴기니 사람들의 죽은 사람의 뇌를 먹음으로써 그들에게 경의를 표하는 부족 관습의 결과이다. 과학자들은 광우병에 걸린 소들이 병에 걸린 동물의 잔존물로 만들어진 사료를 먹으면서 변형 단백질을 섭취했다고 생각한다.

소가 도살된 후에, 몸통에 남아 있는 것은 요리되고 갈아져 육골분 사료라고 불리는 소 사료의 일종을 생산하게 된다. 사료 공장에서는 그 사료를 사서 소에게 먹이는, 구워지고 바삭하며 곡물과 같은 물질로 만든다. 사료 공장이 자신들도 모르게 광우병에 걸린 소를 육골분 사료를 만드는 데 이용한다면, 그 소의 감염성 프리온을 다른 소가 먹고 감염이 된다.

사람은 병에 걸린 동물의 고기를 먹을 때 변형 프리온에 감염되게 된다. 소와 사람에서 해면양 뇌병증을 일으키는 병원체는 뇌와 척수—보통은 소비되지 않는 소의 부분인—에 감염됨에도 불구하고, 가공 과정에서 고기가 오염될 수 있다. 예를 들어, 몸통에서 떼어낸 척수의 일부가 포함된 햄버거는 감염성이 될 수 있다.

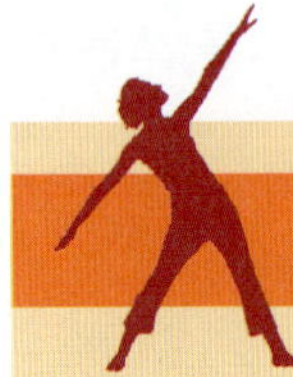

쉬어가기 12.2

위의 감염 수단 중 가장 많은 수의 사람을 가장 쉽게 감염시킬 수 있는 것은 무엇일까?

우리는 매일 다수의 병원체를 접하지만, 우리가 항상 아프게 되지는 않는다. 이것은 우리의 신체가 면역계에 의해 보호받고 있기 때문이다. 아래에 서술되는 근거들을 보면, 면역계가 잘못 접힌 단백질에 대해서는 싸울 수 없기 때문에 해면양 뇌병증은 독특한 감염성 질환이다. 우선 면역계가 전형적으로 어떻게 기능하는지, 또 프리온은 어떻게 인식되는 것을 피하는지 살펴보자.

12.3 감염에 대한 신체의 반응: 면역계

사람은 병원체에 대항해 서로 다른 3가지의 방어선을 진화시켜왔다. 피부와 점액성의 막은 신체로의 접근을 막으려고 하며, 남은 2가지 방어선은 병원체가 신체에 접근했을 때에 작동한다.

1차 방어선: 피부와 점막

피부, 점막, 그리고 그것들의 분비물은 병원체에 대한 첫 번째 방어선을 형성한다. 이 외부의 물리적이고 화학적인 장벽은 **비특이적 방어(nonspecific defense)**이다; 다시 말해, 그것들은 한 병원체와 다른 병원체를 구별하지 않는다. 신체의 표면에 살고 있는 생물체들은 피부에 의해 바깥쪽에 계속 있게 된다. 물리적인 장벽이 되는 것 외에, 피부는 또한 병원체를 함께 지닌 채로 몸에서 떨어지며, 미생물을 쫓는 데 도움이 되는 낮은 pH를 띤다. 마찬가지로, 피부의 분비선은 세균의 성장을 늦추는 화학 물질을 분비한다. 예를 들어, 눈물과 타액은 세균 세포를 분해하는 효소를 가지고 있으며, 귀지는 미생물을 잡아 가둔다.

산을 포함하여, 소화 분비물은 위에 접근한 많은 미생물을 죽인다. 호흡 · 소화 · 배설 · 생식관을 감싸고 있는 점막 또한 병원체를 가둘 점액을 분비하고, 그런 다음 이것은 기침이나 재채기를 통해 체외로 내보내지거나, 위에서 파괴되거나, 혹은 배설물로 분비된다. 구토 또한 신체에서 독소나 감염인자들을 제거할 수 있다. 1차 방어선을 피할 수 있는 병원체는 다음으로 내부의 2차 방어선을 만나게 된다.

2차 방어선: 백혈구, 염증, 방어 단백질, 그리고 열

병원체가 1차 방어선을 통과할 수 있을 경우, 역시 비특이적인 내부의 2차 방어선이 종종 감염을 막을 수 있다. 1차 방어선과 마찬가지로, 2차 방어선의 참가자들은 특이적인 병원체를 겨냥하지는 않는다.

백혈구 **식세포(phagocyte)**는 섭취하고 소화시킴으로써 침입자를 무차별적으로 공격하는 백혈구이다(그림 12.9). **호중성백혈구(neutrophil)**는 세균 세포와 몇 종류의 균류를 파괴시키며 감염에 대응하는 식세포 백혈구이다.

대식세포(macrophage)라고 불리는 추가적인 식세포 백혈구는 림프액을 따라 이동하며 죽거나 손상된 세포를 치운다. 세포를 파괴하기 위해, 대식세포는 긴 **위족(pseudopodia**; 섭취와 이동에 이용되는 세포 연장)을 뻗어 침입한 생물체를 잡고 그것을 삼킨다. 대식세포 내부의 효소는 침입자를 분해하도록 도와준다. 대식세포는 오래된 혈구, 죽은 조직의 파편, 그리고 다른 세포 쓰레기도 치울 수 있다. 또한 더 많은 백혈구의 생산을 촉진하는 화학 물질도 방출한다. 문제가 되는 세포들의 파괴는 대부분 림프절에서 일어나며, 이것이 우리가 감염되어 앓을 때 림프절이 붓는 이유이다.

침입자가 식세포 작용에 의해 삼켜지기에 너무 클 때에는, **호산성백혈구(eosinophil)**라는 백혈구가 침입자 주위에 무리를 짓고 생물체를 괴롭히거나 심지어는 파괴할 수도 있는 소화효소를 분비한다. 이렇게 처치되는 침입자에는 원생동물이나 기생충과 같은 보다 큰 생물체들이 포함된다.

침입자들을 파괴하며 혈액과 림프를 통해 순환하는 추가적인 백혈구는 **자연살생세포(natural killer cell)**이다. 이 비특이적인 세포는 종양 세포와 바이러스가 침입한 체세포에 처음 노출되었을 때 그것을 공격한다. 자연살생세포는 표적 세포의 세포막을 분해해 세포가 터지게 하는 화학 물질을 방출한다.

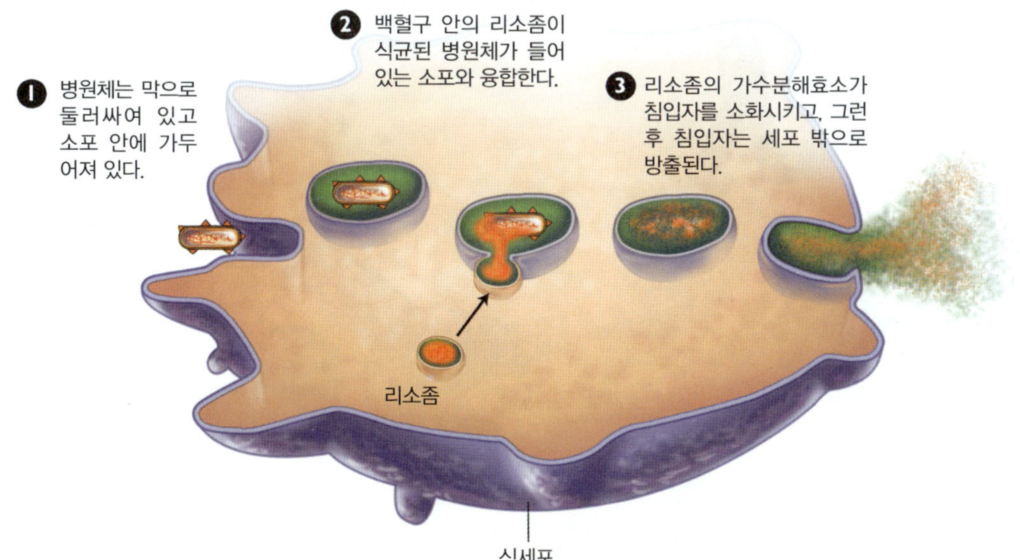

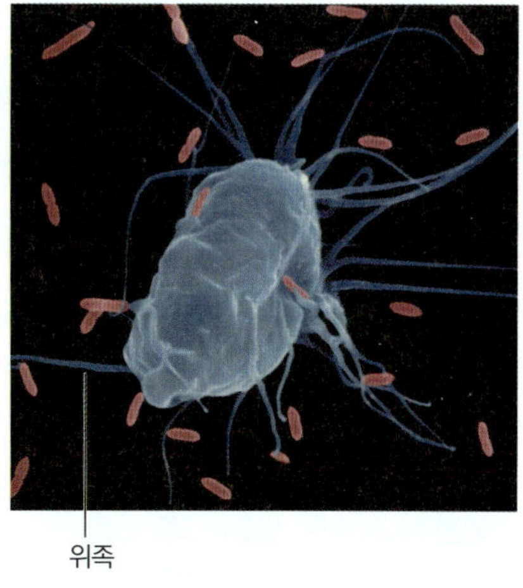

그림 12.9 식세포 작용. (a) 식세포 작용을 하는 백혈구는 침입자를 먹고 파괴한다.
(b) 세균 세포를 공격 중인 대식세포의 전자현미경 사진.

백혈구가 활발히 감염에 싸우고 있을 때, 신체는 백혈구의 생산을 증가시키기 때문에, 백혈구의 수는 극적으로 증가할 수 있다.

2차 방어선의 또 다른 요소는 염증 반응이다.

염증 **염증 반응(inflammatory response)**은 붉어지고, 따뜻해지고, 붓고, 고통스럽게 만드는 반응이다. 조직 손상이 일어나면 염증 반응이 시작된다(그림 12.10). 손상된 세포는 **비만세포(mast cell)**라는 특화된 결합조직 세포로 하여금 **히스타민(histamine)**을 방출하도록 자극하는 화학 물질을 방출한다. **호염기성백혈구(basophil)**라고 불리는 백혈구 또한 히스타민을 분비한다. 히스타민은 상처 주변의 혈관 크기가 증가하는 것, 또는 **혈관 확장**을 촉진한다. 히스타민에 의해 유도된 혈관의 확장은 모세관 벽의 내피세포들이 벌어질 수 있도록 하고, 식세포들이 그 세포들 사이로 비집고 들어올 수 있다.

수선과 청소의 속도를 높이기 위해 더 많은 혈액과 세포가 감염 장소에 도달하면서, 붉어지고 따뜻해지고 붓게 된다. 부어오른 조직은 근처의 신경을 압박하여 고통을 주고, 따라서 상처를 입은 사람이 병이 난 곳을 더욱 쉬게 만든다. 여분의 혈류 또한 조직 치료에 필요한 산소와 영양분을 가져온다.

염증 반응의 여파로, 조직액, 죽은 세포, 그리고 미생물들이 **고름**을 만들며 감염 장소에 쌓이게 된다. 고름이 빼내지지 않으면, 신체는 결합조직으로 그것을 분리하며 **농양**을 생성한다.

방어 단백질 백혈구 외에도, 몇몇 단백질들은 비특이적인 방어자로 행동한다. **인터페론(interferon)**은 바이러스에 감염된 체세포가 감염되지 않은 세포가 감염에 저항하도록 돕기 위해 생산하는 단백질이다. 감염된 세포가 죽으면, 인터페론을 방출하여 감염되지 않은 세포에 있는 수용체에 부착하여 건강한 세포로 하여금 바이러스의 증식을 억제할 단백질을 생산하도록 촉진한다.

보체 단백질(complement proteins)이라는 또 다른 종류의 방어 단백질은 혈액 속을 순환하며 다른 방어 기제를 돕는, 혹은 보완하는, 적어도 20개의 다양한 단백질을

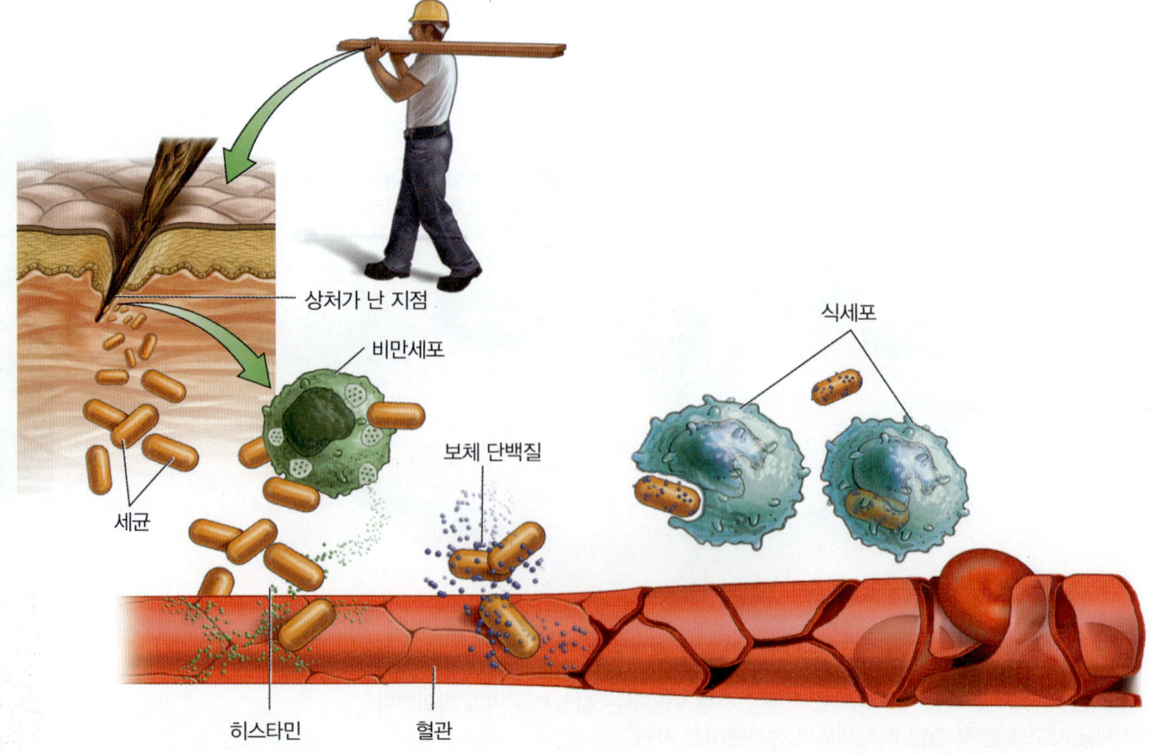

그림 12.10 염증. 손상된 조직은 비만세포로 하여금 혈관을 확장시키는 히스타민을 방출하도록 신호를 준다. 보체 단백질은 확장된 혈관에서 새어나가 세균에 부착할 수 있어, 침입자가 파괴되도록 표시한다. 식세포 또한 확장된 혈관을 비집고 통과해 세균을 삼키고 파괴한다.

포함하고 있다. 이 단백질들은 미생물의 표면을 뒤덮어, 대식세포가 더 쉽게 삼키도록 만든다. 보체 단백질은 또한 미생물을 둘러싼 막에 구멍을 뚫어 그것들이 분해되도록 할 수 있다(그림 12.11). 이 단백질들은 염증 반응도 증가시킨다.

열 정상 범위인 36.5~37.5°C(97~99°F)를 넘는 체온을 **열(fever)**이라고 한다. 대식세포는 침입자를 공격할 때의 무기로 **발열원**이라는 화학 물질을 방출한다. 발열원은 체온의 상승을 초래한다. 정상 온도보다 약간 높은 온도는 세균의 성장을 감소시키고 건강한 체세포의 대사율을 높인다. 병원체의 증식을 늦추고 조직의 수리가 더 빨리 일어나게 함으로써 이 두 과정 모두 감염에 맞서는 것을 돕는다. 감염이 통제되면, 대식세포는 발열원을 방출하는 것을 멈추고 체온이 정상으로 돌아간다.

3차 방어선: 림프구

병원체가 처음의 두 비특이적인 방어 체계를 통과하는 데 성공하면, 면역계는 3차 방어선을 제시한다. 면역계의 세포는 외부의 것이라고 인지된 특정한 미생물을 식별하고 공격한다. 이 **특이적 방어(specific defense)** 체계는 백혈구의 한 무리인 수백만 개의 **림프구(lymphocyte)**로 구성되어 있다. 림프구는 세포와 조직 사이의 공간을 통해 이동하거나 혈관계와 림프계를 통해 수송되면서 온몸을 돌아다닌다(그림 12.12).

면역계에 의해 생성된 특이적 반응은 병원체 표면이나 병원체에 감염된 세포에 있는 단백질과 탄수화물에 의해 촉발된다. 숙주에 대해 외부이면서 면역계가 반응하도록 자극하는 분자는 **항원(antigen)**이라고 부른다. 항원의 예로는 먼지, 꽃가루, 혹은 이식된 조직처럼 외부 물질의 표면에 있는 분자뿐만 아니라, 침입한 바이러스, 세균, 균류, 원생동물, 기생충에서 발견되는 분자들도 포함된다.

(a)

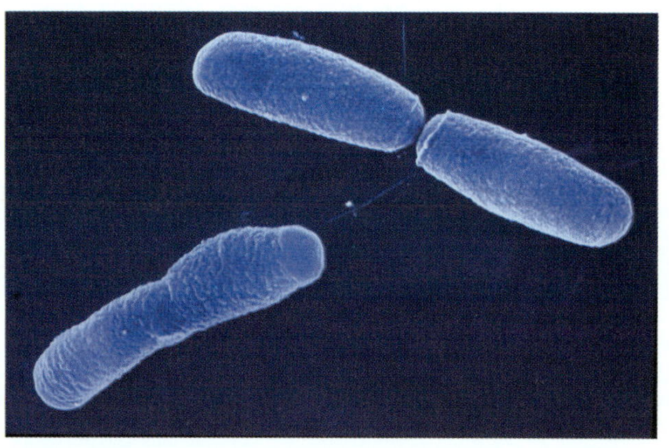

(b)

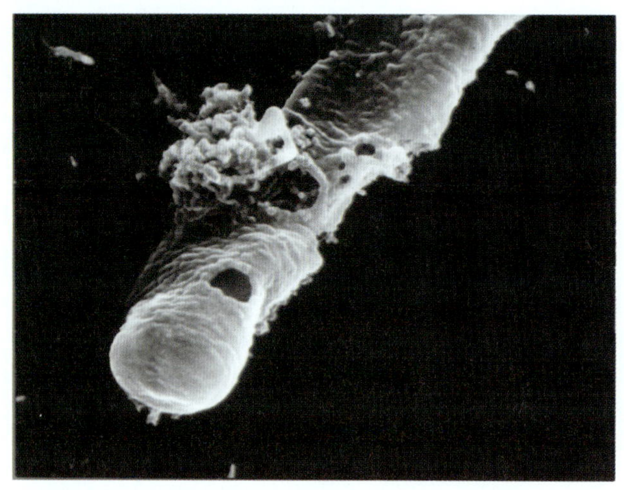

그림 12.11 **보체 단백질.** (a) 보체 단백질이 부착하기 전의 세균 세포. (b) 보체 단백질은 세균 세포에 구멍이 생기도록 하여, 세포벽과 막을 뚫는다. 세균에 생긴 구멍은 액체가 들어차 파열되게 한다.

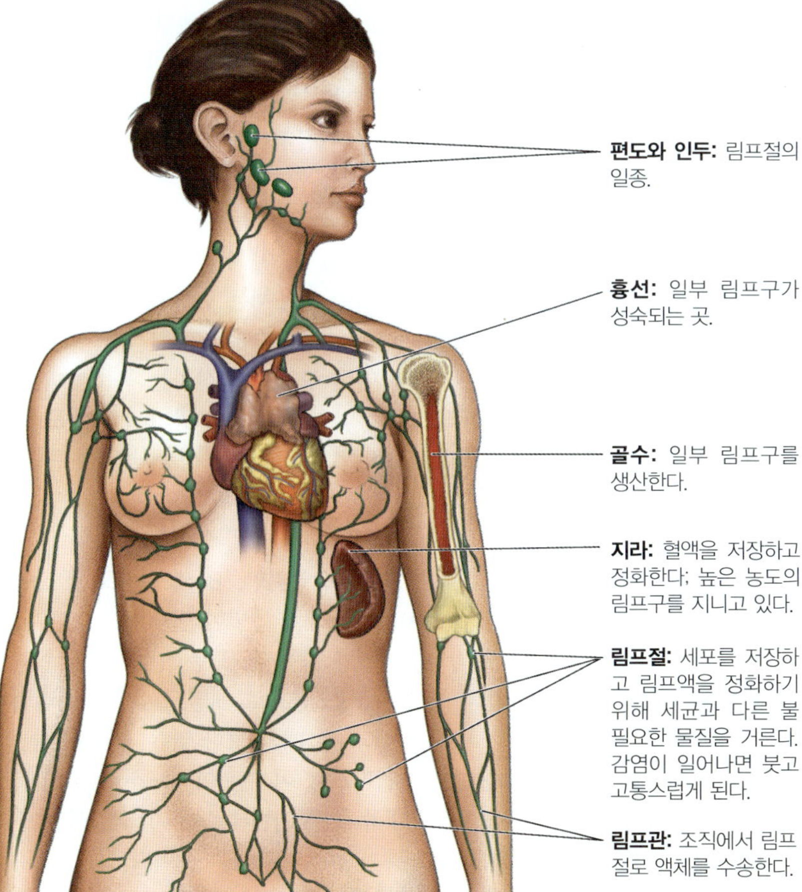

그림 12.12 **림프계.** 병원체는 림프계의 반응을 촉발한다. 이 체계의 다양한 기관들이 감염을 제거하기 위해 일한다.

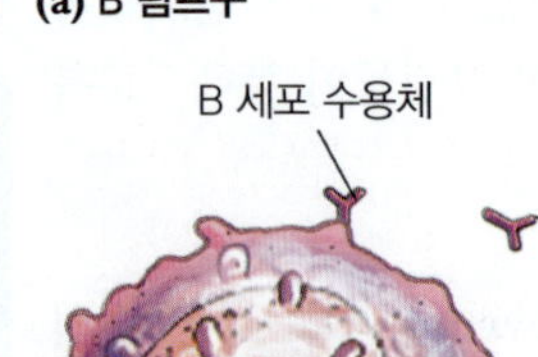

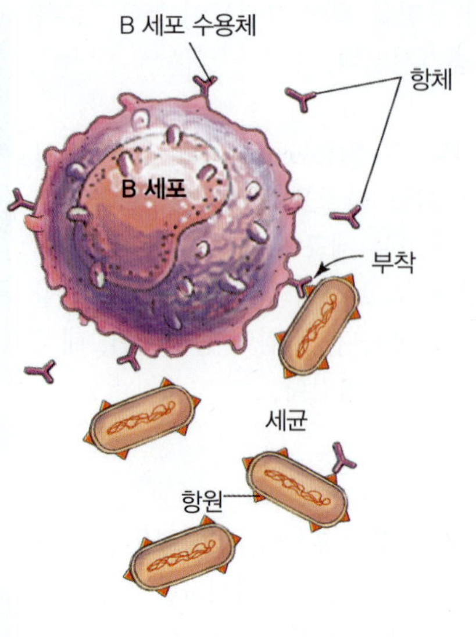

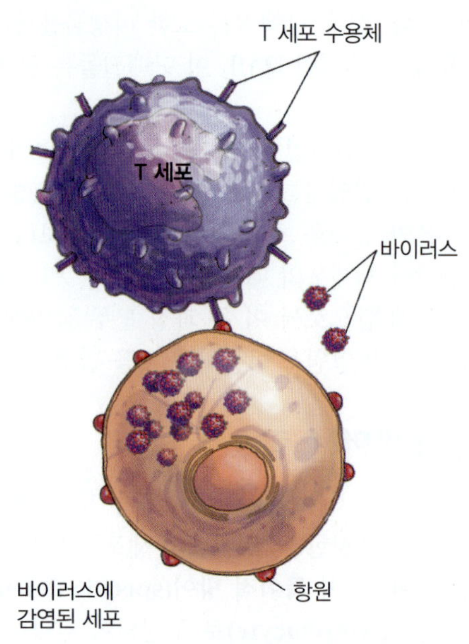

그림 12.13 B 세포와 T 세포. (a) B 세포가 생산하는 수용체는 세포 표면에서 항원 수용체로 기능하거나 체액에 있는 분비된 항체로 기능한다. (b) T 세포는 항원 수용체만을 가진다. 이 수용체들은 B와 T 세포가 침입자를 인식하고 파괴하도록 돕는다.

모든 사람의 세포는 표면에 특징적인 조합의 단백질들을 가지고 있기 때문에, 한 사람에게서 다른 사람에게로 이식된 조직에 항원이 존재한다. 이 **자기 표지**는 **주조직적합성 복합체(major histocompatibility complex, MHC) 단백질**이라고 한다. MHC 단백질은 여러분의 유전자에 암호화되어 있기 때문에, 모든 사람은 고유한 묶음의 MHC 단백질을 가진다. 한 사람의 MHC 단백질은 다른 사람에게 항원으로 작용할 수 있다. 장기 이식을 받는 사람에게는 면역계를 억제하는 약이 주어져 **비자기 표지** 때문에 그 장기를 거부하지 않도록 한다.

출처에 관계없이, 항원이 체내에 있으면 두 종류의 림프구의 생산이 강화된다; **B 림프구(B 세포**, B lymphocyte; B cell)와 **T 림프구(T 세포**, T lymphocyte; T cell)이다. 대식세포와 마찬가지로, 이 림프구들은 순환계와 림프계를 통해 이동하며 지라와 림프절에 모여 있다. 림프구는 특정한 항원을 인식하기 때문에 **특이성(specificity)**을 나타낸다.

이러한 인식은 외부 분자의 일부와 완벽하게 들어맞는 형태의 **항원 수용체(antigen receptor)**라는 단백질의 존재에 기초하고 있다. 이 수용체는 열쇠가 자물쇠에 들어맞는 방식으로 항원에 부착할 수 있다. 이러한 수용체는 림프구의 표면에 붙어 있거나 림프구에 의해 분비된다. B와 T 세포는 서로 다른 종류의 항원을 인식한다: B 세포는 세균처럼 작고 자유롭게 생활하는 미생물이나 그것이 생산하는 독소를 인식한다(그림 12.13a). T 세포는 암 세포나 바이러스가 침입한 세포처럼 망가진 체세포를 인식하고 그에 대응한다. T 세포는 또한 이식된 조직이나 균류와 기생충처럼 더 큰 생물체에 반응한다(그림 12.13b).

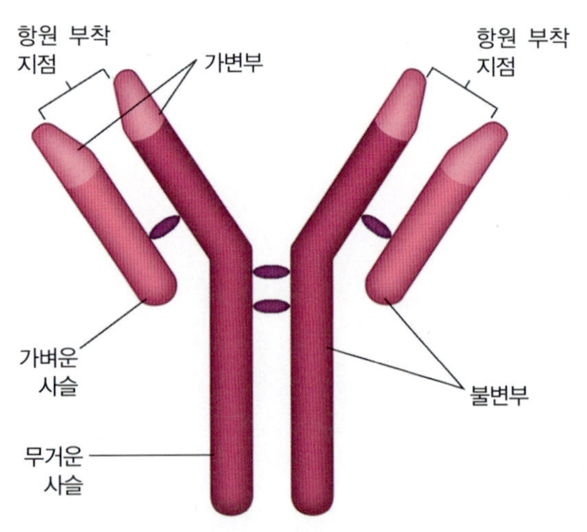

그림 12.14 항체의 구조. 항체는 Y 모양의 구조를 가진다. 가벼운 사슬과 무거운 사슬은 함께 결합되어 있다. 한 종류의 항체는 모두 같은 불변부를 가지지만, 가변부는 항체에 따라 달라서, 항원-항체 부착에 특이성을 제공한다.

시각화 여러분은 여러분의 몸에 있는 모든 항체가 다른 조합의 가변부를 가질 것으로 생각하는가?

항체 B와 T 세포 모두 표면에 수용체 분자를 가지고 있지만, B 세포는 또한 항원을 찾고 파괴하기 위해 주변의 체액으로 **항체(antibody)**라는 특별한 단백질을 분비한다. 항체의 구조는 그것이 특정한 항원에 부착할 수 있게 해준다. 모든 항체는 일부 기본적인 구조를 공유한다(그림 12.14). 각각의 항체는 Y 모양으로 배열된 4개의 폴리펩티드 사슬로 구성되어 있다. 두 개의 긴, **무거운 사슬**과 두 개의 보다 짧은, **가벼운 사슬**이 존재한다. 4개의 각 사슬의 한쪽 끝은 **불변부**로 펩티드를 이루는 아미노산 서열이 특정 종류의 항체마다 고정되어 있다. 각 사슬의 반대쪽 끝은 **가변부**로 아미노산 서열이 각기 다르다. 가변부의 끝이 특정한 항원에 대한 특이성이 나타나는 곳이다.

분비되는 항체, 혹은 면역글로불린에는 다섯 종류가 있다. IgG, IgM, IgA, IgD, 그리고 IgE이다. 각각의 면역글로불린은 자신만의 특정한 기능과 체내 위치를 가진다.

이 항체들은 림프, 장, 그리고 조직액에서 발견된다. 이것들은 또한 모유에서도 발견된다. 여자가 아기에게 모유수유를 할 때에는 아이에게 단기간의 **수동면역(passive immunity)**을 부여하며 일부 항체를 넘겨준다. 아이가 항체를 만들지 않았기 때문에, 이 면역은 그 항체가 아이의 혈액에 남아 있는 동안에만 지속될 것이다. 유아의 수동면역은 항원에 노출되어 부여된 면역과는 다르다. 항원에 노출되는 것은 그 사람의 일생 동안 감염에 대항할 항체의 생산을 유발하며, 이를 **능동면역(active immunity)**이라 한다.

알레르기 알레르기는 외부 물질이 존재하지 않음에도 불구하고 일어나는 면역 반응이다. 신체는 그야말로 마치 병원체가 존재하는 것처럼 해롭지 않은 물질에 반응한다. 예를 들어, 어떤 사람들은 땅콩이나 돼지풀 꽃가루에 알레르기 반응을 보인다. 천식 또한 알레르기 반응의 결과일지도 모른다.

알레르기 반응은 항원에 처음 노출되어 B 세포가 IgE 항체를 생산하도록 유발한 이후에 일어날 수 있다. IgE 항체는 비만세포와 호염구에 부착한다. 동일한 항원이 두 번째로 신체로 들어오면, 비만세포와 호염구에 붙어 있는 IgE 항체에 붙게 된다. 이 부착은 세포가 알레르기 반응을 일으킬 수 있는 히스타민을 방출하도록 한다(그림 12.15).

신체의 B와 T 세포가 특정한 항원에 반응할 수 있는 능력은 인간이 태어나기 전에 시작된다. 따라서 우리는 우리가 감염인자에 제일 처음으로 노출되는 때에 그것에 반응할 수 있다. 이 능력은 성인이 되어도 계속되는데, 이는 이 세포들이 일생에 걸쳐 하루에 대략 1억 개의 속도로 생산되기 때문이다.

감염에 반응할 수 있는 능력, 즉 **면역 반응(immune response)**은 사실상 B와 T 세포의 증가된 생산의 결과이다.

감염에 대비하기

림프구는 다른 어떤 세포로도 될 수 있는 능력을 가진 줄기세포라는 특별한 세포에서 만들어진다. 골수를 포함하여 신체의 많은 부분은 더 분화된 세포로 발달할 수 있는 줄기세포의 비축량을 유지하고 있다. 골수 줄기세포는 골수가 사람의 평생에 걸쳐 혈구 세포를 생산할 수 있도록 한다. 림프구는 골수의 줄기세포에서 생산되어 혈류로 방출된다.

일부 림프구는 골수에서 발달을 계속하고 B 세포로 된다. 다른 림프구는 흉선에 자리를 잡는다. 흉골의 위쪽 뒤에 위치한 흉선은 T 세포가 발달하도록 자극한다. 면역

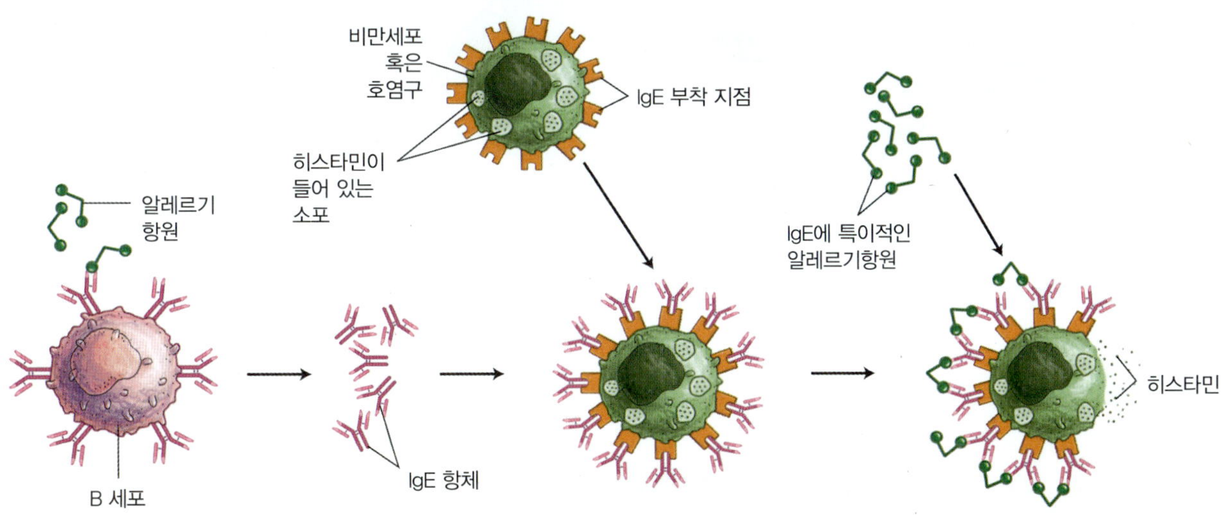

그림 12.15 알레르기. 알레르기항원이 체내로 들어오면, B 세포는 IgE 항체를 분비한다. IgE 항체는 미래의 노출에 대해 세포를 준비시킬, 히스타민을 분비하는 세포에 부착한다. 그 이후의 노출은 히스타민이 방출되게 하여 염증 반응을 초래한다.

세포가 골수(**b**one marrow)에서 발달을 마치면 B 세포라고 불린다; 세포가 흉선(**t**hymus)에서 성숙하면 T 세포라고 불린다.

림프구는 무수히 다양한 항원을 인식할 수 있다. 이 대단한 능력은 B와 T 세포에 의해 만들어지는 무수하게 서로 다른 항원 수용체에 기인한다. 어떻게 그렇게 놀랍도록 다양한 수용체가 만들어질 수 있는 것일까?

항체 다양성 만약 모든 항원 수용체가 자신만의 유전자로 암호화되어 있다면, 무수한 유전자가 오직 면역계의 단백질만을 암호화해야 할 것이다. 그러나 전체 인간 유전체는 대략 20,000개의 유전자를 포함하고 있기 때문에 그럴 수는 없다. 대신에 B와 T 세포는 한정된 개수의 유전자로부터 엄청나게 다양한 수용체를 만들 수 있는 메커니즘을 진화시켜왔다.

B와 T 세포가 발달하면서, 항체의 생산을 암호화하는 각 세포의 DNA 조각은 매우 드문 일을 한다: 그것들은 자신을 재배열한다. 일부분은 잘려 나가고, 남은 DNA 조각은 함께 연결된다(그림 12.16). 특정 세포에서 생산되는 각각의 고유한 DNA 배열은 서로 다른 수용체 단백질을 암호화한다. 일단 합성되면, 그 단백질은 B나 T 세포의 표면으로 이동해 항원 수용체로 활동한다. 따라서 단지 수백 개의 유전자 풀로부터 사실상 무한히 다양한 항원 수용체가 만들어질 수 있다.

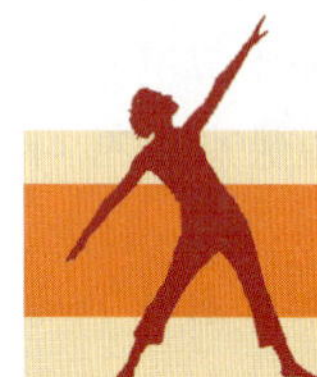

쉬어가기 12.3

여러분이 항원 다양성의 형성에 대해 알고 있는 것을 이용하여, 왜 특정 사람은 집단의 대부분의 구성원이 대항할 수 있는 감염을 앓게 될 수 있는지 설명하라.

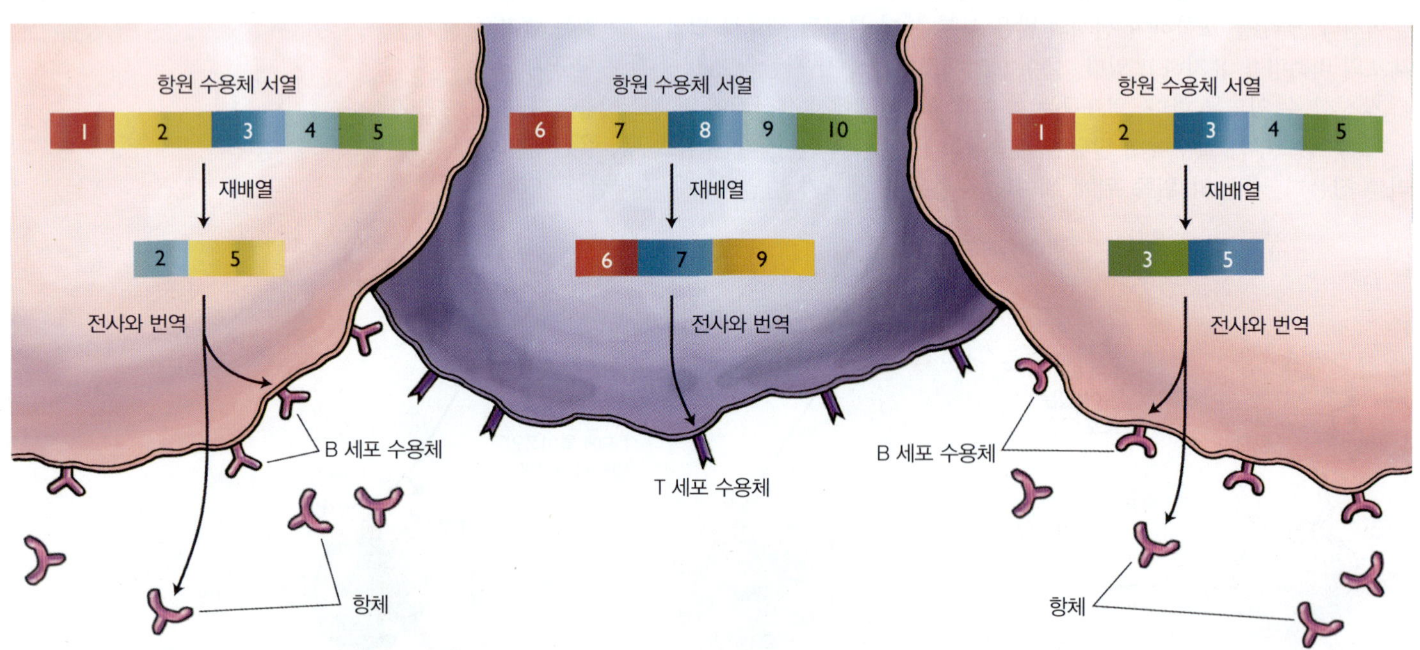

그림 12.16 유전자 재배열은 수백만 개의 서로 다른 항원 수용체의 생산을 가능하게 한다. 항체 구조를 암호화하는 유전정보는 여러 조작으로 저장되어 있다. 이 조각들은 발생 과정 중에 다양한 순서로 배열된다. 여러 DNA 조각들이 제거되면서 매우 다양한 항원 수용체를 생산하고 우리 각각이 반응할 수 있는 항원의 개수가 증가한다.

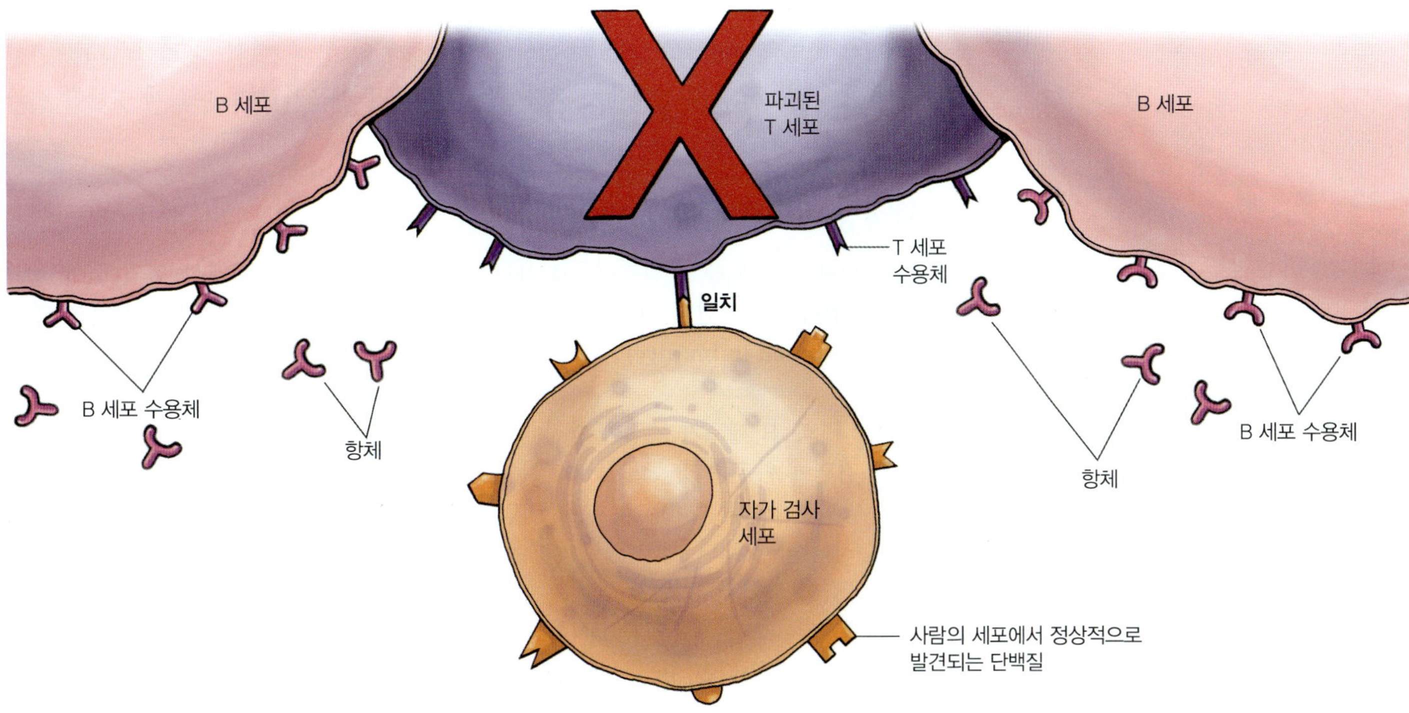

그림 12.17 **자가 단백질에 대해 발달 중인 림프구 검사하기.** 한 사람의 세포는 표면에 특징적인 단백질들을 가지고 있다. 발달 중인 림프구는 그것들이 자가 단백질에 반응하는지 여부를 확인하기 위해 검사를 받는다. B 세포는 뼈세포에서 그리고 T 세포는 흉선에서 검사를 받는다. 검사하는 세포의 항원 수용체에 부착하는 림프구는 파괴된다; 부착하지 않는 것들은 계속 발달할 수 있게 된다.

면역계의 또 다른 중요한 양상은 어떤 분자가 숙주의 일부인지 아니면 외부의 일부인지 결정하는 능력이다.

자기 대 비자기 B와 T 세포가 성숙하면서, 그것의 항원 수용체는 잠재적인 자가-반응성을 검사받는다. 특정 사람의 세포는 표면에 고유한 단백질을 가지고 있고, 발달 중인 림프구는 자가 단백질에 부착하는지의 여부를 결정하기 위해 검사를 받는다. 자가단백질에 부착하는 항원 수용체를 가진 모든 발달 중인 림프구는 제거되어, 자기 자신의 신체에 대해 면역 반응이 일어날 가능성을 낮춘다. 그런 다음, 부착하지 않는 수용체를 가진 림프구는 성숙한 상태로 발달할 수 있게 된다(그림 12.17). 따라서 신체는 정상적으로는 자가 단백질에 반응하는 성숙한 림프구를 가지지 않으며, 면역계는 자체 내성을 나타낸다.

이 검사가 실패하면, 면역계는 항상성을 유지하지 못하고 면역계의 세포는 정상적인 체세포를 공격한다. 사람의 면역계가 신체를 공격하는 결과를 낳는 질병은 **자가면역 질환(autoimmune disease)**이라고 부른다.

다발성경화증(multiple sclerosis)은 신경세포에 있는 단백질에 특이적인 T 세포가 뇌의 세포를 공격할 때 일어나는 자가면역 질환이다. 또 다른 것으로는 **인슐린 의존성 당뇨병(insuline-dependent diabete)**이 있는데, 이때에는 T와 B 세포가 이자에서 인슐린 호르몬을 생산하는 세포를 공격한다. **낭창(lupus)**이라고 하는 전신성 질병, 즉 여러 신체 체계에 영향을 주는 질환은 모든 세포의 핵에 반응하는 자가항체가 형성될 때 발생한다. 이 항핵 항체는 세포 안에 축적되어 신체의 여러 조직에서 염증을 유발한다. **류마티스성 관절염(rheumatoid arthritis)**은 손가락과 발가락의 관절을 포함해, 몇몇 관절을 둘러싸고 있는 윤활막에 대한 면역계의 공격에 기인한다. 그 결과 초래된 염증과 윤활액의 축적은 관절이 붓고 경직되게 한다. 이런 증상이 치료되지 않으면, 관절에 상처 조직이 형성되고 관절의 뼈가 융합될 수 있다(그림 12.18).

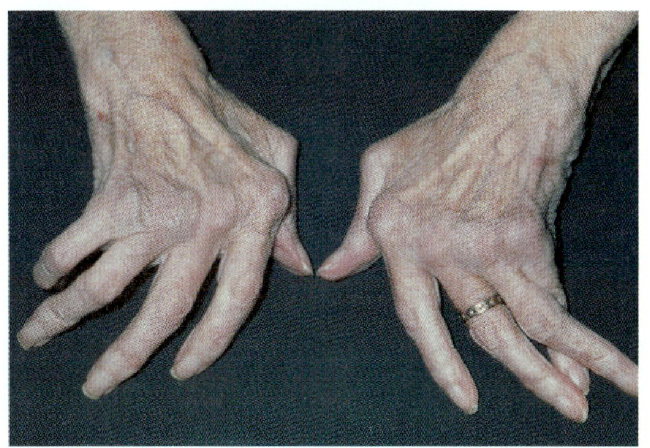

그림 12.18 **자가면역 질환.** 류마티스성 관절염은 관절의 융합을 초래할 수 있는 자가면역 질환이다.

우리는 하나의 면역계를 가지고 있기는 하지만, 그것은 2개의 하부조직으로 다양화되어 일생 동안 접하는 다수의 감염인자에 대항할 수 있게 한다. 이 다양화는 감염인자가 발견되면 그것을 신체에서 제거하는 데 B와 T 세포가 서로 다르게 접근한 결과이다.

체액성 면역과 세포성 면역

항체는 체액을 통해 순환한다. B 세포가 제공하는 방어는 **체액성 면역(humoral immunity)**이라고 한다. T 세포는 항체 대신 세포들의 개입에 의존하며 **세포성 면역(cell-mediated immunity)**이라고 부르는 면역을 제공한다.

체액성 면역 B 세포가 특정한 항원에 반응하면, B 세포는 즉시 자신의 복제물들을 만들어, 감염에 싸우는 것을 도울 수 있는, **형질세포(plasma cell)**라는 동일한 세포 집단을 발생시킨다(그림 12.19). 이 세포 집단을 **클론 집단(clonal population)**이라고 부른다. 순전히 클론 집단 내의 세포의 개수만으로도 면역계가 신체에서 감염인자를 제거하는 능력이 강화된다.

전체 클론 집단은 동일한 DNA 배열을 지닌다. 따라서 클론 집단에 있는 모든 세포는 세포막에 똑같은 항원 수용체의 복제물들을 가지고 있으며 똑같은 항체를 분비한다. 만약 감염인자를 또다시 접하게 되면, **기억세포(memory cell)**라는, 클론 집단의 일부 세포는 신체가 더 빨리 반응하도록 도와줄 것이다. 그 다음의 감염이 일어나면, 기억세포의 존재는 더 빠른 면역 반응을 촉진시킨다.

항체가 가변부에 들어맞는 병원체를 만나게 되면, 감염인자의 불활성화가 일어난다. 그런 후, 항체가 항원에 부착하여 항체-항원 복합체를 형성한다. 이 복합체의 형성은 식세포 작용이나 보체 단백질에 의한 분해가 되도록 병원체를 표시한다. 보체 단백질은 외부 세포 및 감염된 세포가 파열하도록 한다. 보체 단백질은 미생물의 표면에 붙어 있는 항체를 만나 활성화될 때까지, 불활성화 상태로 혈액과 림프를 순환한다. 일부 항체는 병원체와 부착되어 있는 항체가 함께 모이도록, 혹은 **응집**하도록 하여 다른 세포를 감염시킬 수 없도록 만든다.

예방접종은 항체를 만드는 기억 세포가 제공하는 장기적인 방어를 이용한다. **예방접종(vaccinations)**은 세균 세포의 세포막 단백질, 바이러스의 일부, 또는 불활성화된 바이러스 전체와 같이 질병을 일으키는 생물체의 구성요소를 주입하는 것이다. 면역계는 실제 감염이 일어났을 때를 대비할 기억 세포의 클론 집단을 생산하여, 도입된 백신의 공격에 반응한다. 어떤 백신은 충분한 반응이 발생하기 전에 여러 번의 투여, 혹은 촉진제를 필요로 한다.

독감백신 등 어떤 백신은 독감 바이러스가 신속하게 유전적 서열을 재배치하기 때문에 매년 맞아야 한다. 이렇게 유전적 서열을 바꾸는 것은 다른 단백질이 암호화되어

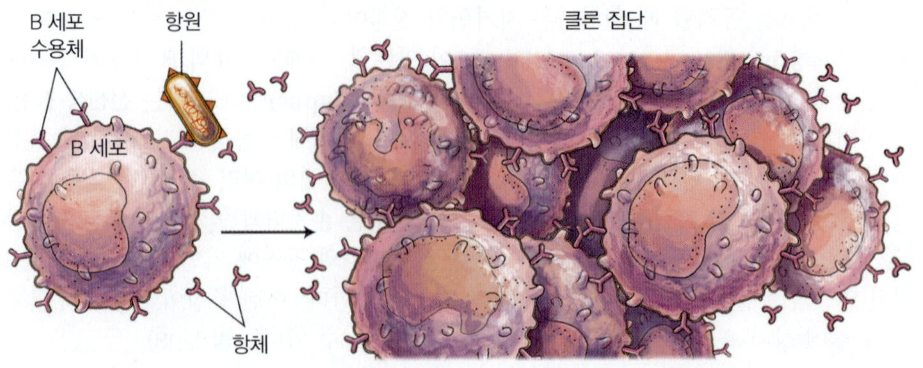

그림 12.19 체액성 면역. B 림프구는 항원을 가지고 있는 세포를 직접 죽이지는 않는다. 대신에 그것들은 항원에 특이적인 항체를 만들고 분비한다. B 세포가 항원에 부착하면, B 세포는 각각 동일한 항체를 가지고 있는, 자신의 복제물을 만들 수 있다. 그러한 복제된 세포의 집단을 클론 집단이라고 부른다. 클론 형질세포는 그 항원에 특이적인 항체를 분비한다. 감염이 지나가면, 형질세포는 죽지만 클론 기억세포는 남아 미래에 그 항원을 인식할 수 있게 될 것이다.

바이러스 표면에 놓이도록 하고, 따라서 신체에 존재하던 기억 세포가 이미 만났던 바이러스를 인식하지 못하게 막는다. 독감 바이러스 표면의 단백질은 매우 빠르게 변해서, 작년의 독감 바이러스로부터 당신을 보호했던 백신은 올해의 독감 바이러스에 대해서는 작용하지 않을 가능성이 크다. 불행히도, 과학자들은 모든 병원체에 대해서 백신을 만들지는 못하고 있다—어떤 병원체는 다른 것들보다 다루기가 더 쉽다.

세포성 면역 T 세포 또한 기억세포를 생산하기 위해 빠른 세포분열을 진행하고 분화된 세포가 되면서 감염에 반응한다(그림 12.20). 그러나 B 세포와는 다르게, T 세포는 항체를 분비하지 않는다. 대신에 그것들은 다른 세포를 직접 공격한다. 이렇게 공격하는 종류의 세포 중 두 가지는 세포독성 T 세포와 보조 T 세포이다. **세포독성 T 세포(cytotoxic T cell)**는 바이러스에 감염된 체세포를 공격하고 죽인다. 바이러스가 체세포에 감염되면, 바이러스의 단백질이 숙주 세포의 표면에 놓이게 된다. 세포독성 T 세포는 이 단백질을 외부의 것으로 인식하고, 이에 부착하며, 전체 세포를 파괴한다. 표적세포의 세포막이 새도록 하는 화학 물질을 방출함으로써, 바이러스가 복제할 시간을 갖기 전에 세포를 망가뜨린다.

T4 세포라고도 불리는 **보조 T 세포(helper T cell)**는 면역 반응의 촉진제라고 생각될 수 있다. 이 세포는 침입자를 감지하고 B와 T 세포 모두에게 감염이 일어나고 있음을 알린다. 보조 T 세포 없이는 면역 반응이 거의 존재할 수 없다. 보조 T 세포는 또

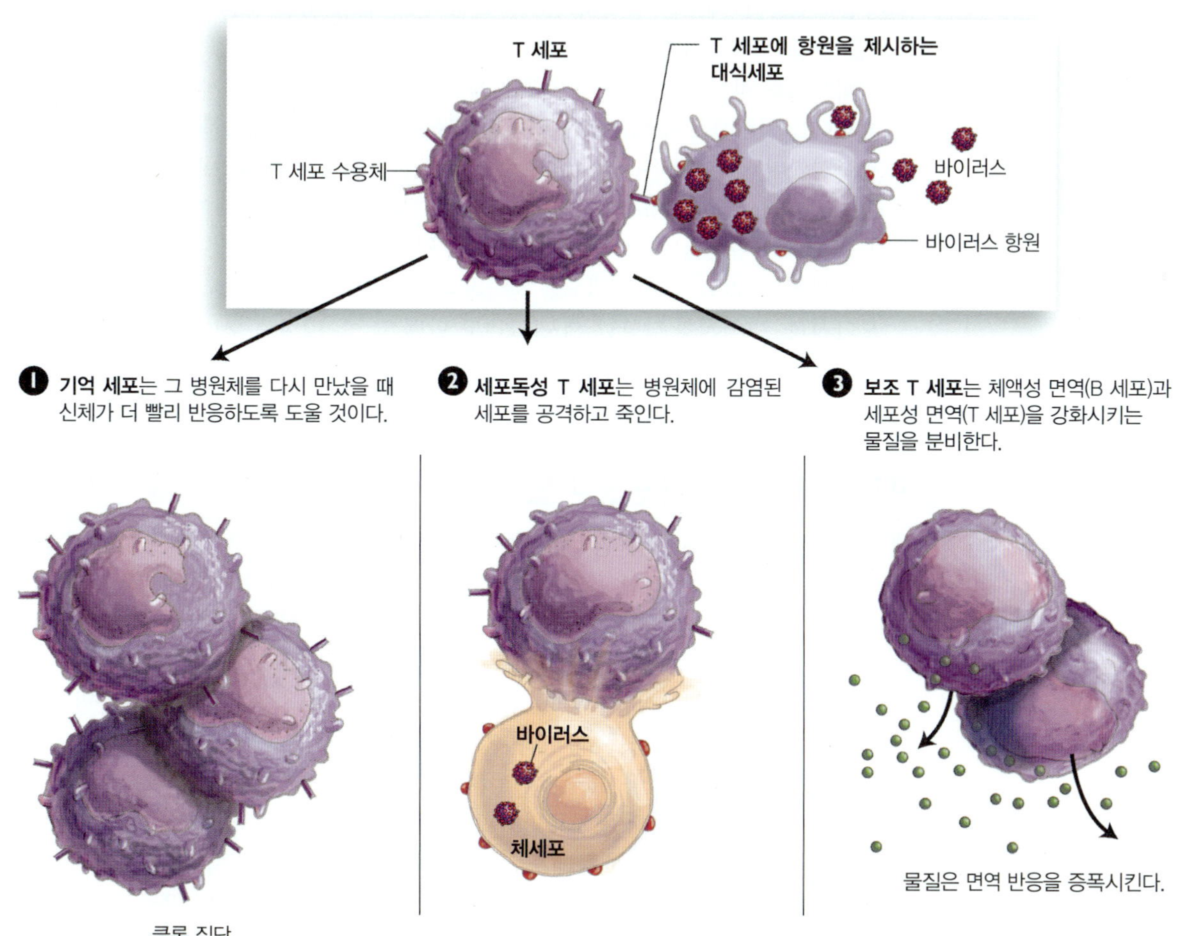

그림 12.20 세포성 면역. T 림프구는 세포의 다양한 집단을 만들면서 분열한다: (1) 기억 세포는 특정한 항원 수용체를 가지고 있다. (2) 세포독성 T 세포는 감염된 체세포를 공격하고 분해한다. (3) 보조 T 세포는 면역 반응을 촉진시킨다.

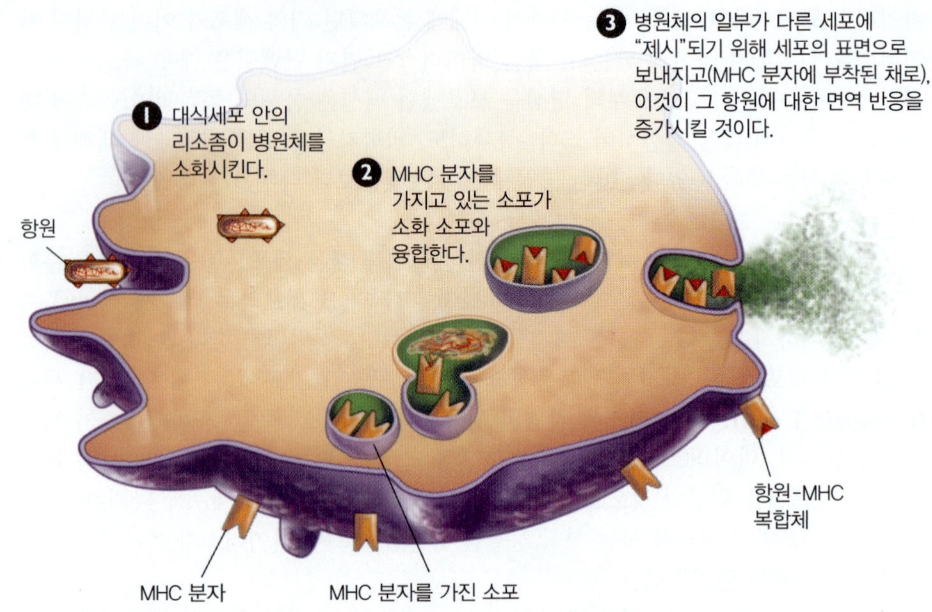

그림 12.21 **항원제시 세포.** 항원제시 세포는 병원체에 대해 증가된 면역 반응을 촉진시킨다.

세포독성 T 세포의 반응 수준을 크게 증가시키는 물질을 분비한다. AIDS 바이러스(HIV)는 보조 T 세포를 감염시키고 파괴하여, 신체가 어떤 종류의 감염이든 대응할 능력을 손상시킨다(13장 참조).

대식세포도 항원을 자신의 세포막에 옮기고 그 결과 T 세포에게 체내에 외부 항원이 존재함을 알림으로써 세포성 면역에서 역할을 한다. 외부 입자를 삼키고, 부분적으로 소화시키며, 그런 다음 항원 조각들을 표면에 나타내는 대식세포는 **항원제시 세포(antigen-presenting cell, APC)**라고 불린다(그림 12.21). 대식세포가 적합한 수용체를 가진 T 세포에 항원을 제시하면, T 세포는 자신을 복제하여 더 많은 기억 세포, 세포독성 T 세포, 그리고 보조 T 세포를 생산한다(그림 12.20 참조).

보다시피, 면역계의 다양한 세포(그리고 단백질; 표 12.4)는 서로 협력하여 면역계의 전반적인 반응을 강화시킨다. 그러나 그 모든 면역계의 복합성에도 불구하고, 프리온과 같은 일부 물질은 면역 반응을 일으키지 않으면서 신체에 침입할 수 있다.

프리온에 대한 면역 반응은 없다

해면양 뇌병증의 경우에는, 면역계가 변형 프리온에 대한 반응을 전혀 시작하지 않는데, 이것은 그것이 정상적인 프리온 단백질이 다시 접힌 형태이기 때문이다. 단백질이 다시 접힌 형태는 면역계가 둘 다 자기로 인식하기에 충분할 만큼 정상 형태와 유사하다고 보인다. 면역계를 회피하는 이런 능력은 상당히 특이하다.

만약 인간에 의해 섭취된 이후에 변형된 소 프리온이 뇌와 척수로 이동하면, 정상 단백질이 다시 접히도록 만들 수 있다. 정상 단백질의 파괴는 뇌를 손상시키고 결국은 환자가 죽게 한다.

프리온 질환에는 효과적인 치료법이 없다. 프리온은 세균, 바이러스, 혹은 진핵 병원체가 아니라 단백질이기 때문에, 감염성 질환에 대한 평범한 치료법으로는 해면양 뇌병증을 방지하거나 치료하지 못할 것이다. 항프리온 물질은 어떤 프리온이 제대로 접혔고 어떤 것이 그렇지 않은지를 구별할 수 있어야 할 것이다. 해면양 뇌병증을 치료하는 것은 아직 불가능하기 때문에, 그것의 확산을 막는 것이 더욱더 중요해졌다.

표 12.4 | 면역계의 세포

세 포	기 능
항원제시 세포	항원제시 세포는 표면에 항원을 제시하여 T 세포가 그것을 인식할 수 있게 한다. 대식세포는 항원제시 세포의 일종이다.
B 세포	B 세포는 백혈구(림프구)의 종류이다. 어떤 B 세포는 항체를 생산하는 형질세포로 성숙하고, 반면 다른 B 세포는 기억세포로 발달한다. 특정 B 세포에서 내려온 모든 형지세포는 그것을 자극했던 항원에 대해 동일한 항체를 생산한다.
호염구	호염구는 히스타민을 가지고 있고 방출하는 백혈구이다.
호산구	호산구는 알레르기 반응과 기생충 감염 때 풍부하게 증가하는 백혈구이다.
대식세포	대식세포는 세균, 바이러스, 그리고 원생동물 침입자를 파괴하는 것을 돕는다. 또한 다른 면역 세포를 자극하는 물질을 분비하며 T 세포에 항원을 제시한다.
비만세포	비만세포는 가렵고 붓게 하는 히스타민을 포함해 화학 물질을 분비하며 천식의 일부 증상을 일으키는 데 관여할 수도 있는 결합조직 세포이다.
자연살생세포	자연살생세포는 이전에 노출된 적이 없을 때조차도 침입한 세포들을 파괴한다.
호중구	호중구는 침입한 미생물을 소화시키는 데 도움이 되는 효소들을 가지고 있는 백혈구이다.
형질세포	형질세포는 항체를 생산하고 분비하는 B 세포 계통의 백혈구이다.
T 세포	T 세포는 흉선에서 발달하고, 혈액과 림프를 순환하며, 감염되거나 암에 걸린 세포에 대한 면역 반응을 조직하는 여러 다양한 림프구의 총칭이다. 보조 T 세포는 다른 세포 표면의 항원을 인지하고 T와 B 세포를 활성화하는 물질을 분비하여 면역계를 돕는다. 세포독성 T 세포는 바이러스에 감염된 세포를 찾고, 그 감염된 세포를 파괴할 대식세포를 끌어들이는 단백질을 분비하도록 유도할 수 있다.

12.4 유행성 프리온 질환의 예방

유행성(epidemic)은 집단 구성원 사이에서 신속하고 넓게 확산되는 전염성 질환이다. **역학자(epidemiologist)**는 누가 특정 질병에 취약하고, 어디에서 질병의 위험성이 가장 높고, 언제 질병이 발생할 가능성이 가장 큰지를 결정하려고 시도하는 과학자이다. 역학자는 질병의 희생자들의 공통점이 무엇인지를 결정함으로써 이러한 질문에 답하려고 노력한다. 질병의 위험성을 높이는 요인들을 식별하여, 역학자는 공중 보건 정책을 세우는 데 도움을 준다.

질병의 원인이 무엇인지 혹은 어떻게 그것이 퍼지는지를 정확히 집어내기가 어려울 때에는, 치명적인 유행성이 초래될 수 있다. 유행성이 일어나려면, 감염인자가 질병을 일으켜야 하고 한 생물체에서 다른 생물체로 전파될 수 있어야 한다. 우리는 광우병이 전파가능하다는 것을 알기 때문에, 정부 기관은 그것의 확산을 막기 위해 많은 조치를 제정해왔다.

지금은 소, 양, 염소, 그리고 사슴에 다른 포유류의 가공 과정에서 생산된 육골분 사료를 먹이는 것이 불법이다. 소의 특정 부분은 프리온을 가지고 있을 위험이 더 크기 때문에, 소의 두개골, 뇌, 눈, 척주, 그리고 척수에서 얻은 물질은 인간의 음식에 사용되는 것이 금지되었고, 화장품에서의 이런 고위험 물질의 사용도 마찬가지이다. 이러한 규칙은 농부들에게 경제적인 문제가 되었는데, 왜냐하면 안전하게 사료를 주는 관행은 비싸고, 동물의 이 먹을 수 없는 부분에 대한 시장이 제한되었기 때문이다.

예방 조치에도 불구하고, 광우병의 새로운 사례가 미국과 캐나다에서 여전히 발생하고 있다. 사례들이 계속 나타날지 혹은 오히려 그 수가 증가할지는 역학자들이 예측하기 어렵다. 광우병이나, 인간에서의 대응물인 nvCJD가 유행성 수준에 도달할지는 크게, 동물 사료 생산자, 소를 먹이고 행동을 관찰해야 할 농부, 그리고 인류의 건강을 보호할 책임이 있는 정부 규제 국방부 직할부대 및 기관이 엄격하게 실행하는 정도에 따라 결정될 것이다.

12장 복습

기억해야 할 어원

다음 어원은 주로 라틴어와 그리스어에서 온 것이며 용어를 해독하는 데 도움이 될 것이다.

auto-는 자신을 의미한다.
enceph-와 **encephalo-**는 뇌의 그리스어이다(라틴어로는 **cerebrum**).
epi-는 아래를 의미하고, **-demic**은 사람이라는 단어에서 왔다(democratic의 *demos*처럼)
humoral은 원래 체액을 의미하는 humor에서 왔다.
-karyo-는 핵심을 뜻하는 그리스 단어에서 왔다(라틴어의 **nucleus** 또한 핵심을 의미한다).
mast(mast cell에서)는 배의 돛대(mast)가 아닌, 음식을 뜻하는 단어에서 왔다.
-path- 혹은 **patho-**는 질병과 관련되어 있다.
pseudo-는 거짓을 의미한다.
-podia 혹은 **-pod**(그리스어)와 **-ped**(라틴어)는 발을 뜻하는 단어에서 왔다.
rheum- 혹은 **rheumat-**는 주로 결합조직을 의미한다.

핵심 용어

12.1 감염인자

감염성(infectious)
기생체(parasite)
미생물(microbe)
바이러스(viruses)
바이러스 막(viral envelope)
병원체(pathogen)
세포벽(cell wall)
선모(pili)
원핵생물(prokaryote)
이분법(bianry fission)
잠복 바이러스(latent viruses)
전염성(contagious)
캡슐(capsule)
캡시드(capsid)
편모(flagella)
프리온(prion)
플라스미드(plasmid)
핵양체 영역(necleoid region)

12.2 감연인자의 전파

매개체(vector)

12.3 감염에 대한 신체의 반응: 면역계

B 림프구(B 세포)
T 림프구(T 세포)
기억세포(memory cell)
낭창(lupus)
능동면역(active immunity)
다발성경화증(multiple sclerosis)
대식세포(macrophage)
류마티스성 관절염(rheumatoid arthritis)
림프구(lymphocyte)
면역 반응(immune response)
보조 T 세포(helper T cell)
보체 단백질(complement proteins)
비만세포(mast cell)
비특이적 방어(nonspecific defense)
세포독성 T 세포(cytotoxic T cell)
세포성 면역(cell-mediated immunity)
수동면역(passive immunity)
식세포(phagocyte)
열(fever)
염증 반응(inflammatory response)
예방접종(vaccinations)
위족(pseudopodia
인슐린 의존성 당뇨병(insuline-dependent diabete)
인터페론(interferon)
자가면역 질환(autoimmune disease)
자연살생세포(natural killer cell)
주조직적합성 복합체(major histocompatibility complex, MHC)
체액성 면역(humoral immunity)
클론 집단(clonal population)
특이성(specificity)
특이적 방어(specific defense)
항원(antigen)
항원 수용체(antigen receptor)
항원제시 세포(antigen-presenting cell, APC)
항체(antibody)
형질세포(plasma cell)
호산구(eosinophil)
호염구(basophil)
호중구(neutrophil)
히스타민(histamine)

12.4 유행성 프리온 질환의 예방

역학자(epidemiologist)
유행성(epidemic)

요약

12.1 감염인자

• 감염은 병원성 생물체의 침입과 증식에서 기인한다(274쪽).

• 감염성 질환은 주로 세균, 바이러스, 그리고 여러 진핵 생물체 등 병원체에 의해 일어난다(274쪽).

• 세균은 빠르게 생식하기 위해 숙주의 자원을 이용하고 숙주에 독소를 방출하여 질병을 일으킨다(274~277쪽).

• 바이러스는 캡시드와 때로는 막에 감싸인 핵산으로 구성되어 있다(277~278쪽).

• 바이러스는 숙주 세포의 자원을 이용하고 바이러스의 감염 생활사의 일부로 숙주 세포를 파괴하여 질병을 일으킨다(279쪽).

• 바이러스는 숙주 세포 안에서 유전체를 복제한다. 그런 다음 바이러스의 유전체는 바이러스의 구성물의 합성하도록 지시한다(279쪽; 그림 12.5).

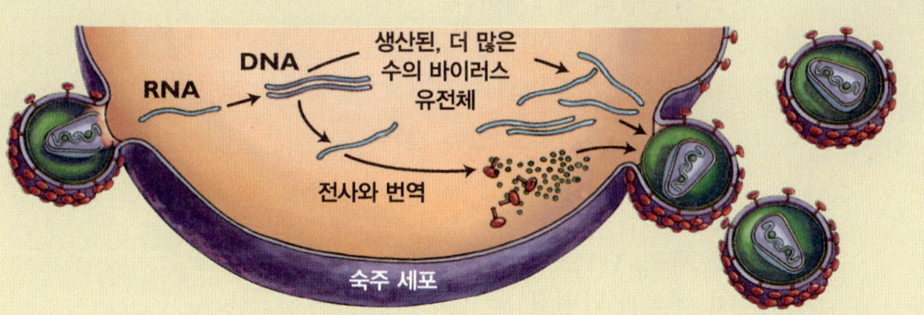

• 원생동물, 기생충, 균류를 포함하는 진핵 병원체는 세계적으로 많은 질병을 일으킨다(280~281쪽).

• 감염성 프리온은 단백질만으로 구성되어 있다. 그것은 숙주 세포에서 정상적으로 발생하는 프리온 단백질을 다시 접어 질병을 일으킨다(280쪽).

• 변형 프리온은 프리온 단백질을 암호화하는 유전자의 돌연변이의 결과로, 자연적으로 생길 수 있다. 변형 프리온은 또한 질병에 걸린 생물체의 변형 단백질을 섭취한 결과로 생길 수도 있다. 일단 체내로 들어오면, 변형 프리온은 정상 단백질을 다시 접어 질병을 일으키는 형태를 취하도록 한다(282쪽).

12.2 감염인자의 전파

• 감염성 질환의 확산은 질병을 일으키는 생물체와 접촉함으로써 초래된다. 접촉은 병원체에 대한 직접적 혹은 간접적 노출, 중간 매개체, 또는 섭취를 통해서 일어날 수 있다(283~284쪽; 그림 12.8).

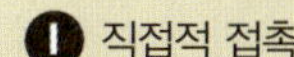

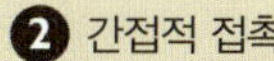

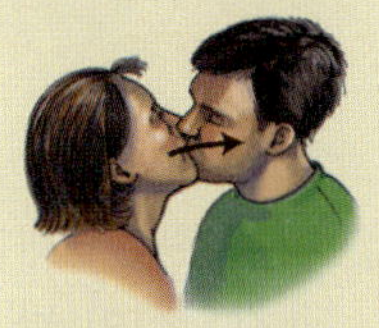
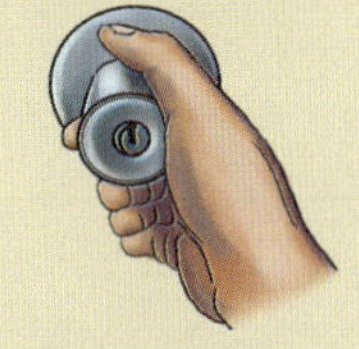
❸ 매개체에 의한 전파
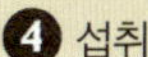

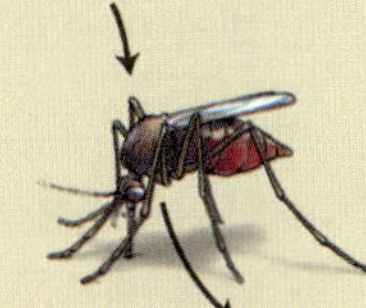
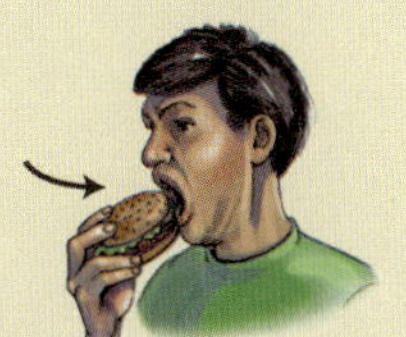

12.3 감염에 대한 신체의 반응: 면역계

• 피부, 점막, 그리고 그것들의 분비물은 감염에 대한 1차 방어선을 형성하는 비특이적 방어이다(284쪽).

• 2차 방어선은 비특이적인 내부 방어로 구성된다(285쪽).

• 식세포 작용을 하는 대식세포와 호중구 같은 백혈구는 외부 세포를 삼키고 소화시킨다. 호산구는 소화효소로 크기가 큰 침입자를 폭파시킨다(285쪽).

• 자연살생세포는 종양 세포와 바이러스에 감염된 세포의 세포막을 분해하는 화학 물질을 방출한다(285쪽).

• 염증은 식세포를 끌어들이고 조직의 치료를 촉진시킨다(286쪽).

• 감염되지 않은 세포가 감염되지 않도록 보호를 돕는 인터페론을 포함하는 방어 단백질과, 미생물을 뒤덮고 대식세포가 섭취하는 데 더 쉽게 만드는 보체 단백질은 2차 방어선의 일부이다(286~287쪽).

• 림프구는 병원체 표면의 항원에 반응하는 3차의, 특이적인 방어선이다(287~288쪽).

• 항원에 노출되면 B와 T 림프구의 생산이 증가된다. B 세포는 병원체에 대한 항체를 분비하고, T 세포는 침입자를 공격한다(288쪽; 그림 12.13).

(a) B 림프구

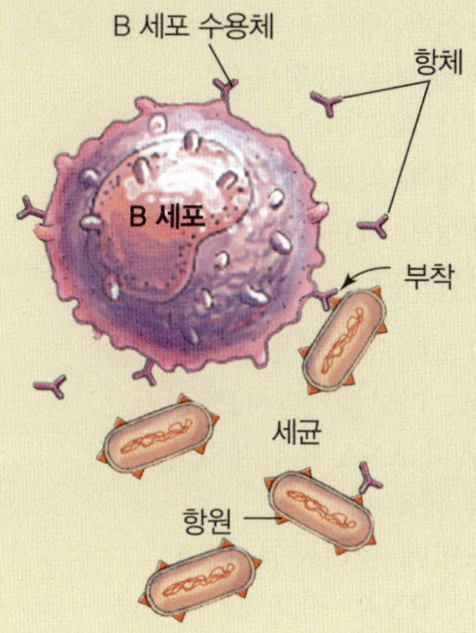

(b) T 림프구

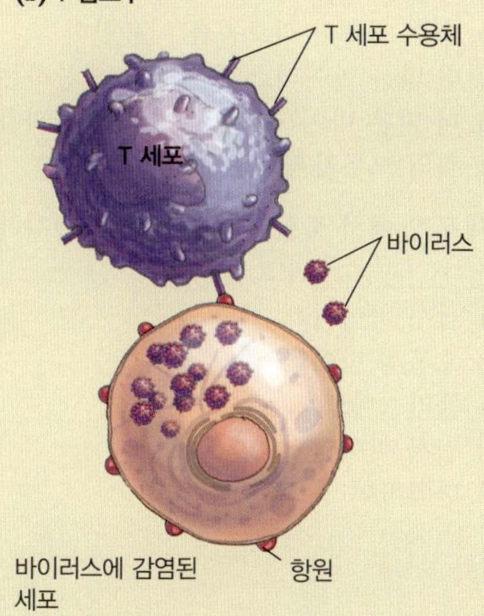

• 항체는 항체-항원 부착이 가능하도록 한 부분에 변이가 있는 특징적인 Y형 구조를 가진다(288쪽).

- 알레르기 반응은 정상적으로는 병원체가 아닌 항원성 물질에 대한 반응이다(289쪽).
- 림프구는 발생 중에 생산되며 면역계가 무수히 다양한 항원에 대해 반응할 수 있도록 한다(289~290쪽).
- 면역 세포의 표면에 있는 항원 수용체는 유전자 조각의 재배열을 통해 만들어진다(290쪽).
- B와 T 세포의 항원 수용체는 자가 반응성을 검사받고, 자기에 대해 반응하는 것들은 제거된다(291쪽).
- 면역계의 체액성 반응은 B 세포가 관여하여, 항원에 노출되면 항체를 지니고 분비하는 세포를 생산하도록 분열한다. 항체-항원 복합체는 외부세포와 감염된 세포를 파열시킬 식세포나 보체 단백질이 공격하도록 침입한 세포를 표시한다(292쪽).
- 면역계의 세포성 반응은 T 세포가 관여하여, 항원에 노출되면 다양한 세포 종류로 분화하게 된다. 이 세포들은 면역 반응의 속도를 높이고 바이러스에 감염된 세포를 파괴한다(293쪽).
- 프리온은 면역계가 자기로 인식하기 때문에 면역 반응을 일으키지 않는다(294쪽).

12.4 유행성 프리온 질환의 예방

- 동물에 주는 먹이를 규제하는 것은 미국에서의 유행성의 가능성을 감소시킬 수도 있다(295~296쪽).

기본 학습 문제

1. 바이러스가 세균과 차이가 나는 점은 ________________.
   a. 유전 정보를 가진다
   b. 질병을 일으킨다
   c. 매개체에 의해 전파될 수 있다
   d. 세포성이 아니다
   e. 미생물이다

2. 바이러스를 구성하고 있는 것은 ____________.
   a. DNA, 리보솜, 캡시드
   b. DNA나 RNA 유전체와 단백질
   c. 단일 세포
   d. 세포벽에 둘러싸인 RNA
   e. DNA, RNA, 세포벽, 리보솜

3. 바이러스의 복제는 ____________.
   a. 숙주 세포를 필요로 한다
   b. 숙주 세포의 리보솜을 이용한다
   c. 더 많은 바이러스 유전체를 생산하는 결과를 낳는다
   d. 더 많은 바이러스를 생산하는 결과를 낳는다
   e. 위의 모두가 맞다

4. 세포 안에서 불활성화된 상태로 존재하는 바이러스를 ____________라고 한다.
   a. 급성 바이러스
   b. 호흡성 바이러스
   c. 플라스미드
   d. 잠복 바이러스
   e. 면역바이러스

5. 원생동물이 세균과 다른 점은 ____________.
   a. 감염성이 될 수 있다
   b. 숙주 세포의 유전체를 이용한다
   c. 전형적으로 하나 이상의 세포로 구성되어 있다
   d. 핵과 막으로 둘러싸인 소기관을 가지고 있다

6. 병원성 기생충은 ________________________.
   a. 바이러스를 인간에 전파한다
   b. 단일 세포로 구성되어 있다
   c. 광견병의 매개체이다
   d. 독소를 생산한다
   e. 인간의 장에 자리를 잡았을 때 질병을 일으킬 수 있다

7. 프리온을 구성하고 있는 것은 ____________이다.
   a. 핵산
   b. 단백질
   c. 세포, 단백질, 핵산
   d. 핵산과 단백질
   e. 세포와 핵산

8. 라임병은 진드기에 물려 전파된다. 이러한 방식의 전파는 ____________.
   a. 간접적이다
   b. 직접적이다
   c. 매개체를 통한다
   d. 섭취를 통한다

9. 다음 중 감염인자의 전파 기제가 아닌 것은?
   a. 감염된 체액과의 접촉
   b. 결함이 있는 유전자가 부모에서 자손으로 전달되는 것
   c. 중간 숙주에의 노출
   d. 감염인자의 흡입
   e. 감염인자의 섭취

10. T 세포는 ______________________.
   a. 림프구이다
   b. 거의 무한히 다양한 수용체를 생산하기 위해 유전자 재배열을 겪는다
   c. 암세포나 바이러스가 침입한 세포를 인식하고 반응한다
   d. 흉선에서 분화한다
   e. 위의 모두이다

11. B 세포는 ___________.
   a. 뼈에서 발달하고 성숙한다
   b. 흉선에서 발달하고 성숙한다

12. 자가면역 질환이 일어날 때는 ___________.
   a. 프리온이 섭취될 때이다
   b. 간 효소가 제대로 작동하지 않을 때이다
   c. B 세포가 T 세포를 공격할 때이다
   d. 면역계가 자기와 비자기 세포를 구별하지 못할 때이다

13. 다음 중 어떤 종류의 세포가 분열하여 항체를 만드는 세포를 생산하는가?
   a. 보조 T 세포
   b. B 세포
   c. 세포독성 T 세포
   d. 위의 모두

14. 다음 중 림프구가 아닌 것은?
   a. 호산구
   b. B 세포
   c. 호염구
   d. 대식세포
   e. 인터페론

15. 보조 T 세포가 분비하는 물질은 ___________.
   a. 백혈병을 방지하도록 돕는다
   b. 세균이 세포에 들어가는 것을 막는다
   c. B 세포와 세포독성 T 세포의 반응을 촉진한다
   d. B 세포를 억제한다
   e. 흉선이 더 많은 B 세포를 만들도록 자극한다

16. 면역계가 당신이 한 번 노출된 적이 있는 바이러스를 인식할 수 있는 이유는 ___________.
   a. 당신이 여러 해 동안 바이러스를 지니고 있기 때문이다
   b. 보조 T 세포가 바이러스를 죽이기 때문이다
   c. 바이러스에 대한 수용체를 만드는 세포는 그것에 노출되면 증식하고 기억세포를 만들기 때문이다
   d. 하나의 바이러스 유전체가 기억세포로 삽입되기 때문이다

17. 세균 구조와 그 기능을 연결하라.

_________핵양체 영역	a. 세균 세포가 숙주 조직에 부착하도록 돕는다.
_________캡슐	b. 유전정보의 교환에 이용된다.
_________선모	c. 세균의 유전체가 존재하는 장소이다.
_________플라스미드	d. 염색체 이외의 DNA를 가진다.
	e. 세균 세포가 이동하는 것을 돕는다.

18. 면역계의 구성 요소와 그 기능을 연결하라.

_________대식세포	a. 면역 반응을 자극하는 외부 분자
_________인터페론	b. 바이러스가 감염된 세포를 파괴하는 백혈구
_________자연살생세포	c. 림프계를 이동하며 죽거나 손상된 세포를 치우는 백혈구
_________보체	d. 생물의 표면을 덮어 대식세포가 삼키기 더 쉽게 하는 단백질
_________항원	e. 감염되지 않은 세포가 감염에 저항하도록 바이러스에 감염된 세포가 만드는 단백질

19. **참 또는 거짓?** 보체 단백질은 항원을 파괴하기 위해 그것의 가변부에 부착한다.

20. **참 또는 거짓?** 신체의 B와 T 세포가 특정 항원에 반응하는 능력은 인간이 태어나기 이전에 시작된다.

분석 및 응용 문제

문제 1, 2번은 다음 정보를 다루고 있다.

감염성 생물막(biofilm)은 단단한 표면에 부착하는 세균 군집을 지니고 있다. 감염성 생물막은 귀와 입, 그리고 의학적으로 이식된 관절이나 카테터에서 형성될 수 있다.

1. 감염성 생물막은 어떻게 치료하기 힘든 귀 감염을 일으킬 수 있을까?
2. 양치를 하고 치실을 쓰는 것이 어떻게 치아 질환의 진행을 늦추는 것에 도움이 될 수 있을까?

감염, 면역계, 그리고 다음 정보에 대한 이해를 바탕으로 문제 3~5번에 답하라.

조류 인플루엔자 바이러스("조류 독감")의 H5N1 계통은 2003년에 아시아에서 사육된 그리고 야생의 조류 집단을 통해 확산되기 시작했다. 2007년에는, 이 계통은 중동, 유럽, 아프리카로 이동했다. 240여 명의 사람들이 이 바이러스에 감염되었고, 이 중 140명 이상이 사망했다.

역학자들은 H5N1 계통이 재조합하여, 세계적 유행병—전세계적으로 인간 집단을 휩쓰는 유행성—을 일으키는 계통의 인플루엔자를 생산할 것을 염려하고 있다. 조류 인플루엔자 바이러스는 1918, 1957, 1968년의 세계적 독감 유행병을 일으켰던 계통의 원인이 되었다. 1918년의 유행병은 전 세계에서 4~5천만 명의 사람을 죽였다.

세계적 유행병을 일으키는 바이러스 계통은 조류 인플루엔자 바이러스의 유전 물질이 인간 인플루엔자 바이러스의 유전 물질과 혼합되었을 때 발전할 수 있다. 이 혼합은 돼지와 같이, 인플루엔자의 조류 및 인간 계통 모두에 감염될 수 있는 종인 중간 숙주 안에서 일어날 수 있다. 만약 바이러스들이 새로운 기능을 하는 바이러스 계통을 형성하도록 재조합되면, 이 계통은 인간에게 넘겨질 수 있다. 만약 그 계통이 인간들 사이에서도 전달될 수 있다면, 그것은 세계적 유행병으로 이어지게 될 수 있다.

3. H5N1 계통이 3개 대륙에 확산되었음에도 불구하고, 240여 명의 사람에만 감염된 이유를 설명할 가설을 제시하라.
4. 왜 면역계는 온전히 인간 집단에서만 발달하는 것보다 부분적으로 조류 집단에서 발달한 바이러스에 맞서는 것에 더 어려움을 겪을까?
5. 왜 사람은 돼지보다 조류에서 비롯한 인플루엔자 바이러스에 걸리기 쉬울까?

문제 6, 7번은 다음 정보를 다루고 있다.

미국의 일부 지역의 야생 엘크와 사슴 집단은 만성 소모성 질환(CWD)으로 황폐화되었다. CWD는 또다른 해면양 뇌병증이다. 이 질병의 전파 방법은 불가사의하다. 엘크와 사슴은 초식동물이기 때문에, 다른 엘크나 사슴의 감염된 조직을 먹음으로써 만성 소모성 질환에 걸리지는 못할 것이다.

스위스의 과학자들은 CWD가 오줌에 의해 전달될 수 있다고 제안했다. 쥐를 이용한 그들의 실험은 감염된 쥐의 오줌에 있던 프리온이, 그 오줌이 건강한 쥐로 주입되면 질병을 일으킬 수 있음을 보여주었다. 그들은 건강한 엘크나 사슴이 풀을 먹을 때, 감염된 엘크나 사슴의 오줌 속 프리온이 전달될 수 있다고 추정하였다.

6. 어떻게 과학자들이 CWD가 오줌에 의해 엘크나 사슴 사이에 퍼질 수 있는지 여부를 확인할 수 있을까?
7. 만약 광우병(BSE) 또한 오줌에 의해 전파될 수 있다면 BSE를 막을 전략은 어떻게 변하겠는가?
8. 말라리아는 기생체에 의한 질병이다. 감염 후에, 기생충은 낭충이라는, 이동적인 형태로 발달하는 장소인 간으로 들어간다. 낭충은 간세포에 접근하여 그 세포를 죽인다. 죽은 간세포는 떼어져 낭충을 간의 혈관으로 옮기게 된다. 이제 기생충은 적혈구에 침입할 수 있다. 낭충이 체내에서 이동하기 위해 죽은 간세포를 이용하는 것은 왜 이로울까?
9. 오셀타미비르(타미플루)와 같은 항바이러스 약물은 인플루엔자 바이러스가 감염된 세포를 떠나 체내를 돌아다니지 못하도록 막으면서 기능한다. 이 항바이러스 약물은 어떻게 면역계가 인플루엔자에 대항하도록 도울까?

과학 연관 문제

1. 결핵(tuberculosis, TB)은 다시 출현해 지구상에서 주요한 공중 보건 문제가 되고 있다. 이 재출현은 TB를 일으키는 세균이 항생제 내성을 발달시킨 것과 HIV에 걸린 사람들에 TB가 퍼진 것 때문으로 생각된다. 사실상, AIDS에 걸린 사람은 그 바이러스를 가지지 않은 사람보다 TB가 진행될 가능성이 훨씬 크다. 왜 그럴 것일까?

2. 어떤 부모들은 자신의 아이들에 예방접종을 시키기를 거부한다. 소아마비와 같이 한때 치명적이었던 살인자가 사회에 다시 출현하는 것을 막기 위해 아이들에 예방접종을 시키도록 이 부모들을 강요해야 할까? 당신의 답을 옹호해 보아라.

3. 1796년에, 에드워드 제너는 아이가 우두 바이러스에 노출됨에 따라 이미 면역을 획득했다는 자신의 가설을 검사하기 위해 의도적으로 아이에게 천연두 바이러스를 노출시켰다. 오늘날 이러한 처치가 윤리적이라고 간주될까? 왜 그런가 혹은 그렇지 않은가?

Chapter 13

성관계를 통한 감염

자궁경부암 백신

학습목표

1 '성관계를 통한 감염'이 무엇인지 정의한다.

2 흔하게 발견되는 성관계를 통한 감염의 종류들을 열거한다. 성관계를 통한 감염의 병인을 설명하고, 어떻게 성관계를 통한 감염이 치료되거나 예방될 수 있는지 설명한다.

3 HPV, 생식기 혹, 그리고 자궁경부암 사이의 연관 관계를 설명한다.

4 HIV가 어떻게 하여 AIDS 증상을 나타내는지 설명한다.

5 HIV가 증식하는 것을 면역체계가 막아내지 못하는 이유와, 복합약 처방이 이를 어떻게 예방하는지 설명한다.

6 HIV와 다른 성관계를 통한 감염들을 예방하기 위해 개인 차원에서 할 수 있는 행동들을 열거한다.

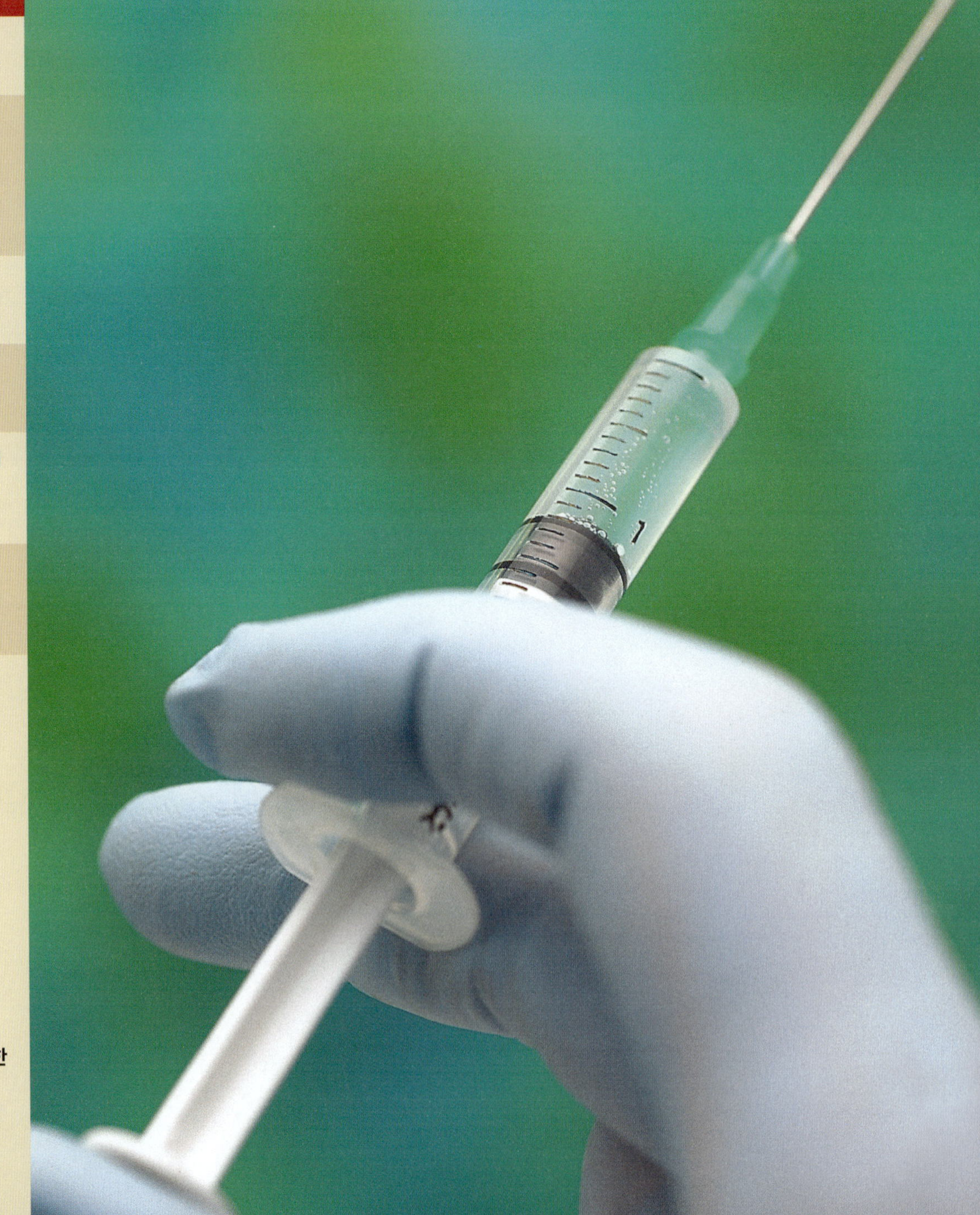

사춘기 소녀에게 맞게 했다면, 이 간단한 백신은…

20 06년 6월 미국 식약국(FDA)은 가다실(Gardasil) 백신을 승인하였으며, 11세에서 12세 사이의 여자아이에게 사용할 것을 권장하였다. 사람들이 보인 반응은 두 가지였다. 하나는 이 백신이 진보하는 의약학 분야를 대표한다고 보는 입장이었고, 다른 하나는 그에 대해 우려하는 입장이었다.

가다실은 성관계를 통한 병원체의 감염을 막아 암을 예방하는 백신으로는 처음이었다. 가다실 예방접종은 생식기 표피세포에 생길 수 있는 흉측하고 때로는 거슬리는 생식기 혹의 발생을 예방한다. 혹이 생기는 과정에서 일어나는 세포의 변화는 무분별한 세포의 분열, 즉 암으로도 이어질 수 있다. 생식기 혹에 감염이 되었을 때 암으로 발달할 가능성이 가장 큰 신체 기관은 여성의 자궁 하단 1/3 지점에 위치한 자궁경부다.

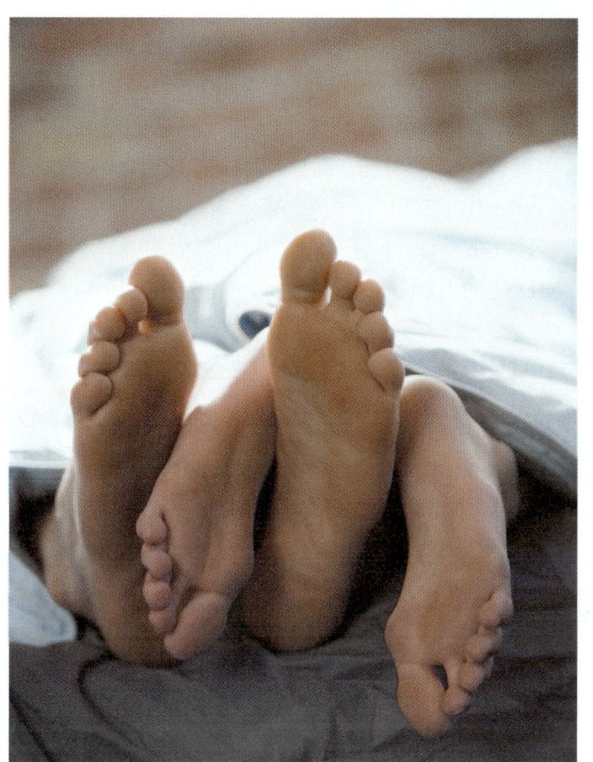

또한 백신은 성관계를 통한 감염도 방지한다.

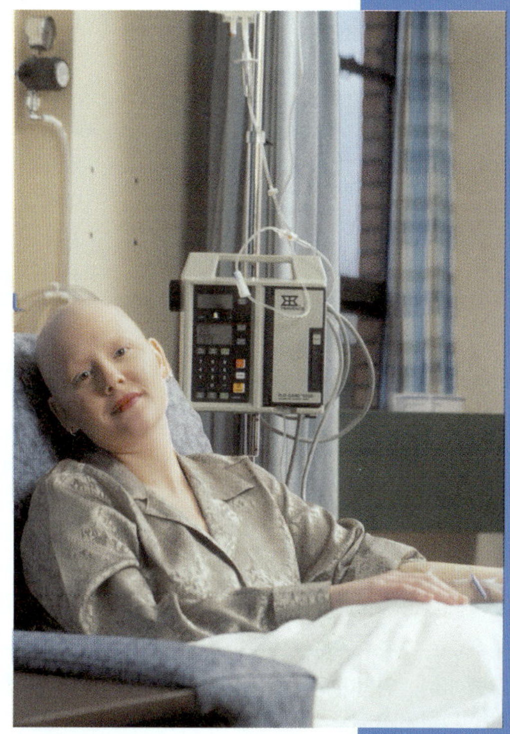

…수천 명의 자궁경부암 환자들을 예방할 수 있다.

미국에서 매년 수만 명의 자궁경부암 사례가 보고되며, 대부분의 경우 생식기 혹이 결정적인 요인인 것으로 알려졌다. 자궁경부암은 상당히 심각한 질병이다. 자궁경부암을 진단 받은 환자들은 최고의 의료 서비스를 제공받더라도 그 중 37%가 사망한다. 가난한 나라에서는 사망자 수가 더욱 많다. 자궁경부암은 암으로 인한 사망의 주요 원인이며, 해마다 30만 명 이상의 여성이 사망하고 있다.

그렇다면 이러한 끔찍한 암을 예방하는 백신에 대해서 논란이 생기는 이유는 무엇인가? 자궁경부암을 효과적으로 예방하기 위해서는 여자아이들이 성적으로 활발하여 생식기 혹에 노출될 가능성이 많은 시기 이전에 예방접종이 이루어져야 한다. 비판가들은 자궁경부암 예방접종으로 말미암아 어린 여성들이 마음놓고 위험한 성행위를 즐기게 될 것이라 생각한다. 이는 위험한 성관계를 통한 감염이 더욱 퍼지는 결과를 낳을 것이다. 자궁경부암 예방접종은 득보다 실이 많은 것일까?

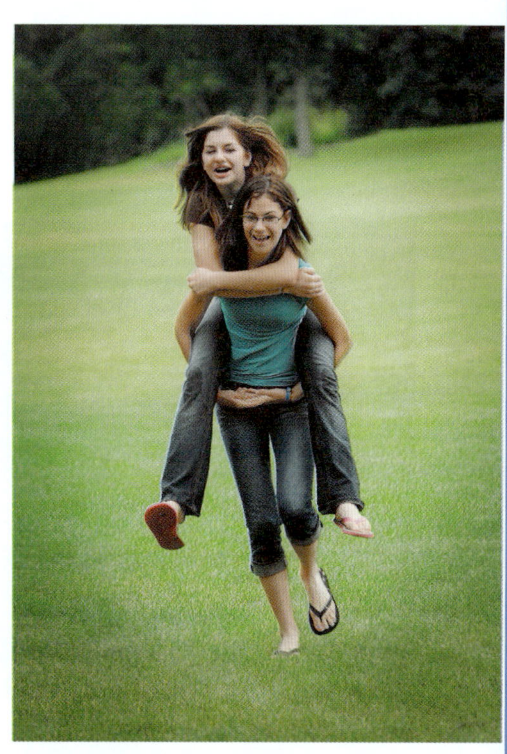

어떤 사람들은 11살이나 12살의 소녀들이 이 백신을 맞기에 너무 어리다고 우려한다.

매우 높은 위험성

- 콘돔을 사용하지 않는 질 성교
- 콘돔을 사용하지 않는 항문 성교

높은 위험성

- 콘돔 혹은 체액의 교환이 일어나는 것을 막는 치아 기구를 사용하지 않는 구강 성교
- 섹스 장난감 공유

중간 위험성

- 콘돔을 사용하는 질 성교
- 콘돔을 사용하는 항문 성교
- 보호 기구가 없는 타인의 성기를 손으로 자극

낮은 위험성

- 입맞춤
- 마사지
- 자위
- 콘돔(남성) 혹은 체액의 교환이 일어나는 것을 막는 치아 기구(여성)를 사용하는 구강 성교
- 사용할 때마다 매번 콘돔을 갈아 끼워주는 섹스 장난감의 공유
- 보호 기구를 착용한 타인의 성기를 라텍스 장갑을 낀 손으로 자극

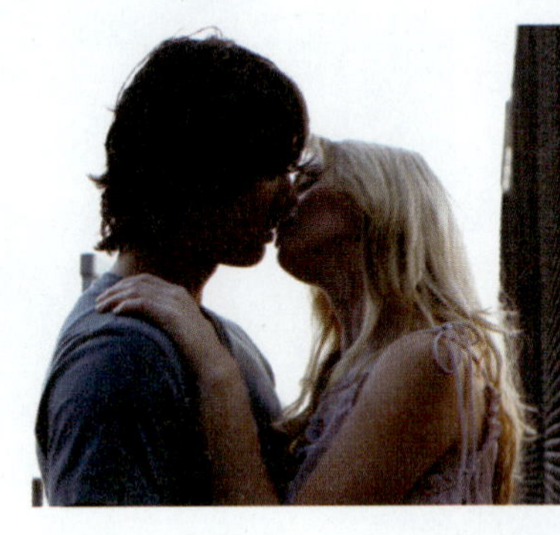

그림 13.1 위험이 완전히 배제되지는 않지만 더 안전한 성교. 모든 성행위는 감염이 전파될 가능성을 가지고 있다. 다만 어떤 행위들은 상대적으로 더 안전한 편이다.

13.1 오래된 전염병들

생식기 혹은 성행위에 의해 전파되는 수많은 질병들 중 하나일 뿐이다. **성감염(sexually transmitted infection, STI)**은 한 사람으로부터 다른 사람에게 성적 접촉을 통해 전염이 일어나는 것을 이른다. 성적 접촉이라 함은 질 삽입 성교뿐만 아니라 항문 삽입 성교, 성기 대 구강 접촉, 그리고 진동기와 같은 섹스 장난감의 공유를 이른다(그림 13.1). STI는 병을 유발할 수 있으며, 감염으로 인해 나타나는 증상을 **성병(sexually transmitted disease, STD)**이라고 한다.

대부분의 성병들은 지난 수백 년, 수천 년 동안 인류 집단에서 만연해왔다. 인류와 오랜 역사를 같이 해온 질병들이 그러하듯이 이러한 오래된 전염병들은 대개 치명적이지 않다. 하지만 어떤 병은 심각한 예후를 보일 때도 있으며, 합병증이 발생할 경우 치사를 일으키기도 한다. 이는 가장 최근의 성병인 AIDS와는 반대 양상이다. 치료가 불가능하며 거의 언제나 죽음에 이르게 하는 AIDS는 13.2절에서 구체적으로 논의될 것이다.

진핵생물: 사면발이와 트리코모나스증

대부분의 STI는 세균과 바이러스에 의해 일어나지만(표 13.1), STI중 가장 잘 알려진 두 가지는 진핵생물에 의해 일어난다. 하나는 *Phthirus pubis* 종 곤충인 **사면발이(pubic lice)**에 의한 감염이고, 다른 하나는 단세포 원생동물인 *Trichomonas vaginalis*에 의한 **트리코모나스증(trichomoniasis)**이다(그림 13.2).

미국에서는 매년 약 300만 명의 사면발이 감염 사례가 보고된다. 마치 집게발처럼 커다란 앞발을 가지고 있어 '집게'라고도 일컫는 사면발이는 음부의 표피에 달라붙어 피를 빨아먹으며, 이 때문에 심각한 가려움을 유발한다. 사람의 피는 사면발이가 생식하는 데 필요한 에너지를 제공한다. 충분한 에너지가 저장되면 사면발이 암컷은 음모

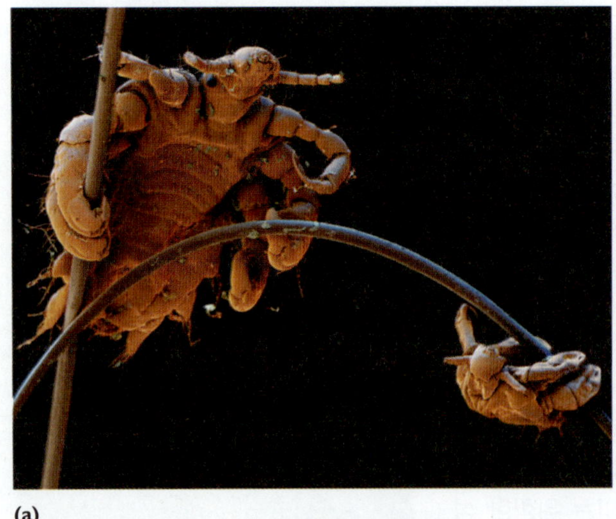

(a)

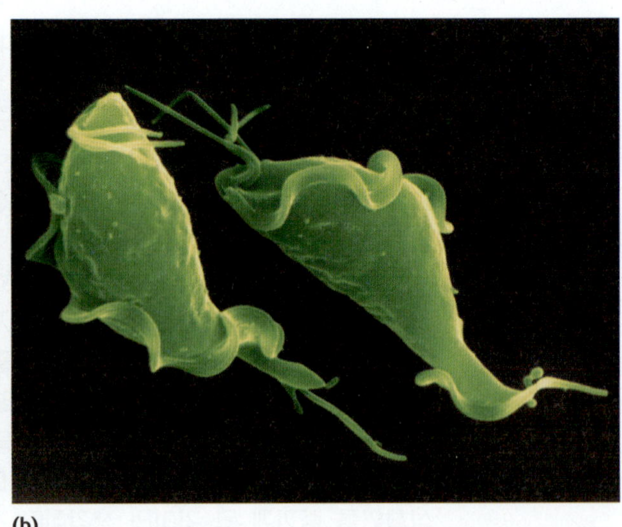

(b)

그림 13.2 감염성이 있는 곤충과 원생동물들. 대부분의 STI는 박테리아나 바이러스에 의해 일어난다. 하지만 (a) 곤충 *Phthirus pubis*와 (b) 원생동물 *Trichomonas vaginalis*에 의한 감염도 흔하게 발견된다.

에 서캐라 불리는 알을 낳는다. 사면발이 감염을 치료하는 방법에는 살충제 퍼메트린(permethrin)이 함유된 비누를 이용하여 감염된 부위를 씻는 것과 감염자와의 접촉이 있었던 옷가지나 침구를 완전히 살균하는 것이 있다.

표 13.1 | 성관계를 통한 감염

질병과 병원체	증상	치료와 예방	발병 사례
곤충, 원생동물 및 균류 사면발이 원인: *Phthirus pubis* (곤충)	• 알레르기 반응에 의해 생기는 음부의 가려움은 감염 5일 후부터 시작	• 이 박멸제로 감염부위를 세척	• 미국에서 매해 약 300만 명
트리코모나스증 원인: *Trichomonas vaginalis* (원생동물)	• 여성의 경우, 거품기가 있는 연두색의 질 분비물이 생기며 질 가려움이 동반됨 • 대부분의 남자는 증상을 나타내지 않지만, 어떤 이들은 배뇨 혹은 사정 이후 요도에 불편한 느낌이 생김	• 항생제로 치료 • 콘돔 사용이 전염 가능성을 낮춤	• 매우 흔한 STI로 미국에서 매해 성적으로 활발한 여성들의 15% 이상(약 200만 명)이 감염됨
효모 원인: *Candida* (균류)	• 질이 가려우며 질로부터 진한 흰 분비물이 나옴	• 항균제	• 미국 성인 여성의 75% 정도가 한 번 이상 감염된 경험이 있음
세균 클라미디아 원인: *Chlamydia trachomatis*	• 골반 통증과 액체 분비물 • 치료되지 않으면 골반 염증성 질환을 일으키고 불임을 유발 • 많은 경우 진단되지 않는다. 감염 후 수년 동안 증상이 없을 수도 있음	• 항생제로 치료 • 콘돔의 사용이 전염을 막음	• 가장 흔한 세균성 성병 • 미국에서 매해 300만 명 정도의 사례가 보고
임질 원인 : *Neisseria onorrhoeae*	• 남근과 질에서 진한 분비물 발생 • 발병 사례들 중 80%는 무증상 • 치료되지 않은 임질이 골반 염증성 질병을 일으키는 경우 여성은 불임이 될 가능성	• 항생제로 치료 • 콘돔의 사용이 전염을 막음	• 미국에서 70만 건의 사례가 매년 보고
매독 원인: *Treponema pallidum*	• 감염부위에 느껴지는 따가움을 포함한 즉각적인 증상들 • 수 주 후 발진, 감기, 피로, 그리고 관절 통증 나타남 • 치료되지 않으면 마비 장애와 같은 신경학적 문제가 생기거나 죽음에 이를 수 있음	• 초기에 발견될 경우 항생제로 치료 가능	• 매년 37,000건의 사례가 보고
바이러스 단순 헤르페스 원인: 단순포진바이러스 1형(HSV-1) 또는 2형(HSV-2)	• 구순 포진과 단순 포진이 입이나 얼굴 혹은 생식기에서 나타남 • 음부 단순 포진이라 하여 음부에서도 그와 비슷한 증상이 나타날 수 있음	• 항바이러스제가 헤르페스의 지속 기간이나 불편한 증상을 경감시킬 수는 있으나 완전히 치료하지는 못함 • 콘돔의 사용이 전염 가능성을 낮춤	• 성인의 20% 정도가 성기 단순 포진에 감염됨
B형 간염 원인: 간염 B형 바이러스 (HBV)	• 위험할 수 있는 간 염증과 간 경변증	• 예방접종을 통해 미리 막을 수 있음 • 몇몇 항바이러스제들이 만성 HBV 감염을 치료하는 데 효율적임 • 콘돔의 사용이 전염을 막음	• 미국에서 매년 6만 명 정도가 B형 간염으로 진단 • 5,000명 정도가 감염에 의해 사망

(계속)

표 13.1 | 성관계를 통한 감염 (계속)

질병과 병원체	증상	치료와 예방	발병 사례
바이러스(계속) 생식기 혹 원인: 사람 유두종바이러스 (HPV)	• 음부, 남근, 음순, 그리고 질에 세포 덩어리 혹은 혹 생김 • 일부 HPV는 생식기 혹을 일으킴. 또 다른 종류는 여성의 자궁경부에서 세포의 비정상적인 변화를 일으키며, 결과적으로 암을 일으킴	• HPV 백신 • 혹은 외과 수술로 제거하거나, 레이저로 태우거나, 아니면 액체 질소로 얼려 없앨 수 있음 • 콘돔의 사용이 전염 가능성을 낮춤	• 몇몇 연구들은 성적으로 활발한 집단의 대다수가 70여 종의 생식기 혹 중 하나 이상에 노출된 적이 있을 것이라 추정
AIDS 원인: 인간 면역결핍 바이러스 (HIV)	• HIV 감염은 시간에 걸쳐 면역체계를 매우 약화시킴. 때문에 보통 문제를 일으키지 않는 감염조차 인체에 심각한 손상을 줌	• 복합약 처방이 병의 진행을 멈춤 • 치료될 수 없음 • 콘돔의 사용이 전염 가능성을 낮춤	• 세계적으로 3,300만 명이 AIDS/HIV에 걸려 있음

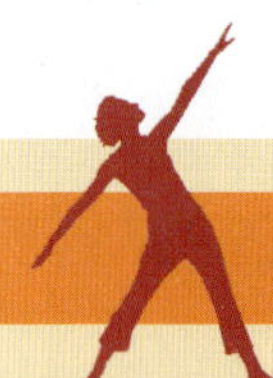

쉬어가기 13.1

만약 당신이 사면발이에 한번 감염이 된다면, 이후의 추가적인 감염에 대해 면역력이 생길 것인가? 면역 체계의 기능에 대한 지식을 바탕으로 답해보시오

미국에서는 매년 약 500만 명의 트리코모나스 감염 사례가 보고된다. 트리코모나스는 질에서 대량으로 번식하기 때문에 주로 여성에서만 증상을 나타낸다. 트리코모나스증의 증상으로는 냄새를 강하게 풍기며 연두색 빛을 띠는 거품 분비물, 가려움, 그리고 불편함이 있다. 트리코모나스증은 경구용 항생제로 치료된다. 환자 여성의 성 파트너는 어떠한 증상도 안 나타낼지 모르나, 파트너가 제대로 치료받지 않는다면 환자는 트리코모나스에 재감염될 수 있다.

효모라고도 알려져 있는 *Candida*속의 균류는 항상 성적으로 전염이 되는 것은 아니며, 여성의 생식기관에 감염될 수 있다. 효모는 일반적으로 질에 살고 있으며, 다른 생물체들에 비해 적은 개체 수를 유지하며 공존하고 있다. 스트레스를 받거나 다른 질병에 걸리거나 혹은 항생제 치료를 받는 상황에서 효모는 번식할 수 있으며, 질에서 하얗고 진한 분비물을 방출하고 강한 가려움증을 유발한다. 감염이 활발히 진행되는 동안에는 성 파트너 또한 이 질병에 걸릴 수 있다. 보통 효모 감염은 잘 드러나지 않는 STI를 알리는 표지이다.

세균: 클라미디아, 임질 및 매독

가장 흔한 두 가지 STI는 세균성이며, 대개 동일인에서 두 가지 감염이 동시에 발견된다. **클라미디아(chlamydia)**는 *Chlamydia trachomatis*에 의해 생기며(그림 13.3), **임질(gonorrhea)**은 일반적으로 "성병"이라고 알려진 *Neisseria gonorrhoeae*에 의해 생긴다. 이들 세균은 남성과 여성의 요도와 항문의 표면뿐만 아니라 생식기관, 자궁경부, 그리고 나팔관 등의 여성 생식기관에도 감염된다. 희귀한 몇몇 사례에서는 (특히 감염 증상이 활발하게 일어나고 있는 어머니에게서 태어난 신생아들의 경우) 클라미디아와 임질은 눈의 점막과 입, 그리고 목을 감염시키는 것으로 보고되었다.

전염성이 높은 주요 질병들을 추적하는 미국질병예방 및 통제센터(CDC)의 보고에 따르면, 미국에서 한 해 약 100만 명이 클라미디아로, 33만 명이 임질로 진단을 받는다. 하지만 CDC는 보고되지 않은 환자가 수백만에 이를 것으로 추정하고 있다. 클라

그림 13.3 성관계를 통한 세균성 감염. *Chlamydia trachomatis*는 가장 흔한 세균성 STI를 일으킨다. 치료되지 않은 채로 놓아두면 *C. trachomatis*는 여성 생식기관의 상단부까지 감염시켜 결국에는 불임을 초래할 것이다.

미디아, 임질, 그리고 트리코모나스증은 질의 분비물 혹은 체액과의 접촉을 통해 전파된다. 때문에 보건 당국은 이들 STI에 의해 나타나는 질병들을 유출 질병이라고 한다.

클라미디아나 임질에 감염될 경우 겉으로는 증상이 거의 드러나지 않는다. 감염의 징후는 남자에서 상대적으로 잘 드러나며, 보통 잦고 고통스러운 배뇨와 남근에서 나오는 분비물로부터 이를 알 수 있다. 여성의 경우엔 어떠한 감염의 징후도 나타나지 않는 것이 일반적이다. 많은 여성들이 임질 혹은 클라미디아에 감염된 사실을 알게 되는 순간은 정기적으로 실시하는 부인과 검사에서 결과가 양성으로 판별되었을 때이다.

25세 이하의 성적으로 활발한 여성들을 대상으로 하는 클라미디아와 임질 검사는 이제 흔한 것이 되었다. 이로부터 얻는 이득은 엄청나다. 다른 세균성 STI와 마찬가지로 임질과 클라미디아는 대개 값싼 항생제로 치료될 수 있다. 만약 치료되지 않은 상태로 놓아둔다면 감염 환자들 중 40% 정도는 세균이 여성의 내부 생식기관을 감염시키는 **골반 염증성 질환(pelvic inflammation disease, PID)**에 걸리는 것으로 알려졌다. PID는 상당한 고통을 불러일으키며 치명적인 패혈증을 유발할 위험이 있다. 감염 환자들 중 20% 정도는 PID에 의해 생식기관에 흉터가 형성되어 불임 상태가 되기도 한다.

게다가 세균의 한 종류 혹은 두 종류 모두에 감염된 여성은 AIDS를 일으키는 바이러스에 상당히 취약해지는 것으로 나타났다. 클라미디아 혹은 임질에 감염된 여성은 감염되지 않은 여성에 비해 HIV에 감염될 확률이 3배에서 5배 정도 높았다(아래에 설명).

병을 일으키는 다른 세균들과 마찬가지로 *C. trachomatis*와 *N. gonorrhoeae* 또한 다양한 종류의 항생제에 내성을 가지는 방향으로 진화하고 있다. 항생제 내성 임질은 커다란 위협으로 생각된다. 2001년 하와이에서 보고된 발병 사례들 중 13%가 주요 항생제에 대해 내성이 있었고, 몇몇 아시아 국가들에서는 임질 감염 사례 중 50% 이상이 항생제 내성균 때문인 것으로 추측되고 있다.

*Treponema pallidum*에 의해 생기는 **매독(syphilis)**은 이보다는 훨씬 덜 흔한 세균성 성병이다. 미국에서 매독은 1990년대 동안 계속 감소하였고, 2000년에는 최저 기록을 달성하였다. 그 해에 6,000건 이하의 감염 사례만이 보고되었다. 그러나 그 이후로 감염 환자의 수가 특히 동성애자 집단에서 증가하는 추세를 보였다.

매독은 확연히 구분되는 3기에 걸쳐 진행된다. 1기에는 아프지 않은 혹이 외부 생식기나 항문에 생긴다(그림 13.4). 종기는 세균으로 득실거리며, 이 단계에서 환자는 전염성이 매우 강하다. 종기는 3주에서 6주 사이에 자연스레 사라지지만, 박테리아는 환자의 체내에 잔존하고 있으며 치료되지 않는다면 계속해서 전염된다.

2기는 몇 달 후에 나타난다. 거친 피부 발진, 열, 탈모, 목 쓰라림, 그리고 감기 유사 증상 등이 수반된다. 이러한 증상들 또한 자연스럽게 없어지지만, 균은 몸속에 남아 있을 수도 있다. 소수의 감염자에서는 *T. pallidum*이 중기 이후에도 환자의 체내에 남아 있는다. 그럴 경우에는 계속해서 몸을 상하게 한다.

3기의 매독은 표면적인 증상이 이전 단계들과 큰 차이를 보이지 않는다. 하지만 심장, 뇌, 간, 그리고 다른 내부 장기에 손상을 입힌다. 초기 감염 이후 마비 장애, 실명, 그리고 치매와 같은 최종적인 증상이 나타나기까지는 5년에서 20년이 걸린다.

매독균을 보유한 여성이 임신을 하게 되면, 세균이 태아를 감염시켜 뼈 기형, 실명, 그리고 사산 등의 문제를 일으킨다. 이를 일컬어 **선천성 매독(congenital syphilis)**이라고 한다. 현재 매독은 치료가 가능한 질병이며, 페니실린 주사 한 방이면 감염 후 일 년 내에 치료가 된다. 영국의 헨리 7세, 탐험가 메리웨더 루이스, 작곡가 로베르트 슈만과 프란츠 슈베르트, 화가 빈센트 반 고흐와 앙리 드 툴루즈 로트렉, 그리고 소련의 지도자 블라디미르 레닌을 포함한 역사 속의 많은 유명 인사들이 매독에 감염되었던 것으로 알려져 있거나 혹은 그렇게 예상한다.

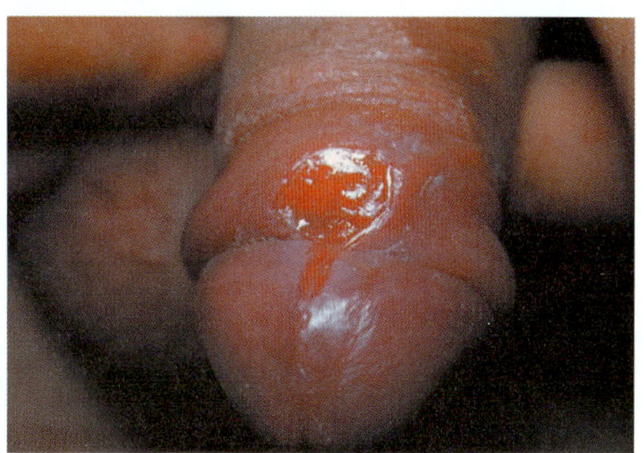

그림 13.4 초기의 매독. 매독 감염 첫 단계의 특징은 통증이 없는 종기 생성이다. 이 단계에서 매독은 전염성이 매우 강하다.

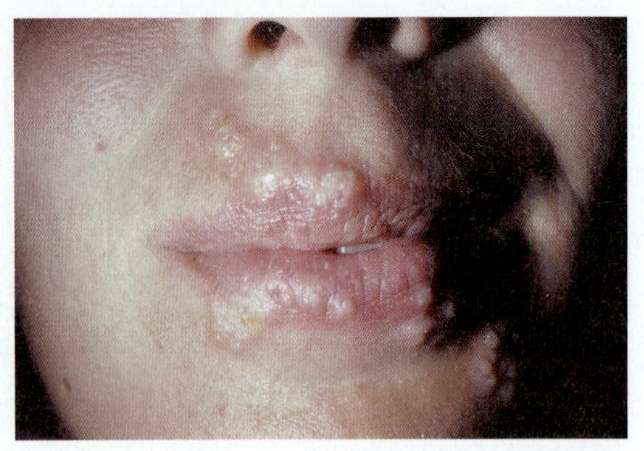

그림 13.5 **헤르페스.** 단순 헤르페스 바이러스 1종과 2종은 입과 얼굴에 물집이 생기게 한다.

바이러스: 헤르페스, 간염 및 생식기 혹

세균성 질병들과 달리 바이러스성 질병들은 거의 완치가 힘들다. 사마귀 정도가 예방접종에 의해 미연에 방지될 수 있다.

단순 헤르페스(herpes simplex)는 **단순 헤르페스 바이러스(herpes simplex virus, HSV)** 1종이나 2종에 의해 생기는 흔하고 가벼운 질병이다. HSV-1은 입과 얼굴에 헤르페스가 생기는 구강 헤르페스를 일으키는데 반하여(그림 13.5), HSV-2는 외부 생식기에 물집이 생기는 음부 헤르페스와 관련되어 있다. 그러나 두 종 모두 두 부위를 감염시키는 것이 가능하다.

물집이 터진 자리에는 궤양이 생겨 3주 정도 남아 있는다. 이 물집과 접촉하면 바이러스가 전염이 되며, 꼭 물집이 아니더라도 헤르페스 환자의 피부와 맞닿는 경우에도 전염이 된다. 헤르페스와 매독은 음부 궤양으로 알려져 있다. 이는 질 분비물, 체액 또는 혈액 없이 궤양과의 접촉만으로도 전염이 일어나기 때문이다.

활동성 감염기의 산모는 산도를 통해 이동하는 태아를 감염시킬 가능성이 있다. 단순 헤르페스 바이러스 감염은 소아의 치사, 뇌 손상, 혹은 실명으로 이어진다. 따라서 자연분만이 아니라 제왕절개로 자궁에서 아이를 직접 꺼낸다.

활성 헤르페스는 수 주 후에 자연스레 사라진다. 하지만 바이러스는 초기 감염 이후 체내에서 계속 잠복해 있다. 잠복기의 헤르페스 바이러스는 감염자의 일생에 걸쳐 때때로 출현하며, 무작위적으로 보이는 물집을 일으킨다. 아시클로비어(acyclovir)와 비다라빈(vidarabine) 같은 약제는 바이러스의 번식을 억제하고 헤르페스의 발병 가능성, 감염 지속 시간, 그리고 증상을 완화해주지만, 완전히 치유시키지는 못한다. 미국 인구의 20% 정도가 HSV-1 혹은 HSV-2에 감염되어 있다. 헤르페스 백신 개발은 초유의 관심사이나 아직까지 실질적인 결과물은 없다.

간염(hepatitis) 바이러스는 간세포를 손상시킨다. 건강한 간세포의 수가 적어질수록 몸은 경미한 피로에서 정신 착란과 같은 심각한 병에 이르기까지 다양한 증상을 나타낸다. 간조직이 손상되면 헤모글로빈의 분해 산물인 빌리루빈이 축적되어 황달을 일으킨다.

설명된 6종류의 간염 바이러스들 중 **B형 간염 바이러스(hepatitis B virus, HBV)**가 가장 흔히 성적으로 전염된다. 그러나 C형 간염 바이러스 또한 체액의 교환으로 전염될 수 있다. HBV 급성 감염은 주로 건강한 사람의 신체에서 일어나지만, 전체 감염 사례 중 10%에서 HBV는 만성 감염을 일으키는 것으로 알려졌다. 만성 감염으로 인하여 간경변, 간 궤양, 그리고 간 손상 등의 증상이 나타나며 그 중 15~25% 환자가 사망하기도 한다. CDC는 미국에서 매년 약 5,000명이 만성 HBV 감염에 의해 사망하는 것으로 추정하고 있다. 단 몇 가지의 항바이러스제가 만성 HBV 감염을 치료하는데 효과적이다.

간염은 출산 도중 어머니에게서 아이로 쉽게 전염된다. 이는 심각한 일이다. 왜냐하면 새로 태어나는 아이가 HBV 만성 감염에 걸릴 확률이 90%에 달하기 때문이다. B형 간염은 또한 혈액과 혈액 사이의 접촉을 통해 전염된다. 사실 1980년대 이전에 전체 B형 간염 환자 중 20%는 오염된 주사 바늘에 우연히 찔리게 된 의료 종사자들이었다. 다행히도 현재 B형 간염은 예방접종을 통해 미연에 방지할 수 있으며, 신생아가 만성 B형 간염에 걸리지 않도록 많은 주에서 출산 이후 곧바로 접종을 시키고 있다. 예방접종의 관행화 때문에 HBV 신규 감염 사례는 1980년에 260,000건 이었던 것이 현재는 60,000건으로 감소하였다.

HBV 백신은 자궁경부암 백신과 유사한 점이 몇 가지 있다. B형 간염을 예방하는 것의 주된 목적은 만성 간 질병을 막는 것이다. 그런데 만성 간 질병으로 인하여 암이 발생하기도 하므로, HBV 백신은 어떤 의미에서 항암백신이라고 할 수 있다. B형 간염 또한 성적으로 전염되기 때문에 B형 간염 예방 프로그램은 자궁경부암 백신 정책과 비슷한 어려움에 처하게 되었다.

가다실 백신은 특정 종류의 **인간 유두종바이러스(human papillomavirus, HPV)** 에 대해서만 효력이 있다. HPV는 혹을 유발하는 일련의 바이러스 족이며, 종류마다 혹을 만드는 신체부위가 다르다. 가장 친근한 것은 발바닥에 생기는 발사마귀와 손톱 근처에 생기는 손사마귀이다. 이들은 각각 HPV-1과 HPV-2에 의해 유발된다. 가다실은 생식기 혹을 일으키는 다른 4종의 HPV 감염을 방지한다. 모든 종의 HPV는 피부 간의 접촉을 통해 전파되며, 때문에 음부 궤양과 유사하다.

생식기 혹(genital wart)은 미국에서 가장 흔한 성병이다. CDC는 미국에서 한 해 HPV 신규 감염 사례가 500만 건을 넘어갈 것이라고 추정한다(그림 13.6). 성기 사람 유두종바이러스는 외부 생식기에 보기 좋지 않은 혹을 만들 뿐 대개 인체에는 무해하나, 몇몇 종은 자궁경부암의 발생과 밀접히 관련되어 있다. 가다실 접종은 전체 자궁경부암 발병 사례들 중 대략 70%와 연관이 있는 HPV-16과 HPV-18에 대한 면역력을 제공한다.

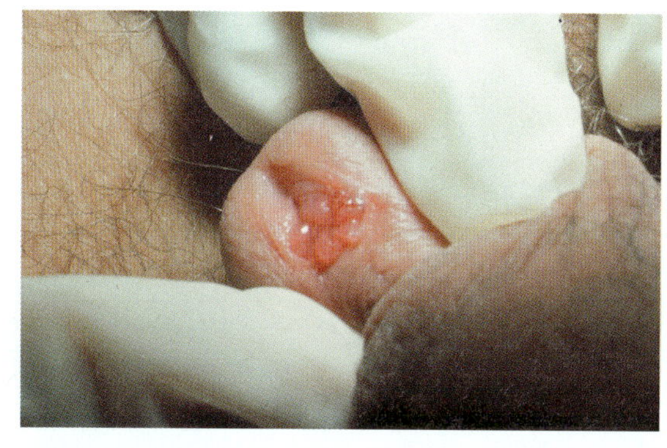

그림 13.6 **생식기 혹.** 통증이 없지만 보기 흉한 생식기 혹은 다양한 종의 사람 유두종바이러스에 의해 생긴다. 흥미롭게도 이러한 가시적인 병변은 발암 HPV 종과는 관련이 없다.

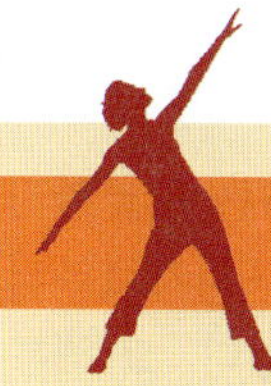

쉬어가기 13.2

지금까지 설명된 STI중 콘돔(남근을 덮는 라텍스 싸개로써, 혈액과 체액이 뒤섞이는 것을 막음)을 사용하여 예방될 수 있는 것은 무엇이고 없는 것은 무엇인가?

널리 행해지는 HPV 예방접종은 해마다 생기는 수천 건의 암 발병을 그리고 수백 명의 죽음을 막을 것이다. 그러나 예방접종 프로그램의 성공 여부는 감염에 취약한 개개인 모두에게 면역력을 형성시켜 주는 것이 아니라 감염 취약자들의 전체적인 숫자를 줄여 질병이 잘 안 퍼져나가도록 하는 것에 달려 있다(그림 13.7). 자궁경부암 환자 수를 효과적으로 줄이기 위해서는 HPV를 옮기고 다닐 가능성이 있는 사람들이 최대한 많이 예방접종되어야 한다. 다시 말해 집단의 감염률을 낮추기 위해서는 남성 또한 백신을 맞아야 한다는 것이다.

또한 HPV-16과 HPV-18은 남성의 생식기와 항문에서 암을 일으킨다. 그러나 미국

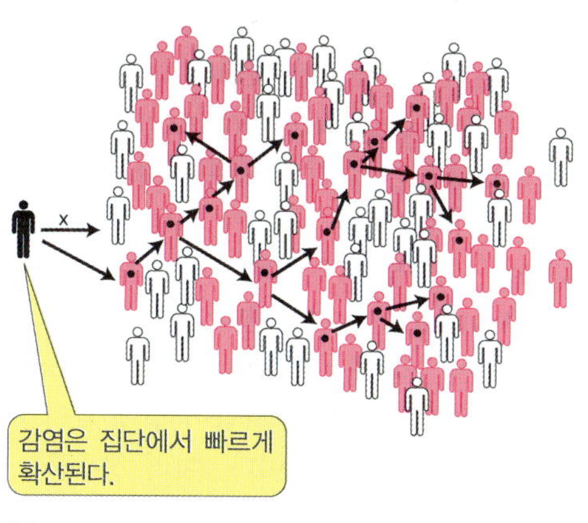

(a) 아무도 면역력이 없는 집단

감염은 군집 속에서 빠르게 전파된다

(b) 대부분이 면역력이 있는 집단 감염에 취약한 사람이 거의 없어 질병은 전파되지 않는다

질병에 감염된 / 질병에 취약한 / 예방접종된 / 질병에 저항성이 있는 / 새로 감염된

그림 13.7 **질병의 박멸.** 질병이 사라지게 하기 위해서 어떤 집단 내의 모든 구성원들이 면역력을 가지고 있을 필요는 없다. 충분히 많은 사람들이 면역력이 있다면, 감염자에게서 다른 사람으로 병이 잘 확산되지 않으며, 결과적으로 병원체는 번식하지 못할 것이다.

시각화 만약 많은 수의 사람들이 자신의 자식들이 예방접종 맞는 것을 거부한다면(특히 유럽에서 점점 흔하게 되고 있는 현상), 이는 새로운 전염병이 발생하여 취약 계층이 감염되는 데에 어떤 영향을 끼칠까?

에서 한 해에 이러한 사례들이 3,500여 건이 안 될 정도로 희귀하기 때문에, 남성들이 항 HPV 백신을 맞을 동기는 크지 않다.

남성들의 관심을 끌기 위하여 가다실 제작자는 백신이 가장 흔한 HPV종에 속하는 HPV-6과 HPV-11에 대해서도 작용하도록 개발하여 남성들의 관심을 끌고자 하였다. 이 종들은 자궁경부암과는 무관하지만 생식기 혹 발병 사례들 중 90%와 연관되어 있다. 백신에 항 HPV-6와 HPV-11 기능을 포함시킴으로써 발병 가능성이 상대적으로 높은 생식기 혹을 감소시키는 데에 흥미 있는 남성들에게 다가가고자 하였다.

사실상 HPV-6과 HPV-11에 대한 면역력을 제공하는 가다실은 자궁경부암보다는 주로 생식기 혹을 목표로 하는 백신이 되었다. 만약 부주의한 성행위에 의해 생기는 흔하고 흉측한 증상이 단 하나의 백신에 의해 예방이 될 수 있다면, 이는 사람들이 위험한 성행위를 하도록 부추길 것인가? 우리는 심각한 결과를 예상해볼 수 있다. 안전하지 않은 성행위의 증가로 확산되는 오래된 전염병은 사람을 아프고 쇠약하게 만드는데, 새로운 전염병은 이보다 더욱 강력하다.

13.2 새로운 전염병–AIDS

후천성면역결핍증(acquired immune deficiency syndrome) 혹은 **AIDS**는 지금까지의 모든 성병들 중 가장 큰 문제이다. AIDS는 아마 1950년대에 중앙아프리카로부터 유래된 것으로 보인다. 그리고 1981년에 하나의 증후군으로 처음 인식되었다. 그 해부터 미국에서만 100만 명 이상이 AIDS로 진단받았고, 반수 이상이 사망하였다. 세계적으로 지난 25년간 2,500만 명의 사람들이 AIDS에 의해 사망하였으며, 이는 AIDS를 역사에서 가장 살상력 있는 전염병 중 하나의 위치에 올려놓았다.

면역계의 질병

AIDS가 처음 밝혀진 것은 뉴욕시와 캘리포니아에 거주하는 수백 명의 동성애자들이 건강한 사람에서는 보이지 않는 병들을 진단 받으면서부터였다. 이러한 질병들에 대한 취약성이 대대적으로 발생한 것은 후천적인 요인 때문으로 추정되었다(즉 어떠한 외부 요인에 노출됨으로써 유발되었다는 것이다). 왜냐하면 이전에는 정상적이었던 인구 집단에서 갑작스레 환자들이 속출했기 때문이다.

AIDS를 일으키는 바이러스는 주로 T4 세포(보조 T 세포라고도 불리는)를 죽이거나 불능으로 만든다. T4 세포의 수가 줄어들면 일반적으로 면역계에 의해 억제되어야 할 질병들이 바이러스 감염자의 몸에서 나타난다. 이를 면역결핍증상이라고 한다. 이러한 질병들에는 평소에 우리 몸에서 적은 개체수를 유지하는 생물체에 의한 감염이 포함된다. 한 예로, *Pneumocystis carinii*라고 알려져 있었던 *Pneumocystis jirovecii*는 거의 모든 사람의 폐에서 30세까지 발견되는 균류이다. 건강한 사람의 면역계는 *P. jirovecii*의 번식을 저지하고 있는 반면, AIDS 환자의 몸에서는 균류에 의해 폐렴과 폐 조직 손상이 일어난다. *P. jirovecii* 폐렴(PCP)과 같은 병은 인체의 면역계가 약화될 때에만 나타나므로 **기회 감염(opportunistic infection)**이라고 부른다.

면역력이 약화된 사람은 서로 다른 징후와 증상들을 나타내는 기회 감염에 걸리므로, AIDS는 항상 복합적인 증상을 나타낸다. 대신 일련의 증상들은 사람이 병에 걸려 있다는 사실을 알려주며, 이것이 AIDS가 증후군으로 불리는 까닭이다. 여러 징후들 중 가장 두드러지는 것은 T4 세포의 감소이다.

AIDS를 일으키는 감염체는 **인간 면역결핍 바이러스(human immunodeficiency virus, HIV)**이다. 세계적으로 보았을 때, HIV의 전염은 대개 콘돔을 이용하지 않은 성 관계 때문에 일어난다. 미국과 유럽에서는 마약을 하는 사람들 사이에 주사 바늘을

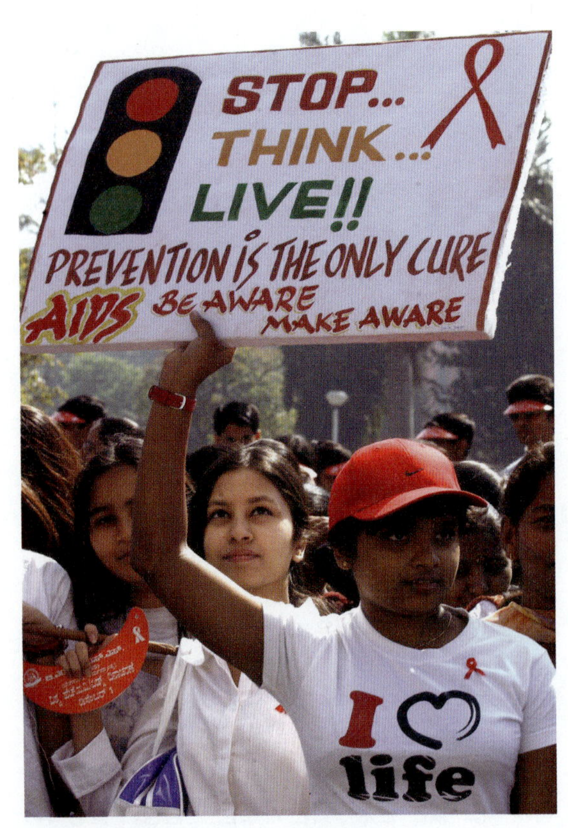

AIDS 퇴치 운동은 세계적인 현상이다.

공유하는 것 또한 HIV 감염의 주원인이다. 많은 과학자들은 HIV 감염과 AIDS 사이의 밀접한 관계를 고려하여, 두 용어를 조합한 HIV/AIDS라는 새로운 용어를 치료, 연구, 그리고 예방 분야에서 사용한다.

하나의 HIV 입자(하나의 바이러스 입자는 곧 하나의 독립적인 바이러스 개체이다)에 의해 HIV 증식이 어떻게 일어나는지는 그림 13.8에 묘사되어 있다. 감염 초기 단계에서 HIV는 T4 세포막 상에 존재하는 CD4 단백질 수용체와 공수용체에 결합하며, 자신의 RNA와 단백질을 세포 내로 방출한다. 세포 내에서 바이러스 RNA는 역전사효소의 작용에 의해 바이러스 DNA로 전사된다. 전사는 세포가 단백질 합성을 위해 DNA에 저장된 정보를 RNA의 형태로 바꾸는 과정이다. **역전사(reverse transcription)**는 이의 반대 과정으로, 한 가닥의 RNA가 DNA로 바뀐다. HIV는 일반적인 세포 대사의 역방향으로 진행되는 역전사 현상 때문에 **레트로바이러스(retrovirus)**라고 불린다.

역전사에 의해 만들어진 바이러스 DNA는 또 다른 바이러스 효소의 도움을 받아 세포의 유전체로 끼어들어간다. 많은 세포에서 바이러스 DNA는 유전 물질을 복제하고, 바이러스 단백질을 생산하는 데에 필요한 숙주의 단백질과 세포소기관들을 통제한다. 이 세포들은 바이러스 RNA를 만들어내고, 그것의 유전자가 바이러스 단백질로 번역되도록 하며 새로운 바이러스를 조립한다. 새로 만들어진 바이러스는 세포막에서 출아하여 세포로부터 방출이 되며, CD4 수용체와 적당한 공수용체를 지닌 세포에 가서 감염시킨다.

HIV에 감염된 숙주세포는 대개 불능이 되거나 죽는다. 그러나 어떤 세포들에서는 HIV DNA가 세포의 유전체에 끼어들어가서 잠복 상태를 유지하며, 세포는 정상적으로 기능하는 것처럼 보인다. HIV에 감염되는 것은 주로 T4 세포이지만, 앞에서 언급한 수용체들을 지니고 있는 다른 세포들 또한 HIV에 감염될 가능성이 높다.

HIV 감염의 진행

HIV 감염의 초기 증상(만약 나타나는 것이 있다면)은 감기와 유사하다. 이러한 일반적인 피로감과 감기 증상은 외부로부터 침입한 바이러스에 대한 초기 비특이적인 면역에 의해 일어난다. HIV에 감염된 환자의 면역계는 6주에서 12주 사이에 바이러스를 억제하기 시작하므로 감염자의 감기 증상은 사라지게 된다.

몸이 회복되는 듯한 현상은 HIV에 대한 특이 면역이 생길 때 한번 더 나타난다. 바이러스와 접촉한 지 3달 이내에, 전체 감염자 중 95%에서 혈액 속에 높은 수치의 HIV 항체가 존재한다. HIV 항체가 존재하는 사람을 **HIV 양성(HIV positive)**으로 판정한다. 항체 수치가 높아지면 그 결과 감염자의 혈액 속에 존재하는 HIV 입자의 양이 많이 감소된다. 그러나 림프절이나 뇌와 같이 다양한 기관의 세포에서 HIV가 잠복하고 있을 수 있다.

HIV에 대한 특이 면역이 완전히 발달하고 혈액 속의 바이러스 수가 감소한 후에 T4 세포의 수도 다시 증가한다. 이 시점에서 환자는 겉으로 보기에 건강하며 또는 **무증상(asymptomatic)**으로 거의 정상적인 면역 반응을 보인다. HIV 감염의 무증상 단계는 10년 이상 지속된다. 이 기간 동안 바이러스와 면역계는 바이러스가 필연적으로 승리할 수밖에 없는 "군비경쟁"에 돌입한다.

약 치료를 받지 않는 AIDS 환자의 면역체계는 결국 바이러스에 대한 통제력을 상실한다. 연구자들은 무엇이 면역체계의 붕괴를 일으키는지 아직 모른다. 다만 생각해 볼 수 있는 하나의 가설은 바이러스가 감염자 체내에서 진화하며 결국 면역계의 방어를 무력화시킨다는 것이다. 면역계에 의해 탐지되지 않는 변형된 항원을 가진 HIV 변종들이 돌연변이에 의해 주기적으로 만들어진다. 초기에는 혈액 속에서 이러한 변종들

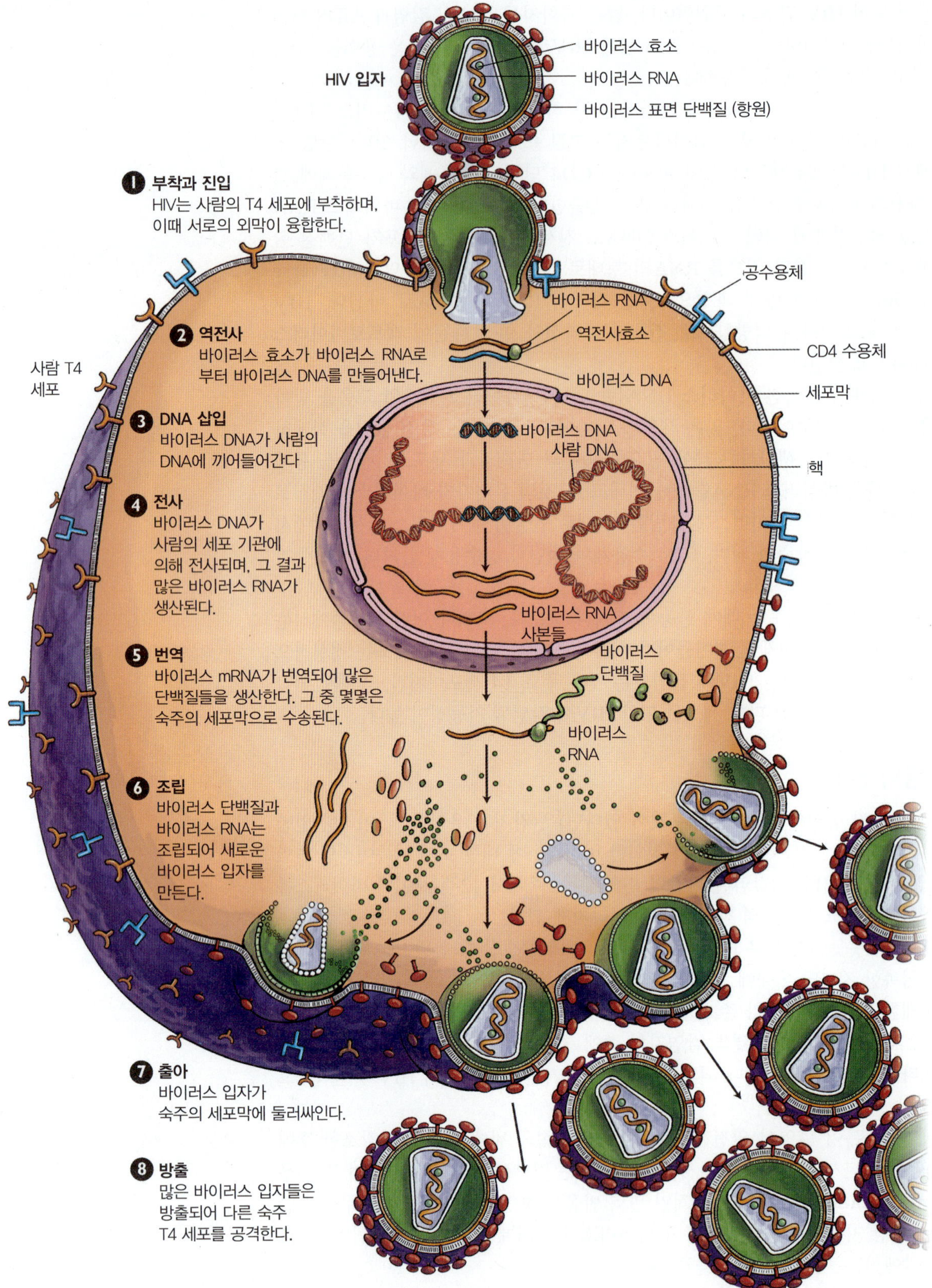

그림 13.8 **HIV의 증식주기.** HIV는 숙주 세포를 감염시킴으로써 복제된다. 바이러스는 세포 내에 있는 세포 구성물을 이용하여 복제물을 만든다. HIV에 감염된 숙주 세포는 불능이 되고, 결국 죽게 된다.

시각화 HIV의 생존과 증식을 방해하는 약을 고안한다고 해보자. 감염자에게 끼칠 부작용을 줄이기 위해서는 어떤 과정을 집중적으로 고려해야 할까?

의 수치가 높아진다. 돌연변이가 일어나서 새로운 HIV 항원을 가진 변종이 생기기 전까지만 말이다. 다시 말해 숙주 내의 HIV 개체군은 계속 진화하고 있으며, 면역계는 이에 끊임없이 대응해야 한다는 것이다(그림 13.9).

진화적 가설에 따르면 면역계는 많은 수의 HIV 항원 변종에 대응하는 항체를 생산할 수 있다. 그러나 면역계가 대응해야 하는 항원 변종의 수는 압도적으로 증가한다. 결국에는 면역계에 의해 억제되지 않는 하나의 변종이 생겨 잔존한다. 이 변종은 항체에 의해 걸러지지 않으며 몸에서도 빨리 제거되지 않기 때문에, 아무런 간섭 없이 계속 증식한다. 그 결과 많은 수의 T4 세포가 변종 HIV에 감염되어 죽거나 불능이 되며, 바이러스 감염자는 빠른 속도로 면역 결핍 상태가 된다. 이러한 변화가 AIDS의 시작이다(그림 13.10).

HIV 감염 치료

과학자들이 AIDS를 일으키는 바이러스가 HIV라는 사실을 밝혀내고 HIV의 특징들을 알아낸 이후 HIV의 복제 능력을 방해하는 약을 찾는 작업이 곧바로 시작되었다. 초기 약물 치료법들은 높은 실패율을 보였다. 왜냐하면 HIV가 빠른 시간 안에 이 약들에 대해 내성을 가지게 되었기 때문이다.

현재 HIV 감염을 치료하는 통상적인 방법은 3가지 이상의 약제를 이용하여 바이러스를 공격하는 **복합약 처방(combination drug therapy)** 혹은 **HAART(고활성 항레트로바이러스 요법**; highly active antiretroviral therapy)이다. 현재 상용화된 항 HIV 약들에 대한 설명이 표 13.2에 있다. 복합약 처방은 미국에서의 AIDS 발병 사례와 AIDS로 인한 사망 수를 매우 많이 감소시켰다. 한 예로 1993년에 HIV 양성으로 판별된 환자의 평균 수명은 7년이었는데, 2006년에는 이것이 24년으로 증가하였다.

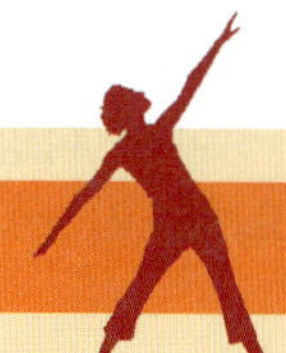

쉬어가기 13.3

복합약 처방은 단일약 처방보다 더 효과적이다. 단일약을 처방했을 때 약에 대한 내성을 가진 바이러스 변종이 생길 확률이 상대적으로 적기는 하지만, 10억 개의 HIV 변종이 있는 환자라면 그런 가능성을 배제할 수 없다. 그러나 3가지 약 모두에 내성을 가진 바이러스 변종이 생길 확률은 매우 낮다. HIV가 약 내성이 생기는 과정을 복권과 연관 지어 다음 비유를 완성하여라. 하나의 약에 대해 내성이 있는 하나의 HIV 입자가 존재할 가능성은 복권을 산 10억 명의 사람들 중 단 한 명만이 1등 복권을 가지고 있는 것과 같다. 3가지의 약에 대해 내성이 있는 하나의 변종 입자가 존재할 가능성은 한 명의 사람이 1등 복권을 ( ) 타는 것과 같다.

복합약 처방을 받고 있는 HIV 환자들이 점점 더 건강해지고 오래 산다는 좋은 소식이 있지만, 복합약 처방은 병의 근원적 해결책이 되지 못한다. 복합약 처방은 2006년 기준으로 한 해 25,000달러 이상의 비용이 들 정도로 비싸다. 그리고 보통 상당히 불쾌하고 고통이 심한 부작용을 동반한다. 또한 지속적으로 처방을 따르기도 어렵다. 환자는 복용법이 다른 12개의 알약을 매일 먹어야 한다. 예를 들어 어떤 약들은 공복에 먹어야 하지만, 다른 것들은 음식이나 많은 양의 물과 함께 먹어야 한다. 이러한 노력들이 곁들여져서 초기에는 경미한 감기 정도로 보이는 감염을 억제한다. 약 복용법을 따르지 않는 환자들의 몸에서는 약 내성 변종 HIV가 나타날 위험이 있다.

더욱 심각한 것은 복합약 처방 덕택에 HIV/AIDS가 커다란 위협이 되지 않는 듯한 인상을 주어서, HIV/AIDS를 예방하려는 노력이 감소하고 HIV/AIDS 감염률이 갑

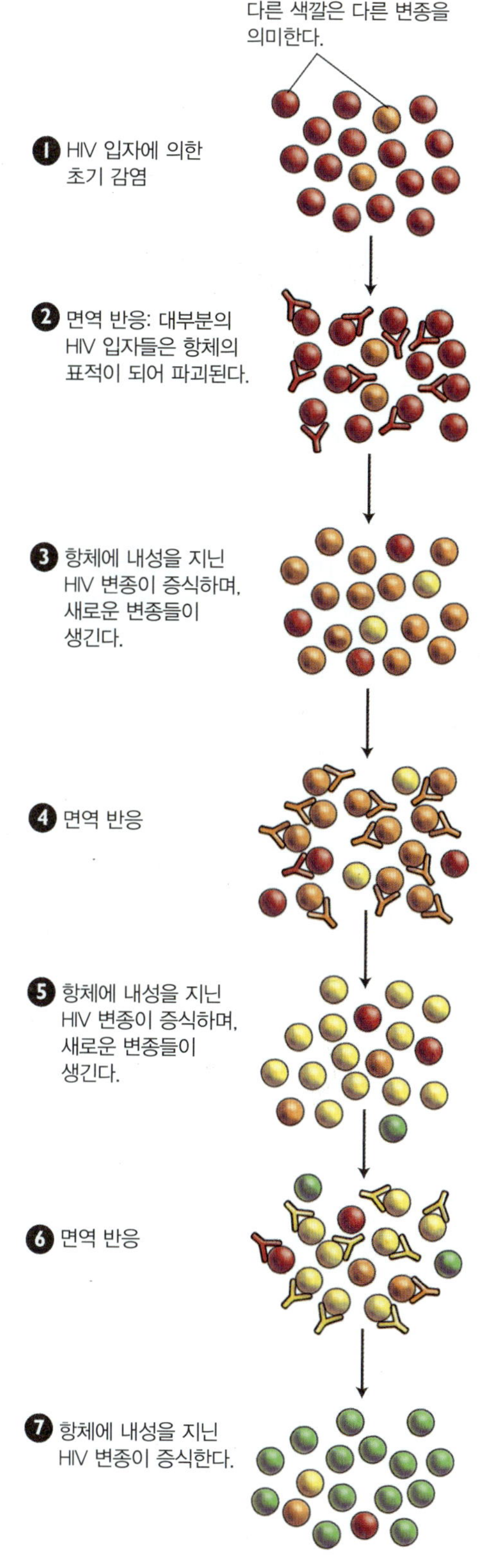

그림 13.9 **HIV의 진화.** HIV 개체군은 면역계의 변화에 대응하여 진화한다. 면역체계가 특정 종의 HIV에 대해 특이적인 반응을 보일 때, 이 반응을 피할 수 있는 돌연변이 종들은 면역계가 이 종들에 대해 반응을 보이게 될 때까지 증식한다.

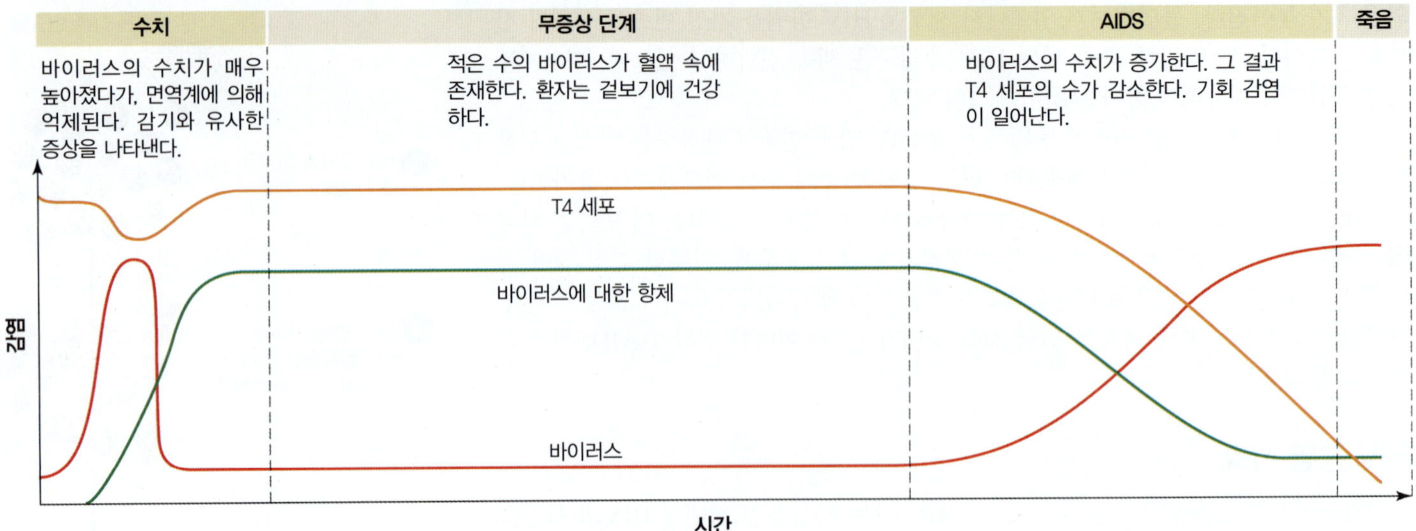

그림 13.10 **HIV 감염의 일반적인 과정.** 이 그래프는 시간에 따른 혈중 HIV 수치의 변화, HIV 항체의 수치, T4 세포의 수치 변화를 보여주고 있다. 초기 감염 후 대부분의 환자들의 몸에서는 바이러스를 몇 달 혹은 몇 년 동안 억제하기에 충분한 양의 항체가 만들어진다. 그러나 결국 대부분의 HIV 감염 환자들은 AIDS에 걸리게 된다.

시각화 긴 무증상 기간이 HIV의 확산에 어떻게 기여하는가?

자기 증가하고 있다는 것이다. 미국에서 지난 10년 동안 HIV 감염률은 큰 변동이 없었다. 매년 40,000건의 HIV 신규 감염 사례가 보고되며, 안전하지 않은 성교를 하는 사례들이 어린 여성과 동성애자 남성 등의 취약 집단에서 증가하고 있다.

HIV 유전자를 포함한 세포는 체내에서 수십 년 동안 남아 있을 수 있으며, 마치 "트로이 목마"처럼 감염성 HIV 입자를 어느 때나 방출할 수 있다. 비싸지만 환자가 AIDS에 걸리고도 살아갈 수 있게 하는 복합약 처방이 지금으로서는 최선이다. 다양한 종류의 약에 내성이 있는 변종들이 많이 전파된다면 이 강력한 화학 요법은 시간이 갈수록 효과가 감소할 것이다.

표 13.2 | 항 HIV 약

약의 종류	기능	예*
뉴클레오시드 유사체	일반적인 뉴클레오시드의 자리에 DNA 가닥을 집어넣어 역전사를 방해함. 전사가 멈추게 됨.	AZT, 혹은 지도부딘(리트로비어) 라미부딘 + 지도부딘(컴비비어) 잘시타빈(HIVID)
단백질 분해효소 억제제	비활성 상태의 바이러스 단백질이 활성 효소로 바뀌는 과정을 방해함	넬피나비어(비라셉트) 앰프레나비어(아제네라제)
비뉴클레오시드 역전사효소 억제제	역전사 효소에 달라붙어 RNA의 전사를 방해함	네비라핀(바이라문) 델라비르딘(레스크립터)
바이러스 침입 억제제	세포막 상의 HIV 수용체를 막음	엔푸비어타이드(푸제온)

*괄호 사이에 있는 약의 이름은 상품명이다. 다른 이름은 일반 명칭이다.

HIV/AIDS 예방

다음 쪽에 있는 '유전자 및 항상성'은 HIV 감염으로부터 우리 몸을 보호하는 유전적 변이에 대해 설명하고 있다. 그러나 이러한 돌연변이를 가지고 있는 사람은 거의 없으며, 가까운 미래에 인류가 AIDS에 저항성을 가지는 방향으로 진화할 가능성은 적어 보인다.

선천적인 면역력과 여러 가지 백신들은 HIV에 대해 별다른 효과가 없으므로, HIV 감염을 피하는 것이 HIV로부터 몸을 지키는 최선의 방법이다. HIV는 주로 혈액, 정액, 그리고 질 분비물, 혹은 유아의 경우에 모유 등의 체액과 직접적으로 접촉함으로써 전염이 되는 발사 질병이다. HIV는 흔히 마약을 하는 사람들끼리 마약 주사 바늘을 공유하며 퍼지기도 하지만, 주로 HIV 감염자와 안전 장치 없이 성교를 하며 전염이 된다. 항문 삽입 성교와 질 삽입 성교를 통해 AIDS가 전염될 위험이 가장 높은데, 안전 장치를 하지 않은 구강 성교 또한 감염의 위험성이 조금 있다. 진한 입맞춤은 전염 위험성이 매우 낮다. 다만 피가 뒤섞이는(손상된 잇몸이나 상처 난 입에서 나온 피에 의해) 입맞춤을 하다가 전염이 된 몇몇 사례가 있다.

HIV가 눈물, 땀, 기침, 그리고 재채기에 의해 확산이 된다는 증거는 없다. 바이러스 그 자체로는 매우 연약하며 체외에서 생존하지 못한다. 따라서 감염자의 옷가지, 휴대전화, 혹은 변기와 접촉했다고 HIV에 감염되지는 않는다. HIV가 곤충 자상에 의해 전염되지 않는 것으로 알려져 있다(그림 13.11).

다른 STI에 걸린 상태에서는 HIV의 감염과 전파 가능성이 높아진다는 강력한 증거가 존재한다. 활동기의 성병으로 인하여 음부 궤양 혹은 포진이 생기고 그 결과 피에서 피로 전염이 가능해진다면, HIV에 대한 취약성은 증가한다. 생식기 상의 병소는 HIV의 목표인 T4 세포를 끌어들여 바이러스에 노출되게 한다. 특정 STI는 이미 HIV에 감염된 환자의 체액에서 HIV의 혈중 수치를 더 증가시키기도 한다. 예를 들어, 임질과 HIV에 걸린 환자의 정액은 HIV에만 걸린 환자의 정액보다 HIV 농도가 열 배나 높다.

그러면 HIV 감염 그리고 다른 STI를 피하는 최고의 방법은 무엇일까? 당연히 성행위를 피하고 금욕을 실천하는 것이다. 대다수의 사람들이 금욕하기를 바라는 것

이미 알려진 HIV 전염 방식:

- 감염자와 성적인 접촉
- 감염자와 주사 바늘을 공유
- 감염된 어머니가 아이를 낳거나 혹은 아이에게 모유를 줌
- 감염된 피와 접촉(대부분 의료 서비스)

전염과 관련성이 없는 것으로 알려진 방식:

- 공기 중 입자
- 물
- 곤충 자상
- 연인 사이의 입맞춤이 아닌 사회 통례에 따른 입맞춤
- 감염자의 침, 눈물, 혹은 땀과 접촉

그림 13.11 **HIV 전염.** HIV는 체액의 교환을 통해서만 전염이 일어난다.

유전자 및 항상성

HIV/AIDS에 대한 저항성

HIV에 계속 노출되더라도 이 바이러스에 감염되지 않는 소수의 사람들이 존재한다는 사실을 과학자들은 수년 동안 알고 있었다. 이 사람들 대부분 CCR5 유전자 쌍에 돌연변이가 있었다. CCR5 단백질은 T4 세포의 표면에 있는 HIV 공수용체이다. 만약 CCR5가 없거나 제대로 기능하지 않으면, HIV는 면역계에 존재하는 세포에 결합할 수 없었으며, 그 결과 감염이 진행되지 않았다.

유럽인을 조상으로 하는 백인의 약 1%가 CCR5 유전자 쌍에 돌연변이가 있으며, 동시에 HIV에 저항성이 있었다. 이러한 돌연변이의 비율은 HIV와 인류에게 두 가지 중요한 질문을 던진다. 인류는 진화하여 HIV에 대한 저항성을 얻게 될 것인가? 그리고 돌연변이 유전자 하나를 가지고 있는 집단의 비율이 20%가 될 정도로, CCR5 돌연변이는 왜 유럽인종에서 흔한 것일까?

CCR5 돌연변이가 있는 집단이 돌연변이가 없는 집단에 비해 생존하여 번식할 확률이 높았을 것이며, 이러한 자연선택에 의해 HIV 저항성이 보존되었을 것이다. 만약 이러한 현상이 대를 이어 거듭하여 일어난다면, 결국 CCR5 돌연변이가 더 많아져야 한다. 그러나 복합약 처방이 계속되고 개선됨에 따라 정상적인 CCR5 유전자를 가진 개체들이 HIV 감염에 의해 감소하거나 번식하지 못 하는 상황은 없을 것이다. 복합약 처방이 없었다 하더라도, 대부분의 사람은 바이러스에 걸릴 일이 없기 때문에 진화 과정은 수백 세대에 걸쳐 천천히 일어날 것이다. HIV에 면역력이 없는 개체들은 계속해서 살아남고 번식할 것이며, 따라서 정상적인 CCR5 유전자도 존속할 것이다.

CCR5 돌연변이가 유럽인종에서 더 흔하게 발견되는 이유는 과거 유럽에서 돌연변이가 인구에 이점을 제공했기 때문이다. 미국 국립 암센터에 있는 과학자들은 이 돌연변이의 분포를 분석하였고, 돌연변이가 대략 700년 전에 유럽에서 처음 나타났으리라 추정하였다. 이는 14세기 중반 "흑사병"이라는 전염병에 의해 유럽 인구의 33%가 죽어나간 시기와 일치한다. 추측하건대 CCR5 돌연변이는 끔찍한 전염병을 일으킨 병원체에 대한 저항성 또한 가지고 있어서, CCR5 돌연변이가 있는 사람들이 흑사병에 살아남은 것 같다. 살아남은 이들의 자손은 새로운 전염병에 대해 면역력이 있다.

은 당연히 무리이다. 만약 당신이 성적으로 활발하다면, 가장 안전한 관계는 **1부1처(monogamous)**이다. 두 사람 모두 자신의 파트너 이외의 사람과 성관계를 맺지 않아야 하고, 동시에 HIV나 다른 STI에 걸리지 않은 상태여야 한다. 만약 성 파트너가 다른 이들과 성관계를 맺는지 의심이 되거나, 어떠한 종류의 STI에 걸렸었는지 잘 모른다면 콘돔을 사용하라. 어떠한 상황이든 간에 STI의 증세가 나타나는 대로 치료해라. 그렇게 함으로써 HIV 감염과 치료되지 않은 STI로부터 스스로를 지킬 수 있다. 물론 주사 마약을 하면서 바늘을 돌려쓰는 경우 HIV가 전염되는 것이 흔하므로, 불법적인 주사 마약을 하지 말고 바늘을 공유해서 사용하지 마라.

아마도 HIV에 대응하는 모습에서 가다실 예방접종 덕택으로 자궁경부암 발생 확률이 낮아지는 것에 대응하는 어린 여성을 이해할 수 있다. AIDS가 도래한 이후 성적으로 활발한 10대의 비율이 감소하였고, 성관계를 할 때에는 콘돔을 사용하는 10대의 수가 증가했다는 사실이 알려져 있다. CDC의 설문조사에 따르면 AIDS 교육이 이러한 변화에 기여한다고 한다. 앞에서 제시된 결과들은 10대에게 성관계와 연관된 위험을 설명해줌으로써 10대들이 그러한 관계를 하지 않도록 할 수 있음을 보여준다.

AIDS는 생식기 혹보다 훨씬 심각한 질병이기 때문에 이러한 사실을 교육 받은 집단에서는 혹이 발병할 가능성이 낮아진다고 하여 위험한 성행위를 할 가능성이 증가할 것처럼 보이지는 않는다. 최종적으로 HPV 백신에 대해 청소년이 어떻게 반응하는지는 백신이 예방해주는 질병의 종류뿐만 아니라 청소년이 배운 안전한 성행위 지식과도 연관이 있어 보인다.

13장 복습

기억해야 할 어원

다음 어원은 주로 라틴어와 그리스어에서 온 것이며 용어를 해독하는 데 도움이 될 것이다.

a-는 없거나 부족한 것을 의미한다.
hepa- 혹은 **hepat-** 간이다.
-iasis는 의학적 상태를 가리킨다.
-itis 염증을 가리키는 접미사이다.
mono- 하나를 의미한다.
retro-는 역방향 혹은 뒤를 의미한다.

핵심 용어

13.1 오래된 전염병들

B형 간염 바이러스(hepatitis B virus, HBV)
간염(hepatitis)
골반 염증성 질환(pelvic inflammation disease, PID)
단순 헤르페스 바이러스(herpes simplex virus, HSV)
매독(syphilis)
사면발이(pubic lice)
생식기 혹(genital wart)
선천성 매독(congenital syphilis)
성감염(sexually transmitted infection, STI)
성병(sexually transmitted disease, STD)
인간 유두종바이러스(human papillomavirus, HPV)
임질(gonorrhea)
클라미디아(chlamydia)
트리코모나스증(trichomoniasis)
헤르페스(herpes simplex)

13.2 새로운 전염병–AIDS

기회 감염(opportunistic infection)
1부1처의(monogamous)
HAART(고활성 항레트로바이러스 요법
HIV 양성(HIV positive)
레트로바이러스(retrovirus)
무증상(asymptomatic)
복합약 처방(combination drug therapy)
역전사(reverse transcription)
후천성면역결핍증(Acquired immune deficiency syndrome)

요약

13.1 오래된 전염병

• 사면발이는 곤충의 한 종으로 음모에서 거주하며 숙주의 피를 빨아먹으며 산다. 이들은 피부와 피부가 접촉할 때 전염되며, 살충제로 제거할 수 있다(304쪽; 그림 13.2).

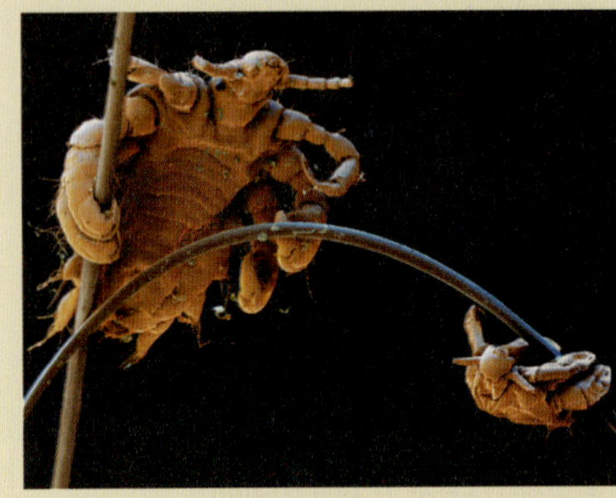

• 기생충성 원생동물인 *Trichomonas vaginalis* 남성보다 여성에게 더 문제가 된다. 여성의 몸에서 불편하고 더러운 질 감염을 일으킨다(304~306쪽).

• 효모는 *Candida*속의 균류로 질에서 번식할 수 있으며, 질로부터 가려운 분비물을 방출하게 한다. 효모 감염은 다른 STI를 동반한다(306쪽).

• 박테리아성 STI에는 클라미디아, 임질, 그리고 매독이 있다. 앞의 두 가지는 꽤 흔하게 발견된다. 이들은 여성의 골반에서 염증을 일으키고, 그에 따른 불임을 유발할 수 있다. 모든 세균성 STI는 항생제로 치료할 수 있다. 하지만 임질의 몇몇 종은 다양한 항생제에 내성을 가지게 되었다(307쪽).

• 바이러스들은 헤르페스, B형 간염, 생식기 혹 등을 유발한다. 헤르페스는 생식기에 고통스러운 물집이 생기는 현상이 일생에 걸쳐 반복적으로 일어나는 질병이다. 생식기 혹을 유발하는 HPV 중 특정 종에 감염되면 자궁경부암이 발생할 위험이 커진다. B형 간염과 대부분의 생식기 혹은 예방접종으로 미연에 방지할 수 있다(308~310쪽; 그림 13.7).

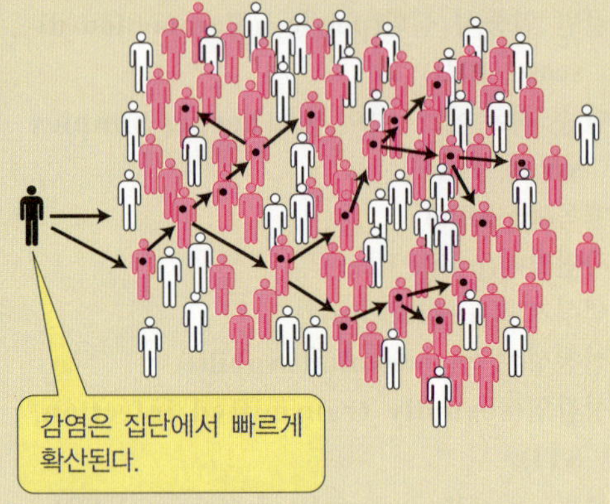

(a) 아무도 면역력이 없는 집단

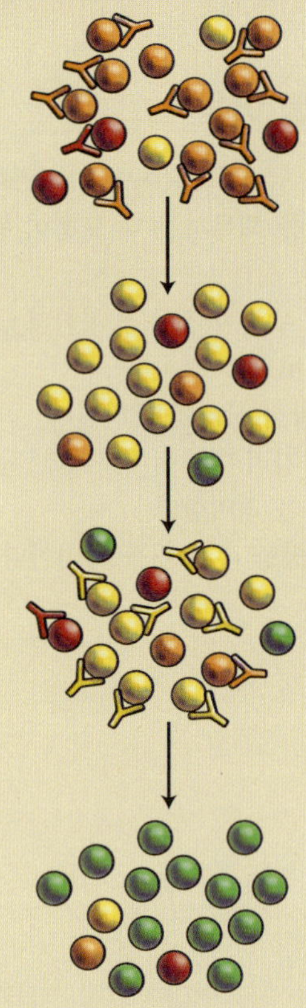

13.2 새로운 전염병–AIDS

• 가장 위험한 STI는 AIDS를 일으키는 HIV이다. HIV는 보조 T 세포를 죽임으로써 숙주가 면역결핍 상태가 되도록 한다. 그 결과 감염자는 일반적으로 위험하지 않은 질병에 대해서도 면역력을 상실한다(310쪽).

• HIV 감염 초기에는 몸이 HIV의 증식을 억제하는 듯하지만, 바이러스는 끝내 살아남아 체내에서 진화한다. 결국 치료 받지 않는 환자의 면역계는 기능을 상실하고, 감염은 AIDS로 진행된다(311~313쪽; 그림 13.9).

• AIDS로 진행되는 것은 다양한 약들이 동시에 사용되어 바이러스의 복제를 막는 복합약 처방에 의해 멈추어지거나 지연될 수 있다. 복합약 처방은 완전한 치료 방법이 아니며, 비용이 비싸며 많은 부작용이 있다(313~314쪽).

• 금욕을 수행하고, 감염되지 않은 단 한 명의 상대방과 관계를 가지고, HIV 감염 여부가 불확실한 사람과 성교할 때에는 콘돔을 사용함으로써 HIV 감염을 예방할 수 있다(315~316쪽).

기본 학습 문제

1번부터 4번 문제. 아래 열거된 STI와 적절한 설명을 연결지어라:

a. 클라미디아 b. 사면발이 c. 생식기 혹
d. 매독 e. 헤르페스

1. ______________ 감염이 일생 동안 유지될 수 있다
2. ______________ 골반 염증성 질환을 일으키는 주요인이다.
3. ______________ 곤충에 의해 생긴다.
4. ______________ 예방접종을 통해 방지할 수 있다.
5. 클라미디아와 임질 감염은 치료되지 않은 채로 여성의 몸에서 잔존할 수 있다. 왜냐하면 ______________.
   a. 겉으로 드러내는 증세가 거의 없기 때문이다
   b. 콘돔 사용으로 예방될 수 없기 때문이다
   c. 이러한 감염들에 대해 효과적인 치료법이 없기 때문이다
   d. 일부일처의 관계를 유지하는 여성은 감염되지 않기 때문이다
   e. 합병증이 거의 없어 치료가 불필요하기 때문이다
6. 골반 감염성 질병이 여성에게 위험한 이유는 무엇인가?
   a. 자궁경부암과 연관되어 있다.
   b. 불임을 초래한다.
   c. 오랜 기간 특별한 증상 없이 잠복해있다가 면역체계를 붕괴시킨다.
   d. 항생제로 치료될 수 없다.
   e. 단순 헤르페스 바이러스 중 한 종에 의해 일어난다.
7. 다음 중 콘돔을 사용해도 전염 가능성이 감소하지 않는 STI는 어느 것인가?
   a. 클라미디아
   b. AIDS
   c. 트리코모나스증
   d. 사면발이
   e. 임질
8. 다음 중 출산 중 산모에게서 아이에게로 전염되는 STI는 어느 것인가?
   a. 매독
   b. 헤르페스
   c. HIV 감염
   d. 간염
   e. 위의 모두
9. 사람 유두종바이러스(HPV)와 연관되어 있는 것은 무엇인가?
   a. 자궁경부암이 발생할 위험 증가
   b. AIDS 감염률 증가
   c. 생식기 혹
   d. a와 c
   e. a, b, c
10. HIV는 면역결핍을 초래한다. 왜냐하면 ______________.
    a. 안전하지 않은 성교의 위험성을 증가시키기 때문이다
    b. 면역계의 세포를 파괴시키기 때문이다
    c. 생존하기 위해서는 면역 체계를 회피해야 하기 때문이다
    d. HIV를 치료하는 데에 이용되는 약들이 면역계의 세포를 죽이기 때문이다
    e. 위의 보기 중 어느 것도 참이 아니다. 왜냐하면 HIV 감염 기작은 아직 알려지지 않았기 때문이다
11. 역전사는 전사와 무엇이 다른가?
    a. RNA를 전사하여 DNA를 만들어낸다.
    b. 단백질을 번역하여 mRNA 가닥을 만들어낸다.
    c. 효소의 작용이 필요하지 않다.
    d. 세균에서만 일어나는 과정이다.
    e. 세포의 리보솜에서만 일어난다.
12. HIV 감염의 무증상 단계에서 ______________.
    a. 면역계에 의해 체내에 존재하는 HIV는 모두 제거되었다
    b. HIV는 면역 반응에 대해 저항성을 획득하였다
    c. 면역계는 새로 생기는 HIV 변종들에 끊임없이 대응하고 있다
    d. b와 c가 맞는 설명이다
    e. a, b, c 모두 맞는 설명이다
13. 본문에서 제시된 가설에 따르면, HIV가 인간의 면역체계를 이길 수 있는 이유는 무엇인가?
    a. 면역계가 파괴될 때까지 피부세포에서 잠복하고 있다.
    b. 감염자들은 계속해서 재감염된다.
    c. 높은 돌연변이 발생률 때문에 면역계가 통제할 수 있는 범주를 벗어나는 변종들이 생성된다.
    d. 모든 종류의 항HIV약에 대해 저항성을 획득한다.
14. 복합약 처방은 HIV 감염이 AIDS로 진행되는 것을 어떻게 막는가?
    a. 바이러스가 적응하기 힘든 체내 환경을 조성한다.
    b. 모든 종류의 HIV 변종들을 죽인다.
    c. 유전체에 HIV 유전자가 들어가 있는 세포들을 모두 제거한다.
    d. 면역결핍에 의해 생기는 기회 감염들을 억제한다.
    e. 변종들이 덜 만들어지도록 한다.
15. HIV와 다른 STI를 예방하는 전략에는 무엇이 있는가?
    a. 금욕
    b. 일부일처제
    c. 콘돔의 사용
    d. a와 c
    e. a, b, c

분석 및 응용 문제

1. FDA는 9세부터 26세 사이의 젊은 여성에게만 가다실 허가를 내주었다. 이 연령대의 집단에 대한 광범위한 시험은 백신이 안전하고 효과적임을 입증하였다. 백신 제작자가 다른 집단을 대상으로 시험하기 전에 젊은 여성 집단에 초점을 맞추어 가다실의 허가를 받고자 한 이유가 무엇인가?

2. 1932년 미국 공공보건국(USPH)의 과학자들은 흑인 집단에서 매독이 전염되는 경로를 조사하여, 백인 집단에서 매독에 전염되는 경로와 다른지 비교해보고자 하였다. 그들은 앨라배마주 메이컨에 있는 399명의 가난한 흑인 남성들이 매독에 걸렸다고 진단을 내렸다. 그러나 결과를 환자들에게 통보하지 않았다. 대신 환자들에게는 그 지방의 언어로 여러 가지 상태를 이르는 "더러운 피"를 지니고 있다고 말해주었다. 실험 대조군으로는 200명의 미감염자를 확보하였다. 그들이 실험에 적극적으로 참여하도록 그들이 요추 천자 혹은 장례 보험 등의 "치료법"을 찾아 터스키기 전문학교를 방문하였을 때 무료 음식과 무료 의료 서비스를 제공하였다. 이 연구는 터스키기 매독 연구로 알려지게 되었다.

   USPH 연구자들이 매독 환자에게 진단 내용을 알려주지 않은 것은 무슨 과학적 원리를 따르고 있던 것인가?

3. 19세기의 생리학자 로버트 코흐는 전염병의 원인을 밝히고자 몇 가지 가설을 세웠다. 이러한 가설들이 모두 옳았다면, 과학자들은 특정 감염체가 병을 일으켰을 것이라고 논리적으로 추론해낼 수 있었다. 가설들을 요약하면 다음과 같다:

   - 연관 짓기: 어떤 질병에 걸린 모든 개체들에서 특정 감염체가 발견된다.
   - 분리 · 추출: 특정 감염체는 숙주 밖에서(다른 미생물 없이) 배양할 수 있다.
   - 전염: 감염되지 않은 숙주에 감염체를 옮겨주어 병을 유발시킨다.
   - 새로운 숙주로부터 분리 · 추출: 새로이 감염된 숙주에서도 똑같은 감염체가 발견되어야 한다.

   코흐의 가설은 HIV 바이러스와 AIDS를 연관 짓는 데에도 이용될 수 있다. 다음의 상황을 생각해보자: 한 플로리다 치과 의사가 수술을 하고 난 후에 여섯 명의 환자가 HIV에 감염되었다. 치과 의사와 환자들에게서 채취한 시료로부터 HIV가 치과 의사에게서 그의 환자들에게로 퍼져간 것임을 알 수 있었다. 치과 의사와 여섯 명 중 네 명의 환자가 AIDS에 걸려서 죽었다.

   이 상황에서 코흐의 가설 중 어느 것을 이용하여 HIV와 AIDS를 연관시킬 수 있겠는가? 답을 서술하라.

다음의 정보를 이용하여 문제 4번부터 6번까지 답하여라.

버지니아 대학의 찰스 넌과 그의 동료들은 다양한 영장류 종들에서 평균적인 난혼 수치(생식 기간 동안의 섹스 파트너 수로 측정)를 조사하고, 혈액에서의 백혈구 농도를 측정하였다. 그들이 수집한 자료는 그림 13.12에 요약되어 있다.

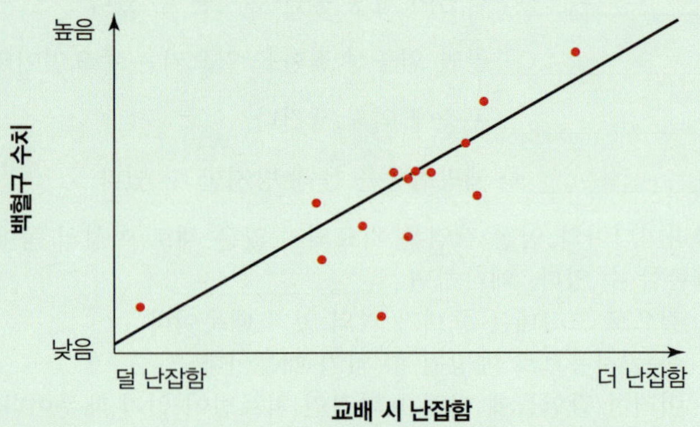

그림 13.12 다양한 영장류 종들에서의 교배 시 난잡함과 백혈구 수치

출처: Nunn, C. L., J. L. Gittleman, and J. Antonovics. Promiscuity and the Primate Immune System. *Science* 290(5494): 1168–1170에서 따옴.

그래프의 *x*축을 따라 왼쪽에서 오른쪽으로 갈수록 교배 시 난잡함이 증가하며, 일부일처제에서 성 파트너가 여러 명인 극단적인 일부다처제로 바뀐다. 백혈구의 상대적인 양(WBC)은 *y*축을 따라 아래에서 위로 갈수록 증가한다.

4. 이 그래프는 어떤 연관성을 보여주는가? 백혈구 수치가 난잡함에 따라 어떻게 달라지는지 설명하라.

5. 이 두 요인이 연관되어 있는 이유는 무엇일까? 이 단원에서 배운 지식을 바탕으로 답을 서술하라.

6. 사람은 그래프의 하단에서 보이는 값의 약 1/4 정도로 상대적으로 낮은 WBC 수치를 가진다. 만약의 앞에서 설명된 연관관계가 사람에게도 적용이 된다면, 이러한 정보가 인간 역사에서의 난잡함에 대해 설명해주는 바는 무엇인가?

7. 2006년 미국 국립보건원은 포경 수술이 HIV 전염에 어떤 영향을 끼치는지 알아보는 연구를 중단한다고 공표했다. 보건원은 2년 전 우간다와 케냐에서 HIV 음성이고 포경 수술을 받지 않은 남성들을 모집하였다. 그리고 무작위로 선별하여 포경 수술을 받지 않은 채로 놓아두거나 바로 포경 수술(남근의 포피를 제거)을 받도록 하였다.

   연구자들은 성인 남성이 포경 수술을 받을 경우 HIV에 감염될 확률이 우간다인 집단에서는 48%로, 케냐인 집단에서는 53%로 감소하는 것을 확인하였다. 이러한 결과에 근거하여 보건원은 포경 수술을 받지 않은 남성들 또한 포경 수술을 받을 수 있는 선택권을 주었다.

   포피를 제거하는 것이 HIV에 감염될 확률을 낮추는 이유는 무엇일까? 연구자들의 결과를 설명할 수 있는 대안 가설이 있는가?

과학 연관 문제

1. 많은 보수주의자들은 젊은 인구 집단에서의 임신과 STI 위험을 감소시키는 최선의 방법은 "오로지 금욕"을 강조하는 성교육을 해야 한다고 주장한다. 이러한 교육 프로그램은 대개 10대들이 택할 수 있는 산아제한에 대한 정보를 포함하고 있지 않다. "오로지 금욕" 프로그램이 성공할 가능성에 대해서 어떻게 생각하는가 어떻게 하면 프로그램이 효과적인지 입증할 수 있을까?

2. 터스키기 매독 연구는 '기초 분석 및 적용하기' 부분의 2번 문제에서 설명되었다. 이 연구는 환자들에게 진단 내용을 알려주지 않았을 뿐만 아니라 치료제도 주지 않았기 때문에 악명이 높다.

   연구를 처음 시작할 때에는 매독에 효과적인 치료제가 없었다. 하지만 1947년이 되어서는 페니실린이 통상적인 치료제가 되었다. 연구자들은 이 연구에 참가한 환자들에게 페니실린을 주지 않았고, 덕분에 계속해서 병의 진행 상황을 연구할 수 있었다. 1972년이 되어서야 연구의 내용이 외부에 알려졌고, 살아남은 이들은 치료제를 받을 수 있었다. 그 와중에 12명의 환자가 사망하였으며, 수많은 환자들이 자신의 아내들을 감염시켰고, 새로 태어난 아이들도 병을 물려받았다.

   가능한 오랫동안 치료제를 주지 않은 이유가 무엇이라고 생각하는가? 터스키기 연구와 같은 사례가 다시는 발생하지 않게 하기 위해서는 어떠한 안전 장치가 필요하겠는가?

3. 가다실 접근 가능성이 높아지면 위험한 성행위 비율이 증가할 것인가? 답을 서술하라.

Chapter 14

뇌 구조와 기능

주의력 결핍 장애

학습목표

1 세 가지 신경세포의 종류와 그들의 기능을 나열한다.

2 단일 신경세포의 구조를 설명한다.

3 활동전위 중에 일어나는 과정을 설명한다.

4 신경신호가 어떻게 하나의 신경세포에서 다음 신경세포로 전달되는가?

5 시냅스의 통합에서 일어나는 일들을 설명한다.

6 시냅스에서 신경전달물질의 분해를 억제하는 것이 신경기능에 미치는 영향은?

7 대뇌의 주요 부분과 그들의 기능을 결정한다.

8 변연계의 역할을 설명하고 가장 중요한 부분 둘을 지적한다.

9 말초신경계에서 발견되는 두 종류의 신경을 나열하고, 이들이 단순히 여러 종류의 신경들이 섞여 있는 경우와 어떻게 다른지 설명한다.

10 말초신경계에서 체성신경계 및 자율신경계의 기능을 각각 설명한다.

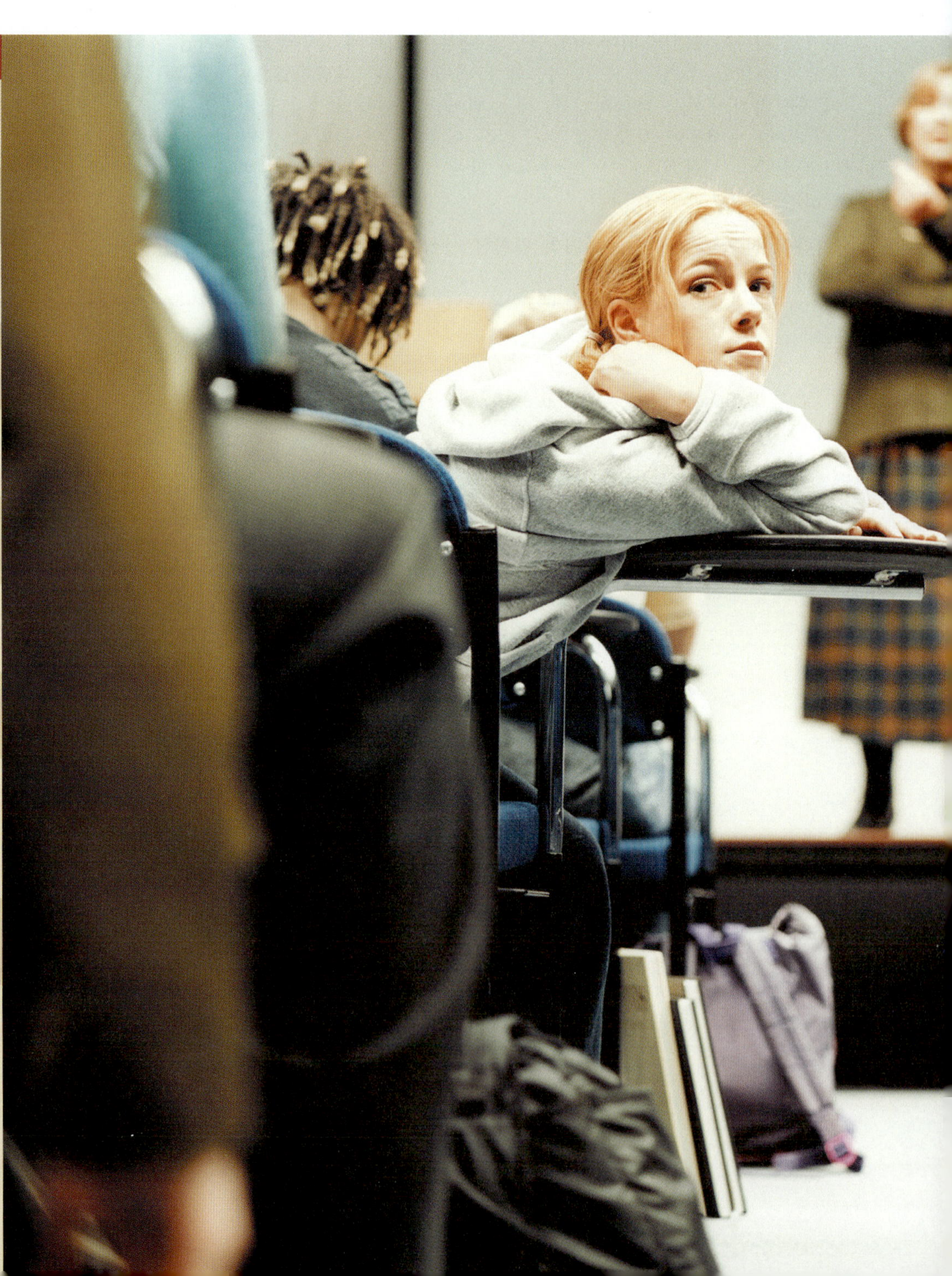

많은 학생들이 의사처방이 필요한 약물인 리탈린을 먹는다.

점심시간에 미국 초등학교에서는 피넛버터 샌드위치, 주스, 감자튀김과 식당 보조용품에 더하여 다른 먹을 것을 제공하기도 한다. 점차 더 많은 수의 어린이들이 점심식사에 더하여 먹는 것이 바로 리탈린이라는 약물이다. 적어도 6% 남자아이, 2% 여자아이가 리탈린을 먹고 있으며, 이 약은 주의력 결핍 장애(ADD)로 알려진 병을 치료할 수 있다.

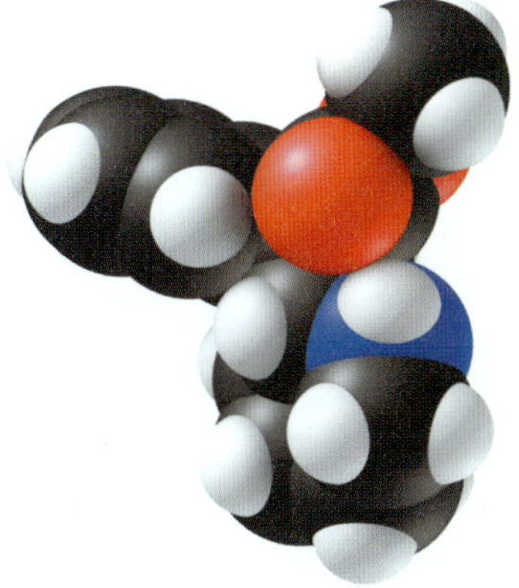

리탈린은 ADD를 조절하기 위해 사용된다.

1980년에 ADD가 의학전문지(*The Diagnostic and Statistical Manual of Mental Disorders*, 또는 *DSM-III*) 3판에 처음으로 소개되었다. 이 책은 수천 명의 정신건강 전문가들과 그들의 수백만 환자들에게 가이드 역할을 하고 있다. 1987년 나온 개정 3판에서 편집자는 ADD 환자들의 과다행동 요소의 인식을 강조하기 위해 병의 명칭을 주의력결핍/과다행동장애(ADHD)로 바꾸었다. 그러나 아직도 대부분의 사람들은 이 병을 ADD로 부른다.

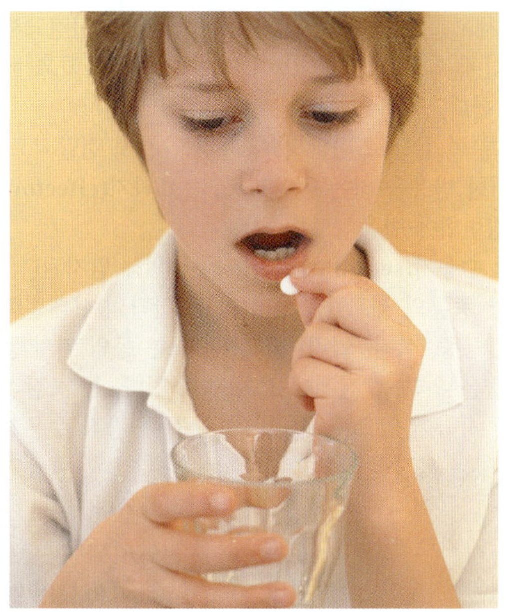

이 약의 사용은 지난 수세기 동안 계속 증가되어 오고 있다.

일반적으로 잘 잊어먹고, 충동적이고, 주의가 산만하고, 불안해 하며, 서두르고 안절부절못하는 행동을 계속적으로 보이는 어린이들에게 ADD 진단이 내려진다. 실제로는 모든 정상 어린이들은 이들 특성 중 하나 혹은 몇 가지를 가지고 있다. 그리하여 ADD로 분류되는 학생은 학교나 집에서 위의 대부분 혹은 모든 증상을 나타내며 이로 인하여 집과 학교에서 문제를 일으키는 어린이로 한정한다.

리탈린은 일반적으로 자극제 역할을 하는 것으로 알려져 있다. 자극제는 일시적으로 생물체의 활동을 증가시킨다. 집중하기 어려운 사람에게 자극제를 주는 것은 비논리적인 것으로 보인다. 그러나 이 약을 먹은 어린이들은 움직임이 느려지며 집중하게 되는 역설적인 효과를 보인다. 이 약물이 사람들이 집중하는 데 도움을 준다는 사실 때문에 때로는 대학생들이 벼락 시험공부를 할 때 불법적으로 구입한 리탈린을 오용하게 만들었다.

일부 사람들은 ADD가 대뇌에 문제가 있어 발병하기 때문에 약물치료가 최선이라 생각하지만 다른 사람들은 ADD가 매우 빠르게 돌아가는 현대사회에 의해 초래되거나 더 나빠진다고 생각하기 때문에 ADD에 걸린 어린이의 환경을 바꾸어 주는 것에 의해 치료가 더 잘

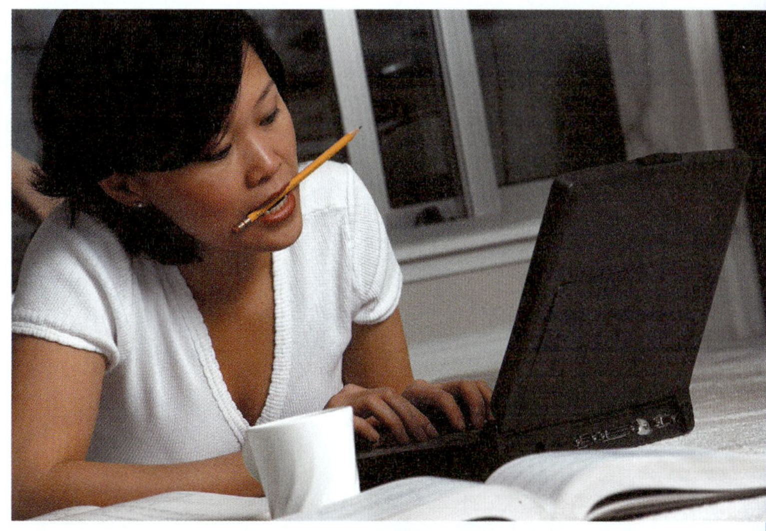

비합법적 사용이지만 밤을 새는 대학생들에게 집중력을 더하여 줄 수 있다.

될 수 있다고 주장한다. 이러한 논란을 이해하기 위해서는 인간 신경계의 생물학적 이해가 필수적이다.

14.1 신경계 조직들

매초 수백만의 신경신호들이 대뇌로 전달되어 대뇌에게 당신의 몸이 무엇을 하거나 느끼는 것을 알려준다. 당신의 **신경계(nervous system)**는 이러한 메시지들을 받고 해석하며 어떻게 반응할 것인지를 결정한다. 신경계가 자극을 받고 반응하기 위해서는 두 가지 다른 종류의 세포의 활동이 필요하다. **뉴런(neuron)**은 당신의 뇌와 그 밖의 신체부위들 사이에 전기적 혹은 화학적 메시지를 상호 전달하는 세포이다. **신경교세포(neuroglia)**는 특수화된 세포로 신경세포를 지지하며 영양분을 공급한다. 신경교세포는 메시지를 주고받지는 않는다. 대신에 그들은 신경세포에 영양분을 공급하고 뇌에 상해가 생겼을 시 고치는 역할을 수행한다.

신호들은 뉴런의 한쪽 끝에서 다른 쪽 끝으로 전달되며, 뉴런들 간에 전달되고 뉴런에서 근육과 샘으로 전달된다. 이러한 반응을 하는 근육과 샘을 **효과기(effector)**라고 한다. 효과기들은 몸이 안팎의 환경변화에 반응하도록 돕는다.

환경변화와 같은 감각 입력은 **감각 수용기(sensory receptor)**에 의해 탐지된다. 수용기들은 일반적으로 뉴런이거나 다른 종류의 세포들로서 우리 몸 안팎의 상태변화를 감지한다. 먼저 일반감각들로는 온도, 통증, 촉각, 압력, **자기수용** 또는 몸의 위치 등이 있다. 일반 감각에 대한 감각 수용기들은 우리 몸 전체에 걸쳐 퍼져 있다. 특수 감각은 냄새, 맛, 평형, 청각, 시각이 있으며, 이들 5가지 특수 감각 수용기들은 15장에서 다루고 있는 복잡한 감각기관에서 볼 수 있다. 수용기가 자극되었을 때 신호가 만들어지며 뇌 또는 척수로 전달된다.

신경계는 크게 두 가지로 분류된다. **중추신경계(central nervous system, CNS)**는 뇌와 척수로 구성되며, **말초신경계(peripheral nervous system, PNS)**는 뇌와 척수에서 몸으로 뻗어 나온 신경섬유의 네트워크를 지칭한다(그림 14.1).

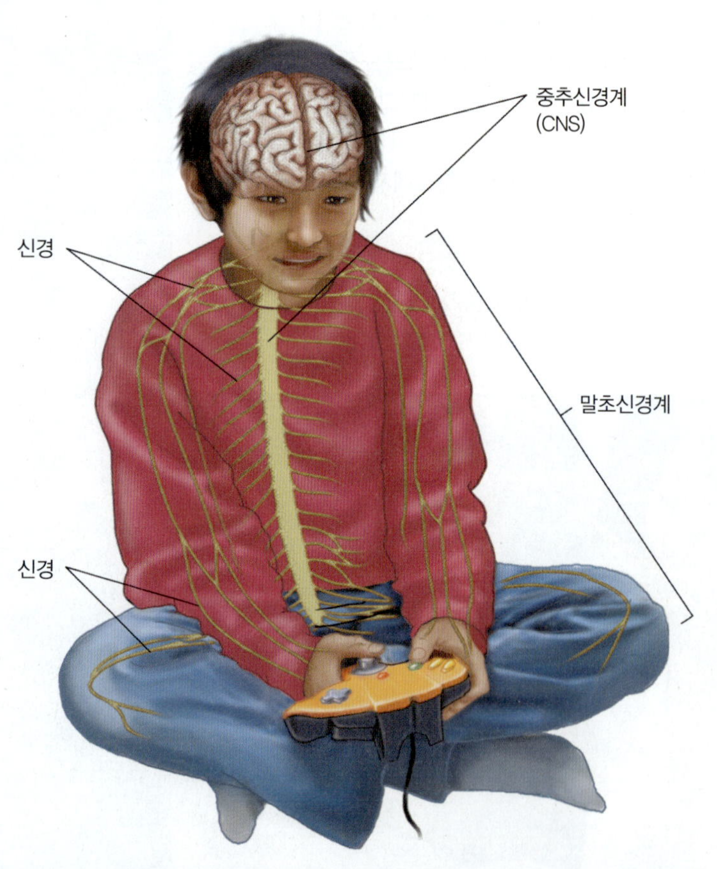

그림 14.1 중추 및 말초신경계. 중추신경계(뇌와 척수)는 말초신경계로부터 정보를 받고 종합하며 처리하고 조절한다. 말초신경계의 신경은 중추신경계 밖에 존재한다. 이들 신경은 감각 및 운동 정보를 몸의 다른 부분에 전달하며, 이 그림에 나타난 것 이상으로 보다 세밀하고 광대하게 펼쳐 있다.

뉴런의 구조

뉴런은 가지를 친 **수상돌기(dendrite)**를 통해 감각 수용기 혹은 다른 뉴런으로부터 신경신호를 받는다. 수상돌기는 핵과 세포소기관들을 가지고 있는 **세포체(cell body)**로부터 뻗어 나온다. 수상돌기에 접수된 신경신호는 긴 전선 같은 **축삭(axon)**으로 보내지며, 축삭은 신경충격을 전달하는 작용을 한다. 축삭은 **축삭** 말단 또는 **말단버튼(terminal bouton)**이라는 마디 구조에서 끝난다(그림 14.2).

뉴런은 세 가지의 일반적인 그룹으로 나뉠 수 있다: (1) **감각뉴런(sensory neuron)**, 중추신경계로 감각신호를 유입하는 신경세포; (2) **운동뉴런(motor neuron)**, 중추신경계로부터 효과기들로 정보를 전달하는 신경세포; (3) **연합뉴런(interneuron)**, 뇌 혹은 척수 안에서 감각뉴런과 운동뉴런을 연결하는 신경세포(그림 14.3).

미엘린초 많은 뉴런들의 축삭은 **미엘린초(myelin sheath)**라는 보호막으로 싸여 있다(그림 14.4a). 말초신경계의 미엘린초는 **시반세포(Schwann cell**; 독일 세포생물학자 Theodor Schwann의 이름을 따라 명명됨)라는 신경 교세포에 의해 형성되며 이들 세포가 축삭을 둘러싸

보호막을 형성한다. 시반세포는 세포막에 미엘린이라는 지방성분을 함유하고 있는데 이들이 축삭으로 하여금 동물 지방처럼 반짝이는 흰색을 띠게 한다. 미엘린초에 의해 둘러싸인 세포로 구성된 중추신경계 조직은 그 색깔이 하얀색이라 **백질(white matter)**이라 불린다. 중추신경계의 **회백질(gray matter)**은 미엘린초로 둘러싸이지 않은 축삭으로 구성된다. 축삭의 길이가 길수록 미엘린초를 가지고 있을 경향이 강한데 이들 미엘린초로 둘러싸인 축삭들은 마치 피복을 입힌 전선들이 누전을 막아 보다 빠르고 효율적인 전기전달을 하는 것과 같이 신경신호 전달을 빠르게 하는 것으로 알려져 있다. 말초신경계에서 미엘린초로 둘러싸인 축삭들의 다발을 **신경(nerve)**이라 하고, 중추신경계에서 미엘린초로 싸인 백질의 축삭들이 다발을 이룬 경우에는 **신경로(nerve tract)**이라고 한다.

미엘린초를 만드는 시반세포들 간에 간격이 떨어져 있는데 이를 **랑비에 결절(nodes of Ranvier)**이라 한다. 신경신호는 하나의 랑비에 결절에서 다음 결절로 점프하게 된다(그림 14.4b). 이러한 점프하는 신경신호의 전달은 미엘린초가 없는 축삭에서 전달보다 100배 정도 빠르다. 미엘린초에 의해 둘러싸인 축삭에서 신경신호 전달속도는 초당 100 m 또는 시간당 200마일(약 322 km^2)이다.

몸의 각 부분 간에 정보가 전달되기 위해서는 감각 수용기로부터 만들어진 신호가 감각뉴런으로 그 다음으로 연합뉴런 그리고 운동뉴런까지 전달되어야 한다. 이러한 신호의 전달은 연결된 뉴런들 간에 전기 및 화학 신호를 서로 간에 전달함으로써 이루어진다.

신경충격의 생성

일반적으로 전기적 변화로 대변되는 **신경충격(nerve impulses)**에 의해 정보가 전달된다. 뉴런들은 이러한 신경충격을 몸의 한 부분에서 다른 부분으로 전달하게 된다. 많은 종류의 자극들, 특히 촉각, 소리, 빛, 맛, 온도, 냄새 등은 감각뉴런을 자극할 수 있다. 감각뉴런들이 활성화되면 신경충격이 중추신경계로 전달된다. 중추신경계는 운동

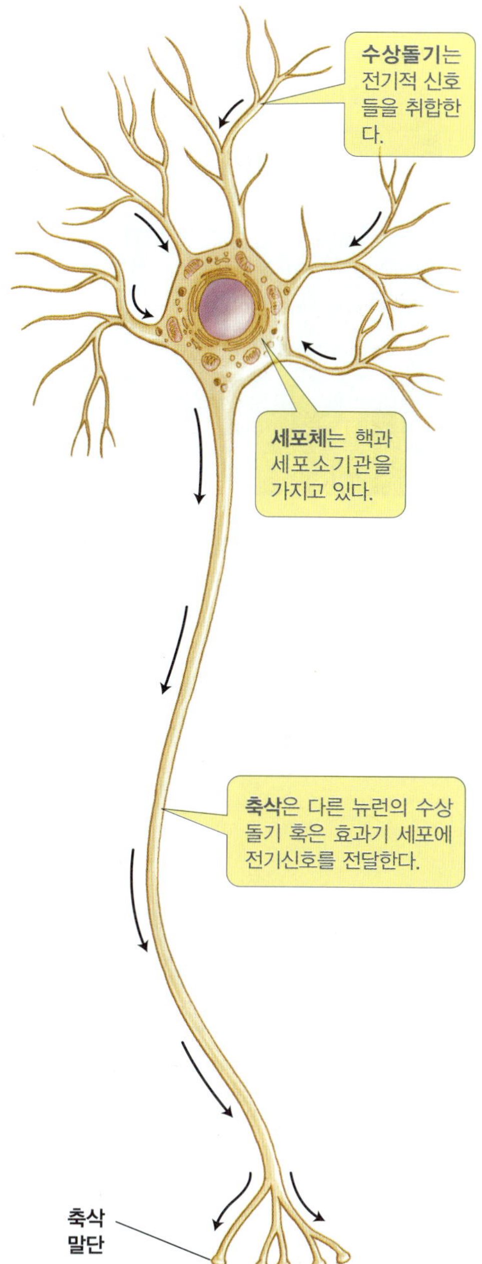

그림 14.2 **일반화된 뉴런의 구조.** 뉴런은 가지 친 수상돌기들과 세포체 그리고 축삭말단을 가진 축삭으로 구성된다. 신경충격은 화살표 방향으로 전달된다.

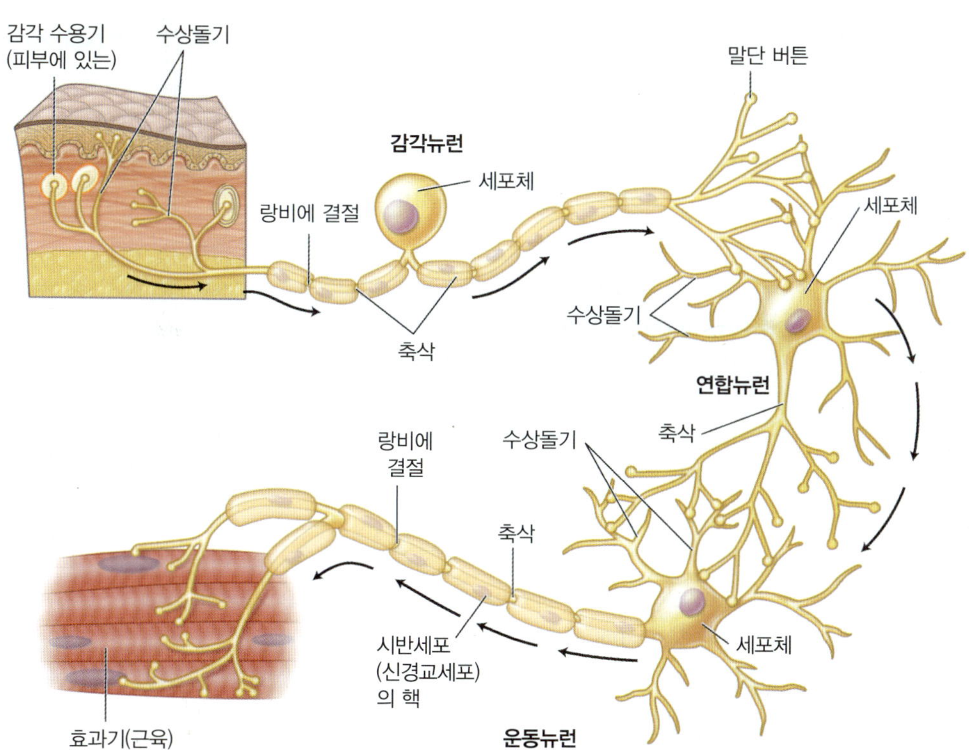

그림 14.3 **뉴런의 종류.** 신경계의 세 가지 주된 기능은 감각수용, 정보종합 및 운동출력을 포함한다. 신경신호는 감각 수용기에서 시작되어 연합뉴런으로 그 다음으로 운동뉴런으로 전달되며, 운동뉴런은 효과기를 통해 운동출력을 자극한다.

(a) 축삭은 미엘린초로 둘러싸여 있다.

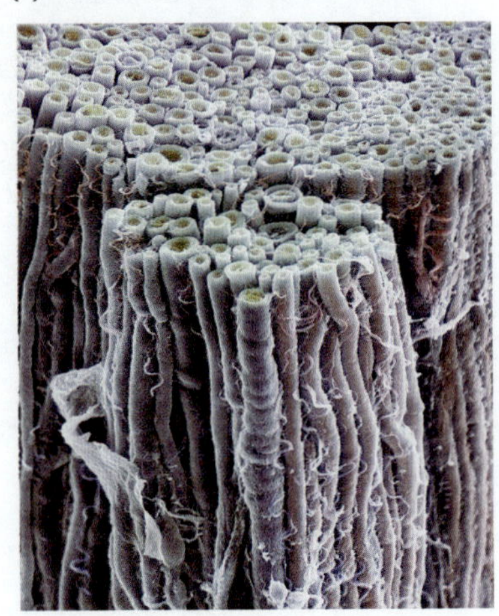

(b) 신경충격들은 미엘린초가 둘러싸이지 않은 신경보다 싸여 있는 경우보다 빨리 전달된다.

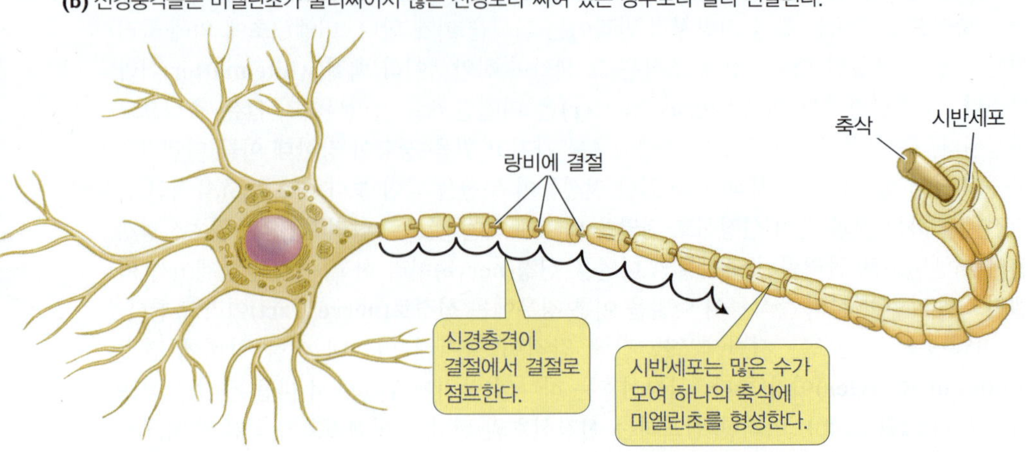

그림 14.4 **미엘린화.** (a) 이 사진은 신경섬유다발의 단면을 보여주고 있다. 각각의 축삭은 미엘린초로 둘러 싸여있다. (b) 미엘린초로 둘러싸인 축삭에서는 신경신호가 한 결절에서 다음 결절로 빠르게 이동할 수 있기 때문에 신경충격을 더 빠르게 전달한다.

뉴런을 통해 근육과 샘 등에 신호를 보내 주어진 자극에 적절히 반응하게 한다. 자극을 받고 이에 대한 반응을 하기 위해 신호들이 축삭을 타고 흘러야 하며 또한 신경세포들 간에 신호전달이 있어야 한다.

휴지전위 두 부위의 전기량 혹은 전압 차이를 **전기적 전위(electrical potential)**라 한다.

축삭이 신경신호를 전달하지 않을 때 축삭 안쪽의 세포질은 바깥쪽에 대비하여 마이너스 전하를 띤다. 이러한 전위를 **휴지전위(resting potential)**라 한다. 이 전위는 축삭 세포막을 사이에 두고 존재하는 전하의 차이에 의해 발생되고(그림 14.5a) 이러한 전하의 차이는 축삭 세포막 안과 밖 이온들의 농도 차이에 의해 초래된다. 나트륨 이온(NA^+)의 농도는 축삭의 바깥쪽에 높은 농도로 존재하고, 칼륨 이온(K^+)은 축삭의 안쪽에 더 높은 농도로 존재한다.

이렇게 서로 다른 농도 차이를 보이는 것은 부분적으로 **나트륨-칼륨 펌프(sodium-potassium pump)**에 의하며, 이 펌프는 능동적으로 나트륨을 세포 밖으로 퍼내고, 칼륨은 세포 안쪽으로 들여보낸다. 나트륨-칼륨 펌프는 3분자의 나트륨을 바깥으로 2분자의 칼륨을 안쪽으로 이동시키게 되고 결과적으로 축삭 안쪽에 더 마이너스 전하를 띠게 한다. 신경신호가 일어나기 위해서는 축삭막을 사이에 두고 전하 차이의 매우 빠른 변화가 일어나야 한다.

활동전위 **활동전위(action potential)**는 축삭의 길이를 따라 한쪽 방향으로 전달되는 신호로 축삭막을 사이에 두고 형성되어 있는 전하 차이(축삭 막 안쪽이 마이너스 전하를 띰)가 매우 짧은 시간 안에 역전되는 현상으로 정의된다. 활동전위는 축삭의 길이 방향을 따라 전기적 전류의 파형으로 전달된다. 이 실무(悉無)적인 현상은 특정한 역치 수준 이상일 경우에만 발생한다. 자극의 세기가 세지면 축삭은 더 자주 발포하거나 활동전위를 시작한다.

이러한 활동전위는 막 전압에 의해 열리는 두 가지 종류의 이온채널을 필요로 한다. 그 중 한 채널은 나트륨을 통과시키며, 또 다른 채널은 칼륨을 통과시킨다. 뉴런의 자극은 이들 채널을 열리게 하여 활동전위를 만드는 과정을 시작한다. 이온채널 일부가 열리면서 나트륨이 세포 안쪽으로 확산되면 세포 안쪽의 특정 부위가 덜 마이너스하게 된다. 이러한 부분의 변화가 역치를 넘게 되면 많은 수의 채널이 한꺼번에 열리면서 나트륨이 세포안쪽으로 넘치게 유입되며, 세포 안팎의 전하 차이를 없애 버리는데 이러한 현상을 **탈분극(depolarization)**이라고 한다. 이러한 탈분극은 파형의 형태로 이동하여 바로 주위막에 존재하는 나트륨 이온채널을 활성화시켜 신호를 뉴런의

(a) 휴지기 신경세포

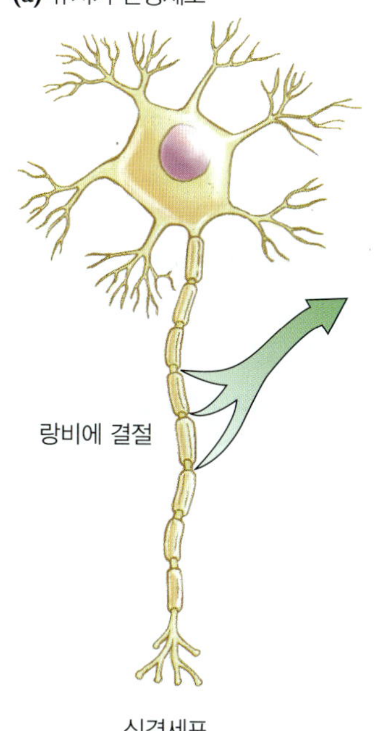

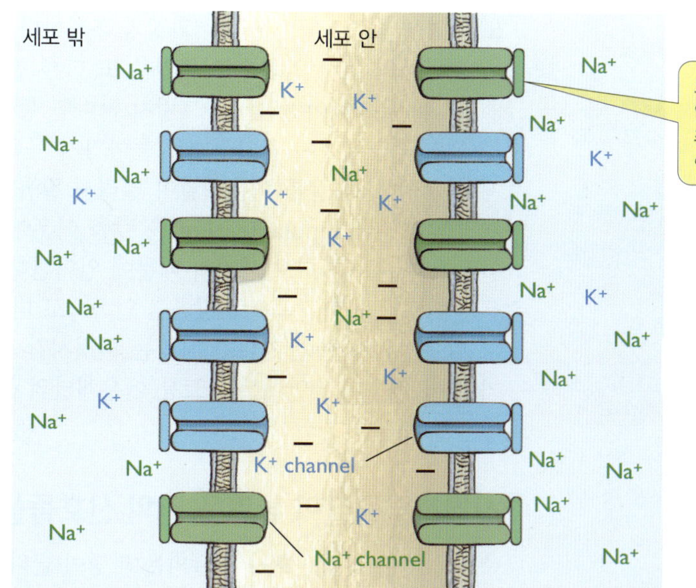

(b) 신경충격 혹은 활동전위의 전달

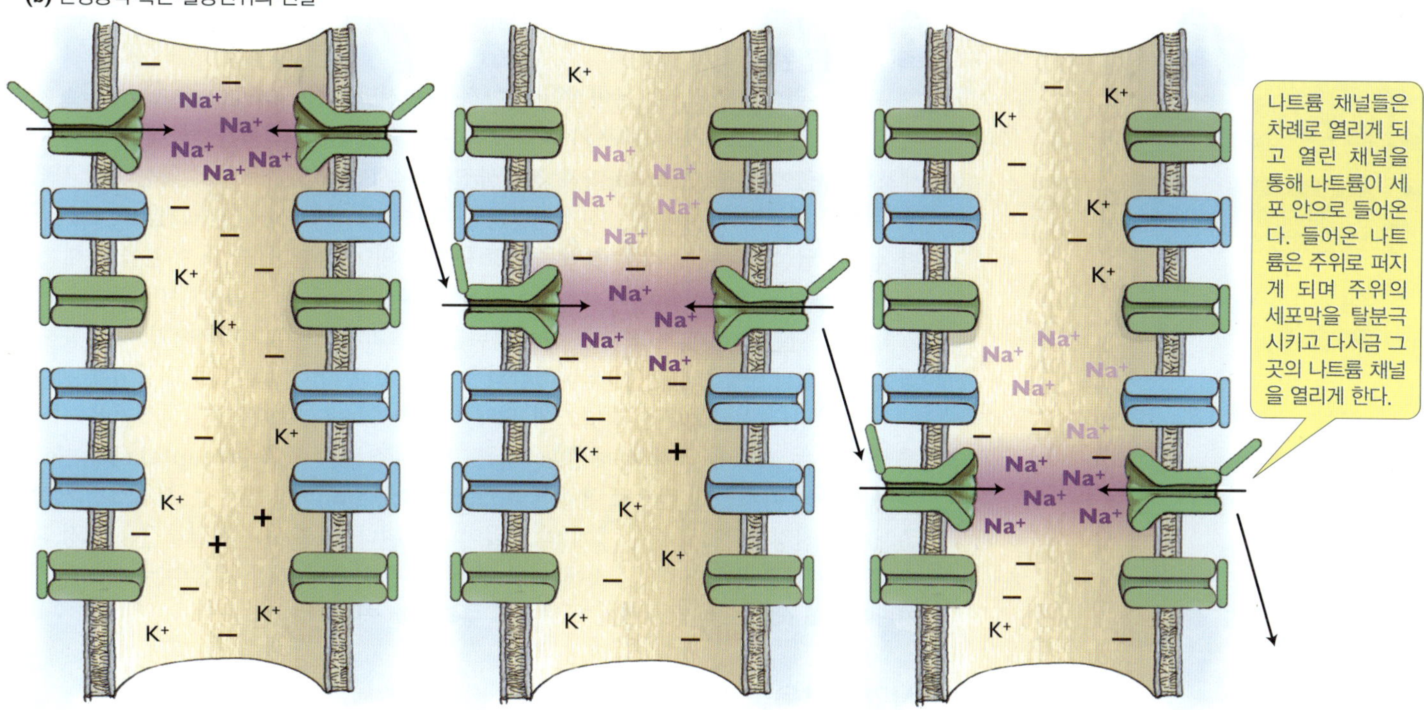

그림 14.5 신경충격의 발생 및 전달. (a) 휴지기 신경세포에서 뉴런의 안쪽은 바깥쪽에 비해 음전하를 띠고 있다. 닫혀진 이온채널은 농도경사에 따라 이온들이 막을 통과하는 것을 막고 있다. (b) 신경충격은 양이온인 나트륨 이온이 세포안쪽으로 이동하는 것에 의해 시작되며 신경세포를 길이방향으로 탈분극시킨다. 한 부위에서의 나트륨 이온채널의 열림은 이 이온채널을 통해 흘러들어온 나트륨이 퍼짐에 따라 다음 이온채널에 영향을 주게 되는 도미노 효과를 일으키게 되어, 각각의 채널이 열리고 더 많은 나트륨이 들어오게 된다. 결국 탈분극이 뉴런의 길이방향으로 전달되게 된다.

시각화 만약 나트륨-칼륨 이온 펌프의 유전자에 변형이 생겨 펌프가 더 이상 나트륨에 결합하지 못하게 된다면 신경신호를 만들어내는 능력에 어떤 변화가 초래될까?

길이방향으로 움직이게 하며(그림 14.5b), 마치 하나의 도미노가 넘어지면서 다른 도미노를 연쇄적으로 넘어뜨리는 과정과 흡사하다.

나트륨의 뉴런 안쪽으로 유입은 또 다른 종류의 양이온이 세포 밖으로 나감으로써 밸런스를 유지해야만 한다. 그렇지 않다면 활동전위 발생 시 탈분극된 막전위는 그대로 유지되어 뉴런이 휴지상태로 돌아가지 못하게 될 것이다. 활동전위는 나트륨 이온채널이 닫히고, 칼륨 이온채널이 열려서 칼륨이 세포밖으로 나가게 되면서 감소한다. 신경의 **재분극(repolarization)**은 칼륨 이온이 세포 밖으로 확산해 빠져나감으로 세포 안쪽이 다시 네거티브 해지기 때문에 일어난다. 활동전위가 지나간 후 나트륨-칼륨 펌프가 나트륨을 바깥쪽으로 칼륨을 안쪽으로 다시 돌려놓아 휴지전위를 회복하게 된다.

활동전위가 한번 지나간 자리는 일정시간 동안의 **불응기(refractory period)**가 생기며 이 불응기 동안에는 나트륨 이온채널의 통로가 닫혀 있게 되어 또 다른 활동전위 발생을 차단한다.

신경전달물질이 뉴런들 간의 신호들을 운반한다

축삭을 타고 신경신호가 전달되는 과정이 끝나면 다른 뉴런으로 신호가 옮겨가거나 효과기로 신호가 전달된다. 대부분의 뉴런들은 서로 직접적으로 세포질이 연결되어 있지 않기에 신호는 **시냅스(synapse)**라는 두 뉴런 간의 틈새를 넘어 다음 뉴런으로 전달되어야만 한다. 시냅스는 **시냅스전 뉴런(presynaptic neuron)**의 축삭말단, 두 근접한 뉴런들 간의 틈새(시냅스틈), 그리고 **시냅스후 뉴런(postsynaptic neuron)**의 세포막으로 이루어져 있다. 시냅스전 축삭말단에서 소낭이라 불리는 작은 주머니와 같은 구조물이 발견된다.

특정 뉴런의 각 소낭은 특이적인 화학적 **신경전달물질(neurotransmitter)**로 채워져 있다. 전기신호가 신경세포의 축삭말단에 도달했을 때 신경전달물질이 방출된다. 세포외 배출에 의해 방출되자마자 전달물질들은 시냅스를 가로질러 확산하여 시냅스후 뉴런의 세포막에 존재하는 신경전달물질 수용체에 결합하게 된다(그림 14. 6a). 이러한 신경전달물질의 수용체에 결합은 나트륨 이온의 신속한 세포 내 유입을 통해 시냅스후 뉴런을 흥분시키게 된다. 나트륨 이온채널이 열리고 나트륨 이온이 안쪽으로 유입되어 또 다른 탈분극과 또 다른 활동전위를 만들어내게 된다. 이러한 방식을 통해 신경신호는 효과기에 도달할 때까지 하나의 뉴런에서 그 다음 뉴런으로 전달되게 된다.

방출된 신경전달물질은 시냅스에 오래 머물지 않는다. 어떤 전달물질들은 시냅스에 존재하는 효소에 의해 분해된다. 다른 전달물질들은 **재흡수(reuptake)**라 불리는 과정을 통해 다시금 뉴런으로 흡수된다(그림 14.6b). 이러한 재흡수는 시냅스전 세포에 존재하는 신경전달물질 운반체에 의해 일어나게 된다. 재흡수된 전달물질은 일정 과정을 통해 재사용되게 된다. 효소에 의한 분해 및 운반체에 의한 재흡수는 방출된 신경전달물질이 계속적으로 시냅스후 세포를 자극하는 것을 차단한다.

신경전달물질과 질병

12가지도 넘는 화학물질들이 신경전달물질로 기능을 한다. 한 종류의 뉴런이 한 가지 신경전달물질을 방출하고 이에 반응하는 각 세포들은 이들 전달물질에 특이적인 수용체를 가지고 있다.

질병은 이러한 신경전달 과정의 문제에서 비롯되는 경우가 많다. 유전자 및 항상성에 대해 기술된 내용을 보면(330쪽 참조) 우울증과 연관된 몇 가지 유전적 변화들을 요약해 놓았다. 신경전달 과정과 관련된 또 다른 질병으로 **알츠하이머병(Alzheimer's disease)**을 들 수 있다. 알츠하이머병은 기억의 손상 및 신체기능 조절 이상 등의 지속적인 정신능력 파괴로 종국적으로 죽음에 이르는 병으로 알려져 있다. 이 질환은 신경전달물질 중의 하나의 **아세틸콜린(acetylcholine)**의 기능 이상으로 인해 초

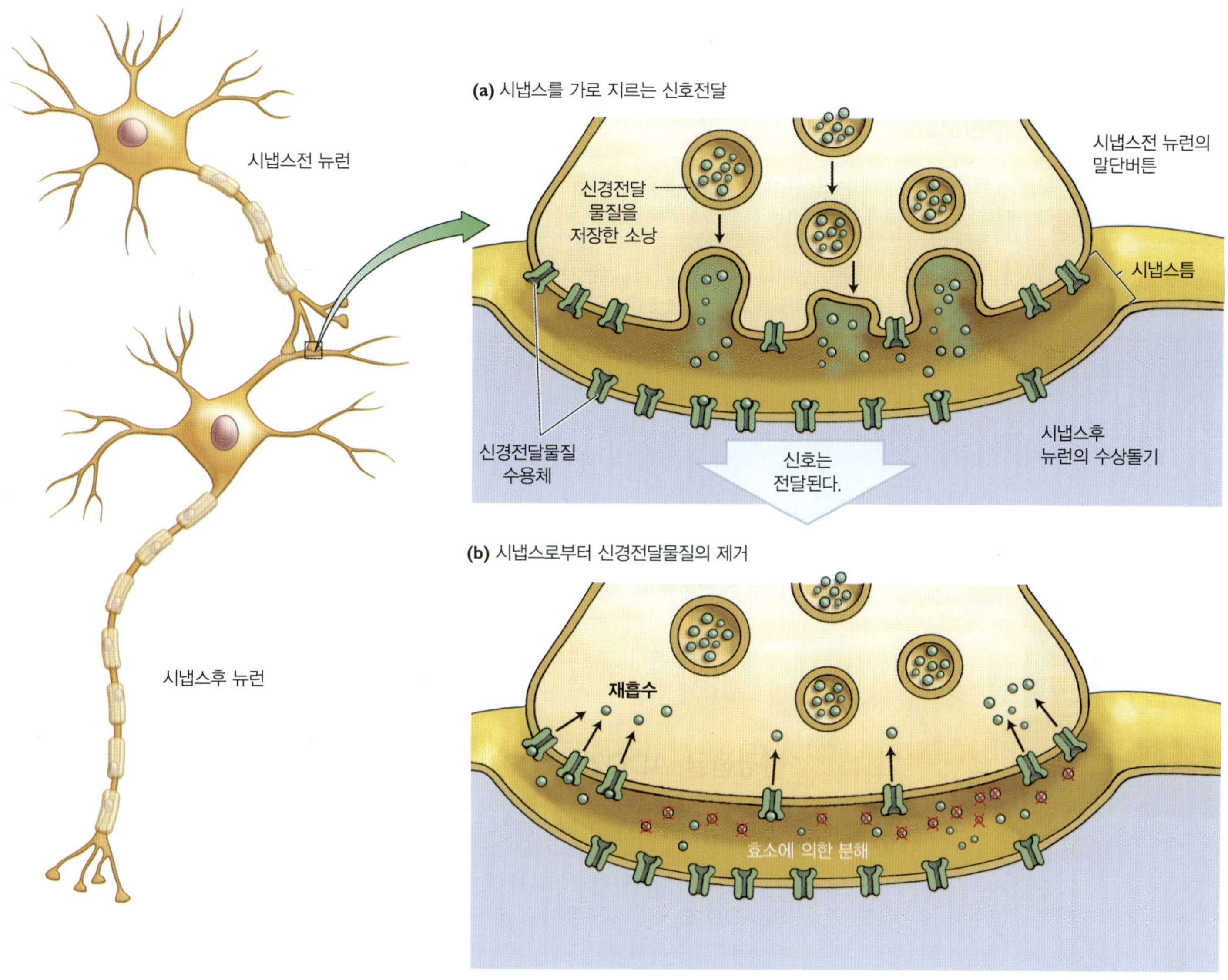

그림 14.6 **뉴런들 간에 신경충격의 전달.** (a) 신경충격이 한 뉴런의 축삭말단으로부터 다음 뉴런의 수상돌기로 전달된다. 신경전달물질들은 세포외배출에 의해 시냅스전 뉴런을 떠나고 시냅스를 가로질러 시냅스후 수상돌기에 존재하는 수용체에 결합한다. (b) 신경전달물질이 시냅스후 뉴런에 반응을 일으키고 난 후 신경전달물질은 시냅스에 존재하는 분해효소에 의해 제거되거나 시냅스전 뉴런에 의해 재흡수된다.

래된다고 생각되고 있다. 아세틸콜린을 분해하는 효소인 **아세틸콜린에스테라아제(acetylcholinesterase)**의 차단하는 약제가 임시적으로 정신기능을 향상시킬 수 있지만 질환 자체의 진행을 멈추지 못한다.

파킨슨병(Parkinson's disease)은 또 다른 신경전달물질인 **도파민(dopamine)**을 만들어내는 뉴런의 기능 이상에 의해 발병된다. 도파민은 매우 복잡한 움직임 및 감정을 조절한다. 도파민 부족은 신경세포로 하여금 조절되지 못한 발포를 야기한다. 결과적으로 환자들은 그들의 움직임을 조절하기 어려워지며 떨림과 경직, 매우 느린 움직임을 경험하게 된다. 이러한 진행성 질병에 대한 치료 방법이 없는 실정이다.

시냅스 통합

많은 다른 축삭들이 하나의 뉴런에 시냅스들을 만들 수 있다(그림 14.7a). 그래서 하나의 뉴런은 많은 신호들을 받게 되는데 이들 신호 중에는 뉴런을 흥분시켜 활동전위를 일으키게 하는 흥분성 신호들도 존재한다. 흥분성 신호들은 많은 다른 시냅스로부터 혹은 하나의 시냅스로부터 아주 빠른 빈도로 도달될 수 있다. 이와 대비되게 신경전달

유전자 및 항상성

우울증의 유전학적 연관성

우울증(depression)은 낙심과 무력감을 동반하는 질환이다. 날마다 생활의 권태감, 발작성 울음과 자살충동 등이 또한 일어날 수 있다. 과학자들은 우울증이 세로토닌, 노르에피네프린, 도파민과 같은 신경전달물질 수준 변화와 연관이 있다는 것을 알게 되었다.

과학자들은 반복적으로 기분이 좋아졌다가 다시 우울해지는 양극성 질환(또한 조울병으로 불림)을 초래하는 유전자를 찾아낸 바 있다. 과학자들은 또 다른 종류의 우울증과 연관된 유전자들을 발견하려고 시도 중에 있다. 이들 유전자의 변형이 위에서 언급한 신경전달물질 대사에 영향을 줄 가능성이 있고, 또한 이들 유전자 형평의 미리 깨져 있는 경우 우울증에 걸릴 확률이 높아진다. 하지만 반대로 우울증에 의해 이들 신경전달물질의 수준이 변화될 가능성도 있다. 가족력이 있는 모든 사람들이 우울증에 걸리는 것도 아니며 가족력이 없는 사람들도 우울증에 걸린다.

위에서 언급한 신경전달물질을 재흡수하거나 분해하는 것을 차단하는 약제가 일부의 우울증 환자에 효과가 있는 것으로 알려지고 있다. 잘 알려진 프로작(fluoxetine)이나 졸로프트(sertraline) 등은 세로토닌 재흡수의 억제제로 우울증 환자들에게 처방되고 있다. 또한 우울함을 주는 상황에 대한 인지 혹은 상황의 변화들이 약물치료 없이도 우울증을 개선한다는 보고도 있다.

물질에 의해서 보내진 **억제성** 신호들은 뉴런으로 하여금 발포하지 못하도록 한다. 하나의 뉴런은 이들 대비되는 신호들을 하나로 묶고 **통합(integration)**이라는 과정을 통해 전체 메시지를 더하게 된다. 만약 흥분성 신호가 억제성 신호보다 크게 되면 뉴런은 발포하게 된다(그림 14.7b). 반대로 흥분성 신호보다 억제성 신호가 클 경우 뉴런의 발포가 억제된다.

신경전달, ADD와 리탈린

신경전달물질 도파민의 비정상적 수준이 ADD의 증상과 연관이 있을 수 있다. 일단의 연구자들은 ADD를 가진 환자들이 정상인보다 낮은 수준의 도파민을 가지고 있다고 가정한다. 도파민이 새로운 자극에 대한 반응을 억제하고 있기에 낮은 도파민 수준이 ADD 증상을 유도할 수도 있다고 생각한다. 멈추거나 억제해야 하는 순간에도 낮은 도파민 수준의 환자들은 도발적으로 행동하게 된다는 것이다.

ADD 환자들 중 일부에서 낮은 도파민 수준의 원인으로 시냅스전 말단에 존재하는 도파민 재흡수 수용체의 숫자가 크게 증가한 것을 꼽기도 한다. 도파민 재흡수 수용체는 시냅스로부터 도파민을 제거하여 시냅스후 뉴런의 계속적인 자극을 막게 된다. 몇몇 연구에서 ADD 환자에서 이들 재흡수 수용체의 숫자가 증가되어 있다고 보고하였다. ADD 증상을 치료하기 위해 처방되는 약물인 리탈린은 이들 증가된 재흡수 수용체들의 효과를 줄여 그 약효를 발휘할 수도 있다.

리탈린은 도파민 재흡수 수용체의 활성을 억제하여 도파민이 시냅스후 세포를 자극하는 능력을 증가시킨다고 생각된다(그림 14.8). 이 억제는 시냅스에 보다 긴 시간 동안 더 많은 도파민이 존재하도록 하여 결과적으로 ADD 증상을 감소시킨다.

다른 촉진제들도 비슷한 기전을 가지고 있다. 이들 모두 도파민 수준에 대한 직접적 효과에 더하여 모든 촉진제들은 (리탈린과 같이 법적으로 가용한 것들 이외에 스피드라 불리는 마약류, 즉 메스암페타민, 코카인, 암페타민) 우리 몸에 비슷한 효과를 가지고 있다. 이들 촉진제를 먹었을 때 피를 통해 뇌로 가는 도중에 심장, 핏줄, 폐에 영

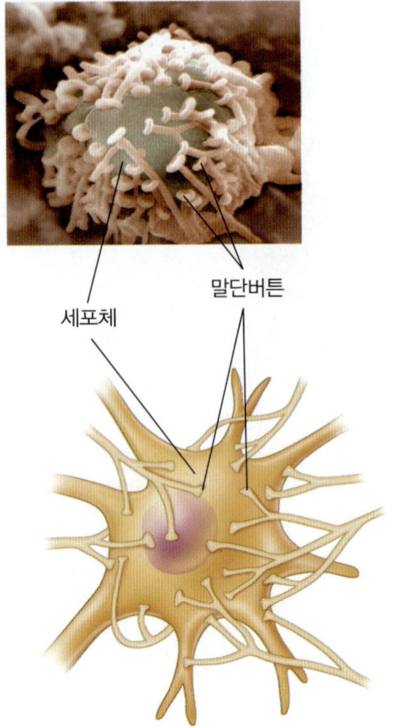

그림 14.7 통합 (a) 사진과 그림이 많은 축삭들이 하나의 뉴런과 시냅스을 맺고 있음을 보여주고 있다. (b) 통합 중에 흥분성과 억제성 신호들이 더해지고 있다. 흥분성 및 억제성 신호들의 합이 전위의존성 이온채널 열림의 역치를 넘게 되면 발포가 일어나게 된다.

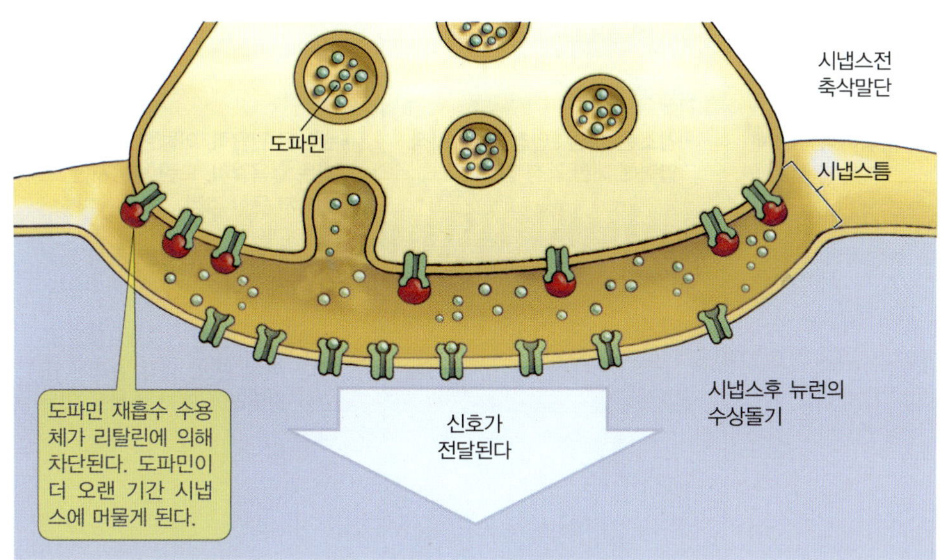

그림 14.8 리탈린 작동기전. 리탈린은 시냅스전 뉴런에 있는 도파민 수용체를 차단한다. 이러한 차단효과는 재흡수를 억제하여 더 오랜 시간 도파민이 시냅스후 뉴런에 영향을 미치도록 한다

시각화 시냅스에서 도파민을 파괴하는 약물의 효과를 예측해보시오.

향을 주어 심박동을 증가시키고, 혈압을 증가시키며, 폐로의 공기 진입부를 확장시킨다.

이들 촉진제를 매우 높은 농도로 먹었을 때 사용자는 황홀경을 느끼며 더 많은 에너지, 오래 견딤 그리고 힘이 넘치는 기분과 정신이 매우 또렷해지는 증상을 보이게 된다. 촉진제의 약효가 떨어지게 되면 높아진 피로감, 불면, 집중하기 어려움, 화냄, 눈물흘림과 우울증상이 나타나게 된다. 다른 약효는 성격변화, 피부발진, 열, 구토, 두통 등이 있다. 촉진제의 남용은 정신분열적 증상과 망상, 간질, 환상 그리고 급사를 유발할 수 있다.

학업에 도움을 받기 위해 리탈린을 받아 먹으며 자란 많은 초등학생들이 대학에 진학했을 때에도 그들의 처방전들을 가지고 간다. 대학 캠퍼스에서 이 학생들은 처방된 약물을 제공하는 학교 간호사 앞에 더 이상 긴 줄을 서지 않아도 된다. 대신에 그들은 스스로 이 흥분제를 먹게 된다. 처방된 용도로 약을 먹지만 다른 학생들은 단지 밤새 공부하기 위해 먹거나 다른 학생들에게 주기까지 한다.

리탈린이 처방된 약물로서 위치 및 가용성 때문에—스피드와 다른 암페타민과 같은 거리의 약물이 아니기에—학생들은 리탈린을 다른 촉진제들과 달리 덜 위험한 약물로 생각할 수도 있다. 이 학생들은 종종 이 약물 남용의 위험에 무지한 경우도 있다. 최근 연구는 약 15%의 대학생들이 즐기기 위해 이 약을 먹고 있다고 한다.

만약 당신이 리탈린 처방을 받지 않았지만 단지 시험에 집중하기 위해 사용한다면 리탈린이 당신의 학습을 돕는다는 어떤 증거도 없다. 당신의 두뇌는 아마도 도파민 수준이 낮지 않기 때문일 것이다. 리탈린 오용자들은 그들이 경험하는 황홀경과 책상에 앉아 학교공부에 집중할 수 있다는 사실에 리탈린이 실제 학습에 도움을 주고 있다고 믿을 수도 있다. 어느 약물을 가지고도 매우 위험한 부작용에 대해 약물사용 전에 숙지해야 하겠다. 표 14.1은 여러 가지 마약류 약물과 그들의 몸에 대한 효과를 서술하고 있다.

도파민 재흡수 가설은 ADD를 설명하기 위한 단 하나의 가설도 아니며 ADD 증상 모두를 설명하지 못한다. ADD의 증상을 완화시키는 모든 약물이 도파민 수준에 영향을 주는 것은 아니다. 많은 경우 약물들은 환경적인 요인들과 결합하여 ADD의 증상을 완화시키는 것으로 보인다. 많은 ADD 연구자들은 실제 ADD 환자들의 뇌가 정상인의 뇌와 구조적으로 다르다고 믿고 있다. 다음 절에서 이들 놀라운 뇌 구조에 대해 보다 자세히 알아보도록 하겠다.

표 14.1 | 기분전환 약물과 신경계

약물	작용기전	약물기대 효과	부작용
알코올 발효의 부산물. 효모 세포들이 보리를 발효시킬 때 맥주가 생산된다. 효모 세포들이 포도의 당류들을 발효시킬 때 와인이 만들어진다.	• 세포막을 잘 통과하며 특이적 수용체가 없는 진정제. • 알코올은 망상체에서 신경전달을 억제하여 뇌의 많은 뉴런들의 활성을 방해한다.	• 감소된 불안, 안정감, 사회적 압력에 대한 걱정 감소.	• 손상된 판단력, 어눌한 말투, 흔들리는 걸음걸이, 느린 반응시간, 조절되지 못한 감정. • 지속적 알코올 남용은 지적 능력을 잃게 하며 간 손상을 가져온다. • 재생이 불가능한 신경세포들을 죽인다. 특히 판단, 생각, 논리에 중요한 전두엽이 먼저 손상을 입는다.
암페타민 암페타민은 비만, 천식 기면증을 치료하기 위해 합법적으로 사용된다. 메스암페타민은 불법적인 암페타민이다. 아이스라 불리는 메스암페타민의 결정형태의 연기는 코카인과 비슷한 효과를 지닌다.	• 망상체의 활성을 증가시키는 촉진제. • 스트레스를 받을 때 나오는 노르에피네프린의 활성을 모방한다. • 노르에피네프린을 재흡수하거나 분해하는 기전을 차단하여 시냅스후 세포의 연장된 자극을 초래한다.	• 소량 투여로 사용자로 하여금 보다 에너지를 느끼고 깨어 있게 하며 자신감을 갖게 한다.	• 약효가 빨리 사라져 저장된 신경전달물질이 고갈되어 급작스러운 공황상태를 유도하며 우울감과 피로감을 초래한다.
카페인 커피, 티, 코코아와 같은 식물에서 발견되는 자연적으로 만들지는 화학물질.	• 모든 세포에 작용하는 일반적 촉진제, 중추신경계만이 아닌 전체 세포에 작용. • 세포로의 통로 확보, 대사작용을 증대시켜 포도당 합성을 증가시킨다. 증가된 포도당은 세포의 활성을 증가시킨다.	• 정신적 각성, 증가된 에너지.	• 불면, 불안, 화냄, 증가된 심박동.
코카인 남아메리카의 코카 식물의 잎에서 추출되며 연기로 마실 수도 있고, 주사로도 주입이 가능하다. 더 강력한 형태인 크랙은 연기로 흡입된다.	• 재흡수를 차단하여 도파민과 노르에피네프린의 수준을 증가시키는 촉진제.	• 높은 행복감과 자신감, 그리고 증대된 육체적 활성.	• 증가된 심박동과 혈압 핏줄을 좁히며, 동공을 확대시키고 체온을 증가시키며 입맛을 떨어뜨린다. • 약효가 떨어지게 되면 깊은 우울감, 불안, 피로가 온다. • 이 약의 남용은 코카인 없이는 긍정적 생각을 할 수 없게 한다.

표 14.1 | 기분전환 약물과 신경계 (계속)

약물	작용기전	약물기대 효과	부작용
엑스터시 또는 MDMA 흰색 결정으로 캡슐 혹은 알약형태로 먹는다.	• 촉진제 및 환각제로 세로토닌 재흡수를 차단한다. 또한 다른 신경전달물질들의 농도를 높인다.	• 황홀경, 촉진된 감정 및 뇌활동, 증가된 에너지, 감각 및 성적 반응의 증가	• 혼란, 불안, 우울, 불면 등이 수주간 지속 • 세로토닌을 사용하는 뉴런에 영구적 손상을 입히며 또한 영구적 기억 손상을 가져올 수 있다. • 신체적 운동과 함께 엑스터시를 복용할 경우 심각한 탈수와 체온 조절 실패 등 초래
엘에스디(Lysergic acid diethylamide)와 무쉬룸 호밀에서 자라는 곰팡이의 한 종류인 *Claviceps purpurea*에서 만들어지는 엘에스디는 특정 버섯 등에서 발견되는 실로시빈과 연관되어 있다.	• 뇌의 세로토닌 수용체에 결합하는 환각제로 신경전달물질의 반응성을 증가시킨다.	• 감각 지각의 증가, 생각과 감정의 이상한 변화, 환각	• 환각제로 복용자에게 위험한 행동 초래 • 남용자에게 뇌 손상, 기억상실, 주의부족, 신경증 등을 초래한다.
마리화나 인디안 식물인 *Cannabis sativa*의 잎, 꽃, 줄기로부터 추출. 또한 마리화나를 델타-9-THC라 불리는 약물을 포함하고 있다.	• 마리화나의 수용체는 감정, 즐거움, 기억, 고통, 입맛 등에 영향을 주는 뇌부위에 존재하며, 도파민 방출을 증가시키는 것으로 알려져 있다.	• 시간에 대한 감각의 변화. 다른 사람들에 친근감의 증가, 고농도 마리화나는 환각 현상 일으킨다.	• 마리화나는 반응시간을 느리게 하고, 균형을 깨뜨리고 시간, 속도, 거리 측정능력을 억제한다. • 단기 기억을 낮추고 배우는 능력 또한 느리게 한다. 또한 배운 것이 오래 유지되는 것 또한 망가뜨린다. • 마리화나 남용은 그 수용체가 존재하는 시상하부(성호르몬 분비를 조절하는 뇌 부위)를 지속적으로 작용하여 남성호르몬 분비를 줄이거나 월경을 방해한다.
니코틴 담배식물에서 발견되는 니코틴은 담배연기에서 발견되는 1,000가지 화학물질 중에 하나이며, 그들 중 가장 뇌에 영향을 미칠 수 있는 물질이다.	• 대뇌피질에 존재하는 뉴런수용체를 자극하여 아세틸콜린, 에피네프린, 노르에피네프린 등을 만들게 한다.	• 각성과 지각증대, 입맛을 감소시키며 긴장완화 효과도 있다.	• 발암물질이며 심박동과 혈압을 높인다.

표 14.1 | 기분전환 약물과 신경계 (계속)

약물	작용기전	약물기대 효과	부작용
아편 아편은 opium poppy로부터 유래한다. 헤로인, 모르핀, 코데인 등이 아편에 속한다. 모르핀과 코데인은 합법적 진통제이다.	• 즐거운 감정을 조절하는 신경세포에 있는 아편 수용체에 결합한다. • 아편 수용체는 운동에 반응하여 뇌에서 스스로 만들어내는 아편인 엔도르핀의 수용체이기도 하다.	• 매우 빠르고 강한 즐거운 느낌 행복감과 졸리움과 안정감이 동반된다.	• 중독, 부자연스러운 운동조절, 우울. • 높은 농도의 아편은 코마 및 죽음에 이르게 함. • 정상적인 즐거움을 유도하는 뇌의 능력을 변화시킨다.

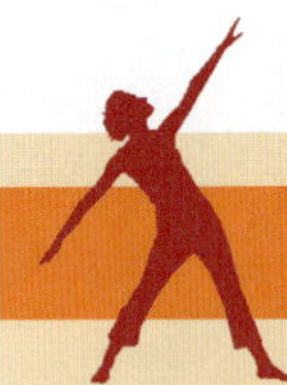

쉬어가기 14.1

감소된 도파민 수준 가설은 ADD를 초래하는 것을 설명하는 많은 가설들 중에 하나일 뿐이다. 만약 ADD 환자가 정상인에 비해 실제로 도파민 수준이 낮다고 가정하자. 만약 이 문제를 치료하려는 약물을 만들려고 한다면, 어느 신경기전(리탈린과 같이 도파민 재흡수를 억제하는 기전은 제외)을 당신이 초점을 맞추어야 도파민의 효과를 증대시킬 수 있을까?

14.2 중추신경계

눈, 귀, 피부 등의 감각기관에 있는 뉴런 들은 당신 주위의 세상으로부터의 정보를 당신의 중추신경계로 전달한다. 중추신경계에서 정보들은 처리되어 적당한 반응이 다른 뉴런들에 의해 중추신경계로부터 몸으로 전달된다. 감각정보에 대한 해석 및 처리에 더하여 중추신경계는 지능, 학습, 기억, 감정 등의 기능을 수행한다.

중추신경계의 뉴런들은 매우 특이하게 분화되어 더 이상 분열하지 못한다. 그리하여 뉴런에 가해진 손상은 세포분열에 의해 재건될 수 없고, 종종 영구적인 문제를 야기한다. 예를 들어 척수 뉴런에 대한 손상은 치료 불가능한 영구적 마비를 초래하는데 이는 척수가 뇌의 명령을 근육으로 전달하는 통로 역할을 하기 때문이다. 이와 비슷하게 만약 뇌 속의 상당 부분의 뉴런이 상해를 입는 경우 영구적인 뇌 손상을 초래한다.

뇌와 척수는 중추신경계의 두 요소이다. 이들 구조물은 뼈로 둘러싸여 보호를 받는다. 또한 **뇌막(meninges)**이라고 불리는 3겹의 결합조직이 이들 구조물을 둘러싸고 있다. 이에 더하여 **뇌척수액(cerebrospinal fluid)**이 이들 중추신경계의 빈 공간들을 채우며 순환하고 뇌와 척수에 대해 완충 및 보호작용을 한다.

척수

척수(spinal cord)는 뇌와 말초신경계를 잇는 고속도로와 같은 역할을 한다. 척수는 뇌의 밑부분으로부터 첫 번째와 두 번째 요추 사이 제일 낮은 부위의 늑골까지 뻗어 있다. 척수는 척추뼈들 안쪽의 구멍에 의해 형성되는 척주 안에 위치한다(그림 14.9a). 척수는 반사작용을 조절하는 신경다발 및 뇌로 가거나 뇌로부터 내려오는 신호를 전달하는 신경섬유들로 구성되어 있다. 신경섬유들은 뉴런의 축삭들이다. 척수는 대부분 연합뉴런으로 구성되어 있다.

척수의 단면(그림 14.9b)은 나비모양의 회백질과 회백질을 둘러싸고 있는 백질로 구성되어 있다. 백질은 신호를 전달하는 축삭으로 구성되어 있고 회백질은 뉴런의 세포체와 수상돌기 그리고 통합을 위한 시냅스로 이루어져 있다. 바깥쪽 백질은 등쪽 및 배쪽 칼럼들로 나뉜다. 척수의 중앙에는 작은 중심관이 있고 이 관은 뇌척수액으로 채워져 있다.

백질에 있는 신경로들은 척수 다른 부위 간에 또는 척수와 뇌 간의 정보를 운반한다. 감각정보는 원래대로 신경로을 타고 올라가고, 운동반응들은 아래로의 신경로들을 타고 내려오는 신경신호들에 의해 유도된다. 반응들은 운동신경들을 발포하게 할 수 있거나 샘들을 자극하여 그들의 생산물들을 방출하게 할 수 있다.

피부에 있는 감각 수용기들은 **척수신경(spinal nerve)**을 통해 척수에 정보를 보낸다. 이들 신경섬유의 세포체는 **배근신경절**에 위치한다. 척수의 후근은 회백질로 들어가는 감각신경다발들로 이루어져 있고, 복근에는 회백질을 빠져나가는 운동신경다발들이 있다. 이들 뿌리는 서로 묶여 척주를 빠져나가는 척수신경을 이룬다. 이들 신경이 말초신경에 포함된다.

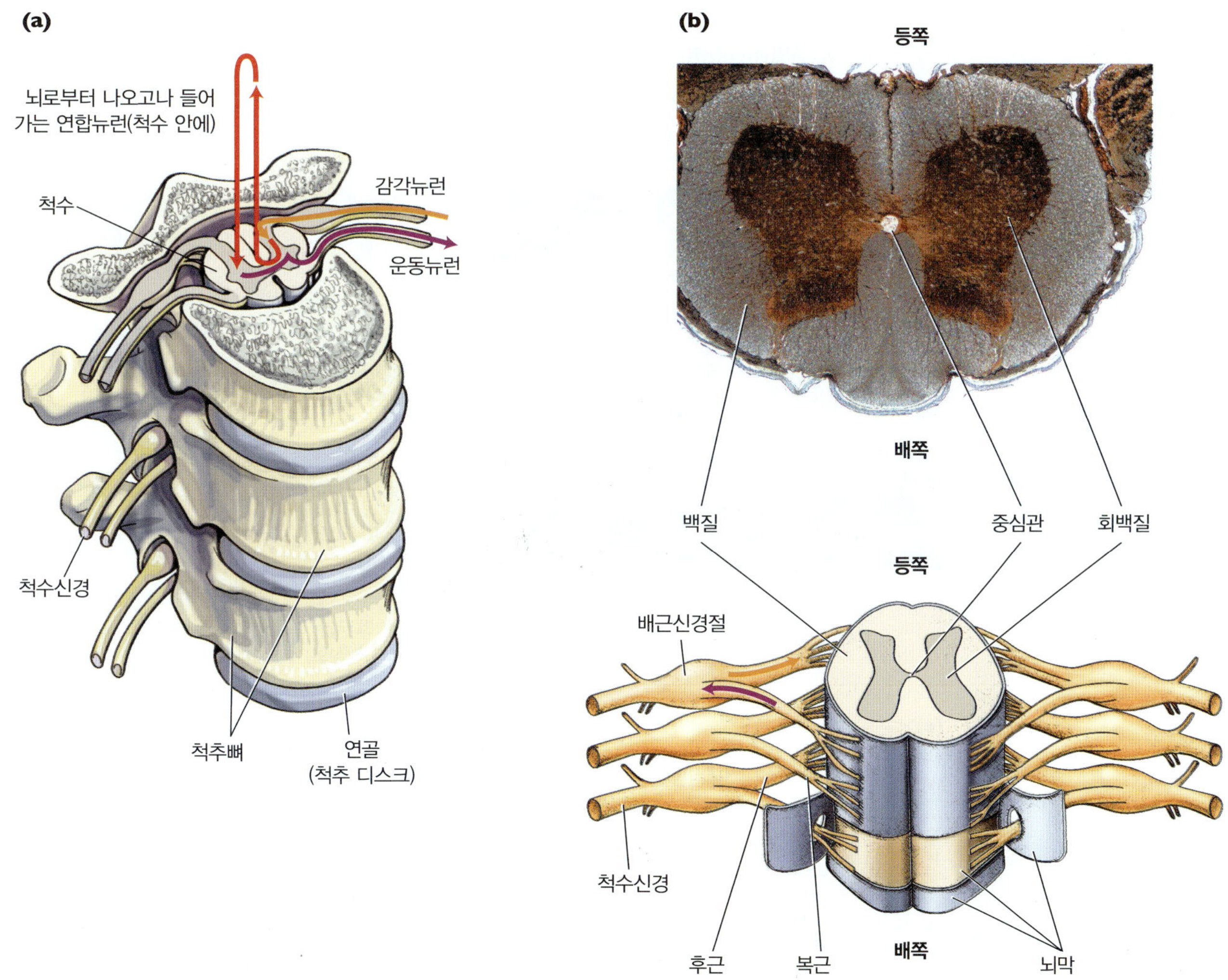

그림 14.9 척수와 신경. (a) 척수신경 척추뼈 사이로 빠져나와 몸의 모든 곳으로 이어진다. (b) 척수의 단면이 나비모양의 회백질을 둘러싼 백질을 보여주고 있다. 척수신경은 중추신경계로 들어오는 감각섬유와 빠져나가는 운동섬유로 구성된다.

뇌

뇌는 결정들이 이루어지며 몸의 각 부분 활성들이 조화롭게 조절되게 하는 몸의 부위이다. 뇌는 신경들과 척수로부터 활동전위의 형태로 정보를 받아 이들 신호를 연합하고 종국적으로 반응을 이끌어낸다. 특정 뇌 부분들은 다른 종류의 정보를 처리하거나 특정 운동 관련 정보처리를 담당한다. 예를 들면 뇌의 어느 한 부분은 시각자극에 반응하거나 다른 부분은 몸의 균형 잡는 데 기여한다.

1,000억~2,000억 개의 뉴런들을 가지고 있음에 더하여 뇌에는 신경교세포들이 존재한다. 실제 뇌에는 신경교세포가 뉴런보다 10배 정도 더 많이 존재한다. 뇌에는 서로 연결되어 있고 뇌척수액으로 차 있는 4개의 **뇌실(ventricle)** 혹은 주머니들이 존재한다. 이들 뇌실을 둘러싸고 있는 신경교세포는 뇌척수액을 만들기도 한다. 구조적으로 뇌는 대뇌, 시상, 시상하부, 소뇌, 뇌간 등의 많은 중요한 구조물로 나뉘게 된다.

대뇌 큰 **대뇌(cerebrum)**는 두개골 전체 윗부분을 채우고 있다. 뇌의 이 부분은 언어, 기억, 감각, 결정 등의 고등 기능을 수행한다. 감각정보를 받는 뇌의 마지막 부분이며 운동지령을 내리기 전에 정보의 통합처리를 담당한다. 대뇌는 두 개의 반구로 이루어져 있다(그림 14.10a). 각각의 반구는 4개의 엽으로 나뉘어 있다(그림 14.10b):

1. **측두엽(temporal lobe)**은 청각정보 및 약간의 시각정보 그리고 기억과 감정관련 정보를 처리한다.
2. **후두엽(occipital lobe)**은 시각정보를 처리한다.
3. **두정엽(parietal lobe)**은 촉각과 자아인식에 관련된 정보를 처리한다.

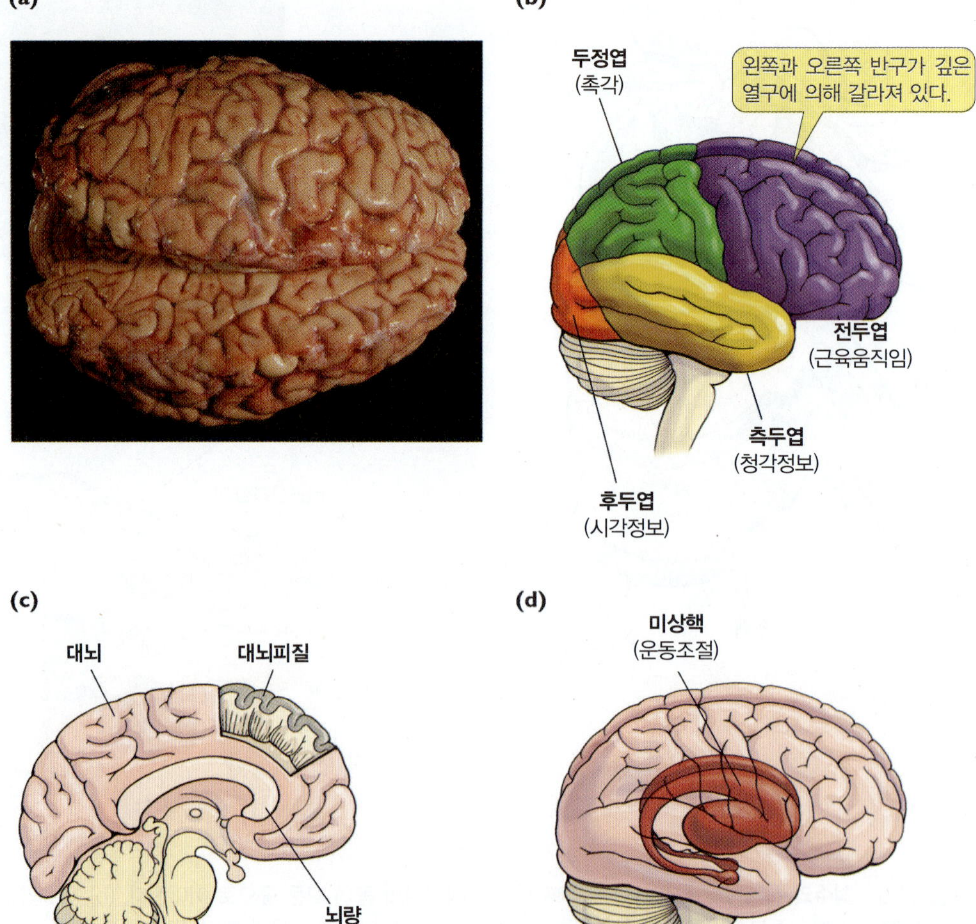

그림 14.10 대뇌의 구조. (a) 매우 굴곡진 구조를 가진 대뇌피질은 좌우 반구로 나뉜다. 대뇌는 언어, 기억, 감각, 결정 등을 조절한다. (b) 각각의 반구는 4개의 엽으로 나뉜다. (c) 반구는 뇌량으로 연결된다. (d) 미상핵은 각각의 대뇌 반구 안쪽에 위치한다.

4. **전두엽(frontal lobe)**은 자발적 근육 움직임과 미래의 행동에 대한 계획과 전략 등을 담당한다.

대뇌의 매우 주름진 바깥 표면을 **대뇌피질(cerebral cortex)**이라 부른다. 인간에서 대뇌피질의 주름을 폈을 때 16인치 피자의 크기와 맞먹는다. 피질의 주름은 표면적을 증가시키고 큰 표면적을 가진 피질을 두개골 안에 맞게 크기를 줄이는 효과를 가진다. 피질은 언어 이해 및 구사, 시각 정보처리, 다른 감각정보를 다루는 부분들로 나눌 수 있다. 또한 미래 계획을 짜고 실행하는 기능도 갖는다.

대뇌와 그 피질은 두 부분으로 나뉜다—좌측과 우측 대뇌 반구—이들 반구를 가르는 깊은 협곡 같은 구조를 **열구(fissure)**라 부른다. 이들 열구의 밑 부분에는 신경섬유가 모인 두툼한 다발이 있으며 이를 **뇌량(corpus callosum)**이라 부르고 좌우 반구의 정보전달의 역할을 맞는다(그림 14.10c). **미상핵(caudate nuclei)**은 대뇌 반구 안쪽 깊이 위치한 쌍을 이룬 구조물이다(그림 14.10d). 이 구조물은 움직임을 조화롭게 만드는 기능을 담당한다.

두정엽의 일부분인 **제1차 체성감각** 부위는 피부에 존재하는 감각정보를 받고 처리한다. 전두엽의 일부분인 **제1차 운동** 부위는 운동활성을 시작시키는 기능을 맡는다. 이들 부위의 특정 부분은 몸의 각 부위를 담당하게 되어 뇌에 몸의 지도가 그려지게 되는 것을 상상할 수 있다(그림 14.11). 촉각에 민감한 몸 부위를 더 넓은 체성감각피질이 담당하며, 이와 비슷하게 더 복잡한 움직임을 담당하는 몸 부위를 더 넓은 운동피질이 담당한다.

시상과 시상하부 뇌의 깊은 곳이며 두 반구 사이에 위치하는 **시상(thalamus)**과 **시상하부(hypothalamus)**가 있다(그림 14.12). 시상은 척수와 대뇌 사이에 정보를 전달하는 역할을 맡는다. 시상은 고통, 압력, 온도 등과 같은 감각정보를 처음 받는 뇌의 부위이다. 시상은 이들 감각정보 중 일부를 증폭하거나 다른 일부는 감소시켜 대뇌로 전달한다. 대뇌는 이들 정보를 종합, 분석, 처리하여 척수와 근육에 연결된 뉴런 등을 통해 적절한 대응을 하게 된다. 시상 밑 부분에 위치하며 그 크기가 강낭콩만한 시상하부는 성적흥분, 기쁨, 고통, 배고픔, 갈증, 혈압, 체온 등의 조절 센터로 알려지고 있다. 시상하부는 또한 정자와 난자의 생산을 조절하고 월경주기 및 다른 생리적 기작을 조절

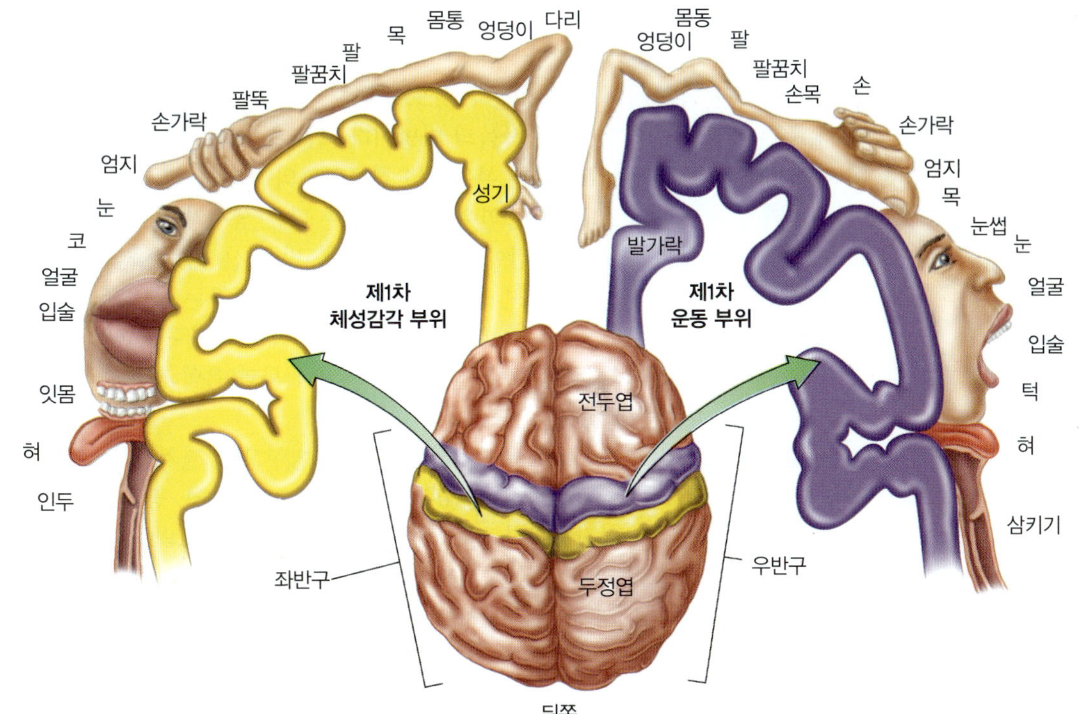

그림 14.11 대뇌피질. 대뇌피질의 제1차 체성감각 및 운동 부위들. 몸 부위 중 더 민감한 체성감각을 가진 곳이나 더 정확하고 미묘한 움직임을 담당하는 피질 부위가 그렇지 않은 부위보다 더 넓은 부위를 차지하고 있다.

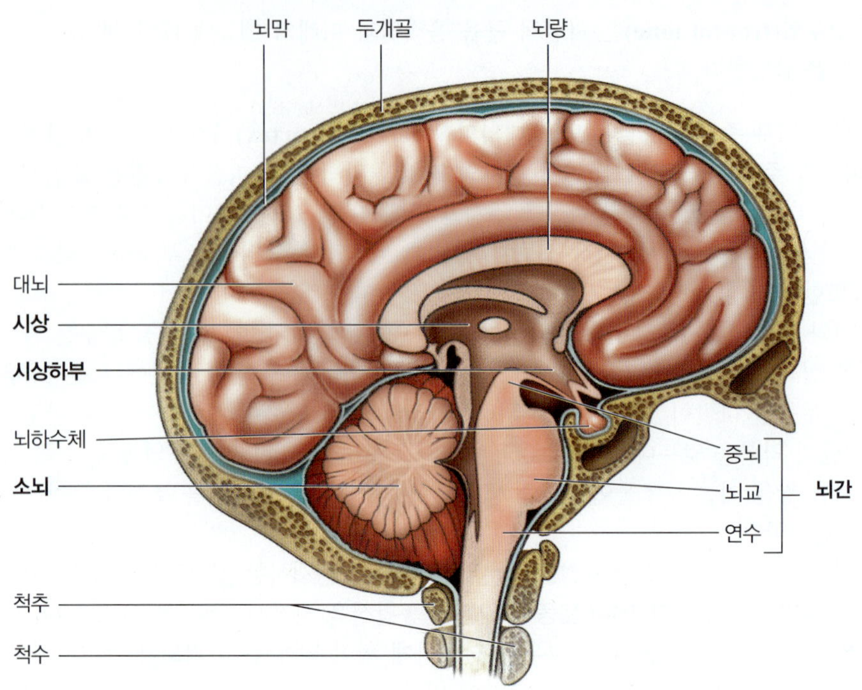

그림 14.12 **뇌의 해부학.** 이 그림은 두뇌 우측편의 몇몇 중요 부위의 위치를 보여주고 있다.

하는 호르몬을 분비하는 대표적인 뇌 부위이다.

소뇌 **소뇌(cerebellum)**는 균형, 근육 운동 및 조절을 제어한다. 이 뇌 영역은 근육이 부드럽게 수축과 이완을 하도록 하며 소뇌가 손상된 경우 움직임이 딱딱해지며 더 심한 경우 강직현상이 보일 수 있다. 소뇌는 대뇌의 작은 버전처럼 보이는데 그리고 사실, 소뇌는 라틴어의 "작은 뇌"를 의미한다. 이것은 대뇌 반구들(그림 14.12) 아래에 자리 잡고 있다. 대뇌와 마찬가지로 뉴런들의 두터운 띠에 의해 서로 연결된 두 개의 반구가 있다. 추가 뉴런들은 소뇌를 뇌의 나머지 부분과 연결한다.

뇌간 **뇌간(brain stem)**은 시상과 시상하부 아래에 자리 잡고 있다(그림 14.12). 그것은 반사작용 및 심장박동, 호흡, 삼키기, 그리고 기침 등의 일부 자발적인 기능을 조절한다. 뇌간은 **중뇌(midbrain)**, **뇌교(pons)**, **연수(medulla oblongata)**로 구성되어 있다. 뇌간의 제일 높은 위치에는 눈과 귀가 소리와 빛에 반응하는 감도를 조절하는 중뇌가 있다. 중뇌 아래쪽에 뇌교가 위치하고 있다. 뇌교는 메시지가 뇌와 척수 사이를 여행할 수 있도록 하는 다리 역할을 한다. 뇌교는 소뇌와 중추신경계로 뻗어가는 축삭들의 다발이다. 연수는 척수에서 연속된 구조물이다. 연수는 척수와 뇌의 다른 부위와의 정보교환의 역할을 한다. 뇌교와 연수는 함께 함께 호흡을 조절한다. 연수는 또한 다른 많은 생체기능을 조절한다.

뇌의 기능들은 좌우 반구 간에 나뉘어져 있다. 많은 신경섬유들이 서로 반대편으로 달리기 때문에 뇌의 좌반구는 몸의 우측편을 우반구는 몸의 좌측편을 조절한다. 이야기하거나 읽거나 수학 문제를 푸는 능력은 좌반구에 있다. 공간지각 (모양과 형태를 이해하는 능력)을 관장하는 부위들과 음악과 예술적 창의력의 중심부는 우반구에 있다.

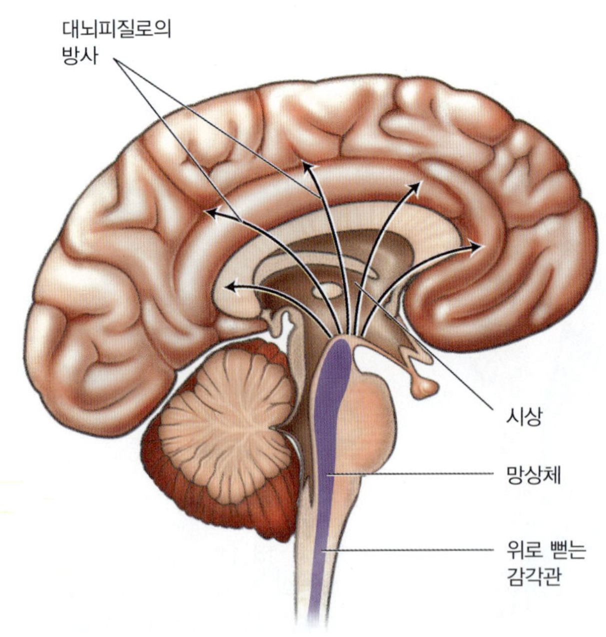

그림 14.13 **망상체.** 망상체는 연수 안에 위치한다. 망상체는 감각 및 운동정보를 받아 중추신경계로 전달한다. 망상체는 대뇌의 활성을 증대시키고 각성도를 조절한다.

망상체(reticular formation)는 뇌간의 길이 방향으로 펼쳐진 뉴런들의 복잡한 네트워크로서 그 축삭들이 대뇌로 뻗쳐 있다(그림 14.13). 망상체는 감각정보 입력의 여과기로서 작용한다. 망상체는 끊임없는 감각정보의 입력을 분석하여 반응이 필요 없는 감각자극은 여과한다. 이 여과는 반복적이고 친숙한 자극들 즉 당신의 집 밖에서 나는 자동차 소리 당신이 잠을 청할 때 당신의 룸메이트의 숨소리 등과 같은 자극들에 뇌가 반응하지 않도록 한다.

또한 망상체는 대뇌피질이 깨어 있게 하는 기능도 함께 수행한다. 의식적 활동은 대뇌피질이 수행하지만 망상체가 대뇌피질의 스위치를 켜야 가능하다는 이야기이다.

수면 중 뇌활성 망상 활성화 시스템(RAS)은 망상체에 존재하는 뉴런들의 모임이다. 망상 활성화 시스템의 일단의 뉴런들은 대뇌로 연속적인 활동전위를 보내어 대뇌가 깨어 있게 한다. 또한 망상 활성화 시스템은 뇌를 깨우는 뉴런들을 억제하여 잠을 유도하는 신경전달물질인 세로토닌을 방출한다. 일반적인 마취제는 망상 활성화 시스템 활성의 억제를 통해 그 효과를 발휘한다.

ADD와 뇌의 구조와 기능

일부 연구자들은 ADD 발병의 한 가지 요인으로 어린이들의 경우에 수면부족이라 믿고 있다. 현대사회에서 특별히 신속히 성공해야만 하는 압력이 어린이와 성인들에게 더욱 커져만 간다는 사실과 ADD로 판정되는 사람들이 숫자가 늘어난다는 것의 연관성이 위 가설을 지지한다고 볼 수 있다.

인구조사에 의하면 미국에서 학교에 다니는 아이들을 돌보아야 하는 대부분의 부모들이 전일제로 일을 한다. 오늘날의 아이들은 방과 후에도 여러 가지 활동들, 즉 운동, 춤, 음악, 극장, 예술지도 등으로 시간을 보내기에 수면을 위한 시간을 줄일 수밖에 없다. 리탈린을 반대하는 연구자들은 일부 아이들은 깨어 집중하는 데에 어려움을 겪는다는 사실이 놀랍지 않다고 지적한다.

뇌의 구조적 다름 또한 ADD의 증상을 설명할 수도 있다. 엑스선 사진으로 부러진 뼈를 보는 것처럼 뇌 스캔을 사용하는 기술은 우리로 하여금 뇌를 볼 수 있게 한다. 일부 신경과학자들은 ADD를 가진 환자들의 두뇌가 정상인의 것과 비교할 때 미미한 차이가 있음을 지적한다.

일례로 ADD 환자는 뇌량이 정상인에 비해 아주 약간 작다는 보고를 한 바 있다. 비슷한 연구에서 미상핵(조화로운 움직임을 관장하는)의 크기 변화가 발견되었다. ADD 환자 뇌의 우반구에 미상핵이 정상인의 것에 비해 약간 작은 것을 보고하였다. 다른 연구들은 ADD 환자의 대뇌 및 소뇌가 정상인의 것에 비해 작은 경향을 보고한다.

추가 연구들은 ADD 환자들의 두뇌가 정상인의 것에 비해 기능적으로 이상이 있다는 것을 알리고 있다. 몇몇 연구자들은 ADD 환자들에게 망상체에서 감각정보를 얼마나 효율적으로 여과하는가에 대한 차이가 있다는 증거를 제시한 바 있다. 즉 ADD 환자의 경우 대뇌에 너무 많은 정보가 한꺼번에 제시되는 경우를 예상할 수 있다. 한 연구팀은 ADD 환자의 경우 우측 미상핵으로 유입되는 혈류량의 감소를 관찰하였다.

또 다른 연구는 ADD 환자의 대뇌피질이 포도당을 덜 사용한다는 증거를 보였다. 포도당 사용량은 신경활성의 지표이다—즉 더 많은 포도당을 사용할수록 해당 뇌 부위가 더 높은 활성을 갖는다는 것이다. 이 결과는 ADD 환자들의 경우 자신의 행동의 결과를 예측하는 피질의 기능이 저하되어 있다는 것을 가리킬 수도 있다.

ADD 환자와 정상인의 두뇌구조 차이는 개인적인 특별한 경험들 때문일 수도 있다. ADD 환자 뇌의 구조는 태어날 때부터 가지고 있는 생물학적인 차이일 수 있다. 또는 뇌 차이들은 위의 두 가지 요소의 조합일 수도 있는데 이는 운동에 반응하여 사람에 따라 다른 근육들이 발달되는 사실과 유사하다 하겠다.

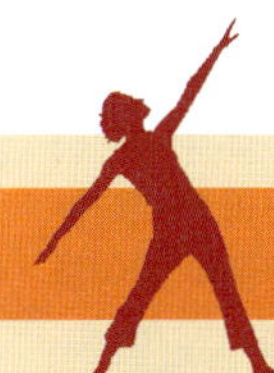

쉬어가기 14.2

ADD 환자들의 경우 뇌의 차이를 보는 연구에 참여할 때 이전에 리탈린과 같은 치료제를 복용했는지가 중요할까? 왜 그럴까? 또는 아닐까?

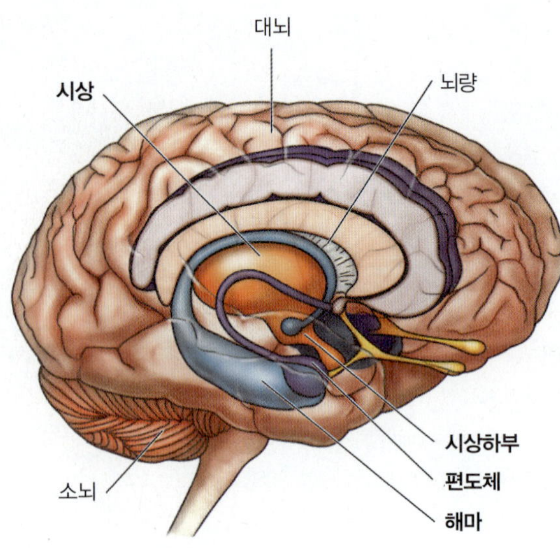

그림 14.14 변연계. 변연계의 신경구조물들은 대뇌 하위구조 근처에 위치한다.

14.3 변연계와 기억

감정적 행동의 조절, 동기부여 및 몇몇 기억들의 형성이 **변연계(limbic system)**에서 이루어진다.

변연계 구조들

구조적으로 변연계는 대뇌 하부구조 근처에 위치해 있다(그림 14.14). 예를 들어 시상하부는 스스로의 욕구를 충족시키는 행동, 즉 배고픔, 갈증, 성적욕구 등을 조절한다. 변연계의 나머지 구조물 들 중 해마와 편도체는 매우 중요한 역할을 갖고 있다. 측두엽 안쪽에 있는 **해마(hippocampus)**는 전전두 부위가 과거경험 들을 지속적으로 인지하도록 하는 것에 의해 기억에 중요한 역할을 한다. **편도체(amygdala)**는 아몬드 모양의 구조로 측두엽 안쪽 깊이 위치하며 기억과 감정반응을 처리한다. 편도체는 경험들이 감정적 색채를 갖도록 한다.

기억

기억(memory)은 나중에 인출이 가능한 정보를 저장하는 것을 뜻한다. 단기기억 혹은 작업기억은 지난 수 시간 동안 저장되었던 정보를 인출할 수 있는 능력을 의미한다. 이렇게 단기기억으로부터 정보를 저장하거나 인출할 수 있는 능력은 변연계에 존재한다. 새로운 감각정보(당신이 방문하고 싶은 웹 주소를 듣는 것과 같은)는 변연계에 매우 빈번한 활동전위를 만들어낸다. 당신이 바로 들은 주소를 다시 쉽게 인출할 수 있는 것은 이들 주소를 처음 들었을 때 발포한 뉴런들이 단기간 안에 다시금 발포할 수 있도록 준비되었기 때문이다.

그러나 만약 당신이 웹 주소를 듣고 즉시 웹사이트를 방문할 기회를 갖지 못한다면, 다시 발포하도록 준비된 뉴런들의 효과가 오래가지 못하기에 당신은 그 주소를 잊게 될 가능성이 높다. 결과적으로 이들 정보는 장기기억으로 이전되지 못하게 되는 것이다. 만약 이 주소가 당신에게 매우 중요하다면 또한 당신이 열심히 노력하여 이 주소를 다시 인출할 수 있도록 처음 들은 후에 다시 반복 암기한다면 또한 처음 들은 후 바로 웹사이트를 방문할 수 있는 네트워크에 연결된 컴퓨터를 찾는다면 당신은 높은 가능성을 가지고 이 주소를 장기기억으로 저장할 수 있다. 만약 당신이 다음 몇 주 동안에 걸쳐 반복적으로 이 웹사이트를 방문할 수 있는 주소를 사용한다면 이 정보가 장기기억의 센터인 대뇌피질에 저장되도록 이전될 것이다. 이 과정 속에서 뉴런들은 뉴런들 간을 연결하기 위해 추가적인 시냅스를 만들어내게 되어 미래에 보다 신속한 기억인출을 위한 통로가 구축되게 된다.

쉬어가기 14.3

감정반응을 조절하는 변연계의 역할 때문에 많은 연구자들이 ADD 환자와 정상인의 변연계 차이를 조사하였다. 2006년도 *Archives of Psychiaty* 저널에 수록된 연구에서는 ADD에 걸린 어린아이의 해마가 더 크다는 보고가 있다. 또한 편도체와 전전두 피질 간의 연결이 정상인과 다르다는 보고도 하였다. 그렇다면 어떤 요인이 ADD 환자에서 편도체와 전전두 피질 간의 연결의 차이를 초래했는지 설명해보라.

14.4 말초신경계

말초신경계(peripheral nervous system)는 중추신경계와 몸의 나머지 부위 간에 감각 및 운동 신호들의 전달센터의 역할을 한다. 말초신경계는 신경과 신경절로 나뉜다. 신경은 말초신경계에 존재하는 축삭들의 다발이다. 신경에서 발견되는 축삭들을 신경섬유(nerve fibers)라 한다(그림 14.15). **신경절(ganglia)**은 돌출부 형태를 이룬 말초신경 세포체들의 모임이다.

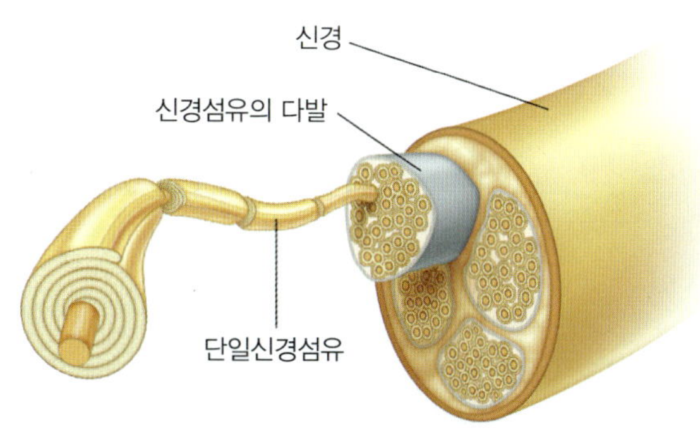

그림 14.15 **신경.** 신경은 결합조직들로 둘러싸인 축삭의 다발이다. 신경에서 발견되는 축삭을 신경섬유라 부른다.

말초신경계의 신경들

말초신경계에는 뇌신경과 척수신경, 두 가지 종류의 신경들이 발견된다. **뇌신경 (cranial nerve)**은 신경신호를 뇌로 보내거나 뇌로부터 받게 된다. 척수신경은 신경신호를 척수로부터 받거나 척수로 보내게 된다.

뇌신경 12쌍의 뇌신경은 뇌에 연결되어 있으면서 보통 로마숫자로 구분된다(그림 14.16). 일부 뇌신경들은 중추신경계로 정보를 전달하는 감각신경만을 포함한 경우도 있고 이에 비해 다른 것들은 중추신경계로부터 정보를 운반해 나오는 운동신경만 포함한 경우도 있다. **혼합 신경(mixed nerve)**은 운동 및 감각신경 모두를 포함하고 있다. 뇌신경은 대체적으로 머리, 목, 얼굴을 조절한다.

척수신경 31쌍의 척수신경은 척추뼈 사이의 구멍을 통해 척수로부터 가지를 치어 나오게 된다. 그림 14.9b에서 보듯이 척수신경은 두 가지 뿌리들로부터 시작되어 합쳐지게 된다. 먼저 후근은 신호를 척수로 보내는 감각섬유를 포함한다. 두 번째 뿌리인 복근은 척수로부터 신호를 받아 효과기로 전달하는 운동섬유를 포함한다. 결국 모든 척수신경은 혼합 신경이다. 각각의 척수신경은 감각 및 운동신경이 합쳐진 상태로 존재

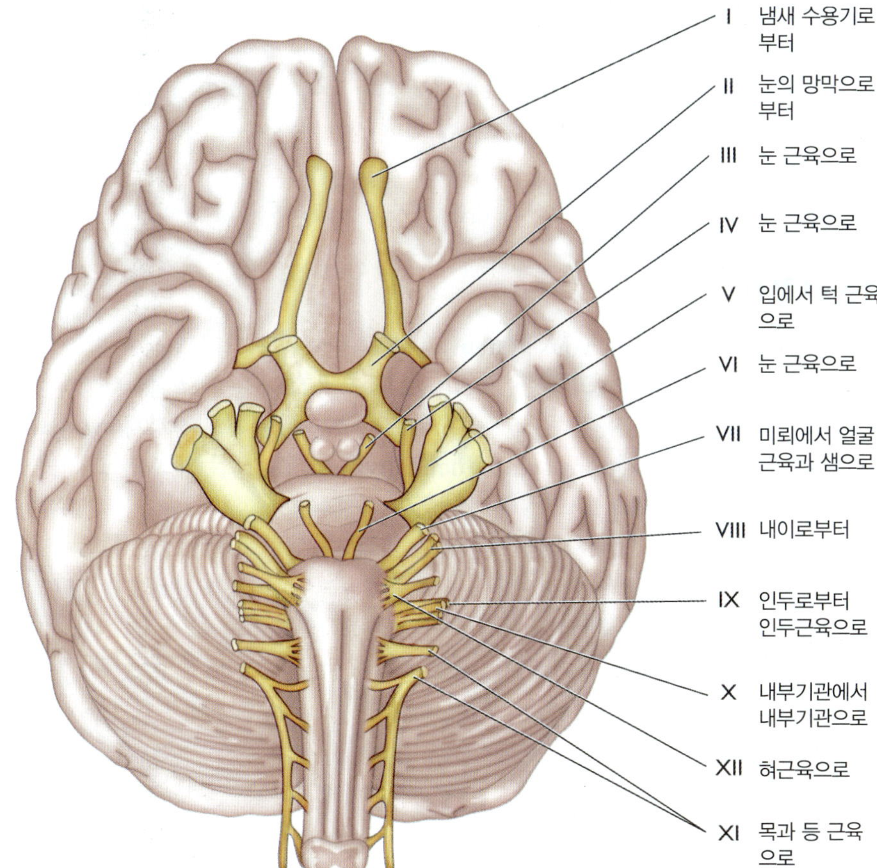

그림 14.16 **뇌 및 척수신경.** 뇌 밑쪽에서 보았을 때 12쌍의 뇌신경이 뇌에 부착된 모습을 보여주고 있다.

한다. 각각의 척수신경은 그것이 위치하는 곳의 몸의 부분을 담당하게 된다.

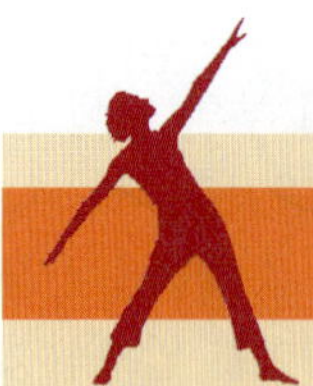

쉬어가기 14.4

마비는 여러 가지 수준에서 올 수 있는데, 즉 다리만 마비되는 경우와, 팔과 다리 모두 마비된 경우 등을 볼 수 있다. 왜 척수의 다른 부위의 손상이 다른 수준의 마비를 초래하는 것일까?

체성신경계

말초신경계는 두 범주로 나뉘는데, 체성신경계와 자율신경계이다. **체성신경계(somatic system)**는 골격근의 조절에 관련되며, 개체로 하여금 환경에 적절히 적응하도록 한다. 체성신경계의 신경은 감각수용기로부터 중추신경계로 신호를 전달하며 또한 운동 명령을 골격근에 전달한다.

체성신경계 작용 중 하나는 매우 빠르며 자극에 대한 자동반응인 **반사(reflex)**이다. 반사는 골격근의 무의식적인 움직임이다. 척수반사는 뇌를 필요로 하지 않기에 더 빠른 반응을 보이는데, 이는 시냅스를 통한 신호전달이 신경신호전달 중 가장 느린 부분이며 척수반사의 경우 거쳐야 하는 시냅스 숫자가 상대적으로 적기 때문이다. 반사는 **반사궁(reflex arc)**이라 불리는 뉴런의 회로에 의해 운용되는데, 반사궁에는 감각수용기로부터 신호를 받는 감각뉴런 그리고 이들 감각뉴런으로부터의 신호를 운동뉴런으로 전달하는 연합뉴런 그리고 골격근으로 신호를 전달하는 운동뉴런으로 구성된다.

반사는 인간으로 하여금 위험한 자극에 매우 빠르게 반응하게 한다. 예를 들어 철회반사는 매우 뜨거운 물체에 닿았을 때 재빠르게 그 물체로부터 멀어지는 반사행동의 일종이다. 당신이 매우 뜨거운 물체에 손이 닿았을 때 감각뉴런은 촉각 수용기로부터 척수로 그 정보를 전달한다. 척수에서는 연합뉴런이 운동뉴런을 통해 뜨거운 표면으로부터 당신의 손을 철수시키도록 골격근에 명령을 전달하게 된다(그림 14.17).

척수반사는 당신의 손을 뜨거운 표면으로부터 떨어지게 하고 고통에 대한 정보는 척수를 통해 뇌로 전달된다. 이러한 고통에 대한 정보는 반사에 비해 시간이 더 걸리게 되는데 그 이유는 뇌까지의 더 긴 거리와 더 많은 시냅스를 경유해야 하기 때문이다. 그리하여 고통을 느끼기 전에 당신의 손은 뜨거운 표면으로부터 떨어져 있게 된다.

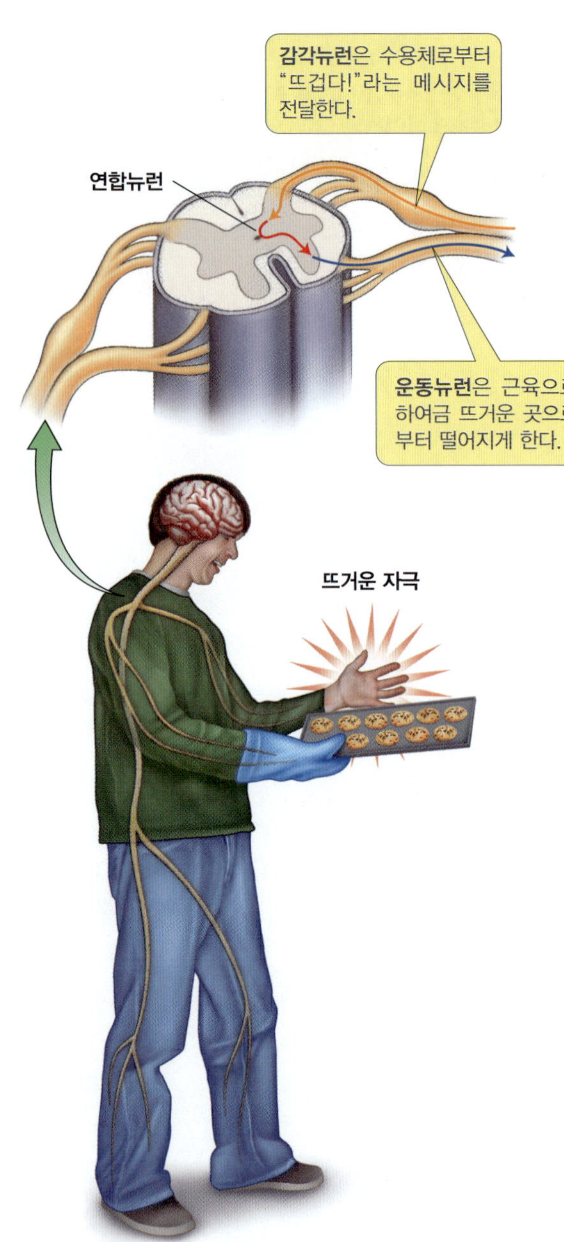

그림 14.17 **반사궁.** 반사궁은 감각수용기, 감각뉴런, 연합뉴런, 운동뉴런 그리고 효과기로 구성된다. 매우 뜨거운 제빵 판을 만졌을 때 철회반사를 일으킨다.

자율신경계

자율신경계(autonomic nervous system)는 평활근과 심근 그리고 샘에 뻗어 있는 신경계의 일부이고, 심혈관계의 활동, 소화, 대사 그리고 체온을 조절한다. 이 시스템은 주로 무의식적으로 운용된다. 전통적으로 자율신경계는 **교감신경계(sympathetic division)**와 **부교감신경계(parasympathetic division)**로 나뉘는데 이는 그 근원이 뇌 또는 척수의 어느 부위에서 나오는 지에 따른다(그림 14.18).

교감신경계는 그 신경섬유가 척수의 흉수 및 요수 부위로부터 나온다. 부교감신경계는 뇌신경을 통해 뇌간을 빠져나오거나 혹은 척수의 천수 부위에서 나온다. 이 두 시스템은 서로 반대작용을 하여 항상성을 유지한다.

부교감신경계의 신경은 휴식 시기, 즉 외부로부터 자극이 많지 않을 때 그 활성이 높아진다. 즉, 부교감신경계 활성이 높을 때 에너지는 소화와 체온조절과 같은 기본적 일상 기능들에 사용된다.

교감신경계는 위험한 순간이나 매우 흥분되는 때와 같이 의식활동이 최고조에 이

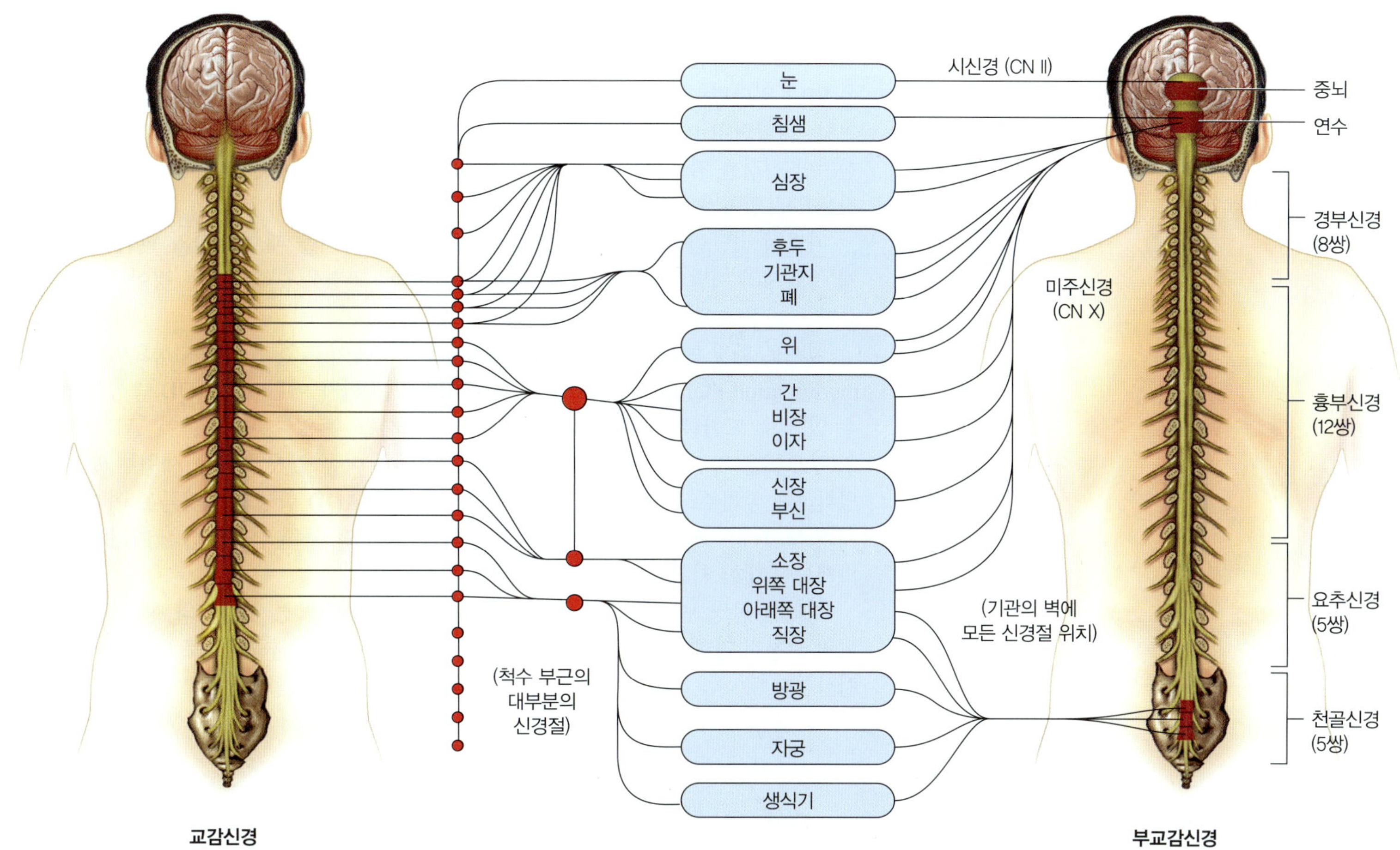

그림 14.18 **자율신경계.** 왼쪽의 그림은 척수로부터 나오는 교감신경계를 보여준다. 이들 시스템이 활성화되었을 때 심장 박동수는 늘어나며 동공이 확장되고 소화계를 통한 음식물 움직임은 느려지고 괄약근은 조여진다. 오른쪽 그림은 척수와 뇌로부터 나오는 부교감신경계를 나타낸다. 이들 신경계가 활성화 되었을 때 심장 박동은 줄어들고 동공은 수축하고 소화계의 활성은 증대되며, 괄약근은 이완된다.

를 때 활성화된다. 교감신경계는 싸우거나 도망치는 그런 긴급상황에 중요하며 신체를 준비시켜 강하게 싸우거나 빨리 도망하도록 한다. 이런 상황에서는 휴식 시기에 필요했던 일상 기능의 활성은 모두 감소되며 에너지는 다른 목적에 사용되게 된다.

14.5 ADD의 원인은 무엇인가?

우리의 신경계는 동적이고 늘 변화하는 시스템이며, 따라서 뇌의 여러 다른 부분은 환경의 영향에 반응한다. ADD를 진단받은 환자들의 뇌는 일반인들과 생물학적 차이가 있다고 알려져 있지만 모든 ADD 환자에게 공통적으로 나타나는 단일 요인은 없기 때문에, 이 장애에 대해 아직 확실히 밝혀진 생물학적 원인은 없다.

또한 환경적인 요인들이 ADD를 악화시키거나 조기에 발병하게 하는 경우도 있다. 지난 10년간 미국에서 ADD로 진단 받은 환자들의 수는 100만에서 600만 이상으로 상승했다. 이러한 단기간 내의 극적인 증가는 생물학적인 요인만으로 일어날 가능성이 낮다. 진화에 의해 현 인구 내에서 이만한 변화가 일어나기 위해서는 수천 년의 시간이 필요하다.

과학에서 종종 그러하듯이, ADD 발병 증가의 원인은 정확하게 해석하기 어려우며, 그리하여 결과를 해석하는 다양한 해석들이 있다. 의사들이 ADD를 더 잘 진단하게 된 것일 수도 있고, 아니면 단순한 활달함을 ADD으로 오진하는 경우가 증가한 것일 수도 있다. 또한 사회적인 변화가 아이들에게 부정적인 영향을 미치고 있을 수 있다.

ADD가 생물학적인 요인 또는 환경적인 요인에 의해 발생되는지의 여부는 치료 방법에 영향을 미친다. 이 질환이 오로지 신경생물학적인 것이라면, 그리고 부작용이 적은 약이 있다면, 약물에 의한 치료를 도모하는 것이 합당하다. 그러나 다른 촉진제들처럼, 리탈린(Ritalin) 사용은 불면증, 식욕 감퇴, 그리고 불안증 등의 부작용이 있다. 심지어 성장률 감소와 연관이 있을 수 있으며 성장 이후 촉진제 사용량 증가 등이 부작용으로 일어날 수 있다.

따라서 리탈린의 부작용과 오남용 가능성에 비추어볼 때, ADD의 원인 규명과 대체 치료제의 개발이 시급하다. 어떤 상황에서는, 환경을 변화시키는 것이 ADD에 대응하는 가장 효과적인 방법일 수 있다.

실제로 환경 변화는 많은 ADD 환자들에게 도움이 되었다. 행동수정요법(behavior modification therapy)은 리탈린을 복용하고 있는 환자 어린이의 ADD 증상을 개선할 수 있으며, 또한 복용하지 않는 아이들도 호전시킬 수 있다. 예를 들어, ADD 어린이의 부모들은 자신의 ADD 자녀가 바쁘지 않도록 여유 있게 계획을 세워주고, 규칙을 명확하게 알려주고 지키도록 하는 교육을 받는다. ADD 학생의 교사들은 이 학생들에게 방해거리가 최소화되도록 교실 앞쪽에 앉게 하고, 구체적인 일정을 미리 알려주고 과제물에 대한 시간 제한 등을 자세히 알려준다.

이러한 환경 변화를 의료적 치료와 접목한 양면적인 접근 방법의 성공은 ADD가 뇌의 선천적 경향성과 개개인이 처한 환경의 요구 사이의 불균형으로 일어난 질환임을 시사한다.

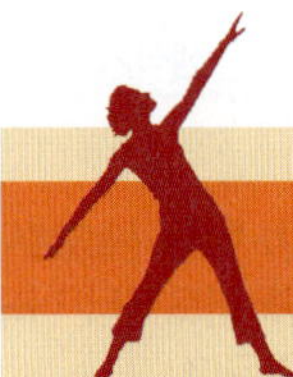

쉬어가기 14.5

개인의 라이프 스타일에 의해 발생하는 많은 건강 문제는 나중에 약물 치료를 도모한다. 예를 들어, 제산제는 식이요법으로도 충분히 치료될 수 있는 경우에도 많이 복용된다. 비슷한 예로, 심장 질환과 고콜레스트롤증도 주로 약물 치료로 이어지는데, 많은 경우에 식이요법과 운동으로 비슷하거나 더 나은 효과를 거둘 수 있다. 건강 문제를 의학적으로, 또는 생활의 변화로 치료할 수 있을 때, 어느 쪽이 나을까? 만약 어느 한쪽이라면, 그 이유는 무엇일까?

14장 복습

기억해야 할 어원

다음 어원은 주로 라틴어와 그리스어에서 온 것이며 용어를 해독하는 데 도움이 될 것이다.

auto- 스스로.
cereb- 및 **cerebr-** 뇌를 의미하는 라틴어임; 그리스어 어원은 **encephalo-.**
cortex는 나무껍질을 의미한다.
cran-는 두개골을 의미한다.
hypo-는 밑 또는 아래를 의미한다.
para- 는 측면, 초월 또는 근접을 의미한다.
-path- 는 고통 또는 질병을 뜻하는 그리스어 어근임.
ret- 또는 **reti-**는 망 또는 네트워크를 의미한다.
soma-와 **somat-**는 몸통을 의미하는 그리스어에서 유래함(라틴어로는 corpus).
sym-은 함께라는 의미임.

핵심 용어

14.1 신경계 조직들

감각뉴런(sensory neuron)
감각 수용기(sensory receptor)
나트륨 칼륨 펌프(sodium potassium pump)
뉴런(neuron)
도파민(dopamine)
랑비에 결절(node of Ranvier)
말초신경계(peripheral nervous system, PNS)
미엘린초(myelin sheath)
백질(white matter)
불응기(refractory period)
세포체(cell body)
수상돌기(dendrite)
시냅스(synapse)
시냅스후 뉴런(postsynaptic neuron)
시반세포(schwann cell)
신경(nerve)
신경계(nervous system)
신경로(nerve tracts)
신경신호(nerve impulse)
신경아교세포(neuroglia)
신경전달물질(neurotransmitter)
아세틸콜린(acetylcholine)
아세틸콜린에스테라아제(acetylcholinesterase)
알츠하이머병(alzheimer's disease)
연합뉴런(interneuron)
우울증(depression)
운동뉴런(motor neuron)
재분극(repolarization)
재흡수(reuptake)
전시냅스(presynaptic neurons)
중추신경계(central nervous system , CNS)
축삭(axon)
축삭말단(terminal bouton)
탈분극(depolarization)
통합(integration)
파킨슨병(Parkinson's disease)
활동전위(action potential)
회백질(gray matter)
효과기(effector)
휴지전위(resting potential)

14.2 중추신경계

뇌간(brain stem)
뇌교(pons)
뇌량(corpus callosum)
뇌막(meninges)
뇌척수액(cerebrospinal fluid)
대뇌(cerebrum)
대뇌피질(cerebral cortex)
두정엽(parietal lobe)
망상체(reticular formation)
미상핵(caudate nuclei)
소뇌(cerebellum)
시상(thalamus)
시상하부(hypothalamus)
(뇌)실(ventricles)
아세틸콜린(acetylcholine)
연수(medulla oblongata)
열구(fissure)
전두엽(frontal lobe)
중뇌(midbrain)
척수(spinal cord)
척수신경(spinal nerves)
측두엽(temporal lobe)
후두엽(occipital lob)

14.3 변연계와 기억

기억(memory)
대뇌변연계(Limbic system)
편도체(amygdala)
해마(hippocampus)

14.4 말초신경계

교감신경 지부(sympathetic division)
뇌신경(cranial nerves)
말초신경계(peripheral nervous system)
반사(reflex)
반사궁(reflex arc)
부교감신경계(parasympathetic nervous division)
신경절(ganglia)
자율 신경계(autonomic nervous system)
체성계(somatic system)
혼합신경(mixed nerves)

요약

14.1 신경계 조직들

- 신경계는 개체가 외부 및 내부 자극에 반응할 수 있게 한다(324쪽).
- 신경계는 뇌와 척수로 구성된 중추신경계(CNS)와 중추신경계에 정보를 전달하는 말초신경계(PNS)의 신경으로 이루어져 있다(324쪽).
- 감각뉴런은 중추신경계로 정보를 전달하고, 운동뉴런은 중추신경계에서 정보를 전달받는다. 연합뉴런(interneurons)은 감각뉴런과 운동뉴런 사이에 위치하며, 중추신경계 내에 있다(324쪽).
- 뉴런은 구조가 특수하게 분화한 세포들로, 수상돌기와 세포체, 축삭 및 축삭말단으로 이루어져 있다(324쪽; 그림 14.2).
- 축삭 중에 미엘린으로 덮여 있는 것은 신호를 빠르게 전달하며 백질을 이룬다(324~325쪽).
- 미엘린이 덮여 있지 않은 축삭은 더 천천히 신호를 전달하고 회백질을 이룬다(325쪽).
- 신경신호들은, 활동전위들의 모임, 세포막의 탈분극이 일어날 때 발생한다. 휴지기의 뉴런은 분극되어 있으며, 세포 안은 밖에 비해 음전하를 띠고 있다. 이러한 분극은 세포막의 나트륨-칼륨 펌프에 의해 유지된다(326~330쪽).
- 뉴런의 자극은 세포막에 있는 나트륨 이온채널 단백질의 문을 열어 나트륨이 세포 안으로 확산되게 하고 결국 세포를 탈분극시킨다. 탈분극은 파도와 같이 세포 길이방향을 따라 움직이며 인접 부위 세포막의 나트륨 이온채널을 활성화시켜 종국적으로 신호가 뉴런의 길이방향으로 전달되게 한다(327~328쪽).
- 전기신호는 화학적 신경전달물질을 저장하고 잇는 축삭말단으로 전달된다(328쪽).
- 신경신호는 신경전달물질을 시냅스에 방출시키며, 방출된 신경전달물질 시냅스후 뉴런(뉴런 또는 효과기)의 수용체에 결합한다(328쪽).

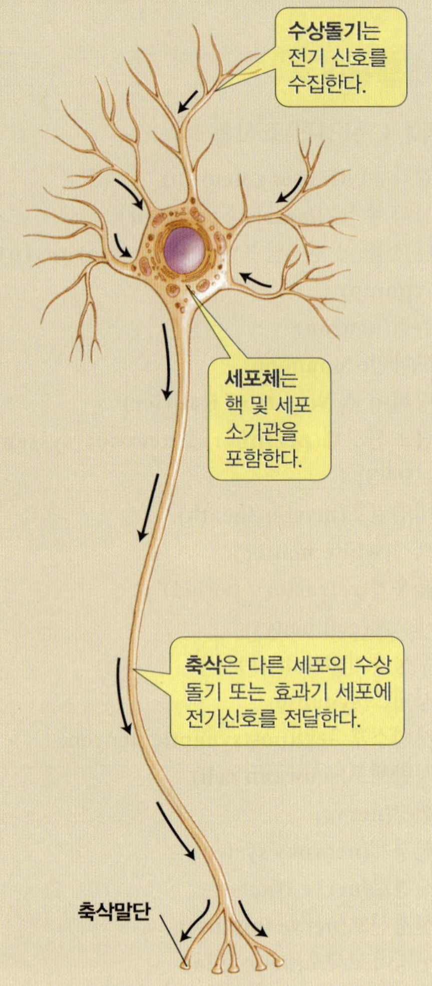

- 시냅스후 뉴런 수용체에 신경전달물질이 결합하면 탈분극을 유도하여 새로운 신경신호를 생성할 수 있다(328쪽).
- 뉴런은 수천 개의 다른 뉴런에서 신호를 받는다. 각 뉴런은 받은 흥분성/억제성 신호를 통합하여 전체 메시지를 종합한다(328~330쪽).

14.2 중추신경계

- 척수와 뇌가 중추신경계의 두 구성요소이다. 두 구조는 모두 뇌막과 뼈(척추뼈와 두개골)에 싸여 있으며, 뇌척수액에 의해 보호된다(334쪽).
- 척수는 반사 활동을 조절하는 뉴런들로 구성되 있으며, 신경신호를 뇌로 전달하거나 신경신호를 뇌로부터 전달받는다(334~335쪽).
- 대부분의 생각이 일어나는 곳이 뇌 부위 중 대뇌이다. 뇌의 두 반구는 4개의 엽(측두엽, 후두엽, 두정엽, 전두엽)으로 구성되어 있다. 대뇌의 바깥쪽 표면은 피질이다(336~337쪽).
- 시상과 시상하부는 두 대뇌 반구 사이와 밑에 위치하고 있다. 시상은 척추와 뇌 사이에 정보를 전달하고, 시상하부는 식욕, 갈증, 혈압 및 체온 등 많은 중요한 신체 기능을 조절한다(337쪽; 그림 14.12).
- 소뇌는 대뇌 밑부분에 대뇌 반구들 바로 아래에 위치한다. 소뇌는 몸의 균형과 조율을 관장하고 있다(338쪽).
- 뇌간은 시상과 시상하부 아래에 위치해 있다. 뇌간은 반사, 심장박동, 호흡, 그리고 삼키기 등 많은 무의식적 기능을 담당하고 있다(338쪽).

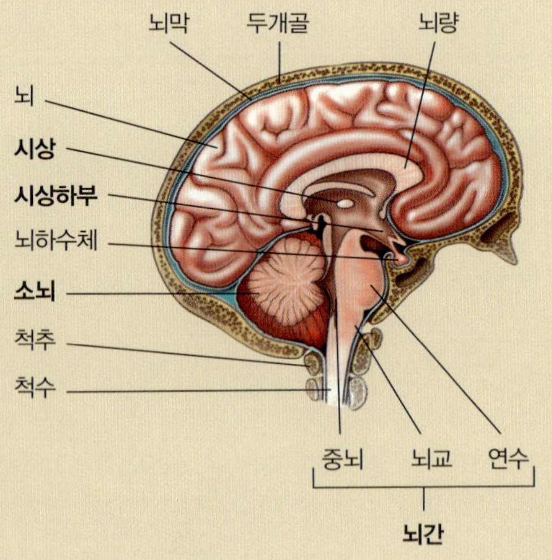

• 망상체는 감각정보를 여과하고 대뇌 피질을 기민한 상태로 유지한다. 망상체 내에 존재하는 망상 활성화 시스템(RAS)은 수면을 조절하는 데 기여한다(338쪽).

14.3 변연계와 기억

• 변연계는 정서적 행동, 동기 부여, 일부의 기억 형성 과정에 기여한다(340쪽; 그림 14.14).

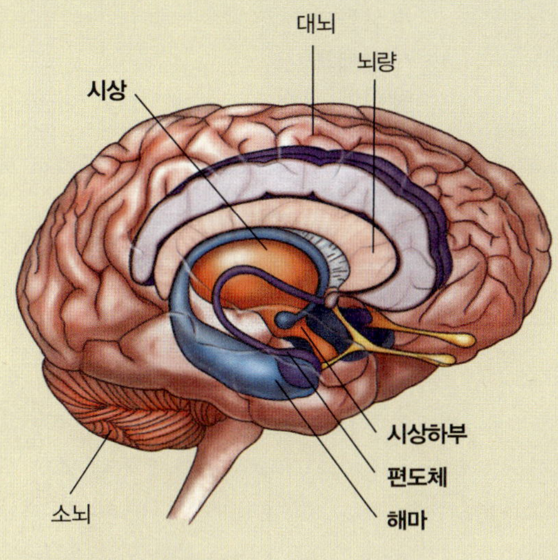

• 변연계 내 뇌 부위들은 대뇌의 아랫부분 주위에 위치하며 해마와 편도체를 포함한다. 해마는 기억을, 편도체는 감정을 담당한다(340쪽).

• 단기기억은 변연계에서 형성된다. 장기기억은 뉴런이 새로운 시냅스를 만들어서 저장하여, 기억인출 통로가 미래에 더 빠르게 활성화되게 한다(340쪽).

14.4 말초신경계

• 말초신경계는 감각 및 운동 신호들을 중추신경계와 몸 사이에 전달한다(341쪽).

• 뇌신경은 신호를 뇌로 전달하거나 혹은 뇌로부터 전달받는다. 척수신경은 신호를 척수로 보내고 척수로부터 받는다(341쪽).

• 말초신경계의 체성신경계 내 신경들은 체외의 감각 수용기로부터 정보를 중추신경계에 전달하고, 중추신경계의 움직임 지시를 받아 골격근에 전달한다(342쪽).

• 반사는 특정 자극에 대한 빠르고 무의식적인 반응이다. 감각 수용기가 감각뉴런을 통해 중추신경계에 정보를 전달하고, 중추신경계는 운동뉴런을 통해서 효과기의 반응을 개시한다(342쪽; 그림 14.17).

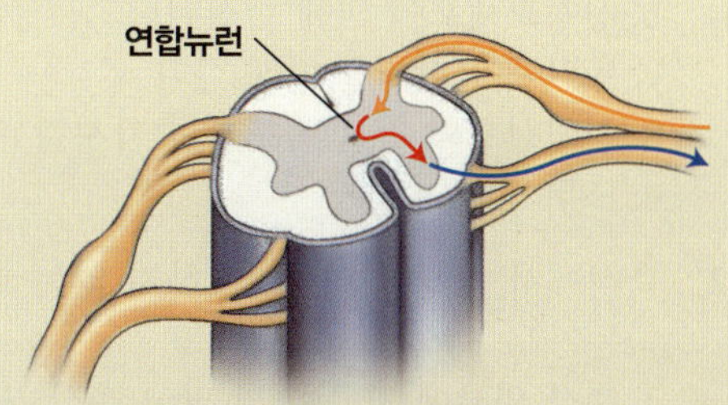

• 말초신경계의 자율신경계는 무의식적으로 심장/혈관 활동, 소화, 신진 대사, 체온 등을 조절한다. 자율신경계는 교감/부교감 신경계로 나뉘어 있다. 부교감신경계는 몸이 기본적인 유지 기능을 수행할 때 우위를 점한다. 교감신경계는 기민해진 상태에서 우위를 점하며, 싸우거나 도망칠 준비를 하는 '투쟁 또는 도피 반응'을 돕는다(342~343쪽).

14.5 ADD의 원인은 무엇인가?

• 과학자들은 아직 ADD의 원인 혹은 원인들에 대해 확실한 합의에 도달하지 못했다(343~344쪽).

기본 학습 문제

1. 미엘린은 ______________________.
   a. 일부 뉴런의 축삭을 둘러싸고 보호하는 층이다
   b. 신경교세포에 의해 형성된다
   c. 뉴런들이 흰색을 띠게 한다
   d. 신경신호의 전달 속도를 증가시킬 수 있다
   e. 모두 맞음

2. 축삭에서 신경신호를 전달하지 않는 때 이온들이 어떻게 분포하는가?
   a. 축삭 외부에 칼륨이 더 많고 축삭 내부에 나트륨이 더 많음
   b. 축삭 외부에 나트륨이 더 많고 축삭 내부에 칼륨이 더 많음
   c. 나트륨과 칼륨이 축삭 내부 외부에 동일하게 존재함
   d. 축삭 외부에만 나트륨 및 칼륨이 있음
   e. 축삭 내부에만 나트륨 및 칼륨이 있음

3. 활동전위는 세포막의 전위의존성 채널에 의해 __________의 확산이 가속될 때 발생한다.
   a. 수소 이온
   b. 칼륨 이온
   c. 신경전달물질
   d. 나트륨 이온
   e. 뇌신경

4. 다음 기전 들 중 뉴런의 막에서 농도 기울기를 유지하게 하는 것은?
   a. 시트르산 회로
   b. 전자전달사슬
   c. 도파민 수용체
   d. 나트륨-칼륨 펌프

5. 활동전위는 ______________.
   a. 뉴런 세포막의 빠른 온도 반전 현상이다
   b. 축삭말단에서 세포체로 전달된다
   c. 나트륨 채널이 자극에 의해 닫히면서 시작된다
   d. 탈분극의 파도가 뉴런의 길이방향으로 움직여가는 듯 전달된다

6. 신경전달물질은 ______________.
   a. 미엘린에 둘러싸여 있는 축삭을 따라 움직이는 전기량이다
   b. 랑비에 결절에 방출되어 신경신호 전달을 더 빠르게 한다
   c. 전기신호가 시냅스후 뉴런의 축삭말단에 도달했을 때 방출된다
   d. 시냅스를 건너 확산되어 시냅스후 뉴런의 세포막에 있는 수용체에 결합한다
   e. 시상에서 분비되는 스테로이드 호르몬이다

7. 신경전달물질의 효과는 다음에 의해서 증가될 수 있다.
   a. 시냅스후 뉴런의 수용체 숫자 증가
   b. 재흡수 방지
   c. 신경전달물질의 합성에 관여하는 효소 증가
   d. 시냅스에서 신경전달물질의 분해에 관여하는 효소 억제
   e. 모두 맞음

8. **참 또는 거짓?** 탈분극은 축삭의 막의 전위차가 줄어드는 것이다.

9. **그림 14.19**의 각 부위에 아래 목록의 용어들을 사용하여 표시하라.

감각뉴런	수상돌기
연합뉴런	시반세포
효과기	랑비에 결절
감각 수용기	축삭
세포체	운동뉴런

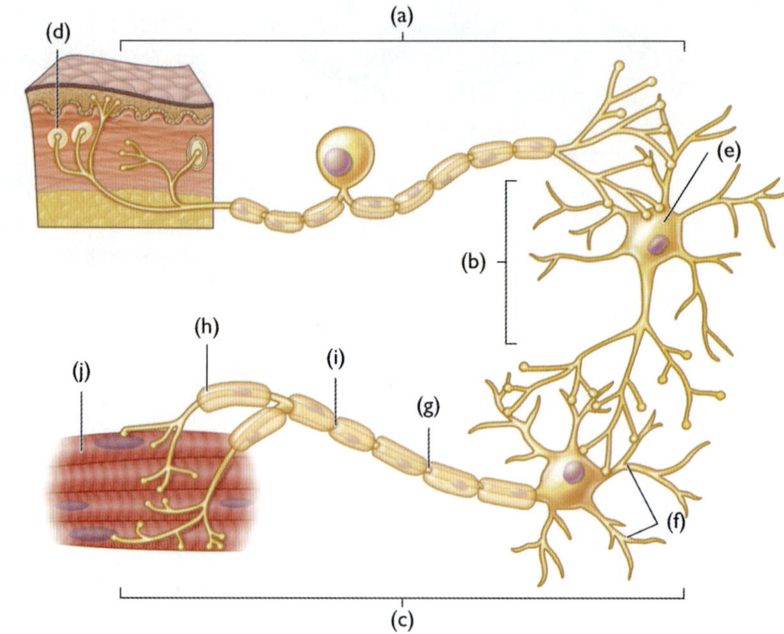

그림 14.19 뉴런들

10. **참 또는 거짓?** 신경조직에 있는 세포는 신경교세포 또는 뉴런으로 분류할 수 있다.

11. **참 또는 거짓?** 활동전위의 재분극 단계는 나트륨 이온이 세포 밖으로 확산될 때 일어나고 세포 안의 전위가 바깥보다 더 네거티브하게 된다.

12. 어떤 뇌 구조가 균형과 조율을 제어하는가?
    a. 대뇌
    b. 시상
    c. 시상하부
    d. 소뇌
    e. 뇌간

13. 뇌에서 시상이 있는 위치는?
    a. 뇌교 안에
    b. 연수 안에
    c. 대뇌피질 안에
    d. 대뇌 반구 사이에
    e. 후두엽 안에

14. 그림 14.20의 각 뇌 부분을 아래 용어를 사용하여 표시하라.

시상	시상 하부
대뇌	뇌간
소뇌	

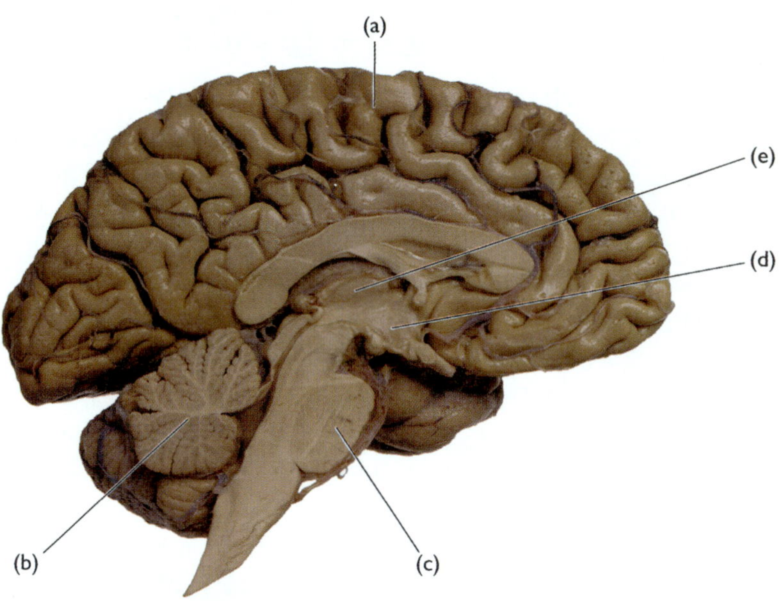

그림 14.20 오른쪽을 향한 인간의 뇌

15. 다음 중 뇌간의 기능은?
    a. 심장 박동 및 삼키기 등의 무의식적인 기능 담당
    b. 반사의 조율
    c. 뇌와 말초신경계의 연결
    d. 신체 내부기관 모니터링

16. 척수신경은 신경신호를 __________ 전달한다.
    a. 말초신경계에만
    b. 중추신경계로부터 다른 곳으로
    c. 척수로 들어가게 하거나 혹은 척수로부터 나오게
    d. 뇌간으로만

17. 통합은 __________.
    a. 흥분성과 억제성 신호의 합산이다
    b. 시상에서만 발생한다
    c. 세포질로 너무 많은 신경전달물질의 방출을 포함한다.
    d. 뇌교에서만 일어난다.

18. 말초 뉴런들이 모여 이룬 세포체의 모임이 형성한 돌출부는?
    a. 후근
    b. 신경관
    c. 신경
    d. 신경절
    e. 운동신경

19. **참 또는 거짓?** 중추신경계의 축삭다발은 신경관(tract)이라고 하는 반면 말초신경계의 축삭다발은 신경(nerves)이라고 한다.

20. **참 또는 거짓?** 부교감 시스템은 몸을 느리게 하고 에너지를 기본 유지 기능으로 돌린다.

분석 및 응용 문제

질문 1과 2에는 다음의 정보를 참조하라.

부신백질이영양증(adrenoleukodystrophy, ALD)은 미엘린이 파괴되는 매우 희귀한 질병이다. 이 질병은 성염색체의 돌연변이 때문에 일어나며, 주로 남자아이들에게 발생된다. 일단 증상이 나타나기 시작하면, 병에 걸린 아이는 듣기, 보기, 말하기, 또는 움직이는 능력을 빠르게 상실되며 2년 이내에 사망에 이르게 된다. 이 유전자는 원래 지방산이 대사되는 페르옥시솜으로 운반되는 단백질을 암호화하고 있다. 이 운반 단백질이 없으면 지방산이 세포에 쌓이게 된다. 이러한 지방산 축적은 염증을 유발하며 중추신계계 축삭의 탈미엘린화도 초래하게 된다. 어떤 지방산은 우리가 섭취하는 음식물로부터 유입되고, 또 어떤 지방산은 몸에서 직접 만들어진다. 따라서 이 질병의 진행을 늦추는 한 가지 방법은 이러한 지방산을 먹지 않는 것이다. 또는 지방산의 합성을 늦추는 것도 가능한 다른 방법이다. 올리브유와 유채유의 혼합물인 로렌조 오일(Lorenzo's Oil)은 ALD을 일으키는 지방산의 합성을 저해하는 능력이 있다. 최근 연구에 의하면, ALD와 관련된 운반 단백질 돌연변이를 가지고 있는 아이들 중 로렌조 오일을 10년 이상 복용한 경우 그 중 76%의 아이들의 뇌기능이 정상이었다는 보고를 하였다. 반면에 로렌조 오일을 정기적으로 복용하지 않은 아이들의 경우에는 33%만이 10년 뒤에 ALD의 증상이 없었다고 한다.

1. 미엘린초의 퇴화가 어떻게 부신백질이영양증(ALD)의 증상을 일으키는지 설명해보라.

2. ALD의 증상이 시작된 이후엔 로렌조 오일이 ALD의 파괴적인 증상을 멈추는데 어떻게 작용하는지에 대해서는 분명하지 않다. 이 오일을 발명했던 부모의 자식인 로렌조 오돈은 ALD의 증상이 나타난 이후에도 17년간 생존했었다. 하지만 그는 더 이상 보지도, 듣지도, 그리고 움직이지도 못했었다. 로렌조 오일은 왜 ALD 증상이 이미 시작된 소년들에게는 보다 효과적이지 못할까?

질문 3과 4에는 다음의 정보를 참조하라.

난독증은 학습장애의 일종으로, 일상 회화의 소리를 듣고 그 소리를 대변하는 글자로 바꾸지 못하는 증상이다. 이러한 어려움은 난독증을 가진 사람들이 읽고, 쓰고, 맞춤법을 잘 지키지 못하는 원인이 된다.

과학자들은 난독증이 있는 사람과 그렇지 않은 사람이 글을 읽을 때의 뇌의 활성을 연구해 왔다. 그 결과, 난독증이 있는 사람의 경우, 시각을 처리하는 뇌 영역과 언어를 담당하는 뇌 영역을 연결하는 영역의 활성이 감소되어 있는 것을 알아냈다. 또한, 난독증이 있는 사람의 뇌에서는 일반적으로 글을 읽을 때는 활성화되지 않는 것으로 알려진 브로카 영역의 활성이 증가되어 있는 것을 발견했다.

그리고 뇌 대사 활성을 측정할 수 있는 기술을 이용하여 연구한 결과, 난독증이 있는 아이들은 그렇지 않은 아이들에 비해 언어관련 작업을 할 때 4.6배나 많은 뇌 영역을 사용한다는 것이 밝혀졌다. 이런 활성의 대부분은 언어기능을 담당한다고 알려진 전두엽에서 일어난다.

3. 연구를 통해 난독증과 뇌의 연관관계에 대해서 밝혀진 것은 무엇인가?

4. 훈련 프로그램은 난독증이 있는 아이 혹은 어른이 언어능력을 향상시키는 데 도움이 될 수 있다. 이 훈련을 단 몇 달만 하고 나면, 난독증을 보이는 아이의 경우, 이전보다 보다 더 정상적인 뇌 활성을 보이게 된다. 어른의 경우에도 또한 뇌기능에 약간의 변화 들이 일어난다. 이러한 사실이 인간의 뇌에 대해 시사하는 것은 무엇일까?

5. 알츠하이머병은 가장 일반적인 치매의 형태로 60세 이상에서 나타난다. 해마와 편도체는 알츠하이머병의 초기단계에 영향을 받는 영역이다. 변연계에 대한 지식을 바탕으로 알츠하이머병의 초기 증상을 추측해 보고, 그 이유를 설명해 보라.

6. 과학자들이 기억형성에 관한 연구를 위해 정상 뇌를 가진 쥐와 양쪽 반구의 두 해마가 모두 손상 받은 쥐를 이용해서 실험 하였다. 쥐들에게 서로 다른 냄새를 가진 8개의 모래가 담긴 컵을 주고 자유롭게 가지고 놀게 한다. 이때, 이중 3개의 컵에는 시리얼을 묻어 놓았다. 그리고 나서 쥐들에게 다시 모래가 담긴 6개의 컵을 보여준다. 새로 보여준 6개의 컵중 5개의 컵에서는 새로운 냄새가 나고, 남은 하나에는 먹이가 있었던 컵의 냄새가 나게 해두었다. 실험결과, 해마가 손상 받은 쥐나 정상인 쥐 모두 먹이가 있었던 냄새를 75%의 확률로 기억해냈다.

   또 다른 연구에서는 각기 다른 종류의 냄새가 나는 6개의 모래가 담긴 컵(A, B, C, D, E, F)을 정상 뇌를 가진 쥐들에게 보여주었다. 이 첫 번째 그룹의 6개 컵에는 모두 시리얼이 묻혀 있었다. 그리고 나서 같은 쥐들에게 추가적으로 6개의 컵(L, M, N, O, P, Q)을 더 보여줬다. 이 두 번째 그룹의 새로운 컵들에도 먹이가 묻혀 있었으며, 앞서 제시되었던 첫 번째 그룹의 컵들과는 다른 냄새가 나게 했다. 이렇게 학습을 시킨 후, 전체 쥐들 중 절반의 쥐들에만 해마에 손상을 주었다. 이후, 쥐들에게 각각 첫 번째 그룹에서 하나의 컵(예를 들어 A) 과 두 번째 그룹에서 하나의 컵(예를 들어 L)을 보여주었다. 이때 첫 번째 그룹의 컵(A)에만 먹이를 묻어놓았다. 그리고 나서 계속해서 첫 번째 그룹과 두 번째 그룹에서 각각 하나씩 컵을 골라 쥐에게 보여주었다(예를 들어 B와 M, 그리고 나서 C와 N). 여전히 첫 번째 그룹에 속한 컵에만 먹이가 묻혀 있는 상태였다. 정상 쥐는 이렇게 먹이가 제시되는 패턴을 70~95%의 확률로 이해했으나, 해마가 손상 받은 쥐들은 이러한 패턴을 이해하지 못했다.

   쥐가 냄새를 맡는 기능에는 영향을 받지 않았다고 가정할 때, 이 두 연구가 기억과 해마의 상관관계에 대해서 밝혀낸 것은 무엇인가?

7. 술을 폭음하거나 알코올을 지나치게 많이 섭취하는 것은 대학

생들에게 있어서 심각한 문제 중 하나이다. 알코올에 의한 독성은 치명적인 결과를 초래할 수 있다. 사람의 혈중 알코올 농도가 높아지면, 정신 혼란과 구토가 발생된다. 호흡이 느려지거나 불규칙적이게 된다. 병원에 가지 않는다면, 심지어 죽을 수도 있다. 알코올 독성의 가장 위험한 증상은 호흡과 혈액순환, 그리고 구토반사(의식이 없는 상태에서 구토를 하면 질식사 할 수 있다) 등이 있다. 이러한 사항을 토대로 했을 때, 알코올을 다량 섭취하는 것이 신경계에 미칠 수 있는 영향에 대해 토의하시오.

8. 루터 박사 팀(Rutter, 1983)과 비더만 박사 팀(Biederman, 1995)의 연구에 의하면, 주의력 결핍 장애(ADD)는 가정환경의 위험인자들과 긍정적 연관이 있다고 한다. 이러한 가정환경에는 심각한 부부 문제, 너무 많은 가족 수, 가정위탁보호, 낮은 사회계층, 어머니의 정신 장애, 그리고 아버지의 범죄 행위 등이 포함되어 있다. 이 중 두 가지를 골라서, 그것들이 어떻게 주의력 결핍 장애를 발생시키는지에 관해 설명해 보라.

과학 연관 문제

1. 우울증 중 일부는 신경전달물질인 세로토닌의 감소에 의해 유발된다고 생각되고 있다. 이러한 사실이 모든 종류의 우울증이 생물학적 원인을 가지고 있다는 것을 의미한다고 보는가? 그렇다면, 그렇게 생각하는 이유는 무엇인가? 그렇지 않다면 그렇지 않은 이유는 무엇인가?

2. 공학을 전공하는 친구가 있다고 가정해보자. 그리고 이 친구는 공학에 흥미가 없어서 전공공부에 어려움을 겪고 있다. 리탈린을 복용하면 공부에 도움이 될지 물어온다면, 친구에게 해줄 수 있는 조언은 무엇인가?

3. 당신이 생각하기에, 의사들이 아이들에게 리탈린을 너무 빨리 처방해 준다고 보는가? 부모들이 이 약을 아이들에게 먹이기 전에 환경적 요인들을 변화시켜봐야 할까? 그렇다면, 그렇게 생각하는 이유는 무엇인가? 그렇지 않다면 그렇지 않은 이유는 무엇인가?

감각

과연 인간은 6번째 감각을 가지고 있을까?

학습목표

1 다섯 종류의 감각 수용기를, 각각이 반응하는 자극의 종류를 포함하여 비교 및 대조해 본다.

2 일반 감각과 특수 감각을 비교 및 대조해 본다.

3 자극을 의식적으로 인식하는 단계를 기술해 본다.

4 두 종류의 자기수용기 및 이것들이 어떻게 몸의 감각과 근육 긴장도를 유지하는지 기술해 본다.

5 피부에 있는 촉각 수용기가 반응할 수 있는 자극을 나열해 본다.

6 미뢰의 구조를 설명하고 맛이 감지되는 방법에 대해 기술해 본다.

7 후각과 미각을 비교 대조해 본다.

8 소리가 내이에서 감지되는 과정을 설명해 본다.

9 전정기관의 구조와 기능을 요약해 본다.

10 눈에 있는 간상세포와 원뿔세포를 비교 대조해보고, 이들이 시각에 있어서 작용하는 기능을 요약해 본다.

11 시각적 자극이 뇌에서 어떻게 처리되는지 기술해 본다.

이 사람들은 쓰나미가 밀려올 것을 미리 알 수 있었을까?

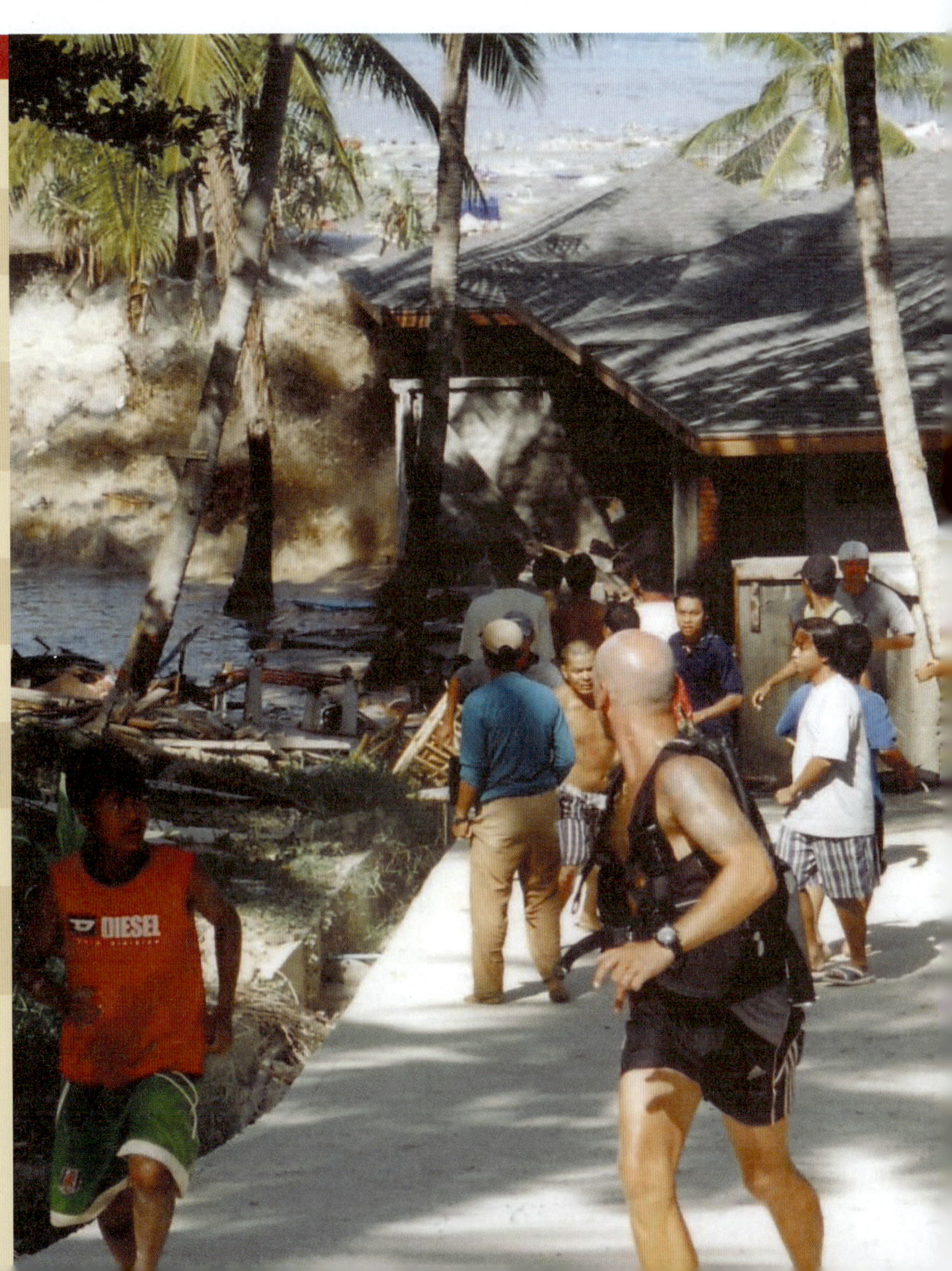

2011년 9월 11일, 화창한 아침에 잠이 깼을 때, 갑자기 느껴진 두려움 때문에 그 날 세계무역센터를 방문하려던 계획을 취소한 어느 젊은 여성 관광객의 이야기를 들어본 적이 있는가? 또는 보도에서 놀고 있던 어린아이를 아버지가 안아 올리자마자 과속차량이 보도로 튀어올라 아이가 놀던 그곳을 덮친 이야기를 들어본 적 있는가? 옛 친구를 떠올리고 있을 때 갑자기 그 친구로부터 전화가 온 적은 없는가? 이런 경험들은 어떤 사람들의 경우 어느 시점에 미래를 예측할 수 있는"여섯 번째 감각"을 발휘할 수 있을지도 모른다는 생각을 우리에게 가질 수 있게 한다. 이"여섯 번째 감각"이라는 것은 촉각, 미각, 청각, 후각, 시각과 같은 다섯 가지 감각과 구분되어 붙여진 이름이다. 이 다섯 가지 감각은, 우리 조상들이 경험해왔던 여러 가지 위험과 기회들을 인지하고 반응하는 능력을 극대하기 위해 수백만 년의 인류 진화 과정을 통해 형성된 것들이다. 그러나 이러한 우리의 감각은 그 한계가 있으며, 오늘날 우리 개개인이 마주하는 문제들은 우리의 조상들이 직면했던 것들과는 매우 다르다. 식량을 찾아 헤매거나 우릴 잡아먹으려고 덤벼드는 사자나 호랑이를 피해 다닐 필요가 없는 대신에, 우리는 컴퓨터 화면에 집중하고 있으며, 수많은 차들이 질주하고 있고, 인간이 만들어낸 무기들이나 우리 조상들은 경험해보지 못했을 치명적인 질병들이 있는 세상을 헤쳐 나가야 한다. 이러한 새로운 도전들이 우리에게 현대 세계에서 닥쳐올 위험에 대해 경고해줄 수 있는 여섯 번째 감각이 형성되게 해주는 것일지도 모른다. 이번 장에서는 우리의 감각 시스템에 대해 알아보고, 이것들이 어떻게 우리를 위험과 기회로 가득 찬 이 세상을 헤쳐 나가게 해주는지 알아보라. 일종의 여섯 번째 감각이 존재한다는 것에 대해서도 알게 되겠지만, 그 본질이 당신을 놀라게 할지도 모른다.

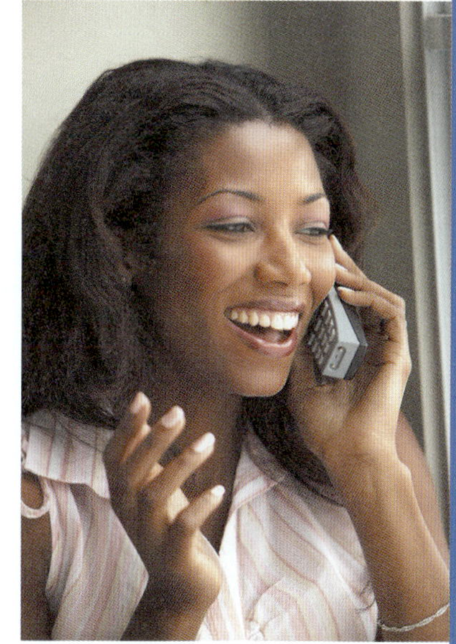

또는 옛 친구로부터 걸려온 전화와 같은 일상적인 일들조차도?

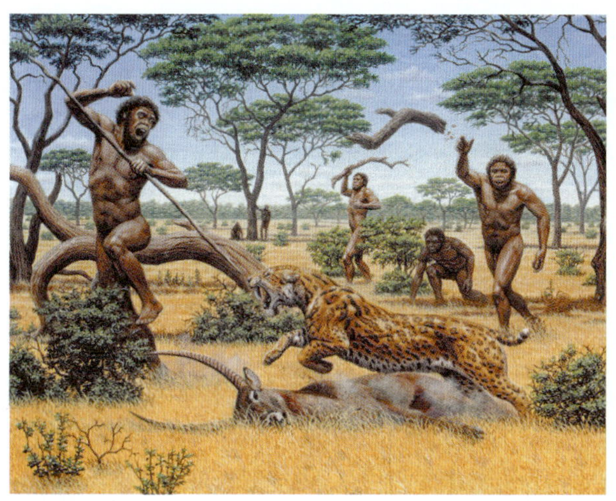

우리의 감각은 과거 인류가 수렵 사냥꾼이었던 시절부터 진화되어 왔다.

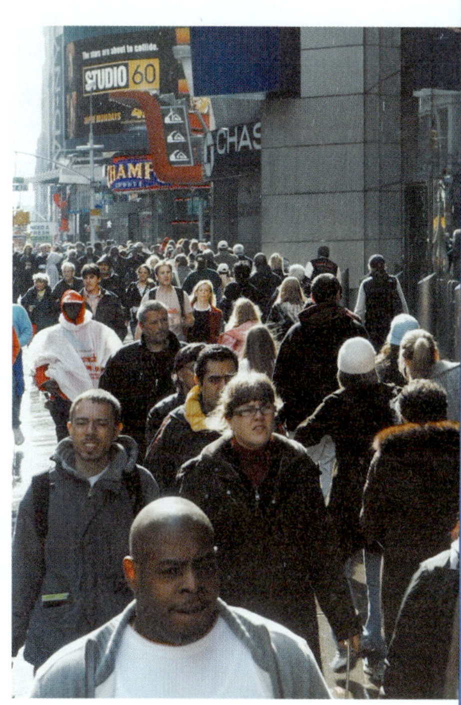

그것들이 오늘날 우리로 하여금 위험이나 기회를 감지할 수 있게 해줄까?

15.1 감각과 지각

살아 있는 거의 모든 것들의 생존은 자극을 감지하는 능력과 외부 환경에 어떻게 대처하느냐에 달려 있다. 식물은 햇볕을 감지하고 그 방향으로 잎이 향하게 해서 최대한 빛을 받게 한다. 박테리아는 영양분의 농도를 감지해서 그 방향으로 움직인다. 그리고 동물은 복잡한 신경계를 이용하여 여러 가지 정보들을 통합 처리하여 포식자를 피하고 음식을 찾아낸다. 우리가 알고 있는 세상에 대한 모든 정보는 **감각 수용기(sensory receptor)**라고 불리는 특별한 세포들을 통해 우리에게 온 것들이다.

감각 수용기

감각(sense)은 외부 환경을 받아들이고 처리하는 여러 가지 다른 구조와 과정을 통해 이루어진다. 각각의 감각체계가 반응하는 외부환경조건을 **자극(stimuli)**이라고 한다.

우리가 흔히 듣고, 보고, 맛보고, 냄새를 맡고, 촉감을 느끼는 것을 "오감"이라고 이야기하고 있지만, 생리학적으로는 감각을 각각이 반응하는 자극의 종류에 따라 구분하는 것이 좀 더 일반적이다. 인간이 가진 감각 수용기에는 다음과 같은 5가지 종류가 있다: 수용기 자체나 주변 세포의 모양이 변하는 것에 반응하는 **기계적 수용기(mechanoreceptor)**; 온도 변화를 감지하는 **온도 수용기(thermoreceptor)**; 빛에 반응하는 **광수용기(photoreceptor)**; 화학적 자극에 반응하는 **화학적 수용기(chemoreceptor)**; 신체 조직의 상처나 극한 온도에 반응하는 **통각 수용기(pain receptor or nociceptor)**가 그것이다.

감각 수용기 들은 또한 서로 다른 초점 들을 가지고 있다. **외부 수용기(exteroreceptor)**들은 체외 상황을 감지하여 우리가 환경에 잘 반응하게 해주는 반면, **내부 수용기(internoreceptor)**들은 체내의 상황을 감지하여 우리 몸의 항상성 유지에 도움을 준다. 감각 수용기들의 종류와 기능에 대해서는 표 15.1에 정리되어 있다.

생리학자들은 감각 입력을 특화된 수용기에 따라서 나누기도 한다. 접촉, 압력, 진동, 온도, 몸과 팔다리의 위치, 그리고 고통에 대한 수용기들이 온몸에 퍼져 있다. 이러한 수용기들로부터 들어오는 정보를 **일반 감각(general sense)** 또는 체성 감각(somatic sense)이라고 한다. 반면에 시각, 청각, 후각 그리고 수평감각(머리의 위치)와 같은 **특수 감각(special sense)**은 머리에 존재하는 **감각기관(sense organ)**이라는 특별한 곳에 있는 수용기를 통해서만 감지된다.

이러한 일반 감각과 특수 감각이 우리가 자극을 의식하는 유일한 방법이다. 외부환경을 느끼는 다른 추가적인 방법에 대한 명확한 증거가 없다면, 우리가 위험에 대처하

표 15.1 | 감각 수용기

수용기의 종류	감지하는 외부자극	감지하는 내부자극
기계적 수용기	기압, 감촉, 소리	몸의 위치, 혈압
온도 수용기	공기, 물의 온도	신체 내부 온도
광수용기	빛	없음
화학적 수용기	공기, 음식, 음료 등에 있는 화학 물질	체액 중의 이산화탄소, 산소, 또는 포도당 농도
통각 수용기	상처받은 세포로부터 분비되는 화학 물질, 부풀어 오름으로 인해 발생되는 압력	상처받은 세포로부터 분비되는 화학물질, 부풀어 오름으로 인해 발생되는 압력

기 위해 사용하는 정보는 앞서 언급한 감지 시스템을 통한 것들이 유일하다. 어떤 사건들에 대해 우리가 가진 감각 수용기들의 능력을 뛰어넘는 정보가 있어야만 가능한 예측 기술, 즉 미래의 상황을 예견하는 것은 이러한 감각능력의 한계를 지닌 우리 인간 개개인에게는 가능하지 않다고 보인다.

우리가 가진 감각 수용기들이 받아들일 수 있는 자극들은 외부 환경에 존재하고 있는 모든 가능한 자극들 중 아주 일부이다. 일반적으로, 우리는 생존에 중요한 외부 환경 요소를 잘 알아볼 수 있게 진화되어 있다. 즉, 가장 중요한 식량을 알아볼 수 있게 하는 빛의 색상, 먹을 수 있는 것인지 위험한 것인지 가늠할 수 있는 냄새, 그리고 인간의 음성을 포함하는 소리의 진동수 등과 같은 것들이다. 다른 생물체들은 다른 종류의 자극을 감지할 수 있다(그림 15.1).

주변환경을 파악하고 이해하기

자극이 감각 수용기에 도달하면, 감각 수용기의 세포막에서 변화가 일어난다. 특히 막을 가로지르는 전기적 전하(14장에서 다루었던 막 전위)가 변화된다. 보통, 자극은 감각 수용기의 세포막을 **탈분극시킨다(depolarize)**. 다시 말해서 세포 내부가 외부에 비하여 상대적으로 덜 음전하가 되도록 한다. 따라서 이 탈분극은 자극에 대해 우리가 지각할 수 있도록 하는 연쇄반응을 촉진한다.

우리가 감각 수용기를 통해 들어온 자극을 지각하기 위해서는 수용기의 세포막에서 일어나는 변화가 중추신경계로 정보를 전달하는 신경세포를 자극할 만큼 충분히 커야만 한다. 척수 그리고 종국적으로 뇌는 이러한 뉴런들로부터 신호들을 받아들이고 처리하게 된다. 이러한 처리과정들의 대부분은 무의식적으로 일어난다. 예를 들어, 당신의 자세 또는 혈압을 조절하는 감각정보 등이 해당되지만, 어떤 정보들은 우리의 의식에 영향을 주어 **감각(sensation)**을 느끼게 한다.

감각 대한 해석을 **지각(perception)**이라 부른다(그림 15.2). 흥미롭게도, 특정 감각신경을 자극하는 물질은 그 특정 수용기를 통해 들어오는 일반적인 감각입력으로서 지각될 것이다. 예를 들어, 통증을 완화하는 크림의 성분인 멘톨은 피부에 있는 온도 수용기를 자극하여 시원함을 느끼도록 하며, 또한 눈에 가격을 당한 경우에는 눈앞에 별이 반짝이는 것을 볼 수 있게 되는데 이는 빛과 색을 인지하는 감각 뉴런들에게 기계적인 이상이 발생되어 시각중추에 시각신호를 보내기에 충분해지기 때문이다.

만약 우리가 감각입력을 선택적으로 무시할 수 있는 기전을 가지고 있지 않다면, 우리는 지각할 수 있는 감각 정보의 양은 매우 빠르게 우리가 처리할 수 있는 능력을 넘어서게 된다. 자극이 일정시간 이상 동안 지속적으로 받아들여지면, 지각은 점점 줄어들게 되며 이러한 현상을 **감각적응(sensory adaptation)**이라고 한다. 신경적응은 감각적응의 한 형태이며, 수용기가 신호 보내기를 멈추었을 때 발생한다—예를 들어, 옷에 대한 착용감을 느끼는 피부의 감각 수용기가 해당된다. 습관화라 불리는 감각적응 과정은 뇌의 문지기 역할을 하는, 망상체가 무의식의 뇌에서 의식의 뇌로 신호 보내기를 멈추었을 때 일어난다. 당신이 방에 처음에 들어갈 때, 강하다고 느꼈던 냄새가

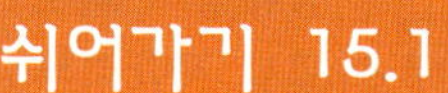

쉬어가기 15.1

동굴에 살고 있는 생물체는 동굴에 살지 않는 유사 생물체들과는 달리 기능적인 눈을 가지고 있지 않다. 왜 동굴환경에서는 시각결여가 적응현상으로 일어나는 것일까?

(a)

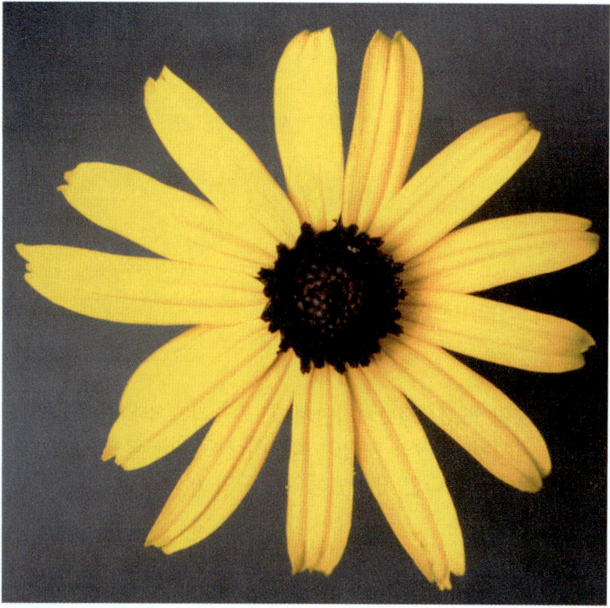

(b)

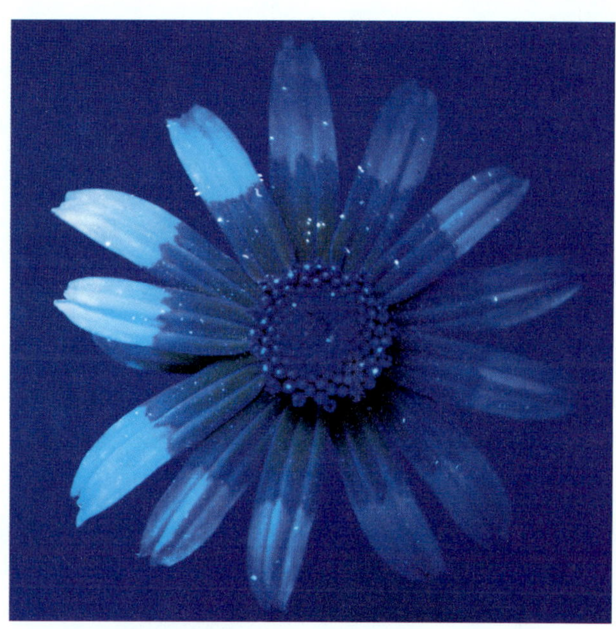

그림 15.1 **감각능력의 변화.** 주변환경을 지각하는 우리의 능력은 우리가 감지할 수 있는 것에 제한되어 있다. (a) 이것은 인간의 눈에 꽃이 어떻게 보이느냐이다. (b) 곤충들은 우리가 볼 수 없는 자외선을 볼 수 있다. 이 빛은 곤충들로 하여금 매력적인 꽃이나 과일즙 그리고 화분으로 갈 수 있도록 이끈다.

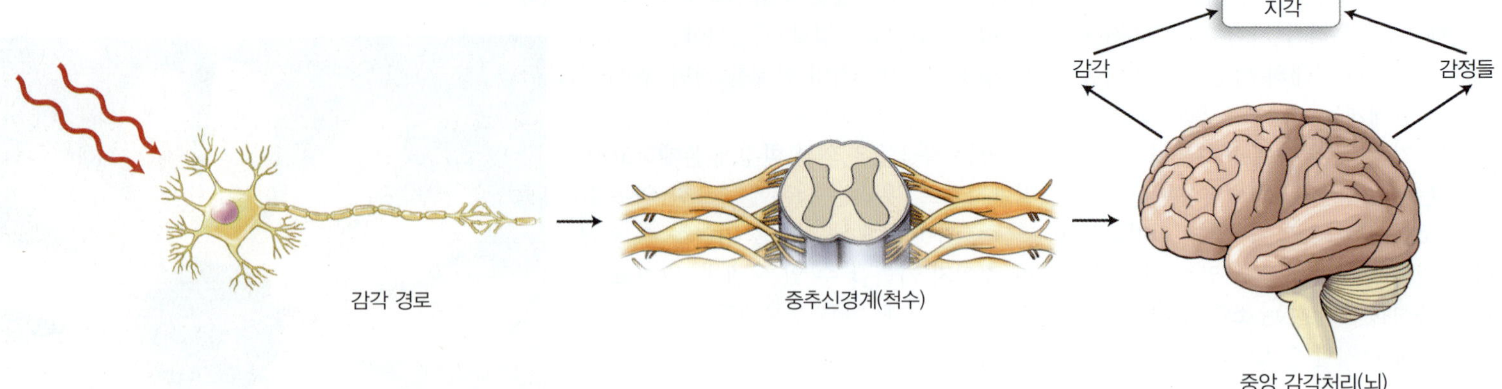

그림 15.2 정보처리단계. 자극은 감각 수용기에 의하여 감지된다. 만약 자극이 충분히 강하거나 유의미한 정도로 들어온다면, 연쇄반응이 유도되고, 궁극적으로 자극은 지각된다.

점점 사라져서 느끼지 못하는 습관화를 경험한 적이 있을 것이다—예를 들어, 지하실의 퀴퀴한 냄새가 한동안 있으면 사라지는 것 같은 경험 말이다.

당신이 새로운 상황에서 느낄 수 있는 위협이나 위험에 대한 지각은 당신이 경험하는 감각 또는 당신의 예측 및 심리적 상태에 의해 영향 받는다. 당신의 상황에 대한 예측은 부분적으로 과거경험으로부터 패턴을 떠올리는 인간 뇌의 능력에 의해 결정된다. 예를 들어, 당신의 직접적인 경험이나 어디서 들은 이야기에 대한 기억에 의존하여 당신을 향해 달려오는 사람을 위협적인 사람 또는 좋은 사람으로 지각할 것이다(그림 15.3). 우리는 지금 당신의 감각들이 얻어낼 수 있는 단서, 특히 위험에 대한 지각과 미래의 사건에 대한 예측에 영향을 미치는 단서들에 대해 알아보고자 한다.

그림 15.3 이 사람은 위협적인가? 우리는 감각정보뿐만 아니라 우리의 믿음, 예상 그리고 심리적 상태에 의존하여 위험을 지각한다.

15.2 일반 감각

당신 피부의 매 평방인치마다 공기의 움직임, 압력, 진동, 열 그리고 고통에 대해 느낄 수 있는 여러 개의 감각 수용기들이 존재한다. 근육과 힘줄에 있는 수용기들은 신체의 위치와 자세를 감시한다. 이들 일반 감각은 눈, 귀 그리고 코를 통해서는 명확하게 감지되지 못하는 환경에 대한 정보를 수집할 수 있지만, 건강과 안전에 중요한 정보를 제공할 수도 있다.

자기수용

공간 내에 우리의 위치를 이해하는 것은 외부환경을 가늠하는 데에 중요하다. 신체의 위치는 **자기수용기(proprioceptors)**라 불리는 감각 수용기에 의해서 측정된다. 자기수용기들은 항상 활성화되어 있으며, 팔다리의 위치를 모니터링하고, 우리로 하여금 균형과 자세를 유지하도록 돕는다. 자기수용기의 두 가지 형태는 모두 기계적 수용기(근방추와 골지 힘줄기관)이다.

근방추(muscle spindle)는 감각신경 말단들로 둘러싸인 특화된 근섬유이다(그림 15.4). 이러한 수용기들은 근육의 늘어남을 보고하며 근육의 긴장도 혹은 탄탄함을 유지하도록 돕는다. 심지어 우리가 휴식을 취하고 있을 때도, 어떤 골격근들은 중력에 반하여 우리의 자세가 유지되도록 수축되어 있다. 각 근육의 부분들은 짧은 시간 동안 무작위로 자극을 받게 되는데 이를 통해 개별적인 근섬유들이 피로에 지치지 않고 일정한 긴장을 유지할 수 있게 된다. 근방추 섬유에 의해서 전달되는 신호들은 신체 자세를 유지하는 데에 충분한 근육들이 자극 받도록 한다.

골지 힘줄기관(Golgi tendon organ)은 뼈에 근육을 부착시키는 힘줄 내의 긴장 정도를 가늠한다. 일반적인 환경에서 이러한 기관들은 근방추와 비슷한 되먹임 기능을 제공하여 균형이나 자세를 유지하도록 돕는다. 그러나 만약 이러한 기관들에 있는 수용기

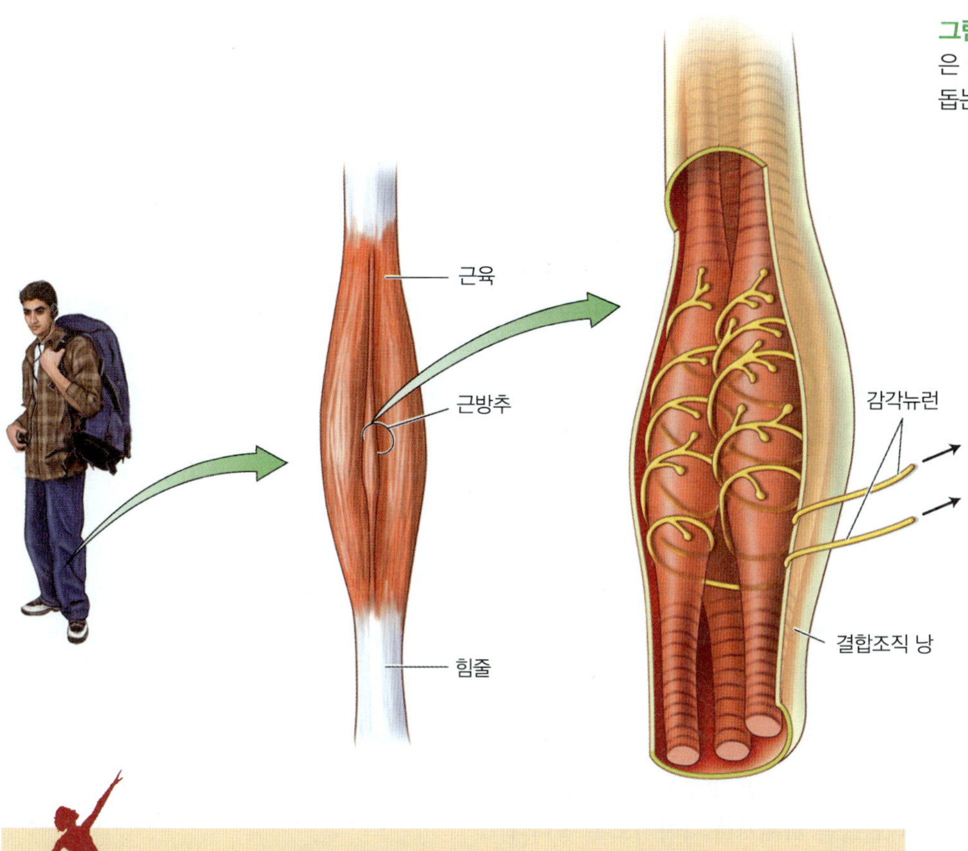

그림 15.4 근방추. 근섬유들을 둘러싼 감각신경 말단들은 근육의 늘어남을 감지하고 근육 긴장도를 유지하도록 돕는다.

쉬어가기 15.2

슬개반사(무릎반사) 검사는 신체검사의 일반적인 부분이다. 슬개반사 검사는 작은 고무망치를 이용하여 슬개의 힘줄을 늘어나게 한다. 반사반응이 잘 일어난다는 것은 이 변형으로 근방추의 신경세포들이 활성화되어, 넓적다리근육을 수축시키고, 최종적으로 구부러져 있는 다리가 펴졌다는 것이다. 우리의 일상생활에서 이러한 반사반응이 활성화될 때는 우리가 균형을 잃게 될 때이고 이로 인해 공중으로 깡충 뛰어오르게 된다. 이 경우 슬개 반사의 중요성은 무엇인가?

들이 매우 높은 긴장상태를 감지한다면, 수용기들을 지닌 신경세포들의 활성이 근육에 연결되어 있는 힘줄에 반대작용을 일으켜서 근육을 이완시키는 역할을 한다. 당신은 철봉에 매달려서 두 팔로 매달려 있으려 노력했던 적이 있었다면 이 효과를 경험했을 수도 있다. 당신이 매달려 있고 싶은 의식적 바람에도 불구하고, 당신의 움켜잡은 두 손은 점점 약해질 것인데, 왜냐하면 골지 힘줄기관들이 근육을 이완시키기 때문이다. 이러한 반응들은 근육이나 힘줄 그리고 뼈가 부러지거나 찢어지는 상황으로부터 보호하게 된다.

우리의 주변환경에서 신체의 자세나 위치를 이해하는 것은 이들 신체 내 수용기뿐만 아니라 신체 외부의 공기 움직임, 흐름, 온도, 압력, 그리고 진동의 정보들을 수집하는 접촉 감각에도 의존한다.

촉각

촉각을 담당하는 수용기들은 그들 자체가 어떤 방식에 의해서 변형이 일어날 때, 신호를 전달하는 기계적 수용기 형태이다(그림 15.5). 이러한 수용기들은 손, 입 주변, 그리고 생식기 같은 생존과 번식에 매우 중요한 부위에 높은 밀도로 분포되어 있다. 상대적으로 배와 등 같은 부위에는 적은 밀도로 존재한다.

특정 감각뉴런에 의해 모니터링 되는 부위를 이 뉴런의 **수용장(receptive field)**이라고 한다. 수용기 밀도의 차이에 의해서 접촉을 위한 수용장은 혀와 같이 직경 1 mm

(0.04인치)보다 작은 경우부터 등이나 팔 윗 부위 같이 7 cm(3인치)보다 넓은 경우까지 다양한 범위를 갖는다.

서로 다른 형태의 촉각 수용기들은 공통적으로 신경세포 말단으로 구성되어 있다. 이러한 신경말단 중 일부는 외부의 덮개 구조가 없는 것도 있고 따라서 이런 수용기는 매우 민감한데 공기의 흐름을 감지할 수 있는 털들을 둘러싸고 있는 수용기 같은 예가 있다. 또한 외부덮개 구조가 있는 **촉각원판(Merkel disk)**과 같이 표피 기저에 위치하며 피부의 가벼운 압력에 반응하는 것도 있다.

외부덮개에 의해 둘러싸인 수용기들은 결합조직의 외피로 신경 말단들이 둘러싸여 있는데, 이것은 그들의 기능에 따라 너무 가벼운 접촉에 반응하지 않도록 하거나 지속적인 압력에 적응하도록 하게 한다. 털이 없는 피부의 표피기저에 많이 존재하는 **마이스너 소체(Meissner's corpuscle)**는 가벼운 압력과 진동을 감지하지만, 이런 자극들에 대해 매우 빠르게 적응한다. **루피니 소체(Ruffini corpuscle)**와 **파시니 소체(Pacinian corpuscle)**는 피부의 깊은 부위에 위치하며, 강한 압력에 대해 반응한다. 하지만 파시니 소체는 그림 15.6에서 보는 것과 같이 쉽게 적응되는 반면, 루피니 소체는 계속적인 자극에 대하여 적응현상이 일어나지 않으며 피부의 당김과 비틀림에 관한 정보를 제공한다.

촉각 수용기에 의해 감지된 공기 흐름의 갑작스런 변화는 주변환경에서 일어나는 위협적인 변화에 대한 신호로 작용하는데 자동차의 빠른 접근과 같은 상황이 이에 해당된다. 공기 압력의 변화를 감지하는 능력은 인간보다 동물에서 더욱 많이 발달하였는데, 예를 들면 고양이의 코털은 매우 작은 공기 압력에도 반응하여 어둠 속에서 방해물들을 피해가며 나아가도록 돕니다.

무서운 상황에 놓인 사람들은 그들의 머리카락과 목덜미 그리고 머리가 곤두서는 느낌을 받을 것이다. 하지만 그들의 머리카락을 둘러싸고 있는 신경 말단들이 불안감이 만든 피부의 소름에 대해 반응하고 있는 것이다. 당신 목 뒤의 서늘함을 느끼는 것은 위험에 대한 예감이 원인이 아니라, 실제의 또는 상상의 위험을 이미 지각한 것의 증상일 뿐이다.

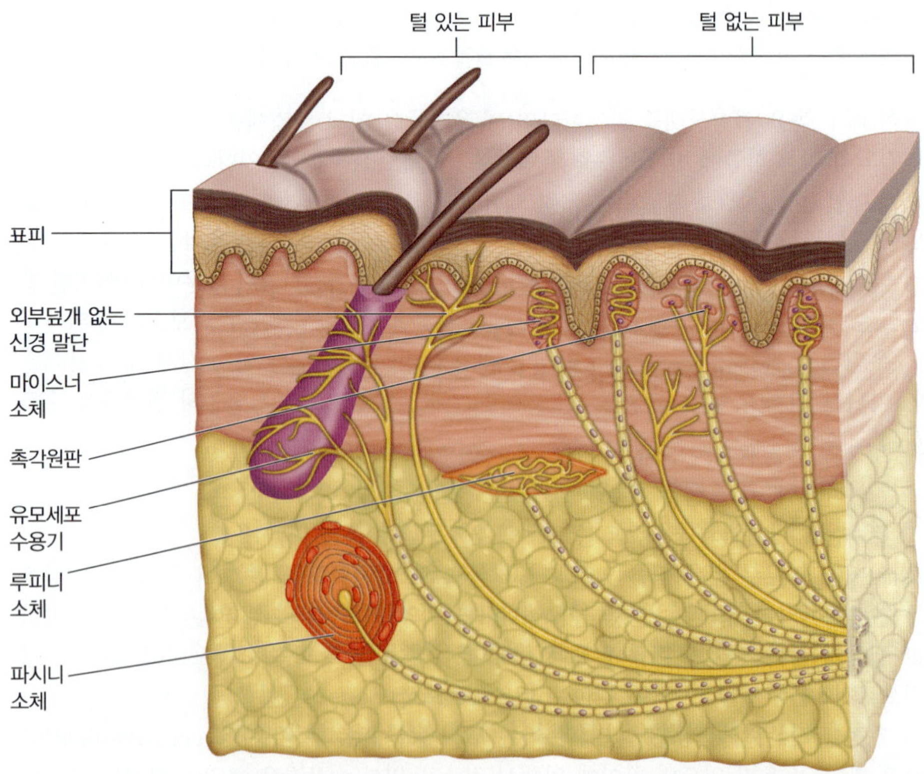

그림 15.5 촉각 수용기. 피부에 존재하는 다양한 수용기들은 우리 주변환경의 촉감의 측면들을 측정한다.

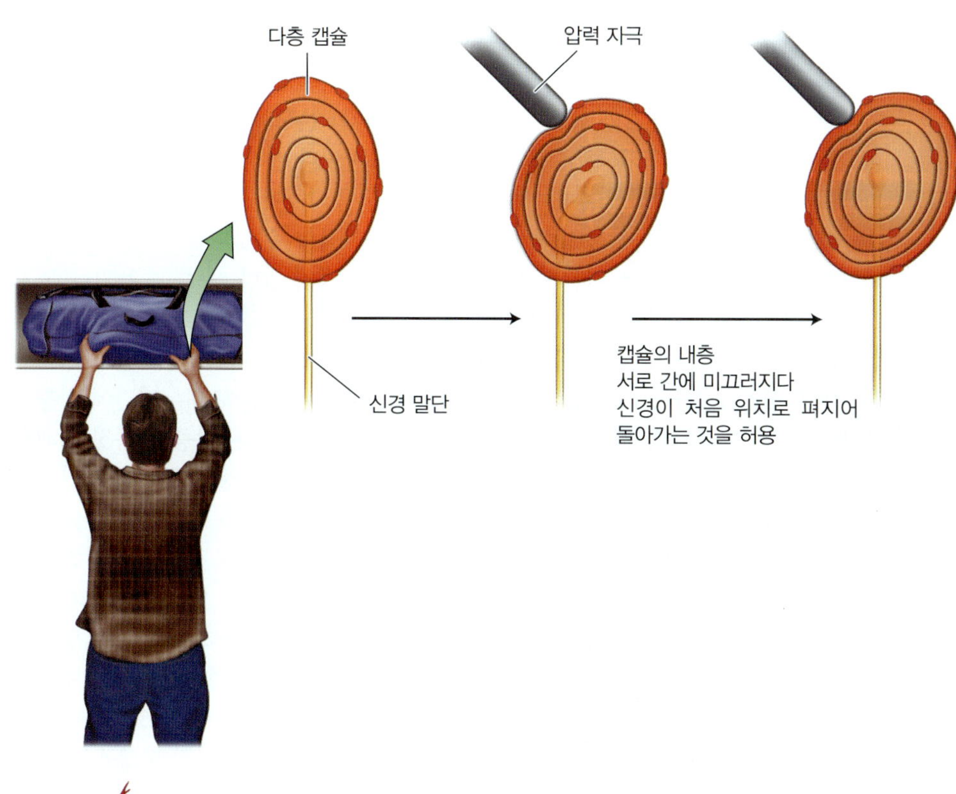

그림 15.6 촉각 수용기 적응현상. 파시니 소체를 둘러싸고 있는 캡슐은 양파껍질과 비슷한 모양으로 구성되어 있다. 일반적으로 압력을 받을 때, 캡슐 속에 있는 신경 말단은 휘며 변형되지만 이 단층들이 빠르게 미끄러져, 압력이 계속 남아 있음에도 신경 말단이 제자리로 펴지며 압력 신호를 멈추게 한다.

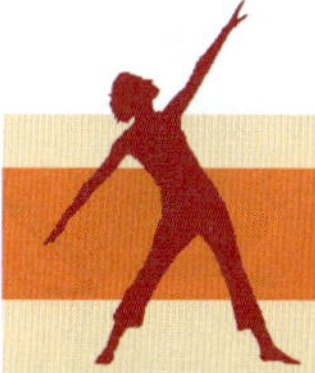

쉬어가기 15.3

2004년 인도양에서 발생한 죽음의 쓰나미 이후, 피해지역 주변에서 죽은 동물들이 거의 발견되지 않았다. 쓰나미가 몰려오기 전에 집에서 기르던 가축들이 비정상적이고 두려워하는 행동들을 보였다는 보고들이 있었다. 어떤 과학자들은 동물들이 쓰나미를 만들어 내는 지진과 연관된 낮은 주파수 진동을 감지한다고 생각한다. 과학자들은 어떻게 이 가설을 확인할 수 있을까?

체온과 통증

외부 온도의 적당한 변화들은 피부 속에 묻혀 있는 온도 수용기의 외부덮개가 없는 신경 말단에 의해 감지된다. 비록 외형적으로는 모든 온도 수용기가 같은 모양이지만, 일단의 온도 수용기들은 낮은 온도(10~20°C 또는 50~68°F)에 반응하고, 더 적은 숫자의 수용기가 높은 온도(25~45°C 또는 77~113°F)에 반응한다. 온도 수용기가 어떤 기전에 의해 온도를 감지하는지에 대해 잘 밝혀져 있지 않다.

페퍼민트와 마늘 같은 특정 식물들의 화학 물질들도 또한 온도 수용기를 활성화시켜 음식을 먹을 때 차거나 뜨거운 감각을 느끼게 해준다. 이들 감각이 너무 뚜렷하기에 매운 음식을 먹는 것이 당신으로 하여금 땀을 흘리게 할 수 있으며 이는 뇌가 온도 수용기에서 온 신호를 체온 상승으로 해석하여 몸을 식히는 활성을 시작하기 때문이다. 식물체에서의 온도 수용기를 자극하는 화학물질은 동물들로 하여금 그 식물체를 먹지 못하도록 하는 방어기제로 진화했을 가능성이 있다—하지만 인간에게는 멕시코 음식, 타이 음식 그리고 다른 양념이 많이 든 음식이 먹기에 그리 어렵지는 않은 것이 사실이다.

피부에 있는 온도 수용기들은 온도 변화에 반응하지만, 이 변화된 온도에 매우 빠르게 적응하게 된다. 사람이 새로운 외부 온도에 적응해 편안함을 느끼는 이유가 바로 이 때문이다.

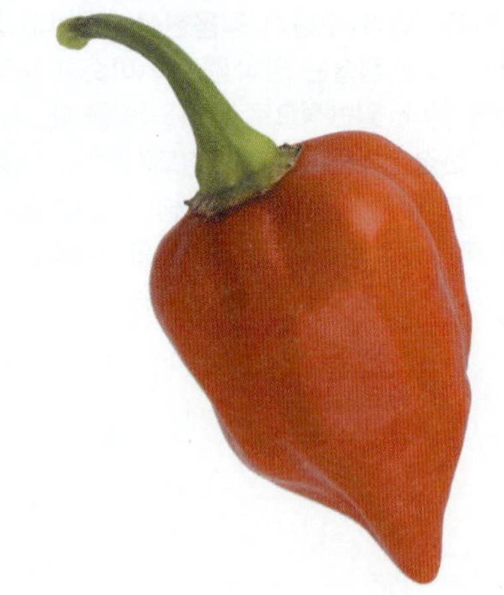

그림 15.7 **통증 화학물질.** 고춧가루의 활성 성분인 캡사이신은 혀, 입, 목에 있는 통증 수용기에 결합하여 조리된 음식에 더해진 이 양념으로부터 열을 내게 한다.

생존에 위협이 될 만한 극한 온도들은 온도 수용기보다는 통증 수용기들에 의해 감지된다. 통증 수용기는 피부, 관절, 뼈, 혈관에 특히 많이 존재하는 외부덮개가 없는 신경 말단이다. 온도 수용기와 같이 통증 수용기가 극한 온도들을 감지하는 기전은 아직 잘 이해되지 않고 있다. 통증 수용기는 기계적 교란이나 손상된 조직에서 만들어지는 화학물질에 의해 활성화될 수도 있다. 매우 매운 음식들에 들어 있는 아바네로 고추(그림 15.7)와 같은 화학물질들 또한 통증 수용기를 자극할 수 있다.

피부와는 달리 몸의 내부 기관들은 통증 수용기가 거의 없다. 통증 수용기들을 가지고 있는 내부기관들은 몸의 표면에 있는 통증 수용기들과 신경 경로를 공유한다. 결과적으로 내부 기관들의 손상은 몸의 다른 부위들의 통증으로 나타날 수 있고 이러한 현상을 **연관 통증(referred pain)**이라고 한다. 이러한 공유 때문에 내부기관에서 통증이 나타날 때 몸의 다른 부위가 아픈 것 같은 일이 일어난다. 연관 통증의 특징적 패턴들이 특정 상황들을 지정한다고 알려져 있다—일례로 심장의 손상이 처음에는 팔이나 어깨 통증으로 나타나기도 한다(그림 15.8).

깊게 패인 상처, 화상 또는 비슷한 상처들은 아주 빨리 신호를 전달하는 감각뉴런들을 자극하여 격렬하거나 쑤시는 **빠른 통증(fast pain)**을 감지하게 한다. 이러한 감지는 즉시 철회반사를 유도하게 되어—당신이 매우 아픈 화상을 느끼기도 전에 당신의 팔을 매우 뜨거운 표면으로부터 철수하도록 한다. 빠른 통증은 이후 다른 감각 수용기의 활성에 의해 초래되는 지각인, **느린 통증(slow pain)**의 둔한 아픔으로 대체된다. 각각의 느린 통증 수용기는 다소 넓은 수용장을 가지고 있기에 특이적 고통스러운 자극의 정확한 근원을 알아내기 어렵다. 느린 통증 수용기는 적응하는 데에 시간이 걸리기에 이미 일어난 손상에 대해 처치가 끝난 후에도 통증이 오래 지속될 수 있다.

생존의 유용성보다 더 길게 지속되는 **만성통증(chronic pain)**은 거의 언제나 느린 통증에 속하며, 느린 통증의 수용기를 막는 화학물질들로 조절이 가능할 수도 있다. 통증과 관련된 프로스타글란딘이라는 화학물질은 손상된 조직에서 염증을 유발한다. 아스피린이나 다른 소염제는 프로스타글란딘의 방출을 방해하여 통증을 완화하는 데 도움을 줄 수 있다. 모르핀이나 코데인 같은 진통제들은 뇌에서 만들어지는 엔도르핀과 같은 자연적으로 만들어지는 통증 완화 화학물질들을 모방한다. 이러한 진통제들은 감각 수용보다는 통증 지각을 막는 것으로 알려지고 있다.

통증 그 자체가 그리 즐거운 것은 아니지만, 위험으로부터 우리를 보호해주는 중요한 역할을 가지고 있다. 빠른 통증은 현재 주변 상황이 위협적이라는 긴박한 정보를 주고 즉각적 반응을 유도한다. 느린 통증은 상처받기 쉬운 치료과정 중에 무리한 행동을 줄여주는 것에 의해 더 이상의 손상을 막아주고 우리로 하여금 미래에 통증을 유발하는 행동을 하지 않도록 역동적인 심리적 강화로 작용할 수도 있다.

고통에 대한 두려움은 위험을 지각하는 중요한 요소이다. 위험의 지각은 두 가지 요소가 있다: 리스크(risk), 통증을 경험할 가능성, 그리고 해저드(hazard), 일어날 수 있는 통증의 격렬함이다. 리스크와 해저드에 대한 우리의 지각은 어떤 상황에 근원적으로 존재하는 위험에 대한 우리의 감지능력에 영향을 준다. 낮은 리스크이지만 높은 해저드를 가진 활동은 더 높은 리스크이지만 더 낮은 해저드를 가진 활동보다 위험에 대해 더 민감한 지각을 초래할 수도 있다.

예를 들어, 비행은 매우 안전한 활동이지만 사고가 날 경우 대부분 죽음에 이르게 된다. 일단의 사람들에게는 이러한 비행보다 더 자주 일어나지만 덜 치명적인 자동차 사고보다 비행이 훨씬 더 위험한 것으로 여겨질 수 있다. 나아가 다른 상황들에서 리스크와 해저드에 대한 우리의 지각은 이들 환경들에서 자극에 대한 우리의 지각에 변화를 준다. 결과적으로 같은 조건들이라 할지라도 리스크가 거의 없는 환경에서 위험을 예견하게 할 수도 있고 또한 리스크가 훨씬 높은 위험 표식들을 지나치게 할 수도 있다(그림 15.9).

심장
식도
위
간과 쓸개
맹장
우측신장
좌측신장
결장
수뇨관

그림 15.8 **연관 통증.** 내부기관들의 통증 수용기들은 피부에 있는 수용기들과 감각 경로를 공유한다. 이 때문에 내부기관들이 손상을 받았을 때 몸의 다른 부위가 아픈 것처럼 느껴진다. 내부기관의 손상 혹은 질병들은 연관 통증의 패턴을 이해함으로써 종종 진단될 수도 있다.

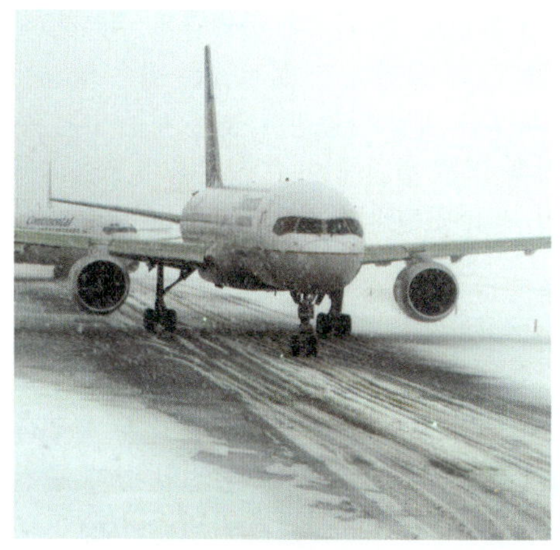

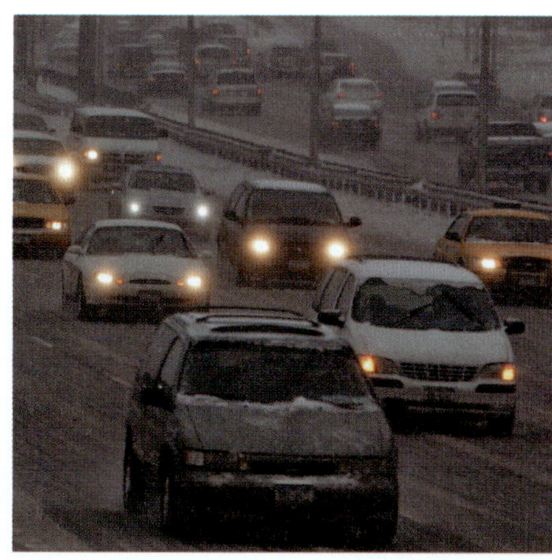

그림 15.9 **높거나 혹은 낮은 리스크?** 비행기의 탑승객에게 착륙 시 눈과 폭풍은 매우 위협적일 수 있지만, 이런 상황에서 비행기가 충돌하여 사고가 날 위험은 거의 없다. 같은 조건들에서 차 사고들은 더 흔하지만 차의 승객들에게는 덜 위협적일 수 있다.

15.3 화학적 감각

이 특별한 감각들은 우리들로 하여금 일반적인 감각들에 비교하여 환경의 면면들의 더 특이적인 평가를 하도록 만든다. 이 감각들 중 두 가지, 미각과 후각은 우리가 우리 환경들의 화학적 본질에 대해 분별하게 한다.

미각

미각 수용기(gustatory receptor)는 혀의 윗부분에 밀도 높게 분포하고 더 낮은 밀도로 입과 목구멍 주위에 흩어져 있다. 혀의 거친 표면을 자세히 보면 **유두(papillae)**라 불리는 돌출된 모양의 것들이 있다. 각각의 유두에는 100~200개의 미각 수용기 혹은 **미뢰들(taste buds)**이 주로 그 것의 옆면을 따라 분포한다. 입에 존재하는 10,000개의 미뢰들 중 각각은 약 25개의 **미각 세포(taste cell)**와 비슷한 숫자의 지지 세포들로 구성된다. 긴 모양의 각 미각 세포 윗부분에는 많은 수의 **미각모(taste hair)**가 존재한다(그림 15.10). 미뢰 안쪽의 세포들은 매 10일마다 완전히 교체되기에 세포가 뜨거운 음식 혹은 음료수에 의해 손상을 받더라도 전반적인 미각 능력은 다시 되살아날 수 있다.

미각모의 표면은 음식에 존재하는 특별한 화학물질인 **맛물질(tastants)**과 결합할 세포막 수용체로 덮여 있다. 맛물질의 결합은 미각 세포로부터 신경전달물질의 방출을 자극하여, 연관된 감각뉴런에서 신호를 발생시킨다. 특정한 수용체 분자의 활성화는 5가지 맛물질, 즉 단맛, 짠맛, 신맛, 쓴맛과 향긋하며 고기맛(또는 우마미맛으로 알려진)의 가능한 질감들 중 하나의 정보를 전달하게 된다. 특정 음식 종류는 몇 가지 맛물질을 포함하여 한 가지 종류보다 더 많은 수용체들을 자극할 수 있다. 이들 감각은 후각과 연합하여 맛의 지각을 만들어낸다.

미뢰와 미각 세포들은 혀 전반에 균등하게 분포하기보다는, 대부분이 혀 가장자리에 모여있다. 비록 모든 네 종류에 미각 세포들이 혀의 모든 부위에서 발견되지만 혀 끝부분에 단맛 수용체가 더 높은 농도로 그리고 혀 뒤편에 쓴맛 수용체가 더 높은 농도로 존재한다. 우리가 음식이나 음료의 풍미를 느끼고자 할 때 우리는 이들 음식 혹은 음료를 우리 입안에서 이곳저곳으로 움직이게 되며 이를 통해 더 많은 미뢰와 음식이 접촉하게 한다. 이에 대비하여 우리가 어떤 물질의 맛보기를 피하려 할 때 그 물질을 바로 혀 중앙으로 보내 빨리 삼키게 된다.

여러 다른 맛들에 대한 우리의 반응은 진화과정에 통해 형성되어 왔다. 달거나, 짜고 그리고 향긋한 음식들에 대한 접촉은 우리로 하여금 바로 삼키게 촉진하는 반면,

그림 15.10 **미각.** 미뢰는 혀 표면의 유두에서 발견된다. 미각 세포 표면의 미각모는 음식의 특정 화학물질에 결합하여 신경전달물질의 방출을 초래한다.

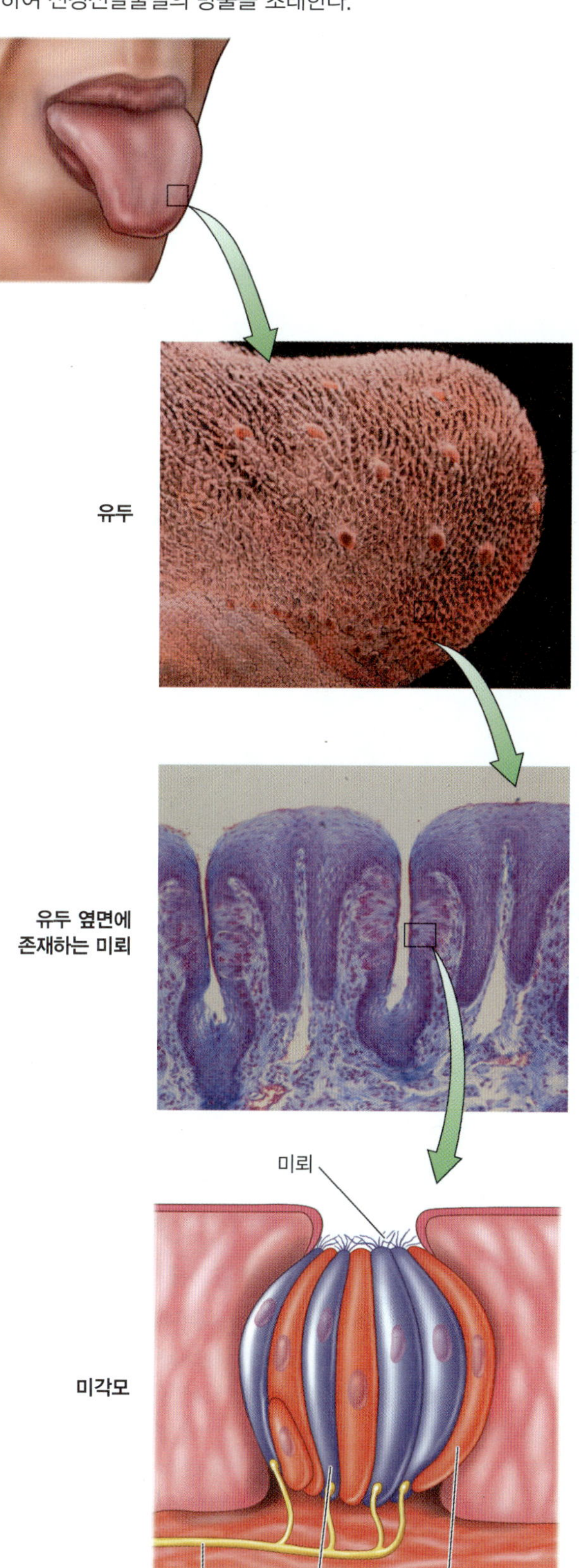

쓴맛 수용체의 활성화는 구토 반사를 초래하여 우리로 하여금 이 불쾌감을 주는 물질을 내어 뱉게 한다. 이들은 논리적인 반응들인데, 즉 달거나 짠 물질들은 필수 영양분을 포함할 가능성이 높으며 반면, 쓴 음식은 독성을 지닐 가능성이 높기 때문이다. 우리의 쓴맛 수용체는 독성이 있거나 상한 음식을 먹는 위험에 아주 정밀하게 조율되어 있다. 사실 이들 쓴맛 수용체는 단맛 수용체가 단맛에 민감한 정도에 약 100,000배 더 쓴맛에 민감하다.

후각

후각 수용기(olfactory receptor)는 코 통로의 천장 표면에 점액으로 덮인 두 부위에 밀집되어 있다. 미각 수용기와는 달리 이 화학 수용기는 뇌에 신호를 전달할 때 중간에 다른 뉴런을 통하지 않는다. 수용기 표면은 감각뉴런의 수상돌기로 만들어진, 표면이 털로 덮인 문손잡이와 같다. 이들 털은 비강 내로 뻗어 있으며 그 표면에는 주변의 점액에 녹은 화학적 **후각자극제(odorant)**와 결합하는 세포막 수용체를 가지고 있다 (그림 15.11). 후각 수용기는 60일마다 새로 교체되며, 이들 수용기는 인간 몸에서 재생될 수 있는 몇 안 되는 신경세포 중에 하나이다.

후각 뉴런들 표면에 존재하는 세포 수용체들은 매우 특이적이다 – 거의 1,000개의

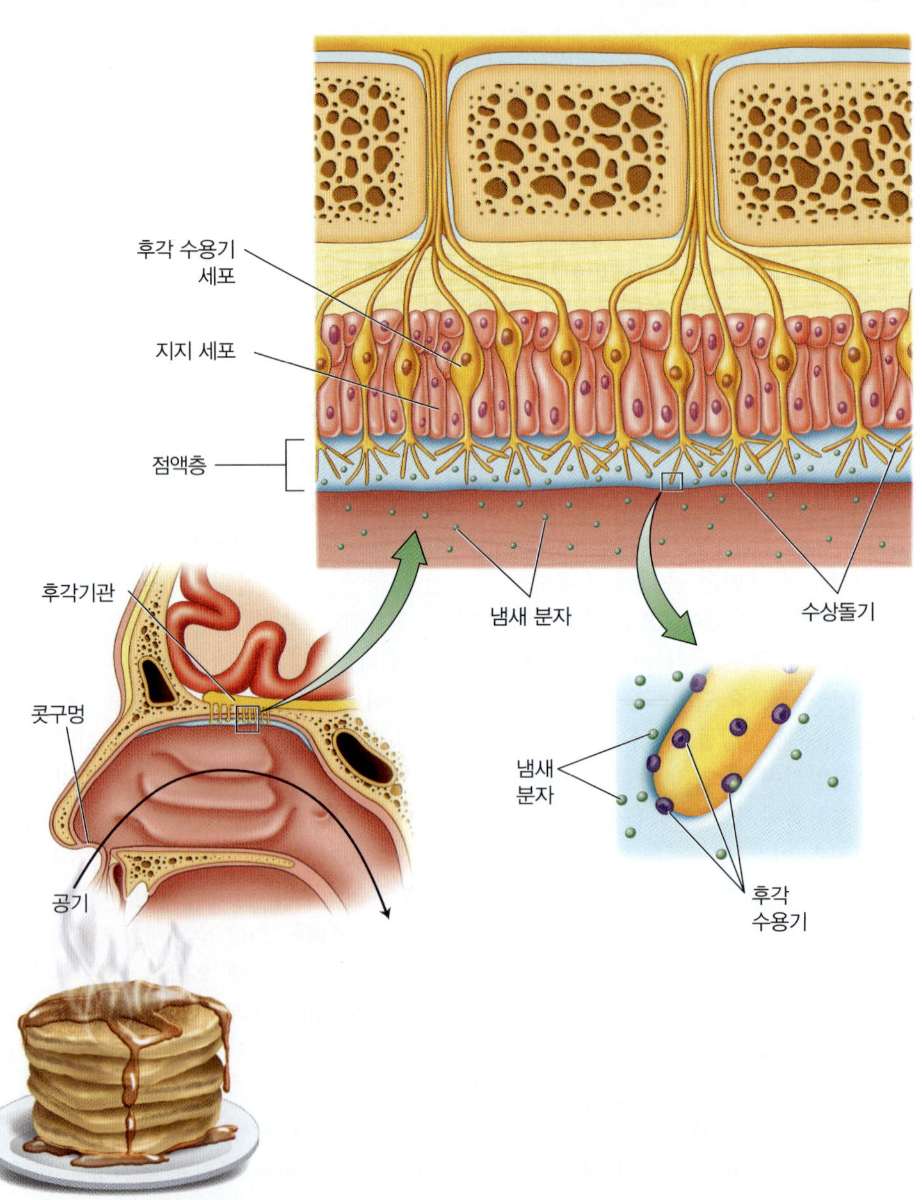

그림 15.11 냄새. 후각 수용기들은 코 통로의 천장 표면 부분에 위치해 있다. 이들 수용기는 특정 화학적 후각자극제를 위한 세포막 수용체를 가진 감각뉴런의 말단 자체로 구성되어 있다.

다른 수용체들이 확인된 바 있다. 매우 많은 후각 수용기 들의 정보는 종합되어 우리가 수천 가지의 다른 냄새들을 구별할 수 있게 한다. 후각 수용기는 매우 민감하다—냄새자극물질 4개 정도만 있어도 뉴런을 탈분극시킬 수 있으며 신호를 중추신경계로 보낼 수 있다.

후각 수용기들로부터 정보가 뇌 안에 처음 멈추는 곳이 **후구(olfactory bulb)**라는 구조물이다. 후구에서 수용기들로부터 온 정보가 부분적으로 처리되어 대뇌피질로 전달된다. 대부분의 후각정보는 감정과 기억에 연관되어 있는 구조물인 대뇌 변연계를 지나간다. 결과적으로 냄새는 매우 강한 감정 반응을 초래할 수 있다.

특정 냄새에 대한 우리의 지각 능력은 이미 태어날 때부터 뇌에 회로화되어 있다. 즉 우리는 본능적으로 특정 냄새들에 대해 부정적이거나 긍정적인 반응들을 보이게 된다. 위험과 연합된 냄새들에 대한 본능적 반응은 다른 동물들에도 공통적이다—예를 들어 생쥐들은 특정 포식자들의 오줌 냄새를 감지할 때 즉각적인 철회 반응을 보인다. 달콤한 냄새와 익은 고기에 대한 우리의 즐거움은 이 냄새를 풍기는 음식이 우리의 조상에게 가졌던 가치와 관계가 있을 것 같다. 비슷하게 인간 폐기물 및 상한 음식물들과 연합된 냄새에 대한 우리의 불쾌감은 우리를 이들 병을 일으키는 물질들로부터 격리시키려는 일종의 적응일 수 있다.

최근의 연구 결과에 따르면 본능적으로 좋거나 나쁜 냄새는 이미 내재 되어 있는 것으로 알려져 있다. 이러한 기능은 동물에서도 위험을 주는 중요한 신호인데, 생쥐는 여우의 소변 냄새를 맡으면 도망가는 것이 그 단적인 예다. 달콤한 냄새나 고기를 굽는 냄새는 사람에게 즐거움을 주는 자극으로 음식이 있음을 알린다. 하지만 역겨움을 주는 냄새는 사람들을 그 음식으로부터 피하게 함으로써 썩은 음식을 먹지 않게 하고 질병에 걸리지 않게 한다.

그렇다고 해서, 위험요소를 가지고 있는 모든 냄새자극물질들이 후각 수용기를 활성화시키지는 않는다. 상대적으로 단순하거나 특별히 수적으로 많지 않거나 혹은 우리의 초기 진화 중에 인간에서 위험했던 분자들은 우리의 코에 수용기를 갖지 못했을 수도 있다. 예를 들어 불완전 연소(특히 석유 혹은 천연가스와 같은 화석 연료의)에 의해 발행되는 가스인 일산화탄소는 매년 수백 명의 죽음을 초래하지만 냄새를 맡을 수 없다. 난방과 요리를 위해 많은 가정으로 보내지는 천연가스 또한 냄새가 없지만, 이 가스의 존재와 폭발의 위험 그리고 가스가 새어 화재가 날 수 있음을 사람들에게 경고하기 위해 첨가된 냄새자극물질이 썩은 달걀 냄새를 내게 된다.

우리는 합하여 천만 이상의 후각 수용기를 가지고 있지만, 다른 포유류와 비교했을 때 우리는 상대적으로 냄새에 무감각하다고 할 수 있다. 블러드하운드와 같은 개는 2억 개 정도의 후각 수용기를 가지고 있고 인간에 비교해 1억 배 이상 냄새에 민감하다. 개는 인간들에게 귀중한 동반자인데 이는 개가 사냥 중에 사냥감에 의해 만들어진 흔적들을 따라가거나 법집행기관으로부터 도망치는 다른 인간들을 추적하고 또한 마약 혹은 위험한 화학물질들을 찾아내는 도움을 줄 수 있기 때문이다(그림 15.12). 일부 개 주인들은 개들이 사람들에게서 공포의 냄새를 맡을 수 있다고 주장한다. 이 주장을 증빙할 만한 다른 독립적인 증거는 없지만 개들은 실제로 불안에 반응하여 땀을 흘리는 인간에게서 만들어지는 화학물질을 가려낼 수도 있다.

같은 종의 개체 간에 비언어적인 신호전달 활성을 보이는 냄새를 **페로몬(pheromone)**이라 부른다. 인간을 제외한 많은 동물들 중에 페로몬은 성적으로 준비되었음을 알리는 강력한 표지일 수도 있고 음식물의 위치 및 위험에 대한 정보를 교환하는 방법일 수도 있다. 생쥐와 백서는 주된 후각 수용기들로부터 분리된 감각뉴런들의 모임인 서비골(vomeronasal) 기관에서 이러한 페로몬을 감지하게 된다. 성인으로서 인간은 기능이 있는 서비골 기관을 가지고 있지 않은 것 같고 페로몬을 감지할 수 있는 우리의 능력은 아주 매우 제한적인 것 같다. 인간이 페로몬을 방출할 수 있는지 분명하지 않으며 더욱이 인간이 위험한 사람들을 냄새로 가려낼 수 있을 가능성은 매우 낮다.

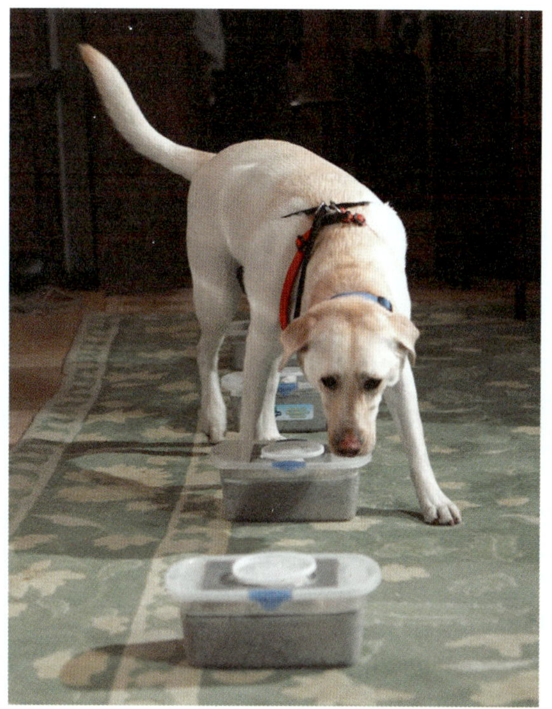

그림 15.12 **암의 냄새를 맡을 수 있을까?** 이 개는 일상적이지 않으며 방광암의 표지일 수도 있는 냄새를 풍기는 오줌을 식별하도록 훈련 받고 있다. 최근 시행된 이중으로 가려진 시행에서 몇몇 훈련된 개에게 7개의 오줌 샘플의 냄새를 맡도록 하였다. 이 개들은 병에 걸린 사람들의 오줌을 41% 확률로 맞추었는데 이는 우연으로 맞출 수 있는 확률인 14%보다 유의미하게 큰 수치이다.

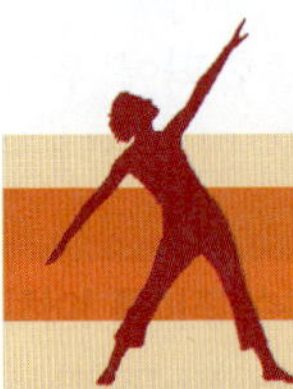

쉬어가기 15.4

매클린톡(Martha K. McClintock)은 웰슬리 대학 4학년 때, 기숙사에 살고 있는 135명의 여학생들에게 생리주기를 추적 조사하였다. 네이처에 게재된 그녀의 논문에 따르면, 가까운 친구들이 관계가 먼 학생들에 비해 생리주기가 더 일치하게 된다는 것이 밝혀졌다. 매클린톡은 이 동기화가 인간이 성과 관련된 정보를 주고받는 페로몬을 사용한다는 것을 나타내는 증거라고 주장하였다. 이 연구가 인간이 페로몬으로 정보를 주고 받는 것을 증명하는가? 그렇다면 그 이유를 서술하고, 그렇지 않다면 않은 이유를 이야기해보라.

15.4 귀의 감각

귀(ear)에는 두 종류의 기계적 수용기가 있다. 한 종류는 음파를 감지하여 듣는 감각을 만들어내며 다른 종류는 머리의 위치를 감지하여 우리가 몸의 균형을 유지하게 한다.

듣기

우리가 소리로써 지각하는 것은 단순한 압축 파동, 즉 압축된 공기의 전형적인 파동이다. 박수칠 때 어떤 일이 일어나는지 생각해보라. 당신의 손바닥 사이에 공간을 채우고 있던 공기들이 빠져나가면서 높은 압력의 공기 펄스가 만들어지며 바로 뒤이어 낮은 압력 노드가 뒤따르게 되는데 그 결과로 연못 안의 잔물결과 같이 파동을 전달하게 된다. 이와 같이 모든 소리 파동은 물질의 진동에 의해 생성된 기본적인 구조를 가지고 있다.

하지만 개개의 소리 파동들은 다른 특징들을 갖는데 파동의 **빈도**(1초당 높은 포인트부터 낮은 포인트까지 순환하는 횟수)와 파동의 **진폭** 또는 크기(그림 15.13)로 나누어 볼 수 있다. 귀 내부의 기계적 수용기들은 이러한 파동을 감지하고, 신경계는 파동을 소리에 대한 지각으로 변환시킨다.

소리 파동은 파동을 받고 증폭하는 복잡한 통로를 통해 여행한 후에 귀 내부의 **청수용기(auditory receptor**; 소리 수용기)에 영향을 미친다. 소리를 받는 것은 **귓바퀴(pinna)**라 불리는 디스크 모양의 외이이며 이는 음파를 모아 **청관(auditory canal)**을 통하여 **고막(tympanic membrane)**으로 집중시킨다. 이 결합조직막은 음파가 고막에 부딪칠 때 진동하고 중이에 있는 **소골(ossicle)**이라 불리는 작은 뼈들을 진동시킨다. 소골은 고막의 진동을 내이에 있는 **난원창(oval window)**이라는 훨씬 더 작은 막으로 전달한다(그림 15.14). 큰 표면으로부터 작은 표면으로 에너지를 전달하는 것에 의해 진

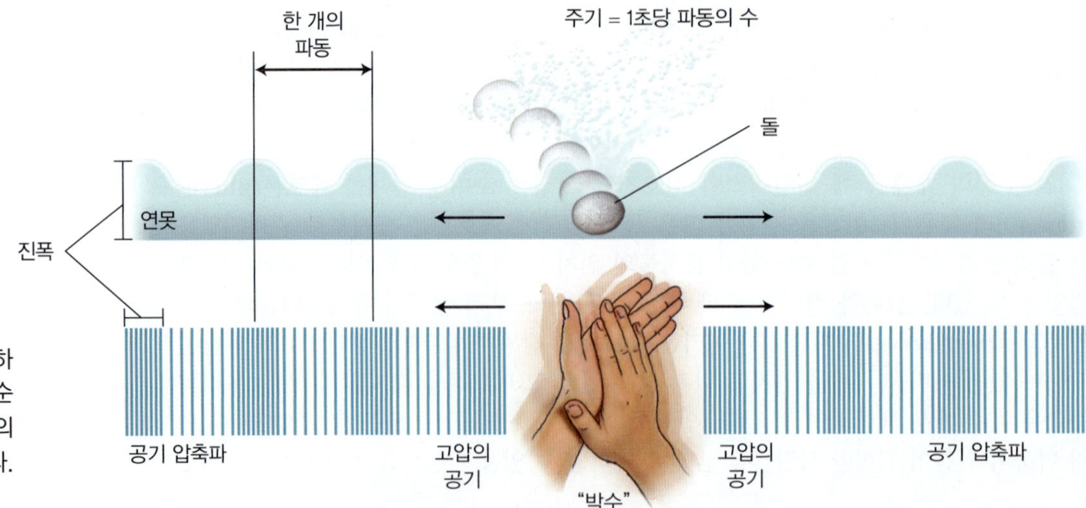

그림 15.13 음파. 소리로 우리가 인지하는 것은 규칙적인 패턴으로 순환하는 단순한 압축파이다. 음파의 주기(1초당 압축의 순환 횟수)는 소리의 높낮이를 결정한다. 음파의 높이는 소리의 강도를 결정한다.

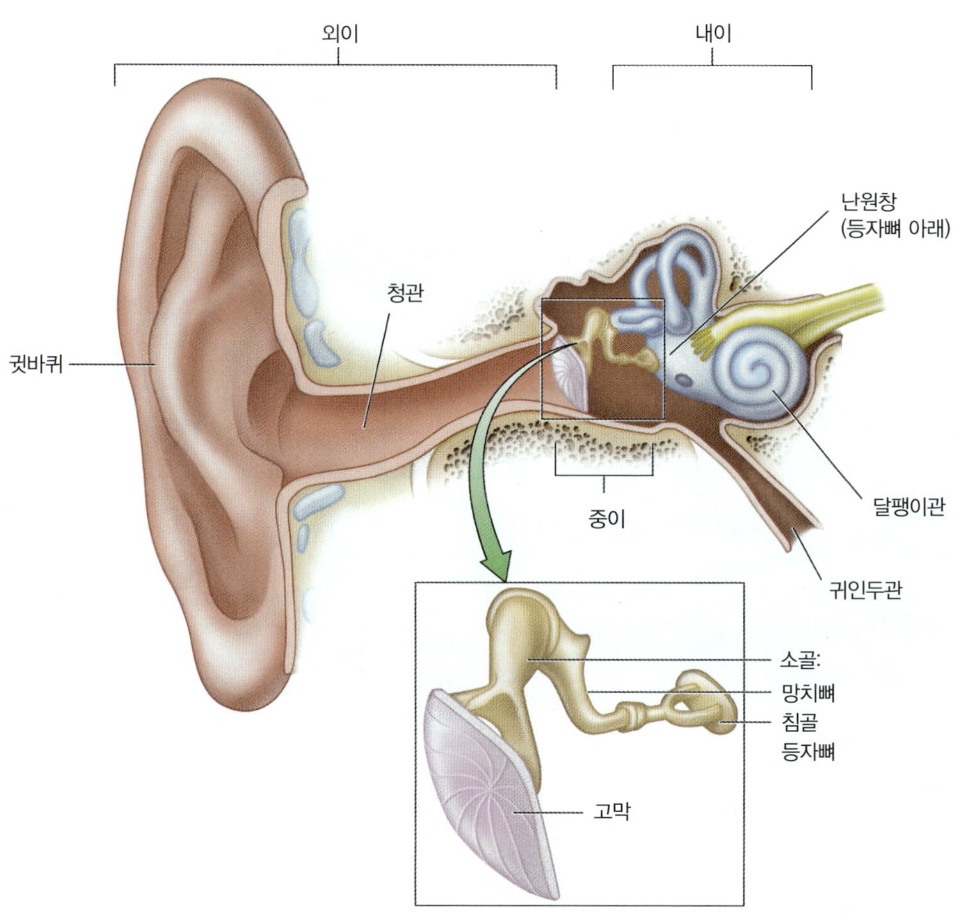

그림 15.14 **청수용기로의 소리의 통로.** 음파는 귓바퀴에 의하여 모여서 청관으로 흐른 뒤 고막을 진동시키기 시작한다. 진동은 중이로부터 청수용기를 포함하고 있는 내이로 이동될 때 3개의 작은 귀 뼈에 의하여 증폭된다.

동의 강도는 몇 배 증폭된다.

내이는 소리와 머리 위치를 모두 감지하는 복잡한 뼈로 만들어진 구조이다. 소리를 받는 기관인 **달팽이관(cochlea)**은 체액으로 채워져 있고, 대략 완두콩의 크기이며 달팽이 껍질 같은 모양을 하고 있다. 달팽이관은 체액이 채워져 있는 두 개의 관으로 이루어져 안쪽과 바깥 쪽에 하나씩 있다. 난원창의 진동은 달팽이관의 바깥쪽 관 안에 있는 체액으로 전달된다. 진동에 의하여 밀려든 체액은 **달팽이관(cochlear duct)**의 바깥쪽 관의 끝부분과 안쪽 관의 시작부분이 만나는 지점을 통과하며 이후 안쪽 관을 따라 이동하여 종국적으로 **정원창(round window)**이라 불리는 또 다른 막에 도달한다. 정원창의 탄성력은 소리 파동으로부터의 에너지가 중이로 되돌아가거나 혹은 귀인두관을 통해 입안으로 소멸되도록 한다.

달팽이관에는 **유모세포(hair cell)**라 불리는 청수용기가 있으며, 각각의 유모세포는 약 100개의 유동성 있는 머리카락 같은 연장선으로 덮여 있다(그림 15.15). 유모세포들은 두 개의 막 사이에 끼어 있다. 유모세포의 밑부분은 **기저막(basilar membrane)**이라 불리는 탄성력 있는 플랫폼 위에 얹혀 있다. 유모세포의 끝부분은 **덮개막(tectorial membrane)**으로 불리는 젤리와 같은 표면에 닿거나 파묻혀 있다. 체액의 파동이 기저막을 지나면서 기저막의 부분을 진동시킬 때, 이 진동이 유모세포를 덮개막 쪽으

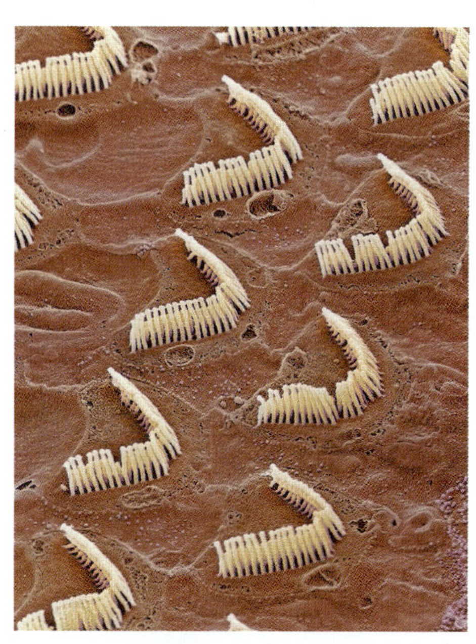

그림 15.15 **청수용기.** 청수용기는 기저막에 붙어 있는 유모세포들이다. 막의 한 부분이 진동할 때, 유모세포들은 변형되어 감각뉴런으로 신호를 전달한다.

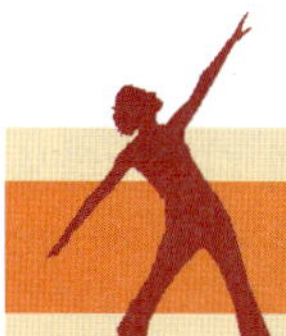

쉬어가기 15.5

당신이 소리 생성과 듣기 기전에 대하여 이해한다는 가정하에 다음의 질문에 대하여 생각해보라: 나무 하나가 숲에서 넘어졌고 아무도 근처에 없었다. 이것은 소리를 만들 수 있는가?

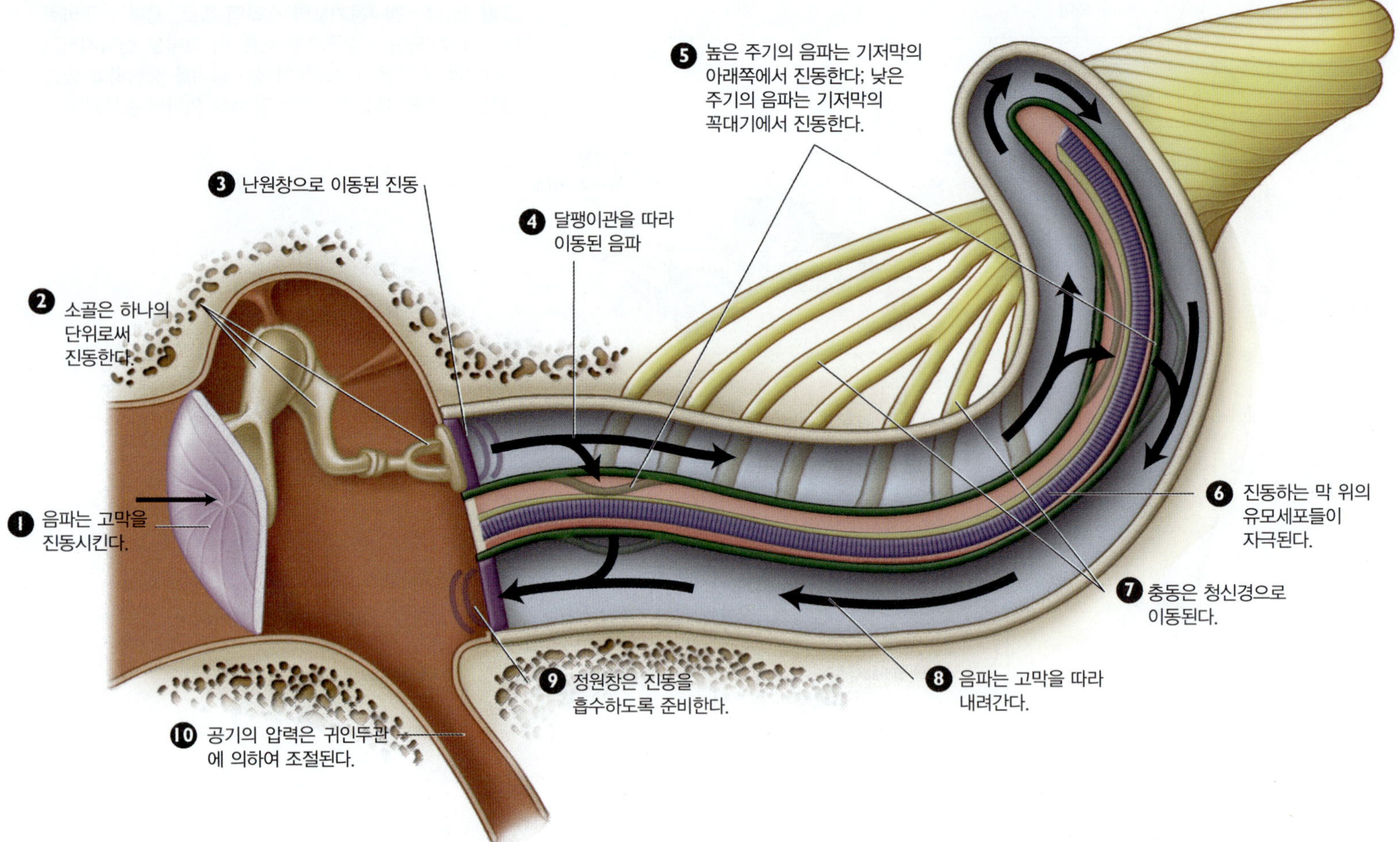

그림 15.16 **달팽이관의 기능.** 중이로부터 달팽이관의 난원창으로 전달된 진동은 달팽이관 안에 있는 체액에 파동을 형성한다. 파동은 달팽이관의 관을 따라 흘러(여기에서는 단순하게 설명하기 위해 달팽이관이 "펼쳐져 있다") 에너지의 일부가 관으로 전달하거나 정원창에서 소멸된다. 서로 다른 주기의 음파는 기저막의 서로 다른 부분을 진동시킨다.

로 밀어 올린다. 이러한 접촉이 유모들을 구부리어 유모세포로 하여금 신경전달물질을 방출하게 한다. 연이어 신경전달물질은 감각 뉴런을 자극하고 신호는 **청신경(auditory nerve)**을 통해 뇌로 전달된다. 소리 파동에 대한 지각의 과정은 그림 15.16에 설명되어 있다.

다른 특징을 가진 소리 파동들은 기저막 진동의 결과로 서로 다른 뉴런들을 자극한다. 기저막은 마치 한쪽 끝에 위치한 현은 좁고 빳빳하여 높은 주기에서 진동하는 하프 같다. 현들의 반대쪽 끝으로 갈수록 길이와 장력이 점차 감소하여 낮은 주기에서 진동한다. 높은 주기의 소리는 기저막의 더 빳빳한 부분을 진동하도록 할 것이다. 반면에 낮은 주기의 소리는 기저막의 더 느슨한 부분을 움직일 것이다. 오직 기저막의 움직이는 부분에 있는 유모세포들만 덮개막 쪽으로 움직여진다. 그러므로 자극된 유모세포의 기저막 상의 위치는 소리 자극의 주기, 즉 높낮이에 대한 정보를 제공한다. 반응하는 유모세포들의 수와 그 반응의 강도는 우리에게 소리의 크기로써 지각되는 소리의 진폭을 나타낸다.

손상되거나 제대로 기능하지 않는 달팽이관은 전기로 작동하는 **달팽이관 임플란트(cochlear implant)**에 의해서 대체될 수 있다(그림 15.17). 이러한 장비들은 소리 파동을 두개골의 수용기로부터 전극이 이식된 달팽이관으로 전달한다. 다른 주기의 소리들은 다른 전극들을 자극하여 신호를 청신경을 따라 뇌로 보낸다. 비록 달팽이관 임플란트에 의하여 생긴 신호들이 원래의 달팽이관에 의하여 생기는 신호들과 다를지라도 태어날 때부터 청각장애가 있었던 일부의 사람들은 이러한 기계를 통해 말을 이해하고 주변 환경에서 나오는 소리들을 들을 수 있다.

듣기는 위험을 평가하는 중요한 감각이다. 갑작스러운 큰 소리는 아드레날린을 방출하도록 자극하여 우리를 위험한 상황에서 생리학적으로 준비하게 한다. 머리의 양

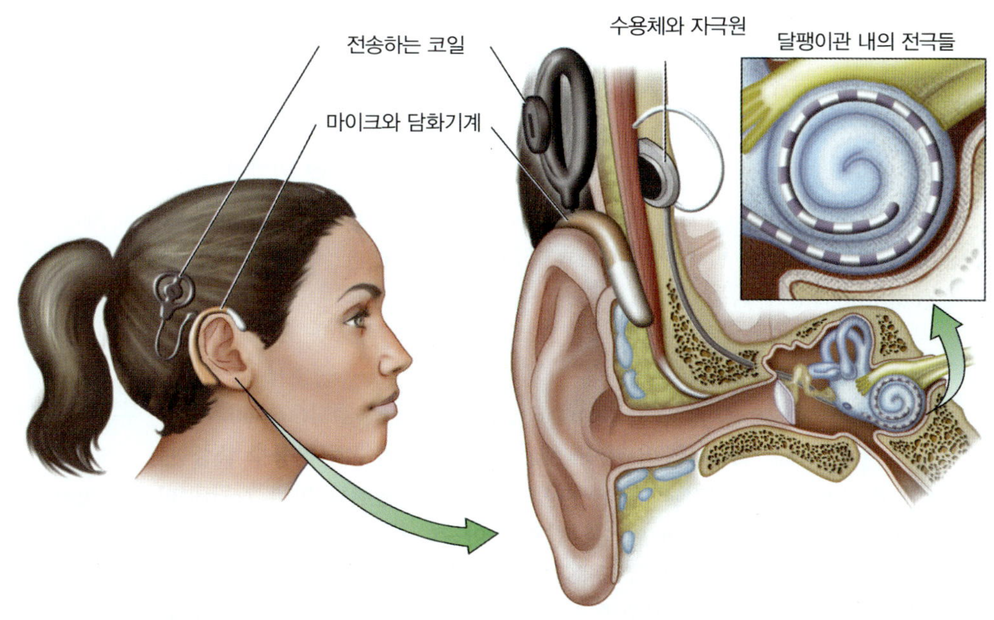

그림 15.17 달팽이관 임플란트. 청신경의 기능이 아직 남아 있는 한 심각한 청각장애인의 경우라도 이러한 장비를 통해 듣는 능력을 회복시킬 수 있다.

시각화 그림 15.16으로 돌아가서 달팽이관 임플란트의 기능을 정상적 달팽이관에 연관지어 설명하라.

쪽에 있는 귀의 위치는 3각형성의 과정에 의하여 소리의 근원을 정확히 잘 찾아내도록 한다(그림 15.18).

우리의 귀는 또한 사람의 말소리에 대하여 완전히 적응되어 있다. 예를 들어, 귓바퀴는 특별히 사람의 말소리에서 발견되는 주기와 일치하는 음파를 잡는데 좋으며, 기저막은 이러한 주기에 가장 잘 반응한다. 생존을 위해 효과적인 의사소통에 의존했던 씨족사회의 구성원들 사이에서 인간의 말소리의 높낮이와 크기에 더욱 잘 반응하는 청각계가 이점이 있었다.

그러나 귀는 그 자체의 제한점을 가지고 있다. 음파주기는 헤르츠(Hz)라 불리는 단위에 의해 측정되며, 기저막은 20~20,000헤르츠의 주기에 대하여 기저막 길이방향에 따라 반응한다. 지진, 화산과 동반하는 극단적으로 낮은 주기의 소리인 초저주파 불가청음(infrasound)을 포함하여 우리의 생존에 영향을 미치는 많은 소리들은 인간의 가청주기 범위 밖에 있다.

비록 우리가 초저주파 불가청음을 지각하지 못할지라도 우리는 여전히 강한 낮은 주기 압축 파동과 관련된 감각을 경험할지도 모른다. 공포와 불편한 느낌을 불러일으키는 초저주파 불가청음을 경험한 증거들이 있다. 영국의 음악가들은 몇몇 곡에 초저주파 불가청음이 포함된 콘서트를 준비했다. 그리고 관객들에게 각각의 곡에 대한 평가를 물었다. 관객들은 실제로 이러한 소리를 들었다고 보고하지 않았을지라도 그들 중 약 22%는 초저주파 불가청음이 나오는 동안 불안함, 우울감, 또는 섬뜩함을 느꼈다고 보고하였다. 이 결과를 분석하였던 연구자들에 따르면, 귀신이 나온다고 하는 장소가 실제로 초저주파 불가청음이 자연적인 힘에 의하여 생기는 지역일지도 모른다는 가설을 그들의 결과가 지지한다고 생각한다.

초저주파 불가청음에 노출되었을 때 몇몇 사람들이 가지는 불편하거나 역겨운 느낌은 강력한 음파가 머리 위치를 감지하는 감각 수용기에 영향을 미치는 효과와 관련이 있을 수도 있다.

균형 감각

내이 내부에 있는 기계적 수용기들은 머리의 움직임과 공간 상에서 머리의 위치를 감지한다. 이러한 감각 수용기들은 평형 또는 균형감각을 담당한다. 평형을 측정하는 감각기관은 달팽이관에 붙어 있고 **전정기관(vestibular apparatus)**이라고 불린다. 이

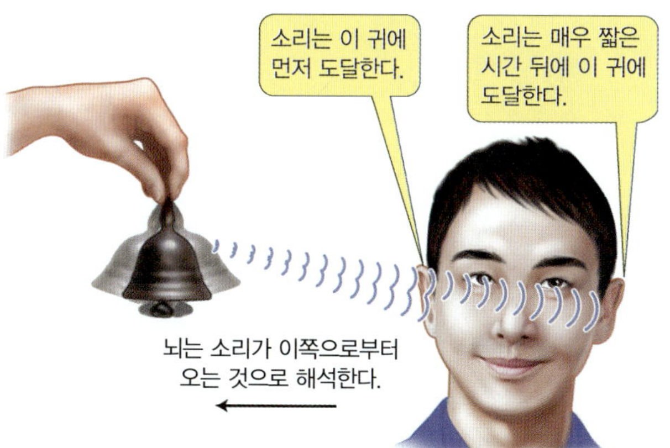

그림 15.18 3각 형성. 우리의 귀의 위치는 쉽게 소리의 근원지를 찾을 수 있도록 한다.

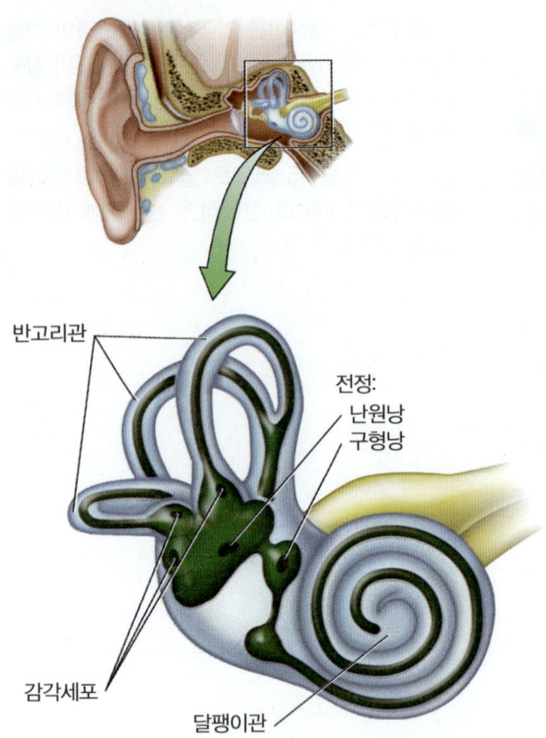

그림 15.19 **전정기관.** 내이에 있는 평형감각기관은 3개의 반고리관과 연결된 주머니로 구성된다. 전체 기관은 뼈로 감싸져 있고 달팽이관과 공간을 공유한다.

뼈로 이루어진 구조는 3개의 아치 모양의 **반고리관(semicircular canals)**과 전정이라고 불리는 주머니로 구성되어 있다(그림 15.19).

각각의 반고리관은 3차원의 움직임 중 하나를 표현한다: 고개를 끄덕거릴 때의 위아래로 움직이는 것, "아니오"라고 말할 때 좌우로 움직이는 것 머리를 기울일 때 앞뒤로 움직이는 것. 머리가 이 중 어떤 한 방향으로 움직일 때 방향과 일치하는 반고리관 안의 막에 있는 체액이 그 반대 방향으로 움직인다(마치 차가 앞으로 출발할 때, 의자 쪽으로 몸이 뒤로 밀리는 것처럼). 움직이는 체액은 관의 바닥에서 움직이면서 **각두(cupula)**라고 불리는 젤리 같은 구조에 부딪힌다. 유모를 각두 안으로 뻗고 있는 감각세포는 체액 이동에 의해 모양이 변형되면서 뇌의 무의식 또는 의식적인 과정을 위해 신호를 전달한다(그림 15.20).

전정기관에서 전정은 큰 **난원낭(utricle)**과 작은 **구형낭(saccule)**의 두 부분으로 나뉘어지며, 중력, 가속 또는 감속과 관련하여 머리 위치의 변화를 측정한다. 두 개의 낭은 젤라틴 안에 유모가 파묻혀 있는 유모세포로 구성된 **이석 기관(otolith organ)**을 가지고 있다. 젤라틴 안에 이석은 중력에 반응하여 겔 안에서 움직이는 탄산칼슘 조각들이다. 이석이 움직일 때 유모세포는 비틀리면서 중력 또는 전진에 대하여 머리가 위치의 변화를 어떻게 경험하고 있는지에 대한 신호를 전달한다(그림 15.21).

전정기관으로부터 온 신호는 몸의 균형 유지를 돕는 시각과 같은 다른 감각 신호들과 통합된다. 결과적으로 전정기관으로부터 온 신호와 다른 체계로부터 온 신호의 차이는 멀미 또는 움직임에 대한 부적절한 감각인 **현기증(vertigo)**을 일으킬 수 있다. 자동차나 비행기 안에서 책을 읽을 때 전정기관은 움직임을 기록하지만 동시에 책을 보는 동안 시각 체계는 당신이 멈춰 있는 것처럼 느끼게 할 수 있다. 따라서 이러한 불일치에 의해 생긴 멀미는 창 밖에 움직이는 풍경을 보는 것에 의해 완화될 수 있다. 또한 차가운 물 또는 얼음을 먹었을 때의 어지러운 느낌은 반고리관 내에서 체액의 온도와 관련된 순환 때문에 생겨난다. 뿐만 아니라 초저주파 불가청음의 파동은 전정기관 안

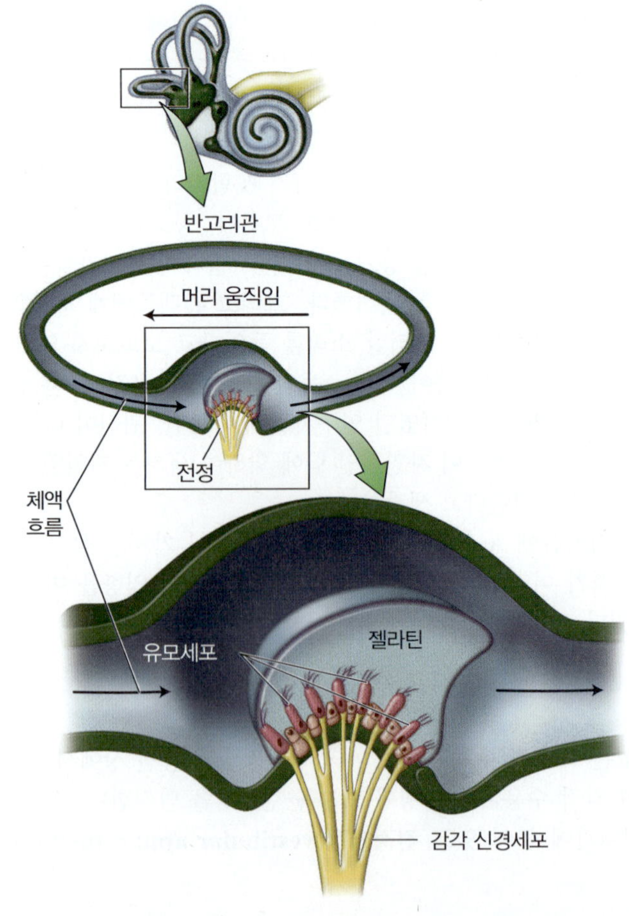

그림 15.20 **머리 움직임 감지.** 반고리관의 체액은 머리 움직임에 반응하여 흐르기 시작하여 뇌로 신호를 전달하는 기계적 수용기들을 작동시킨다.

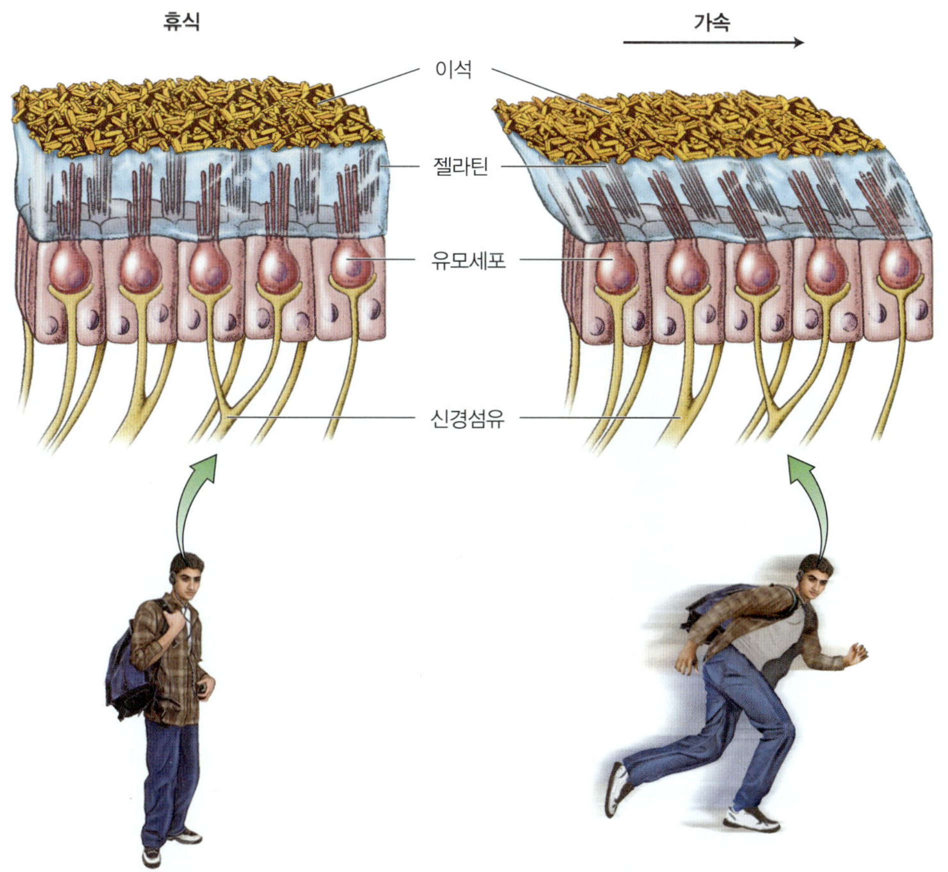

그림 15.21 중력과 가속의 감지. 돌로 채워진 젤라틴은 전정 내의 유모세포 위에 놓여 있다. 돌과 젤라틴이 가속 또는 수직 이동에 반응하여 움직일 때, 유모세포는 감각세포에 신호를 전달한다.

시각화 물구나무서기를 할 때 이석은 어떻게 될까?

에서 체액을 움직이도록 충분한 에너지를 가지고 있어 몇몇 사람들에게 어지러움 증을 유발하기도 한다.

15.5 시각

우리의 감각기관 중 위험을 판단하는 데에 가장 중요한 기관은 시각이다. 시각의 중요성은 우리의 일상 경험에서도 알 수 있지만, 우리의 감각기관이 실제 분포하는 양상에서도 명백하다. 모든 감각 수용기의 70%는 눈에 있으며, 대뇌피질의 3분의 1이 시각 정보 처리에 관여한다.

빛의 초점 맞추기

빛은 다음의 두 가지로 설명될 수 있는 에너지의 한 종류이다. 입자로서 빛은 에너지 덩어리이며 파동으로서 빛은 입자의 에너지 수준을 나타낸다. 우리 눈의 시각 수용기는 특정 파장의 빛에너지에 반응하며, 이 파장을 **가시광선(visible light)** (그림 15.22)이라 한다.

우리의 **눈(eye)**은 가시광선을 감지하고 초점을 맞추도록 적응된 기관이다. 안구 자체는 결합 조직에 둘러싸인 속이 빈 구체이다(그림 15.23). 안구를 둘러싼 결합조직의 대부분은 하얗고 불투명한 **공막(sclera)**이지만, 눈 앞쪽의 작은 부분은 투명한 상피조직들로 구성되어 있어 빛이 눈 안으로 들어갈 수 있게 하는 **각막(cornea)**이 존재한다.

각막은 통증에 극도로 민감하다—각막 표면의 심각한 손상은 회복 불가능하며 실명을 야기할 수 있으므로, 통각 수용기는 취약한 표면을 보호하도록 돕는다. 그러나 불행히도, 콘택트렌즈 사용자에서 발병할 수 있는 세균 및 곰팡이성 감염과 같은 일부 각막 손상은 통증 없이 발생한다. 손상된 각막은 기증된 각막을 이식하여 교체될 수

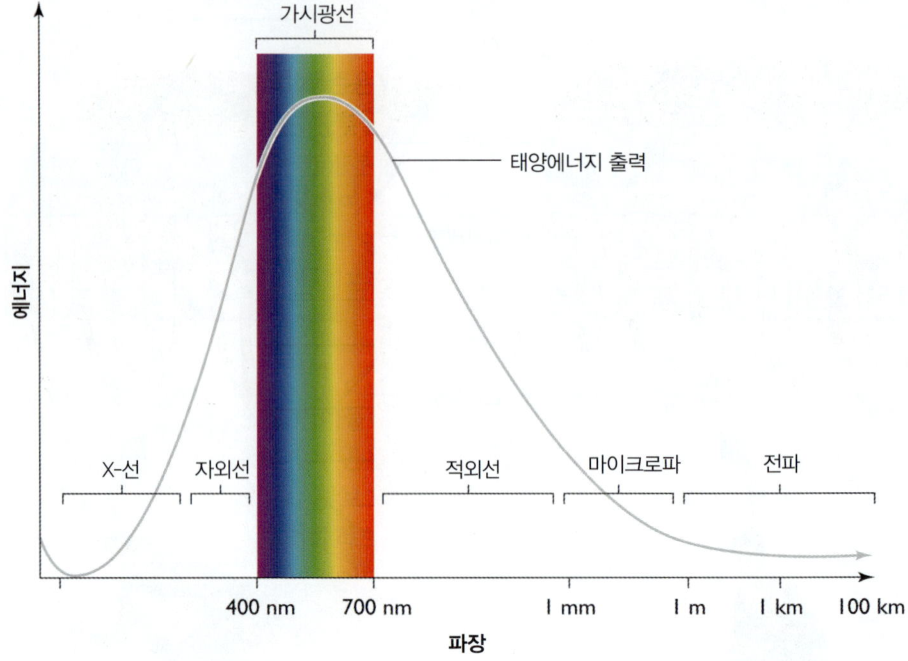

그림 15.22 **빛의 구성.** 빛은 다른 파장에서 움직이는 입자들로 구성된다. 더 짧은 파장들은 보라색인 반면, 보다 긴 파장들은 붉은색이다. 인간이 볼 수 있는 가시광선은 스펙트럼의 매우 작은 부분이다.

있다. 최근에는 인공 각막도 제작되었다.

각막 바로 뒤에는 **전방액(aqueous humor)**으로 채워진 작은 공간이 있다. 전방액은 계속적으로 재생되며, 눈꺼풀 아래의 작은 채널로 빠져나간다. 전방액이 배출되는 채널이 막힌 경우, 전방액이 축적되며 이는 안압의 상승을 초래하고 혈관을 압박하며 시력을 저해한다. 이러한 상황인, **녹내장(glaucoma)**은 전세계적으로 시력상실을 초래하는 주요 원인이다. 다행히 안압을 측정하는 간단한 검사로 심각한 손상을 야기하기 전에 녹내장을 진단할 수 있다. 약물 및 수술 등의 치료로 안압을 완화할 수 있다.

눈으로 들어오는 빛은, **동공(pupil)**을 조절하며 색소 세포를 포함하는 판 모양의 근육인 **홍채(iris)**에 의해 걸러진다—동공은 눈 뒤쪽에 빛이 도달할 수 있도록 하는 구멍이다. 밝은 환경에서 홍채는 눈의 감각 수용기들이 너무 많이 자극되지 않도록 반사적으로 수축한다. 반면 약한 빛에서는 홍채는 최대한 많은 빛을 모으기 위하여 팽창한다. 눈의 내부는 환경으로부터 빛을 매우 잘 흡수하기 때문에 재반사되는 빛의 양이 적으므로 동공은 검게 보인다. 흥미롭게도, 동공의 크기는 개인의 심적인 상태에 대한 정보를 제공한다—동공은 우리가 놀랐을 때 혹은 흥미를 보일 때 팽창하며, 지루할 때 수축한다.

동공을 통과한 후, 빛은 단백질 층으로 이루어진 구조물인 **수정체(lens)**에 의해 모아지고, 이는 **유리체액(vitreous humor)**으로 채워진 빈 공간을 지나 눈 뒤쪽의 **망막(retina)**에 도착한다. 수정체는 근육에 붙은 결합조직 섬유들로 이루어진 구조물인 **모양체(ciliary body)**에 매달려 있다(그림 15.24). 모양체는 눈으로부터 다른 거리에 있는 물체의 상이 망막에 정확하게 맺히도록 수정체의 굴곡을 조절할 수 있다. 가까이 있는 물체에 초점을 맞추기 위해, 근육은 수축하고 섬유들은 늘어난다. 그 결과 수정체가 이완되고 불룩해지며 이는 초점거리를 짧게 한다. 근육이 이완될 경우, 섬유들은 팽팽해져 수정체를 평평하게 펴지게 하고 이는 초점거리를 증가시킨다.

인구의 약 25%에서, 이완된 수정체는 망막보다 앞쪽에 상을 형성한다. 이를 **근시(myopia)**라 하며, 멀리 있는 사물에 대하여 흐릿한 이미지를 초래한다. 근시는 안구의 길이가 너무 길 때 발생할 수 있는데, 이는 아동기 초기에 아이들이 가까운 사물에 초점을 맞추는 데 많은 시간을 보낸 경우, 모양체가 긴장되어 눈이 자라날 때 눈의 형태에 변형이 초래되기 때문이다. **원시(hypermetropia)**는 눈의 길이가 짧아져서 가까운 물체에 대한 초점이 망막 뒤에 맺히는 경우로서, 근시에 비해 흔치 않다. 그러나 우리가 늙어가면서, 수정체의 유연성이 감소하면 가까운 물체에 초점을 맞출 때 적절히

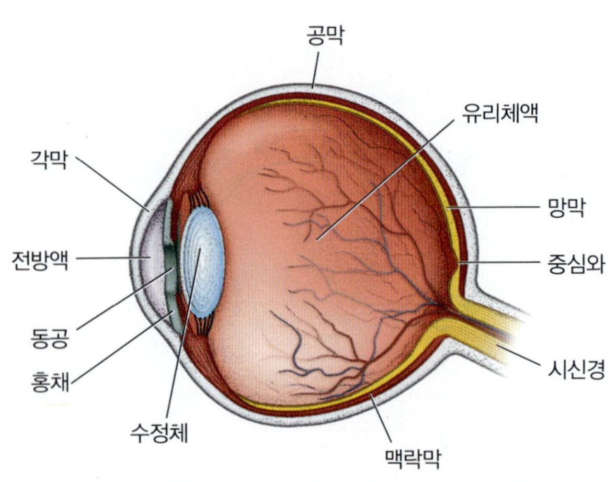

그림 15.23 **눈.** 눈의 바깥은 3겹의 막으로 이루어져 있다: 외막; 혈관 및 수정체로 구성된 중막; 감각세포들로 구성된 내막이 있다. 안구의 중심부는 액체로 채워져 있다.

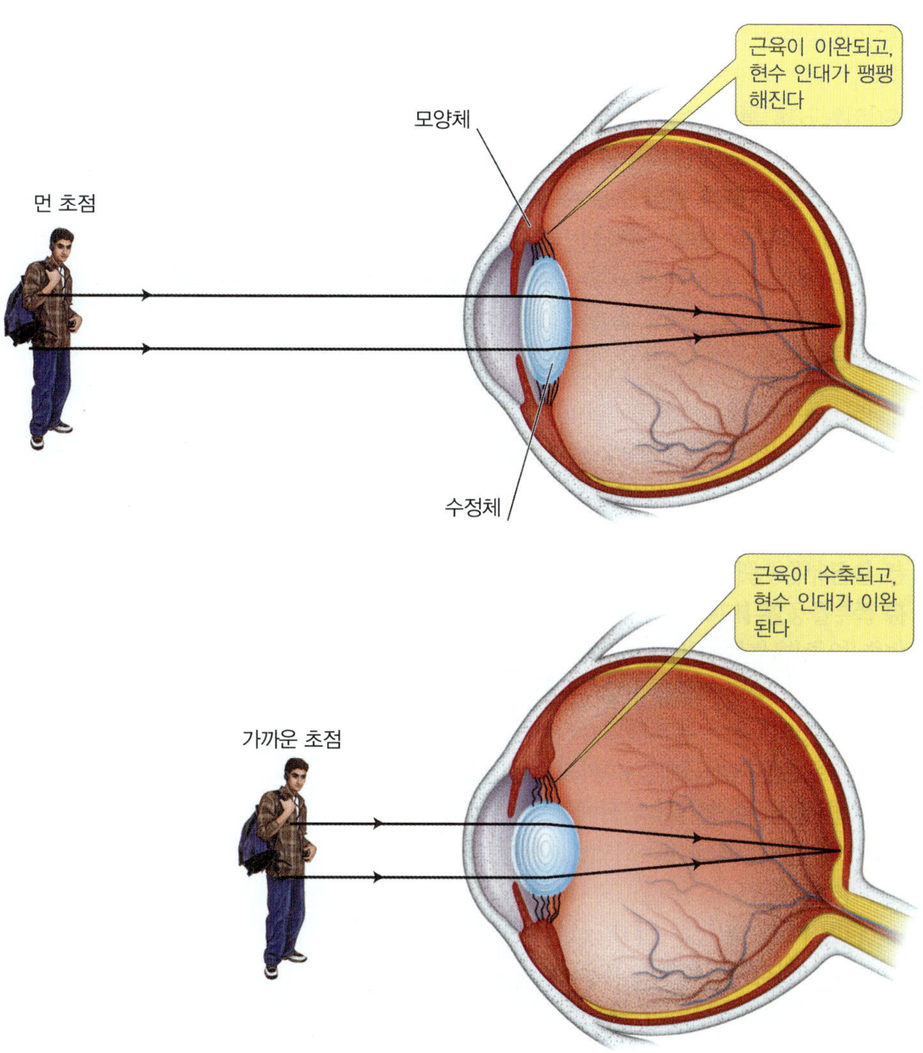

그림 15.24 초점 맞추기. 모양체는 수정체의 모양을 조절하기 위해 수축 및 이완한다. 얇은 수정체는 초점 거리를 증가시키며, 두꺼운 수정체는 초점 거리를 감소시킨다.

이완하지 못해 노안을 초래하여 40세가 넘어서면서 책을 읽기 위해 돋보기 안경을 사용해야 하는 경우가 많아진다. 각막이 기형인 경우에도 초점에 이상이 생길 수 있다. 이러한 경우에는 빛이 망막에 닿기 전에 흩어지며, 이를 **난시(astigmatism)**라 한다.

안경 및 콘택트렌즈는 물체로부터 눈으로 향하는 빛의 방향을 바꿈으로써 물체의 상이 망막에 정확히 맺히도록 한다(그림 15.25). 각막의 모양을 변형하는 수술 즉, 레이저 굴절교정각막형성술(라식)은 레이저를 이용하여 결합조직층을 제거하여 우리로 하여금 정상 초점을 회복하도록 도울 수 있다 .

수정체를 구성하는 단백질이 기형이 될 경우, 수정체가 탁해지며 이는 **백내장(cataracts)**을 초래한다. 백내장은 당뇨병 혹은 다른 질병들에 의해 발생할 수 있으며, 또한 나이가 듦에 따라 발생할 수도 있다. 백내장에 의해 탁해진 수정체를 교체하기 위해 인공 플라스틱 수정체를 삽입할 수 있다.

망막에는 광수용기가 존재하며, 망막은 광수용기에 영양 및 산소를 공급하는 모세혈

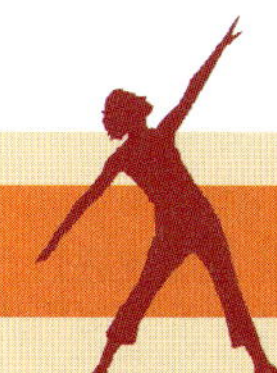

쉬어가기 15.6

햇빛에 흔한 자외선에 노출되면, 백내장을 초래할 수 있다. 자외선의 전달을 막아주지 못하는 선글라스를 착용할 경우, 왜 선글라스를 전혀 착용하지 않는 것에 비해 백내장의 위험이 커질까?

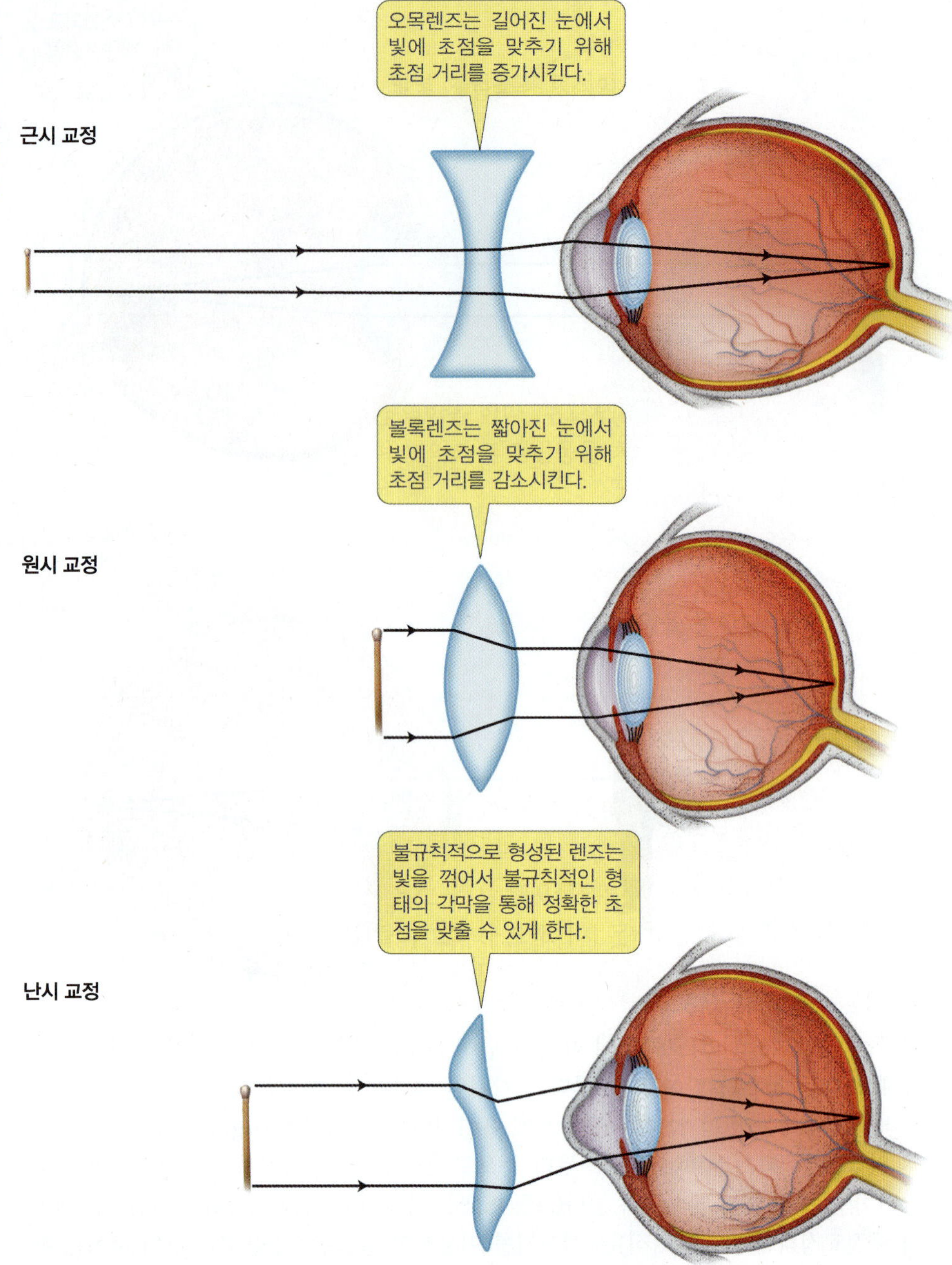

그림 15.25 초점의 향상. 불규칙한 혹은 잘못 형성된 눈은 나쁜 시력을 초래할 수 있다. 렌즈와 수술은 이러한 이상을 바로 잡을 수 있다.

시각화 라식 수술은 빛이 초점 맞추는 방식을 바꾸기 위해 각막의 형태를 바꾼다. 근시의 경우, 라식으로 인해 각막의 형태가 어떻게 바뀔 것으로 예측되는가? 난시의 경우에는 어떠한가?

관의 조직층인 **맥락막(choroid)** 위에 존재한다. 맥락막과 망막의 연결은 상대적으로 약하다. 망막에 찢어진 곳이나 구멍이 있을 경우 유리체액이 두 막의 사이 공간으로 새어 들어가 망막을 밀어내게 된다. 이를 **망막이탈(retinal detachment)**이라 한다. 망막이탈의 증상은 빛의 반짝임 또는 흐릿한 시야 등을 포함한다. 망막의 찢어진 곳을 봉합하는 레이저 치료와 같은 처치가 즉각적으로 이루어지지 않을 경우 시각 상실을 초래할 수 있다. 망막이탈의 증상은 광수용기가 손상되거나 및 저해된 활동으로 인해 나타난다.

광수용기

눈에 존재하는 수용기들은 **광화학물질(photochemical)**에 부딪히는 빛에 반응한다—이 물질은 빛에너지를 흡수할 때 형태가 바뀌는 화합물이다. 이러한 광화학물질은 두 가지 종류의 세포에서 발견된다: **간상세포(rod)**는 극도로 민감하고 야간 시력에서 기능하고, **원뿔세포(cone)**는 색을 분별하며 세세함을 파악하는데 사용된다. 눈은 1억

2,000만 간상세포와 600만 원뿔세포를 가지고 있다. 이 수를 귀에 있는 3만 개의 유모세포와 코에 있는 천만개의 후각 수용기와 비교해보라.

간상세포와 원뿔세포는 교체될 수 없으므로, 간상세포와 원뿔세포의 상실은 영구적인 시력상실을 초래한다. 일부 환자들에서 망막이 파괴되고 반흔조직으로 대체되며, 시야에 공백을 초래하게 된다. 이런 상태는 **황반변성(macular degeneration)**이라 하며 비가역적이고, 75세 이상의 노인들 중에서 30%까지 관찰된다. 고혈압, 당뇨병 그리고 나이와 연관된 시력상실의 가족력 등이 황반변성을 초래하는 위험요소이다.

간상세포와 원뿔세포는 망막에 공평히 분배되어 있지 않다. 원뿔세포는 눈의 중심부에 위치하고 핀의 머리부분 정도의 크기로 움푹 들어간 곳인 **중심와(fovea)**에 모여있다. 망막 전체에는 간상세포들이 훨씬 더 많지만, 중심와에는 없으며 이 초점부위를 둘러싼 영역에 최대 농도로 분포한다.

간상세포 및 원뿔세포 모두 **로돕신(rhodopsin)**이라 불리는 광색소를 포함하는데, 로돕신은 레티날(비타민 A로부터 유래된 빛에 민감한 분자)과 옵신 단백질로 구성되어 있다. 옵신의 구조에 따라 로돕신의 빛 흡수력이 달라진다. 간상세포의 로돕신은 가시광선 스펙트럼의 중간 파장의 빛에 매우 민감하게 반응한다. 반면에 원뿔세포의 로돕신은 빛에너지에 훨씬 덜 민감하며 약한 빛 조건에서는 거의 기능하지 않는다. 원뿔세포들은 로돕신 구조에 따라 빨강, 초록, 파랑 빛 파장에 주로 반응한다. 이들 세포는 우리로 하여금 색을 볼 수 있도록 한다(그림 15.26).

로돕신은 우리의 눈이 다른 빛 조건들에 적응하도록 돕는다. 로돕신은 빛을 흡수하면 분해되고 다시 재조합 되려면 수 분이 소요되므로, 밝은 빛에서는 일시적으로 소진될 수 있다. 우리는 밝은 날 처음 바깥으로 나가면 눈으로 들어오는 빛의 양을 줄이기 위해 눈을 가늘게 뜬다. 눈으로 들어온 빛은 광수용기에 존재하는 로돕신의 분해를 촉진하여, 눈 안의 로돕신 양이 감소하게 된다. 로돕신이 감소하면 시각 체계는 더 이상 과부화를 받지 않기 때문에, 우리의 얼굴 근육은 이완되고 눈을 가늘게 뜨는 것을 멈추게 된다. 한편 다시 어두운 실내로 들어갔을 때, 앞을 선명히 보려면 수 분이 소요되는데 이는 로돕신의 양이 적어 로돕신 양이 회복되어야 어두운 실내의 약한 빛에 적절히 반응할 수 있기 때문이다.

간상세포 및 원뿔세포가 빛에 반응하면, 연결된 감각뉴런인 **양극세포(bipolar cell)**에 신호를 전달한다(374쪽에 그림 15.27 참조). 각 양극세포는 하나 혹은 다수의 광수용기 세포들과 연결될 수 있다. 일반적으로 수십 개의 간상세포가 하나의 양극세포에 정보를 전달하는 반면, 각각의 원뿔세포는 하나의 양극세포에 연결되어 있다.

양극세포는 그들의 신호를 **신경절 세포(ganglion cell)**에 전달하며, 신경절 세포의 긴 축삭은 각 눈으로부터 뻗어 나오는 **시신경(optic nerve)**을 형성한다. 이 단계에서 더 많은 정보의 통합이 이루어진다. 하나의 신경절 세포는 수십 개의 원뿔세포로부터 정보를 전달받거나, 혹은 240개의 간상세포들과 연결되어 있다. 간상세포와 원뿔세포의 정보 통합의 차이는 이들 수용기의 선명도의 차이에 기여한다. 원뿔세포는 간상세포에 비해 선명한 상을 제공하는데 이는 많은 간상세포로부터 정보가 뇌로 전달되기 전에 통합되어 흐릿한 상을 제공하기 때문이다. 간상세포는 밤중에 혹은 **주변 시야(peripheral vision)**—우리의 왼쪽 혹은 오른쪽—에서 움직임을 포착하는데 중요하지만, 주변에서 움직이는 대상이 무엇인지 알아보도록 도와줄 수 없으며 어두울 때 세부사항을 알아볼 수 있게 도울 수도 없다.

시각과 지각

시각은 우리의 주된 감각이기 때문에 주변환경을 평가할 때 우리가 보는 것을 신뢰할 수 있다는 것은 중요하다. 놀랍게도 우리가 보는 것은 단지 주위 환경들의 단지 일부이고 우리가 보는 것은 또한 패턴을 찾는 우리 뇌의 경향에 의해 강하게 영향을 받게

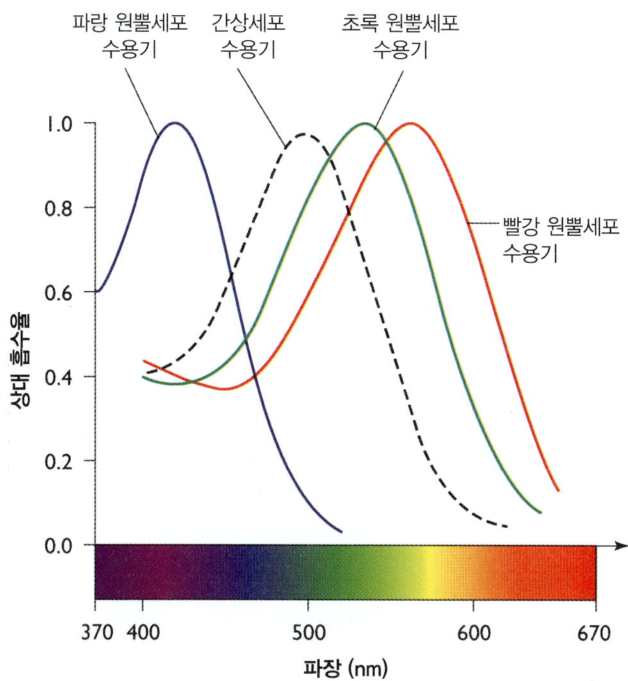

그림 15.26 색을 구분하는 시력. 눈의 광수용기들은 다른 파장의 빛에 반응한다. 이 그래프는 일반적인 눈에서 발견되는 네 종류의 광수용기의 흡광 스펙트럼을 나타내고 있다.

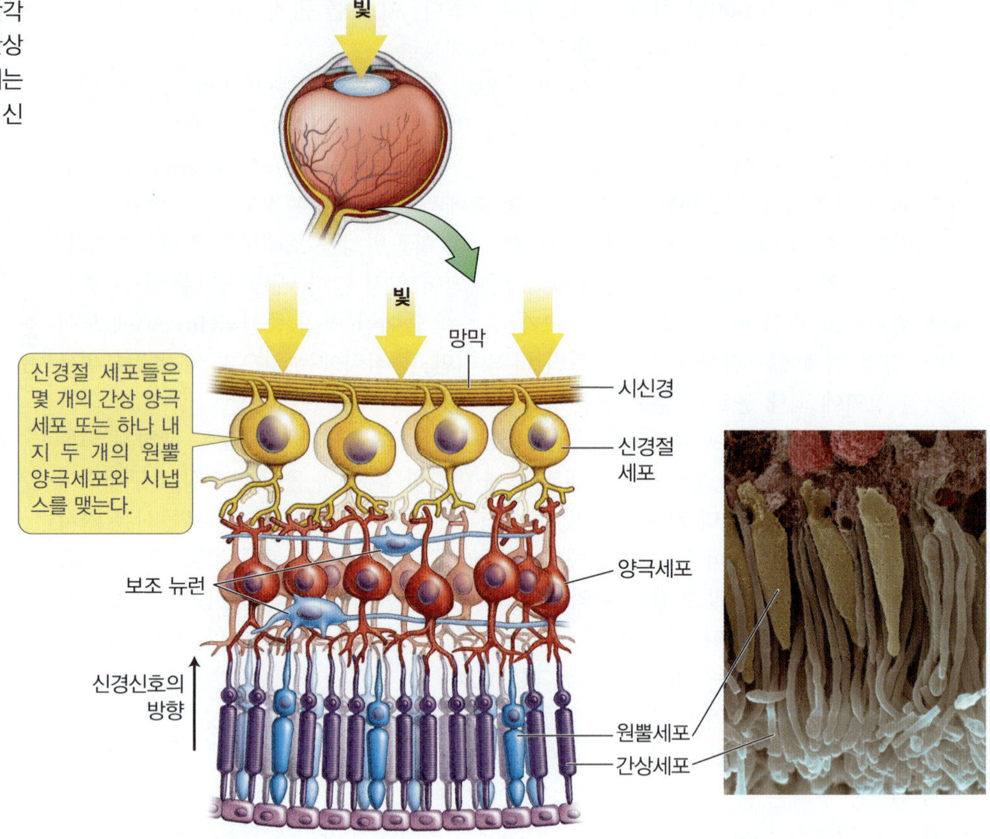

그림 15.27 신호 통합. 현미경 사진은 눈에 있는 감각 수용기들인 간상세포와 원뿔세포를 보여주고 있다. 간상세포와 원뿔세포에 의해 감지된 빛자극은 뇌로 전달되는 단일 신호로 통합된다. 서로 통합된 신호들의 숫자는 신호의 선명도에 영향을 미친다.

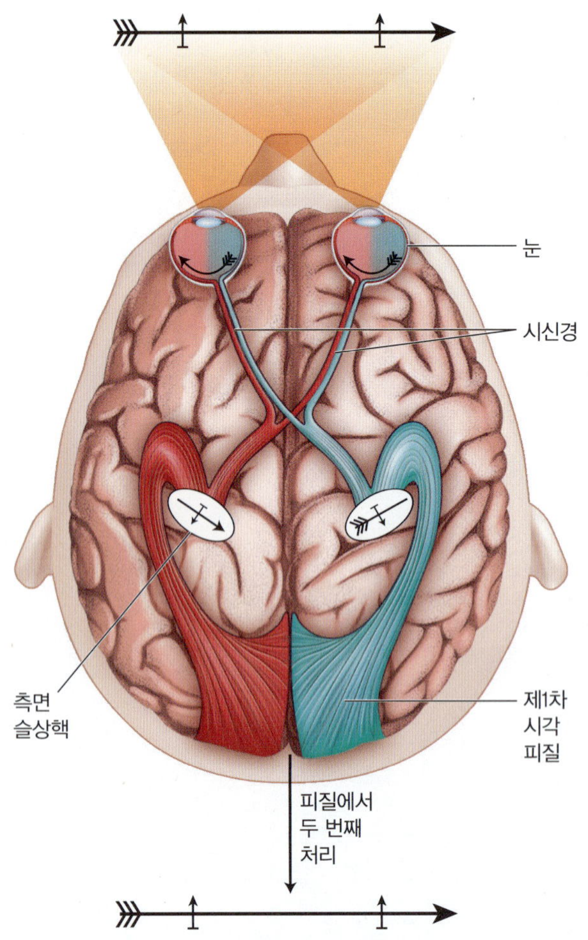

그림 15.28 시각 처리. 시각 신호들의 지각은 아주 많은 양의 복잡한 처리를 필요로 하는데 눈에 형성된 이미지를 돌리거나 다시 재합성하는 것 등을 포함한다.

된다. 우리의 시각계는 여러 가지 환경들에서 우리가 생존하며 번성할 수 있도록 돕지만, 또한 시각계는 쉽게 속임을 당할 수 있다.

색각에 대해 생각해보자. 녹색, 빨간색, 그리고 파란색의 광수용기들은 각 개체에서 같은 개수로 존재하지 않는다. 녹색 광수용기가 거의 언제나 다른 두 가지 광수용기의 개수보다 많다고 알려져 있다. 결과적으로 우리가 보는 색깔은 광원이 내비치거나 반사하는 빛의 완벽한 반영이라 보기 어렵다. 예를 들어 촛불은 노란색에서 빨간색까지의 스펙트럼의 빛을 내지만, 우리가 노란빛에 더 민감하기 때문에 촛불이 노란색으로 보이게 된다.

전체 인구 중에 약 15%가 몇 가지 형태의 색맹을 가지게 되는데 이런 색맹은 광수용기 유전자의 변형의 결과로 일어난다. 색맹 중 가장 흔한 형태는 빨간색 혹은 녹색 광수용기의 상실에 기인하여 빨간색 혹은 녹색이 이들 형태의 색맹환자에게는 회색으로 보이게 된다. 다음 쪽의 유전자 및 항상성에서 색맹에 대한 유전적 기초에 대해 좀 더 자세한 정보를 제공한다.

마지막으로 소리와 같이 빛 파장들의 범위가 존재하는데 우리의 시각계가 지각할 수 없는 마이크로 웨이브, 적외선 빛 그리고 X-레이 등도 포함한다. 특수 카메라, 필름, 그리고 측정기들이 우리로 하여금 이들 파장의 빛들을 탐지하는 것을 도울 수 있다.

뇌는 들어오는 시각정보에 대해 매우 복잡한 처리 임무를 수행한다(그림 15.28). 각 망막에 비춰진 상은 색깔, 빛 세기 그리고 움직임을 측정하는 감각 세포들을 자극한다. 이 정보는 신경절 세포에 의해 통합되고 시신경을 통해 **시신경 교차(optic chiasm)**로 넘겨진다. 뇌에 존재하는 이 X자 형태의 장소에서 각 눈의 정보는 공유되어 양쪽 눈들로부터의 신호들이 뇌의 각 반구로 보내어진다. 정보가 같은 대상을 대면하고 있는 양쪽 눈들로부터의 받아들여지기 때문에 인간들은 대상과 우리자신 간의 거리를 지각할 수 있게 된다. 다른 말로 양안 시각(양쪽 눈들의 시각 장이 겹치게 되는)이 우리로 하여금 우리 주변에 있는 대상들을 삼각화할 수 있게 하며 우리에게 깊이에 대

유전자 및 항상성

색맹

존 달톤은 19세기의 가장 유명한 과학자 중에 한 사람이다. 그는 현재 일반론적인 원자 이론을 제안하였는데, 이는 모든 물질이 원자들로 이루어져 있으며 주어진 원소의 원자들은 모든 다른 원소들과 다르고 원자들은 서로 결합하여 혼합물을 만드는데 같은 혼합물의 경우에는 원자 종류의 상대적인 비율이 항상 일정하다는 것이다. 이 이론으로 인해 달톤은 가장 영향력있는 자연과학자 중에 한명으로서 기억되고 있다.

하지만 달톤의 첫 번째 논문은 완전히 다른 주제였는데 그 제목이 "색깔에 대한 시각과 관련된 매우 비범한 사실들"이였다. 이 논문에서 그는 다른 사람들과 다른 그의 색깔에 대한 시각적 다름에 대해 서술하고 있는데, 특히 오렌지색, 노란색, 녹색이 모두 같은 색깔인 것 같다는 것을 이야기하면서 이들 색깔에 대해 그 자신은 다 같은 노란색이지만 서로 다른 음영을 가지고 있다고 서술하였다. 이 1794년 논문은 녹색 원뿔세포가 없어 발생하는 흔치 않은 색맹의 일종을 처음 과학적으로 서술한 것이었다(그림을 보시오).

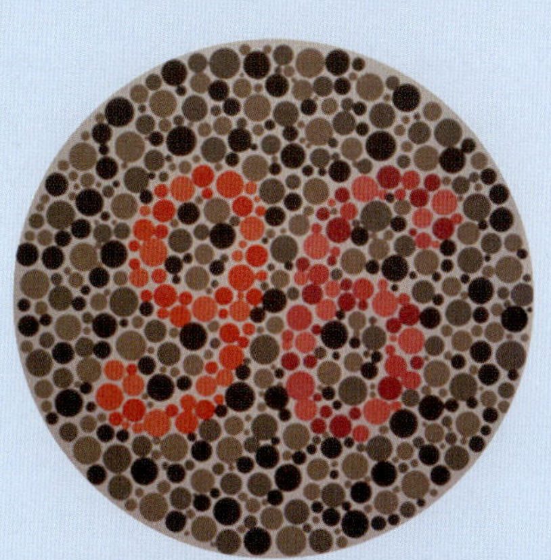

정상적 색각을 가지고 있는 사람들은 이 원 안에 있는 숫자를 배경으로부터 확실히 구별할 수 있어야만 한다.

찰스 다윈은 색맹에 가족력이 있다고 했으며 이것이 스위스 안과 의사이며 그의 환자들의 가계에 대한 정보를 가지고 있던 요한 호너로 하여금 색맹유전의 특별한 패턴이 있음을 추론하게금 하였다. 특별히 그는 색맹인 아버지의 딸들이 낳은 아들이 색맹일 가능성이 매우 높다고 결론지었다. 이러한 유전패턴은 현재 지식으로 비추어볼 때 색맹을 일으키는 유전자가 X 염색체 상에 있음을 증거하고 있다.

남성은 오직 하나의 X 염색체(반면 여성은 두 개의 X 염색체를 가진다)를 가지기에 X 염색체 상의 기능이 망가진 유전자는 남성의 경우 언제나 문제를 일으키게 된다. 반면에 여성의 경우 기능이 망가진 한 카피의 유전자는 기능이 정상인 유전자가 있는 다른 X 염색체를 가진 여성에서 그 효과가 숨기어진다. 이런 종류의 성과 연관된 유전적 상속은 20장에서 더 자세히 토론된다.

적록색맹에서 기능이 망가진 유전자들은 빨간색 혹은 녹색에 민감한 로돕신의 옵신 단백질을 만들어내는 것들이라고 여겨진다. 이들 돌연변이는 놀라우리만큼 일반적인데; 약 8%의 유럽사람이 색맹이며 이들 중 75%가 빨간색에 민감한 로돕신의 결핍이어 결국 기능이 망가진 빨간 원뿔세포들을 만들어내게 된다.

왜 감각입력의 질을 떨어뜨리는 돌연변이가 이리 흔한 것일까? 색깔은 음식의 질에 대한 정보를 가지고 있고(익은 과일들은 거의 녹색을 띠지는 않는다) 가능성 있는 상대배우자의 전반적 상태를 대변한다(정상적이지 않은 피부 색깔은 병에 걸렸다는 신호일 수 있다). 적록색맹을 가진 사람들이 정상인은 불가능하다고 알려진 갈색과 황갈색의 매우 작은 차이를 구별할 수도 있다는 몇몇 증거들이 제시된 바 있다. 이런 능력이 생존에 어떤 이점이 있었을지에 대해서는 더 연구가 필요한 실정이다.

유전적 돌연변이가 색맹을 가진 남자들의 생존이나 생식능력을 저하시키지 않았을 가능성도 있다. 결과적으로 색맹이 집단 안에 존속되었을 수 있다. 만약 색맹유전자를 보유하지만 색맹이 아닌 소수의 여성들이 우연히 혹은 그들이 생존에 탁월한 다른 유전자를 보유하였기에 많은 수의 자녀들을 남기게 되었다면, 이 돌연변이가 집단에서 더 일반적이 되었을 수도 있다. 유전적 표류(genetic drift)라 불리는 이 현상은 또한 다른 종류의 놀랍게도 일반적인 돌연변이들을 설명할 수 있는데 이 돌연변이들은 혀를 튜브모양으로 말 수 없는 형태 또는 위도우의 피크(widow's poeak)라 불리는 앞이마에 보이는 V자형 머리모양을 들 수 있다.

한 지각도 제공한다.

시신경 교차로부터 신호들은 뇌의 **측면슬상핵(lateral geniculate nucleus)**로 전달된다. 여기에서 정보들은 구성 성분에 따라 나누어지고 나누어진 부분들의 작은 꾸러미들은 재조합 및 지각을 위해 시각피질로 보내어진다.

모든 시각정보처리는 나노세컨드 스케일에서 이루어진다—굉장히 많은 정보를 효율적으로 처리하기 위해 뇌는 정보를 채워 넣는 특수한 지름길을 만들게 되었다. 당신은 그림 15.29를 보는 것에 의해 어떻게 이런 일이 일어나는지에 대한 놀라운 예를 보게 될 것이다. 시신경이 망막을 떠나는 점에는 광수용기가 존재하지 않는다—즉 시각장이 맹점이 생기게 된다. 하지만 우리는 이러한 맹점을 지각하지 못하는데 이는 시각피질이 일관적인 상을 만들기 위해 잃어버린 정보를 채워 넣는다.

우리의 생존은 주변환경에서 패턴들을 지각하는 우리의 능력에 의존하기 때문에 (효율적으로 위험을 피하거나 자원을 활용하기 위해서) 우리의 시각 피질은 겉으로 보기

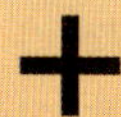

그림 15.29 **맹점.** 당신의 왼쪽 눈을 감고 왼쪽에 있는 십자가 모양을 바라보시오. 우측 편으로 당신은 검은색으로 채워진 동그라미를 볼 수 있어야만 한다. 이제 왼쪽의 십자가 모양에 계속 응시하면서 당신의 얼굴을 위 아래로 천천히 움직여보시오. 당신의 눈으로부터 0.3미터 정도의 거리에서 검은색 동그라미가 없어지게 될 것인데 이는 이 동그라미의 상이 시신경이 망막에서 빠져나가는 곳에 맺히기 때문이다. 당신은 검은색 동그라미가 있는 부분이 노란색으로 주변 부위와 연속되어 보이게 되는데 이는 당신의 뇌가 당신의 시각 장의 빈곳을 주변부와 비슷하게 채우기 때문이다.

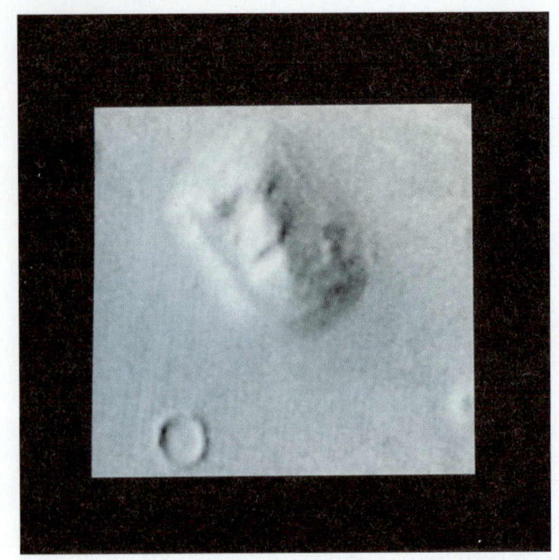

그림 15.30 패턴들을 찾아서. 우리 뇌는 그림자만이 존재하여도 패턴을 지각하는 데에 매우 풍부한 능력을 지니고 있다. 당신은 이 화성 표면사진에서 사람 얼굴을 봅니까?

에 무질서적인 시각 자극들로부터 질서를 창조하는 데에 매우 잘 적응되어 있다(그림 15.30). 이런 역량의 단점은 존재하지도 않는 패턴을 때때로 인식하게 하는 것으로 실제 위험요소가 전혀 없는 경우에도 우리로 하여금 위험에 대해 매우 긴장된 감각을 가지도록 유도할 수 있다. 친근한 예로 어린아이가 컴컴한 방에서 괴물을 확실히 보았을 때가 있는데 이 괴물은 실제 빛이 존재하는 방에서는 가구의 일부이거나 옷들의 묶음이다.

15.6 미래를 예측하기

인간에 있어서 모든 알려진 감각계들을 살펴보았을 때 우리가 전혀 지식이 없는 미래의 일들에 대해 예측하도록 하는 생리학적인 기전이 확인된 바 없다. 미래의 재앙이나 또는 일상의 일조차도 예측할 수 있는 능력을 검증할 수 있는 실험적 증거도 존재하지 않는다. 실험적 증거도 그리고 가능한 기전의 존재도 없는 상황에서 인간이 여섯번째 감각을 갖는다는 것은 어불성설인 것 같다. 그럼 어떻게 우리가 이 장 초반에 언급했던 이야기들을 설명할 수 있을까?

예감의 이해

예감에 대한 우리의 이해를 돕는 한 가지 요소는 **회상편향**(recall bias)이다. 자신의 예감이 맞았던 경험을 한 누군가는 실제 일어나지 않았던 자신의 예감들을 다시 회상하기 보다는 일어났던 일에 대한 예감을 편향적으로 회상하게 될 가능성이 높다는 것이다. 2001년 9월 11일 세계무역센터에 방문을 연기한 여행객들은 그들의 계획을 변경하게 한 다른 불분명한 공포가 있었을 수 있으며 이러한 다른 공포는 실제 실행되지 않았다. 회상편향의 또다른 출처는 사고가 일어나기 전 존재했던 위험 신호들을 회상하는데에 실패하는 것에 있다. 그의 아들을 매우 빠르게 다가오는 차량의 진로로부터 구해낸 아버지는 실제 가까운 거리에서 들려오는 타이어 및 엔진의 굉음이 그의 구출 행동을 유도했다는 것을 회상하지 못할 수 있다.

친구로부터 전화를 예감하는 것도 또한 회상편향의 결과로 상기될 수 있다. 또한 전화를 예감하는 것이 공유된 경험을 반영할 수도 있다. 당신의 예전 고등학교의 농구팀이 주 참피온이 되었다는 뉴스는 당신으로 하여금 학교에 대한 기억 그리고 학창시절의 몇몇 좋은 친구들에 대해 회상하게 할 수도 있다. 그런 친구들 중 한 명이 동시에 같은 뉴스를 들을 수 있고 당신에 대해 생각하고 전화를 걸 수도 있는 것이다.

수용장의 확장

현대의 인간들은 아프리카에서 진화해온 우리의 조상들이 가지고 있었던 것과 같은 제한적인 감각 능력을 지니고 태어난다. 그러나 이러한 생물학적인 진화를 대신에 사회적 진화가 대체하여 왔다. 인간은 일종의 여섯 번째 감각을 발달시켜왔는데—미래 상황들에 대한 예측하는 능력—우리의 수용장을 넓히는 우리의 도구를 만드는 기술을 사용하는 것에 의해서 가능케 되었다.

이 장은 이미 이런 도구들의 많은 것을 소개하였다—적외선 카메라, 초저음리시버 등이 그것이다. 주변 환경을 감지하는 우리의 능력을 확장하는 다른 도구들은 기상 및 통신 위성, 지구의 움직임을 감지하는 지진계, 공기, 물, 우리자신의 피에 존재하는 물질에 대한 화학적 테스트 등이 있다.

우리의 수용장을 확장시키는 도구들은 우리에게 매우 빠르게 다가오는 상황들에 대해 각성시키게 되는데, 예를 들어 토네이도를 발생시킬 것 같은 폭풍우 또는 당뇨로 인한 매우 긴급한 상황의 시작을 알리는 피 속의 당 수치의 급격한 변화 등이 그것이다. 하지만 과학적인 방법론과 함께 이런 도구들은 더 먼 미래에 대한 통찰력을 줄 수도 있다.

과학적 방법론은 인간들이 어떻게 자연 현상들이 기능하는지에 대해 모델을 만들고 이들을 실제 일어나는 일들과 비교 분석 테스트할 수 있게 한다. 만약 우리의 가설들이 테스트에 의해 지지를 받게 된다면 우리는 오늘의 상황에 근거하여 미래의 상황들을 예측하는데에 이 정보들을 사용할 수 있게 된다. 이것이 의사들이 높은 피속 콜리에스테롤 레벨을 가진 환자들이 미래에 심장에 문제가 생길 것이라는 것을 예측하는 방법이며, 기상학자들이 대기에 이산화탄소의 레벨이 증가하는 것에 반응하여 가뭄과 해변가의 홍수를 예측하는 방법이기도 하다. 기술적이며 사회적인 여섯 번째 감각은 인간들로 하여금 자연세계를 우리의 필요와 욕구에 맞게 사용하거나 변화시키도록 한다. 우리의 질문은 우리가 특정 미래의 일들을 예측하는 능력을 가지는 지에 있지 않고 대신 우리가 변화하는 세계에서 우리의 진로를 계획하는데 이 지식을 어떻게 사용하는지에 있다.

15장 복습

기억해야 할 어원

다음 어원은 주로 라틴어와 그리스어에서 온 것이며 용어를 해독하는 데 도움이 될 것이다.

이 장에 나오는 **-ula**, **-uscle**, **-icle** 등의 접미사들은, "작은(little)" 이라는 말을 의미한다.

예를 들어, **corpus-**는 "body"를 의미하기 때문에, **corpuscle**은 "little body" 라는 말을 뜻한다.

aqu-: 물.
audi- 또는 **audit-**: …을 듣다.
infra-: 밑에 혹은 아래에.
cul- and **oculo-**: 눈.
olfac-: 냄새 맡다.
-opia and **ophthalm-**: 눈.
oss- and **oto-**: 뼈.
photo-: 빛.
proprio-: 자기 자신의….
thermo-: 열.
vitr-: 유리.
ultra-: …을 넘어서 라는 의미의 접두사.

핵심 용어

15.1 감각과 지각

감각(sensation)
감각(senses)
감각기관(sense organ)
감각수용기(sensory receptor)
감각적응(sensory adaptation)
광수용기(photoreceptor)
기계적 수용기(mechanoreceptor)
내부자극 수용기(internoreceptor)
온도수용기(thermoreceptor)
외수용성 감각기(exteroreceptor)
일반 감각(general sense)
자극(stimuli)
지각(perception)
탈분극화(depolarize)
통각 수용기(nociceptor)
통증수용기(pain receptor)
특수감각(special sense)
화학적 수용기(chemoreceptor)

15.2 일반 감각

골지힘줄기관(Golgi tendon organ)
근방추(muscle spindle)
급통(fast pain)
루피니 소체(Ruffini corpuscle)
마이스너 소체(Meissner's corpuscle)
만성통증(chronic pain)
수용장(receptive field)
연관 통증(referred pain)
자기수용성(proprioceptor)
지연통증(slow pain)
촉각원반(Merkel disk)
파시니 소체(Pacinian corpuscle)

15.3 화학적 감각

맛물질(tastant)
미각모(taste hair)
미각수용기(gustatory receptor)
미뢰(taste bud)
미세포(taste cell)
유두(papillae)
취기제(odorant)
페르몬(pheromone)
후각수용기(olfactory receptor)
후구(olfactory bulb)

15.4 귀의 감각

고막(tympanic membrane)
귀(ear)
귓바퀴(pinna)
기저막(basilar membrane)
난원낭(utricle)
난원창(oval window)
달팽이관(cochlea)
달팽이관(cochlear duct)
달팽이관 이식(cochlear implant)
덮개막(tectorial membrane)
반고리관(semicircular canals)
소골(ossicle)
소낭(saccule)
유모세포(hair cell)
이석기관(otolith organ)
전정기관(vestibular apparatus)
정원창(round window)
청관(auditory canal)
청수용기(auditory receptor)
청신경(auditory nerve)
팽대정(cupula)
현기증(vertigo)

15.5 시각

가시광선(visible light)
각막(cornea)
간상세포(rods)
공막(sclera)
광화학(물질)(photochemical)

근시(myopia)
난시(astigmatism)
녹내장(glaucoma)
눈(eyes)
눈동자(pupil)
로돕신(rhodopsin)
망막(retina)
망막이탈(retinal detachment)
맥락막(choroid)
백내장(cataract)
섬모체(ciliary body)
수정체(lens)
시신경(optic nerve)
시신경교차(optic chiasm)
신경절 세포(ganglion cell)
양극세포(bipolar cell)
원뿔세포(cones)
원시(hyperopia)
유리체액(vitreous humor)
전방액(aqueous humor)
주변 시야(peripheral vision)
중심와(fovea)
측면슬상핵(lateral geniculate nucleus)
홍채(iris)
황반변성(macular degeneration)

요약

15.1 감각과 지각

- 감각 수용기들은 자극을 받고 이 정보를 감각 뉴런들을 통해 모아 뇌로 보낸다(354쪽; 그림 15.2).

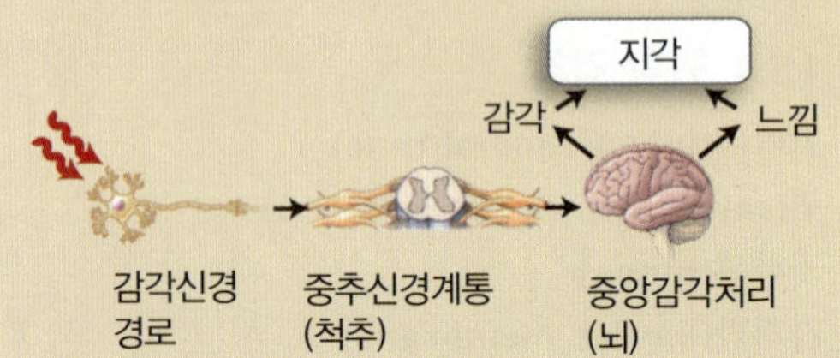

- 감각 수용기들은 그들이 받는 입력의 종류에 따라 정의될 수 있고—화학적, 물리적, 온도, 빛 또는 통증—또한 자료를 몸의 안쪽 혹은 바깥쪽에서 얻었는지에 따라 분류될 수 있다(354쪽).
- 일반적인 감각은 몸에 걸쳐 퍼져 있는 수용기들에 의존적이지만 특별한 감각은 머리에 존재하는 특화된 감각기관에 의해 모아진 자극들에 의존적이다(354쪽).
- 자극이 신호를 뇌의 피질로 보내질 정도로 자극이 충분히 세거나 중요할 때, 자극에 대한 의식적 지각이 일어날 수 있다. 감각자극들은 시간이 지남에 따라 자극들에 적응될 수 있고 그들의 신호들은 우리가 지각할 수 있는 세기 이하로 감소할 수 있다(355쪽).

15.2 일반 감각

- 자기수용감각은 근육들(근방추들)과 관절(골지 힘줄기관들)에 존재하는 감각 수용기들에 의존하며 우리가 균형과 자세를 유지하도록 돕는다(356~357쪽).
- 접촉에 대한 우리의 감각은 피부 안에 있는 많은 숫자의 다른 수용기 종류들에 의해 이루어지는데 이들이 공기의 움직임, 빛 혹은 강한 압력과 진동을 측정한다(358쪽).
- 온도는 피부 안에 존재하는 신경말단 자체와 몸 안의 온도 수용기에 의해 감지된다(359~360쪽).
- 통증 수용기들은 물리적 손상이나, 손상을 입은 조직들로부터 방출된 화학물질들에 반응한다. 이러한 통증 수용기들은 피부에 많은 반면, 체내기관에는 그리 많이 있지 않다. 체내기관의 손상은 종종 연관 통증으로 나타난다(360쪽).

15.3 화학적 감각

- 맛은 혀에서 대부분 발견되는 미뢰에 의해 감지된다. 이 구조들은 미각세포라 불리는 화학적 수용기들로 구성되어 있는데, 미각세포는 음식에 있는 화학물질들에 노출되었을 때 감각뉴런에 정보를 전달하여 단맛, 짠맛, 신맛 또는 쓴맛에 대한 지각을 느끼게 한다(361쪽).
- 맛에 대한 우리의 감각은 방어적 기능을 하기도 하여 독이 있거나 상한 음식에 흔한 쓴맛 자극물질에 노출 시 그 음식을 피하게 만든다(361쪽).
- 후각 수용기들은 비강의 천정에 자리 잡고 있으며, 이들은 세포막 존재하는 특화된 화학수용체를 가진 감각뉴런들로 이루어져 있다. 인간은 수천 개의 서로 다른 냄새를 구별할 수 있다(362~363쪽; 그림 15.11).

15.4 귀의 감각

- 귀는 우리가 "소리"라 부르는 파동을 감지한다(364쪽).
- 소리 파동은 청관을 통해 귀에 들어와서 고

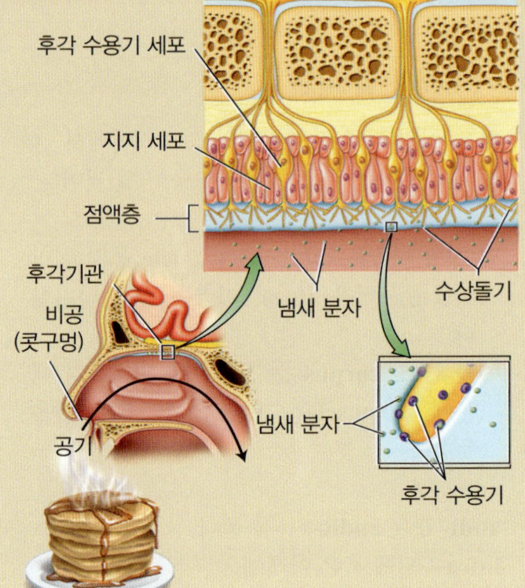

막을 때려 진동하게 한다. 이 진동은 중이의 작은 뼈 들에 의해 달팽이관에 전달된다(364쪽).

- 달팽이관의 난원창에 전달된 진동은 이 기관에 있는 체액을 고동치게 만든다. 체액이 유모세포를 지나치면서 유모세포를 잡고 있는 막을 떨리게 된다. 이 유모세포들이 변형되어 전기신호를 발생시키며 이들 신호가 감각뉴런들을 통해 뇌로 보내진다(365~366쪽).
- 갑작스런 소리는 스트레스 반응을 유발하지만, 위험을 나타낼 수도 있는 매우 낮은 저주파는 감지할 수 없다(367쪽).
- 전정기관은 머리의 위치를 파악함으로써 평형상태를 유지하는 데 도움을 준다(367쪽).
- 반고리관은 관 안에 있는 체액이 머리의 움직임에 따라 이동할 때, 회전하는 움직임을 판단한다. 체액이 관 안에 있는 유모세포를 포함한 구조에 충격을 가할 때, 움직임에 대

한 정보가 뇌로 전송된다(367~368쪽).

- 앞으로의 움직임이나, 세로 이동에 의해 옮겨지는 전정기관 안의 탄산칼슘의 작은 조각들이 기계적 수용기를 휘게 만들 때 전정기관의 기관들은 중력에 대비하여 가속이나 머리의 위치를 측정할 수 있다(368~369쪽).

15.5 시각

- 우리의 주요 감각은, 반사되거나 투사된 빛을 측정하고 해석할 수 있는 시각이다. 빛은 투명한 각막을 거쳐서 홍채에 스크린 되고, 망막에 있는 수정체로 인해 집중된다(369~370쪽; 그림 15.23).

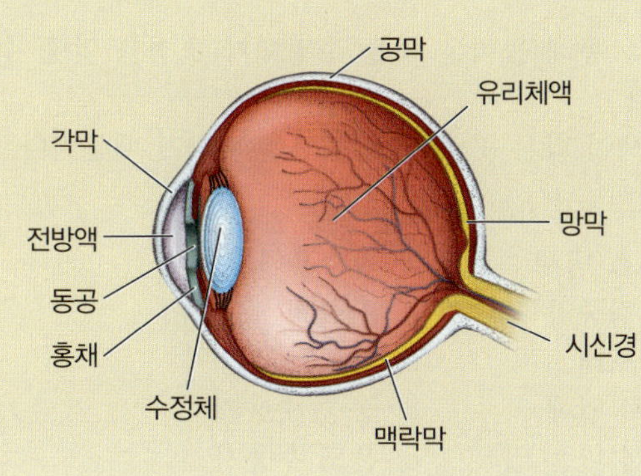

- 수정체는 다른 거리의 초점 거리를 가진 이미지들의 분석을 위해 모양을 바꿀 수 있으나 빛의 경로를 충분히 바꾸지 못하여 빛이 망막에 초점을 맺게 하지 못할 수도 있다. 이런 경우 콘텍트렌즈, 안경, 시력 교정 수술을 통해 이미지의 초점을 감각 세포에 다시 맞출 수 있다(370~371쪽).
- 눈의 감각 세포로는 간상세포와 원뿔세포가 있다. 이 세포들은 빛의 흡수에 반응하여 그들 안에 있는 광화학물질의 구조가 변화될 때 전기 신호를 감각뉴런에 전달한다. 간상세포는 빛에 매우 민감하지만 검은색과 하얀색의 이미지만을 생성할 수 있으며 이미지가 거칠게 보이는데 이는 많은 간상세포들이 하나의 감각뉴런과 연결되어 있기 때문이다. 원뿔세포는 색감각을 제공하는데 이는 다른 원뿔세포들의 광화학물질들이 다른 빛의 파장에 각각 다르게 반응하기 때문이고, 또한 이들 세포는 선명도를 제공하는데 이는 이들이 뇌의 시각센터에 덜 희석된 연결을 가지고 있기 때문이다(372~374쪽; 그림 15.27).

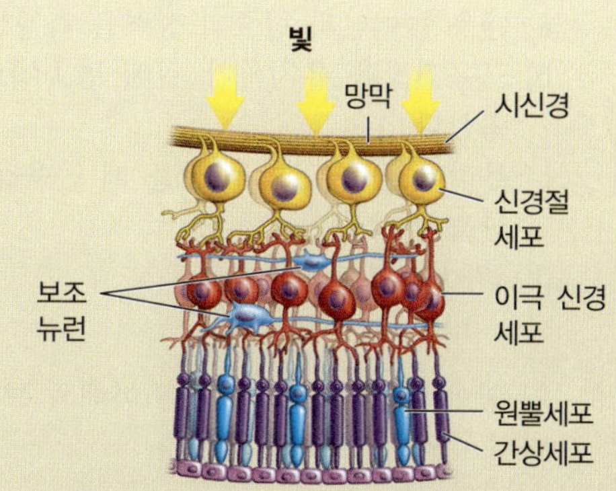

- 시각 처리는 여러 단계를 거쳐서 이루어지는데, 눈으로부터의 신호들을 분해하고, 분해된 신호들을 뇌에서 다시 일관된 이미지로 재조합하게 된다. 우리의 시각계는 교묘하게 속임을 당할 수 있는데 이는 뇌가 감각입력을 이미지로 바꿀 때 정보를 패턴들로 변형시키기 때문이다(374~375쪽).

기본 학습 문제

1. 적합한 감각 수용기를 자극하는 자극은 ______________.
   a. 항상 감지된다
   b. 항상 감각뉴런을 통해 전송된다
   c. 항상 중추신경계에 도착한다
   d. 항상 지각된다
   e. 위의 어떤 항도 해당 사항 없음

2. 지각은 자극을 감지하는 것과, ___________이 필요하다.
   a. 자극에 반응하는 것
   b. 대뇌피질에서의 자극을 처리하는 것
   c. 뇌에서 자극을 받는 것
   d. 자극에 적응하는 것
   e. 다른 이들과 자극을 상의하는 것

3. 한번 지각된 지속적인 자극은 지각으로부터 점점 흐려질 수 있다. 그 이유는 ______________.
   a. 감각 적응 때문이다
   b. 어느 정도의 시간이 지나면 수용기가 신호를 보내는 것을 멈추기 때문이다
   c. 뇌의 문지기가 대뇌로 정보를 전달하는 것을 중단할 수도 있기 때문이다
   d. a와 b가 맞다
   e. a, b와 c가 맞다

4. 아래 중 어떤 종류의 수용기가 신체접촉 및 압력에 반응하는가?
   a. 기계적 수용기
   b. 온도 수용기
   c. 광수용기
   d. 화학적 수용기
   e. 통증 수용기

5. ________를(을) 제외하고 아래의 모든 보기들은 일반 감각에 속한다.
   a. 촉각
   b. 온도
   c. 통각
   d. 미각
   e. 진동

6. 내부기관에 손상을 입으면 다른 곳에서 연관 통증을 느낀다. 그 이유는 무엇인가?
   a. 한 기관의 손상은 다른 곳에도 손상을 주기 때문
   b. 신경계는 체내 상태를 감지할 수 없기 때문
   c. 내부기관들과 체표면의 감각뉴런들이 척추에 있는 신경경로를 공유하기 때문
   d. 손상으로 인해 방출된 화학물질들이 몸을 타고 멀리 있는 수용기를 촉발시키기 때문
   e. 내부기관 손상은 체표면 손상에 비해 생명을 위협하는 정도가 낮다고 생각되어

7. 근육과 힘줄에 있는 자기 수용기는 ______________.
   a. 근육 늘어남과 힘줄의 장력을 측정한다
   b. 근육긴장을 유지하기 위해 평소에도 적은 양의 활동을 지속한다
   c. 무리한 근육 압박을 받을 때 근육을 이완 시켜줌으로써 부상을 방지한다
   d. a와 b가 맞다
   e. a, b와 c가 맞다

8. 입 안에 있는 미각세포들은 아래의 보기 중 하나를 제외한 나머지 미각을 모두 감지한다
   a. 단맛
   b. 쓴맛
   c. 매운맛
   d. 짠맛
   e. 신맛

9. 코에 존재하는 다른 종류의 화학적 수용기의 수는 입에 존재하는 다른 종류의 화학적 수용기의 수와 비교하면 ________.
   a. 훨씬 많다
   b. 대략 비슷하다
   c. 똑같다

10. 기억과 감정과 가장 많이 연관된 뇌 부위인 대뇌변연계와 가장 많이 관련되어 있는 감각은 무엇인가?
    a. 시각
    b. 미각
    c. 후각
    d. 촉각
    e. 청각

11. 인간의 몸에서 소리 자극의 경로를 나타낸 보기는 무엇인가?
    a. 외이, 고막, 달팽이관, 소골, 유모세포
    b. 고막, 소골, 달팽이관, 유모세포, 청신경
    c. 청관, 달팽이관, 고막, 유모세포
    d. 달팽이관, 고막, 소골, 청신경
    e. 외이, 유모세포, 달팽이관, 소골

12. 귀는 어떻게 다른 소리 파장을 구분하는가?
    a. 다른 유모세포들이 다른 소리들의 진폭에 반응한다.
    b. 유모세포를 지탱하는 막이 여러 주파수에 다르게 진동한다.
    c. 큰 소리는 더 많은 유모세포를 자극한다.
    d. b와 c가 맞다
    e. a, b와 c가 맞다

13. 내이 안에 있는 전정기관에 속한 수용기들은 체액이나 젤의 움직임을 통해 ______________을(를) 측정한다.
    a. 소리의 강도
    b. 팔, 다리의 위치
    c. 근육긴장
    d. 머리 위치의 변화
    e. 몸의 탄산칼슘 정도

14. 시야에서 맹점은 ______________.
    a. 시신경이 눈을 빠져나가는 곳
    b. 적은 양의 간상세포가 존재하는 초점 부분
    c. 망막에 광선을 집중시키지 못하는 수정체 부분
    d. 홍채가 빛의 침투를 막고 있는 부분
    e. 간상세포가 가장 많이 집중되어 있지만 원뿔세포가 없는 부분

15. 흐릿한 곳에서의 시야는 밝은 곳에서의 시야에 비해 덜 뚜렷하다. 그 이유는, ______________.
    a. 원뿔세포가 간상세포보다 빛에 더 민감하기 때문이다.
    b. 간상세포에 있는 광색소의 분해가 빠르게 일어나기 때문이다.
    c. 여러 개의 간상세포들이 한 신경절 세포로 정보를 전달하기 때문이다.
    d. 넓어진 동공을 통해 들어온 빛은 수정체가 초점을 맞출 수 없기 때문이다.
    e. 어두운 곳의 색이 밝은 곳의 색보다 덜 뚜렷하기 때문이다.

16. 자극과 그에 맞는 수용기를 연결하시오.

______ 천연 가스 냄새	a. 광수용기
______ 과녁의 정중앙	b. 화학적 수용기
______ 로빈의 노래	c. 기계적 수용기
______ 햇빛으로 인해 피부에서 나는 열	d. 통증 수용기
______ 핀에 찔린듯한 느낌	e. 온도 수용기

17. 귀의 기관들과 그에 맞는 기능을 연결하시오.

______ 달팽이관 유모세포	a. 머리의 움직임에 대한 정보를 제공함
______ 반고리관	b. 고막으로 소리를 전송해줌
______ 소골	c. 소리파장을 전기 신호로 바꿈
______ 청관	d. 소리파장을 증폭시킴

18. 눈의 기관들과 그에 맞는 기능을 연결하시오.

______ 간상세포	a. 광수용기에 가는 빛의 양을 조절함
______ 원뿔세포	b. 색깔을 보는 것에 중요함
______ 수정체	c. 광수용기가 자리 잡고 있는 표면
______ 망막	d. 어두운 곳에서의 시야를 책임짐
______ 홍채	e. 광수용기로 빛의 초점을 맞춰줌

분석 및 응용 문제

1. 어떻게 당신의 감각 수용기들이 당신으로 하여금 시끄러운 오피스에서 일을 하거나, 큰 도로 옆의 집에서 잠을 잘 수 있게 하는지 설명해보시오.

2. 체조선수가 되고 싶어 열심히 연습하는 여자아이의 자기수용기에서는 어떠한 일들이 벌어질 수 있을지 서술하시오.

3. 왜 우리의 몸은 체내기관보다 피부 표면에 더 많은 통각 수용기가 분포되도록 만들어졌는지 서술하시오.

4. 화학물질 PTC를 맛 보면, 두 부류의 사람들을 구분할 수 있다. "미맹" 들은 PTC를 맛봐도 아무런 맛을 느끼지 못한다. 그러나 보통 사람들인 "미 감식가"들은 쓴맛을 느낀다. 이들 중 몇몇은 미각이 매우 뛰어난데, 이들은 강한 맛에 더 예민하게 반응한다. 쓴맛이 나는 브로콜리나 다른 야채들은 이들의 입맛에 맞지 않을 수 있다. 이런 "미맹", "미 감식가", "미각이 뛰어난 사람들"의 생리적 차이를 설명하라.

5. 2005년도에 웰시(Welsh) 보안 회사에서 "모기"라는 초음파 버저를 발명했다—이 모기는 편의점이나 다른 여러 시설들 앞에 설치되면 초음파를 내보내서 청소년들이 이런 시설들 앞에서 서성거리는 것을 막을 수 있는 버저였다. 높은 음역대의 주파수를 가지고 있는 이 "모기"는 젊은 사람들의 귀에만 들릴 수 있었다. 2006년도에는, 청소년들의 귀에만 들릴 수 있는 "모기" 벨 소리가 발명이 되었고, 핸드폰이 금지된 수업시간에도 모기 벨 소리는 선생님의 귀에는 들리지 않아서 학생들이 휴대폰을 사용할 수 있었다. 위의 정보들을 조합하여 볼 때, 나이가 귀의 구조에 어떤 역할을 하는지 서술하라.

6. 높은 진폭의 소리파장은 기저막을 진동시켜서 유모세포의 유모들을 꺾는다. 이로 인해 조직이 상처를 입는다면, 유모들은 재생될 수 없다. 큰 소리에 노출이 되는 것이 평생의 청취 능력에 미치는 영향을 위의 정보들을 토대로 서술하시오.

7. 당근은 비타민A를 많이 함유하고 있다. 망막에 있는 로돕신의 한 요소인 시홍소(retinal)는 비타민A로부터 만들어지는데, 어떤 시각적 측면이 당근을 많이 먹는 행동으로부터 가장 많이 이익을 볼 수 있는지 서술하라.

과학 연관 문제

1. 당신은 아마 스포츠 경기에서, 근육의 크기와 파워를 증가시키는 화학물질인 스테로이드 복용에 관한 찬반논란이 많이 일어나는 것을 잘 알고 있을 것이다. 그러나 다른 향상 방법들은 스테로이드 복용에 비해서 거의 논란을 일으키지 않는다. 예를 들어서 1998년, 골프 선수인 타이거 우즈는 라식 수술을 하였고, 그의 시력은 20/15로 향상되었다. 그 말은 18.3 미터에 있는 것을 그가 보는 선명도는 13.7 미터에 있는 완벽한 시야와 같음을 뜻한다. 왜 우즈의 라식 수술은 야구 타자의 스테로이드 복용에 비해서 논란을 덜 받았다고 생각하는가? 이 두 가지 향상 방법들을 사용하는 운동선수들의 공정성에 대해서 어떻게 생각하는가?

2. 초자연적인 현상들의 실상을 폭로하기로 유명한 "The Amazing Randi"는 알려진 현상으로 설명이 안 되는 이벤트나 파워를 보여주는 심령술사에게는 100만 달러를 상으로 주겠다고 했다. 그러나 아직까지 아무도 란디의 직원들 앞에서 보는 예비 시험조차 통과하지 못했다. 란디는 이것을 보며, 세상에는 진정한 심령술사나 초감각적인 현상이 존재하지 않는 증거라고 말하고 있다. 당신은 란디의 평가가 맞는다고 생각하는가? 만약 그렇다면 왜 인지, 아니라면 왜 아닌지 설명해 보시오. 또한 초감각적인 인지가 존재한다는 가설이 틀림을 증명하기 위해서는 어떤 증거들이 필요한가?

Chapter 16

내분비계

울화병

학습목표

1 내분비계의 기본 구조와 기능을 요약한다.

2 단백질 호르몬과 스테로이드 호르몬을 비교한다.

3 외분비샘과 내분비샘의 차이점을 얘기한다.

4 시상하부와 뇌하수체가 항상성을 유지하기 위해 어떻게 상호작용하는가를 설명한다.

5 9개의 기본 내분비 기관을 열거하고 우리 몸 어디에 존재하는지 설명한다.

6 가슴샘이 내분비계와 면역계 사이의 가교 역할을 어떻게 수행하는지 설명한다.

7 지엽적으로 작용하는 호르몬의 예를 2가지 들고 그 효과를 설명한다.

8 쿠싱증후군과 바제도병을 일으키는 내분비 기능이상에 대해 설명한다.

9 혈당과 칼슘의 항상성이 어떻게 유지되는가를 설명한다.

10 프로스타글란딘이 다른 호르몬들과 어떤 점에서 다르게 작용하는지 설명한다.

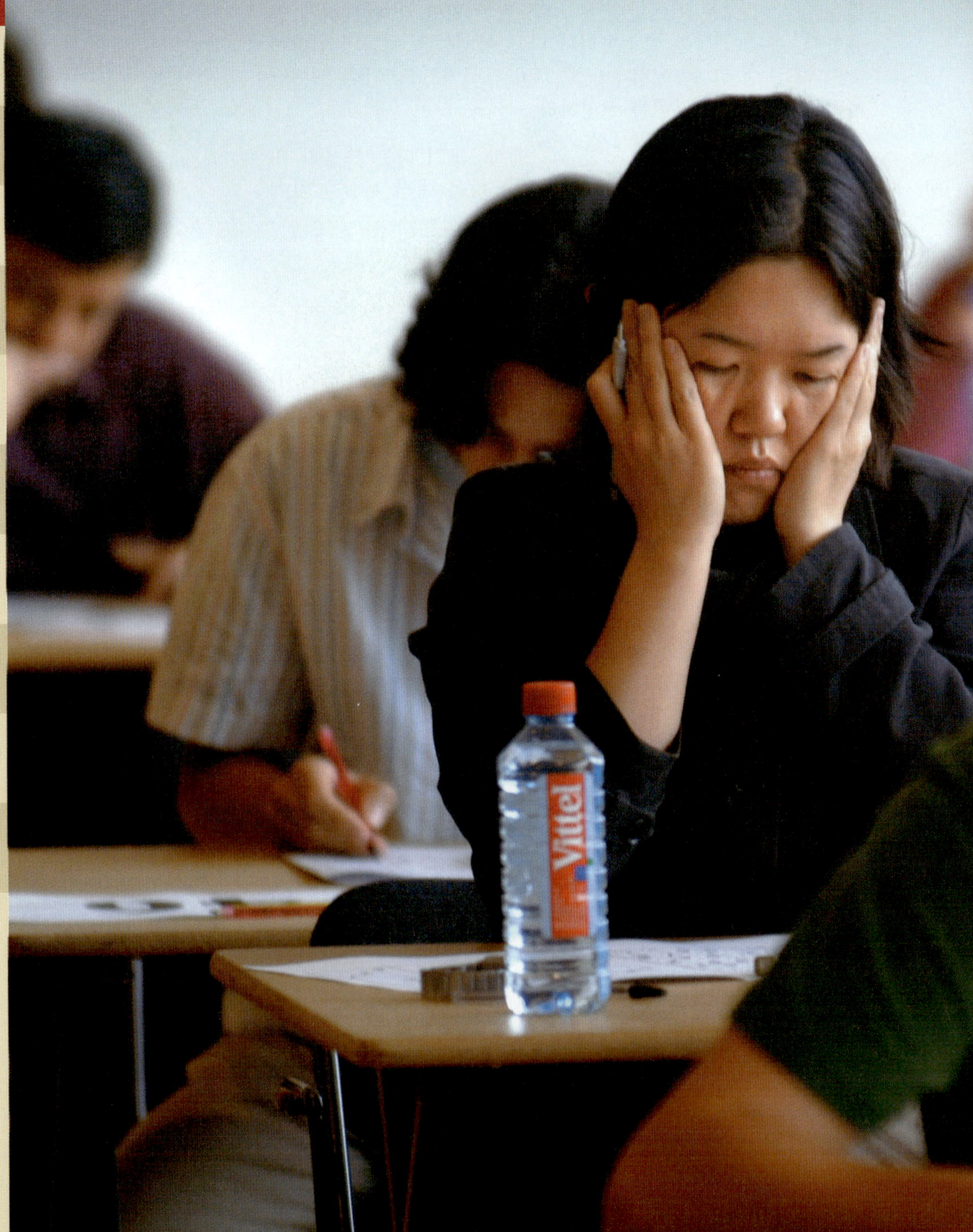

현대인의 삶은 스트레스로 가득 차 있다.

여러분의 전화벨 소리가 당신을 짐짓 놀라게 깨운다. 여러분은 쉴 수 없었던 지난 밤 동안에 뒤척이며 돌돌 말았던 이불에서 벗어난다. 여러분은 전화기에 손을 뻗는다. 전화를 건 상대방의 소리를 듣는 동안 여러분의 머리는 띵하게 아파 온다. 아마도 이 전화는 당신이 오전에 있을 그룹과제 회의를 연기해 줄 수 있는지를 궁금해하는 동급생의 전화일 수 있다. 전화를 건 사람이 혹시 몇 시간 후 당신을 만나기를 원하는 당신의 상사일 수도 있을 것이다. 아니면 혹시, 전화가 여러분의 아이들을 돌보는 보모이고, 그녀가 오늘 너무 몸이 아파서 아이들을 돌보지 못한다고 알려온 전화일 수 도 있다. 여러분은 자신의 계획을 조정하기 위해 여러 통의 전화를 걸고 나면, 전화를 끊고 급하게 샤워를 한 후 쌓여진 수건 중의 하나로 몸을 닦는다. 여러분은 세탁실에도 가야 한다.

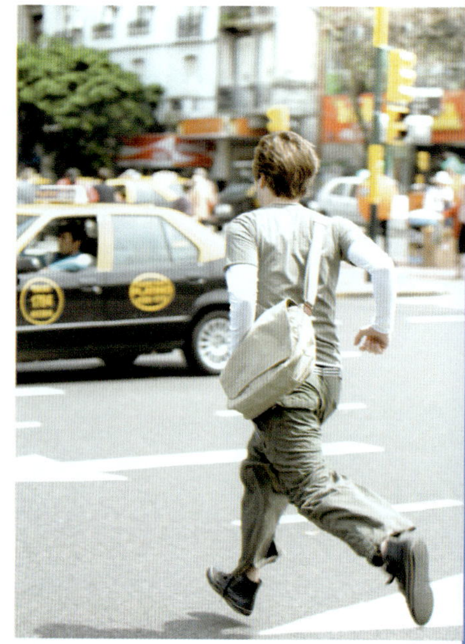

일상 중 일부는 신체적 안전을 위협한다.

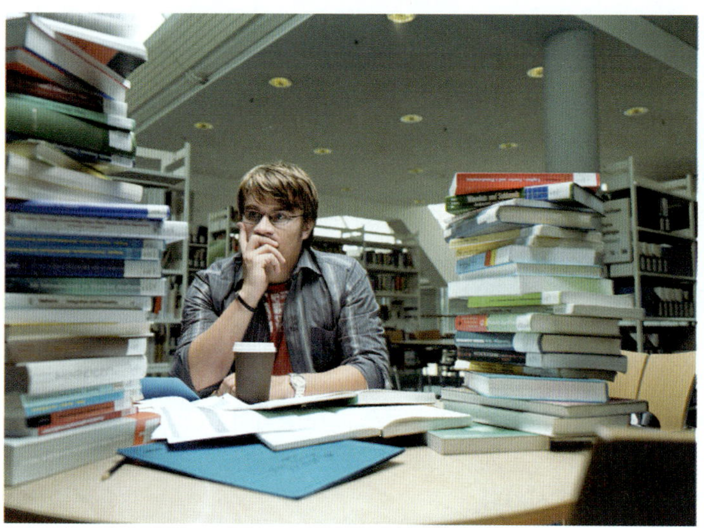

잘사는 나라에도 스트레스는 있으며, 대부분 심리적인 것이다.

출근하는 동안에 여러분은 마을에서 제일 느린 사람들 뒤에만 서게 된다. 기다리는 동안 여러분은 오늘 해야 할 모든 일들을 기억하려고 노력한다: 집세 내는 것이 늦어 우체국에 반드시 가야 하고, 지도교수를 만나야 하고, 인체생물학 기말시험에 대한 공부도 해야 하고, 아참! 세탁소에도 가야 하네. 그리고 또 어떤 것이 남아 있는데…그게 뭐지? 여러분이 머리를 괴롭히면서 자동차 행렬의 앞차와 거의 부닥칠 뻔 하면서도, 자동차의 제동기에서 나는 굉음을 듣기 전까지는 이 사실을 깨닫지 못한다는 것이 문제다. 몇 시간 후 두 번째로, 커다란 소음이 여러분을 숨막히게 하고 심장을 뛰게 만든다. 여러분이 목적지에 다다르게 되면, 하루 일과가 여러분 앞에 남아 있음에도 불구하고 여러분은 기진맥진해진다. 아침에 아팠던 머리는 점점 더 심하게 아파오고, 목 안쪽이 까칠한 것이 감기의 초기 증상이 찾아오는 것을 알게 된다.

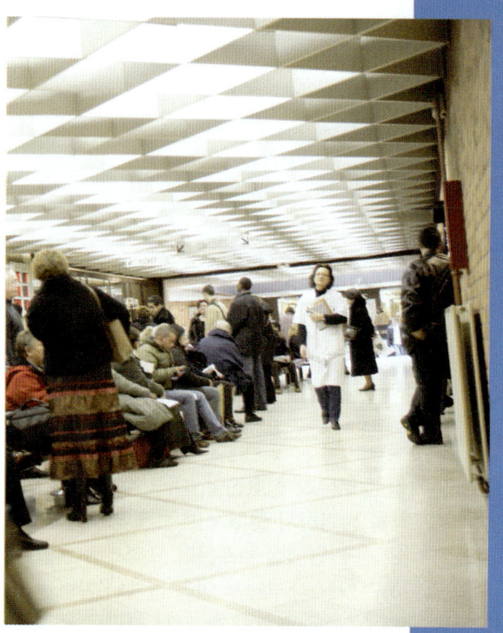

만성적인 스트레스는 질병을 일으키는가?

조금씩 다른 점들이 있을 수 있겠지만, 우리들 대부분은 스트레스가 꼬리를 무는 이런 일상을 지내곤 한다. 여러분은 가까스로 교통사고를 피한 상황과 같이 갑작스런 일을 당하면 여러분이 떨고 있음을 인지해오고 있었을 것이다. 여러분은 일상의 스트레스와 불면증 또는 유병률 사이에도 상호관계가 있음을 강하게 의심해오고 있었을 것이다. 이 장에서는 우리의 몸이 스트레스 상황들에 어떻게 반응하는가와 장기간의 스트레스가 건강에 미치는 영향에 대하여 공부하게 된다. 걱정 때문에 질병에 걸리는 것이 가능한 것인가?

16.1 내분비계의 개요

내분비계는 호르몬이라는 화학적 신호전달자와 이들을 분비하는 샘들로 구성된다. **내분비샘(endocrine gland)**은 자신의 생산물을 혈액으로 분비한다. 대조적으로, 땀샘과 같은 외분비샘은 자신의 생산물을 분비할 수 있는 관을 가지고 있다.

호르몬: 화학적 전달자

호르몬(hormone)이란 혈액을 통해 이동하며, 특정 세포와 조직에서 반응을 만들어 내는 화합물을 말한다. 호르몬이 일반적인 순환계로 분비되지만, 각 호르몬은 그들이 접촉하게 되는 일부의 세포에만 영향을 준다. 특정 호르몬에 의해 자극 받는 조직이나 세포를 호르몬의 **표적조직(target tissue)** 혹은 **표적세포(target cell)**라고 한다. 이들 표적들은 특정 호르몬에 대한 **수용체(receptor)** 단백질을 가지고 있다. 호르몬과 수용체의 관계는 흡사 열쇠와 자물쇠의 관계와 같다. 열쇠는 단지 하나의 자물쇠에만 사용될 수 있으며, 열쇠가 자물쇠에 일단 들어가고 나면 특정한 일이 일어난다(엔진이 가동되거나 자물쇠가 열리거나 하는 일들).

호르몬은 2가지 일반적인 기작을 통해 세포에서 특이적인 반응을 이끌어낸다: (1) 호르몬이 세포 표면의 수용체와 결합하여 세포내부의 변화를 야기할 수 있다, 또한 (2) 호르몬은 세포막을 가로질러 확산되고 반응을 일으키기 위해 세포내부의 수용체와 결합할 수 있다. 호르몬이 어떻게 반응을 이끌어 내는가는 호르몬의 화학적 기능에 달렸다. 어떤 호르몬들은 세포막을 통과하지 못해서 세포막 수용체만을 통해 작용한다. 지방 용해성 호르몬들은 세포내 수용체에 다가가기 위해 세포막을 통과할 수 있다.

단백질 호르몬(protein hormone)은 아미노산으로 구성되어 있으며, 대부분 세포막을 통과할 수 없다. 단백질 호르몬은 세포외부의 수용체에 반응하여 작용하는데, 결과적으로는 세포 내의 변화를 촉발시킨다.

세포바깥의 신호를 세포 안으로 중계, 혹은 전달하는 일련의 반응은 세포내부에서 일어나는데 이 과정을 신호전달(signal transduction)경로라고 한다(그림 16.1). 이 경로의 첫 단계에서, 1차 전령이라 불리는 단백질 호르몬은 표적세포의 표면에서 수용체와 결합하고 수용체는 모양이 변한다. 다음 단계에서, 변형된 수용체는 세포 내의 효소로 하여금 ATP 분자를 cAMP로 변환시키도록 신호를 보낸다. cAMP는 세포내부의 효소들의 단계적인 반응을 자극하는 **2차 전령(secondary messenger)**이다.

예를 들어 어떤 신호전달 경로는 에너지 저장 분자인 글리코겐을 그림 16.1과 같이 포도당으로 전환하도록 유도한다. 이 신호전달 경로에 의해 생성된 포도당은 근육에 에너지를 공급하기 위해 수백만 개의 표적세포들로부터 혈액으로 흘러들어간다.

다른 중요한 호르몬의 종류는 **스테로이드 호르몬(steroid hormones)**으로 전구체인 콜레스테롤로부터 합성된다. 이들 비극성 분자는 세포막을 가로질러 들어갈 수 있다. 표적세포에 들어가면 스테로이드 호르몬은 세포질에서 수용체와 결합한다. 호르몬-수용체 복합체는 핵으로 이동하여 호르몬 신호에 대한 반응을 수행하게 될 효소들과 다른 단백질들을 만드는 유전자들의 전사를 시작한다(그림 16.2).

예를 들어, 혈관을 둘러싸고 있는 평활근세포에서는 호르몬-수용체 복합체가 안지오텐신 II 수용체의 생산을 유도한다. 단백질 호르몬인 안지오텐신 II는 이들 수용체와 결합하여 혈관을 좁게 만들며 결과적으로 혈압이 상승하도록 한다. 안지오텐신 II 수

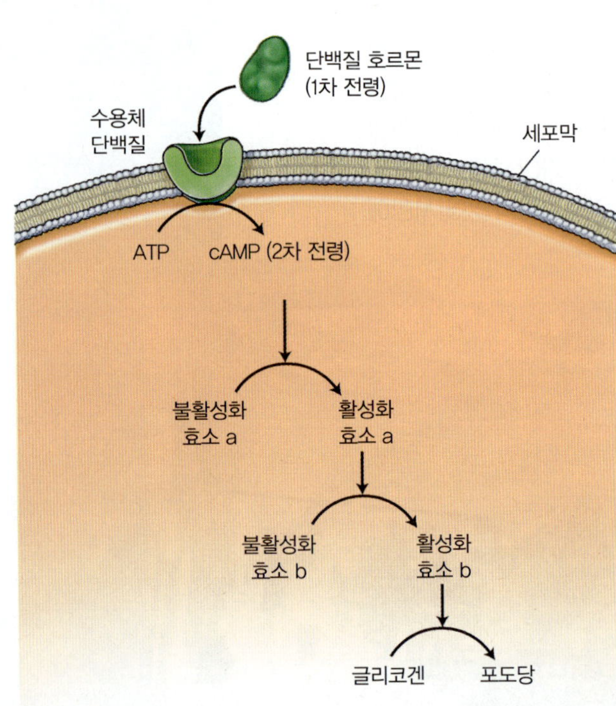

그림 16.1 단백질 호르몬과 신호전달. 대부분의 단백질 호르몬들은 세포막을 통과하지 못해 신호전달 경로를 통해야만 효과가 나타난다. 단백질 호르몬이 표적세포 표면의 수용체와 결합하면, 세포내부에서 여러 단계의 반응들이 일어나도록 한다. 호르몬 결합의 한 가지 결과로 글리코겐이 포도당으로 분해되어 혈액으로 방출된다.

시각화 여러분은 이 반응을 줄일 수 있는 분자생물학적 방법을 생각할 수 있겠는가?

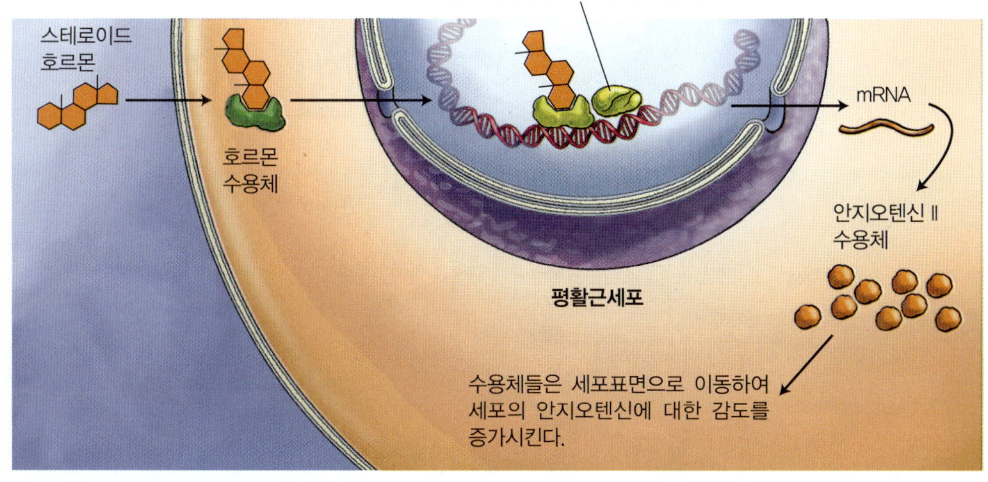

그림 16.2 스테로이드 호르몬 작용. 코르티솔과 같은 스테로이드 호르몬은 세포막을 통과할 수 있다. 만약 세포가 스테로이드 호르몬의 수용체를 가지고 있다면, 호르몬-수용체 복합체는 핵으로 이동하여 특정 유전자의 전사를 증가시킨다. 혈관의 평활근세포에서는 안지오텐신 II 수용체를 만드는 유전자가 발현되고 이로 인해 혈관은 혈압을 상승시키는 호르몬에 더 많은 반응성을 가지게 된다.

시각화 만약 세포가 코르티솔 수용체를 가지고 있지 않다면 세포의 코르티솔에 대한 반응은 어떻게 달라지겠는가?

용체의 합성은 스트레스에 대한 장기 반응 중 한 가지인데, 반복되는 스트레스에 좀더 효과적으로 반응하도록 신체를 변화시킨다. 사람에게서 이제까지 50종이 넘는 호르몬이 동정되었는데—이 장에서는 영향력이 아주 큰 몇 가지만 다루게 된다.

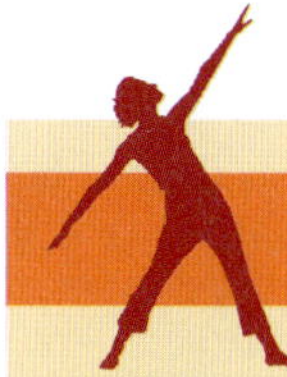

쉬어가기 16.1

부도덕한 운동선들이 복용하는 많은 합성 호르몬들은 스테로이드 호르몬의 효과를 낸다. 운동선수의 능력을 향상시키는 호르몬의 작용에 의해 어떤 종류의 유전자의 발현이 증가되겠는가?

내분비샘

내분비계는 전통적으로 9개의 샘으로 구성되었다고 여겨졌다: 시상하부, 뇌하수체, 송과샘, 갑상샘, 부갑상샘, 가슴샘, 부신, 이자, 생식샘(그림 16.3). 내분비학이 발달됨에 따라 내분비샘에 대한 새로운 개념들이 도입되었다. 현재 과학자들은 내분비 조직이 이들 특정 기관에 국한된 것이라기보다는 몸 전체에서 발견될 수 있다고 생각한다.

스트레스와 내분비계

스트레스 상황은 자신의 목숨과 팔다리의 안전을 위협하는 달려오는 차와 같이 물리적인 것과, 곧 보게 될 시험에 대한 불안 같은 심리적인 것으로 나누어 생각할 수 있다. 원인이 다름에도 불구하고 스트레스에 대한 생물학적 반응결과는 매우 유사하다: 심박수, 호흡수, 혈압 등은 상승하고, 혈액으로 포도당이 많이 흘러들어가고, 소화 기능이 정지되고, 통증에 무뎌지면서 각성도와 기억력이 증가된다. 이러한 생리적 변화들은 **스트레스 반응(stress response)**의 전형적인 양상들인데, 이들 반응에 의해 우리의 신체를 격렬한 근육활동—싸우거나(살기 위해) 도망치기(위험을 피하기)—에 적합하게 조절된다.

자세한 스트레스 반응은 신경계와 내분비계 사이의 관계를 잘 나타내 주는데, 신경계(14장)는 신경세포로 이루어져 자극에 신속히 반응하도록 구성되어 있고, 내분비계는 자극에 조금 느리지만 좀 더 지속될 수 있는 반응을 한다. 사실, 스트레스 반응의 어떤 면에서는 두 계 사이의 관계가 너무 밀접하여 신경내분비계로 부르는 것이 적절할 수도 있다.

예를 들어, 스트레스원에 노출되면 교감신경계의 신경세포들은 활성화된다. 몇몇 교감신경세포들은 심장, 혈관, 허파 등을 자극하여 즉시 근육에 산소 공급량을 증가시

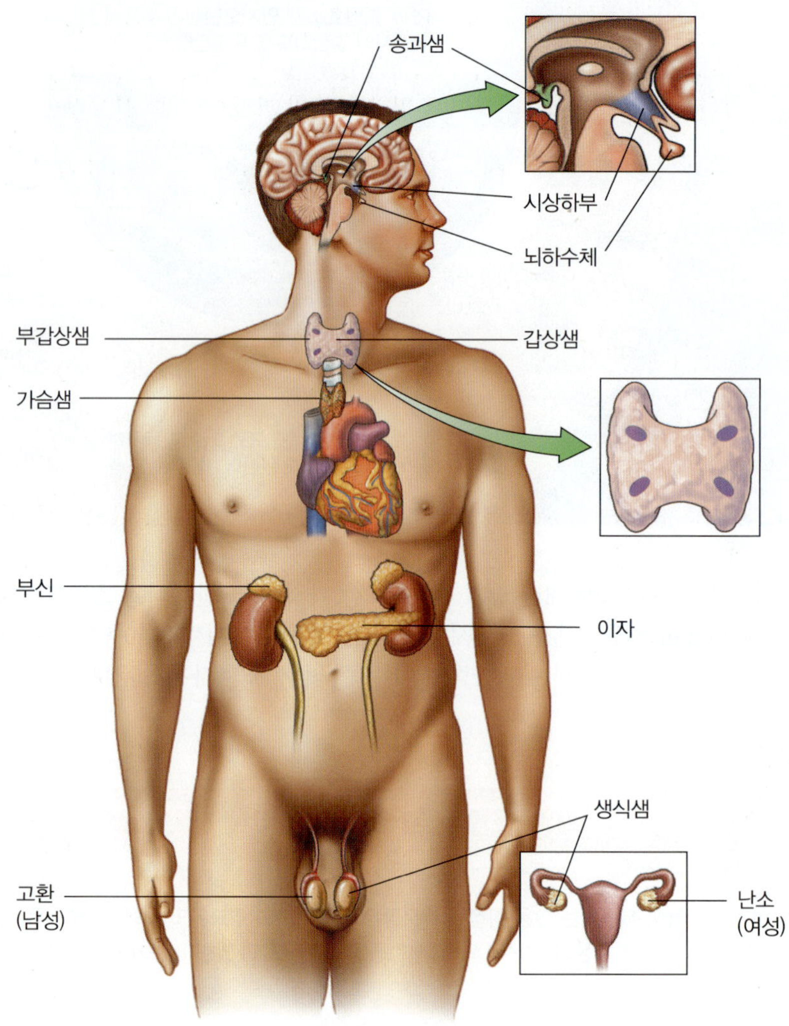

그림 16.3 내분비계. 중요 내분비샘들의 위치와 기능이 나타나 있다.

킨다. 다른 신경세포들은 내분비샘을 자극하여 스트레스반응에 참여할 호르몬을 분비하도록 한다.

스트레스 반응의 중요한 생리적 변화를 책임지는 내분비 기관은 2개의 **부신(adrenal gland)**이다. 하나의 부신은 호두 크기의 피라미드 모양으로 한쪽 콩팥의 꼭대기에 위치한다. 부신은 중심부에 위치한 **수질(medulla)** 혹은 안쪽 층과 겉에 위치한 **피질(cortex)** 혹은 바깥 층이라는 기능적으로 다른 2가지 조직으로 구성되어 있다 (그림 16.4).

부신수질에서는 **에피네프린(epinephrine**, 아드레날린으로도 알려져 있음)과 **노르에피네프린(norepinephrine**, 노르아드레날린)이 분비된다. 수질의 세포들은 뇌에서 뻗어 나온 신경로의 말단부위를 보여주는 실제적인 신경세포들이다. 스트레스에 의해 이들 신경세포들이 흥분하면, 그들이 축적하고 있던 에피네프린과 노르에피네프린을 부신 내부에 있는 모세혈관으로 분비한다.

에피네프린과 노르에피네프린은 스트레스 반응의 여러 가지 즉각적인 효과들을 발생시킨다: 심박수의 증가, 소화기관에서 근육으로의 혈행 전환, 눈 동공의 확장.

스트레스 상황은 부신피질에서도 2가지의 스테로이드 호르몬이 분비되도록 한다. **무기질코르티코이드(mineralocorticoid)**는 대개는 무기질 함량을 유지하는 데 관여한다. 가장 흔한 무기질코르티코이드인 **알도스테론(aldosterone)**은 혈중 나트륨과 칼슘의 농도를 조절한다. **당질코르티코이드(glucocorticoid)**는 코르티솔 수용체와 결합하는 스테로이드 호르몬이다. **코르티손(cortisone)** 호르몬은 스트레스에 반응하여 만들어진다. 코르티손이 활성화 형태인 **코르티솔(cortisol)**로 전환되면, 혈압과 혈당의 양이 증가되는 장기적 스트레스 반응을 일으킨다. 실제적으로 당질 코르티코이드는 포도당 대사에 영향을 주기 때문에 이름 붙여졌다. 코르티솔은 항염증 효과도 가지고 있어서 이 호르몬 합성물인 하이드로코르티손은 염증반응의 국소치료제로 판매된다.

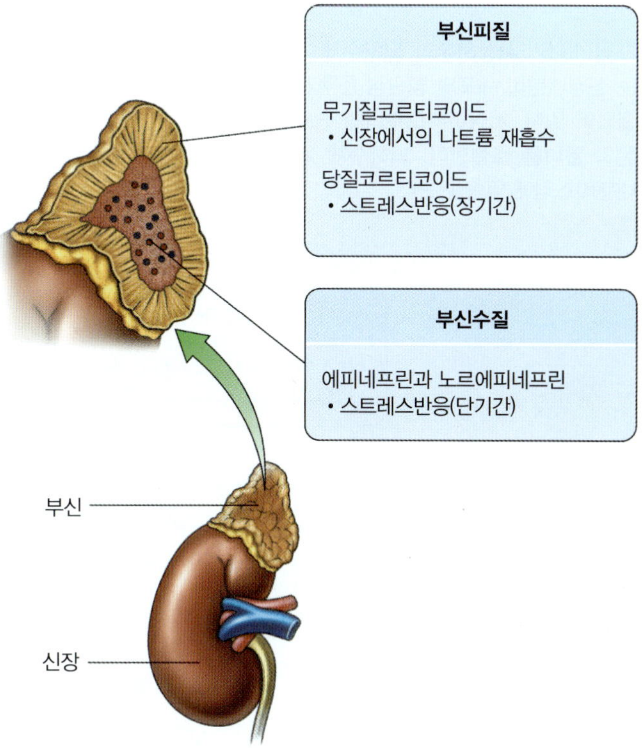

16.2 내분비계와 항상성

내분비계는 신경계, 면역계와 더불어 지속적으로 변하는 외부 환경에 대해 신체내부의 조건을 유지하는 기능을 한다. 예를 들면, 어떤 사람이 해수면 근처의 도시(예: 뉴욕)에서 높은 고도의 도시(예: 덴버)로 이동하면 적혈구생성소 호르몬이 낮은 산소량에 반응하여 분비되고, 이에 의해 적혈구의 양이 증가된다. 일반적으로, 하나의 스트레스 상황과 싸워낸 후, 우리들의 신체는 곧이어 찾아오는 더 심한 스트레스에도 대처할 수 있도록 준비된다.

스트레스 반응이 항상성을 유지하는 데 중추적인 역할을 한다. 그러나 현대의 삶에서 나타나는 몇 가지 특성들이 스트레스와 연관된 질병을 초래할 수 있다. 특정 스트레스가 비교적 단순한 상황의 일부일 때, 스트레스에 효과적으로 반응하도록 신체를 조절하는 것이 과거에는 생존에 중요했다(예를 들어, 사냥 중에 근육들은 빠르고 반복적으로 강한 활동을 할 것이 요구된다). 현대를 살아가는 우리들 대부분에게 스트레스는 다가오는 시험이나 까다로운 상사와의 관계와 같이 심리적인 경향이 있고, 따라서 이들 스트레스는 더 이상 과거의 물리적 반응을 요구하지 않는다. 게다가, 현대의 스트레스 상황은 일주일, 한 달 혹은 몇 해 동안 지속되기도 하기 때문에 강한 스트레스 반응은 건강에 해로워질 수 있다.

그림 16.4 **부신.** 각 부신은 2층으로 구성되어 있다: 바깥 겉쪽 혹은 피질과 수질로 불리는 안쪽. 부신에서 합성되는 대부분의 호르몬은 스트레스와 관련된다.

제어센터: 시상하부

스트레스 상황이 발생했을 때, 이에 대한 거의 모든 우리의 반응은 전뇌 안쪽 깊숙이 위치한 **시상하부(hypothalamus)**에서 조절된다. 시상하부는 혈압, 심박수, 호흡수 등의 조절과 각성 정도, 기억력 향상을 자극하는 일들을 포함한 다양한 항상성 활동들을 신경계를 통해 조화롭게 조절한다. 이 복합 구조물은 신경내분비 기관으로도 작용하는데, 신경계와 내분비계를 하나로 연결한다.

시상하부에서 이루어지는 많은 조절 작용들은 **뇌하수체(pituitary gland)**의 활동을 이끌어 냄으로써 이루어지는데, 뇌하수체는 포도알 크기로 시상하부 바로 아래에 위치하며 뇌조직의 가느다란 선 같은 구조를 통해 시상하부와 연결되어 있다. 뇌하수체는 **뇌하수체 전엽(anterior pituitary)**과 **뇌하수체 후엽(posterior pituitary)**이라는 2개의 구별되는 구조를 지닌다(그림 16.5). 뇌하수체에서 만들어지는 호르몬들은 다양한 다른 내분비조직들과 비내분비조직들에 영향을 주기 때문에 종종 "최상위 샘(master gland)"이라고 불린다.

시상하부에서도 호르몬들이 생산된다. 이들 중의 2가지인 **항이뇨호르몬(antidiuretic hormone, ADH)**과 **옥시토신(oxytocin)**은 뇌하수체 후엽으로 뻗어 있는 신경내분비 세포들에서 만들어진다. 이 호르몬들은 적절한 신호에 의해 방출이 촉발되기 전까지 축적되어 있다.

상당수의 다른 표적조직에 영향을 주는 ADH와 옥시토신과는 달리 나머지 시상하부 호르몬들은 유일한 표적조직인 뇌하수체 전엽에만 영향을 준다. 이들 호르몬은 다

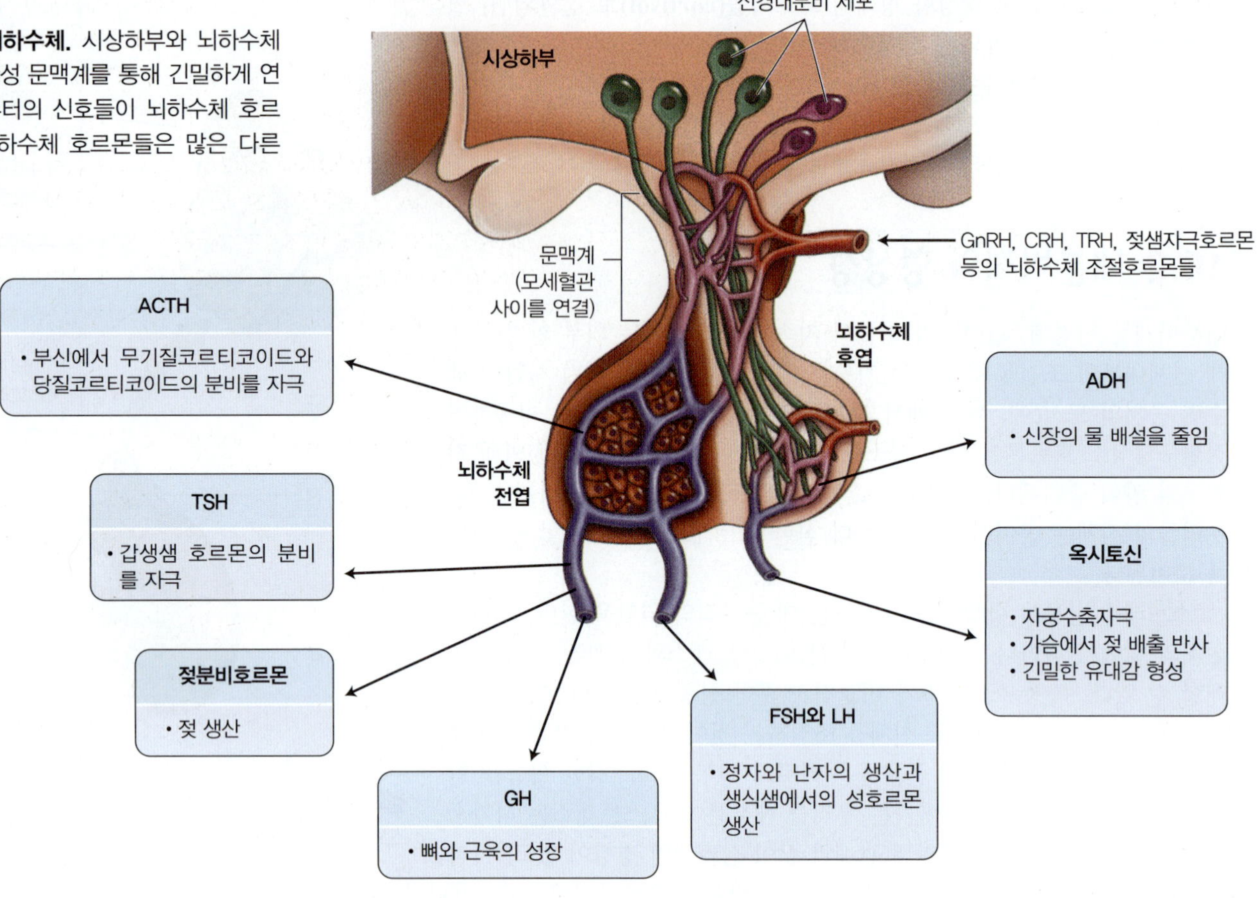

그림 16.5 시상하부와 뇌하수체. 시상하부와 뇌하수체는 신경내분비 세포와 혈관성 문맥계를 통해 긴밀하게 연결되어 있다. 시상하부로부터의 신호들이 뇌하수체 호르몬의 분비를 조절한다. 뇌하수체 호르몬들은 많은 다른 내분비조직에 영향을 준다.

른 호르몬을 제어하기 때문에 소위 **조절호르몬(regulatory hormone)**으로 불리는데, 뇌하수체 호르몬의 생산을 자극하는 **방출호르몬(releasing hormone)**과 반대작용을 하는 **억제호르몬(inhibiting hormone)**의 두 가지로 구분된다. 시상하부 조절호르몬들은 적은 양이 만들어져 **문맥계(portal system)**를 통해 이동하는데, 문맥은 2기관의 모세혈관 사이를 연결해 주고 있으며 이로 인해 2기관 사이의 긴밀한 연결이 가능해진다.

스트레스 상황에 처하면, 시상하부는 부신수질에 신경자극을 보내 에피네프린과 노르에피네프린 분비를 개시한다. 뇌하수체 후엽에 있는 ADH와 옥시토신을 저장하고 있던 신경세포들도 분비 자극을 받아 혈액 속으로 이들 호르몬을 흘려 보낸다. ADH는 혈관의 수축을 증진시킨다. 결과적으로, 혈압이 상승하여 당분과 산소를 커다란 근육으로 전달하는 것을 증가시키게 된다.

한편 옥시토신은 스트레스 호르몬이 아닌 것처럼 보인다. 가장 잘 알려진 옥시토신의 기능은 여성의 자궁과 젖샘에 작용하는 것이다. 출산 중에 옥시토신은 태아가 자궁경부를 압박하는 강도가 증가함에 따라 자궁의 수축을 증가시키는 양성 되먹임 작용을 한다. 옥시토신은 젖 분비를 조절하는 양성 되먹임 고리에도 관여한다: 아기가 젖꼭지를 빠는 것에 의해 옥시토신의 분비가 촉진되어 젖배출 반사가 시작되며, 아기가 지속적으로 젖을 빨면 더 많은 옥시토신의 분비가 이루어진다. 이 2가지 양성 되먹임 고리는 스스로의 한계가 있다; 결국 아기가 태어나거나 배가 불러 젖 빨기를 그만두면 반응이 끝나버린다.

스트레스 호르몬으로써 옥시토신은 남성과 여성 모두의 뇌세포에 작용하는데, 다른 친구를 찾거나 우정을 느끼는 것과 같은 친화적인 행동들을 증진시키게 된다. 스트레스가 많아 힘든 상황 속에서 서로 의지하는 경우가 생기는데, 이는 우리들처럼 사회성이 높은 동물종들에서 이해될 수 있는 행동이다.

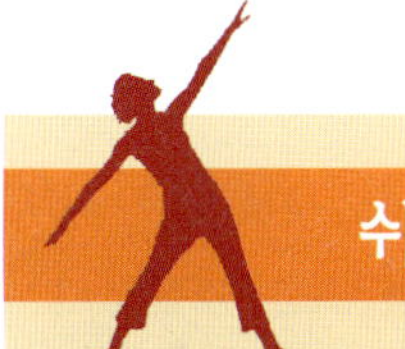

쉬어가기 16.2

옥시토신은 남성과 여성들 모두에서 오르가즘 이후에 분비된다. 특히 선사시대에 이 현상이 성적 파트너 모두에게 이로웠을 이유는 무엇인가?

음성 되먹임 고리를 통한 호르몬 분비의 감소

대부분의 항상성 유지 과정과 유사하게, 내분비 반응들도 대개는 호르몬의 분비가 추가적인 호르몬의 분비를 억제하도록 하는 음성 되먹임 고리의 일부이다. 내분비-매개 음성 되먹임 고리는 이미 11장(레닌과 안지오텐신이 체내 수분 균형을 조절하는 방법), 7장(인슐린과 글루카곤이 혈당을 조절하기 위해 이자에서 분비되는 방법), 그리고 그 외의 다른 예들에서 공부하였다. 시상하부와 뇌하수체는 항상성 유지에 도움을 주는 음성 되먹임 고리에 속한 다른 내분비기관들과 연관되어 있다.

스트레스 반응 동안, 시상하부는 ADH와 옥시토신의 분비뿐만 아니라 일련의 조절호르몬도 분비한다. 이들 중 가장 주목할 만한 것이 **부신피질자극호르몬 방출호르몬(corticotropin-releasing hormone, CRH)**인데, 문맥을 통해 뇌하수체 전엽으로 흘러간다. CRH는 **부신피질자극호르몬(adrenocorticotropic hormone, ATCH)**의 생산과 분비를 촉진시키며, 이는 혈관을 타고 부신으로 이동한 후 부신에서 당질코르티코이드의 분비를 유발한다. 당질코르티코이드의 증가는 ACTH와 CRH, 모두의 분비 감소를 초래한다(그림 16.6). **시상하부-뇌하수체-부신 축(hypothalamus-pituitary-adrenal axis)**을 따라 일어나는 이 음성 되먹임 고리의 반응결과, 당질코르티코이드의 양이 낮아지고 다른 호르몬들도 안정된 상태로 돌아간다.

시상하부-뇌하수체-부신 축은 우리들의 조상들이 경험했던 상황들에서는 스트레스 호르몬의 양을 효과적으로 조절한다. 그러나 하루 혹은 일주일이 넘도록 반복적인 스트레스 반응을 경험한 사람들이나, 초현대적인 심리적 스트레스를 겪는 사람들은 당질코르티코이드의 수준이 높게 유지된다. 이들 호르몬이 파괴되거나 몸에서 배출되기 위해 시간이 걸리기 때문에 재발하는 스트레스는 이들 호르몬의 축적으로 이어진다. 장기간의 스트레스와 당질코르티코이드와의 상관관계가 분명하기 때문에 연구자들은 실험동물을 사용하여 그들이 겪은 스트레스의 양을 측정하기 위해 혈액 내에 존재하는 이들 스트레스 호르몬의 양을 측정해 사용한다.

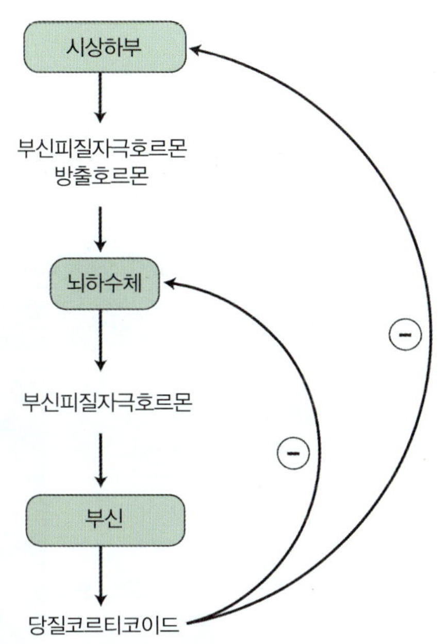

그림 16.6 부신에서의 음성 되먹임 작용. 부신호르몬의 분비는 시상하부와 뇌하수체 전엽의 신호에 의해 자극된다. 혈액에 이들 호르몬이 존재하면 음성 되먹임 고리에 있는 조절 샘으로부터의 분비신호를 없애도록 한다.

16.3 기타 내분비샘들

지금까지 여러분은 스트레스 반응과 항상성 상태로 되돌려 놓는 역할의 관점에서 부신, 시상하부, 뇌하수체 등을 공부하였다. 이제부터는 스트레스와 상관없는 내분비계에서의 역할을 살펴보는 것으로 내분비샘들에 대한 공부를 계속하자.

뇌하수체: 성장조절

생장호르몬(growth hormone, GH)은 뇌하수체에서 분비되어 주로 근육과 뼈에 작용해 세포분열과 성장을 촉진한다. 특히, GH는 세포의 아미노산 섭취를 자극해 단백질 합성 속도를 높인다. 장골의 양쪽 끝이 단단해져 더 이상의 길이 성장이 일어나기 전인 사춘기에 대부분의 생장호르몬 효과가 나타난다. 성인이 되면, GH는 일차적으로 대사를 조절하는데 에너지원으로서의 지방의 사용을 늘려준다.

유전자 및 항상성

크기의 문제

에디 개델(Eddie Gaedel)은 아마도 단 한번의 타석만이 기록된 가장 유명한 프로야구선수일 것이다. 에디는 1951년 8월 19일에 열렸던 세인트 루이스 브라운스와 디트로이트 타이거스와의 더블헤더 2번째 경기에 뛰었었다. 등번호 1/8이 새겨진 브라운스 유니폼을 입은 3피트 7인치(109.22 cm)의 개델이 타석에서 있었고 타이거즈의 투수 밥 캐인은 공을 던졌다—모두 높게 들어왔고—에디는 1루 베이스로 자유롭게 걸어나갈 수 있게 되었다. 1루로 빨리 뛰어나간 에디는 대주자로 교체되었고 그는 브라운즈 팬들의 열렬한 기립박수를 받으며 야구장을 떠났다.

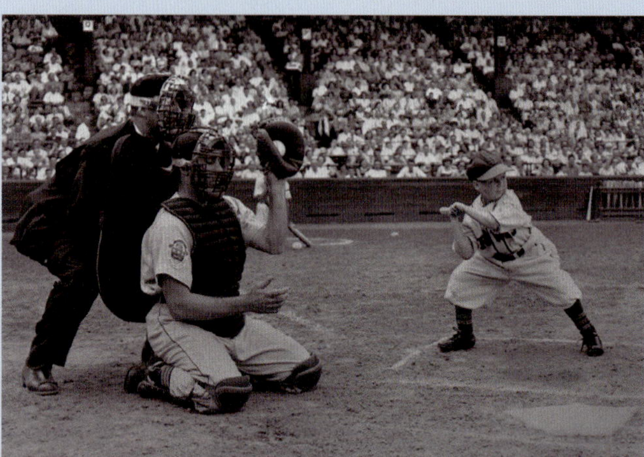

에디 개델, 뇌하수체난쟁이증

1950년대에는 보통의 키보다 상당히 작으면서 자신의 몸통에 비례해 작은 손발을 지닌—에디 개델 같은—사람들을 "난장이"라고 불렀다. 이들 중 대부분은 GH 합성과 분비를 조절하는 유전자에 돌연변이가 생기고 그 결과로 생장호르몬 결핍이 나타난 사람들이다. 1950년대가 시작되면서, 평균보다 낮은 성장률을 보이는 아동들이 죽은 사람의 뇌하수체에서 추출한 GH로 치료를 받기 시작했다—비용이 많이 드는 사업이었지만 미국에서 에디 개델과 같은 신체적 유형을 실제적으로 없애고자 했다.

1980대 초반에 유전학 기술의 진보로 과학자들은 사람의 유전자를 가지는 세균을 만들기 시작했다. 시장에 최초로 등장한 사람 유래 단백질은 호르몬인 인슐린이고; 2번째가 사람의 생장호르몬이다. 재조합 사람 생장호르몬은 현재에는 많은 용도로 사용되며 왜소증의 대표적 증상인 연골무형성증을 가진 사람들을 포함한 여러 타입의 키 작은 사람들을 치료하기 위해 사용되고 있다. 연골무형성증 환자는 뼈 성장에 관계하는 하나의 유전자에 우성 돌연변이를 가지고 있다. 연골무형성증 환자들은 정상적인 양의 생장호르몬을 만들어 내고 있지만, 외부에서 많은 양의 재조합 생장호르몬을 처리해 주면 정상적인 어른의 키를 가지게 된다. 하지만 이 치료법은 여전히 실험 중이다.

작은 키의 사람들을 대상으로 한 재조합 GH의 치료법의 성공은 평균 아동 키보다 작은 아이들(이들은 결코 GH가 부족한 사람들이 아님)의 부모들에 많은 영향을 주었다. 이미 그 당시 많이 행해지고 있었지만, 2003년 미국 식약국은 키 작은 아이들에게 재조합 GH를 사용하는 것을 허가하였다. GH 치료는 매일 1~2번씩 복부에 GH 주사를 수 개월간 맞아야 하며 1달에 약 1,500달러의 비용이 발생한다. 그러나 이 주사로 인해 성장률이 눈에 띄게 증가하며 결과적으로 성인이 되었을 때의 키도 증가하였다. 키가 작은 사람들(최소한 남자들에게 있어서)이 돈을 적게 벌거나 개인적으로 행복하지 못한 사회에서는, 남들과 비슷하거나 좀 더 큰 키에 대한 상당한 욕망이 존재한다.

유전자의 돌연변이로 인해 GH의 분비가 적어 키가 작은 사람들을 **뇌하수체난장이증**이라고 한다. 어렸을 때 심한 스트레스 혹은 방치로 인해 키가 작아지는 현상은 스트레스성 **왜소증**이라고 한다. 생장호르몬의 억제로 인한 스트레스성 왜소증은 아이를 스트레스에서 벗어나게 함으로써 극복될 수 있다. 분명한 것은, 극심한 스트레스는 시상하부로부터 GH 억제제의 분비를 증가시킨다는 것이다. 스트레스가 없어지면 GH의 분비 억제도 없어진다.

뇌하수체는 **젖분비호르몬(prolactin)**도 분비한다. 이 호르몬은 임신 중이거나 수유중인 엄마의 젖 생산을 촉진시키는 일과 가장 많이 연관되어 있다.

생식샘: 성별 특성

난소와 고환, 즉 **생식샘(gonad)**의 활동은 주로 시상하부와 뇌하수체의 영향을 받는다. 특히, 시상하부는 **생식샘자극호르몬 방출호르몬(gonadotropin releasing hormone, GnRH)**을 만들어 내는데, 표적기관을 생식샘으로 하는 호르몬의 방출을 유도한다. GnRH의 농도는 **여포자극 호르몬(follicle-stimulating hormone, FSH)**과 **황체형성 호르몬(luteinizing hormone, LH)**의 분비를 조절한다. 남성과 여성 모두에서, FSH와 LH는 생식샘에서의 성세포와 성호르몬의 생산을 증가시킨다. 18장에서 배우게 되겠지만, 여성의 경우 FSH는 난자의 발생을 촉진시키고 LH는 배란을 촉진한다.

남성의 경우 FSH는 정자의 발생을 촉발시키고 LH는 고환세포에서 테스토스테론이 합성되도록 자극한다. 비록 GnRH 생산 개시에 대한 기작이 분명히 밝혀지지는 않았지만, 이 호르몬의 분비는 남성과 여성 모두 사춘기 이전에는 일어나지 않는다.

스트레스가 많은 상황에서는 GnRH의 분비 감소와 뇌하수체의 반응성 감소로 불임이 된다. GnRH가 억제되어 그 결과 FSH와 LH의 생산도 감소한다. 어린아이들에게서 이러한 감소는 사춘기 지연 현상으로 나타난다. 성인 여성에게서 GnRH의 감소는 생리와 배란의 감소로 남성에서는 정자의 생성과 성적 충동의 저하로 나타난다.

사춘기와 생리의 억제, 성적 충동의 억제 등 이런 모든 것들은 생식샘에서 만들어지는 스테로이드 호르몬인 **성호르몬(sex hormone)**의 양이 적기 때문에 생긴다. 1차적인 성호르몬인 **테스토스테론(testosterone)**은 남성에게 많이 존재하고, **에스트로겐(estrogen)**과 **황체호르몬(progesterone)**은 여성에게 많이 존재한다. 사춘기 동안 이들 호르몬은 소녀들의 골반의 넓이 증가와 지방의 축적, 소년들의 변성기와 근육 발달, 남녀 모두에게서 성기에 털이 자라나는 일들이 포함된 2차 성징의 발달을 초래한다. 근육 발달에서 테스토스테론의 역할은 운동선수들의 경기력 향상을 위해 복용하는 합성 테스토스테론의 사용으로 이어져 왔다(그림 16.7). 테스토스테론은 남성의 성적 충동에도 중요하다.

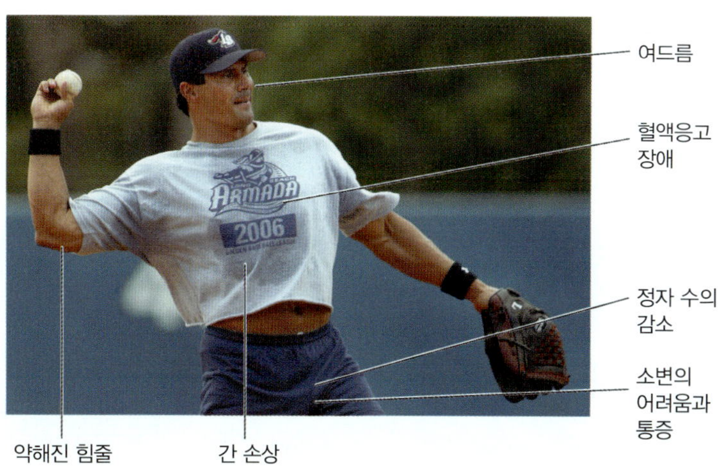

그림 16.7 **스테로이드 남용.** 합성 남성 호르몬들이 운동경기 선수들의 근육양을 늘리고 경기에서의 우세성을 높이기 위해 사용되어오고 있다. 이들 약물이 좋지 않은 결과들을 많이 만들기 때문에, 대부분의 프로 운동 연합회에서는 이들 약물의 사용을 금지하고 있다.

이자: 혈당의 조절

7장에서 설명된 바와 같이 기본적인 이자의 기능은 소화효소들을 합성하고 분비하는 것이다. 그러나 전체 1%의 부피는 **이자섬(pancreatic islet**; 예전에는 처음으로 이 구조를 발견했던 과학자의 이름을 따서 랑게르한스섬으로 알려져 왔다)이라는 작은 구조에 포함된 내분비세포들로 구성되어 있다. 이자에는 약 200만 개의 이자섬이 존재한다(그림 16.8). 각 이자섬에는 3종류의 세포가 포함되어 있다: 알파세포는 **글루카곤(glucagon)**을 생산하는데 이 호르몬은 간에서 글리코겐을 분해하여 혈당을 증가시킨다. 베타세포는 **인슐린(insulin)**을 만들어 내는데 이 호르몬은 포도당을 혈액에서 걷어

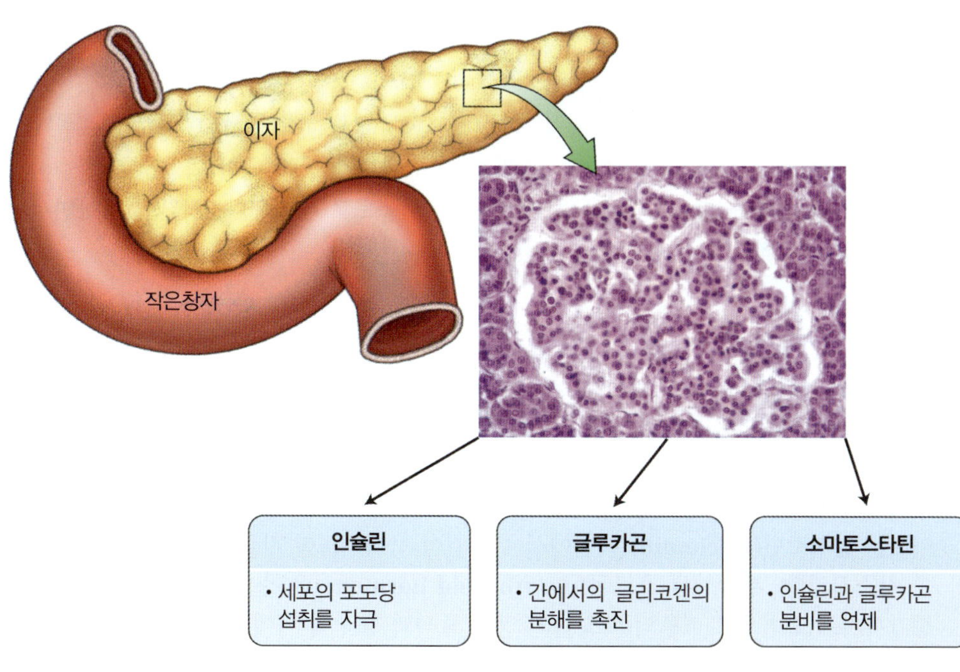

그림 16.8 **이자섬.** 이자 전체에 걸쳐 퍼져 있는 이들 세포의 작은 그룹은 혈당량을 조절하는 호르몬을 합성한다.

들여 혈당을 낮춘다. 델타세포는 **소마토스타틴(somatostatin)**을 합성하며, 이 호르몬은 다른 기능들과 더불어 글루카곤과 인슐린의 분비를 억제한다.

스트레스가 많은 상황에서, 교감신경은 알파세포에서 글루카곤의 분비를 촉발시켜 스트레스 반응 동안에 발생하는 혈당의 급격한 증가 현상의 일부분을 차지한다. 높은 혈당을 유지하기 위해 당질코르티코이드는 지방세포들을 일시적으로 인슐린 저항성 상태로 유도하여 영양분의 섭취를 줄인다.

당질코르티코이드는 **렙틴(leptin)**의 활동도 억제하는데, 이 호르몬은 지방세포에서 분비되어 뇌를 표적기관으로 삼아 식욕을 억제하는 역할을 한다. 렙틴의 기능을 억제함으로써 음식 섭취를 증가시키고 결과적으로 혈당이 높아지게 된다. 스트레스 반응 동안의 높은 혈당 수준에 의해 자극된 이자의 베타세포는 더 많은 인슐린을 분비하며 당질코르티코이드가 몸에서 사라지면 혈당을 정상수준으로 돌려놓는다.

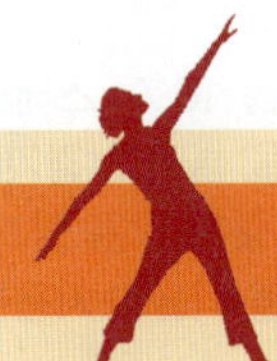

쉬어가기 16.3

유전적으로 비만인 쥐에게 렙틴을 투여하면, 음식섭취와 체중이 줄어든다. 그러나 이런 현상이 사람에게서는 잘 일어나지 않는다. 사실, 식욕조절이 어려운 많은 비만 환자들은 높은 렙틴 농도를 보인다. 이 이야기가 이런 사람들의 식욕억제 시스템이 제대로 작동하지 않는 이유에 대해 알려주는 것은 무엇인가?

하루에 여러 번 스트레스 반응이 유도되는 사람은 혈당 조절을 위한 이자 호르몬 생산과 영양분 이동에 상당히 많은 양의 대사성 에너지를 소비하게 될 것이다. 이것은 스트레스가 피로감을 만들어 내는 한 가지 이유이기도 하다. 게다가 당질코르티코이드에 의해 조장되는 인슐린 저항성과 인슐린을 합성하는 베타세포의 과도한 활동으로 인한 에너지 고갈 현상 등은 제2형 당뇨병을 초래할 수 있다.

당질코르티코이드, 지방 축적, 그리고 당뇨와의 관계는 **쿠싱증후군(Cushing's syndrome)**을 지닌 환자를 통해 알 수 있는데, 이 증후군은 부신 혹은 뇌하수체의 질환이나 과도하게 섭취한 당질코르티코이드 약물에 의해 비정상적으로 체내의 당질코르티코이드의 농도가 높아져 있는 상태이다. 쿠싱증후군 환자들의 체지방은 높은 농도의 인슐린에 반응하는 중심부나 얼굴의 세포들에만 저장되며 제2형 당뇨의 위험성이 높게 나타난다(그림 16.9).

스트레스가 이자에 끼치는 가장 나쁜 영향은 9장에서 공부한 "나쁜 콜레스테롤"인 LDL의 증가를 초래한다는 것이다. 당질코르티코이드가 혈액 내의 영양분 조절 기능을 파괴하기 때문에, 혈액순환 중의 LDL이 높은 농도로 유지된다. 시간이 지나면서, 동맥이 막히게 되고 심장병이 생겨난다.

처리 전

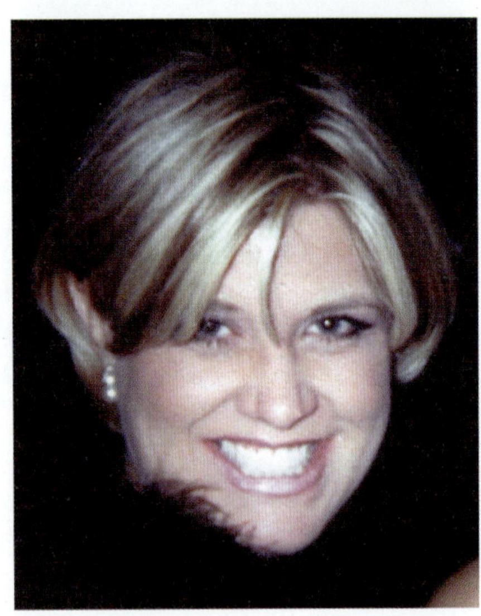

처리 후

그림 16.9 쿠싱증후군. 당질코르티코이드의 과잉 생산은 여러 다른 현상들과 함께 비정상적인 지방의 축적을 가져온다. 코르티솔의 활동을 막는 약물을 투여하면 증상들이 줄어든다.

갑상샘과 부갑상샘: 대사작용과 발생

갑상샘(thyroid gland)은 나비넥타이 모양으로 후두 바로 아래쪽, 기관 앞쪽에 위치한다. 갑상샘과 밀접하게 연관되어 있는 4개의 **부갑상샘(parathyroid gland)**은 팥알 크기로 갑상샘의 뒤쪽 면에 위치한다(그림 16.10).

갑상샘과 부갑상샘은 칼슘 항상성을 유지하는 데 함께 작용한다. 갑상샘에서 만들어지는 **칼시토닌(calcitonin)**은 뼈에서 무기질이 축적되도록 자극하여 혈중 칼슘 농도를 감소시킨다. **부갑상샘 호르몬(parathyroid hormone)**은 소화관에서 칼슘 흡수를 증가시키고 소변으로 배출되는 칼슘의 양을 줄임과 동시에 뼈에서 칼슘이 방출되도록 함으로써 혈중 칼슘 농도를 증가시킨다(그림 16.11).

갑상샘에서 생산되는 다른 2가지 호르몬은 **T_4**(티록신으로도 불림, thyroxine)와 **T_3** (3요오드티로닌으로도 불림 triiodothyronine)이다. 숫자는 각 분자가 함유하고 있는 요오드 원자의 개수이다.

일반적으로 T_4가 더 많이 만들어지지만, T_3가 표적세포에 대한 효과가 더 크다. 다른 단백질 호르몬들과는 달리, T_3와 T_4는 표적세포의 막을 통과할 수 있다. 우리 몸의 거의 모든 세포가 표적세포인 갑상샘호르몬은, 표적세포에서 호르몬-수용체 복합체가 ATP 합성을 증가시키는 유전자를 활성화시킨다. 결과적으로 신체의 기초대사량(3장)이 증가된다.

ATP의 증가를 요구하는 스트레스원들(저체온, 높은 고도, 임신)은 시상하부-뇌하수체-갑상샘 축을 통해 T_3/T_4의 생산을 증가시킨다. 스트레스원이 시상하부를 자극해 TRH(TSH-방출 호르몬)을 분비하면, 이 호르몬은 뇌하수체의 전엽에서 TSH(갑상샘자극호르몬)의 방출을 유도한다. TSH는 혈액을 통해 갑상샘에 도달하여 T_3와 T_4의 분비를 자극한다. 신체 대부분의 세포들은 갑상샘호르몬의 영향을 받아 ATP 생산을 가속화시킨다. ATP 요구량이 정상 수준으로 돌아가면(혹은 T_3/T_4의 양이 줄어들면), TSH의 분비(와 더 적은 양의 TRH)는 음성 되먹임 작용에 의해 억제된다.

갑상샘호르몬의 양이 적은 상태, 즉 **갑상샘저하증(hypothyroidism)**은 체중을 증가시키고 무기력감을 만든다. 이 2가지 요소 모두 다 일부 사람들의 우울증 발병의 원인이 되기도 한다.

갑상샘기능항진증(hyperthyroidism), 즉 갑상샘호르몬이 과다하게 분비되는 질

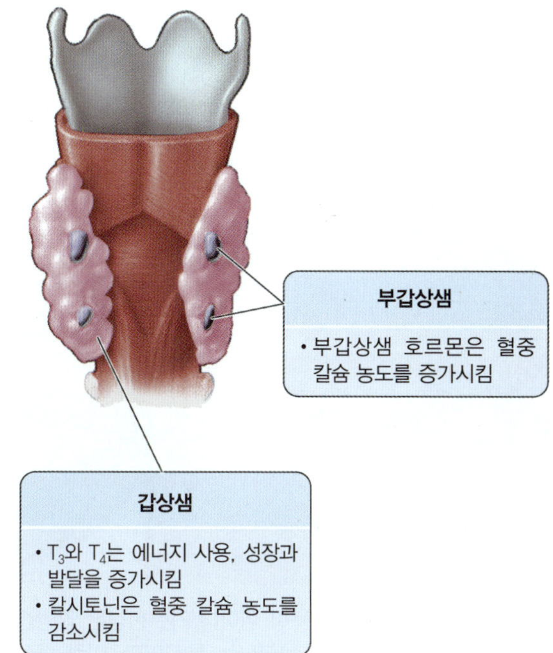

그림 16.10 **갑상샘과 부갑상샘.** 갑상샘과 연관된 4개의 부갑상샘에서는 전체적인 대사율과 혈중칼슘 농도를 조절하는 호르몬이 만들어 진다.

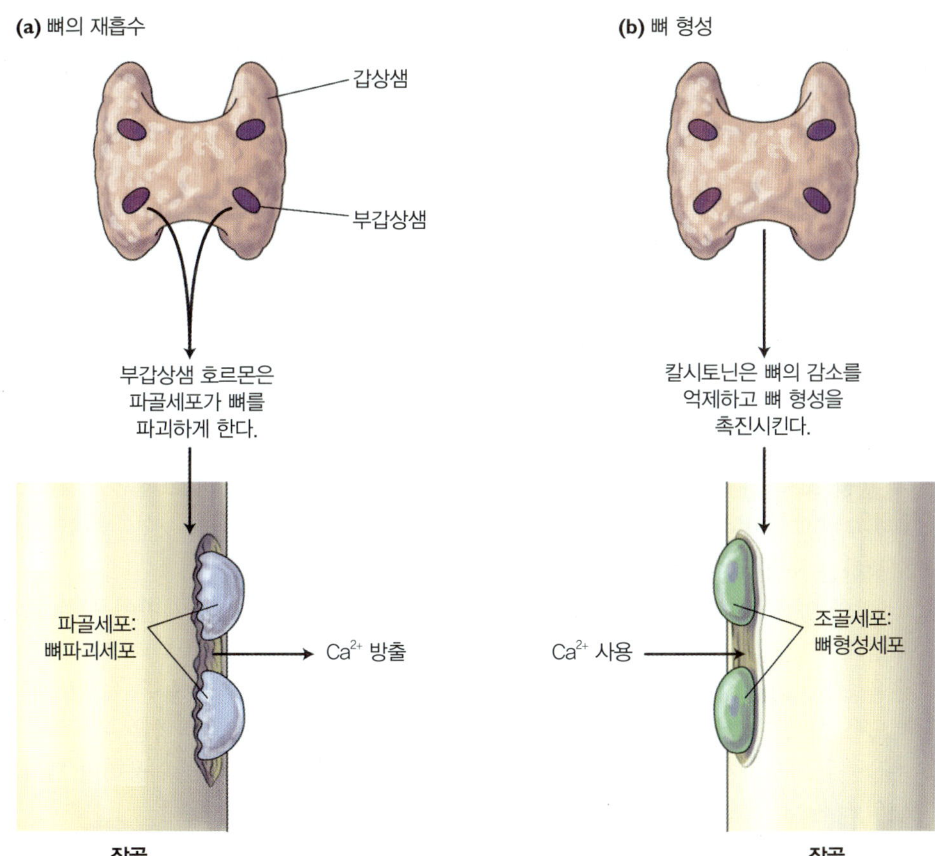

그림 16.11 **칼슘조절.** 부갑상샘호르몬과 갑상샘에서 나오는 칼시토닌은 뼈에 축적되었다가 혈액으로 녹아 나오는 칼슘의 양을 유지하기 위한 되먹임 고리상에서 상호작용한다.

시각화 음식으로 섭취되는 적은 양의 칼슘은 뼈 형성과 파괴 사이의 균형에 어떤 영향을 줄 것인가?

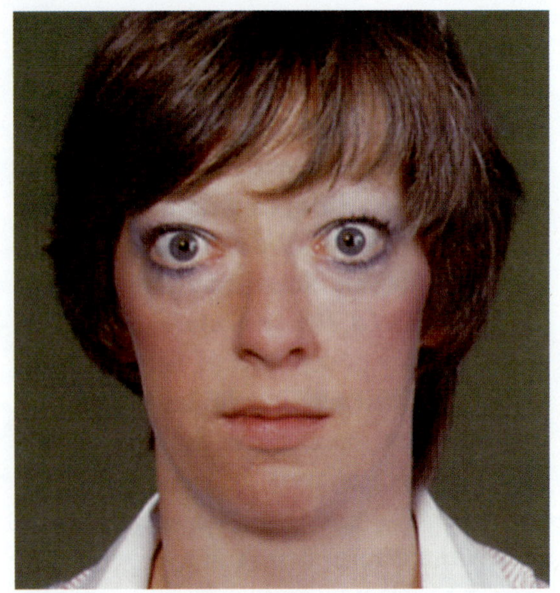

그림 16.12 바제도병. 눈이 튀어나오는 현상은 갑상샘 호르몬이 과다 형성될 때 나타나는 특징이다. 이런 증상은 안와 주변의 조직이 부어올라 눈알을 앞쪽으로 밀어낼 때 나타난다.

환은 과도한 활동성, 불면증과 연관 있는 바제도병이라 불리는 현상에 의해 유발될 수 있다. 바제도병은 눈이 튀어나오게 하고(그림 16.12) 갑상샘이 커진 갑상샘종을 형성할 수 있다. 갑상샘의 일부를 제거하면 이런 현상을 치료하는 데 도움이 된다. 바제도병의 발병은 극심한 스트레스와 연관도가 높다고 할 수 있는데, 한 예로 미국 대통령이었던 조지 더블유 부시(George H. W. Bush)는 1차 걸프전이 시작된 지 얼마 안돼서 바제도병으로 진단되었다. 흥미로운 점은, 그의 아내인 바바라 부시도 같은 병으로 이미 진단되었다는 것이다.

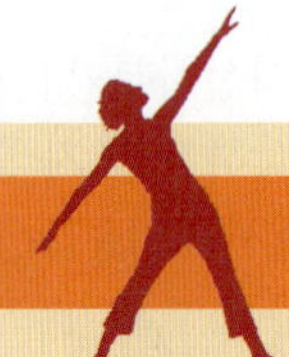

쉬어가기 16.4

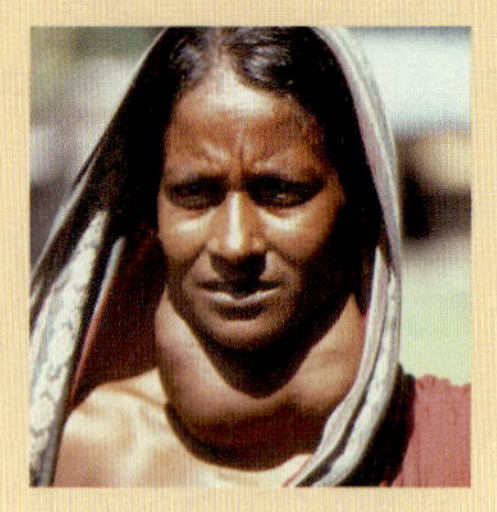

그림에서 보이는 갑상샘종은 요오드를 충분히 섭취하지 못한 사람에게서 나타난다. 요오드의 결핍으로 T_3의 농도가 매우 낮아진다. 낮아진 T_3의 농도가 시상하부-뇌하수체-갑상샘 축에 어떻게 영향을 주는가? 또는 어떻게 이 현상이 요오드 결핍상태에서 갑상샘이 커지도록 하는 것인가?

송과샘: 빛과 어둠에 대한 호르몬의 효과

수면과 가장 많이 관련되어 있는 호르몬인 **멜라토닌(melatonin)**은 뇌의 깊은 곳에 자리잡은 솔방울 모양의 **송과샘(pineal gland)**에서 만들어진다. 송과샘은 시신경과 연결되어 있으며 빛 자극에 반응하는데–실제적으로 멜라토닌은 낮은 빛의 수준과 연관되어 만들어지기 때문에 "어둠의 호르몬"이라고 한다. 멜라토닌 생산의 강약은 빛 양의 일주기에 맞추어져 있다. 저녁 동안에 생산이 증가하기 시작하여 자정 무렵이 되면 낮 시간 합성량의 10배에 이르게 되었다가, 아침이 될 때까지 서서히 생산량이 감소한다. 이런 양상은 당질코르티코이드의 일주기 변화에 거의 반대되는 현상이다(그림 16.13).

멜라토닌은 수면을 유도하고 동시에 당질코르티코이드 수준을 낮추는 경향이 있다. 망가진 일정으로 멜라토닌이 정상적으로 증가하는 시점에 잠을 못 자게 되면, 당질코르티코이드의 수준이 높게 유지되고 스트레스 증상이 나타난다. 스트레스 현상은 다시 뇌를 각성상태로 유지시키면서 멜라토닌의 효과를 감소시켜 수면을 방해한다. 다시 말해, 부족한 수면은 스트레스의 원인이 되고 스트레스는 수면 부족을 가져온다. 멜라토닌은 수면에 대한 물리적 토대를 만들기 때문에, 멜라토닌은 가끔 불면증으로 고생하는 사람이 수면 보충제로 복용하기도 한다.

빛의 양과 멜라토닌 사이의 상관관계는 수개월의 겨울 동안 낮 시간이 아주 짧게 형성되어 빛의 양이 극히 적은 지역에 거주하는 사람들에게서 많이 나타나는 계절성 우울증(SAD) 증상들도 설명할 수 있다. 이들 지역에 사는 사람들은 높은 농도의 멜라토닌을 가지고 있으며, 많은 수의 사람들에게서 높아진 멜리토닌의 양은 무기력증과 우울증을 유도하게 될 것이다. SAD를 겪는 사람들은 인공적인 빛을 이용하여 멜라토닌의 생산을 막음으로써 멜라토닌의 효과를 줄일 수 있다(그림 16.14).

멜라토닌은 강력한 항산화제로서, DNA의 돌연변이를 초래하는 산화성 화합물을 흡수한다. 따라서 밤에 일하는 사람들에게서 나타나는 낮은 수준의 멜라토닌의 농도는 높은 암 유발률과도 관련되어 있다. 만약에 강한 스트레스로 인해 낮은 양의 멜라토닌이 만들어진다면, 우리 몸의 면역계는 세포에서 만들어지는 돌연변이에 대처하는 능력이 감소될 수도 있을 것이다. 따라서 저하된 면역계와 함께 낮은 수준의 멜리토닌 농

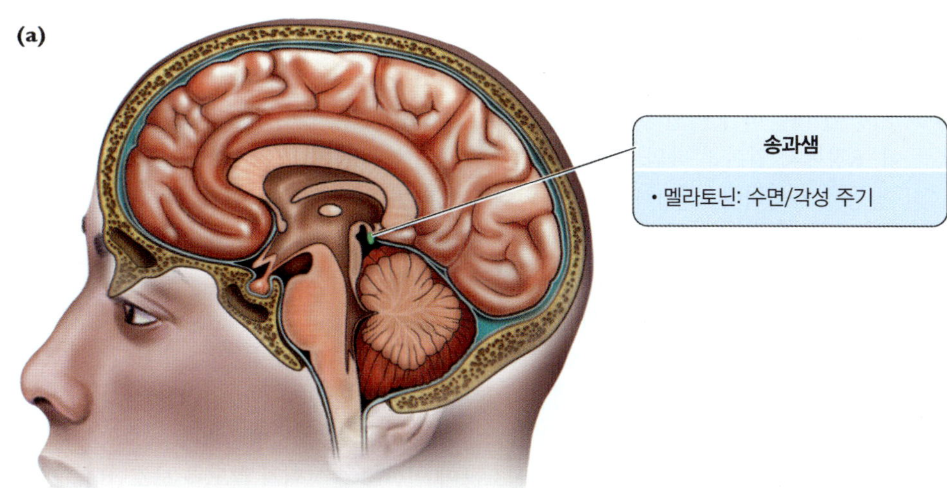

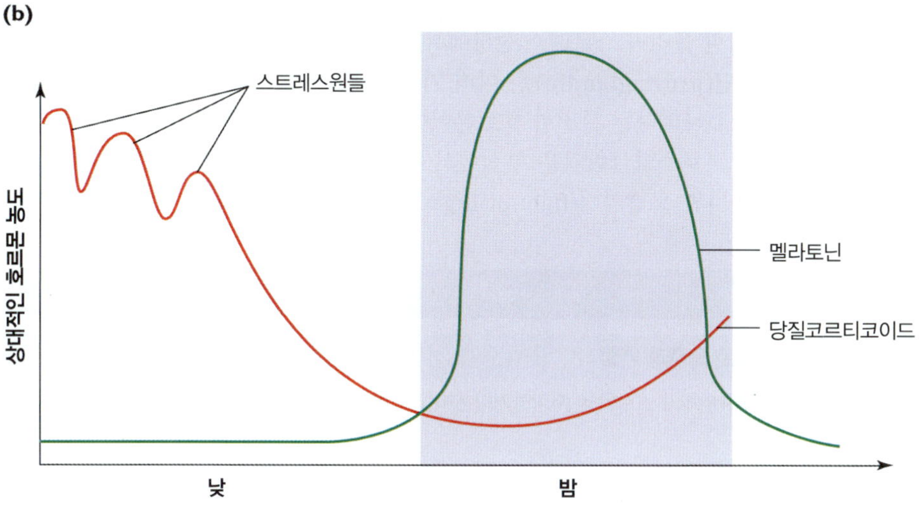

그림 16.13 **호르몬 일주기.** (a) 멜라토닌은 송과샘에서 만들어진다. (b) 멜라토닌의 농도는 사람들이 잠자리에 들기 전에 높아져 자정 즈음에 최고수준이 되며, 아침이 되면서 낮아진다. 당질코르티코이드의 농도는 반대 양상으로 움직여 잠에서 깨어나기 전에 증가되어 늦은 오후에 제일 낮은 수준으로 떨어진다.

시각화 당질코르티코이드가 잠에서 깨어나기 전에 증가하는 현상의 이로운 점은 무엇인가?

도가 암의 위험을 증가시키는 것이다.

가슴샘: 내분비계와 면역계의 접점

가슴뼈 바로 아래에 있는 **가슴샘(thymus)**은 면역계의 T 세포 발생과 성숙이 이루어지는 기관이다(그림 16.15). 가슴샘에서 **티모신(thymosin)**과 **티모포이에틴(thymopoietin)** 호르몬이 만들어지는데, 이 호르몬들은 T세포 성숙 과정에 필수적이다.

가슴샘의 활동은 면역반응이 성숙되는 어린 시절에 특히 중요하다. 나이가 듦에 따라 가슴샘은 중요성과 크기 모두가 점차 줄어든다. 당질코르티코이드가 이 과정을 크게 가속화시킨다. 실제적으로, 당질코르티코이드가 가지는 가슴샘에 대한 효과가 일정하기 때문에 혈중 당질코르티코이드의 양을 잴 수 있는 좋은 방법이 고안되기 전까지 가슴샘의 위축 정도가 당질코르티코이드의 양을 측정하는 간접 척도로 사용되었다.

가슴샘의 위축 현상이 면역반응의 감소를 유도하는가? 스트레스를 받은 사람이 적은 수의 면역세포를 가지고 있는 것은 분명하다. 체계적으로 수행된 연구들이 높은 강도의 스트레스와 일반적인 감기 바이러스의 감염률 간의 상관관계에 대해 보고를 하고 있기는 하지만, 아직까지 스트레스와 다른 감염성질환 그리고 암 발병률과의 관계를 조사한 보고들은 분명한 인과관계를 설명하지 못하고 있다. 장기간의 스트레스가 면역계에 영향을 주는 것이 분명한 반면에 그로 인해 더 높은 질병의 위험이 생기는가는 아직 불분명하다.

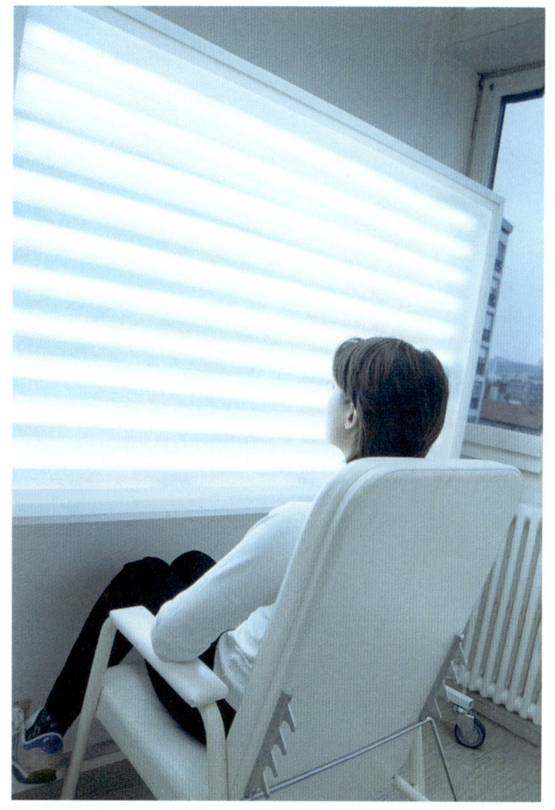

그림 16.14 **SAD의 치료.** 멜라토닌의 합성은 어두울 수록 증가한다. 북극에 가까운 지역에서는 겨울 동안의 짧은 낮 시간으로 인해 멜라토닌 농도가 높아진다. 조명상자 앞에 앉아 있으면 멜라토닌의 양을 줄일 수 있고, 이로 인해 계절성 우울증을 앓고 있는 사람의 에너지 수준을 증가시킬 수 있을 것이다.

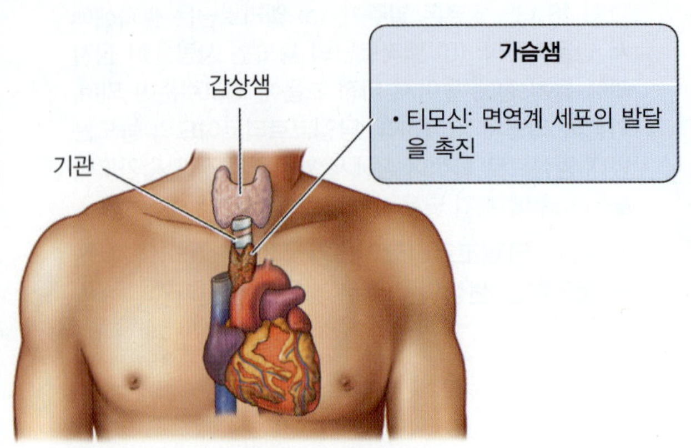

그림 16.15 가슴샘. 가슴샘은 효과적인 면역계의 역할에 필수적인 호르몬을 만들어 낸다.

호르몬을 생산하는 기타 조직들

대표적인 9개의 내분비 기관에서 만들어지는 호르몬들이 표 16.1에 요약되어 있다. 주요 기능이 내분비가 아닌 다수의 기관들에서 호르몬들이 만들어진다(그림 16.16). 예를 들어, 8장에서 알아본 바와 같이 신장에서 만들어지는 적혈구 생성소는 새로운 적혈구의 생성을 자극한다. 신장에서는 그 외에도 비타민 D를 변형시켜 활성화 형태인 **칼시트리올**로 만드는데 이 호르몬은 소장에서 칼슘의 흡수를 촉진시킨다. 스트레스 반응은 심장에서 심방 나트륨이뇨 펩티드와 신장에서의 안지오텐신 방출에 영향을 주게 되고, 이들 두 호르몬은 혈압 조절에 사용된다.

소화관은 음식물을 섭취하는 동안 **가스트린(gastrin)** 호르몬을 만들어 낸다. 가스트린은 단백질 분해를 위해 위에서 염산이 분비되도록 자극한다. 이 강력한 산성 물질은 소화효소와 협력하여 위 표면 세포의 단백질을 포함한 어떤 단백질이라도 소화시킬 수 있다. 두꺼운 점막층이 일반적으로 위와 소장이 염산에 손상되지 않도록 보호한다. 그러나 스트레스 반응이 소화계에 공급되던 혈액을 다른 쪽으로 우회시키기 때문에, 점막층이 점차 얇아질 수 있다. 대량의 감염, 사고나 수술로 인한 외상, 넓은 범위의 심각한 화상 등과 같이 심각한 물리적 스트레스 상황에서, 스트레스성 위궤양이 생길 수 있다.

프로스타글란딘(prostaglandin)은 여러 가지 다른 내분비 조직에서 만들어지지만 효과는 지엽적으로 나타나는 특별한 호르몬이다. 예를 들어, 스트레스 상황 초기에 혈관에서 만들어진 프로스타글란딘은 부신에서 유래한 에피네프린과 함께 혈류를 조절하여, "싸우기 아니면 도망치기(fight-or-flight)"에 필요한 근육에 혈류량을 증가시키

표 16.1 | 내분비샘, 분비호르몬, 표적 조직과 역할

내분비샘	분비호르몬	호르몬 표적과 역할
시상하부	• 분비와 억제 호르몬	• 뇌하수체가 호르몬을 저장하거나 분비하도록 함
뇌하수체	• 항이뇨호르몬(ADH) • 옥시토신 • 갑상샘자극호르몬(TSH) • 부신피질자극호르몬(ACTH) • 여포자극호르몬(FSH) • 황체형성호르몬 (LH) • 젖분비호르몬 • 생장호르몬(GH)	• 신장에서의 물의 재흡수 • 젖분비와 출산중의 자궁수축 • 갑상샘에서 T_3와 T_4를 분비하게 하는데, 이들은 많은 세포의 대사활동을 증가시킴 • 부신에서 당질코르티코이드가 분비되도록 함 • 난자와 정자의 생산 • 배란과 테스토스테론 생성 • 젖 생산 • 뼈 성장, 단백질 합성, 세포분열
부신	• 당질코르티코이드 • 무기질코르티코이드 • 에피네프린과 노르에피네프린 • 적은 양의 성호르몬	• 혈당증가, 지방분해 촉진, 염증반응 억제 • 혈액 내의 나트륨과 칼륨의 양을 조절 • 간, 근육, 지방에 작용하여 혈당을 높힘, 심박수 증가, 혈관 직경 조절, 호흡수 증가 • 성적특성의 발달과 유지
생식샘	• 고환에서 만드는 안드로겐 • 난소에서 만드는 에스트로겐과 황체호르몬	• 정자 형성, 남성 생식기관, 남성의 성적 특성 등의 발달을 촉진 • 난소세포의 발달 촉진; 생리주기와 기타 여성적 특성 발달 조절

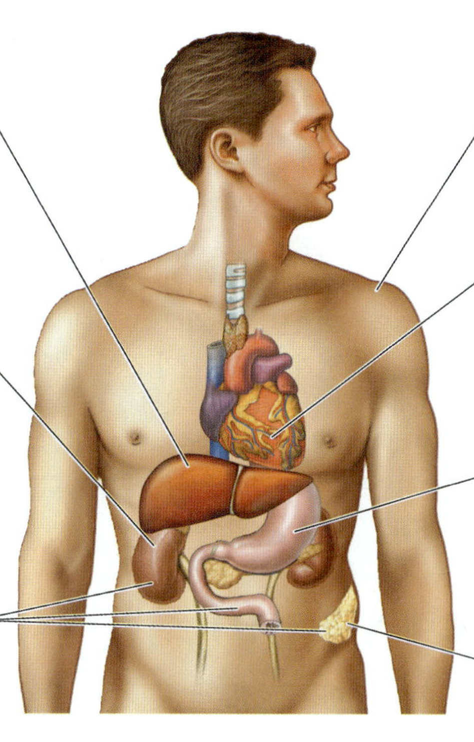

그림 16.16 기타 내분비 조직들. 호르몬들은 전통적으로 내분비계와 관련이 없다고 알려진 여러 조직과 기관에서 생성된다. 몇 가지 예가 여기에 나타나 있다.

고 당장 중요하지 않은 기관으로 향하는 혈류를 감소시킨다. 프로스타글란딘은 상처난 부위의 혈류량을 증가시켜 면역계의 세포들이 도착하는 속도를 높여줌으로써 상처가 난 조직마다 면역반응을 증가시키는 경향도 있다. 예를 들어 위산에 의해 손상된 세포에서 프로스타글란딘을 분비해 궤양이 형성되기 전에 빠른 상처회복을 촉진한다. 일반

표 16.1 | 내분비샘, 분비호르몬, 표적과 역할 (계속)

내분비샘	분비호르몬	호르몬 표적과 역할
이자	• 인슐린 • 글루카곤	• 혈당 강하 • 혈당 상승
갑상샘	• 트리요오드티로닌(T_3)과 티록신(T_4) • 칼시토닌	• T_3와 T_4는 거의 신체의 거의 모든 세포에 작용해 대사활동을 증가시킴 • 뼈에 작용하여 혈액의 칼슘 농도를 낮추도록 도움
부갑상샘	• 부갑상샘 호르몬(PTH)	• 뼈, 소화관, 신장 등에 작용하여 혈중 칼슘 농도를 높임
송과샘	• 멜라토닌	• 수면 조절을 도움
가슴샘	• 티모신과 티모포이에틴	• 어린이의 T 세포 성숙을 도움

적으로 스트레스 반응 동안의 염증반응은 이롭지 않기 때문에 당질코르티코이드는 프로스타글란딘의 생성을 억제한다. 상처가 난 위의 세포에서는, 프로스타글란딘의 감소로 궤양이 악화될 수 있다. 아주 많이 사용되는 진통제 중 일부는 항프로스타글란딘 효과를 가지는데, 아스피린과 이부프로펜이 포함된다. 여러분이 알고 있듯이 이들 약물의 장기간 복용으로 궤양이 형성되기도 한다.

최근에 호르몬으로 인식된 그룹은 **생장인자(growth factor)**들인데, 광범위한 조직들에서 세포의 성장과 분열을 촉진시킨다. 프로스타글란딘의 경우처럼, 이들 호르몬의 많은 경우가 좁은 지역으로 분비되며, 분비된 지역과 가까운 조직에 효과를 발휘한다. 가장 두드러진 성장인자 중의 하나가 간에서 생성되는데, 인슐린-유사 생장인자(IGF)로 불린다. IGF는 손상된 조직의 재생을 촉진하는데 몇몇 과학자들은 IGF를 항노화 호르몬이라고 한다. 실험동물의 높은 IGF 농도는 수명 증가와 나이든 동물들의 건강 증진 현상에 관련된다. IGF의 생성은 생장호르몬에 의해 자극된다. 당연히 장기간의 스트레스로 IGF의 농도는 낮아진다.

16.4 스트레스 극복하기

이제까지 살펴본 바와 같이, 장기간의 스트레스는 다양한 질환의 발병을 촉발시킬 수 있다. 생식호르몬의 생성을 저해함으로 해서, 스트레스는 남성과 여성 모두의 생식능력을 손상시킨다. 고혈압과 동맥경화를 유발하기 때문에, 심장병의 주요한 위험인자가 된다. 수면을 방해하고 우울증이 생기게 할 수 있다. 일정한 혈당이 유지되지 않아 당뇨병의 위험성을 증가시킬 수 있다. 스트레스는 면역반응의 저하를 초래할 수 있어 일반적인 감기와 그 밖의 감염성 질환에 쉽게 걸리게 되고, 심지어 암이 생기는 확률도 높아진다. 스트레스는 궤양이 생기는데 영향을 주거나 어쩌면 조로를 유발시킬 수도 있을 것이다. 스트레스가 뇌에 미치는 영향에 대한 연구들은 교감신경의 과도한 흥분이 장기기억에 관련된 뇌의 구조에 손상을 끼치는 증거들을 제시해오고 있다.

최근 현대인의 사회가 과거 환경과는 여러 면에서 다를지라도 스트레스 반응은 여전히 중요한 가치를 가진다. 각성 상태와 에너지 수준을 증가시켜, 스트레스는 우리들로 하여금 어려운 상황에 대처하도록 자극할 수 있다. 우리들은 또한 감염을 포함한 물리적 스트레스원에 지속적으로 직면한다.

부적절한 스트레스 반응의 결과는 **애디슨병(Addison's disease)**에 걸린 환자에게서 찾을 수 있는데, 애디슨병은 당질코르티코이드의 농도가 비정상적으로 낮은 상태이다. 이러한 부족 현상은 부신이 당질코르티코이드를 합성하지 못하거나 뇌하수체가 ACTH를 만들어 내지 못할 때 나타난다. 만약 부신이 기능을 못하면, 피부색이 옅은 사람일 경우 과도한 ACTH에 의해 멜라닌의 생성이 촉진되어 피부색이 갈색을 띠게 될 수도 있다. 존 에프 케네디(John F. Kennedy) 대통령이 애디슨병을 앓고 있어서, 심한 병에 걸렸음에도 불구하고 햇빛에 그을린 겉모습을 띠고 있었다(그림 16.17). 스트레스가 발생했을 때, 불충분한 당질코르티코이드로 인해 혈중 포도당 농도가 충분히 공급될 수 없다. 저혈당의 결과 심각한 무기력증, 피로, 저혈압 등이 유발된다. 질병에 걸린 사람이 스트레스에 의해 애디슨병발증(Addisonian crisis)이 유발되면 죽을 수도 있다.

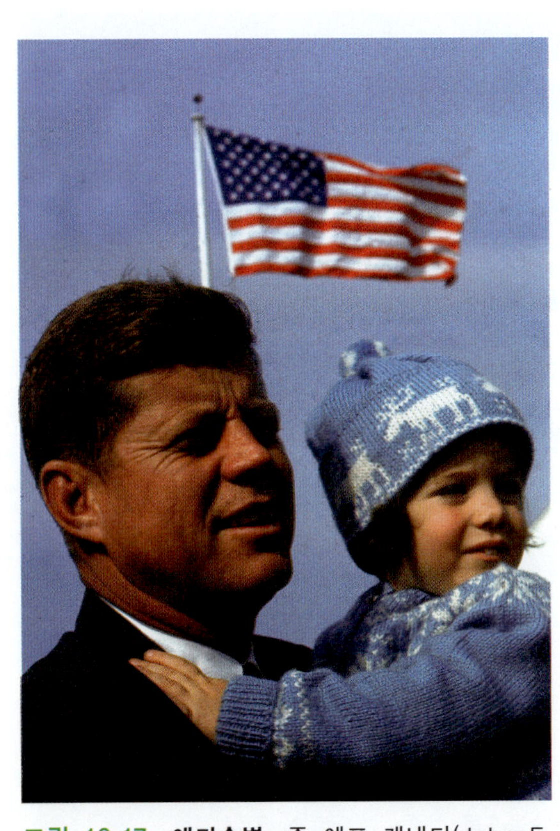

그림 16.17 애디슨병. 존 에프 케네디(John F. Kennedy) 미국 대통령은 당질코르티코이드가 적게 만들어지는 질병을 앓았었다. 그가 지닌 질병의 양상 중의 하나는 당질코르티코이드-자극호르몬인 ACTH의 높은 농도에 의해 유발되는 구리 빛 피부였다.

어떠한 방법을 통해 스트레스의 효과가 필요할 때 스트레스 반응에서 이익을 얻고, 해로운 효과가 일어나지 않도록 스트레스 반응을 조절할 것인가(표 16.2)? 규칙적인 수면을 유지하는 것이 스트레스에 의한 수면장애를 줄여줄 것이다. 규칙적인 운동은 스트레스 반응의 일부로 만들어진 과도한 에너지 원들을 사용하는데 도움이 될 것이다. 운동은 그 외에도 심장병과 당뇨병의 위험을 줄여줌과 동시에 스트레스에 의해 이러한 질병들이 악화되지 않도록 도와준다. 매일 명상의 시간을 갖는 것도 정신적인 긴장을 풀고 마음을 차분히 가라앉혀 주며, 당질코르티코이드 농도 또한 낮추어 준다. 명상

표 16.2 | 스트레스 줄이는 방법

방법	생리적 혹은 심리적 효과
규칙적인 수면주기의 유지	멜라토닌 결핍 상태에서의 당질코르티코이드 증가 방지. 정신적인 영민함을 유지하여 스트레스 상황에 좀 더 효과적인 반응을 하도록 함.
규칙적인 운동 실행	스트레스에 의해 악화될 수 있는 두 가지 질병인, 심장병과 당뇨병의 위험율을 낮춰줌. 스트레스 반응으로 유발된 높은 혈중 포도당 농도를 근육 활동으로 사용하게 해줌.
명상	당질코르티코이드 양을 줄여줌. 생각의 과정을 효과적으로 조절할 수 있게 해줌.
여러분이 할 수 있는 일들에 집중하기	어려운 상황에 처했을 때 스트레스 반응이 일어나는 것을 줄여줄 수 있음. 현재 상태를 개선할 수 있는 긍정적인 단계에 주의를 기울임.
전문가에게 도움을 청하기	힘든 상황들을 극복하는 기술을 개발하는데 운동단체나 개인의 조언이 도움이 될 수 있음. 특정 약물들은 뇌신경세포의 전반적인 활성을 줄여 스트레스 반응을 줄여주기도 하며, 진정작용을 일으키기도 함.

하는 방법은 정형화된 방식부터 일반적인 기도, 혹은 단순히 심호흡을 여러 번 하는 등 다양한데, 여러 가지 방법에도 불구하고 물리적인 결과들은 모두 비슷하게 나타난다.

힘든 상황에 대한 감정적인 반응을 개선하기 위한 노력이 스트레스 전체를 회피하는 것보다 더 유용할 수 있다. 아마도 여러분은 같은 스트레스 상황을 맞이한 여러 사람들이 결코 똑같은 방식으로 반응하지 않는다는 것을 분명히 알고 있을 것이다. 화를 잘 내는 사람이나 부정적인 생각을 가진 사람들이 스트레스에 의한 질병으로 더 많은 고통을 겪는다.

여러분이 제어할 수 있는 인생의 부분이 무엇인지를 인식하고, 조절할 수 없는 부분들에 대한 충격을 최소화하도록 노력하는 것이 어려운 상황에 반응하는 분노와 노여움의 정도를 줄여 줄 수 있다. 세상을 더 좋은 곳으로 만들려고 하는 활동들에 같이 참여하는 것이 환경파괴, 범죄, 혹은 기갈 등과 같이 여러분을 걱정스럽게 할 수 있지만 개선하기 상당히 힘든 문제들에 대하여 여러분이 영향을 준다는 느낌을 가지게 도와줄 수 있다.

만약 스트레스가 지속적인 문제를 일으킨다면, 도움을 청해야 한다. 어떤 약물들은 부작용 없이 불안함에서 벗어나게 도와줄 수 있으며, 전문적인 상담사와 친목 모임들은 삶의 어려움을 헤쳐나갈 수 있는 긍정적인 방법들을 개발하도록 여러분을 도와줄 수 있다.

16장 복습

기억해야 할 어원

다음 어원은 주로 라틴어와 그리스어에서 온 것이며 용어를 해독하는 데 도움이 될 것이다.

hormone 동사 "행동을 설정하기"의 뜻을 지닌 *hormon*에서 유래했다.
hyper-는 너머 혹은 위의 의미다.
hypo-는 밑 혹은 아래의 의미다.
-lact-은 우유를 뜻하는 라틴어에서 왔다.
melatonin은 검은색을 뜻하는 *melas*에서 기원했다.

핵심 용어

16.1 내분비계의 개요

2차 전령(secondary messenger)
내분비샘(endocrine gland)
노르에피네프린(norepinephrine)
단백질 호르몬(protein hormone)
당질코르티코이드(glucocorticoid)
무기질코르티코이드(mineralocorticoid)
부신(adrenal gland)
수용체(receptor)
수질(medulla)
스테로이드 호르몬(steroid hormones)
스트레스 반응(stress response)
알도스테론(aldosterone)
에피네프린(epinephrine)
코르티손(cortisone)
코르티솔(cortisol)
표적세포(target cell)
표적조직(target tissue)
호르몬(hormone)

16.2 내분비계와 항상성

뇌하수체(pituitary gland)
뇌하수체 전엽(anterior pituitary)
뇌하수체 후엽(posterior pituitary)
문맥계(portal system)
방출호르몬(releasing hormone)
부신피질자극호르몬(adrenocorticotropic hormone, ATCH)
부신피질자극호르몬 방출호르몬(corticotropin-releasing hormone, CRH)
시상하부(hypothalamus)
시상하부-뇌하수체-부신 축(hypothalamus-pituitary-adrenal axis)
억제호르몬(inhibiting hormone)
옥시토신(oxytocin)
조절호르몬(regulatory hormone)
항이뇨호르몬(antidiuretic hormone, ADH)

16.3 기타 내분비샘들

가스트린(gastrin)
가슴샘(thymus)
갑상샘(thyroid gland)
갑상샘기능항진증(hyperthyroidism)
갑상샘저하증(hypothyroidism)
글루카곤(glucagon)
렙틴(leptin)
멜라토닌(melatonin)
부갑상샘(parathyroid gland)
부갑상샘 호르몬(parathyroid hormone)
생식샘(gonad)
생식샘자극호르몬 방출호르몬(gonadotropin releasing hormone, GnRH)
성장인자(growth factor)
생장호르몬(growth hormone, GH)
성호르몬(sex hormon)
소마토스타틴(somatostatin)
송과샘(pineal gland)
에스트로겐(estrogen)
여포자극 호르몬(follicle-stimulating hormone, FSH)
이자섬(pancreatic islet)
인슐린(insulin)
젖분비호르몬(prolactin)
칼시토닌(calcitonin)
쿠싱증후군(Cushing's syndrome)
테스토스테론(testosterone)
티모신(thymosin)
티모포이에틴(thymopoietin)
프로스타글란딘(prostaglandin)
황체형성 호르몬(luteinizing hormone, LH)
황체호르몬(progesterone)

16.4 스트레스 극복하기

애디슨병(Addison's disease)

요약

16.1 내분비계의 개요

- 내분비계는 호르몬을 분비하는 샘들로 구성되어 있는데, 호르몬이란 만들어진 샘에서 멀리 떨어져 있는 표적조직까지 혈액을 통해 이동해 반응을 일으키는 화합물이다(384~385쪽).
- 수용성 단백질 호르몬은 표적세포 표면에 결합하여 세포내부의 신호전달 경로의 단계적 반응을 촉발시킨다(384~385쪽).
- 지용성 스테로이드 호르몬은 세포막을 통과할 수 있어 표적세포 내부에 있는 수용체에 결합하여 유전자 발현을 일으킨다(384~385쪽).
- 내분비계에는 호르몬을 분비하는 중요 기관이 9개 있다(386쪽; 그림 16.3).

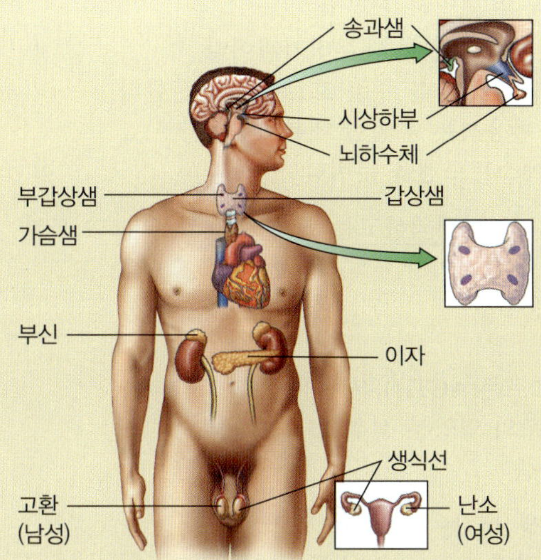

- 부신은 신장의 꼭대기에 위치한다. 부신수질에서는 에피네프린과 노르에피네프린이 분비되는데, 심박수를 증가시키고, 소화관으로 흐르는 혈액을 다른 부위로 돌리면서, 동공이 열리도록 한다. 부신피질에서는 혈액의 나트륨과 칼륨의 농도를 조절하는 무기질코르티코이드, 그리고 코르티솔 수용체와 결합하여 지속적인 스트레스 반응을 일으키는 당질코르티코이드가 분비된다(387쪽).

16.2 내분비계와 항상성

- 시상하부는 항상성의 여러 가지 측면들을 조절하고 스트레스 반응을 지시하는 신경내분비 기관이다. 시상하부에서는 몸 전체에 영향을 주는 호르몬도 분비되지만 뇌하수체의 활동을 통제하는 조절 호르몬들도 만들어지고 분비된다(387쪽).
- 시상하부에서 분비되는 ADH는 혈액의 부피가 유지되도록 하며 혈압을 증가시키기 위해 분비된다(387쪽).
- 시상하부, 뇌하수체, 그리고 다른 내분비 기관들은 신체의 내부 조건을 통제하는데 도움이 되는 음성 되먹임 고리에 포함되어 있다. 일반적으로 부신과 같은 내분비 기관에서 만들어진 호르몬은 시상하부의 조절 호르몬과 뇌하수체의 분비 호르몬의 분비에 영향을 준다(387~389쪽; 그림 16.6).

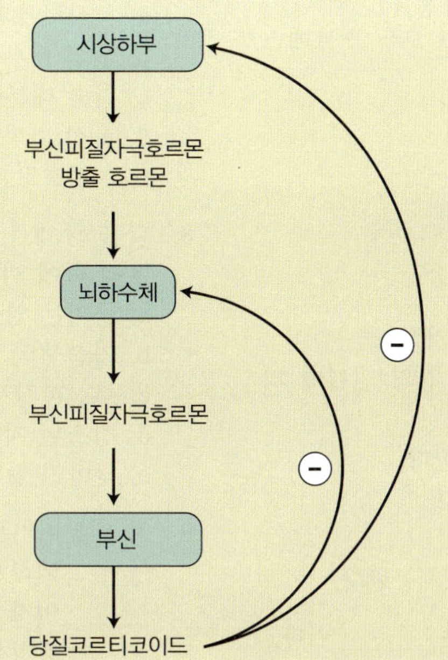

16.3 기타 내분비샘들

- 뇌하수체에서는 근육과 뼈의 성장을 촉진하는 생장호르몬과 젖의 생산을 촉발시키는 젖분비호르몬도 분비된다(389~390쪽).
- 시상하부에서 분비되는 생식샘자극호르몬-방출호르몬은 뇌하수체에서 여포자극 호르몬과 황체형성 호르몬의 생산을 조절한다. FSH와 LH는 스테로이드 성호르몬인 테스토스테론, 에스트로겐, 그리고 황체호르몬 등의 생산을 유발시킨다(390~391쪽).
- 이자섬은 혈중-포도당의 수준을 조절하는 호르몬인 글루카곤과 인슐린을 분비한다. 글루카곤의 분비는 스트레스에 의해 자극되며, 당질코르티코이드에 의해 효과가 증대되는데, 당질코르티코이드는 세포가 지방을 섭취하는 것을 막고 렙틴 호르몬의 효과를 방해하여 식욕을 자극한다(391~392쪽).
- 갑상샘과 부갑상샘은 칼시토닌과 부갑상샘 호르몬을 각각 분비함으로써 상호작용을 통해 혈중-칼슘 농도를 조절한다. 갑상샘에서는 T_4와 T_3 호르몬도 합성되는데, 이들은 대사율을 조절한다(392~394쪽).
- 송과샘에서는 우리 몸이 잠들 수 있도록 해주는 호르몬인 멜라토닌이 분비된다(394쪽).
- 가슴샘에서는 면역계 세포의 성숙과정에 필요한 티모신과 티모포이에틴 호르몬이 만들어진다. 높은 당질코르티코이드의 농도는 가슴샘을 위축시켜 면역반응을 억제하는 것으로 보인다(395쪽).

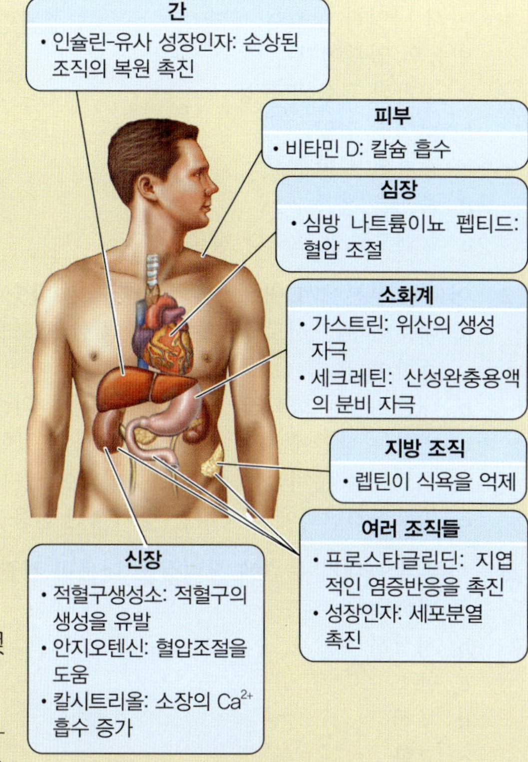

- 신체의 많은 조직들이 내분비 기능을 수행한다(396~397쪽; 그림 16.16).
- 소화계에서 분비되는 가스트린은 위의 세포의 위산 방출을 유발시킨다(396쪽).
- 프로스타글란딘은 다양한 여러 종류의 세포에서 만들어지며 염증반응을 일으킨다(396~398쪽).
- 성장인자들은 다양한 조직에서 만들어지는 호르몬의 한 종류이며 세포의 성장과 분열을 촉진한다(398쪽).

16.4 스트레스 극복하기

- 스트레스가 몇 가지 질병을 일으키기는 하지만, 나름대로 우리의 신체와 마음을 어려운 상황에 대처하도록 준비시켜주는 역할도 가지고 있다. 여러 가지 습관들이 우리가 스트레스의 효과를 이용하는 데 도움을 줄 수 있는데, 이런 습관들에는 충분한 수면 유지, 규칙적인 운동, 규칙적인 명상활동 등이 포함된다. 우리는 또한 우리가 바꿀 수 있는 삶의 측면에만 집중하고 바꿀 수 없는 여러 요소들에 대한 심리적인 충격을 줄이는 것으로도 스트레스 반응을 경감시킬 수 있다(398~399쪽).

기본 학습 문제

1. 아래 나열한 상황들 중에서 _____만 제외하고 모두 스트레스 반응의 일부이다.
   a. 증가된 근육의 활동
   b. 낮아진 혈압
   c. 증가된 심박수
   d. 줄어든 통증
   e. 혈액으로의 포도당 방출

2. 어떠한 부분에서 내분비계와 신경계와 비슷한가?
   a. 내분비계는 서로 가까이에 위치한 세포들 간의 연결에 의존한다.
   b. 내분비계는 화학적, 전기적 신호들에 의존한다.
   c. 변하는 상황에 따라 신체의 반응을 조절한다.
   d. 호르몬을 분비하는 샘들로 구성되어 있다.
   e. 외부환경변화에 대응하는 장기적인 반응을 제공한다.

3. 신장의 꼭대기 부위에 자리잡은 내분비 기관은 ______ 이다.
   a. 뇌하수체
   b. 시상하부
   c. 난소
   d. 부신
   e. 고환

4. 에피네프린과 노르에피네프린을 방출하는 세포는 ______.
   a. 부신수질에 있다
   b. 뇌로부터 연결된 신경로의 끝을 나타내는 신경세포들이다
   c. 스트레스에 반응하여 발화한다
   d. 위 모두 다

5. 신호전달 경로는 ______.
   a. 신경세포를 따라 전기적 신호를 보낸다
   b. 수용체에 결합하는 호르몬에 의해 촉발된다
   c. 호르몬-수용체 복합체가 세포핵의 DNA와 결합할 때 일어난다
   d. 호르몬 투여에 반응하여 표적세포와 비표적세포에서 같은 빈도로 발생한다
   e. 모든 세포 활동에 대한 제약이 제거될 때 유발된다

6. 스테로이드 호르몬은 ______으로써 작용한다.
   a. 신경세포의 활동전위를 유도함
   b. 근육수축을 증가시킴
   c. 세포막을 통과하여 유전자 발현을 조절함
   d. 세포 표면의 수용체에 결합하여 세포에 들어가지 않고 반응을 유도함

7. 뇌하수체가 "최상위 샘"으로 알려진 이유는?
   a. 시상하부의 활동을 조절한다.
   b. 뇌의 내부에 위치한 유일한 내분비기관이다.
   c. 다른 내분비기관에 영향을 주는 호르몬을 생산한다.
   d. 음성 되먹임에 반응하는 유일한 내분비샘이다.
   e. 여성호르몬인 에스트로겐을 분비한다.

8. 다음 중에서 ______만 제외하고는 모두 당질코르티코이드가 우리 몸에 끼치는 영향들이다.
   a. 줄어든 염증반응
   b. 가슴샘의 위축
   c. 부신피질자극호르몬(ACTH) 분비의 감소
   d. 감소된 지방세포의 영양분 섭취
   e. 낮아진 혈당 수준

9. 각 내분비기관과 생산되는 호르몬을 짝지으시오.

______뇌하수체 전엽	a. 테스토스테론
______이자섬	b. 생장호르몬
______갑상샘	c. T_3
______고환	d. 멜라토닌
______송과샘	e. 인슐린

10. 각 호르몬과 효과를 연결하시오.

______GnRH	a. 혈당 수치를 증가시키기 위해 간에서의 글리코겐의 분해를 유발한다.
______글루카곤	b. 면역계 세포들의 생산과 성숙을 자극한다.
______T_3	c. 뇌하수체에서 FSH와 LH의 분비를 유발한다.
______생장호르몬	d. 대사작용을 증가시키기 위해 ATP 합성에 필요한 단백질 합성을 늘인다.
______티모신	e. 성장을 촉진시키기 위해 근육세포로 아미노산의 흡수를 유발한다.

11. 장기간의 스트레스는 _______ 위험성 증가와 연관되어 있다.
    a. 심장병
    b. 약화된 면역계통
    c. 생식기능 저하
    d. 수면장애
    e. 위의 모두

12. **참 또는 거짓?** 시상하부와 뇌하수체는 혈관문맥계로 서로 연결되어 있다.

분석 및 응용 문제

제시된 정보를 이용하여 질문 1~3에 대답하시오.

외상후스트레스장애(PTSD)는 극심한 군사전쟁, 자연재해, 사고 혹은 폭행 후에 나타날 수 있다. 이 장애는 악몽, 끔찍한 장면의 회상, 불면증과 사회적 부적응 등을 유발하는 장기적인 상황으로 이어질 수도 있다. PTSD 환자들은 쉽게 자주 놀란다. PTSD 환자에게서 평균보다 낮은 코르티솔 농도와 높아진 에피네프린, 노르에피네프린 농도가 나타난다고 몇몇 연구를 통해 밝혀졌다. 갑상샘 호르몬의 농도 또한 상승되어 있을 수 있다.

1. PTSD의 증상 중에서 증가된 에피네프린과 노르에피네프린의 농도와 가장 관련성이 높은 것은 어떤 것인가?.답에 대한 이유를 설명하시오.
2. 증가된 갑상샘 호르몬의 양은 PTSD의 증상에 어떠한 영향을 주겠는가?
3. 해마는 기억력과 공간 지각력에 관계된 뇌의 일부분이다. PTSD 환자의 해마는 평균 크기보다 종종 작게 나타난다. 일부의 연구자들은 PTSD 환자들에게서 당질코르티코이드가 해마를 공격해 크기를 작게 만들었다고 생각하고 있다. PTSD를 겪지는 않았지만 오랫동안 스트레스에 노출된 사람에게서 나타날 수 있는 장기적인 증상은 무엇이겠는가?

문제 4번과 5번은 다음의 주어진 정보에 관련된 것이다.

레폭시겐(Repoxygen)은 근육세포에서 적혈구생성소 생산에 관계된 유전자 발현을 유도하는 상품이다. 이 물질은 신증후군을 앓고 있는 사람들을 위해 개발되었다. 그러나 일부 관리당국에서는 이 약물이 더욱 보편화되게 되면 직업운동선수들이 복용하게 될 것을 걱정한다.

4. 운동선수들이 레폭시겐을 복용했을 때 얻을 수 있는 이점은 무엇인가?
5. 어떻게 하면 운동선수들이 레폭시겐을 섭취하지 않고도 비슷한 효과를 얻을 수 있겠는가?
6. 사람이 특정 바이러스나 기타 다른 감염원에 노출되었을 때, 몸에서 내재적 발열원이 만들어진다. 일본 연구자들은 내재성 발열원이 특이적으로 프로스타글란딘의 생성을 자극하고, 프로스타글란딘이 뇌에 작용하여 열병을 일으킴을 발견하였다. 어떤 종류의 세포에서 프로스타글란딘이 생성되었겠는가?
7. 시차는 빠르게 긴거리를 여행하게 되어 정상적인 일주기 리듬이 교란되었을 때 발생한다. 시차로 인해 정신이 몽롱해지고, 불규칙적인 수면양상이 나타나며, 두통, 초조함, 구토 등이 유발될 수 있다. 시차의 증상을 줄이기 위해 비행기를 타고 있는 동안 여행객들이 어떻게 하면 호르몬의 분비를 유도할 수 있겠는가?
8. 유방암으로 진단받은 여성은 시상하부-뇌하수체-부신 축이 가중된 스트레스로 인해 변화를 자주 경험한다. 이러한 환자들은 혈중 코르티솔 농도가 올라갈 수 있다.

   2000년도의 한 연구에서, 크레우스(Creuss)와 동료들은 초기 유방암 환자를 대상으로 인지-행동학적 스트레스 통제의 효과를 검사하였다. 이 연구에서 24명의 여성은 10주간의 스트레스 통제 치료를 받고, 10명은 대조군으로 치료를 기다리게 하였다. 스트레스 통제 치료에는 다음의 것들이 포함되었다: 자신감과 화안내기 훈련, 그리고 다른 스트레스 통제 기술들; 긴장풀기 연습; 개인적인 경험을 다수 앞에서 얘기하기; 역할극; 스트레스 극복법과 긴장풀기 기술을 집에서 연습해 오기.

   치료를 받은 그룹과 대조군 간의 코르티솔의 농도에는 통계적으로 확연한 차이가 있었는데, 스트레스 통제 치료를 받은 사람들의 코르티솔 농도가 더 낮았다. 유방암 수술을 곧 받게 될 여성들에게 스트레스 통제 치료가 줄 수 있는 생물학적 이로움은 무엇인가?

과학 연관 문제

1. 극육을 늘려주는 단백동화스테로이드(anabolic steroids)의 사용은 불법이다. 그러나 특정 프로운동경기에서는 이 약물 복용이 증가해오고 있다. 여러분은 스테로이드를 사용하는 것이 속임수의 한 방법이라는 의견에 동의하는가? 스테로이드의 복용이 다른 형태의 신체조건의 향상법(예를 들어, 식이 요법, 시력교정법, 천식증상 완화를 위한 약물복용 등)과 어떻게 다른가?
2. 여러분은 평균 키보다 작은 현상(다른 건강상의 문제가 없는 상태에서)이 가능하다면 재조합 생장호르몬 주사로 고쳐져야 하는 신체장애라는 데 동의하는가? 여러분은 "키 커짐"의 장점이 무엇이라 생각하는가? 또 위험은 무엇인가?

Chapter 17

DNA 합성, 유사분열, 감수분열

암

학습목표

1. 양성 종양과 악성 종양의 차이점을 서술한다.
2. DNA 합성 과정을 서술한다.
3. DNA 합성에 관여하는 효소를 명명한다.
4. DNA 뉴클레오티드에 적용할 '상보성'이란 용어를 정의한다.
5. 유사분열의 다양한 단계에 해당하는 염색체를 그린다.
6. 세포분열에서 방추사는 어떤 기능을 하는가?
7. 유사분열의 단계들을 열거하고, 각각의 단계에서 어떤 일이 일어나는지 설명한다.
8. 세포질분열을 서술한다.
9. 감수 제1분열과 감수 제2분열을 비교 및 대조한다.
10. 교차를 통해 얻을 수 있는 것은 무엇인가?

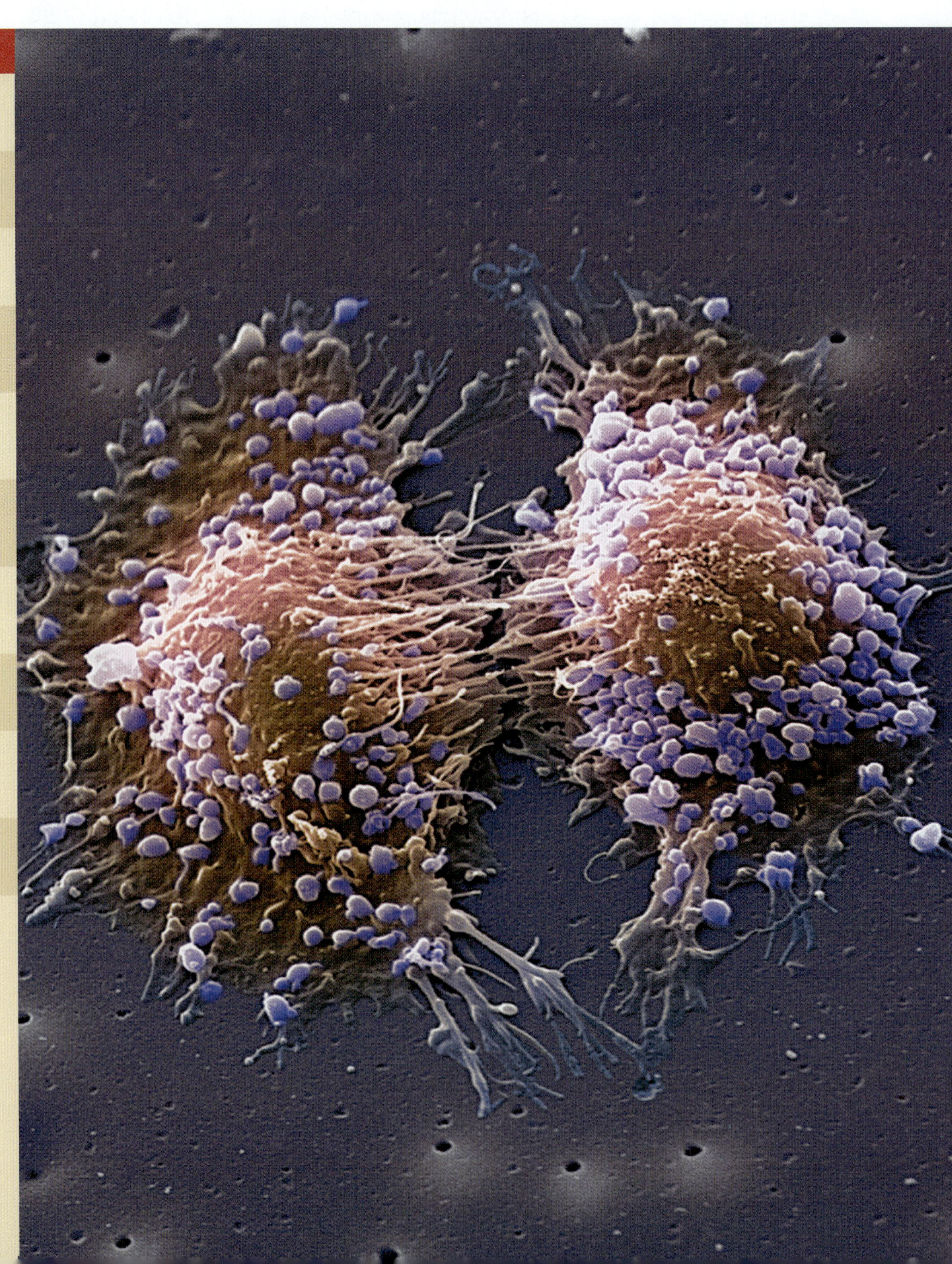

암세포는 분열하지 말아야 할 때 분열한다.

니콜의 대학 초기 생활은 대부분의 학생들과 비슷했다. 그녀는 독립적인 생활과 복수전공인 생물학과 심리학에 필요한 폭넓은 교육과정을 만끽했다. 니콜은 성적뿐만 아니라 학업 과정과 사회생활의 균형을 유지하는 방법에 대하여 고민하였다. 니콜은 또한 학교의 스포츠센터에서 역기를 들 시간과 지역의 스키장에서 스노보드를 탈 시간을 마련하기 위해 노력했다. 가끔 주말에는 학교를 벗어나 휴식을 취하기 위해 버스를 타고 가족을 보러 갔다.

니콜이 그럭저럭 학업 성적을 유지하고, 친구와 가족을 만나고, 운동할 시간을 마련하는 것이 처음 2년 동안의 대학생활에서 어렵긴 했지만 가능했다. 그러나 대학 3년차에 이러한 균형 잡인 활동은 완전히 바뀌었다.

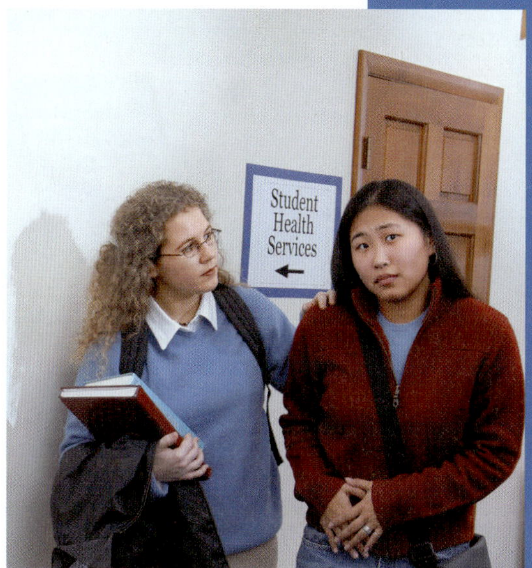

니콜은 대학교 2학년 때 병에 걸렸다.

니콜이 2학년이던 10월 어느 날 아침, 복부에 극심한 통증이 찾아왔다. 통증이 처음 발생했을 때, 니콜은 세포 생물학 실험실에서 막 실험을 시작하고 있었다. 땀을 흘리고 허리를 구부리면서, 그녀는 동료와 함께 2시간에 걸친 호흡 실험을 가까스로 끝마쳤다. 다음 며칠 동안, 통증이 너무 심해져서 아파트에서 학교까지 가는 동안 몇 번씩 멈춰서 쉬지 않고서는 걸어갈 수가 없었다.

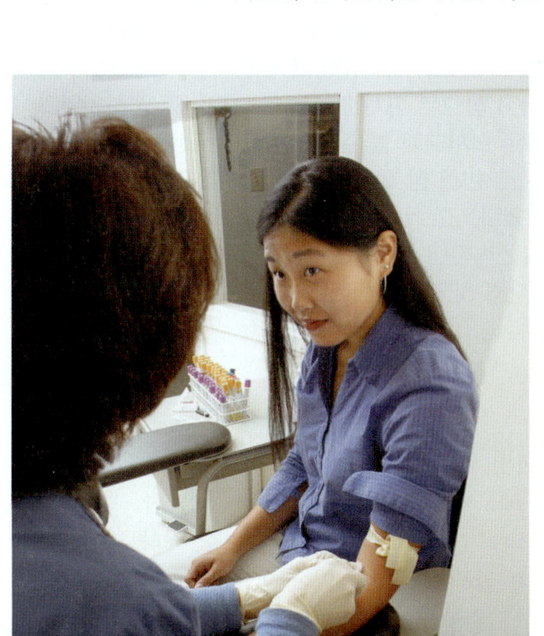
그녀는 암이 발생했는지를 알아보기 위해 검사를 받았다.

그 주의 후반에 니콜은 수업을 들으러 나갈 준비를 하는 동안에 통증이 매우 심해져서 아파트 복도에서 쓰러지게 되었다. 몇 분 뒤에 니콜의 룸메이트가 와서 그녀를 학생 건강 센터 응급실로 데리고 갔다. 건강 센터 의사는 니콜의 맹장이 터진 것은 아니라고 판단하고, 다음날 산부인과 의사에게 진료를 받도록 하였다.

산부인과 의사는 니콜의 증상에 대해서 들은 후 복부를 눌러 검사했을 때, 니콜의 오른쪽 난소에 덩어리가 있음을 감지했다. 그는 더 자세한 검사를 통하여 니콜의 난소에 커다란 종양을 있다고 확신하였고, 이 종양은 *낭종(cyst)*이거나 액체로 가득 찬 주머니로 의심된다고 말하였다. 또한 낭종은 종종 치료하지 않고도 사라지기도 하지만, 이것은 꽤 크기 때문에 외과적으로 제거해야 한다고 말하였다.

니콜은 수술이 무섭기는 했지만, 통증이 사라질 거라는 사실에 안도하였다. 산부인과 의사는 낭종은 암이 아니기 때문에 전혀 걱정할 것이 없다고 니콜을 안심시켰다. 복부에 통증이 시작된 지 일주일 후, 산부인과 의사는 낭종과 낭종을 에워싸고 있는 오른쪽 난소를 제거하였다. 그리고 그는 조직이 암인지 아닌지를 전문적으로 판단하는 의사에게 난소 낭종을 보냈다. 병리학자(pathologist)인 이 의사는 난소 낭종에 암의 조짐은 없고, 산부인과 의사의 생각이 옳다고 판단하였다.

수술 후에 산부인과 의사는 남아 있는 난소가 매달 배란함으로써 잃은 난소를 대신할 수 있

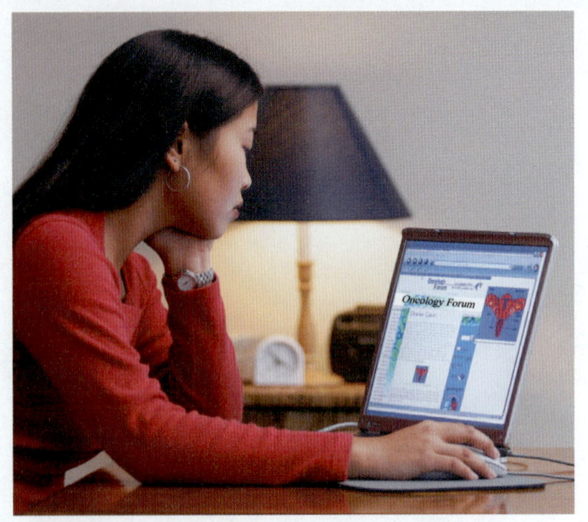

니콜은 의사로부터 더 많은 정보를 얻어내기 위해 연구논문들을 찾아보았다.

다고 니콜을 안심시켰다. 덧붙여 의사는 니콜의 남아 있는 난소가 낭종이나 심지어는 암이 되지 않는지를 확인하기 위해 정기적으로 검사를 해야 한다고 말했다. 만약 니콜이 임신할 수 있기를 바라고, 또 언젠가 아이를 가지고 싶다면 다른 난소를 잃으면 안되었다.

니콜은 매달 산부인과를 방문하여 피검사를 통하여 남아 있는 난소를 검사했다. 피검사는 난소 세포에서 생성되는 CA125 단백질의 양을 측정하는 것이다. CA125 단백질의 양이 정상보다 많다는 것은 난소 세포의 크기나 숫자가 커졌다는 것을 의미하고, 이것은 난소에 종양이 있다는 것과 관련이 있다.

니콜은 첫 번째 수술 후 다섯 달 동안 건강검진을 받으러 다녔다. 3월 건강검진을 받은 다음날, 니콜은 병원으로 와 달라는 의사의 메시지를 받았다. 니콜은 다가오는 시험을 대비하여 공부를 해야 했기 때문에 그 진찰 약속에 대하여 생각하지 않으려 했다. 니콜은 산부인과를 방문할 때까지, 심각한 일은 일어나지 않을 거라고 스스로 안심시켰다. 니콜은 아마 실수가 생겼을 것이라고 생각하고, 피검사를 한번 더하면 되리라 생각했다.

산부인과 의사가 진료실에 들어오자마자, 니콜은 그의 행동에서 무엇인가 잘못되었음을 알 수 있었다. 의사가 이야기를 시작했을 때, 니콜은 매우 걱정되기 시작했다. 그가 남아 있는 난소에 종양이 있을지도 모른다고 말했을 때, 그녀는 귀를 의심하였다. 그녀가 *암(cancer)*과 *생검(biopsy)*이라는 단어를 들었을 때, 마치 물속으로 끌려가는 느낌을 받았다. 그녀는 의사가 말하고 있는 것을 여전히 볼 수 있었지만 그의 말이 들리지도, 이해되지도 않았다. 그녀는 속이 너무 메스꺼워서 분명하게 생각할 수 없었고, 양해를 구하고 진료실을 나온 후, 버스를 타고 집으로 가자마자 바로 부모님께 전화하였다.

부모님과 이야기를 나눈 후에, 니콜은 의사에게 할 질문이 많다는 것을 깨달았다. 니콜은 어떻게 이토록 젊은 여성이 낭종으로 인해 한 쪽 난소를 잃고, 또 다른 난소에 종양을 가지는 것이 가능한지 이해할 수 없었다. 그녀는 어떻게 종양을 치료할 것인지, 예후가 어떻게 될지에 대해 궁금했다. 다시 산부인과 의사를 만나기 전에, 니콜은 의사에게 질문할 목록을 만들기 위해 몇 가지 조사를 하기로 결심했다.

17.1 암이란 무엇인가?

암(cancer)은 1개의 세포가 복제를 하면 안 되는 시기에 스스로 복제할 때 발생하는 질병이고, **세포분열(cell division)**은 세포가 자신과 동일한 복사본을 만드는 과정이다. 세포분열 과정은 정상적으로 조절되어 더 많은 세포를 필요로 할 때나 분열하기에 알맞은 상태일 때에만 세포가 분열한다. 암세포는 허락 없이 분열하는 세포이다.

조절되지 않는 세포분열은 덩어리나 **종양(tumor)**을 형성하는 세포를 많이 만들도록 유도한다. 종양은 체내에서 분명한 기능을 가지지 않는 세포의 집단이다. 천천히 자라며 주변의 구조를 침범하지 않는 종양을 **양성(benign)**이라고 한다. 일부 양성 종양은 해가 없는 채로 남아 있는 반면에, 일부는 암세포화된다. 주변의 조직을 침범하는 종양을 **악성(malignant)** 또는 암이라고 한다. 악성 종양 세포들은 **전이(metastasis)**를 통하여 멀리 떨어진 곳에 새로운 암을 만들어 낸다(그림 17.1).

암세포는 림프계나 순환계를 통하여 체내 곳곳을 이동할 수 있다. 9장에서 배운 대로, 림프계는 모세혈관으로부터 빠져나온 액체를 모으고, 림프절은 빠져나온 액체, 또는 림프를 걸러내는 구조이다.

암 환자가 수술을 받을 때, 외과의사는 보통 암세포가 림프절에 있는지를 확인하기 위해 종종 몇 개의 림프절을 제거한다. 림프절에서 암세포가 발견된다면, 암세포들이 원래의 종양을 떠나 림프관을 통하여 이동하고 있는 것이다. 암세포가 전이될 때는 순환계를 통한다. 일단 혈관 안으로 들어가면, 암세포는 사실상 체내 어디든지 이동할 수 있다(그림 17.2).

암세포는 정상세포와 3가지 측면에서 다르다. (1) 암세포는 분열하지 말아야 할 때 분열한다. (2) 암세포는 주변의 조직을 침범한다. (3) 암세포는 체내에서 다른 곳으로

정상 세포
잠재적 암세포
종양
악성
만약 종양이 주위의 조직으로 침투한다면 (**암세포화**)
전이
만약 각각의 세포가 분리되어 다른 곳에서 새로 종양을 만든다면(**암세포화**)
양성
만약 종양이 자라지 않거나 주위의 조직으로 침투하지 않는다면
정상 세포분열
조절되지 않은 세포분열

그림 17.1 암은 무엇인가? 종양은 기능이 없는 세포 덩어리이다. 종양은 양성으로 남아 있을 수도 있고, 주위의 조직으로 침투해서 악성이 될 수도 있다. 종양 세포는 몸의 다른 부위로 이동, 또는 전이할 수 있다. 악성으로 전이된 종양이 암이다.

이동한다. 세포분열을 하는 모든 조직들은 암세포가 될 가능성을 가지고 있다. 하지만, 암에 걸릴 확률을 높이거나 낮출 수 있는 방법들이 있다.

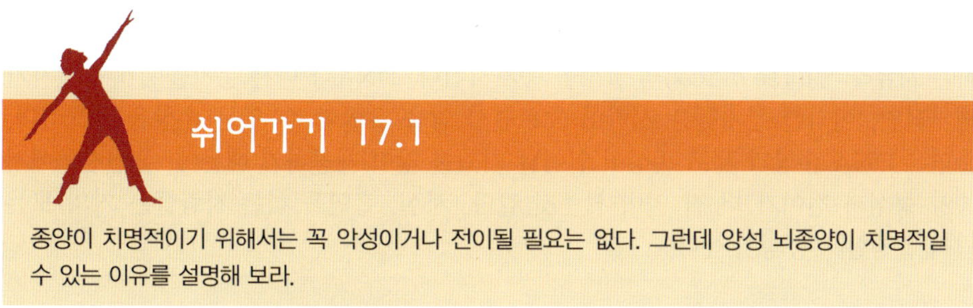

쉬어가기 17.1

종양이 치명적이기 위해서는 꼭 악성이거나 전이될 필요는 없다. 그런데 양성 뇌종양이 치명적일 수 있는 이유를 설명해 보라.

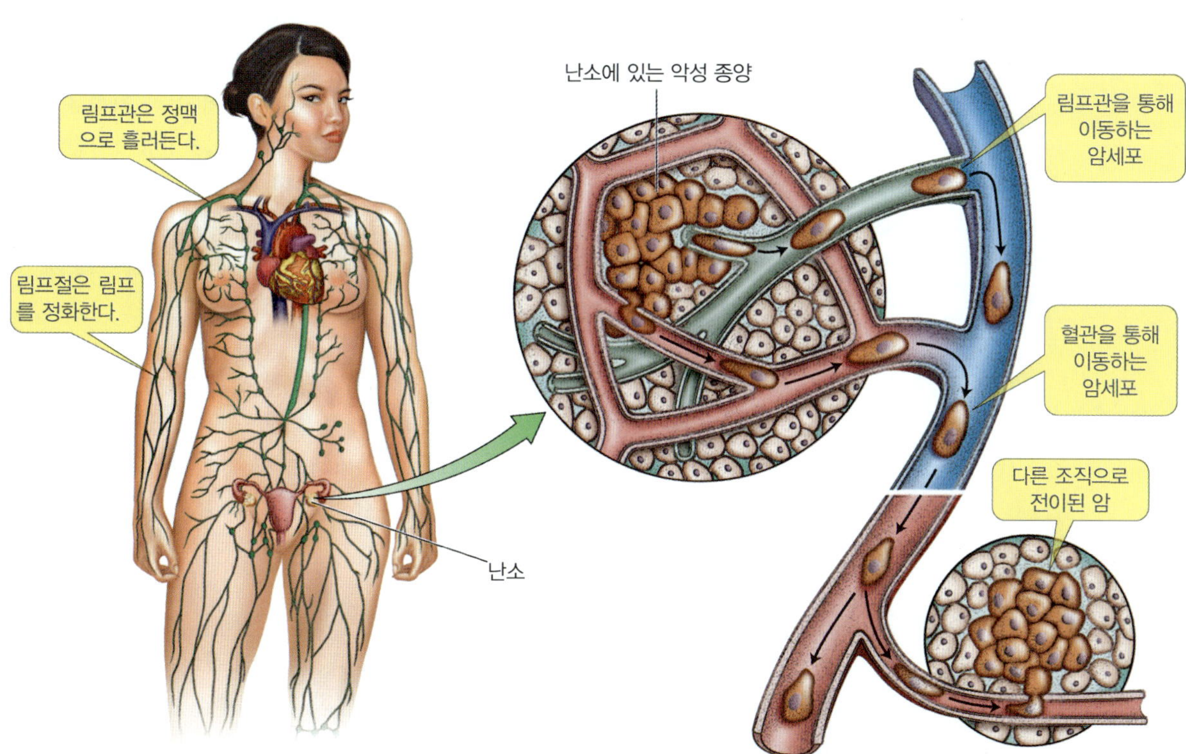

그림 17.2 전이. 순환계와 림프계의 도관은 암세포가 전이 과정을 통해 몸의 다른 부위로 이동하는 데 수송관으로 작용한다.

암에 대한 위험인자

위험인자(risk factor)라 일컬어지는 어떤 것에 대한 노출이나 행동은 사람이 병을 얻는 위험성을 증가시킨다. 거의 모든 암에 대한 일반적인 위험인자들은 흡연, 고지방-저섬유질 식단, 운동 부족, 비만, 연령 증가를 포함한다.

흡연 담배, 시가, 파이프 담배, 씹는담배 등 어떤 유형의 흡연이든 암에 걸릴 위험성을 증가시킨다. 흡연은 모든 폐암 발병의 90%를 차지하며, 또한 모든 암에 의한 죽음의 1/3에 대한 원인이다. 시가를 피우는 흡연자들은 폐암, 후두암, 식도암, 구강암에 걸릴 확률이 증가한다. 씹는담배는 입, 잇몸, 뺨에 암이 생길 위험을 증가시킨다. 흡연을 하지는 않지만 간접흡연에 노출된 사람들은 폐암이 생길 확률이 증가한다.

담배 연기는 **발암물질(carcinogen)**이라고 알려진 20가지 이상의 물질을 포함하고 있다. 암을 유발한다고 생각되는 물질에 노출되는 것은 암의 발생과 관련되어 있다. 다른 발암 물질의 예로는 방사선, 자외선, 석면, 몇몇 바이러스들이 있다.

흡연하는 동안 들이마시는 발암물질은 폐 깊숙한 곳에 들어와 세포들과 접촉한다. 담배와 담배 연기 속에 있는 화학 물질들은 세포분열을 증가시키고, DNA를 수선하는 세포의 능력을 억제하고, 세포들이 사멸해야 할 때 사멸하는 것을 막는다. 담배 연기 속에 있는 화학 물질들은 또한 세포막을 가로지르는 물질의 수송을 방해하며, 세포내에서 일어나는 많은 효소 반응을 변화시킨다. 또한 그들은 다른 분자들의 전자를 제거하는 자유라디칼(free radical)의 발생을 증가시킨다. DNA나 다른 분자들에게서 전자가 제거되면, 이러한 분자들은 시간이 흐르면서 암을 유발할 수 있는 손상을 일으킨다. 흡연은 DNA 손상과 세포 손상이 일어날 기회를 많이 제공하기 때문에, 흡연자들에서 종양 형성과 전이가 더 잘 일어나는 것 같다. 사실, 흡연을 하는 사람들은 거의 모든 암이 발생할 가능성이 높다.

고지방-저섬유질 식단 암의 위험성은 식단에 의해 영향 받을 수 있다. 미국 암학회는 적어도 매일 과일과 채소를 5번 먹을 뿐만 아니라 빵, 시리얼, 곡물, 파스타, 콩과 같은 다른 식물 공급원을 6번 먹을 것을 추천한다. 식물성 식품은 지방이 적고 섬유질이 풍부하다. 고지방(전체 칼로리의 15% 이상이 지방으로부터 얻어진)과 저섬유질(매일 30 g 미만인) 식단은 암 발생 증가와 관련이 있다. 과일과 채소는 자유라디칼의 전기적 전하를 중성화시키는 데 도움을 주는 항산화제가 풍부하기 때문에 자유라디칼이 DNA를 포함한 다른 분자로부터 전자를 빼앗아가는 것을 막는다. 항산화제가 우리 세포에서 자유라디칼의 숫자를 줄임으로써 특정 암을 예방하는 데 도움을 준다는 몇 가지 증거들이 있다.

운동 부족 정기적인 운동은 부분적으로는 면역체계가 효율적으로 기능하도록 유지하기 때문에, 암 위험을 감소시킨다. 면역체계는 숙주에서 암세포를 이물질로 인식하여 암세포를 파괴하는 데 도움을 준다. 불행하게도, 암 세포는 실제로 미친 듯이 날뛰는 우리 몸의 세포이기 때문에, 면역체계가 정상 세포와 암 세포를 항상 구별할 수 있는 것은 아니다.

비만 운동은 또한 유방암, 자궁암, 난소암, 결장암, 담낭암, 전립선암을 포함한 많은 암의 위험성을 증가시키는 비만을 막는 데 도움을 준다. 지방 조직이 풍부한 것은 유방암, 자궁암, 난소암, 전립선암과 같은 호르몬에 민감한 암의 발생 가능성을 증가시킨다는 가설이 제기되었다.

과도한 알코올 소비 음주는 몇 가지 유형의 암 위험을 증가시키는 데 관련이 있다. 남자는 하루에 두 잔 이상의 알코올을 섭취해서는 안 되며, 여성은 한 잔 또는 전혀 마셔서는 안된다. 흡연과 음주 모두를 하는 사람들에게서 암의 발생 확률은 더하는 방식보다 곱하는 방식으로 증가한다. 다시 말해서, 어떤 유형의 암이 흡연자의 10%, 음주자의 2%에서 발생한다면, 흡연과 음주를 모두 하는 사람에게서 암 발생 확률은 12%보다 20%에 가깝게 증가한다.

연령 증가 나이가 들면서, 면역체계는 약해져서 정상 세포와 암 세포를 구별하는 능력이 감소한다. 이러한 면역체계의 약화는 많은 암이 고령자들에게 훨씬 더 많이 나타나는 이유 중에 하나이다. 나이를 먹을수록 암 위험이 높아지는 것을 설명하는 추가적인 요인은 누적되는 손상이다. 만약에 우리가 살아가는 동안 발암 물질에 노출된다면, 오래 살수록 이러한 발암 물질이 세포주기를 조절하는 유전자에 돌연변이를 일으킬 가능성이 높아진다. 또한 암이 발달하기 위해서는 여러 가지 돌연변이의 발생이 필요하기 때문에, 초기 돌연변이로부터 종양이나 완전히 발달한 암처럼 진행되기 위해서는 몇 년이 걸린다. 과학자들은 발견될 정도로 커다란 대부분의 암은 적어도 5년 동안 자랐을 것이며, 10억 개에 가까운 세포들로 이루어져 있다고 추정한다.

니콜의 암은 난소 조직에서 발생했다. 왜 난소 세포는 다른 세포들보다 암이 될 가능성이 높은 것일까? 배란기에 난자가 난소에서 방출될 때, 난소의 조직에 구멍을 뚫게 된다. 구멍이 난 곳 근처에 있는 세포들은 난소 표면의 손상을 치료하기 위하여 세포분열을 한다. 니콜의 경우, 이러한 세포분열을 조절할 수 없게 되어 종양의 성장을 유도하게 된 것이다.

17.2 세포분열의 개요

세포분열은 상처를 치료하고, 손상된 세포를 대체하고, 생물의 성장을 돕고, 스스로 번식하기 위해서 새로운 세포를 만들어 낸다. 우리 개개인은 단 하나의 수정된 난자로 시작하여, 수백만 번의 세포분열을 통해 우리 몸의 조직과 기관을 구성하는 모든 세포들을 만들었다. 두 부모로부터의 유전정보가 필요한 생식을 **유성생식**(sexual reproduction)이라 한다. 인간은 정자와 난자가 수정하여 유전적 정보를 결합시키는 유성생식을 한다.

분열하는 모든 세포는 먼저 유전 물질, 즉 **DNA (deoxyribonucleic acid)**를 복제해야 한다. DNA는 핵 내에 위치하고 있으며, 세포가 필요로 하는 모든 단백질을 만들기 위한 유전자들을 가지고 있다. 핵 속의 DNA는 **염색체(chromosome)**라는 구조로 조직화되어 있다. 염색체는 길이를 따라서 수백 개의 유전자를 가질 수 있다. 인간은 46개의 염색체를 가지고 있다.

세포분열을 하기 전, DNA 분자는 풀어진 실 같은 형태의 **염색질**(chromatin) 속에 있다(그림 17.3a). 세포분열을 시작하기 직전에, 각 염색체의 DNA는 단단하게 포장되어, 응축된 형태로 존재한다(그림 17.3b). 응축된 염색체는 세포분열 동안 조작하기가 쉽고, 풀어진 실 같은 구조보다 덜 뒤얽히고 덜 파괴된다. 염색체가 복제될 때, 같은 유전자들을 가진 복사본이 만들어진다. 각 염색체는 **자매염색분체(sister chromatid)**라는 두 개의 동일한 DNA 복사본으로 구성되며, 각 자매염색분체는 하나의 DNA 분자로 이루어진다. 자매염색분체는 복제되는 염색체의 가운데 부분인 **동원체(centromere)**에 서로 붙어 있다.

DNA 분자의 구조는 2장에 소개했으나, 여기에서 한 번 더 복습하도록 하자. DNA 분자는 이중가닥으로, 꼬인 줄사다리에 비유할 수 있다. 각 가닥의 뼈대 또는 측면은

(a) 응축되지 않은 DNA

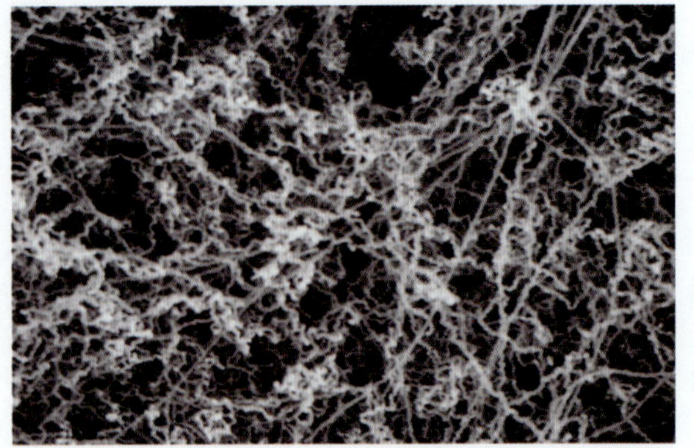

(b) 염색체로 응축된 DNA

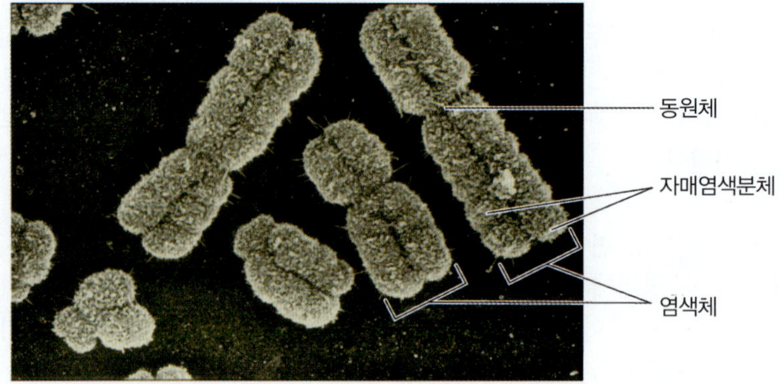

그림 17.3 세포분열 동안 DNA는 응축된다. (a) 복제되었지만 응축되지 않은 세포분열 전 DNA. (b) 세포분열 동안 각각의 DNA 복사본은 수많은 작은 단백질에 의해 둘러싸여 염색체라는 응축된 구조를 형성한다. DNA 복제 후, 2개의 동일한 자매염색분체가 형성되고, 이들은 동원체 부위에서 서로 결합한다.

시각화 전사가 더 잘 일어날 것 같은 형태는 응축된 것인가, 혹은 응축되지 않은 것인가?

당과 인산기가 번갈아 가며 구성하고 있다(그림 17.4a). DNA 나선을 가로질러 질소함유 염기(사다리의 가로대)가 있는데, 수소결합을 통하여 아데닌(A)은 티민(T)과, 구아닌(G)은 시토신(C)과 짝을 이루고 있다. 나선의 한 쪽 가닥에서는 뉴클레오티드가 위를 향하고, 다른 쪽 가닥에서는 아래쪽으로 놓여 있다. 이러한 이유로 나선의 두 가닥은 역평행하다고 말한다(그림 17.4b).

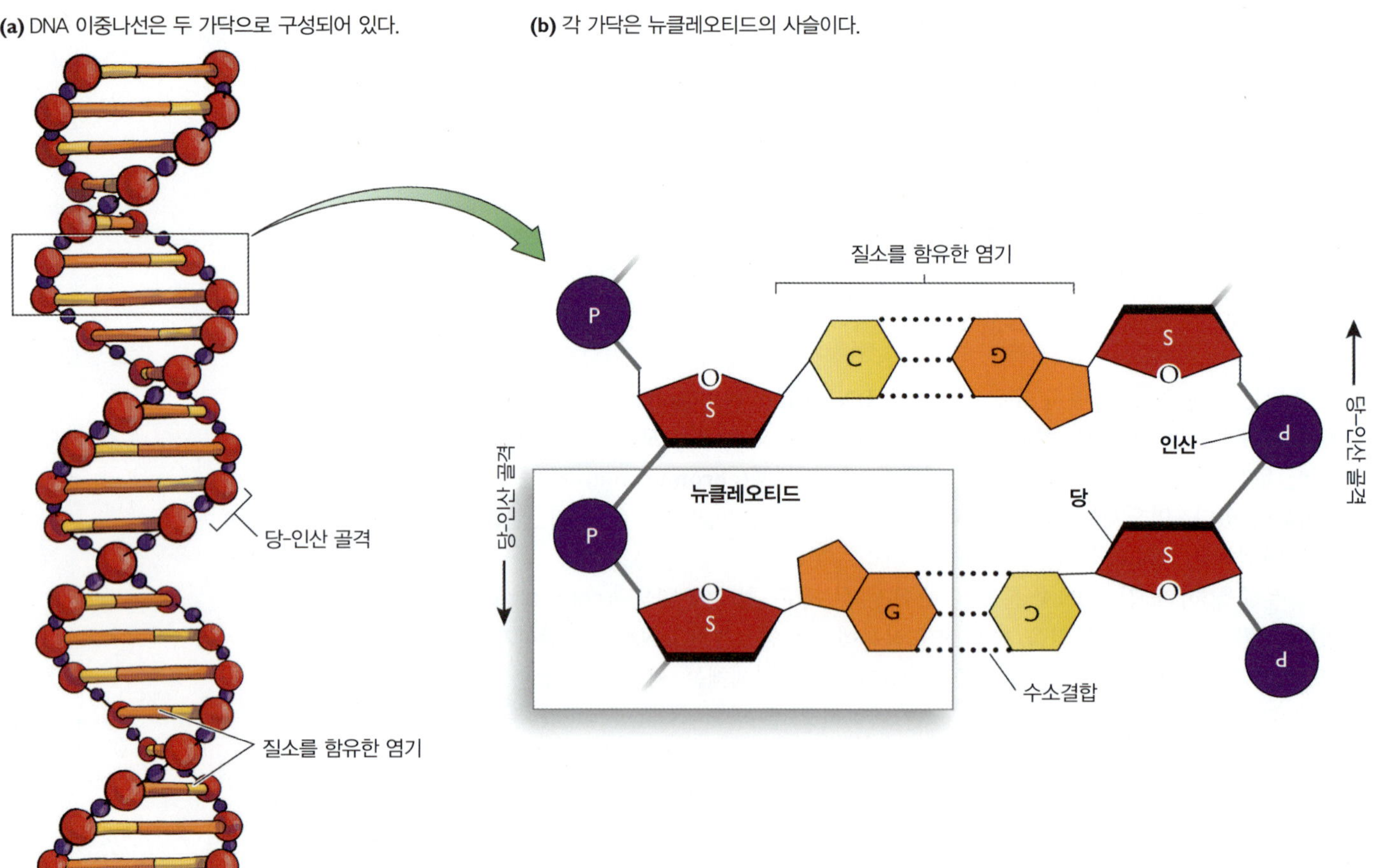

그림 17.4 DNA 구조. (a) DNA는 당, 인산, 질소를 함유한 염기로 구성된 이중나선 구조이다. (b) 각 가닥은 뉴클레오티드로 구성되어 있다. 두 가닥은 역평행 방향이다.

DNA 복제

세포분열보다 먼저 일어나는 **DNA 복제(DNA replication)** 과정 동안에, 이중나선 DNA 분자는 나선의 가운데 부분이 둘로 나누어짐으로써 복제가 시작된다. 새로운 뉴클레오티드(당, 인산기, 염기로 이루어진 분자)는 A와 T, G와 C의 염기쌍을 유지하면서 원래의 부모 가닥 각각에 더해진다. DNA 분자의 두 가닥은 약한 수소결합으로 연결되기 때문에, 쉽게 풀어질 수 있다. 이러한 과정은 한 가닥은 부모로부터, 다른 한 가닥은 새로 합성된 가닥으로 이루어진 두 개의 딸 DNA 분자를 만든다(그림 17.5a).

DNA를 복제하기 위해서, DNA 합성을 돕는 효소가 필요하다. **DNA 중합효소(DNA polymerase)**라 불리는 이 효소는 풀어진 나선을 따라 이동하면서 들어오는 뉴클레오티드가 새로 형성되는 딸 가닥에서 결합하도록 돕는다(그림 17.5b). 핵에 자유롭게 떠돌아다니는 뉴클레오티드가 서로에 대해(A는 T에, G는 C에) 친화력을 가질 때, 그들은 서로서로 나선의 폭에 가로로 결합한다. 서로 결합한 뉴클레오티드는 서로에게 상보적(complementary)이다.

DNA 중합효소는 나선을 따라서 뉴클레오티드 사이에 공유결합을 형성하도록 촉진한다. 짝을 이룬 질소함유 염기는 나선의 폭을 따라 수소결합에 의해 연결되고,

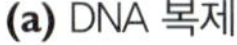

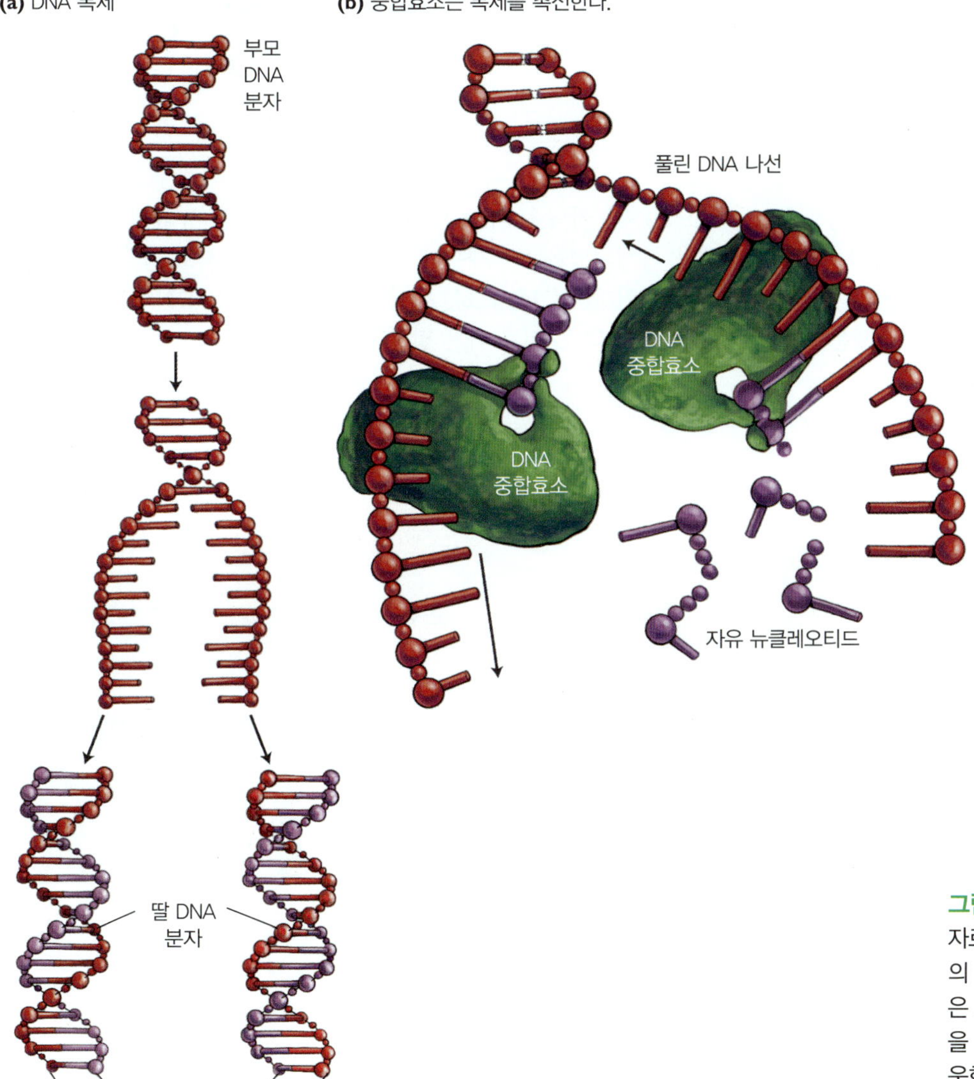

그림 17.5 **DNA 복제.** DNA 복제는 1개의 부모 DNA 분자로부터 2개의 동일한 딸 DNA 분자를 만들어낸다. 각각의 딸 DNA 분자 중 절반은 부모 DNA이고, 나머지 절반은 새로 합성된 DNA이다. (b) DNA 중합효소는 풀린 나선을 따라 이동하면서, 새로 합성되는 딸 DNA 가닥에서 이웃한 뉴클레오티드를 공유결합시킨다. 자유 뉴클레오티드는 3개의 인산을 가지고 있는데, 합성 중인 DNA 사슬에 첨가되기 전에 2개의 인산이 제거된다.

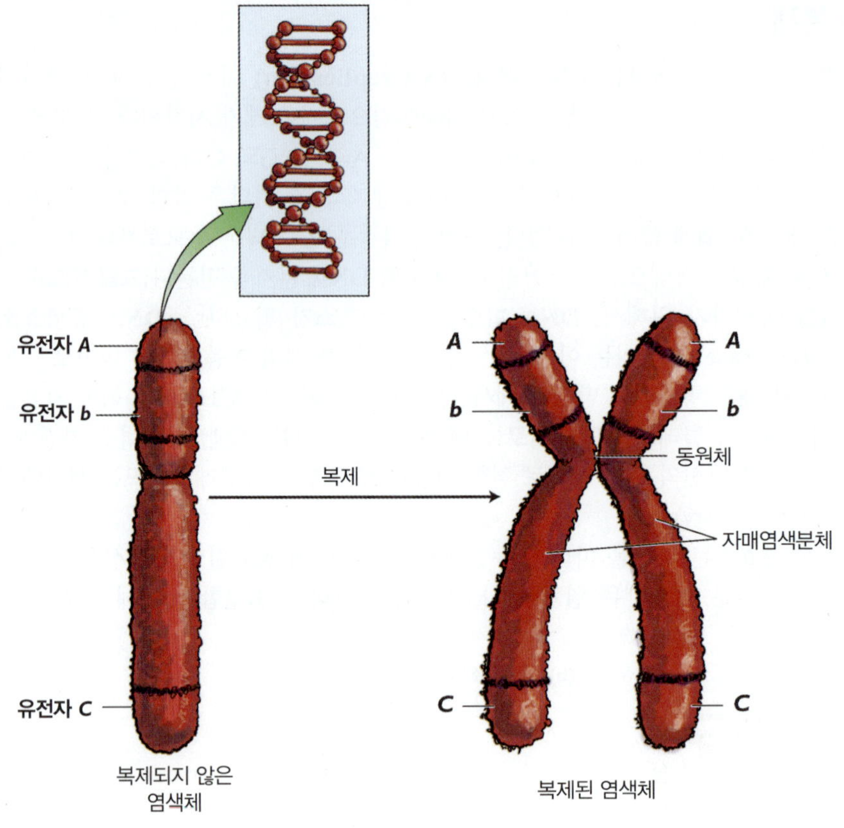

그림 17.6 복제되지 않은 염색체와 복제된 염색체. 복제되지 않은 염색체는 1개의 이중나선 DNA 분자로 구성되어 있다. 복제된 염색체는 X자 형태이고, 2개의 동일한 이중나선 DNA 분자로 구성되어 있다. 복제된 염색체의 각 DNA 분자는 원래 염색체의 복사본이며, 자매염색분체라고 부른다.

시각화 **어떤 유전자를 가진 염색체가 복제되었을 때, 각 자매염색분체가 그 유전자에 대해 서로 다른 대립유전자를 가질 수 있다고 생각하는가?**

DNA 중합효소는 부모 DNA 가닥을 따라 짝을 이루지 않은 다음 뉴클레오티드로 진행한다. 염색체 전체가 복제되었을 때, 새롭게 합성된 복사본은 서로 동일하며, 자매염색분체로서 동원체에 붙어 있다(그림 17.6). 정상 세포든 암세포든 DNA가 복제된 후에, 핵분열에 의해 복제된 DNA는 서로 다른 딸세포로 분리된다.

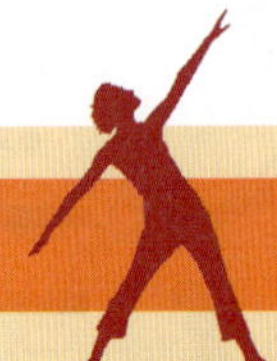

쉬어가기 17.2

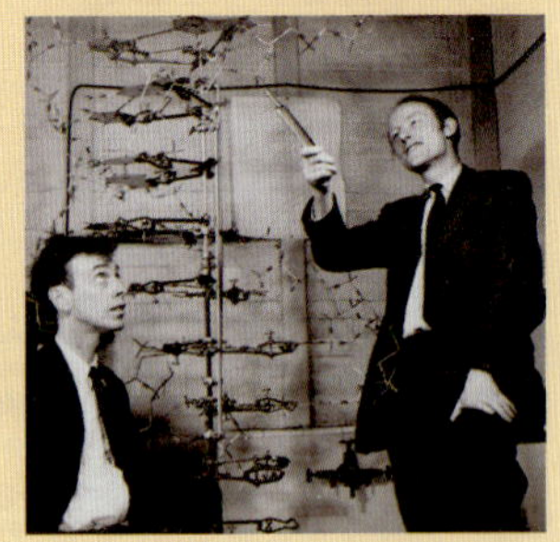

DNA 구조를 밝혀낸 두 명의 과학자는 왓슨(James Watson)과 크릭(Francis Crick)이다. 왓슨(사진의 왼쪽)과 크릭은 DNA 분자 구조에 대한 가설을 1953년 과학 저널인 *Nature*에 발표하였다. DNA 분자가 어떻게 복제되는지에 대한 자세한 모델을 제안할 정도까지는 아니더라도, 그들은 "우리가 가정한 특정 염기 사이의 짝이 유전 물질의 복제체계일 가능성이 있다는 점을 간과하지 않았습니다"라고 말했다. DNA 복제에 대한 이해를 기초로 하여, 왓슨과 크릭의 진술이 의미하는 것이 무엇인지 설명하라.

17.3 세포주기와 유사분열

세포주기는 세포분열 동안 부모 세포에서 딸세포로 갈 때 발생하는 모든 일들을 포함한다. 세포주기는 부모 세포가 딸세포를 생산하며, 딸세포는 또 세포분열을 하는, 어떤 의미에선 반복적이다. 세포주기의 첫 번째 단계는 세포가 정상적인 기능을 하는 간기이다. 간기는 핵분열과 세포질분열 뒤에 일어난다(그림 17.7a).

간기: 정상 기능과 준비

정상적인 세포는 대부분의 시간을 **간기(interphase)**에서 보낸다(그림 17.7b). 세포주기의 간기 동안에, 세포는 정상적인 기능을 수행하고, 세포가 특정한 일을 하기 위해 필요한 단백질을 생산한다. 예를 들면, 간기 동안에 근육세포는 근육 수축에 필요한 단백질을 생산하고, 위벽의 상피세포는 소화효소를 생산할 것이다. 세포들은 유형에 따라 간기에 머무르는 시간이 다양하다. 피부세포와 같이 자주 분열하는 세포는 신경세포와 같이 거의 분열하지 않는 세포보다 간기에 머무르는 시간이 짧다. 분열하려는 세포는 간기 동안에 분열할 준비를 시작한다. 간기는 G_1기, S기, G_2기의 3단계로 나누어진다.

G_1기(첫 번째 간극기 또는 세포 성장기) 동안에, 대부분의 세포소기관은 복제된다. 그 결과 이 기간 동안 세포는 더 크게 성장한다. S기(합성기) 동안에, 염색체의 DNA가 복제된다. G_2기(두 번째 간극기) 동안에 유사분열 동안에 필요한 단백질이 합성된다. 세포는 계속해서 성장하고, 유사분열 동안에 일어나는 염색체의 분열을 준비한다.

유사분열: 핵이 나누어지다

유사분열(mitosis)은 부모 세포의 정확한 유전적 복사본인 딸세포를 만드는 세포핵이 분열되는 것이다. 그러기 위해, 복제된 염색체에서 자매염색분체는 서로 분리되어 각각 새로 형성된 핵에 들어간다. 유사분열은 **전기**, **중기**, **후기**, **말기**의 4단계를 거친다.

전기(prophase) 동안에 복제된 염색체는 세포 내에서 얽히지 않고 이동할 수 있도록 응축된다. 방추사(spindle fiber)라 부르는 **미세소관(microtubule)**은 분열하는 세포의 양쪽 극에서 뻗어 나온다. 미세소관은 자라나서 세포가 확장되도록 하며, 또한 세포분열 동안에 염색체가 이동하도록 한다. 핵을 둘러싸고 있는 **핵막(nuclear envelope)**이 분해되어 미세소관이 복제된 염색체에 접근할 수 있도록 한다. 분열하는 세포의 양쪽 극에서 **중심립(centriole)**이 미세소관이 형성될 때 각 미세소관의 한쪽 끝을 고정한다.

중기(metaphase) 동안에 복제된 염색체는 세포의 중앙인 **적도면**(equator)을 가로질러 배열된다. 각 염색체의 동원체에 부착된 미세소관은 염색체가 세포의 중앙을 가로지르도록 배치한다.

후기(anaphase) 동안에 동원체가 분리되고, 미세소관은 짧아지면서 각 자매염색분체가 서로 세포의 반대쪽 극을 향하도록 잡아당긴다.

유사분열의 마지막 단계인 **말기(telophase)**에 새로 만들어진 딸 핵 주변에 핵막이 다시 생기고, 염색체들은 풀어진 상태로 돌아간다. 세포질분열은 세포질을 분리하여 딸세포가 형성되도록 한다. 그림 17.8은 세포주기를 요약한 것이다.

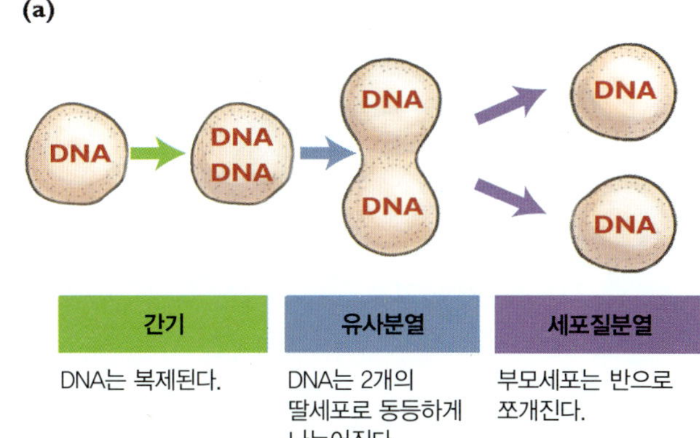

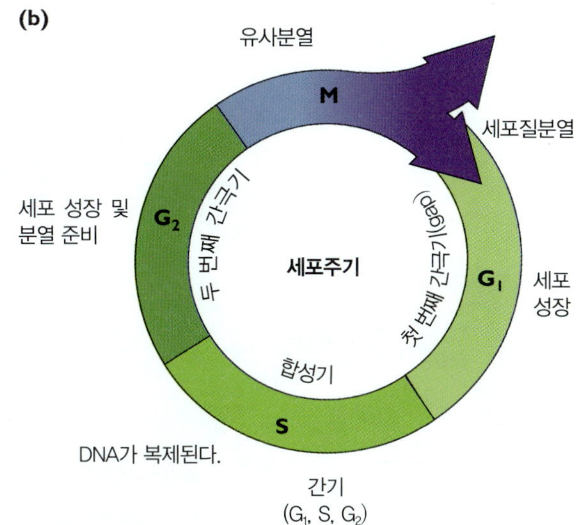

그림 17.7 **세포주기.** 간기 동안에 DNA는 복제되고, 유사분열 동안에 DNA는 분리되어 2개의 딸세포로 들어간다. 세포질분열 동안에 세포질이 나누어져 2개의 세포가 된다. (b) 간기 동안에 세포분열을 준비하기 위해 세포가 성장하는 단계(G_1과 G_2)가 2번 있다. 간기의 S 단계 동안에 DNA는 복제된다.

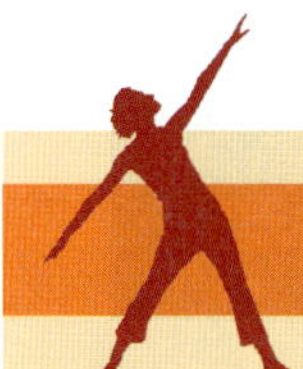

쉬어가기 17.3

암을 치료하기 위한 몇 가지 약은 미세소관을 공격하여 성장하는 것을 억제한다. 이러한 전략이 왜 정상 세포들보다 암 세포들을 더 많이 죽이는가?

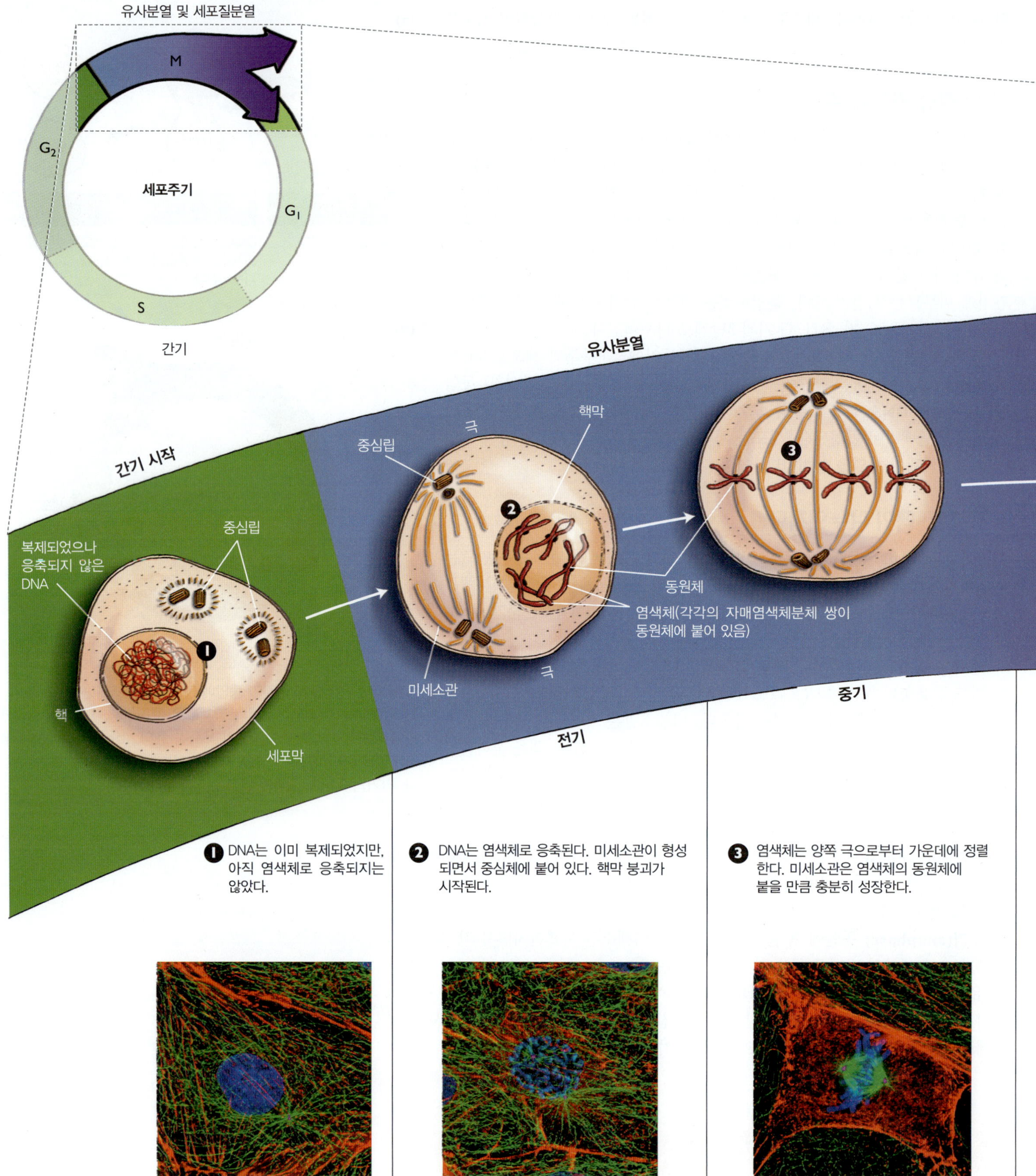

그림 17.8 **세포분열.** 이 모식도는 세포분열이 어떻게 진행되는지를 나타내고 있다. 사진은 세포분열 중의 여러 시기에 있는 실제 동물세포를 보여준다.

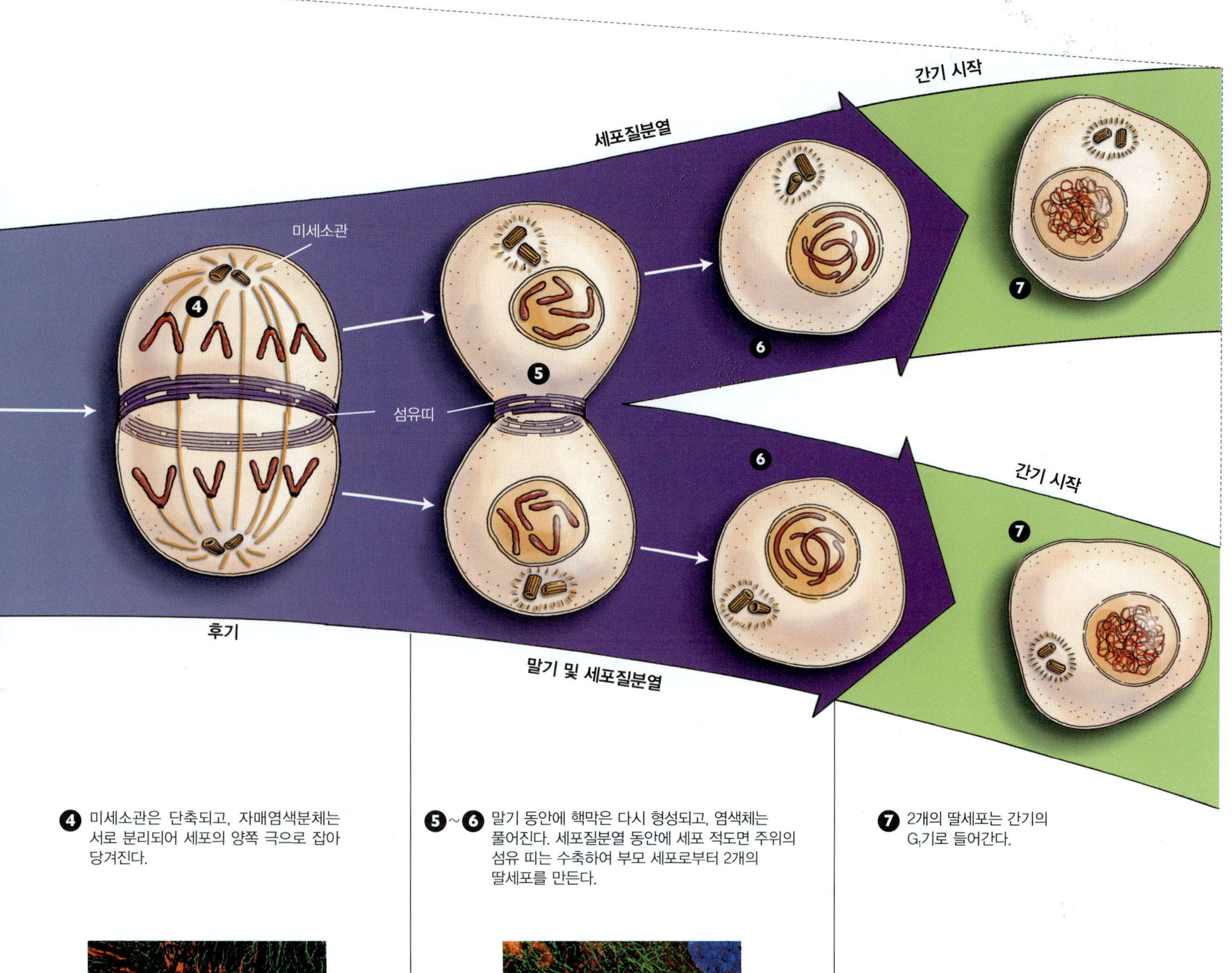

❹ 미세소관은 단축되고, 자매염색분체는 서로 분리되어 세포의 양쪽 극으로 잡아 당겨진다.

❺~❻ 말기 동안에 핵막은 다시 형성되고, 염색체는 풀어진다. 세포질분열 동안에 세포 적도면 주위의 섬유 띠는 수축하여 부모 세포로부터 2개의 딸세포를 만든다.

❼ 2개의 딸세포는 간기의 G_1기로 들어간다.

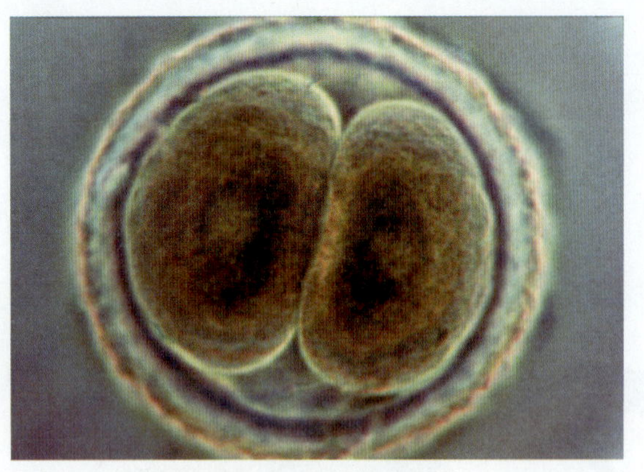

그림 17.9 **세포질분열.** 세포질분열 동안에 세포는 세포를 반으로 나누는 섬유 띠를 형성한다.

세포질분열: 세포질이 나누어지다

세포질분열(cytokinesis)은 세포질이 나누어지는 것이다. 세포질분열 동안에 적도판에서 단백질들이 띠를 형성하여 세포를 둘러싸고 세포질을 나눈다. 이 단백질 띠는 원래의 부모 세포를 두 개의 세포로 나누기 위하여 수축한다. 각각의 딸세포는 유전적으로 동일하며, 부모 세포의 염색체와 정확하게 일치하는 복사본을 핵에 가지고 있을 뿐만 아니라 모든 필요한 세포소기관 및 세포질을 가지고 있다(그림 17.9).

세포질분열 후에 세포는 다시 간기에 접어들고, 적절한 환경이 주어진다면 스스로 세포주기를 반복한다. 더 이상 분열하면 안 되는 시기에 세포주기가 돌아간다면 세포들은 종양이 된다.

17.4 돌연변이는 세포주기 조절을 방해한다

세포분열이 정확하게 작동할 때, 이 과정은 엄격하게 조절된다. 세포들은 분열하는 동안이나 하지 않는 동안에 신호를 받는다. 니콜의 난소에 있는 정상 세포와 몸의 나머지 부분들은 어느 시기에 얼마나 빨리 분열할지를 알려주는 신호에 정확하게 반응하고 있었다. 하지만 종양이 되기 시작한 세포는 이러한 신호에 정확하게 반응하지 못했다.

세포주기의 조절

정상 세포는 세포주기를 계속 진행하는 대신에, 일련의 검문점에서 세포분열을 멈춘다. 세포분열을 멈춘 동안에, 단백질들은 세포가 분열하기에 알맞은 조건을 충족시켰는지를 점검한다. 세포분열이 일어나기 전에 3개 검문점을 반드시 통과해야 한다. 첫 번째 검문점은 G_1기에, 두 번째 검문점은 G_2기에, 마지막 검문점은 중기에 있다(그림 17.10).

G_1기 검문점에 있는 단백질들은 세포가 분열해야 할지를 결정한다. 이 단백질은 세포가 분열하도록 자극하는 **생장인자(growth factor)**라는 또 다른 단백질이 존재하는지 세포의 환경을 점검한다. 생장인자의 수가 모자란다면, 세포분열은 일어나지 않는다. 생장인자가 세포분열을 촉진시킬 정도로 충분히 존재한다면, 또 다른 단백질들은 세포가 분열할 정도로 충분히 큰지, 세포분열에 필요한 모든 영양분들이 이용 가능한지를 점검한다.

G_2기 검문점에서의 단백질들은 DNA가 정확하게 복제되었는지 점검하고, 세포가 분열할 정도로 충분히 큰지 세포 크기를 재확인한다. 세 번째 마지막 검문점은 중기에 일어난다. 중기에 존재하는 단백질들은 세포분열이 정확하게 진행되도록 하기 위해 염색체가 미세소관에 잘 부착되어 있는지를 확인한다.

3개의 검문지점 어느 곳에서든 세포를 점검하는 단백질이 세포가 분열하기에 적절하지 않은 환경이라고 결정한다면, 세포분열 과정은 중단된다. 이러한 일이 발생한다면, 세포는 아마 **세포자살**(apoptosis), 또는 **세포 예정사**(progammed cell death)라는 과정을 거치게 될 것이다.

모든 단백질처럼 세포주기를 조절하는 단백질들도 유전자에 의해 암호화되어 있다. 이러한 단백질들이 정상일 때, 세포분열은 정확하게 조절된다. 이러한 세포주기 조절단백질이 그들의 일을 수행하지 못할 때, 세포분열이 조절되지 않은 종양이라는 큰 세포 덩어리를 만들어 낸다.

세포주기 조절의 오류는 세포주기를 조절하는 유전자가 변하거나, 돌연변이가 생겼을 때 발생한다. '유전자 및 항상성'에서, 니콜에게 암이 발생하도록 유도한 몇 가지 돌연변이에 대하여 설명하고 있다.

돌연변이는 유전될 수 있고, DNA 복제에 오류가 생겼을 때 자발적으로 발생할 수 있다. 또한 돌연변이는 DNA와 염색체를 손상시키는 발암 물질에 노출되어 유도될 수 있다.

G_2 검문점
- DNA가 정확하게 복제되었는가?
- 세포는 충분히 큰 가?

중기 검문점
- 모든 염색체에 미세소관이 부착되었는가?

STOP
STOP
M
G_1 검문점
- 세포분열이 필요한가?
- 생장인자는 존재하는가?
- 세포는 충분히 큰 가?
- 사용할 수 있는 영양분은 충분한가?

G_2
Cell cycle
G_1
S
STOP

그림 17.10 **세포주기의 조절.** G_1, G_2, 그리고 중기에 있는 검문점은 세포가 계속 분열을 할지, 또는 말지를 결정한다.

유전자 및 항상성

유전과 암

세포주기를 조절하는 단백질을 암호화하는 유전자에 돌연변이가 발생한다면, 세포는 더 이상 세포분열을 정확하게 조절할 수 없다.

세포주기를 조절하는 단백질을 암호화한 유전자들을 **원종양유전자(proto-oncogene)**라 한다. 이러한 유전자들은 여러 개의 염색체에 위치하는 정상 유전자들이고, 생물체로 하여금 세포주기를 조절하도록 한다. 이러한 유전자에 돌연변이가 발생했을 때, **종양유전자(oncogene)**라 하고 암을 유발할 수 있다.

많은 원종양유전자들은 세포가 생장인자를 만들도록 지시한다. 정상적인 생장인자는 세포의 환경이 적절하고 분열을 위한 모든 조건들이 충족되었을 때에만 세포분열을 활성화시킨다. 종양유전자들은 세포분열을 지나치게 활성화시킨다.

많은 경우의 난소암에 관련된 한 가지 유전자는 *HER2*이다. (유전자의 이름은 이탤릭체로 쓰는 반면에, 유전자가 생성하는 단백질의 이름은 이탤릭체로 쓰지 않는다.) *HER2* 유전자는 생장인자와 결합하는 수용체 단백질을 만들도록 지시한다. 세포 표면에 존재하는 수용체 단백질의 형태가 정상일 때, 수용체 단백질은 세포분열이 일어나도록 세포 내부에 신호를 전달한다. 실제 조건에 상관없이, 돌연변이 수용체 단백질은 많은 생장인자가 존재하는 것처럼 작용한다.

종양억제자(tumor suppressor)는 DNA 손상을 발견하고 수선할 수 있는 단백질을 만들도록 지시하는 유전자이다. 정상적인 종양억제자는 원종양유전자에 돌연변이가 생겼을 때에 대한 대비책으로 작용한다. 생장인자가 세포분열을 지나치게 활성화시키면, 정상적인 종양 억제자는 돌연변이 세포가 검문점을 통과하지 못하도록 막음으로써 종양 형성을 지연시킨다.

연구원들은 정상적인 *BRCA2* 유전자가 손상된 DNA의 수선을 도와주는 단백질을 암호화한다고 생각한다. 기형의 돌연변이 단백질은 손상된 DNA의 수선을 도울 수 없다. 이것은 손상된 DNA가 유사분열을 통과함으로써 딸세포에 새로운 돌연변이가 생기는 것을 의미한다. 돌연변이가 더 많이 생길수록 암세포가 될 확률이 증가한다. 난소암에서 *HER2*와 *BRCA2*의 역할을 요약한 그림은 난소세포가 정상적인 유전자들을 가지고 있을 때, 세포분열이 정확하게 조절된다는 것을 나타낸다. 여성의 난소 세포에 있는 *HER2* 유전자에 돌연변이가 일어난다면, 세포분열은 지나치게 활성화되고 양성 종양이 생성될 수 있다. 여성의 난소세포에 있는 *HER2*와 *BRCA2* 유전자에 모두 돌연변이가 일어난다면, 악성 종양이 생기고 전이가 일어날 것이다.

니콜의 경우에, 정상적인 난소 세포에서 암세포로의 진행은 다음과 같이 일어났을 것이다: (1) 그녀의 난소 세포 하나에 생장인자 수용체인 *HER2* 유전자에 돌연변이가 일어났을 것이다. (2) 이 세포의 자손들은 이웃한 세포들보다 더 빨리 분열할 수 있었고, 작은 양성 종양을 형성했을 것이다. (3) 그 다음에, 종양 내에 있는 세포는 *BRCA2* 종양 억제 유전자에 돌연변이가 일어난 결과, 암세포에서 손상된 DNA를 고치는 BRCA2 단백질이 활성을 잃게 되었을 것이다. (4) 두 가지 돌연변이가 일어난 세포들은 DNA가 손상되었더라도 계속 분열하였을 것이며, 그로 인하여 종양이 커지고, 더 많은 돌연변이를 가진 세포들이 생성되었을 것이다. (5) 그 이후의 돌연변이는 혈관신생, 접촉저지의 결함, 텔로머라아제 효소의 재활성화 또는 부착 의존성의 중단 등을 야기할 수 있다. 만약 니콜이 매우 운이 나쁘다면, 많은 돌연변이를 가진 세포들이 원래의 난소 종양에서 벗어나 그녀 몸의 한 군데 이상에서 암을 유발하게 되는 결과를 가져올 것이다.

정상 세포

정상 HER2 수용체 (G1 검문점에서 세포분열이 정상적으로 조절된다.)

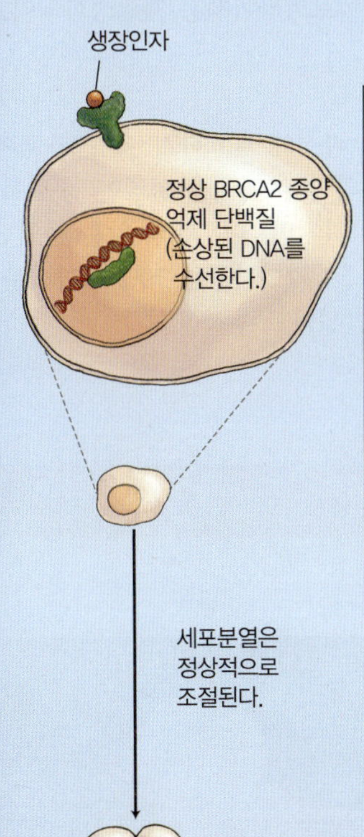

1개의 돌연변이를 가진 세포

돌연변이 HER2 수용체 (수용체는 생장인자가 없을 때에도 많이 있는 것처럼 작용한다. G_1 검문점이 제대로 작동하지 않는다.)

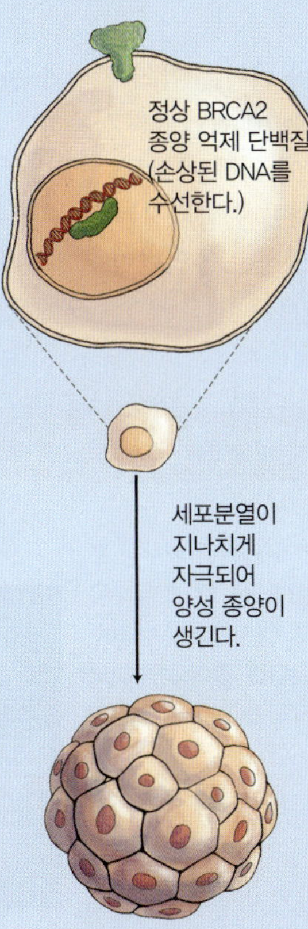

2개의 돌연변이를 가진 세포

돌연변이 HER2 수용체 (수용체는 생장인자가 없을 때에도 많이 있는 것처럼 작용한다. G1 검문점이 제대로 작동하지 않는다.)

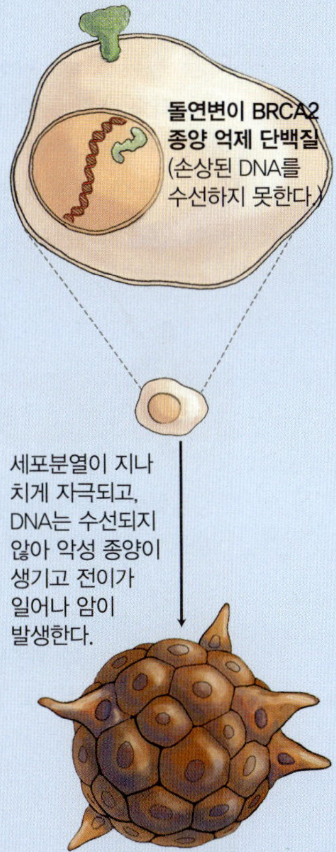

양성 종양에서 악성 종양까지 유사분열 동안 일어나는 DNA 손상 때문에 발생하는 몇몇 돌연변이들은 양성 상태로부터 악성 상태 및 전이까지 종양이 진행되는 원인이 된다. 예를 들어 어떤 암세포들은 **혈관신생(angiogenesis)**이라 불리는 과정을 통해 주변에 존재하는 혈관의 성장을 촉진할 수 있다. 이러한 암세포들은 혈관을 변경하고 끌어들이는 물질을 분비하여, 그 결과 발달 중인 암세포에 산소(세포 호흡에 필요한)와 다른 영양분들을 공급한다.

일단 종양이 혈액을 공급받으면, 다른 정상 세포가 희생되는 대가를 치르면서 자랄 수 있다. 왜냐하면 빠르게 분열하는 암세포의 성장은 정상 세포의 성장보다 훨씬 더 빠르기 때문에, 결국 온 기관이 암세포들로 가득 차게 된다. 이렇게 된다면, 기관은 더 이상 정확하게 작동할 수 없어 기능 약화나 장기 부전이 일어난다. 기관 손상은 또한 암과 관련된 몇 가지 통증을 유발한다.

정상 세포는 세포들이 서로 덩어리져 있을 때 분열을 억제하는 **접촉저지(contact inhibition)**라는 특성을 나타낸다. 게다가 정상 세포들은 제자리에 머물기 위해 하층과 접촉을 필요로 하는 **부착 의존성(anchorage dependence)**이라는 특성을 가지고 있다. 그러나 암세포는 매우 빨리 분열하며, 세포들끼리 서로 붙게 하는 접합 분자(adhesion molecule)들을 분비하는데 충분한 에너지를 쏟지 않기 때문에, 다른 세포들과의 접촉에 관련된 이러한 요구조건을 무시한다. 세포가 일단 부착의존성을 잃는다면, 원 종양을 떠나 혈액, 림프 또는 주변 조직으로 이동할지도 모른다.

대부분의 세포들은 일정한 횟수로 분열하도록 설정되어 있고—보통 60회에서 70회—그 이후에는 분열을 멈춘다. 이것은 대부분의 발달 중인 종양을 작은 점, 낭종 또는 혹 등의 양성 종양이 되도록 제한한다. 하지만 암세포들은 이러한 법칙을 따르지 않는다. 대신에 암세포들은 **영생(immortal)**한다. 암세포들은 보통 초기 발생 후에는 발현이 중단되는 유전자를 활성화시킴으로써 영속성을 얻는다. 이 유전자는 염색체의 분해를 막는 **텔로머라아제(telomerase)**라는 효소를 생산한다. 나이가 들어 염색체가 분해되면, 세포는 분열하는 능력을 잃는다. 암세포에서 텔로머라아제는 재활성화되어, 세포가 무한정 분열하도록 한다.

다중 충격 모델 다중 돌연변이는 암의 발생과 진행 과정에 필요하기 때문에, 과학자들은 **다중 충격 모델**(multiple hit model)을 사용하여 암의 발달 과정을 설명한다. 비록 암이 유전자들의 기능 부전에 의해 유발되는 질병이긴 하지만, 대부분의 암은 돌연변이 유전자들의 유전에 의해서만 유발되지는 않는다. 사실, 과학자들은 70%에 가까운 암들이 인간의 일생동안 발생하는 돌연변이에 의해 유발된다고 추정한다.

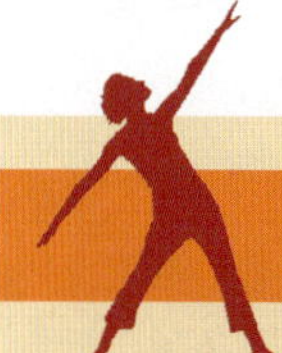

쉬어가기 17.4

난소암의 위험인자들은 흡연과 연속된 배란을 포함한다. 난소암의 위험은 임신했을 때, 모유수유를 할 때, 혹은 피임약을 복용했을 때처럼 생리주기 동안 배란(그림)을 억제한다면 줄어드는 것으로 생각된다. 왜 배란을 억제하는 것이 난소암의 위험성을 감소시키는가?

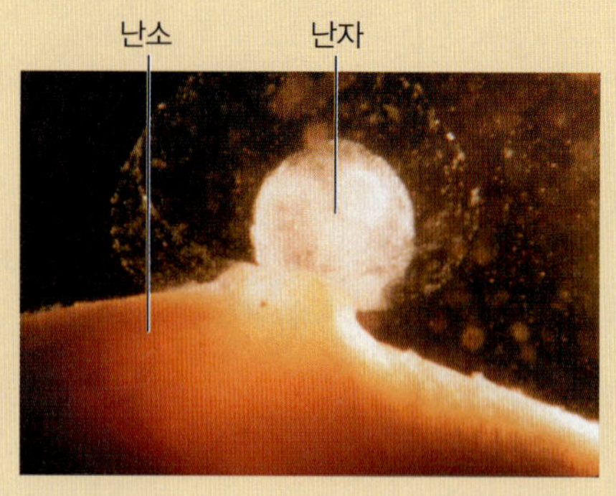

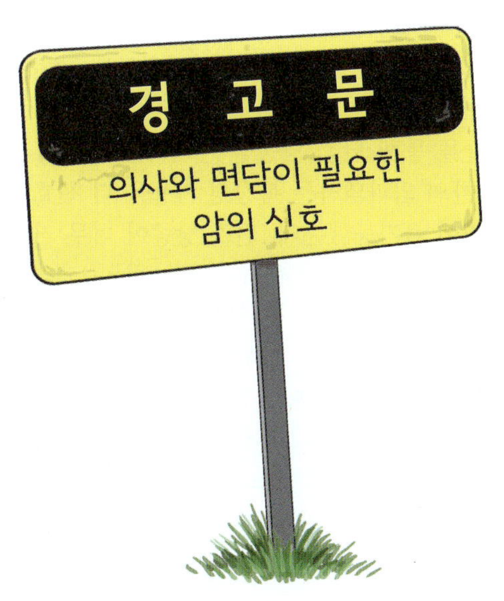

C 배변 또는 방뇨 습관의 변화(change)

A 아물지 않는 상처 하나(a)

U 평범하지 않은(unusual) 출혈 또는 구토

T 두꺼워진(thickening) 부분 또는 덩어리

I 소화불량(indigestion) 또는 삼키기 곤란함

O 사마귀 또는 혹의 명백한(obvious) 변화

N 잔기침(nagging) 또는 목쉰 소리

그림 17.11 **암의 경고 신호.** 암의 자가진단은 이러한 신호들을 살펴봄으로써 가능하다. 이런 경고 신호 중 한 개 또는 그 이상을 경험했다면, 의사에게 찾아가라.

우리 대부분은 세포주기 조절에 대한 돌연변이 유전자들을 거의 물려받지 않는다. 일생동안 충분한 돌연변이가 축적되어 암을 유발할 것인지는 환경의 영향을 받아 결정된다.

17.5 암의 발견과 치료

암의 조기 발견과 치료는 생존 가능성을 극적으로 증가시킨다. 각 개인은 암에 대한 경고문(그림 17.11)을 주의 깊게 살펴봄으로써 발달 중인 암을 경계할 수 있다.

암의 발견

암은 종류에 따라 서로 다른 방법을 사용하여 발견한다. 유방과 정소에서 발견되는 몇 가지 종양은 자가 진단으로 발견할 수 있다. 이와 마찬가지로, 피부암은 육안 검사로 발견할 수 있다. X-선 사진은 폐암을 발견하는데 도움이 된다. 또한 유방암은 유방조영술(mammography)이라고 하는 X-선 기술로 발견할 수 있다(그림 17.12). 몸에서 접근하기 어려운 몇 군데, 예를 들어 골반검사 중의 자궁경부나 대장내시경 중의 결장은 의료계 종사자에 의해 검사받을 수 있다. 혈액검사는 특정 유형의 세포에서 정상적으로 만들어지는 단백질이 과다하게 생산되는 암을 발견하는데 도움이 될 수 있다. 혈액암인 백혈병은 현미경으로 혈구 세포를 검사함으로써 발견할 수 있다.

난소암에서는 혈액에서 CA125라고 하는 난소-특이적 단백질이 종종 높게 나타난다. 니콜의 산부인과 의사는 CA125 수치를 보고 그녀의 남아 있는 난소에 종양이 형성되었을지도 모른다고 생각하였다. 일단 그가 종양이라고 의심하자, 니콜의 내과의사는 생검 계획을 잡았다.

생검(biopsy)은 암인지를 판단하기 위해 분석할 체액이나 조직, 세포들을 외과적으로 제거하는 것이다. 현미경에서 봤을 때 양성 종양은 떼어낸 부위의 조직 세포와 유사하게 질서정연한 세포의 성장이 관찰된다. 악성 종양이나 암세포들은 같은 조직에서 발견되는 정상 세포들과 유사하지 않다. 그들은 매우 빨리 분열하기 때문에 정상 세포를 형성하는 데 필요한 모든 단백질을 만들 시간이 없다. 현미경으로 봤을 때, 암세포의 빠른 분열은 흔히 비정상적인 형태를 나타낸다.

주사바늘을 이용한 생검은 암이 환자의 몸 표면이나 가까이 존재할 때 실시한다. 예를 들어, 유방 혹이 액체를 가지고 있는 낭종인지, 또는 비정상적인 세포를 포함하는 종양인지를 결정하기 위해 주사바늘을 이용한 생검이 종종 이루어진다.

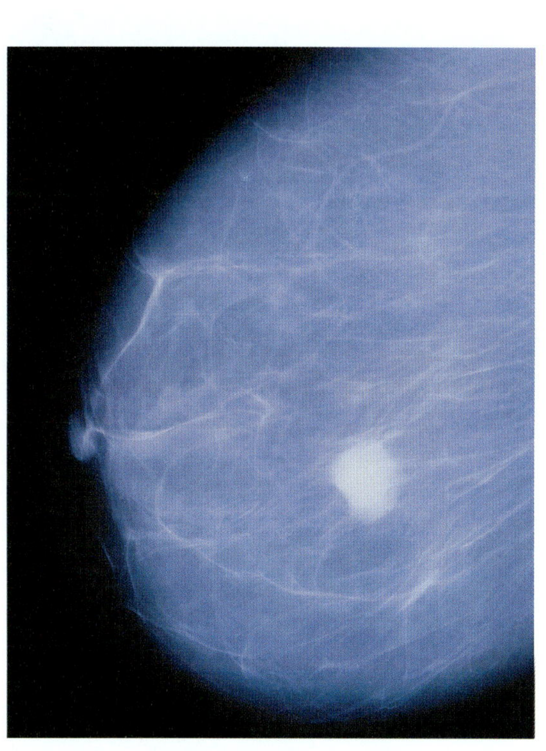

그림 17.12 **유방 X-선 사진법.** 마모그램(mammogram)은 유방의 X-선 영상이다. 조밀한 조직의 출현은 종양이 발달하는 신호이다.

시각화 40세 이상의 여성에게 왜 유방 X-선 사진법을 추천하는가?

니콜의 경우에, 난소에서 생검을 위한 조직을 발견하는 것은 **복강경(laparoscope)**이라고 하는 외과적인 기구의 사용이 필요하다. 이 수술을 위해 외과의사는 작은 전등과 해부용 칼과 같은 기구를 니콜의 배꼽에 있는 작은 절개 부위를 통해 삽입했다.

복강경 수술을 받는 것은 외과적 수술을 통해 난소 낭종을 제거하는 것보다 훨씬 더 쉽게 회복된다는 것을 알기 때문에 니콜의 외과의사는 복강경 사용을 더 선호했다. 니콜의 다른 난소를 제거할 때에는 복강경이 불가능했는데, 난소 낭종이 너무 커서 의사는 그것을 제거하기 위해 큰 복부 절개부위를 만들어야 했다.

복강경은 수술하는 동안 의사가 보는 모니터로 난소의 영상을 투사하는 작은 카메라를 가지고 있다. 이 영상은 니콜의 종양이 난소의 다른 부위와는 모양과 색깔, 질감에 있어서 다르다는 것을 보여주었다. 또한 그 영상은 종양이 난소의 표면에만 있지 않다는 것을 보여주었다. 실제로 그것은 그녀의 난소 안쪽 깊숙하게 자리 잡고 있었다.

암이라고 진단되었을 때, 수술은 주변 기관이나 조직을 손상시키지 않은 채로 가능한 많은 암 덩어리를 제거하기 위하여 시행된다. 니콜의 의사는 남아 있는 난소 조직이 난자를 생성해 낼 수 있을 거라고 믿고, 난소에서 종양의 영향을 받은 부위만을 도려내고 나머지는 가능한 온전하게 남겨두기로 결정했다. 그 다음, 의사는 병리학자가 조직을 검사하도록 연구실로 보냈다. 불행하게도 병리학자는 현미경을 통해 조직을 검사하면서 암세포의 특징인 무질서한 형태를 보았다. 니콜은 난소암에 걸렸고, 추가적인 치료가 필요할 것이다.

암의 치료: 화학요법과 방사선 치료

다행히 니콜의 난소암은 매우 일찍 진단되었다. 그러나 유감스럽게도 난소암에 걸린 모든 여성에게서 조기 진단이 이루어지는 것은 아닌데, 난소암은 모호한 증상과 느린 발달을 보이는 경향이 있기 때문이다. 이러한 증상들은 복부 팽윤, 통증, 부풀어 오름, 가스, 변비, 소화 불량, 월경 장애, 피로를 포함한다. 불행히도, 많은 여성들은 이러한 불편함을 쉽게 간과한다.

니콜의 암은 일찍 치료되어 완치 가능성이 높아졌다. 하지만 그녀의 의사는 난소의 암세포 일부가 혈관과 림프관을 통해 근처의 난소와 복강 내로 퍼질 수 있다고 걱정했고, 그래서 그는 수술 후에 화학요법을 시작하였다.

화학요법 **화학요법(chemotherapy)**을 하는 중에, 화학 물질이 혈류로 주입된다. 이러한 화학 물질들은 분열하는 세포들을 선택적으로 죽인다. 여러 종류의 화학 치료제는 세포분열을 중단시키기 위해 서로 다르게 작용한다.

화학요법은 많은 약물을 사용하는데, 대부분의 화학 치료제들은 각각 단 한 종류의 세포 활성에만 영향을 미치기 때문이다. 암세포들은 빠르게 분열하고, 돌연변이를 유발하는 복제 오류를 수선하는데 시간을 쓰지 않는다. 이러한 세포들은 많은 돌연변이를 가진 채로 G_2기 검문점을 통과한다. 그러므로 암세포들은 무작위로 돌연변이를 가질 수 있고, 이 중 일부 돌연변이는 특정한 화학 치료제의 작용을 피해나갈 수 있다. 한 가지 화학 치료제에 의해 공간과 영양분을 놓고 경쟁하는 다른 세포가 제거되면, 그 약물에 저항성이 있는 세포들은 수가 급증한다. 그 약물에 대해 이미 저항성을 가지고 있는 세포들이 선택되면, 같은 저항성을 가지는 딸세포를 더 많이 생산하기 때문에, 암세포를 효과적으로 죽이기 위해서는 한 가지 보다 더 많은 화학 치료제의 사용을 필요로 한다.

과학자들은 암세포들이 대략 세포 100만 개당 1개의 비율로 저항성이 있다고 추정한다. 종양은 약 10억 개의 세포를 가지고 있기 때문에, 보통의 종양은 1,000개 정도의 저항성 있는 세포를 가지게 될 것이다. 그러므로 암 환자의 치료에서 서로 다른 기작을 겨냥한 화학 치료제들을 복합적으로 처방하는 것은 종양의 모든 암세포를 파괴할 가능성을 증가시킨다.

불행히도 빠르게 분열하는 정상 세포들 또한 화학요법 치료에 영향을 받는다. 모낭, 적혈구를 생산하는 세포, 백혈구, 장과 위의 상피세포들이 흔히 손상되거나 파괴된다. 그러므로 화학요법의 영향에는 일시적인 탈모, 빈혈(적혈구 숫자의 감소로 인한 현기증과 피로), 백혈구의 감소로 인한 감염 위험성 증가 등이 포함된다. 또한 장과 위의 세포 손상은 메스꺼움, 구토, 설사를 유발할 수 있다.

화학요법 치료 후 몇 시간 동안 니콜은 메스꺼워 했다. 그녀는 치료 후에 하루 가량 자주 설사하고 토했다. 화학요법 치료를 하는 도중에, 니콜은 대부분의 머리카락을 잃었다.

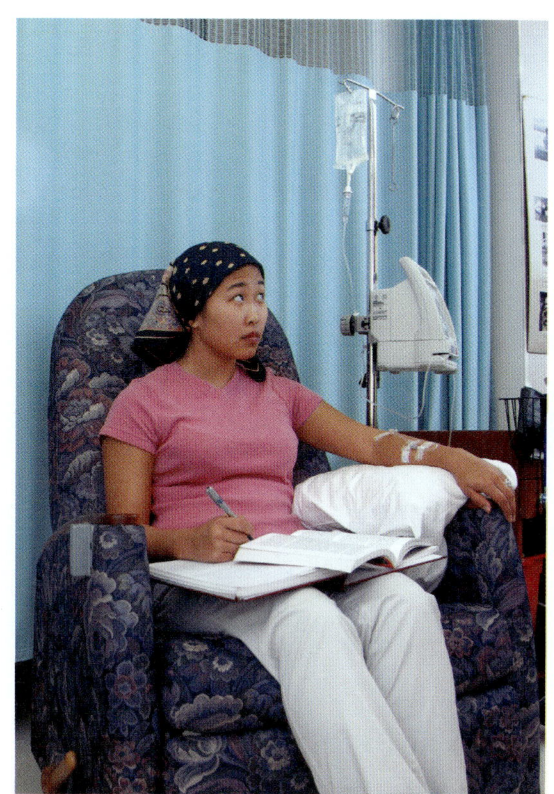

그림 17.13 화학요법. 대부분의 화학요법 치료제는 정맥 주사를 통해 투여된다.

방사선 치료 암 환자들은 종종 화학요법뿐만 아니라 방사선 치료를 받는다. **방사선 치료(radiation therapy)**는 DNA를 손상시킴으로써 세포를 파괴하기 위한 고에너지 입자를 사용하기 때문에, 세포들이 계속해서 자라고 분열하는 것을 불가능하게 만든다. 방사선의 전형적인 과정은 종양의 외과적인 제거 후에 수행되는 일련의 10회에서 20회의 치료를 포함하지만, 때때로 수술 전에 종양의 크기를 줄이기 위해서 사용되기도 한다. 난소와 같은 내부 기관에 방사선 빔을 맞추기가 어렵기 때문에 방사선 치료는 전형적으로 암이 몸의 표면에 위치할 때에만 사용된다. 그러므로 니콜의 의사는 화학요법만을 추천하였다.

니콜의 치료는 여러 종류의 다양한 화학 치료제로 이루어졌고, 몇 달에 걸쳐서 진행되었다. 치료는 수요일과 금요일마다 지역 병원에서 이루어졌고, 니콜의 친구는 보통 매우 이른 아침에 그녀를 병원에 태워다 주고 나중에 데리고 갔다. 그녀의 팔에 정맥 주사를 통해 약물이 투여되었다(그림 17.13). 화학요법을 받는 한 시간여 동안 니콜은 수업에 대한 공부를 했다.

니콜은 실제 화학요법 치료를 그렇게 싫어하지 않았다. 병원 직원들은 친절했고, 그녀는 몇 가지 공부를 하였다. 그녀가 싫어한 것은 치료의 후유증이었다. 화학요법 과정 동안에, 니콜은 거의 매일 기진맥진해서 늦은 아침까지 침대 밖으로 나가지 않았고, 치료를 받은 다음 날에는 종종 늦은 오후까지 잠을 잤다. 그 후 니콜은 일어나서 몇 가지 일을 하고 이른 저녁에 잠자기 전에 몇 군데 전화를 걸었다.

화학요법을 받은 지 6주 후에, 니콜의 CA125 수치가 낮아지기 시작했고, 두 달 후에는 CA125 수치가 암 발병 전의 정상적인 수준으로 돌아왔다. 5년 동안 CA125 수치가 정상이라면, 니콜은 암이 **진정(remission)**되었거나 더 이상 암으로부터의 부정적인 영향으로 고통 받지 않아도 될 것이다. 10년 동안 CA125 수치가 정상이 된 후에는 니콜은 암이 치료되었다고 생각할 것이다.

치료가 잘 진행되고 있었음에도 불구하고, 니콜은 다른 것에 대하여 걱정을 했다. 그녀는 남아 있는 난소가 수술과 화학요법으로부터 회복되지 않을 것이며, 이는 그녀가 아이를 가질 수 없다는 것을 의미한다. 니콜은 언젠가는 아이를 가질 것이라고 항상 생각했다. 비록 현재 아이를 가지는 것에 대하여 강하게 바라지는 않지만, 생각이 바뀐다면 어떨지 그녀는 궁금해 했다. 곧 결혼할 계획은 아니지만, 그녀는 자신이 임신을 할 수 없다면 미래의 남편이 어떤 기분일지 궁금해 했다.

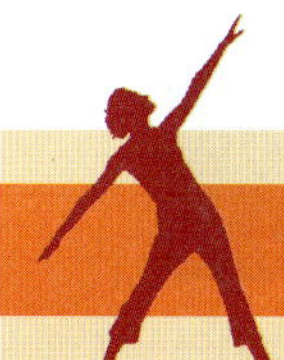

쉬어가기 17.5

암 유전학에 대하여 여러분이 아는 것을 기초로 하였을 때, 왜 한 명의 난소암 환자에게 적용되는 치료가 다른 난소암 환자에게 적용될 수 없는가?

임신할 수 있는지에 대한 걱정과 더불어, 니콜은 돌연변이된 암-유발 유전자를 자녀에게 전달할지도 모른다는 걱정을 했다. 니콜 또는 자녀에게 유전자를 전달하는 모든 사람들에게 있어 생식세포는 감수분열이라는 또 다른 형태의 핵분열에 의해 만들어져야 한다.

17.6 감수분열: 생식세포 생산

감수분열(meiosis)은 남성의 정소와 여성의 난소에 있는 전문화된 세포에서만 일어나는 세포분열의 한 형태이다. 감수분열 동안에 **생식세포(배우자, gamete)**라고 하는 전문화된 성세포들이 만들어진다. 남성 생식세포는 정자이고, 여성에 의해 만들어지는 생식세포는 난자이다.

감수분열은 부모 세포보다 염색체 수가 절반인 생식세포를 만들어낸다. 정자와 난자 모두 비생식세포인 **체세포(somatic cell)**에 비해 염색체 수가 절반이다. 체세포는 피부, 근육, 간, 위 조직 세포들을 포함한다. 인간의 체세포는 46개의 염색체를 가지며 감수분열은 염색체의 수를 반으로 줄이기 때문에, 감수분열 동안에 생식세포들은 각각 23개의 염색체를 가지고 있다. 수정 시에는 난자와 정자가 각각 가지고 있는 23개의 염색체가 결합하므로, 발생 중인 배아는 46개의 염색체를 가질 것이다.

생식세포 내로 들어가는 염색체는 무작위로 선별되지 않는다. 이 말은 감수분열은

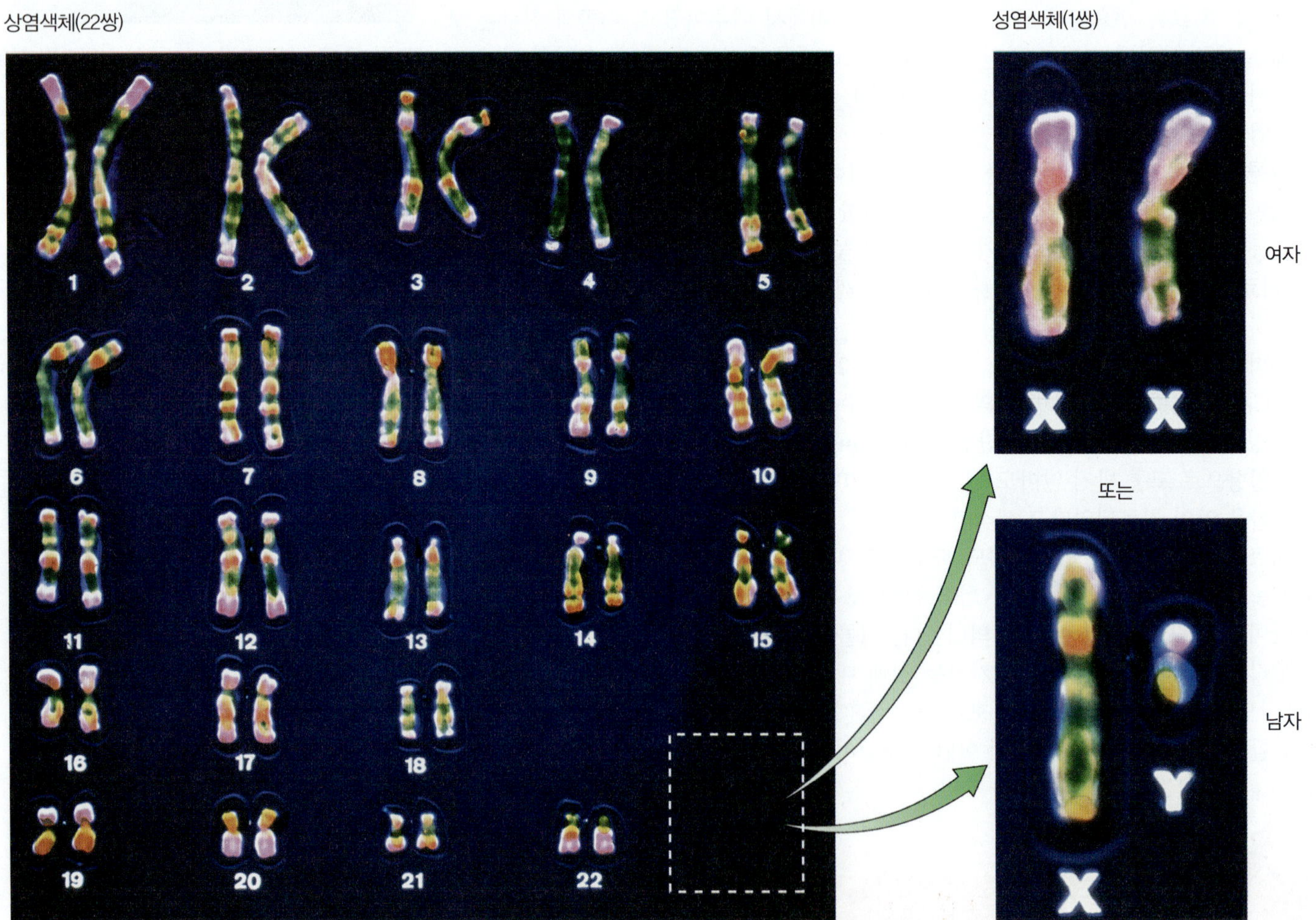

그림 17.14 **핵형.** 이 핵형의 염색체 쌍은 1번부터 22번까지 크기가 줄어드는 순서로 배열했다. X와 Y 성염색체는 23번째 쌍이다. 여자와 남자의 성염색체는 삽입된 사진에 나타냈다.

시각화 X와 Y 염색체는 상동염색체인가?

46개 염색체 중 아무거나 23개의 염색체를 생식세포로 넣지는 않는다는 것이다. 대신에 감수분열은 매우 특별하게 염색체를 분배한다. 인간의 체세포 내에 46개의 염색체는 실제로 서로 다른 23쌍의 염색체이며, 감수분열을 통해 모든 염색체 쌍으로부터 각각 1개씩의 염색체가 포함된 세포가 만들어진다.

쌍으로 배열된 염색체를 찍어서 확대한 **핵형(karyotype)**으로부터 염색체 쌍을 볼 수 있다. 핵형은 일반적으로 중기에 유사분열을 멈추기 위해 화학물질이 처리된 백혈구의 핵에서 제거한 염색체로부터 준비한다. 이러한 염색체들은 유사분열의 중기에 있기 때문에, 염색체들은 복제된 자매염색분체로 구성되고, X자와 같은 모양이다. 각각의 염색체 사진을 찍은 후, 둘씩 짝지어 배열할 수 있다. 46개의 인간 염색체는 22쌍의 **상염색체(autosome)**와 1쌍의 **성염색체**(**sex chromosome**, X와 Y염색체)로, 전체 23쌍을 이룬다. 인간 남성은 X와 Y 염색체를 가지는 반면에 여성은 2개의 X 염색체를 가진다. 각 염색체는 같은 크기, 같은 모양의 염색체와 짝을 이루며, 같은 위치에 동원체를 가지고 있다(그림 17.14).

상염색체의 쌍을 **상동 쌍(homologous pair)**이라고 한다. 상동 쌍을 이루는 각 염색체는 유전자가 반드시 똑같을 필요는 없지만(염기서열이 다를 수 있다), 염색체의 길이별로 같은 형질을 결정짓는 유전자를 가진다(그림 17.15a). 상동이 아닌 두 염색체는 크기와 모양, 동원체의 위치가 다르며, 다른 형질을 암호화하는 유전자를 가진다(그림 17.15b). 가령, 대립유전자 둘 다 세포주기 조절 단백질을 암호화한 유전자를 가질 수 있지만, 이 대립유전자들은 단백질의 서로 다른 버전을 암호화할 수 있다는 것에 유의하라.

초콜릿과 바닐라는 둘 다 아이스크림이지만 서로 다른 형태인 것처럼, **대립유전자(allele)**들은 같은 유전자에 대해 서로 다른 형태인 것이다. 상동염색체 쌍은 항상 같은 위치에 같은 유전자(아이스크림)를 가지고 있지만, 자매염색분체는 동일한 대립 유전자(둘 다 초콜릿이거나 둘 다 바닐라)를 가지고 있다.

감수분열은 상동염색체 쌍을 서로 분리시킨다. 감수분열이 완료되면, 모든 생식세포에 각 염색체(1~23번)마다 하나씩의 복사본이 생긴다. 각각의 상동염색체 쌍 중 하나씩만이 세포 내에 존재한다면, 이 세포를 **반수체(haploid, *n*)**라 하는데, 난자와 정자 세포 모두 반수체이다. 인간의 모든 체세포는 염색체의 상동 쌍을 가지므로 2배체이다. 사람의 정소와 난소에 있는 2배체 세포가 반수체 생식세포가 되기 위해서는 감

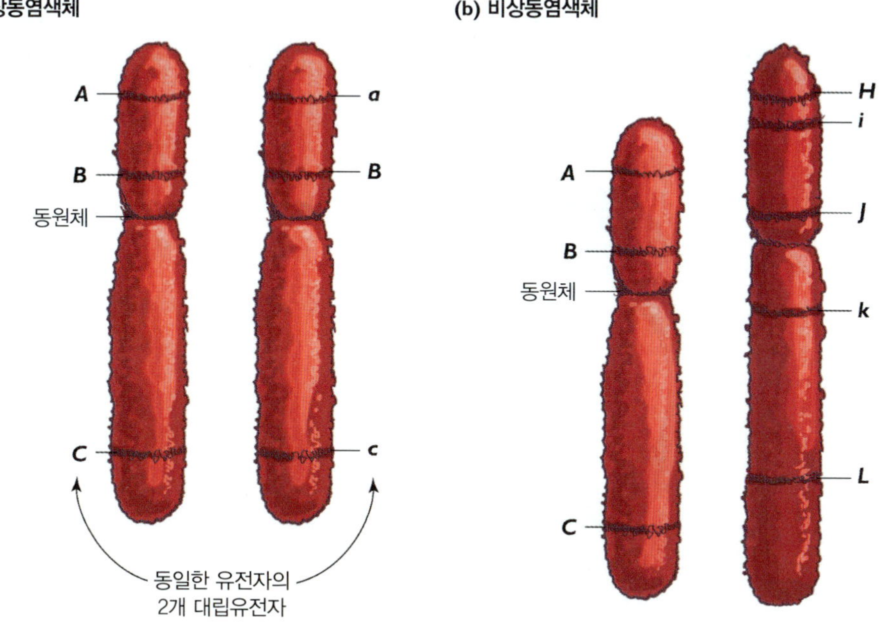

그림 17.15 상동염색체와 비상동염색체. (a) 상동염색체는 같은 유전자(여기서는 *A*, *B*, *C*)를 가지고 있지만, 대립유전자는 다를 수 있다. 우성 대립유전자는 대문자로 나타내고, 열성 대립유전자는 같은 글자지만 소문자로 나타낸다. 상동염색체는 크기, 모양, 그리고 동원체의 위치가 동일하다는 점에 주목하라. (b) 비상동염색체는 크기와 모양이 다르고, 서로 다른 유전자를 가지고 있다.

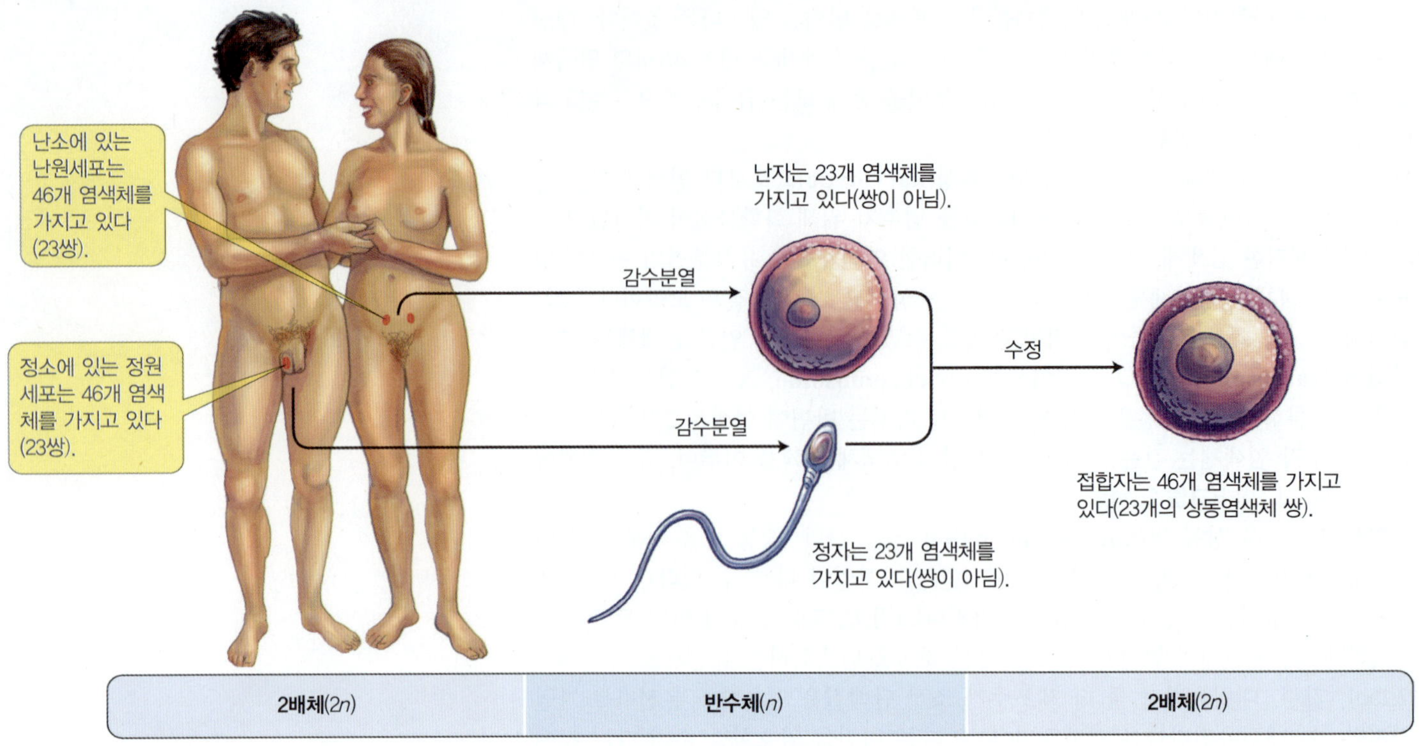

그림 17.16 생식세포 형성. 인간에서 난소와 정소의 2배체 세포는 감수분열을 통해 반수체 생식세포를 만든다. 수정이 되면 2배체 상태가 회복된다.

수분열을 거쳐야 한다. 정자와 난자가 융합된 후에, 수정란 또는 **접합자(zygote)**는 두 벌의 염색체를 가지기에 이를 **2배체(diploid, 2*n*)**라고 한다(그림 17.16).

유사분열처럼 감수분열은 G_1기, S기, G_2기를 포함한 간기 이후에 일어난다. 간기 다음에는 감수 제1분열, 감수 제2분열이라고 하는 핵분열이 일어나는 두 단계의 감수분열이 따라온다(그림 17.17). 감수 제1분열은 상동염색체 쌍을 서로 분리시키고, 감수 제2분열은 염색분체를 서로 분리시킨다. 각 감수분열 다음에는 세포질분열이 따르는데, 이 동안에 세포질은 딸세포들 간에 분리된다.

간기

유사분열 전의 간기처럼, 감수분열에 앞서서 일어나는 간기도 G_1기, S기, G_2기로 구성된다. 감수 분열의 간기는 유사분열 전의 간기와 대부분의 측면에서 유사하다. 이

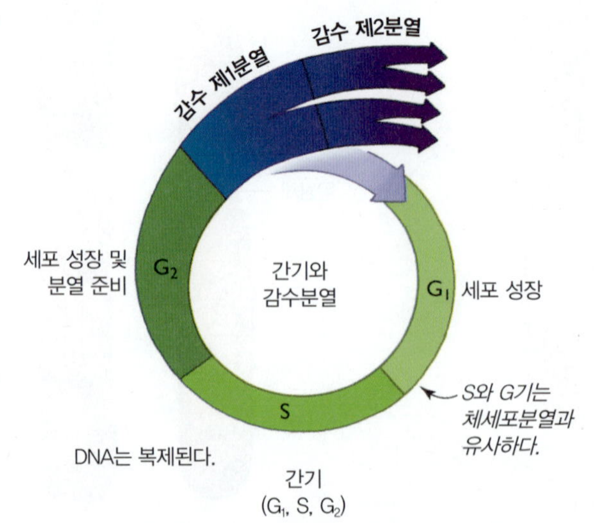

그림 17.17 간기와 감수분열. 간기는 G_1, S, G_2기로 구성되어 있고, 간기에 이어서 두 번의 핵분열, 감수 제1분열과 감수 제2분열을 한다.

시기에 미세소관이 뻗어 나올 중심립이 존재한다. G_1기와 G_2기는 세포가 성장하고 분열을 준비하는 시기이며, S기는 DNA 복제가 일어나는 시기이다. DNA가 복제되면, 세포는 감수 제1분열로 들어간다.

감수 제1분열

첫 번째 감수분열인 감수 제1분열은 전기 I, 중기 I, 후기 I, 말기 I로 이루어진다 (그림17.18). 감수분열 전기 I 동안에, 핵막이 분해되기 시작하고, 미세소관이 조립되기 시작한다. 미리 복제된 염색체들은 이동할 때 엉키지 않도록 응축한다. 응축된 염색체들은 현미경으로 관찰할 수 있다. 이때, 상동염색체 쌍은 나중에 설명할 교차(crossing over)라고 하는 과정에서 유전정보를 교환한다.

중기 I에서 상동염색체 쌍은 세포의 적도면에 정렬한다. 방추사가 길어지고, 중기 염색체의 동원체 근처에 결합한다. 상동염색체 쌍들은 각 염색체가 세포의 양극 중 어느 쪽을 향하든지 관계없는 무작위 정렬(random alignment)이라 부르는 과정을 통해 임의로 배열된다. 이 절의 마지막에서 유전적 다양성에 관한 교차와 무작위 정렬의 영향에 관해 자세히 서술할 것이다.

후기 I에서, 상동염색체 쌍은 미세소관이 짧아짐에 따라 서로 분리된다. 상동염색체 쌍 중에 하나는 세포의 한쪽 극으로 이동하고, 나머지 하나는 반대쪽 극으로 이동한다. 말기 I에서 핵막은 염색체 주변에 재형성된다. 두 개의 딸세포는 세포질분열에 의해 분리된다. 각각의 딸세포는 각 상동염색체 쌍에 대하여 하나의 염색체만을 가지고 있기 때문에, 이 시점에서의 세포는 반수체이다. 비로소 두 딸세포 모두 감수 제2분열을 시작할 준비가 되었다.

감수 제2분열

감수 제2분열은 전기 II, 중기 II, 후기 II, 말기 II로 구성된다. 두 번째 감수분열은 사실상 유사분열과 동일하며, 복제된 염색체의 자매염색분체가 서로 분리된다.

감수분열 전기 II에서, 세포는 또 한 차례 분열할 준비가 되어 있고, 미세소관이 다시 길어진다. 중기 II에서 염색체는 유사분열 동안에 했던 것과 거의 동일하게 적도면을 가로질러 나란히 배열하는데, 염색체가 쌍으로 배열했던 중기I의 경우와는 다르다. 후기 II에서, 자매염색분체는 서로 분리되고, 세포의 반대편 극으로 이동한다. 말기 II에서, 분리된 염색체들은 각각 그들 자신의 핵으로 둘러싸인다. 이런 방식으로, 인간 유전자의 절반은 각각의 생식세포에 놓여진다. 따라서 자녀는 각 부모 유전자의 절반씩을 가지고 있다.

각 부모는 감수 제1분열 동안에 일어나는 교차와 무작위 정렬이라는 두 가지 사건 때문에 수많은 다른 종류의 생식세포를 만들 수 있다. 이 두 과정 모두 개인이 만들 수 있는 서로 다른 종류의 생식세포 수를 크게 증가시키므로, 생식세포가 결합했을 때 만들어질 수 있는 개인의 다양성도 증가한다.

교차와 무작위 정렬

교차(crossing over)는 감수 제1분열의 전기 I 동안에 일어난다. 교차는 상동염색체 쌍에서 염색체의 일부를 교환하게 한다. 교차는 각 감수분열이 일어나는 동안에 각 상동염색체 쌍에 대하여 수차례 일어난다고 생각된다.

교차를 설명하기 위해 붉은 머리카락과 주근깨를 만드는 유전자를 예로 들어 생각해보자. 이 두 유전자는 같은 염색체에 있기에 **연관 유전자(linked genes)**라고 한다. 같은 염색체에 있는 연관 유전자는 생식세포로 함께 이동하는데, 교차될 수 있다.

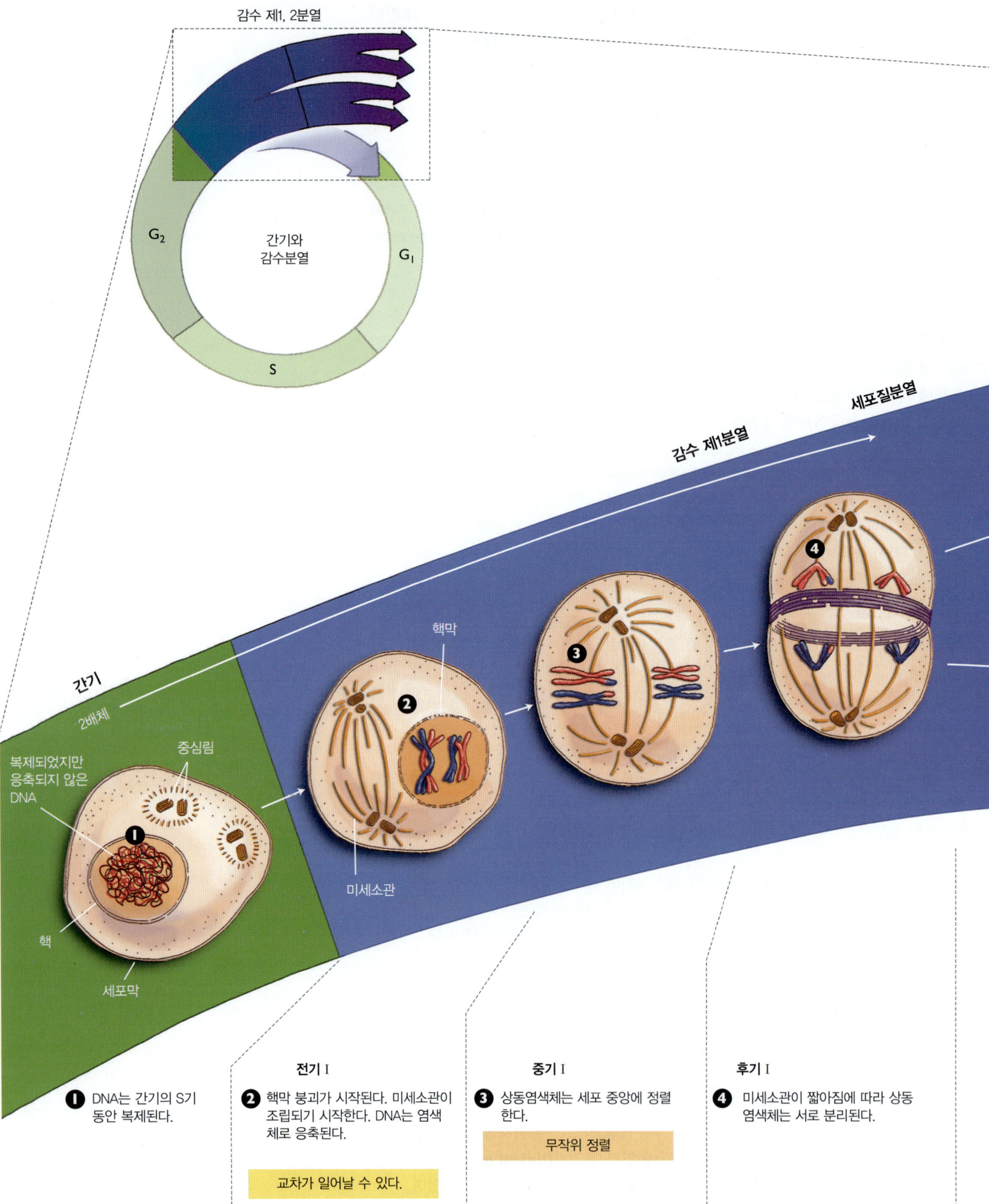

그림 17.18 세포주기. 이 그림은 분열하는 세포에서 간기, 감수 제1분열과 감수 제2분열, 그리고 세포질분열을 나타내고 있다.

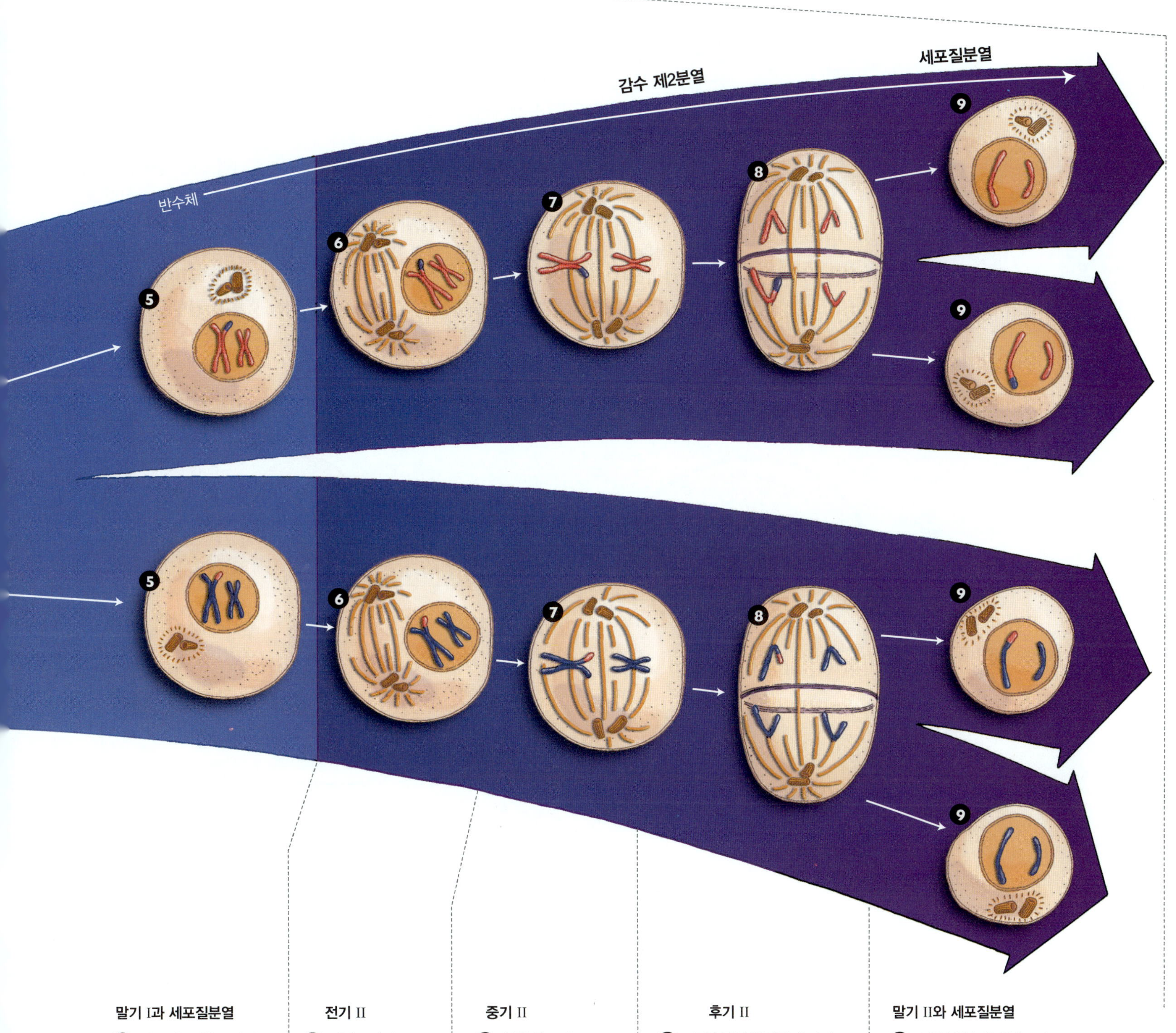

말기 I과 세포질분열

❺ 세포질분열은 2개의 딸세포를 만든다. 핵막은 다시 형성된다.

전기 II

❻ 미세소관이 길어진다.

중기 II

❼ 염색체는 세포 중앙에 정렬한다.

후기 II

❽ 미세소관이 짧아짐에 따라 자매염색분체는 서로 분리된다.

말기 II와 세포질분열

❾ 4개의 반수체 딸세포가 생긴다. 핵막이 다시 형성된다.

만약 어떤 사람이 붉은 머리카락과 주근깨를 가진다면, 염색체는 **그림 17.19**처럼 나타날 것이다. 이 사람은 두 유전자에 대하여 네 가지 다른 종류의 생식세포를 만들 수 있다. 이들 유전자 사이에 교차가 일어나지 않는다면 두 종류의 생식세포가 생기는데, 붉은 머리카락과 주근깨가 있는 염색체를 가진 생식세포와 붉지 않은 머리카락과 주근깨가 없는 염색체를 가진 생식세포가 생길 것이다.

교차가 일어나면 추가적으로 두 종류의 생식세포가 더 생기는데, 주근깨는 없고 붉은 머리카락만 가진 염색체가 있는 종류와 이와 반대로 붉은 머리카락은 없고 주근깨만 가진 염색체가 있는 또 다른 종류의 생식세포가 생길 것이다. 그러므로 교차는 생식세포 내에 있는 유전자들을 서로 다르게 조합함으로써 **유전적 다양성**(genetic diversity)을 증가시킨다.

상동염색체 쌍의 **무작위 정렬(random alignment)** 또한 유전적으로 서로 다른 종류의 생식세포 수를 증가시킨다. 이해를 돕기 위해 비유해 보자(**그림 17.20**). 신발 한 켤레가 상동염색체 한 쌍에 비유될 수 있다. 신발 두 개는 크기, 모양, 스타일은 유사하지만 정확한 복사본은 아닌데, 왜냐하면 왼쪽 신발은 왼발에, 오른쪽 신발은 오른발에 꼭 맞기 때문이다. 23명의 학생에게 신발을 벗어서 교실 앞쪽에 정렬하라고 한다면, 학생들은 그들의 신발을 정렬해서 왼쪽 신발은 왼쪽에, 오른쪽 신발은 오른쪽에 놓을 것이며, 감수분열에서 상동염색체를 분리하는 것처럼, 학생들은 오른쪽 신발로

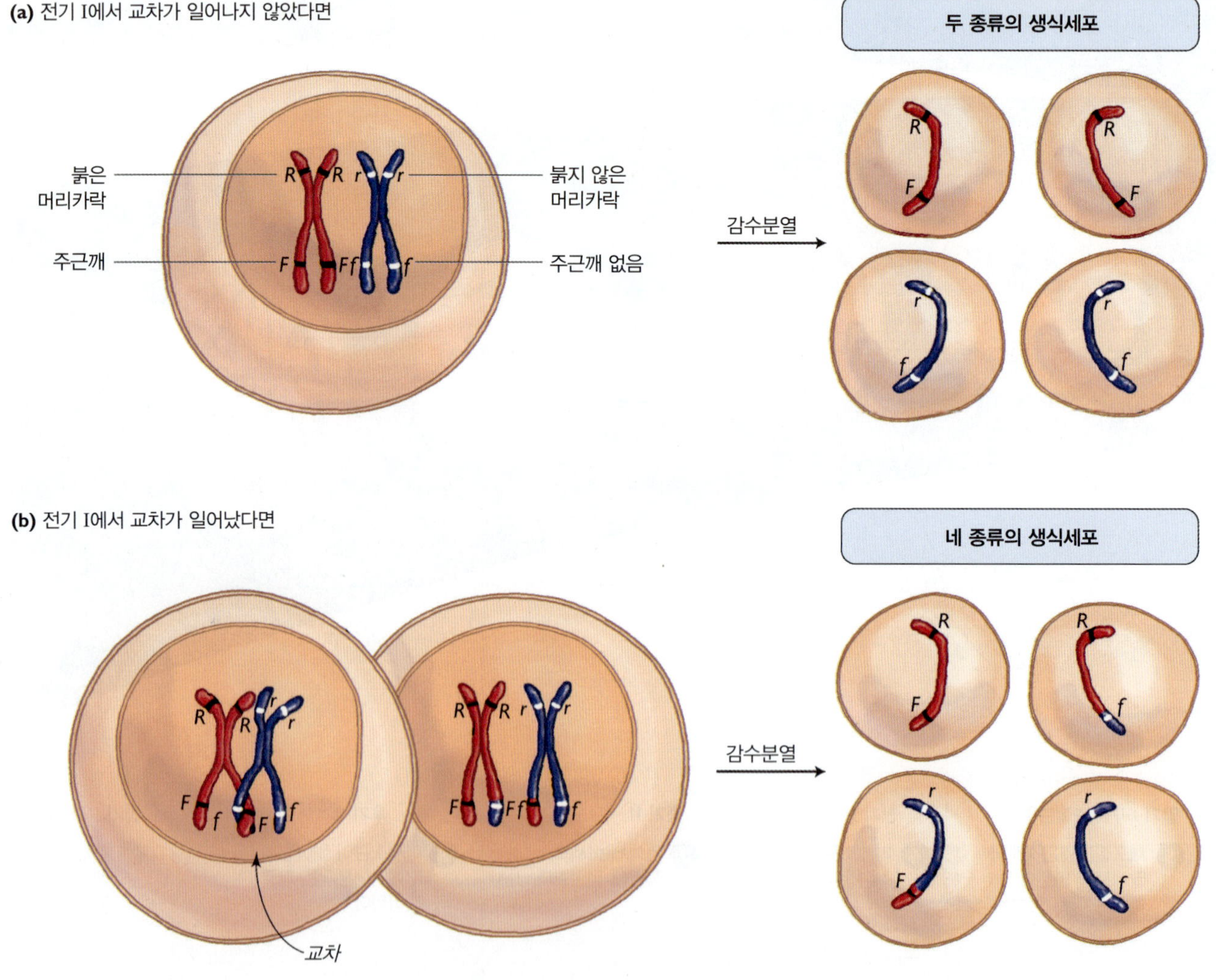

그림 17.19 교차. 만약 그림과 같은 대립유전자를 가진 사람이 감수분열을 한다면, (a) 교차가 일어나지 않았을 때 2개의 유전자에 대해 2종류의 생식세포를 만들 것이고, (b) 교차기 일어났다면 2개의 유전자에 대해 4종류의 생식세포를 만들 것이다.

부터 모든 왼쪽 신발을 분리할 수 있을 것이다. 이러한 방식으로 신발을 구분하는 것은 모든 왼쪽 신발을 쌓은 더미 하나와 모든 오른쪽 신발 더미 하나, 두 개의 다른 더미를 만든다. 이 더미 각각은 한 개의 인간 생식세포에 있는 염색체 세트와 동등하다.

만약 첫 번째 쌍의 신발만 왼쪽과 오른쪽 신발의 위치를 바꾸고 다른 22쌍의 신발들은 원래 자리에 그대로 둔다면, 다른 신발 더미가 생길 것이다. 이번에 신발을 분리하면, 한 더미는 22개의 오른쪽 신발과 1개의 왼쪽 신발을 가지고 있고, 다른 한 더미는 22개의 왼쪽 신발과 1개의 오른쪽 신발을 가질 것이다. 이 더미들은 같은 부모에 의해 만들어질 수 있는 두 가지 다른 생식세포를 나타낸다. 이렇게 23쌍의 신발을 배열하는 방법이 800만 가지 이상 있기 때문에 학생들은 매우 오랜 시간 동안 왼쪽과 오른쪽 신발의 다른 조합을 계속해서 만들 수 있다. 사람의 염색체에 대해서도 마찬가지다. 염색체의 독립적 분배 때문에, 각 개인은 적어도 800만 가지의 서로 다른 종류의 정자와 난자를 만들 수 있다.

니콜의 염색체를 예로 들어, 세포주기를 조절하는 *BRCA2* 유전자와 *HER2* 유전자를 따라가 보자(그림 17.21). 두 유전자 중 하나에 생긴 돌연변이는 암의 위험을 증가시킨다고 알려져 있다. 니콜이 사실상 *BRCA2*와 *HER2* 세포주기 조절유전자 모두의 돌연변이형(기호로 $BRCA2^-$, $HER2^-$)을 유전적으로 물려받았고, 이들 유전자가 서로 다른 염색체 위에 있다고 추측해보자. 중기 I에 상동염색체 쌍의 배열은 생식세포 내에 어떤 염색체가 함께 놓일 것인가를 결정한다.

이들 두 상동염색체 쌍만을 생각한다면, 두 가지 다른 정렬이 가능하고, 네 가지 다른 생식세포가 만들어질 수 있다. 예를 들어, 니콜이 난자를 만들 때, 아버지로부터 물려받은 두 염색체가 함께 생식세포로 이동하고, 어머니로부터 물려받은 두 염색체가 다른 생식세포로 이동할 수 있다. 이와 동등하게 각 부모로부터 1개씩의 염색체가 무작위적으로 배열해서 감수분열을 통해 두 가지 종류의 생식세포를 더 만들어낼 수 있다.

앞의 절에서 세포는 성장하고 수선하기 위해 유사분열을 하고, 생식세포를 만들기 위해 감수분열을 한다고 배웠다. 그림 17.22(431쪽 참조)는 유사분열과 감수분열의 주요 특징을 비교해서 보여주고 있다.

지금 니콜이 그녀가 가질지 모르는 어느 아이에게든 암-유발 유전자를 물려줄 수 있는지에 대해 다시 생각해보자. 니콜에게 남아 있는 난소는 수술 과정에서 최대한 온전하게 남겨 두었기 때문에 그녀는 아이를 가질 수 있어야 한다. 니콜은 어린 나이에 암이 생겼기 때문에, 그녀는 적어도 하나의 세포주기 조절유전자 돌연변이를 유전적으로 물려받은 것 같다. 그녀는 이 유전자를 자녀에게 물려줄 수도, 물려주지 않을 수도 있다. 만약 니콜이 세포주기 조절유전자의 정상형과 돌연변이형을 모두 가졌다면, 그녀는 돌연변이 대립유전자를 가지거나 가지지 않는 생식세포를 만들 수 있을 것이다. 그러므로 돌연변이 대립유전자를 가진 생식세포가 수정에 참여한다면, 니콜은 돌연변이 대립유전자를 물려줄 수 있다.

암이 발생하려면 돌연변이 유전자가 많이 있어야 한다. 그러므로 니콜이 하나 또는 소수의 세포주기 조절유전자의 돌연변이형을 자녀에게 전달할지라도, 암을 유발할 만큼 다른 돌연변이가 충분히 축적되었는지는 환경 조건에 따라 결정될 것이다.

돌연변이가 생식샘에서 생식세포를 만드는 세포에 생기지만 않는다면, 환경 노출에 의해 유발된 돌연변이들은 부모에서 자손으로 전달되지 않는다. 니콜의 암은 감수분열 장소인 난소에 발생했지만, 난소에 있는 모든 세포들이 감수분열을 하는 것은 아니다. 니콜의 암은 감수분열을 하지 않는 조직인 난소의 바깥을 덮는 막에서 기원했다. 배란되는 세포들은 난소의 안쪽에 위치한다. 자외선 노출로부터 생긴 피부암이 자녀에게 전달되지 않는 것처럼, 환경 노출에 의해 니콜에게 생긴 대부분의 돌연변이 또한 전달되지 않을 것이다. 그러므로 니콜(또는 우리 중 누군가)이 가질 어떤 아이에 대해서, 암이 발달할 것인지는 물려받은 돌연변이 대립유전자와 환경 노출에 의해 유도된 어떤 돌연변이가 결합한 효과에 의해 결정될 것이다.

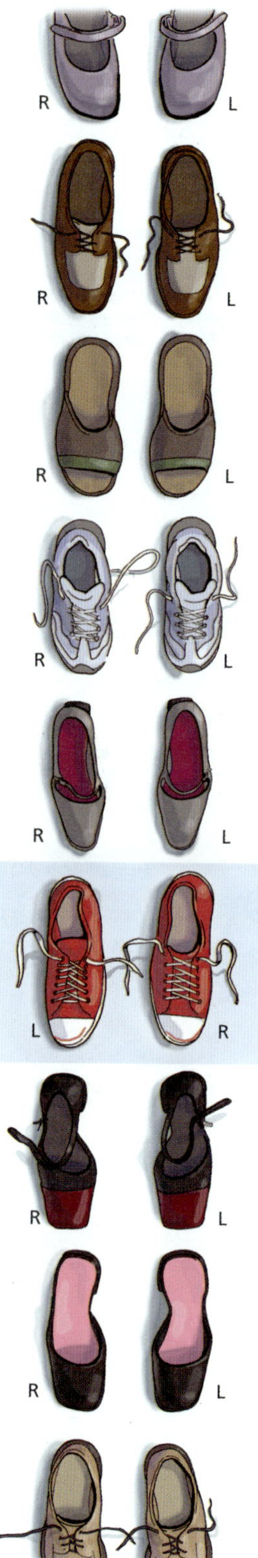

그림 17.20 무작위 정렬: 신발을 이용한 유추. 한 켤레의 신발은 한 쌍의 염색체에 필적한다. 감수분열은 한 켤레의 신발을 다른 켤레들에 대해 독립적으로 분리한다—이는 각각의 운동화 켤레로부터 하나씩 분리하여 두 개의 더미를 만들어 놓은 후, 각 더미로부터 다시 짝을 찾는 것과 매우 유사하다. 여기서는 오른쪽 운동화를 왼쪽더미에 놓음으로써 어떻게 두 개의 신발 더미가 생길 수 있는지를 보여준다.

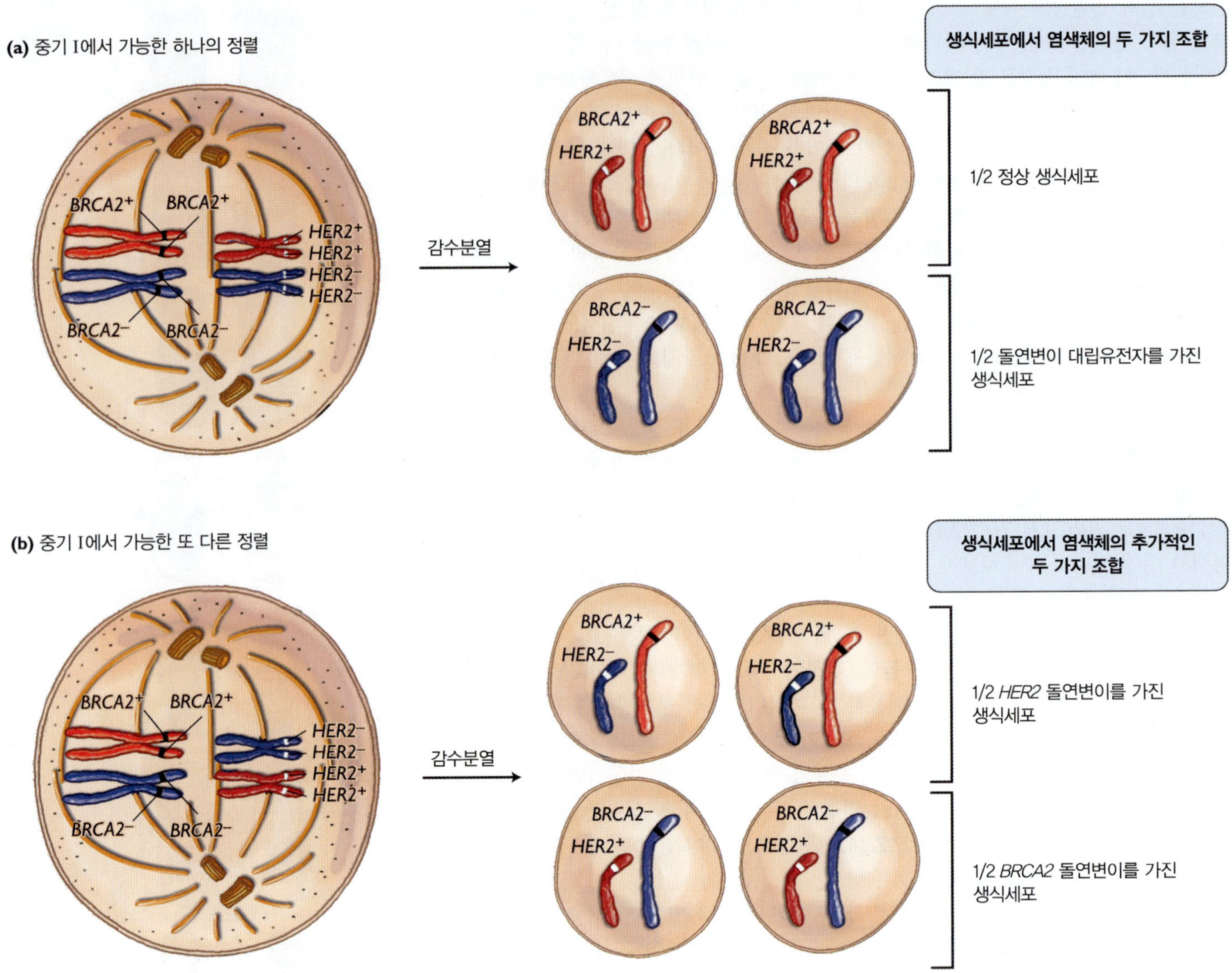

(a) 중기 I에서 가능한 하나의 정렬

$BRCA2^+$ $BRCA2^+$ $HER2^+$ $HER2^+$ $HER2^-$ $HER2^-$ $BRCA2^-$ $BRCA2^-$

감수분열 →

생식세포에서 염색체의 두 가지 조합

$BRCA2^+$ $HER2^+$ / $BRCA2^+$ $HER2^+$ — 1/2 정상 생식세포

$BRCA2^-$ $HER2^-$ / $BRCA2^-$ $HER2^-$ — 1/2 돌연변이 대립유전자를 가진 생식세포

(b) 중기 I에서 가능한 또 다른 정렬

$BRCA2^+$ $BRCA2^+$ $HER2^-$ $HER2^-$ $HER2^+$ $HER2^+$ $BRCA2^-$ $BRCA2^-$

감수분열 →

생식세포에서 염색체의 추가적인 두 가지 조합

$BRCA2^+$ $HER2^-$ / $BRCA2^+$ $HER2^-$ — 1/2 *HER2* 돌연변이를 가진 생식세포

$BRCA2^-$ $HER2^+$ / $BRCA2^-$ $HER2^+$ — 1/2 *BRCA2* 돌연변이를 가진 생식세포

그림 17.21 **염색체의 무작위 정렬.** 2쌍의 상동염색체가 있을 때 두 종류의 정렬, (a)와 (b)가 가능하다. 이러한 서로 다른 정렬에 의해 생식세포에서 새로운 유전자의 조합이 만들어진다.

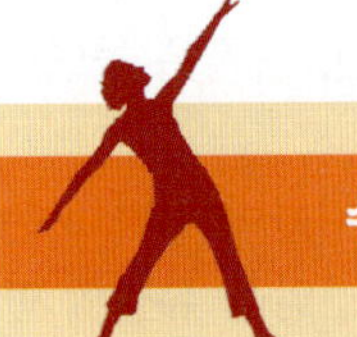

쉬어가기 17.6

만약 니콜이 세포주기를 조절하는 유전자의 돌연변이형을 물려받지 않았다면, 그녀는 그녀가 가질 어느 아이들에게나 그녀의 암을 전달할 수 있는가? 왜 그렇게 생각하는가?

만약 니콜의 세포주기를 조절하는 *BRCA2* 유전자의 돌연변이 복사본 하나를 물려받았다면, 그녀의 아이들이 그녀로부터 그 유전자를 물려받을 비율은 얼마인가?

만약 그녀의 아이들이 돌연변이가 일어난 세포주기 조절 유전자를 물려받는다면, 그들은 암에 걸릴 운명인가? 왜 그렇게 생각하는가?

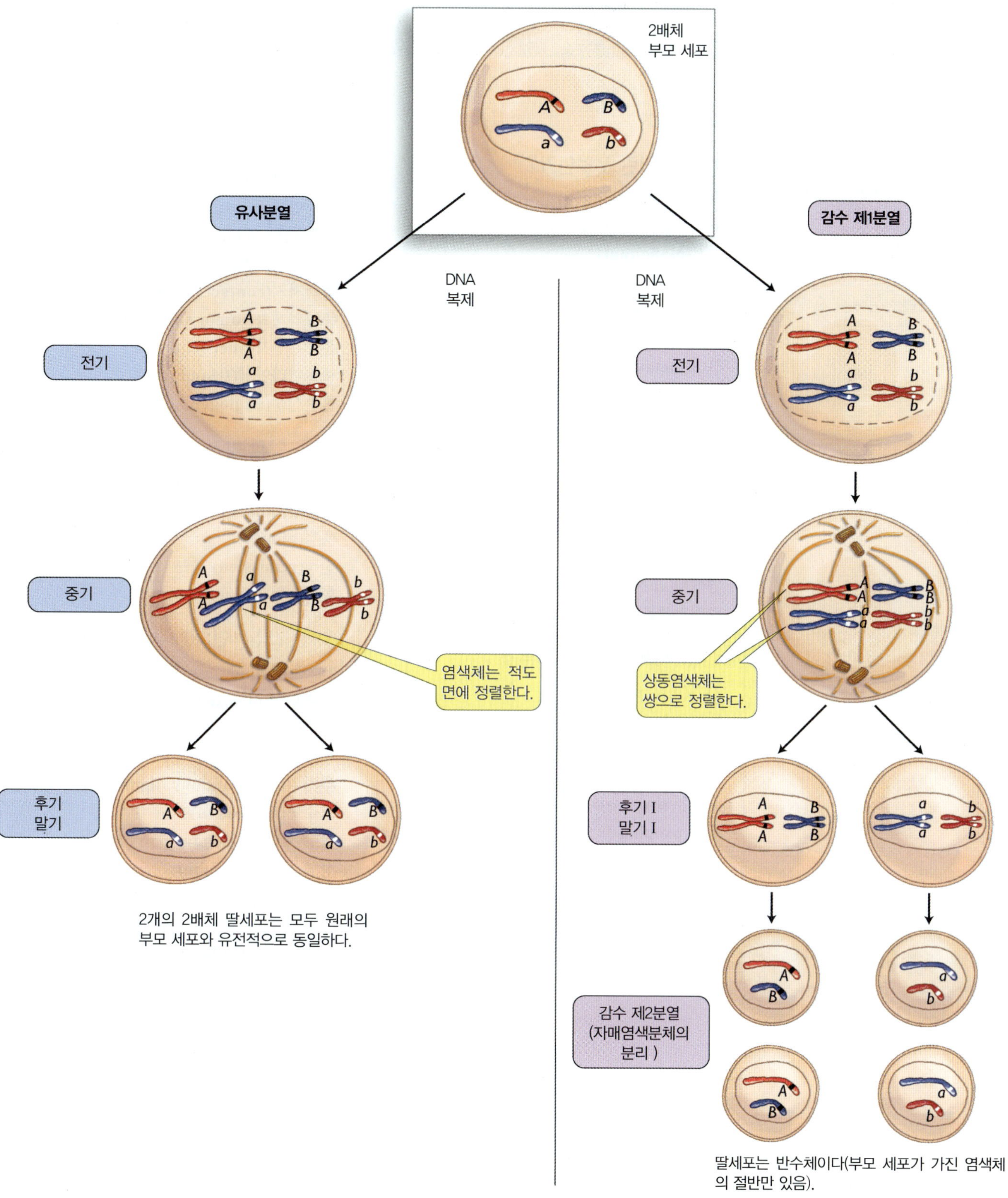

그림 17.22 **체세포분열과 감수분열의 비교.** 체세포분열은 체세포에서 일어나는 분열로서, 부모 세포와 동일한 유전자 복사본을 딸세포에게 준다. 감수분열은 생식세포를 만드는 세포에서 일어나는 분열로서, 염색체 수를 절반으로 줄어들게 한다. 염색체 수를 줄이기 위해 그리고 각각의 생식세포가 각 상동염색체 쌍으로부터 염색체 하나씩을 받기 위해서, 각 상동 쌍의 두 염색체는 중기 I에 적도면에 정렬한 후, 후기 I 동안에 서로 분리된다.

17장 복습

기억해야 할 어원

다음 어원은 주로 라틴어와 그리스어에서 온 것이며 용어를 해독하는 데 도움이 될 것이다.

cyto-와 **-cyte** 세포에 관련된.
-kinesis 움직임.
mitosis 실을 의미하는 그리스어에서 유래.
onco- 암의.
proto- 전에.
soma-, **somato**, **-some** 신체의.
telo- 끝 또는 완성.

핵심 용어

17.1 암이란 무엇인가?

발암물질(carcinogen)
세포분열(cell division)
악성(malignant)
암(cancer)
양성(benign)
위험인자(risk factor)
전이(metastasis)
종양(tumor)

17.2 세포분열의 개요

DNA(deoxyribonucleic acid)
DNA 복제(DNA replication)
DNA 중합효소(DNA polymerase)
동원체(centromere)
염색체(chromosome)
자매염색분체(sister chromatid)

17.3 세포주기와 유사분열

간기(interphase)
말기(telophase)
미세소관(microtubule)
세포질분열(cytokinesis)
유사분열(mitosis)
전기(prophase)
중기(metaphase)
중심립(centriole)
핵막(nuclear envelope)
후기(anaphase)

17.4 돌연변이는 세포주기 조절을 방해한다

부착 의존성(anchorage dependence)
생장인자(growth factor)
영생(immortal)
원종양유전자(proto-oncogene)
접촉저지(contact inhibition)
종양억제자(tumor suppressor)
종양유전자(oncogene)
텔로머라아제(telomerase)
혈관신생(angiogenesis)

17.5 암의 발견과 치료

방사선 치료(radiation therapy)
복강경(laparoscope)
생검(biopsy)
진정(remission)
화학요법(chemotherapy)

17.6 감수분열: 생식세포 생산

2배체(diploid, 2*n*)
감수분열(meiosis)
교차(crossing over)
대립유전자(allele)
무작위 정렬(random alignment)
반수체(haploid, *n*)
상동 쌍(homologous pair)
상염색체(autosome)
생식세포(gamete)
성염색체(sex chromosome)
연관 유전자(linked genes)
접합자(zygote)
체세포(somatic)
핵형(karyotype)

요약

17.1 암이란 무엇인가?

- 조절이 안 되는 세포분열은 종양의 형성을 유도할 수 있다. 양성 종양은 천천히 자라고 둘러싸고 있는 조직을 침범하지 않는 암이 아닌 종양이다. 악성 종양은 급속히 퍼지며 주변 조직으로 전이한다. 전이성 종양은 체내에서 다른 장소로 이동하며 새로운 암을 만든다(406쪽)

17.2 세포분열의 개요

- 세포분열은 성장과 발달을 위해 필요한 과정이다(409쪽).
- DNA 분자는 뉴클레오티드의 역평행 가닥으로 구성된다. 뉴클레오티드는 당, 인산, 질소함유 염기로 구성된다. 질소함유 염기는 A, C, G, T를 포함하며, A와 T가 짝을 이루고 C와 G가 짝을 이루어 서로 염기쌍을 만든다(410쪽).

- 일단 복제되면, 복제된 염색체는 동원체에 서로 붙어 있는 두 개의 자매염색분체로 구성된다(409쪽).
- 세포분열이 일어나기 위해서는 DNA는 복제되어야 하며 딸세포로 전달되어야 한다(411쪽).
- DNA가 복제 또는 합성되는 동안에 이중가닥 DNA 분자의 각 가닥은 새로운 DNA 딸가닥의 합성을 위한 주형으로 사용된다. 새롭게 합성된 DNA 가닥은 부모 가닥과 상보적이다. DNA 중합효소는 뉴클레오티드를 딸 가닥에 강하게 결합시킨다(411~412쪽).

17.3 세포주기와 유사분열

- 세포주기는 하나의 세포가 딸세포를 만들 때 일어나는 모든 사건을 포함한다(412~413쪽; 그림 17.7).

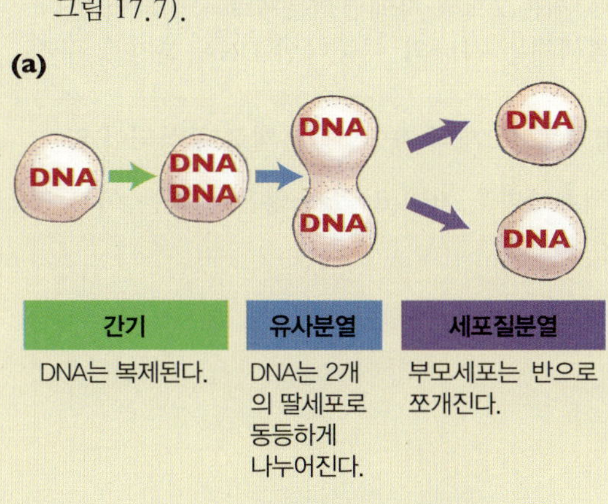

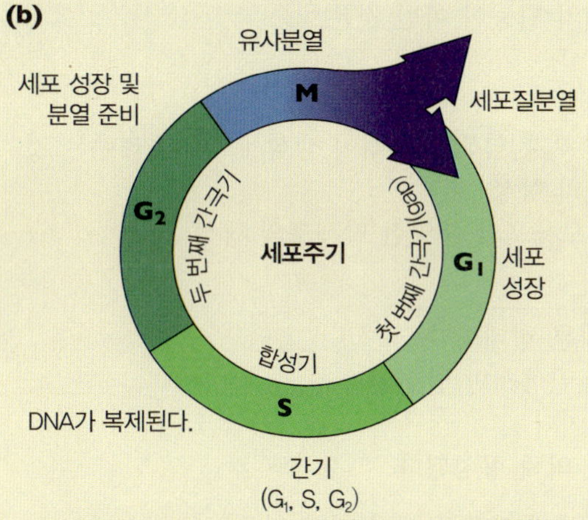

- 간기는 세포주기의 두 개의 간극 단계(G_1기와 G_2기)를 포함하며, 이 동안에 세포는 성장하고 유사분열과 감수분열을 시작할 준비를 한다. S기(합성) 동안에 DNA는 복제된다. 간기의 S기는 G_1기와 G_2기 사이에 일어난다(413쪽).
- 유사분열 동안에 자매염색분체는 조직의 성장 또는 수선을 목적으로 부모 세포의 정확한 유전적 복사본인 딸세포 내부로 분리되어 들어간다. 첫 번째 단계인 전기에서 복제된 DNA는 선형의 염색체로 응축된다. 중기에 이 복제된 염색체들은 세포의 가운데를 가로질러 정렬한다. 후기에 자매염색분체는 서로 분리되어 세포의 반대편 극에 정렬한다. 말기에 각각의 극에 놓여 있는 염색체 주변에 핵막이 재형성된다(413쪽).
- 세포질분열은 세포주기의 마지막 단계이다. 세포질분열 동안에 세포질은 두 부분으로 나누어져, 각 부분은 딸세포가 된다(416쪽).

17.4 돌연변이는 세포주기 조절을 방해한다

- 세포분열이 정확하게 작동할 때, 이 과정은 빈틈없이 조절된다. 정상 세포들은 조건이 양호할 때에만 분열한다(416쪽).
- 단백질들은 세포가 G_1기, G_2기, 중기로 진행할 때 검문점에서 세포와 세포 환경을 점검하고, 조건이 알맞지 않으면 세포분열을 중단시킨다(416쪽).
- 세포주기 조절의 실수는 세포주기를 조절하는 유전자에 돌연변이가 일어났을 때 발생한다. 돌연변이가 일어난 유전자는 유전될 수 있으며, 돌연변이들은 자발적으로 발생하거나 발암 물질에 노출 되었을 때 유발되기도 한다(416~418쪽).
- 종양이 양성에서 악성으로 진행될 때는 종종 혈관을 형성하게 하고, 접촉저지와 부착 의존성을 상실하며, 영속성을 가지도록 하는 돌연변이가 생긴다. 그러므로 악성이 되기 위해서는 암 세포에 대한 많은 변화와 충격이 필요하다(418쪽).

17.5 암의 발견과 치료

- 암의 조기 발견과 치료는 생존 가능성을 증가시킨다(419쪽).
- 생검은 암을 발견하는 보편적인 방법이다. 생검은 암이 될 것이라고 의심되는 조직이나 세포를 제거하여 그것들을 분석하는 것을 포함한다(419쪽).
- 전형적인 암 치료는 화학 물질을 주입하여 급속하게 분열하는 세포를 죽이는 화학요법과 종양 세포를 고에너지 입자에 노출시킴으로써 죽이는 방사선을 포함한다(420~421쪽).

17.6 감수분열: 생식세포 생산

- 감수분열은 생식 세포분열의 한 종류로, 생식세포를 만든다. 생식세포는 체세포가 갖고 있는 염색체 수의 절반만을 가진다. 2배체 세포로부터 반수체 세포가 만들어지기 때문에 염색체 수의 감소가 일어난다(422~425쪽).
- 감수분열에 들어가기 전 간기를 거치며, 간기에 DNA가 복제된다(424~425쪽).
- 감수 제1분열 동안에 상동염색체 쌍은 서로 분리된다(425쪽).
- 감수 제2분열 동안에 자매염색분체가 서로 분리된다(425쪽).
- 상동염색체 쌍은 감수분열의 전기 I에 교차가 일어나는 동안에 유전정보를 교환하고, 그러므로 개인이 만들 수 있는 유전적으로 서로 다른 생식세포의 수가 증가한다(425~428쪽, 그림 17.19).

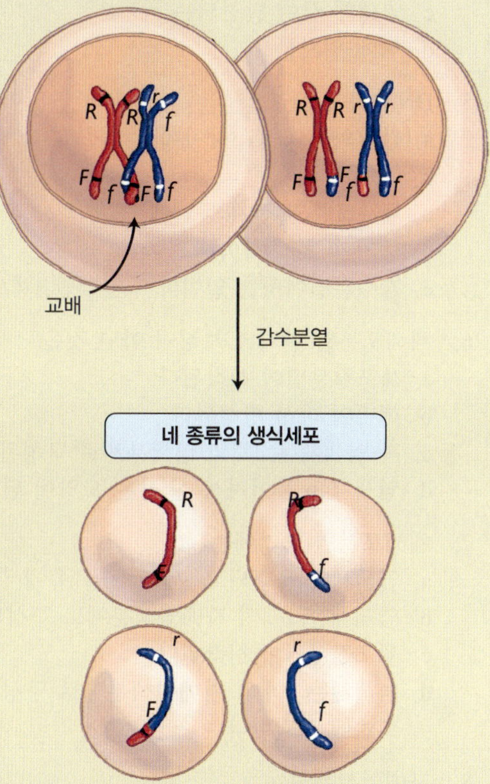

- 중기 I에서 상동염색체 쌍의 정렬은 어떤 염색체(상동염색체의 한 구성원)가 어느 극을 향하고 있는지에 관해 무작위적이다. 상동염색체의 무작위 정렬은 개인이 만들 수 있는 서로 다른 종류의 생식세포 수를 증가시킨다(428~429쪽).

기본 학습 문제

1. 암 세포는 정상 세포에 비해 ______________ 점에서 다르다.
   a. 분열하지 않아야할 때 분열한다는
   b. 주위 조직으로 침투한다는
   c. 몸의 다른 부위로 이동한다는
   d. 위의 모든 진술

2. 46개 염색체를 가진 세포가 체세포분열을 해서 만든 딸세포는 ____________.
   a. 13개 염색체를 가지고 있다.
   b. 23개 염색체를 가지고 있다.
   c. 26개 염색체를 가지고 있다.
   d. 46개 염색체를 가지고 있다.

3. DNA 중합효소는 ______________________.
   a. 자매염색분체의 동원체에 붙는다
   b. 지방과 인지질로부터 딸 DNA 분자를 합성한다
   c. DNA 합성을 촉진하는 효소이다
   d. 암 세포의 분열을 멈추게 한다

4. 동원체는 ________________ 부위이다.
   a. 자매염색분체가 서로 결합하는
   b. 중기의 염색체가 정렬하는
   c. 염색체 끝이 발견되는
   d. 핵에 위치한

5. DNA 복제는 __________________ 일어난다.
   a. 간기의 G_1과 G_2 사이에
   b. G_2 동안에
   c. 체세포분열 전기 동안에
   d. 중기와 후기 사이에
   e. 감수분열에서는 일어나지 않지만, 체세포분열 전에

6. 체세포분열 말기의 특징이 아닌 것은?
   a. 세포질분열이 시작된다.
   b. 핵막이 다시 형성된다.
   c. 각 염색체는 2개의 염색분체로 구성된다.
   d. 염색체는 풀어져서 실 같은 모양이 된다.

7. 체세포분열 중기에는 ___________________.
   a. 염색체가 응축되고, 세포의 끝 쪽에서 발견된다
   b. 염색체는 1개의 자매염색분체로 구성되어 있다
   c. 세포질분열이 시작된다
   d. 염색체는 2개의 자매염색분체로 구성되어 있고, 세포의 적도면에 정렬한다

8. 자매염색분체는 ___________________.
   a. 서로 다른 두 염색체가 붙어 있는 것이다
   b. 한 염색체의 동일한 복사본으로 서로 붙어 있다
   c. 중심체로부터 나온다
   d. 체세포분열에 의해 부서진다
   e. 서로 다른 유전자를 가지고 있는 염색체이다

9. 원발암유전자는 __________________.
   a. 사람이 물려받는 돌연변이 유전자이다
   b. 세포주기 조절 단백질을 암호화한 정상 유전자이다
   c. 물려받았을 때 암을 유발한다
   d. 종양 형성을 억제하는데 실패한 단백질이다

10. 세포질분열은 ____________________.
    a. 말기 전에 있는 체세포분열 시기이다
    b. 세포질이 나누어지는 것이다
    c. 핵 내용물이 분열하는 것이다
    d. 하나의 세포가 4개로 쪼개지는 것이다

11. 감수 제1분열 말기 후에 각 딸세포는 __________________.
    a. 2배체이고, 염색체는 하나의 이중나선 DNA 분자로 구성되어 있다
    b. 2배체이고, 염색체는 2개의 자매염색분체로 구성되어 있다
    c. 반수체이고, 염색체는 하나의 이중나선 DNA 분자로 구성되어 있다
    d. 반수체이고, 염색체는 2개의 자매염색분체로 구성되어 있다

12. 다음 세포 중 염색체 2벌을 가지고 있지 않은 세포는 어느 것인가?
    a. 반수체 세포
    b. 체세포
    c. 2배체 세포
    d. 피부세포
    e. 간세포

13. 다음 중 감수분열의 기능이 아닌 것은?
    a. 생식세포 형성
    b. 염색체 수의 반감
    c. 모계 염색체와 부계 염색체를 섞어 생식세포에 물려주는 것
    d. 반수체 딸세포의 형성
    e. 유전적으로 부모세포와 동일한 딸세포의 형성

14. 대립유전자는 ________________.
    a. 유전자의 또 다른 형태이다
    b. 오직 염색체의 끝에서만 발견된다
    c. 복제된 염색체이다
    d. 무작위 정렬에 의해 형성된다

15. 다음 중 상동염색체에 관해 옳게 설명한 것은?
    a. 모든 대립유전자가 동일하다.
    b. 같은 위치에 같은 형질에 대한 유전자를 가지고 있다.
    c. 전기 II에 짝을 이룬다.
    d. 반수체 세포에서 발견된다.

16~18번은 두 쌍의 염색체를 나타낸 그림 17.23에 있는 세포를 참조하여 답하라. 맨 위의 세포는 G_1 시기이다. 16~18번에 서술한 내용과 일치하는 염색체를 가진 세포를 선택하라.

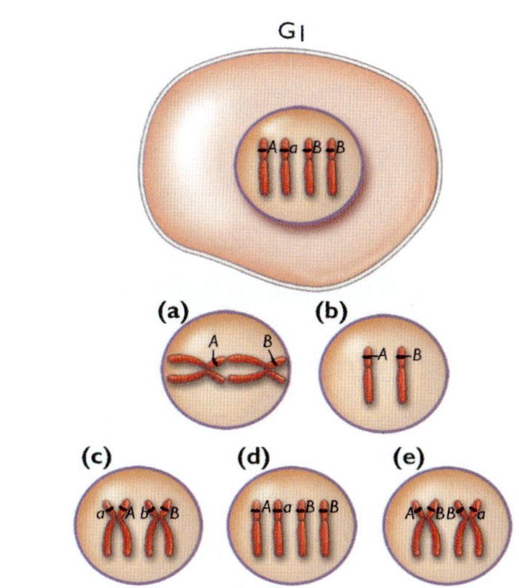

그림 17.23 G_1기 및 여러 상태에 있는 세포

16. 체세포분열의 딸세포
17. 감수 제1분열을 마친 딸세포
18. 감수 제2분열을 마친 딸세포
19. 그림 17.24에 나타낸 각각의 염색체는 반수체인지, 또는 2배체인지 진술하라.

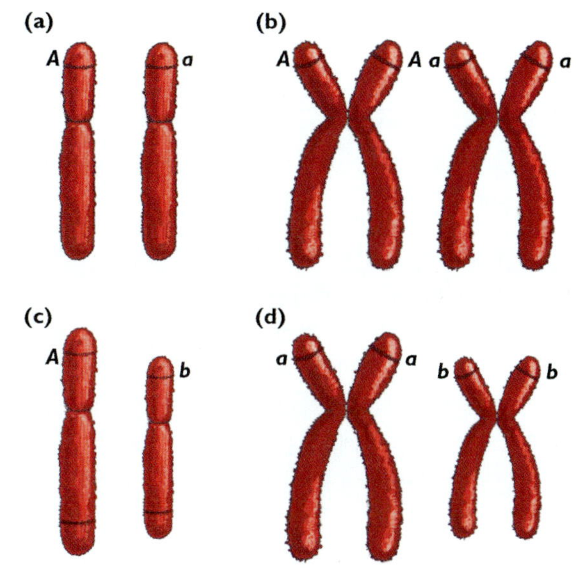

그림 17.24 반수체 또는 2배체 염색체?

20. **참 또는 거짓?** "정자와 난자를 제외하고 사람의 몸을 구성하는 세포는 46쌍의 염색체를 가지고 있다."

분석 및 응용 문제

1. 어떤 암에 대해 가족력이 있는지를 아는 것이 왜 중요한가?

2. 암을 치료할 수 있는 약을 개발한다고 가정하고, 이 약은 어떤 생물학적 과정을 중단시킨다고 하자. 당신이 연구 개발자라면, 어떤 과정을 중단시키겠는가? 왜?

3. 어떤 사람이 일광욕을 하다가 피부세포에 돌연변이가 생겼다면, 그 사람의 아들은 암에 걸릴 가능성이 더 높은가?

4. 시간이 지남에 따라 돌연변이는 세포에 축적된다. 암세포가 되기 전에 수백 개의 유전자에 돌연변이가 일어난다. 비록 암세포는 수백 개의 돌연변이를 가졌지만, 적게는 1~2개의 종양유전자만이 실제로 악성 종양을 유지하는 데 관여한다. 종양 이러한 몇몇 유전자들이 치료의 표적이 된다면, 암을 통제할 수 있다. 어떤 세포가 수백 개의 돌연변이를 가졌지만, 악성 종양이 아니라면, 이 세포에 어떤 일이 일어날 것 같은가?

다음의 정보를 참조하여 5번과 6번 질문에 답하라.

엡스타인-바(Epstein-Barr) 바이러스는 인간 집단에서 흔하다—미국 성인의 90% 이상이 일생 동안에 이 바이러스에 노출되었다. 이 바이러스는 감염성 단핵증(momonucleosis)을 일으킨다.

이 바이러스는 또한 유방암, 호지킨병, 버킷 림프종양 등의 암과 관련이 있다. 바이러스 자체는 이러한 암을 직접 일으키지는 않는다. 그러나 이 바이러스는 암세포의 이동을 억제하는 정상적인 세포질 단백질의 기능을 방해함으로써 암세포가 전이되는 위험을 증가시킨다.

5. 엡스타인-바 바이러스와 유방암과의 관계에 대한 지식은 유방암을 가지고 있거나 유방암 가족력이 있는 환자를 치료할 때 의사에게 어떻게 도움이 될까?

6. 과학자들은 악성 암에 대한 엡스타인-바 바이러스 효과를 어떻게 줄이거나 제거할 수 있을까?

7. 2006년에 경구 피임약 사용과 암에 대한 관계를 연구한 결과가 발표되었다. 이 연구는 17,000명 이상의 영국 여성들을 대상으로 30~36년에 걸쳐 실시되었다. 표 17.1은 경구 피임약 사용과 생식계통의 암 발생률에 대한 일부 결과를 보여준다. 이 표를 이용하여 암과 경구 피임약 사용에 대한 관계를 요약하라.

표 17.1 경구 피임약과 암

암 종류	경구 피임약 사용 기간			
	미 사용자	48개월 사용	49~96개월 사용	97개월 이상 사용
유방암	314	141	182	207
자궁경부암	6	9	16	28
자궁암	50	12	11	4
난소암	58	28	10	10

자궁경부, 자궁, 난소암 결과는 통계적으로 유의미하다–우연에 의해 이런 결과가 생길 가능성은 1/1,000보다 작다. 유방암 결과는 무의미하다.

8. 화학요법은 일반적인 암 치료법이다. 그러나 몇 종류의 암에는 효과적이지 않다. 예를 들어 가장 흔한 형태의 비호지킨 림프종양 환자에 대한 성공률은 단지 40%에 불과하다. 과학자들은 이제 어느 환자에게 화학요법을 효과적으로 적용할 수 있는지 예측하기 위해 유전자에 주목하고 있다. 연구자는 화학요법에 잘 반응하는 환자와 그렇지 못한 환자의 종양세포로부터 유전자 발현에 대해 연구했다. 그들은 극적으로 발현이 다른 17개 유전자를 찾아냈다. 그 다음에 과학자들은 환자의 생존율을 예측하기 위한 방식을 만들기 위해 이 결과를 이용했다. 이 방식은 의사가 특정 환자에게 화학요법이 최선책인지 결정하는데 도움을 줄 수 있다. 종양에서 특정 유전자의 발현이 화학요법을 받은 환자의 생존율을 예측하는데 어떻게 도움을 줄 수 있을까?

표 17.2 권장하는 암 검사법

암 종류	검사법	횟수
유방암	자가진단	18세 이후 매월마다
유방암	마모그램	40세 이후 매년마다
자궁경부, 난소, 자궁암	골반검사, pap 도말검사	18세 이후 매년마다
결장암	직장검사	40세 이후 매년마다
결장암	혈변검사	50세 이후 매년마다
전립선암	직장검사, 혈액검사	50세 이후 매년마다
피부암	육안 검사	매년마다(고위험군은 더 자주)
정소암	자기진단	14세 이후 매월마다

9. 표 17.2에 나타낸 검사는 초기에 암을 발견하기 위해 권장하고 있다. 당신에겐 어떤 종류의 암이 가장 위험한가? 당신 혹은 당신의 의사는 어떤 검사를 해야 하나?

10. 베바시주맵(Bevacizumab, 상품명 아바스틴)은 종양 주위의 혈관에 작용하는 화학요법 치료제이다. 아바스틴은 새로운 혈관 형성을 억제하고, 기존의 혈관을 수축시키거나 성장을 억제한다. 전이성 직장암에 아바스틴을 화학요법과 함께 사용했을 때 환자 생존율은 평균 5개월 증가하였다. 왜 다른 요법과 아바스틴을 함께 사용해야 이 암에 대해 더 효과적인가?

과학 연관 문제

1. 담배가 암의 위험을 증가시킨다는 것은 아주 명확하고 공공연히 알려졌는데, 사회 구성원이 흡연자의 치료비까지 부담해야 하는가? 그 이유를 설명하라.
2. 암에 걸릴 확률을 줄이기 위해 당신의 인생에 어떤 변화를 주겠는가?
3. 만약 오늘 1개 또는 그 이상의 돌연변이 세포주기 조절 유전자를 물려받았는지 검사를 한다면, 당신은 그 결과를 알고 싶은가?

Chapter 18

사람의 생식

수정 능력과 불임

학습목표

1 유성생식을 정의한다.

2 남녀 생식소의 구조와 기능을 설명한다.

3 남성 생식계를 모식도로 그려보고, 관련된 구조들의 기능을 설명한다.

4 여성 생식계를 모식도로 그려보고, 관련된 구조들의 기능을 설명한다.

5 남성 및 여성에서 배우자형성과정을 설명한다.

6 정자형성과정 및 난자형성과정을 비교 설명한다.

7 난소주기를 설명한다.

8 월경주기에 대한 호르몬 조절에 대하여 설명한다.

9 사람의 성적 반응의 네 단계 모델을 설명한다. 이러한 단계와 관련된 생리적인 변화가 어떻게 생식을 촉진하는지 설명한다.

10 여러 피임 방법의 생물학적인 기작을 비교 설명한다.

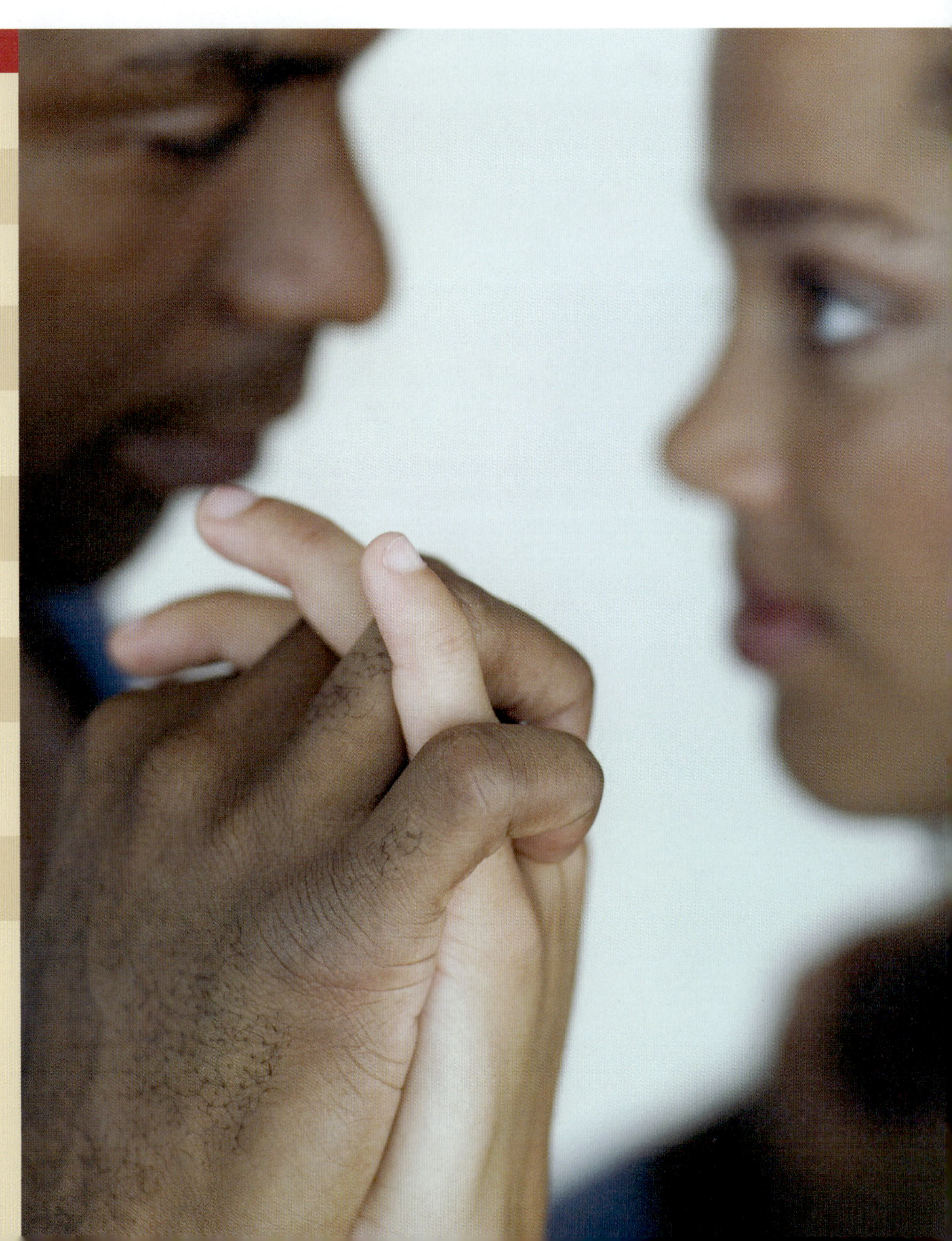

한 신혼부부가 언제 자식을 갖는 것이 가장 좋을지에 대하여 궁금해 하고 있다.

한 신혼부부가 언제 아이를 가질 것인가를 고민하고 있다. 이들은 자식을 원하지만 두 사람 모두 이제 막 대학원을 마쳤으며, 작은 아파트에 살고 있다. 그들은 20대 후반으로 가능하다면 몇 년 더 기다려 자식을 갖고자 한다. 이러한 시간을 통해 두 사람은 경력을 더 쌓고 도시를 벗어난 곳에 정원이 있는 집을 살 돈을 저축하게 될 것이다. 이 부부는 절친한 다른 부부가 불임 경험이 없었다면 몇 년을 기다리는 것에 대하여 개의치 않았을 것이다.

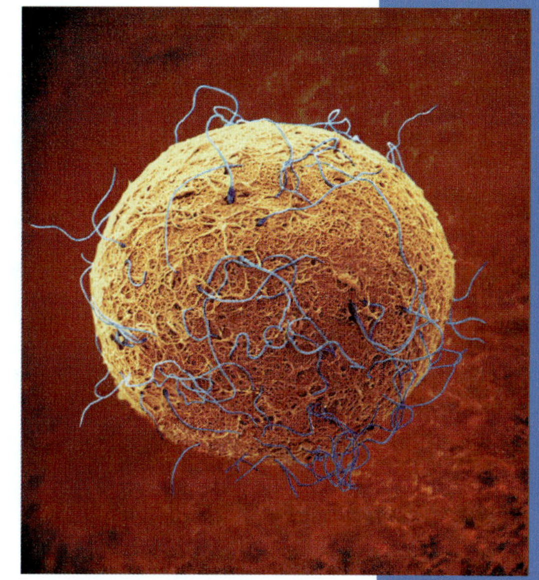

최근 결혼한 신혼부부는 친구 부부처럼 임신이 어려울 수도 있다는 걱정을 한다.

이들의 친구는 피임 노력을 하지 않고 성관계를 가졌지만 1년 동안 자식을 가질 수 없게 되면서 불임 판정을 받았다. 불임은 부부 중 한 사람 혹은 두 사람 모두가 원인일 수 있다. 의사들은 이들 부부의 불임의 원인을 찾을 수 없었기 때문에 일련의 테스트를 통해서 그리고 페트리접시에서 정자와 난자를 수정시키는 절차를 포함하는 비싼 생식기술을 적용하였다. 불임 부부가 모아둔 돈은 자식을 갖기 위해 사용되었으며, 심지어는 집을 담보로 대출을 받기도 하였다. 최근에는 신용카드로 시술 비용을 지불하기도 하였다.

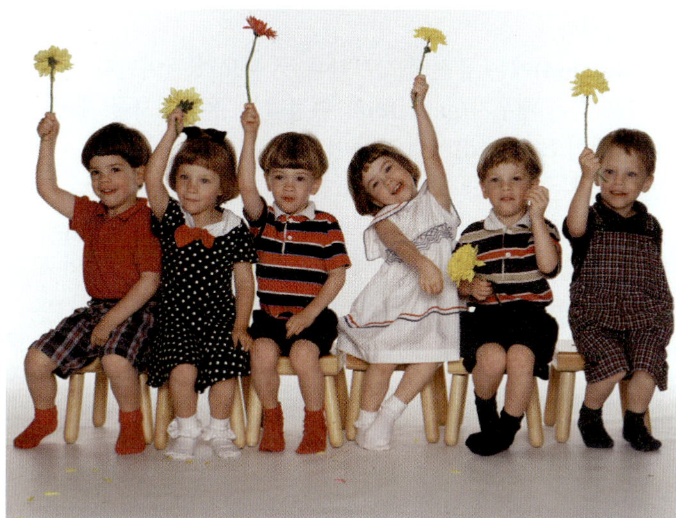

생식 기술을 이용하면 다산일 가능성이 많으며 딜레이(Dilley) 여섯 쌍둥이의 출산이 그런 경우라고 할 수 있다.

가장 최근의 불임치료 방법으로는 난자의 수를 증가시키기 위해 불임 부부의 여성이 약을 복용한 경우다. 이러한 처방의 진짜 위험은 다산을 초래하는 것이다. 1993년 미국 인디애나에서 태어난 딜레이(Dilley) 여섯 쌍둥이의 탄생처럼 출산이 원만하게 끝날 수도 있지만 보통은 그렇지 않다. 다산 임신은 미성숙하면서 몸무게가 적은 신생아가 태어날 위험성이 높다. 미성숙한 아기는 스스로 호흡을 하고 스스로 체온을 조절할 수 있기까지 집중적으로 의학적 관리를 받아야 한다.

이 신혼부부는 좀 더 최근에 알려진 미성숙한 여섯 쌍둥이의 슬픈 사연을 추적해 보았다. 이들 6명은 300~500 g 사이의 몸무게를 가지고 태어났으며, 딜레이의 여섯 쌍둥이처럼 성공적이지 못했다. 4명의 남자 아기 중 세 명은 태어난 지 일주일 만에 죽었으며, 나머지 한 명의 남자 아기와 두 명의 여자 아기는 평생 건강 문제를 안고 살아가게 되었다.

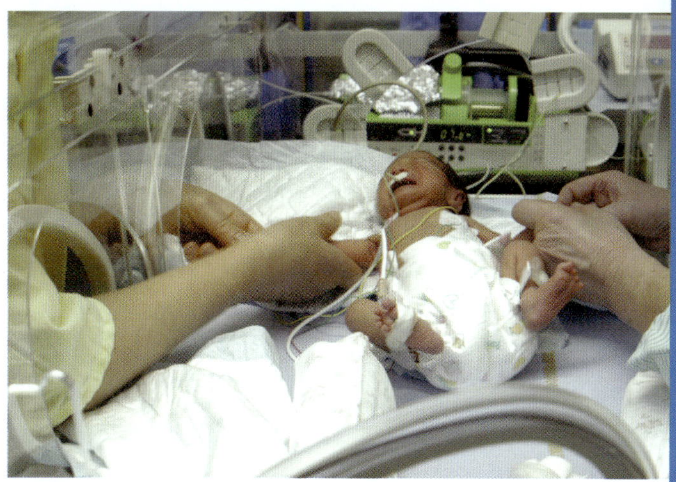

미성숙한 유아는 평생 건강에 문제를 가질 수 있다.

미국에서 약 12%의 부부가 불임에 직면해 있는 것을 감안하여 이 신혼부부는 임신을 하는데 더 많은 시간과 돈이 들어갈 수 있기 때문에 지금부터라도 자식을 가질 노력을 시작해야 할 것인가? 아니면, 가임이라는 것을 확신하고 자식을 가질 준비가 되어 있다고 느낄 때까지 기다려야 하는가? 이러한 질문에 답하기 위해서는 생식에 대한 좀 더 철저한 이해가 필요하다.

18.1 사람의 생식계

생식은 생명체가 자식을 만들어내는 과정이며, 종의 연속성을 이어준다. 생식 중에는 생명체 자신의 생존에는 필수적이지 않지만 종의 연속성을 위해서는 없어서는 안 될 정자와 난자와 같은 세포가 만들어지며 자손을 생산할 수 있게 된다. 사람은 유성생식이라는 과정을 통해서 만들어진다.

유성생식(sexual reproduction)에는 유전적으로 다른 두 부모가 관여한다. 자손은 두 다른 개체로부터의 성세포 혹은 **배우자(gamete)**가 수정될 때 유전정보를 제공함으로써 만들어진다. 배우자는 **생식소(gonad)**에서 만들어진다. 정자를 만들어내는 남성 생식소를 정소, 난자를 만들어내는 여성 생식소를 난소라고 한다.

두 사람으로부터 나온 배우자의 유전정보를 제공함으로 자손은 엄마와 아빠의 유전물질을 합친 것이 된다. 유성생식을 통해 부모의 유전정보가 섞임으로써 거의 무한정 유전적으로 다양한 사람이 태어날 수 있다.

유성생식은 박테리아와 같은 몇몇 생명체에서 관찰되는 무성생식과는 다르다. 무성생식에서는 한 부모 생명체가 분열하여서 자손을 생산하는 것으로 부모와 자손이 유전적 클론을 만들게 된다. 이와 같은 생식은 유전적 변이를 허용하지 않는다.

불임의 원인을 이해하기 위해서는 사람의 남녀 생식기관을 구성하고 있는 구조들을 이해해야 한다. 남녀 생식계는 내부 구조와 외부 구조들로 구성되어 있다. 이러한 구조들은 배우자의 생산 및 성숙이 가능하고 생식 기능에 요구되는 물질을 생산하고 분비하도록, 그리고 배우자가 전달되는 관을 제공해 주도록 설계되어 있다.

남성 생식계

그림 18.1은 남성 생식계의 내부와 외부 구조들을 보여주고 있다.

남성의 **음경(penis)**은 성교시 정자를 여성의 생식관으로 운반한다. 음경은 발기성 해면조직으로 구성되어 있다. 성적 흥분기에 이 조직은 혈액으로 찬다. 음경에 증가된 혈액으로 인해서 생기는 압력에 의해 혈액이 정맥을 통해 음경 밖으로 빠져나가지 못함으로서 발기가 유지된다. 발기는 음경을 여성의 질 속으로 삽입하기 위해서 필요하며, 이는 정자를 난자가 있는 곳으로 운반하는 것을 용이하게 해준다.

음경 안의 **요도(urethra)**를 통해 정자나 오줌이 몸 밖으로 배출된다. 하나의 밸브가 정자와 오줌이 동시에 밖으로 배출되는 것을 막는다. **귀두(glans penis)**는 매우 민감한 피부로 포경수술을 하지 않은 남성에서는 포피라고 하는 주름진 피부로 덮여 있다.

고환(scrotum)은 음경 아래에 있는 주머니로 정자를 생산하는 **정소(testis)**를 포함하고 있다. 고환의 피부는 얇고 지방조직이 없다. 고환은 주름지고 털이 없다. 고환 피부 안쪽에 정소를 둘러싸고 있는 정소거근(cremaster)이라는 골격 근육은 몸에서부터의 정소의 상대적인 상대적인 위치를 조절한다. 정자는 체온보다도 약간 낮은 온도에서 최대로 만들어진다. 따라서 정소는 체강 밖에 놓여 있다. 좀 더 낮은 온도에서는 정소거근을 수축시켜 몸 가까이 정소를 유지한다. 고환에 확장된 정맥을 가지고 있는 남성

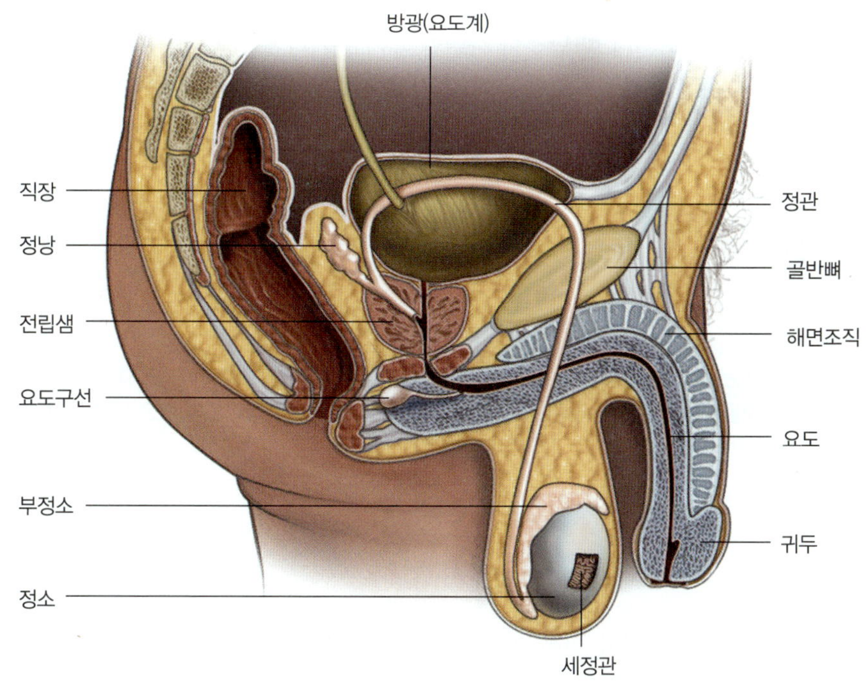

그림 18.1 남성생식기관의 해부도. 남성의 외부 생식기는 음경 및 고환으로 구성되어 있다. 고환은 정소를 싸고 있다. 정소는 정자를 생산하며, 정자는 부정소에 축적되고 정관을 통해 요도로 운반되며, 요도를 지나 몸 밖으로 나간다. 정낭, 전립샘 및 요도구선으로부터 나온 분비물은 정자가 성숙하고 운동성을 얻도록 해준다.

에서는 이러한 항상성 온도 조절 기작이 작동하지 않는데 이를 **정계정맥류**(varicocele)라고 한다. 정계정맥류는 혈액이 고환에 고이도록 하여 정상적인 온도 조절을 방해하고 결국 정자가 생존하지 못하도록 한다.

정소는 정자를 생산할 뿐만 아니라 **안드로겐(androgen)**이라는 호르몬도 생산한다. 각 정소는 코일 형태의 **세정관(seminiferous tubule)**으로 되어 있으며 18.2절에 논의한 것처럼 이곳에서 정자가 생산된다. 세정관은 안드로겐을 생산하는 **레디히세포(Leydig cell)**가 풍부한 결합조직에 의해 제자리에 놓여 있다. 이러한 세포들은 세정관 사이에 놓여 있기 때문에 **사이세포**(interstitial cell)라고 한다.

정자가 형성되는 데 약 60일이 걸린다. 세정관으로부터 정자는 정소의 꼭대기에 약 6미터 되는 관이 꼬인 **부정소(epididymis)**를 통과한다. 정자가 부정소를 통과하는데 걸리는 20여 일 동안 정자는 운동할 수 있는 능력을 획득하며, 하나의 난자와 수정할 수 있게 된다.

사정을 하는 동안 정자는 정자를 운반하는 **정관(vas deferens)**을 통해 부정소로부터 사정된다. 각 정관은 평활근으로 되어 있고, 정자를 이동시키기 위하여 파도와 같은 연동 수축을 한다.

여러 부속선은 정자가 생식계의 관을 따라 빠져나갈 때 분비액을 제공한다. 쌍으로 된 **정낭(seminal vesicle)**은 점액과 정자 에너지원인 과당을 포함하는 끈끈한 액체를 분비한다. **전립샘(prostate gland)**은 한 개가 있으며, 요도로 묽은 우유빛깔의 액체를 분비한다. **요도구선(bulbourethral gland)**은 한 쌍의 완두콩 크기의 분비샘으로 전립샘과 음경 사이의 요도 아래에 놓여 있다. 사정 전에 이러한 분비샘은 요도에 있을지도 모를 산성 오줌을 중화시키는 적은 양의 맑은 점액을 분비한다. 부속샘으로부터의 분비물은 정자와 만나 pH가 7.1~8.0의 **정액(semen)**을 만든다. 이러한 약알칼리성 용액은 정자의 이동에 적합하며, 여성 생식기관의 산성 환경을 중화시킨다.

정액의 생산은 척수 손상이나 질병에 의해 영향을 받을 수 있으며, 불임을 유발하기도 한다. 예를 들면, 성적인 접촉에 의해 반복적으로 감염이 되면 정자의 운반에 관여하는 통로에 상처를 주어 정자의 이동을 방해하거나 감소시킨다. 볼거리는 보통 어린 아이들에게 감염되는데 한 남성이 사춘기 후에 볼거리에 감염된다면 정소의 염증은 정자의 생산에 손상을 줄 수 있다. 마찬가지로 전립샘염도 정자의 통과에 영향을 줄 수 있다.

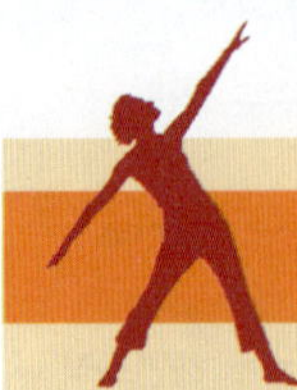

쉬어가기 18.1

어떤 남성에서는 태아기에 정소 중 하나 혹은 모두가 복강에서 고환 자리로 내려오지 못하는 경우가 있다. 이것을 잠복고환이라 하며, 수정 능력을 감소시킨다. 왜 잠복고환이 수정 능력을 감소시킨다고 생각하는가?

여성 생식계

그림 18.2a는 여성의 내부와 외부 생식기관에 대한 해부학적 모식도를 보여준다. 여성 외부생식기의 가장 명확한 구조적 특징은 **음문(vulva)**이다. 음문은 두 세트, 즉 지방질이 있고 음모가 있는 외부의 **대음순(lavia majora)** 및 지방과 음모가 없는 내부의 **소음순(labia minora)**으로 되어 있다. 음문의 앞쪽에서 소음순은 여성의 성적 흥분에 중요한 **음핵(clitoris)** 주변에서 나누어진다(그림 18.2b).

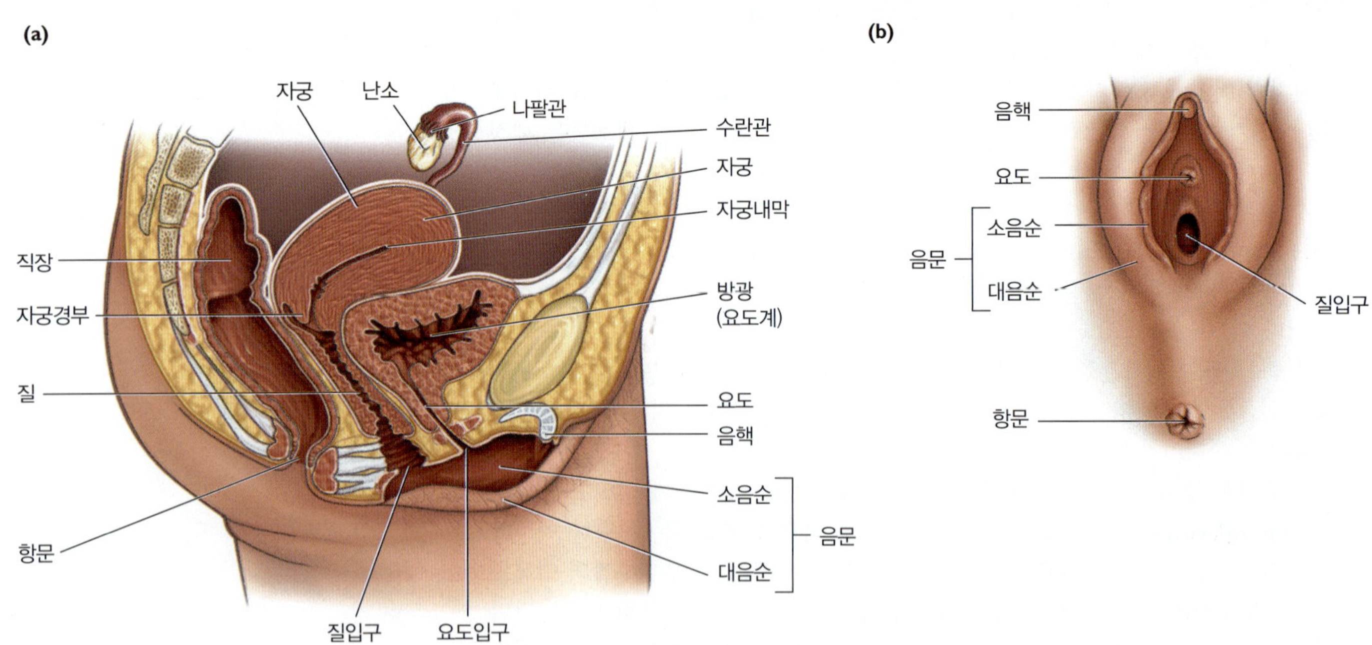

그림 18.2 **여성 생식기관의 해부학적 모식도.** (a) 여성의 난소는 난자와 생식에 필요로 하는 호르몬을 생산한다. 난자는 수란관에서 자궁으로 이동한다. 자궁은 발생하는 태아가 머무르는 곳이다. 자궁경부는 자궁의 아래 부분으로 출산 시기에 넓어진다. 질은 자궁 내부와 외부로의 출입 통로이다. (b) 여성 외부생식기관은 음문과 음핵으로 구성되어 있다. 외부로 열려진 곳 중 하나는 요도를 경유한 오줌이 배출되고, 다른 하나는 질을 경유한 월경 조직 혹은 아기가 나오는 곳이다.

시각화 여러분은 난자가 수정되지 않았을 때 난자가 난소에서 생산되어 질을 경유하여 밖으로 배출되는 경로를 추적할 수 있는가?

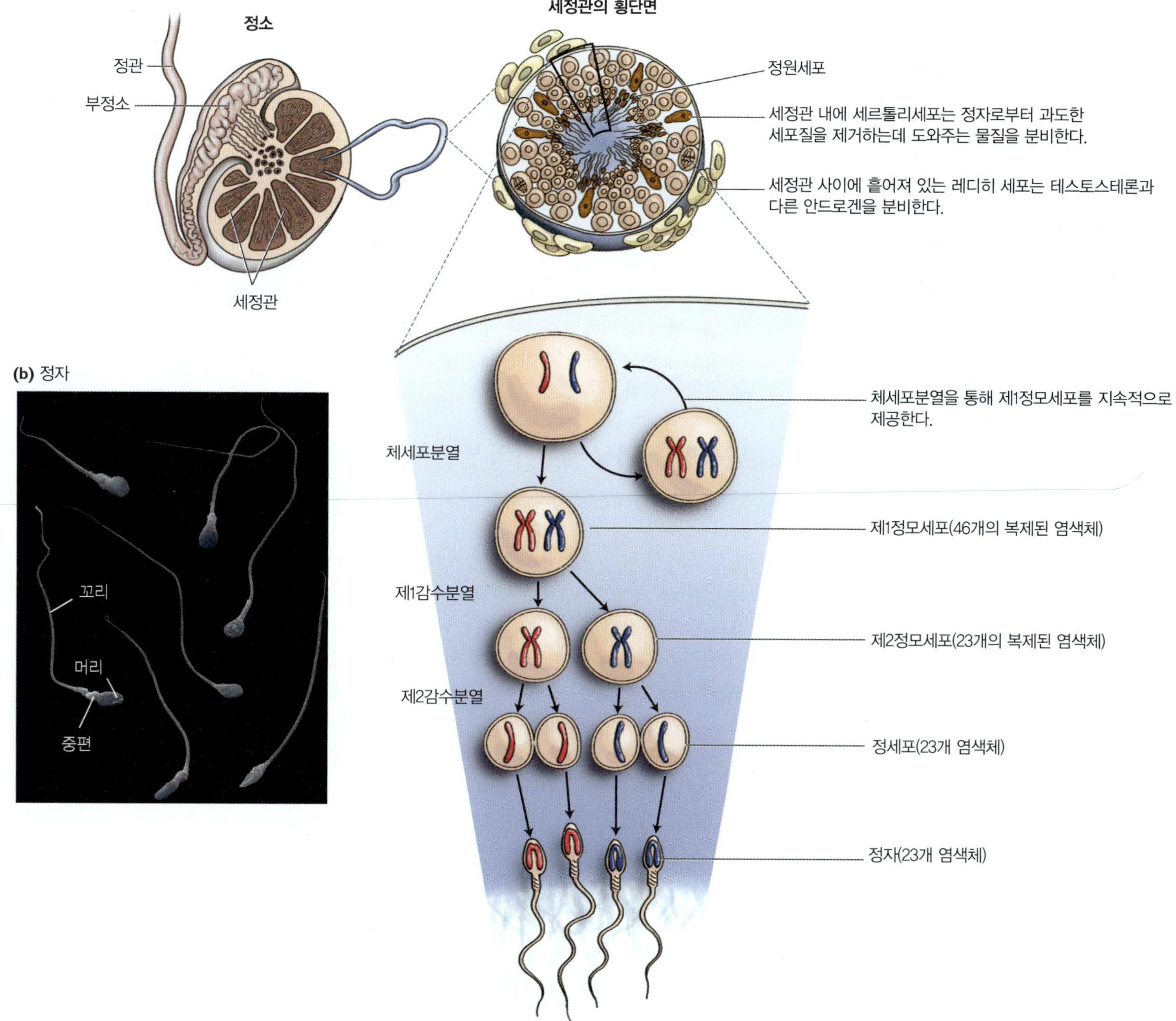

그림 18.3 **정자형성.** (a) 정자는 각 정소의 세정관에서 만들어진다. 정소의 세포들은 먼저 유사분열을 통해 46개의 염색체를 갖는 2개의 동등한 세포를 생산한다. 1차 정모세포는 46개의 염색체를 가지고 감수분열을 시작한다. 제1 감수분열 후에 2개의 딸세포들은 제2정모세포가 된다. 제2감수분열을 통해 23개의 염색체를 갖는 정세포라고 하는 4개의 반수체 세포가 만들어진다. 정세포는 변태한 후에 성숙한 정자가 된다. (b) 정자의 머리는 DNA로 차 있다. 중편은 편모 혹은 꼬리가 움직일 때 ATP 에너지를 제공하기 위한 미토콘드리아를 가지고 있다.

혈액 속의 테스토스테론이 높을 때는 시상하부에 작용하여 GnRH 분비를 억제한다. 뿐만 아니라, 정자의 농도가 높을 때 세르톨리세포는 GnRH의 방출을 억제하는 또 다른 호르몬인 인히빈을 방출한다. 이러한 음성 되먹임 고리는 테스토스테론의 양을 일정하게 유지하도록 해주어 정자의 생산 및 형성을 조절한다.

정자형성의 문제점 남성 불임의 약 90%는 정자의 생산 및 형성 과정에 문제가 있다.

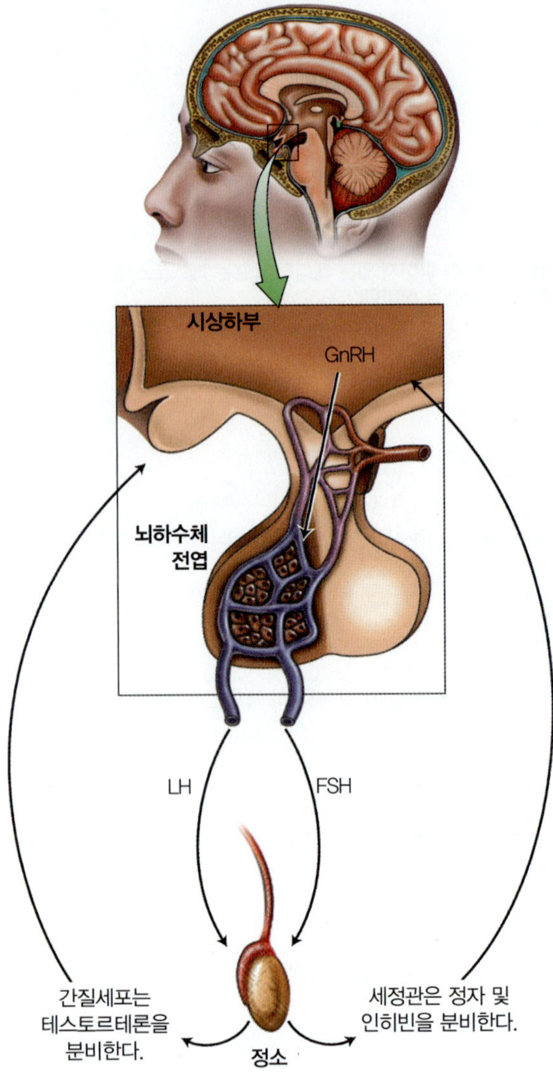

그림 18.4 정소의 호르몬 조절. 생식소자극호르몬 방출호르몬(GnRH)은 뇌하수체가 여포자극 호르몬(FSH)과 황체호르몬(LH)을 방출하도록 자극한다. FSH는 정자의 생산을 촉진하며, LH는 정소를 자극하여 테스토스테론의 방출을 촉진한다.

시각화 테스토스테론과 인히빈은 시상하부에 되먹임 작용을 통해 테스토스테론의 양이 혈류 속에서 특정 범위 안에 유지되도록 한다. 이러한 되먹임 작용은 음성적인 것인가 아니면 양성적인 것인가? 그 이유는 무엇인가?

불규칙적인 형태의 정자는 난자를 향해 적절하게 운동을 하지 못해 수정을 잘 하지 못한다. 마찬가지로, 운동성에 결함을 가지고 있는 정자는 너무 느려서 난자에 도달할 수 없다. 어떤 남성은 정액 속에 평균 정자 수보다 적은 수의 정자를 가지고 있다. 정상적인 정자의 농도는 정액 1 mL당 2000만 개로 사정 시 약 3억 개가 방출된다. 남성의 정자수가 1 mL당 1000만 개보다 적으면 불임 남성으로 생각된다.

정자는 35세쯤에 자연적으로 감소하기 시작한다. 그러나 여러 환경에 노출됨으로써 이러한 감소가 더 빨리 오거나 더 늦게 올 수 있다. 살충제, 제초제 및 페인트나 접착제의 용매와 같은 화학물질에 노출되면 정자의 생산이 감소될 수 있다. 448쪽의 '유전자 및 항상성' 부분에서 내분비계 화학물질이 어떻게 사람이나 다른 생명체에서 성적 발달을 변화시키는지를 요약하였다. 약물의 이용 또한 정자의 수나 양을 감소시킬 수 있다. 코카인이나 마리화나를 복용하면 임신 기회가 줄어든다. 마찬가지로 담배를 피우는 남성도 비흡연자보다 평균적으로 더 적은 정자 수를 갖는다. 합성 스테로이드는 정소가 쪼그라들도록 하는데 이를 복용한 남성은 평균적인 정자 수보다 더 적은 수를 가지고 있다.

난자형성: 여성 배우자의 발달

난자형성(oogenesis)이라고 하는 여성 배우자의 형성 및 발달 과정은 난소에서 일어난다. 이러한 난자의 적은 퍼센트는 여성이 생식이 가능한 기간 동안 방출되며, 훨씬 적은 수가 수정이 된다. 정자형성은 사춘기에 시작되지만, 난자형성은 엄마의 자궁 속에 있을 때 시작하며 사춘기까지 긴 시간 멈춰 있다. 사춘기 때 이미 존재하고 있던 난자의 발달이 폐경기까지 매달 계속된다.

여성이 될 배아가 발생 8주가 되면 체세포분열을 통해 난소에 세포들이 자리를 잡고 이 세포들이 후에 감수분열을 한다. 감수분열은 발생 11주와 12주 사이에 시작되지만 제1감수분열 전기에 멈춘다. 제1감수분열은 배란 얼마 전까지도 완성되지 않는다. 제1난모세포는 사춘기 때 감수분열이 재개될 때까지 제1전기 상태에 머물러 있으며, 어떤 것들은 폐경기 때에도 이 상태로 머물러 있다. 여성은 태어나기 전에 약 200만 개의 난자를 가지고 있다. 출산 후에 난자들은 퇴화하여 사춘기 때에는 약 350,000개가 될 때까지 점진적으로 줄어든다.

난소주기 사춘기 때에 난자의 성숙이 시작된다. 난소는 많은 미성숙한 난자를 가지고 있는 **여포(follicle)**를 가지고 있다. **난소주기(ovarian cycle)**는 1차 여포가 2차 여포로 그리고 성숙한 그라프여포로 발달하는 모든 과정을 포함한다(그림 18.5a).

여포의 단계적 발생은 제1난모세포를 가지고 있는 1차 여포가 에스트로겐을 분비할 때 일어난다. 2차 여포는 제2난모세포와 이를 둘러싸고 있는 세포를 포함한다. 제2난모세포는 액체와 에스트로겐을 분비하는 여포세포에 의해 둘러싸여 있다. 다음 단계는 2차 여포로부터 성숙한 그라프여포의 발달이다. 그라프여포는 부피의 증가를 가져온 액체로 가득 차 있으며, 터질 때까지 난소의 표면이 부풀어 보이게 한다. 이것이 터지면 제2난모세포를 난소로부터 방출하는데 이것을 **배란(ovulation)**이라고 한다.

그라프여포의 나머지, 즉 배란된 난자를 제외한 부분을 **황체(corpus luteum)**라고 하는데, 황체는 생식호르몬을 분비하지만 수정이 되지 않으면 약 10일 후에 퇴화한다.

배란 후에 제2난모세포는 수란관으로 이동하며, 배란 12시간 이내에 정자를 만나면 수정이 일어난다.

배란된 난자는 현미경이 없이도 볼 수 있을 정도로 충분히 크다. 이것은 알세포가 불균형적인 감수분열을 통해 수정되지 않는 작은 세포인 **극체(polar body)**와 좀 더 큰 세포인 난자를 만들기 때문이다(그림 18.5b). 이러한 큰 난자는 접합자와 배아를 초기

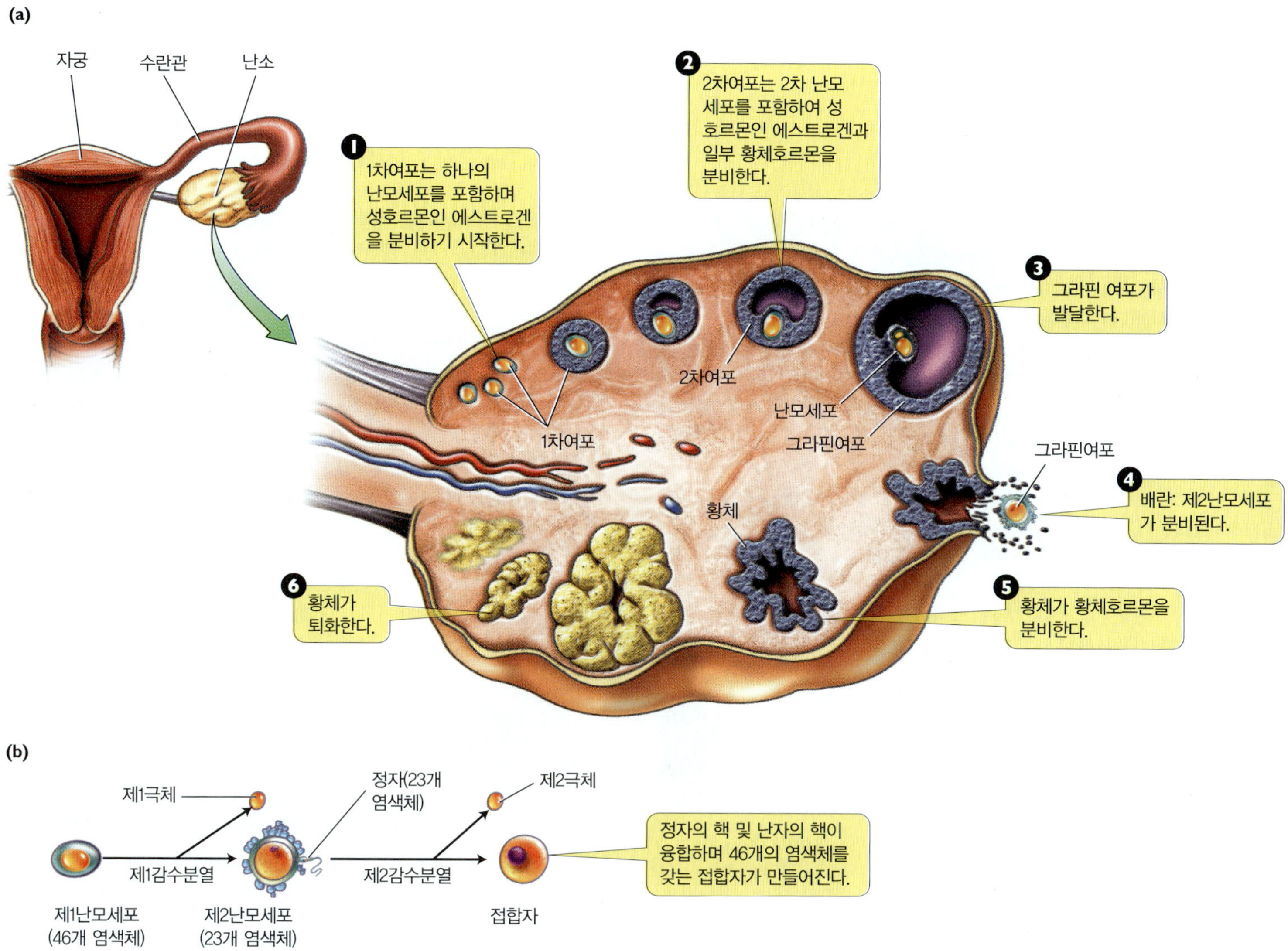

(a)

자궁
수란관
난소
1 1차여포는 하나의 난모세포를 포함하며 성호르몬인 에스트로겐을 분비하기 시작한다.
2 2차여포는 2차 난모세포를 포함하여 성호르몬인 에스트로겐과 일부 황체호르몬을 분비한다.
3 그라핀 여포가 발달한다.
4 배란: 제2난모세포가 분비된다.
5 황체가 황체호르몬을 분비한다.
6 황체가 퇴화한다.
1차여포
2차여포
난모세포
그라핀여포
그라핀여포
황체

(b)

제1극체
정자(23개 염색체)
제2극체
제1감수분열
제2감수분열
정자의 핵 및 난자의 핵이 융합하며 46개의 염색체를 갖는 접합자가 만들어진다.
제1난모세포 (46개 염색체)
제2난모세포 (23개 염색체)
접합자

그림 18.5 **난자형성.** (a) 매달 하나의 여포가 1~6단계를 거치면서 난자가 생산되고 배란이 일어난다. (b) 감수분열을 통해 단지 하나의 수정 가능한 세포를 만들어내며, 다른 것은 영양소가 거의 없는 극체가 된다. 대부분의 영양소를 가지고 있는 큰 난자는 수정란이 신체의 수 많은 세포의 전구체로 작용하는데 필요로 하는 영양소와 세포소기관을 가지고 있다.

시각화 배란이 같은 달에 양쪽 난소에서 일어날 때 만들어지는 쌍둥이는 유전적으로 동일한가? 왜 그런가 아니면 왜 그렇지 않은가?

발생 단계까지 키울 수 있는 충분한 영양분을 가지고 있다.

핀의 머리 크기 정도인 제2난모세포가 수정되지 않으면 난소로부터 수란관, 자궁, 자궁경부 그리고 질을 지나 체외로 빠져나가는데 약 3일이 걸린다.

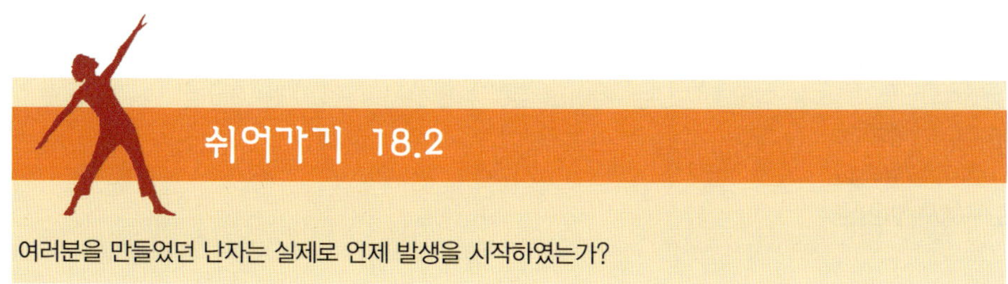

쉬어가기 18.2

여러분을 만들었던 난자는 실제로 언제 발생을 시작하였는가?

유전자 및 항상성

내분비계 파괴자

물속의 오염 물질은 물속에 살거나 물을 마시는 생명체에서 성 특이적인 유전자의 발현에 영향을 주는가? 수중 생물체는 대부분의 삶을 물속에서 살기 때문에 이들은 인간의 건강에 대한 환경 조기 경고 신호로 이용될 수 있다. 1980년에 제초제가 플로리다의 아폽카(Apopka) 호수에 버려져 그 호수에 살고 있던 대부분의 악어가 죽었다. 오늘날 그 호수에 있는 수컷 악어는 비정상적으로 작은 음경을 가지고 있다. 콜로라도 볼더에 있는 하수처리장 가까이의 물고기는 암수 생식기관을 모두 가지고 있다. 태평양 북서쪽에 있는 치누크 연어 집단은 거의 암컷이며, 이러한 암컷 연어의 대부분은 수컷의 염색체를 가지고 있다.

생식과 관련된 수중 동물의 연구는 내분비계 교란물질(endocrine disruptor)이라는 화학물질이 연계되어 있다는 것을 보여준다. 어떤 내분비계 파괴 화학물질은 에스트로겐처럼 작용한다.

Y 염색체에 있는 매우 적은 수의 유전자를 제외하고, 성적 특성의 발달을 유도하는 모든 유전자는 남녀 모두에서 나타난다. 예를 들면, 남성은 유방의 발달을 가능하게 하는 유전자를 가지고 있으며, 여성도 후두의 발생을 가능하게 하는 유전자를 가지고 있다. 성 특이적인 유전자는 테스토스테론과 에스트로겐과 같은 성호르몬이 나타날 때 발현된다. 이러한 호르몬은 세포막을 가로질러 세포 안으로 들어가 수용체와 결합한 다음 성 특이적 유전자의 조절 부위에 결합하여 유전자의 발현을 활성화시킨다.

수중의 수컷 동물이 물속에서 에스트로겐 유사 물질에 노출되면 정상적으로는 발현되지 않는 유전자가 발현된다. 예를 들면, 수컷 개구리가 제초제인 아트라진에 노출되었을 때 정소 내에서 알을 만들어낸다.

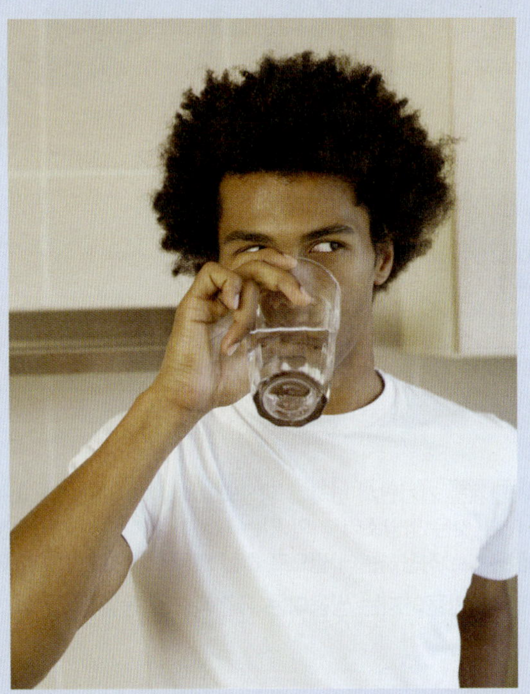

우리가 마시는 물속에는 무엇이 있는가?

우리가 먹는 물속의 오염물질도 사람의 생식에 영향을 주는가? 미국 남성의 생식 능력을 비교한 한 연구는 미주리의 농촌 지역 남성의 정자 수가 미국 전역의 대도시의 남성보다 적다는 것을 보여주었다. 2003년 이 연구를 수행했던 과학자들은 낮은 정자 수를 가지고 있는 남성의 체내에서 아트라진을 포함한 흔하게 이용되는 세 가지 제초제가 높은 정자 수를 가지고 있는 남성에서보다 높은 농도로 발견되었다. 감소된 정자 수를 가지고 있는 대부분의 남성은 직접적으로 이러한 화학물질을 가지고 일을 하지 않았기 때문에 연구자들은 마시는 물에서 이러한 화학물질에 노출되었을 것이라고 생각하였다.

또 다른 연구는 무색 유독한 액체인 트라이클로로에틸렌(TCE)에 대한 노출 효과를 살펴보았는데 TCE는 금속으로부터 기계의 윤활유와 같은 기름을 제거하는데 이용되는 용매로 많은 가재도구에서 발견된다. 이 화학물질의 많은 양이 금속에서 기름을 제거하는 공장으로부터 공기를 통해서, 또는 금속, 페인트, 청소 산물, 전기제품 그리고 고무제품을 생산하는 공장으로부터의 폐수를 통해서 마시는 물속으로 들어갈 수 있다. 1996년 싱가포르 국립대학교의 연구는 정비공이나 세탁업을 하면서 TCE에 노출된 남성은 그렇지 않은 사람에 비해 비정상적인 모양을 하고 있는 정자를 많이 가지고 있음을 발견하였다.

또 다른 내분비계 파괴물질인 다-(2-에틸헥시)-프탈레이트(di-(2-ethylhexyl)-phthalate, DEHP)가 자궁내막증을 야기하는지 알기 위해 조사 중에 있다. DEHP는 가소제의 한 형태로 플라스틱을 부드럽고 유연하게 하기 위하여 첨가된다. 어떤 과학자들은 플라스틱 병의 물이나 플라스틱 용기 속의 뜨거운 음식은 플라스틱 밖으로 빠져나와 물속이나 음식으로 들어간 DEHP나 다른 가소제에 대한 노출을 증가시키는 것으로 믿는다. 이탈리아의 시에나(Siena) 대학의 연구자들은 자궁내막증을 가지고 있는 여성은 그렇지 않은 여성보다 혈류 속에 DEHP 농도가 높다는 것을 발견하였다.

언뜻 보기에는 물속의 내분비계를 파괴하는 화학물질에 대한 이슈는 큰 불안감을 주는데 우리는 정말로 얼마나 걱정할 필요가 있을까? 내분비계 파괴 물질과 생식 능력 사이의 관계는 원인 및 결과의 관계를 나타내는 것보다는 공유하는 요인 때문으로 보인다. 예를 들면, 농촌 지역에 있는 남성은 도시의 남자보다 제초제에 더 많이 노출되지만 육체노동을 더 많이 하는 직업을 가지고 있다. 따라서 육체노동으로 인해 지속적으로 높은 체온이 유지되어 정자의 생산이 방해를 받은 것이며 제초제에 대한 노출 효과는 미미할 수도 있다.

마찬가지로, 가소제에 대한 자료도 양면성을 보여준다. 이 연구는 가소제가 생식 문제를 유발한다는 직접적인 증거는 없다. DEHP의 높은 수준을 유지하는 여성은 생식에 영향을 주는 확인되지 않은 다른 화학물질을 많이 가지고 있을 수도 있다. 환경 화학물질이 증가한 것은 다른 요인 때문일 수 있다. 가소제가 호르몬을 파괴하는 영향에 대한 연구는 아직 초보 단계에 있다. 결론을 끌어내기 전에 과학자들은 가소제에 의한 인간 생식이 영향을 받는다는 직접적인 증거를 제공해 주는 많은 연구를 기다려야 한다.

물속의 내분비계 교란물질이 인간의 생식능력에 해롭다는 결정적인 증거가 없지만 그 가설을 무시해야 할 어떤 이유도 없다. 다시 말해, 과학자들은 단순하게 이러한 화학물질이 인간의 생식 문제를 야기하는지에 대해서 알지 못한다. 내분비계 교란물질이 인간의 생식능력에 영향을 미친다는 것이 확고하게 밝혀지기 전까지는 이러한 연구가 필요하다.

난소주기의 호르몬 조절 난소주기의 전반부를 여포기(follicular phase)라고 하며, 후반부를 황체기(luteal phase)라고 한다. 에스트로겐과 황체호르몬은 시상하부가 관여된 되먹임작용을 통해 난소주기를 조절한다. 에스트로겐의 높고 낮은 농도는 시상하부에 대한 양성 되먹임을 제공한다. 각 경우에 시상하부는 GnRH를 분비하며, GnRH는 뇌하수체를 자극하여 FSH와 LH의 분비를 증가시킨다. 역으로 황체호르몬의 높은 농도는 시상하부에 대하여 음성 되먹임을 제공하여 GnRH의 분비가 감소하고, FSH 및 LH 농도도 감소한다(그림 18.6).

난소주기의 여포기 동안 FSH는 여포의 발생을 촉진한다. 성숙한 여포는 에스트로겐을 분비하며, 에스트로겐 양이 증가하면 FSH 분비는 줄어든다. 배란 후에 황체기가 시작된다. 황체기 동안에 LH는 황체의 발달을 촉진하며, 이것은 에스트로겐과 황체호르몬의 분비를 촉진한다. 만약 임신을 하지 않는다면, 황체호르몬의 증가가 시상하부를 억제함으로써 LH는 분비되지 않으며, 황체는 퇴화하고 월경이 진행된다.

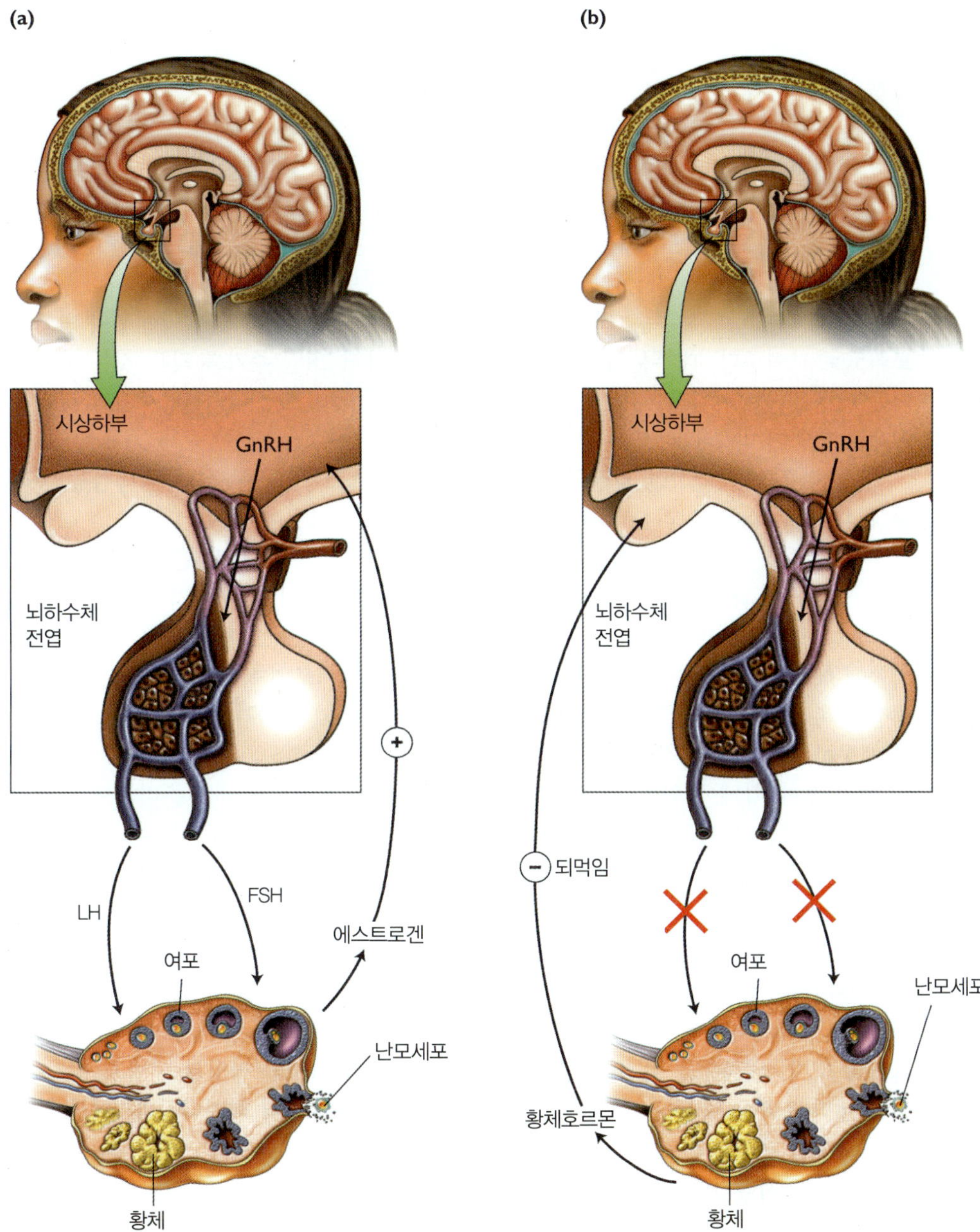

그림 18.6 난소의 호르몬 조절. GnRH는 뇌하수체가 FSH와 LH 호르몬을 방출하도록 자극한다. FSH는 여포가 에스트로겐을 분비하도록 하며, LH는 황체가 황체호르몬을 분비하도록 자극한다. (a) 에스트로겐은 시상하부에 양성 되먹임을 제공하며, (b) 황체호르몬은 시상하부에 음성 되먹임을 제공한다. 에스트로겐에 의한 양성 되먹임 작용은 배란 전에 2~3일간 일어난다. 주기의 다른 시간대에는 에스트로겐은 음성 되먹임 작용의 일부분이 된다.

난자형성과 관련된 문제점 배란이 실패하면, 임신이 불가능하다. 때때로 여포가 계속 성장하지만 알이 배란되지 않기도 한다. LH의 급증, 즉 LH의 급격한 증가가 일어나지 않으면 이러한 현상이 나타난다. 터지지 않은 여포는 액체로 가득 찬 낭종이 될 수 있다. 여포 낭종은 대부분 해가 없으며 스스로 사라진다.

LH 급증은 시상하부나 뇌하수체의 손상, 과도한 운동 혹은 거식증으로 인해 나타나지 않을 수 있다. 거식증과 과도한 운동은 몸의 항상성에 이상을 초래하며, 시상하부에 신호를 전달하여 GnRH의 분비를 억제한다.

배란을 방해하는 또 다른 경우는 다낭성 난소증후군(polycystic ovarian syndrome)으로 생식 가능한 연령의 미국 여성에서 가장 흔하게 나타나는 호르몬 이상으로 배란을 할 수 없는 여성의 약 10%가 이 증후군과 관련이 있다. 이러한 증후군은 비정상적인 FSH, LH 및 안드로겐의 농도 때문에 일어난다. 왜 이러한 호르몬 이상이 나타나는지는 불명확하다. 다낭성 난소증후군은 이러한 호르몬 이상을 가지고 있는 여성의 난소에서 많은 낭종이 발견되기 때문에 붙여졌다.

배란이 일어나지 않으면 월경주기가 없거나 불규칙해진다.

18.3 월경주기

월경주기(menstrual cycle)는 자궁에서 주기적으로 일어나는 변화이다. 이 주기는 뇌, 난소 및 자궁벽에서의 복잡한 호르몬의 조절에 의존한다. 일회 월경주기 과정 동안 여성의 몸은 수정을 위해서 알을 준비하고, 자궁은 임신을 위해서 준비를 한다. 임신이 일어나지 않으면, 자궁내막이 떨어져 나가고 새로운 주기가 시작된다.

그림 18.7은 호르몬 수준, 난소의 여포 및 28일 주기를 겪는 자궁내막에서의 변화를 모식도로 보여준다. 대부분의 여성의 신체는 정확하게 28일 주기를 갖는 것은 아니며 어떤 여성은 좀 더 길게 다른 여성은 좀 짧은 주기를 갖기도 한다. 월경주기의 첫날은 실제로 혈액이 밖으로 나오는 첫날이 된다.

많은 다른 생물학적인 과정처럼, 월경주기도 스스로 조절이 되며, 되먹임을 통해 항상성이 유지된다. 이러한 되먹임 과정에 많은 다른 호르몬이 관여한다.

여포가 충분히 크게 되면 충분한 에스트로겐이 생산되어 GnRH 분비를 자극한다. 이로 인해 FSH와 LH가 최대로 분비되며 이 과정이 약 24시간 동안 지속된다. 배란은 LH의 농도가 정점으로 올라간 지 10~12시간 지나 일어나며 28일 월경주기 중 약 14일쯤에 해당된다. 에스트로겐의 농도 증가는 자궁내막 세포의 체세포분열과 혈관의 재성장을 촉진한다. 이대로 수정이 일어나면 자궁벽은 초기 배아가 착상을 하게 될 장소를 제공하여 발생이 시작될 것이다.

배란 후에 황체에 의해 분비된 황체호르몬은 자궁내막이 임신을 준비하도록 해준다. 황체호르몬은 자궁벽으로 혈액의 흐름을 유지하도록 해주는데 이것은 초기 태아 발생을 지원해 준다. 이미 배웠던 것처럼 황체호르몬은 LH 분비가 지속되는 것을 억제함으로서 시상하부에 음성 되먹임을 제공한다.

수정이 되지 않는다면 황체는 배란 12~14일 후에 퇴화한다. 황체는 더 이상 호르몬을 분비하지 않기 때문에 황체호르몬과 에스트로겐의 농도는 떨어지며, 자궁벽에 혈액을 공급하는 대동맥에서 근육을 죄게 된다. 이러한 근육경련은 자궁벽이 떨어져 나가도록 하며, 월경통을 야기한다. 자궁내막은 더 이상 산소와 영양분을 받지 않기 때문에 내벽 조직은 죽는다. 혈액은 얇아진 모세혈관벽으로부터 빠져나간다. 여성이 월경을 한다면 자궁내막 조직과 혈액이 자궁으로부터 떨어져 나가며 자궁경부와 질을 거쳐 밖으로 빠져나간다.

황체가 퇴화할 때 감소하는 황체호르몬 양에 의해 시상하부에 대한 억제 과정이 풀리게 한다. 따라서 LH와 FSH의 양이 다시 올라가며 주기가 다시 시작된다.

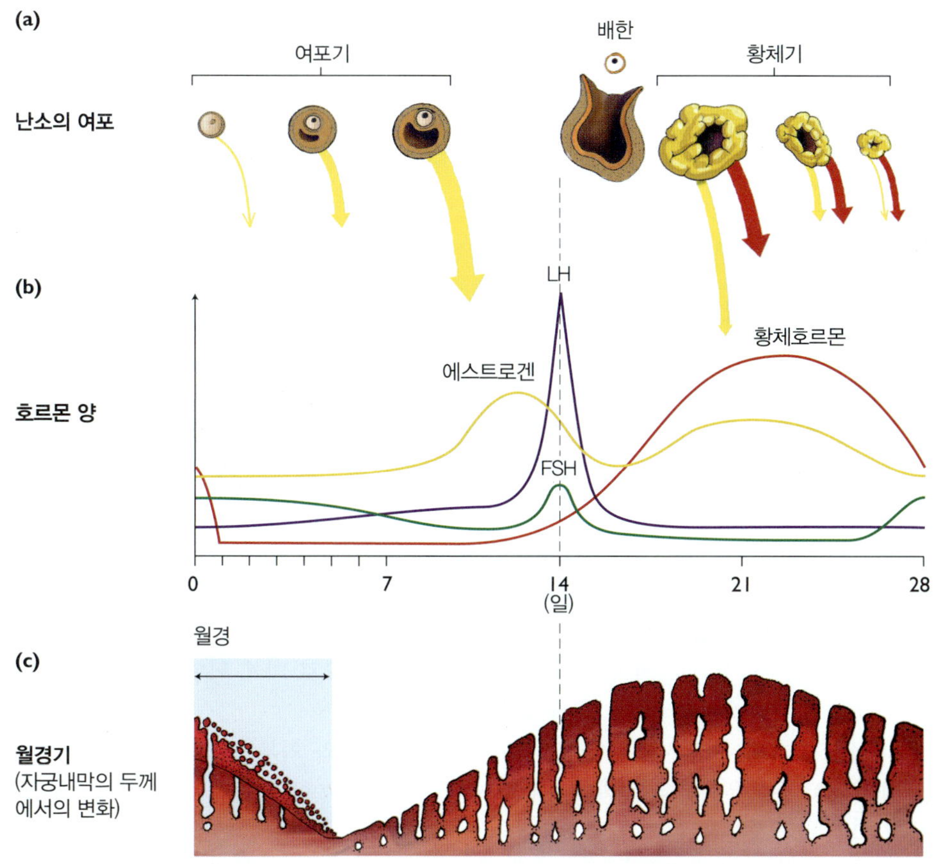

그림 18.7 **월경주기.** 호르몬 양의 변화는 난소의 여포 상태(a), 다른 호르몬의 양(b) 및 월경주기 동안의 자궁의 상태(c)와 연관되어 있다.

하지만 수정이 일어나면, 자궁내막 파괴의 과정은 일어나지 않는다. 초기 배아는 황체의 수명을 확장시키는 **사람융모성생식샘자극호르몬(human chorionic gonadotropin, HCG)**을 분비한다. 여성은 처방전 없는 임신테스트 키트를 이용하여 이 호르몬의 출현 여부를 통해 임신을 확인한다. 황체가 그대로 존재한다면 황체호르몬과 에스트로겐의 양은 높게 유지될 것이며, 자궁내막이 유지될 것이다. 임신한 여성에서 황체는 임신 6~7주 후에 사라지며 임신 동안 내분비기관인 태반이 황체호르몬을 분비함으로써 자궁벽을 스스로 유지한다.

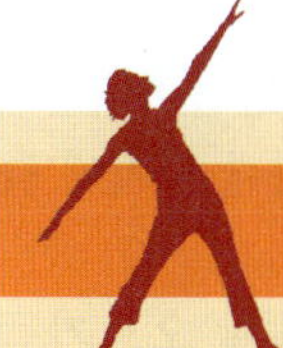

쉬어가기 18.3

함께 살고 있는 여성들은 종종 그들의 월경주기가 동시에 진행된다는 것을 보고한다. 다시 말해, 이들은 매달 월경을 동시에 시작한다는 것이다. 과학자들은 이것이 실제로 일어나는지, 그리고 왜 일어나는지를 결정하고자 노력하였지만 결과는 불확실하였다. 4명의 임신 가능한 여성이 함께 살게 되었다고 가정하자. 이들의 월경주기가 동시에 진행되는지를 측정하는 실험을 설계해 보시오.

여성 불임의 어떤 경우는 **자궁내막증(endometriosis)**과 관련이 있다. 자궁내막증은 정상적으로는 자궁내막에 있는 조직이 수란관을 타고 이동하여 방광, 대장 및 난소에 착상하여 생긴다. 이러한 조직은 계속해서 호르몬 주기에 반응하며 자궁벽과 함께 동시에 성장하고 떨어져 나간다. 이러한 혈액이 체외로 나갈 길이 없기 때문에 갇혀서 낭종, 상처 조직과 다른 기관이나 구조에 붙는 비정상 조직체로 발달할 수 있다. 복강에 고통을 야기할 뿐만 아니라 자궁내막증은 수란관에 상처와 염증을 유발하여 정자와 난자가 만나는 것을 방해할 수 있다.

여성이 정상적으로 배란을 하고 월경을 한다면 불임이 일어나지는 않는다. 때때로 아기를 갖기 어려운 것은 생식구조나 호르몬 문제로 일어나는 것보다 일반적인 성적 문제와 함께 나타나는 경향이 있다.

18.4 사람의 성적 반응

1966년에 워싱턴대학의 마스터스(William H. Masters)와 존슨(Virginia Johnson)이 사람의 성적 반응(*Human Sexual Response*)이라는 책을 발표하였는데 이 책은 여러 해 동안 사람의 성생활에 대하여 수행하였던 상세한 내용을 포함하고 있다. 이 책은 사람의 성적 흥분에 대한 생리학적 측면의 선구자적인 연구 결과를 포함하고 있다. 이들이 세운 인간의 성적 반응에 대한 모델은 아직까지도 성적 반응의 단계를 설명하는데 표준으로 작용하고 있다(그림 18.8).

마스터스와 존슨의 **4단계모델(four-stage model)**에 따르면 사람의 성적 반응은 남녀가 성교를 준비하는 **흥분기**(excitement)로 시작한다. 흥분기에는 심장 박동 및 호흡 속도가 증가하며, 혈압이 올라간다. 남성에서 흥분기의 특징으로는 발기 현상을 들 수 있으며, 발기는 남성 음경의 신축성의 해면조직이 혈액으로 차게 되면 발생한다. 고환의 근육도 팽팽해지며, 정소를 몸 가까이로 끌어온다.

여성 흥분기의 특징은 유두가 발기되는 것으로 가슴과 외부 생식기 구조가 커지며 질 내벽에서 윤활유액을 분비한다. 여성의 자궁 또한 몸속에서 높아져 질의 길이를 몇 센티미터 정도 팽창시킨다.

흥분기는 촉각 수용기를 자극하는 신체적인 전희뿐만 아니라 개별적으로 시각, 청각 혹은 화학적 자극에 대하여 독특하게 감지하는 것과 같은 많은 성적인 자극에 의해 일어난다. 흥분기에 대한 심리적인 특성이야말로 성적 반응 회로를 지속하는데 핵심적이다.

고조기(plateau)는 성적 흥분 상태를 증가시키는 시기로 보통 성교가 진행되는 기간이다. 남녀에서 계속해서 심장 박동이 빨라지고 혈압이 올라간다. 이 시기에 남성 방광이 꽉 닫히며 오줌과 정액이 섞이는 것을 막는다. 남성은 이 시기에 음경으로부터 정액을 분비할 수도 있다.

여성에서는 외부 생식기와 가슴이 계속해서 커지며 질의 입구가 좁아지고 질 아래 지역은 부풀어 오르며 마스터스와 존슨이 언급하였던 오르가즘 상태를 만들어내는데 이 상태에는 남성 음경을 꽉 죄게 되며 두 기관 사이에 즐거운 접촉을 증가시킨다.

고조기는 성적 긴장의 이완이라고 하는 **오르가즘(orgasm)** 단계에서 절정에 이르는데, 오르가즘은 성적 반응의 3단계에 해당된다. 항문, 아래 골반, 질 및 자궁의 근육이 일정하게 수축을 하며, 횡격막이나 성대를 포함하는 다른 근육 또한 수축을 한다. 남성은 2~5 mL의 정액을 **사정**(ejaculate)하는데 바로 전 사정 시간이나 고조기의 길이에 따라 정액의 양은 달라진다.

성적 반응의 마지막 단계는 **해소기**(resolution)기로 이 시기에는 심장박동, 혈압 및 몸의 구조들이 흥분 이전의 기본 상태로 돌아온다. 특히 여성에서는 자극을 더 주게 되면 해소기로 가지 않고 직접 고조기로 돌아갈 수 있다.

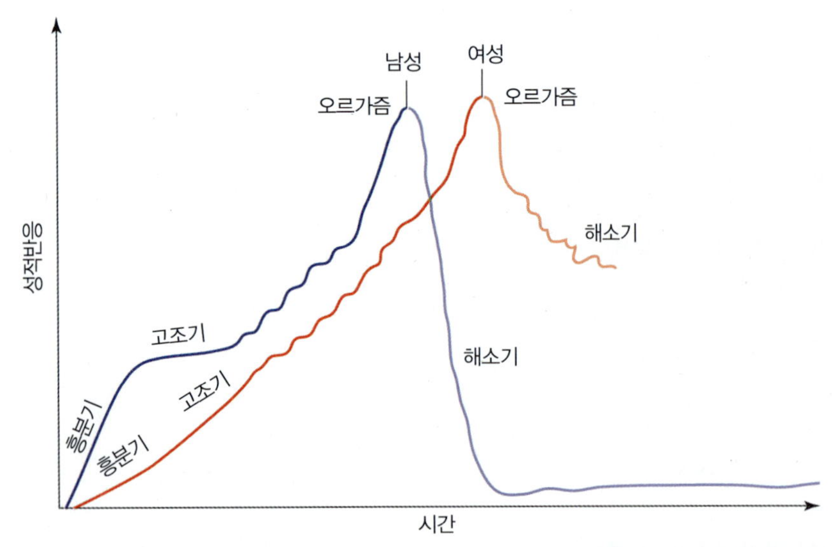

그림 18.8 사람의 성적 반응 회로. 마스터스와 존슨은 사람의 성적 반응을 4단계로 구분하였다.

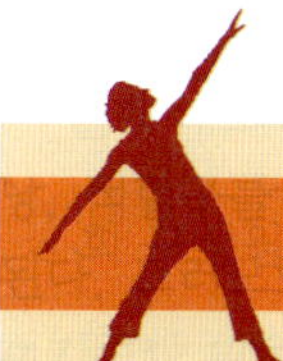

쉬어가기 18.4

오르가즘은 걱정이나 두려움을 느끼는 것과 관련이 있는 뇌 부분의 활동을 감소시킨다. 휴식이나 행복을 느끼는 것에 기여를 하는 화학물질이 방출된다. 왜 이러한 긍정적인 감정이 진화적으로 선택되었을까?

남성 불임은 발기가 일어나거나 유지하는데 어려움으로 인해 생기는데 발기가 되지 않으면 정자를 전달할 수 없다. 이러한 **발기부전**(erectile dysfunction)은 발기조직이 정맥을 압박하기 위해서 충분히 확장되지 않을 때 일어난다. 비아그라와 같은 의약품은 발기부전의 남성에게 완전한 발기가 가능하도록 해 줄 수 있다. 음경이 여성의 질 속으로 들어가기 전에 사정이 일어나는 것을 **조루**(premature ejaculation)라고 하는데, 이때에는 정자와 난자가 만날 수 없다. 어떤 남성은 정액역류증으로 고통을 당하기도 한다. 이것은 정액이 오르가즘 동안 방광으로 들어갈 때 일어난다. 당뇨병, 방광과 전립샘 수술, 그리고 정신질환 의약품을 복용하는 상태에서 정액역류증이 일어날 수 있다.

한편, 부부가 아이를 가지고자 결정할 때까지 임신을 억제할 많은 방법들이 있다.

18.5 임신의 조절

국립보건통계센터에 따르면 미국에서 성적 활동이 활발한 여성 중 77%가 임신을 억제하기 위하여 어떤 형태의 **피임(contraception)**을 이용하고 있는 것으로 조사되었다. 다음은 현재 미국에서 이용되고 있는 피임 방법과 함께 피임 기술의 미래에 대한 논의를 요약한 것이다.

피임의 원리

인간의 생식 과정이 복잡한 만큼 다양한 피임 방법도 가능하여, 정자의 전달을 막는 것으로부터 배란의 억제, 수정란이나 배아의 제거까지 선택의 폭이 넓다. 그림 18.9는 가장 일반적인 피임 형태에 대한 활동 기작을 요약한 것이다.

임신을 어떻게 억제하느냐에 대한 차이 때문에 그림 18.9에 기술된 방법은 다른 차원의 효과를 가지고 있다(455쪽의 표 18.1). 예를 들면, 정자가 자궁을 통과하지 못하게 하는 방법은 임신을 억제하기 위하여 매 사정 시 수억 개의 정자를 배제해야 한다. 아주 작은 크기의 정자를 한두 개까지도 완벽하게 피임 장벽을 빠져나가는 것을 차단하는 것은 불가능하기 때문에 정자를 차단시키는 방법은 매달 알의 방출을 멈추게 하는 것보다 덜 효과적이다.

차단 피임법

물리적으로 정자가 수정 장소에 도착하는 것을 막는 피임 방법을 **차단 피임법(barrier method)**이라고 한다. 차단 피임법은 기구를 얻고 이용하기가 쉬워 일반화되어 있다. 그러나 이러한 방법은 다른 방법보다 실패할 가능성이 크다. 표 18.1은 피임의 여러 방법에 대하여 통상적인 이용 및 철저한 이용에 따른 효과를 보여준다. 차단 피임법의 두 이용 방법에 따른 효과에 차이가 나는 것은 그 방법이 어떻게 이용되는지와 관련이

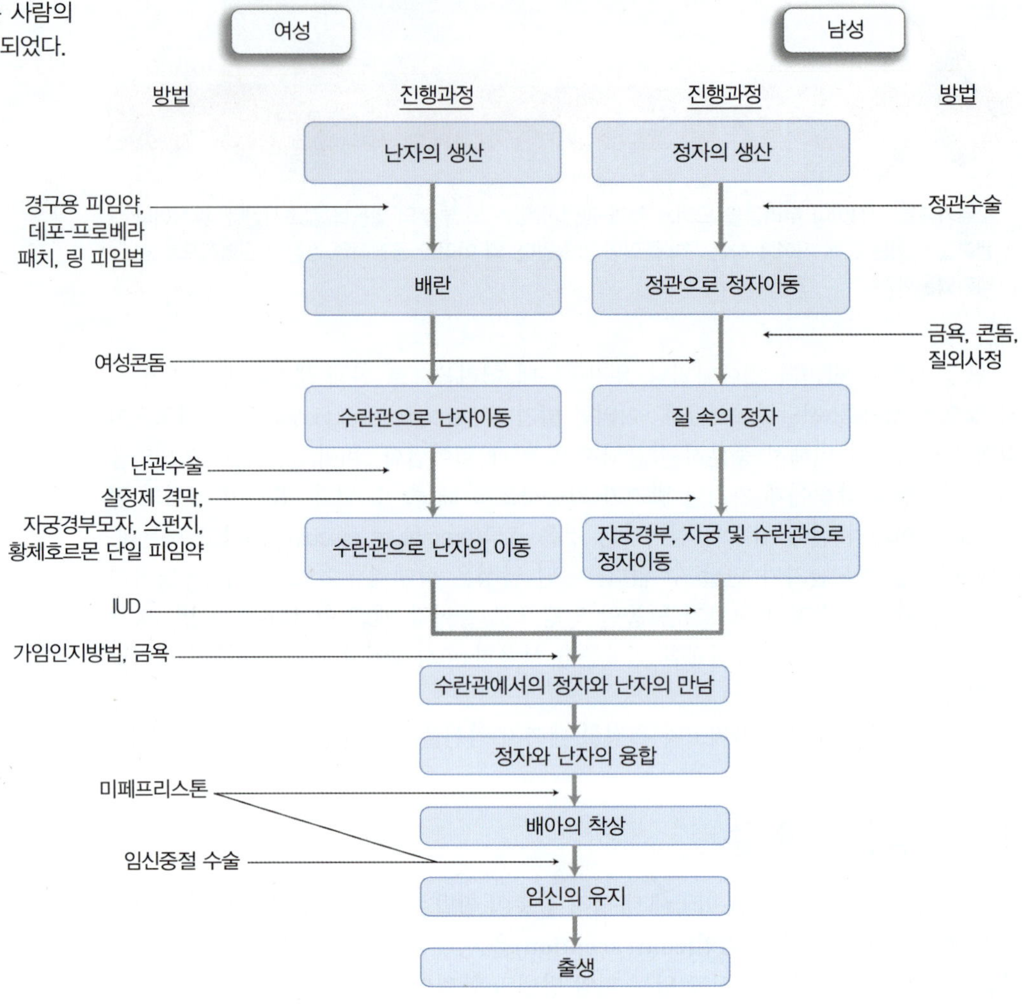

그림 18.9 피임조절 및 인간 생식. 피임 방법은 사람의 생식 과정의 거의 모든 단계에서 억제하도록 발달되었다.

있다. 많은 부부들은 성적 흥분기에 차단 피임법을 적절하게 사용하는 것을 잊어버릴 수 있다.

질외사정법(withdrawal)은 남성이 사정 전에 음경을 여성의 질로부터 빼는 것으로 이를 차단 피임법으로 잘못 생각하고 있다. 이 방법으로 정자가 여성생식 기관으로 들어가지 않는다고 생각하기 때문에, 그러나 표 18.1에 나와 있는 것처럼 질외사정법은 임신을 억제하는데 오히려 덜 효과적이다. 적은 수의 정자가 오르가즘 전에 정액 속으로 방출되고, 음경을 빼기 전에 여성의 몸속으로 방출될 수 있기 때문이다.

살정제(spermicide)는 정자 세포막에 손상을 줌으로써 정자를 불활성화시킨다. 크림, 젤리 혹은 거품 살정제를 성교 15분에서 30분 전에 피스톤 형태의 도구로 질 속으로 삽입하면 된다(그림 18.10). 살정제 성분인 논옥시놀-9(nonoxynol-9)는 흔하게 성적 접촉으로 감염되는 성병인 임질이나 클라미디아를 유발하는 박테리아를 효과적으로 죽인다. 그러나 논옥시놀-9는 어떤 여성에게서는 질 입구에 발진을 유발할 수 있으며, 콘돔이 없이 이것을 이용하면 성병에 감염될 위험이 증가한다.

그림 18.10 살정제. 피임의 많은 형태들은 정자를 죽이는 화학물질을 이용한다.

피임 스펀지(contraceptive sponge)는 자궁경부를 커버하여 정자의 통과를 방해하는 살정제를 포함하고 있는 폴리우레탄 거품의 원반 형태이다(그림 18.11). 스펀지 자체로는 상대적으로 비효과적인 피임 방법이지만 성교 여러 시간 전에 삽입할 수 있는 장점이 있으며, 모든 살정제처럼 임신을 억제하는데 다른 차단 피임법의 효과를 증대

표 18.1 | 피임방법의 효율성

방법	이용 첫 해에 원치 않은 임신을 경험한 여성의 비율(%)	
	통상적 이용	완벽한 이용
방법 사용 안함	85	85
살정제	29	18
질외사정법	27	4
기초체온법	N/A	2
격막	16	6
피임 스펀지		
출산 경험 없음	16	9
출산 경험 있음	32	20
콘돔		
여성	21	5
남성	15	2
복합호르몬제제	8	0.3
피임 패치	7	0.3
질 링	7	0.3
복합호르몬제제	3	0.3
IUD		
파라가드	0.8	0.6
미레나	0.1	0.1
난관수술	0.5	0.5
정관수술	0.15	0.10

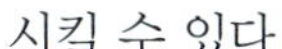

시킬 수 있다.

남성용 **콘돔(condom)**은 발기한 음경을 커버하는 라텍스로 만들어졌으며 정자를 가두어 놓는다. 콘돔은 피임 도구로 소개된 이후 차단 피임법으로 가장 많이 이용되고 있다. 콘돔의 대중적인 이용은 라텍스 콘돔이 성병을 효과적으로 감소시킨다는 것 때문에 1982년 이래 그 사용이 3배로 증가하였다. 질병관리본부에 따르면 현재 성생활을 하는 여성의 20% 이상이 상대 파트너의 콘돔 이용을 통해 피임을 하고 있다.

질 내벽에 붙는 것으로 디자인된 **여성 라텍스 콘돔(female latex condom**, 그림 18.12)은 최근에 소개된 것으로 상대 파트너가 콘돔을 사용하지 않을 때 성병으로부터 여성을 자신을 보호하는데 도움을 준다. 그러나 여성 콘돔을 사용하는 여성은 매우 드문데 이는 남성 콘돔보다 훨씬 비싸고 효과적으로 이용하기 위해서는 좀 더 많은 연습이 필요하기 때문이다.

격막(diaphragm)과 **자궁경부 모자(cervical cap)**는 유연한 테두리를 가지고 있는 라텍스 반구형으로 되어 있으며 정자가 자궁경부를 통과하지 못하게 한다(그림 18.13). 둘 다 성교 6시간 전부터 삽입 가능하며 성교 후에 6~24시간 그대로 놔두어야 한다. 격막이나 모자가 살정제로 채워지면 효과적인 피임 조절이 되지만 성병으로부터 보호해 주지는 못한다.

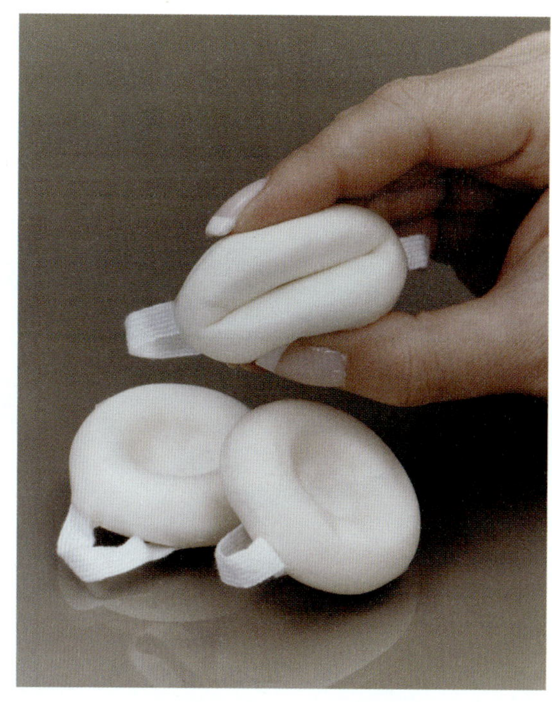

그림 18.11 **피임 스펀지.** 피임 스펀지는 최근에 차단 피임법으로 소개되었으며, 가장 효과적인 방법은 콘돔을 이용하는 것이다.

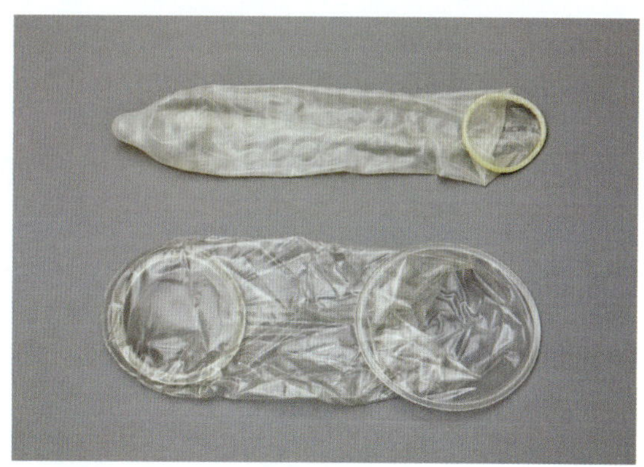

그림 18.12 **콘돔.** 남성 콘돔(위)과 여성 콘돔(아래)은 라텍스로 만들어졌으며 정자가 여성 생식기관으로 들어가는 것을 차단한다. 금욕 생활을 제외하고는 콘돔이 성병을 예방하는데 가장 효과적이다.

(a) 격막

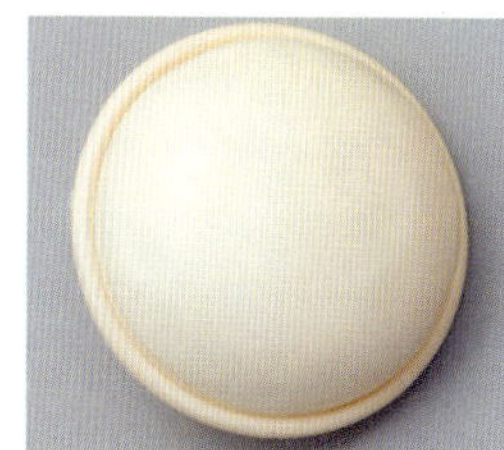

(b) 자궁경부 모자

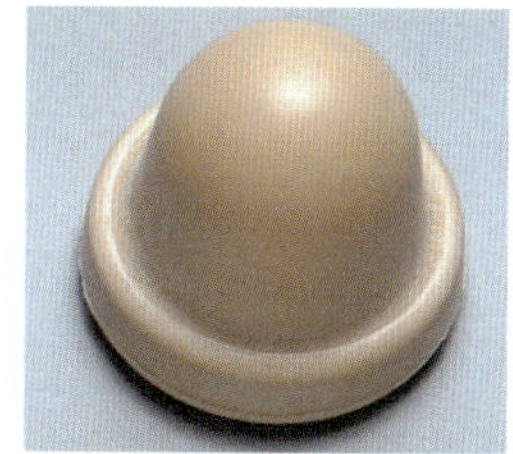

그림 18.13 **자궁경부 격막.** 격막(a)과 자궁경부 모자(b)는 자궁의 하단부를 감싸 정자의 통과를 막는다. 이 방법들은 성병의 감염을 억제하지 못한다.

(a) 경구 피임약

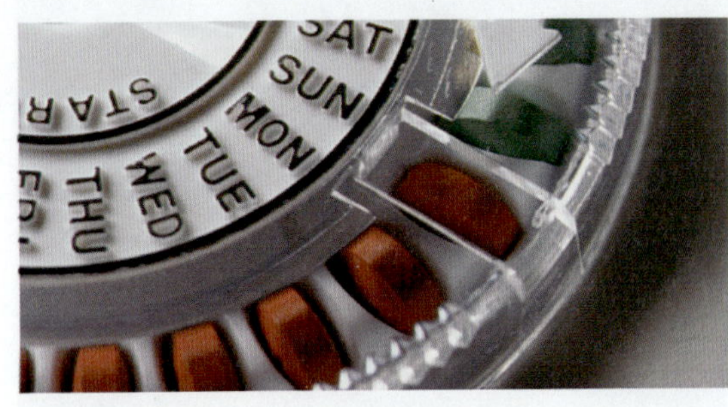

(b) 피부 패치

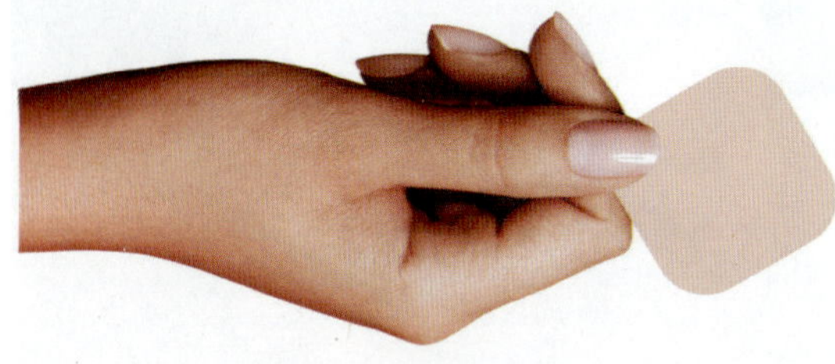

(c) 질 링

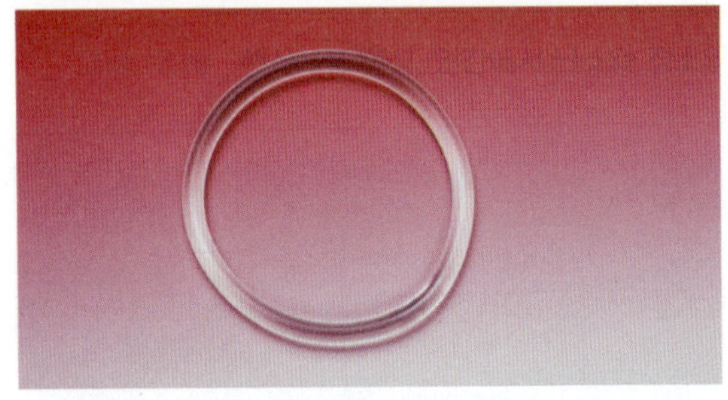

그림 18.14 호르몬 피임법. (a) 경구용 피임약, (b) 피부 패치 및 (c) 질 링은 난자의 생산을 막고 정자의 운동을 억제하는 합성 에스트로겐과 황체호르몬을 분비한다.

호르몬에 의한 피임

피임을 하는 30세 이하의 대부분의 여성은 경구용 피임약(pill), 패치(patch), 혹은 링(ring)이라고 불리는 **복합호르몬성 피임약(combined hormone contraceptive)**을 복용한다(그림 18.14). 이들 방법에 이용되는 호르몬은 합성 에스트로겐과 합성 황체호르몬으로 배란과 수정을 방지하기 위하여 함께 작용한다. 이러한 방법에 의해 제공되는 에스트로겐의 일정 농도는 난소의 여포가 발생하지 못하도록 하여 배란을 억제한다. 다음으로 합성 황체호르몬은 배란이 일어나는 경우 에스트로겐 성분에 대한 대체용으로 작용하여 정자의 통과를 용이하게 하는 자궁경부 점액이 묽어지는 것을 억제하고 자궁내막이 배아의 착상에 적합하지 않도록 한다.

경구용 피임약(oral contraceptive)은 피임을 원하는 한 매일 복용하는 약이다. 표 18.1에서 보여주는 것처럼 경구용 피임약의 이론적 효과와 실제 사용 효과는 아주 높은 편이다. 경구용 피임약을 매일 먹는 한 임신 위험성은 매우 낮아진다. 피임약 복용을 거르게 되면 배란이 될 수 있으며 일반적으로 이틀 연속 약 복용을 건너뛰면 임신의 가능성이 크게 증가한다.

피임 패치(contraceptive patch)와 **질 링(vaginal ring)**은 약 복용을 거르게 될 가능성을 줄여주며 경구용 피임약보다 약간 높은 효과를 나타낸다. 패치는 일주일에 한 번 위, 엉덩이, 혹은 팔에 적용하며, 링은 질에 넣고 3주 후에 제거한다. 에스트로겐과 황체호르몬은 패치나 링으로부터 분비되어 혈류 속으로 들어감으로써 경구용 피임약과 똑같은 효과를 나타낸다.

복합호르몬 피임약의 공통된 부작용은 구역질이 나고, 유방에 불편을 느끼고, 체중이 증가하며, 기미여드름과 두통이 생긴다는 것이다. 그러나 대부분의 여성은 이러한 증상 중의 어떤 것도 경험하지 않으며, 설령 증세가 나타나더라도 2~3달 후에는 줄어든다. 흔한 것은 아니지만 좀 심각한 부작용은 심혈관계 질환이나 담배를 피우는 여성에서 특히 혈전이 나타나거나 자궁경부 및 간암의 위험성이 증가하며, 호르몬 사용을 중단하면 임신이 늦어질 수 있다는 것이다. 복합호르몬제제 속의 에스트로겐은 여성을 난소나 자궁내막 암으로부터 보호하는 것으로 보인다.

피임약은 보통 28일 포장으로 나온다. 여성이 21일 동안 호르몬을 포함하는 피임약을 복용하며, 호르몬이 없이 설탕이 들어 있는 위약을 7일간 복용한다. 패치와 질 링은 4주 중에 3주를 착용하고, 1주는 제거한다.

호르몬이 없는 주에는 월경이 일어난다. 그러나 이러한 방법으로 유도하는 월경기가 필수적인 것으로 보이지는 않는다. 월경을 하고 싶지 않은 여성은 호르몬을 복용하지 않는 한 주를 이용하지 않는 것이다. 많은 여성들이 월경을 피하고 싶어 하는 것을 알았기 때문에 경구용 피임약은 위약이 없거나 드물게 복용하는 형태의 피임약이 생산되었다. 이러한 형태의 피임에 대한 장기 연구 결과는 없지만 아직까지는 월경기를 중지하는 것이 위험하다는 증거는 없다. 2003년에 미국 식품의약국(FDA)은 일 년에 단지 4번의 위약기를 갖는 피임약을 승인하였으며, 2007년에는 위약을 먹는 시기가 없는 피임약을 승인하였다.

황체호르몬 단일 피임약(progesterone-only pill)은 수유를 하는 여성이 보통 이용하는데 이유는 모유 생산을 방해하지 않기 때문이며, 에스트로겐이 들어 있으면 모유 생산이 방해 받는다.

메드로옥시프로게스테론 아세테이트(medroxyprogesterone acetate)는 황체호르몬의 활동을 흉내낸다. 데포-프로베라(Depo-Provera)와 같은 약은 팔이나 근육으로 주사를 통해 주입한다. 지속적인 피임을 위해서 매 3개월마다 주사를 다시 맞아야 한다.

피임 방법이 실패하였을 때 피임약의 과량 복용을 통해 **응급피임(emergency contraception, EC)**을 할 수 있다. 이러한 피임약으로는 황체호르몬만이 들어 있는 플랜 B(Plan B) 약이 있으며, 임신을 억제하기 위해서는 성교 후 72시간 안에 복용해야 한다. 응급피임법이 어떻게 임신을 억제하는지는 명확하지 않지만 대부분의 연구 결과는 응급피임법이 여성이 생식주기의 어디에 있느냐에 따라서 배란이나 수정을 방해한다는 것이다. 응급피임법은 자궁에서 수정란의 착상을 방해하여 임신을 억제할 수도 있다.

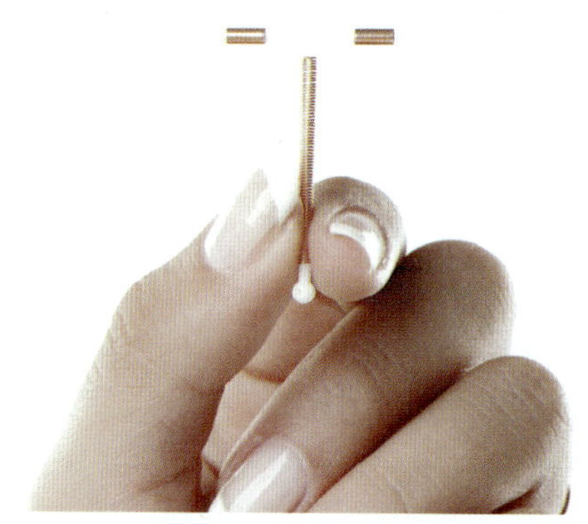

그림 18.15 **자궁내기구.** 위와 같은 작은 피임기구를 자궁 내에 넣으면 정자가 생존하고 배아가 착상하는 것을 방해하는 환경이 만들어진다.

기타 피임 방법

또 다른 피임 방법으로는 자궁 속으로 끼여 넣는 자궁내 기구, 가임능력 인지, 불임과 낙태를 들 수 있다.

자궁내기구(IUD) 이름이 의미하는 것처럼 **자궁내기구(intrauterine devices, IUD)**는 여성의 자궁 내부에 있을 때 작용한다. 미국 시장에 있는 2종류의 IUD인 파라가드(ParaGard)와 미레나(Mirena)는 약간 다른 방법으로 수정을 방해한다(그림 18.15). 두 종류의 IUD는 자궁 내부에 있으면서 단순하게 자궁내막에서 비특이적으로 염증 반응을 야기한다. 이것은 때로 이물질반응(foreign body reaction)으로 알려져 있으며 자궁내부가 착상에 적합하지 않은 형태가 된다.

IUD의 두 종류는 또한 백업 예방에 의존한다. 파라가드 IUD는 세포에 해가 되는 구리를 포함하고 있다. 구리이온이 서서히 방출됨으로써 정자, 알, 배아를 죽게 한다.

미레나 IUD는 천천히 방출되는 적은 양의 황체호르몬을 포함하고 있다. 피임약처럼 황체호르몬은 배란을 억제하며, 자궁경부 점액을 진하게 하고, 착상을 억제하기 위하여 자궁내막을 엷게 한다. 일단 일정 위치에 놓이면 IUD는 여러 해 동안 피임기구로 작용을 한다. 미레나는 5년 동안 효과가 있고, 파라가드는 10년 동안 효력이 있다.

IUD는 이것을 이용하는데 큰 문제점으로 지적된 감염 위험을 최소화하기 위하여 멸균 기술을 가지고 있는 임상의사에 의해 삽입되어야 한다. IUD는 빠져나가거나 자궁벽에 구멍을 뚫을 수도 있는데 후자의 경우 다른 내부기관에 손상을 가할 수 있다. 비록 IUD가 매우 효과적이지만 임신의 어떤 경우도 산모나 태아에게 매우 위험할 수 있다. IUD를 사용하고 있으면서 임신이 된 것 같다는 생각이 들면 즉시 의사를 찾아야 한다.

가임능력 인지 **수정능력 인지법(fertility awareness method)**을 이용함으로써, 즉 여성주기의 시기 선택에 익숙하게 되고 가임의 신호를 조심스럽게 관찰함으로써 임신을 원하지 않는다면 성교를 하지 말아야 할 날을 알아낼 수 있다. 이러한 날들은 통상 배란 5일 전과 배란 후 1일이 된다. **달력법(calender method** 혹은 rhythm method)은 전형적인 여성 생식주기의 시간대를 이해함으로써 가능하다. 여성의 주기가 규칙적이라면 여성이 매달 배란을 하는 시기를 예측할 수 있을 것이다. 그러나 여성 생식주기가 매우 규칙적인 여성은 드물어 이러한 형태의 피임법은 실패할 위험성이 높다.

가임능력 인지에 대한 또 다른 형태는 주기 일정을 참고하여 배란 시기쯤에 신체 변화를 이용하여 배란을 정확하게 찾아내는 것이다.

여성의 경우 가임에 대한 믿을 수 있는 표시는 자궁경부에서 생달걀의 흰자위 같은 엷은 점액이 일관성 있게 나타나는 것이다. 자궁경부로부터의 분비는 에스트로겐과 황체호르몬의 활동에 따라 변한다. 배란이 일어나기 전 에스트로겐 양이 증가하는 주기의 전반부에는 자궁경부 점액이 크게 증가하며, 농도는 묽어지고 매끄러운 감촉을 갖는다. 점액은 자궁경부 벽면의 주름으로부터 분비되며, 점액이 자궁경부와 평형하게 늘어져 있음으로써 정자가 통과하는 채널로 작용하며 자궁경부의 주름에 붙지 않도록 한다(그림 18.16). 이러한 형태의 점액이 나타날 때 여성은 임신이 가능하다. 배란 후에

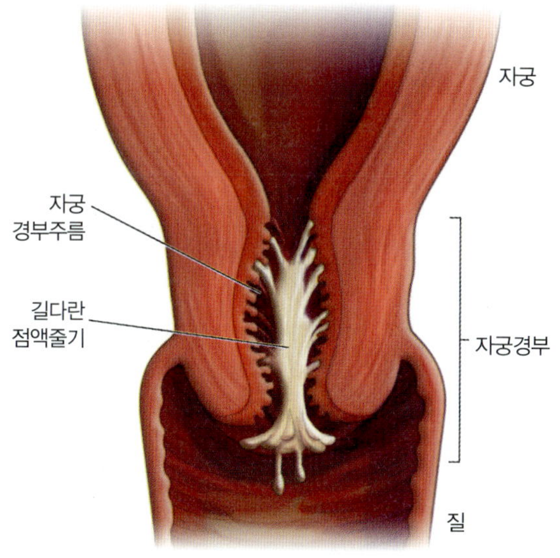

그림 18.16 **가임 및 점액.** 배란 전에 자궁경부에서 분비된 점액은 엷고 양이 많아져 정자가 자궁경부의 벽에 붙지 않고 더 안쪽으로 들어가는 통로를 제공해 준다.

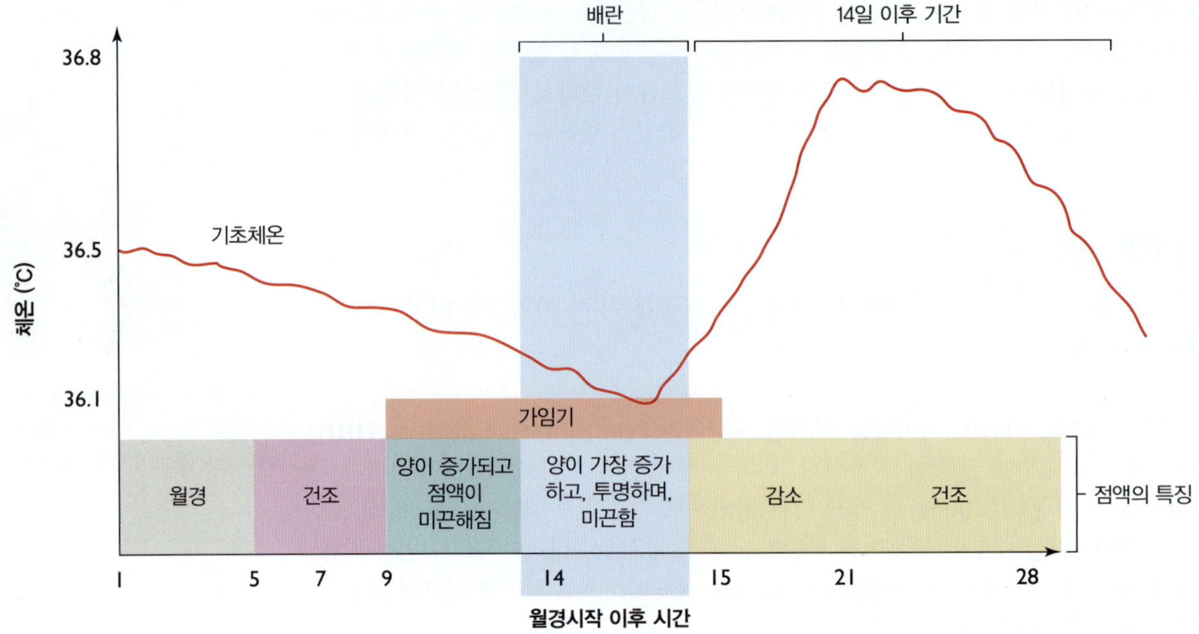

그림 18.17 가임능력 인지. 규칙적인 생식주기를 가지고 있는 여성은 가임기를 예측할 수 있는 자궁경부의 점액 및 체온의 변화를 관찰할 수 있다.

시각화 28일 정도의 여성주기를 가지고 있는 여성은 가임인지 방법을 이용할 수 있는가? 설명하여라.

황체호르몬의 양이 증가하면 주기의 후반부에 점액이 희고 끈끈해져 정자가 난자에 도달하는 것을 억제한다.

여성의 체온도 월경주기를 거치면서 변하는데 배란이 일어난 다음날까지 천천히 그리고 불규칙하게 떨어지다 0.5°C 정도 갑작스럽게 올라간다(그림 18.17). 임신을 원치 않을 때 자궁경부에서의 변화와 함께 온도의 변화에 대한 인식은 성교를 피해야 할 때를 파악하는데 도움이 된다. **기초체온법(symptothermal)**이라고 하는 이러한 정보들을 함께 이용함으로써 효과적으로 피임을 할 수 있다.

불임 수술 미국에서 가장 대중적인 피임법 중의 하나가 수술에 의한 피임법이다. 극단적으로 효과적이기는 하지만 다시 가임 상태로 되기는 어렵다. 불임 수술은 정자가

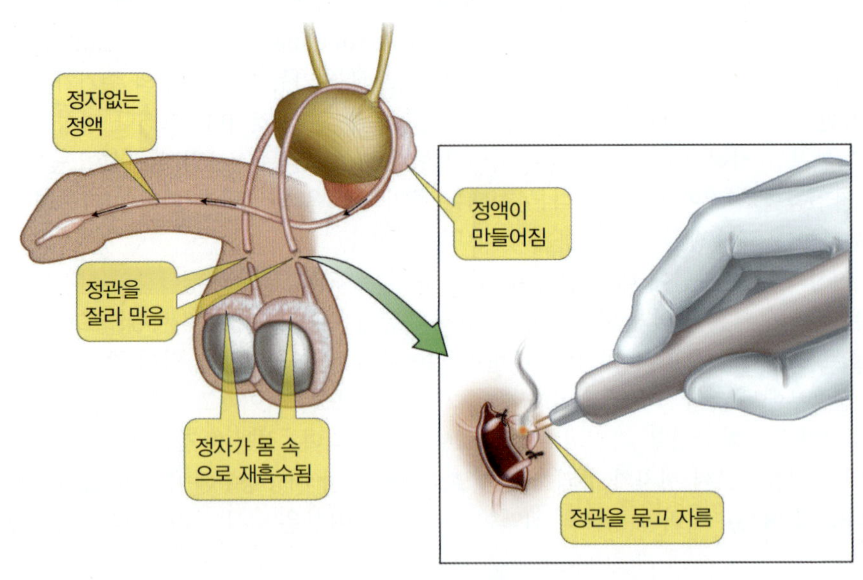

그림 18.18 정관수술. 정자를 정소에서 음경으로 전달하는 관을 묶는 수술을 통해 남성 불임이 가능하다. 이러한 수술은 남성 성행위에 어떠한 영향도 주지 않는다.

남성의 정소로부터 음경으로 전달되는 것을 차단하거나 난자가 수란관을 통과하는 것을 차단하는 것이다.

정관수술(vasectomy)은 정자가 정소에서 요도로 이동하는 통로인 수정관을 잘라서 묶는 것이다(그림 18.18). 이러한 수술은 정액을 만들거나 발기나 오르가즘을 느끼는 것에 영향을 주는 것은 아니며, 사정 시 단지 정자가 없는 것뿐이다. 정관수술은 부분마취를 통해 입원 없이 수술이 가능하다. 수술에 의한 남성 불임은 필요 시 복원할 수도 있다. 복원 수술은 수정관의 하나 혹은 둘을 잇는데 약 50%의 성공률을 보인다. 수술 후에 올 수 있는 약간의 감염을 제외한다면 단기 혹은 장기 부작용은 없다.

난소에서 수란관으로의 길은 복강 안에 있기 때문에 **난관수술(tubal ligation)**은 정관수술보다는 좀 더 복잡하며, 수술실에서 진행되어야 한다. 가장 흔한 수술은 전기 자극을 통해 조직을 녹이는 소작법(cauterization)이다(그림 18.19a). 난관수술 시 복강 절개와 관련된 건강 위험은 없지만 회복 시간은 정관수술보다는 길다. 난관수술에 의한 불임은 정관수술보다 복원이 훨씬 어려우며 약 30%의 성공률로 난관이 재연결된다. 수란관을 막는 작은 주사기와 같은 관을 집어넣어 불임을 유도할 수 있다(그림 18.19b).

(a) 소작기구를 이용한 수란관 절개 및 봉합

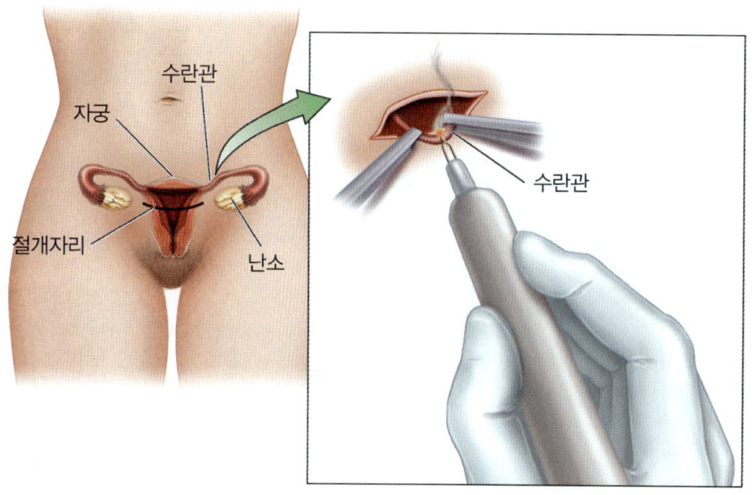

(b)

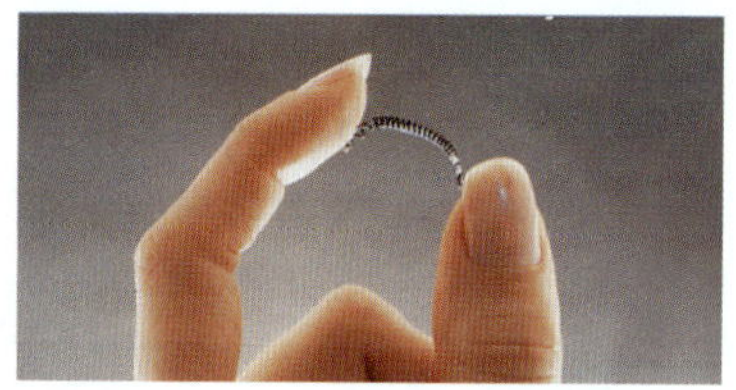

그림 18.19 **여성 불임법.** (a) 여성은 수란관을 잘라 알이 정자와 만나지 못하게 함으로써 불임이 될 수 있다. 체강으로 배출된 알은 파괴되며 이들의 영양분은 혈류에 의해서 재흡수된다. (b) 수란관은 코일 형태의 관을 집어넣어 영구히 막아 버릴 수 있다.

임신중절 매년 미국에서 일어나는 거의 모든 임신의 절반은 계획되지 않은 것이다. 이러한 계획되지 않은 임신의 절반(전체적으로는 1/4)은 선택적인 임신중절 혹은 **낙태(elective abortion)**에 의해 임신이 중단된다. 매년 미국에서는 백만 이상의 임신중절이 일어난다. 1973년 임신중절을 금하는 연방법을 뒤집는 대법원의 판결 후에 임신중절 및 적용된 방법 등에 대하여 뜨거운 논쟁이 벌어지고 있으며 편 가르는 이슈가 되었다(그림 18.20).

미국에서 임신 첫 7주까지는 상업적으로 RU-486이라고 불리는 **미페프리스톤(mifepristone)** 화학물을 주입하여 임신을 끝낼 수 있다. 미페프리스톤은 자궁내막을 유지하는 황체호르몬의 활동을 막아 자궁내막이 떨어져 나가게 함으로써 배아가 사라지게 한다.

가장 빈번하게 이용하는 임신중절 수술은 **자궁진공흡입법(vacumm aspiration)**이다. 이 방법에서는 진공흡입으로 배아나 태아를 자궁 밖으로 끌어내는 것이다. 자궁진공흡입법은 임신 첫 3개월에만 적용할 수 있으며, 5주부터 늦어도 여성의 마지막 월경 후 12주가 넘어가지 않는 기간 안에 이루어져야 한다.

12주 후에는 외과적 기술은 태아와 태반을 제거하기 위하여 좀 더 강력한 기술을 필요로 한다. 이 방법에서는 자궁경부를 확장시키고 핀셋 및 긁어내는데 쓰는 금속 루프인 소파기와 진공 흡입을 이용하여 태아를 파괴시키고 외부로 꺼낸다.

말기 임신중절(later-term abortion)의 한 형태인 확장하여 꺼내기는 때로는 부분적인 출생 낙태라고 한다. 이 절차에서는 자궁경부에서 태아의 아래쪽을 잡아당기고, 다음으로 머리는 외과 가위로 압력을 가해 파괴한다. 이렇게 함으로써 신체의 나머지 부분들이 자궁으로부터 제거되게 하기 위해서다. 2003년에 연방정부 의원들이 이러한 특별한 방법을 이용하는 것을 금지하는 법안을 통과시켰다. 연방법은 산모의 삶이나 건강을 고려한 예외를 허용하지 않기 때문에 대법원 판사의 결정에 반하는 것이 되어 하급 법원에 의해서 뒤집혀졌다. 2007년 대법원에 의해 낙태 금지를 옹호하는 판결이 내려졌다.

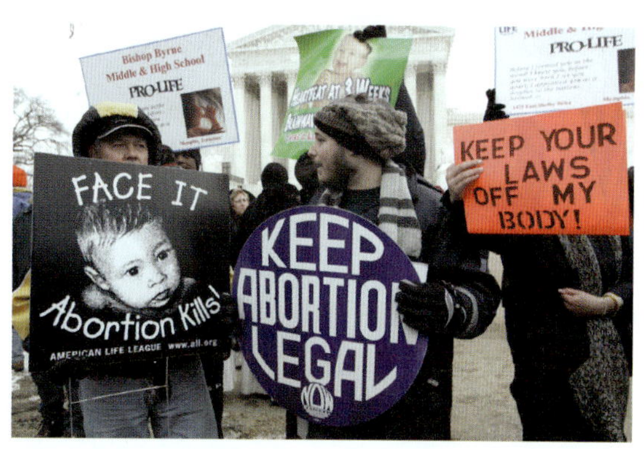

그림 18.20 **편 가르는 논쟁.** 미국에서 낙태는 뜨거운 논란의 주제로 남아 있다. 20~25%의 사람들은 낙태를 선호하며, 20~25%는 낙태를 완전히 금하는 것에 찬성을 하고, 50~60%는 이 두 극단 사이에 있는 것 같다.

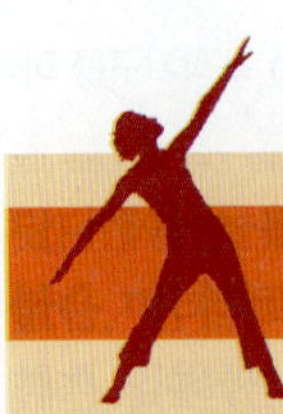

쉬어가기 18.5

어떤 약사는 응급피임약을 주는 것을 거부하였다. 여러분이 생각하기에 미국에서는 왜 때때로 응급 피임약을 복용하는 것을 반대한다고 생각하는가?

외과적 낙태의 가장 흔하고 심각한 문제점은 감염이다. 어떤 여성은 낙태 후에 심하게 피를 쏟기도 하는데 이는 일부 조직이 자궁에 남아 있거나 아니면 자궁에 구멍이 생겼을 수도 있다는 신호이기도 하다.

피임 기술의 미래

호르몬 패치, 피임 링 및 응급 피임법의 도입, 그리고 피임약 형태 및 피임 스펀지의 변화는 모두 과거 10년 안에 일어났으며, 여성을 위하여 여러 새로운 피임 방법들을 제공해 주었다. 다른 새로운 방법들을 개발 중에 있는 것은 아니다. 어떤 연구자들은 면역 피임법에 대하여 연구를 수행하였는데 이 연구에서는 여성이 임신에 대한 생물학적 표지자에 대한 예방 접종으로 면역계가 새로운 배아를 파괴시키는 것이다. 낙태에 대한 사회 전반에 논쟁이 생기면 이러한 기술들은 큰 논란이 될 것이며, 동물에서의 예비 임상 실험도 특별하게 희망적이지 않다.

안전하고, 단순하며 가역적인 남성 피임법의 개발은 여성 피임에 대한 발전과는 다르게 상당히 뒤처져 있다. 가장 많이 제안된 남성호르몬 피임법은 정자의 생산 과정을 방해하는 것이다. 정자의 생산을 촉진하는 호르몬을 억제하는 약과 함께 테스토스테론과 황체호르몬의 높은 농도를 시험해 보았을 때 남성 피임에 효과적인 것을 알게 되었다. 그러나 시장에 남성 피임약이 나오려면 여러 해가 걸릴 것이다. 남성의 면역계가 자신의 정자를 파괴하는 면역 피임법이 현재 연구 중에 있다.

18.6 건강, 라이프스타일 및 생식력

새로 결혼한 부부가 그들의 생식력을 유지하기 위해 할 수 있는 가장 중요한 것 중의 하나는 자신들을 잘 돌보는 것이다. 신혼부부든 아니면 그렇지 않은 어떤 부부라도 자식을 갖는 것을 결정할 때 건강한 음식과 운동을 하여야 한다. 오래 지속되거나 강한 감정적인 스트레스를 피하도록 노력해야 하는데 그 이유는 스트레스가 배우자를 생산하는데 관여하는 호르몬의 기능을 파괴할 수 있기 때문이다. 남성은 정소가 높은 열에 노출되는 것을 피해야 한다. 빈번하게 뜨거운 욕조에 들어가거나 사우나를 하게 되면 정자의 생산에 영향을 줄 수 있다. 담배, 코카인, 마리화나는 정자의 수를 줄이고 질을 떨어뜨리며 결국 수정 가능성을 감소시킨다. 임신 기간 동안 이러한 약물이나 마약은 아기에게 해가 될 것이다. 알코올은 전반적으로 건강이 나빠지는 것과 관련이 있으며 생식력을 감소시킨다. 임신 기간에 알코올을 마시면 아기에게도 해가 된다.

그러나 자신을 잘 돌보는 것만이 유일한 길은 아니다. 남녀에서 나이 또한 생식력을 나타내는 기준이다. 30대 중반부터 생식력이 점진적으로 줄어들기 시작함으로 신혼부부들에게는 후세를 갖는 것을 결정하기에 충분한 시간이 있다고 볼 수 있다.

18장 복습

기억해야 할 어원

다음 어원은 주로 라틴어와 그리스어에서 온 것이며 용어를 해독하는 데 도움이 될 것이다.

cervix 목을 의미하며, cervical이 또한 목의 뼈를 의미하는 이유임.
-genesis 생산 혹은 출생을 의미함.
glans 도토리를 뜻하는 라틴어로 분비샘(gland)을 의미함.
gon-, gono- 및 **gonado-** 씨앗이나 생산에 대한 그리스어로부터 옴.
luteun 노란색을 의미하는 라틴어로부터 옴.
oo- 알을 뜻하는 그리스어로부터 옴.

핵심 용어

18.1 사람의 생식계

고환(scrotum)
나팔관(fimbria)
난소(ovary)
남성성기(penis)
대음순(labia majora)
레이히디세포(Leydig cell)
배우자(gamete)
부정소(epididymis)
생식소(gonad)
세정관(semiferous tubule)
소음순(labia minora)
수란관(oviduct)
안드로겐(androgen)
요도(urethra)
요도구선(bulbourethral gland)
유성생식(sexual reproduction)
음경귀두(glans penis)
음부(vulva)
음핵(clitoris)
자궁(uterus)
자궁경부(cervix)
자궁내막(endometrium)
전립샘(prostate gland)
정관(vas deferens)
정낭(seminal vesicle)
정소(testis, 복수는 testes)
정액(semen)
질(vagina)

18.2 배우자형성: 생식세포의 발달

극체(polar body)
난소주기(ovarian cycle)
난자형성(oogenesis)
배란(ovulation)
배아(embryo)
배우자형성(gametogenesis)
생식소자극호르몬 방출호르몬(gonadotropin-releasing hormone)
세르톨리세포(sertoli cell)
여포(follicle)
여포자극 호르몬(follicle-stimulating hormone)
정자(sperm)
정자형성(spermatogenesis)
첨체(acrosome)
테스토스테론(testosterone)
황체(corpus luteum)
황체형성 호르몬(luteinizing hormone, LH)

18.3 월경주기

월경주기(menstrual cycle)
자궁내막증(endometriosis)

18.4 사람의 성적 반응

4단계 모델(four-stage model)
오르가즘(orgasm)

18.5 임신의 조절

수정능력 인지법(fertility awareness method)
격막(diaphragm)
경구용 피임약(oral contraceptive)
경부모자(cervical cap)
기초체온법(symptothermal method)
난관수술(vasectomy)
남성용 콘돔(condom)
미페프리스톤(mifepristone)
복합호르몬성 피임약(combined hormone contraceptive)
살정제(spermicide)
선택적 낙태(elective abortion)
여성용 라텍스 콘돔(femal latex condom)
응급피임법(emergency contraception)
자궁내기구(intrauterine device, IUD)
자궁진공흡입법(vacuum aspiration)
정관수술(tubal ligation)
주기이용법(calendar method)
질 링(vaginal ring)
질외사정법(withdrawal)
차단피임법(barrier method)
피임(contraception)
피임 스펀지(contraceptive sponge)
피임 패치(contraceptive patch)
황체호르몬 단일 피임약(progesterone-only pill)

요약

18.1 사람의 생식계

- 유성생식은 남녀 사이에서의 성교를 필요로 한다. 남성과 여성의 생식소에서 배우자를 생산한다. 남녀 배우자는 수정을 통해 하나가 되어 유전적으로 다른 자손을 만들게 된다(440쪽).
- 남성 생식계의 음경은 정자를 운반하는 역할을 한다. 요도는 정자와 오줌을 운반하며, 고환은 정소를 싸고 있고, 정소는 정자와 남성 호르몬을 생산한다(440~441쪽).
- 정낭, 전립샘 및 요도구선은 정자에 분비물을 제공함으로써 정자가 발생을 하고 운동을 하는데 도움을 준다. 정액은 이들 분비샘으로부터의 분비물로 되어 있으며 정자와 합쳐진다(441쪽).
- 여성 생식계는 외음부, 음핵, 내부 질 통로, 아기를 낳을 때 열리는 자궁 밑의 자궁경부, 발생 중인 아기를 가지고 있는 자궁, 배우자의 통로인 수란관, 알과 호르몬을 만들어내는 난소로 구성되어 있다(442~443쪽).

18.2 배우자형성: 생식세포의 발생

- 배우자형성은 배우자를 생산하며 각 배우자는 감수분열을 하여 체세포에 비해 반수체 염색체를 갖는다(443쪽).
- 정자는 세정관에 있는 세포가 세포분열할 때 만들어진다. 정자는 정소의 꼭대기에 있는 부정소에 저장되어 있다. 사정 때 정자는 수정관을 거쳐 요도 밖으로 나온다(444쪽; 그림 18.3).
- 성숙한 정자는 DNA를 포함하고 있는 작은 머리, 정자가 수란관으로 이동할 때 필요로 하는 에너지를 제공한 미토콘드리아가 들어 있는 중편, 그리고 편모로 구성되어 있다. 정자의 머리에 있는 첨체는 정자가 난자에 접근하는 것을 도와주는 효소를 가지고 있다(444쪽).
- 난자형성은 난소에서 일어나며 난자를 생산한다. 이러한 과정은 여성이 엄마의 자궁에 있는 동안 시작되며, 태어나서 사춘기 때까지는 이 과정이 멈춘다. 사춘기 때 이미 존재하고 있는 난자의 발생이 폐경기 때까지 매달 계속된다. 1차 여포는 2차 여포로 발생을 하며, 최종적으로 그라프여포로 발생을 한다. 제2난모세포는 배란 때 그라프여포로부터 빠져나온다. 남아 있는 황체는 잠시 동안 황체호르몬을 분비한 후 임신이 되지 않으면 사라진다(446~448쪽; 그림 18.6).

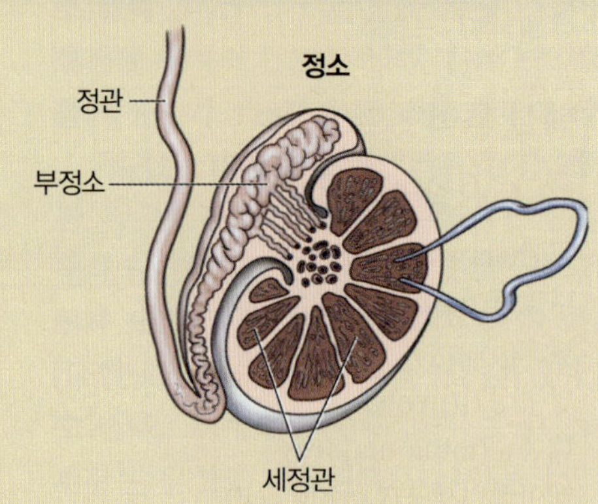

- 시상하부는 GnRH를 분비하며, 이것은 뇌하수체가 FSH와 LH를 분비하도록 한다. 이러한 두 호르몬은 남녀에서 되먹임 고리를 통해 배우자형성을 조절한다(449쪽)

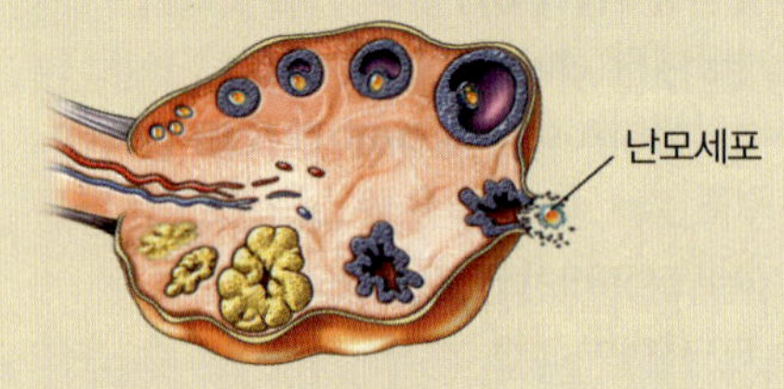

18.3 월경주기

- 에스트로겐의 높은 농도는 FSH와 LH 호르모의 분비를 증가시킨다. 황체호르몬의 높은 농도는 FSH 및 LH의 분비를 감소시킨다(450~451쪽).
- 여포에서 만들어진 에스트로겐은 월경 동안 증가하기 시작하며, 궁극적으로 GnRH 분비를 촉진하고 FSH와 LH 수준이 스파이크 형태로 나타나도록 한다(450~451쪽; 그림 18.7).

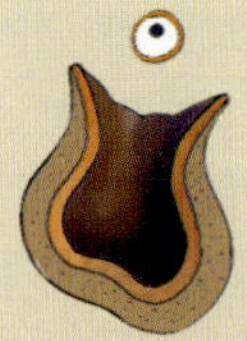

- 수정이 일어나지 않으면 황체는 퇴화한다. 황체호르몬과 에스트로겐은 감소하며 월경이 시작된다. 에스트로겐과 황체호르몬의 낮은 농도는 GnRH 분비를 촉진한다. 결과적으로 LH 및 FSH 농도는 올라가고 여성주기가 반복된다(450~451쪽).
- 수정이 일어나면 배아는 자궁 안에 착상을 하고 황체의 수명을 연장하는 HCG 호르몬을 분비한다. 황체호르몬과 에스트로겐의 농도는 높게 유지된다. 궁극적으로 태반이 황체의 기능을 이어받아 이들 호르몬의 분비를 대신한다(451쪽).

18.4 사람의 성적 반응

- 사람의 성생활의 생리적인 특징은 4단계로 설명할 수 있다. 성교를 위한 준비 단계인 흥분기, 성적 긴장감이 형성되는 고조기, 긴장감이 이완되는 오르가즘, 원래 상태로 돌아오는 해소기로 나눌 수 있다(452쪽).

18.5 임신의 조절

- 원치 않는 임신은 생식 과정을 방해하는 피임에 의해 억제될 수 있다(453쪽).
- 차단피임법은 정자와 난자의 접촉을 억제하여 수정을 막는다. 이러한 방법으로는 질외사정법, 살정제, 콘돔, 그리고 격막이 있다. 차단법은 효과적이기는 하지만 남녀 커플이 이 방법을 사용하기 위해서는 노력이 필요하다. 콘돔은 특히 살정제와 함께 많은 종류의 성병 감염으로부터 막아줄 수 있는 유일한 피임기구이다(453~455쪽).
- 호르몬을 이용한 피임법은 생식 호르몬인 에스트론제과 황체호르몬을 이용하여 배란을 억제하고 자궁을 정자와 수정란이 좋지 않은 환경으로 만드는 것이다. 이러한 방법으로는

피임약 복용, 패치, 질 링, 합성 황체호르몬 투여, 그리고 응급피임법이 있다. 정확하게 사용한다면 호르몬을 이용하는 방법은 임신을 억제하는데 매우 효과적이지만 성병 감염을 막을 수는 없다(456쪽).

• 자궁내기구(IUD)는 자궁을 정자와 수정란에게 좋지 않은 환경으로 만들어 임신을 억제한다(457쪽).

• 가임능력 인지법은 여성이 자신의 주기와 가임과 관련된 물리적인 변화에 대한 지식을 이용하여 성관계를 계획함으로서 임신을 피하는 방법이다(457쪽).

• 외과적 불임법은 정자가 남성 음경을 빠져나가는 것을 억제하거나 난자가 수정 장소에 도달하는 것을 억제하는 것이다(457~458쪽).

• 미국에서 임신의 약 1/4은 선택적 낙태에 의해 임신이 중단된다. 낙태는 화학약물인 미페프리스톤을 이용하거나 배아나 태아의 외과적인 수술에 의해서 이루어질 수 있다(459쪽).

기본 학습 문제

1. 유성생식에 대한 설명으로 옳은 것은?
   a. 부모와 유전적으로 동일한 자손을 만든다.
   b. 자손들 간에 유전적으로 동일한 자손을 만든다.
   c. 부모의 유전자가 섞인 자손을 만든다.
   d. 양친이 한정된 수의 유전적으로 다른 한정된 수의 자손을 만들 수 있도록 허용해 준다.

2. 정자세포는 어떤 길을 따라 이동하는가?
   a. 세정관, 부정소, 수정관, 요도
   b. 요도, 수정관, 세정관, 부정소
   c. 세정관, 수정관, 부정소, 요도
   d. 부정소, 세정관, 수정관, 요도
   e. 부정소, 수정관, 세정관, 요도

3. 다음 연결 중 잘못된 것은?
   a. 요도 : 정자 통로
   b. 레디히세포 : 남성호르몬 생산
   c. 수정관 : 정액 생산
   d. 세정관 : 정자 생산

4. 황체호르몬에 대한 설명으로 옳은 것은?
   a. 남성에서 정자 발달을 촉진한다.
   b. 여성에서 월경을 유도한다.
   c. 레디히세포는 남성호르몬의 분비를 촉진한다.
   d. 위의 모든 것

5. 여포를 촉진하는 호르몬에 대한 설명으로 옳은 것은?
   a. 남성에서 정자의 발달을 촉진한다.
   b. 여성에서 알세포의 발달을 촉진한다.
   c. GnRH 분비에 반응하여 분비된다.
   d. 위의 모든 것

6. 그림 18.21에 나타낸 남성 생식기관 구조의 이름을 쓰시오.

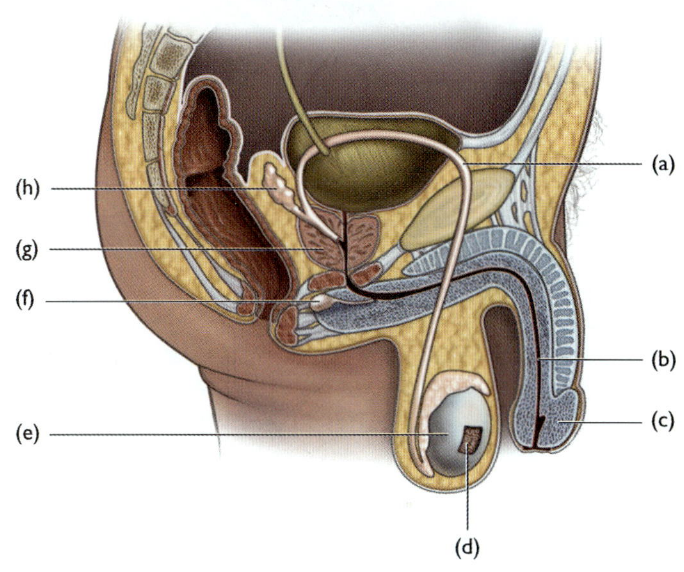

그림 18.21 남성 생식기관의 구조

7. 수정되지 않는 난자세포는 어떤 경로를 따르는가?
   a. 난소, 수란관, 자궁, 자궁경부, 질
   b. 난소, 자궁, 수란관, 자궁경부, 질
   c. 수란관, 난소, 자궁경부, 자궁, 질
   d. 수란관, 난소, 자궁, 자궁경부, 질
   e. 난소, 수란관, 자궁경부, 자궁, 질

8. 난소에 대한 설명으로 옳은 것은?
   a. 자궁 및 수란관에 붙어 있다.
   b. 에스트로겐과 황체호르몬을 분비한다.
   c. 난소주기 동안 배란된다.
   d. FSH와 LH를 분비한다.
   e. 위의 모든 것

9. 여포로부터 난소의 분비는 다음의 어떤 것에 의해 야기되는가?
   a. 에스트로겐의 감소
   b. FSH의 증가
   c. LH의 증가
   d. 황체호르몬의 증가

10. 그림 18.22에 표시된 여성 생식기관의 구조의 이름을 쓰시오.

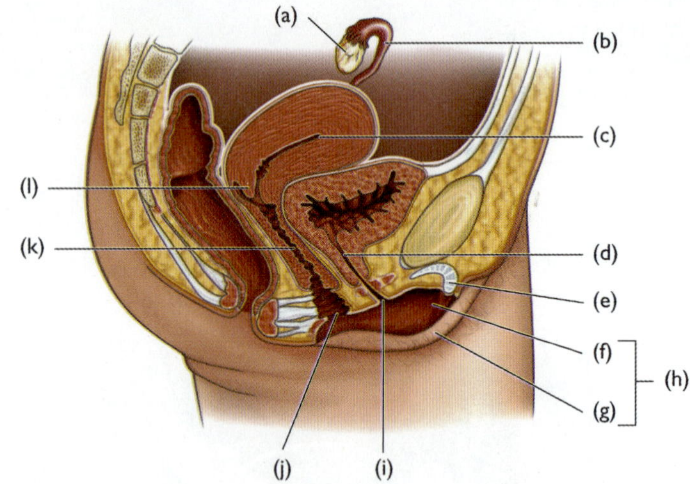

그림 18.22 여성 생식기관의 구조

11. 배우자형성에 대한 설명으로 옳은 것은?
   a. 남녀의 사춘기에 시작된다.
   b. 남성의 레디히세포는 정액을 생산하도록 요구한다.
   c. 여성에서 4개의 수정 가능한 알이 만들어지는 과정이다.
   d. 체세포가 갖는 염색체 수의 반을 운반하는 배우자를 생산한다.

12. 난소주기는 다음의 어떤 방법에 의해서 조절되는가?
   a. 증가하는 에스트로겐의 양이 FSH와 LH의 분비에 대한 양성 되먹임 효과를 가짐으로써
   b. 증가하는 FSH 양이 배란을 유도함으로써
   c. 황체호르몬의 양은 증가할 때 FSH와 LH의 양이 증가함으로써
   d. 배란이 주기의 5일째 일어남으로써
   e. 태반이 배란을 촉진하는 FSH를 생산함으로써

13. 각각의 남성 생식기관의 구조를 기능과 연결지어라.

______ 요도	a. 정자가 만들어지는 코일형태의 관
______ 수정관	b. 정자를 여성의 생식가관으로 운반하는 구조
______ 부정소	c. 정자와 오줌을 체외로 운반하는 구조
______ 세정관	d. 정소의 꼭대기의 정자 운반 통로
______ 남성성기	e. 정자를 정소로부터 요도로 이동시키는 정자 운반 통로
______ 고환	f. 정자를 분비하는 분비샘
______ 정소	g. 정자에 영양분을 제공하는 우유빛 액체를 요도로 분비하는 구조
______ 정낭	h. 요도에서 산성을 중성화하는 투명한 액체를 분비하는 구조
______ 요도구선	i. 정자와 안드로겐 생산 장소
______ 전립샘	j. 정소를 포함하는 낭

14. 여성 생식기관의 구조와 이에 대한 설명으로 옳은 것을 연결하여라.

______ 외음부	a. 여포의 잔존물
______ 음핵	b. 자궁의 아래 부분, 가임에 영향을 줄 점액을 분비함
______ 황체	c. 여성에서 가장 성적으로 민감한 지역
______ 질	d. 2세트의 음순으로 구성됨
______ 자궁경부	e. 알과 에스트로겐 생산의 자리
______ 자궁	f. 알세포를 난소에서 자궁으로 이동시키는 구조
______ 수란관	g. 자궁경부 아래의 근육성 통로
______ 난소	h. 오줌이 체외로 나가는 구멍을 가지고 있는 구조
______ 요도	I. 월경 동안 자궁내막에서 떨어져 나오는 구조

15. 남성과 여성에서 다음 생리적인 변화 중 성반응 주기의 흥분기에 일어나는 것이 아닌 것은?
   a. 발기
   b. 사정
   c. 질의 윤활유액의 생산
   d. 심장박동의 증가
   e. 혈압의 상승

16. 성반응 주기 동안 일어나는 생리적 변화의 대부분을 무엇이라고 할 수 있는가?
   a. 가임기 이외에는 성생활을 멈추게 한다.
   b. 수정의 가능성을 최대화한다.
   c. 전반적으로 심혈관계 건강을 향상시킨다.
   d. 배아 착상에 대한 훌륭한 환경을 제공한다.
   e. 즐겁게 한다.

17. 피임 방법과 이것이 작용하는 기작에 적절하게 연결하여라.

______ 복합 호르몬제제	a. 정자가 자궁경부 속으로 들어가는 것을 막는다.
______ IUD	b. 비특이적인 자궁염증반응이 착상을 억제한다.
______ 콘돔	c. 배란을 억제하며, 자궁경부가 진한 점액으로 막는다.
______ 정관수술	d. 사정 전에 남성 음경을 여성의 몸으로부터 제거하는 것; 효과적이지 못함.
______ 질외사정	e. 외과적 수술에 의한 불임

18. 다음 중 여성이 자신의 가임기를 진단하는 것을 도와주는 것이 아닌 것은?
   a. 많은 양의 자궁경부 점액 분비
   b. 체온에서의 변화
   c. 여성생식주기의 적절한 시기
   d. 짙은 농도에서 엷은 농도로의 변화
   e. 자궁경부 및 질의 팽창

19. **참 또는 거짓?** 질은 여성 외부생식기의 가장 밖에 있는 부분이다.

20. **참 또는 거짓?** 부정소는 FSH와 LH를 분비한다.

분석 및 응용 문제

1. 사람의 성반응의 어떤 단계에서 여성의 임신이 가능한가? 이유를 설명하시오.
2. 화학적 낙태 절차는 클리닉 방문 시 미페프리스톤 한 알을 먹으면서 시작된다. 이 약은 황체호르몬을 억제하여 자궁벽이 떨어져 나가도록 한다. 36~48시간 후에 환자는 클리닉을 재방문하여 호르몬 미소프로스톨을 입 혹은 질을 통해서 주입한다. 미소프로스톨은 보통 건강한 임신의 경우에도 진통을 유도하기 위해 섭취한다. 이것은 미소프로스톨의 기작에 대하여 무엇을 나타내주는가?
3. 이 장에서 다룬 피임 방법 중의 어떤 것이 실제로 임신에 어려움을 가지고 있는 부부를 도와줄 수 있는가?
4. 대부분의 피임 방법은 여성을 위하여 디자인되었고 여성을 상대로 판매를 하고 있다. 여러분은 왜 이것이 그런 경우라고 생각하는가? 남성을 위한 좀 더 많은 피임 방법을 만들어내는 것에 대한 장점은 무엇인가?

다음 정보를 참조하여 5번과 6번 질문에 답하시오.

비스페놀-A(BPA)는 플라스틱병 생산 및 통조림과 음료수 용기의 내부 벽에 이용되는 공업용 화학물질이다. 열, 산성음식, 그리고 반복된 세척으로 이러한 성분들이 녹아나온다. BPA는 쉽게 녹아나오고 광범위하게 이용되기 때문에 거의 모든 미국 사람들은 몸속에 어느 정도 측정할 수 있을 정도의 BPA 농도를 가지고 있다.

BPA 연구에 대한 종합적인 문헌 리뷰(vom Saal & Hughes, 2005)로 실험 동물에서 낮은 농도의 BPA 효과를 측정한 115개의 논문을 검토하였다. 이들 중 94개의 논문에서 상당히 유해한 결과를 보여주었다. 미국의 환경보호청은 매일 체중 1 kg당 50 μg이나 이보다 낮은 농도에서는 평생 동안 해로운 결과가 나타나지 않을 것이라고 하였는데 이들 중 31개의 연구에서는 유해한 결과가 나왔다. BPA에 노출된 암컷 설치류로부터 나온 암컷 설치류는 성조숙증에 걸리며 유선이 발달하며, 수컷의 경우 테스토스테론 분비가 감소하고 결국 정자 생산 및 생식력이 감소하였다.

5. BPA에 대한 노출 효과를 설명해 줄 가설을 제시하여라.
6. 어떻게 BPA에 대한 노출을 감소시킬 수 있겠는가?
7. 일본 연구자들(Sakaue et al., 2001)은 성체의 수컷 쥐에 BPA의 낮은 농도의 효과를 조사하였다. **그림 18.23**은 일부 연구 결과를 보여준다. 이러한 결과들이 어떻게 환경보호청이 평생 동안 유해한 결과가 나타나지 않을 것이라고 하였던 50 μg/kg/day의 농도와 비교될 수 있는지 논의하여라.

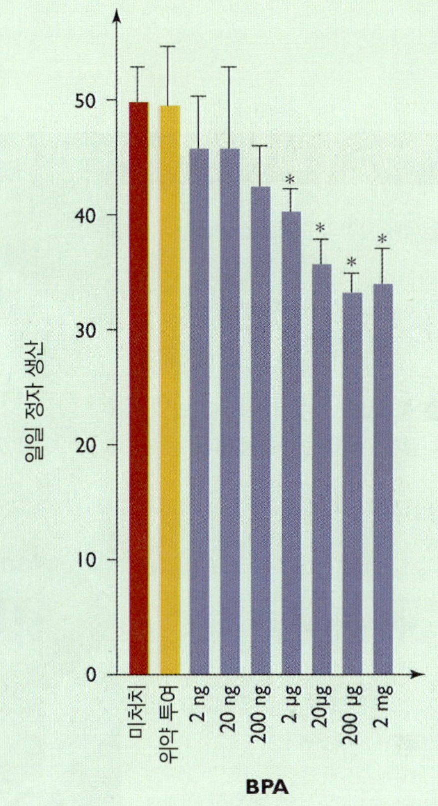

그림 18.23 성체 수컷 쥐에서 매일 정자 생산에 대한 BPA의 효과. 투여량은 나노그램(ng), 마이크로그램(μg) 혹은 밀리그램(mg)으로 주어졌다. *= 처리하지 않은 것이나 같은 방법으로 전달된 위약 결과와는 상당히 다른 결과를 보여준다.

출처: Sakaue 등. 2001의 데이터. BPA는 심지어 낮은 농도에서도 성체에서 정자형성에 영향을 준다. *Journal of Occupational Health* 43: 185–190.

과학 연관 문제

1. 월경 분비물을 다룰 많은 방법들이 있다. 대부분의 여성은 생리대나 탐폰을 이용한다. 생리대는 멸균된 상태는 아니지만 혈액은 멸균된 상태이다. 생리 분비물을 모으고 씻어서 다시 사용할 수 있는 월경 컵도 이용할 수 있다. 왜 재활용품보다 1회 용품이 더 많이 이용된다고 생각하는가?
2. 여러분은 생식력을 보호하기 위하여 어떤 단계를 밟을 수 있는가?
3. 여성이 임신을 조절하고자 하는 권리나 바람을 가지고 있다고 하더라도 여러분은 발생의 어떤 상태에서 접합자, 배아 혹은 태아가 생존에 대한 권리를 가져야 한다고 생각하는가?

Chapter 19

유전

유전자와 지능

학습목표

1. 유전자와 염색체 사이의 관계를 설명한다.
2. 어떻게 대립유전자가 생기는지 설명하고, 돌연변이의 결과를 설명한다.
3. 독립 분리를 정의하고, 그것이 생식세포의 다양성에 어떻게 기여하는지 설명한다.
4. 유전자형과 표현형 사이의 관계는 무엇인가?
5. 우성과 열성 돌연변이를 비교한다.
6. 단일-유전자의 유전적 분석을 위해 푸네트 정방형을 만들어서 이용한다.
7. 양적 형질을 정의하고, 이러한 형질의 다양성을 만드는 요인들에 대해 서술한다.
8. 유전력은 무엇이며, 인간 집단에서 어떻게 이것을 계산하는가?
9. 인간 집단 사이의 차이점을 설명하기 위해 유전력의 개념을 이용하는 것이 어렵다는 점을 설명한다.

완벽한 아이를 만들기 위해 여자는 정자를 선택할 수 있을까?

페어팩스 냉동은행(Fairfax Cryobank)은 워싱턴 D. C 근교에 조용하고 나무가 있는 평범한 건물에 있다. 이 별 볼 일 없는 건물 안에 저장된 것은 수천 명의 여성과 그들의 배우자에게 희망과 꿈을 줄 수 있는 것이다. 페어팩스 냉동은행은 정자 은행이다. 수많은 냉동고 안에는 수백 명의 남성으로부터 수집한 정자가 담긴 용기가 있다. 여성들은 인공 수정을 위해 이 정자를 주문할 수 있는데, 이 때문에 여성들은 수정 능력을 갖춘 남성 배우자가 없어도 아이를 가질 수 있다.

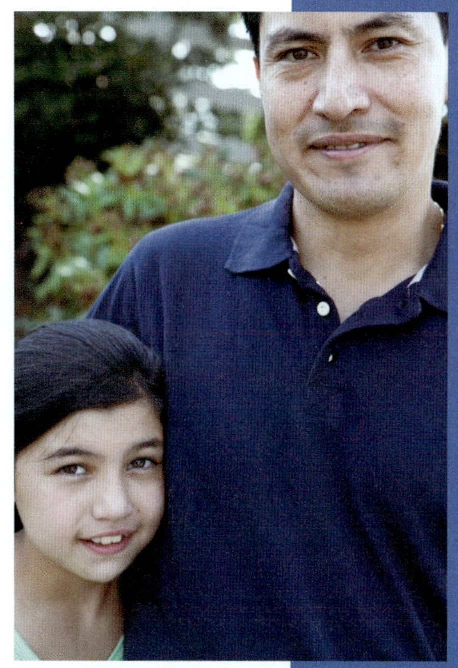

선택한 정자가 엄마의 짝을 닮은 아이를 만드는가?

유전자가 천재를 만드는가?

페어팩스 냉동은행에서 정자를 구매하고자 하는 여성은 수백 명의 정자 제공자 중에서 한 사람을 선택할 수 있다. 제공자는 기본적으로 3등급으로 나누어지고, 등급에 따라 정자의 가격이 매겨진다. 인공 수정을 하려는 여성은 정자를 구입하기 전에 제공자에 대한 자세한 정보를 원한다. 페어팩스 냉동은행의 정자 제공자는 광범위한 신체검사서, 질병 검사서, 그리고 가족의 자세한 건강 기록에 대한 모든 서류를 제출하여야 하지만, 어린 시절 사진, 음성 기록, 또는 자기 소개서를 모두 제공할 필요는 없다. 하지만 이런 부가적 정보를 제공하지 않은 남성의 정자는 싼 값으로 팔리는데, 왜냐하면 대부분의 여성은 그들의 관심과 재능에 맞는 제공자를 찾기 때문이다.

대부분의 페어팩스 냉동은행의 정자 제공자는 이런 자세한 개인 정보를 제공한다. 그러나 이러한 제공자의 일부만이 박사급이라 부르는 특정한 등급에 포함된다. 이런 남성은 박사학위 취득 중이거나 학위를 가진 사람이다. 이 등급의 정자는 교육 수준이 높지 않은 사람들의 정자보다 30% 더 비싸다.

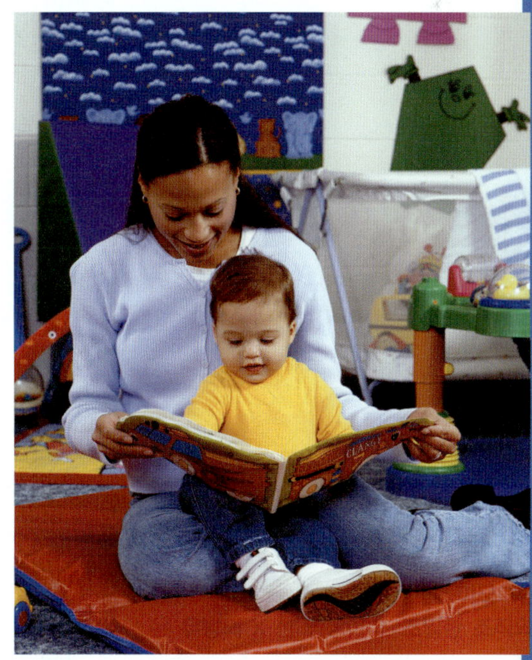

아니면 환경이 아이의 지능에 더 큰 영향을 주는가?

왜 일부 여성들은 높은 학력을 가진 남성의 정자를 상당히 비싼 값을 지불하면서까지 구매하려고 할까? 그것은 아마도 학문적 성취는 지능과 관련이 있기 때문일 것이다. 이러한 여성들은 똑똑한 아이를 원하기 때문에 "똑똑한 유전자"를 더 많이 자녀에게 물려주기 위해 많은 돈을 기꺼이 지불하려고 한다. 하지만 이 여성들이 돈을 제대로 쓰고 있는 것일까? 다시 말해서 현재의 우리는 "선천적"으로 만들어진 결과일까, 아니면 "양육 조건"에 의한 결과일까? 이 장에서 우리는 이 질문에 대한 답은 단순하지 않다는 것을 알게 될 것이다—우리가 가진 특성은 생물학적 유전과 우리가 자란 환경, 둘 다에 의해 나온 것이다.

19.1 형질의 유전

우리들 대부분은 부모와 우리 자신이 서로 닮았다는 것을 안다. 또한 어떤 가족의 아이들은 모두 보조개를 가지고 있는 것처럼 가족 구성원끼리도 닮았다. 그렇지만 아이들은 각자의 특성이 있기 때문에 우리는 이들을 매우 쉽게 구별할 수 있다. 우리 중 어느 누구도 부모님의 형질을 단지 "평균적으로" 가지고 있지 않다. 대신에 어떤 집안에서 한 아이는 어머니의 눈 색과 얼굴형을 닮았고, 다른 아이는 어머니의 키와 머리 색깔을 닮은 것처럼 우리 각자는 부모의 형질을 조합한 모습을 가지고 있다.

4장과 20장에서는 유전의 물리적 특성에 대해 다루지만, 이 장에서는 어떻게 부모의 형질이 자녀에게 전달되는지에 대한 가장 기본적인 원리를 설명한다. 먼저 앞에서 설명한 몇 가지 유용한 개념에 대해 살펴보자.

유전자와 염색체

정상적인 정자와 난자는 모두 어떻게 개체를 형성하는지에 대한 정보를 가지고 있다. 정보는 **유전자(gene)**—단백질을 암호화한 DNA 분절—라는 형태를 가지고 있다.

유전자는 기기 설명서에 사용된 단어와 같고, 이러한 단어들로 구성된 각 페이지는 염색체에 해당한다고 가정해 보자. 사람의 체세포는 46개의 염색체를 가지고 있고, 거의 모든 염색체는 수천 개의 유전자로 구성되어 있다. 따라서 사람을 만드는 설명서는 46페이지이고, 각 페이지는 수천 개의 단어를 가지고 있다.

단어는 홀로 있을 때와 다른 단어들과 같이 있을 때 그 뜻이 달라진다(예: 배에 대하여 배수). 또한 단어는 문맥에 따라 의미가 다르게 쓰인다(예: "나는 배를 탔다"에 대하여 "배가 잘 익었다"). 어떤 단어는 항상 같은 의미를 나타내지만, 다른 단어들은 그렇지 않다. 따라서 어떤 단어와 다른 단어들과의 조합이 실제 그 단어의 쓰임새를 결정한다.

이와 유사하게 모든 세포는 동일한 유전자들을 가지고 있지만, 유전자의 발현 시기와 이들의 조합이 특정한 세포의 기능을 결정한다. 예를 들어 포유류에서 눈 세포와 심장 세포는 모두 빛을 감지하는 로돕신 단백질에 대한 유전자를 가지고 있지만, 로돕신은 심장 세포가 아닌 눈 세포에서만 발현된다. 로돕신의 발현은 빛을 눈 세포의 반응으로 연결하는 다른 단백질의 도움을 필요로 한다. 이 단백질 또한 심장 세포에서 발현될 수 있지만, 이때는 심장 근육의 수축을 조절하는 제3의 단백질이 필요할 수도 있다.

따라서 단백질은 환경에 따라서 두 개의 서로 다른 기능을 가질 수 있다. 단어처럼 유전자는 다양한 조합에 의해 사용될 수 있기 때문에 개체를 만드는 설명서는 매우 가변적인 것이다(**그림 19.1**).

다양한 자손의 생산

생식 동안에 각 부모는 자녀에게 사용설명서(염색체)를 제공해 준다. 정보는 다음 세대로 전달되기 전에 복제되어야 하고, 이 과정에서 유전자들 사이에 변이가 생긴다. 정자 제공자를 찾는 여성들이 관심 갖는 것이 바로 **유전적 변이(genetic variation)**인데, 제공자의 환경은 그들의 정자에 의해 만들어진 아이에게 영향을 주지는 않지만, 유전자는 반드시 영향을 주기 때문이다.

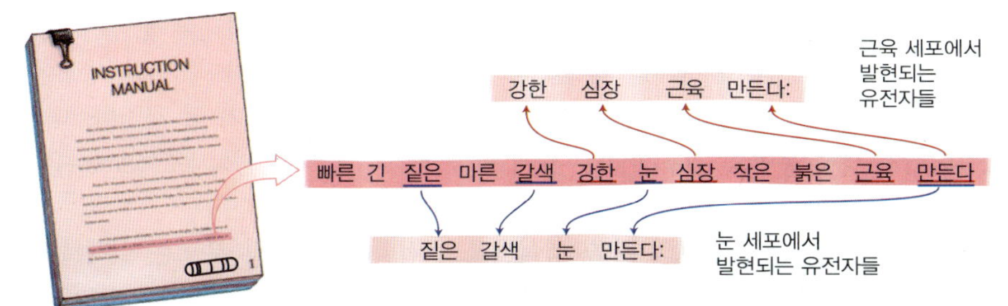

그림 19.1 유전자는 사용설명서에 있는 단어와 같다. 설명서에 쓰인 서로 다른 단어들은 몸의 각 부분에 있는 세포에서 사용된다. 서로 다른 세포에서 동일한 단어가 사용될지라도, 그 단어들은 각각 서로 구별되는 조합 속에서 사용된다.

유전자 돌연변이는 유전적 다양성을 만든다 각 부모들이 자녀를 위한 사용설명서를 새로 작성할 때 여러 세대에 걸쳐 사용설명서가 어떻게 변하는지 생각해 보라. 아버지의 타자 실수로 작성된 설명서가 아들에게 전해지고, 아들이 복사본을 만들 때 더 많은 실수가 첨가된 사본이 다음 세대로 전해진다.

17장에서 서술한 DNA 복제 과정을 다시 생각해 보라. 사용설명서를 다시 쓸 때처럼, 염색체의 복제는 "사진 찍는 것"이 아니라 다시 쓰는 것이다. 그 결과 세포가 분열할 때마다 타자 실수와 같은 **돌연변이(mutation)**가 생긴다. 유전자의 돌연변이는 **대립유전자(allele)**라는 유전자의 새로운 버전을 만든다. 돌연변이는 무작위로 일어나기 때문에 여러 사람에게서 동일한 유전자에 일어난다고 기대하기 어렵다. 따라서 각각의 가족은 여러 유전자에 대해 조금씩 다른 대립유전자를 갖게 된다. 돌연변이의 다양한 효과는 그림 19.2에 서술되어 있다. 반복된 돌연변이는 집단 내에 유전적 다양성을 만들고, 각 가족들 사이에 서로 다른 점을 만든다.

쉬어가기 19.1

세포에 있는 모든 DNA가 단백질을 암호화하지는 않는다: 일부 DNA는 프로모터(근처에 있는 유전자의 전사가 시작됨)로서 작용하고, 다른 부분은 염색체를 지지하는 구조물을 제공하고, 또 다른 부분은 아무런 역할을 하지 않을 수도 있다. 유전자가 아닌 부분의 DNA에 돌연변이가 생겼을 때, 어떤 효과가 나타날 수 있을까?

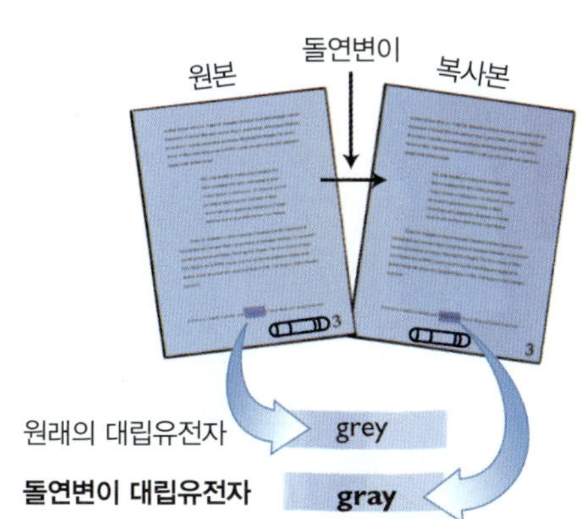

돌연변이 대립유전자는 같은 의미를 가지고 있다 (돌연변이 대립유전자는 원래의 대립유전자와 동일한 기능을 한다).

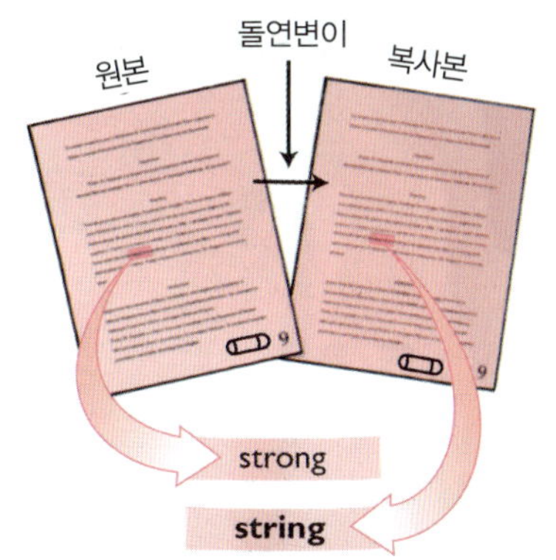

돌연변이 대립유전자는 다른 의미를 가지고 있다 (돌연변이 대립유전자는 원래의 대립유전자와는 다른 기능을 한다).

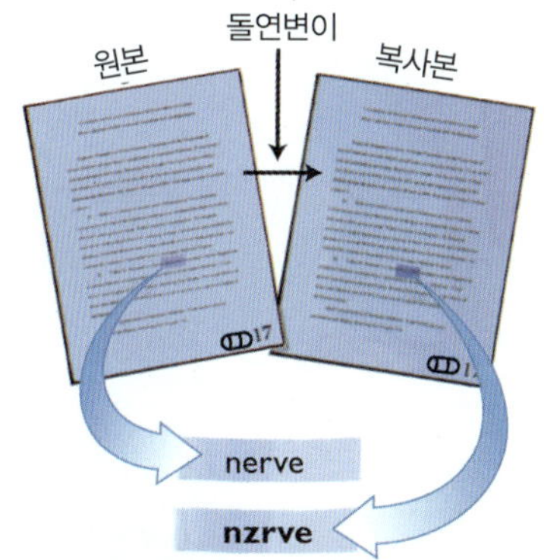

돌연변이 대립유전자는 의미를 가지고 있지 않다(돌연변이 대립유전자는 더 이상 기능을 하지 않는다).

그림 19.2 서로 다른 대립유전자의 형성. 유전자에 대해서, 변형되었다는 의미를 가진 서로 다른 대립유전자는 복제 중의 실수로 만들어질 수 있다.

분리와 독립 분리는 생식세포의 다양성을 만든다 부모는 둘 다 자녀에게 유전자 설명서를 제공하지만, 설명서 전체를 제공하지는 않는다. 만약 그렇다면, 인간 세포에 있는 유전자 설명서는 매 세대마다 두 배로 돼서, 매우 혼잡한 세포가 될 것이다. 대신에 정자와 난자 생성 동안의 세포분열(17장에 서술한 감수분열)은 **생식세포**(gamete)에 있는 염색체 수를 반으로 줄인다.

비록 부모는 유전자 정보의 반을 생식세포로 전달하지만, 각 부모는 실제로 사용설명서의 모든 복사본을 자녀에게 주게 된다. 이는 사실상 우리 세포는 각 페이지마다 본질적으로는 동일한 단어로 쓰인 두 버전을 갖고 있기 때문이다. 각 세포에 있는 46개의 염색체는 실제로는 23쌍의 염색체이고, 각각의 염색체 쌍은 본질적으로는 동일한 유전자를 포함하고 있다. 두 개의 동등한 염색체로 구성된 각 염색체 쌍을 **상동염색체 쌍**(homologous pair)이라고 부른다(그림 19.3). 상동염색체는 동등하지만 동일하지는 않다. 왜냐하면 비록 같은 유전자를 가지고 있더라도 각각의 염색체는 어느 한쪽 부모로부터 물려받은 돌연변이를 포함하고 있기 때문이다.

감수분열 과정에서 상동염색체 쌍은 서로 분리된 후, 염색체는 독립적으로 각 생식세포로 들어간다. 이러한 과정은 1란성 쌍생아를 제외하고 왜 형제자매가 동일하지 않은지를 설명해 준다. 부모가 그들의 자녀에게 정확하게 동일한 대립유전자 세트를 주지 않기 때문이다.

상동염색체가 나누어질 때, 각 염색체에 있는 대립유전자 또한 나누어진다. 생식세포 형성 동안 대립유전자 쌍이 나누어지는 것을 **분리(segregation)**라고 한다. 따라서 어떤 유전자에 대해 두 개의 대립유전자를 가진 부모로부터 각 대립유전자를 가진 생식세포가 만들어질 확률은 50%이다.

감수분열 동안 염색체의 분리는 **독립 분리(independent assortment)**를 이끌어낸다. 독립 분리는 감수 제1분열 중기에 염색체의 **무작위적 배열**(random alignment)로 인해 일어난다(17장). 상동염색체 쌍을 구성하는 각각의 염색체는 생식세포 형성 동안에 다른 상동염색체 쌍에 대해 독립적으로 딸세포로 분리되기 때문에, 서로 다른 염색체에 있는 유전자들은 독립적으로 전해진다. (그러나 17장에 서술한 바와 같이 동일한 염색체에 있는 유전자들은 사실상 서로 연관되어 있어서 독립적으로 분배되지 않는다.)

독립 분리의 결과로 하나의 정자에 들어 있는 사용설명서는 아버지가 부모로부터 물려받은 설명서 각 페이지의 독특한 조합으로 구성되어 있다. 사실상 그가 만드는 거의 모든 정자는 독특한 염색체 세트를 가지고 있어서 독특한 대립유전자를 가진 셈이다. 그림 19.4는 눈 색 대립유전자는 혈액형 대립유전자로부터 독립적으로 분배되어 정자로 전달되는 것을 설명하고 있다.

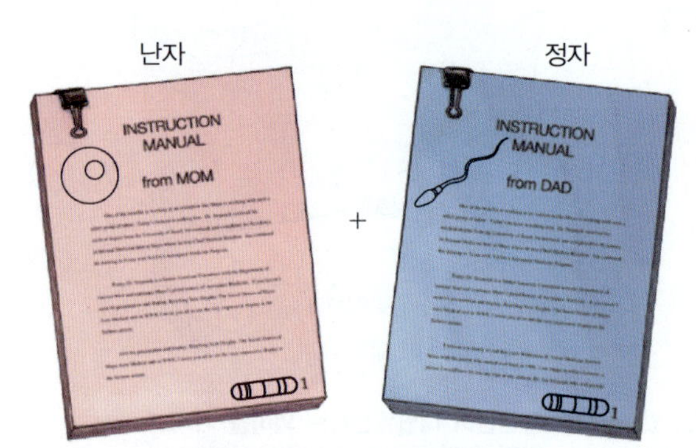

23 페이지의 사용설명서는 각 난자와 정자에 들어 있는 23개의 염색체와 대략적으로 동등하다.

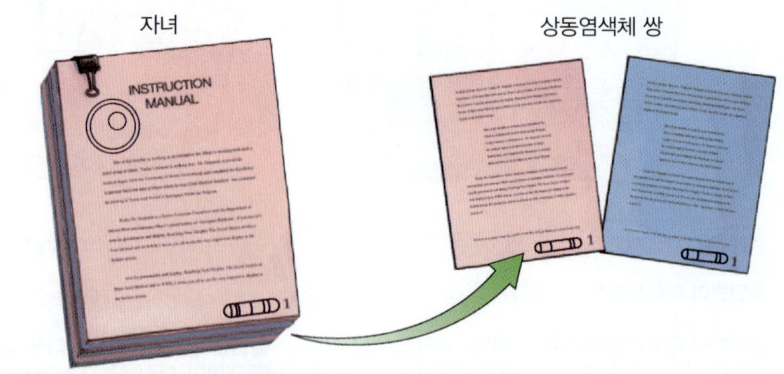

접합자는 46페이지로 구성되어 있는데, 이는 46개의 염색체와 동등하다.

19.3 두 권의 완벽한 사용설명서. 사람은 각 부모로부터 물려받은 2권의 동등한 설명서를 가지고 있다. 자녀가 가진 두 권에서 같은 페이지(즉, 염색체)는 상동염색체 쌍으로 간주한다.

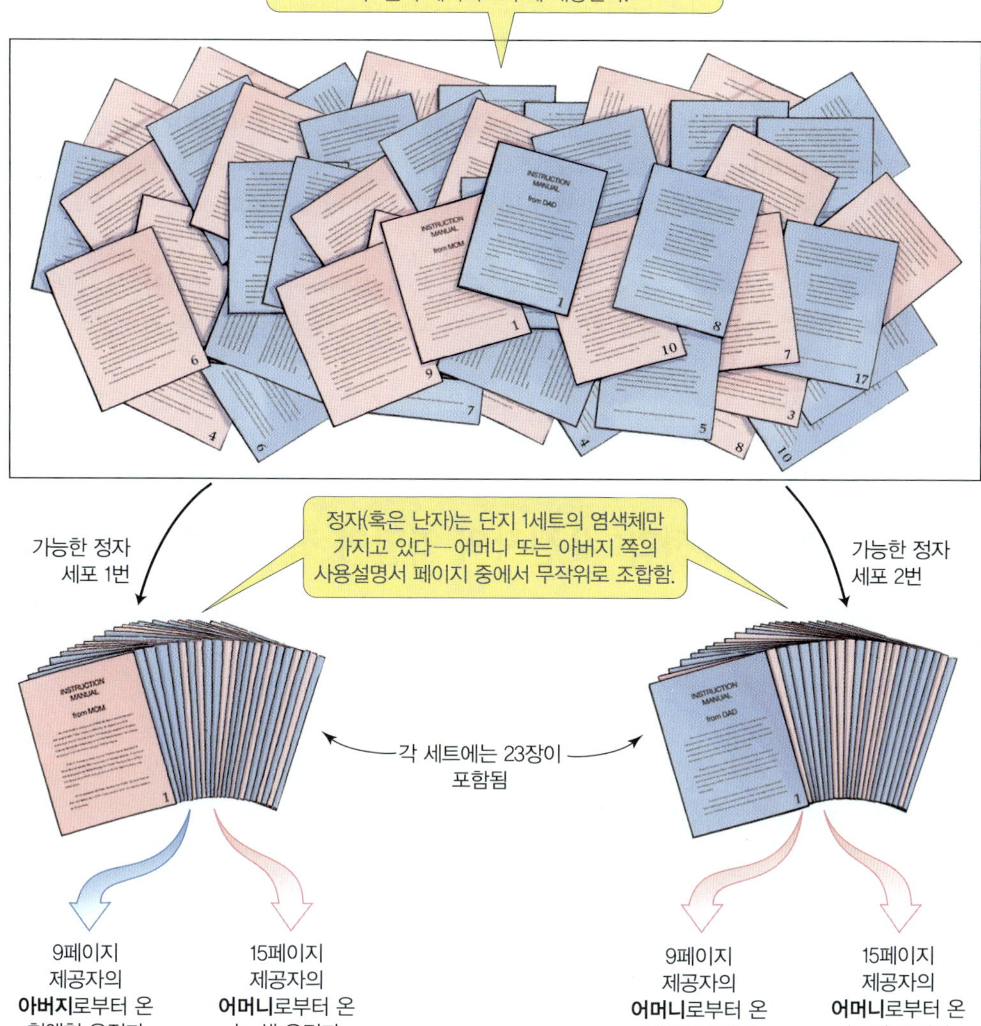

그림 19.4 각각의 난자와 정자는 유일무이하다. 각 정자는 독립적으로 만들어지기 때문에 각 정자가 가진 페이지 묶음은 각 페이지의 조합으로 이루어진 독특한 것이다. 이 그림은 사용설명서 두 권으로부터 각 페이지를 뽑아서 한 권의 설명서를 만드는 것을 나타내고 있다. 새로 만든 설명서에는 각 페이지가 모두 들어 있어야 하는데, 어느 페이지를 뽑는지에 따라 다양한 버전을 만들 수 있다. 동일한 과정이 난자가 형성되는 동안에도 일어난다.

시각화 2개의 서로 다른 염색체에 있는 2개의 대립유전자를 고려하면 4종류의 정자가 가능하다. 그 중 2종류는 그림에 나타냈는데, 다른 2종류는 어떤 대립유전자 조합을 가지고 있을까?

분리된 염색체가 딸세포로 들어갈 때의 독립 분리는 정자가 형성될 때마다 반복되기 때문에, 각 자녀가 아버지로부터 받는 대립유전자 세트는 자녀마다 다르다. 당신이 갖고 있는 유전자 정보의 절반을 담당하는 정자는 친할머니의 눈 색 대립유전자와 친할아버지의 혈액형 대립유전자를 가지고 있는데 반해, 누이동생을 만든 정자는 눈 색 대립유전자와 혈액형 대립유전자 모두를 친할머니로부터 받을 수 있다.

쉬어가기 19.2

서로 다른 3쌍의 염색체에 있는 3개의 유전자를 가진 생식세포는 얼마나 많은 대립유전자 조합이 가능한가? 염색체 수와 독립 분리에 의해 만들어질 수 있는 염색체 조합의 수 사이에는 무슨 관계가 있는가?

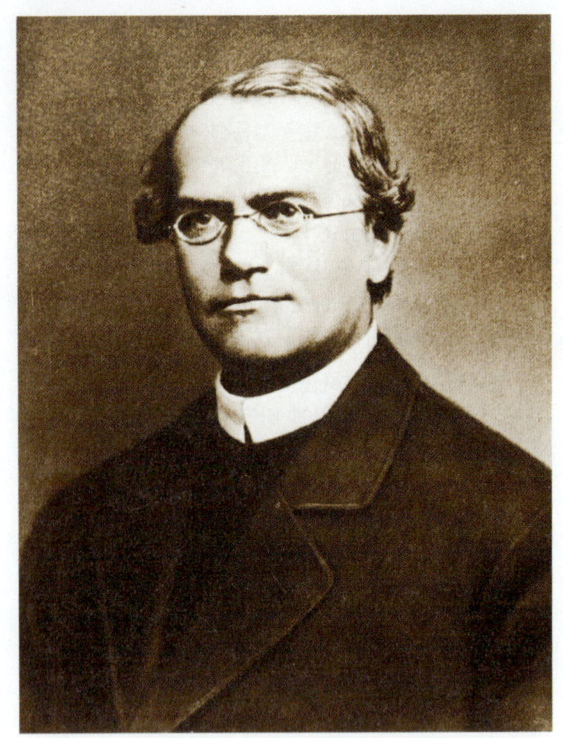

그림 19.5 멘델(Gregor Mendel). 멘델은 10년에 걸쳐 거의 3만 개의 완두콩 식물을 연구해서 1865년에 연구 결과를 발표했다. 그의 논문은 1884년에 그가 죽기 전에는 거의 주목받지 못했다. 유전학이라는 새로운 과학에 대한 그의 논문의 중요성이 드러난 것은 과학자들이 1900년에 그의 논문을 재발견했을 때이다.

무작위적 수정은 매우 다양한 자손을 만든다 23쌍 염색체가 독립적으로 분배된 결과, 각각의 사람은 최소 800만 종류의 정자와 난자를 만들 수 있다. 각 부모로부터 엄청나게 다양한 생식세포가 만들어지는 것을 생각해 보라. 더구나 아버지로부터 형성된 각각의 정자는 어머니로부터 형성된 어떤 난자와도 동등한 확률(이론적으론)로 만날 수 있다.

다시 말하면 생식세포는 가지고 있는 대립유전자에 상관없이 결합하는데, 이를 **무작위 수정(random fertilization)**이라고 한다. 따라서 당신이 특정 염색체 조합을 물려받을 확률은 1/800만 × 1/800만, 또는 1/64조이다. 당신의 부모는 유전적으로 서로 다른 64조 명 이상의 자녀를 가질 수 있는데, 당신은 단지 그 중 하나일 뿐이다.

돌연변이는 새로운 대립유전자를 만들고, 독립 분리와 무작위 수정은 매 세대마다 대립유전자의 독특한 조합을 야기한다. 이런 과정은 인간의 다양성을 만들고, 자녀의 형질을 예측하기 어렵게 한다.

특정한 정자 제공자의 유전 형질 예측에 대한 질문으로 돌아가 보자. 똑똑한 정자 제공자는 똑똑한 자녀를 만들 수 있다고 확신할 수 있을까?

19.2 멘델 유전학: 유전자의 역할이 직접적일 때

인간의 유전 형질 중 일부만이 유전되는 양상을 쉽게 파악할 수 있다. 이런 형질을 "멘델 형질"이라고 부르는데, 왜냐하면 오스트리아의 수도사 멘델(Gregor Mendel, 그림 19.5)에 의해 처음으로 그 유전 양상이 정확하게 밝혀졌기 때문이다.

멘델은 이런 유전 양상을 완두콩을 이용해 연구하였는데, 완두콩은 키우기 쉽고, 몇 달 내로 종자를 생산하며, 수천 개의 자손을 생산하기 때문이다. 완두콩 식물의 생식은 교배할 식물을 선택함으로써 쉽게 통제할 수 있다.

비록 멘델 자신은 유전자의 물리적 특성을 이해하지 못했지만, 완두콩의 부모 세대와 자손들의 외형을 주의 깊게 분석함으로써 어떻게 형질이 유전될 수 있는지를 결정할 수 있었다. 멘델이 기술한 유전 양상은 주로 몇 개의 구별되는 대립유전자를 가진 단일 유전자에 의한 것이었다.

비록 멘델의 연구가 유전학의 기초를 형성하였지만, 그 후의 연구에 의해 모든 형질들이 멘델이 기술한 유전 양상을 따르는 것은 아니라고 밝혀졌다. 인간에게 있어 많은 멘델 형질들은 쉽게 드러나는 신체적 형질 또는 질병이나 기능부전과 관련되어 있다. 그러나 대부분의 인간 대립유전자는 질병이나 기능부전을 일으키지 않는다. 그것들은 단지 유전자의 또 다른 버전이고, 따라서 인간의 다양성에 기여한다.

대립유전자 1
대립유전자 1
동형접합
표현형 1

대립유전자 1
대립유전자 2
이형접합
표현형은 대립유전자의 본질에 따라 다르다.

대립유전자 2
대립유전자 2
동형접합
표현형 2

만약 대립유전자 1이 대립유전자 2에 대해 우성이면, 표현형 1이 나타난다.

만약 대립유전자 1과 2가 공동 우성이면, 중간형 또는 혼합된 표현형이 나타난다.

만약 대립유전자 2가 대립유전자 1에 대해 우성이면, 표현형 2가 나타난다.

그림 19.6 유전자형과 표현형. 어떤 집단에서 한 유전자에 대해 2개의 대립유전자가 존재할 때, 3가지 유전자형이 가능하고, 그 형질에 대해 2개 또는 3개의 표현형이 가능하다.

시각화 그 집단에서 이 유전자에 대해 3개의 대립유전자가 존재할 때, 몇 가지 유전자형이 가능한가?

유전자형과 표현형

각 개인의 유전자 구성을 **유전자형(genotype)**이라 하고, 외부로 드러나는 신체적 형질을 **표현형(phenotype)**이라 한다. 어떤 유전자에 대해 두 개의 서로 다른 대립유전자를 가진 사람은 **이형접합(heterozygous)** 유전자형을 가졌다고 하고, 같은 대립유전자를 가진 사람은 **동형접합(homozygous)** 유전자형을 가졌다고 한다.

표현형에 대한 유전자형의 효과는 어떤 대립유전자를 가졌는지에 따라 결정된다(그림 19.6). 우성 대립유전자가 없을 때 표현형이 나타나는 대립유전자는 **열성(recessive)**이고, 기능적인 단백질을 생산하지 못하게 만드는 돌연변이는 대개 열성이다. 이런 종류의 돌연변이를 가진 이형접합자—대립유전자 중 하나는 정상이고, 다른 하나는 비기능적인 열성 대립유전자—는 정상 표현형을 나타내는데, 정상 대립유전자가 비정상적인 대립유전자를 대체할 수 있기 때문이다.

때때로 대립유전자는 다른 대립유전자에 의한 효과를 억제하는 강력한 효과를 나타낸다. 이러한 대립유전자를 **우성(dominant)**이라 하는데, 비우성인 대립유전자가 존재할 때도 그 효과가 나타나기 때문이다.

어떤 유전자들은 우성 대립유전자를 하나 이상 가지고 있고, 또 어떤 유전자들은 우성 대립유전자가 이형접합일 때보다 동형일 때 더 극적인 효과를 나타낸다. 전자를 **공동우성**(codominance)이라 하고, 후자를 **불완전우성**(incomplete dominance)이라고 하는데, 20장에서 자세히 살펴보기로 하고, 이 장에서는 단순 우성 형질만을 다루도록 하자.

인간의 유전병

과학자들은 인간에게 나타나는 열성 대립유전자와 우성 대립유전자에 의한 유전병을 연구해 왔다. 정자 은행의 연구자들은 정자의 유전자 검사와 가족의 건강 검진 기록 조사를 통해 이런 유전병 대립유전자를 가진 제공자를 걸러낸다. 이러한 유전자들이 어떻게 작용하는지 두 가지 경우를 통해 살펴보자.

낭포성 섬유증은 열성이다 낭포성 섬유증은 유럽인에게 있어 2,500명당 한 명씩 나타나는 가장 흔한 유전병 중의 하나이다. 이 병은 비기능적 단백질—특히 폐, 장, 그리고 다른 기관의 상피세포에서 염소 이온을 세포 안과 밖으로 운반하는 단백질—을 암호화하는 대립유전자를 2개 가진 사람에게 나타난다. 염소 이온이 정상적으로 운반되지 않으면, 세포에서 나트륨과 염소 이온의 균형이 깨진다. 정상 대립유전자를 가진 세포에서는 얇고 매끄러운 점액질을 분비하지만, 낭포성 섬유증 세포는 두껍고 끈적한 점액층을 만들어낸다.

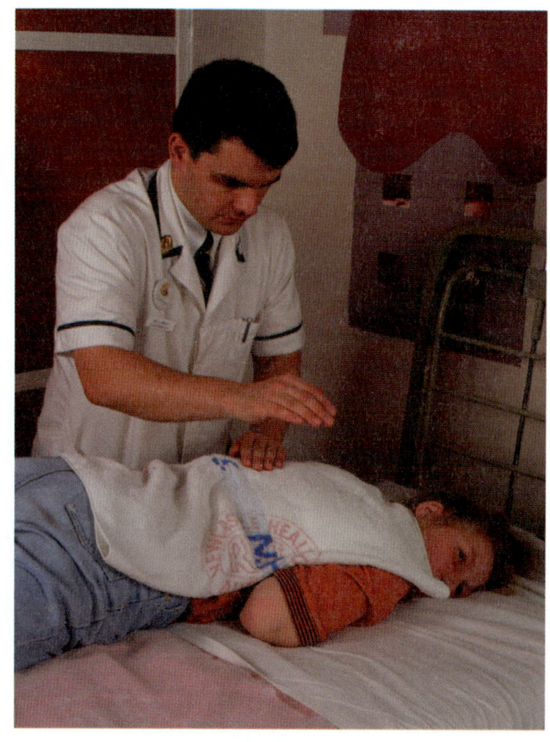

그림 19.7 낭포성 섬유증의 치료. 낭포성 섬유증 환자의 폐에 축적된 점액은 폐-손상 감염의 위험을 증가시킨다. 여기서 보듯 등을 두드리는 치료법은 점액을 느슨하게 만들어, 환자가 기침을 해서 과도한 점액을 뱉어내도록 한다.

낭포성 섬유증 대립유전자를 2개 가진 사람은 점차적으로 폐가 망가지고, 영양분이 창자벽을 통과하여 흡수되는 데 어려움을 겪는다. 낭포성 섬유증을 갖고 태어난 대부분의 아이들은 매우 짧은 일생을 살게 된다(그림 19.7).

유럽 인구 중 25명당 1명은 1개의 정상 대립유전자와 1개의 비기능적 대립유전자를 가지고 있는 보인자인데, 이런 사람은 염소 이온 운반체로서 정상 단백질이 효과적으로 작동하기 때문에 영향을 받지 않는다. 대부분의 보인자에게서 이 치명적인 대립유전자는 다음 세대로 전달될 수 있기 때문에 낭포성 섬유증은 지속된다.

헌팅턴병은 우성 대립유전자에 의해 생긴다 헌팅턴병은 우성 대립유전자에 의해 생기는 치명적인 유전 조건의 예이다. 헌팅턴 대립유전자는 세포의 핵 안에서 덩어리진 단백질을 생산한다. 특히 뇌의 특정 부위에 있는 신경세포에 이런 단백질 덩어리가 생성되면, 이 신경세포는 병이 진행되는 동안 점차적으로 사멸하게 된다(그림 19.8). 그 결과 헌팅턴병에 걸린 사람은 점차적으로 근육과 뇌 기능을 잃게 되는데, 따라서 이 병은 점차적으로 진행되는 불치병이다.

헌팅턴 대립유전자의 돌연변이는 세포에 쌓이는 단백질을 생산하기 때문에 단지 1개의 돌연변이 대립유전자만 가지고 있어도 발병한다. 즉, 이형접합자도 발병하게 되는 것이다. 일반적으로 치사에 이르게 하는 우성 대립유전자는 다음 세대로 전달되지 않는다. 그러나 헌팅턴병의 증세는 중년에 이를 때까지 나타나지 않기 때문에 이 대립유전자를 가진 사람은 자신도 모르는 사이에 헌팅턴 대립유전자를 자녀에게 전달하게 된다. 475쪽에 기술한 '유전자 및 항상성'은 돌연변이 대립유전자와 헌팅턴병의 발병 시기에 대해 설명하고 있다.

1980년대 중반, 헌팅턴병 가족력이 있는 사람들을 대상으로 증세가 나타나기 전에 그들에게 발병할지를 알아내는 유전자 검사를 시행하였다. 비록 대부분의 정자 은행에서 헌팅턴 대립유전자의 존재 여부를 판별하지 않지만, 페어팩스 냉동 은행에서는 세

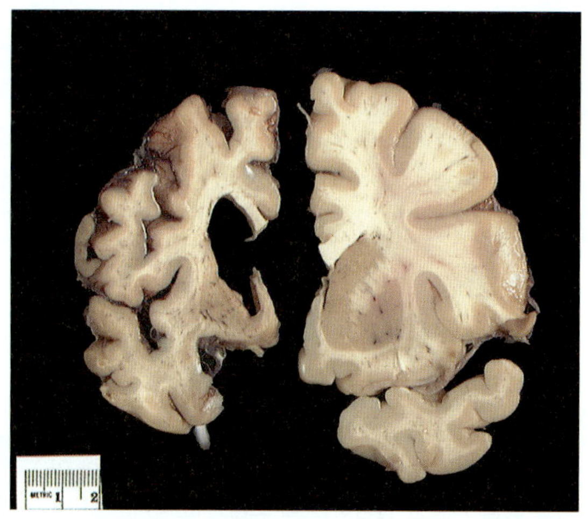

그림 19.8 헌팅턴 대립유전자의 효과. 헌팅턴병에 걸린 사람의 뇌(왼쪽)와 정상인의 뇌 크기의 차이는 극적이다. 뇌 세포의 손실은 병에 걸린 사람을 무력하게 하고 죽게 만든다.

밀하게 가족력을 검사해서 헌팅턴병의 위험이 있는 남자는 배제하도록 한다.

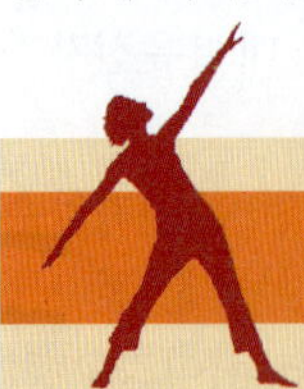

쉬어가기 19.3

불완전 우성인 대립유전자에 의한 질병은 어떻게 나타나는가? 불완전 우성 대립유전자에 대해 이형접합인 사람은 이 대립유전자를 2개 가진 사람과 하나도 가지지 않은 사람으로부터 어떻게 다른가?

자녀의 유전자형을 예측하기 위한 푸네트 정방형 사용법

이 책의 대부분의 장에서 설명한 바와 같이 인류에게는 단일 돌연변이에 의해 생긴 많은 질병이 존재한다. 그러나 대부분의 유전병은 쉽게 진단할 수 있는 방법이 없거나, 정자 은행에서 이 질병을 가진 사람을 배제할 만큼 가족력이 명백하게 나타나지 않는다. 다른 말로 정자 은행의 정자는 쉽게 검사할 수 있는 유전적 결함을 제외하고는 모든 유전적 결함으로부터 완벽하다고 보장할 수 없다. 만약 어떤 돌연변이 유전자가 동정된다면, 유전 양상이나 단일 형질유전은 상대적으로 쉽게 파악할 수 있다.

적은 수의 유전자에 의한 유전은 영국의 유전학자인 푸네트(Reginald Punnett)에 의해 개발된 방법을 이용할 수 있다. **푸네트 정방형(Punnett square)**은 부모에게서 만들어진 여러 종류의 정자와 난자를 기입한 표인데, 이들 부모 사이의 **교배(cross)**로부터 가능한 결과를 예측할 수 있다.

낭포성 섬유증에 대해 이형접합자인 부모를 생각해 보자. 서로 다른 대립유전자는 유전자에 의해 생긴 형질을 글자나 숫자를 써서 상징적으로 나타낸다. 예를 들어 낭포성 섬유증 유전자는 *CFTR* (*cystic fibrosis transmembrane regulator*)로 나타낸다. 돌연변이 *CFTR* 대립유전자는 *CFTR-ΔF508* (*Δ*는 델타라고 읽으며, "변하다"란 뜻이다)로 나타낸다. 그러나 편하게 사용하기 위해 기능이 있는 우성 대립유전자와 비기능성 열성 대립유전자를 각각 *F*와 *f*로 단순하게 나타낸다. 이형접합자는 유전자형이 *Ff*이고, 이들 사이의 유전적 교배는 *Ff* × *Ff*로 나타낼 수 있다.

난자 형성 과정에서 두 대립유전자는 서로 분리되기 때문에 이 교배에서 여자는 *F* 또는 *f* 대립유전자를 가진 난자를 만든다. 두 종류의 난자를 푸네트 정방형에서 수평축에 놓자. 이 교배에서 남자 또한 이형접합자이기 때문에 그는 *F* 또는 *f*를 가진 두 종류의 정자를 만든다. 이 정자를 수직축을 따라 놓자. 그러므로 염소 이온 운반단백질을 암호화하는 유전자만을 고려한다면, 수평, 수직축에 있는 글자는 감수분열에 의해 아버지와 어머니가 만들어내는 모든 종류의 정자와 난자를 나타낸다.

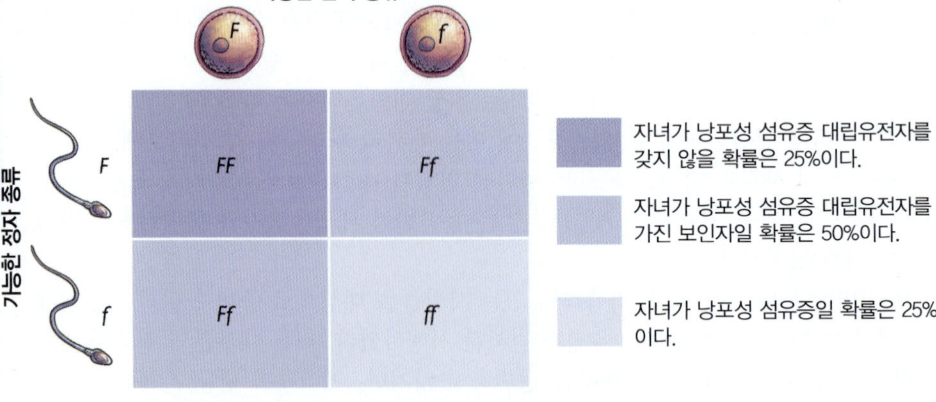

그림 19.9 낭포성 섬유증의 위험 계산. 이 푸네트 정방형은 정자 제공자가 보인자인 경우, 열성 낭포성 섬유증 대립유전자를 가진 여성이 낭포성 섬유증 아이를 낳을 확률을 결정하는 데 도움을 준다.

시각화 어떤 여자가 보인자이고, 정자 제공자가 낭포성 섬유증 대립유전자를 갖지 않은 경우, 이 여자가 낭포성 섬유증 아이를 낳을 확률은 얼마인가?

푸네트 정방형 안쪽에는 두 사람의 이형접합자 사이의 교배에 의해 만들어질 수 있는 모든 유전자형을 표시할 수 있다. 각각의 칸에는 정자와 난자로부터 온 대립유전자를 조합한 내용물(유전자형)을 채울 수 있다.

2개의 대립유전자를 가진 단일 유전자는 3종류의 자손을 만들 수 있다는 것을 유의하라. 대립유전자 *ff* 조합은 4가지 가능한 조합 가운데 하나이기 때문에 이 부부 사이에서 낭포성 섬유증을 가진 아이가 태어날 확률은 1/4 또는 25%이다. *FF* 유전자형은 4가지 중 하나이기 때문에 이들 부부가 정상인 동형접합자 아이를 가질 확률 또한 25%이다. 푸네트 정방형 안쪽에서 2가지 가능한 결과물이 정상 표현형을 가진 이형접합자—하나는 *F* 정자와 *f* 난자로부터, 다른 하나는 *f* 정자와 *F* 난자로부터 만들어짐—이기 때문에, 이 부부가 낭포성 섬유증 대립유전자를 가졌지만 형질이 나타나지 않는 보인자 아이(이형접합자)를 가질 확률은 1/2, 또는 50%이다.

부모가 단일-유전자 형질에 대해 어떤 대립유전자를 가졌는지 안다면, 자녀에게서 질병이 나타날 가능성을 쉽게 계산할 수 있다. 이 가능성은 매 아이마다 독립적으로 발생한다는 점을 유의하라. 다른 말로 두 명의 낭포성 섬유증 보인자로부터 태어난 각각의 자녀는 발병 확률이 25%이다. 헌팅턴 무도병과 같이 우성 대립유전자에 의해 질병이 나타나는 경우, 푸네트 정방형은 자손에게서 이 병이 나타날 확률이 더 높다는 것을 보여준다(그림 19.10)

푸네트 정방형은 또한 여러 유전자가 관여할 때, 특정 유전자형이 나타날 가능성을 예측하는 데 적용할 수 있다. 20장에서 머리카락 형태와 눈 색, 두 가지의 사람 형질에 대해 푸네트 정방형을 이용하는 예를 설명한다. 사실상 관심 있는 유전자들이 서로 다른 염색체에 있고 각 유전자에 대한 대립유전자의 개수를 안다면, 특정 유전자형이 나타날 가능성을 예측할 수 있다.

예상하듯이 푸네트 정방형 분석에서 유전자 수가 증가할수록 방형구의 칸 수도 증가하고, 나타날 수 있는 유전자형 수도 역시 증가한다. 두 유전자가 각각 두 개의 대립유전자를 가진 경우, 이형접합자가 만들어 내는 생식세포의 종류는 4가지이고, 푸네트 정방형의 칸 수는 16개이고, 유전자형의 종류는 9가지이다. 세 유전자가 각각 두 개의 대립유전자를 가진 경우, 푸네트 정방형의 칸 수는 64개이고, 22가지의 서로 다른 유

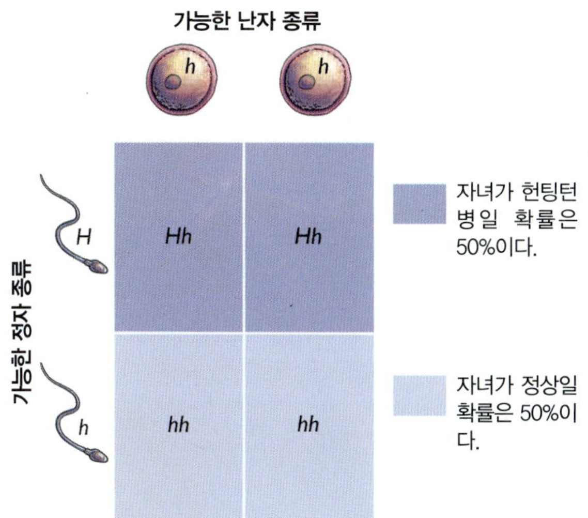

그림 19.10 우성 유전병의 확률 계산. 이 푸네트 정방형은 헌팅턴병을 유발하는 우성 대립유전자(*Hh*)를 1개 가진 남자와 병을 유발하지 않는 열성 대립유전자(*hh*)만을 가진 정상 여자 간의 교배 결과를 나타낸다.

유전자 및 항상성

유전적 반복

헌팅턴병은 3개의 염기서열이 여러 번 반복된 DNA 때문에 생기는 14가지의 확장성 장애(expansion disorder) 중 하나이다. 14가지 질병 중 헌팅턴병을 포함한 8가지의 병은 글루타민을 암호화하는 CAG 염기서열의 반복에 의해 생긴다. 흥미롭게도 이러한 질병은 대부분 인생의 후반기에 나타나는 신경세포의 점진적 퇴화라는 공통된 증세를 나타낸다.

전형적인 확장성 장애에서는 돌연변이 대립유전자에 3-염기 반복이 많을수록 더 심한 증세가 나타나고, 더 어린 나이에 발병한다. 헌팅턴병에서는 글루타민 반복 횟수가 총 40회 이하일 때는 정상 헌팅턴 단백질을 만든다. 신경세포에서 이 단백질의 기능은 명확하지 않지만, 세포의 형태를 결정하는 골격을 만드는 데 도움을 주는 것처럼 보인다.

유전자에 CAG 반복 횟수가 40회를 초과하면 돌연변이 헌팅턴 단백질이 만들어져서 신경세포에 축적되고, 뇌의 일부분을 괴사시킨다. 세포의 퇴화 속도는 CAG 반복 횟수가 많을수록 빨라지는데, 이는 아마도 돌연변이 헌팅턴 단백질이 커질수록(CAG 반복 횟수의 증가에 의해) 적은 수의 단백질만으로도 세포의 기능을 파괴할 수 있기 때문일 것이다.

확장성 돌연변이는 DNA 복제 동안에 DNA 중합효소가 DNA 가닥으로부터 미끄러져 떨어져 나올 때 생길 수 있다. 만약 이 효소가 반복 부위에서 떨어져 나온 후 위쪽(upstream)에 가서 다시 붙는다면, CAG 코돈이 반복되어 있는 고리 모양을 형성할 수 있고, DNA 복구에 관여하는 단백질이 주형 가닥에 코돈을 첨가해서 반복 횟수를 증가시킬 것이다. 확장성 장애에서 이 과정은 세대가 거듭될수록 더 일찍 증세가 나타나는 예후라고 알려진 현상과 관련 있다. 그러나 과학자들은 예후가 일반적으로 나타나는 것인지, DNA 중합효소의 미끄러짐이 이 현상의 중요한 요소인지에 관해 의견이 일치하고 있지 않다.

전자형이 나타난다. 네 개의 유전자라면 방형구의 칸 수는 256개이고, 다섯 개의 유전자라면 방형구의 칸 수는 1,000개를 넘게 된다! 따라서 유전자의 수가 증가할수록 교배의 결과를 예측하는 것은 매우 어렵게 된다.

비록 사람의 대립유전자를 동정하고 검사하는 대부분의 연구는 지금까지 질병 관련 대립유전자에 초점이 맞춰져 있으나, 인간 집단에서는 질병과는 상관없는 눈 색, 머리카락 성질, 혈액형 및 기타 많은 특징들이 다양성에 기여하고 있다. 과학자들이 이러한 유전자와 대립유전자를 많이 동정할수록 정자 제공자 또는 잠재적 부모의 유전자에 대한 정보 또한 증가할 것이다.

잠재적 부모가 가진 특정 유전자들을 동정하고 검사하는 방법에 의해 자녀들의 수많은 유전자형이 나타날 가능성을 예측할 수 있다. 불행하게도 유전자 검사의 증가는 다음 절에서 살펴보게 될 주제인 대부분의 형질이 어떻게 발달되는가를 이해하는 정도와 반드시 일치하지는 않는다.

19.3 양적 유전학: 유전자와 환경이 상호작용할 때

앞 절에서 설명한 단일-유전자 형질은 "발현-또는-비발현(on-or-off)"의 두드러진 특징을 나타낸다. 각 개인은 표현형이 나타나거나(예: 낭포성 섬유증) 나타나지 않는다. 이런 형질은 **질적**(qualitative) 형질로 알려져 있다. 그러나 정자 제공자를 찾는 여성이 관심 갖는 대부분의 형질은 이런 발현-또는-비발현의 특징을 나타내지 않는다.

키, 몸무게, 눈 색, 음악적 재능, 암에 대한 민감성, 그리고 지능 등의 형질을 **양적 형질(quantitative trait)**이라고 한다. 양적 형질은 **연속변이(continuous variation)**를 나타낸다; 즉 집단 내에서 넓은 범위의 변이—예를 들면, 키가 아주 작은 사람부터 매우 큰 사람까지—를 볼 수 있다. 양적 형질의 폭넓은 변위는 인간 집단이 매우 큰 다양성을 나타내는 데 기여한다(그림 19.11).

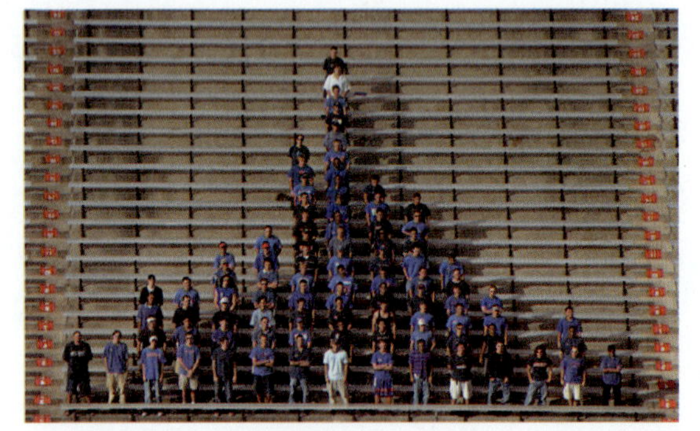

그림 19.11 종 모양의 곡선. 이 사람들은 키에 따라 정렬했는데, 가장 작은 사람은 왼쪽, 가장 큰 사람은 오른쪽에 서 있다. 대부분의 사람들이 평균값 주위에 몰려 있지만, 사람들이 만든 형태는 종 모양과 같다.

왜 양적 형질이 나타나는가

인간 집단에서 넓은 범위의 표현형이 나타나는 한 가지 이유는 집단 내 개인 사이에 존재하는 많은 유전자형 때문이다. 형질이 하나 이상의 유전자에 의해 영향을 받을 때 다수의 유전자형이 나타날 수 있다. 많은 유전자에 의해 영향을 받는 형질을 **다유전자 형질(polygenic trait)**이라고 한다. 앞에서 보았듯이 두 개의 대립유전자를 가진 한 개의 유전자가 형질을 결정할 때, 예를 들어 *FF*, *Ff*, *ff*의 3가지 유전자형이 가능하다. 각각 두 개의 대립유전자를 가진 두 개의 유전자가 형질을 결정할 때는 9가지의 유전자형이 가능하다.

인간의 눈 색은 각각 한 개 이상의 대립유전자를 갖는 최소한 3개 유전자에 의해 결정되는 다유전자 형질이다. 이 유전자들은 홍채에서 멜라닌 색소를 만들고 분포하게 한다. 검은 눈을 가진 사람은 많은 양의 멜라닌이 홍채에 있는 반면에, 파란 눈은 적은 양의 멜라닌이 존재할 때 나타난다. 눈 색에 영향을 주는 다수의 유전자 및 대립유전자는 인간 집단에서 넓은 범위의 중간색을 나타나게 한다.

연속변이는 또한 환경 요소에 의해 영향을 받는 양적 형질에서 나타날 수 있다. 이 경우 각 유전자형은 외부의 영향 정도에 따라 넓은 범위의 표현형을 나타낼 수 있다. 따라서 같은 유전자형을 가진 사람이라도 다양한 환경에서 자랐다면, 서로 다른 표현형이 나타날 수 있다. 그림 19.12는 표현형에 대한 환경의 효과를 극명하게 보여준다. 이 1란성 쌍둥이는 유전자가 100% 일치하지만 매우 다르게 보인다. 이는 서로 다른 환경 때문인데, 쌍둥이 중 오른쪽 사람은 왼쪽 사람보다 더 많은 햇빛에 노출되었고, 흡연자이다.

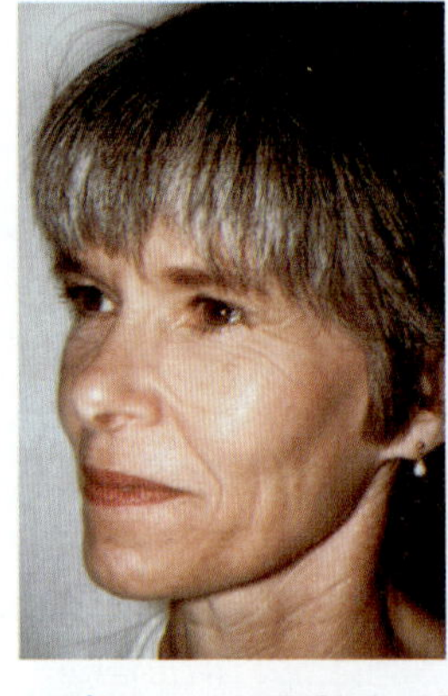
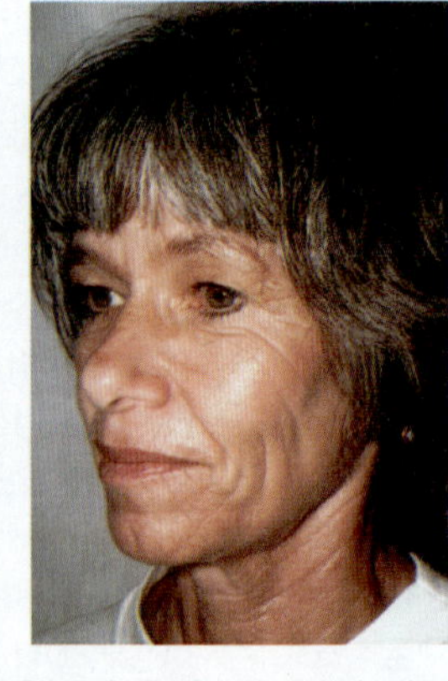

그림 19.12 표현형에 대한 환경의 효과. 이 1란성 쌍둥이는 정확히 동일한 유전자형을 갖고 있지만, 환경 요인에 의해 그들의 외형은 매우 달라 보인다.

연속변이를 나타내는 대부분의 형질은 유전자와 환경 요소에 의한 효과 모두에 의해 영향을 받는다. 사람의 피부색은 이런 유형의 형질에 대한 좋은 예이다. 각 개인의 피부색은 피부 표면 근처의 멜라닌 양에 의해 결정된다. 피부에서 멜라닌을 생산하는 유전자들과 멜라닌을 분포하게 하는 유전자들 모두에 의해 피부색 표현형은 영향을 받는다. 그러나 환경, 특히 일생 또는 한 계절 동안 받는 햇빛의 양에 따라 각 개인의 피부색 또한 영향을 받는다(그림 19.13).

(a) 유전자

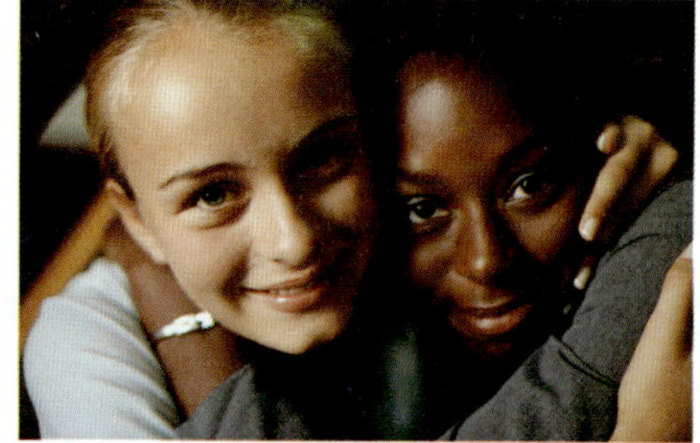

(b) 환경

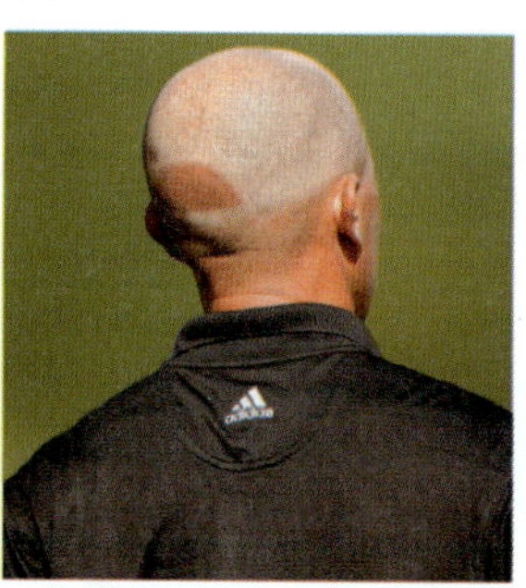

그림 19.13 **피부색은 유전자와 환경에 의해 영향을 받는다.** (a) 피부색의 차이는 주로 피부 색소 형성을 조절하는 여러 대립유전자의 변이 때문이다. (b) 한 사람에게서 피부색의 차이는 전적으로 환경적 효과 때문이다.

유전적 요소와 환경적 요소는 모두 대부분의 양적 형질에 영향을 준다. 페어팩스 냉동은행에서 박사급 정자 제공자를 찾는 여성은 아마도 똑똑하고 훌륭한 아이를 갖기 원하지만, 지능은 유전적 및 환경적 요인 모두에 영향을 받는다. 지능은 부분적으로는 뇌의 구조와 기능에 의존하지만, 뇌의 구조와 기능—즉, 지능—을 방해하는 많은 대립유전자들이 발견되었다.

그러나 지능은 또한 환경 요소에 의존적이다. 예를 들어 태어나기 전에 태아가 고농도의 담배 연기나 술에 노출되었다면, 아이의 뇌는 아마도 지적 능력이 감소하거나 지적 발달이 지연될 것이다. 지능 형성에 있어 유전자와 환경의 상대적인 영향을 어떻게 결정할 것인가?

양적 형질의 유전력

개인들 사이의 변이가 유전자와 환경의 상호작용 때문이라면, 박사학위를 가진 아버지를 둔 아이가 박사학위를 취득할 수 있다고 예측할 수 있을까? 과학자들은 무엇이 개인 사이의 표현형 변이를 일으키는지를 연구함으로써 이 질문에 접근해 왔다. 어떤 형질에 있어서 변이의 유전적 요인을 형질의 **유전력(heritability)**이라고 한다.

사람의 형질에 있어 유전력을 구하는 가장 직접적인 방법은 생식을 통제하여 오직 특정한 사람만이 선택된 사람을 만나 아이를 갖게 하는 것이다. 이 방법은 더 나은 지능을 가진 집단을 만들 수 있는지에 대한 대답이 될 것이다. 물론 이 방법은 불가능하다. 그러나 과학자들은 사람 사이의 변이에 대한 유전적 요인을 추정하는 많은 기법을 가지고 있다.

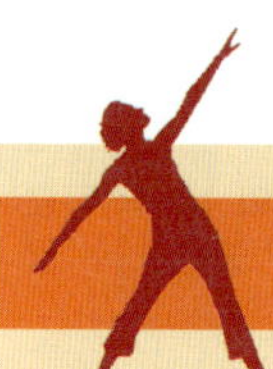

쉬어가기 19.4

과학자들은 양적 형질의 유전력을 조사하기 위해 실험동물의 생식을 통제할 수 있다. 동물을 이용하는 것은 어떻게 사람을 대상으로 한 교배 실험의 문제점을 피할 수 있는가? 인간 형질의 유전력을 이해하기 위한 동물 실험의 한계점은 무엇인가?

1장에 서술한 기법인 상관관계(correlation)는 관련된 사람의 형질을 알 때 개인의 형질을 얼마나 정확하게 예측할 수 있는가를 알려준다. 관련 있는 개인 사이의 강한 상관은 어떤 형질이 강한 유전적 요인을 가지고 있을 가능성이 높음을 나타낸다. 지능에 있어 부모와 자녀의 상관은 정자 제공자의 지능이 아이들의 지적 능력에 얼마나 중요한지를 나타낸다.

지능은 종종 지능 검사에 의해 나타난 IQ(지능지수) 점수에 의해 표현된다. 이 검사는 원래 지적 능력을 포괄적으로 측정하기 위해 만들어진 것이 아니었다. 그럼에도

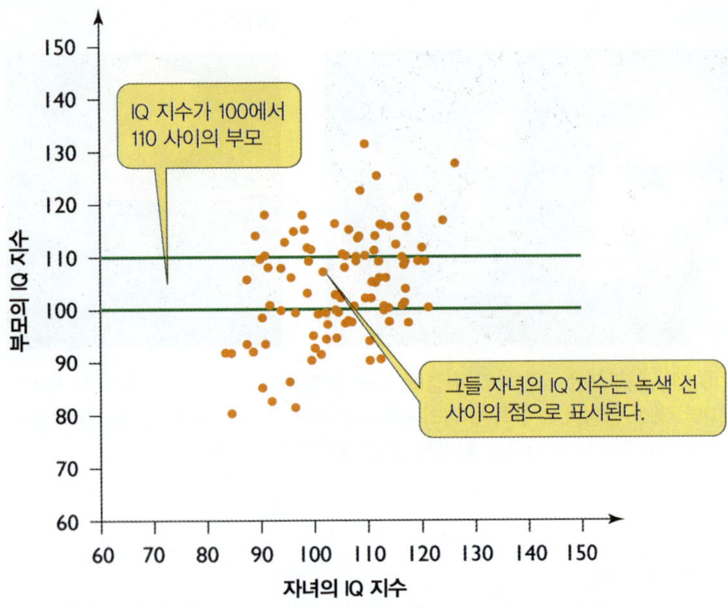

그림 19.14 부모와 자녀의 상관. IQ 지수에 있어 개인 간의 변이는 부모의 IQ 지수에 의해 설명할 수 있다. 이 자료의 점들은 일반적으로 자녀의 IQ가 높을수록 부모의 IQ도 높다는 것을 의미한다. 그러나 점들이 "흩어진 것"은 이런 양성 상관이 다소 약하다는 것을 나타낸다.

불구하고 IQ 점수는 종종 "선천적" 또는 타고난 지능을 나타내는 간편한 방법으로 남아 있다. 지능을 측정하기 위해 IQ 검사를 이용하는 것에 대해서는 상당한 논란이 있다. 그러나 이 검사를 대체할 수 있는 널리 받아들여진 측정 방법이 아직 없다.

IQ 검사가 일반적인 지능을 실질적으로 측정하는 것은 아니더라도, IQ 점수는 학문적 성공과 관련이 있다—이 말은 일반적으로 학력이 우수한 사람은 IQ가 더 높다는 것을 의미한다. 그래서 개인의 IQ 점수에 관한 정보를 가지고 있지 않더라도 박사급의 정자 제공자는 다른 사람보다 더 높은 IQ를 가지고 있을 것이라고 기대할 수 있다. 그러나 전도양양한 정자 제공자의 높은 IQ가 자녀들에게 전해질지에 대한 물음은 아직 남아 있다.

부모와 자녀의 IQ에 대한 평균 상관 값은 0.42이다(그림 19.14). 달리 말해 각 개인 사이에 IQ 점수 변이의 42%는 그들 부모의 IQ 점수 변이에 의해 설명된다. 즉 IQ의 42%는 유전적이고, 나머지는 환경에 의해 결정된다고 해석할 수 있다.

그렇지만 대부분의 가족은 같이 살기 때문에, 부모와 자녀는 유전자와 환경 둘 다 공유한다. 따라서 부모와 자녀 집단 사이의 IQ 상관은 IQ 점수에 영향을 주는 환경의 중요성으로부터 유전자의 상대적 중요성을 구별할 수 없다. 유전자와 환경 요인을 구별할 수 없는 것은 "선천성 대 양육"에 관한 가장 큰 논쟁거리이다. 자녀는 부모를 닮는데, 이것은 그렇게 되도록 태어났기 때문일까, 아니면 그렇게 되도록 양육되었기 때문일까?

대부분의 가족에서 유전적 영향과 환경적 영향을 분리하기 어렵다는 것은 유전력에 관심 있는 연구자로 하여금 **자연 실험(natural experiment)***을 하도록 만들었다.

* 자연 실험은 사고 실험에 대비되는 용어로서, 사고 실험이 실험 상황을 가정한 채 사고력에 의해 실험 결과를 예상하여 결론을 도출하는 방법인데 비해서 자연 실험은 실제로 일어나는 자연 현상을 관측하여 결론을 도출해 내는 실험을 의미한다. 즉, 자연 실험은 자연현상 실험 또는 물질 실험에 해당한다.

표 19.1 | IQ는 어느 정도까지 유전적일까?

IQ의 유전력과 이것의 결점에 대한 다양한 평가의 요약

측정 방법	결과	결과를 해석할 때 유의할 점
집단에서 부모의 IQ와 자녀의 IQ 간의 상관	0.42	부모와 자녀는 비슷한 유전자와 환경을 가지고 있기 때문에 IQ를 결정하는 데 있어 유전자와 환경의 상대적 중요성을 나타내는 상관을 이용할 수 없다.
1란성 쌍둥이 대 2란성 쌍둥이 짝의 IQ를 비교하는 자연 실험	0.52	1란성 쌍둥이 주변에 있는 사람들은 그들을 2란성 쌍둥이보다 더 동일하게 취급한다. 따라서 그들의 환경은 2란성 쌍둥이와는 다르다—유전력 값은 과장되기 쉽다.
따로 떨어져서 자란 1란성 쌍둥이 대 같이 자란 2란성 쌍둥이의 IQ를 비교하는 자연실험	0.72	작은 표본 크기는 결과를 왜곡할 수 있다.

이것은 연구자에 의한 어떤 간섭도 없이 가설을 검증할 수 있는 특이한 상황에 대한 것이다.

쌍둥이 연구는 인간의 양적 형질의 유전력에 대한 가설을 시험하는 자연 실험의 한 원천이다. 표 19.1은 함께 자라거나 따로 자란 쌍둥이를 이용한 IQ 유전력의 자연 실험에 대해 설명하고, 이 연구의 결과를 요약하고, 결과에 대한 비평을 서술하고 있다. 어떻게 결과를 해석하는 지에 대한 염려에도 불구하고, IQ 점수에 있어서 개인 간 변이의 약 50%는 개인 사이의 유전적 차이에 기인한다.

19.4 유전자, 환경 및 개인

정자 제공자는 눈과 피부색, 그리고 아마도 질병에 대한 감수성 같은 아이의 형질에 틀림없이 영향을 준다. 앞서 논의한 쌍둥이 연구에 따르면 정자 제공자는 지적인 형질도 아이에게 물려준다. 사실상 IQ의 높은 유전력은 유전자가 문제라는 것을 의미한다. 그래서 박사급의 질 좋은 정자를 얻기 위해 웃돈을 주는 것은 결국엔 괜찮은 생각일 수도 있다.

그러나 놀랍게도 쌍둥이 연구의 결과는 지적 능력과 좋아하는 것에 대해 실제로 각 아이들이 정자 제공자와 얼마나 일치하는지에 관한 매우 제한된 정보만을 준다. 왜 그런지 이해하기 위해 유전력의 실제적인 의미에 대해 좀 더 자세히 살펴볼 필요가 있다.

유전력 계산의 이용과 오용

유전력은 집단에서 양적 형질의 변이를 일으키는 유전자의 중요성을 측정하는 것이다. 그러나 계산된 유전력 값은 측정하고자 하는 집단과 그 집단의 환경에서만 독특하게 적용된다. 유전력 측정이 특정한 환경에서만 특이적이라는 사실은 형질의 발현에 있어 일반적인 유전자의 중요성을 측정하기 위해 유전력을 사용하는 데 매우 조심해야 한다는 것이다.

집단 간의 차이는 환경 요소 때문일 수 있다 "사고 실험(thought experiment)"은 이 점을 설명하는 데 도움을 줄 수 있다. 실험실 생쥐의 몸무게는 유전력이 약 0.9로써, 강한 유전적 요인을 나타낸다. 몸무게가 다양한 생쥐 집단에서 큰 생쥐는 큰 자손을 낳고, 작은 생쥐는 작은 자손을 낳는다.

다양한 생쥐가 있는 집단을 임의로 두 그룹으로 나누어서, 한 그룹은 고영양식을 주고, 다른 그룹은 저영양식을 준다고 가정해 보자. 식단 외에 다른 조건은 동일하다. 잘 먹인 생쥐는 살이 찌고, 제대로 먹지 못한 생쥐는 마를 것이다. 생쥐들을 잘 키워서 교미를 하게 한 후, 그들의 자손이 성체가 되었을 때 몸무게를 측정해 보자. 잘 먹인 집단의 평균 몸무게는 제대로 먹이지 못한 집단의 평균보다 두 배나 클 것이다.

이제 식단에 대해 모르고 있는 다른 연구자들이 와서 두 집단의 생쥐를 검사한다고 가정해 보자. 그들은 생쥐의 몸무게는 유전적 요소가 매우 강하고, 두 그룹의 생쥐들은 매우 다르다고 할 것이다. 논리적으로 연구자는 두 그룹이 유전적으로 다르다고 결론을 내릴 것이다. 그러나 이것은 틀린 결론이다. 큰 생쥐와 작은 생쥐는 모두 동일한 집단의 부모로부터 나온 자손이다. 두 집단의 몸무게가 다른 것은 바로 환경 때문이다 (그림 19.15).

동일한 사고 실험을 사람에게 확장해 보자. 두 그룹의 사람이 있다고 가정하고, IQ가 매우 높은 유전력을 나타낸다고 생각해 보자. 이 경우 한 그룹은 매우 풍요로운 환경에서 자랐고, 그들의 평균 IQ는 높았다. 다른 그룹은 제한된 환경에서 자랐고, 그들의 평균 IQ는 낮았다. 이 두 집단에서 유전적 차이에 대해 어떤 결론을 내릴 수 있는가?

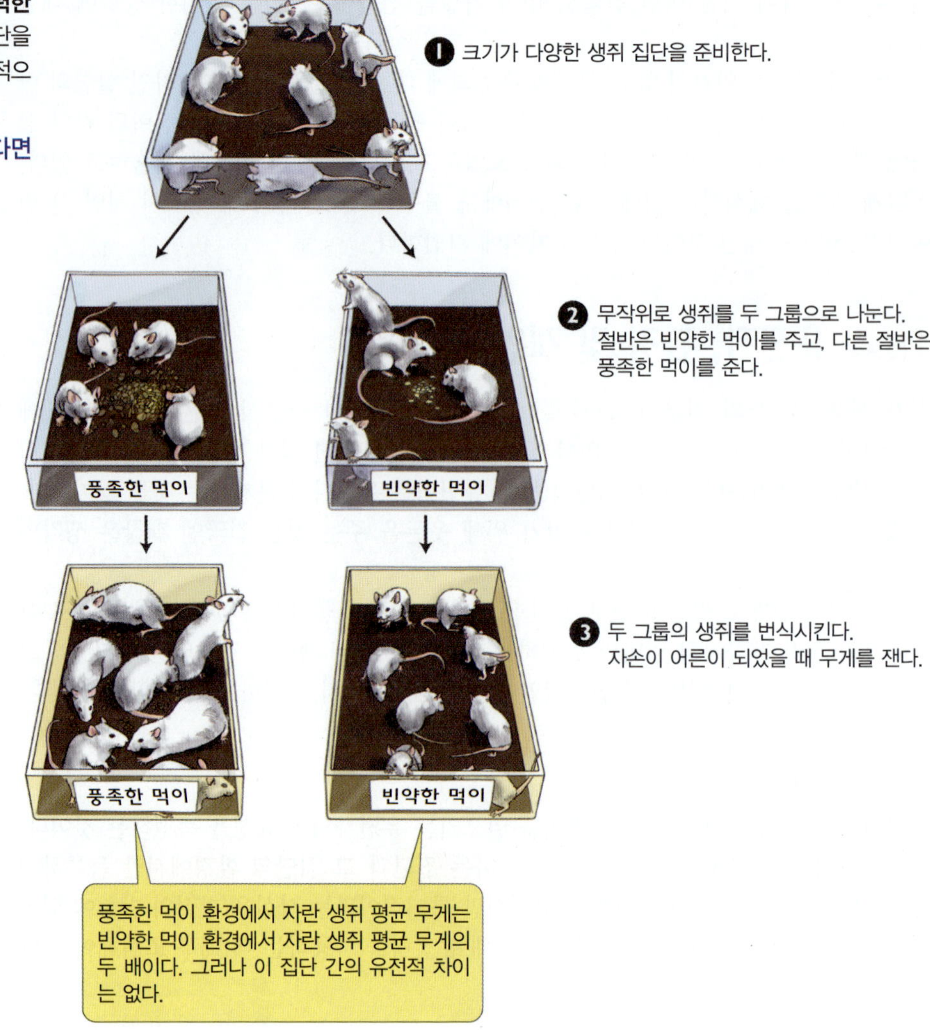

그림 19.15 환경은 매우 유전적인 형질에 대해서도 강력한 효과를 나타낼 수 있다. 만약 유전적으로 유사한 생쥐 집단을 근본적으로 다른 환경에서 키운다면, 집단 간의 차이는 전적으로 환경 때문이다.

시각화 만약 두 그룹의 생쥐에게 같은 식단을 제공한다면 이 그림이 어떻게 달라지겠는가?

이 질문에 대한 답은 결론을 내릴 수 없다는 것이다. 그림에 나타낸 생쥐의 경우와 같이, 이 차이점은 전적으로 환경 때문일 수 있다. IQ의 높은 유전력은 사회적 환경이 다른 두 그룹의 IQ 변이가 유전자 변이 때문인지, 환경의 차이 때문인지 설명할 수 없다.

유전력이 높은 형질도 환경 변화에 반응할 수 있다 IQ의 높은 유전력은 IQ가 환경 조건에 강하게 영향을 받지 않을 수 있다는 것을 의미한다. 그러나 다른 동물의 지능은 매우 유전적인 동시에 환경의 영향을 강하게 받는다.

미로에서 탈출하는 쥐의 능력을 실험하기 위해, 연구자는 "미로-똑똑이"와 "미로-멍청이" 쥐를 만들었다. 미로-탈출 능력은 실험실 환경에서 매우 높은 유전력을 보인다. 즉 똑똑한 쥐는 똑똑한 자손을 낳고, 둔한 쥐는 둔한 자손을 낳는다. 서로 다른 환경에서 자란 미로-똑똑이 쥐와 미로-멍청이 쥐가 실수한 횟수를 측정하는 실험은 그림 19.16에 나타냈다.

전형적인 실험실 환경에서 똑똑한 쥐는 멍청한 쥐보다 미로 탈출에 훨씬 더 나은 결과를 보여줬다. 그러나 매우 단조로운 환경과 자극적인 환경에서 사육했을 때, 두 그룹의 쥐는 두 경우 모두 동일한 결과를 나타냈다. 사실상 단조로운 환경의 경우에 어떤 쥐도 뛰어나지 못했으며, 자극적인 환경의 경우는 모든 쥐가 더 나은 결과를 보여줬고, 특히 멍청한 쥐는 더 극적으로 향상되었다.

이 사례가 보여주는 것은 매우 유전력이 높은 형질이더라도 환경 변화에 대한 형질

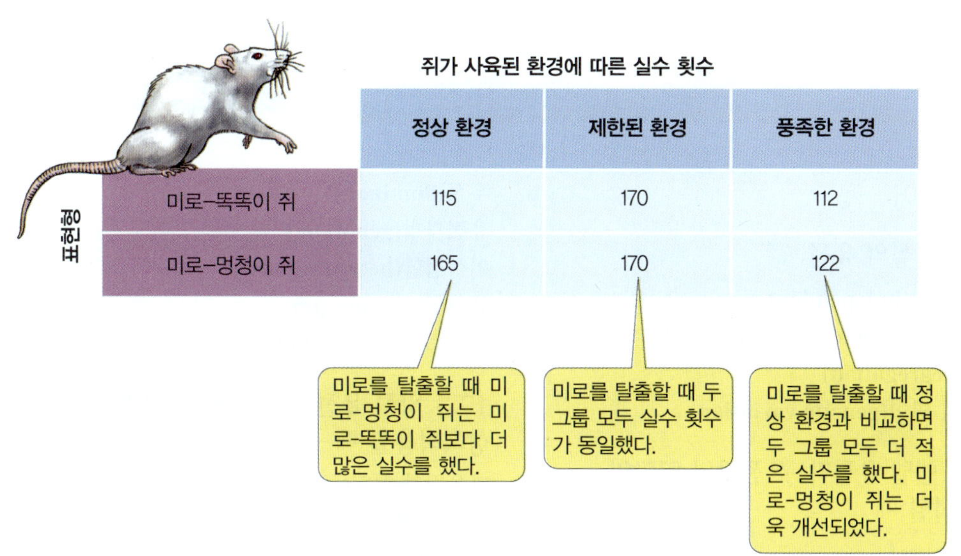

쥐가 사육된 환경에 따른 실수 횟수

표현형	정상 환경	제한된 환경	풍족한 환경
미로-똑똑이 쥐	115	170	112
미로-멍청이 쥐	165	170	122

그림 19.16 매우 유전적인 형질이라도 모든 환경에서 동일하지 않다. 미로를 완주했을 때 똑똑한 쥐와 멍청한 쥐의 성적은 쥐가 사육된 환경에 따라 달라졌다.

의 반응을 예측할 수 없다는 것이다. 따라서 IQ가 강한 유전적 요소를 가지고 있더라도 IQ에 미치는 환경 요소는 개인의 지능에 큰 영향을 준다는 것이다.

유전력은 왜 두 사람이 다른지를 설명하지 못한다 어떤 형질의 높은 유전력은 종종 두 사람이 다른 것은 대개 그들의 유전자가 다르기 때문이라고 생각하게 한다. 그러나 유전자가 특정 환경에서 집단 변이의 90%를 설명한다고 해도 한 사람이 다른 사람과 다른 이유는 전적으로 환경의 작용 때문일 수 있다(이것에 대한 일례로서, 유전적으로는 동일하지만 외형이 매우 다른 쌍둥이를 나타낸 그림 19.12를 보라).

어떻게 유전자가 문제인가?

유전자는 눈 색, 낭포성 섬유증과 같은 유전병의 위험, 심장 마비에 대한 감수성, 심지어는 뇌의 구조에 강한 영향을 준다. 그러나 무엇이 진짜로 우리를 결정하는가, 선천성 또는 양육조건?

단일-유전자 형질이라고 하더라도 여성과 정자 제공자 사이에서 태어난 아이의 형질에 대해 장담하지 못한다. 단지 확률만 말할 뿐이고, 그 확률은 불확실하다. 이 불확실성에 하나 이상의 유전자에 의해 영향 받는 형질과 한 번의 교배로부터 수많은 종류의 자손을 생산하는 독립 분리를 연결해 보라. 잠재적인 부모의 표현형을 안다고 해도 그들 자녀의 표현형에 관한 정보는 거의 알지 못한다. 비록 유전자가 형질에 강한 영향을 준다고 해도 부모의 형질을 선택해서 아이들에게 나타나도록 "프로그램"할 수는 없다.

우리 몸의 세포는 일생 나타나는 모든 특성에 대한 사용설명서를 가지고 있지만, 태아에서 어른이 될 때까지의 발달과정은 유전자의 발현에 영향을 주는 육체적, 사회적 환경 속에서 일어난다. 이 모든 복잡하면서 상호작용하는 상황이 어떻게 우리를 만드는지 과학자들이 이해하려면 아직 먼 길을 가야 한다.

페어팩스 냉동은행에서 정자 제공자를 찾는 여성과 부부에게 주는 교훈은 무엇일까? 박사급의 정자 제공자는 냉동은행의 다른 계층의 제공자보다 실제로 더 높은 IQ를 가지고 있을 수 있지만, 이 제공자로부터 태어난 아이가 평균보다 더 똑똑할지 예측하는 방법은 존재하지 않는다. IQ의 유전력에 대한 현재 자료에 따르면, 높은 IQ를 가진 제공자의 정자는 높은 IQ를 가진 아이를 낳을 가능성을 증가시키지만, 이것도 부모가 자녀에게 자극을 주고, 건강하고, 도전적인 양육 상태를 제공할 때만이 가능하다. 물론 이런 조건은 아이가 어떤 대립유전자를 가지더라도 좋은 결과를 가져올 것이다.

19장 복습

기억해야 할 어원

다음 어원은 주로 라틴어와 그리스어에서 온 것이며 용어를 해독하는 데 도움이 될 것이다.

Cryo- 냉동의.
hetero- 다른, 이형의.
homo- 같은, 동형의.
pheno- 보여준다는 뜻의 동사로부터 나온 단어.
poly- 많다는 뜻.
-zygous 접합자로부터 파생됨. 정자와 난자의 결합에 의해 생긴 세포.

핵심 용어

19.1 형질의 유전

독립 분리(independent assortment)
무작위 수정(random fertilization)
분리(segregation)
유전적 변이(genetic variation)

19.2 멘델 유전학: 유전자의 역할이 직접적일 때

교배(cross)
동형접합(homozygous)
열성(recessive)
우성(dominant)
유전자형(genotype)
이형접합(heterozygous)
표현형(phenotype)
푸네트 정방형(Punnett square)

19.3 양적 유전학: 유전자와 환경이 상호작용할 때

다유전자 형질(polygenic traits)
양적 형질(quantitative traits)
연속변이(continuous variation)
유전력(heritability)
자연실험(natural experiments)

요약

19.1 형질의 유전

- 아이들은 부분적으로 부모를 닮는데, 그 이유는 부모가 자신의 유전자를 물려주기 때문이다(468쪽).
- 유전자 복사본에 생긴 돌연변이는 세포 안에서 약간 다른 단백질을 만들게 한다. 서로 다른 유전자 버전을 대립유전자라고 한다(469쪽; 그림 19.2).

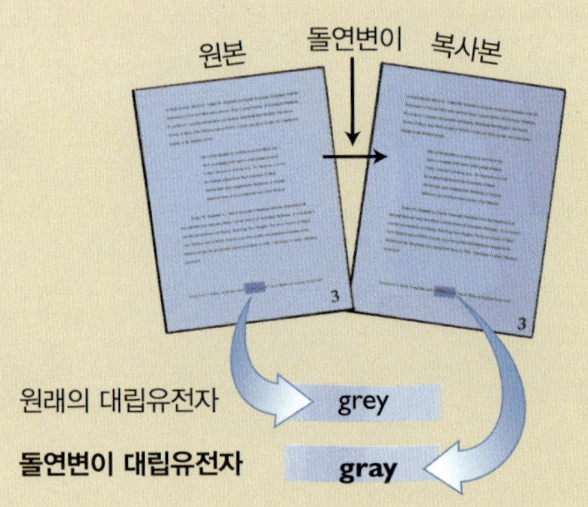

- 독립 분리로 인해 부모는 각각의 자녀마다 독특한 대립유전자 세트를 제공한다(470~471쪽).

19.2 멘델 유전학: 유전자의 역할이 직접적일 때

- 개인에게서 특정 유전자에 대한 표현형은 그 사람이 어떤 대립유전자를 가지고 있는지(유전자형), 이 대립유전자가 서로 같은지 또는 다른지(동형접합 또는 이형접합), 그리고 우성인지 열성인지에 따라 달라진다(472쪽).
- 인간의 몇몇 질병은 유전자에 바탕을 두고 있다. 이 질병들은 열성 대립유전자(낭포성 섬유증에 대한) 또는 우성 대립유전자(헌팅턴 무도병에 대한)에 의한 효과를 설명할 수 있다(473쪽).
- 푸네트 정방형은 유전자형이 밝혀진 부모로부터 태어날 자녀가 특정 유전자형을 가질 확률을 결정하는 데 도움을 준다(474~475쪽; 그림 19.9).

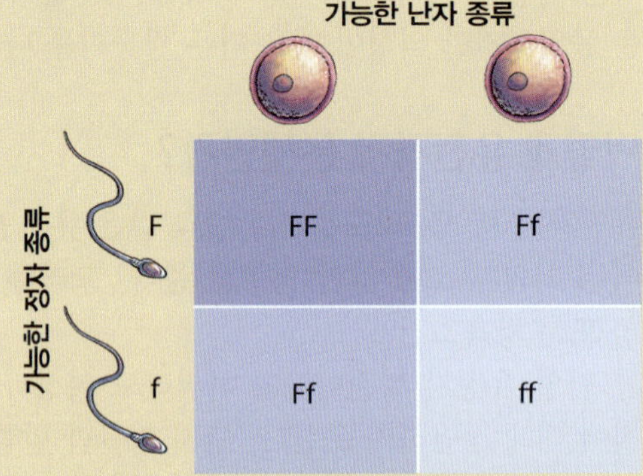

19.3 양적 유전학: 유전자와 환경이 상호작용할 때

- 키, IQ, 그리고 음악적 재능과 같은 많은 형질들은 연속변이를 나타내는데, 이는 특정 집단 내에서 형질에 대한 범위를 나타낸다(476쪽).
- 어떤 형질에 있어 양적 변이는 그 형질이 여러 유전자에 의해 영향을 받거나, 환경의 영향을 받거나, 혹은 이 두 가지의 조합에 의해

나타날 수 있다(476~477쪽).

• 양적 변이의 표현형을 결정하는데 있어서 유전자의 역할은 형질의 유전력을 계산함으로써 추정할 수 있다(477~478쪽).

19.4 유전자, 환경 및 개인

• 계산된 유전력은 특정 환경에 있는 특정 집단 내에서 특정한 값을 갖는다. 어떤 형질이 높은 유전력을 가지고 있더라도 환경에 의해 개인 간에 큰 차이를 나타낼 수 있다(479쪽; 그림 19.15)

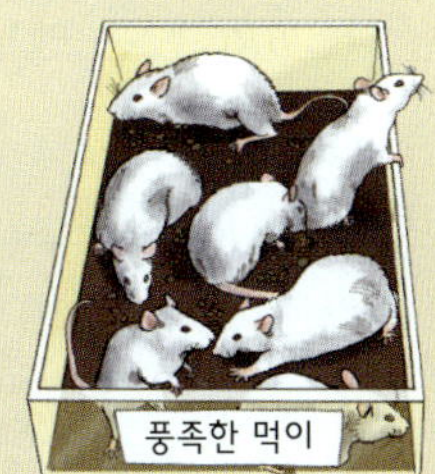

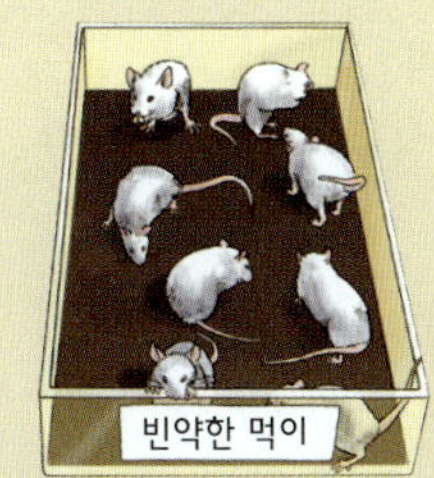

• 어떤 형질의 유전력을 알고 있더라도 왜 두 사람 사이에 형질의 차이가 생기는지를 설명하지는 못한다(480쪽).

• 현재의 지식으로는 유전자와 복잡한 형질 간의 관계에 대해 부모의 표현형으로부터 특정 자녀의 표현형을 예측할 수 없다(481쪽).

기본 학습 문제

1. 다음의 진술 중 유전자와 염색체 관계를 옳게 설명한 것은?
   a. 유전자는 염색체이다.
   b. 염색체는 많은 유전자를 포함하고 있다.
   c. 유전자는 수십만 개의 염색체로 구성되어 있다.
   d. 유전자는 감수분열 동안 독립적으로 분배되지만, 염색체는 그렇지 않다.
   e. 위 진술 중 하나 이상이 옳다.

2. 대립 유전자는 _______________.
   a. 유전자의 다른 버전이다
   b. 비기능성 유전자이다
   c. 단백질이다
   d. 여분의 유전자 복사본이다
   e. 표현형이다

3. 인간에게 정자 또는 난자는 항상 _________________.
   a. 모든 유전자에 대해 2개의 복사본을 가지고 있다
   b. 모든 유전자에 대해 1개의 복사본을 가지고 있다
   c. 모두 열성인 대립유전자 또는 모두 우성인 대립유전자를 포함하고 있다
   d. 그 사람에게서 만들어진 다른 모든 정자 또는 난자에 대해 유전적으로 동일하다
   e. 부모의 모든 유전 정보를 포함하고 있다

4. 유전자를 복제하는 과정에서 일어나는 실수 또는 "잘못된 표기"에 의해 유전자가 변한 것을 __________ (이)라고 부른다.
   a. 우성 대립유전자
   b. 비기능성
   c. 유전자 복제의 무결함
   d. 돌연변이
   e. 개선

5. 다음 중 어느 것이 이형접합인가?
   a. *Aa*
   b. *AA*
   c. *a*
   d. *AA BB*

6. 개인이 2개의 동일한 대립유전자를 가졌을 때만 그 대립유전자의 효과가 나타난다면, 이 대립유전자는 _______________.
   a. 우성이다.
   b. 불완전우성이다.
   c. 열성이다.
   d. 독립적으로 분배된다.
   e. 유전자형이다.

7. 완두콩 식물에서 어떤 유전자는 식물의 키에 강한 영향을 미친다. 이 유전자는 2개의 대립유전자를 가지고 있는데, 우성인 큰 키(*T*)와 열성인 작은 키(*t*)이다. *TT*와 *tt* 간의 교배에서 생긴 자손의 유전자형과 표현형은 무엇인가?

8. 7번 문제의 대립유전자를 참조하여, *Tt* × *Tt* 교배로 생긴 자손의 유전자형과 표현형은 무엇인가?

9. 백색증은 머리카락, 눈, 피부의 색소를 만드는 멜라닌 생성을 방해하는 2개의 열성 대립유전자(*aa*)를 가진 사람에게서 나타난다. 정상 색소를 가진 부모로부터 백색증 아이가 태어났다면, 부모의 유전자형은 무엇인가?

10. 파이퍼(Pfeiffer) 증후군은 아이의 두개골에 있는 일부 뼈가 너무 일찍 융합하여 기형적인 머리와 얼굴을 갖게 되는 우성 유전병이다. 파이퍼 증후군을 일으키는 대립유전자를 1개 갖고 있는 남자가 정상 대립유전자를 동형으로 갖고 있는 여자와 결혼했을 때, 그들의 첫째 아이가 이 증후군을 가질 확률은 얼마인가?

11. 10번 질문의 부부에 대해, 그들의 둘째 아이가 이 증후군을 가질 가능성은 얼마인가?

12. 노란색 완두콩을 생산하는 식물과 녹색 완두콩을 생산하는 식물을 교배시켰을 때, 100% 노란색 콩 자손이 나온다.
    a. 이 경우 우성인 대립유전자는 어느 것인가?
    b. 처음에 교배시킨 노란색 콩과 녹색 콩 식물의 유전자형은 무엇인가?

13. 노란색 완두콩을 생산하는 식물과 녹색 완두콩을 생산하는 식물을 교배시켰을 때, 50%는 노란색 콩 자손이고, 50%는 녹색 콩 자손이 나온다. 처음에 교배시킨 식물의 유전자형은 무엇인가?

14. 낭포성 섬유증 보인자인 여자가 역시 보인자인 남자와 결혼했다.
    a. 여자의 난자 중 낭포성 섬유증 대립유전자를 가진 난자의 비율은 얼마인가?
    b. 남자의 정자 중 낭포성 섬유증 대립유전자를 가진 정자의 비율은 얼마인가?
    c. 2개의 낭포성 섬유증 대립유전자를 가진 아이가 태어날 확률은 이 대립유전자를 가진 난자의 확률 곱하기 이 대립유전자를 가진 정자의 확률과 같다. 이 확률은 얼마인가?
    d. 이 교배 결과는 푸네트 정방형을 만들어서 구한 결과와 같은가?

15. *BRCA2* 대립유전자는 유방암과 난소암이 비정상적으로 높게 나타나는 가족에게서 발견되었다. *BRCA2* 대립유전자를 1개 가진 여성의 80%에서 일생 동안 유방암 또는 난소암이 발병된다.
    a. *BRCA2*는 우성인가, 아니면 열성인가?
    b. *BRCA2*는 멘델 유전의 전형적인 양상으로부터 어떻게 다른가?

16. 양적 형질은 ____________________.
    a. 환경에 의해 강하게 영향 받는다
    b. 집단 내에서 연속적으로 변한다
    c. 많은 유전자에 의해 영향을 받는다
    d. 집단 내에서 몇 개의 값을 갖는다
    e. 위의 진술은 모두 맞다

17. 어떤 형질이 매우 유전적이라고 할 때, ____________________.
    a. 그 형질은 유전자에 의해 영향을 받는다
    b. 그 형질은 환경에 의해 영향을 받지 않는다
    c. 집단 내에서 형질의 변이는 주로 유전자형의 변이에 의해 설명할 수 있다
    d. a와 c가 옳은 진술이다
    e. a, b, 그리고 c가 옳은 진술이다

분석 및 응용 문제

다음의 내용을 참조하여 1번과 2번 문제에 대해 답하라.

현재 과학자들은 눈 색 발현을 조절하는 여러 유전자들에 대해 알고 있다. 15번 염색체에는 갈색과 청색을 나타내는 대립유전자를 가진 *bey2* 유전자가 있고, 19번 염색체에는 청색과 녹색을 나타내는 대립유전자를 가진 *gey* 유전자가 있다. 비록 눈 색은 보다 많은 유전자들에 의해 결정되지만, 과학자들은 유전 양상을 단순하게 설명하기 위해 *bey2*와 *gey* 유전자의 대립유전자를 이용한 모델을 개발했다. 다음은 이 모델에 적용되는 규칙이다:

- 갈색 대립유전자는 항상 우성이다.
- 청색 대립유전자는 항상 열성이다.
- 녹색 대립유전자는 청색에 대해 우성이지만, 갈색에 대해 열성이다.

이 규칙에 따라서 *bey2* 유전자에 대해 이형접합(*Bb*)이고, *gey* 유전자에 대해 이형접합(*Gg*)인 사람은 갈색 눈을 갖게 된다. *bey2* 유전자에 대해 열성 동형접합(*bb*)이고, *gey* 유전자에 대해 이형접합인 사람(*Gg*)은 녹색 눈을 갖게 된다.

1. 표현형이 청색 눈인 경우에 유전자형은 무엇인가?

2. 다음의 사람들에 의해 만들어지는 생식세포의 종류와 그 빈도를 구하라.
   A: *bey2*에 대해 이형접합이고, *gey*에 대해 열성 동형접합인 사람
   B: *bey2*에 대해 열성 동형접합이고, *gey*에 대해 이형접합인 사람

3. 어떤 형질에 대해 유전력이 높다는 것은 환경이 변해도 집단 내에서 그 형질의 평균값이 변하지 않는 것을 의미하는가? 이에 대해 설명하라.

다음의 정보를 참조하여 4번과 5번 문제에 대해 답하라.

자폐증은 다음에 서술한 행동적 표현형을 나타내는 장애이다.

- 사회적 관계에 대한 무관심과 사람에 대한 애정 결핍
- 요구사항을 알리기 위해 언어를 사용하지만 다른 사람과의 관계 개선에는 사용하지 않음
- 의식 또는 반복적 행동의 발달

연구자들은 자폐증 아이의 부모와 형제자매에게서 종종 자폐증과 유사한 형질이 나타나는 것을 발견했다. 이런 가족의 구성원들은 의사소통에 어려움을 겪거나, 사교성이 없거나, 의례적인 행동이나 관습에 집착한다. 쌍둥이 연구를 통해 더 강력한 유전적 증거를 발견했다. 1란성 대 2란성 쌍둥이에 있어서 자폐증 비율은 90%가 넘는 유전력을 나타냈다.

자폐증의 발달에는 여러 유전자 간의 상호작용이 관련되어 있다. 그러나 연구자들은 유전자의 서로 다른 조합에 의해 자폐증 표현형의 심한 정도나 변이가 결정된다고 생각한다. 몇몇 연구자는 환경 요소 또한 자폐증에 관여한다고 생각한다.

4. 자폐증의 발달과 관련해서 높은 유전력 추정치가 의미하는 바는 무엇인가? 이 추정치가 어떻게 잘못 이해될 수 있는가?

5. 자폐증 장애는 헌팅턴병이나 낭포성 섬유증과는 어떻게 다른가? 낭포성 섬유증과 같은 질병을 치료하는 방법을 개발하는 것보다 자폐증 치료 방법의 개발이 더 어려운 것은 자폐증의 어떤 특성 때문인가?

6. IQ의 유전력은 50%가 넘는 걸로 추정한다. 존의 IQ가 120이고, 제리의 IQ는 90이라면, 존은 제리보다 "지적 능력"이 더 낫다고 할 수 있는가? 이에 대해 설명하라.

다음의 정보를 참조하여 7번과 8번 문제에 대해 답하라.

과학자들은 인간의 질병을 연구하기 위한 실험동물로 설치류의 여러 종류를 만들었다. 예를 들어 R6/1 HD 생쥐는 헌팅턴병의 모델로 쓰기 위해 번식시켰다. 생쥐에서 헌팅턴-유사 증세를 일으키는 대립유전자는 사람의 헌팅턴 대립유전자와 매우 비슷하다. 두 경우 모두 돌연변이는 궁극적으로 뇌조직의 퇴화를 가져 온다.

많은 연구에서 중추신경계 장애에 대해 유전자와 환경의 상호작용을 연구하기 위해 R6/1 HD 생쥐 같은 설치류 모델을 사용해 왔다. 이러한 연구들은 각 질병의 증세와 환경적 풍부함 사이의 연결고리를 조사한다. 각각의 연구는 유사한 방법을 사용한다. 설치류의 대조군은 표준 실험실 사육 상자에서 산다. 실험군은 환경적 풍부함을 제공하는 바퀴, 장난감, 사다리, 그네와 같은 다양한 물체들이 있는 상자에서 산다. 몇몇 연구 결과는 표 19.2에 요약되어 있다.

표 19.2 생쥐에 있어 중추신경계 장애에 대한 환경적 풍부함의 효과

중추신경계 장애	장애의 증상	환경적 풍부함의 주요 효과
헌팅턴병	뇌조직의 퇴화, 통제가 안 되는 행동, 치매, 우울증	운동 기능의 손상 지연, 뇌조직의 퇴화 지연, 일부 단백질 발현 감소
알츠하이머병	중추신경계 퇴화, 치매 유발	암컷에 있어 공간적인 기억의 향상
파킨슨병	떨림, 근육 경직, 후기에 치매 유발	운동 기능 향상, 도파민 분비 신경세포의 손실 감소
간질	예측할 수 없는 발작	발작에 대한 저항성 증가, 해마 세포 사멸의 감소, 시냅스 연결, 신경전달물질, 수용체에 관여하는 몇몇 생장인자의 발현 증가
취약 X 증후군	지적 능력 저하	탐사 활동 증가, 신경 분지의 증가
다운 증후군	지적 능력 저하	탐사 활동 증가, 암컷에 있어 공간적인 학습의 향상

7. 표 19.2에 서술한 질병에 대해 환경적 풍부함의 전반적 효과에 대해 요약하라. 환경적 풍부함이 어떻게 이러한 효과를 달성했는가?

8. 표 19.2에 서술한 연구 결과는 어떻게 지능은 유전자뿐만 아니라 환경에 의존한다는 논점을 강화시켰는가?

과학 연관 문제

1. 만약 과학자들이 질병이라 생각되는 형질과 연관된 유전자를 찾았다면, 이는 그 형질을 가진 사람에 대해 더 많은 혹은 더 적은 관용을 보여야 한다고 생각하는가? 이는 "질병"을 가진 사람은 "치료"받아야 한다는 제안을 이끌어 내는가? 이 문제에 대해 고민하는 사람의 출산을 막는 조치를 취해야 한다고 생각하는가?

2. 다운 증후군인 사람과 그렇지 않은 사람 사이에 IQ에 있어 유전적 기반이 다른 것은 다운 증후군인 사람을 위한 교육에 덜 힘을 쏟아야 한다는 것을 의미하는가? 이 질문에 대한 대답은 유전적 조건이 다른 사람을 어떻게 대할 것인지와 어떤 관계가 있는가?

Chapter 20

복합 유전 양식

DNA 탐정

학습목표

1 공동우성과 불완전 우성을 비교 및 대조한다.

2 ABO 혈액형을 이용하여 복대립유전자의 개념을 설명한다.

3 다형질발현 및 다인자 유전을 비교 및 대조한다.

4 양성 잡종교배의 결과를 예상한다.

5 상염색체와 성염색체는 어떻게 다른가?

6 사람의 성은 어떻게 결정되는가?

7 성 연관 유전자란 무엇인가, 이들의 발현이 상염색체 유전자와 어떻게 다른가?

8 다양한 유전 양식을 위해 가계도를 분석한다.

9 DNA 지문감식 기술을 설명한다.

10 두 형제자매와 부모에 의해서 생성될 수 있는 DNA 지문을 그려본다.

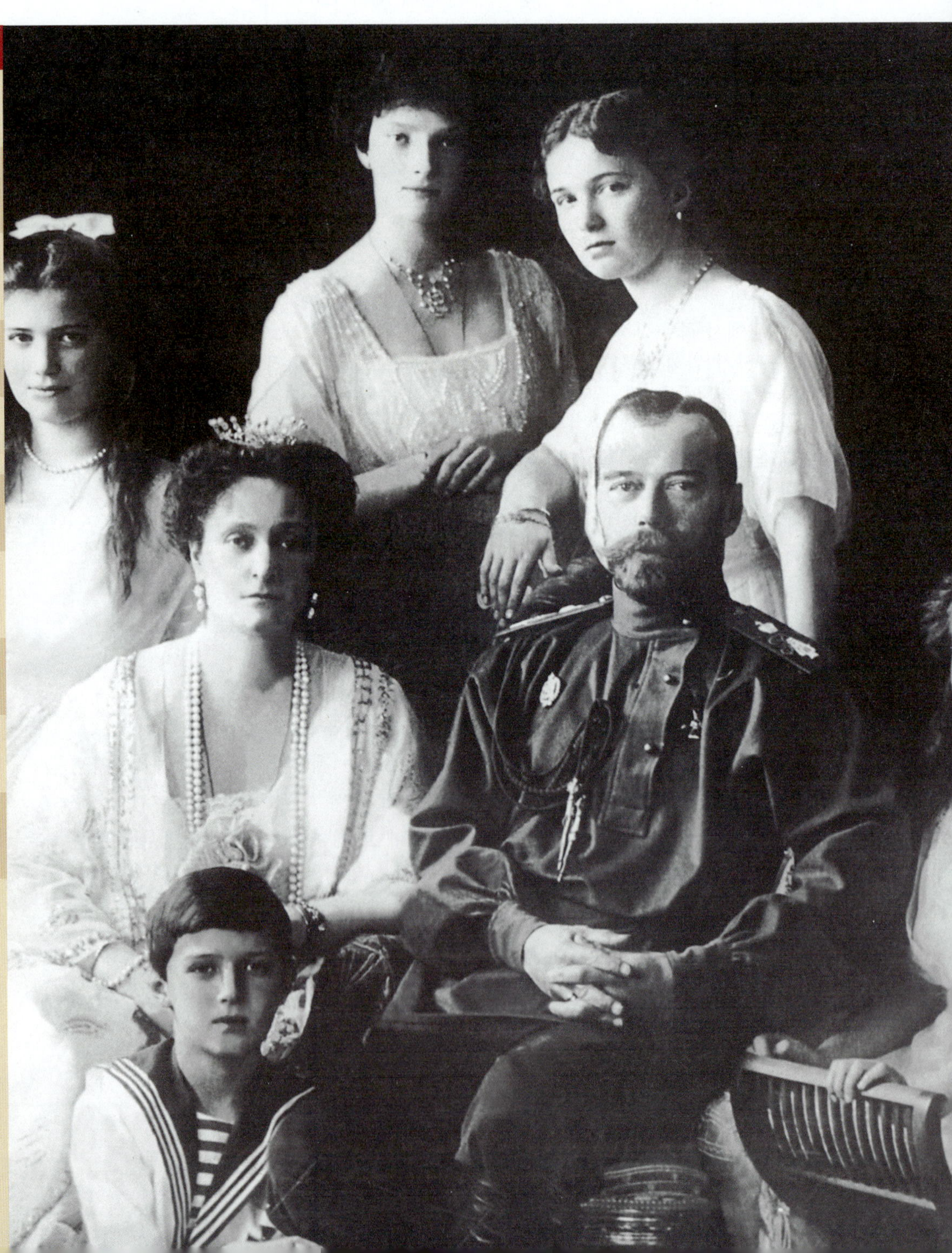

로마노프 가족은 사진에 보이는 로마노프 가계가 1918년에 타도되어 처형될 때까지 러시아를 300년 동안 다스렸다.

1918년 7월16일 밤, 러시아의 황제 니콜라스 2세와 아내 알렉산드라 로마노프 그리고 다섯 자녀와 4명의 집안 하인은 추방당해 지내던 집의 지하에 있는 작은 방에서 처형되었다. 이 처형으로 로마노프 가계에 의한 제정러시아의 300년 통치가 끝난 것이다.

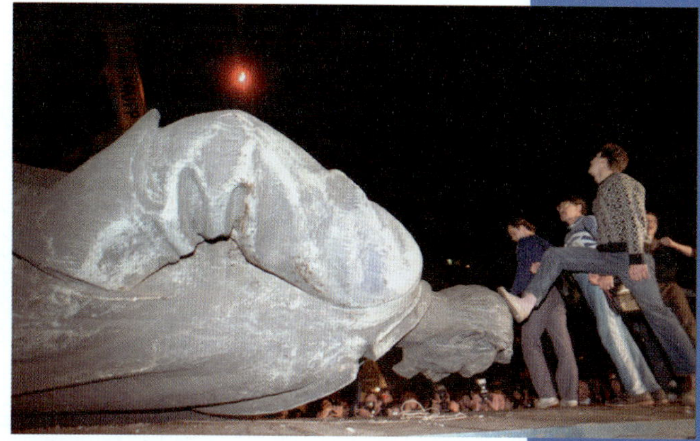

앞으로 쓰러진 레닌 동상은 1991년 공산주의자 소비에트연방의 몰락의 상징이 되었다.

1917년 2월에 러시아 전역에 일어난 항쟁 때 니콜라스 2세는 자신과 자신의 유일한 아들, 그때 당시 13세이었던 알렉시스를 위하여 퇴위함으로써 권력을 이양하였다. 황제는 권력을 이양함으로써 왕좌를 이어받을 그의 아들과 나머지 가족들에게 해가 없을 것을 희망하였다.

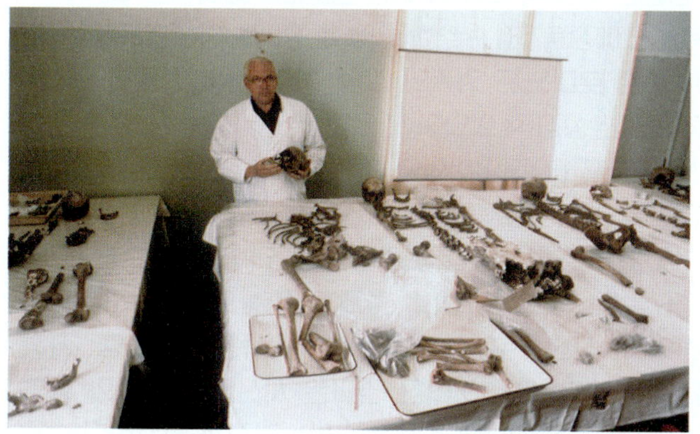

에카테린부르크의 무덤에서 발견한 뼈가 살해된 로마노프의 것인가?

그때 러시아의 정치적 분위기는 폭발적이었다. 1914년 여름에 러시아와 다른 유럽 국가들은 세계 1차 대전에 휩쓸리게 되었다. 이 전쟁은 황제의 통치에 치명적이었다. 러시아는 심각한 식량난에 직면하게 되었고 일반대중의 가난은 그들의 지도자들의 화려한 생활과 완전히 대조적이었다. 러시아인들은 황제 가족을 향하여 깊은 분개를 느꼈으며 이러한 감정은 1917년 2월에 러시아 혁명의 도화선이 되었다. 니콜라스의 권력 이양 이후 황제 가족들은 세인트 피터버그 외곽에 있는 그들의 궁전에 감시 아래 갇혀 있었다.

1917년 11월, 볼셰비키 혁명은 블라디미르 레닌이 이끄는 공산주의자들의 정권을 세웠다. 로마노프 왕조의 마지막 자취를 나라에서 제거하는 것이 레닌과 그의 정치적 정당에게 최우선이 되었다. 레닌은 그렇게 함으로써 그의 정권을 강건하게 하고 추방당한 로마노프와 그들의 호화로운 생활 풍조가 제정러시아에서 잘못된 모든 것을 대표한다고 느끼는 사람들의 지지를 모을 수 있다고 믿었다. 가족을 구하기 위한 로마노프지지 세력의 어떤 시도도 두려워하여 레닌은 그들을 시베리아의 에카테린부르크 마을로 보냈다.

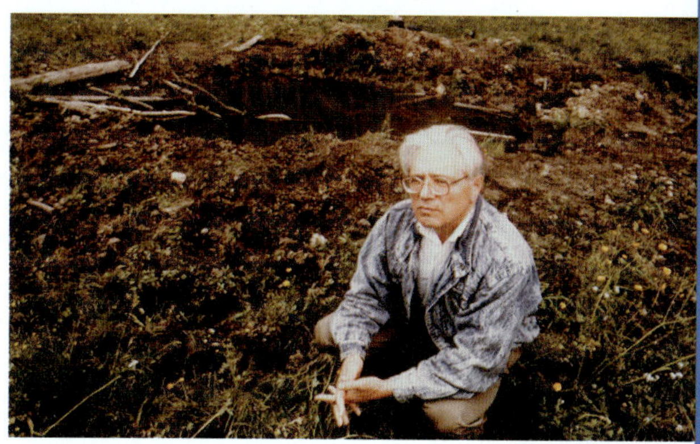

DNA 증거는 이 좁은 무덤이 황제 가족의 뼈를 담고 있음을 확증한다.

그 후 바로 7월16일에 가족들을 깨워 옷을 입게 하고는 니콜라스, 알렉산드라와 아이들, 올가, 타티아나, 마리아, 아나스타시아와 알렉시스를 가족 주치의, 요리사, 하녀 및 하인과 함께 그들이 갇혀 있었던 집의 지하실에 있는 방으로 데리고 갔다. 그들은 이송될 것이라고 믿으면서 기다렸다. 군인 한

명이 방으로 들어와서는 죽게 될 것이라고 적힌 짧은 문구를 읽고는 무장한 남자들이 방으로 급히 들어와서 총알을 난사하자 황제 가족과 그들의 측근자들이 죽었다.

살인 후에 로마노프와 그의 하인들의 시신을 트럭에 싣고 에카테린부르크 숲속 한적한 곳으로 갔다. 시신을 광산 통로에 버리고 나중에 처리하였는지 아니면 바로 매장하였는지는 역사적으로 분분하다. 또한 그들 중 두 사람의 매장에 관하여는 좀 다른 의견이 있다. 어떤 보고에 의하면 11사람이 모두 같이 매장되었고 그 중 2명은 매장지에 산을 뿌려 아주 심하게 부패되었거나 화장되어 재가 되었다고 하였다. 다른 보고는 가족 중 2명은 따로 매장하였다고 하였다. 어떤 사람은 심지어 2명은 탈출하였다고 믿기도 한다. 어찌 되었든, 적어도 9명의 시신은 1991년까지 훼손 없이 좁은 무덤에 매장되어 있었다.

시신 모두가 그대로 매장되어 있지는 않았다. 수십 년간 가족의 살해에 관한 자세한 내용은 모스크바에 있는 공산당 연보에 숨겨져 있었다. 하지만 소비에트연방의 해체 이후에 공산주의 이후의 리더들이 뼈를 발굴할 수 있도록 허용하여 제대로 매장하도록 하였다. 이것은 굉장한 정치적 의미가 있는 것이다. 왜냐하면 러시아 사람들은 이 일이 단순히 가족에게 매장을 제대로 할 기회를 준 것 이상의 것을 하기를 기대하였기 때문이다. 이 일은 로마노프 가족의 살해 이후 권력을 잡은 공산주의 정권의 만행을 멈추게 하기 위한 상징적 의의가 있었다.

발굴 당시 남아 있는 시신은 그저 뼈 더미이었다. 따라서 이것들이 황제 가족의 뼈인지 알기는 매우 어려웠다. 대부분 정황적인 증거로 보아 그럴 것이라 결론지었다. 뼈는 6명의 어른과 3명의 아이의 것 같았다. 보관된 황제 가족의 사진과 두개골의 사진을 전자식으로 서로 겹쳐보면서 조사하였다. 황제 가족의 의복이라고 알려진 옷들과 뼈들의 치수를 비교하였다. 시신 5구는 오직 귀족들만 사용하였던 금, 자기, 백금과 같은 치과용 도재를 지니고 있었다. 이러한 결과는 시신들이 황제와 황후, 그들의 5명의 아이들 중 3명, 그리고 4명의 하인의 것이라는 가정과 일치한다.

하지만 이 시점에 과학자들은 이 뼈들이 로마노프가의 것일 수 있다는 것을 제시할 뿐이었다. 이 시신들이 정말로 학살당한 황제 가족의 것인지는 아직 확실히 보여준 바는 없다. 러시아의 새로운 지도자들은 전 정권을 상징적으로 매장할 때 실수를 하는 것을 원하지 않았다. 정치적으로 너무 위태로웠기 때문에 확실한 증거가 필요하였다. 이것을 답하기 위하여 과학자들은 유전학 분야에 관심을 갖게 되었다.

20.1 멘델 법칙의 확장

수수께끼를 풀기 위하여 궁극적으로는 황제와 황후 그리고 그들의 아이들의 뼈 사이에 연관성을 보여줄 수 있어야 한다. 19장에서 유전자가 법칙에 따라 유전될 때는 유전 양식을 예측할 수 있음을 보여주었다—예를 들어, 우성과 열성 두 대립인자를 지닌 하나의 유전자로 조절되는 형질. 좀 더 복잡한 유전 양식을 멘델유전학의 확장(extension)이라고 부른다. 하나 이상의 유전자에 의해 조절되는 형질은 다인자성(polygenic) 방식으로 유전되는 것이고 이런 방식으로 유전되는 형질은 하나의 유전자에 의해 조절되는 형질보다 표현형이 다양하다고 배웠을 것이다.

멘델 법칙의 확장 예로는 서로 다른 표현형을 지닌 부모의 자손이 양쪽 부모의 표현형의 중간을 보이는 경우도 있다. 이러한 형질을 **불완전 우성(incomplete dominance)**이라고 한다. 사람의 머릿결이 불완전 우성이다. 직모(유전자형 *cc*)인 사람이 곱슬머리(유전자형 *CC*)사람과 결혼하면 그들의 아이들은 웨이브머리(유전자형 *Cc*)를 갖는다(그림 20.1). 이런 경우와 같은 유전 교배는 하나의 유전자에 의한 것이며 이런 것을 단성 잡종교배(monohybrid crosses)라고 한다.

로마노프 가족이 남긴 것이라고는 뼈 더미뿐이라 어른의 뼈와 4명의 아이 중 2명의 뼈가 연관된다는 것을 보여주기 위해서 단지 몇 가지 유전형질만 조사할 수 있다. 뼈의 크기와 구조와 같이 뚜렷한 유전형질은 여러 개의 유전자에 의해 조절되고 영양과 신체활동의 양과 같은 환경적 요인에 의해서도 영향을 받는다. 따라서 뼈의 크기와 구조를 사용하여 어느 어른 뼈가 아이들의 뼈와 관계가 있는지를 예측하는 것은 추측에 불가할 것이다. 더 정교한 분석법을 사용해야만 한다.

범죄수사 과학자들은 의료 검진자들, 범죄 현장조사자들과 실험실 기술요원들로서 이들이 사람의 연관성을 결정하기 위해 종종 활용하는 분석이 혈액형 분석이다. 이것은 특정 탄수화물이 적혈구 표면에 있는지를 조사하는 것이다. 8장에서 수혈을 위하여 헌혈자와 수혈자의 혈액형이 맞는지가 중요한 것임을 배웠다. 이것은 ABO 혈액형의 유전형질 때문이다. 멘델 법칙의 확장으로 두 경우가 있다. 한 개인에서 한 유전자의

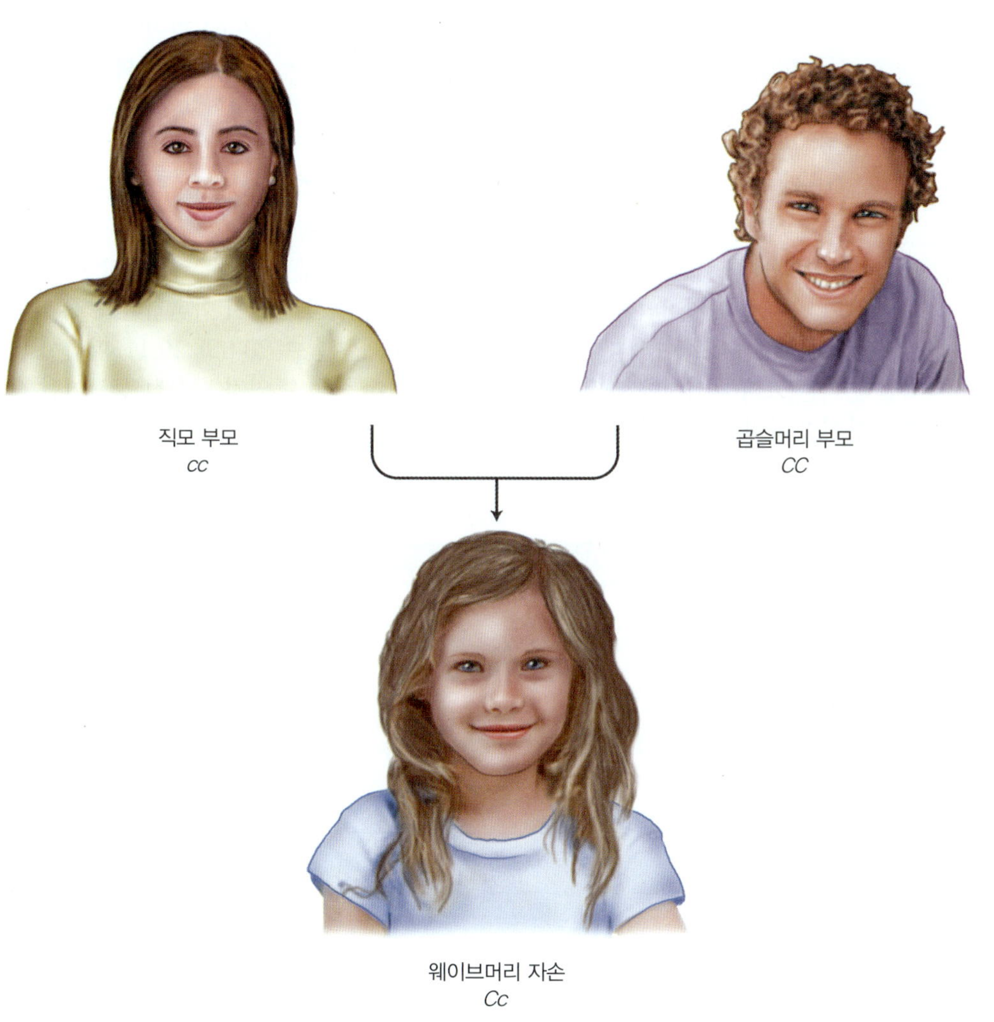

그림 20.1 불완전 우성. 유전 형질이 불완전한 우성으로 유전될 때 잡종은 양쪽 순종 표현형의 중간 표현형을 보인다.

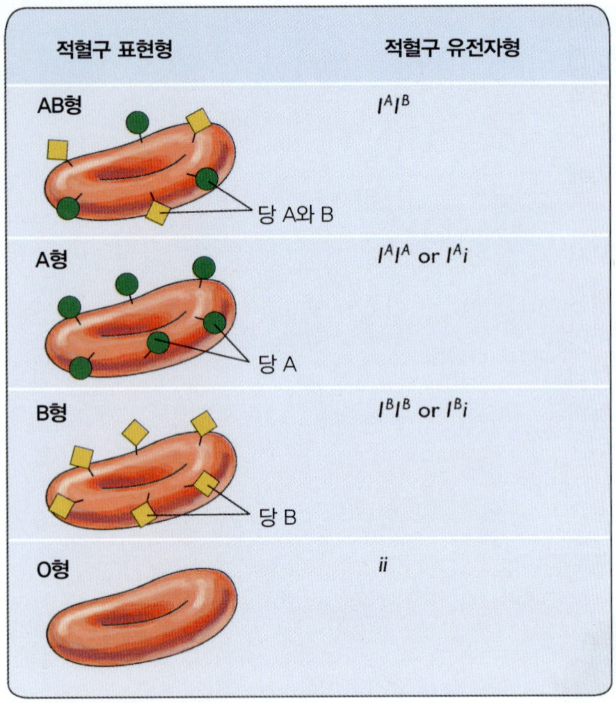

적혈구 표현형	적혈구 유전자형
AB형 (당 A와 B)	I^AI^B
A형 (당 A)	I^AI^A or I^Ai
B형 (당 B)	I^BI^B or I^Bi
O형	ii

그림 20.2 적혈구 표현형과 유전자형. 적혈구 표면에 있는 당이 ABO 혈액형의 표현형과 유전자형을 결정한다.

두 개의 서로 다른 대립인자가 모두 발현되는 **공동우성(codominance)**과 한 유전자에 두 개 이상의 대립인자가 있는 **복대립인자성(multiple allelism)**이다. 혈액형 유전자 하나는 3개의 대립인자를 지닌다. 이 유전자는 적혈구 표면에 위치한 당을 합성하는 효소를 만든다. 3개 대립인자 중 2개는 서로 공동우성을 보이고 하나는 다른 2개에 대해 열성이다.

그림 20.2는 ABO 혈액형 체계에서 가능한 유전자형과 표현형을 요약한 것이다. 혈액형 유전자의 3개의 대립인자는 I^A, I^B, i이다. 3개의 대립인자가 존재한다고 해도 한 사람에게 2개의 대립인자만이 주어진다. 즉, 한 사람은 I^A와 I^B 대립인자를 그리고 다른 사람은 I^A와 i 대립인자를 지닌다. 3개의 다른 대립인자가 있어도 각 사람은 2개의 대립인자를 보유할 수 있다.

혈액형 유전자의 대립인자를 나타내는 기호는 그들의 영향을 나타낸다. i는 I^A와 I^B 대립인자에 열성이다. 따라서 유전자형이 $I^A\,i$인 사람은 혈액형이 A이고 $I^B\,i$인 사람은 혈액형이 B이다. 유전자형이 둘 다 열성으로 ii인 사람은 O형이다. I^A와 I^B는 공동우성으로 하나가 다른 하나의 발현을 막지 않아 두 대립인자가 다 발현이 되어서 유전자형이 I^AI^B인 사람은 AB형이다.

혈액형은 두 부모 사이에서 특정 아이가 태어날 수 있는지를 확인하는 데 사용될 수도 있다. 예를 들어, AB형 아이와 A형과 B형인 부모 사이는 관련이 있을 수 있으나 O형인 아이는 AB형 부모를 가질 수 없다. 하지만 아이가 B형, 어머니가 AB형이면 아버지는 AB, A, B, 혹은 O형이 다 될 수 있어 이 경우에는 친자를 확인하는 데 도움이 되지 않는다.

아이의 혈액형이 아버지로 추정되는 남자의 대립인자로 나왔다고 해도 이것으로 그 남자가 아버지임을 보여주는 것은 아니다. 이것은 단지 아버지일 수 있다고 제시할 뿐이다. 실제로 여러 다른 남자들도 같은 혈액형일 수 있다(표 20.1). 따라서 혈액형 분석은 고려 대상자에서 사람을 제외할 때만 사용할 수 있지 단정적으로 어떤 사람을 아이의 아버지로 단정하는데 사용할 수는 없다.

표 20.1 | 미국인들의 혈액형 비율

혈액형*	비율
AB^-	0.5
B^-	1.5
AB^+	3
A^-	5
O^-	7
B^+	11
A^+	32
O^+	40

* −와 + 는 Rh 인자(8장에서 다룸)의 유무를 나타낸다.

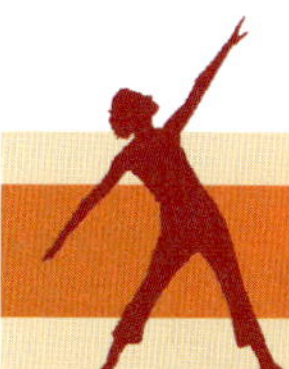

쉬어가기 20.1

아이의 아버지를 확인하기 위해서 혈액형 분석을 하려고 한다. 어머니는 A형이고 아이는 AB형이다. 2명의 대상자가 있다. 한 명은 O형이고 다른 사람은 B형이다. 이 중 누가 아버지인지를 결정할 수 있는가?

혈액형 분석은 뼈의 연관성에 대해 정보를 줄 수도 있다. 하지만 로마노프 가족의 경우에는 해당되지 않는다. 혈액이 남아 있지 않아 혈액형 분석이 불가능하기 때문이다.

혈액 관련 형질로 과학자들이 알기로는 알렉시스가 혈액응고 결핍인 **혈우병(hemophilia)**이었다. 가장 흔한 혈우병은 혈액응고인자 VIII을 생성하지 못하는 것이다. 이 인자가 결핍되면 상처로 인한 출혈 혹은 혈관의 손상으로 인한 내출혈을 막기 위해 혈액이 응고되지 못한다. 따라서 혈우병 환자는 작은 상처에도 과다 출혈이 일어난다.

한 유전자가 결핍되었는데 다양한 표현형을 보이는 것을 **다형질발현(pleiotropy)**이라고 한다. 과다 출현의 영향으로 혈우병은 과도한 타박상, 고통과 관절이 부어오르고 눈의 출혈로 시력을 상실하고 빈혈과 피로를 유발한다. 또한 뇌출혈 혹은 혈액 유실로 신경질환도 생길 수 있다.

역사적 기록에 의하면 왕위 계승자인 알렉시스는 혈우병으로 심히 아팠기 때문에 그의 아버지가 그들이 처형을 당했던 지하로 그를 옮겨야만 했다고 한다.

20.2 양성 잡종교배

양성 잡종교배는 2개의 형질이 관여된 유전 교배이다. 각각 2개의 대립인자를 지닌 서로 다른 2개의 유전자가 관련된 교배의 결과를 분석하기 위하여 푸네트 정방형을 사용할 수 있다. 예를 들어, 멘델의 완두콩에서 씨의 색깔과 씨의 모양은 각각 하나의 유전자로 결정되며 각 유전자는 서로 다른 염색체에 위치한다. 2개의 씨 색깔 유전자 대립인자는 노란색을 띠는 우성인 Y와 순종일 때 녹색을 띠는 열성인 y이다. 2개의 씨 모양 유전자 대립인자는 완만하고 둥근 모양인 우성인 R과 주름진 모양인 열성인 r이다.

씨의 색깔과 모양을 정하는 유전자는 서로 다른 염색체에 위치하기 때문에 서로 난자와 정자를 만들 때 독립적으로 나뉜다. 즉, 각 유전자가 잡종인 완두콩 식물(유전자형 $Yy\ Rr$)은 4종류의 난자를 생성할 수 있다: 둘 다 우성($Y\ R$), 둘 다 열성($y\ r$), 씨 색깔은 우성이고 씨 모양은 열성($Y\ r$), 씨 색깔은 열성이고 씨 모양은 우성($y\ R$).

씨 색깔과 씨 모양 유전자가 둘 다 잡종인 두 개체 사이에 교배를 했을 때 푸네트 정방형으로 보면 4개의 다른 표현형이 16개의 칸에 나타난다(그림 20.3). 9/16은 둘 다 우성인자($Y\_R\_$); 3/16은 한 유전자만 우성(Y_rr); 3/16은 다른 유전자 하나만 우성($yyR\_$); 그리고 1/16은 둘 다 열성을 가져 **표현형 비율(phenotypic ratio)**이 9:3:3:1로 나온다.

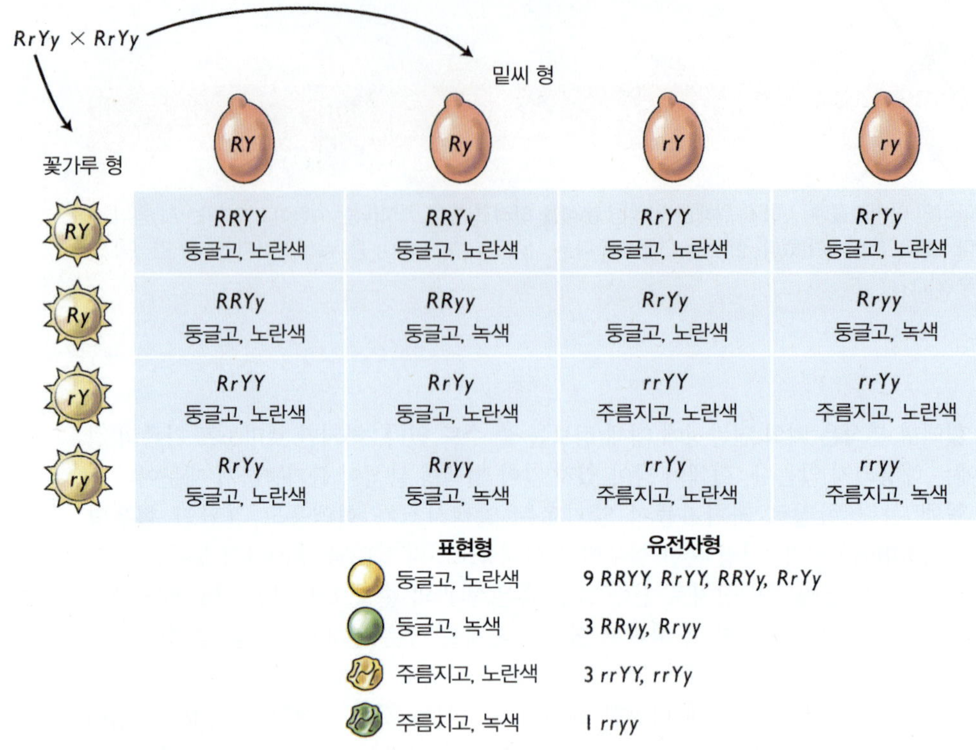

그림 20.3 양성 잡종교배. 푸네트 정방형은 한 개 이상의 유전자가 서로 다른 염색체에 위치하고 유전자형을 알면 개체 사이의 교배의 결과를 예측하기 위하여 사용할 수 있다. 씨 색깔과 씨 모양 유전자가 둘 다 잡종인 완두콩식물 사이의 교배의 푸네트 정방형이다.

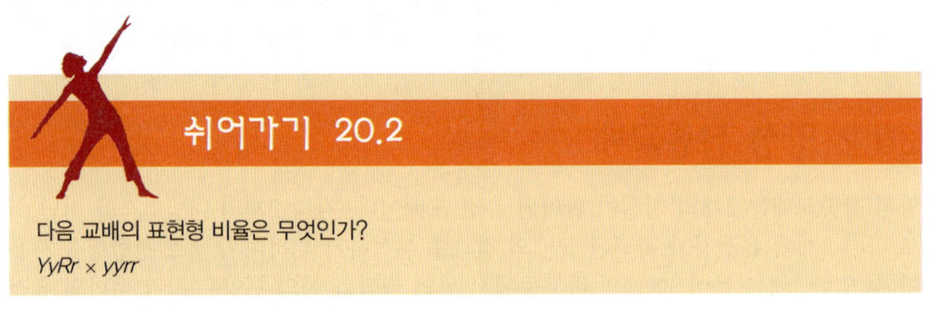

2개의 유전자에서 여러 개의 서로 다른 종류의 자손이 생성될 수 있는 이유는 상동염색체가 무작위로 정렬되어 유전자가 독립적으로 나뉘기 때문이다. 세포분열(17장)과 유전(19장)에서 각각 배웠던 내용이다.

앞에서 배운 것을 기억해보자면 감수분열 때 상동염색체끼리 서로 세포의 어느 극으로 각각 갈지 세포 적도판에 무작위로 정렬된다. **그림 20.4**는 머릿결과 눈 색깔 유전자가 있는 2개의 염색체를 가지고 무작위 정렬에 관하여 전체적으로 살펴본 것이다. 곱슬머리 대립인자(*CC*)와 직모(*cc*)는 불완전 우성으로 웨이브머리(*Cc*)를 만든다. 갈색 눈(*DD* 혹은 *Dd*)은 파란색 눈(*dd*)에 대해 우성이다. 눈 색깔은 3개의 유전자에 의해 결정된다. 그러나 간단하게 이들 중 한 유전자의 유전 양식에 대해서만 살펴보자.

로마노프 가족의 컬러사진으로 그들의 눈 색깔과 머릿결을 알아내었다. 따라서 이러한 형질을 이용하여 어떻게 무작위 정렬로 이들 유전자 간에 독립적으로 분리할 수 있게 하는지를 설명하고자 한다. 황제는 직모와 갈색 눈(*ccDd*), 황후는 웨이브머리와 갈색 눈(*CcDd*)이다. 황제와 황후는 파란색 눈의 아이가 있기 때문에 눈 색깔은 둘 다 잡종이다. 마찬가지로 직모의 아이들이 있기 때문에 둘 다 머릿결 대립인자에 적어도

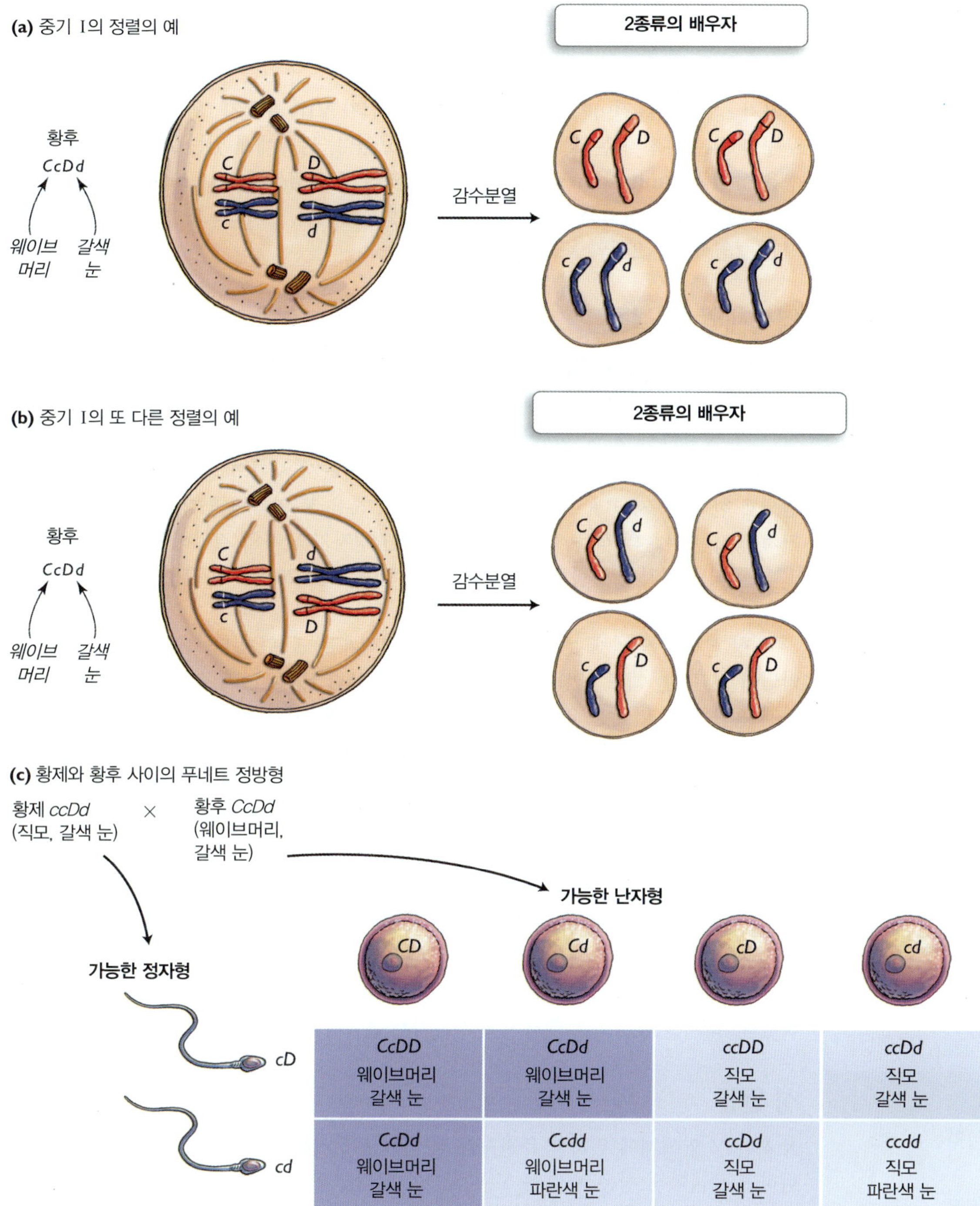

	CD	Cd	cD	cd
cD	*CcDD* 웨이브머리 갈색 눈	*CcDd* 웨이브머리 갈색 눈	*ccDD* 직모 갈색 눈	*ccDd* 직모 갈색 눈
cd	*CcDd* 웨이브머리 갈색 눈	*Ccdd* 웨이브머리 파란색 눈	*ccDd* 직모 갈색 눈	*ccdd* 직모 파란색 눈

그림 20.4 **염색체의 무작위 정렬이 유전자의 독립적 분리로 이어진다.** (a, b) 2개의 유전자가 서로 다른 염색체에 위치하면 2개의 정렬이 가능하다 (c) 무작위 정렬로 황후는 2개의 유전자를 보면 4종류의 난자 형성이 가능하다. 황제는 직모이고 갈색 눈(*ccDd*)이기 때문에 *cD*와 *cd* 정자를 생성할 수 있다. 황제와 황후 사이에 가능한 자손은 푸네트 정방형으로 알 수 있다

열성인자가 하나는 있어야 한다. 두 유전자가 서로 다른 염색체에 위치하기 때문에 황제와 황후는 웨이브머리와 갈색 눈(타티아나와 마리아), 웨이브머리와 파란색 눈(아나타시아와 올가), 직모와 파란 눈(알렉시스), 혹은 직모와 갈색 눈을 가진 아이들을 가질 수 있다.

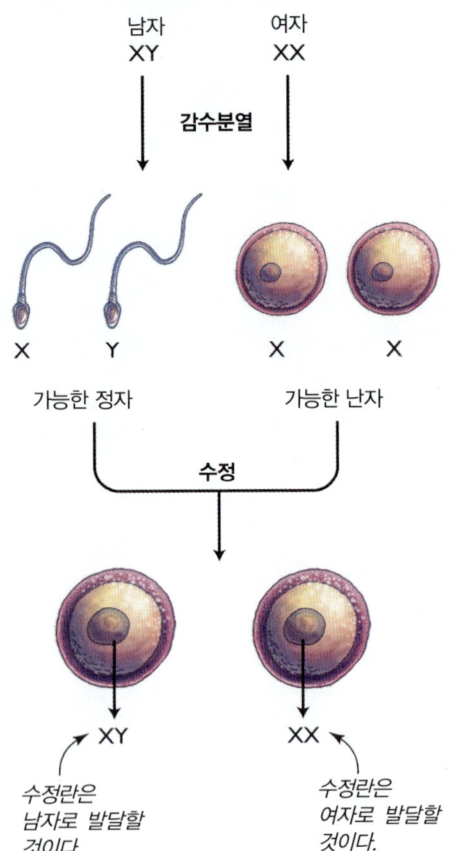

그림 20.5 사람의 성 결정. 남성은 22개의 상염색체 외에 X 혹은 Y 염색체를 지니는 정자를 생성할 수 있기 때문에 사람의 성 결정은 남성에 의한다. 난세포는 항상 22개의 상염색체와 X 염색체를 지닌다. X를 지닌 정자와 난자가 수정이 되면 여자(XX)가 되고 Y를 지닌 정자와 난자가 수정이 되면 XY남성이 된다.

시각화 이 부부가 남자아이를 가질 확률은 얼마인가? 남아 4명을 가진 부부가 5번째로 여아를 가질 확률은 얼마인가?

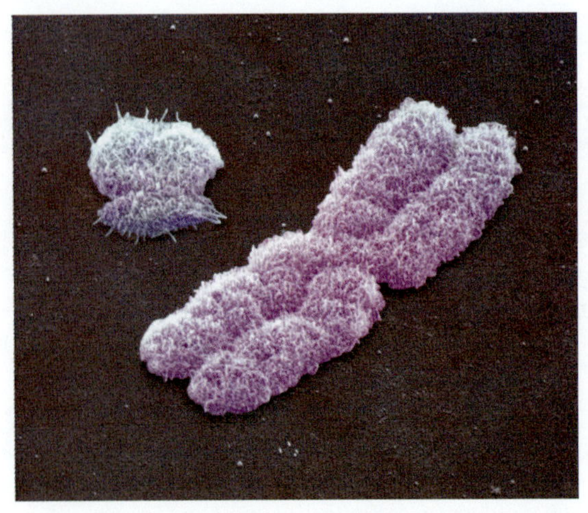

그림 20.6 X와 Y 염색체. Y 염색체(왼쪽)은 X 염색체보다 작다.

20.3 성 결정과 성 연관

알렉시스의 혈우병 대립인자는 어머니로부터 유전된 것 같다. 이것은 혈액응고인자 유전자가 성 연관 유전이기 때문이다. 혈액응고인자 VIII 유전자 (돌연변이가 생기면 혈우병이 되는 유전자)는 X 염색체에 위치하고 있다. 남자에게 있는 23쌍 염색체 중 22쌍은 **상염색체(autosomes)**이고 한 쌍은 X와 Y로 **성염색체(sex chromosomes)**이다. 즉, 남자는 22쌍 상염색체와 X, Y 성염색체를 가진다. 여성도 22쌍 상염색체를 가졌지만 성염색체는 2개의 X 염색체이다.

염색체와 성 결정

X와 Y 염색체는 **성 결정(sex determination)**이라는 과정을 거쳐 개인의 성을 결정하는 데 관여한다. 정자형성과정에서 감수분열을 거쳐 염색체의 수가 반으로 나뉠 때 정자는 각 상염색체 쌍 중 하나씩과 X 혹은 Y 염색체를 갖는다. 여성은 22개 상염색체와 한 개의 X 염색체를 지닌 난자를 생성한다. 따라서 사람의 난세포는 정상적으로 X 염색체 한 개를 지닌다. 그러나 정자세포는 X 혹은 Y 염색체를 가질 수 있다. 수정을 거쳐 정자는 자손의 성을 결정한다. X를 지닌 정자가 난자와 결합하면 여아(XX)가 되고 Y를 지닌 정자가 결합하면 남아(XY)가 된다. 그림 20.5에 성 결정 과정을 요약하였다.

핵형 분석은 염색체 분석으로 개개인의 염색체를 볼 수 있다. 17장에 이 과정이 요약되어 있다. 한 예로 완성된 핵형을 보여준다(그림 17.14). 핵형 분석은 염색체 절단, 복제 혹은 결실과 같은 염색체 이상을 진단할 수 있게 한다. 유전자와 항상성에서 염색체 이상과 이것들이 항상성에 미치는 영향에 대해 더 자세히 살펴볼 것이다.

핵형 분석은 분열하는 세포에서 가능하다. 이것은 세포분열 중기 때 염색체가 복제되고 응축되어 가장 잘 보이기 때문이다. 에카테린부르크 무덤에서 얻은 뼈에 있는 세포는 더 이상 세포분열을 하지 않기 때문에 핵형 분석이 불가능하다. 핵형 분석을 수행할 수 있었다면 무덤에 매장된 각 사람의 성을 결정할 수 있었을 것이다.

성 결정은 때론 골반의 구조를 바탕으로 결정할 수 있다. 여성은 산도를 통해 아기를 출산해야 하기 때문에 넓은 골반 입구를 갖도록 진화되었다. 러시아 과학자가 3명의 아이들 골격과 2명의 어른 골격이 모두 여성(4명의 어른 골격은 남성)이라고 판정하였다. 하지만 골반이 부패하여 확정하기는 불가능하다.

성 연관

X 혹은 Y 염색체에 위치한 유전자를 **성 연관 유전자(sex-linked genes)**라고 한다. 왜냐하면 생물학적 성은 X 혹은 Y 염색체에 따라서 혹은 연관되어 유전되기 때문이다. X 염색체에 있는 성 연관 유전자를 X 연관, Y 염색체에 있는 것은 Y 연관이라고 한다. X 염색체는 아주 적은 유전정보를 지닌 Y 염색체보다 훨씬 크다(그림 20.6).

X 연관 유전자 **X 연관 유전자(X-linked genes)**는 X 염색체에 위치한다. 남자는 X 염색체가 하나뿐이라 성 연관 유전자의 유전이 다소 특이하다. 남자는 남자가 되기 위하여 아버지로부터 Y 염색체를 받아야만 하기 때문에 X 염색체가 항상 어머니로부터 유전된다. 따라서 남자는 X 연관 유전자가 어머니로부터만 유전된다. 남자는 X 연관 유전자가 한 사본만 있기 때문에 X 염색체에 위치한 열성 대립인자로 인한 질환은 고통을 더 받는다. 여자는 X 염색체가 2개라 적어도 각 X 연관 유전자의 하나는 정상 기능을 하는 사본을 지닐 가능성이 크기 때문에 이러한 질환으로 고통을 덜 받는다.

유전자 및 항상성

염색체의 구조와 수의 변화

돌연변이는 단순히 한 유전자가 아니라 염색체 전체의 구조를 변경시킬 수 있다. 예를 들어 염색체에 방사능을 쪼이거나 특정 화학물질을 처리하면 절단이 일어날 수 있다. 정상 사람의 배우자에서 염색체 절단이 일어나면 절단된 염색체는 아이에게 전해질 수 있다. 한 부모로부터는 정상 염색체를, 또 다른 부모에게는 유전정보가 *결실*이 된 염색체를 물려받은 아이는 그림으로 묘사한 것 같이 *결실*이 있다. 이 아이는 결실로 인하여 각 유전자의 한 대립인자만 갖게 된다.

유전정보가 너무 적으면 문제가 될 수 있다. 예를 들어, 윌리엄증후군은 염색체 7번의 일부 결실이 원인이다. 이 질환이 있는 아이는 위로 향한 코, 넓은 입, 큰 귀(사진 참조)를 포함하여 특징적인 외모를 갖는다. 이런 어린이들은 대개 학습에 어려움이 있고 조기에 노화가 일어난다. 엘라스틴 단백질 생성을 주관하는 유전자의 한 사본이 결실되면 피부세포의 항상성을 깨서 이런 어린이의 피부는 정상인보다 노화가 훨씬 빨리 진행된다. 엘라스틴의 감소는 심혈관계에도 타격을 주어 이런 어린이들은 수명이 짧은 경향이 있다.

염색체 일부가 복제될 수도 있다. 너무 적은 유전정보가 유전적 문제를 일으키는 것과 같이 *복제*로 인한 너무 많은 유전정보도 문제이다.

감수분열 중에 때론 실수가 일어나면 염색체가 너무 많거나 적은 자손이 나올 수 있다. 이것은 상동염색체(자매염색분체)가 감수분열 동안 분리하지 못했을 때 일어난다. 염색체 분리가 되지 않는 것을 *비분리*라고 한다. 여분의 염색체가 있는 것을 3염색체성이라고 한다. 다운증후군 환자는 염색체 21번의 사본이 하나 더 있다. 상동염색체 한 쌍 중 염색체 하나가 없는 것을 *1염색체성*이라고 한다. 비분리는 상염색체와 성염색체 모두에서 일어날 수 있다.

대개 너무 많거나 적은 염색체를 지닌 배아는 너무 많거나 너무 적은 유전정보 때문에 죽는다. 하지만 어떤 경우에 과다 혹은 결실된 염색체가 작은 부위이거나(염색체 21, 13과 18번과 같이), 아주 적은 유전정보를 지닌 것이거나 (Y 염색체 같이) 하면 배아가 생존 할 수도 있다.

너무 많은 X 염색체를 지닌 경우에는 대개 살 수 있다. 왜냐하면 여성은 실제로 2개의 X 염색체 중 하나는 발생과정 동안 모든 세포에서 불활성화되기 때문이다. 이 현상을 발견한 바(Murray Barr)의 이름을 따서 불활성화된 X 염색체를 *바소체*라고 한다. 2개 이상의 X 염색체가 유전되면 추가된 X 염색체는 모두 불활성화된다. 사람의 염색체 이상과 그에 다른 영향에 대해 표로 요약하였다.

(a)

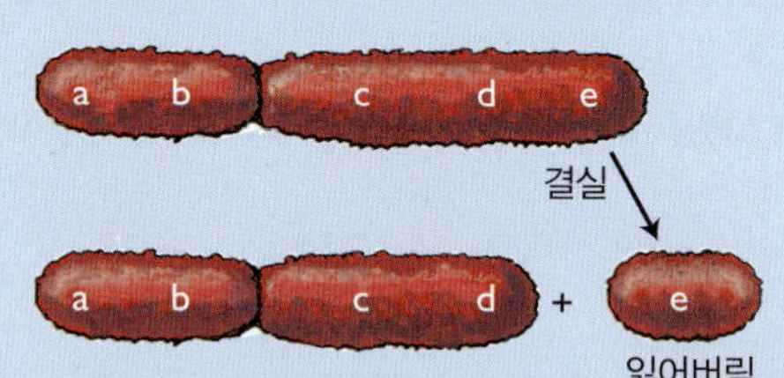

(b)

(a) 결실은 염색체 일부가 손실되면 일어난다. (b) 윌리엄증후군 어린이

상염색체와 성 연관 염색체 이상

상염색체의 비분리로 인한 이상	설명
3염색체성 21, 다운증후군	환자는 정신지체와 골격 발달에 이상이 있고 심장에 문제가 있다. 다운증후군 어린이의 발생 빈도는 산모의 나이에 따라 증가한다. 35세 이하의 어머니는 1,000명당 1명, 45세 이상의 어머니는 1,000명당 4명의 어린이가 발병
3염색체성 13, 파타우증후군	환자는 정신지체, 귀머거리, 언청이이며 신생아 5,000명에 1명 정도 발병
3염색체성 18, 애드워드 증후군	환자는 기형 기관, 귀, 입과 코를 가져 작은 요정과 같은 외모를 지닌다. 대개 생후 6개월 이내에 죽는다. 신생아 6000명 중 1명 정도 발병

(계속)

상염색체와 성 연관 염색체 이상 (계속)

상염색체의 비분리로 인한 이상	설명
XO, 터너증후군	X 염색체가 1개인 여성으로 난소가 발달하지 못해 불임일 수 있다. 목이 짧고 키가 작고 청각 장애가 있다. 신생 여아 5,000명 중 1명 정도가 X 염색체 하나만 가지고 태어난다.
3염색체성 X, 변형여성	3개의 X 염색체를 지닌 여성은 정상으로 발달하는 경향이 있다. 2개의 X 염색체는 바소체가 된다. 대략 1,000명 중 1명의 여성이 여분의 X 염색체를 가지고 태어난다.
XXY, 크라인펠터 증후군	XXY 남성은 XY 남성보다 생식력이 떨어진다. 작은 정소, 빈약한 체모, 가슴확대, 정신지체가 있다. 테스토스테론 주사로 해부학적 비정상의 일부는 정상화할 수 있다. 남성 1,000명 중 1명 정도 발병
XYY 이상	2개의 Y 염색체를 갖은 남성들은 평균보다 키가 큰 경향은 있으나 정상 남성과 다를 바 없다. 신생남아 1,000명 중 1명 정도 여분의 Y 염색체를 갖는다.

열성 유전인자의 **보인자(carrier)**는 열성 대립인자 한 사본과 정상 대립인자 한 사본을 가져서 질환의 증상을 보이지 않는다. 열성 대립인자 한 사본을 지닌 남자는 발병자이기 때문에 X 연관 열성 형질의 보인자는 여자만이 가능하다. 남자와 여자 둘 다 성 연관이 없는 상염색체 형질은 보인자일 수 있다.

열성 형질이 발현되지 않는 X 연관 열성 형질의 보인자 여성이라 할지라도 형질은 자손에게 전 할 수 있다. 이런 이유로 많은 혈우병 대립인자의 보인자 여성은 그들의 아들이 아프기 전까지 그들이 보인자라는 것을 알지도 못한다. 그림 20.7a에서 혈우병이 아닌 남성과 보인자 여성 사이에서 정상 여성, 보인자 여성, 정상 남성과 발병자 남성이 나올 수 있음을 설명하고 있다. 그림 20.7b에서 발병자 남성과 정상 여성 사이에서 혈우병 남자아이가 태어날 수 없음을 설명하고 있다. 이 교배에서 태어난 모든 딸들은 보인자일 것이다. 미국에 20,000명이 넘는 사람이 혈우병 환자이다. 대부분 남성이다.

적록색맹은 X 연관 형질의 또 다른 예이다. 이 형질은 4% 정도의 남성에게서 생긴다. 적색 색맹은 적색을 구별된 색깔로, 녹색색맹은 녹색을 구별된 색깔로 볼 수 없는 것이다. 유전자가 정상이면(이 경우에는 우성 대립인자가 정상이다), 다른 빛의 파장을 흡수하는 것을 돕는 옵신이라는 단백질을 생성하도록 코드화한다. 옵신 결핍으로 적색과 녹색 빛의 파장에 둔감하게 된다.

뒤센근육위축증은 치명적인 X 연관 진행성 근육 소실 질환으로 3,500명 남성 중 1명 정도로 발병한다. 근육 소실의 시작은 1살에서 12살 사이에 일어나 12살이 되면 환자는 대개 휠체어 신세가 된다. 디스트로핀 단백질이 원인이다. 적어도 하나의 대립인자가 정상이면 디스트로핀은 근육이 수축하는 동안 세포막을 안정화시킨다. 정상 디스트로핀 단백질의 결핍은 근육세포가 파괴되고 근육조직이 죽는 원인일 것이라 추정한다.

Y 연관 유전자 **Y 연관 유전자(Y-linked genes)**는 Y 염색체에 위치하고 아버지로부터 아들에게 전달된다. 이런 독특한 유전 양식은 Y 연관 유전자를 쉽게 선별할 수 있게 하겠지만 아주 적은 수의 유전자만 알려져 있다. Y 염색체에만 존재하는 유전자로 *SRY* 유전자가 있다(Y 염색체의 성 결정 부위). 이 유전자의 발현은 남성의 성적인 특성을 이루기 위해 필요한 특정 세포와 정소의 발달을 위한 일련의 과정을 유도한다. Y 염색체 이외의 다른 염색체에서 *SRY* 유전자 이외의 다른 유전자가 남성 특유의 단백질을 코드화하기도 한다. 하지만 이런 단백질은 정소가 발달하지 않으면 발현되지 않는다.

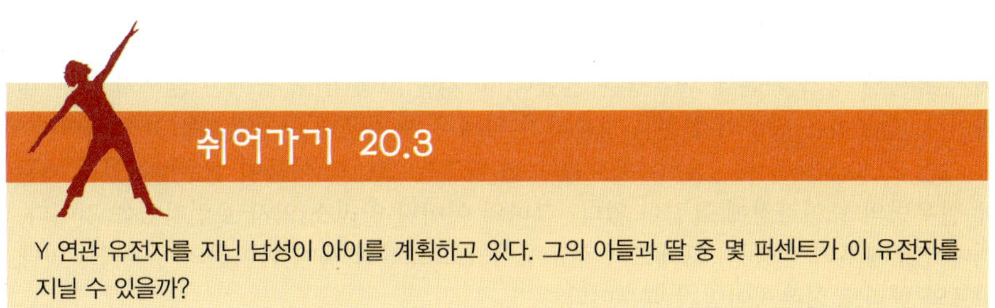

Y 연관 유전자를 지닌 남성이 아이를 계획하고 있다. 그의 아들과 딸 중 몇 퍼센트가 이 유전자를 지닐 수 있을까?

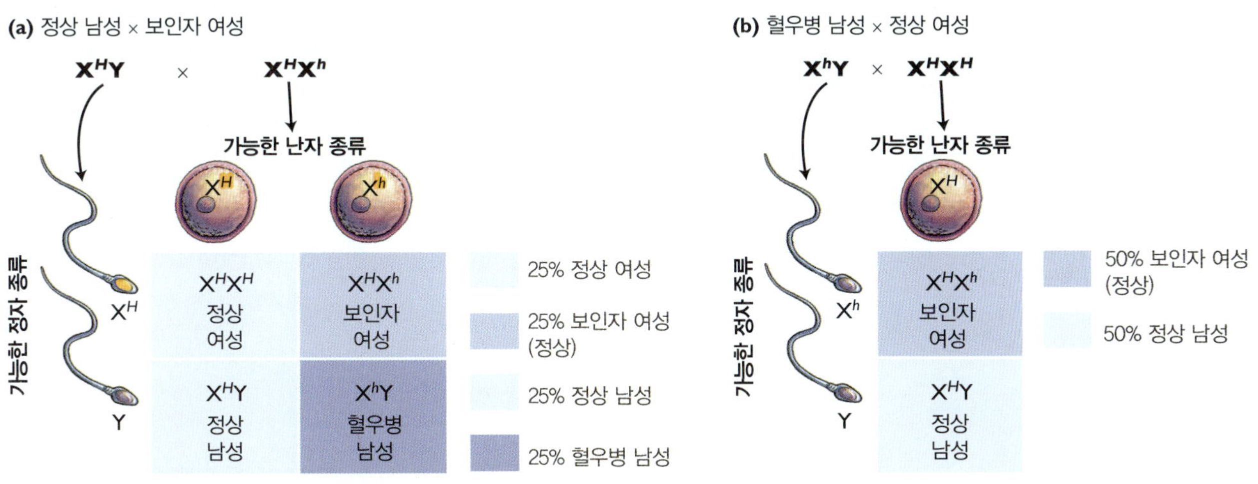

그림 20.7 **X 연관 혈우병 형질의 유전 교배.** 교배 (a)는 정상 남성과 혈우병 보인자 여성 사이의 교배. 교배 (b)는 혈우병 남성과 정상 여성 사이의 교배로 인한 각각의 가능한 결과와 그에 따른 확률을 보여준다.

시각화 가장 높은 빈도로 혈우병 남성이 나올 수 있는 유전 교배는 무엇인가?

핵형 분석과 골반뼈 분석이 부패된 뼈로 수행하기가 어렵기 때문에 뼈에서 DNA를 추출하여 Y 염색체에만 존재한다고 알려진 염기서열을 분석하였다. 남아 있는 아이들의 뼈에서 DNA를 추출하여 분석 결과 아이들의 뼈는 모두가 여자아이였음이 분명해졌다. 이 뼈들이 로마노프 가계의 것이라면 2명의 없어진 아이들 중 하나는 로마노프의 유일한 아들 알렉시스일 것이다.

로마노프 가족과 그의 친척들의 가계도를 자세히 조사하여 또 다른 증거를 찾았다.

20.4 가계도

혈우병 유전자가 X 연관이기 때문에 알렉시스는 혈우병 보인자인 그의 어머니로부터 혈우병을 받은 것이다. 가계도를 사용하여 로마노프 가계에 흐르는 질환의 연관성을 찾아볼 수 있다. **가계도(pedigree)**는 친척 간에 여러 세대를 걸쳐 특정 유전형질의 유전을 따라갈 수 있는 가족 연관도를 말한다.

가계도는 인간 유전학을 연구하는 데 사용된다. 왜냐하면 초파리 혹은 식물을 가지고 하던 방식으로 사람 사이에 계획된 교배를 시킨다는 것은 불가능할 뿐만 아니라 비도덕적이기 때문이다. 가계도는 이미 교배가 이루어진 것을 가지고 분석하면서 유전양식을 연구할 수 있게 해준다. **그림 20.8**는 가계도에서 사용하는 기호를 보여주고 **그림 20.9**는 한 형질이 상염색체 우성 혹은 열성 형질, 혹은 성 연관 열성 형질인지를 결정하기 위해 가계도를 사용할 수 있음을 보여준다.

로마노프가계는 왕족이었으며 유전 양식에 관해 기록이 매우 잘 보존되어있는 혈우병에 학자들의 관심이 많았기 때문에 로마노프가계의 조상에 관한 정보가 있다. 19세기 유럽의 왕가 가운데 혈우병은 흔했다. 하지만 보통 인구 중에는 흔하지 않은 질환이다. 혈우병은 왕족의 혈통을 보존하기 위해 왕가 가운데 근친결혼을 한 결과이다.

그림 20.10(500쪽)에 있는 가계도를 보면 황후는 그녀의 아들이 혈우병이었기 때문에 혈우병의 보인자임에 틀림이 없다. 그녀의 어머니 알리스 역시 보인자였을 것이다. 왜냐하면 황후의 남동생, 프레드가 혈우병이었고 그녀의 자매 아이린의 두 아들, 발데마르와 헨리도 혈우병이었기 때문이다.

황후의 할머니, 영국의 빅토리아 여왕이 이 집안에서 혈우병 대립인자를 지닌 첫 번째 보인자인 것 같다. 왜냐하면 혈우병이었던 그녀의 8번째 아이, 레오폴드 이전에는 혈우병이 있었다는 증거가 없다. 빅토리아 여왕의 어머니 빅토리아 공주가 난소의 세포에서 난자를 생성하기 위해 DNA를 합성할 때 혈액응고인자 VIII에 돌연변이가 일어난 것 같다. 이 난자가 수정되어 돌연변이를 지닌 빅토리아 여왕을 낳게 된 것이다. 여왕의 체세포를 만들기 위해 체세포분열로 세포가 나뉠 때 돌연변이는 여왕의 각 체세포에 전달된 것이다. 여왕의 생식세포가 감수분열을 거쳐 난자를 형성할 때 돌연변이가 있는 염색체가 그녀의 9명의 아이들 중 3명에게 전달된 것이다. 로마노프가계를 조사하는 학자들에게 주어진 DNA 지문 채취라 불리는 강력한 기술과 방대한 가계도는 매장된 뼈의 수수께끼를 푸는 데 중요한 단서를 제공할 것이다.

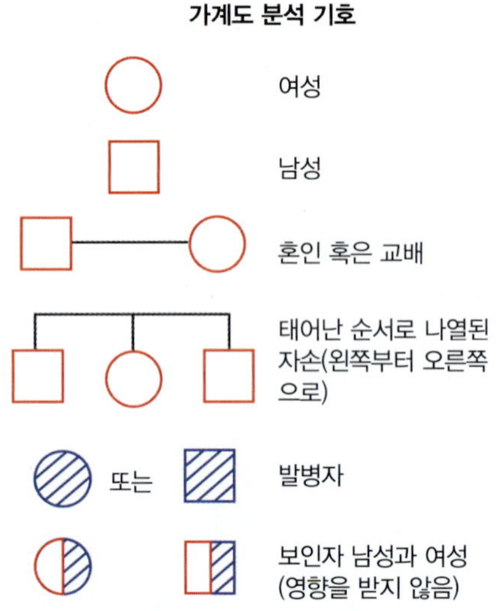

그림 20.8 가계도 분석. 가계도에 사용되는 기호.

시각화 첫 번째 남편 사이에서 아들을, 두 번째 남편 사이에서는 딸을 낳은 여성을 나타내는 가계도를 그려라.

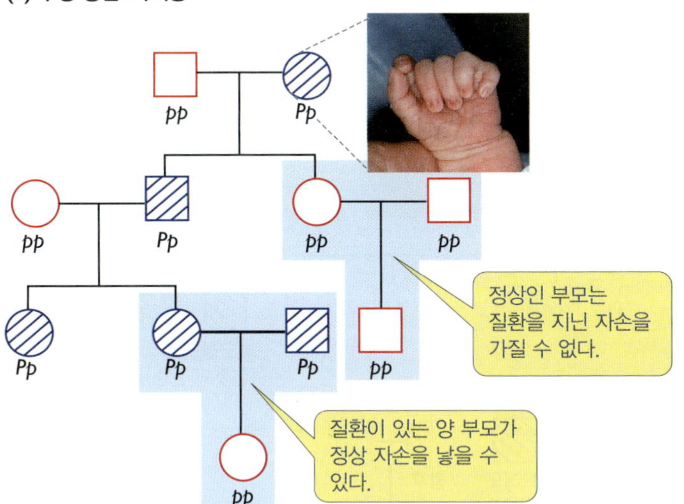

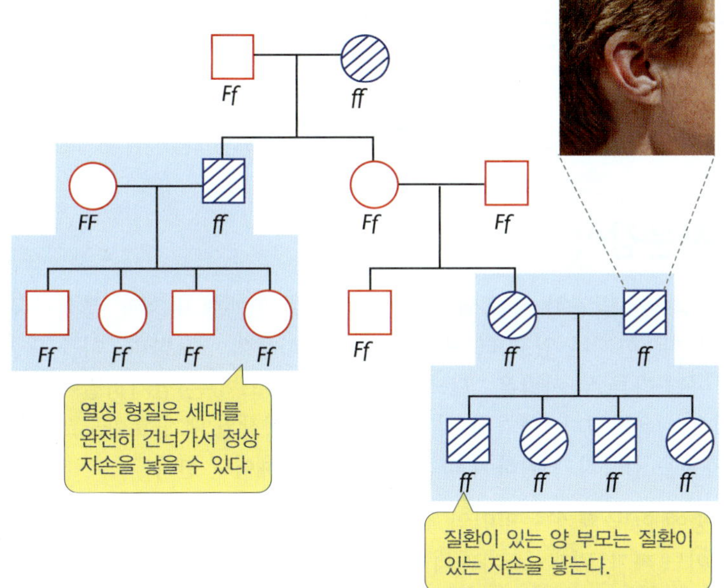

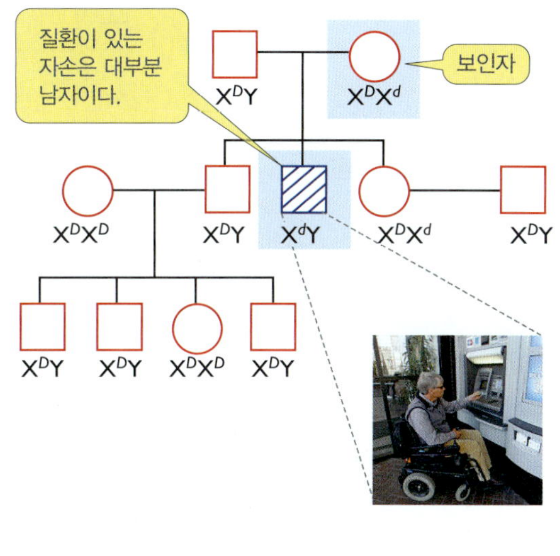

그림 20.9 서로 다른 유전양식의 가계도. (a) 다지증은 우성 유전형질이다. 이 질환이 있는 사람들은 손가락 혹은 발가락, 혹은 둘 다의 개수가 정상보다 많다. (b) 귓불이 붙는 형질은 열성 유전형질이다. (c) 근육위축증은 X-연관 열성 유전형질이다.

쉬어가기 20.4

가계도 분석은 가족 간에 근친혼이 있었는지를 알 수 있게 해준다. 근친혼이란 친척 간에 결혼을 하는 것이다. 조부모가 드문 열성 대립인자를 지니고 있는 가족의 경우를 생각해보자. 사촌 사이에 혼인을 한 경우의 가계도를 그리고 왜 이 혼인이 친척이 아닌 가계와 혼인을 했을 때보다 이 드문 열성 대립인자 2개를 가진 아이가 더 잘 태어날 것인지를 설명하라.

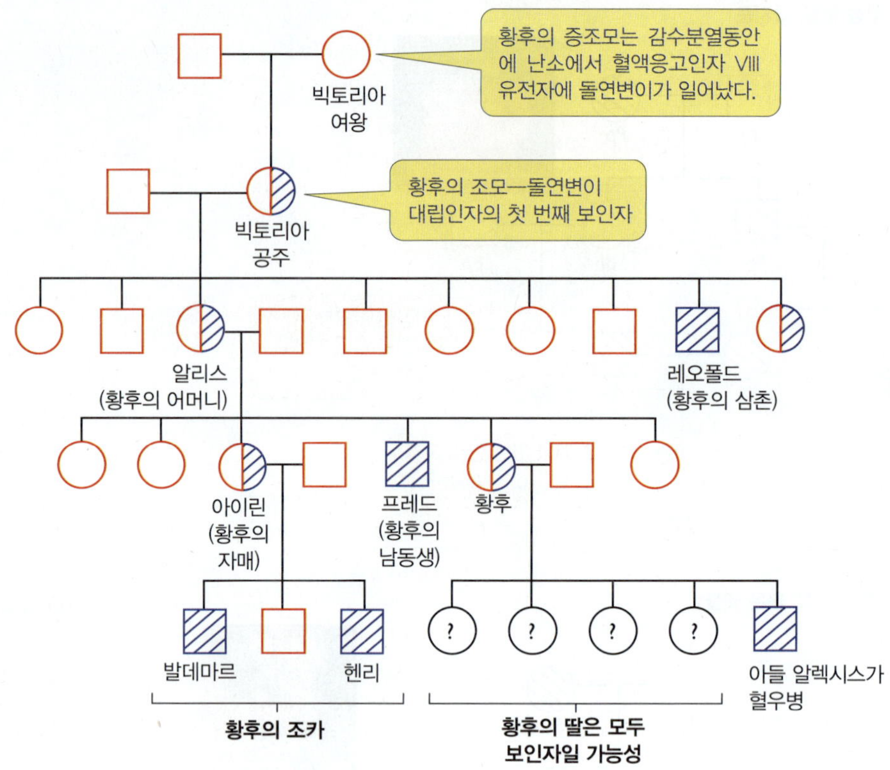

그림 20.10 혈우병 대립인자의 기원 및 유전. 축약된 가계도는 혈우병 대립인자의 기원과 황후 가계 가운데의 유전 연관을 보여준다. 황후의 증조모 때 돌연변이가 일어나고 그것을 그녀의 딸에게 전해준 것 같다. 그 딸은 그것을 그녀의 9명의 아이들 중 3명에게 전해주었다—그 중 한 명이 황후의 어머니 알리스이었다.

20.5 DNA 지문감식

에카테린부르크의 무덤에서 발견한 뼈를 확인하기 위해서는 혈액형 및 핵형 분석과 같은 기존의 유전학 기술은 한계가 있고 더 복잡한 기술의 사용이 필요하다. 이를 위하여 1란성 쌍둥이가 아닌 다른 두 사람은 그들의 DNA를 이루고 있는 염기서열에 작은 차이가 있다는 사실을 이용하였다. 에카테린부르크 무덤에 매장된 뼈가 로마노프 가계에 속한 것이라는 가정을 검증하기 위하여 다음의 질문을 답해야만 한다:

1. 쌓여 있는 뼈 중에 어느 뼈가 동일인의 것인가?
2. 어른 뼈 중에 어느 뼈가 로마노프가계의 것이며 어느 뼈가 그들의 하인들의 것인가?
3. 이 뼈들이 실제로 로마노프가계의 것인가 아니면 다른 가계의 것인가?

위의 모든 질문에 **DNA 지문감식(DNA fingerprinting)**로 답을 얻었다. 이 기술은 과거에 이미 사용하였던 기존의 지문감식과 같은 방식으로 사람의 정체를 명확하게 해주는 기술이다. 두 사람 사이의 연관성을 찾아주는 것 외에 DNA 지문감식은 예를 들어 범죄 장소에 DNA 증거물이 남아 있는 경우에는 범죄자를 찾는 것을 도울 수도 있다. 전 세계 법정에서 살인 및 강간의 경우 DNA 증거물을 채택한다.

DNA 증거는 결백한 사람의 무죄를 증명하기 위해서도 사용될 수 있다. 결백 프로젝트(Innocence Project)는 뉴욕에 있는 벤자민 카르도조 법학전문대학에 있는 비영리 법률상담소이다. 이곳에서는 생물학적 증거물이 아직 존재하는 경우 DNA 검증으로 결백하다고 주장하는 범죄자들을 돕고자 시도하고 있다. 이 프로젝트가 1992년에 시작한 이래 200명 가까운 입소자들이 무죄로 되었다. 수천 명의 입소자들이 검증의 기회를 기다리고 있다. 결백 프로젝트는 형사 사법제도가 결백한 사람들을 유죄로 판결할 수 있다는 것을 보여주었기 때문에 결백 네트워크(Innocence Network)도 결성

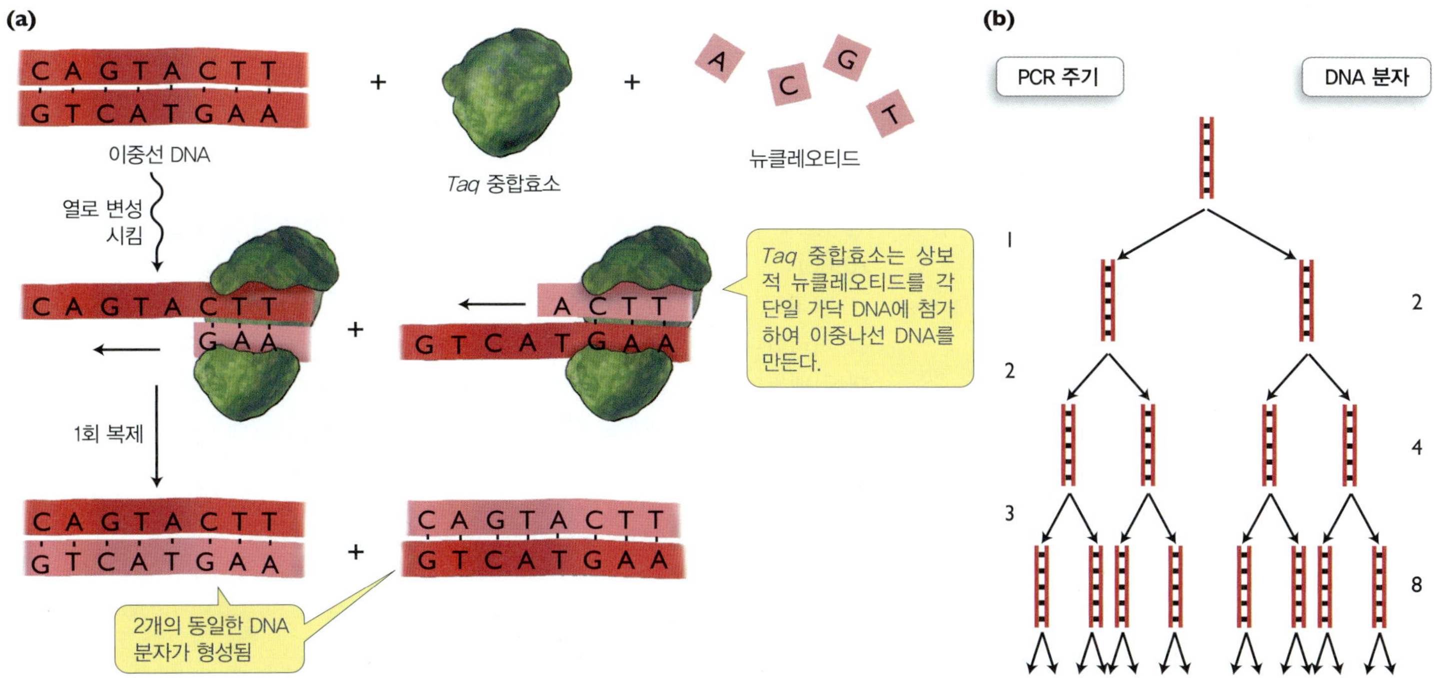

그림 20.11 중합효소 연쇄반응(PCR). (a) PCR은 DNA 사본을 만들기 위해 사용한다. PCR 반응 동안에 증폭하고자 하는 DNA, DNA를 합성하는 데 필요한 뉴클레오티드와 *Taq* 중합효소를 작은 시험관에 넣는다. 열을 가해 두 가닥의 DNA를 분리 혹은 변성시킨다. *Taq* 중합효소는 DNA 한 가닥을 주형으로 상보적 DNA 가닥을 합성하여 이중나선 DNA를 더 많이 합성하는 데 사용된다. 그런 다음에 새로 합성된 DNA 분자에 다시 열을 가하고 주기를 반복한다. (b) PCR 한 주기는 DNA 분자의 수를 2배로 한다. 이런 기하급수적인 증가는 과학자들이 사용할 수 있을 정도의 수백만 사본의 DNA를 만들 수가 있다.

하였다. 이 네트워크는 생물학적 증거물이 없는 입소자들을 돕기 위해 법과대학, 저널리즘대학과 전국에서 모인 법률가 그룹으로 되어 있다.

미국 육군은 전쟁 중에 죽은 사람들의 신분 확인을 쉽게 하기 위하여 모든 병사들의 DNA 검체를 수집하였다. 미국 군인들은 이제 전쟁에 차고 가는 금속 명찰 목걸이의 예비로 DNA 검체를 제공한다.

DNA 지문감식을 시작하기 위해서 DNA를 추출해야 한다. DNA를 혈액, 정액, 질액, 근모, 피부 및 부패하고 남은 골격(에카테린부르크의 경우와 같은)에서조차 추출할 수 있다. 아주 적은 양의 DNA가 있을 때는 DNA 합성반응으로 우선 DNA의 양을 늘릴 수 있다.

중합효소 연쇄반응으로 DNA를 합성

중합효소 연쇄반응(polymerase chain reaction, PCR)은 DNA의 양을 증폭하기 위해 사용한다(그림 20.11a). PCR를 수행하기 위해서 증폭할 이중선 DNA와 DNA의 기본단위인 염기, 아데닌(A), 시토신(C), 구아닌(G)과 티민(T)을 작은 시험관에 함께 넣는다. 그런 다음에 ***Taq* 중합효소(*Taq* polymerase)**를 DNA가 있는 시험관에 넣는다. 이 효소는 *Thermus aquaticus*라는 단세포 미생물에서 처음으로 추출하였기 때문에 이름의 앞부분을 따서 *Taq*라고 하였다. 이 미생물은 열수 배출구에서 사는 것으로 높은 온도를 견딜 수가 있다. 효소이름의 남은 부분인 중합효소는 합성, 즉 DNA 중합효소로써의 활성이 있다는 것이다. DNA 중합효소는 DNA 한 가닥을 주형으로 하여 상보적 질소 염기를 지니는 딸 DNA 가닥을 합성한다(G:C 염기쌍, A:T 염기쌍은 상보적이다).

인간 DNA 중합효소와 *Taq* 중합효소의 주요 차이는 인간 DNA 중합효소는 불활성화가 될 온도인 높은 온도에서도 *Taq* 중합효소는 극도로 잘 견딘다는 것이다. *Taq*

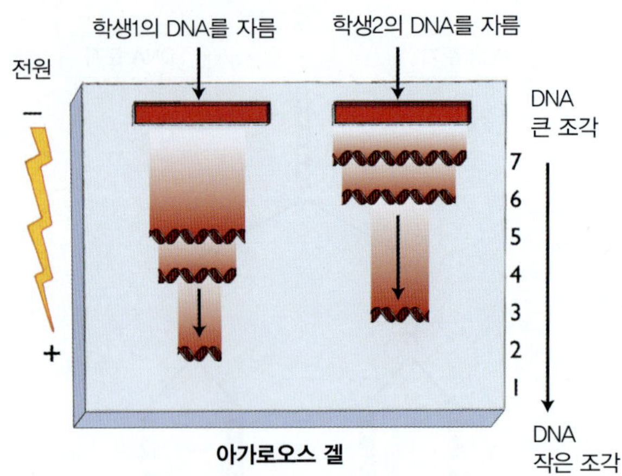

그림 20.12 **겔 전기영동.** 두 사람에게서 추출한 DNA를 제한효소로 자르고 아가로오스 겔에 건다. DNA 조각이 전류에 따라 이동할 때 작은 조각은 큰 조각의 DNA보다 겔을 따라 더 빨리 이동한다.

중합효소가 열저항이 있기 때문에 PCR 반응을 아주 높은 온도에서 수행할 수 있다. DNA가 증폭되기 전에 DNA는 우선 **변성(denatured)**, 혹은 이중나선의 가운데가 분리되어 한 가닥으로 되어야 하기 때문에 높은 온도가 필요하다. 가열 후에 DNA 용액을 식히고 *Taq* 중합효소는 상보적 뉴클레오티드를 한 가닥의 DNA 분자에 첨가하여 이중선의 DNA 분자를 만든다. 가열과 냉각의 주기를 여러 번 반복한다. 각 주기마다 PCR은 시험관에 있는 이중선 DNA의 양을 2배로 늘인다(그림 20.11b).

PCR로 충분한 DNA를 얻으면 특정한 염기서열에서 자를 수 있는 효소로 DNA를 처리한다. 이런 효소를 **제한효소**(restriction enzyme)라고 한다. 4장에서 이것에 대해 배웠다. 제한효소는 매우 특이적인 분자가위같이 활동하여 일정한 뉴클레오티드 서열에서만 DNA를 자른다. 각 사람은 특유의 뉴클레오티드 서열을 지니기 때문에 동일한 효소로 다른 사람의 DNA를 자르면 크기가 다른 조각이 나온다.

시험관 내에서 잘린 DNA를 보고 조각의 크기를 결정한다는 것은 불가능해서 DNA를 분리하고 시각화할 수 있는 기술이 필요하다.

겔 전기영동으로 크기에 따라 분리

제한효소로 잘린 DNA 조각은 얇은 젤라틴 판과 유사하게 생긴 **아가로오스 겔 (agarose gel)** 상에서 이동시켜 서로 분리되도록 할 수 있다. 전류를 주면 큰 DNA 조각은 작은 조각보다 겔에서 이동하기가 어렵다. 겔에 전기를 주면 분자가 크기에 따라 분리되는 기술을 **겔 전기영동(gel elecrophoresis)**이라고 한다(그림 20.12). 크기에 따라 분리되면 DNA 조각을 염색하여 볼 수 있게 한다.

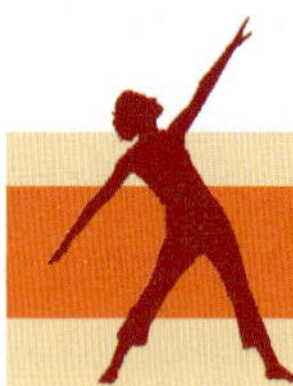

쉬어가기 20.5

DNA 지문감식 분석을 수행할 때 장갑을 끼고 검체가 검사자의 DNA 혹은 2명의 서로 다른 용의자의 검체끼리 서로 오염되지 않도록 매우 조심해야만 한다. 법적으로 오염도 없고 실수도 없이 DNA 지문감식이 이루어졌다는 것을 어떻게 확신할 수 있을까?

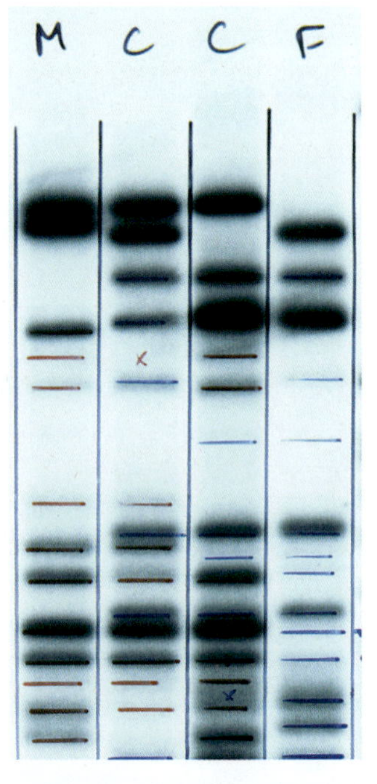

그림 20.13 **DNA 지문감식.** DNA 지문감식 사진은 어머니(M), 아버지(F)와 아이들(C)의 것이다. 아이에게 있는 모든 밴드는 부모 중 한 사람에게도 역시 있어야만 한다.

1992년에 러시아인과 영국인 과학자로 구성된 팀이 에카테린브루크에서 발견된 뼈 중 어느 것이 같은 골격인지를 결정하기 위하여 DNA 지문감식 사용하였다. 지문감식 분석은 에카테린브루크 무덤에 부패되어 쌓여 있는 뼈들이 9명의 서로 다른 사람에 속한다는 것을 규명하였다.

뼈들이 9명에 속한다는 것을 안 다음에 어느 뼈가 로마노프가의 어른들 것인지 어느 뼈가 그들의 하인들 것인지를 결정지으려고 하였다. 이것에 답하기 위하여 과학자들은 로마노프가계 사람들의 DNA 염기서열은 자기들끼리가 하인들과 비교했을 때보다 더 공통점이 많을 것이라는 사실을 이용하였다. 왜냐하면 황제와 황후는 각각 자기 DNA의 반을 감수분열을 통해 그들의 아이들에게 주었기 때문이다. 그림 20.13은 양부모와 2명의 아이들의 실제 DNA 지문을 보여준다. 아이들에게 있는 각 밴드가 부모 중 한 사람에게도 역시 있어야만 한다.

작은 골격들의 DNA 지문을 비교함으로써 과학자들은 6개의 어른 골격 중 어느 것이 황제와 황후의 것인지를 결정할 수 있었다. 그림 20.14는 어떻게 밴드 모양이 어느

어른 1 어른 2 어른 3 어른 4 어른 5 어른 6 아이 1 아이 2 아이 3

그림 20.14 어른과 아이의 골격의 가상적인 지문. 에카테린부르크 무덤에서 발견한 뼈세포에서 추출한 DNA로 가상적인 DNA 지문을 만들어보았다. 결과를 보면 어린이 1, 2와 3은 어른 1과 3의 자손임이 틀림없다. 아이에게 있는 각 밴드는 어른 1 혹은 어른 3에도 그 밴드가 있다. 다른 어른들에게서 추출한 DNA는 어떤 아이들과도 맞지가 않는다. 따라서 이들은 아이들의 부모가 아닌 것이다.

뼈가 작은 골격의 부모의 것이며 어느 뼈가 관련이 없는 하인들의 것인지를 결정하는데 이용되었는지를 설명하는 가상적인 DNA 지문을 보여준다.

DNA 지문 증거물은 2개의 결실된 골격이 알렉시스와 한 명의 딸의 것임을 결정짓도록 도왔다. 따라서 DNA 증거물은 부당한 주장을 하는 많은 사람들의 주장을 종식시켰다. 전 세계의 많은 사람들이 그들이 처형 당시 도망한 로마노프 혹은 그들의 후손이라고 주장을 해왔다.

그 중 가장 설득력이 있었던 주장은 처형 2년 후에 독일 베를린의 운하에서 구출된 젊은 여자에 의한 것이다. 이 젊은 여자는 기억 상실증으로 고통을 받고 있어서 정신병원에 보호되어 있었다. 여기서 그녀는 안나 앤더슨이라고 불렸다(그림 20.15). 나중에 그녀는 자신이 로마노프 아나스타시아라고 믿었고 1984년에 죽을 때까지 그렇게 주장하였다. 1956년 할리우드 영화, 잉그리드 버그만이 주연한 영화 아나스타시아는 안나 앤더슨의 주장에 설득력을 더했다. 도망한 공주의 이야기로 최근에 만든 만화영화 역시 제목이 아나스타시아는 영화를 보는 많은 어린이들이 안나 앤더슨이 실제로 로마노프의 상속인이었을 것이라 믿게끔 하였다.

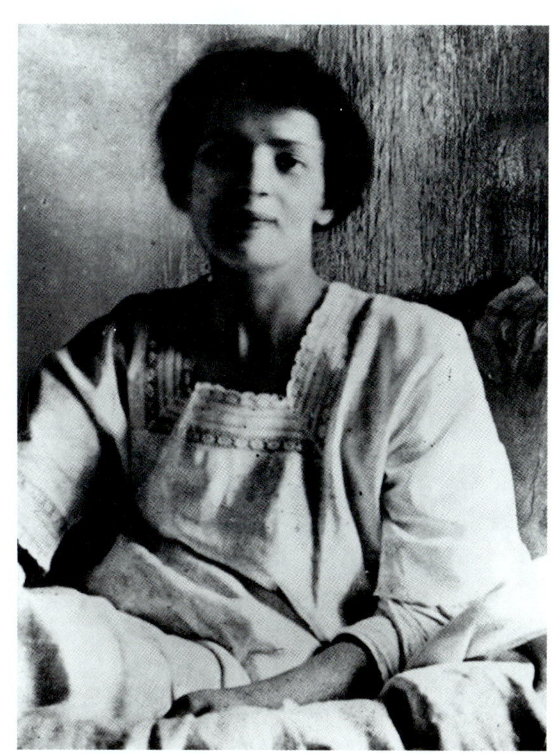

그림 20.15 안나 앤더슨. 그녀는 자기가 로마노프 아나스타시아라고 주장하였다.

성별 분석에 의하면 그 무덤에 딸 한 명이 없었다는 것만을 알 수가 있지 어느 딸인지는 알 수가 없다. 과학자들은 DNA 지문감식 결과를 다시 살펴보았다. 1990년대 초에 안나 앤더슨이 죽기 전에 시술한 수술 중에 제거한 장 조직을 이용하여 DNA 지문감식을 수행하였다. 분석 결과 안나는 에카테린부르크 무덤에 매장된 어떤 사람과도 관계가 없었다. 그녀는 아나스타시아일 리가 없다.

지금까지 20.5절 초에 제시한 질문 중 2개는 답을 하였다. (1) 에카테린부르크 무덤에는 9명의 사람이 매장되었다; (2) 어른 골격 2개는 3명의 아이들의 부모의 것이다. 마지막 의문은 아직 답이 없다. 어떻게 이 뼈들이 로마노프가계의 것인지, 관련이 있는 다른 사람들의 것은 아닌지를 보여줄 수 있을까?

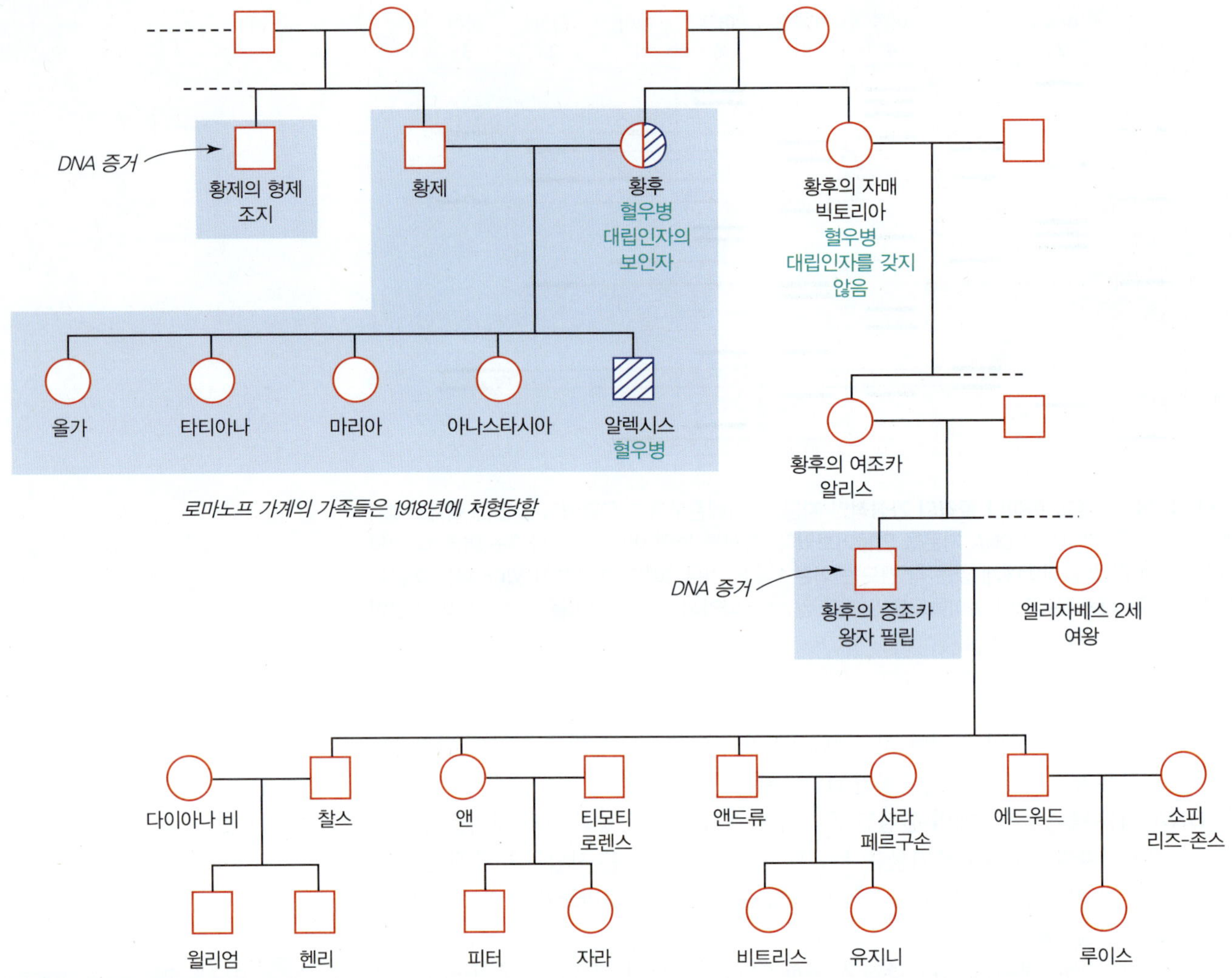

그림 20.16 **로마노프 가족의 가계도.** 이 가계도는 관계가 있는 가족들만 보여준다. 황제의 형제 조지에게서 추출한 DNA는 그가 황제의 친척임을 보여준다. 필립 왕자는 황후의 증조카이다. 필립 왕자는 엘리자베스 2세 여왕과 결혼하였다. 현재 영국 왕실가족인 4명의 자녀, 찰스, 앤, 앤드류와 에드워드를 두었다. 황후의 자매 빅토리아는 혈우병 보인자를 갖지 않았다. 왜냐하면 그녀의 자손 아무도 혈우병이 없기 때문이다.

이것에 답을 하기 위하여 로마노프가의 살아있는 친척들을 살펴보기로 하였다. 영국의 왕자 필립의 DNA를 검사하였다. 필립은 황후 알렉산드라의 증조카이다. 니콜라스 2세의 죽은 형제 조지는 시신을 발굴하여 DNA를 조사하였다. **그림 20.16**은 로마노프 가족의 가계도를 보여줘 이들이 서로 어떻게 연관이 되는지를 볼 수 있다. 이들의 DNA를 분석한 결과 조지는 아이들의 골격과 연관이 있는 어른 남자의 골격과 유전적으로 연관성이 있음을 알 수 있었다. 그리고 필립 왕자는 아이들의 골격과 연관을 보인 어른 여자의 골격과 유전적으로 연관성이 있었다. 이러한 증거는 어른 골격들이 정말로 황제와 황후의 것이라는 가정을 강하게 지지하는 것이다. 이제 이 결과를 바탕으로 배제를 해보면 남은 4개의 골격은 하인들의 것임이 틀림이 없다.

2개의 어른 골격이 3개의 작은 골격의 부모이며 그들은 유전적으로 로마노프의 친척들과 연관성이 있다는 것은 보여줌으로써 과학자들은 에카테린부르크 무덤에서 발견된 뼈들은 황제, 황후, 5명의 아이들 중 3명, 그리고 그들의 하인 것임을 확신하였다. 표 20.2에 남아 있는 뼈들이 정말로 로마노프 가계의 것이라는 가설을 증명하기 위해 과학자들이 어떻게 과학적 방법을 사용하였는지 요약하였다.

표 20.2 | 과학적 방법

검사와 검사 결과로 인한 결론에 대한 요약

가설: 에카테린부르크 무덤에서 발견된 뼈들은 로마노프 가계와 그들의 하인들의 것이다

검사	결과 정리
치아 분석	값비싼 치과술은 대개 왕실에서만 볼 수 있음
골격치수	6명의 어른과 3명의 아이
성별분석	아이들은 모두 여자아이
DNA 지문감식	무덤에 있는 어린이들은 무덤에 있는 2명의 어른과 연관성이 있음
DNA 지문감식	한 명의 잃어버린 로마노프가의 아이 혹은 그들의 자손이라는 주장은 거짓
DNA 지문감식	아이들과 연관이 있는 2명의 어른은 알려진 로마노프 친척들과 연관성이 있음

결론: 각 결과를 하나하나 살펴보면 모든 증거를 전체적으로 볼 때보다 설득력이 덜하다. 총괄해 보면 증거물들은 에카테린부르크 무덤에 매장된 사람들이 로마노프가계라는 가설을 강력하게 지지한다.

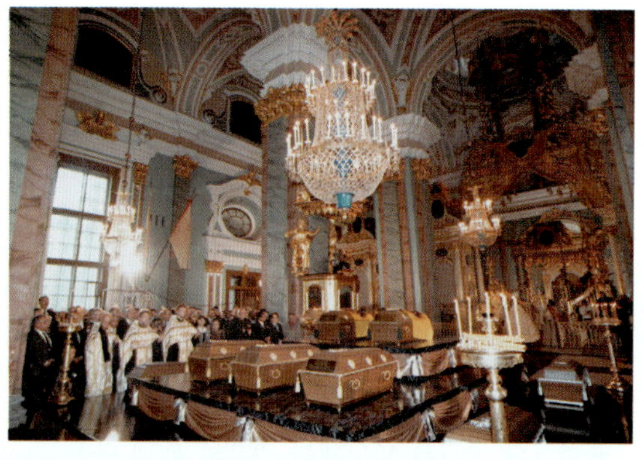

그림 20.17 로마노프가를 위한 장례식. 1998년에 에카테린부르크에서 발견된 남아 있는 노마로프 가족들은 피터 대제를 모신 이후 모든 러시아 황제들을 모신 세인트 피터의 세인트 캐터린 채플과 세인트 피터스부르크의 폴 포트레스에 국가의 예를 갖춰 편히 잠들게 하였다.

1998년 처형 이후 80년 만에 로마노프 가족은 마침내 편히 잠들게 되었다(그림 20.17). 공산주의자 이후의 러시아 사람들은 이제 그들 국가의 정치사 중 이 부분을 상징적으로 마무리를 하였다.

20장 복습

기억해야 할 어원

다음 어원은 주로 라틴어와 그리스어에서 온 것이며 용어를 해독하는 데 도움이 될 것이다.

forensic은 라틴어 *forum*에서 왔다. forum은 법적 분쟁과 소송을 들어주는 장소이다.

pleio-와 **poly-**는 둘 다 많다는 것을 의미한다.

핵심 용어

20.1 멘델 법칙의 확장

공동우성(codominance)
다형질발현(peiotropy)
복대립인자성(multiple allelism)
불완전 우성(incomplete dominance)
혈우병(hemophilia)

20.2 양성 잡종교배

표현형 비율(phenotypic ratio)

20.3 성 결정과 성 연관

Y연관 유전자(Y-linked gene)
X연관 유전자(X-linked gene)
상염색체(autosome)
성 결정(sex determination)
성 연관 유전자(sex-linked gene)
성염색체(sex chromosome)
보인자(carrier)

20.4 가계도

가계도(pedigree)

20.5 DNA 지문감식

DNA 지문 채취(DNA fingerprinting)
***Taq* 중합효소(*Taq* polymerase)**
겔 전기영동(gel electrophoresis)
변성(denatured)
아가로스 겔(agarose gel)
중합효소 연쇄반응(polymerase chain reaction, PCR)

요약

20.1 멘델 법칙의 확장

- 어떤 형질은 멘델이 설명한 법칙대로 유전되지 않는다(488~489쪽).
- 다인자유전은 여러 유전자가 한 형질을 조절할 때 일어난다(488쪽).
- 불완전 우성은 자손의 표현형이 양 부모의 표현형의 중간을 나타내는 것으로 멘델 유전학의 확장의 하나이다(488~489쪽; 그림 20.1).

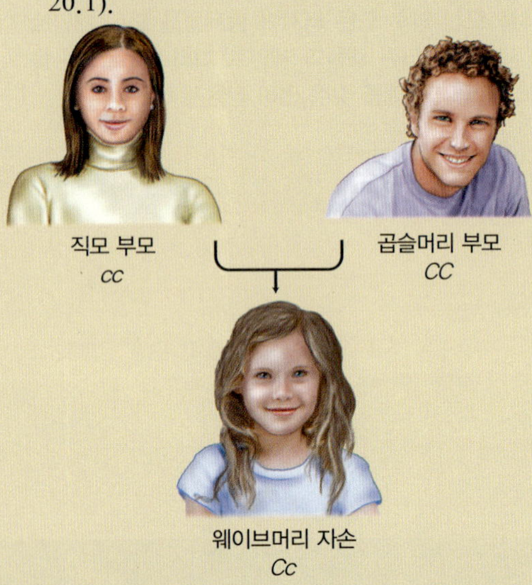

- 공동우성은 한 유전자의 두 대립인자가 다 발현이 될 때 일어난다(490쪽).
- 집단 내에 분리되는 대립인자가 2개 이상인 유전자를 복대립유전자라고 한다(490쪽).
- ABO혈액형 시스템은 복대립유전자(대립인자, I^A, I^B와 i)이며 이형접합체에서 I^A와 I^B 둘 다 발현이 되는 공동우성이기도 하다(490쪽).
- 혈우병은 혈액응고에 문제가 있는 유전질환으로 멘델유전학의 또 다른 확장이다: 다형질발현으로 하나의 유전자가 다양한 영향을 미친다(491쪽).

20.2 양성 잡종교배

- 양성잡종은 2개의 형질이 이형접합으로 있는 것이다. 양성 잡종교배의 결과를 푸네트 정방형을 사용하여 예측할 수 있다(491~492쪽).

20.3 성 결정과 성 연관

- 남성은 X와 Y 염색체를 갖고 각 염색체를 갖는 배우자를 생성할 수 있다. 여성은 2개의 X 염색체를 갖고 항상 X 염색체를 지닌 배우자를 생성한다. X 염색체를 지닌 정자가 난자와 수정되면 여아가 그리고 Y 염색체를 지닌 정자가 난자와 수정되면 남아가 태어날 것이다(494쪽; 그림 20.5).

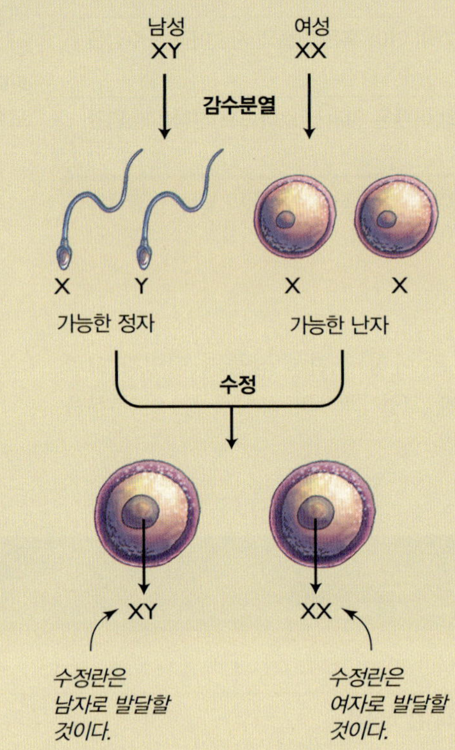

- 감수분열은 상염색체와 성염색체 둘 다를 서로 분리한다. 정자와 난자세포는 한 세트의 상염색체와 한 개의 성염색체를 갖는다(494쪽).
- X와 Y 염색체와 연관된 유전자는 특유의 유전 양식을 보인다. 남자는 하나의 열성 X 연관 대립인자만으로 질환 표현형을 나타낸다. 여성은 X 연관 열성 대립인자의 보인자가 될 수 있고 이 유전자와 관련된 질환을 아들에게 전해 줄 수 있다(494~496쪽).
- Y 연관 유전자는 아버지로부터 아들에게 전해진다(497쪽).

20.4 가계도

- 가계도는 서로 연관이 있는 사람들 사이에 유전형질의 전달 양식을 연구하기 위해 사용하는 도표이다(498~499쪽; 그림 20.8).

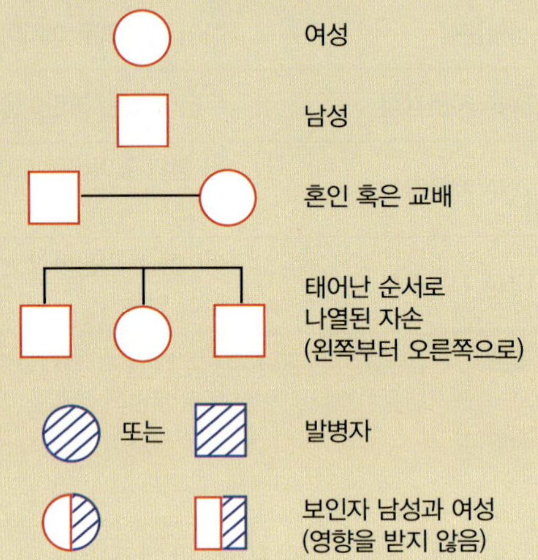

20.5 DNA 지문감식

- DNA 지문감식은 각 사람과 DNA 증거물을 연계하거나 DNA 염기서열의 유사성을 바탕으로 개인 사이의 연관성을 보여주기 위해 사용하는 기술이다(500쪽).
- 중합효소 연쇄반응(PCR)은 특별히 온도 저항성이 있는 *Taq* 중합효소하고 불리는 중합효소를 사용하여 수백만 사본의 DNA 염기서열을 만든다(501쪽).
- 제한효소로 자른 DNA 조각의 길이 차이는 개개인의 특성이다(502쪽).
- 아가로스 겔에 DNA검체를 놓고 전류를 주면 크기별로 분리가 된다(502쪽; 그림 20.13).

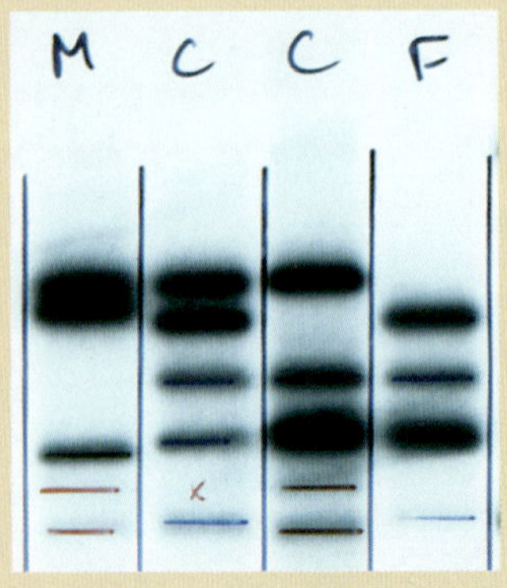

기본 학습 문제

1. 금어초의 꽃 색깔은 빨간 순종 꽃과 하얀 순종 꽃 사이에 교배를 하면 분홍색 꽃의 자손으로 유전된다. 이런 유전 양식을 ________________ 이라고 한다.
   a. 단순 우성
   b. 단순 열성
   c. 공동우성
   d. 성 연관
   e. 불완전 우성

2. 이형접합이 웨이브머리로 머릿결은 불완전 우성으로 유전된다. 웨이브머리를 갖은 남성과 여성이 아이를 낳으면 아이들의 머릿결은 어떤 형태인가, 몇 명이나 그러한가?
   a. 모두 웨이브머리
   b. 모두 곱슬머리
   c. 1/2은 곱슬머리, 1/2은 직모
   d. 3/4는 곱슬머리, 1/4은 직모
   e. 1/4은 곱슬머리, 1/2은 웨이브, 1/4는 직모

3. 혈액형이 A인 남성이 혈액형 B인 여성과 혈액형이 O인 아이를 낳으면 각 부모의 유전자형은 무엇인가?
   a. 남자는 I^AI^A이고 여자은 I^BI^B이다
   b. 남자는 I^Ai이고 여자는 I^BI^B이다
   c. 남자는 I^Ai이고 여자는 I^Bi이다
   d. 남자는 I^AI^B이고 여자는 I^BI^B이다
   e. 남자는 I^AI^B이고 여자는 I^Bi이다

4. 아버지는 혈액형이 O이고 본인은 혈액형 A인 남성이 혈액형 AB형인 여성과 낳을 수 있는 아이의 혈액형은?
   a. A형만
   b. A과 B형만
   c. A과 AB형만
   d. A, AB와 B형만
   e. A, AB, B와 O형

5. 아버지가 O형, 본인은 A형인 남성이 AB형 여성과 결혼하였다. 여성의 어머니가 B형일 때 이들의 아이들이 A형일 확률은?
   a. 0 b. 1.8 c. 2/8 d. 3.8 e. 5/8

6. 이들의 아이들이 AB형일 확률은?
   a. 0 b. 1.8 c. 2/8 d. 3.8 e. 5/8

7. 멘델의 완두콩은 둥근 것이 주름진 것에 우성, 노란색이 녹색에 우성이다. $RrYy \times RrYy$ 사이에 교배를 하면 나올 수 있는 표현형의 비율은 무엇인가?
   a. 9:3:3:1 b. 12:3:1 c. 12:4 d. 1:1:1:1

8. 멘델의 완두콩은 둥근 것이 주름진 것에 우성, 노란색이 녹색에 우성이다. $RrYy \times rryy$ 사이에 교배를 하면 나올 수 있는 표현형의 비율은 무엇인가?
   a. 9:3:3:1 b. 12:3:1 c. 12:4 d. 1:1:1:1

9. 사람의 성 결정에 대해 옳게 말한 것은?
   a. X대 Y 염색체의 비율이 자손의 성을 결정한다.
   b. X 염색체의 수가 자손의 성을 결정한다.
   c. Y 염색체의 유무가 자손의 성을 결정한다.
   d. 발생 과정 중에 자궁의 환경이 자손의 성을 결정한다.

10. 색맹은 X 연관 열성 형질이다. 색맹인 여성이 정상 남성과 결혼하였다. 이들의 아들이 색맹일 확률은 얼마인가?
   a. 0% b. 25% c. 50% d. 75% e. 100%

11. X 연관 열성 형질인 색맹 유전자의 보인자 여성이 정상 남성과 결혼하였다. 이들이 낳을 자손에 대해 옳게 말한 것은?
   a. 모든 아들이 정상
   b. 모든 딸은 정상이나 모든 아들은 색맹
   c. 모든 딸은 색맹이나 모든 아들은 정상
   d. 모든 자손이 색맹
   e. 아들 중 반이 색맹

12. Y 연관 대립인자에 관해 옳게 말한 것은?
   a. 질환이 있는 아버지의 모든 아이들도 질환이 있음
   b. 질환이 있는 아버지의 모든 아들도 질환이 있음
   c. 정상인 아버지의 딸들이 질환이 있음
   d. 정상인 아버지의 아들들이 질환이 있음
   e. 위의 모든 말이 맞음

13. 다운증후군(3염색체성 21)이 있는 사람의 체세포에는 염색체가 몇 개인가?
   a. 23 b. 24 c. 25 d. 46 e. 47

14. 비분리가 일어난 배우자는 ______________.
   a. 염색체의 수에 변화가 있다
   b. 여분의 염색체를 갖는다
   c. 염색체의 결실이 있다
   d. 수정되면 유전 질환이 생길 위험이 있다
   e. 위의 모두

15. 그림 20.18의 가계도는 왕실에서 생긴 혈우병(성 연관 열성 형질)의 유전에 관한 설명이다. II-5에 해당되는 알렉시스의 유전자형은 무엇인가?
   a. X^HX^H
   b. X^HX^h
   c. X^hX^h
   d. X^HY
   e. X^hY

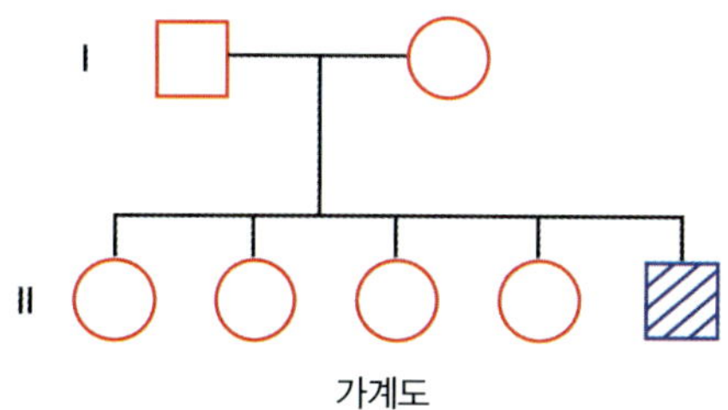

그림 20.18 가계도

16. 그림 20.19에서 보여주는 DNA 지문과 일치하는 내용은?
   a. B는 A와 C의 아이이다.
   b. C는 A와 B의 아이이다.
   c. D는 B와 C의 아이이다.
   d. A는 B 와 C의 아이이다.
   e. A는 C와 D의 아이이다.

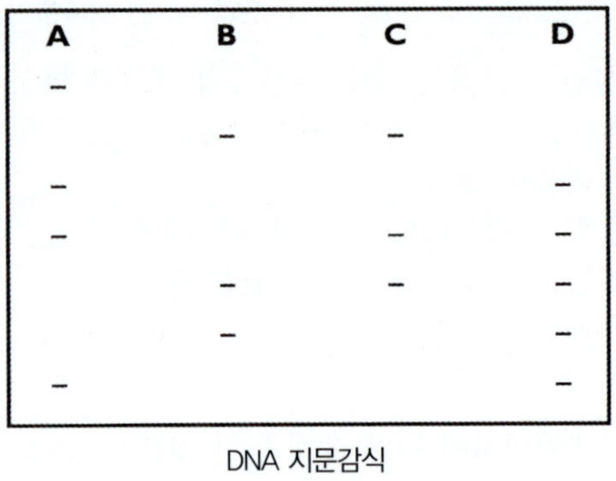

A B C D

DNA 지문감식

그림 20.19 DNA 지문감식 분석

17. **참 또는 거짓?** 두 형제 혹은 자매는 전혀 상관이 없는 두 사람보다 DNA 지문이 더 유사하다.

18. **참 또는 거짓?** 핵형분석은 복제되지 않은 염색체를 상동염색체끼리 배열한 것이다.

19. **참 또는 거짓?** 성염색체는 생식선을 이루는 세포에서만 볼 수 있다.

20. **참 또는 거짓?** 여성의 모든 체세포(난자세포는 제외)는 한 개의 X 염색체는 활성이 있고 다른 한 개는 활성이 없다.

분석 및 응용 문제

다음의 지문을 바탕으로 질문 1과 2에 답하라.

두 사람(1란성 쌍둥이는 제외)이 동일한 DNA 지문을 가질 확률은 거의 0이다. 이것은 DNA 지문감식을 법정에서 사용할 때 이를 이해하기 위해서 매우 중요한 사실이다. 배심원은 다른 사람이 동시에 피의자와 동일한 DNA 지문을 가질 확률은 0임을 알아야만 한다. 만약 DNA 증거물이 범죄의 현장에서 발견된다면 또 다른 사람이 동일한 DNA 지문을 가질 확률은 보통 한 집단 내에서 생길 수 있는 각 밴드의 빈도수를 다 함께 곱하면 얻을 수 있다. DNA 지문에서 생긴 밴드는 일반 집단 내에서 다음과 같은 빈도로 나타난다. 밴드 1 = 2%; 밴드 2 = 1%; 밴드 3 = 5%; 밴드 4 = 1.5%; 밴드 5 = 1.2%; 밴드 6 = 3%.

1. 일반 집단 내에서 서로 다른 두 사람에게 이와 같은 밴드의 조합이 나올 확률은 얼마인가?
2. 전 세계 인구(대략 60억)를 대상으로 계산한 확률과 비교하라. 서로 다른 두 사람이 동일한 DNA 지문을 가질 수 있다는 것은 무엇을 말해주는가?

다음 지문을 참조하여 질문 3~5을 답하라.

1997년에 유진 포스터 박사는 토마스 제퍼슨이 그의 노예였던 샐리 헤밍스라는 이름의 여인과 관계를 맺어 그녀의 아이의 아버지였을 거라는 소문을 조사하기 시작했다. 포스터 박사는 제퍼슨의 Y 염색체의 DNA 지문을 결정짓기 위해 제퍼슨의 부계 쪽 삼촌의 남자 후손 5명에서부터 혈액을 얻어 분석하였다. 또한 토마스 제퍼슨의 조카 피터와 사무엘 카르의 혈액도 분석하였다. 이 들 중에 한 사람이 샐리 헤밍스의 아이들의 아버지 일 것이라 여겨왔다. 포스터 박사는 제퍼슨과 카르의 DNA 지문과 샐리 헤밍스의 남자 후손의 Y 염색체를 비교하였다. 제퍼슨의 Y 염색체와 샐리의 아들의 후손인 에스톤 헤밍스의 Y 염색체가 일치함을 알았다. 카르의 Y 염색체는 일치하지 않았다. 포스터 박사는 제퍼슨이 정말로 에스톤 헤밍스의 아버지일 것이라고 결론을 내렸다.

3. 왜 Y 염색체의 DNA가 여러 세대를 거쳐 부계를 결정짓는데 유용한가?
4. 위의 발견에서 에스톤 헤밍스의 후손에 관하여 어떤 결론을 낼 수 있는가?
5. 이 분석에서 왜 Y 염색체를 사용하였는가?

다음의 지문을 참조하여 질문 6과 7을 답하라.

1962년에 처음으로 알려진 볼제손-포스만-레흐만 증후군(BFLS)은 *PHF6* 유전자에 돌연변이로 인한 것이다. BFLS는 발생 지연과 가벼운 지적 장애를 일으킨다. 큰 귀, 짧은 발가락, 거친 얼굴, 작은 생식기, 비만과 유방 확대와 같은 신체적 증상을 가진다. 이 증후군은 주로 남성에게 일어난다. 여성의 경우는 학습 장애가 있고 신체적 증상은 덜하다.

6. BFLS가 어떻게 다형질발현의 예가 될 수 있는가?
7. 어떻게 BFLS가 최초의 돌연변이로부터 4세대 떨어진 한 소년에게 영향을 줄 수 있는지를 보여주는 가계도를 그려보라.

과학 연관 문제

1. 잘못된 판정으로 유죄 선고를 받은 사람들이 DNA 증거물 때문에 나중에 석방되어 법정 시스템을 고소하고 수백만 달러의 보상금을 받았다. 자기가 지은 죄가 아닌 범죄로 인해 감옥에서 시간을 보낸 사람들이 범죄 사법제도로부터 재정적인 보상을 받아야 한다고 생각하는가?
2. 범죄수사 과학자들은 범죄 사법제도 내에서 일을 한다. 범죄 기록이 있는 사람은 이 직업에 거의 취업이 되지 않는다. 영향 받기 쉬운 젊은 나이에 하는 실수로 인생의 후반부에 직업을 찾는 것에 제한을 두어야 한다고 생각하는가?
3. "잘못된 유죄 판결 센터"에서 제공한 결과를 바탕으로 일리노이 주가 11명의 결백한 사람을 죽음으로 몰았다고 인정하였다. 그런 이유로 일리노이 전 주지사 조지 라이언은 처형을 미루기로 결정했다. 잘못된 판결이 있다고 조사를 통해 발표가 되어도 주가 사람을 처형하도록 허용해야만 하는가?

Chapter 21

발생과 노화

줄기세포의 미래와 위험성

학습목표

1 성인, 태아 및 배아 줄기세포 사이의 차이점을 설명한다.

2 수정 과정을 상세하게 설명한다.

3 접합자에서 배반포까지의 선배아 발생 과정을 요약한다.

4 낭배기의 구조를 그림을 그려 설명하고 삼배엽으로부터 만들어지는 구조를 비교 설명한다.

5 중추신경계 형성의 초기 단계를 설명한다.

6 성 특이적 기관의 발달에서 SRY 유전자의 역할을 설명한다.

7 태반의 기능을 설명한다.

8 태아 혈액 순환과 성인의 혈액 순환을 비교 설명한다.

9 출산의 세 단계를 설명한다.

10 사춘기에 남녀의 변화를 설명한다.

11 노화의 원인에 대한 2개의 가설을 설명하고 각각에 대한 증거를 제공한다.

12 기관계에서 노화의 증후를 설명한다.

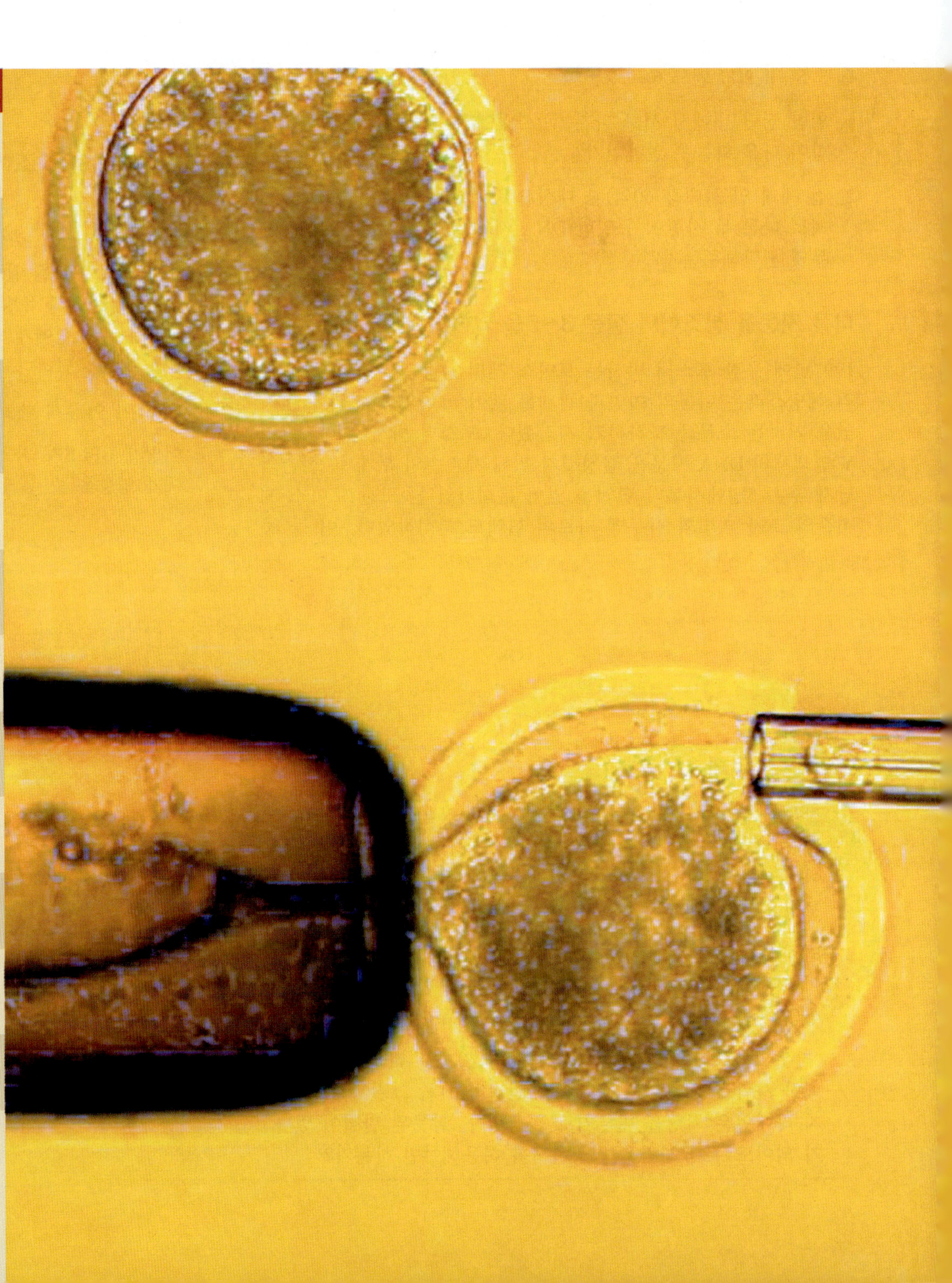

배아 줄기세포는 많은 질병의 치료에 대한 희망을 갖게 한다.

2006년 6월에 미국의 부시 대통령은 최근 대통령 역사에서 가장 긴 시간 동안 논쟁이 되었던 것에 거부권을 행사하였다. 이 법안은 세금, 사회보장연금, 국방비, 혹은 테러를 걱정하여 만들어진 것이 아니었다. 그것은 과학 정책에 대한 것이었다. 그가 거부했던 줄기세포 연구촉진법이 며칠 전에 상원을 통과한 것이었다. 이러한 법은 연방 정부가 2001년 8월 9일 이후 어떤 시기에라도 얻어진 배아 줄기세포를 이용하는 연구에 대하여 연구비를 제공해야 한다는 내용을 포함하고 있었다. 그날 대통령은 배아 줄기세포에 대한 연방정부의 기금을 허용하되 그때까지 만들어진 줄기세포주만 이용하도록 하는 행정 명령에 서명하였다. 그가 서명한 후에 그의 명령이 연방정부의 기금을 받는 연구실에서 배아 줄기세포에 관한 연구를 크게 후퇴시켜 결국 이러한 세포에 대한 이해를 더디게 만들었다.

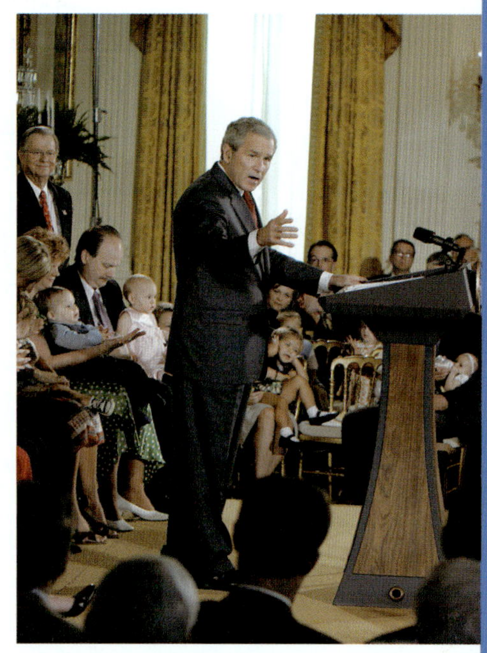
부시대통령은 도덕적인 이유로 줄기세포에 대한 연구를 반대하였다.

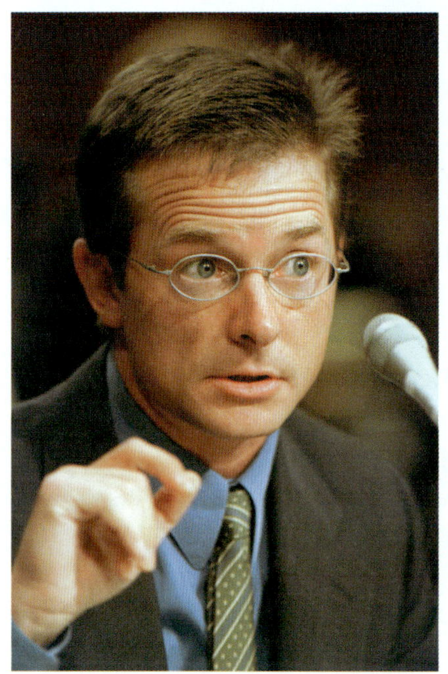
마이클 폭스 및 다른 사람들은 줄기세포 연구를 방해하는 것은 비도덕적이라고 생각한다.

대통령의 거부권 행사는 이러한 줄기세포에서 심각한 질병에 대한 치료의 가능성을 목격한 민주당이나 공화당 사람들로부터 똑같이 격렬한 비난을 받았다. 줄기세포 연구는 승마사고로 마비된 고 크리스토퍼 리브(Christopher Reeve), 치매에 걸려 죽은 레이건 전 대통령의 부인 낸시 레이건(Nancy Reagan), 파킨슨병을 앓고 있는 배우 마이클 폭스(Michael J. Fox) 등 수많은 유명한 지지자들을 끌어 들였다. 거부권행사 시기에 조사된 여론은 미국 사람의 70%가 줄기세포연구에 기금을 제공하는 것에 찬성하였다.

왜 대통령은 그의 첫 번째 거부권을 사람의 목숨을 살릴 수 있는 연구에 기금을 주는 법안에 행사하였을까? 부시 대통령은 크게는 배아 줄기세포 연구가 윤리적으로 문제가 있다고 생각하기 때문에 거부권을 행사하였다. 부시 대통령은 그의 거부권 성명서에 다음과 같이 기술하였다."이러한 법안이 법률이 된다면 우리 역사에서 처음으로 세금을 내는 미국인은 인간 배아를 계획적으로 파괴하는 연구에 강제적으로 기금을 제공하게 될 것이다""이 선을 넘어간다면..., 커다란 잘못이 될 것이며, 과학 및 윤리 모두에게 손상을 줄 수 있고, 국가 전체에 해가 될 갈등을 불필요하게 증폭시킬 것이다. 대통령은 배아 줄기세포에 대한 연구는 불필요하며, 새로운 과학적 발전이 줄기세포연구의 장점을 쓸모없게 만들 것이라고 계속해서 주장하였다.

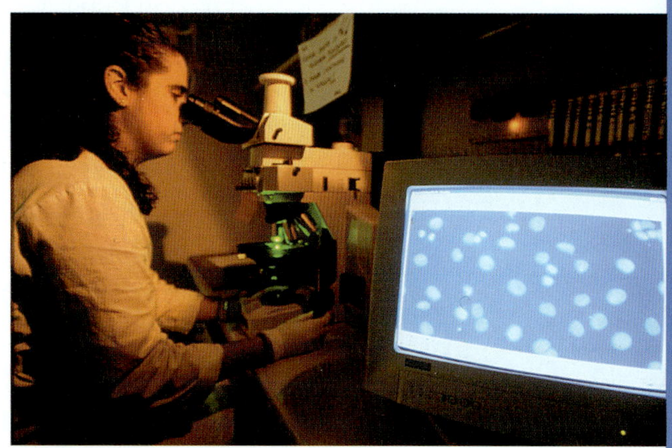
양쪽의 관심에 답할 방법은 무엇인가?

마이클 폭스와 같은 줄기세포 연구 옹호자들도 도덕적인 논쟁을 하고 있다. 폭스는 31살에 조절할 수 없는 떨림을 야기하고, 궁극적으로는 심각한 불능으로 이끄는 퇴행성 뇌질환 진단을 받았다. 폭스는 거부권이 행사되기 전에 대통령에게 쓴 편지에서 "배아 줄기세포 연구는 이미 잠재적으로 생명을 구할 연구재료로서 파괴될 운명을 가진 배아를 형질전환시키는 것이다. 생명체를 배양하는 것보다도 더 긍정적인 것을 생각할 수 없다. 나는 대통령께서 큰 자비심을 가지고 건강, 과학 및 의학 분야에서 미국의 지속적인 리더십과 그리고 심신을 쇠약하게 만드는 질병에 걸린 수백만의 미국인 가족들의 미래에 대한 옳은 일을 위해 우뚝 서 주기를 요청합니다."라고 하였다.

이 논쟁 가운데에는 줄기세포의 잠재성을 탐구하고자 하지만 연구비 제한에 의해 연구를 하지 못하는 수백 명의 미국인 과학자들이 있다. 과학은 줄기세포 연구의 잠재성에 대하여 우리에게 무엇을 말해줄 수 있는가? 이러한 윤리적인 난제에 대한 해결책이 실험실에서 발견되겠는가?

21.1 배아 줄기세포의 생산

신체의 모든 세포와는 달리 **줄기세포(stem cell)**는 많은 다른 종류의 세포와 조직이 될 수 있다. 개인의 모든 세포들은 같은 유전정보를 가지고 있는 세포로부터 시작되었기 때문에 모든 세포는 **개체형성능(totipotent)**으로 다른 모든 형태의 세포가 될 수 있을 것으로 기대가 된다. 하지만 **세포 분화(cell differentiation)**가 일어나면서 각 세포는 특정한 기능과 형태를 갖는 세포가 된다.

배아 줄기세포는 그들의 유연성을 유지하며, 정확한 프로그램에 따라 200개 이상의 세포 형태 중의 하나로 분화할 수 있다. 아래서 설명하는 배아외막을 구성하는 세포와 구별하기 위하여 이러한 세포들을 **전분화능세포(pluripotent cell)**라고 한다. 전분화능 때문에 손상된 세포와 조직을 새로운 것으로 대체하는 **재생의학(regenerative medicine)**의 연구자들에게 큰 관심사가 되고 있다. 여러분이 오래된 집을 리모델링하고자 하는데 리모델링에 필요한 벽돌, 타일, 파이프, 석고반죽 등을 가지고 있다고 생각해 보자. 이러한 재료를 공급하면 많은 다른 종류의 손상 부분을 고치는데 도움이 될 것이다. 과학자들은 줄기세포가 신체에서 어떤 것도 교정할 수 있는 이런 형태의 물질이라고 생각한다.

줄기세포에는 성체, 태아 및 배아 줄기세포의 세 종류가 있다. 사람들은 태어나서 성인이 되면 성체줄기세포를 만든다. 이러한 세포의 형태를 **다분화능세포(multipotent cell)**라고 하는데 이것은 이 세포들이 전형적으로 한정된 범위에서 분화가 일어나 하나 혹은 몇 개의 형태의 딸세포가 될 수 있다는 것을 의미한다. 예를 들면, 적골수(red bone marrow)의 줄기세포로부터 적혈구 및 백혈구의 범위의 세포들이 만들어질 수 있다. 자신의 골수가 화학요법에 의해 파괴되었던 백혈병 환자에게 골수를 이식하는 것은 이러한 줄기세포를 이용하는 것으로 환자가 자신의 정상적인 적혈구 및 백혈구 세포를 다시 가질 수 있도록 도와준다.

성체줄기세포는 재생의학에 희망을 갖게 하지만, 상대적으로 덜 유연할 뿐만 아니라 상당한 한계를 가지고 있다. 성체줄기세포는 흔하지 않으며, 신체에서 찾기 어렵고, 오로지 한정된 수의 딸세포를 만들기 때문에 이들을 큰 규모로 배양하는 것을 어렵게 한다.

태아 및 배아 줄기세포는 출생 전의 발생 단계에서 만들어진다. 사람 발생 단계에서 **배아(embryo)**라 하는 것은 수정 후 2주부터 9주까지를 말한다. 수정과 배아 형성 사이의 발생 단계를 **선배아(preembryo)**라고 한다. 9주 끝날 쯤부터 출생까지를 **태아**

(fetus)라고 한다. **배아 줄기세포(embryonic stem cell)**는 발생 첫 주에 만들어지며, **태아줄기세포(fetal stem cell)**는 태아 단계에서 만들어진다. 이러한 줄기세포의 두 가지는 무한정으로 분열할 수 있으며, 얻기도 쉽고, 많은 종류의 세포 형태로 분화를 한다.

수정: 근원적인 줄기세포의 형성

정자와 난자의 융합 결과 만들어진 하나의 세포는 근원적인 줄기세포로 발생 시 배외막을 포함하는 신체의 모든 세포들이 이 하나의 세포로부터 나온다. 연구자에게 가장 흥미로운 배아 줄기세포는 보통 수정 며칠 후에 선배아로부터 분리한 세포이다.

과학자들이 이용하는 배아 줄기세포는 인공수정 후에 남은 선배아로부터 얻는다. **체외수정(in vitro fertilization, IVF)**은 배아 줄기세포를 만들어내는 보편화된 가임 시술이다. 1977년에 체외수정이 처음으로 성공한 이래 수많은 시험관아기들이 태어나고 있다.

체외수정은 여포의 과잉 발달을 유도하여 다수의 난자가 배란되도록 하는 약물처리 후에 여성의 난소로부터 난자를 채취하는 것으로부터 시작된다. 난자는 자궁의 질벽을 통해 들어간 주사기를 이용하여 난소로부터 난자를 빨아들여 채취한다. 배발생학자들은 이러한 난자를 검사하여 감수분열 중기 II에 도달하지 않은 미성숙한 난자는 제거한다(그림 21.1).

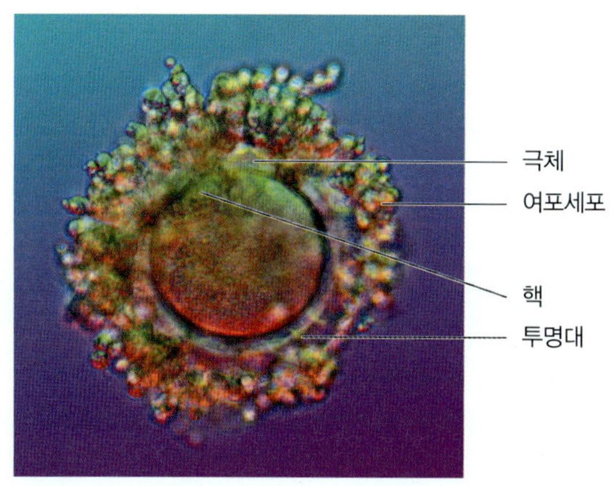

그림 21.1 수정 전의 사람의 난자세포. 사진 속의 난자는 성공적으로 수정될 수 있는 건강한 난자의 모든 특징을 보여준다. 극체는 난자가 제1 감수분열을 완성하였다는 것을 보여준다.

체외수정의 다음 단계에서는 감수분열 중기 II에 있는 난자를 48시간 동안 유리 접시에서 준비된 정자와 수정시킨다. 정자는 1차적으로 정자의 끝에 있는 첨체를 둘러싸고 있는 원형질막을 약화시키는 **수정능획득(capacitation)** 과정을 거친다. 자연적인 생식 과정에서는 정자의 수정능획득은 여성의 생식기관에서 일어난다. 체외수정에서 정자는 화학적으로 여성의 생식기관의 환경과 유사한 배지에 배양함으로써 수정능을 획득한다.

수정(fertilization)은 정자와 난자의 융합으로 수정 여부는 자연 생식에서와는 달리 체외수정에서는 거의 확인이 가능하다. 매 사정 시 2억 개의 정자가 사정이 되지만 단지 수천 개만이 수정 장소인 수란관 상단부에 도달한다. 페트리접시에는 건강하고 준비된 정자의 수가 많은데 이는 정자가 여성의 질 속의 높은 산성 환경이나 자궁경부, 질과 자궁의 주름이나 난자를 포함하고 있지 않은 수란관에서 정자가 붙들리지 않기 때문이다. 여성의 질 속의 높은 산성도는 박테리아 감염을 막기도 하지만 정자를 죽일 수도 있다.

자연생식에서는 정액에 방출된 프로스타글란딘은 자궁의 근육수축을 유도하여 정자를 수란관의 상단부로 보낸다. 난자가 수란관 상단부에 있고 정자가 수정 능력을 획득했다면 성교 6시간 후에 수정이 일어난다. 난자는 난소로부터 배란된 후 24시간 안에만 수정을 할 수 있으며, 수정은 거의 전반부 12시간 내에 일어난다. 그러나 대부분의 정자는 24시간 동안 살지만 어떤 것들은 좀 더 오래 살기 때문에 자연 생식에서는 배란 5일 전부터 하루 뒤 사이에 사정을 하면 수정이 가능하다.

일단 정자와 난자가 접촉을 하면, 수정 과정은 이것이 수란관에서 일어나든지 아니면 유리 접시에서 일어나든지 모두 동일하다(그림 21.2). 첫째, 정자의 편모 운동을 통해 정자가 난자를 둘러싸고 있고 영양분을 제공하는 여포세포층을 뚫고 가도록 한다. 다음에 정자는 난자를 둘러싸고 있는 투명한 막인 **투명대(zona pellucida)**를 통과해야 한다. 투명대는 난자를 기계적인 손상으로부터 보호하고 종 특이적인 장벽으로 작용한다. 이 장벽을 통과하기 위해서는 정자의 머리에 있는 특이적인 단백질이 투명대의 수용체에 결합해야 한다. 같은 종으로부터의 정자만이 난자의 투명대를 통과할 수 있다.

정자 머리가 투명대에 붙으면 첨체로부터 효소가 방출된다. 효소는 난자의 세포막

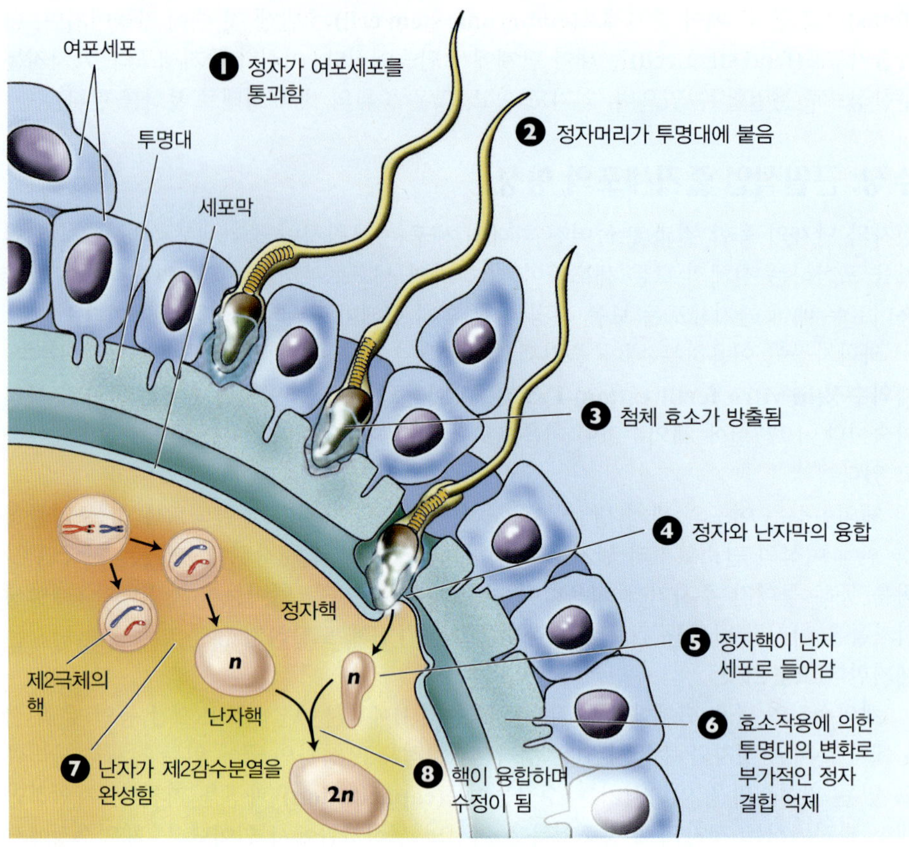

그림 21.2 **수정.** 수정의 단계들을 모식도로 보여준다.

시각화 정자와 난자가 다른 종으로부터 왔다면 수정의 어떤 단계에서 멈추겠는가?

을 둘러싸고 있는 부분을 분해하여 터널을 만든다. 정자가 투명대를 통과하면 정자의 세포막과 난자의 세포막이 융합을 하며 일련의 과정들이 연속적으로 일어난다.

첫째, 난자의 세포막에 탈분극이 일어나며 막을 사이에 두고 훨씬 감소된 전기적 기울기가 생긴다. 이것은 14장에서 살펴본 것처럼 신경세포에서 신호전달 과정 중에 일어나는 현상과 매우 유사하다. 알에 탈분극이 일어나면 알의 세포 표면으로부터 투명대를 떨어뜨리고, 정자 수용체를 파괴하며 정자의 부착을 억제하는 효소가 분비된다. 투명대는 발생하는 알이 손상되지 않도록 알을 덮고 있는 껍데기처럼 며칠 더 제자리에 남아 있다.

둘째, 알은 제2감수분열을 완성하고 대부분의 세포질을 포함하는 성숙한 **알(ovum)**과 빠르게 분해되는 아주 작은 **극체**(polar body)를 만든다.

마지막으로 정자의 핵과 난자의 핵이 융합한다(그림 21.2의 단계 8. $2n$은 염색체 쌍을 나타낸다). 이 결과 만들어진 수정란을 **접합자(zygote)**라고 한다. 이후 여포세포가 제거되고 접합자는 제1난할을 한다.

자연생식 과정에서 배란기 동안에 수정에 이용될 수 있는 난자는 보통 한 개이다. 약 1,000명의 출산 여성 중 3~5명은 수정 시 2개 혹은 그 이상의 알을 생산한다. 만약 2개의 알이 동시에 수정을 한다면 **2란성 쌍생아(dizygotic twins)**가 태어날 것이다. 체외수정 동안에 많게는 10개까지 수정될 수 있으며 결국 많은 접합자를 만든다.

시험관에서 3~5일간 발생을 시킨 후에 가장 건강하게 보이는 선배아 중 1~4개를 골라 여성의 자궁 속으로 착상을 시킨다. 남은 선배아를 저장하였다가 임신이 되지 않으면 다시 시도를 하거나 더 많은 아기를 원할 때 사용할 수 있다. 부부가 불임을 해결하였다면 남은 선배아를 없애 버리거나 다른 불임 부부에게 제공하거나 줄기세포 연구에 쓸 수 있을 것이다.

자연 혹은 인공 임신 모두에서 수정 후에 일어나는 일련의 **발생(development)**과정은 여성의 자궁에서 일어나며 출생까지 계속된다. 자궁에서 새로운 다세포 생명체가 만들어지는 것이다.

선배아의 발생

선배아의 발생에서는 성체의 조직을 생산할 수 있는 다세포 배아를 만들어내는 일련의 변화가 일어난다. 선배아기에서는 개체의 성장은 없고, 단지 세포분열 및 **형태형성(morphogenesis)**이 일어난다.

첫 단계는 **난할(cleavage)**로 빠른 체세포분열이 일어나는 시기로, 접합자가 수란관에 있을 때 시작된다. 제1난할은 수정 후 약 24시간쯤에 일어난다. 제2 및 제3 난할은 다음날에 일어난다. 이 단계에 인접한 세포들 사이에서는 간극연접(gap junction)이 형성되어 세포가 견고한 공처럼 접촉하도록 한다.

세포들이 밀착되기 전에 선배아가 분리되어 동등한 세포를 포함하는 2개의 세포 집단이 될 수 있다. 이 두 집단이 발생을 한다면 **1란성 쌍생아(monozygotic twins)**가 태어난다. 만약 선배아가 완전하게 나누어지지 않는다면 **결합 쌍생아(conjoined twins)**가 만들어진다.

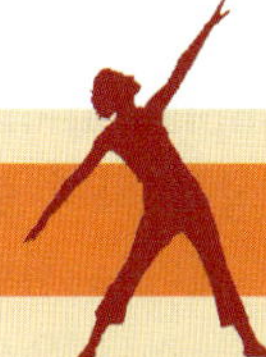

쉬어가기 21.1

해로운 유전자 돌연변이를 가지고 있는 부모를 위하여 체외수정 임상의사는 결함이 있는 유전자가 나타나는지 확인하기 위하여 8 세포기의 선배아로부터 하나의 세포를 떼어낸다. 하나의 세포를 떼내는 것은 발생하는 구조에 영향을 주지는 않는 것 같다. 이것을 어떻게 1란성쌍생아 과정과 비교하겠는가? 그리고 이것은 선배아 세포의 능력에 대하여 무엇을 말해 주는가?

제4난할이 일어나면 상실배(morula)라는 16세포기가 된다. 다음 이틀 동안 상실배가 더 분열하여 액체로 찬 250개의 작은 세포로 된 **배반포(blastocyst)**가 만들어진다 (그림 21.3).

이 시기에 선배아의 세포는 이미 서로 간에 다소 차이가 생긴다. 배반포 내에 30~34개 정도의 **내세포괴(inner cell mass)**가 만들어진다. 이러한 세포의 일부는 배아가 될 것이다. 배반포의 외부에 있는 약 200개의 세포를 **영양세포층(trophoblast)**이라고 한다. 영양세포층으로부터 배외막 중의 하나인 융모막(chorion)이 만들어지지만, 융모막은 발생하는 개체의 일부분이 되지는 않는다(표 2.1). 융모막은 산모로부터의 조직과 함께 궁극적으로 태반이 되며, 21.4절에서 다루어질 것이다.

대부분의 체외수정 배아는 배반포 단계에서 자궁 속으로 넣는다. 이러한 발생 단계는 또한 줄기세포주를 만들기 위하여 내세포괴로부터 세포들을 얻는다. 이러한 세포주는 적절한 영양분과 성장호르몬이 주어지면 스스로 복제할 수 있는 세포 집단이 된다.

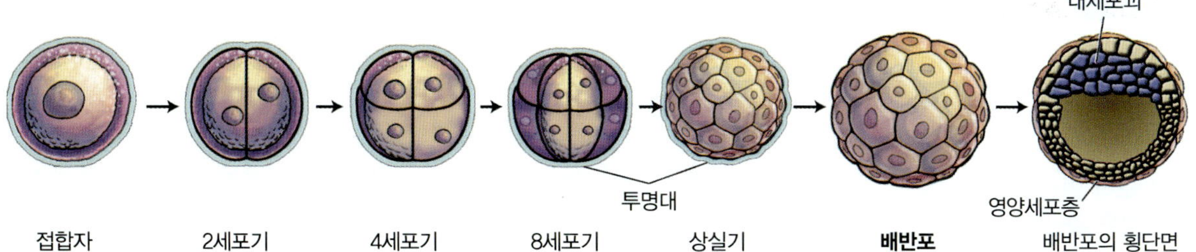

그림 21.3 **초기 배아 발생.** 사람 접합자는 난할 과정을 거쳐 배반포를 형성한다.

표 21.1 | 배외막

배외막	사람에서의 기능
난황낭	초기 혈액 세포나 알 혹은 정자가 될 생식세포 제공
양막	발생하는 배아나 태아의 중력에 대한 충격을 완화시켜주기 위한 양수 함유
요막	탯줄 혈관이 됨
융모막	산모와의 물질 교환 기관인 태반의 태아 쪽 면이 된다.

콜로니를 파괴하지 않고 세포를 분리하여 실험에 이용할 수 있다. 하지만 이러한 세포주를 구축하기 위하여 배반포로부터 배아 줄기세포를 채취하는 것은 선배아를 파괴하는 것이다. 즉, 새로운 줄기세주의 구축은 잠재적인 인간의 생명을 파괴하는 것으로 줄기세포연구에 대한 근본적인 반대 이유가 되었다.

21.2 초기 배아 발생

배반포는 수정 후 일주일쯤에 수란관으로부터 자궁으로 들어가서 **착상(implantation)** 을 시작한다. 과학자들의 조사에 의하면 배아의 1/3~1/2 정도는 착상을 하지 못하며 그 주된 원인은 유전적 이상에 의한 것으로 알려져 있다. 이러한 배아는 전형적으로 여성이 인지 못하는 상태에서 몸 밖으로 나간다. 착상에 실패한 것과 **유산(miscarriage)**은 다르다. 수적으로 평가하기는 어렵지만 약 임신의 20%는 유산을 하게 되며, 이들 대부분은 유전적 이상이나 발생 이상으로부터 일어난다.

체외수정의 착상률은 약 15% 정도로 훨씬 낮으며 이는 아마도 발생 시간대와 자궁의 착상에 대한 적합성이 일치해야만 하기 때문일 것이다. 이처럼 낮은 성공률 때문에 하나 이상의 배아를 주입한다. 비록 하나의 체외수정 배아로 착상이 상대적으로 드물게 일어날지라도 임신율은 2개나 그 이상의 배아를 주입함으로써 약 30%까지 올릴 수 있다.

착상을 하는 동안 배아는 투명대 밖으로 빠져나오며, 영양세포층은 **자궁내벽**(endometrium)의 일부를 녹이는 효소를 분비하기 시작한다. 며칠 동안 이 과정이 진행되면서 배아는 두꺼운 자궁내벽으로 더 깊이 들어가며 거의 완전히 파묻힌다(**그림 21.4**). 때때로 배아는 수란관에 착상을 하여 **자궁외임신(ectopic pregnancy)**이 일어나기도 한다. 자궁외임신은 성공적인 임신이 될 수 없으며 산모에게 일어날 심각한 영향을 방지하기 위하여 외과적으로 제거되어야 한다.

착상은 임신을 확인할 수 있는 **임상적 임신(clinical pregnancy)**의 시작을 알리는

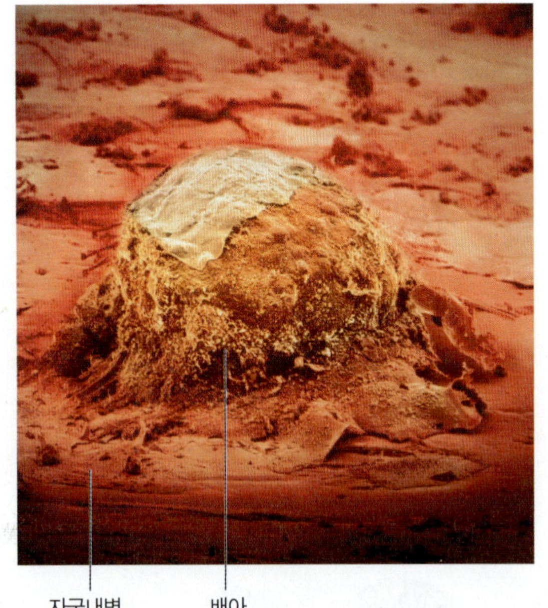

그림 21.4 착상. 착상 시 배아는 거의 완전하게 영양분이 충만한 자궁벽 속으로 파묻힌다.

시각화 낙태 약인 미페프리스톤은 오직 임신 초기의 여성에게만 제공할 수 있다. 약은 월경을 촉진한다. 왜 이것이 임신을 멈추게 하는가?

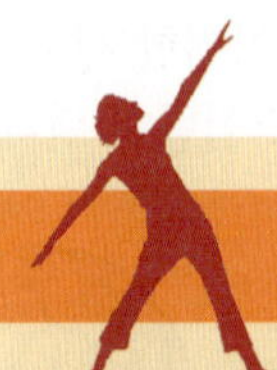

쉬어가기 21.2

임신 기간은 여러 방법으로 측정할 수 있다. 평균 임신 기간은 마지막 월경기(last menstrual period, LMP)부터 출산을 기준으로 하면 40주이며, 수정부터 출산을 기준으로 하면 38주가 된다. 임상적 임신부터 출산을 기준으로 하면 임신 기간은 37주가 된다. 임신 기간을 산정하는데 왜 여러 방법이 존재한다고 생각하는가?

표시가 되며, 이 시기가 영양세포층으로부터 **사람 융모성 생식샘 자극호르몬(Human chorionic gonadotropin, HCG)**이 분비되는 것과 일치하는 시기이다. 임신테스트는 오줌에 이 HCG 호르몬이 나오는가를 확인함으로써 알 수 있다. HCG 호르몬은 난소에서 황체가 퇴화하는 것을 방지하여 황체호르몬과 에스트로겐이 지속적으로 생산되도록 한다. 이러한 두 호르몬은 자궁내벽을 유지하고 월경을 억제한다.

황체에서 만들어지는 황체호르몬과 에스트로겐의 양은 임신 5주까지 지속적으로 증가하여 아마도 이 시기의 많은 여성이 구토 증상을 느끼는 원인이 되는 것으로 생각된다. 보통 입덧이란 것으로 이러한 구토증은 하루 중 어떤 시기에도 나타날 수 있다.

착상 후에는 두 가지 부가적인 배외막이 영양세포층으로부터 만들어지며, **난황낭(yolk sac)**은 후에 혈액세포들을 생산하며, **양막(amnion)**은 양막강을 둘러싼다. 양막강은 **양수(amniotic fluid)**로 채워지는데 양수는 외부의 극한 온도에 대한 보호 효과가 있으며, 산모의 이동으로 생기는 충격을 방지한다.

내세포괴는 영양세포층으로부터 떨어지며 **배반(embryonic disk)**이 된다. 내세포괴는 3배엽층을 포함하는 **낭배(gastrula)**를 형성하기 위하여 모양에서 큰 변화를 겪는다(그림 21.5). 3배엽층의 형성은 처음 명확하게 관찰되는 분화이며 궁극적으로 특정 기능을 갖는 성체세포를 만들게 된다.

외부의 배엽을 **외배엽(ectoderm)**이라고 하며, 표피, 신경계 및 감각 기관을 만든다. 중간층을 **중배엽(mesoderm)**이라고 하며, 근육, 신장, 심장, 혈관, 성기관 및 골격을 형성한다. 내부층을 **내배엽(endoderm)**이라고 하며, 장기관의 내면과 소화 및 호흡과 관련된 기관이 만들어진다. 실험실에서 자란 배아 줄기세포는 이러한 1차 배엽층의 각각으로 발생할 수 있기 때문에 전분화능이 있다고 한다.

세포 분화는 생물학에서 가장 신비로운 과정 중의 하나로 남아 있다. 개개의 세포가 어떻게 특정 세포로 분화할지를 아는가? 미분화된 세포를 신경세포나 근육세포가 되도록 유도하는 물질은 무엇인가? 다른 동물에서의 배아 연구를 통해 이러한 질문에 대한 1차적인 해답을 얻을 수가 있었다(그림 21.6). 예를 들면, 다른 척추동물에서 세포가 외배엽, 중배엽 혹은 내배엽으로 분화하는 것은 부분적으로는 세포질에 나타나는 요인에 의해 일어난다. 이러한 화학 신호물질은 세포질에 불균등하게 분포하며, 선배아의 세포에서 화학물질의 구성이 다른 것은 세포분열 동안에 받았던 접합자의 세포질이 어떻게 나뉘어졌느냐에 달려 있다.

배반이 형성될 때 분화는 다른 세포층이나 인접한 세포 사이를 지나는 화학 신호에 반응하여 일어난다. 초기 및 후기 분화에서 화학 신호는 특정 세포에서 특정 유전자를 활성화시키며 다른 세포에서는 활성화시키지 않음으로써 그 세포의 특유한 구조의 발달 및 화학적 구성을 가지게 된다. 사람 배아 줄기세포의 연구는 사람의 특정 세포 형태를 만들어내는데 요구되는 단계를 알려주는 빛이 될 것이다.

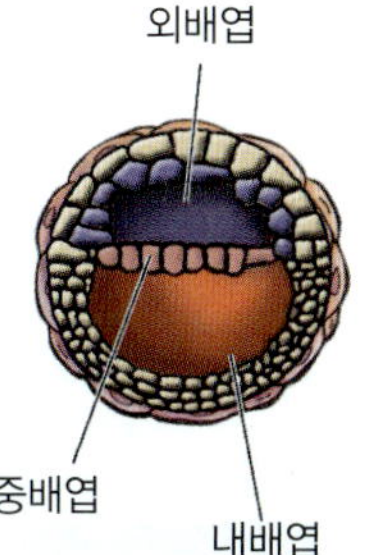

그림 21.5 낭배. 낭배의 과정은 태아가 될 세포에서 처음으로 눈에 보이는 분화 현상이다.

21.3 기관형성

기관 및 기관계가 형성되는 과정을 **기관형성(organogenesis)**이라고 하며 이 과정으로 가는 길의 첫 단계가 세포의 분화이다. 배아기 말에 기관형성은 거의 완성되며, 배아는 분명한 인간의 발달 모습을 보여준다(표 21.2). 따라서 해로운 물질에 대한 노출로 정상 기능을 하는 기관의 구조가 파괴될 수 있을 때인 배아기는 발생 중에 가장 영향을 잘 받을 수 있는 취약한 시기이다.

그림 21.7은 배아와 태아에서의 기관계 발달의 시기를 나타낸 것이다. 보다시피, 가장 먼저 발생하는 기관계 중의 하나는 또한 가장 긴 기간 동안 환경에 의한 손상에 민감한 중추신경계이다.

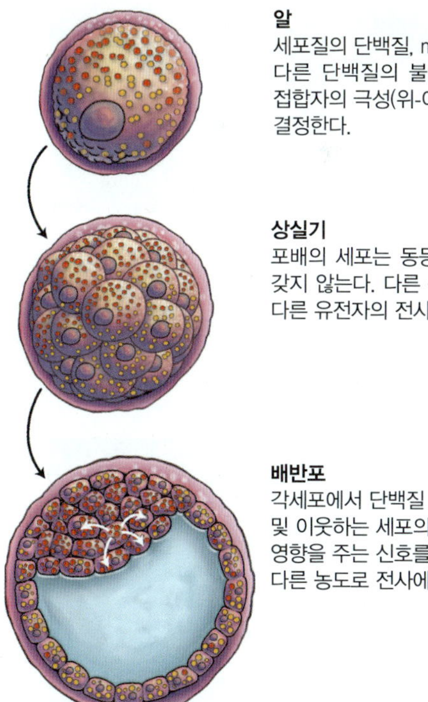

그림 21.6 세포 분화의 과정. 비록 과학자들이 줄기세포가 어떻게 분화하는지 더 연구를 해야 하겠지만 기본적인 사실들은 알려졌으며 여기에 간단하게 요약하였다.

표 21.2 | 배아 발생

수정 이후 2주째
착상과 3배엽 형성이 진행되는 형성과정이 일어난다.

수정 후 3주째
신경관이 형성된다.

수정 후 4주째

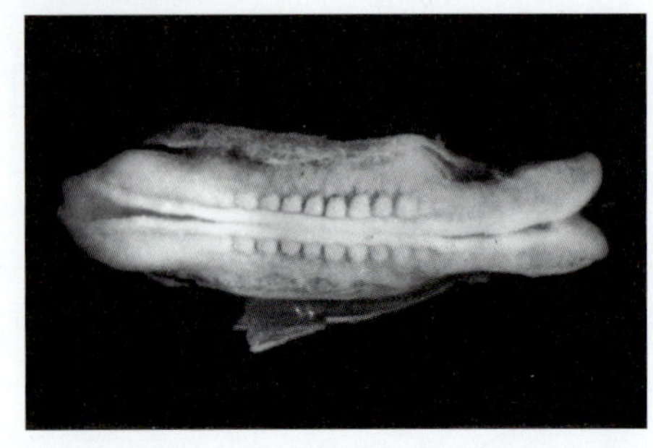

심장이 혈액 펌프에 쓰이는 관으로 발생을 시작한다. 인두궁이 만들어지며 이것으로부터 얼굴, 목 및 입 구조가 만들어진다.

수정 후 5주째
줄기에 의해 배아와 융모막이 연결된다. 팔다리 싹이 나오며, 머리와 감각기관이 명확하게 보인다.

수정 후 6주째

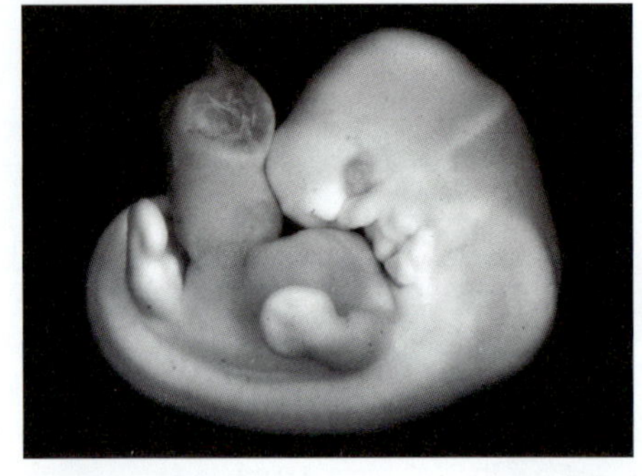

손바닥이 만들어진다.

수정 후 7주째
손가락 사이의 세포들이 죽음으로써 손가락이 선명하게 보인다.

수정 후 8주째

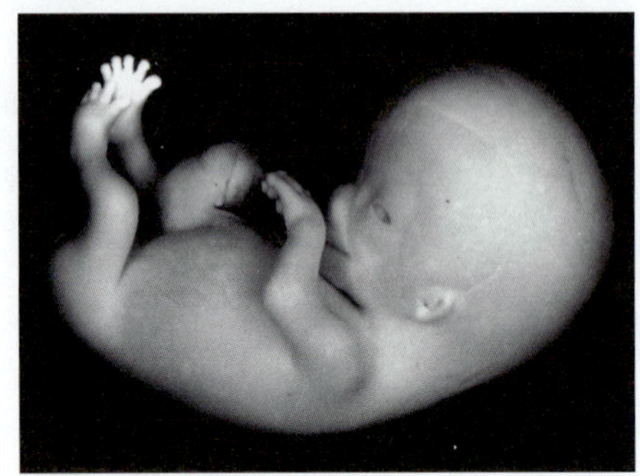

몸통이 펴지기 시작하며 뼈 형성이 좀 더 명확해지고, 코의 모습이 나타난다. 배아는 1.5 cm 정도 되며, 사람의 형태가 명확히 보인다.

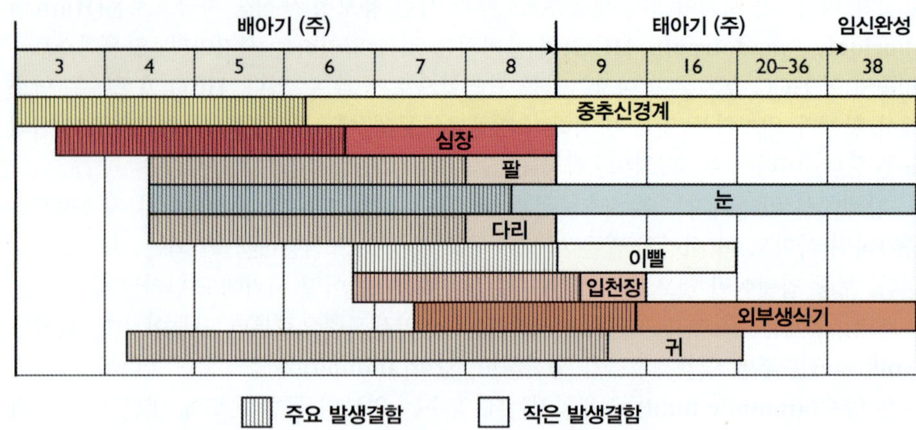

그림 21.7 **기관계 발달.** 이러한 발생 일정표는 각각의 주요한 기관계가 발생할 때를 보여주며, 이 시기에 각 기관계는 주요 발생결함을 초래하는 환경물질에 가장 민감하다. 작은 발생결함은 기관형성 이외의 시기에도 발생할 수 있다.

시각화 발생하는 배아나 태아는 어느 시기에 가장 많은 수의 기관계가 발생결함의 위험에 있는가?

세포 이동 및 죽음

기관형성은 세포 분화로부터 진행되기도 하지만 배아나 태아의 한 지역으로부터 다른 지역으로의 **세포 이동(cell migration)** 및 예정세포사인 **세포자살(apoptosis)**로부터 진행되기도 한다.

세포의 이동은 최종 목적지를 향하는 길이나 목적지의 다른 세포에서 나오는 화학신호물질에 의해 촉진된다. 이동 중 화학신호물질의 역할은 어떤 환경 독성물질이 이 과정을 파괴하는 것을 볼 때 명백하다. 예를 들면, 니코틴은 태아 간으로부터 골수줄기세포로 이동하는 것을 방해하여 심한 흡연자에서 보이는 심혈관계와 면역 문제를 야기한다.

세포의 이동처럼 세포자살도 발생 과정에서 흔하게 일어나지만 잘 알려져 있지 않다. 예정세포사의 한 예로는 배아 시기의 주걱과 같은 손가락과 발가락 상태에서 손가락 및 발가락 모양을 만드는 것이며, 이들이 적절한 모양을 갖추려면 특정한 패턴으로 세포들을 소멸해야만 한다. 배아 줄기세포의 연구를 통해서 세포자살에 대하여 이해할 수 있다면 아마도 과학자들이 암 환자에서 종양세포를 선택적으로 죽이는 치료법의 개발이 가능할 수 있게 될 것이다.

초기 기관형성: 신경계의 발달

중추신경계는 낭배기 중에 형성되기 시작되는데 이 시기에 원조(primitive streak)라고 하는 가는 선이 배반의 중앙에 나타난다. 원조는 3주쯤에 두꺼운 신경판(neural plate)으로 발달을 하며, 신경판은 배아의 전후면을 따라 나타난다. 신경판 아래에는 미래에 척추가 될 부위에 중배엽성의 척삭이 있다. 신경판은 부분적으로 주름이 접혀지고 깊이 들어가며, 중앙에 들어간 곳 양쪽에 위로 올라온 부분이 빈 **신경관(neural tube)**을 형성하기 위해서 융합을 하고, 그 위를 외배엽층이 덮는다.

신경관은 뇌와 척수가 된다. 초기에 신경관과 외배엽을 연결한 세포들은 세포자살을 통해 없어지거나 다른 지역으로 이동하여 말초신경계와 같은 구조를 형성하며, 신경관은 배아의 다른 조직으로부터 떨어져 나온다. 신경관 양쪽의 중배엽은 세포분열과 이동을 통해 체절(somite)이라고 하는 덩어리를 형성하며, 후에 체절은 근육, 피부의 진피 및 골격이 된다(그림 21.8).

환경물질은 이와 같은 발생 초기의 기관형성을 파괴할 수 있다. **척추갈림증(spina bifida)**은 출생 결함으로 1,000명 중 2명꼴로 발견되며, 신경관이 닫히지 않고 외배엽으로부터 완전히 분리되어 있다. 결과적으로 척수의 부분이 척수 밖으로 낭포 형태로 노출되며 피부로부터 돌출되기도 한다(그림 21.9). 척추갈림증은 저림 혹은 무감각증으로부터 심한 마비 증상까지 나타난다. 척추갈림증이나 다른 신경관 결함은 산모의 엽산 결핍에 의해 생기며, 밀가루나 가공 식품에 엽산을 첨가하였을 때 이 증상이 나타나는 빈도가 줄어들었다.

발생이 진행될 때 환경물질보다는 차별적인 유전자 발현이 기관형성에서 주 역할을 한다. 생식기관의 형성은 후기 기관형성에서의 유전자의 역할을 보여주며, 또한 어떻게 환경적인 조건이 발생 과정을 변화시킬 수 있는지를 보여준다.

후기 기관형성: 생식기관

발생 7주 전에는 남녀 배아를 눈으로 구별할 수 없는데 둘 다 생식세포를 만드는 생식선를 가지고 있으며 잠재적으로 남성 혹은 여성 생식기관으로 발생할 2세트의 관을 가지고 있다. 이러한 배아 구조가 남성 혹은 여성 생식기관으로 분화하는 것은 성 특이적인 유전자의 발현에 의해서 결정되며 이들 중 일부는 성염색체에 존재한다.

남녀 생식선의 발생은 세포가 **생식능선**(genital ridge)이라고 불리는 배아의 복부에 있는 위치로 이동할 때 시작된다. 일단 그곳에 도착하면 이러한 세포들은 신속하게 복제를 한 후 2개의 **미분화 생식선(indifferent gonad)**을 만든다. 이러한 생식선을 난소나 정소가 될 수 있다는 점에서 미분화 상태라 생각된다.

미분화 생식선에는 정자나 난자가 될 수 있는 생식세포가 있다. 또한 미분화 생식선에는 난소의 구조를 형성하고 에스트로겐 호르몬을 분비하는 세포가 되거나, 아니면 정소의 구조를 형성하고 테스토스테론을 분비하는 세포가 될 지지세포 혹은 스테로이드를 생산하는 세포가 있다.

남녀는 또한 2개의 다른 세트의 관을 가지고 있는데, 하나는 **볼프관(Wolffian duct)**으로 남성 성기관으로 발달하고, 다른 하나는 **뮐러관(Mullerian duct)**으로 여성 성기관으로 발달한다. 이러한 구조 중의 어떠한 것이 남아서 7주 이후에도 발생을 계속하느냐는 배아가 만나게 될 성호르몬에 의존한다.

미분화 생식선이 정소로 발달하고 테스토스테론을 분비하기 위해서는 Y 염색체의 ***SRY* 유전자(*SRY* gene)**가 반드시 존재해야 한다. *SRY* 유전자는 다른 유전자의 전사를 촉진한다. 생식선 내에서 SRY 단백질은 정소의 발달에 필요로 하는 유전자를 활성화시킨다.

미분화 생식선이 배아의 정소가 되면 남성호르몬인 테스토스테론을 분비하기 시작한다. 다음으로 테스토스테론은 볼프관으로부터 정관, 부정소 및 요도의 발생을 유도한다. 정소는 또한 발생 8주쯤에 시작되는 항뮐러관 호르몬을 분비하여 뮐러관을 퇴화시키고 여성 생식기관의 발생을 억제한다.

SRY 유전자가 없으면, 미분화 생식선은 난소로 발달한다. 테스토스테론에 의해 야기된 세포자살이 없으며 뮐러관이 존속하여 수란관, 자궁, 자궁경부 및 질로 발생을 한다. 테스토스테론의 자극이 없다면 볼프관 세포는 죽으며 남성 생식기관이 형성되지 않는다.

내부생식기관 구조의 발생과 함께 배아에서 외부생식기관의 형성도 테스토스테론의 분비 여부에 따라 달라진다. 외형적으로 볼 때 남녀 배아는 수정 후 12주까지는 구별이 되지 않으며 둘 다 미분화된 **생식결절(genital tubercle)**과 **음순음낭 융기(labioscrotal swelling)**를 갖는다. 테스토스테론의 유도체인 디하이드록시테스토스테

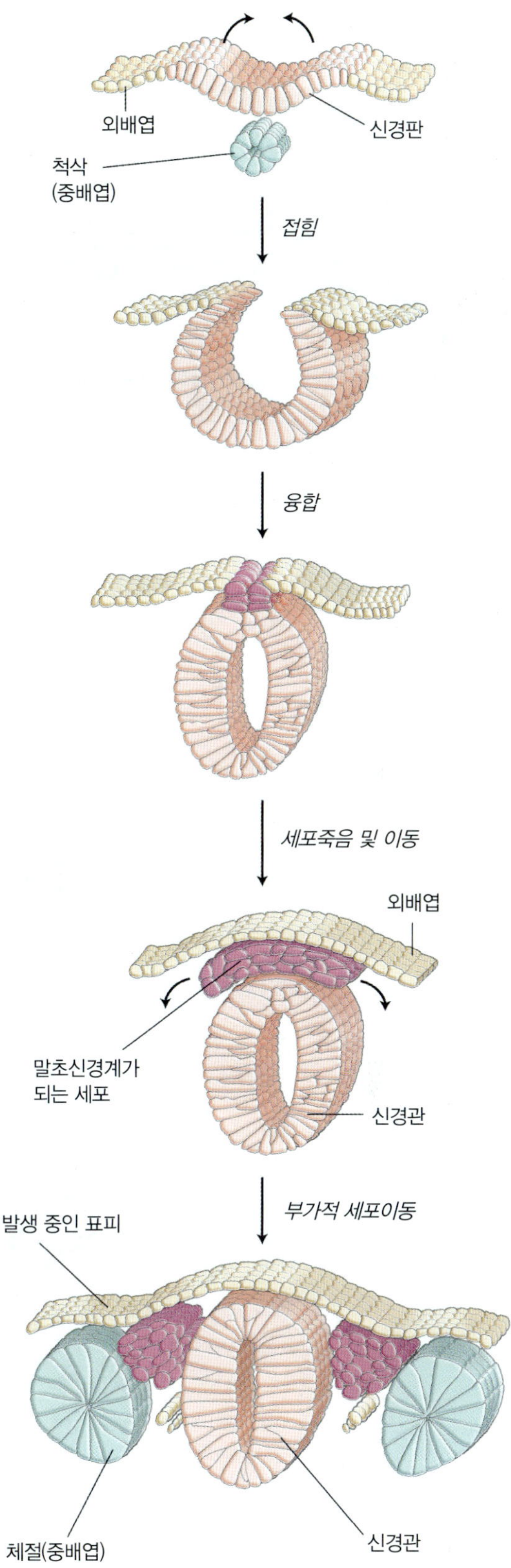

그림 21.8 신경관의 형성. 뇌와 척수가 만들어질 신경관은 매우 어린 배아의 융기 부분이 주름지고 닫히면서 형성된다.

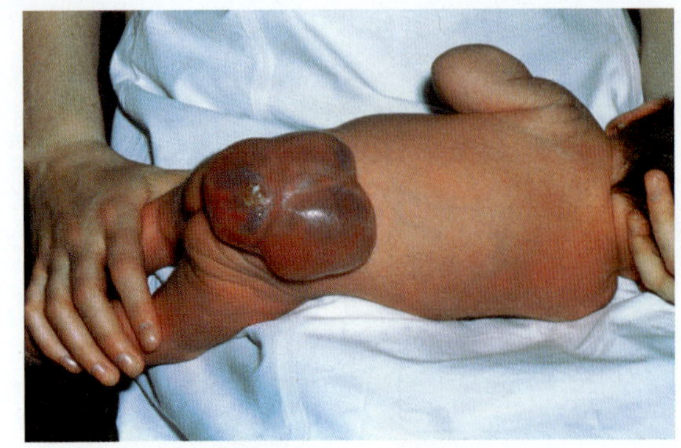

그림 21.9 신경관 결함. 유아의 등에 있는 낭포는 척수의 일부를 포함하고 있으며 불완전한 신경관 발생으로 생긴다.

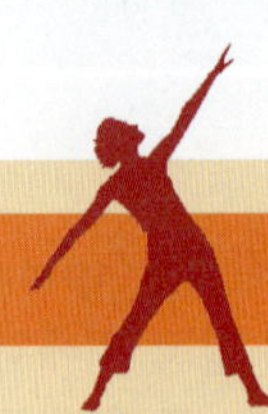

쉬어가기 21.3

X와 Y 염색체는 제1감수분열 중기에 쌍을 형성한다. 이 단계에서 교차가 일어난다. 교차에 의해 Y 염색체로부터 *SRY* 유전자가 결실되어 X 염색체로 이동하였다면 궁극적으로 어떤 결과가 나오는가?

론(dihydroxytestosterone, DHT)이 분비되면 생식결절은 남성 성기로, 음순음낭 융기는 고환으로 분화한다. 후에 정소는 고환으로 내려오며 낮은 온도에 의해 정자 생산이 촉진된다. 여성에서는 테스토스테론이 없기 때문에 생식결절로부터 음핵이 만들어지며 음순음낭 융기로부터 음순이 만들어진다. **그림 21.10**은 성별 차이가 나기 전의 배아 구조와 이들이 각각 남성 및 여성으로 어떻게 발달하는지를 보여준다.

미국에서 태어난 1,000명 중의 2명은 여성 혹은 남성이 아닌 생식기를 가지고 있다. 이러한 모호한 생식기는 다양한 형태로 나타나며 보통 발생 시 비정상적인 수준의 호르몬에 노출되면 발생한다. 비정상적인 상황은 전형적으로 유전적인 발현 결과로부터 나오지만 환경에 대한 노출이 발생에 점점 더 영향을 주고 있다.

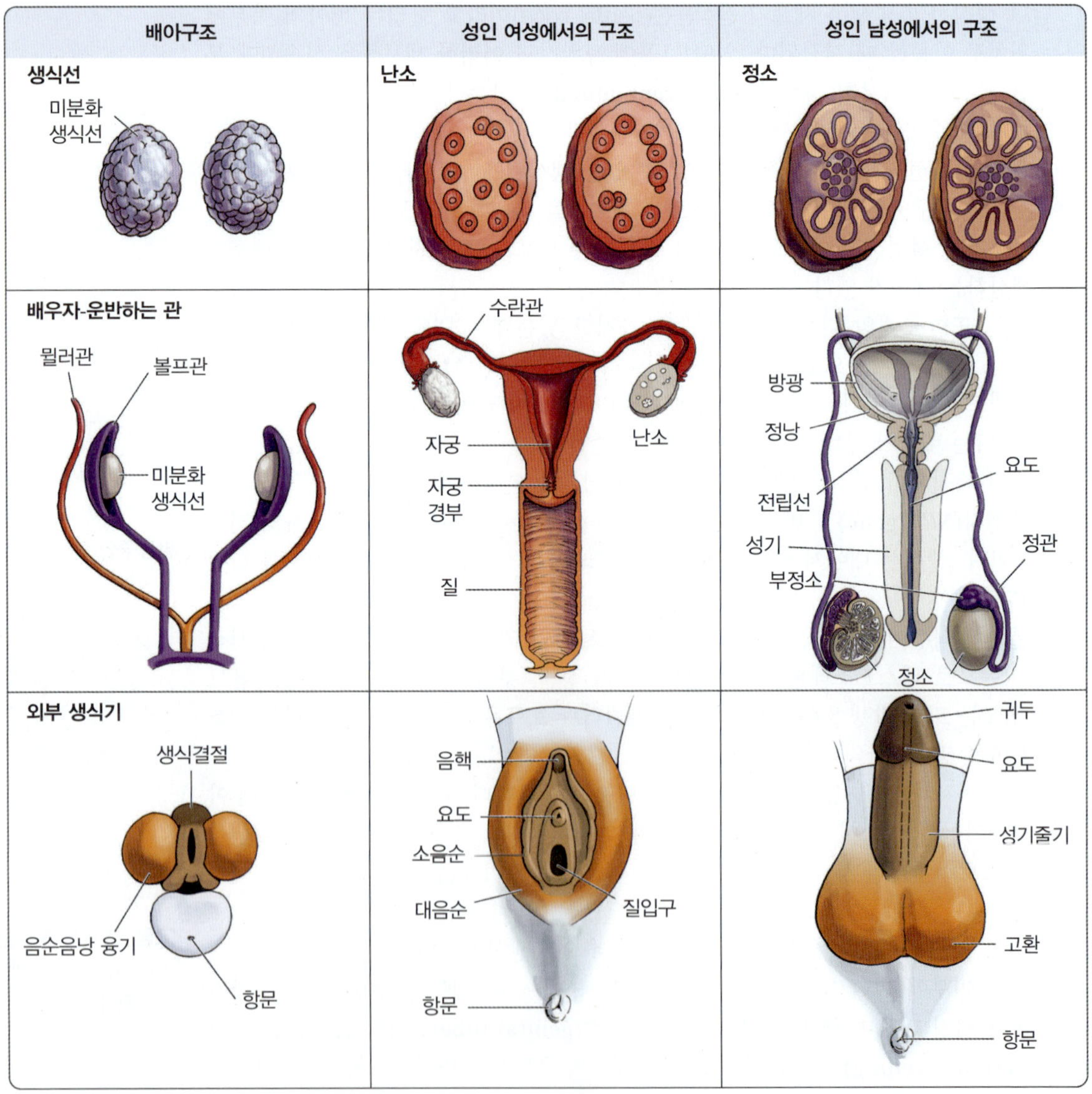

배아구조	성인 여성에서의 구조	성인 남성에서의 구조
생식선 미분화 생식선	난소	정소
배우자-운반하는 관 뮐러관, 볼프관, 미분화 생식선	수란관, 난소, 자궁, 자궁 경부, 질	방광, 정낭, 전립선, 요도, 성기, 정관, 부정소, 정소
외부 생식기 생식결절, 음순음낭 융기, 항문	음핵, 요도, 소음순, 대음순, 질입구, 항문	귀두, 요도, 성기줄기, 고환, 항문

그림 21.10 생식기관의 성 결정. 배아의 미분화 생식선인 이중 관 시스템과 외부 생식기는 각각 2가지 가능한 최종 형태를 갖는데 이것은 배아의 염색체 구성에 따라 결정된다. 색깔은 어떤 배아 구조가 성인의 여러 생식관과 외부 생식기로 발달하는지 보여준다.

테스토스테론을 DHT로 전환하는 효소에 이상이 생기면 염색체의 성과 신체 모습에서 불일치가 생길 수 있다. 이러한 돌연변이의 결과로 DHT는 만들어지지 않으며 남성의 외부 생식 구조는 완전히 발생하지 못하고 유전적으로 남성인 아기가 여자처럼 보이게 될 것이다. 그러나 볼프관이 테스토스테론에만 반응하고 DHT는 없기 때문에 남성의 내부 생식관 시스템은 발달한다. 사춘기 때 테스토스테론은 전형적인 남성의 2차 성징을 발달시킨다.

호르몬 혹은 환경 속의 호르몬을 파괴하는 화학물질에 대한 노출은 생식 구조의 발달에 영향을 줄 수 있다. 1940년대부터 1970년대까지 임신한 여성이 유산이나 입덧을 완화하기 위하여 복용한 합성 호르몬 제제인 DES는 그들의 딸의 자궁이나 난소의 비정상적인 발달을 초래하였다. 플라스틱, 살충제 혹은 다른 화학물질에 존재하는 더 낮은 농도의 환경 호르몬도 명확한 증거는 부족하지만 남성 생식기관에 비정상적인 발달을 초래한다.

배아시기에 일어나 비정상적인 기관계를 형성하는 주요 발생 결함은 살아서 태어난 아기의 2~3%에서 나타난다. 배아 줄기세포는 신경계 발생에 있어 척추갈림증과 이것의 부정적인 영향을 포함하는 발생 결함을 치료하는데 희망이 되고 있다. 아마도 더 희망적인 것은 배아 줄기세포 연구로부터 배아 발생에 대하여 좀 더 잘 알게 된 것이다. 다른 환경적인 노출이나 유전적인 돌연변이가 어떻게 페트리 접시에서 기관형성에 영향을 주는지를 관찰함으로써 과학자들은 큰 발생결함의 빈도를 줄이기 위한 전략을 만들어낼 수 있을 것이다.

21.4 태아 발생 및 출생

태아기는 발생 10주부터 출생까지의 38주간으로 기관의 성숙 및 태아의 성장이 일어난다. 그림 21.11은 이러한 기간 동안에 일어나는 변화를 보여준다.

태아기 시작쯤에 엄마와 자식을 연결해준 기관이 완전히 발달하며 태아와 산모 모두에 영향을 준다.

임신에서 태반의 역할

태반(placenta)은 태아와 모계 조직으로 구성되어 있기 때문에 독특한 기관이다. 태반은 착상 때에 형성되는데 이때 영양세포층으로부터의 효소가 자궁벽의 일부분을 녹인다. 자궁내벽의 혈관은 이러한 과정에 의해서 손상을 받으며 혈액이 흘러나오고 영양세포층이 자리잡는 곳에서 혈액으로 채워진 공간이 생긴다. 산소, 영양분 및 노폐물은 혈액이 찬 공간에서 확산에 의해 배아와 엄마 사이에서 교환이 일어난다. 혈관이 발생할 때 융모막은 **융모막 융모(chorionic villi)**라고 하는 손가락처럼 뻗은 구조를 주변의 자궁 조직으로 확장하여 엄마와 배아 사이의 물질 교환을 위한 표면적을 증가시킨다(그림 21.12).

태반은 황체호르몬과 에스트로겐을 분비하며, 태아기 시작쯤에 자궁내벽을 유지하고 여포 형성을 억제하는 황체의 기능을 대신한다. 태반에 의해 만들어진 황체호르몬은 자궁과 위장의 평활근을 이완시켜 자궁이 팽창하도록 하며, 또한 위산 역류와 변비를 유발한다.

평활근에 대한 영향 때문에 황체호르몬은 동맥을 이완시켜 혈압을 떨어뜨린다. 11장에서 설명한 것처럼 혈압이 감소하면 신장이 혈액의 부피를 증가시키는 호르몬을 분비하도록 한다. 뿐만 아니라, 증가하는 에스트로겐 양이 물의 보존을 촉진하며, 이러한 두 가지 효과가 함께 임산부에서 혈액의 부피를 40% 증가시킨다. 혈액의 부피는 수정 후 30주쯤에 7리터로 정점에 이른다.

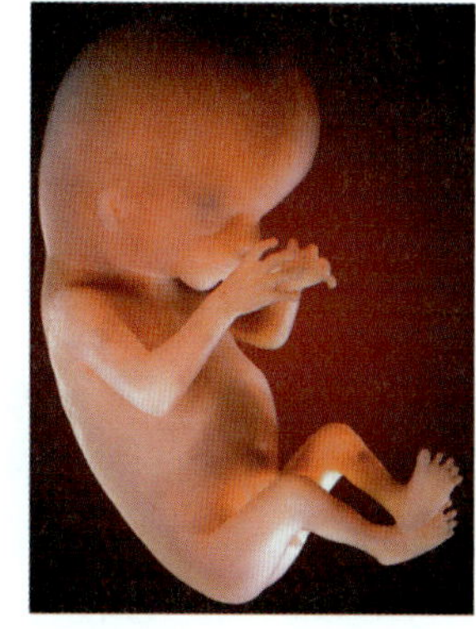

12주
- 대부분의 연골이 뼈로 대체된다.
- 심장박동을 청진기로 들을 수 있다.
- 4달 말에 15 cm, 170 g 정도 된다.

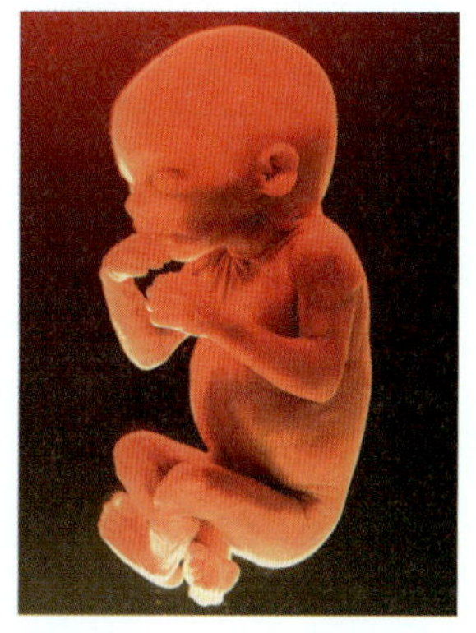

24주
- 산모가 태아의 움직임을 느낄 수 있다.
- 피부는 솜털로 덮여 있고, 기름기로 코팅되어 있어 태아를 양수로부터 보호한다.
- 눈꺼풀이 만들어지고 눈을 뜰 수 있다.
- 6달 말에는 30 cm, 1.4 kg 정도 된다.

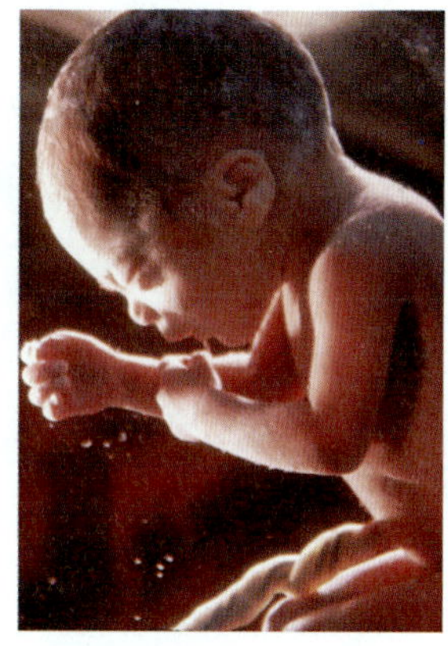

38주
- 몸무게는 피부 아래 지방의 축적으로 증가한다.
- 태아는 몸을 돌려 머리가 자궁경부 가까이에 놓인다.
- 출생 시에는 53 cm, 3.4 kg 정도 된다.

그림 21.11 **태아 발생.** 비록 기관은 태아기 시작쯤에 상당히 형성되었지만 아직도 많은 변화들이 발생하는 태아에서 일어난다.

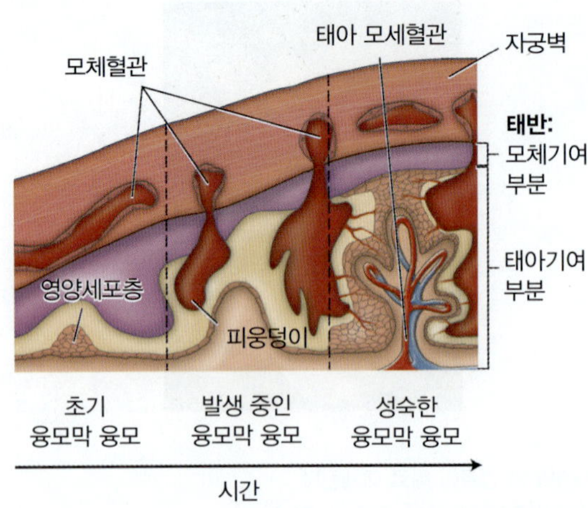

그림 21.12 융모막 융모. 융모막 융모는 배아 혹은 태아와 엄마 사이에 교환을 위한 표면적을 크게 증가시킨다.

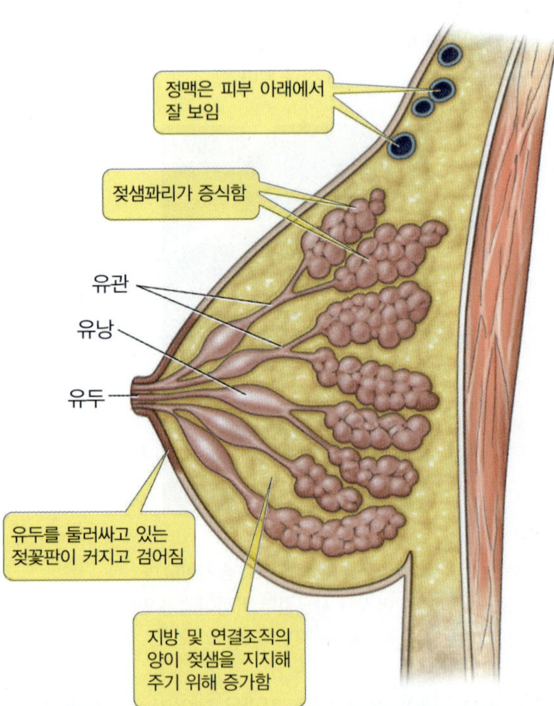

그림 21.13 임신 시기에 유방의 발달. 태반의 호르몬은 모유를 만들기 위한 준비로 유방에서의 젖샘 수와 크기를 증가시킨다.

태반은 또 다른 호르몬을 분비한다. 한 종류의 호르몬은 인슐린 저항성의 산모 세포를 만든다. 이러한 변화는 혈당량 수치를 높여 빠르게 자라는 태아에게 영양분을 제공해 주도록 한다. 그러나 호르몬은 또한 임신성 당뇨병을 유도할 수 있다. 태반은 또한 **몸젖샘발육호르몬(somatomammotropin)**을 합성하며, 이 호르몬은 에스트로겐, 황체호르몬 및 뇌하수체의 **프로락틴(prolactin)**과 작용하여 엄마의 젖샘 및 유방의 발달을 촉진한다(그림 21.13).

태아 혈액 순환

태반은 모든 영양분 및 다른 물질들을 제공하고 노폐물을 제거하기 때문에 발생하는 태아의 생존에 필수적이다. 태반을 가로질러 물질이 이동하기 위해서는 태반의 표면과 발생하는 태아 내부가 성인의 순환계와 차이가 있어야 한다.

영양분, 산소, 이산화탄소 및 노폐물과 같은 혈액 속에 녹아 있는 물질은 농도 기울기에 따라 태반을 가로질러 이동한다. 물질이 효율적으로 태반으로 들어가거나 나가기 위해서 물질의 농도 기울기가 자궁 내 산모 혈액 공급과 비교하여 적절한 방향으로 형성되어 있어야 한다. 엄마의 혈액 속에 있는 포도당은 태반 호르몬의 활동으로 농도가 증가하며, 태아가 포도당을 높은 속도로 이용하면 태아 혈류 속으로 꾸준하게 포도당이 이동할 수 있게 된다.

성인 헤모글로빈보다 태아의 헤모글로빈이 산소에 대하여 더 높은 친화력을 가지고 있기 때문에 산소는 우선적으로 태반을 가로질러 태아 혈액으로 이동한다. 태아 헤모글로빈의 생산은 태아기가 시작되기 2~3주 전에 시작하여 태어날 때까지 계속된다. 신생아 혈액 속에 있는 태아 헤모글로빈의 양은 약 한 살쯤에 성인 헤모글로빈으로 완전하게 대체될 때까지 지속적으로 감소한다.

이산화탄소는 반대 방향, 즉 태아로부터 엄마에게로 이동한다. 자궁이 성장할 때 흉강을 넓혀주어 엄마의 폐활량을 40% 증가시켜 결과적으로 엄마의 혈액 속의 이산화탄소량을 20% 감소시킨다. 태아의 심장 박동 속도가 빠르기 때문에 용해되어 있는 가스가 태반을 향해서 그리고 태반으로부터 빠르게 전달되어 태반의 표면을 가로질러 농도 차이를 유지하는데 도움을 준다.

그러나 태반은 모체의 혈액으로부터 배아나 태아로 이동하는 물질에 대하여 불완전한 문지기다. 이것은 아미노산을 포함하는 많은 다른 분자들에 대하여 특성화된 수용체를 가지고 있지만 어떤 물질들은 방해를 받지 않고 태반을 가로질러 간다. 이렇게 자유스럽게 흘러가는 물질 중에는 두개골 이상과 지능을 떨어뜨리는 알코올 같은 배아나 태아에 커다란 해가 되는 물질이 있다(그림 21.14). 어떤 물질이건 일단 태반을 가로질러 가면 발생 중인 순환계를 따라 빠르게 태아의 몸으로 이동한다.

태아의 혈액은 혈관을 포함하고 있는 **탯줄(umbilical cord)**을 거쳐 태반으로 연결되어 있다. 태아 심장으로부터 펌프된 혈액은 여러 동맥을 통해서 혈액을 태반으로 운반하는 **탯줄 동맥**(umbilical artery)을 통해 이동한다. 혈액은 태아 **정맥**(umbilical vein)을 거쳐 태반으로부터 태아로 돌아오는데, 태아 정맥은 궁극적으로 하대정맥과 연결된다(그림 21.15). 태아의 혈액 속으로 들어간 영양분은 이미 엄마의 간에 의해 처리되었기 때문에 돌아오는 혈액의 대부분은 **정맥관(ductus venosus)**이라고 불리는 일시적인 관을 통과함으로써 태아 간을 우회한다.

태아의 폐는 출생 시까지 기능을 하지 않으며, **난원공(foramen ovale)**이라고 하는 심장의 두 심방 사이의 구멍은 우심방으로 들어온 혈액의 일부가 폐를 우회하여 직접적으로 좌심방으로 흘러간다. 좌심방은 이러한 혈액을 체순환으로 펌프질한다. 우심실로 들어온 혈액은 폐를 거치지 않고 직접적으로 대동맥으로 흐르는 **동맥관(ductus arteriosus)**으로 흐른다. 출생 후에 난원공과 두 관은 닫히며, 관의 나머지와 탯줄 혈관은 점진적으로 결합조직으로 바뀐다.

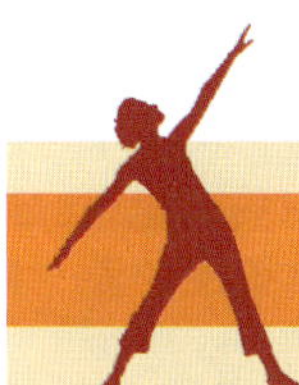

쉬어가기 21.4

일부 신생아에서 동맥관의 기능이 필요하지 않는데도 열려 있다. 이러한 결함이 어떤 결과를 초래할지 정상적인 혈액 순환을 참조하여 설명하라.

줄기세포 및 태아기

대부분의 출생 결함은 배아기에 일어나지만 이러한 결함에 대한 거의 모든 검사는 태아기에 동안에 진행된다. **양수검사(amniocentesis)**는 태아세포를 포함하는 양수를 취하여 유전자 검사를 실시하며, **초음파검사(ultrasound)**에서는 기관을 직접 관찰하여 판별한다. 많은 다른 검사도 또한 초기 태아기에 발생 결함을 진단하는데 도움을 줄 수 있다(표 21.3).

태아기 검사에 의해 발견된 문제들은 때때로 태아에 대한 외과 수술에 의해 교정될 수 있는데 외과의사는 태아가 자궁에 있는 상태에서 수술을 한다. 이와 같은 한 예로는 척수가 양수에 노출되면 심각한 장애를 유발하게 되는 척추갈림증에 대한 수술이다.

양수로부터 얻어진 태아 줄기세포는 크지는 않지만 잠재적으로 치명적인 발생 결함을 교정하는데 효과적으로 이용될 수 있다. 보스톤 어린이 병원에서는 양의 양수로부터 얻어진 줄기세포를 양의 횡격막이나 기관에 생긴 구멍을 교정하는데 이용할 수 있는 연골로 발생시키는데 성공하였다. 이러한 조직 조각들은 태아에 대한 외과수술

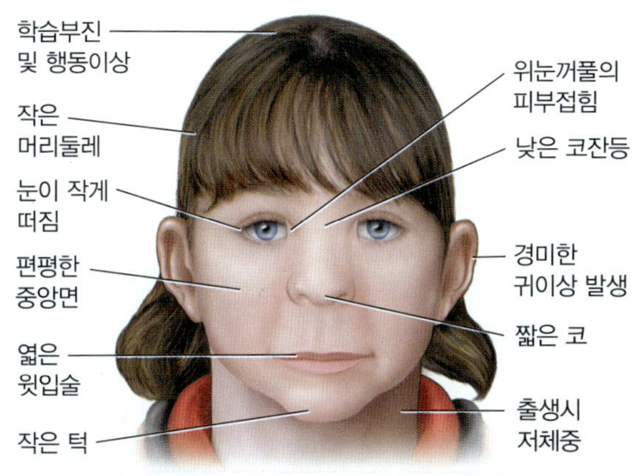

그림 21.14 **태아 알코올증후군.** 기관형성 동안에 고농도의 알코올에 노출되면 어린 시기에 심각한 영향을 줄 수 있다.

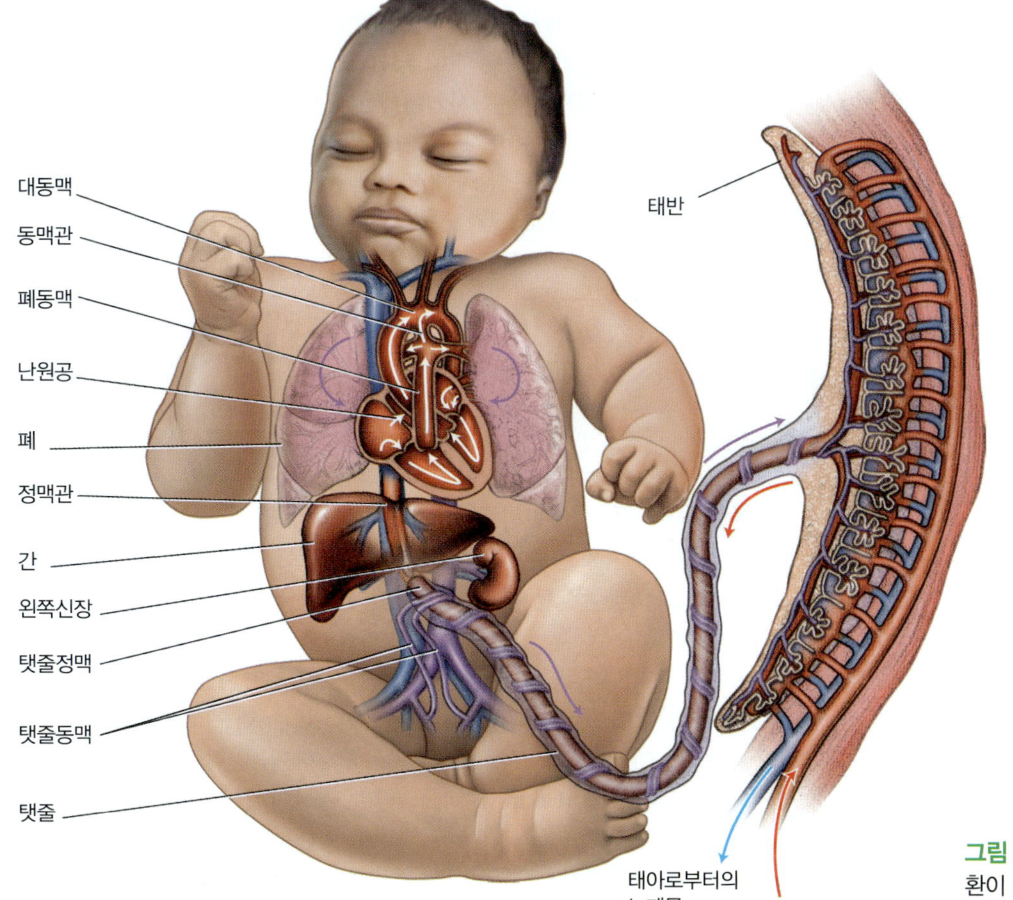

그림 21.15 **태아 혈액순환.** 폐와 간을 우회하여 물질 교환이 태반을 통해서 일어나기 때문에 태아에서의 순환은 성인의 순환과는 다르다.

표 21.3 | 임신 기간에 이용되는 진단

진단	이용 시기 및 방법	증상
융모막추출법(CVS)	수정 후 8~10주. 자궁경부나 복부 체벽을 통해 직접적으로 흡입하여 샘플을 얻는다.	진단이 가능한 유전질환. 예를 들면 낭포성섬유증, 헌팅턴무도병. 시료를 얻은 과정에 유산의 위험성이 있음.
알파-태아단백질(AFP)	수정 후 14~16주. 엄마의 혈액 진단.	AFP 양의 증가는 신경관 결함을 나타냄.
양수검사	수정 후 14~16주. 복부 체벽을 통해 주사기를 넣어 적은 양의 양수 채취.	유전질환. AFP 양을 좀 더 정확하게 알 수 있음.
초음파	수정 후 16~18주. 태아에서 튀어나온 음파를 수신기로 되돌려 보내 형성된 상.	신체와 내부기관 혹은 태반의 위치의 이상 발생.

때 부착시킬 수 있다. 캘리포니아대학교 샌프란시스코 캠퍼스 및 다른 센터의 과학자들은 비정상적인 혈액이나 면역계 세포를 만들어내는 유전 질병을 치료하기 위하여 건강한 골수줄기세포를 이용하는 것을 연구하고 있다. 출생 전에 건강한 대체 세포를 넣어 평생 나타날 고통을 최소화하거나 제거할 수 있다.

태아줄기세포는 출생 후에도 사람들을 치료하는데 유용하게 쓰일 수 있다. 태아줄기세포는 이미 만성심장병에 의해 손상된 심장을 복구하는데 이용해 오고 있으며, 손상된 척수와 뇌에서 신경 기능을 회복하는데도 희망을 보여주고 있다. 태아줄기세포는 성체줄기세포보다는 좀 더 광범위한 다분화능을 가지고 있으며, 이들이 원래 채취된 기관에서 발견되는 좀 더 다양한 세포로 발달할 잠재성을 갖는다.

태아줄기세포의 이용은 배아 줄기세포의 이용으로 생기는 윤리적인 문제를 피할 수 있다. 태아줄기세포는 수정 후 빠르면 10주쯤에 양수로부터 얻을 수 있으며, 배아를 죽이지는 않는다. 사실 태아줄기세포는 이미 부분적으로 분화가 되었기 때문에 과학자들이 배아세포를 특정한 조직으로 분화시키는데 요구되는 단계를 더 잘 이해할 때까지는 태아세포는 단기적으로는 배아 줄기세포보다 의학적으로 더 도움이 될 수 있다. 그러나 대부분의 과학자들은 미분화된 배아 줄기세포가 적용면에서 부분적으로 분화된 태아세포보다 더 효과적일 것으로 생각하고 있다.

태아기는 태반과 태아가 진통 및 출산을 촉진하는 호르몬을 분비하기 시작할 때 끝난다.

출산 과정

출산(parturition)을 야기하는 정확한 원인은 완전하게 밝혀진 것은 아니며, 한 여성이 출산을 언제 시작할지를 예측하는 것은 불가능하다. 알려진 것은 자궁내 발생이 끝날 쯤 태아가 태반에서 나온 호르몬에 의해 시상하부, 뇌하수체 및 부신으로부터 호르몬을 분비한다는 것이다. 태아 호르몬에 의해 태반이 에스트로겐 분비를 급격하게 촉진시키면 옥시토신과 프로스타글란딘 분비가 증가한다. 옥시토신이 자궁의 평활근을 자극함으로써 자궁 수축이 시작된다.

출산 시 첫 자궁수축은 엄마가 인식을 하지 못하지만 태아가 나올 수 있도록 자궁경부를 확장시키기 시작한다. 자궁경부가 확장되면 임신 시작부터 자궁경부를 막고 있던 점액 마개가 제거된다. 아기의 머리가 자궁경부를 압박하며, 양막강이 터져 양수가 나온다. 이것을 양수파열(water breaking)이라고 하며 출산이 24시간 안에 시작된다는 신호가 된다.

진통(labor)은 강력하며 주기적으로 일어나는 자궁수축이다. 진통은 양성 되먹임 과정에 의해 일어난다. 옥시토신은 자궁수축을 유도하여 아기의 머리를 좁은 자궁경부로 밀어낸다. 자궁경부의 확장은 더 많은 옥시토신의 분비를 촉진하고, 자궁 수축의 강도를 더욱 증가시키고 자궁경부에 더욱 압박을 가하게 된다. 처음에 수축은 40초 혹은 그 이상 지속되며, 매 15~20분마다 일어난다. 진통이 진행되면서 자궁수축이 좀 더 길게 갈 수도 있으며, 나중에는 단지 몇 분 간격으로 일어날 수 있다. 출산은 3단계가 있으며 각 단계에서의 주요 특징에 의해 나누어진다(그림 21.16).

출산의 첫 단계에서는 자궁경부가 아주 작은 연필심 크기의 구멍으로부터 10 cm 정도 지름 크기로 열린다. 이러한 과정은 자궁경부의 소멸, 즉 자궁경부가 얇아지는 것으로 알려져 있는데 실제로 자궁이 아기의 머리를 향해서 당겨지기 때문에 일어나는 현상이다. 출산의 첫 단계가 완성되는 데는 몇 시간 혹은 며칠이 걸리기도 한다.

출산의 두 번째 단계는 아기가 출생 통로로 이동할 때 일어난다. 아기의 머리가 질로 내려오면 복부의 근육을 활발하게 수축시켜 엄마의 밀어내는 힘이 더욱 커진다. 이 단계에서의 수축은 빈번하게 그리고 길게 일어나며 출산 중 가장 고통스런 시간이다. 오늘날 여성들은 출산 고통을 완화시키기 위한 여러 방법들을 이용한다.

제2단계 말미에 **회음절개**(episiotomy)라고 하는 작은 절개를 출산 통로 입구에 만든다. 이러한 절개의 의도는 아기의 머리가 통과하는 것을 쉽게 하고자 하는 것이지만 엄마의 조직에 손상을 주거나 어떤 방법으로든 아기에게 도움을 준다는 과학적인 증거는 없다. 회음절개술은 특정 경우에만 이용되어야 한다는 조언에도 불구하고 놀랍게도 아직까지 흔하게 이용되고 있다.

일단 아기의 머리와 어깨가 나오면 나머지는 쉽게 빠져나온다. 출산의 세 번째 단계는 15분 후에 일어나며 계속된 수축에 의해 태반이 빠져나온다.

사람의 골반은 직립 자세에 적응되어 있어 좁고 꼬여 있어 아기가 매우 작은 구멍을 통해서 통과해야 하고, 여러 번 위치를 바꾼다. 한 여성이 작은 골반에 큰 아기를 가질 때 혹은 아기가 **역산(breech)**, 즉 머리가 위를 향하고 있을 때 **제왕절개(Caesarean section)**를 이용하여 출산을 할 수 있다. 이 수술에서는 절개가 아래 복부에서 이루어지며 아기를 직접적으로 열린 자궁으로부터 꺼낸다. 제왕절개는 비상 상황에서 한 번 쓸 수 있는 방법이지만 시간이 흐를수록 더 빈번해지고 있으며, 특히 출산을 적절한 시간에 맞추어 낳고자 하는 여성과 의사 사이에서 이용되는 경향이 있다.

태반이 나오기도 전에 탯줄을 끊으면 태반과 아기의 연결 고리가 끊어진다. 결과적으로 이산화탄소가 아기의 혈액 속에 쌓이기 시작하여 호흡 반사를 자극함으로서 혈액의 가스 항상성을 회복하게 된다. 첫 번째 강렬한 호흡이 폐를 부풀게 하고 가스 교환을 시작하게 한다. 미성숙하게 태어난 아기에서는 발달하지 못한 폐가 팽창하지 못하

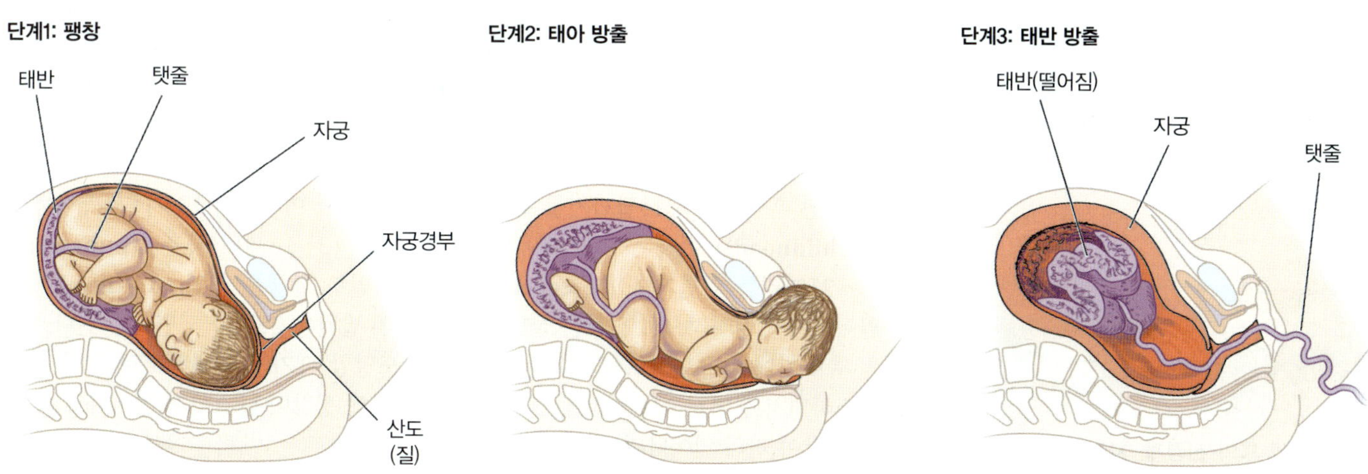

그림 21.16 출산의 3단계. 출산이 진행되는 동안에 (1) 자궁경부는 팽창하며, (2) 아기가 세상 밖으로 나오고, (3) 태반이 최종적으로 밖으로 나온다.

거나 팽창된 상태로 남아 있어 인공호흡장치를 필요로 한다.

탯줄 안에 있는 혈구들의 일부는 줄기세포이므로 단순하게 탯줄을 버리는 것이 아니라 일부 부모는 이러한 세포를 줄기세포 은행에 보관하기 시작했다. 태아줄기세포에 대한 연구는 성체줄기세포보다는 좀 더 유연성이 있다는 것을 보여주지만 이들이 혈액이나 뼈세포 이외의 세포를 생산하도록 유도할 수 있는지는 아직 명확하지 않다.

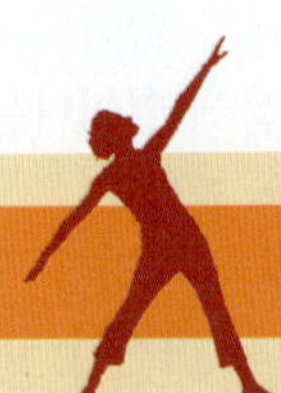

쉬어가기 21.5

줄기세포의 반대자들은 배아 줄기세포를 이용하여 질병을 치료하지는 못했지만 태아의 혈액으로부터 얻은 세포로는 수십 가지의 혈액 혹은 혈액 관련 질병을 치료해 왔다는 것을 주목하고 있다. 왜 배아 줄기세포는 어떤 질병을 치료하지 못하였을까?

21.5 출생 후의 발생

발생은 지속적인 과정으로 출생 후에도 그리고 성인으로 가면서 변화와 성숙이 계속된다.

성장 및 성숙

출생 후 첫 한 달 동안의 **신생아(neonatal)** 시기에 소화계가 기능을 하기 시작한다. 또한 피부 아래에 지방을 축적하기 시작한다. 이러한 지방은 아기가 체온을 좀 더 효과적으로 조절하도록 해준다. 이 시기에 뇌도 빠르게 발생을 하며, 큰 소리의 자극에도 점점 적응을 해 가며(그림 21.17), 기본적인 감정을 표현하며 단기 기억을 보여준다. 뼈로 되어 있지만 연결되지 않은 두개골 판은 결합하기 시작하는 반면에, 머리의 정수리구멍(fontanels), 즉 부드러운 부분의 뼈는 융합되지 않고 약 2살까지 그대로 존재한다.

신생아의 건강은 유아 영양소에 의존하는데 이유식을 먹이기 전까지는 완전히 모유에 의존한다. 출생 후 첫 며칠 동안에는 젖샘에서 지방이 적고 단백질, 항체, 무기질 및 비타민이 풍부한 노란 액체인 초유(colostrum)가 나온다. 출생 후 엄마의 뇌하수체에 의해 분비된 프로락틴은 **젖분비(lactation)**, 즉 성숙한 모유의 생산을 촉진한다. 유아가 젖을 빨면 옥시토신의 분비를 촉진하고, 이것은 모유를 젖샘으로 분비하는 작용을 촉진한다(그림 21.18).

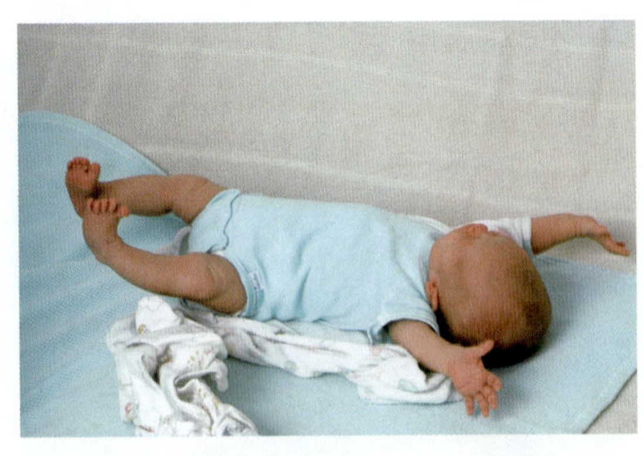

그림 21.17 **출생 후의 신경계.** 사진 속의 아기는 깜짝 반사를 보여주고 있는 것으로 큰 소리에 반응하여 팔과 다리를 쭉 뻗고 등을 구부리는 행동을 보인다. 깜짝 반사는 출생 후 2~3주가 지나 뇌가 성숙하면서 사라진다.

출생 후 1달에서 15달까지를 **유아기(infancy)**, 이 이후부터 12~15세까지를 **유년기(childhood)**, 여자는 10~16세 그리고 남자는 13~16세의 **사춘기(pubescence)**, 19~21까지를 **청년기(adolescence)**라고 한다. 일부 발생은 **성인(adulthood)**에서도 일어나지만 실질적으로 성장은 끝나며 뼈와 뇌의 발달은 25세가 되면 완성된다.

유아기에서 유년기로의 성장은 사춘기에 도달할 때가지 전반적으로 성장 속도가 감소하면서 상대적으로 느리게 진행된다. 사춘기에 성장이 급격하게 일어나고 그 후에는 성장이 거의 일어나지 않는 특징을 보인다.

출생 후 성장의 패턴은 불규칙하여 신체의 부위에 따라서 빠르게 혹은 느리게 진행된다. 이러한 차별적인 양상을 **대비생장(allometric growth)**이라고 한다(그림 21.19).

유아의 다리는 몸에 비해 상대적으로 짧다는 것을 알 수 있는데 유년기와 사춘기를 지나면서 몸통보다 다리가 훨씬 빠르게 성장하여 상대적인 비율이 변하는 것을 볼 수 있다. 사춘기의 시작은 성장이 급격하게 일어나는 것이 특징이며 성적인 성숙도 함께 일어난다.

사춘기

성숙한 성 기관 및 **2차 성징(secondary sex characteristics)**의 발달은 일련의 호르몬 분비로 일어난다. 잘 이해되지는 않았지만 첫 단계에서는 어떤 연유로 시상하부가 자극을 받아 **생식선자극호르몬 방출호르몬**(gonadotrophin-releasing hormone, GnRH)을 분비하기 시작한다. 이 호르몬은 차례로 뇌하수체로부터 **황체형성 호르몬**(LH)과 **여포자극 호르몬**(FSH)의 분비를 촉진한다. 남녀 모두에서 LH와 FSH는 생식선가 성호르몬을 분비하도록 자극한다. 비록 에스트로겐은 여성에서 더 풍부하며 여성 호르몬으로 그리고 테스토스테론은 남성 호르몬으로 생각되지만 두 호르몬은 남녀 모두에서 합성된다.

여성에서 가슴이 발달하고 음부에 털이 나오는 것으로 사춘기가 시작되는 것을 알 수 있다. 가슴은 10~11살쯤에 발달하기 시작하고 약 2년간에 걸쳐 지속된다. 음모는 가슴이 발달한 뒤에 좀 늦게 시작된다. **초경(menarche)**은 보통 가슴 발달이 시작된 2년 후쯤에 일어나며 월경주기는 꽤 규칙적으로 진행된다. 다음 쪽의 유전자 및 항상성은 지난 100년 동안 진행되고 있는 조기 초경에 대한 연구를 보여주고 있다.

사춘기 여성에서도 팔 아래, 윗입술 위, 그리고 팔과 다리의 털은 좀 더 두꺼워지고 검어진다. 아래 골반의 크기가 커지고 지방 축적이 증가하면서 엉덩이가 커지며, 여성의 몸매가 둥글둥글해진다. 여성의 키는 대부분 초경 2년 후 쯤에 다 자란다.

남성에서 사춘기의 첫 징후는 유년기 이래 같은 크기로 남아 있던 고환과 남성 성기가 커지는 것이다. 성욕이 크게 증가하며, 발기가 자주 일어난다. 소년들은 사춘기 초기에 사정을 할 수 있지만 통상적으로 몇 해 동안은 사정을 해도 정자가 거의 없다. 음모가 나타나기 시작한다. 후두가 빠르게 성장하여 완전한 옥타브로 목소리가 깊어진다. 목소리 변화 후에 얼굴과 몸에 털이 난다. 소녀보다는 소년에서 좀 더 늦게 급격한 성장이 일어나며 좀 더 오래 지속되어 성인 남녀 사이에 평균 10 cm 정도 키가 차이가 난다.

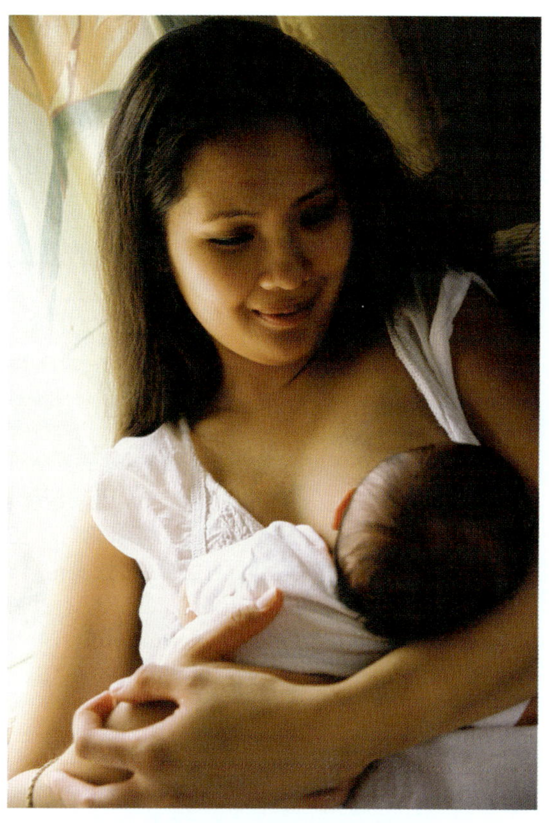

그림 21.18 **젖분비.** 젖을 빨게 되면 젖샘으로부터 모유의 방출을 촉진한다. 모유는 아기가 젖을 빨면 많이 만들어지고 덜 빨면 감소하는 되먹임 반응으로 조절된다.

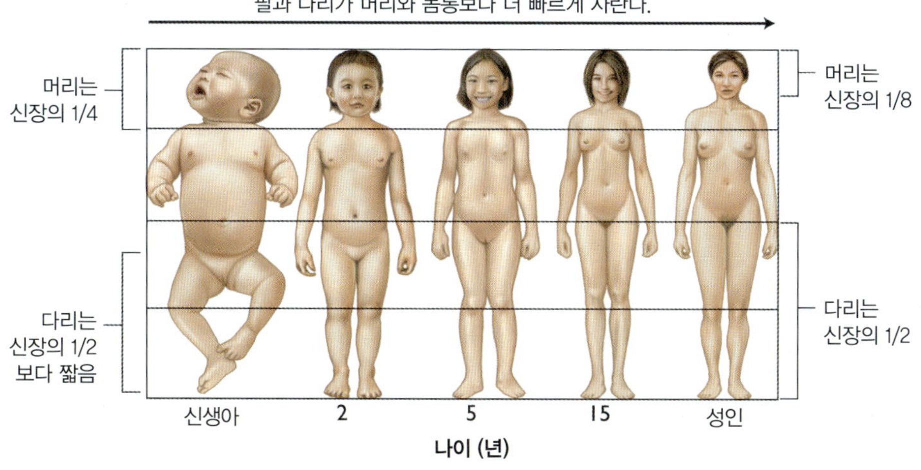

그림 21.19 **대비생장.** 발생하는 동안에 모든 골격이 고르게 성장하는 것이 아니다. 일반적으로 팔다리는 머리와 몸통보다 더 빠르게 성장하며 머리와 몸 크기 사이의 상대적인 크기에 변화를 준다.

시각화 소녀들은 소년들보다는 좀 더 빨리 성장을 끝낸다. 남녀가 같은 방법으로 상대적으로 성장한다면 소년과 소녀 사이에 상대적인 팔다리 크기에서 어떤 차이가 나타나겠는가?

유전자 및 항상성

소녀가 여성이 되기에는 너무 어린가?

1962년 영국의 소아과의사인 제임스 터너(James Turner)는 1830년대에서 1960대로 오면서 초경의 나이가 17세에서 12.8세로 줄었다고 발표하여 과학자들에게 충격을 주었다. 10년에 4개월씩 초경의 나이가 낮아졌으며, 그 이래로 초경의 나이가 계속해서 낮아지고 있다는 보고가 있다. 한 연구에 따르면 1973년과 1994년 사이에 2~9달의 감소가 있었다고 한다. 많은 부모들은 이미 자식들이 너무 빨리 자라고 있다고 믿는다. 이러한 연구 결과는 걱정해야 할 증거가 되는가? 이러한 현상이 왜 일어나는가?

알려진 것처럼 초경의 나이는 20세기를 통해 낮아지고 있지만 터너가 조사한 것처럼 많이 낮아진 것은 아니다. 1830년대의 소녀들의 초경에 대한 조사는 작고 대표성이 없는 가난한 영국 소녀 집단으로부터 얻은 데이터에 기초를 두고 있었다. 여러 군데에서 얻어진 다른 데이터들은 19세기에 초경의 평균 나이는 약 14~15세 정도로 오늘날의 12~13세보다 2살 정도 많은 나이다.

과거 150년을 통해 초경의 나이가 낮아진 것은 영양이 좋아진 덕분으로 보인다. 에스트로겐의 양이 사춘기 때 올라가고 결과적으로 초경을 유도하는 역치를 넘어간다. 대부분의 에스트로겐은 난소에서 만들어지지만 일부는 지방 세포에 의해서 만들어진다. 따라서 지방이 좀 많은 소녀들은 지방을 적게 가지고 있는 소녀들보다 에스트로겐 역치가 좀 더 일찍 도달한다. 1800년대 초기 산업혁명으로 집단이 전체적으로 잘 먹어 지방이 늘어나 초경의 평균 나이가 낮아졌다.

집단 수준에서 초경의 나이가 낮아지더라도 발생 단계에서 소녀들 사이에서는 상당한 차이가 있다. 이러한 차이는 유전적인 측면이 있는 것 같다. 예를 들면, 초경의 나이가 엄마와 딸, 자매간 그리고 1란성 쌍생아 사이에 매우 유사한 것이다. 일부 증거는 좀 더 이른 초경은 에스트로겐 합성과 대사를 조절하는 유전자에 대한 특정 대립유전자를 가지고 있는 것과 관련이 있다는 것이다. 좀 더 높은 에스트로겐 양에 기여하는 유전자 변이가 초경이 좀 더 일찍 시작되는 것과 관련이 있다.

흥미롭게도 초경과 관련이 있는 같은 유전자 중의 어떤 것은 유방암과 관련이 있다. 이러한 연결 고리는 왜 조기 초경이 나중에 유방암에 대한 위험요소로 생각되는지를 설명해 줄 수 있을 것이다. 조기 초경을 유도하는 에스트로겐의 증가는 암으로 될 수 있는 유방세포를 자극하여 종양이 좀 더 빠르고 조기에 형성되도록 한다.

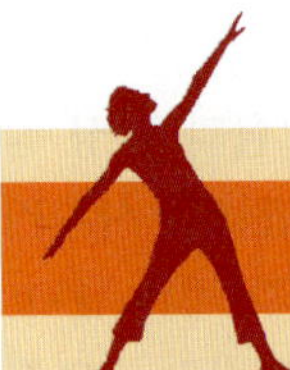

쉬어가기 21.6

뇌 발달은 25세쯤 대부분 완성되지만 일생 동안 신경세포는 새로운 연결 고리를 만들며 자신을 새로운 환경에 적응하기 위하여 리모델링한다. 이것은 유년기, 십대, 젊은 성인 시절과 나이든 성인 시절에 사고 과정과 학습에 대하여 무엇을 말해 주는가?

성인은 최소한 골수에서 혈액세포 및 여러 형태의 결합조직을, 피부에서 진피세포를, 그리고 뇌에서는 신경 및 지지세포를 만드는 다분화능 줄기세포(multipotent stem cell)를 생산한다. 이러한 줄기세포 중의 어떤 것은 특정 성장 조건하에 전분화능세포(pluripotent cell)가 될 수 있다. 불행하게도 이들 세포는 연구용으로는 사용하기에는 두 가지 한계점, 즉 이들 조직에서는 그 수가 적고, 실험실에서 키우기 어려운 점을 가지고 있다.

남녀가 신체 잠재력이 가장 높이 올라 있는 25살 이후에는 거의 성장은 일어나지 않는다. 우리는 몇 십 년 동안 원기 왕성하게 살 수 있지만 결국 노화의 증상이 나타난다.

21.6 노화

노화(senescence) 또는 나이를 먹음은 삶을 통해 질병, 장애 및 죽음의 위험성을 증가시키는 점진적인 변화이다. 비록 어린 시절 및 성인 초기부터의 습관과 행동이 노화에 영향을 주지만 노화의 증후는 대부분의 사람들에게는 약 40세에 본격적으로 시작된다. 줄기세포의 적용이 신체의 노화를 멈추거나 역전시킬 수 있을지도 모른다.

우리는 왜 노화하는가?

미국에서 평균 수명은 남자는 72세, 여자는 79세이며, 최대 수명은 가장 오래 동안 생존했던 사람에서 볼 수 있듯이 125세쯤이 되는 것 같다. 인간의 수명을 제한하는 것을 설명해 줄 여러 가설들을 찾기 위한 노력이 진행 중인데, 여기서는 가장 일반적으로 언급된 것들을 기술하였다.

어떤 과학자들은 우리의 최대 수명은 유전자에서 암호화되어 있다고 생각한다. 이러한 가설은 성인의 세포가 죽기 전에 한정된 수만큼 분열한다는 관찰 결과에 의해 지지를 받는다. 이러한 세포분열 회수의 한계는 염색체의 끝에서 발견되는 반복 DNA 서열인 **말단소체(telomere)**의 활성도에 의해서 강제된다.

세포가 분열할 때마다 일부 말단소체가 손실되며, 말단소체의 길이가 아주 짧아지면 세포는 죽는다. 정자를 생산하는 세포, 암세포, 태아 및 배아 줄기세포는 세포분열 후에 말단소체를 회복하는 텔로머라아제(telomerase) 효소를 합성하여 지속적으로 분열한다.

다른 생명체를 연구하는 연구자들은 수명과 관련된 유전자를 발견하였는데 이들 유전자 돌연변이체는 수명이 매우 짧아지거나 혹은 길어진다. 같은 기능을 하는지는 아직 명확하지 않지만 유사한 DNA 서열을 가지고 있는 유전자가 사람에서도 발견되었다.

다른 과학자들은 세포들에 대한 누적된 공격으로 인해 세포들이 기능을 상실하고 죽게 되며, 결국 여러 기관계의 기능 상실로 이어진다고 생각하고 있다. 이러한 가설은 DNA 손상을 유발하는 돌연변이를 가지고 있는 사람은 조로증을 보여준다는 사실로부터 지지를 받는다(그림 21.20).

DNA 손상은 종종 다른 화학물질로부터 전자를 빼앗는 화학물질의 자유라디칼에 의해서 일어난다. 자유라디칼은 모든 세포에서 유기호흡에 의해 만들어지며, 칼로리의 제한으로 인해 자유라디칼의 생산이 억제됨은 왜 낮은 칼로리의 음식을 먹는 동물이 같은 자식들 중 잘 먹은 개체보다도 오래 사는지 그 이유를 설명해 줄지도 모른다.

신체는 통합시스템이기 때문에 한 시스템에 대한 손상은 다른 것에도 영향을 준다. 여러 면에서 노화는 양성 되먹임 과정이다. 예를 들면, 내분비계가 약해지기 시작하면 호르몬 신호에 의존하는 면역계 또한 기능을 상실한다. 결과적으로 노년층은 질병, 암, 관절염과 같은 자가면역 질환에 더 민감하게 된다.

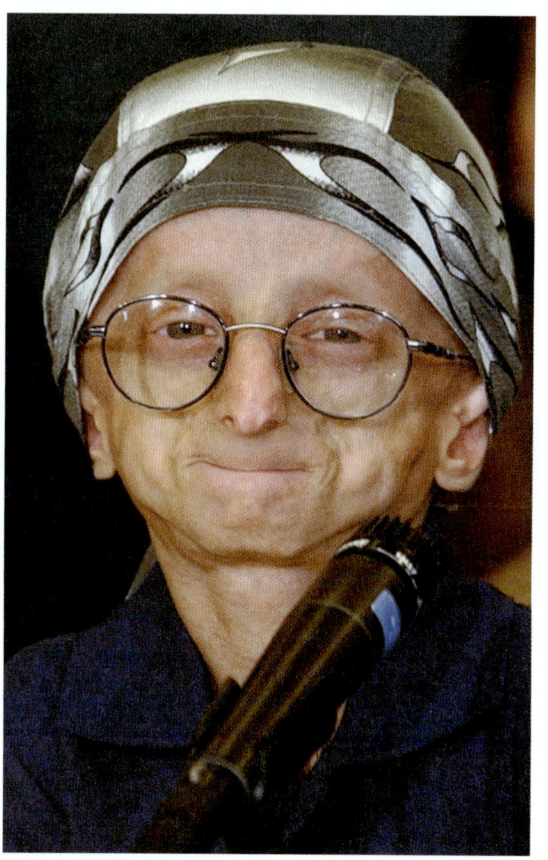

그림 21.20 조로증. 15살 청소년으로 조로증을 가지고 있는데. 이 증상에서는 핵이 불안정하고, DNA 손상이 아주 쉽게 일어난다. 결과적으로 노화의 증상이 삶의 매우 초기에 일어난다.

노화의 증상

개인의 노화는 얼마나 정확하게 환경적인 영향뿐만 아니라 유전적인 영향에 의존하는가? 노화의 증상들 중 많은 것들이 단백질간의 정상적인 기능을 방해하는 단백질간의 화학적 교차결합의 형성과 관련이 있어 보인다.

그러나 우리가 살아가는 동안의 건강 습관도 영향을 준다. 예를 들면, 태양을 많이 쪼이면 피부의 콜라겐이 좀 더 일찍 파괴되고, 조기에 주름이 생기도록 한다. 흡연, 알코올, 그리고 부족한 칼슘 섭취는 뼈의 무게를 줄이고 조기에 뼈가 연약해지도록 한다.

기관계에서 가장 흔한 노화 증상은 다음과 같다.

- **피부:** 탄력이 줄어들고 지방 축적이 감소하여 피부가 늘어지고 주름이 진다. 지방, 모낭 및 땀샘의 감소는 온도 조절 능력에 영향을 준다. 색소 세포 수가 줄어들지만

크기는 증가하여 피부는 창백해지고, 반점이 생기고 털이 하얗게 된다. 지방샘 수가 줄어들고, 세포분열이 감소하여 피부는 건조해지고 좀 더 느리게 치유가 된다. 눈의 각막에 구름이 낀 것처럼 보이고 시력을 떨어뜨린다.

- **심혈관계:** 심장세포 크기가 감소하여 심장 크기와 심장의 혈액 방출이 줄어든다. 동맥을 덜 탄력적이고, 좀 더 많은 동맥경화 플라크를 포함하여 혈압을 높이고, 심장 마비와 발작을 증가시킨다. 간으로 혈액의 흐름이 감소하여 약물 대사 속도를 줄인다.
- **소화계:** 소화계에서 근육의 강도가 감소하여 가슴앓이와 변비에 걸리기 쉽다. 대사 속도가 감소하기 때문에 더 적은 칼로리가 필요하다. 예를 들면 50세의 대사 속도는 어린 시절 대사 속도의 80~85% 정도가 된다. 만약 칼로리 섭취가 꾸준하다면 몸무게는 증가한다. 치아 건강을 오래 동안 돌보지 않으면 치아 손상으로 이어진다.
- **배설계:** 신장이 염류와 물의 균형을 유지하는데 덜 효과적이어서 탈수현상이 더 잘 일어나도록 한다. 빈약한 근육 강도로 인해 방광을 완전히 비울 능력이 줄어들고, 방광 감염의 위험성을 증가시킨다. 여성에서는 출산에 의해 약화된 골반 때문에 요실금 현상이 나타나고, 남성에서는 비대한 전립선 때문에 유사한 현상이 나타난다.
- **골격근:** 근육세포의 수는 사용하지 않음으로써 감소한다. 80세에 평균 근육량은 30세의 근육량의 50%에 불과하다. 뼈는 칼슘을 잃어버려 무게도 줄어든다. 여성은 특히 민감해지며, 70세쯤에 뼈의 반을 잃어버린다. 척추간 연골은 퇴화하고 키도 10년에 1cm씩 줄어든다. 관절의 연골이 퇴화하며, 노인의 약 15%에서 관절염이 발생한다. 세포분열 및 복구는 감소하여 손상을 입은 근육과 관절이 회복되는데 시간이 더 걸린다.
- **생식계:** 성호르몬의 분비량이 감소한다. 여성에서 이러한 감소는 배란의 중단, 폐경, 일과성 열감, 그리고 윤활유성 질 분비 감소를 초래한다. 남성은 발기하는데 좀 더 긴 시간을 필요하지만 평생 동안 생식 능력을 갖는다.
- **신경계:** 뇌의 양도 80세쯤에는 약 10% 정도 감소하지만 자신에게 미치는 영향은 거의 없다. 뇌로의 혈류가 감소하여 신경이 죽고 학습의 능력도 떨어지며, 반응이 느려지고, 단기 기억력이 훨씬 약해진다. 감각계의 기능이 떨어져 청신경세포가 파괴되어 청력을 잃으며, 감각세포가 죽어 냄새를 잘 맡지 못한다. 눈의 렌즈는 덜 유연해져 가까운 것을 잘 보지 못한다.

노인학(gerontology)은 건강한 삶을 늘려주는 방법을 찾는 것이다. 노인학자들의 주요한 조언 중의 하나는 개인들이 적합한 운동 프로그램을 이용하고 가능하면 오랫동안 노화의 부정적인 영향을 줄여주는 건강한 식사를 하라는 것이다.

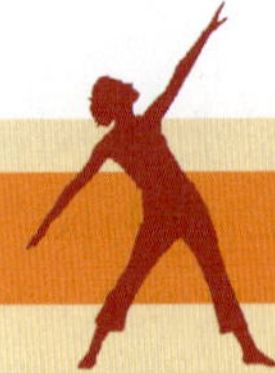

쉬어가기 21.7

앞 절에서 다루었던 내용인 왜 우리는 노화하는가에 대한 가설을 생각해 보라. 노인학자들의 조언은 이러한 가설들 중 한쪽 혹은 양쪽을 다 지지하는가?

이 장에서 줄기세포를 이용하여 심장을 복구하고 건강한 혈액 공급을 재개하는 것과 같은 노화의 증상을 줄여주는데 이용해오고 있다는 예를 배웠다. 줄기세포에 대한 연구는 또한 미래에 과학자들이 기관을 성장시켜 손상을 입었거나 작동하지 않는 것을 대체하고 여러 조직의 기능을 회복시켜 줄 것으로 생각된다. 줄기세포치료의 잠재성의 중의 하나는 많은 사람들이 가장 두려워하는 노화와 관련된 질병인 중추신경계의 기능의 손실에 대한 치료를 제공해 주는 것이다.

뇌의 회복

알츠하이머병(Alzheimer's disease, AD)은 뇌의 신경세포에서 단백질 섬유소가 엉키면서 시작된다. 영향을 받은 신경세포는 죽으며, 뇌의 전 지역이 기능을 잃어버린다. 그 결과 뇌는 점진적으로 기억을 잃어버리고 치매에 걸리며 결국 죽는다. 알츠하이머병은 노화의 정상적인 증상은 아니다. 65세 이상의 노인의 약 3% 정도가 알츠하이머병에 걸리며, 85세 이상의 노인에게서는 절반이 이 증상을 보인다. 2004년에 거의 450만의 미국인이 알츠하이머병에 걸렸다. 베이비붐 세대의 노화로 1,100~1,400만 명이 2050년에는 알츠하이머병에 걸릴 것으로 예상된다. 알츠하이머병은 심각한 장애를 초래하며 지금까지는 치료 방법이 별로 없다.

뇌의 기억 기능은 신경세포간의 연결과 연관되어 있기 때문에 이전의 연결 고리를 다시 회복시키는 대신에 손상된 신경세포를 줄기세포로 대체하는 것은 기억을 되살리지 못할 것이다. 낸시 레이건 여사의 지지에도 불구하고 배아 줄기세포에 대한 연구가 질병에 대한 분자적인 지식을 제공해 주었지만 알츠하이머병을 치료하지는 못할 것 같다.

줄기세포는 **파킨슨병(Parkinson's disease, PD)**에 대해서는 좀 더 희망적인데 영화 백 투 더 퓨처의 마이클 폭스(Michael J. Fox)는 31세에 이 질병에 걸렸는데 이 질병은 보통 노화와 관련이 있다. 대부분의 파킨슨병은 60 세 이후에 진단이 된다. 파킨슨병은 알츠하이머병보다는 약간 덜 빈번하게 발생한다. 약 100~300백만 사람들이 질병을 가지고 있으며, 이러한 숫자는 노인들이 증가할 때 같이 증가할 것으로 예상된다.

파킨슨병은 신경전달물질인 도파민을 생산하는 뇌의 세포가 알려지지 않은 이유로 기능을 멈출 때 일어난다. 이 질병의 원인이 특정 기능을 가지고 있는 작은 수의 세포에 한정되어 있기 때문에 줄기세포로 대체하는 것이 가능할 것으로 보인다. 사실상 배아 줄기세포는 쥐에서 유사 파킨슨병을 치료하는데 이용되어 오고 있다.

쥐에 대한 실험은 줄기세포 치료가 파킨슨병 환자에게 희망을 확인시켜 주었다. 그러나 그것은 또한 줄기세포 이용에 대한 부정적인 부작용 중의 하나를 보여주었다. 생쥐의 줄기세포를 투여한 쥐의 20%에서 뇌에서 분화를 하지 않고 미분화된 종양으로 계속해서 분열을 하였다. 과학자들이 미분화된 줄기세포의 분열을 조절하는 방법을 알 때까지는 치료법으로서는 유용하지 않을 것이다.

줄기세포, 세포 분화의 과정 및 기관형성에 관해서는 많이 알려져 있지 않아 배아 줄기세포가 어떻게 현재의 불치병을 치료하는데 이용되는가에 대하여 말하기는 어렵다. 새로운 줄기세포주로 연구하는 것에 대하여 연방 지원금을 억제하는 부시 대통령의 결정은 이러한 세포에 대한 거는 희망을 감소시켰다. 줄기세포를 얻기 위하여 사람 배아를 파괴하는 것에 대한 도덕적 이슈가 줄기세포 연구에 대한 아직 알려지지 않은 혜택만큼 가치가 있는지는 아직 불명확하다.

그러나 캘리포니아, 미주리, 뉴욕 주와 유럽의 여러 나라들은 연방정부에 의해서 만들어진 연구비 격차를 채워주어 배아 줄기세포에 대한 연구를 활성화시키고 있다. 이러한 사법부의 결정은 원하지 않은 혹은 기부된 체외수정 배아로부터 만들어진 세포주에 대한 연구로 제한하여 윤리적 반대 부분을 피해가고 있다.

또한 이미 분화된 세포가 다분화능 혹은 전분화능으로 어떻게 다시 프로그램되는가에 대한 연구가 진전을 보이고 있다. 2007년 11월에 일본의 교토대학 및 위스콘신대학의 과학자들은 보통의 사람 피부세포에 4개의 새로운 유전자를 주입하면 전분화능 배아 줄기세포가 된다는 것을 발표하였다. 이러한 연구 결과의 발표는 배아 줄기세포 연구를 찬성하는 쪽이나 반대하는 쪽 모두로부터 환영 받았다. 성인으로부터의 세포를 다시 프로그램함으로써 며칠 된 배아로부터 줄기세포를 얻음으로써 제기된 거의 모든 윤리적인 도전을 피할 수 있게 되었다.

다시 프로그램된 성체세포는 정상 배아처럼 분화를 할 것인지 아니면 연구자들에 의해 주입된 유전자들이 이러한 세포로부터 만들어진 조직에 문제를 야기할지는 아직 불명확하다. 지난 역사가 보여주듯 이러한 흥미로운 세포에 대한 연구로부터 우리가 배우는 것이 우리를 놀라게 할 것이다.

21장 복습

기억해야 할 어원

다음 어원은 주로 라틴어와 그리스어에서 온 것이며 용어를 해독하는 데 도움이 될 것이다.

ec- 외부를 의미하는 단어임(ectopic은 특정 장소 이외의 곳을 의미함).
lact- 모유 혹은 우유 등 젖에 대한 단어임.
meso- 중간을 의미함.
-morph & morpho- 형태를 의미함.
multi-(many, much), pluri-(several, many), toti- (all, wholly) 양을 나타내는 단어로부터 옴.
neo- 새로운 것을 의미하는 단어로부터 옴.

핵심 용어

21.1 배아 줄기세포의 생산

1란성 쌍생아(monozygotic twins)
2란성 쌍생아(dizygotic twins)
개체발생능(totipotent)
난할(cleavage)
내세포괴(inner cell mass)
다분화능(multipotent)
발생(development)
배반포(blastocyst)
배아(embryo)
배아 줄기세포(embryonic stem cell)
배외막(extraembryonic membrane)
선배아(preembro)
성숙란(ovum)
세포 분화(cell differentiation)
수정(fertilization)
수정능력획득(capacitation)
영양세포층(trophoblast)
재생 의학(regenerative medicine)
전분화능(pluripotent)
접한 쌍생아(conjoined twins)
접합자(zygote)
줄기세포(stem cell)
체외수정(in vitro fertilization, IVF)
태아(fetus)
태아 줄기세포(fetal stem cell)
투명대(zona pellucida)
형태형성요소(morphogenesis)

21.2 초기 배아 발생

난황낭(yolk sac)
낭배(gastrula)
내배엽(endoderm)
배반(embryonic disk)
사람 융모성 생식선 자극호르몬(human chorionic gonadotrophin, HCG)
양막(amnion)
양수(amniotic fluid)
외배엽(ectoderm)
유산(miscarriage)
임상적 임신(clinical pregnancy)
자궁외 임신(ectopic pregnancy)
중배엽(mesoderm)
착상(implantation)

21.3 기관형성

***SRY* 유전자(*SRY* gene)**
뮐러관(Mullerian duct)
미분화 생식선(indifferent gonads)
볼프관(Wolffian duct)
생식결절(genital tubercle)
세포 이동(cell migration)
신경관(neural tube)
예정세포사(apoptosis)
음순음낭 팽창(labioscrotal swelling)
척추갈림증(spina bifida)
형태형성과정(organogenesis)

21.4 태아 발생 및 출생

난원공(foramen ovale)
동맥관(ductus arteriosus)
몸젖샘발육호르몬(somatomammotropin)
양수검사(amniocentesis)
역자세(breech)
융모막 융모(chorionic villi)
정맥관(ductus venosus)
제왕절개(Caesarean section)
진통 혹은 출산(labor)
초음파(ultrasaound)
출산(parturition)

태반(placenta)
탯줄(umbilical cord)
프로락틴(prolactin)

21.5 출생 후의 발생

2차 성징(secondary sex characteristics)
사춘기(pubescence)
상대성장(allometric growth)
성인기(adulthood)
수유(lactation)
신생아의(neonatal)
유년기(childhood)
유아기(infancy)
청년기(adolescence)
초경(menarche)

21.6 노화

노인학(gerontology)
노화(senescence)
말단소체(telomere)
파킨슨병(Parkinson's disease, PD)

요약

21.1 배아 줄기세포의 생산

• 성체 및 태아 줄기세포는 부분적으로 분화한 다분화능 세포이다. 배아 줄기세포는 미분화된 전분화능세포이며, 사람에서 어떠한 세포로도 될 수 있는 잠재성을 가지고 있다. 배아 줄기세포의 전분화능이 배아 줄기세포를 대체 조직과 기관을 만들어낼 후보자가 되도록 한다(512쪽).

• 수정 시 활성화된 정자가 투명대에 도달하기 위해서 난자를 둘러싸고 있는 여포 속으로 뚫고 들어간다. 정자의 머리가 투명대에 붙으면 첨체에 있는 효소가 방출되어 투명대를 파괴됨으로써 정자가 난자막에 도달할 수 있게 된다(513쪽; 그림 21.2).

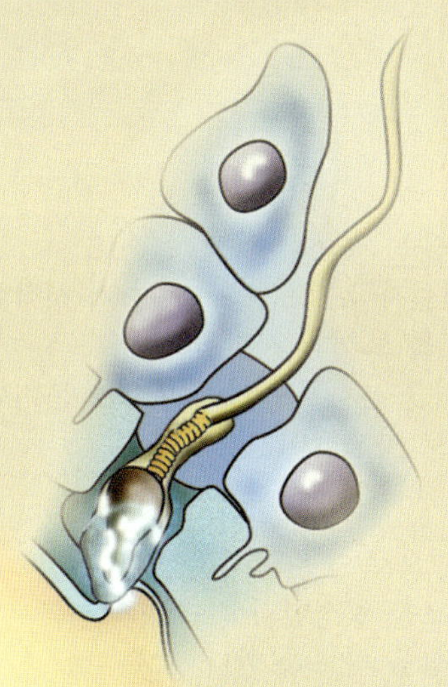

• 정자와 난자막이 융합한 후에는 다른 정자가 난자를 통과할 수 없다. 난자는 제2감수분열을 완성하며 성숙한 난자가 된다. 정자와 난자 핵이 합쳐지면 세포는 접합자가 된다(514쪽).

• 접합자는 빠른 난할을 통해 선배아가 되며, 몇 번의 분열 더 거쳐 배반포가 된다. 배반포의 내세포괴는 배아가 되고 궁극적으로는 태아가 되며, 외부의 세포는 배외막으로 발달한다. 내세포괴는 연구를 위한 배아 줄기세포가 된다(515쪽).

21.2 초기 배아 발생

• 배반포는 자궁벽에 착상을 하며, 엄마와 영양분을 주고 받기 위한 연결고리를 갖는다. 착상 때 배반포는 임신의 첫 신호인 사람융모성생식선자극호르몬을 분비하기 시작한다(516쪽).

• 배반포의 내세포괴는 구조 변화를 통해 3배엽의 낭배를 형성한다. 낭배의 각 배엽(외배엽, 중배엽, 내배엽)은 특정 조직으로 분화한다(517쪽).

21.3 기관형성

• 분화와 함께 기관형성과정의 다른 핵심 요소는 부분적으로 혹은 완전하게 분화된 세포가 체내에서 최종 목적지로 움직이는 세포이동 그리고 세포자살을 들 수 있다(517~518쪽).

• 뇌와 척수는 발생하는 첫 번째 기관계로서 배반의 중간을 따라 존재하는 신경판이 접혀져 외배엽으로 둘러싸인 신경관을 형성한다. 환경적인 요소는 신경관 형성을 방해하여 출생 결함이 되기도 한다(518~519쪽).

• 성 특이적인 유전자의 발현 및 호르몬은 배아가 남자가 될지 아니면 여자가 될지를 결정한다. 배아 생식선은 정소 혹은 난소가 된다. 관 시스템이 남녀 배아에서 나란히 놓여있다. 남녀의 외부 생식기관은 같은 배아 물질로부터 만들어진다(519~520쪽; 그림 21.10).

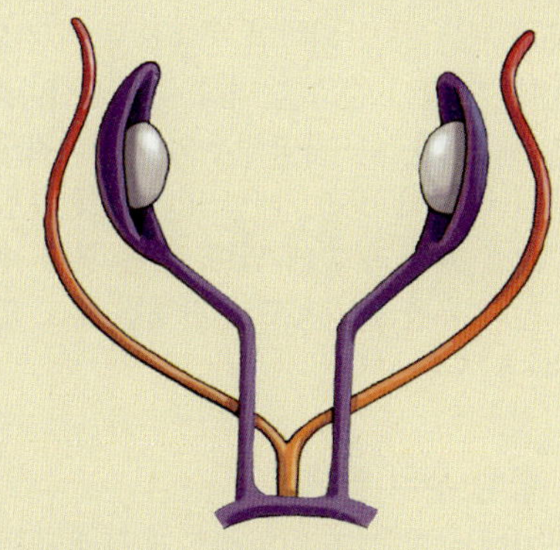

21.4 태아 발생 및 출산

• 태반은 배반포의 영양세포층과 자궁 조직으로부터 자궁에서 만들어진다. 태반의 융모막 융모는 태아와 엄마 사이의 물질 교환을 용이하게 해준다. 태반에 의해 분비되는 호르몬은 자궁벽을 두껍게 유지하며, 배란을 억제하고, 물질 교환을 촉진시키며, 유방이 젖 분비를 준비하며, 또한 많은 임신 부작용도 초래한다(521~522쪽; 그림 21.13).

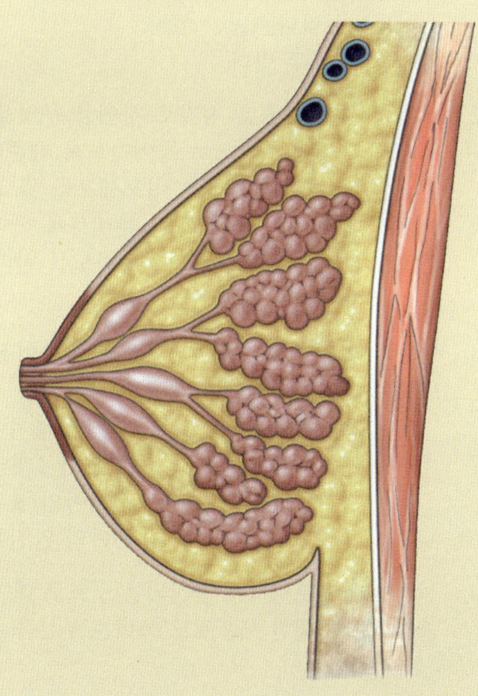

- 모든 영양분과 가스 교환은 태반을 가로질러 일어나고 혈액은 탯줄을 통해 흐르기 때문에 태아에서의 순환은 폐를 우회할 수 있다. 태아 순환 패턴은 출생 후에 성인 패턴으로 변화한다(522쪽).
- 태아 세포를 포함하는 줄기세포는 출생 결함과 다른 손상을 회복하는데 이용될 수 있다(523~524쪽).
- 출산 시작 신호는 아직 알려져 있지 않지만 과정 자체는 양성 되먹임 반응으로 자궁경부에 대한 압박이 수축을 더욱 증가시킨다. 출산은 세 단계, 즉 자궁경부의 확장, 자궁으로부터 아기의 방출, 태반의 제거를 포함한다. 출생 후에 탯줄에 남아 있는 혈액 속의 세포는 유용한 줄기세포로 판명될 수도 있다(524~525쪽).

21.5 출생 후의 발생

- 유아기에는 지방 조직이 빠르게 축적되고 뇌와 소화계가 성숙하는 것이 특징이다. 이 단계의 유아는 보통 수유에 의해 제공된 액체 음식에 의존한다. 젖 생산은 또 다른 양성 되먹임 과정으로 젖을 빨수록 모유가 더 많이 나오게 된다(526쪽).
- 성인까지 성장은 상대 성장으로 신체의 부분들이 다른 속도로 자란다(527쪽; 그림 21.19).

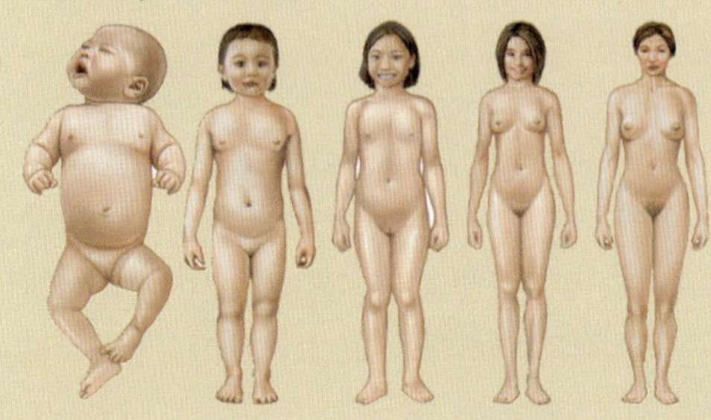

- 사춘기는 남녀 호르몬 생산이 올라갈 때 일어나며 2차 성징의 발달을 유도한다. 이러한 특징으로는 가슴 및 생식기의 발달, 음모의 발달, 그리고 월경 및 남성의 사정을 들 수 있다(527쪽).

21.6 노화

- 노화는 세포분열 횟수의 제한에 대한 반응으로 혹은 DNA에 대한 누적된 손상의 부작용 때문에 약 40세쯤에 본격적으로 시작된다(528쪽).
- 노화의 결과로는 피부 주름, 털 색소의 손실, 그리고 근육 및 뼈 무게의 감소, 심혈관계 질병과 같은 좀 더 심각한 증상을 포함한다(529~530쪽).
- 노화와 관련된 2가지 질병은 줄기세포 치료법을 이용한 치료에 대하여 다른 전망을 가지고 있다. 알츠하이머병은 신경세포 사이의 연결이 끊어진 것으로 줄기세포로는 대체할 수 없다. 파킨슨병은 도파민을 생산하는 신경세포가 없어짐으로써 나타나는데 이 질병은 줄기세포에 의해서 회복될 수도 있다(531쪽).

기본 학습 문제

1. 성체줄기세포에 비해 배아 줄기세포는 어떤 차이점이 있는가?
   a. 더 많은 형태의 세포가 될 수 있다.
   b. 더 많이 분열할 수 있다.
   c. 좀 더 많은 유전물질을 갖는다.
   d. a와 b가 맞다.
   e. a, b, c 모두 맞다.
2. 정자 활성화 과정은 정자로 하여금 무엇을 가능케 하는가?
   a. 여성의 생식기관으로 들어가도록 해준다.
   b. 난자를 둘러싸고 있는 여포세포를 뚫고 가도록 해준다.
   c. 투명대를 뚫고 갈 효소를 분비토록 한다.
   d. 난자가 제2감수분열을 완성하도록 한다.
   e. 다정자수정을 방지한다.
3. 쌍둥이의 형태와 이들이 어떻게 만들어졌는지에 대한 설명으로 옳은 것을 연결하여라.

_____ 2란성 쌍둥이	a. 같은 여성 주기 동안 2개의 정자에 의한 2개의 난자의 수정
_____ 1란성 쌍둥이	b. 선배아의 불완전한 분리
_____ 접착쌍둥이	c. 배아의 완전한 분리

4. 선배아에서 분명하게 관찰되는 구조로 태아로 발생을 하며 배아 줄기세포에 대한 세포로도 쓰이는 부분을 무엇이라고 하는가?
   a. 융모막
   b. 내세포괴
   c. 영양세포층
   d. 배반포
   e. 중배엽
5. 착상과 관련된 설명으로 옳은 것은?
   a. 배아는 사람융모성생식선자극호르몬을 분비하기 시작한다.
   b. 여성은 임신의 첫 증후를 느끼기 시작한다.
   c. 영양세포층은 자궁내벽을 분해하는 소화효소를 분비한다.
   d. 배반포는 자궁의 벽으로 파고들어간다.
   e. 위의 모든 것이 맞다.
6. 낭배형성과정에 대한 설명으로 옳은 것은?
   a. 빠른 세포분열로 배반포를 형성한다.
   b. 접합자가 자궁벽에 착상을 하도록 한다.
   c. 태반을 형성한다.
   d. 특정 성체 조직이 만들어지는 3배엽을 형성한다.
   e. 정자와 난자 방출을 유도한다.
7. 3배엽과 각 배엽으로부터 발달하는 조직을 연결하여라.

_____ 외배엽	a. 내장의 벽 및 폐
_____ 중배엽	b. 피부 및 신경계
_____ 내배엽	c. 근육, 혈관, 골격

8. 독성물질이 왜 발생의 첫 9주 동안에 배아에 가장 치명적인가?
   a. 배아가 몇 안 되는 세포로 되어 있으며, 이들 모두가 새로운 배아로 발생할 수 있기 때문에
   b. 태반이 아직 완전하게 형성되지 않아 독성물질로부터 배아를 차단할 수 없기 때문에
   c. 이 단계는 기관이 형성되는 시기로 잘못이 생기면 심대한 영향을 주기 때문에
   d. 뇌가 형성되기 전으로 신경계가 독성의 영향에 반응할 수 없기 때문에
   e. 이 시점에 탯줄이 독성물질을 배아의 혈액으로 직접 가져오기 때문에

9. 신경관에 대한 설명으로 <u>옳은</u> 것은?
   a. 뇌와 척수 발생의 초기 단계
   b. 척추 발생의 초기 단계
   c. 내배엽으로 구성된 구조
   d. 척추갈림증의 결과로 형성된 결함
   e. 위 내용 중 하나 이상이 맞다.

10. 배아의 한 지역에서 다른 지역으로 부분적으로 분화된 세포가 이동하는 것을 무엇이라고 하는가?
   a. 세포 이동
   b. 길을 따라서 생산되는 화학신호와 마지막 목적지에서 나오는 화학신호에 반응하여 일어난다.
   c. 아직 잘 모른다.
   d. a와 c가 맞다.
   e. a, b, c 모두 맞다.

11. 미분화 생식선은 무엇이 될 수 있는가?
   a. 난소 혹은 정소
   b. 정자 혹은 난자
   c. 수란관 혹은 정관
   d. 테스토스테론 혹은 에스트로겐
   e. 뮐러관 혹은 볼프관

12. 발생하는 배아에서 테스토스테론을 무엇을 유도하는가?
   a. 얼굴 털의 성장
   b. 뮐러관이 항뮐러관 호르몬에도 불구하고 지속적으로 존재하도록 함
   c. 볼프관이 부정소와 다른 남성 구조로 발달하도록 함
   d. 디히드로테스토스테론(DHT)으로 전환되면 외음부와 음핵 형성을 유도함
   e. 2차 성징이 발달하는 것을 억제함

13. 태반의 표면적을 증가시키는 구조에 관한 설명으로 <u>옳지 않은</u> 것은?
   a. 융모성 융모라고 함
   b. 혈액에 잠겨 있음
   c. 산소와 이산화탄소의 교환 장소
   d. 탯줄이 형성되면 더 이상 필요하지 않음
   e. 엄마의 혈액으로부터 발생하는 배아나 태아로 일부 독성물질의 통과를 허용함

14. 엄마의 혈액과 태아의 혈액 사이의 산소의 흐름이 어떻게 유지되는가?
   a. 태아는 작고 산소 요구량이 낮아 산소의 흐름을 유지할 필요가 없다.
   b. 태아의 심장 박동이 느려 혈액이 태반에서 모일 수 있도록 해주어 산소가 최대로 포화된다.
   c. 태아 헤모글로빈이 성인의 헤모글로빈보다 더 높은 산소 친화력을 갖는다.
   d. 엄마의 흉강이 확장됨으로써 엄마의 혈액이 더 많은 산소량을 갖는다.
   e. 태아의 혈액은 폐를 우회하여 순환하기 때문에 산소가 축적되지 않는다.

15. 출산은 양성 되먹임 과정이라는 것을 설명해 주는 것은?
   a. 태아는 엄마가 출산의 시작을 유도하는 호르몬을 방출하도록 자극하는 호르몬을 분비한다.
   b. 자궁경부가 확장되면 자궁경부를 막고 있던 점액 마개가 빠져나오도록 하여 양수가 나오도록 한다.
   c. 옥시토신이 자궁 수축을 촉진하면 태아를 자궁경부 쪽으로 밀어내어 더 많은 옥시토신이 방출하도록 한다.
   d. 아기의 태어난 후에 태반의 빠져나온다.
   e. 신생아의 혈액에 이산화탄소가 쌓여 첫 호흡을 촉진한다.

16. 사춘기에 대한 다음 설명 중 <u>옳지 않은</u> 것은?
   a. 급격한 성장기에 해당한다.
   b. 소녀보다는 소년에서 좀 더 일찍 시작된다.
   c. 남녀에서 성적 성숙이 일어난다.
   d. 남녀에서 체모가 증가한다.
   e. 성인 전에 마지막 주요 발생적인 변화가 일어나는 시기다.

17. 말단소체란 무엇인가?
   a. 세포가 분열하는 횟수를 제한한다.
   b. DNA에 대한 손상 위험을 줄인다.
   c. DNA 반복 서열로 구성되어 있다.
   d. a와 c가 맞다.
   e. a, b, c 모두 맞다.

18. 알츠하이머병은 줄기세포 치료법으로 치료하기에 적절하지 않은 이유는 무엇인가?
   a. 신경세포간의 연결에 손상이 생기면 새로운 세포로 대체될 수 없기 때문이다.
   b. 알츠하이머병을 가지고 있는 사람은 이미 노인이며, 좀 더 일찍 죽기 때문이다.
   c. 알츠하이머병의 원인은 알려져 있지 않아 치료할 수 없기 때문이다.
   d. 단지 일부 세포만 영향을 받기 때문에 줄기세포는 특성화되지 않아 치료할 수 없다.
   e. 알츠하이머병에 걸린 사람이 상대적으로 적어 치료법을 개발할 비용이 혜택보다 너무 크기 때문이다.

19. 다음 중 노화의 증상으로 옳지 않은 것은?

a. 피부가 처지고, 주름이 짐
b. 심장의 부피가 줄고 박출량도 줄어듦
c. 심혈관계 질병에 대한 위험성 증가
d. 피부나 털의 색소세포 손실
e. 뼈 무게의 증가

20. 다음 행동 중 노화의 증상을 줄이거나 늦추는 것은?

a. 항산화 물질이 풍부한 음식을 먹는 것
b. 규칙적인 운동을 하는 것
c. 금연을 하는 것
d. 태양에 대한 과대한 노출을 피하는 것
e. 위의 모든 것

분석 및 응용 문제

1. 2006년 6월에 존스홉킨스대학의 연구자들이 생쥐의 배아 줄기세포를 이용하여 11마리의 마비된 쥐를 부분적으로 움직일 수 있게 하였다고 보고하였다. 이들 쥐는 운동신경을 죽이는 신드비스 바이러스(Sindbis virus)에 의한 감염으로 척수손상으로 고통을 받고 있었다. 배아 줄기세포를 주사한 후 4,100개 이상의 새로운 운동 뉴런이 쥐의 척수에서 형성되었다. 이러한 운동 뉴런의 어떤 것은 쥐의 신경과 근육 사이를 연결하였으며, 이것이 마비된 뒷다리로 걸을 수 있도록 회복시켜 주었다.

   인간 질병에 대한 이러한 연구의 함축된 의미는 무엇인지 설명하여라.

2. 탯줄은 혈액의 어떤 형태로도 발달할 수 있는 미분화된 줄기세포를 포함하고 있다. 부모는 탯줄 은행에 신생아의 탯줄을 보관할 수 있다. 혹시 이 아기나 가까운 가족이 혈액 혹은 면역계에 문제가 생긴다면 탯줄 혈액이 이식을 위한 건강한 혈액세포를 생산하는데 이용될 수 있다. 탯줄혈액이식은 골수이식과 유사한데 두 이식 과정에서는 줄기세포를 이용한다. 그러나 탯줄혈액이식은 다음과 같은 장점을 가지고 있다.

   • 적절한 공여자를 오랫동안 기다릴 필요가 없다.
   • 공여자에 대한 외과적 수술이 필요 없다.
   • 거부 반응이 줄어듦
   • 감염 질환의 전염 위험성이 줄어듦
   • 혈액을 생산하는 세포가 좀 더 많이 나타남
   • 왜 탯줄혈액세포가 줄기세포연구의 주요 핵심이 되지 못하는가?

3. 임신 기간에 알코올을 마시면 태아기에 알코올에 의해 유도된 일련의 발생결함인 태아알코올증후군(FAS)이 나타날 수 있다. 알코올은 발생하는 중추신경계에 손상을 주어 학습 장애, 기억 장애, 주의력 산만, 빈약한 논리력, 발생 장애, 과민 행동 혹은 정신박약과 같은 문제를 야기시킨다. 알코올증후군은 비정상적인 성장 및 안면 발생을 초래한다.

   임신 시기에 어느 때라도 알코올을 마시면 발생하는 태아가 왜 중추신경계에 손상을 입는지 설명하여라.

4. 베이커(D.J.P. Barker)와 다른 과학자들은 태아의 영양부족과 후에 심장병의 발병 혹은 제2형 당뇨병과의 연관성을 보여주었다.

   심장병: 15,000명 이상의 영국인 남녀에 대한 사망 원인을 조사한 연구에서 분만 시의 낮은 체중(2.5 kg 이하)과 심장병에 의한 사망 사이의 긍정적인 연계성을 발견하였다. 이러한 관계는 다른 위험 요인, 예를 들면 흡연이나 빈약한 식사와는 관련이 없었다.

   제2형 당뇨병: 쥐 연구를 통해 단백질이 부족한 음식은 태아 간을 약해지는 것을 발견하였다. 포도당을 만들어내는 효소를 합성하는 세포가 늘어나는 반면에 포도당을 분해하는 효소를 합성하는 세포의 수는 줄어든다. 이러한 변화는 궁극적으로 성인에서 제2형 당뇨병을 초래한다.

   태아 영양 부족과 이러한 두 질병과의 강한 연관성을 찾는데 어떠한 부가적인 과학적 정보가 필요한가?

5. 모유는 아기의 성장 및 발생에 필요로 하는 지방산, 아미노산, 젖당, 물에 대하여 완전한 균형 잡힌 비율을 포함하고 있다. 뿐만 아니라 모유는 아기에서 엄마로부터 항체를 제공해 준다. 항체는 아기의 면역계의 발달을 촉진시킨다. 모유로 키운 아기는 폐렴, 기관지염, 감기, 포도당 구균감염, 뇌수막염, 중이염, 풍진 등으로 보호를 받을 수 있다. 아기는 또한 후에 알레르기, 제1형 당뇨병 그리고 일부 장 질환으로부터 보호 받을 수 있다.

   왜 엄마가 감기와 싸우고 있을 때 아기에게 모유를 먹이는 것이 실제로 좋은 방법일 수 있는가?

6. 엄마의 자궁 속에서 발생하는 태아는 완전하게 미생물로부터 자유롭다. 박테리아에 대한 첫 번째 노출은 아기가 출산길을 따라 내려올 때 일어난다. 첫 2년 동안 아기는 평생 만나게 될 미생물과 접촉하게 된다.

   장내 미생물은 음식물로부터 영양분과 에너지를 얻는데 도움을 준다. 장내 미생물은 또한 비만의 발달에도 역할을 한다. 장내에 미생물이 없는 생쥐 연구를 통해 베크헤드(Backhed)와 고든(Gordon)은 정상 쥐보다 더 많은 음식을 먹더라도 60%나 살이 덜 쪘다는 것을 알았다. 이들 쥐에서 많은 음식이 대사과정을 거치지 않고 밖으로 빠져나갔다. 장내 세균을 세균이 없는 쥐로 옮겨주면 정상 쥐와 같았다. 2004년 사무엘(Samuel)과 고든(Gordon)은 관련된 연구에서 장내에 *Bacteroides thetaiotaomicron*과 *Methanobrevibacter smithii*의 두 가지 세균을 가지고 있는 생쥐는 이들 중 하나만 가지고 있는 것보다 13%나 더 비만이었다.

   다양한 장내 세균을 가지고 있는 것에 대한 발생 장점은 무엇인가? 또한 단점은 무엇인가?

7. 19세기 중반에 보통의 미국 남자는 오늘날의 남자보다 7.6 cm 더 작고 22.7 kg 덜 나갔다. 당시의 남자는 또한 오늘날의 미국 남성들보다 훨씬 덜 건강하였다. 남북전쟁의 기록을 보면 군대에 가고자 했던 모든 10대 중의 1/6은 장애 때문에 거부되었다. 약 80%의 연방군이 나이 60에 심장병에 걸렸다. 사실상 19세기에는 40대와 50대 미국사람들이 심장, 폐 및 간질환과 같은 만성적인 병을 갖는 것이 일반적이었다. 이들은 종종 관절염, 허리 통증 혹은 다른 질병으로 평생 고생한 후 50대나 60대에 죽었다.

   현대인의 건강과 수명을 향상시키는데 도움을 주었던 요소들에 대하여 설명하여라.

과학 연관 문제

1. 수은과 납은 발생하는 태아에 심각한 나쁜 영향을 미치는 독성물질로 태반을 쉽게 통과한다. 이제는 이러한 화학물질을 환경 속으로 버리는 것이 규제를 받지만 아직도 많이 존재한다. 예를 들면, 석탄이 탈 때 방출되는 수은은 궁극적으로 물고기에 축적되며, 1977년 전에 페인트에 사용된 납은 이 이전에 지어진 집에 버려졌다. 임신한 여성은 물고기를 먹는 것을 줄이고 납 페인트에 노출되는 것을 피하도록 주의를 받았다.

   여러분은 이러한 노출로부터 발생하는 배아를 보호하는 것이 누구의 책임이라고 생각하는가? 1차적으로 엄마의 책임인가, 정부의 책임인가, 산업계의 책임인가? 이유는 무엇인가? 여러분은 어떻게 이러한 책임이 관철될 수 있도록 하겠는가?
2. 여러분이 생각하기에 부시 대통령이 새롭게 유도된 줄기세포주에 대한 연방 연구비를 제한하였을 때 이것이 옳은 결정이라고 생각하는가? 여러분의 생각에 대한 이유는 무엇인가?

진화

우리는 어디에서 왔는가?

학습목표

1 생물 진화를 정의할 수 있다.

2 공통계보설을 설명할 수 있다.

3 린네의 분류 체계가 어떻게 공통계보설을 지지하는지 설명할 수 있다.

4 흔적기관을 정의할 수 있다.

5 생물지리학에서 제공하는 진화의 증거를 설명할 수 있다.

6 화석이 어떻게 형성되는지 설명하고 이들이 공통계보설을 어떻게 지지하는지 보여줄 수 있다.

7 종분화의 과정과 생물학적 종의 개념을 요약할 수 있다.

8 진화와 자연선택의 맥락에서 사용되는 적응도를 정의할 수 있다.

9 과학자들이 모든 생명체에 대하여 단 하나의 공통조상이 있다고 생각하는 이유를 설명할 수 있다.

10 비생물적인 선구체로부터 생명이 형성되는 데 필요한 단계를 나열할 수 있다.

11 유전적 부동을 통해 진화가 어떻게 일어날 수 있는지 설명할 수 있다.

공립학교 학생들에게 진화에 대한 대안 가설을 가르쳐야 하는가?

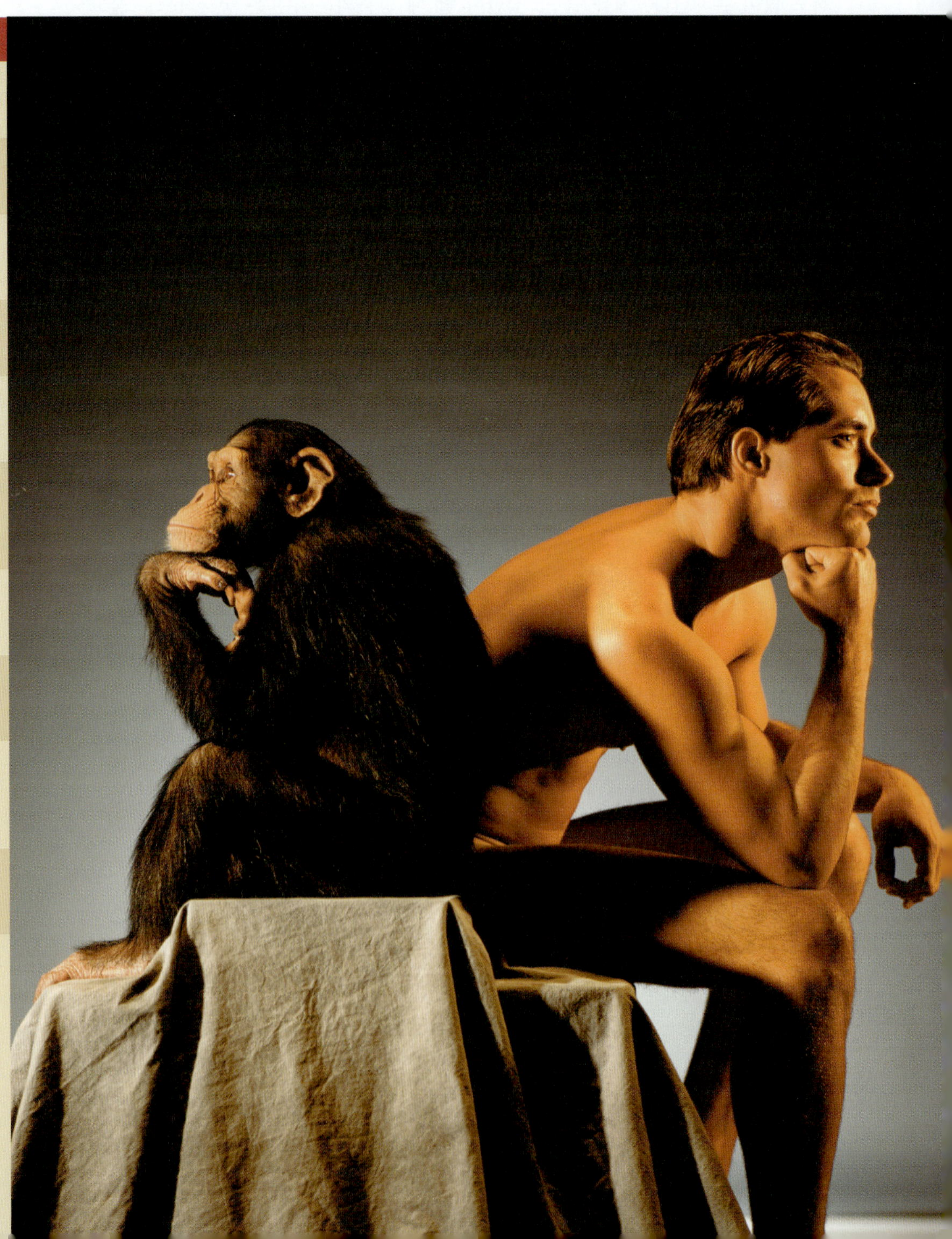

캔자스를 생각할 때 대부분의 사람들은 아마도 수 킬로미터의 굽이치는 누런 밀밭으로 둘러싸인 그림 같은 작은 도시를 상상할 것이다. 기후와 작물 가격의 예상 밖 변화에 익숙하고 그들의 독립에 큰 가치를 부여하는 조용하고 변화에 잘 대응하는 사람들. 느슨하고, 심지어 느린 삶의 여유. 캔자스를 떠올릴 때 사람들이 상상하지 못하는 것은 그곳이 한 세기 이상 지속되어온 지루한 논란의 중심지라는 것이다.

논란의 대상: 고등학교 생물.

주제: 학생들이 진화의 주제에 관하여 알아야만 하는 것.

캔자스 주의 모든 학교를 대상으로 교육의 기준을 제시하기 위해 선거로 구성된 캔자스 교육국이 과학 교과과정을 발표한 1999년 가을 논란이 시작되었다. 캔자스의 젊은이들이 시험을 보아야 하는 주제 목록에서 생물진화가 명백히 사라진 것이다. 특히 교육과정에는 사라진 조상으로부터 현대 자손 종이 나왔다는 것을 설명하는 이론이 배제되었다.

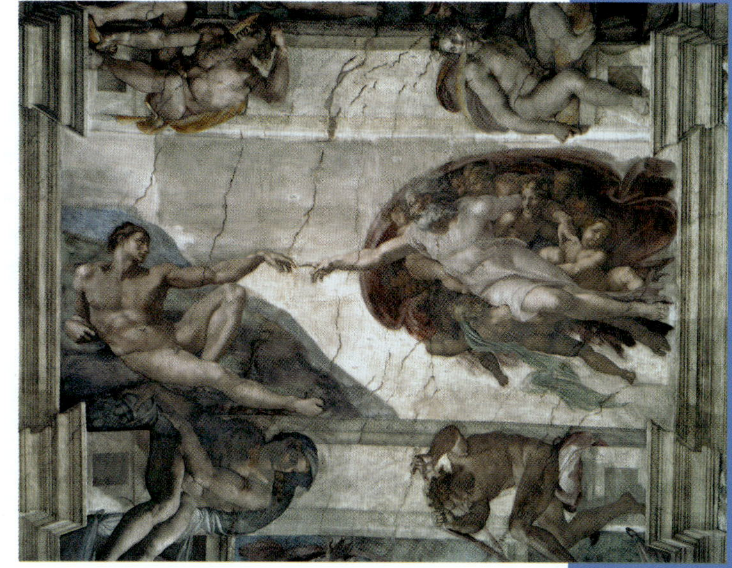

인간의 기원에 관한 한 아이디어: 특수창조설

다른 아이디어: 진화

그때"우리는 우리 학생들에게 정직해야만 한다. 진화는 단지 이론일 뿐이다"라고 위원회 구성원인 스티브 아브람스가 말했다. 유권자들은 동의하지 않았다. 2000년 위원회에 대한 대중의 반발로 인해 몇몇 진화 반대론자는 낙선되었고 표준 과학 교과과정에 이 주제가 다시 들어가게 되었다.

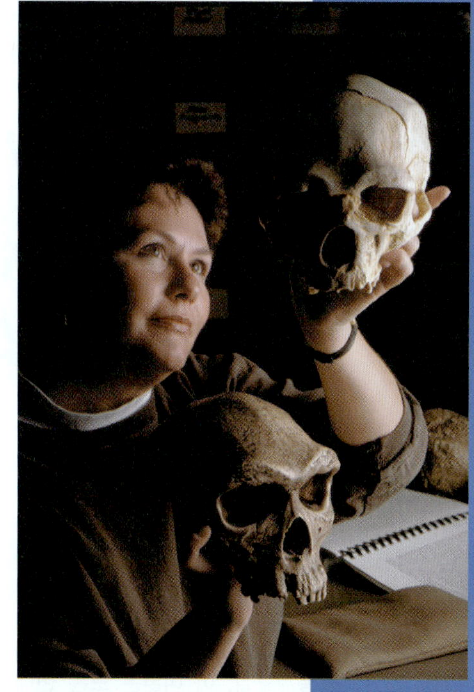

왜 생물학자들은 진화만 가르쳐야 한다고 주장하는가?

위원회에서 물러나 있던 몇몇 구성원이 다시 당선된 2004년 추세는 다시 다른 방향으로 기울었다. 위원회에서는"지적 창조"라고 불리는 아이디어를 포함하는 진화에 대한 대안을 가르치도록 명령하는 새로운 방식을 취하였다.

진화론에 찬성하는 후보자들이 위원회의 대다수를 차지한 2006년 균형은 다시 바뀌었다. 그들은 생명의 기원에 대한 가장 좋은 설명으로서 진화론을 강조할 것을 교육과정에 다시 명기하였고 어떤 다른 설명이 반드시 제시되어야만 한다는 요구조건을 제거하였다.

캔자스에서 무엇이 문제인가? 사실 진화를 가르치는 것에 대한 반발은 캔자스에서만의 문제가 아니다. 지난 10년 동안 미시간, 미네소타, 위싱턴, 하와이, 루이지애나를 포함한 미국의 여러 주에서 입법위원들은 진화에 대한 "도전"에 관한 토론을 포함하거나 심지어 이 주제를 명백히 배제한 과학 교과과정을 만드는 것을 고려해 왔다. 동시에 위스콘신으로부터 델라웨어, 텍사스에 이르는 지방자치단체의 교육청도 같은 문제에 직면하였다. 사실 학생들이 진화에 관해 배워야 하는지 아니면 배우지 말아야 하는지에 대한 논란은 이론만큼이나 오래되었다.

만약 이 문제가 인간의 존재에 대한 근본적인 문제인 우리는 누구인가 그리고 우리는 어디에서 왔는가를 언급하지 않았다면, 진화라는 주제는 아마 캔자스와 다른 곳에서 그렇게 많은 논란을 일으키지 않았을 수도 있다. 많은 종교 전통은 인간은 지적이고 초자연적인 존재에 의해 만들어졌다고 가르친다. 이러한 믿음에 대비되는 것으로서 진화론은 인간은 고대 원숭이의 후예라고 주장한다. 표면상으로 이 두 아이디어는 경쟁 중인 과학적 가설처럼 보인다. 그러나 미국 연방법원은 미국의 공립학교에서 인간의 기원에 관한 종교적 신념을 가르치지 못하도록 금지하였다.

캔자스 주 교육국은 초자연적인 설명이 오직 자연의 법칙에만 의존하는 설명과 동일한 시간을 할당해야 하는 것을 인정하는 과학교육 개혁의 정점에 있는가? 혹은 종교적 신념을 과학적 이해와 동일한 위치에 놓으려는 미국 교육에서의 위험한 동향을 대표하는가? 이 장에서 우리는 진화의 이론과 과학의 문제로서 인간의 기원을 탐구하며 이 문제들을 점검하고자 한다.

22.1 진화의 증거

진화는 모든 과학에서 가장 잘 지지되는 아이디어 중의 하나라고 생물학자는 주장한다. 여기에서 우리는 진화를 지지하는 증거를 검토한다.

진화란 무엇인가?

생물학자에게 진화는 두 가지 다른 의미를 가진다. 이 용어는 관찰을 설명하거나 예측하는 일반 원리인 이론을 의미할 수도 있고 과정을 의미할 수도 있다.

일반적으로 진화란 단어는 "변화"를 뜻하고 생물학적 진화의 과정은 이 정의와 관련된다. **생물학적 진화(biological evolution)**는 여러 세대를 거치는 동안 발생한 개체군 특성의 변화이다. 더 구체적으로 말하면 진화적 변화는 한 개체군에서 특별한 대립유전자의 빈도 변화를 일으키는 것이다.

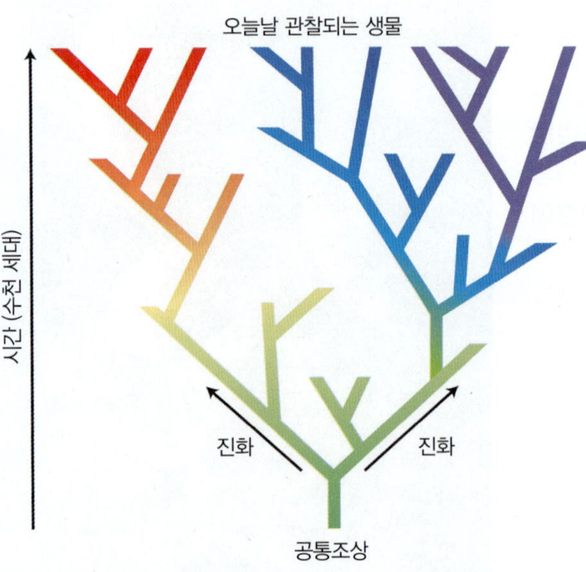

그림 22.1 공통계보설. 이 이론은 모든 현대 생물이 단일 공통조상에서 유래하였다고 기술한다. 계통수의 각 분기점은 조상형에서 새로운 종이 유래됨을 의미한다.

진화론(theory of evolution)은 생물 **종(species)**이 어떻게 기원하였고 왜 그들이 보여주는 특징을 가졌는지를 이해하기 위한 원리이다. 가장 단순한 형태로 이 이론은 다음과 같다.

오늘날 지구상에 존재하는 모든 종은 하나의 공통조상의 후손이며 모든 종은 수백만 년의 진화상 변화를 대표한다.

달리 말하면, 현대의 식물, 곰팡이, 미생물, 인간을 포함한 동물은 서로 연관되어 있고 지구상에서 생명이 나타난 이후 다양한 과정을 거쳐 그들의 공통조상으로부터 다양해져왔다.

하나의 공통조상으로부터 현대 종들의 기원은 가장 과학적이지 못한 사람들이 진화라는 단어를 들었을 때 생각하는 것이다. **공통계보설(theory of common descent)**이라 부르는 진화론의 이 부분이 **그림 22.1**에 도식화되어 있다.

찰스 다윈의 혁명

찰스 다윈은 진화론을 현대 과학의 주류로 가져온 공로가 인정된다(**그림 22.2**). 1831년 22세의 나이 때 다윈은 평생을 좌우한 여행—해군함 비글호의 항해—을 떠났다.

비글호의 주 임무는 남아메리카의 해안선과 항구의 지도를 작성하는 것이었다. 찰스 다윈은 배가 방문하는 지역의 자연 자원을 수집하고, 목록화하며 기술하는 박물학자 조수로 활동하기 위해 무보수 선원으로 승선하였다.

여행 중 에콰도르 해안에서 멀리 떨어진 작은 화산섬인 갈라파고스 군도에 정박하는 동안 다윈은 큰 영향을 받았다. 비글호가 그 섬들 주변을 항해하는 동안 다윈은 놀랄만한 변이를 가진 생물을 채집하였다. 그가 관찰한 많은 새와 파충류는 섬마다 독특한 것으로 나타났다. 모든 섬에는 거북 개체군이 있는 반면 한 섬에서 발견한 거북의 유형은 다름 섬에서 발견된 유형과 달랐다(그림 22.3).

그가 관찰한 것과 표본을 다시 점검할 때 다윈은 이들이 한 가지 유형을 가진다는 것을 깨닫기 시작했다. 이들은 그 당시로서는 급진적 이론인 공통계보설을 지지한다는 것을 알았다. 과학계의 동료들에 의해 거절될 수도 있다는 두려움 때문에 다윈은 20년 이상이나 이 가설을 뒷받침하는 증거를 찾기 위해 더 많이 연구하고 신중히 기록하였다. 1859년 다윈이 그의 가장 영향력 있는 책이며 그가 모은 압도적인 증거를 제시한 '자연선택에 의한 종의 기원에 관하여 또는 생존경쟁에서 우수 종족의 보존(*On the Origin of Species by Means of Natural Selection, or the Preservation of Favoured Races in the Struggle for Life*)'을 출판하였다.

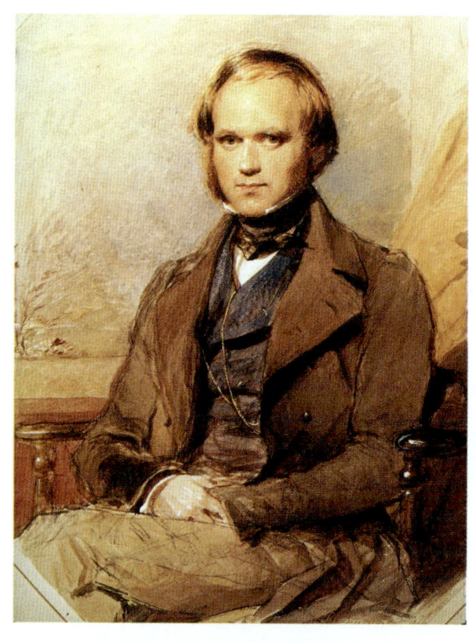

그림 22.2 찰스 다윈. 젊은 박물학자로서 다윈은 진화론을 생각해냈고 이를 발전시켰다. 그는 그의 가설을 출판하기 전에 이를 위해 데이터를 모으고 증거를 쌓는데 거의 25년을 보냈다.

대안 가설: 과학적인 것과 종교적인 것

대부분의 과학자들은 더 이상 현대의 종들이 멸종된 조상으로부터 진화했다는 이론에 의문을 달지 않는다. 정말로 대부분의 생물학자는 공통계보는 과학적 사실이라는 데 동의한다. "공통계보(또는 진화)는 사실이다"는 말을 자세히 들여다보자.

종의 기원(*The Origin of Species*)이 출판되었을 때 대부분의 유럽 사람들은 **특수창조설**(special creation)이 생물이 생겨난 과정을 설명해 준다고 믿었다. 이 신념에 따르면 신은 성경의 첫 번째 책인 창세기에 설명한대로 6일 동안 생물을 창조하였다. 또한 이 신념은 인간을 포함한 생물이 창세 이래 이렇다 할 아무런 변화도 겪지 않았다고 설명한다. 일부 성경학자에 따르면 창세기는 창조가 1만 년도 되지 않은 꽤 최근에 일어났음을 시사하고 있다.

현대 생물이 어떻게 생겨났는지를 설명하기 위한 공통계보설의 대안으로 특수창조설을 생각해 보자. 1장에서 제시한 과학의 정의를 회상해 보자. 특수창조설은 그 자체로 과학적 가설이 될 수 없다. 초자연적인 창조자는 관찰할 수도 측정할 수도 없으므로 과학적인 방법으로 그런 실체의 존재를 결정하거나 행동을 예측할 방법이 없다.

특수창조설에 대한 신념은 과학적으로 검증 가능한 가설을 몇 가지 제시하고 있다. 예를 들면 생물이 1만 년 이내에 생성되었고 창조 이래 이렇다 할 변화 없이 내려왔다는 주장이다. 생물이 최근에 출현하였고 변하지 않는다는 이 가설을 **정적 모델**(static model)이라 부를 수 있다.

캔자스주 교육국 구성원들에 의해 지지된 진화의 "대안"인 **지적설계론**(intelligent design)은 특수창조설과 같은 문제를 가진다. 이 가설의 지지자들은 자연계의 일부는 너무 복잡하여 자연을 안내할 초자연적인 창조자인 디자이너가 없이는 만들어질 수 없다고 주장한다. 이렇듯이 지적설계론은 과학이 아니다. 지적설계론을 지지하는 사람들은 이 가설과 공통계보설 사이에 있는 정적 모델에 대한 대안을 일반적으로 선호한다.

이렇게 다른 가설들을 평가하기 위해서는 자연계에서 관찰할 수 있는 것을 사용해야만 한다. 우리가 관찰을 하면서 진화를 교육하는 것에 관한 논란의 기

(a) 식물이 풍부한 산타크루즈섬의 거북

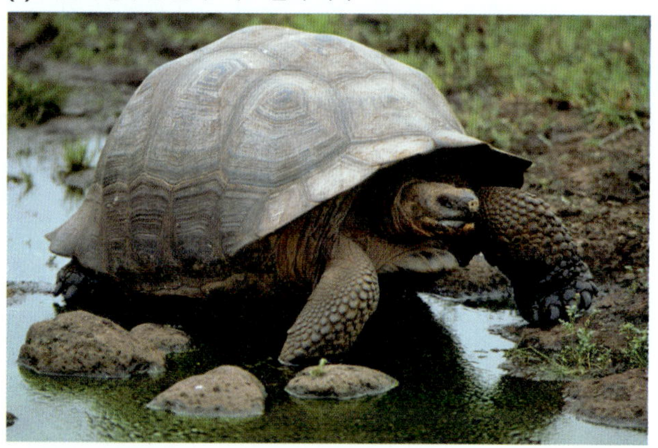

(b) 식물이 듬성듬성 존재하는 에스파놀라섬의 거북

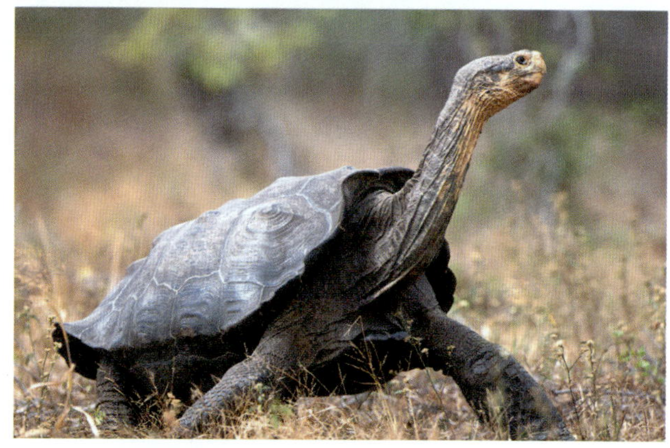

그림 22.3 갈라파고스의 코끼리거북. (a) 식물이 많은 섬에는 돔 모양의 껍질을 가진 거북이 일반적인 반면, (b) 식물이 적은 섬에는 납작한 껍질을 가지는 거북이 일반적이다. 납작한 껍질은 거북이 바닥에서뿐만 아니라 키 작은 관목의 잎을 먹을 수 있게 한다.

저에 있으며 가장 논란이 되고 있는 것 중의 하나인 '인간은 정말로 원숭이의 친척인가?'를 본격적으로 다룰 것이다.

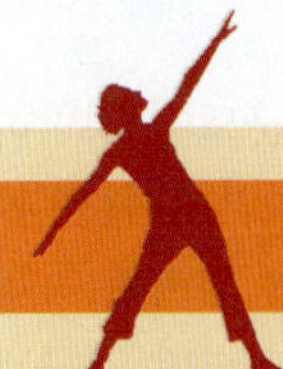

쉬어가기 22.1

신앙이란 실험이나 직접적인 자연의 관찰을 통해 반드시 보여주지 않아도 되는 이상이나 신념의 수용으로 정의될 수 있다. 신앙은 과학과 어떻게 다른가? 신앙적 진술이 과학적으로 검증될 수 있는가? 설명해 보시오.

생물 분류상 증거

16, 17세기 현대 과학이 발달하면서 생물다양성을 체계화하기 위한 다양한 방법이 제안되었다. **분류체계(classification system)** 중 많은 것에서 서식지, 먹이, 또는 행동에 있어서의 유사성으로 생물을 무리 짓는다. 이 분류체계 중 일부는 인간을 유인원과 같은 위치에 두기도 하고 그렇지 않은 경우도 있었다.

스웨덴의 의사이자 식물학자인 린네(Carl von Linnaeus)의 분류체계를 들여다보자. 린네는 공통의 물리적 유사성에 따라 생물을 조직화하는 새로운 방법을 발달시켰다. 그의 분류체계는 위계적으로 배열되었다. 많은 형질을 공유하는 생물들은 같은 좁은 범주에 위치시킨 반면 더 적고 더 광범위한 형질을 공유하는 생물들은 더 포괄적인 범주에 위치시킨다. 린네의 위계는 오늘날 가장 넓은 무리에서 가장 좁은 무리로 다음과 같은 형태를 따른다.

- 역 Domain
  - 계 Kingdom
    - 문 Phylum (또는 Division)
      - 강 Class
        - 목 Order
          - 과 Family
            - 속 Genus (이명법에서 설명되는 "type")
              - 종 Species

다른 과학자들은 논리적이고 정돈된 린네의 분류체계를 빠르게 수용하였고, 이것은 생물 다양성을 조직화하기 위한 표준 방법이 되었다. 생물 집단을 더 상세히 분류하기 위해 현대 생물학자들은 이 위계의 각 단계에 아(sub)와/또는 상(super)의 단계를 추가하였다. 예를 들면 과와 속 사이에 아과를 추가하였다. 모든 생물이 포함되는 역과 계를 표 22.1에 제시하였다.

"신의 계획"에 대한 린네의 언급은 그가 특수창조설을 믿고 있었다는 것이 명백하다. 그러나 다윈은 린네의 체계가 생물 사이의 진정한 진화 관계를 반영하기 때문에 매우 효과적이었다고 주장한다. 다윈은 린네의 분류체계에서 단계는 관계의 다른 정도로 해석될 수 있다는 점에 주목하였다. 달리 말하면, 같은 과에 있는 모든 종은 상대적으로 최근의 공통조상을 공유하는 반면, 같은 강에 있는 모든 과는 더 먼 공통조상을 공유한다는 것이다.

인간은 다른 영장류처럼 앞을 향한 눈을 가지고 두 손을 가지기 때문에 린네는 그의 분류체계에서 인간, 원숭이, 그리고 유인원을 같은 목에 위치시키고 이를 영장목이라 불렀다. 현대 인간의 분류상 위치는 린네의 아이디어를 조금 더 정교화 했을 뿐이다. 인간은 영장류 중에서 유인원과 가장 비슷하다. 인간과 유인원은 상대적으로 큰

표 22.1 | 생물의 분류

계의 이름	계의 특징	예	대략적으로 알려진 종 수	역 이름과 특징
식물계	진핵생물, 다세포, 양분을 직접 생산, 주로 정착성	소나무, 밀, 이끼, 고사리	300,000	**진핵생물역** 진핵세포를 가지는 모든 생물로 유전물질이 핵 안에 존재한다. (원핵생물에서 유전물질은 막에 의해 세포의 나머지 물질로부터 분리되지 않는다.)
동물계	진핵생물, 다세포, 다른 생물에서 양분을 얻음, 생활사 중 적어도 한 부분은 이동성	포유류, 조류, 어류, 곤충, 거미, 해면동물	1,000,000	
균계	진핵생물, 다세포, 다른 생물에서 양분을 얻음, 포자에 의한 생식, 균사라 부르는 가는 실로 구성	흰가루병균, 버섯, 효모, 페니실린, 녹병균	100,000	
원생생물계	진핵생물, 대부분 단세포성, 식물, 균 및 동물 등과 유사한 다양한 생활사	녹조류, 아메바, 짚신벌레, 규조류, 항아리균	15,000	
원핵생물계 (Monera)	원핵생물, 일부는 세포의 집합을 이루지만 대부분 단세포성	대장균, 살모넬라, 바실러스균, 아나배나, 황세균	4,000	**세균** 펩티도글리칸을 함유하는 세포벽을 갖는 원핵생물, 자신의 양분을 직접 생산하는 것을 비롯한 다양한 생활 양식
		Thermus aquaticus, Halobacteria halobium, methanogens	1,000	**고세균** 펩티도글리칸이 없으며, 유전체 구성과 조절에서 진핵생물과 유사한 원핵생물. 많은 종이 극한 환경에서 산다.

오렌지 박스는 생물의 다양성을 분류하는 현재의 6개 범주를 나타낸다.

5계 체계

3역 체계

뇌, 직립자세, 꼬리가 없음, 그리고 손가락을 잘 움직인다는 점을 포함하여 많은 특징을 공유한다. 지금 과학자들은 인간과 유인원을 같은 과인 사람과(Hominidae)에 둔다.

인간과 아프리카 유인원인 고릴라, 침팬지, 보노보는 긴 두개골, 짧은 송곳니, 그리고 축소된 털을 포함하여 심지어 더 많은 특징을 공유한다. 그래서 그들은 같은 아과인 사람아과(Homininae)에 위치시켰다.

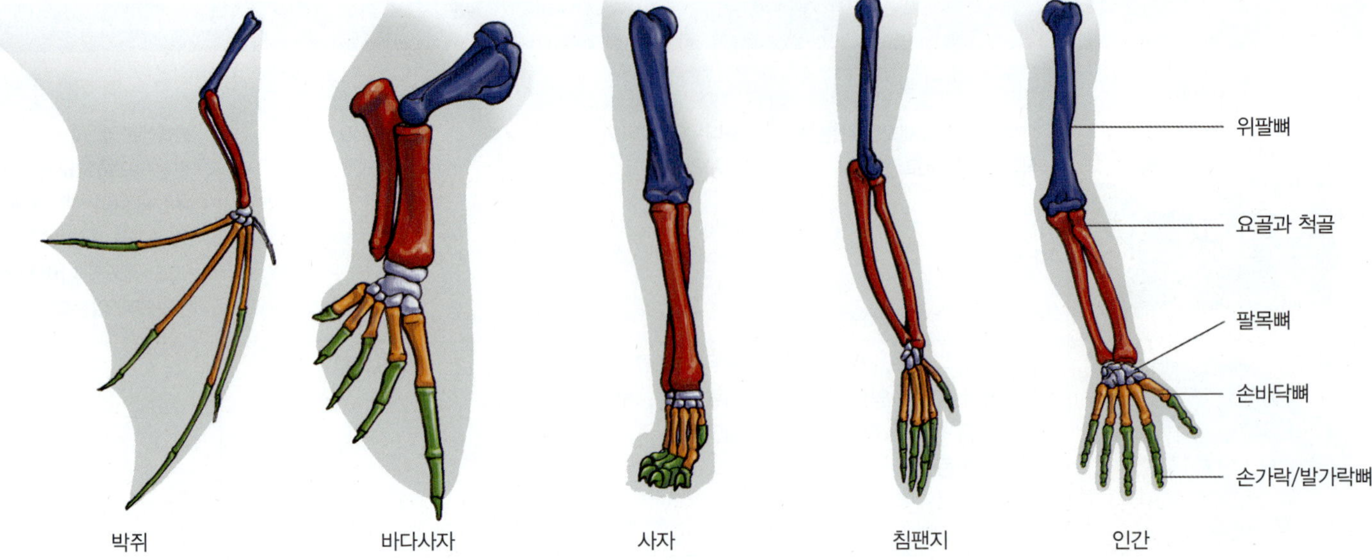

그림 22.4 포유류 앞다리의 상동성. 이들 포유류의 앞다리뼈는 매우 유사하다. 각 생물에서 서로 대응하는 뼈는 같은 색으로 표시되어 있다. 서로 다른 기능에 쓰임에도 불구하고 기본 뼈 구조의 유사성은 동일 기원의 증거이다.

상동성의 증거: 연관된 종들은 비슷하다

린네의 분류체계에 암시된 계통수는 검증될 수 있는 가설을 내포한다. 현대 종이 한 조상으로부터 여러 종으로 갈라진 종들을 대표한다면, 우리는 구조와 유전물질에서 연관된 현대 종들 사이에서 다른 덜 명확한 유사성을 관찰할 수 있어야만 한다.

그림 22.4는 공통조상으로부터 유래된 특징의 유사성인 **상동성(homology)**의 개념을 보여준다. 그림에서 각 포유동물의 앞다리는 다른 기능을 가진다. 그러나 이 각각의 다리는 서로 동일한 관계를 가지는 뼈의 공통성을 공유한다. 이들 뼈의 구조에서의 유사성을 가장 잘 설명할 수 있는 것은 각각의 종이 같은 공통조상으로부터 기본 구조를 물려받았다는 것이다. 이런 경우 상동성은 해부학적 특징이다. 그러나 상동성은 그들의 행동에서부터 DNA에 이르기까지 생물의 다른 특징에서도 관찰될 수 있다.

기능적으로 팔인 것의 구조에서 이 유사성이 공통계보설의 증거인 반면 심지어 더 확실한 증거는 한 생물에서의 기능적 특성과 다른 생물에서 기능을 하지 않는 특징 또는 **흔적형질(vestigial traits)** 사이의 유사성에 있다. 그림 22.5는 인간에 존재하는 흔적형질의 한 예를 보여준다. 유인원과 인간은 다른 영장류처럼 꼬리뼈를 가진다. 그러나 유인원이나 인간은 꼬리가 없다. 또 다른 친숙한 흔적형질은 닭살이다. 모든 포유류는 털의 기저에 입모근이라 부르는 작은 근육이 있다. 입모근이 감정적인 스트레스나 추위로 인해 수축하면 털은 그 동물의 감지되는 크기를 증가시키기 위하여 곧추서고 털의 단열효과를 증가시킨다. 인간에서 위와 동일한 상태는 단지 일시적으로 작은 돌출부위가 형성되게 된다. 그러나 이것은 어떤 이익도 주지 못한다. 다른 말로 입모근의 기능은 인간에서 흔적적이다.

다윈은 공통계보설이 정적모델에 의해 대표되는 특수창조설보다 흔적형질을 더 잘 설명한다고 주장하였다. 닭살 같은 필요 없는 특성은 우리 종에서 독자적으로 나타난 특성이라기보다는 우리의 생물학적 조상으로부터 물려받은 결과로 더 잘 설명된다.

다윈과 동시대의 사람들이 관찰한 또 다른 확실한 유사성은 다른 척삭동물들의 초기 발생에서 나타나는 비슷함이었다. 척추 또는 이와 근연의 구조를 가지는 동물인 모든 착삭동물에서는 발생 초기에 인두열이라 부르는 구조가 나타난다. 그리고 대부분은 배 발생초기에 꼬리를 가진다(그림 22.6). 초기 발생에서 이와 같은 유

영장류에서의 "유용한" 형질

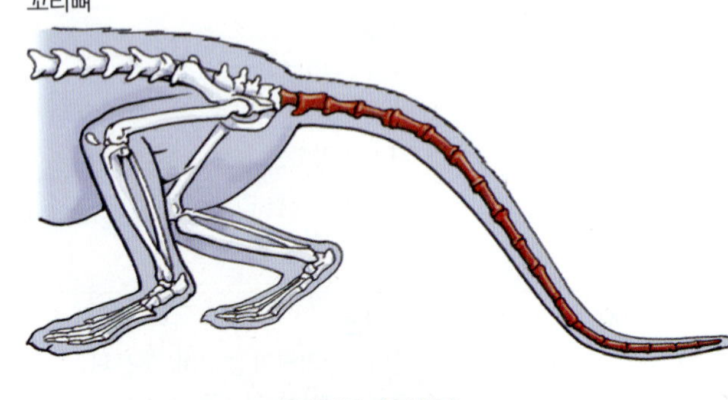

인간에서 흔적형질

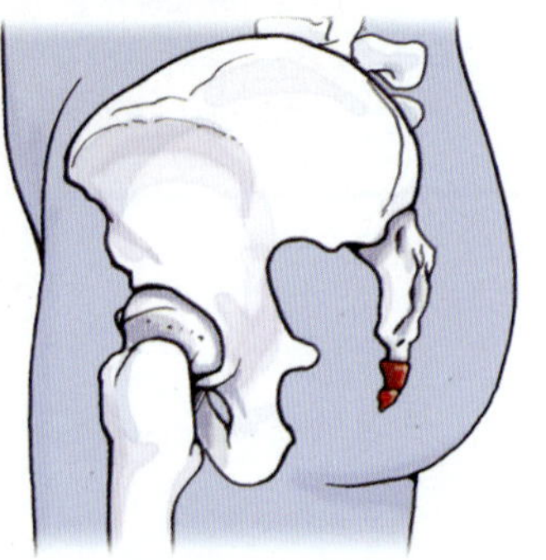

그림 22.5 진화적인 유산을 반영하는 흔적형질. 인간과 영장류는 꼬리를 가지지 않지만 원숭이의 기능성 꼬리뼈에 대응하는 흔적적인 꼬리뼈를 가진다.

뱀 닭 주머니쥐 고양이 박쥐 인간

초기 단계 배

중기 단계 배

후기 단계 배

인두열

꼬리

그림 22.6 척삭동물 배들의 유사성. 척추동물의 배들은 맨 윗 열에서 보여주는 것처럼 발생 초기단계에 매우 유사해 보인다. 이러한 현상은 이와 같이 다양한 생명체가 공통조상에서 동일한 발달 경로를 따라 출현하였다는 증거이기도 한다.

사성은 인간, 박쥐, 닭, 그리고 뱀이 유사한 경로를 통하여 공통조상으로부터 유래하였으며 이리하여 이 종들이 모든 다른 척삭동물과 진화적 유연관계를 공유한다는 가설을 지지한다.

지금의 과학자들은 개체들 사이의 차이가 주로 그들의 유전자 차이에서 나타난다는 것을 이해한다. 이를 통해 종 사이의 차이 또한 틀림없이 그들의 유전자에서의 차이로 인해 나타났음을 알 수 있다. 만일 공통계보설이 옳다면 근연종은 관계가 더 먼 종보다 더 유사한 유전자를 가져야만 한다.

어떤 유전자는 거의 모든 생물에 존재한다. 예를 들면, 전자전달계에 사용되는 단백질을 암호화하는 유전자는 조류(algae), 균류, 초파리, 인간, 그리고 유기호흡을 하는 다른 모든 생물에 존재한다. 영장류와 같이 구조와 기능적인 면에서 많은 것을 공유하는 생물들은 훨씬 더 많은 유전자를 공유한다. 그러나 이 유전자들의 서열은 동일하지 않다.

만일 우리가 다른 두 영장류에서 발견되는 동일한 유전자의 DNA 서열을 비교한다면 분류학상으로 더 가까울수록 그들의 유전자도 더 비슷하다는 것을 발견한다. 달리 말하면 분류를 통해 두 종이 최근의 공통조상을 가진다는 것을 안다면 그들의 DNA 서열은 더 오래전 공통조상을 가지는 두 종들 보다 더 유사하다.

그림 22.7은 인간과 다른 영장류에서 발견된 수십 개의 유전자 서열을 비교한 것을 보여준다. 인간과 침팬지에서 이 유전자들의 DNA 서열은 99.01% 비슷한 반면, 인간과 고릴라의 DNA 서열은 98.9% 이상 동일하다. 더 먼 관계의 영장류는 DNA 서열에서 인간과 덜 비슷하다. DNA 서열에서 이런 유형의 유사성은 물리적 유사성이 내포하는 생물학적 유연관계와 정확히 일치한다.

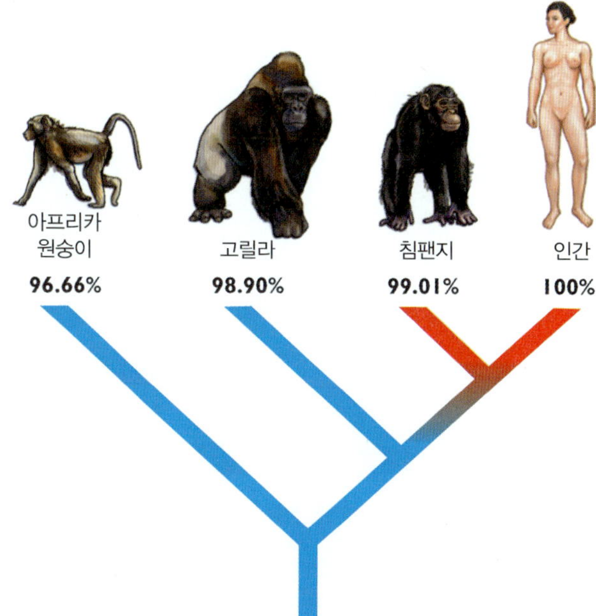

그림 22.7 유사한 생물은 전체적인 유사성을 반영하는 유사한 DNA 서열을 가진다.

생물지리학적 증거

심지어 현대 생물학자들이 가지는 DNA 증거 없이도 다윈은 인간이 침팬지와 다른 영장류와 근연관계에 있다는 가설을 지지할 많은 해부학적 상동성과 행동상의 상동성의 예를 찾을 수 있었다. 그는 이 가설을 위한 또 다른 증거인 인간 조상의 화석을 아프리카에서 발견할 수 있을 것이라 예측하였다. 다윈은 그가 관찰한 지구에 분포하는 종들의 유사한 패턴 즉, **생물지리학**

(biogeography)에 근거하여 이러한 예측을 하였다.

이미 우리는 공통계보설을 지지하는 다윈에 의해 관찰된 생물지리학적 패턴 한 가지인 갈라파고스의 여러 섬에 있는 코끼리거북의 개체군 사이의 관계를 설명하였다. 각 섬에 있는 거북들은 외모에서 독특하다. 모든 거북 변종들은 동일한 종에 속하며 같은 조상을 가졌음에 틀림없다. 이 관찰을 통해 다윈은 모든 개체군이 각 섬에서 독자적으로 오랫동안 변해온 것을 확신하게 되었다.

다윈에게 더 결정적인 것은 에콰도르 본토에서 발견되는 다른 종에 비교하면 모두 외모가 비슷한 각 섬에 사는 입내새 한 종의 외모였다. 갈라파고스에만 사는 이 종이 근처에 있는 본토의 새 종과 연관된 것으로 나타났을지라도 이 섬에 사는 종의 무리는 다른 더 먼 섬에서 발견되는 종과 매우 다르다는 것을 다윈은 주목하였다.

이러한 종류의 관찰은 한 지리적 위치에 있는 종들은 일반적으로 그 지리적 위치에 있던 조상으로부터 나왔다는 가설을 지지한다. 종이 독립적으로 나타났다는 대안 가설이 사실이라면 우리는 모든 열대 섬에서 발견되는 "열대-섬-적응" 종을 볼 수 있다고 기대해야 할 것이다.

우리는 다윈이 생물지리학적 패턴에 근거해서 인간 조상에 대한 증거를 침팬지와 다른 영장류가 많이 사는 아프리카에서 발견할 수 있을 것이라 예측한 이유를 알 수 있다. 만일 인간과 원숭이가 공통조상을 공유한다면 이동성이 큰 인간은 그들의 이동성이 적은 친척을 아직도 발견할 수 있는 곳에서 처음 출현하였음에 틀림없다.

화석상의 증거

과학에서의 거의 모든 증거처럼 지금까지 설명한 관찰은 가설의 정교함을 추론하도록 할 뿐 가설이 옳다는 것을 증명하지 못한다. 이런 유형의 증거는 살인자의 차에서 살인 무기가 발견되는 것과 같은 법정에 제시된 "상황 증거"와 유사하다.

그러나 살인 법정에서처럼 직접적인 증거는 항상 진실을 밝히는 데 선호된다. 예를 들면 목격자의 증언이나 보안 카메라에 의해 범죄 장면이 녹화된 것을 증거로서 선호한다. 물론 인간의 진화에 대한 인간의 목격은 있을 수 없다. 그러나 우리는 화석기록의 형태로 "녹화"와 같은 유형의 증거를 가진다. 화석 증거는 공통계보설에 대해 더 큰 확신을 제공한다.

화석(fossils)은 토양이나 바위에 남겨진 생물의 잔해이다. 대부분의 대형동물 화석은 뼈에 있는 유기물이 분해되고 후에 광물이 그 공간을 채운 암석이다**(그림 22.8)**.

화석화 과정은 대부분의 생물이 죽은 후에 빠르게 분해되거나 다른 생물에게 먹히

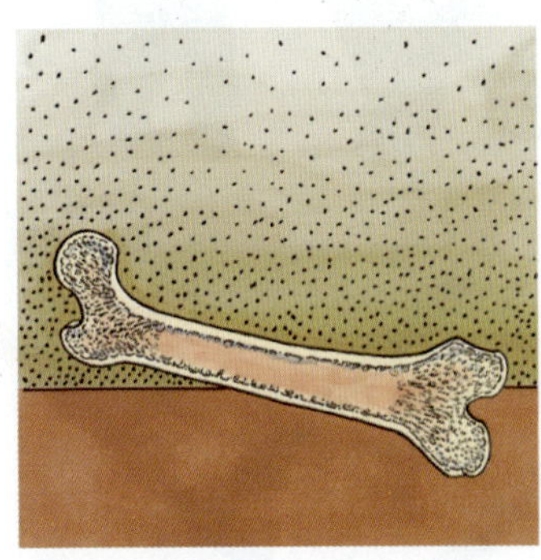

❶ 생물이 신속하게 물, 진흙, 모래, 또는 화산재 속에 매몰된다. 조직이 매우 서서히 분해되기 시작한다.

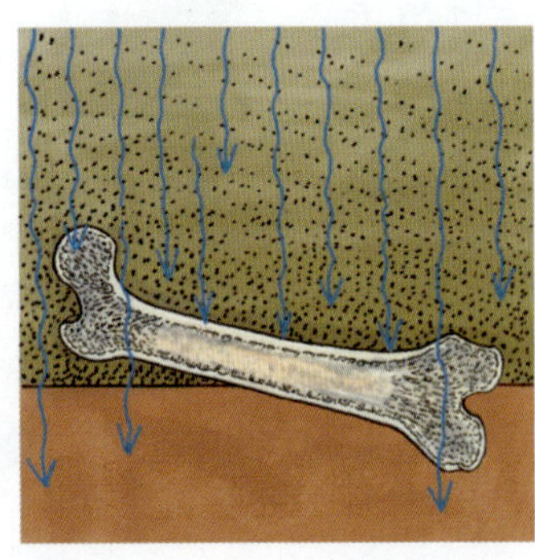

❷ 침전물 사이를 침투한 물이 토양에서 습득한 광물질을 생물조직이 분해된 빈 공간에 퇴적시킨다.

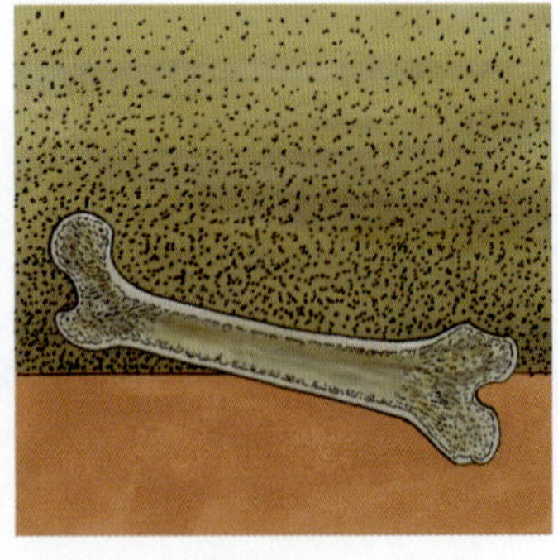

❸ 수천 년 후 조직의 대부분 또는 전부가 매우 단단한 광물로 대체되어 원래 뼈의 암석 모형이 된다.

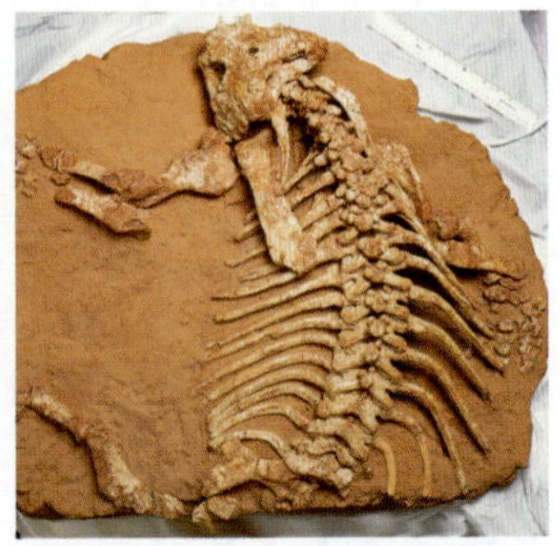

❹ 침식이나 인간의 활동으로 위에 있던 침전물이 제거되면 화석이 노출된다(위에서 본 모습이다).

그림 22.8 **화석화.** 뼈가 화석화될 때 뼈 구조의 대부분을 구성하는 물질은 서서히 분해되고 주변의 퇴적물을 통해 스며드는 물에 녹아 있는 광물질로 대체된다. 결국 남아 있는 것은 원래 뼈의 암석 "모형"이다.

기 때문에 특별한 조건을 필요로 한다. 그러므로 화석기록은 생활사의 완전한 "기록"이 아니다. 그것은 많은 빈 부분을 가지는 활동의 아주 일부만을 포착하는 보안 카메라와 같다. 보안용 비디오에서 빈 부분과 같이 그 비디오는 사건의 부정확한 기록을 만드는 것은 아니다. 화석기록에서의 "공백"은 그것의 가치를 줄이지 않는다.

인간과 다른 영장류 사이에서의 중요한 하나의 차이는 이동 방식이다. 침팬지와 고릴라 모두 이동하기 위해 4지를 사용하는 반면 인간은 두 발을 사용한다. 즉, 우리는 단지 두 발로 곧추서서 걷는다.

직립보행은 몇몇 해부학적 변화를 통해 진화하였다. 척수의 관이 두개골로 들어가는 구멍인 대후두공이 유인원은 두개골의 뒷면에서 발견되지만 인간은 두개골의 기부에서 발견된다. 뿐만 아니라 골반과 무릎의 구조가 직립 자세에 맞게 변화되어 발의 기능은 붙잡기에서 몸무게 지지로 변화되었으며, 하체의 사지는 상체의 사지에 비하여 상대적으로 길어졌다(그림 22.9). 현대 인간, 즉 **인류(hominin)**의 조상으로 분류되는 화석에서 그 골격은 직립보행의 증거를 보여주어야만 한다.

많은 인류 화석들이 유럽과 아시아에서 발견되어 온 반면 "루시"를 포함한 가장 오래된 화석은 남부와 동부 아프리카에서 발견되었다. 1974년에 에티오피아에서 놀랄 만큼 완전한 골격을 갖춘 *Australopithecus afarensis* 종의 화석 루시가 발견되었다. 루시의 화석 골격에는 골반의 큰 부분이 포함되어 있는 데, 이는 루시의 직립보행을 보여주는 확실한 증거이다.

과학자들은 화석 주변의 암석 나이를 추정하여 루시와 남아 있는 다른 인류의 나이를 결정하였다. **방사성 연대측정(radiometric dating)**은 특정 화학 원소에서 일어나는 자연적인 변화과정에 의존한다. 방사성 붕괴라 부르는 이 과정은 암석 속의 방사성 원소가 붕괴되어 딸핵종(daughter product)이라 부르는 다른 원소로 전환되는 과정이다. 각각의 방사성 원소는 자신만의 속도로 붕괴된다.

붕괴율은 원래 원소의 절반이 딸핵종으로 붕괴되는 시간인 원소의 반감기로 측정된다. 과학자들은 암석 속에서 방사성 원소와 딸핵종의 비율을 결정하고 방사성 원소의 반감기를 사용하여 그 암석이 형성된 후 지나온 햇수를 추정할 수 있다.

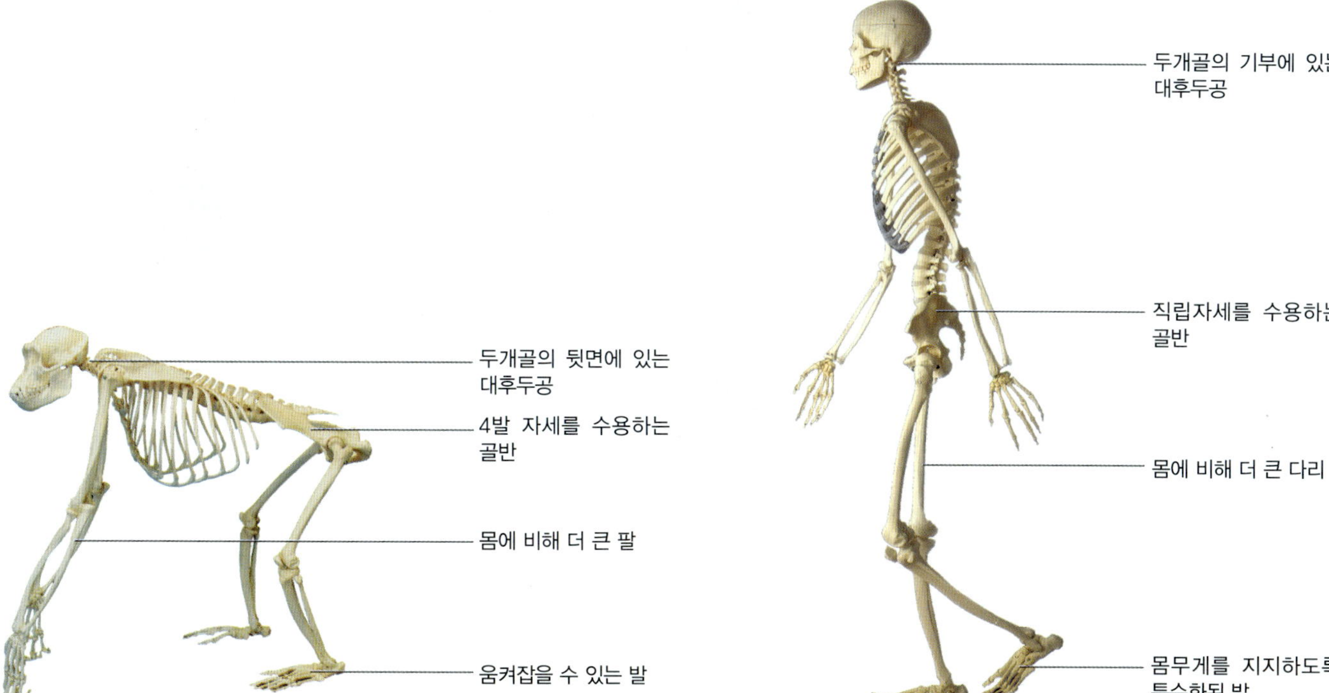

그림 22.9 인간과 침팬지의 해부학적 차이. 직립보행의 진화는 네발로 걷는 조상에서 몇몇 해부학적 변화가 일어나야 가능하다. 만일 이 특징들이 화석 영장류에 존재한다면, 화석은 인류로 분류된다.

과학자들은 방사성 연대측정을 사용하여 대부분의 고대 인류 화석종인 *Ardepithecus ramidus*가 520만 년에서 580만 년 된 것으로 추정하였다. 매우 초기인 이 화석들이 아마도 인간과 침팬지의 공통조상과 매우 유사한 인류를 대변할 것이다. 다윈이 예측한 것처럼 이 종은 아프리카의 적도에 있는 에티오피아에서 발견되었다.

기술된 인류 화석의 수가 증가함에 따라 인간의 임시 계보가 만들어졌다. 화석종은 화석의 나이와 생물 간의 해부학적 유사성을 측정하여 가장 오래된 종에서부터 가장 현대의 종에 이르는 순서대로 임시 가계도 내에 정리할 수 있다(그림 22.10). 이 가계도가 나타내는 것은 현대인류가 과거 다양했던 인류의 그룹 중에서 마지막 남은 분지라는 것이다. 그러면 이 가계도는 현대 인류가 다른 유인원과의 공통조상에서 진화되었다는 믿을만한 증거를 제공하고 있는가?

두 발로 걷는다는 것을 제외하고도 인간은 상대적으로 큰 뇌, 편평한 얼굴, 그리고 훨씬 발달된 문화를 가진다는 점에서 다른 유인원과 다르다. 가장 오래된 인류는 두발로 걸었지만 두개골의 모양, 뇌 크기, 그리고 아마도 생활양식은 유인원과 비슷했을 것이다. 보다 근대의 인류는 평평한 얼굴과 증가된 뇌를 가진 현대인류와 더욱 유사하다(그림 22.11). 발견된 더 최근의 화석들은 현대 인간의 상징인 예술과 다른 추상적인 기호 그리고 다양한 도구를 사용했음을 보여준다. 더 유인원 같은 데서 더 인간 같은 모습으로의 점진적 변화를 보여주는 인류의 화석기록은 우리가 고대 유인원으로부터 진화한 강력한 증거를 제공한다.

우리가 지금까지 다룬 물리적 증거를 통해 정적모델을 확실히 기각할 수 있다. 방사성 연대측정은 지구의 나이가 10,000년보다 훨씬 더 오래되었다는 것을 확실히 하

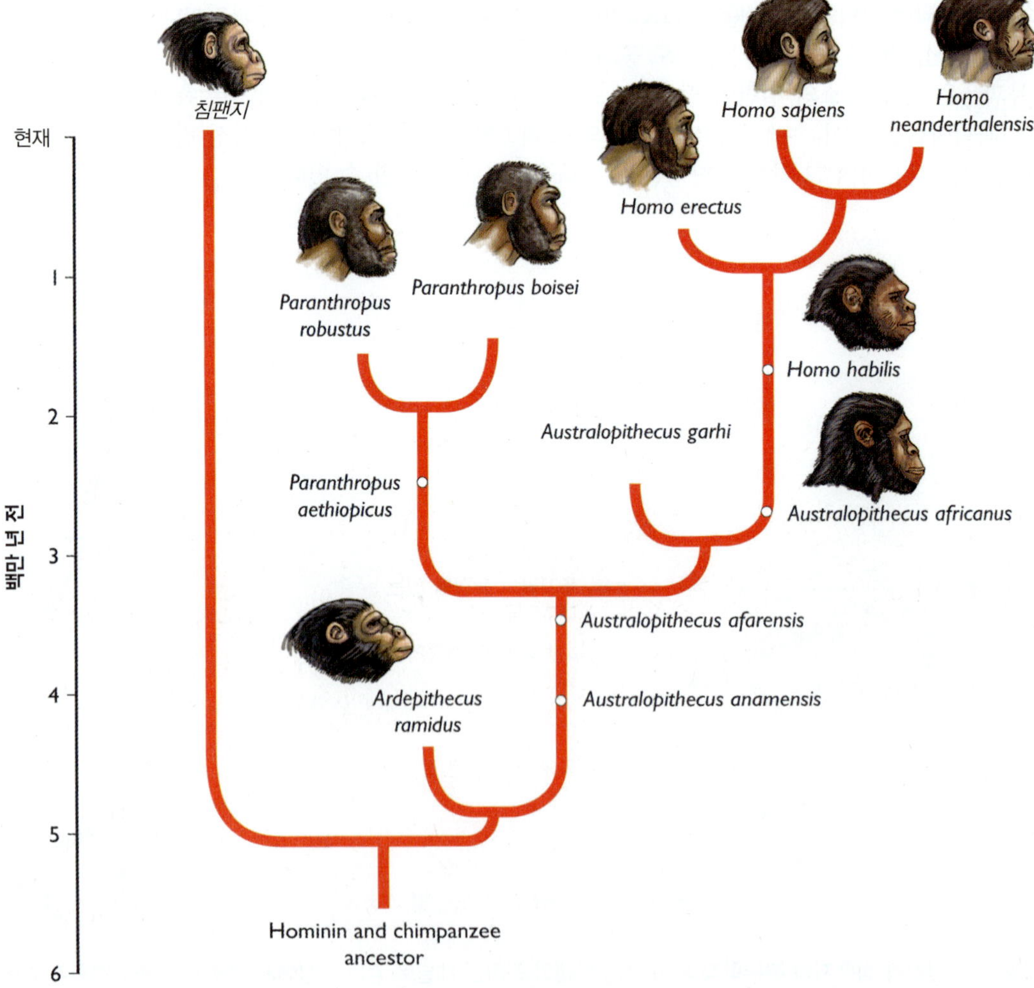

그림 22.10 인류종 간의 진화 관계. 이 가계도는 인간 진화의 역사를 규명하고자 하는 과학자들 간에 통용되고 있는 일치된 견해이다. 현대 인간은 한때는 매우 다양했던 한 집단에서 마지막으로 남아 있는 종이다.

시각화 이 가계도에 따르면 인류 한 종보다 더 많은 종이 지구에 살았던 기간은 얼마나 되는가?

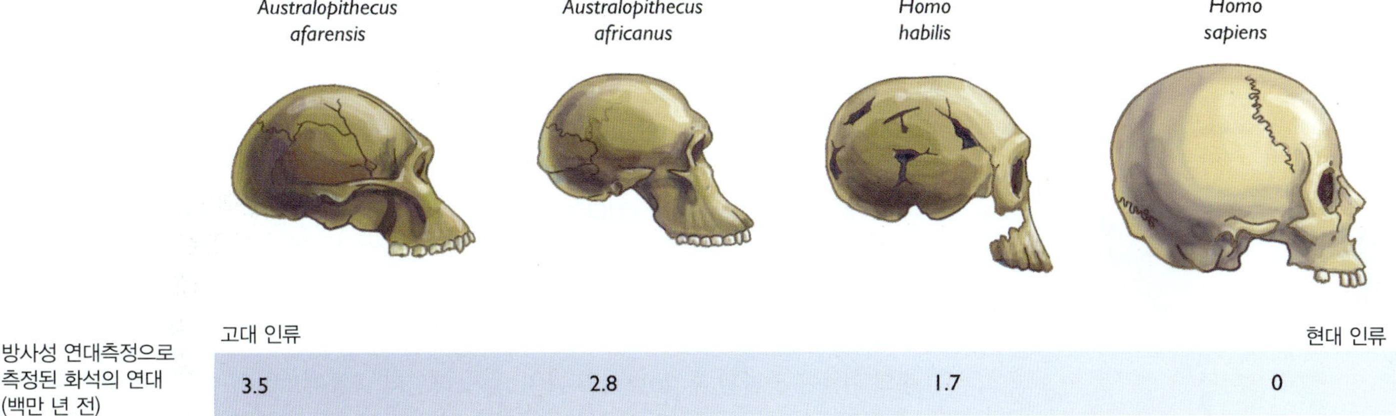

그림 22.11 유인원에서 인간으로의 전이. 고대 인류는 큰 턱, 작은 두개골, 그리고 뒤로 물러난 이마를 포함하는 많은 유인원 같은 특징을 보여준다. 더 최근의 인류는 현대 인간과 더 많이 비슷하다.

였다. 그리고 화석기록은 합리적인 의심을 넘어 지구에서 살아가는 종들이 시간에 따라 변해왔다는 증거를 제시한다. 상동성은 공유 조상의 증거를 제시한다. 공통조상으로부터의 진화는 또한 새로운 종의 출현에 관한 증거에 의해 지지된다.

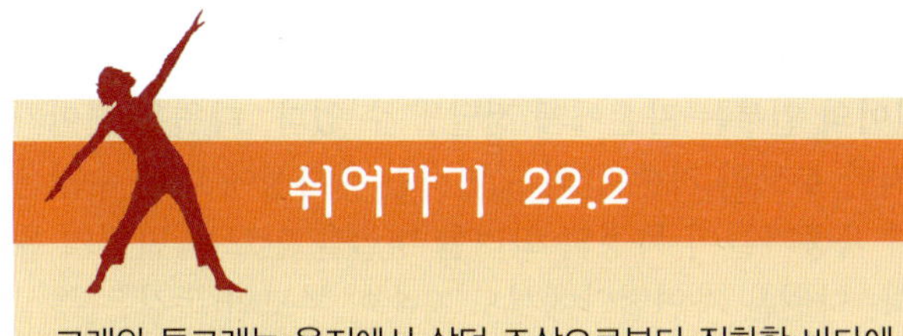

쉬어가기 22.2

고래와 돌고래는 육지에서 살던 조상으로부터 진화한 바다에 사는 포유류이다. 이 가설을 지지할 수 있는 증거를 두 가지 설명하시오.

22.2 종의 기원

생물학적 종 개념(biological species concept)에 의하면 종은 상호 교배하여 생식력을 가지는 자손을 낳을 수 있으나 다른 무리의 구성원과는 생식을 할 수 없는 개체군으로 정의된다. 다른 종의 개체들 사이에서 생식력을 가지는 자손을 낳지 못하는 것은 **생식적 격리(reproductive isolation)**로 알려져 있다(다음 쪽의 그림 22.12 참조). 한 종에서 어떻게 두 개의 다른, 생식적으로 격리된 종이 나올 수 있을까?

종분화: 하나가 둘이 되는 방법

조상형으로부터 하나 또는 더 많은 종으로의 진화를 **종분화(speciation)**라고 부른다. 한 종으로부터 새로운 종이 나오는 경우에 대하여 대부분의 생물학자들은 다음과 같은 세 단계가 필요하다는 데 동의한다.

1. 그 종의 하위집단 또는 **개체군(population)**이 격리된다.
2. 격리된 하나 또는 모두의 개체군에 진화적인 변화가 일어나 그들이 **분기하기(diverge)** 시작한다(다음 쪽의 그림 22.13 참조).
3. 충분히 분기되면 이 개체군 사이에 미래의 교잡을 막는 생식적 격리가 일어난다.

개체군은 여러 가지 이유로 인해 서로로부터 격리될 수 있다. 작은 개체군이 먼 거리를 이동하거나 지리적 장벽이 형성될 때 이들은 격리된다.

(a) 행동 격리

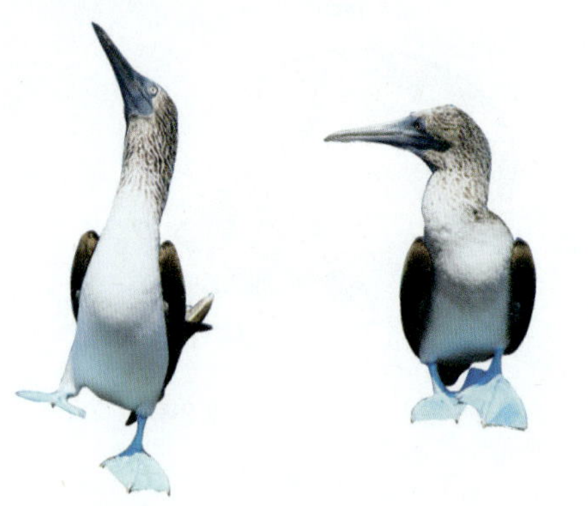

(b) 유전적 부적합성

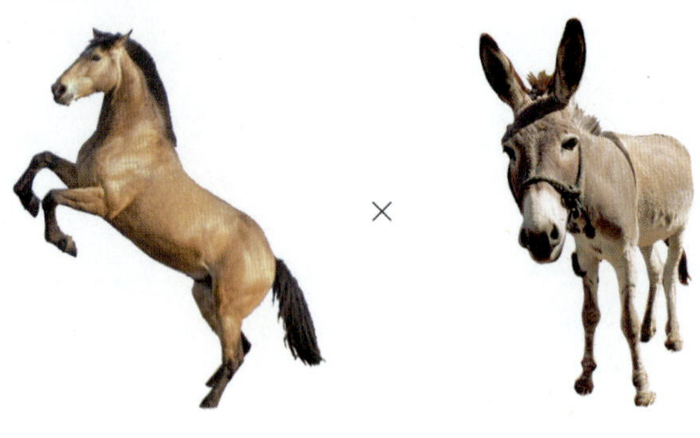

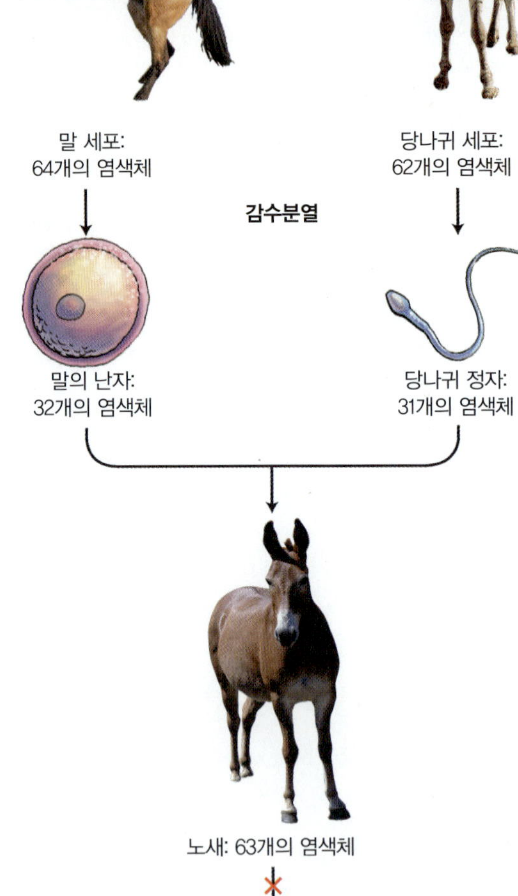

그림 22.12 생식적 격리. (a) 푸른발가마우지는 다른 새들과 행동이 달라 격리된다. 푸른발가마우지 암컷은 가마우지 춤을 추지 못하는 수컷과 짝짓기를 하지 않는다. (b) 말과 당나귀는 유전적 부적합성으로 인해 격리된다. 그들이 비록 잡종인 노새를 낳을 수 있지만 잡종은 정상적인 정자나 난자를 만들지 못하기 때문에 불임이 된다.

심지어 그 개체군들이 물리적으로 서로 가까이 살고 있을 때, 일부 개체가 특정 먹이만을 먹거나 짝짓는 시기가 조금이라도 차이가 난다면 두 개체군은 분리될 수도 있다.

개체군들이 번식 행동에서 분기되거나 유전적으로 부적합하게 될 때 다른 개체군에 속한 개체들은 더 이상 함께 번식할 수 없다. 각 개체군은 이제 다른 종이라고 부를 수 있다. 격리된 개체군이 왜 서로로부터 분기되는가? 분기가 일어나는 몇 가지 기작이 있다. 다윈이 '종의 기원(*The Origin of Species*)'에서 설명한 가장 유명한 기작은 자연선택이다.

자연선택설

종의 기원이 출판된 후 20년이 지나지 않아 다윈의 공통계보설은 대부분의 과학자들에게 인정받았다. 그러나 과학계가 생물의 놀라운 다양성을 설명하기 위하여 자연선택이라는 다윈의 개념을 수용하는 데는 또 다른 60년이 소요되었다.

자연선택설(theory of natural selection)은 이해하기 쉽게 간결하다. 이 이론은 네 가지의 보편적인 관찰에 의거한 추론이다.

1. 집단 내에서 개체들은 다양하다. 인간 그룹에 대한 관찰, 즉 사람들의 놀라울 만큼 다양한 모습, 크기, 피부색, 그리고 얼굴 특징이 이와 같은 진술을 지지한다. 우리는 눈에 보이는 이 변이에 모든 종류의 덜 명백한 차이를 더할 수 있다. 예를 들어, 사람들은 그들이 음식물 지방을 콜레스테롤로 변환하는 비율이 다르다. 한 집단에서 각기 다른 유형의 개체들을 **변이체(variant)**라고 부른다.

2. 개체들 사이에 존재하는 변이의 일부는 자손에게 전달될 수 있다. 다윈은 변이가 일어나는 기작을 이해하지 못했지만 부모와 자손 간의 보편적인 유사성에 대한 수많은 예를 관찰했다. 그는 또한 비둘기 육종가들이 특정의 화려한 형질을 만드는 변이의 유전성을 활용하는 것이 주목하였다. 다윈은 자연집단에서도 자손이 부모와 똑같은 특성을 갖는 경향성이 있다고 가정하였다.

완두콩의 유전성에 대한 멘델(Gregor Mendel)의 연구(19장 참조)가 1900년대에 재발견되었을 때, 자연선택은 다음 세대로 전달되는 유전적 변이에 작용하다는 기작이 밝혀졌다.

3. 생물 집단은 생존 가능한 수보다 더 많은 자손을 낳는다. 이 관찰은 대부분의 사람들에게 자명하다. 공원에 있는 나무는 매년 여름 말 그대로 수백만 개의 씨를 만든다. 그러나 이 중에서 단지 몇 개만이 싹을 틔우고 1, 2년 이상 살 수 있다.

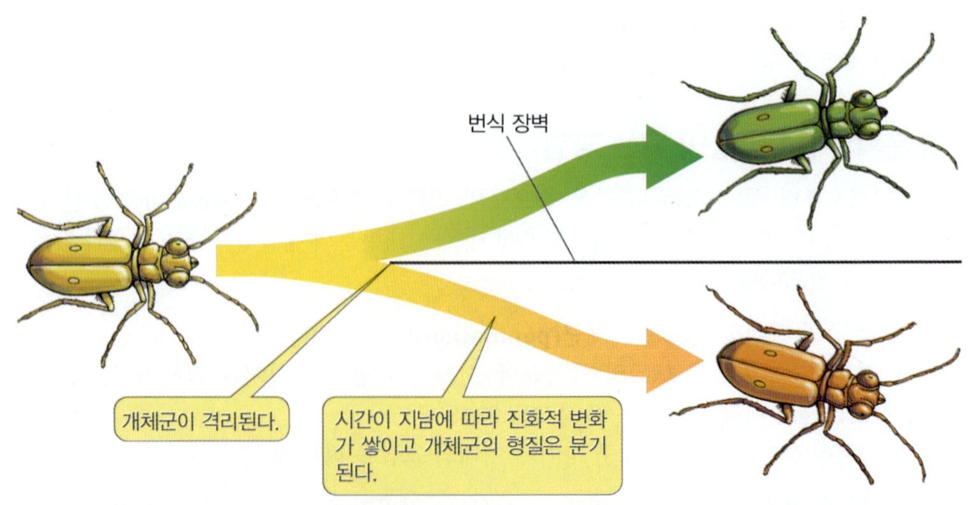

그림 22.13 개체군의 격리는 형질의 분기를 야기한다. 이 모델 상황에서 딱정벌레 개체군은 그들이 살아가는 특정한 환경 조건에 적응하여 분기한다.

다윈은 '종의 기원'에서 자손 생산과 생존 사이의 차이를 그림으로 제시하였다. 다윈은 그 예로 장수하며 느린 번식을 하는 코끼리를 들고 있다. 암컷 코끼리는 30살까지 번식을 하지 않다가 약 90살이 될 때까지 10년마다 한 마리의 새끼를 낳는다. 비록 이와 같이 낮은 생식률이라 할지라도 다윈은 아프리카코끼리 한 쌍의 자손들이 모두 생존하여 생식력을 지니며 수명이 다할 때까지 산다면, 약 500년 뒤에는 이들 가족이 1500만 이상의 개체로 불어난다고 계산하였는데, 이는 아프리카 대초원에서 이용 가능한 모든 먹이로 기를 수 있는 숫자보다 많다. 생식력이 주어진 환경자원을 훨씬 능가하기 때문에 많은 개체들이 성숙할 때까지 생존하지를 못한다.

4. 생존과 생식은 우연이 아니다. 다시 말해서 생식 연령까지 생존하는 개체들의 부류는 우연적으로 결정되는 것이 아니다. 집단 내의 변이체 일부는 다른 변이체보다 더 잘 생존하고 생식할 가능성이 높다.

집단 내에서 다른 개체와 비교한 한 개체의 상대적인 생존과 생식은 **적응도(fitness)**로 표현된다. 주어진 환경 내에서 한 개체의 적응도를 증가시키는 형질을 **적응형질(adaptation)**이라고 부른다. 특정 환경에 적응한 개체는 그와 같은 적응형질이 부족한 개체보다 더욱 잘 생존하고 번식할 가능성이 높다.

다윈은 차별적인 생존과 생식의 결과를 자연선택으로 설명하였고 이것이 진화를 이끌 수 있다는 점에 주목하였다. 예를 들어 다윈의 핀치라고 부르는 새들 중에 비가 적게 내릴 때는 큰 부리를 가지는 것이 적응형질이라는 것을 과학자들은 관찰하였다. 더 큰 부리를 가지는 새들은 극심한 가뭄 동안 얻을 수 있는 유일한 먹이인 크고 단단한 종자를 깨뜨릴 수 있다. 이리하여 더 큰 부리를 가지는 개체가 저 작은 부리를 가지는 개체보다 가뭄을 더 잘 견디는 것 같았다. 즉, 그들이 선택된 것이다. 그림 22.14에서 보는 바와 같이, 1977년의 가뭄에서 생존한 90마리의 개체는 기존 집단에 속하던 1,300마리의 평균 부리 깊이보다 6%나 깊은 부리를 가지고 있었다.

현재 과학자들은 유전자 돌연변이의 무작위적 과정이 진화를 위한 원재료인 변이를 제공한다는 것을 알고 있다. 자연선택은 돌연변이에 의해 발생된 새로운 대립유전자를 선택하거나 배척하는 여과기의 역할을 한다.

다윈의 추론: 자연선택은 진화를 일으킨다. 자연선택의 결과는 적응형질이 다음 세대에 더 많은 자손을 낳고 생존하게 할 때 이 적응형질이 한 개체군에서 더 흔해지는 것을 의미한다. 자연선택의 결과, 여러 세대를 거치면서 집단 내 개체들의 형질에 변화가 일어나고 마침내 진화가 일어난다.

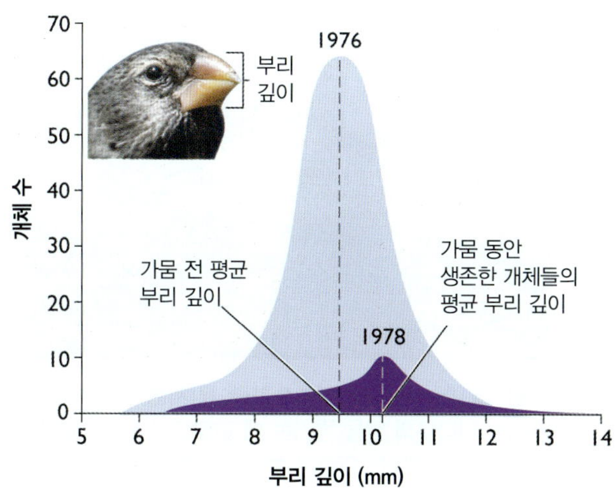

그림 22.14 생존과 생식은 무작위적이지 않다. 옅은 자주색 곡선은 가뭄 전 갈라파고스 군도에 서식하는 다윈의 핀치새들의 부리 깊이를 나타낸 것이다. 1976년과 1977년 이 가뭄이 끝난 후 같은 개체군의 부리 깊이(짙은 자주색)는 약 0.5 mm 더 커졌다. 이 기간 동안 더 큰 종자를 깰 수 있는 더 큰 부리를 가진 핀치들이 더 작은 부리를 가진 새들보다 더 높은 적응도를 가졌다.

자연선택에 대한 비판적 사고

자연선택은 꽤 단순한 생각이다. 그러나 그것은 놀랄만하게 이해하기 쉽다. 다음 목록은 이 과정에 관한 일반적인 오개념의 일부이다.

1. 적응도는 절대적인 형질이 아니라 상대적인 형질이다. 한 가지 잘못된 이해는 자연선택을 설명하는 데 흔히 사용되는 문장인 "가장 잘 적응한 자의 생존"에서 발생한다. 자연선택의 결과 개체군에서 현재의 변이체들이 있다면 현재의 환경에 가장 잘 적응한 개체들이 생존하고 생식한다는 것을 인식하는 것이 중요하다. 생존자들은 절대적인 의미에서의 "가장 잘 적응한" 것이 아니다. 단지 상대적으로 그 형질을 가지지 못하는 다른 자들보다 더 잘 적응한다는 것을 의미한다.

2. 자연선택의 결과 "이상적인" 생물이 생기는 것은 아니다. 개체군은 자연선택을 통해 그들의 환경에 적응한다. 그러나 그 과정의 결과는 반드시 "더 좋은" 생물이 아니다. 단지 현재의 상황에서 더 잘 생존한 것들이다. 한 환경에서 생존과 생식을 증가시키는 특성의 변화는 다른 환경에서는 그렇지 않을 수도 있다. 거의 모든 적응형질은 얻는 것이 있으면 잃는 것이 있다. 한 환경에서 또는 생존의 한 면에서 더 많이 성공한다는 것은 다른 환경이나 생존의 다른 면에서 성공 확률이 줄어듦을 의미한다.

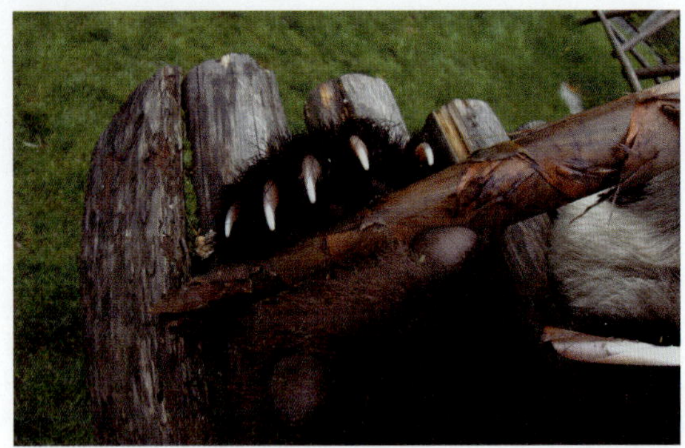

그림 22.15 **판다의 엄지손가락.** 엄지손가락은 이들의 주식인 대나무의 잎을 벗기는 데 알맞도록 손가락뼈가 아닌 손목에 해당하는 완골이 늘어나 생긴 것이다.

3. 자연선택은 미리 결정된 목표를 향한 한 개체군의 "과정"으로 귀결되지 않는다. 대신 자연선택은 상황에 의존한다. 이러한 사실은 인간이 아닌 두발로 걷는 유인원이 오늘날 왜 존재하지 않는지를 설명하는 데 도움이 된다. 이러한 유인원은 인간이 살지 않는 환경에서만 성공적이었다. 새로운 두발보행 유인원의 적응도 이익은 매우 작으며, 이는 다른 매우 성공적인 두발보행 생물이 이미 존재하기 때문이다. 인간이 우월한 동물로 보일지라도 침팬지 또한 그들의 서식지와 생활방식에 잘 적응하였다.

4. 자연선택은 새로운 변이체의 출현을 일으키지 않는다. 자연선택의 과정은 한 개체군 내에 존재하는 변이체에만 작용한다. 이 변이체는 무작위적으로 일어나는 돌연변이에 의해 발생한다. 그리고 생물의 이러한 변이는 새로운 형질보다는 이미 존재하는 구조의 변화로 나타난다. 생물의 적응형질에 대한 제한은 "무엇이든 이용 가능한 것으로 만들어졌다"는 의미로 진화학자들이 임시방편설계(jury-rigged design)라 부르는 자연계에서 매우 자명하다.

임시방편설계의 가장 유명한 예 중의 하나는 자이언트판다의 앞발에서 발견되는 엄지손가락이다(그림 22.15). 이 동물은 명백히 6개의 손가락을 가진다. 다섯 손가락은 우리의 손가락과 같은 뼈로 되었고, 엄지손가락은 우리의 팔목에 있는 것과 동일한 뼈가 확장된 것으로 구성되었다. 판다에서 이 구조는 주식인 죽순에서 잎을 벗기는 데 적응한 형질이다. 마주보는 엄지손가락이 보다 효과적으로 설계된 경우는 다섯 손가락 중 하나로부터 적응된 우리 자신의 것이다. 그러나 판다 집단에서 이러한 변이는 일어나지 않았다. 늘어난 손목뼈를 가진 개체가 있어서 자이언트판다에서 진화한 것은 우리의 엄지처럼 유연하지 못한지만 그것의 역할을 하는 임시방편의 엄지손가락이다.

'판다와 사람의(*Of Pandas and People*)'라는 지적설계론의 교과서는 제목 자체에서 판다의 엄지손가락에 대한 명확한 언급을 내포하고 있다. 그리고 진화론의 불확실성을 공격하는 한 방법으로 그것에 대한 기원에 대하여 오래 전에 끝난 논란을 사용한다.

5. 자연선택은 개체가 아니라 개체군의 형질을 변화시킬 수 있다. 이와 같은 자연선택에 관한 오개념은 다음과 같은 잘못된 진술로 보여줄 수 있을 것이다. "인간 사냥꾼이 도착했을 때 도도새는 적응할 수 없어서 절멸되었다." 이러한 주장은 개체가 환경변화에 살아남기 위해서는 그들의 일생이 변해야 한다는 것을 가정하는 듯하다. 그러나 진화는 생존에 영향을 주는 형질이 집단 내에 존재하며 유전적 기반을 가질 때에만 일어날 수 있다. 자연선택은 한 개체가 보유하는 대립유전자를 변하게 할 수 없다.

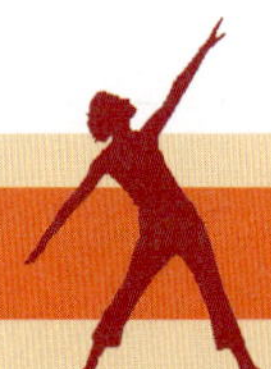

쉬어가기 22.3

다음 진술에서 진화에 관하여 명백하게 잘못 이해하고 있는 것을 찾아 설명하시오. 만일 지구온난화가 북극곰이 절멸되게 한다면 그것은 곰의 잘못이다. 모든 생물은 온난화되는 기후에 적응해야만 한다. 북극곰은 회색곰이 지금하는 것처럼 물개를 사냥하는 것이 아니라 물고기, 곤충, 나무 열매로 먹이를 바꾸어 적응할 수 있다.

진화: 탄탄한 이론

모든 생명체가 하나의 기원을 갖는다는 가장 설득력 있는 증거는 DNA와 단백질 사이의 관계와 DNA와 단백질의 보편성이다. 4장에서 설명한 것처럼 황소의 유전자가 세균으로 전이될 수 있고 세균은 기능을 하는 황소의 단백질을 만들 것이다. 이것은 세균과 황소 모두 비슷한 방법으로 유전물질을 기능 단백질로 번역하기 때문에 가능하다. 세균과 황소가 독립적으로 생겨났다면 우리는 그들이 유전정보를 유사한 방법으로 번역할 것을 기대할 수가 없다.

다른 증거 또한 단일 공통조상설을 지지한다. 예를 들어 3장에서는 인간 세포의 구조, 즉 진핵세포(유전물질을 둘러싸는 핵막을 가지는 세포)로 이루어진 모든 생물에서도 발견되는 구조를 다루었다. 인간, 소나무, 그리고 무당벌레처럼 다른 모든 생물이 단일 공통조상을 가진다는 것을 상상하는 것이 어려울 수도 있지만 우리가 공유하고 있는 세포내 과정이 오래된 상호관계를 잘 지적하고 있다.

공통계보설이 현대 생물이 어떻게 출현하였는지를 가장 과학적으로 설명하기 때문에 과학자들은 이를 선호한다. 공통계보설을 포함한 진화론은 탄탄하다. 달리 말하면, 진화는 매우 다양한 관찰 결과를 설명하고 많은 해부학적, 지리학적, 분자생물학적, 그리고 유전학적 증거에 의해 잘 지지된다.

과학과정에서 "진화에 대한 대안"을 가르쳐야 한다는 사람들은 그들의 아이디어가 진화론만큼 효과적으로 자연 세계를 잘 설명하는지 설명해야 한다. 이들은 그렇게 하지 못했다. 현재 가장 일반적인 대안인 지적설계론은 어떠한 실험적 지지도 받지 못하고 있다. 대신에 주로 데이터의 자의적인 해석, 현재의 연구에 관한 제작된 또는 부풀려진 논란, 확률에 관한 잘못된 통계적 주장에 대한 의지, 그리고 **환원불가능한 복잡성**(irreducible complexity)이라고 알려진 어떤 구조와 과정이 너무 복잡하여 지각 있는 설계자 없이는 발생할 수 없다는 아이디어에 의존하고 있다.

환원불가능한 복잡성은 다윈 이전부터 있어왔다. 사실 다윈은 '종의 기원'에서 인간의 매우 복잡한 눈이 일련의 단계를 거쳐 훨씬 더 단순한 눈으로부터 진화했을 수 있는지를 설명하는 것으로 이 주장에 반기를 들었다. 이 과정에 대한 증거로서 다윈은 이 과정을 보여줄 수 있도록 다른 생물에서 발견되는 일련의 눈의 유형을 함께 놓고 설명하였다(그림 22.16).

진화는 심지어 매우 복잡한 기관과 생물이 순전히 자연적인 과정에 의해 어떻게 지구에 출현할 수 있는가를 이해하는 데 필요한 틀을 제공한다. 진화에 대한 대안 가설은 확실히 잘못된 것이거나 관찰과 실험적 증거를 가지지 못한다. 교육국과 입법부에서는 생물 다양성에 대한 그럴듯한 설명으로서 이 대안들을 동등하게 의무적으로 학생들에게 가르치게 하지 말아야 한다.

진화를 이해하는 것은 인간 생활사를 꿰어 맞출 수 있도록 도울 것이며, 우리에게 지구에서의 우리의 미래에 관해 생각하는 도구를 제공한다.

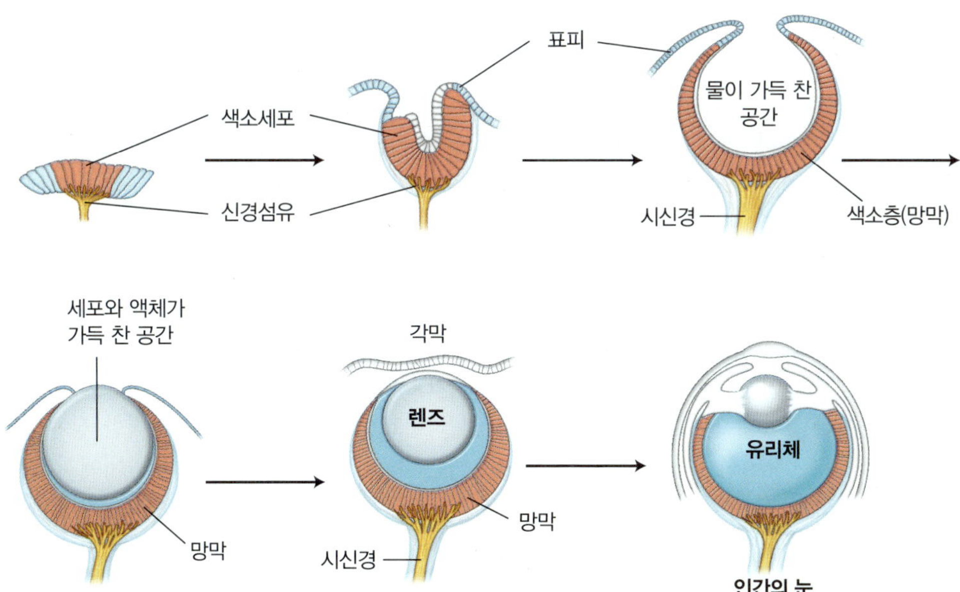

그림 22.16 눈의 진화. 눈의 진화에서 나타나는 중요한 단계를 보여준다. 다윈은 복잡성이 더 단순한 기능적 단위로부터 나올 수 있다는 원리를 지지하는 것으로서 빛 또는 이미지를 감각하는 각각의 기관을 가진 현대 생물을 보여주었다.

1. HOMO.

Sapiens. 낮에 활동함; 교육과 상황에 따라 변함

- 구릿빛, 다혈질, 직립. *아메리카인.*
  머리카락 검은색, 직모, 두꺼움; 콧구멍 넓음, *얼굴* 야함; *수염* 빈약; *고집 센*, 천하태평. 자신의 몸에 가는 붉은 선을 *칠함*. 관습에 따라 *행동함*.
- 공평한, 낙관적, 건장함. *유럽인.*
  머리카락 노란색, 갈색, 미끈하게 처진; *눈동자* 푸른색; 온화한, 명민함, 독창적인. 제복을 입는. 법에 의해 *지배됨*.
- 거무스름함, 우울함, 엄격함. *아시아인.*
  머리카락 검은색; *눈동자* 암색; *엄격한*, 거만한, 갈망하는. 느슨한 옷을 *입은*. 소신을 따라 *행동함*.
- 검고, 느리고, 편안함. *아프리카인.*
  머리카락 검은색, 곱슬; *피부* 비단 같음; *코* 납작; *입술* 두툼함; *교활한*, 게으른, 태만함. 기름을 *몸에 바름*. 변덕스럽게 *행동함*.

그림 22.17 린네의 인종 분류. 린네는 1758년 자연의 체계(*Systema Naturae*) 10판에 이와 같은 인종 분류 결과를 발표하였다. 각 인종에 부여한 행동 특성은 그 당시 서구 과학자들의 일반적인 편견을 반영한다.

22.3 인간의 진화

린네는 인간을 기술하기 위하여 *Homo sapiens* (*Homo*는 "인간"을 의미하고 *sapiens*는 "알고 있는" 또는 "현명한"을 의미한다)라는 이명법 이름을 만들었다. 현대 생물학자들은 초기의 인간으로부터 현대의 인간을 구분하기 위하여 *Homo sapiens sapiens* 처럼 아종명을 추가하였다.

인간은 지구상에서 가장 성공적인 종들 중의 하나이다. 인간은 수적으로 많고, 매우 넓은 서식지에 거주하며, 요구조건을 만족시키기 위하야 지구의 넓은 면적을 변경시켰다. 사람들은 형태, 색, 그리고 크기가 다양하다. 모든 인종은 우리의 가장 최근의 공통조상을 공유한 이래 진화해 왔다. 전통적으로 과학자들은 외형적 차이에 근거하여 인간을 인종으로 구분하였다. 린네는 각 인종에게 고정된 행동 특성을 부여하였고 서구의 편견을 반영하듯이 유럽인종을 가장 상위에 두었다(그림 22.17).

인간 집단에서 다양성이 어떻게 발생하였는가? 이 다양성이 린네의 분류가 제안하는 것처럼 의미가 있는가? 아니면 이러한 차이는 단지 "피상적인" 것인가?

화석 증거에 따르면 모든 현대의 인간 집단은 약 20만 년 전 아프리카 집단의 후손이다. 달리 말하면 우리가 다른 인간 집단에서의 형태적인 차이는 약 1만 세대 내에서 일어났음이 틀림없다. 진화적인 의미에서 이것은 오랜 시간이 아니다. 인간 집단이 이렇게 최근까지 조상을 공유했다는 것은 인종이 서로 매우 다르지 않다는 가설을 지지한다.

DNA 서열에서의 차이와 유전 데이터 분석은 인간 종 내에서 피부색에 근거하여 분류를 하는 데 적절한 경계가 없다는 것을 보여준다. 인간 집단은 항상 교잡해왔기 때문에 한 인종에 고유한 유전자도 없고, 누군가가 한 인종 또는 다른 인종에 속한 것이라고 말해 줄 수 있는 대립유전자도 없다. 린네가 분류한 인종 사이의 차이는 피상적인 것보다는 무언가 조금 더 있는 것 같다.

사실, 대부분의 생물학자는 인간이 인종으로 완벽하게 나뉠 수 있다는 아이디어를 인정하지 않는다. 인간 집단은 매우 비슷할지라도 어떤 외형적 특성이 다른 집단에서보다 어떤 집단에서 더 일반적이라는 것은 명백하다. 이 외형적 차이는 부분적으로 격리된 인간 집단에 일어난 진화의 결과이다.

인간 집단이 다른 이유: 선택과 유전적 부동

부분적으로 격리된 인간 집단 사이에서의 차이는 선택과 우연에 의해 진화되었고 인간의 결혼 패턴에 의해 강화되었다. 이 절에서 우리는 아직까지 일반적으로 사용되는 인간 집단인 아프리카인(흑인), 유럽인(백인), 아시아인, 아메리카 인디언, 그리고 태평양 섬 사람들을 언급하는 것으로 "인종"이라는 용어를 사용한다. 비록 이 집단이 상대적으로 적은 생물학적 차이를 가질지라도 서구의 과학자들은 아직도 더 작은 인간 집단을 더 큰 인척 집단으로 집단화하는 데 인종을 사용한다.

자연선택은 집단 사이에 차이가 나타나게 한다 과학자들이 토착 인간 집단을 노출된 자외선(UV) 수준에서 그들의 평균 피부색을 비교할 때 그들은 거의 완벽한 상관관계를 가진다. 자외선 수준이 낮을수록 피부색은 더 밝다. 그 결과 한 인종 내에서 다른 집단은 매우 다른 피부색을 가질 수 있다. 달리 말하면, 한 집단의 피부색은 같은 색을 가지는 집단에 대한 유전적 유사성의 표현이라기보다는 그 집단이 거주하는 환경 조건의 함수인 것으로 나타난다.

자외선은 인간의 눈으로 볼 수 없는 범위의 빛에너지이다. 자외선은 비타민의 일종인 엽산을 유지하는 몸의 능력을 방해한다. 엽산은 유아의 적절한 발달과 남성의 원활

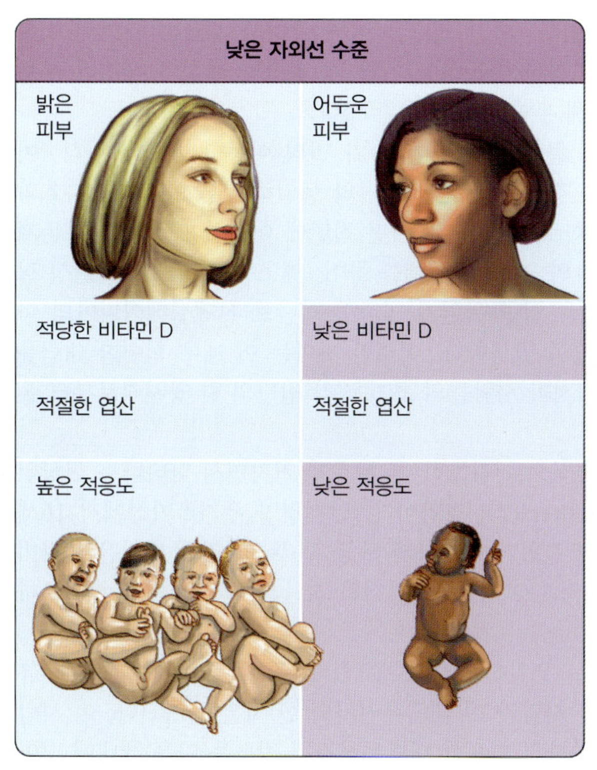

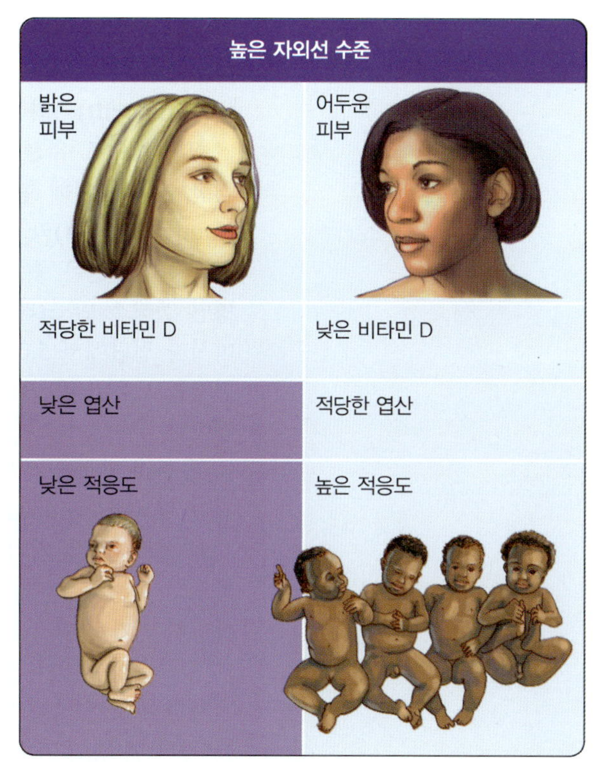

그림 22.18 **자외선 수준, 엽산, 비타민 D, 그리고 피부색 사이의 관계.** 자외선 수준이 높은 지역의 집단에서는 보다 어두운 자외선-저항 피부가 선택된다. 자외선 수준이 낮은 지역의 집단에서는 보다 밝은 자외선-흡수 피부가 선택된다.

한 정자 생산에 필요하다. 엽산의 수준이 낮을 경우 남자는 생식력이 떨어지고, 여자는 기형을 가지는 아기를 출산할 가능성이 더 높다.

더 어두운 피부를 가진 사람은 더 밝은 피부를 가진 사람보다 자외선을 덜 흡수하여 더 많은 엽산을 가진다. 달리 말하면, 자외선이 강한 환경에서 검은색 피부는 자연선택에 의해 선호된다. 즉, 그것은 적절한 수준의 엽산을 유지하기 위한 적응이다.

반면, 자외선은 뼈의 발육에 필수적인 비타민 D의 합성에 필요하다. 자외선이 약한 지역에서 밝은 색 피부를 가진 사람들은 비타민 D의 합성에 필요한 빛을 최대로 흡수하여 더 높은 수준의 비타민 D를 가질 수 있다. 이 환경에서 밝은 색 피부는 하나의 적응현상이다(그림 22.18).

성선택 또한 차이를 일으킨다 한 집단에서 남성과 여성 사이에는 그들 배우자의 특정 외형에 대하여 호감을 가지고 있다. 한 형질이 교배 가능성에 영향을 줄 때 그러한 형질은 **성선택(sexual selection)**의 영향을 받는다.

다윈은 1871년 종 내의 암수 간에 존재하는 많은 차이점을 설명하기 위하여 성선택을 가정하였다. 예를 들면, 수컷 공작의 거대한 꼬리는 암컷 공작이 보다 화려한 꼬리를 가진 수컷을 선택하는 데서 기인한 것이다. 큰 꼬리는 한번 펼치는데 에너지가 많이 들며, 이러한 꼬리를 가진 수컷은 포식자의 눈에 보다 잘 띄므로 큰 꼬리를 가진 공작은 생존을 위하여 힘이 세고 영리해야만 한다. 그러므로 암컷은 수컷의 "우수성"을 재는데 꼬리의 크기를 이용한다(그림 22.19).

인간 사회에서 남자와 여자 사이의 신체 크기 차이는 성선택의 결과라는 증거가 있다. 즉, 아마도 크기가 전체적인 적응도를 대표할 수 있을지 모르기 때문에 여성은 더 큰 남성을 선호할 것이다. 집단에 따라 이 특성은 변한다. 어떤 집단에서 남성과 여성은 거의 같은 크기이며 다른 집단에서는 그 차이가 더 크다. 이러한 차이를 설명하는 가설로 성선택의 과정은 격리된 인간 집단 사이에 다르다는 것이 있다.

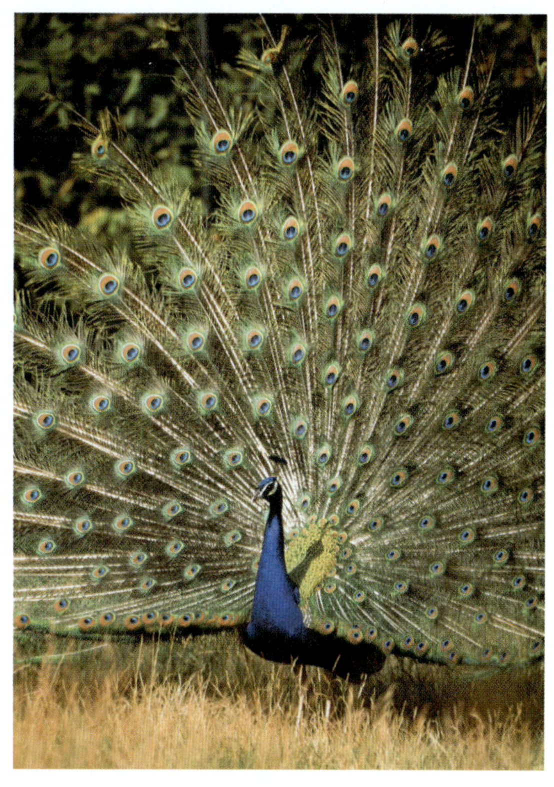

그림 22.19 **성선택의 효과.** 성선택은 공작의 꼬리처럼 많은 생물의 독특하고 환상적인 특징들을 연출해 왔다.

차이는 우연에 의해 발생할 수 있다 인간 집단은 여행을 하고 새로운 지역에 정착하도록 작은 집단을 내보낸다. 이러한 이동이 일어날 때 진화적 변화가 **유전적 부동(genetic drift)**이라는 과정을 통해 우연히 일어날 수 있다.

일반적으로 유전적 부동은 더 큰 집단의 작은 수가 멀리 이동할 때 일어난다. 이러한 이동에 의해 형성된 새로운 집단은 원집단과 거의 동일하지 않으며 **창시자효과(founder effect)**라 부르는 다양화로 귀결된다. 어떤 집단에 이상하게도 흔하게 존재하는 유전질환은 종종 창시자효과의 결과이다. 예를 들어, 왜소증을 일으키는 열성 질병인 엘리스-반 크레펠트 증후군은 일반 독일계 미국인 집단보다 펜실베이니아의 아미시파 집단에서 5,000배나 더 많이 발생한다. 이러한 차이는 이 매우 희귀한 대립유전자를 보유한 펜실베이니아 아미시파 사람들의 초기 정착 집단의 한 창시자로부터 온 것이다.

유전적 부동은 집단 크기가 극적으로 감소한 후 빠르게 커지면서 나타나는 현상인 **집단 병목현상(population bottleneck)**의 결과이다. 남태평양 푸카푸카섬에서 16세기의 병목현상은 거기에서 집단의 진화가 생겨나게 하였다. 푸카푸카에 밀려온 쓰나미 파도의 생존자 17명은 모두 상대적으로 작았고, 현재의 집단은 다른 섬의 토착민보다 상당히 키가 작다.

병목현상이 없을지라도 진화는 우연히 일어날 수 있다. 작은 집단에서 한 대립유전자의 빈도가 낮을 때 단지 몇몇 사람만 이 대립유전자의 한 사본을 가진다. 이 사람들 중의 한 명이 자손을 가지지 못하면 희귀한 대립유전자의 빈도는 다음 세대에 낮아질 것이다. 집단의 크기가 더 작아질수록 대립유전자는 더 많이 이와 같은 방식으로 사라질 것이다. 예를 들면, 미국의 사우스다코타와 캐나다에는 작고 격리된 후터파 종교 집단이 살고 있다. 지난 한 세기에 걸친 유전적 부동으로 인해 타 유럽 이주민에서는 15~30% 사이의 빈도로 나타나는 B형 혈액형이 이 집단에서는 거의 사라지게 되었다.

인간은 이동성이 높은 종이고 지금까지 그래왔다. 가장 초기의 인간 집단은 아마도 매우 작았을 것이다. 이러한 요인들로 인간 집단은 창시자효과, 집단 병목현상, 유전적 부동에 특히 민감하였으며, 현대 인류 집단들 사이의 차이를 만들어왔다.

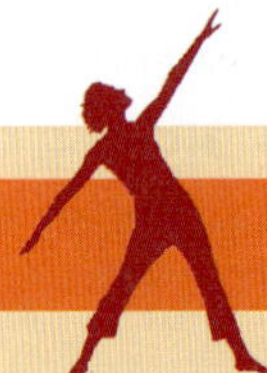

쉬어가기 22.4

페닐케톤뇨증(PKU)은 아미노산 페닐알라닌의 대사를 하지 못해 발생한다. 동형접합성인 사람들은 치료를 하지 않는 경우 심한 정신적 장애를 겪는다. PKU의 원인이 되는 대립유전자는 아일랜드 집단에서 7,000명당 1명의 빈도를 가진다. 반면 도심의 영국 집단에서는 18,000명 중 1명, 스칸디나비아 집단에서는 36,000명 중 1명의 빈도를 가진다. 이 집단들에서 이 대립유전자가 다른 빈도로 나타날 수 있는 두 가지 이유를 제시하여라.

차이는 동류교배에 의해 유지된다 인간 집단들 사이의 일부 차이는 인간이 배우자를 선택하는 방법에 기인하기도 한다. 사람은 누구나 자기를 닮은 사람과 결혼하고 싶어 하는데 이를 **동류교배(assortative mating)**라고 한다. 예를 들면, 키 큰 여자는 키 큰 남자와 결혼하려는 경향이 있으며, 피부색의 경우도 마찬가지이다.

두 집단이 외형적 특징에서 분명히 다를 때, 한 집단의 특징이 다른 집단의 사람에게 매력이 없으면 이들 간의 교배 횟수는 적을 것이다. 동류교배는 긍정적으로 유지되며 심지어 집단 사이의 외형적 차이를 과장하기도 한다. 고도로 사회적인 인간의 경우, 동류교배가 집단간 차이의 중요한 원인일 수 있다.

비록 인간 집단이 자연선택, 유전적 부동, 성선택, 그리고 동류교배에 기인하여 외형적인 차이를 보일 수 있으나, 많은 차이는 문자 그대로 피상적일 뿐이다. 외형적 차이라는 겉모습 속에 있는 인간은 근본적으로 같다.

교실에서의 진화

우리는 앞서 많은 과학적 지지를 지닌 탄탄한 이론으로 진화를 설명했다. 여기에서 우리는 진화론이 인간 집단 사이에 존재하는 작은 차이의 근원을 이해하는 데 어떻게 도움이 되는지 확인하였다. 그러나 진화는 고등학교 교과과정에 포함될 필요가 있는가?

진화론을 통해 우리는 인간 유전자의 기능을 이해하고, 종 사이의 상호작용을 충분히 이해하고, 지구 환경이 변하면 현대 종에게 어떤 결과가 나타날지를 예측할 수 있다. 이러한 기본적인 생물학적 원리를 알지 못하는 학생들은 생명의 기본적인 공통성과 다양성에 공감하지 못할 것이다. 그들은 또한 진화의 역사와 자연계와 우리의 변화를 이해하지 못할 것이다. 진화는 생명과학의 기초일 뿐만 아니라 인류의 역사에서 가장 강력한 아이디어 중의 하나이다.

22장 복습

기억해야 할 어원

다음 어원은 주로 라틴어와 그리스어에서 온 것이며 용어를 해독하는 데 도움이 될 것이다.

homini- '사람 같은'을 의미.
homolog- '비슷한 또는 공유하는 기원'을 의미. '조화되어'라는 의미의 단어에서 유래.

핵심 용어

22.1 진화의 증거

공통계보설(theory of common descent)
방사성 연대측정(radiometric dating)
분류체계(classification systems)
상동성(homology)
생물지리학(biogeography)
생물학적 진화(biological evolution)
인류(hominin)
종(species)
진화론(theory of evolution)
화석(fossils)
흔적형질(vestigial traits)

22.2 종의 기원

개체군(populations)
분기(diverge)
생물학적 종 개념(biological species concept)
생식적격리(reproductive isolation)
적응도(fitness)
적응형질(adaptation)
종분화(speciation)
자연선택설(theory of natural selection)

22.3 인간의 진화

동류교배(assortative mating)
성선택(sexual selection)
유전자 부동(genetic drift)
집단 병목현상(population bottleneck)
창시자효과(founder effect)

요약

22.1 진화의 증거

- 진화의 과정은 시간이 지남에 따라 한 집단에서 생물의 특징에서 일어나는 변화이다(540쪽).
- 찰스 다윈의 진화론은 모든 현대 생물이 서로 연관되었으며 하나의 공통조상에서 발생했다는 것이다(540쪽).
- 린네는 생물 사이의 외형적 유사성에 대한 그의 관찰을 근거로 인간을 유인원과 원숭이와 함께 같은 목으로 분류하였다. 다윈은 린네의 분류에 의해 제시된 생물학적 관계의 패턴이 공통계보설을 지지한다고 주장하였다(542쪽; 그림 22.7).

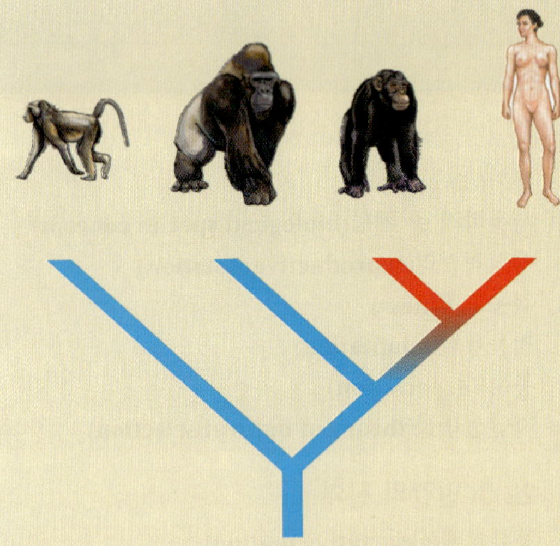

- 다양한 생물의 기본 구조에서의 유사성과 흔적기관의 존재는 공통계보설 없이는 설명하기 어렵다(544쪽).
- 다양한 생물 사이에서 배 발달에서의 유사성은 그들이 공통조상을 가진 결과로 가장 잘 설명된다(545쪽).
- 생물 사이의 DNA 서열의 유사성에 대한 현대의 데이터는 공통계보설에 대한 독립적인 증거이다(545쪽).
- 생물지리학적 패턴은 외형적으로 관련이 있는 종들이 지리적으로 서로 근접한 곳에 존재하기 때문에 공통계보설을 지지한다(545~546쪽).
- 공통계보설에 의해 예측되었듯이 고대 인류의 화석은 현대의 인류보다 더 유인원 같은 특징을 많이 가진다(546~547쪽).

22.2 종의 기원

- 모든 인간은 같은 생물학적 종 *Homo sapiens sapiens*에 속한다. 생물학적 종은 서로 교잡하여 생식력을 가지는 자손을 낳을 수 있는 무리로 정의된다(549쪽).
- 종분화는 한 종의 다른 개체군이 서로로부터 격리될 때 일어난다. 이 개체군들은 서로로부터 달라지고 개체군 사이에 생식적 격리가 발생한다(549~550쪽).
- 자연선택설은 네 가지 관찰과 한 가지 추론으로 구성된다. (1) 한 집단의 개체들은 다양하고, (2) 이 변이 중의 일부는 자손에게 전달될 수 있다. (3) 한 집단에서 태어난 모든 개체들이 성체로 될 수 없고 모든 성체가 최대의 자손을 낳을 수 없다. (4) 적응형질이라 불리는 유리한 형질은 개체의 생존 그리고/또는 생식의 기회인 적응도를 증가시킨다. 특정한 적응 형태를 가진 개체의 적응도 증가는 세대를 거듭할수록 한 개체군에서 그 적응형질이 더 흔해지게 한다. 추론: 자연선택을 통해 진화가 일어난다(550~551쪽; 그림 22.14).

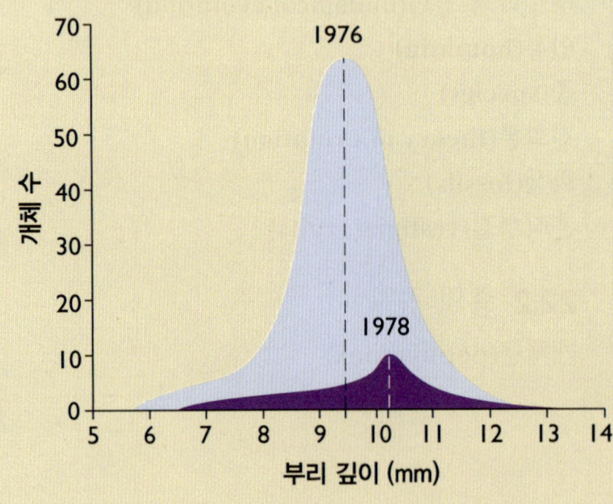

- 자연선택은 미리 결정된 "목적"의 방향으로 한 개체군을 밀고 가는 것이 아니라 그 개체군에서 현재 나타나는 변이에만 작용할 수 있고, 그 결과 그 개체군은 환경에 더 잘 적응한다. 그러나 보통 얻는 것과 잃는 것의 결과로 완벽하게 적응하지는 못한다(551쪽).
- 선택은 한 개체군에 존재하는 특성이 특정한 방향으로 변할 수 있게 한다. 그러나 어떤 환경에서 특성이 변하지 않게 할 수도 있고, 다른 환경에서는 복수의 변이가 나타나게 할 수도 있다(552쪽).
- 모든 생물의 공유 형질인 DNA의 보편성과 DNA와 단백질 사이의 관계는 지구상의 모든 생물이 복수의 조상이라기보다는 하나의 공통 조상으로부터 나왔다는 증거이다(552~553쪽).
- 생명은 다단계의 과정을 통해 비생물적인 선구체로부터 진화해 왔을 것이다(553쪽).

22.3 인간의 진화

- 대부분의 증거는 모든 현대 인간이 20만 년 전에 살았던 하나의 공통조상을 가진다는 것을 나타낸다(554쪽).
- 유전적 증거는 인간 집단들은 수천 년 동안 섞여왔음을 나타낸다. 현대 인간 집단들은 그들이 서로로부터 격리되어왔고 구분되는 인종을 형성해 왔다는 아무런 증거도 보여주지 못한다(554쪽).
- 인간 집단 사이의 유사성은 자연선택의 결과로서 진화한 것일지도 모른다. 밝은색 피부는 자외선 수준이 낮은 곳에서 더 흔하며 이는 이 환경에서 자연선택의 결과로 나타난 적응이다(554~555쪽).
- 개체 특히 암컷이 어떤 "매력적인" 특성을 보이는 수컷을 선택하는 성선택 또한 인간 집단 사이의 차이를 만드는 데 기여를 했을 것이다(555쪽).
- 인간 집단은 창시자효과나 개체군 병목과 같은 우연한 사건으로 인해 대립유전자의 빈도가 변하는 것으로 정의되는 유전적 부동에 의해 차이를 보이는 것일 수도 있다(556쪽).
- 자신과 닮은 짝을 선택하는 동류교배는 인간 집단에서의 차이를 강화할 수 있다(556~557쪽).

기본 학습 문제

1. 다윈은 갈라파고스군도에서 무엇을 보고 진화가 일어난다는 것을 확신하였는가?
   a. 인간의 눈보다 더 단순한 눈을 가진 동물의 존재
   b. 갈라파고스로부터 멀리 떨어진 다른 열대지방의 섬에서 목격한 종의 존재
   c. 우아한 부채모양 꼬리를 가지는 비둘기의 존재
   d. 인간 조상의 화석

2. 생물학적 진화의 과정은________________________.
   a. 과학적 증거에 의해 지지되지 않는다
   b. 한 집단에서 개체의 외모에서의 변화로 나타난다
   c. 수 세대를 거치는 동안 일어난다
   d. b와 c가 옳다
   e. a, b, 그리고 c가 옳다

3. 다음 중 공통계보설에 대한 설명으로 <u>옳은</u> 것은?
   a. 모든 현대 생물은 환경변화에 반응하여 변할 수 있다.
   b. 모든 현대 생물은 하나의 공통조상의 후손이다.
   c. 모든 현대 생물은 원래 지구상에서 발생한 많은 조상 중 하나의 후손이다.
   d. 모든 현대 생물은 진화하지 않았다.
   e. 모든 현대 생물은 가장 적게 진화된 것부터 가장 많이 진화된 것으로 위계적으로 배열될 수 있다.

4. 큰 집단에서 작은 집단의 순서로 분류 수준을 나열한 것은?
   a. 과, 문, 속, 목
   b. 문, 과, 속, 강
   c. 목, 속, 종, 문
   d. 계, 목, 속, 종
   e. 강, 문, 과, 목

5. 다음 기관 중에서 서로 상동이 <u>아닌</u> 것은?
   a. 바다사자의 지느러미발
   b. 박쥐의 날개
   c. 물고기의 지느러미
   d. 사람의 팔
   e. 고양이의 다리

6. 고생물학자가 화석이 인간의 진화 계보의 일부분인지 아닌지를 결정하는 데 사용되는 화석의 특징은?
   a. 대후두공의 위치
   b. 골반의 구조
   c. 발의 구조
   d. a와 c가 옳다.
   e. a, b, 그리고 c가 옳다.

7. 관찰 사항에 적절한 진화이론을 위한 증거의 유형을 연결하시오.

________	아프리카의 현대 유인원이 사는 근처에서 가장 오래된 인류의 화석이 발견되었다.	a. 화석기록
________	인간과 침팬지 모두 흔적적인 꼬리뼈를 가진다.	b. 상동성
________	고대 인류의 뇌 크기는 현대 인간의 크기보다 작다.	c. 생물지리학

8. 인류의 화석기록은 ________________________.
   a. 단절고리가 발견되지 않았기 때문에 인간과 유인원 사이의 관계를 보여주지 못한다
   b. 적어도 5백만 년 전까지 거슬러 올라간다
   c. 두 발로 걷는 첫 번째 유인원이 아프리카에서 진화했다는 것을 나타낸다
   d. b와 c가 옳다
   e. a, b, 그리고 c가 옳다

9. 다음 중 생물의 진화적 적응도를 가장 잘 측정할 수 있는 것은?
   a. 심박수의 측정
   b. 런닝머신 또는 비슷한 다른 기구에서 피곤할 때까지 걸리는 시간
   c. 성체까지 살아남은 자손의 수
   d. 추운 기온에 놓고 얼마나 오래 생존하는지 측정
   e. 일생동안 성행위 상대자의 수

10. 두 생물 개체군이 독립된 생물학적 종이 되기 위한 조건은?
    a. 서로로부터 생식적으로 격리되어야 한다.
    b. 교잡하여 생존하며 생식력을 가진 자손을 낳을 수 없어야 한다.
    c. 외형적으로 서로 달라야 한다.
    d. a와 b가 옳다.
    e. a, b, 그리고 c가 옳다.

11. 하나의 공통조상으로부터 새로운 두 종의 기원에 관해 가장 많이 수용되는 과학적 가설에 따를 때, 대부분의 신종이 생기는 시기는?
    a. 많은 돌연변이가 일어날 때
    b. 조상종의 개체군들이 서로로부터 격리될 때
    c. 자연선택이 없을 때
    d. 새로운 두 종이 오래된 한 종보다 더 좋다고 창조자가 결정할 때
    e. 조상종이 진화를 결정할 때

12. 다음 관찰 중 자연선택론의 일부가 <u>아닌</u> 것은?
    a. 현대의 생물들은 하나의 공통조상의 후손이다.
    b. 한 개체군의 개체들 사이에는 변이가 나타난다.
    c. 개체군은 생존할 수 있는 것보다 더 많은 자손을 낳는다.
    d. 형질은 부모로부터 자손에게 전달될 수 있다.
    e. 한 개체군에서의 일부 변이체는 다른 변이체들보다 생존과 생식 가능성이 더 높다.

13. 진화 적응도를 가장 잘 정의한 것은?
    a. 신체건강
    b. 반대의 성을 가진 개체에게 매력적인 능력
    c. 환경에 적응하는 능력
    d. 개체군의 다른 구성원에 대한 상대적인 생존과 생식
    e. 전체적인 힘

14. 적응은 무엇을 증가시키는 한 개체의 특성인가?
    a. 적응도
    b. 생존하고 복제는 능력
    c. 수세대에 걸친 한 개체군에서의 빈도
    d. a와 b가 옳다
    e. a, b 그리고 c가 옳다

15. 개체들 사이에 차이가 유전되는 것은 무엇 때문인가?
    a. DNA에서의 차이
    b. 돌연변이
    c. 대립인자에서의 차이
    d. a와 b가 옳다
    e. a, b 그리고 c가 옳다

16. 비생물적 선구체에서 생명이 탄생하기 위해서는 ________.
    a. 자연에 흔한 단순한 분자들이 더 복잡한 분자로 스스로 모여야 할 것이다.
    b. 정보를 저장하고 전달하는 기작이 자생적으로 나타나야 할 것이다.
    c. 물질들이 닫힌 칸으로 분리되어야 할 것이다.
    d. 세포 같은 구조가 스스로 복제해야 할 것이다.
    e. 위의 모두

17. 다른 인간 집단 사이에 피부색이 비슷한 것은 주로 ________ 결과로 나타난다.
    a. 자연선택
    b. 우연
    c. 그들의 종족 범주
    d. a와 b가 옳다
    e. a, b 그리고 c가 옳다

18. 유전적 부동의 예가 아닌 것은?
    a. 개척자 효과
    b. 한 개체군에서 갑자기 많은 개체가 사라질 때 일어나는 대립인자의 소실
    c. 작은 개체군에서 희귀한 대립인자 소실
    d. 작은 집단이 새로운 정착지를 찾아 원 개체군으로부터 멀리 이동할 때 한 형질에서의 빈도변화
    e. 성선택

19. 자신과 닮은 짝을 선택하는 경향을 무잇이라 하는가?
    a. 자연선택
    b. 성선택
    c. 양의 동류교배
    d. 창시자 효과
    e. 무작위 교배

20. **참 또는 거짓?** 지적설계론은 진화론만큼 잘 지지되며, 지구상의 생명에 대한 과학적 설명으로서 동등하게 인정된다.

분석 및 응용 문제

1. 린네가 만든 분류체계는 진화 계통의 형태로 "재작성"될 수 있다. 주어진 분류 계급에 따라 이 현화식물들의 관계를 보여주는 계통도를 그리시오. (아강은 강과 목 사이의 분류 계급임을 주목하시오.)

   초원장미(*Rosa carolina*, 장미과, 장미목, 장미아강)
   꿩의비름(*Sedum purpureum*, 꿩의비름과, 장미목, 장미아강)
   뱀무(*Geum vernum*, 장미과, 장미목, 장미아강)
   살갈퀴(*Vicia lathyroides*, 콩과, 콩목, 장미아강)
   찔레나무(*Rosa multiflora*, 장미과, 장미목, 장미아강)

2. 지난 2006년 고생물학자들은 330만 년 전 어린이의 화석 잔해물을 에티오피아에서 발견했다고 발표하였다. "루시의 아기"라 불린 세 살 된 *Australopithecus afarensis* 여아는 지금까지 발견된 초기 인간 중 가장 보존이 잘된 상태였다. 그녀의 골격은 완전히 보존되어 연구자들은 *A. afarensis*가 두발로 서서 이동할 수 있도록 적응하였다는 것을 증명할 수 있었다. 그러나 골격은 또한 나무를 오르기에 적절한 것으로 보이는 팔과 어깨를 가졌음을 보여주었다. 골격은 침팬지와 비슷한 크기의 두개골을 가졌다. 하나의 완전한 손가락 또한 침팬지처럼 굽었다. 후두에서 발견된 뼈로 매우 희귀하게 완전히 보존된 설골 또한 유인원과 비슷하였다.

   Australopithecus afarensis 화석은 인간이 고대 유인원으로부터 진화했다는 가설을 어떻게 지지하는가?

표 22.2를 사용하여 문제 3과 4에 답하시오.

표 22.2는 초기 인류의 일부 특징을 보여준다. 인류는 연대순으로 고대로부터 현대로 제시되었다.

3. 유인원과 인간의 모습이 섞인 새로운 화석 골격을 발견한 고생물학자를 가정한다. 화석의 정확한 위치를 표 22.2에서 찾기 위해 어떤 특징을 확인하여야 하는가?

표 22.2 초기 인류의 특징

인류	특징
Ardipithecus ramidus	초기 유인원과 사이의 중간적인 이빨, 두발로 걸을 수 있는
Australopithecus afarensis	유인원 같은 얼굴, 낮은 코, 눈 주변의 튀어나온 뼈, 375~500 cc의 뇌, 큰 어금니, 작지만 뾰족한 송곳니, 인간과 유인원의 중간 모양 턱, 인간과 비슷한 골반과 다리뼈, 긴 손가락과 발가락, 서서 걸을 수 있는
Homo habilis	500~800 cc의 뇌, 작아졌지만 현대 인간보다는 큰 이빨, 원시적인 얼굴, 튀어나온 턱, 서서 걸을 수 있는
Homo erectus	750~1,225 cc의 뇌, 원시적인 얼굴, 튀어나온 턱, 큰 어금니, 두꺼운 눈 위의 융기부, 턱이 없고, 서서 걸음
Homo sapiens	약 1,350 cc의 뇌, 작은 눈 위의 융기부, 튀어나온 턱, 작은 이빨, 서서 걸음

4. 화석의 어떤 특징이 화석을 표 22.2에 정확히 위치시키지 못하게 하는가?

다음 정보를 사용하여 문제 5~7에 답하시오.

다음 상황을 가정하자. 국화류 중 한 종은 보통 8월 중순부터 9월 하순 사이에 꽃이 핀다. 국화는 10월 하순에 빙점 아래로 떨어지는 기후에서 살아간다. 국화의 수분매개자(벌, 개미, 그리고 다른 곤충)은 4월 하순부터 10월 초순까지 활동한다. 이 국화의 일부 개체에 개화시기를 조절하는 유전자에 돌연변이가 일어나 더 일찍, 더 늦게, 또는 정상보다 더 오래 개화하게 될 수 있다. 다음 표는 가능한 개화시기를 나타낸다.

국화의 유형	개화기
정상	8월 15일~9월 30일
조기 돌연변이	7월 1일~8월 15일
만기 돌연변이	10월 15일~11월 30일
확장 돌연변이	7월 15일~9월 30일

5. 이 국화 개체군은 어떻게 하면 점진적으로 개화기가 7월로 확장될 수 있는가?

6. 어떤 돌연변이가 선택되지 않을 것 같은가? 그 이유를 설명하시오.

7. 어떤 돌연변이가 결국 국화 신종이 되겠는가? 그 이유를 설명하시오.

다음 정보를 사용하여 문제 8과 9에 답하시오.

상대적으로 작은(16,000 염기쌍) 원형 DNA가 모든 진핵세포의 미토콘드리아에 존재한다. 이 미토콘드리아 DNA, 약자로 mtDNA는 세포의 핵에서 발견되는 훨씬 더 긴(약 30억 염기쌍) DNA 가닥과 다르다. 미토콘드리아 DNA는 또한 핵 DNA와 다른 방식으로 유전된다. 수정이 일어나는 동안 정자와 알의 핵 DNA는 결합한다. 이리하여 자손은 아버지와 어머니 모두로부터 핵 DNA를 물려받는다. 그러나 정자가 알과 수정할 때 정자의 mtDNA는 알세포에서 배제된다. 그러므로 자손은 단지 어머니로부터만 mtDNA를 물려받는다.

8. 초기 인간의 역사를 추적하는 데 mtDNA는 어떻게 사용될 수 있는가?

9. 단지 한 부모로부터만 물려받는 다른 유전물질은 무엇이며 초기 인간의 역사를 추적하기 위하여 이것은 어떻게 사용될 수 있는가?

과학 연관 문제

1. 매우 비슷해 보이는 많은 초파리가 서로 닮은 것보다 인간과 침팬지는 유전적으로 더 많이 닮았다. 과학적 연구 동안 인간의 대역으로서 침팬지의 유용성에 관해 이 유사성이 무엇을 의미하는가? 이 동물에 대한 우리의 도덕적 의무감에 관련하여 그것이 무엇을 의미한다고 생각하는가?

2. 자연선택설은 많은 다른 실체로 인간의 문화에 적용되어왔다. 예를 들면, 미국에서는 "적자생존"이 성공할 사업과 파산할 사업을 결정한다는 일반적인 믿음이 있다. 우리의 경제체제에서 "승자"와 "패자" 회사의 선택이 자연선택이 생물체계에서 작용하는 것과 얼마나 비슷한가? 그것은 얼마나 다른가?

3. 창조론자는 인간이 동물의 후손이며 사실 한 유형의 동물이라는 것을 학생들이 배운다면 감수성이 강한 젊은이들이 이런 사실을 그들의 "동물적 본능"에 의존하여 행동하는 것을 허용하는 것으로 간주할 것이라고 주장한다. 이런 주장에 대해 어떻게 생각하는가?

Chapter 23

생태학

지구에서 대량절멸이 일어나고 있는가?

학습목표

1 생태학은 무엇을 연구하는지 설명할 수 있다.

2 지수함수적인 성장을 설명할 수 있다.

3 수용 능력과 개체군에 대한 영향을 정의할 수 있다.

4 상위 영양단계에 있는 종이 절멸에 더 취약한 이유를 설명할 수 있다.

5 인간에 의한 절멸의 네 가지 원인을 설명할 수 있다.

6 군집 내에서의 4가지 생태적 관계인 포식, 기생, 상리공생, 경쟁을 비교하고 대비시킬 수 있다. 또한 각각의 예를 들 수 있다.

7 에너지가 어떻게 생태계 내에서 이동하는지 그리고 왜 하위 영양단계에서보다 상위 영양단계에서 이용 가능한 에너지가 더 적은지 설명할 수 있다.

8 절멸상태의 종을 구하기 위해서 왜 큰 개체군이 필요한지 두 가지 이유를 말할 수 있다.

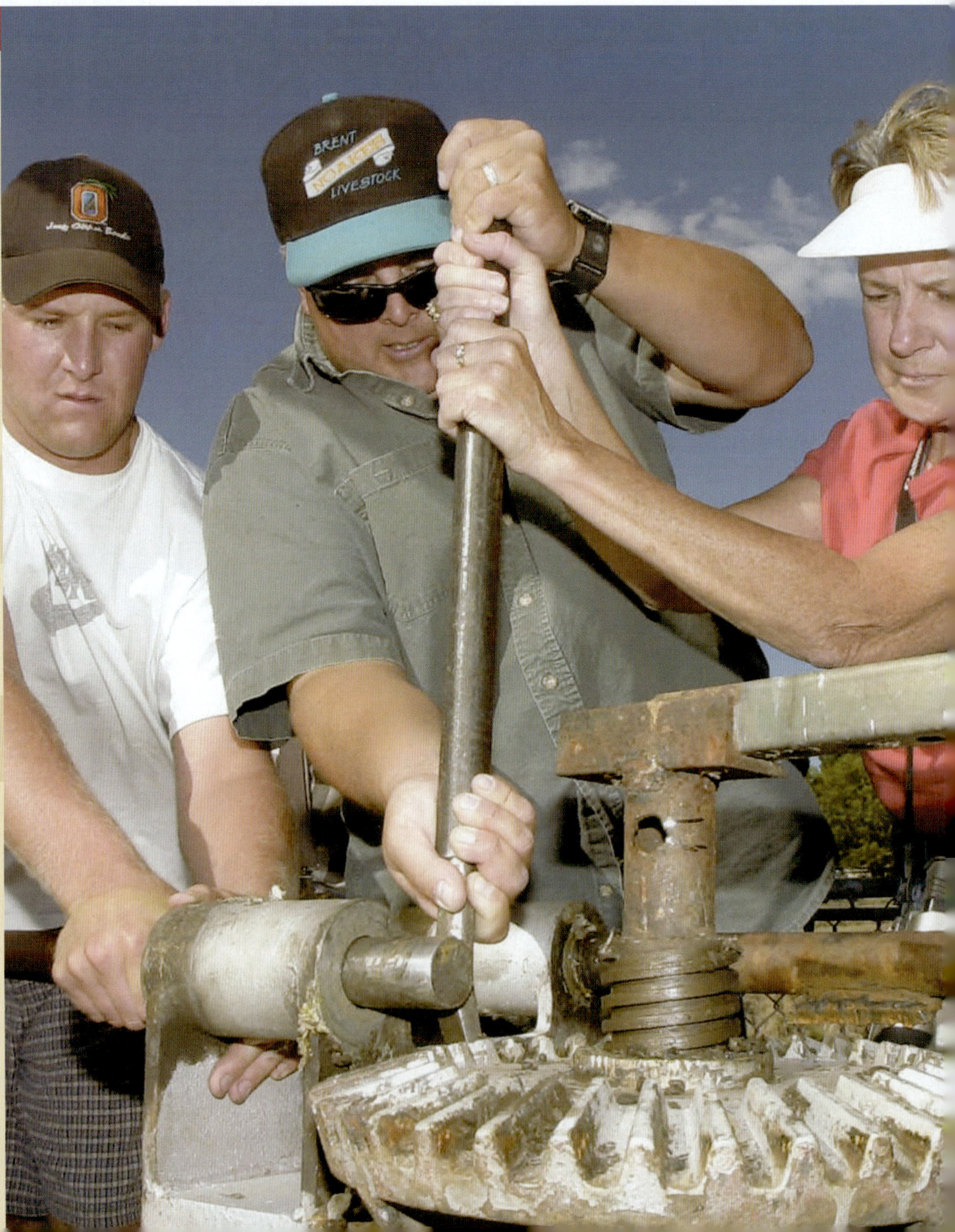

농부와 지지자들이 농장으로 물이 흘러 가도록 관계수로의 수문을 부수어 열었다.

그들은 공무원들에게 도전하기 위해 사슬톱, 지렛대, 토치램프, 그리고 미국 국기를 가지고 왔다. 시설물까지 오는 동안 그들은 손으로 직접 만든 피켓과 빼앗긴 자원을 가득 채운 양동이를 들고 응원하는 여러 무리의 지지자들을 지나갔다. 오리건의 전형적으로 조용한 클래머스폴스(Klamath Falls)에서 온 농부들은 그들의 삶의 방식을 파괴하고 위협하는 것으로부터 자신들을 보호하기 위해 울타리를 치고, 문을 만들었다. 클래머스만에서 사건이 전면으로 부각된 것은 2001년 7월이었다.

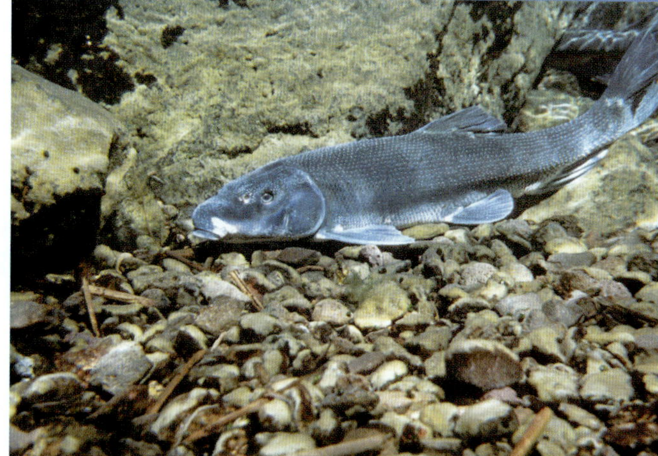

그들의 관심사는 이 물고기의 관심사와 정반대이다.

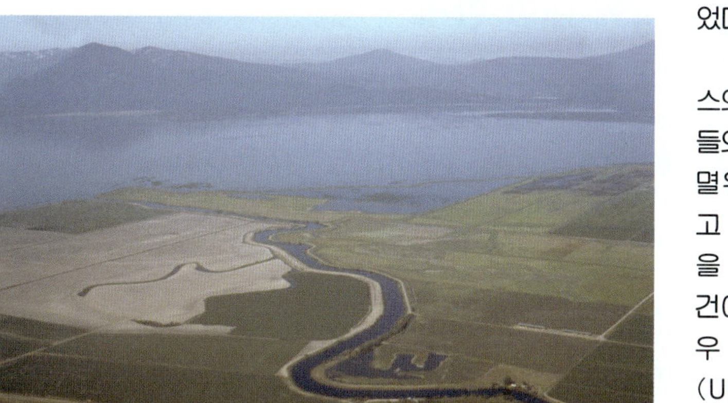

이 호수를 사용할 더 많은 권리를 물고기가 가지는가? 아니면 농부가 가지는가?

클래머스폴스와 주변 사람들의 분노는 절멸위기에 있다고 인식된 종을 보호하기 위한 연방정부의 법적 요구조건에 의해 발생하였다. 클래머스 위기의 경우 위험에 처한 물고기는 어퍼클래머스호수(Upper Klamath Lake)에 사는 로스트리버서커와 짧은코서커(shortnose sucker)였다. 여러 해 동안의 가뭄으로 인해 이 물고기들의 고향인 어퍼클래머스 호수의 수위가 매우 낮게 되었을 때, 미국 어류 및 야생생물기구는 2001년 4월 호수로부터 물이 흘러나가는 것을 막았다. 1900년대 초부터 클래머스만의 높은 사막지대에서 보리, 감자, 알팔파 농장으로 물을 대던 관개수로는 갑자기 마르게 되었다. 수천 명의 농부들은 관개 없이 작물을 재배할 수 없었고, 파산, 압류를 거쳐 그들의 삶을 잃게 되었다.

로스트리버와 짧은코서커는 이 지역의 호수와 하천의 진흙 바닥에서 먹고 사는 어두운 빛깔의 물고기이다. 인간은 수십 년 동안 이 물고기들을 대량으로 잡지 않았다. 반면에 이 지역의 관개를 이용한 경작지에서 매년 생산된 작물은 수백만 달러의 수입을 가져다주었다.

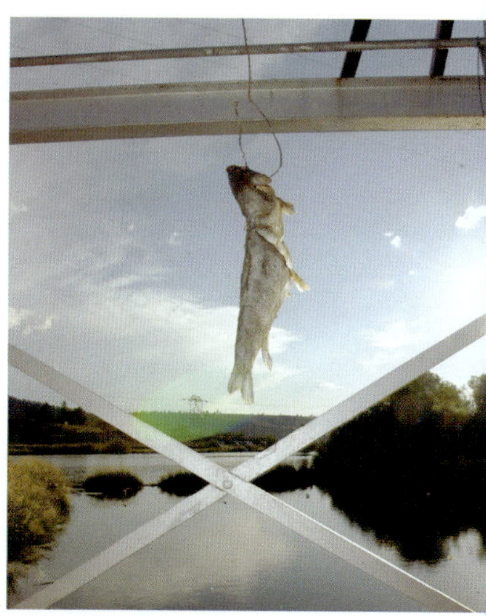

왜 우리는 절멸위기종의 운명을 걱정해야만 하는가?

부모가 이 지역에 살며 오리건 주립대학에 다니는 타이 클리워는 대수방정식과 화학방정식의 중요성을 배웠다고 공청회에서 말할 때 많은 사람들의 감정을 요약하였다. "개척국 직원과 미국 어류 및 야생생물기구 직원은 방정식 수업 시간 내내 졸을 것 같았다"고 클리워는 말했다. "해결책은 균형을 잃었고, 우리는 방정식 밖으로 내동댕이쳐졌다."

클래머스폴스에서 위기가 어느 정도 가라앉았을지라도 클래머스만의 사람들은 물 할당에 대해 연방정부와 아직도 다투고 있다. 연방법원은 2006년 3월 수위가 일정 수준 이하로 떨어지면 관개를 하지 말라고 명령하였다. 가뭄이 다시 들면

이 문제는 다시 대두될 수 있다.

클래머스만에서의 문제는 그곳에만 있는 것이 아니다. 미국 전역에서 수천 명의 사람들은 절멸위기종을 보호하기 위한 정부의 정책에 의해 그들의 직장을 잃거나 그 지역에서 추방당했다. 왜 한 두 종의 생존이 인간의 요구보다 더 중요한가?

많은 생물학자와 환경학자들은 클래머스폴스에서 나타난 "물고기? 아니면 농부?"라는 표현은 딜레마를 잘못 표현한 것이라고 말한다. 대신에 그들은 인간이 자연생태계를 구성하고 지지하는 삶의 그물에 의존한다고 주장하며, 이 그물이 심각하게 파괴되면 한 종이 위협받는 것처럼 우리의 생존 또한 위협받을 것이라고 걱정한다. 이와 같은 관점에서 절멸위기종을 보호하는 것은 물고기를 위하여 농부를 구덩이에 빠뜨리는 것이 아니라 농부의 생존을 확실히 하는 것이다. 이 장에서 생물다양성의 손실 원인과 결과를 다룰 것이다.

23.1 개체군 성장에 대한 한계

물고기와 농부 모두의 요구를 충족시키기 위한 효과적인 전략을 만들기 위하여 과학자들은 생물과 환경 사이의 관계뿐만 아니라 생물 사이의 관계를 이해해야만 한다. **생태학(ecology)**은 이 관계를 주목하는 생물학 분야이다.

생태학은 개체로부터 같은 종으로 구성된 개체군, 상호작용하는 종들로 구성된 군집, 그리고 대기와 같은 비생물적 환경에 대한 생물학적 활동의 영향에 이르기까지 다양한 수준에서 연구될 수 있다.

개체군 생태학의 원리

생태학적 견지에서 한 **개체군(population)**은 주어진 지역에 존재하는 한 종의 개체들로 정의된다. 개체군은 개체들 사이의 거리(즉, 그들의 분포)와 수(풍부도 또는 수도)를 포함하는 구조를 가진다.

한 개체군의 분포와 풍부도는 현 상황의 부분적인 한 순간을 함께 보여준다. 그러나 한 개체군이 환경에 어떻게 반응하는지를 더 잘 이해하기 위해서 우리는 시간이 지남에 따라 그것이 어떻게 변하는지를 알아야만 한다. 역사학자는 지난 만 년 동안 다양한 시간대에 지구상의 인구 수를 결정하기 위하여 고고학적 증거와 글로 쓰인 기록물을 사용할 수 있다. 그림 23.1에 제시된 기록은 인구증가의 유형을 매우 잘 보여준다. 그래프에서 보여주는 것처럼 기술의 발달로 인해 산업혁명이 시작된 이래 인구는 폭발적으로 증가하였다.

인구 증가 그래프는 현재의 수에 비례하여 증가하는 **지수함수적 성장(exponential growth)**을 매우 잘 보여준다. 달리 말하면 이 개체군은 매년 일정하게 고정된 수의 자손을 낳지 않는다. 대신에 자손의 수는 점점 더 증가한다. 지수함수적 성장은 그림 23.1과 같이 J 자형 성장곡선으로 나타난다.

우리는 인간이 아닌 다른 생물의 개체군 연구로부터 끝없는 지수함수적 성장은 불가능하다는 것을 안다. 옐로스톤 국립공원의 엘크 개체군은 너무 커져 자신의 서식처를 황폐화시켜 1970년대 사망률이 매우 높았었다. 5년에서 7년마다 일어나 많은 수가 죽는 노르웨이나그네쥐의 집단 이동은 수가 너무 많아져서 일어나는 결과이다. 맥주를 만들 때 사용되는 효모조차도 개체 수가 너무 많아지면 결국 먹이원이 고갈되어 발효과정동안 죽는다.

이 예는 기본적인 생물학적 원리를 보여준다. 개체군이 지수함수적으로 성장할 능력을 가졌을지라도 그들의 성장은 먹이, 물, 잠자리, 공간과 같이 개체들이 생존하고 번식하는 데 필요한 자원에 의해 제한된다. 주어진 환경에서 무한히 살 수 있는 최대

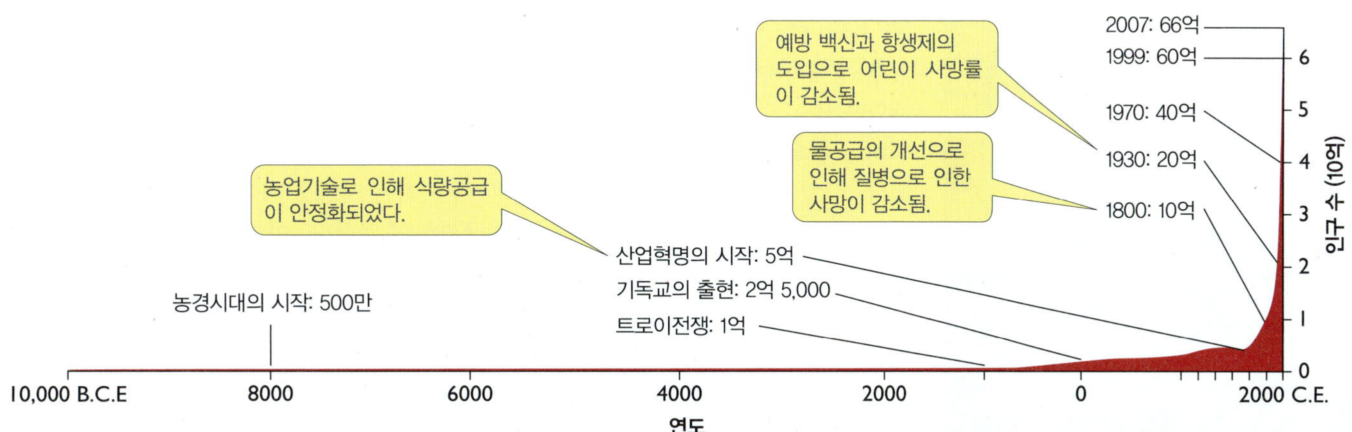

그림 23.1 **인구증가.** 인구 수에 대한 추정은 지구상의 사람 수가 농경의 시작으로부터 17세기까지는 상대적으로 서서히 증가하였음을 보여준다. 산업혁명의 시기에 즈음하여 성장률과 인구 수는 급격히 증가하기 시작하였다.

의 수를 가진 개체군을 그 환경에서의 **수용 능력(carrying capacity)**이라 한다.

시간에 대한 개체군 크기의 변화를 단순하게 나타낸 그래프는 S자형으로 나타난다 (그림 23.2). 이 모델은 개체 수가 수용 능력에 접근할 때 개체군 성장률이 0에 가까워짐을 보여준다. 달리 말해 출생률과 사망률이 같게 되고 개체군은 최대의 크기에서 안정화된다. 이러한 유형을 **로지스트형 성장(logistic growth)**이라 한다.

개체군의 수용 능력에 인접해서 성장률이 줄어드는 것은 **밀도 의존요인(density-dependent factors)**에 의해 발생한다. 밀도 의존요인이란 개체군의 크기가 증가할 때 강도가 증가하는 개체군 제한요소이다. 밀도 의존요인에는 제한된 식량자원, 전염병에 대한 감염률 증가, 노폐물에 들어 있는 독성물질의 증가 등이 있다. 밀도 의존요인은 출생률 감소나 사망률 증가의 원인이 된다.

개체군 성장률에 영향을 주는 **밀도 비의존요인(density-independent factors)**으로는 밀도와 무관하게 식물 개체군의 사망률을 증가시키는 극심한 가뭄, 따뜻한 날씨에서만 번식하는 곤충의 출생률을 증가시키는 온도증가 등이 있다. 밀도 비의존요인은 독립적으로 나타나지 않는다. 그들은 개체군의 크기에 따라 그 영향이 다를 수 있다. 예를 들어 비정상적으로 추운 겨울과 같은 밀도 비의존요인은 흰발생쥐 개체군의 개체들에 치명적인 영향을 줄 수 있지만 생존율은 개개의 개체들이 겨울을 위하여 얼마나 많은 식량을 저장하였느냐에 따라 달라질 수 있다. 얼마나 많은 식량을 저장하였는가는 가을 동안 식량자원을 위해 경쟁하는 쥐들의 밀도에 의존한다.

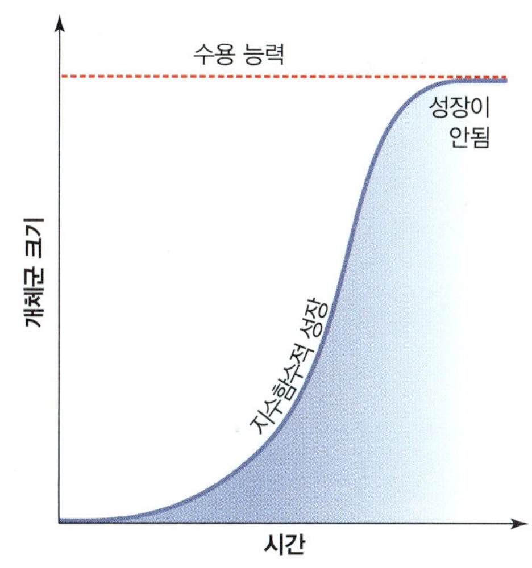

그림 23.2 **로지스트형 성장곡선.** 시간에 대한 개체군 성장을 나타내는 S자형 곡선은 개체 수가 수용 능력에 접근함에 따라 성장률이 점점 느려진 결과이다.

시각화 그래프의 어디에서 수가 가장 갑자기 증가하는가? 이 점은 왜 그래프의 맨 왼쪽 가장자리에 있지 않은가?

쉬어가기 23.1

이 박스의 숫자를 확인하시오. 초파리에 대한 배양병의 수용 능력은 얼마인가? 만일 초파리에게 더 많은 먹이를 준다면 이 개체군의 수용 능력은 어떻게 변하겠는가? 이 환경에서 다른 어떤 요소가 수용 능력에 영향을 주겠는가?

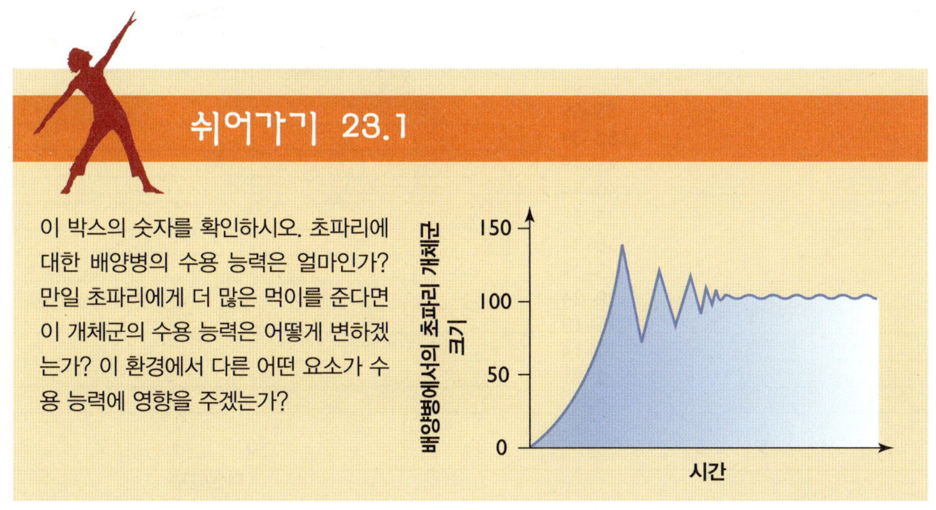

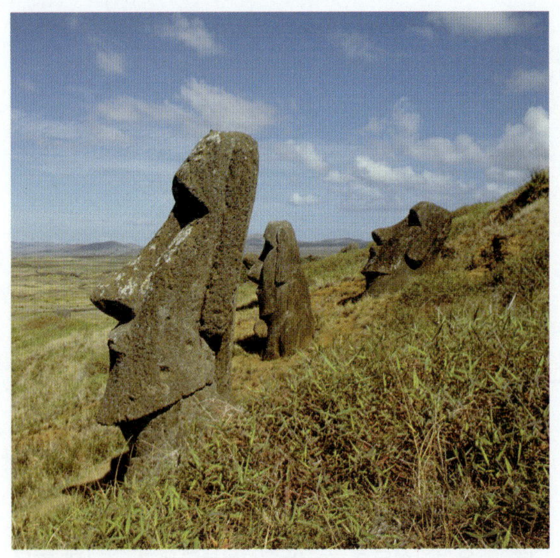

그림 23.3 **인간 개체군의 몰락.** 이스터섬으로 알려진 라파누이(Rapa Nui) 사람들은 그들의 선조를 기리기 위하여 거대한 조각상을 만들었다. 이 조각상을 현재의 자리로 옮기기 위하여 이 작은 섬의 나무들을 모두 베어 사용한 직후, 큰 개체군은 급격히 몰락하였다.

개체군 몰락

일부 생태학자들은 인구 수가 지구의 수용 능력을 "벗어나는" 경향을 가지며 그 결과 재앙을 맞이할 수 있다고 걱정한다. 생태학자들은 개체군이 높은 성장률을 가질 때 자원이 고갈된 후에도 계속하여 새로운 구성원을 더할 수 있다는 것을 오래전에 인식하였다. 이렇게 커진 개체군의 구성원들은 매우 적은 자원을 차지하기 위해 경쟁하고 출생률이 갑자기 감소하는 동안 사망률은 급격히 증가한다. 이러한 현상은 개체 수가 급격히 줄어드는 **개체군 몰락(population crash)**을 가져온다.

한 개체군의 과잉증가와 연이은 몰락은 18세기 태평양의 섬 라파누이(또한 이스터 섬으로도 알려졌다)에 살고 있는 인간에게도 영향을 미쳤다(그림 23.3). 163 km^2의 이 섬은 육지로부터 수천 km 떨어져 있다. 그래서 이곳 사람들은 이 섬에 존재하는 자원에만 의존하였다. 고고학적 증거에 의하면 한때 라파누이에는 적어도 7,000명의 인간이 살았다고 한다. 7,000명은 이 섬의 수용 능력보다 훨씬 많다는 것은 명백하다. 1775년경 이전에는 무성하였던 라파누이의 야자나무 숲은 과도하게 사용되어 사라지게 되었고, 이곳의 인구는 이 섬의 초기 수용 능력보다 훨씬 적은 700명 이하로 급격히 감소하였다.

라파누이의 역사는 현재 사람들에게 경고를 보낼 수 있다. 인간에 의해 현재 사용되는 화석연료에 저장된 에너지로 인하여 이미 인구가 지구의 수용 능력 이상으로 과잉 증가하였을지도 모른다. 만일 풍족한 식량을 생산하기 위해 우리가 사용하는 에너지가 고갈된다면 지구 전체에서 급격한 개체군 몰락을 겪게 될 수 있다.

개체군들은 개체군이 수용 능력에 접근할 시기와 환경 한계에 실제로 그들이 반응할 시기 사이에 큰 시간차가 존재할 때 수용 능력을 초과하여 과잉 증가할 수 있다. 인간 개체군을 연구해온 과학자들은 인간이 출산율을 줄이는 시기와 인구가 실제적으로 줄기 시작하는 시기 사이의 시간적인 지체를 주목하였다. 부모가 가족 구성원의 수를 줄이고자 하는 동안 그들의 자식은 부모가 죽기 전에 아기를 낳아 인구 수는 계속 증가한다. 한 가정이 부모를 대체할 두 명의 자녀만 가질지라도 이러한 타성으로 인해 안정화될 때까지 60~70년 동안 인구는 계속 증가하게 된다.

한 개체군의 잠재적인 성장률은 성별, 나이별 집단의 수와 비율을 요약한 **개체군**

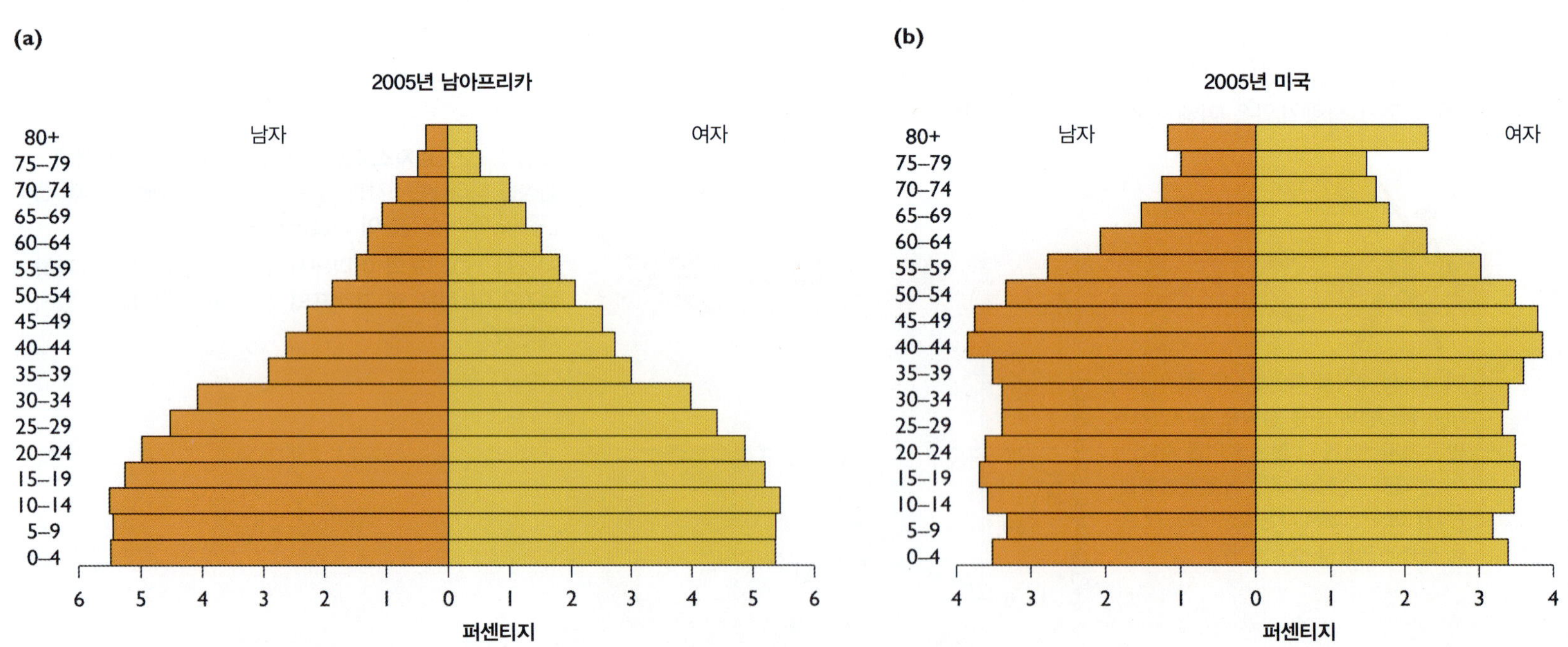

그림 23.4 **인구 수 증가에 있어서의 시간 지연.** (a) 2005년 남아프리카에서처럼 빠르게 증가하는 곳에서 대부분의 인간은 어리기 때문에 이들이 아기를 가질 나이가 됨에 따라 인구는 증가할 것이다. (b) 2005년 미국의 연령구조에서 보여주는 것처럼 인구 수가 안정되었거나 감소하는 사회에서 어린이는 어른보다 상대적으로 더 적다.

시각화 생존하는 어린이의 수가 남아프리카와 미국에서 같다면 그리고 성장률이 같다면 2030년에 이 그래프는 어떻게 변하겠는가?

피라미드(population pyramid)를 통하여 추정할 수 있다. 그림 23.4처럼 연령구조가 어린 나이의 사람이 많은 전형적인 피라미드와 같을 때 개체 수는 계속 증가할 것이다. 더 안정된 개체군에서 어린이가 차지하는 비율은 중년의 비율보다 그리 크지 않으며 피라미드는 기둥처럼 보인다.

인간에 있어서 저장된 자원에 대한 우리의 의지와 인구 통계적 타성이 지구의 실제적인 수용 능력으로 인구가 과잉 증가하여 라파누이 섬에서 일어났던 심각한 몰락을 겪게 될지 아닐지는 앞으로 지켜볼 일이다. 그럼에도 불구하고 현재의 인간 개체군과 가까운 미래의 성장은 다른 수천 종을 위험에 빠뜨리고 있다.

23.2 여섯 번째 절멸

이 장을 시작할 때 제시된 딜레마로 다시 돌아가자. 인구증가와 클래머스만에서의 인간 활동으로 인해 이 지역 고유의 물고기가 감소하게 되었다. 연방정부가 짧은코서커와 로스트리버서커의 절멸을 막기 위해 관여하였다.

정부당국은 1973년 위협종과 위험종의 개체군 성장을 보호하고 촉진할 목적으로 제정된 **멸종위기법(Endangered Species Act, ESA)**에 근거하여 행동하였다. 현재 이들 물고기의 수는 500마리가 채 안되며 번식 또한 잘 안 되고 있어 이들은 종이 완전히 사라지는 것으로 정의되는 **절멸(extinction)**의 위험에 직면해 있다. 이 두 종과 같이 위기에 처한 종들은 ESA를 만든 사람들이 이 법을 발효시킬 때 염두에 두고 있던 생물들이다.

ESA는 살아 있는 모든 생물을 지칭하는 **생물다양성(biodiversity)**이 계속해서 줄어드는 데 일반인들이 관심을 가진 결과로서 통과되었다. ESA를 비판하는 사람들은 모든 종을 절멸로부터 구하고자 하는 목적은 비현실적이라고 주장한다. 결국 절멸은 자연스런 과정이며 현재 살고 있는 약 1,000만 종은 지금까지 존재하였던 종의 1%도 되지 않는다.

절멸률의 측정

만약 ESA를 비판하는 사람들의 주장이 옳다면 오늘날의 절멸률은 과거의 절멸률과 비슷해야만 한다. 과거의 절멸률은 과거에 존재하던 생물의 물리적 증거인 화석을 조사하여 추정할 수 있다.

약 5억 8,000만 년 전 동물무리가 다양하게 빠른 진화를 겪은 이후 생물이 속한 과(family)의 수는 대체로 증가하였다. 화석기록은 1년에 약 100만분의 1(0.0001%)의 절멸률로 일정하게 종이 바뀌고 있다는 것을 보여준다. 이에 더하여 지구상 생명의 역사는 지구 전체적인 규모에서 종의 소실인 **대량절멸(mass extinctions)**을 다섯 번이나 겪었으며, 이는 많은 수의 종에 엄청난 영향을 주었다.

많은 과학자들은 우리가 지금 인간 활동에 기인하는 엄청난 지구 변화에 의한 여섯 번째 대량절멸을 목격하고 있다고 주장한다. 이 과학자들이 옳다는 증거가 있다. 만일 우리가 지난 400년을 더 자세히 들여다본다면 역사적인 기록이 시작된 이래로 절멸률은 실제로 시간이 지남에 따라 증가하였다(그림 23.5). 즉, 연간 약 0.01%까지 증가하여 현재에는 계산된 배경 절멸률의 100배가 되었다.

미래에도 절멸률이 계속 증가할 것이라고 예상하는 몇몇 이유가 있다. 세계 140개국 이상의 지방정부, 국가기관, 비정부기관으로 구성되고 재정적 지원을 받는 국제기구인 세계자연보전기구(IUCN)는 생물다양성에 대한 위협요인에 대한 데이터를 수집하고 조정한다. IUCN의 최근 평가서에 의하면 조류의 12%, 포유동물의 20%, 양서류의 29%가 절멸의 위기에 있으며, 인간의 행동이 이 종들의 대부분에게 큰 위협이 되고 있다고 한다.

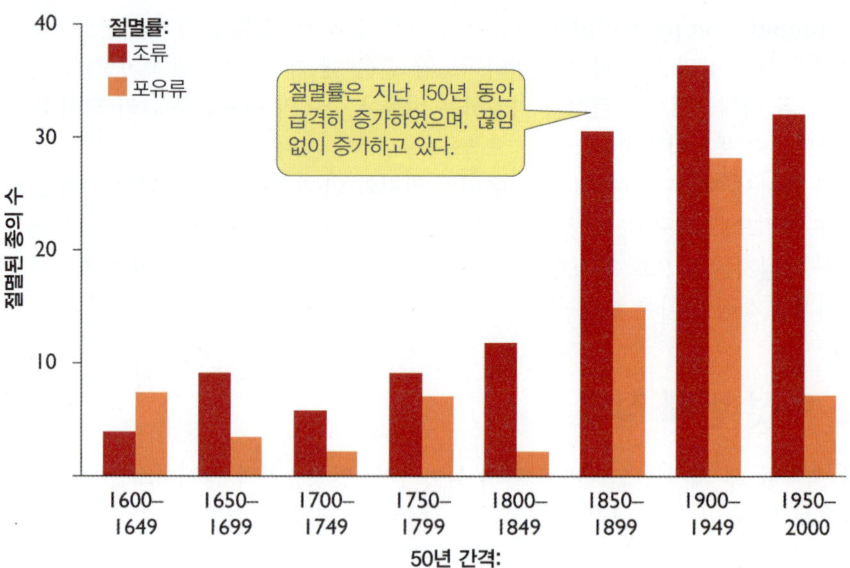

그림 23.5 **절멸률.** 1600년 이후 절멸된 것으로 알려진 포유류와 조류 종의 수.

절멸의 원인

다양한 인간의 활동이 종을 절멸의 위험으로 몰아넣을 수 있다. 가장 심각한 위협들은 네 가지 일반적인 범주인 서식지 소실 또는 파괴, 외래종의 도입, 남획, 그리고 오염의 영향 중 하나에 속한다. 그러나 이 네 가지 범주는 동등하지 않다. IUCN은 절멸위기 포유류의 83%, 절멸위기 조류의 89%, 그리고 절멸위기 식물의 91%가 그들이 사는 장소에 대한 위협 또는 파괴에 의해 직접적으로 위협받고 있다고 추정한다.

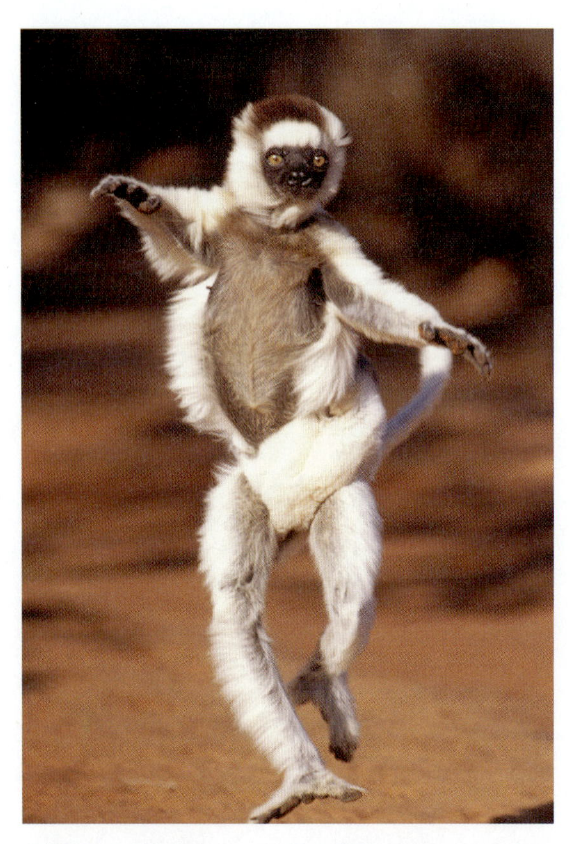

그림 23.6 **사라진 종.** 여우원숭이는 사람이 1,500년 전 처음 정착한 마다가스카르 섬에서만 발견된다. 2,000년 전 섬에 존재하던 48종의 여우원숭이 중에서 16종은 절멸되었고 15종은 절멸의 위험에 직면해 있다.

서식지 파괴와 단편화 어퍼클래머스 호수에서 짧은코서커와 로스트리버서커의 개체수가 급격히 감소한 것은 거의 전적으로 **서식지(habitat)** 파괴에 기인한다. 서식지에서 그들은 먹이, 물, 쉼터 그리고 공간을 획득하며 살아간다. 한때 35만 ha에 달하던 주변의 습지가 호수로 유입되는 물의 양을 조절하였고, 수질을 보호하였다. 지금은 사람들이 이 습지의 대부분에서 도랑을 만들어 물을 빼고 관개시설을 만들어 이들을 농토로 바꾸었다. 호수로 들고나는 자연스러운 물의 흐름이 변경되자 서커들은 그들이 낳던 원래 자손 수의 95% 정도까지 자손이 줄게 되었다.

로스트리버서커와 짧은코서커가 겪은 서식지의 완전한 소실을 흔히 **서식지 파괴(habitat destruction)**라 부르고, 이것은 선진국에 사는 종들에 국한되지 않는다(그림 23.6). 농업, 산업, 그리고 거주지 개발에 의한 서식지 파괴율은 인구증가와 함께 20세기에 가속화되었다. 그 결과 사람들은 매우 다양한 종을 위한 지구의 수용 능력을 감소시켰다.

자연지역의 넓이와 이 지역이 부양할 수 있는 종 사이의 관계는 **종-면적 곡선(species-area curve)**이라 부르는 일반적인 유형을 따른다. 서인도제도의 섬에서 파충류와 양서류에 대한 종-면적 곡선은 그림 23.7a와 같다. 많은 다른 무리의 종을 대상으로 측정한 이 곡선의 유형은 면적의 크기가 커질 때 그 지역에 존재하는 종 수는 가파르게 증가하고, 면적이 매우 커지게 됨에 따라 증가율을 감소한다는 것이다. 그림 23.7b는 많은 연구로부터 유도된 근사값을 토대로 한 그래프이다. 그래프로부터 우리는 경관 면적이 원래 면적의 10분의 1로 감소하게 되면 원래 살던 종 수의 50%가 살 수 없게 됨을 알 수 있다.

절멸률을 추정하기 위해 종-면적 곡선을 사용하기 위해서 우리는 최근 수십 년 동안 잃어버린 자연 경관의 양을 계산할 필요가 있다. 인공위성 사진을 사용하여 과학자들은

(a) 면적이 증가하면 종다양성이 증가한다.

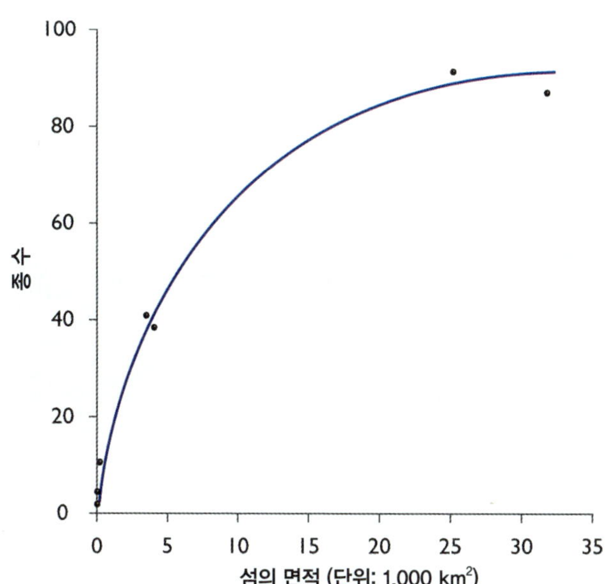

(b) 서식지가 줄어듦에 따라 예상되는 종들의 소실

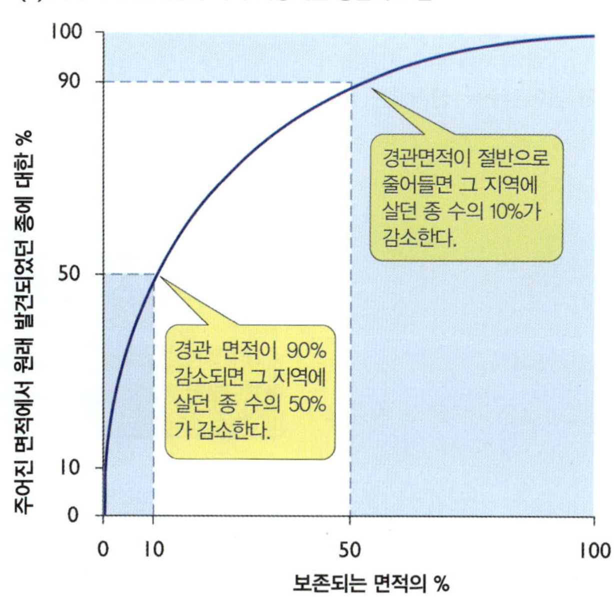

그림 23.7 서식지 파괴로부터 발생하는 절멸의 예상. (a) 이 곡선은 서인도제도에 있는 섬의 크기와 이곳에 살고 있는 양서류와 파충류 종 수 사이의 관계를 나타낸다. (b) 우리는 서식지가 사라지는 지역에서 절멸되는 종 수를 대략적으로 예상하기 위해 일반화된 종-면적 곡선을 사용한다.

남아메리카의 아마존 지역에 있는 열대우림 중 약 20,000 km^2(매사추세츠 면적)가 매년 사라지고 있다고 추정하였다. 이와 같은 속도로 서식지가 파괴되면 열대우림은 35년 내에 원래 넓이의 10%로 줄어들 것이다. 종-면적 곡선에 따르면 서식지 손실로 인해 아마존 우림에 살고 있는 고유종의 약 50%에 해당하는 종들이 절멸된다고 할 수 있다.

물론 서식지 파괴가 열대우림에만 한정된 것은 아니다. 지구의 모든 생물군계를 평가해 보면, 담수호수와 하천, 초원, 온대림 또한 매우 큰 변화를 겪고 있다. IUCN에 따르면 지구상에서 서식지 파괴가 현재의 파괴율로 계속된다면 모든 살아 있는 종의 약 1/4이 앞으로 50년 이내에 사라질 것이라고 한다.

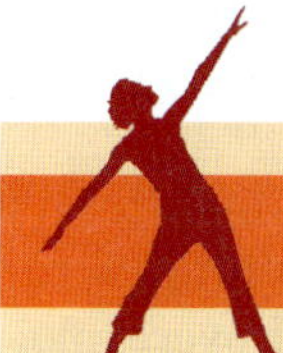

쉬어가기 23.2

그림 23.7a를 다시 보자. 그래프는 섬의 크기와 서인도제도의 섬에서 발견되는 양서류와 파충류 종 수와 관계를 보여준다. 면적이 15,000 km^2인 섬에 얼마나 많은 종의 파충류와 양서류가 있을 것으로 예상하는가? 사람이 이 섬에 상륙하여 10,000 km^2의 자연서식지를 급격히 변형시켰다고 상상하자. 원래 섬에서 발견된 종의 몇 %가 절멸될 것이라 생각하는가?

인간의 활동으로 인해 한 서식지 유형이 완전히 사라지는 일은 거의 없다. 결과로 종종 나타나는 것은 완전한 자연 서식지가 쪼개지는 **서식지 단편화(habitat fragmentation)**이다. 서식지 단편화는 넓은 사냥터를 필요로 하는 회색곰이나 호랑이와 같은 큰 포식동물들을 특히 위협하고 있다.

몸집이 큰 포식자는 **먹이사슬(food chain)**이라고 하는 생태학적 시스템 내에서 한 방향으로만 에너지가 흐른다는 생물학적 체계의 기본법칙에 의해 넓고 완전한 사냥터가 필요하다. 이 에너지는 태양으로부터 **생산자(producers)**인 광합성 생물로, 이들을 먹고 사는 1차 **소비자(consumers)**로, 1차 소비자를 먹고 사는 포식자인 2차 소비자 등으로 흐른다. 이와 같은 과정을 통해 하나의 **영양 단계(trophic level**; 먹이사슬의 한 단계)에서 흡수된 대부분의 칼로리는 그 단계에서 자신의 활동에 쓰여 다음 단계의 생물체에 이용될 수 없다. 달리 말하면, 생산자에 의해 처음 고정된 태양에너지의 많

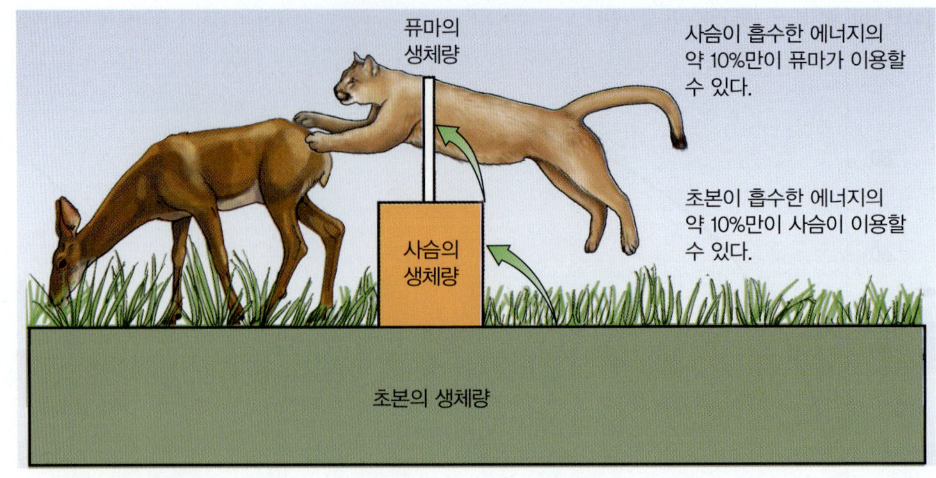

그림 23.8 **영양 단계 피라미드.** 생물 군집에서 생산자, 1차 소비자, 2차 소비자 사이의 관계. 한 영양 단계에서 흡수된 에너지의 대부분은 그 단계의 유지를 위해 사용되기 때문에 먹이사슬에서 위치가 높아질수록 생체량은 감소한다.

은 부분은 열로 방출되어 사라진다. 이리하여 먹이사슬의 각 단계는 이전 단계에 비하여 상당히 적은 에너지만 이용 가능하게 된다. 이와 같은 현상을 당신 자신에게서 확인할 수 있을 것이다. 평균 덩치를 가진 어른은 현재의 몸무게를 유지하기 위하여 하루에 1,600~2,400칼로리를 먹을 필요가 있다.

먹이사슬을 따른 에너지의 흐름은 **영양 단계 피라미드**(trophic pyramid)의 원리를 제공한다. 즉, 먹이사슬의 각 단계에서 개체군의 **생체량(biomass)**은 아랫부분이 더 많다(그림 23.8). 서식지 파괴와 단편화는 이 피라미드의 아랫부분이 줄어들게 하여 더 큰 종을 위한 수용 능력이 줄어들게 한다.

인간에 의한 다른 절멸의 원인 IUCN에 따르면 인간의 활동에 의해 발생한 생물다양성에 대한 다른 위협이 위험에 처한 모든 경우의 약 40%에 관계가 있다고 한다. 전 세계의 고유종은 인간에 의해 그들이 살던 곳에서 새로운 환경으로 옮겨진 **외래종(introduced species)**에 의해 위협받고 있다. 고유종은 이 외래종과 함께 진화해 오지 않았기 때문에 고유종은 외래종의 포식 또는 외래종과의 경쟁에 취약할 수 있다. 예를 들면, 미국으로 도입된 집고양이는 바닥에 둥지를 트는 새를 황폐화시켰고, 도입된 얼룩무늬담치는 오대호에서 고유 담치를 몰아내었다.

한 종에 대한 인간의 이용률이 그들의 생식률을 초과할 때 그 종은 **남획(overexploitation)**된다. 특정 생물이 인간에 의해 높게 평가될 때 종종 남획이 발생한다. 예를 들어, 지구의 호랑이 10개 아종 중의 4개 아종은 절멸되었고, 남아 있는 아종들은 절멸의 위험에 노출되어 있다. 이는 호랑이 뼈가 관절염 치료에 효과가 있으며 호랑이의 생식기가 남성의 성기능 장애에 효과가 있다는 잘못된 믿음에 바탕을 둔 수요가 주요인이다.

독극물의 방출, 과잉 염류, 그리고 많은 쓰레기들이 환경으로 방출되어 나타나는 오염은 생물다양성에 대한 또 다른 위협이다. 예를 들면, 클래머스 계곡에 있는 농장으로부터의 비료 **오염**은 짧은코서커와 로스트리버서커에게 위협이 되었다. 비료에서 나온 질소와 인의 증가는 어퍼클래머스 호수에서 조류의 성장을 촉진하였다. 이 조류들의 수가 폭발적으로 증가할 때 그들을 먹는 세균이 번성하고 물에 녹아 있는 이용 가능한 산소는 빠르게 고갈된다. 산소를 고갈시키는 **부영양화**(eutrophication)의 이런 과정은 어퍼클래머스 호수뿐만 아니라 농장으로부터 흘러나오는 비료가 들어가는 많은 다른 수체에서도 대규모로 물고기를 죽이게 되었다.

지금까지 설명한 증거는 현대 절멸률이 "자연스러운" 것이라고 말하던 ESA 비판자들이 틀렸다는 것을 보여준다. 지난 400여 년 동안 이전의 생물종 절멸률을 훨씬 초과하는 높은 절멸률의 원인은 바로 인간이었다. 그리고 현재까지도 인간의 활동이 지구상에서 수천의 더 많은 종들을 계속 위협하고 있다. 지구는 오늘날 여섯 번째 대량

절멸의 가장자리에 놓여 있는 것 같다. 그리고 이와 같은 절멸의 원인이 되고 있는 지구 전체적인 변화는 인간의 활동에 기인한다고 할 수 있다.

절멸의 결과

생물다양성의 손실에 대한 관심은 인간 이외의 생물의 생존에 관한 것만이 아니다. 인간은 지구상에 존재하는 다양한 종들과 함께 진화했고 이 종들의 손실은 종종 우리에게 좋지 못한 결과를 초래한다.

자원의 손실 로스트리버서커와 짧은코서커는 한때 어퍼클래머스 호수 주변에서 어업과 통조림 산업을 발달하게 할 정도로 그 수가 많았다. 유럽인들이 정착하기 이전 이곳의 원주민들은 주식으로서 이 물고기에 의존하여 살아갔다. 이들 종의 손실은 자연에 존재하는 식량자원의 거대한 손실을 의미하며 경제적인 비용을 요구한다. 미국에서 야생에서 얻어지는 산물의 가치가 국내 총생산의 약 4%에 달하는 870억 달러에 달한다고 추정되었다. 명백히 인간은 이런 종들을 보존함으로 인하여 직접적인 이익을 얻는다.

야생종들은 또한 특이한 생화학적 물질의 형태로 인간에게 유용한 자원이 된다. 자연에서 기원한 값진 화학물질의 한 예로 마다가스카르의 로지페리윙클(*Catharanthus roseus*)을 들 수 있다. 이 식물에서 추출한 두 가지 의약품인 빈크리스틴과 빈블라스틴은 백혈병과 호지킨병으로부터 생존하는 데 중요한 역할을 담당하였다. 만일 우리가 잘 연구하기 전에 이런 종들이 사라진다면, 우리는 우리의 삶에 중요한 이 화학물질을 어떤 종이 제공할 수 있었는지 결코 알지 못할 것이다.

농작물과 소처럼 사육된 동식물의 야생 근연종들 또한 인간에게 가치 있는 자원들이다. 사육된 종에서는 남아 있지 않은 유전자와 대립유전자들이 아직도 야생 근연종에서 종종 발견된다. 예를 들어 현대 옥수수의 조상인 멕시코의 테오신테 종(*Zea diploperennis*)은 재배되는 옥수수에 만연하는 몇몇 바이러스에 저항성을 가진다. 이 저항성에 상응하는 일부 유전자들이 병에 대한 내성을 증가시키기 위해 재배되는 변종에게 전이되었다.

이에 더하여 재배되는 작물의 야생 근연종을 그들의 자연 서식지에 보존하는 것이 가치 있다. 생물 군집에서 야생생물은 종종 재배 작물의 질병과 해충을 줄이는 데 중요한 역할을 한다. 예를 들어 말벌 *Catolaccus grandis*는 목화다래바구미를 먹고 살아 목화밭에서 이 바구미의 감염을 조절하는 데 사용된다. *C. grandis*는 남부 멕시코의 열대 숲에서 발견되었으며, 그곳에서 이 말벌은 야생 목화에 존재하는 비슷한 해충에 기생하고 있었다.

생태 군집의 파괴 비록 인간이 수천 종으로부터 직접적인 이익을 받을지라도 대부분의 절멸위기종과 위협종들은 아마도 사람들에게 거의 또는 아무 쓸모가 없을지도 모른다. 심지어 로스트리버서커와 짧은코서커도 식량자원으로서 특별한 가치를 가지지 않는다. 단순히 물고기가 덜 존재한다고 하여 굶주리는 사람은 아무도 없다. 실제로 대부분의 종들은 일정한 서식지에서 함께 살아가는 모든 개체들로 구성된 **생물 군집(community)**에서 다른 종과 자연에서 일어나는 여러 과정들과 연결되어있기 때문에 인간에게 유용하다.

한 군집에서 생물들 사이의 복잡한 연결 관계는 종종 **먹이그물(food web)**로 언급된다(그림 23.9). 종 사이의 관계는 먹이가 아닌 다른 요구조건에 근거할 수도 있기 때문에 생태학자들은 종종 이 관계에 있는 모든 것을 보여주기 위해 "생명의 그물(web of life)"이라는 용어를 사용한다. 생명의 그물은 적대적인 관계와 협력적인 관계 모두로 구성된다. 가장 명백한 관계는 포식자가 피식자를 먹는 **포식(predation)**이다. 포식은

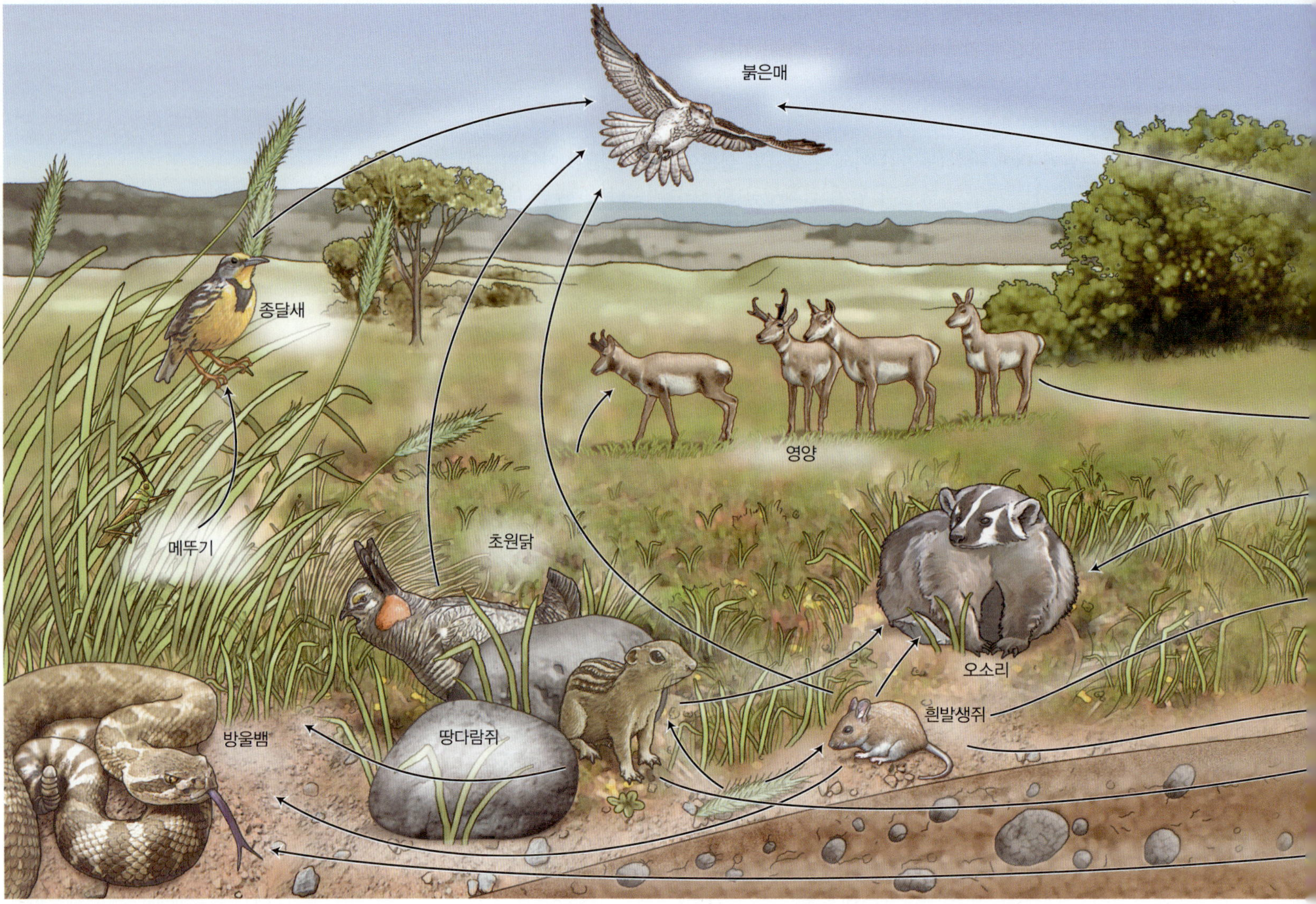

그림 23.9 **생명의 그물.** 다른 생태계에서뿐만 아니라 초원에서의 여러 종들은 복잡한 방식으로 서로 그리고 그들의 환경과 연결되어 있다. 검은색 화살표는 먹이관계를 나타낸다.

매와 산토끼 그리고 덜 명백한 것처럼 보이는 산토끼와 초원의 초본 사이에 나타나는 역동적인 관계이다. 서로 다른 두 포식자가 동일한 먹이를 먹고 살 때 그들 모두는 **경쟁(competition)**의 효과를 경험한다. 경쟁은 서식 공간을 포함하는 다른 자원을 두고 일어날 수도 있다. 어떤 경우에 두 종은 서로에게 이익이 되는 **상리공생(mutualism)**의 관계를 가진다. 표 23.1(574쪽)에는 이러한 유형의 상호작용에 대한 예가 제시되어 있다.

거미줄에서와 같이 생명의 그물 한 줄이 끊어지게 되면 그물의 다른 부분도 영향을 받는다. 그물에서 어떤 선은 군집에서 단지 작은 변화를 일으킬 수 있는 반면, 다른 선은 그물 전체가 붕괴되게 할 수도 있다. 붕괴는 간접적인 영향이 축적되어 일어날 수

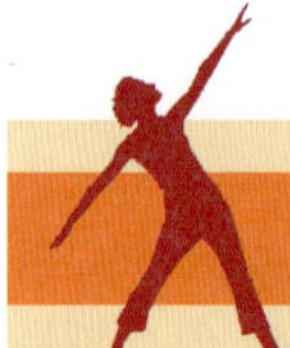

쉬어가기 23.3

그림 23.9에서 생물 사이의 관계를 보여주는 그물을 자세히 보자. 다음에 제시한 두 종이 서로 경쟁자일 가능성이 있는 것은? 각각의 경우 그들은 무엇을 두고 경쟁할 것인지 설명하시오.
a. 오소리, 토끼; **b.** 들소, 코요테; **c.** 방울뱀, 오소리; **d.** 땅다람쥐, 흰발생쥐; **e.** 토끼, 초원개

이 동물들이 서로 경쟁관계에 있다는 가설을 어떻게 검증할 수 있는가?

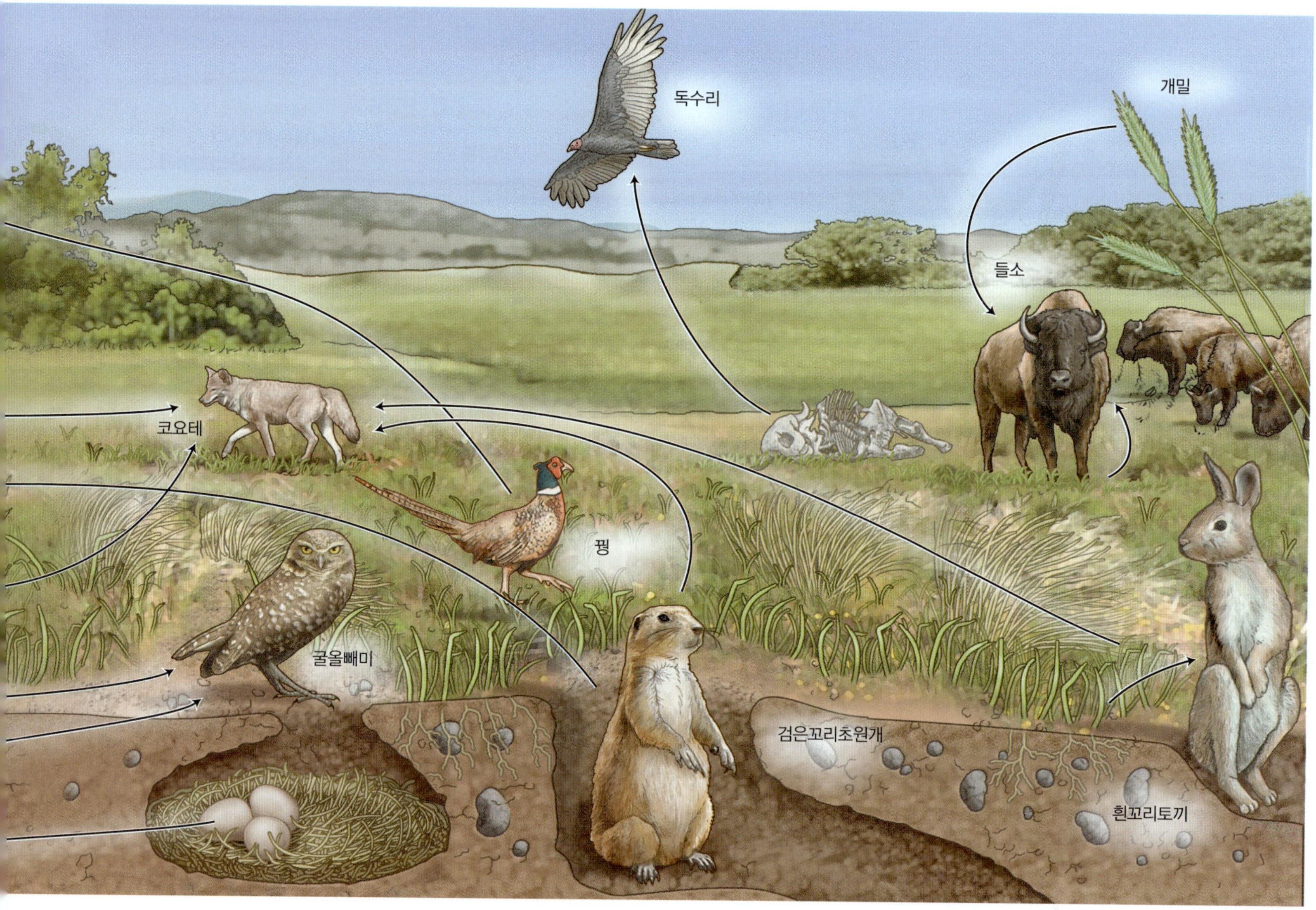

도 있다. 그림 23.9의 먹이그물을 다시 보자.

흰발생쥐를 먹고사는 오소리는 이 쥐를 두고 경쟁하는 방울뱀에 부정적인 영향을 주고 풀씨를 두고 쥐와 경쟁하는 땅다람쥐에는 더 간접적으로 긍정적인 영향을 줄 것이라 생각할 수 있다.

간접적인 영향의 존재는 생태학자들이 적어도 어떤 생태계에서는 한 종의 활동이 큰 역할을 할 수 있다는 가설을 세우게 만들었다. 이 생물은 한 군집에서 자신의 역할이 기대되는 것보다 더 크고 결정적이라 아치형 다리의 아치이맛돌 또는 쐐기의 역할에 비유되기 때문에 **쐐기종(keystone species** 또는 **핵심종)**이라 불린다(그림 23.10). 쐐기를 제거하면 아치형 다리는 붕괴된다. 마찬가지로 쐐기종을 제거하면 생명의 그물은 붕괴된다.

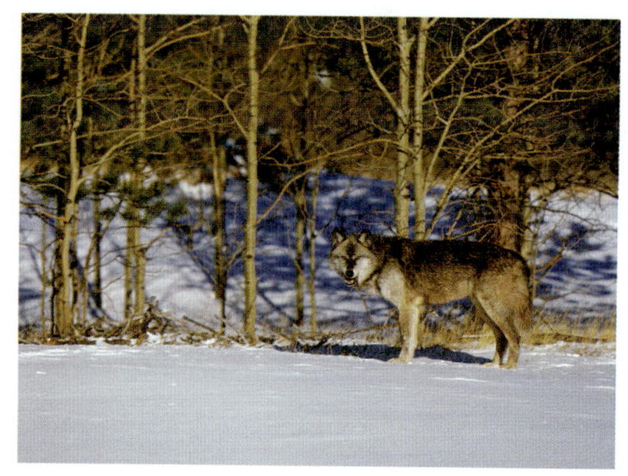

그림 23.10 **쐐기종.** 옐로스톤국립공원으로 다시 들여온 늑대들이 하천 근처의 개활지에서 엘크를 멀리 쫓아낸다. 엘크가 분산되자 사시나무가 자라고 이에 따라 공원에 비버가 돌아온다.

파괴된 생태학적 체계 생태학자들은 **생태계(ecosystem)**를 일정 장소의모든 생물체와 비생물학적인 환경으로 정의한다. 생태계의 기능은 생태계를 통한 에너지 통과율과 양분의 순환율로 설명된다. 어떤 종의 손실은 이 생태계의 특성 모두에 큰 영향을 줄 수 있다.

거의 모든 생태계에서 에너지의 근원은 태양이다. 생산자는 광합성 과정 동안 태양 에너지를 화학 에너지로 전환하고 이 에너지는 먹이그물을 구성하는 영양 단계를 통하여 흐른다. 에너지는 바닥이 가장 큰 영양피라미드에서 각 영양 단계에 따라 분할된다

표 23.1 | 종간 상호관계의 유형과 그들의 직접적인 영향

상호관계	예	종 1에 대한 효과	종 2에 대한 효과	인간을 이롭게 하는 상호작용
상리공생: 두 종의 생장이나 개체군의 크기를 증가시킨다.	1. 개미 2. 아카시아 나무	+ 아카시아의 부풀은 가시는 개미에게 집을 제공한다. 아카시아는 개미에게 식량으로서 단백질과 꿀을 제공한다.	+ 개미는 초식곤충을 죽이고 경쟁관계에 있는 식물을 죽여 아카시아가 살기 좋게 한다.	벌과 현화식물 사이의 상리공생은 인간에게 열매를 제공한다.
포식과 기생: 한 생물이 다른 생물을 먹는다.	1. 갈색곰 2. 연어	+ 갈색곰은 연어를 잡아먹어 양분을 얻는다.	− 연어는 생존하지 못한다.	울새가 숲의 해충을 먹어 목재 생산이 증가하고 산불의 위험이 감소한다.
경쟁: 두 종의 개체군 크기를 줄어들게 하거나 제한한다.	1. 민들레 2. 토마토	− 민들레는 토마토가 있을 때 잘 자라지 못한다. 민들레는 적은 종자와 자손을 생산한다.	− 토마토는 잡초가 있을 때 최적의 상태로 자라지 못한다. 토마토에는 꽃이 적게 피고 열매도 적어진다.	해롭지 않은 미생물과 위험한 미생물 사이의 경쟁은 질병의 창궐을 막는다.

(그림 23.8 참조). 한 생태계에서 발견되는 생물다양성은 그 안에서의 에너지 흐름에 큰 영향을 줄 수 있다.

예를 들어, 미네소타와 다른 지역의 화학자들은 총 개체 수는 동일하지만 종 수가 다른 실험초원 "정원"을 비교하여 전체적인 식물의 생체량은 종이 더 다양한 정원에서 더 큰 경향을 가진다는 것을 발견하였다. 이 연구는 서식지가 줄어들지 않고 다양성만 감소하더라도 야생의 식량자원에 의존하는 사람을 포함하여 먹이사슬의 상위 단계에 위치한 생물이 이용할 수 있는 에너지 감소를 가져온다는 것을 알게 해 주었다.

식물의 생장을 위한 필수 무기영양소가 먹이그물을 통하여 이동할 때 그들은 일반적으로 환경에서 사라지는 것이 아니므로 이를 **영양소 순환(nutrient cycling)**이라 한다. 그림 23.11은 자연 초지에서의 질소 영양소 순환을 보여준다.

그림 23.11에서 식물은 토양에서 단순한 분자를 흡수하여 더 복잡한 분자로 만든다는 것을 주목해야 한다. 이 복잡한 분자들은 토양으로 다시 돌아갈 때까지 상대적으로 적은 변화를 겪으며 먹이그물을 통하여 이동한다. 토양에서 복잡한 분자는 전형적으로 세균과 곰팡이인 **분해자(decomposer)**의 활동에 의해 더 단순한 것으로 분해된다.

토양 군집에서의 변화는 영양소 순환에 큰 영향을 줄 수 있으며, 이로 인하여 생태계에서 특정종의 생존에도 큰 영향을 줄 수 있다. 미국의 북동부를 통하여 숲에 침입한 외래종 지렁이를 연구하고 있는 과학자들은 숲 바닥에서 식물의 다양성과 수도가 급격히 감소하는 것을 관찰하였다. 식물군집에서의 이러한 변화는 토양 군집 변화로 인해 나타나는 영양소 순환에 대한 효과와 관련이 있을 것이다.

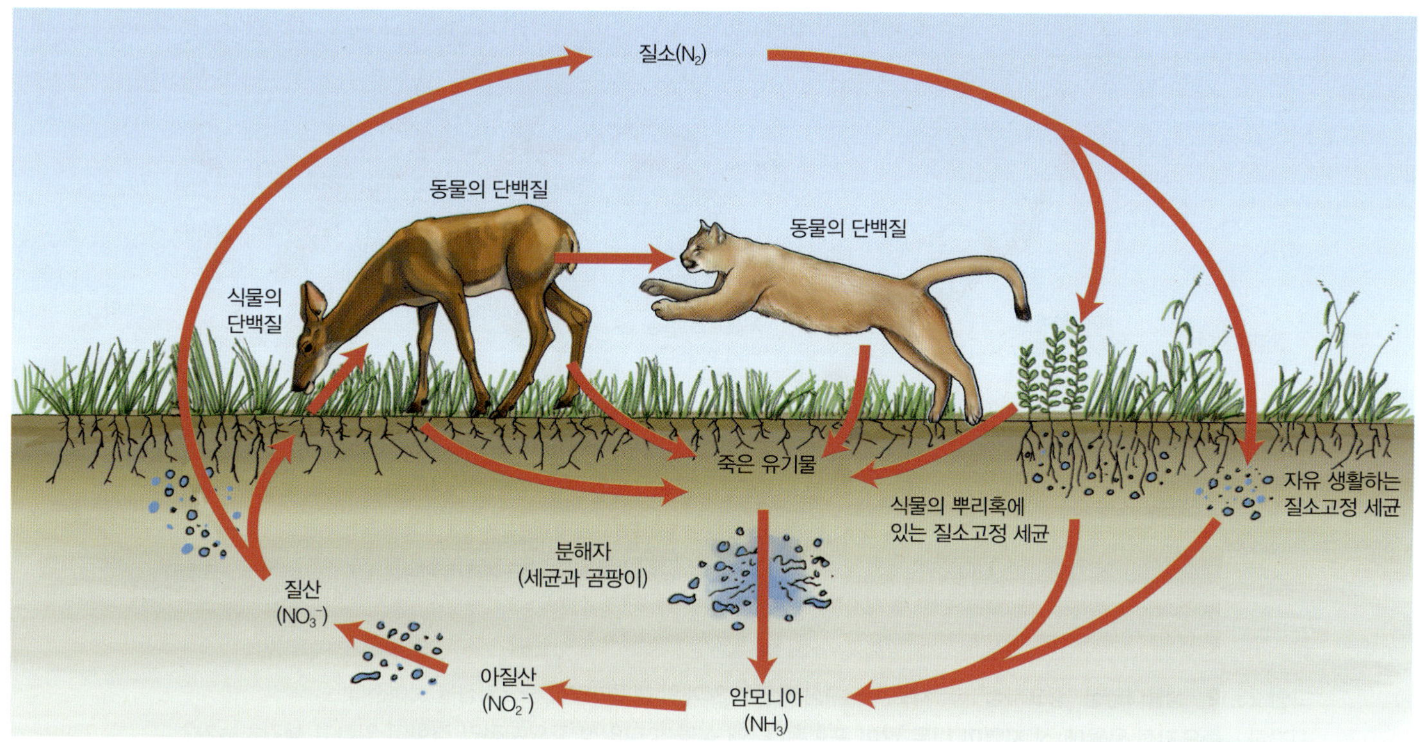

그림 23.11 **양분순환.** 생태계에서 양분은 토양에서 생산자로, 소비자로, 그리고 토양으로 순환한다. 토양에서 복잡한 양분은 더 단순한 형태로 분해된다.

시각화 사람들이 어떻게 식량을 얻고, 우리가 버리는 쓰레기에 어떤 일이 일어나고, 죽은 후에 무엇이 남는지 생각하라. 인간계에서 양분의 흐름은 자연적인 순환과 어떻게 다른가?

23.3 생물종 구하기

지금까지 우리는 인구 증가의 결과로서 발생하는 현대 대량절멸의 가능성을 확인하였고 다양성의 손실이 인간에게 가져다줄 심각한 비용에 대해 설명하였다. 현재의 가속화된 절멸률은 주로 인간 활동의 결과이기 때문에 종이 사라지는 경향을 되돌리는 것은 과학적이라기보다는 정치적이고 경제적인 결정을 필요로 한다. 그러나 생물다양성의 빠른 감소를 멈추기 위한 방법에 관해 과학은 우리에게 무엇을 말할 수 있는가?

서식지 보호

어떤 종이 절멸에 가장 가까우며 그들이 어디에 존재하는지에 대해 정확히 알지 못하는 상황에서 종의 손실을 막는 가장 효과적인 방법은 가능한 한 많은 서식지를 보존하는 것이다. 미래의 절멸률을 추정할 때 사용되는 종-면적 곡선은 우리에게 종 수의 감소에 있어서 일종의 희망을 제공하기도 한다. 이 곡선에 따르면 종다양성은 서식지의 면적이 감소하는 것보다 느리게 감소한다는 것을 생각하자. 그러므로 이론상 우리가 50%의 서식지를 잃게 될 때 아직도 90%의 종이 남아 있다. 그러나 이와 같은 추정은 서식지 파괴만이 종다양성에 대한 유일한 위협이 아니기 때문에 어느 정도 낙천적인 수치이다. 그럼에도 불구하고 종-면적 곡선은 서식지 파괴율이 느려지거나 중단된다면 절멸률 또한 느려질 것이라는 것을 말해준다.

가장 많은 종의 보호 인구가 계속 증가한다면, 서식지 파괴를 완전히 멈추게 하는 것은 상상하기 어렵다. 보호 노력을 더 집중하기 위해, 환경단체인 국제보전

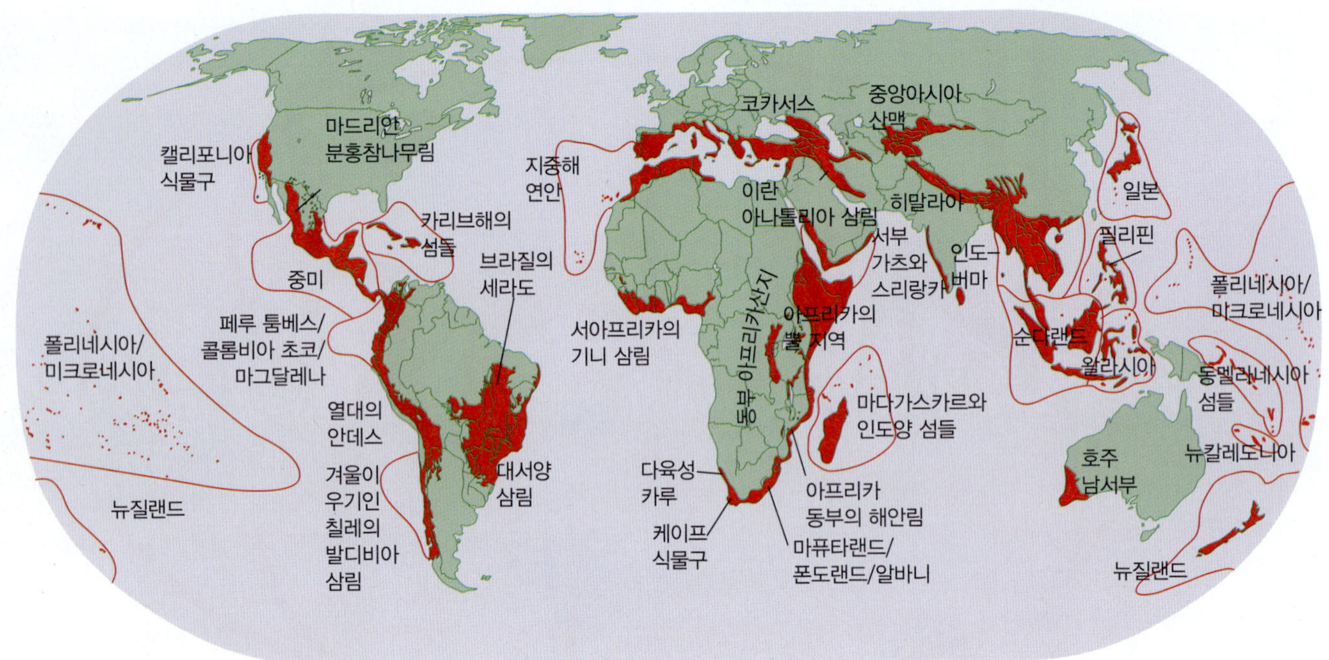

그림 23.12 생물다양성 "중요지점". 이 지도는 지구상 확인된 34개의 생물다양성 중요지점을 보여준다.

시각화 중요지점 목록에 섬 지역이 너무 많이 포함된다. 왜 섬들이 다양성 중요지점인 경향이 있다고 생각하는가?

(Conservation International)에서 34곳의 생물다양성 "중요지점(hotspot)"을 제시하였다(그림 23.12). 이들의 면적은 지표면의 3%도 안 되지만 모든 포유류, 조류, 파충류, 양서류, 그리고 식물의 50%가 서식하며, 많은 종은 이 지역에서만 살고 있다. 이 중요지점은 또한 인간의 활동에 의해 심각하게 위협받고 있다. 이 지역에서 서식지 파괴를 중지한다면 지구 전체적인 절멸률을 크게 낮출 수 있다. 가장 큰 위험에 처한 중요지점에 보전 노력을 집중함으로써 인간은 많은 종의 손실을 매우 빨리 방지할 수 있다.

절멸위기종을 위한 서식지 보호 다양한 서식지의 보존이 절멸이 덜 일어나게 하는 것이 확실할지라도 이미 절멸위기에 있는 종들은 더 개별적인 접근을 필요로 한다. ESA는 절멸위기종의 생존을 위하여 필요한 지역을 **임계 서식지**(critical habitat) 내로 내무부가 지정하기를 요구한다.

임계 서식지의 지정에 있어서 생물학적인 부분의 역할은 절멸위기종의 서식지 요구조건과 개체군 목적을 설정하기 위해 연구를 하는 것이다. 그러나 국가가 임계 서식지를 지정하게 되면 그곳에서 발생할 수 있는 인간의 활동을 제한하게 된다. 미국 내무부는 어떤 서식지를 보호하는 것보다 보호하지 않는 것이 "충분한 경제적 이익"이 있다고 판단되면 그 장소를 보호하지 않는 극히 정치적인 결정을 내릴 수 있다.

서식지 파괴율 줄이기 서식지를 보존한다는 것은 보호지역으로 지정하는 국가 또는 위험에 노출된 서식지를 매입하는 민간 보전단체의 일만은 아니다. 우리 모두 서식지 파괴를 줄이고 종의 절멸률을 줄이기 위한 행동을 취해야 한다.

농토로의 전환은 서식지 파괴의 중요한 원인이다. 가축은 많은 양의 곡물을 필요로 하기 때문에 고기와 육가공품의 소비를 줄이는 것은 우리가 취할 수 있는 가장 효과적인 활동 중의 하나이다. 나무나 종이 상품의 사용을 줄이고 목재나 종이 상품의 소비를 지속 가능하게(즉, 숲을 오랫동안 건강하게 보존하는 방법으로) 수확될 수 있는 정도로 제한하는 것은 숲의 손실 속도를 감소시키는 데 도움을 줄 것이다.

서식지 파괴율을 줄이는 다른 방법은 집단적인 노력이 필요하다. 예를 들면, 개발도상국에 대한 재정적 지원의 증가는 서식지 파괴율을 늦추는 데 도움이 될 것이다. 이러한 활동은 개발도상국들이 천연자원의 사용을 줄일 수 있는 기술에 자본을 투자할 수 있게 한다. 인구 증가율을 낮추는 전략 또한 대량 절멸을 피할 수 있는 더 좋은 방법이다. 이와 같은 문제를 다루는 비영리 단체에 가입하여 정치가에게 편지를 쓰거나 다른 사람들을 교육함으로써 당신도 단체들의 보전 노력에 동참할 수 있다.

적절한 개체군 크기의 확인

짧은코서커와 로스트리버서커처럼 절멸의 위기에 있는 종들을 위해 서식지를 보호하는 것만으로는 충분하지 않다. 개체군을 구성하는 개체 수가 너무 적어 적절한 삶의 공간이 있을지라도 이들은 사라질 수 있다. 로스트리버서커와 짧은코서커의 복원 계획은 적어도 500개체로 구성된 하나의 안정된 개체군을 형성하는 것을 단기간의 목표로 하였다. 이 너무 작아 적절한 서식공간에서조차도 사라질 수 있다.

500개체는 단기간이 이 종들을 보호하기에 충분하다. 한 개체군이 적은 수로 더 오래 남아 있을수록 그들을 완전히 사라지게 할 천재지변을 겪을 위험이 더 커지기 때문에 이만큼이 필요하다. 북아메리카산멧닭의 이야기는 작은 개체군이 직면하는 위험에 관한 경계의 이야기이다(그림 23.13).

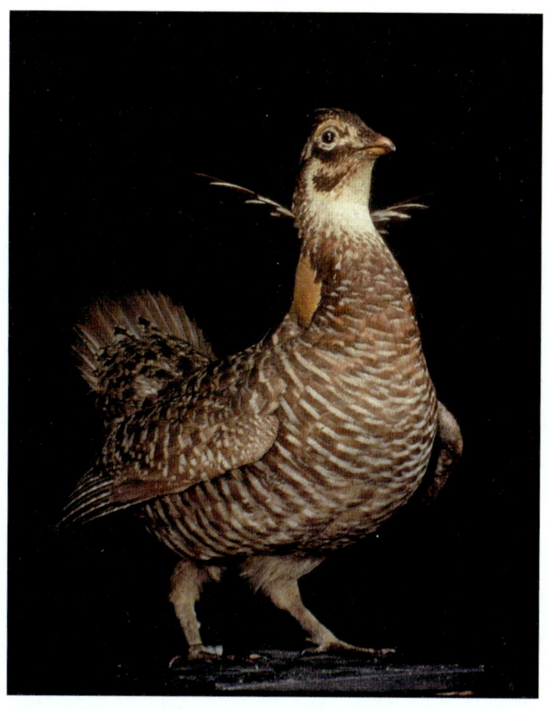

그림 23.13 작은 개체군 크기의 희생양. 비록 아메리카산멧닭의 개체군이 거의 50마리로 줄었을 때 보호되었을지라도 불, 가금 질병, 포식을 포함하는 일련의 예상치 못한 재앙으로 인해 그들은 절멸되었다.

북아메리카산멧닭은 한때 미국의 동부해안에서 수십만 마리에 달했던 작은 야생조류였다. 서식지의 파괴와 과도한 사냥으로 인하여 이들은 절멸위기에 처하게 되었다. 자연보호구의 지정과 개체군 크기를 어느 정도 증가시키는데 있어서의 성공에도 불구하고, 일련의 예상치 못한 사건으로 인해 그들은 1930년대에 절멸되었다.

북아메리카산멧닭이 절멸하게 된 마지막 원인은 자연스러운 사건, 즉 불, 기아, 포식, 질병이었다. 그러나 이러한 도전에 더 민감하게 된 것은 인간에 의한 서식지 손실과 사냥이었다. 100,000마리로 구성된 개체군의 경우 재앙으로 인해 90%가 죽어도 10,000마리가 살아남을 수 있다. 그러나 1,000마리로 구성된 개체군은 같은 상황에서 거의 모두 사라질 것이다. 북아메리카산멧닭의 경우 사냥과 서식지 파괴가 중단되었을지라도 그 종의 생존은 극히 불확실하다.

작은 개체군은 22장에서 자세히 설명한 유전적 부동의 결과로 인해 유전적 변이를 상실하게 된다. 낮은 수준의 유전적 변이를 가진 개체군은 두 가지 이유로 인해 불안한 미래를 가진다. 첫째, 대립유전자를 잃게 되었을 때 개체들은 동형접합자로 구성된 더 많은 유전자를 가진다. 일반적으로 동형접합자의 수준이 높으면 번식률이 낮아지고 사망률이 증가한다. 둘째, 낮은 유전적 변이를 가지는 개체군은 환경 변화에 반응하도록 진화할 수 없기 때문에 절멸의 위험에 놓일 수 있다. 어떤 유전자에 대립유전자가 거의 없을 때 그들이 환경으로부터의 도전에서 살아남도록 하는 적응 기작을 소유한 개체가 하나도 없을 수 있다. 낮은 유전적 변이로 인하여 고생하는 개체군의 예가 많이 있다. 가장 극적인 예는 아일랜드 감자일 것이다.

1845년 9월 감자흰마름병의 원인이 되는 생물이 아일랜드에 도착하였을 때 재배되고 있던 거의 모든 감자는 감염되었고 밭에서 썩게 되었다. 우연히 처음에 감염되지 않은 감자를 다음 해 다시 심었다. 그러나 아일랜드 감자는 흰마름병에 저항할 수 있는 대립유전자를 가지지 못하였고 1846년 아일랜드에서 모든 감자 농사는 실패하였다. 이와 같은 실패와 1848년의 또 한 번의 실패로 인해 거의 100만 명에 달하는 아일랜드의 농부들이 기아와 질병으로 죽었고 150만 명은 북아메리카로 이민을 갔다.

아일랜드 감자는 흰마름병에 대한 저항 대립유전자를 가지지 않는 작은 집단의 후손이었기 때문에 비록 이들의 개체군 크기가 매우 거대하였을지라도 이 병에 의해 원인이 된 대재앙을 피하지 못하였다. 이와 비슷하게 작은 개체군은 유전적 부동으로 인

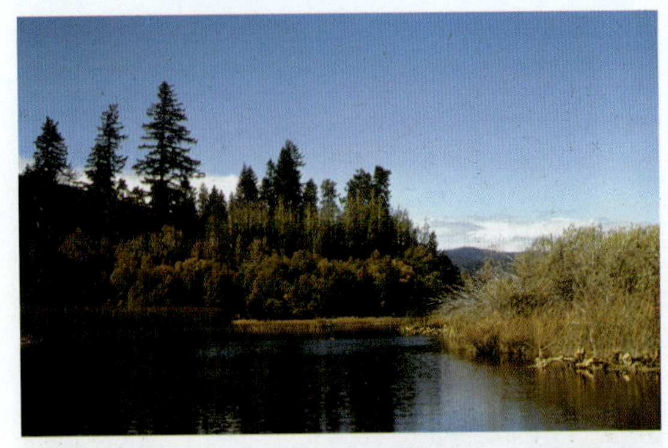

그림 23.14 **복원 프로젝트.** 과학자들은 생태계가 인간 활동에 의해 파괴된 후 그들의 필수적인 기능을 회복할 수 있을 정도로 충분히 생태계에 관해 알기를 원한다. 이 사진은 클래머스만의 복원 프로젝트를 보여준다.

해 빠르게 유전적 변이를 잃기 때문에 절멸위기종이 매우 작은 개체군으로 되는 것을 방지하는 것이 비슷한 유전적 재앙을 피하는 데 중요하다.

북아메리카산멧닭과 아일랜드 감자의 역사적 상황은 절멸로부터 로스트리버서커와 짧은코서커를 보호하기 위해 클래머스만에서의 작물생산에 드는 비용을 지불하고라도 이들의 수를 적절하게 보존하고자 하는 현재의 필요성을 이해할 수 있다.

인간과 자연의 요구 충족

로스트리버서커와 짧은코서커가 절멸되지 않도록 보호하기 위해서는 모든 남아 있는 서커를 보호하고 그들이 번식을 위해 필요로 하는 서식지를 복원할 필요가 있다. 이러한 활동은 클래머스만에서 살아가는 사람들에게 경제적이고 감정적인 고통을 야기한다. 사실, 절멸위기종의 보호에 필요한 많은 활동들은 인간에게 즉각적인 고통을 주기 마련이다.

만일 클래머스만에서의 논란이 다른 ESA 논란에 의해 정해진 유형을 따른다면 그 물고기의 즉각적인 생존을 확실히 하지만 일부 경제적인 고통의 원인이 되는 정치적 해결이 만연할 것이다. 이 문제에 대해 연구하는 생물학자들은 짧은코서커와 로스트리버서커를 위한 500마리의 회복 목적은 단기간(50년)의 생존을 위해서는 충분하지만 장기간(500년)의 생존을 위해서는 충분히 많은 것은 아니라는 데 동의한다. 생물학자들의 평가는 개체군이 환경변화에 어떻게 반응할지를 예측하는 컴퓨터 모델에 기초한다. 회복 개체군의 크기는 단기간의 환경 대재앙에 견딜 수 있을 만큼 크지만 장기적으로 유전적 변이가 계속 감소하여 그들의 모델에서 단지 500마리로 구성된 개체군이 절멸하게 되는 결과를 가져온다.

500개체로 구성된 개체군의 장기간 생존에 대한 위험은 클래머스만의 농부들에 대한 비용을 상쇄한다. 농부들에 대한 단기간의 비용은 그들에게 호수의 물을 대지 못하는 것에 적응하도록 연방정부의 재난보조금을 지급하므로 어느 정도 해결되었다. 최근 강수량의 증가로 인해 농부와 물고기 모두를 위한 충분한 물이 제공되었고 갈등의 수준도 줄어들면서 연방법원은 또 가뭄이 발생하면 농부들에게 물 공급을 다시 중단하라고 명령하였다.

2001년과 같은 위기가 다시 발생하지 않게 하기 위해 연방정부는 자연의 과정들이 그 물고기를 위해 효과적으로 작용하는 상태로 호수를 되돌리고자 클래머스만에 **복원 생태학(restoration ecology)**을 도입하였다(그림 23.14). 어퍼클래머스호를 복원하기 위해 정부는 물 공급을 보존하고자 만에 사는 농부들이 농지를 팔고자 하면 모두 매입하여 그 물고기를 보호하기 위한 습지를 복원하고 있다. 미국 어류와 야생생물 보호국은 이와 같은 장기간의 해결이 짧은코서커와 로스트리버서커 모두의 생존을 위한 적절한 서식지를 제공하는데 도움이 되기를 희망한다.

인간이 직면하는 다른 도전들처럼 생물다양성을 보존하기 위한 가장 좋은 전략은 위험해지기 전에 예방하는 것이다. 표 23.2는 생물다양성을 보존하는 데 도움이 될 수 있는 행동 목록이다. 이러한 도전에 성공하기 위해서는 동참하고자 하는 노력이 필요하다. 우리의 자연 유산을 보존하면서 인간의 요구를 충족시키는 것 또한 가능하다. 우리 모두 이 방정식을 균형 있게 만들도록 노력하여야 한다.

표 23.2 | 생물다양성을 보존하기 위해 해야 할 일

목표	이유	행동
화석연료 사용 줄이기	• 화석연료의 채굴, 천공, 그리고 수송은 서식지를 변화시키고 오염을 일으킨다. • 화석연료의 연소는 지구 기후변화의 원인이 되며 자연 서식지를 파괴한다.	• 에너지 효율이 높은 자동차나 전기기구를 사라. • 가능하면 걷거나, 자전거를 타거나, 버스를 이용하라. • 학교나 직장에서 가깝거나 대중교통의 이용이 편리한 집을 선택하라. • 청정에너지를 사서 써라.
고기 소비로 나타나는 영향 줄이기	• 서식지 파괴와 변형의 주 원인은 농업이다. • 현대의 쇠고기, 돼지고기, 닭고기 생산은 논밭에서 생산되는 곡물에 의존하다. 쇠고기 1 kg은 곡물 4.8 kg을 필요로 하며, 이는 농지 50 m^2에 해당한다.	• 일주일에 한 번 이상 고기가 안 들어간 음식을 먹어라. • 고기를 주식으로 하지 말고 "부식(side-dish)"으로 하여라. • 풀을 먹여 키웠거나 방목한 고기를 사라.
오염 줄이기	• 오염은 직접 생물을 죽이거나 환경에서 그들의 생존능력과 번식능력을 줄일 수 있다.	• 농약을 사용하지 마라. • 농약을 사용하지 않은 상품을 사라. • 독성 세제를 생분해가 가능한 덜 해로운 화학제품으로 바꾸어라. • 구입한 상품의 원재료를 고려하여 오염을 덜 발생시키는 것을 선택하라. • 물품을 버리지 말고 다시 사용하거나 재활용하여라.
자신과 다른 사람에게 알리기	• 개개인 여럿이 생물다양성을 위하여 무언가를 할 때 가장 빠른 변화가 나타난다.	• 생산자나 상점의 주인에게 상품의 환경비용에 대해 묻자. • 당신의 선택에 관해서 가족과 친구에게 이야기하자. • 인구성장률을 줄이고 서식지 파괴와 종의 절멸을 억제하기 위한 효율적인 수단을 강구하도록 정책결정자에게 편지를 써라.

23장 복습

기억해야 할 어원

다음 어원은 주로 라틴어와 그리스어에서 온 것이며 용어를 해독하는 데 도움이 될 것이다.

eco- 집이나 거주를 의미하는 그리스어에서 유래.

troph- 음식을 의미하는 그리스어에서 유래.

핵심 용어

23.1 개체군 성장에 대한 한계

개체군(population)
개체군 몰락(population crash)
개체군 피라미드(population pyramid)
남획(overexploitation)
로지스트형 성장(logistic growth)
밀도 비의존요인(density-independent factors)
밀도 의존요인(density-dependent factors)
생태학(ecology)
수용 능력(carrying capacity)

23.2 여섯 번째 절멸

경쟁(competition)
대량절멸(mass extinctions)
먹이사슬(food chain)
분해자(decomposer)
상리공생(mutualism)
생물 군집(community)
생물다양성(biodiversity)
생산자(producers)
생체량(biomass)
생태계(ecosystem)
서식지(habitat)
서식지 단편화(habitat fragmentation)
서식지 파괴(habitat destruction)
지수함수적 성장(exponential growth)
소비자(consumers)
쐐기종(keystone species)
핵심종(keystone species)
영양소 순환(nutrient cycling)
영양 단계(trophic level)
외래종(introduced species)
절멸(extinction)
멸종위기법(Endangered Species Act, ESA)
종-면적 곡선(species-area curve)
포식(predation)

23.3 생물종 구하기

복원생태학(restoration ecology)

요약

23.1 개체군 성장에 대한 한계

- 개체군은 일정한 지역에 살고 있는 동일한 종의 모든 개체로 정의된다. 개체군의 구조는 개체 수와 그들의 분산에 의해 설명될 수 있다(564쪽).
- 인간 개체군은 지난 250년 동안 매우 빠르게 성장해 왔고 현재 개체군 크기에 비례하여 수가 증가하는 지수함수적 성장 유형을 보인다(564쪽).
- 거의 모든 개체군은 결국 환경의 수용 능력에 도달한다. 수용 능력 근처에서 밀도 의존 요소는 사망률의 증가, 출생률의 감소, 또는 이 둘 모두 일어나게 한다(565쪽; 그림 23.2).

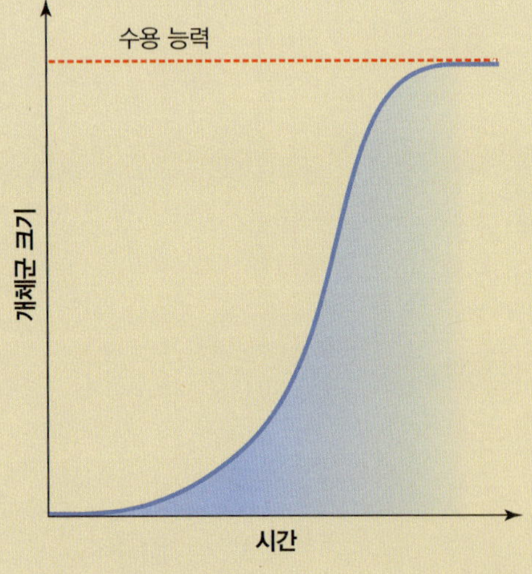

- 환경의 수용 능력을 너머 빠르게 성장하는 개체군은 모두 죽거나 주기적으로 증가하였다가 감소할 것이다(566쪽).

23.2 여섯 번째 절멸

- 종의 절멸을 통한 다양성의 소실은 과거에 비해 50~100배 빠르게 진행된다. 이것이 종 소실이 극히 많고 지구전체적으로 나타나는 대량 절멸의 일부일 수 있다. 지구 역사상 이미 다섯 번의 대량 절멸이 일어났다(567쪽).
- 종-면적 곡선을 통해 얼마나 많은 종이 인간에 의한 자연서식지의 파괴로 인해 절멸될 것인지 예측할 수 있다(568~569쪽).
- 먹이사슬을 맨 꼭대기에 있는 종은 상위 단계에서 생존을 위한 에너지가 더 적어져 절멸에 더 민감하다(569쪽).
- 서식지 단편화, 외래종, 남획, 그리고 오염과 같은 추가적인 위협 또한 종의 절멸 원인이 된다(569쪽).
- 종은 우리에게 직접 소비되는 상품으로 또는

간접적으로 의약품이나 유전자원으로 사용되는 생물자원으로 중요하다(571쪽).

- 종은 군집의 구성원이다. 상리공생자, 포식자, 경쟁자, 그리고 쐐기종으로서 그들의 손실은 군집을 변화시킬 것이고, 인간에게 덜 가치 있게 하거나 심지어는 해롭게 할 것이다(571쪽).
- 종은 에너지 흐름과 영양소 순환에 대한 영향을 포함하여 생태계의 기능에 역할을 담당한다. 생태계의 생물학적 요소에서의 변화는 또한 비생물적 특성을 변화시킬 것이다(574쪽; 그림 23.11).

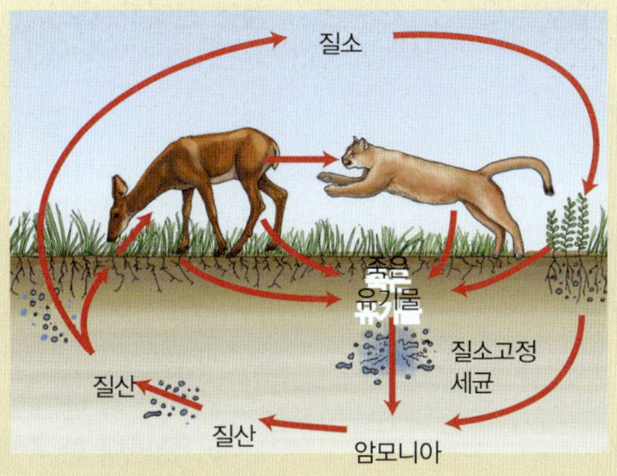

23.3 생물종 구하기

- 만일 서식지 보호를 몇몇 잘 정의된 생물다양성 중요지점에 집중한다면 현저히 많은 수의 생물이 절멸되지 않을 수 있다(575쪽).
- 종이 이미 절멸위기에 있다면 더 큰 개체군으로의 회복이 절멸을 막는 데 중요하다(576쪽).
- 작은 개체군은 천재지변에 의해 절멸될 위험성이 더 크다. 우연에 의해 한 개체군의 대립유전자가 소실되는 유전적 부동 때문에 유전적 변이는 작은 개체군에서 쉽게 소실된다. 그러므로 작은 개체군은 환경에 반응하여 진화할 수 있는 능력이 적은 것 같다(577쪽).
- 정치적인 과정을 통해 절멸위기의 종들을 절멸로부터 구해내고 이러한 활동이 사람들에게 주는 부정적인 영향을 최소화할 수 있는 계획을 세울 수 있다(578쪽).

기본 학습 문제

1. 지난 15년 동안 인구 증가의 주 원인은 무엇인가?
   a. 사망률의 증가
   b. 출생률의 증가
   c. 사망률의 감소
   d. 출생률의 감소
   e. 1차 순생산의 증가
2. 수용 능력이란?
   a. 포식자가 한 자리에서 먹을 수 있는 피식자의 수
   b. 어떤 생물종의 개체군을 부양할 수 있는 환경의 능력
   c. 밀도 비의존 요소가 개체군에 영향을 줄 가능성
   d. 주어진 환경에서 자원고갈의 정도
   e. 환경에서 자원의 불균등한 분포의 정도
3. 다음 중 개체군의 크기를 감소시킬 수 있는 밀도 비의존 요소는?
   a. 험한 날씨
   b. 자원에 대한 경쟁의 증가
   c. 개체들이 너무 많아 질이 낮은 굴에서 살아야만 하는 경우
   d. 질병이 더 빨리 퍼지는 경우
   e. 매우 큰 피식자 개체군에 매료된 포식자에 의한 포식의 증가
4. 저장된 자원에 의존하는 개체군은 환경의 수용 능력을 초과하여 어떤 결과가 나올 것 같은가?
   a. 집중분포
   b. 음의 수용 능력
   c. 사망률의 감소
   d. 급격한 개체 수 감소
   e. 지수함수적 성장
5. 한 국가의 인구증가율과 관계없는 요소는?
   a. 1인당 국민 소득의 증가
   b. 여성의 읽고 쓰는 능력의 증가
   c. 여성의 사회적 지위 상승
   d. 아들보다 딸에 대한 선호
6. 현재의 절멸률과 과거의 절멸률을 비교하면?
   a. 비슷하다.
   b. 현재가 과거보다 10배 낮다.
   c. 현재가 과거보다 10배 높다.
   d. 현재가 과거보다 50에서 100배 높다.
   e. 현재가 과거보다 1,000에서 10,000배 높다.
7. 배경 절멸률에 대한 설명으로 <u>옳은</u> 것은?
   a. 화석기록을 조사하여 결정한다.
   b. 한 종의 평균 수명을 계산하여 추정할 수 있다.
   c. 현재의 절멸률보다 몇십 배 낮다.
   d. 화석으로 남는 종의 유형에 근거하여 과소평가되었을 수 있다.
   e. 위의 모두 옳다.
8. 자연 서식지와 그 서식지가 부양할 수 있는 종 수 사이의 관계를 설명할 수 있는 것은?
   a. 서식지 단편화의 측정치
   b. 근친교배 침하 행렬
   c. 종-면적 곡선
   d. 남획의 규모
   e. 생태계 서비스 비용

9. 일반화된 종-면적 곡선에 따르면, 서식지가 원래 크기의 50%로 줄 때 이전에 존재하던 종의 몇 %가 사라지는가?
   a. 약 10%
   b. 약 25%
   c. 약 50%
   d. 약 90%
   e. 추정할 수 없다.

10. 인간이 한 종을 직접 사용함으로 인해 절멸에 이르는 원인이 되는 것은?
    a. 남획
    b. 서식지 단편화
    c. 오염
    d. 경쟁자 또는 포식자의 도입
    e. 지구온난화

11. 대량 절멸에 대한 설명으로 <u>옳은</u> 것은?
    a. 규모면에서 지구 전체적이다.
    b. 많은 다른 무리의 생물에 영향을 준다.
    c. 인간의 활동에 의해서만 일어난다.
    d. a와 b가 옳다.
    e. a, b, 그리고 c가 옳다.

12. 생명의 그물이란?
    a. 살아 있는 생물들 사이의 진화적 관계
    b. 한 생태계에서 종 사이의 연결
    c. 유전적 변이의 복잡한 본성
    d. 부모로부터 아이로 정보의 이동
    e. 남아 있는 자연에 대한 인간의 포식 효과

13~16번 문제에 해당하는 각각의 생태적 상호작용을 나타내는 관계를 선택하시오.

a. 포식　　b. 경쟁　　c. 상리공생

13. ______ 두더지의 땅굴에서 지렁이를 잡아먹는 두더지
14. ______ 습지에서 함께 자라는 부들과 갈대
15. ______ 상어의 이빨에서 기생충을 제거하는 청소물고기
16. ______ 감자의 잎을 먹고 있는 콜로라도감자딱정벌레

17. 많은 과학자가 말하는 절멸률을 줄이기 위한 가장 효과적인 방법은?
    a. 특별히 다양성이 극히 높은 서식지의 보존
    b. 한번에 한 종만 집중
    c. 유전적 부동의 위험을 제거
    d. 재활용을 더 많이 하여 쓰레기를 줄임
    e. 사람들에게 야생의 물품보다는 농산품에 더 의존하도록 설득

18. 작은 개체군이 직면하는 위험에 포함되는 것은?
    a. 유전적 부동에 의한 유전적 변이의 감소
    b. 동형접합성이 증가하여 개체의 적응도가 감소
    c. 자연재해를 겪을 위험의 증가
    d. a와 b가 옳다.
    e. a, b, 그리고 c가 옳다.

19. 인간의 활동에 의해 영향을 받은 생태계가 기능하도록 다시 만들고자 시도하는 생물학 분야를 무엇이라 하는가?
    a. 생태학
    b. 환경주의
    c. 보전생물학
    d. 유전공학
    e. 복원생태학

분석 및 응용 문제

1. 한 연구자가 50마리의 펭귄을 잡아 그들의 부리에 페인트로 표시하고 놓아주었다. 한 달 후 다시 50마리의 펭귄을 잡았더니 단지 1마리만 이전에 칠한 표시가 있었다. 연구자가 연구하는 곳에 있는 펭귄은 모두 몇 마리인가?

2. 각각 500만 명으로 구성된 두 인간 집단을 상상하자. 한 집단에서 0~20세 사이의 구성원은 50% 이상이고 65세 이상은 약 2%이다. 다른 집단에서는 0~20세 사이는 약 20%이고 65세 이상은 약 20%이다. 이 두 집단 중 더 많은 수로 안정될 집단은? 왜 그렇게 생각하는가?

3. 긴부리물떼새는 북아메리카의 해안에 둥지를 트는 작은 새이다. 오대호에 서식하는 물떼새 개체군은 절멸위기종이고 단지 30쌍 정도만 남아 있다. 긴부리물떼새의 회복 계획을 세우고자 할 때 새와 위험성에 대한 어떠한 종류의 정보가 이 목적을 달성할 수 있는 방법과 이 종의 개체군 목적을 결정하는 데 도움을 줄 것인가?

4. 과학자들은 스페인 설치류의 화석을 조사하여 밀라코비치 순환(Milankovitch cycles; 지구의 궤도, 기울기, 그리고 떨림의 변화에 의해 나타나는 지구의 기후 변화)과 관계된 것으로 보이는 절멸의 주기를 확인하였다. 과학자들은 절멸의 두 주기를 구분해 내었다. 첫 번째 주기는 240만 년~250만 년의 주기이며, 두 번째 주기는 100만 년 주기였다. 각 주기 동안 당대에 살고 있던 설치류 종의 약 30%가 절멸되었다. 이러한 절멸 중의 하나는 지구의 궤도가 더 원형으로 바뀔 때 나타나는 추운 기후와 일치하였다. 기후 변화가 어떻게 절멸을 일으킬까?

다음을 읽고 문제 5와 6에 답하시오.

올빼미앵무새인 카카포는 뉴질랜드에서만 발견되는 야행성 앵무새이다.이 새는 검은색 띠가 있는 황록색의 깃털을 가지며, 날지 못한다. 카카포의 잠재 수명은 60년이다. 그들은 오래 살기 때문에 번식을 늦게 시작한다. 수컷은 5살 그리고 암컷은 9~11살에 번식을 시작한다. 그때에도 카카포는 3년에서 5년마다 한번 씩만 번식한다. 그때 나무는 과잉의 열매를 만든다.

카카포는 구애 장소에 모여 수컷은 노래와 화려한 모습으로 암컷을 유혹한다. 짝짓기를 한 후 암컷 카카포는 알을 낳으러 짝을 떠난다. 둥지는 일반적으로 식물 아래의 바닥 또는 움푹한 나무줄기에 만든다. 카카포 개체군은 검은쥐, 집고양이, 그리고 짧은꼬리족제비에 의해 섬멸되었다. 거의 절멸에 다다른 개체군을 가지고 과학자들은 살아남은 모든 카카포를 포식자가 없는 섬으로 옮겼다. 그들은 거기에서 세심하게 주시되고 있다. 과학자들은 카카포가 더 자주 번식하라고 영양제를 공급한다. 현재 카카포 개체군은 약 85마리가 되었다.

5. 카카포가 가진 어떤 특성으로 인해 그들이 특히 포식에 취약하였는가?

6. 카카포는 다시 한 번 야생에서 번성할 것 같은가? 왜 그렇다고 생각하는가?

7. 약 1,200종의 대나무가 아시아, 남아메리카, 그리고 아프리카에서 자란다. 이 식물들은 자이언트판다, 너구리판다, 마운틴고릴라, 여우원숭이, 아프리카산림영양, 안경곰, 산맥, 대나무개구리, 작은대나무박쥐, 거북(plowshare tortoises)과 다양한 새에게 먹이와 쉼터를 제공한다. 사람들 또한 식량과 건축재로 대나무를 사용한다. 최근의 국제연합 보고서에 따르면 이 대나무 종들 중 절반이 절멸위기에 있다고 한다. 만약 특정 지역에서 대나무가 절멸된다면 일어날 수 있는 간접적인 효과는 무엇이겠는가?

과학 연관 문제

1. 지구에서 인간 개체군을 제한하는 요소와 배양병의 초파리 개체군을 제한하는 요소가 얼마나 비슷한가? 그들은 어떻게 다른가?

2. 생물다양성을 보존하는 이유 중 어떤 것이 가장 확실하다고 생각하는가? (a) 인간이 아닌 종들도 생태계에서 역할을 가지므로 인간을 부양하는 생태계를 보호하기 위하여 그들은 보존되어야만 한다; 또는 (b) 인간이 아닌 종들은 존재할 기본적인 권리를 가진다. 선택한 것에 대해 설명하시오.

3. 지금으로부터 20~30년 후 어린이가 다음과 같은 질문을 하였다면 무엇이라 대답하겠는가? 왜 그렇게 대답하였는가? "인간이 대량절멸의 원인이었다는 것이 명백하게 되었을 때 당신은 그것에 관해 무엇을 하였는가?"

Chapter 24

생물군계와 자연자원

우리는 어디에 살고 있는가?

학습목표

1 날씨와 기후를 대비하여 비교할 수 있다. 기후의 주 구성요소는 나열할 수 있다.

2 지구전체와 지역의 기온에 영향을 주는 세 요소는 무엇이며, 이들의 효과를 간단히 설명할 수 있다.

3 지구적 요소와 물과 산과의 근접성이 어떻게 강수패턴에 영향을 주는지 설명할 수 있다.

4 열대림, 온대림, 침엽수림 그리고 지중해성 관목림을 대비하여 비교할 수 있다.

5 초원, 사막 그리고 툰드라의 특징을 요약할 수 있다.

6 담수와 해수 서식처 사이의 차이를 나열할 수 있다.

7 생태 발자국을 정의하고 개인의 선택이 발자국을 어떻게 변화시킬 수 있는지 설명할 수 있다.

8 대기 중의 이산화탄소 증가가 지구 기후 변화의 원인이 된다는 증거를 나열할 수 있다.

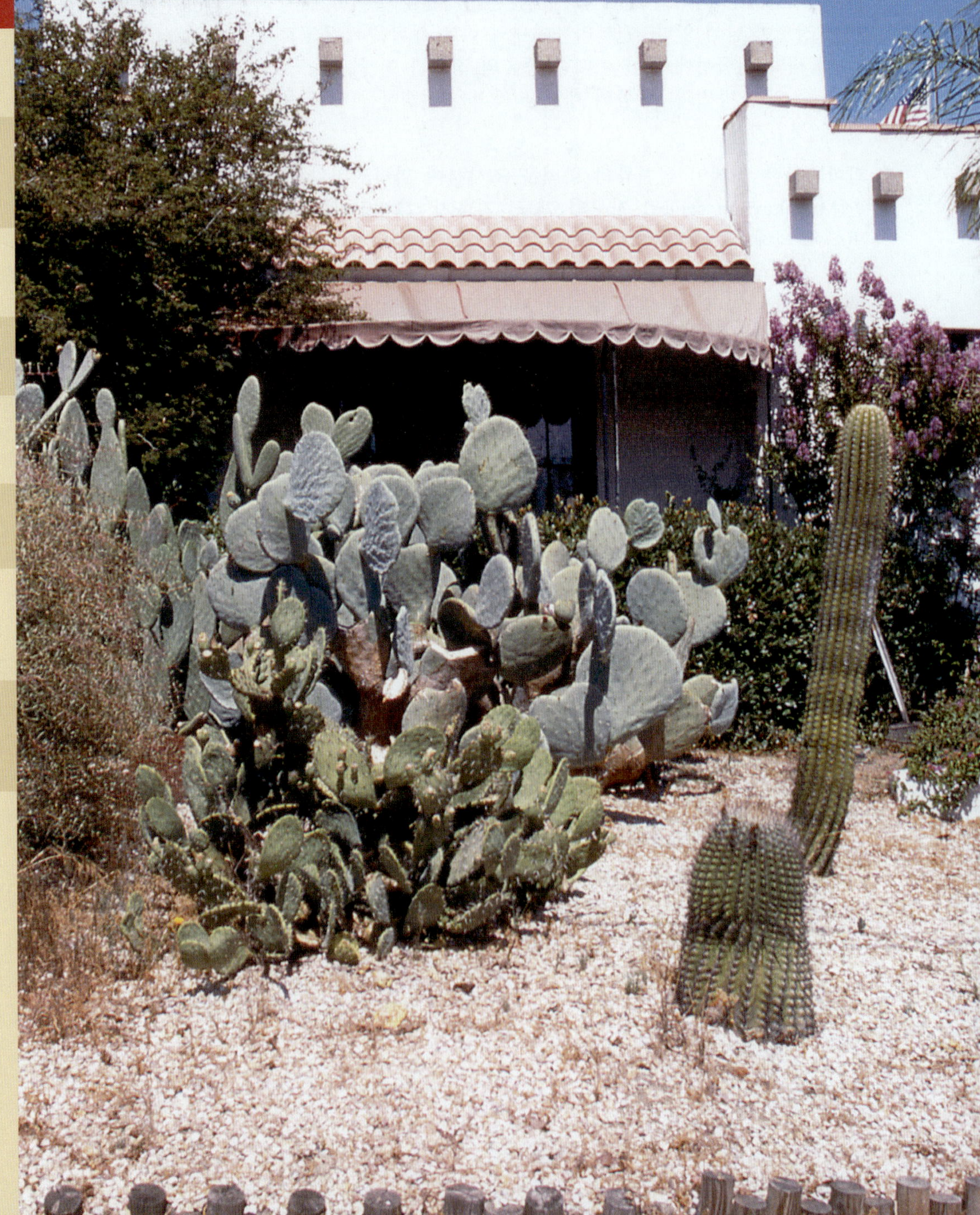

당신의 "생물학적 주소"는 무엇인가?

"당신은 어디에 살지요?"라는 질문에 우리들 대부분은 동네사람들에게 말할 때 누구누구의 옆집에 산다고 대답하거나 어느 거리에 산다고 대답할 것이다. 그리고 우리가 살고 있는 주와 다른 장소에서 온 사람에게는 도시 이름을 댈 것이고, 외국에서는 나라 이름을 댈 것이다. 단지 몇 명만이 "소노라사막"이라거나 "침엽수림"이라고 대답할 것이다. 우리가 살고 있는 자연환경에 대한 이와 같은 설명을 생물학적 주소로 생각할 수 있다.

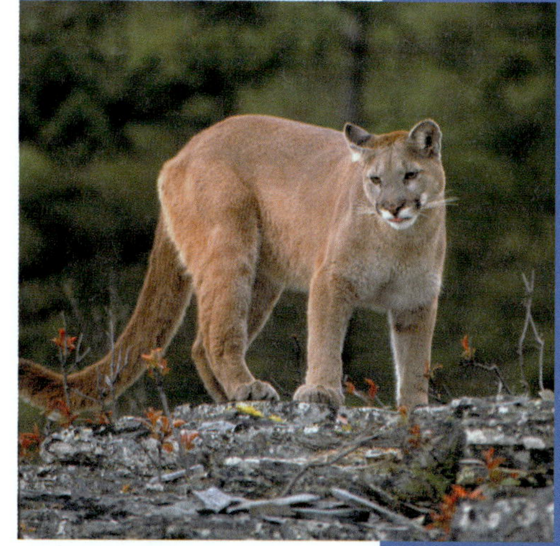

누가 네 이웃인가?

우리의 생물학적 주소는 우리의 서식공간을 함께 나누었거나 나누고 있는 자연식생과 서식하는 동물, 곰팡이, 미생물을 포함한다. 우리가 한 이야기를 따라가는 앞 장들과 달리 이 장에는 우리가 줄거리이다. 특히 우리는 우리 자신에 관해 더 많이 알게 함으로써 지구의 자연 이웃들을 탐색할 것이다. 다음 질문에 대답할 수 있는가?

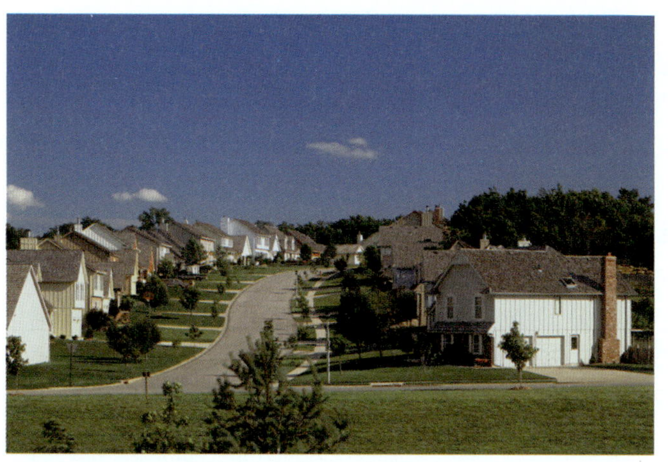

인간이 디자인한 경관에서 생물학적 주소를 확인하는 것은 쉽지 않다.

- 당신이 살고 있는 장소의 자연식생은 숲인가? 초원인가? 아니면 사막인가?
- 당신이 살고 있는 지역의 계절별 날씨 변화는 어떠한가?
- 당신이 살고 있는 지역의 고유식물 중 세 종의 겉모습을 설명할 수 있는가?
- 지금 당신이 살고 있는 장소와 이웃하는 서식지에 살거나 한때 살았던 가장 큰 포유류 포식자는 무엇인가?
- 당신이 살고 있는 지역에 사는 고유 조류 세 종을 설명할 수 있는가?

이러한 질문의 정답을 아는 것이 중요한가? 많은 미국인은 이와 같은 질문 중 적어도 몇 개에 대해서는 답을 하는 데 어려움을 가진다. 이러한 질문에 대한 답을 알게 되면 지역의 환경 조건에 대한 이해, 즉 생물지역을 인식하게 될 것이다.

당신이 경험하였을 수 있는 생물지역에 대한 인식이 없을 때의 일반적인 결과 중의 하나는 가뭄 동안 잔디밭을 녹색으로 유지시키고자 함으로써 여름철 지역적인 물부족 사태를 겪는 것이다. 생물지역적 인식이 부족한 경우 더 심각한 비용을 지불하는 경우도 있다. 주기적인 불이나 범람이 자주 일어나는 장소에 집을 짓거나, 불안정하고 폭풍에 민감한 모래 해안에 집을 짓는 경우가 이에 해당한다.

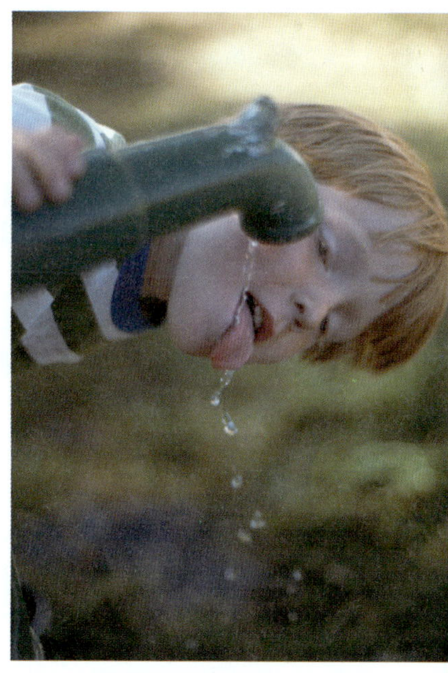

우리가 의존하는 자원이 어디서 오는지 어떻게 알 수 있는가?

자신의 생물지역에 대해 잘 이해하는 것은 사람들이 인간과 자연환경 모두에게 더 좋은 인간의 거주지를 건설할 수 있게 할 것이다. 사람이 거주지를 건설함에 있어서 많은 방법으로 생물지역을 고려할 수 있다. 예를 들면, 미국의 남서부 사막지역에서 환경에 민감한 건축업자는 가뭄을 잘 견디는 고유식물로 조경을 하는 건식조경(xeriscaping)을 사용한다. 건식조경은 물의 과잉 사용을 방지할 뿐만 아니라 고유의 야생생물에게도 서식지를 제공한다.

모든 자연 개체군처럼 인간 개체군도 자원을 필요로 하고 쓰레기를 만들어낸다. 미국에 인간이 정착하는 과정을 잘 알고 있음에도 불구하고 놀랍게도 대부분의 미국인들은 우리의 자원이 어디에서 왔는지 그리고 쓰레기가 어디로 가는지 잘 모르고 있다. 다음 질문에 대답할 수 있는가?

- 수돗물은 어디에서 오는가?
- 살고 있는 지역에서는 어떤 농산물이 생산되는가?
- 전기는 어떻게 만들어지는가?
- 쓰레기는 어디로 가는가?
- 변기의 물을 내리거나 액체 쓰레기를 하수구에 버릴 때 쓰레기는 어떻게 처리되는가?

이 질문에 대한 답을 아는 것이 왜 중요한가? 인간은 자원을 얻고 쓰레기를 처리할 때 자연세계에 의존한다. 우리의 생물지역에서 자연환경의 용량에 대한 이해는 한 지역의 자연이 준 선물을 이용하는 삶의 방식을 디자인하고 그것의 한계를 존경하도록 만들 수 있다. 우리 인간이 주변 생물 군집과 어떻게 잘 조화를 이루어야 하는지에 대한 이해의 결핍은 대기와 수질 오염으로 나타날 수 있고 이와 같은 오염은 우리 자신과 우리의 생물학적 이웃에게 나쁜 영향을 끼칠 수 있다.

이 장에서는 생물지역의 생태학이 인간 서식지의 생물학과 어떻게 연관되었는가를 다룰 것이다.

24.1 육상 생물군계

특정 "생물학적 주소"를 결정하는 주 요소는 수 년 동안 측정하여 평균한 그 지역의 **기후(climate)**이다. 기후는 온도, 운량, **강수(precipitation**; 비나 눈)와 같은 현재 상황을 나타내는 **날씨(weather)**와 구분된다. 달리 말하면, 한 지역의 날씨는 내일 아침 눈을 치워야 하는지 말지를 알려주는 것이라면, 기후 정보는 눈을 치우는 삽을 준비하는 것이 필요한지 아닌지를 알려주는 것이다.

한 지역의 기후를 구성하는 주 구성요소는 온도, 강수, 그리고 이 두 요소의 변동으로 구성된다. 일반적으로 기온은 지구의 곡률 때문에 적도에서 멀어질수록 낮아진다. 태양은 적도에서 머리 위를 똑바로 내리 쪼이지만 극지에서는 수평선에 더 가깝다. 그리고 태양의 열선은 대기와 지표의 더 넓은 면적으로 확산된다. 계절은 지축이 기울어졌기 때문에 극에 가까울수록 더 확연해진다. 지구가 공전궤도를 돌 때 두 극은 태양을 향하다가 멀어지는 완전한 순환을 한다. 곡률과 기울임으로 인해 지구 표면은 지역에 따라 다르게 열을 받기 때문에 강수 또한 지구 전체적으로 다르게 나타나게 된다. 표 24.1에 세계와 지역의 기후에 영향을 주는 이 요소와 다른 요소들을 요약하였다.

한 지역에 고유한 식물(그리고 동물)은 자연선택의 과정을 통해 그곳에서 경험하는 이용 가능한 물과 온도에 적응해 왔다. 이용 가능한 물은 명백히 총 강수량의 기능이다. 그러나 이는 또한 기온에도 영향을 받는다. 얼은 물은 식물이 흡수할 수 없다.

기본적인 육상 **생물군계(biome)** 또는 주 식생 유형은 전형적으로 숲, 초원, 사막,

표 24.1 | 지방과 지역의 기후에 영향을 주는 요소

	온도	강수
위도	• 극에 가까울수록 차고, 적도에 가까울수록 뜨겁다. • 극에 가까울수록 변이가 더 크다.	• 적도에서 습하고, 남북으로 위도 30°에서 건조하다.
표면수와의 근접성	• 계절 동안 온도변화를 완화한다. • 해류는 적도로부터 온대 지역으로 또는 반대로 열을 이동시킨다.	• 우세풍이 물에서 불어가는 쪽에 더 많은 강수가 내린다.
산맥	• 고도가 높은 곳이 더 춥다. • 국부적으로 무겁고 찬 공기가 내려오는 계곡이 더 춥다.	• 우세풍을 맞이하는 사면에 더 많은 강수가 내린다. • 우세풍이 불어오는 쪽과 반대 사면에는 강수가 덜 내린다.
지표면의 특징	• 얼음과 눈은 빛을 반사하여 공기가 덥혀지지 않는다. • 도시에서 어두운 표면은 빛을 흡수하고 온도를 증가시킨다.	

툰드라의 4개로 나누어진다. 각각의 이 생물군계 범주는 여러 생물군계 유형을 포함할 수 있다. 예를 들면, 초원은 북미의 대초원, 시베리아의 스텝, 또는 사바나일 수 있다. 그림 24.1은 기후와 생물군계 유형 사이의 관계를 보여준다. 당신의 집은 어느 군계에 있는가? 그리고 인간은 당신의 생물학적인 이웃의 환경을 어떻게 변형시켰는가?

산림과 관목림

숲(forest)은 나무와 다른 목질성 식물이 우점하는 식물군집이다. 지구 육지 표면의 약 1/3을 차지하며 육지에서 발견되는 생물군계의 약 70%를 포함한다(그림 24.2).

광활한 면적의 **열대림(tropical forest)**은 한때 적도 지역인 중남미, 아프리카 중부, 인도, 남동 아시아, 그리고 인도네시아 전체에서 발견되었다. 열대림은 생물다양성이 매우 높다. 1헥타르(10,000 m^2)에는 750종이나 되는 많은 나무가 살고 있기도

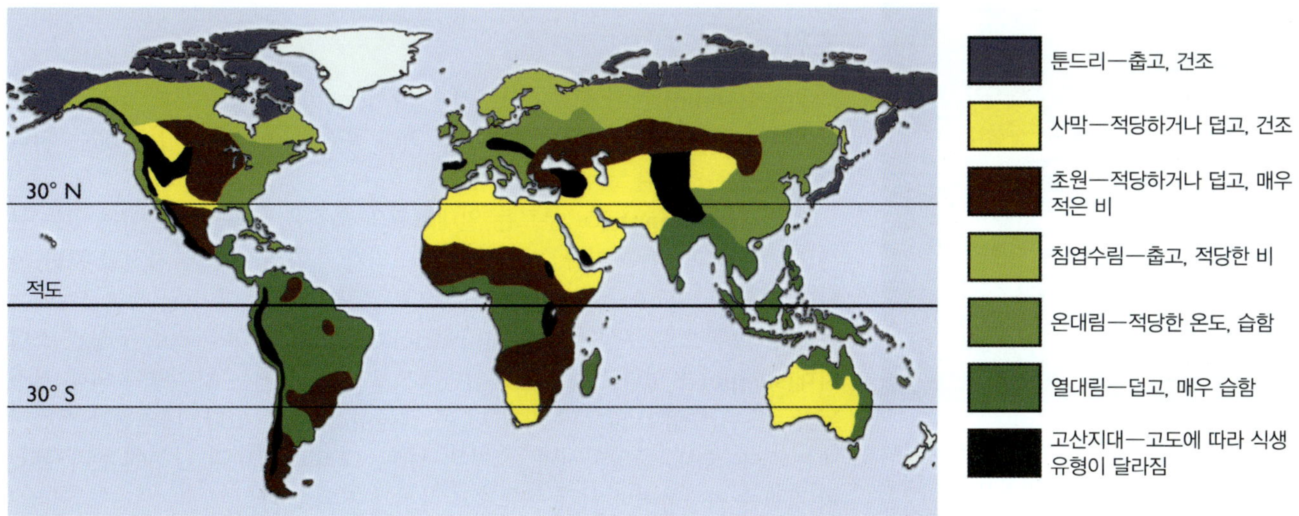

그림 24.1 **지구 육상 생물군계의 분포.** 특정 지역에서의 주 식생유형은 그 지역의 기후에 의해 결정된다.

(a) 열대우림

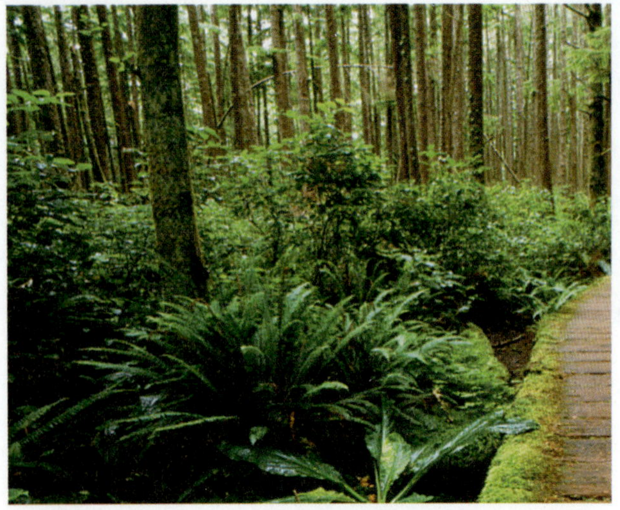

(b) 온대림

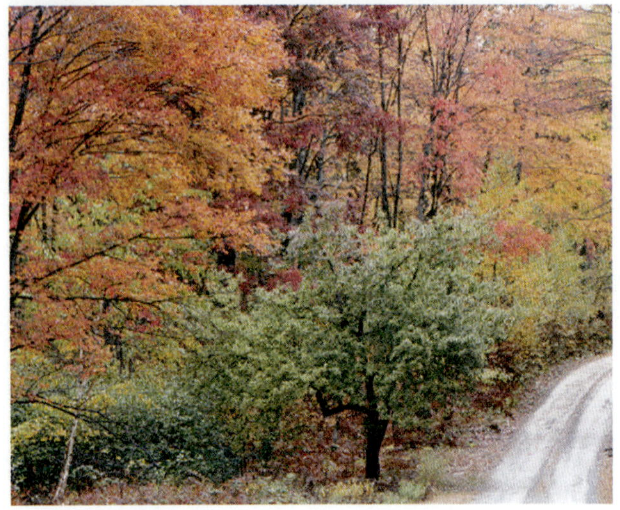

(c) 침엽수림

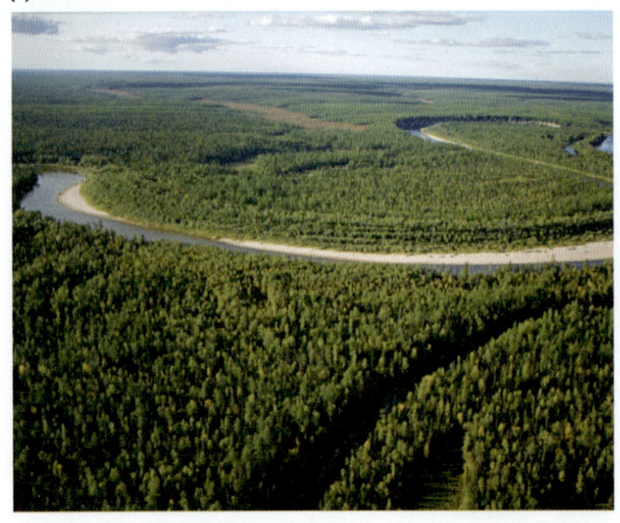

그림 24.2 **산림 생물군계.** (a) 열대우림은 빛이 지면에 도달하기 전에 다양하고 효율적으로 빛을 이용한다. (b) 온대림은 대부분 매년 모든 잎을 떨어뜨리는 낙엽수로 수정된다. (c) 침엽수림은 종종 한두 종의 송백류로 구성되어 매우 균질해 보인다.

하다. 그러나 열대 국가들의 인구 증가로 인해 이 생산적인 생물군계가 광범위하게 사라지고 있다.

일부 지역의 열대림, 특히 적도에서 먼 곳에서는 계절에 따라 우기와 건기가 나타나기도 한다. 그러나 대부분의 사람들은 중요한 계절 변화를 겨울 온도가 어는점 아래로 떨어지는 온대지역 숲에서의 변화와 연관시킨다. 많은 면적의 **온대림(temperate forest)**이 아직도 북미의 동부에 남아 있지만, 유럽의 서부와 중부, 그리고 중국의 동부지방에는 온대림의 작은 잔재만이 남아 있다.

온대림의 토양은 상대적으로 쉽게 순환되고 양분이 풍부하기 때문에 미국 동부지역에 있는 거의 모든 숲은 미국 독립혁명 후 100년 이내에 농장으로 바뀌었다. 19세기 후반과 20세기 초반 미국 동부의 농장은 농작물 생산이 남서부로 이동될 때 버려졌다. 지금 이 버려진 농장 중 많은 부분이 숲으로 되돌아왔다. 2차림은 도심이 확산되고 대기 오염의 부정적인 영향으로 인하여 다시 한 번 위협을 받고 있다. 세계야생생물기금은 전 세계 온대림의 5%만이 상대적으로 인간에 의해 영향을 받지 않고 남아 있는 것으로 추정한다.

지구상에서 가장 큰 생물군계는 **침엽수림(boreal forest, 북방림**이라고도 한다)이다. 침엽수림은 북미, 북유럽과 아시아, 그리고 미국 서부의 고산지대에 위치한다. 꽃과 열매 대신 솔방울을 만드는 송백류가 침엽수림의 우점종이다. 사실 침엽수림은 현화식물이 우점하지 않는 유일한 육지라 할 수 있다. 침엽수림의 나무는 건축자재와 종이를 만드는 원료로서 매우 중요하다. 그러므로 침엽수림에서 벌목은 만연해 있다. 북미에서 침엽수림이 다시 회복되는 것보다 빠른 속도로 벌목이 이루어지는 것이 큰 문제이다.

숲은 아니지만 목질성 식물이 우점한 하나의 중요한 생물군계가 있다. 이곳은 지중해성 **관목지대(chaparral)**로 알려져 있으며, 식물은 주로 가시가 있는 상록성 관목으로 이루어졌다. 지중해성 관목지대는 지중해 주변과 캘리포니아 남부, 아프리카 남부, 호주 남서부의 좁은 지역에 나타난다.

캘리포니아 남부에서 지중해성 관목의 인화성은 급격히 증가하는 인구와 도시화와 직접적으로 갈등을 겪게 되었다. 자주 발생하는 큰 불에 반응하여 주정부 특별위원회에서는 야생생물과 그들의 서식지 보호에 앞서 산불을 막기 위한 정책을 세울 것을 권고하였다. 인간에 의한 지중해성 관목지대의 서식지 변경과 더불어 이 정책으로 인해 이 특징적인 생물군계는 지구에서 가장 위협받는 생물군계 중의 하나가 되었다.

초원

초원(grassland)은 관목이나 나무가 거의 없는 비목질성 초본이 우점하는 지역이다. 이 생물군계는 강수량이 너무 적어 목질성 식물이 자랄 수 없는 지리적 위치에 존재한다.

사바나(savanna)라고 부르는 열대초원의 특징은 드문드문 흩어져 있는 목본의 존재라고 할 수 있다. 사바나는 아프리카 대륙의 절반을 차지할 뿐만 아니라 인도, 남미, 호주에도 넓은 면적으로 분포한다. 온대 초원 생물군계에는 키가 큰 초본으로 구성된 **대초원(prairie)**과 키가 작은 초본으로 구성된 **스텝지대(steppe)**가 있다(그림 24.3). 일반적으로 식물의 키는 강수량에 의해 결정된다. 즉, 강수량이 많으면 키가 더 큰 식물이 자랄 수 있다. 대초원과 스텝지대는 북미 중부, 중앙아시아, 호주의 일부, 그리고 남미의 남부에 존재한다. 이 경관은 편평하거나 약간 구릉지고 나무가 거의 없다.

추운지역에서 분해는 상대적으로 느리므로 대초원과 스텝지대의 토양에는 부분적으로 분해된 식물의 뿌리가 풍부하다. 이곳의 토양은 농사에 최적이므로 대부분의 자연초원과 스텝지대는 쟁기질을 한 후 농작물이 심어졌다. 그 결과 북미에는 1%도 안 되는 자연 초원만 남아 있다.

사막

연강수량이 500 mm 이하인 지역을 **사막(desert)**이라 부른다. 이 생물군계는 지구 전체에 퍼져 있다. 그러나 세계의 큰 사막으로는 아프리카의 사하라 사막, 아시아 중부의 고비 사막, 중동 사막, 호주 중부, 그리고 미국의 남서부 사막이 있다. 이 사막들의 대부분은 위도 30° 부근에 있다. 대부분의 사막에는 비록 식물이 적을 수 있으나 그들이 자라고 있다.

애리조나, 뉴멕시코, 그리고 네바다에 있는 사막의 햇빛이 강하고, 덥고, 건조한 기후는 사람들에게 매력적이다. 이 지역은 미국에서 인구 증가율이 가장 높은 곳이다. 인구 증가는 이 건조한 주에서 물 공급에 대한 스트레스를 야기하였고 자연 동물을 위한 물 공급을 고갈시킬 뿐만 아니라 도시와 농업 생산을 위한 물 수요 충족 능력을 위협하고 있다.

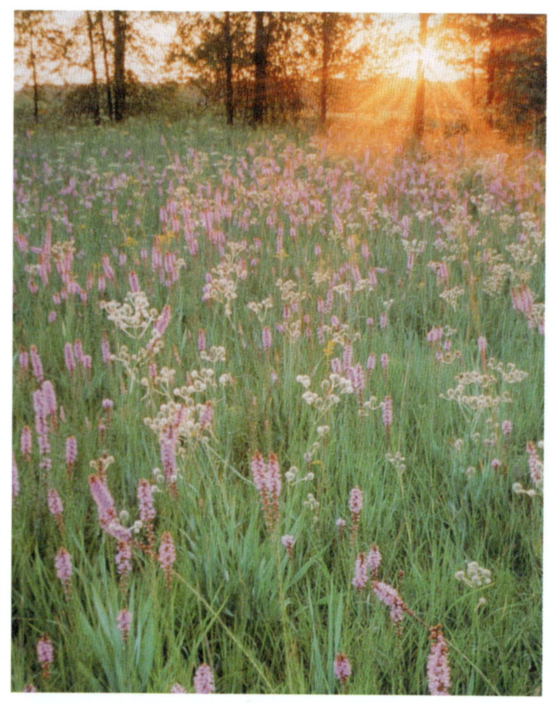

그림 24.3 늦여름의 대초원. 대초원의 우점종이 화본과 또는 사초과 식물일지라도 몇몇 식물은 크고 화려한 꽃을 피운다.

시각화 숲에서는 꽃이 없을 시기인 여름에 대초원에는 꽃이 가장 많은 이유는?

툰드라

지구의 극에 가깝고 고위도에 존재하여 기온이 가장 낮은 곳에 있는 생물군계를 **툰드라(tundra)**라고 한다(그림 24.4). 여기에서의 식물 생장은 1년 동안 50~60일 정도만 지속될 수 있다. 그 때의 온도는 토양에 있는 얼음을 녹일 정도로 높다.

높은 온도는 토양에 있는 모든 얼음을 녹일 정도로 오래 지속되지 않는다. 그러므로 토양의 아랫부분에는 자갈과 더 작은 토양 물질이 얼어붙은 덩어리인 **영구동토층(permafrost)**이 형성되어 있다. 영구동토층은 물이 빠져나가지 못하게 하므로 이 층 위의 토양은 때로 질척거리고 물로 포화된다.

툰드라 지대에는 사는 사람이 별로 없다. 그러나 이 지역은 인간이 사용하는 화석연료인 석유, 천연가스, 그리고 고대 식물의 잔해로부터 형성된 석탄에 대한 우리의 의존으로 인해 위협받고 있다. 개발되지 않고 남아 있는 거대한 석유 저장고가 툰드라 지역에서 발견된다. 이 석유를 추출하는 데 필요한 사회기반시설은 독성 오염물질을 발생시키고 동물의 이동을 방해한다.

화석연료의 사용 또한 이 장의 끝부분에서 다루게 될 지구온난화의 원인이 되는 것으로 나타난다. 지구온난화는 툰드라가 발달한 극지방에서 가장 심각하다. 알래스카에서는 2~3℃ 정도가 증가하였지만 다른 장소에서는 약 1℃ 증가하였다. 기후조건이 변함에 따라 한때 툰드라였던 지역에서 관목과 교목이 생장하기 시작하였고 침엽수림으로 변해가고 있으며, 더더구나 취약한 툰드라 생물군계를 위협하고 있다.

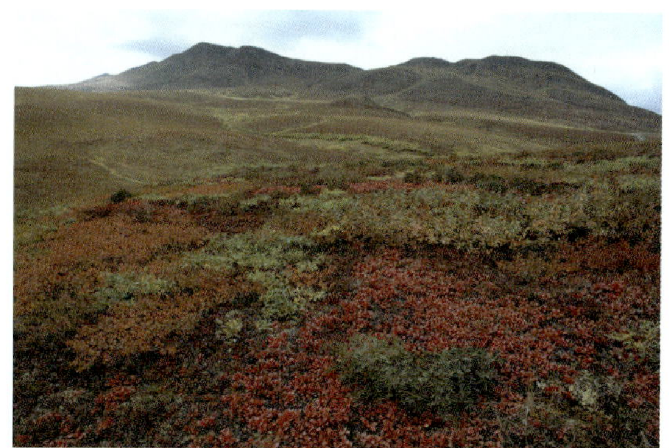

그림 24.4 툰드라. 짧은 생장기간과 연중 계속되는 영하의 온도는 툰드라 식물이 땅에 엎드린 형태로 자라게 한다.

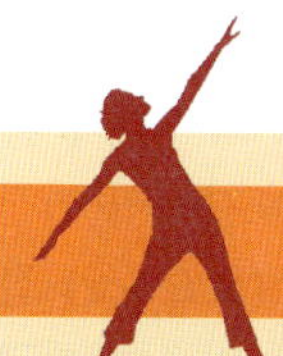

쉬어가기 24.1

당신이 살고 있는 곳의 고유 식생을 설명하시오. 고유 식생이 얼마나 남았는가? 어떤 생태학적 요소(기후, 산불 등)가 고유 식생 유형에 영향을 주는가?

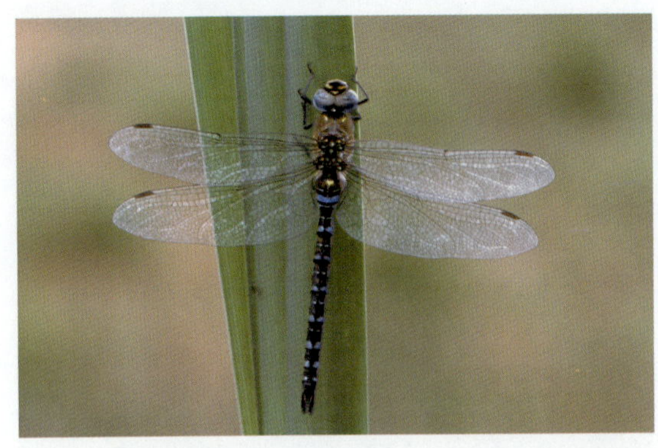

그림 24.5 **습지.** 습지는 물의 자연정수 시스템일 뿐만 아니라 다양한 생물을 위한 중요한 서식처를 제공한다.

24.2 수생물군계

거의 모든 인간은 지표면에 살고 있다. 그러나 대부분의 사람들은 또한 물 근처에서 살고 있으며 이 **수생계(aquatic system)**와 사람은 서로 영향을 주고받는다. 수생물군계는 전형적으로 담수와 해수로 구분된다. 이 부분을 읽을 때 수체가 얼마나 당신에게 영향을 주며 반대로 당신이 수체에 어떻게 영향을 주는지 생각해 보자.

담수

담수(freshwater)는 전체 부피의 0.1% 이하의 낮은 염분 농도를 가지는 물을 말한다. 과학자들은 보통 담수생물군계를 호수, 강, 그리고 습지로 나눈다.

육지에 의해 둘러싸인 수체를 **호수(lake)** 또는 **못(pond)**이라 한다. 호수와 못 근처의 농토와 잔디밭에 뿌린 비료는 물에 씻겨 조류 개체군이 증가할 수 있게 한다. 아이러니컬하게도 이와 같은 방식으로 너무 많은 양분이 더해지면 이 수체는 죽은 상태로 될 수 있다. 그들의 분해는 23장에서 설명된 과정인 부영양화 때문에 일어나다. 부영양화 동안 큰 개체군의 조류(그리고 이들을 먹고사는 미생물)는 산소 수준을 낮게 하여 물고기가 죽게 한다.

강(river) (그리고 일반적으로 더 작은 단위인 하천, 지류, 개울)에서 물은 한 방향으로만 흐른다. 강은 호수에 위협적인 것과 같은 오염물질에 의해 위협을 받는다. 그러나 이 서식지 또한 댐과 수로의 개발로 인해 전체적으로 파괴될 운명에 직면해 있다. 댐은 수력발전을 위해 또는 식수나 화석연료/핵발전소의 냉각수를 위한 저수지를 유지하기 위해 건설되며, 수로는 배의 소통을 원활하게 하기 위해 강둑을 변화시키는 것이다.

수생식물이 자라는 곳을 **습지(wetland)**라 한다(그림 24.5). 습지의 높은 생물학적 생산성은 수환경과 육상 환경 사이에 나타나는 높은 양분 덕분이다. 생물학적 공장으로서의 중요성에 더하여 습지는 물의 흐름을 느리게 하여 건강과 안전에 관련된 이익을 제공한다. 유속을 감소시키는 것은 범람의 위협을 감소시키고 물이 호수와 강으로 흘러들기 전에 퇴적토와 오염물질이 퇴적되게 된다.

유럽인이 미국 대륙에 정착한 이후로 50% 이상의 습지가 메워지거나 간척되었거나 달리 파괴되었다. 지난 25년 이상 환경단체들의 광범위한 노력으로 마련된 법으로 인해 미국에서 습지 손실률이 크게 낮추어졌다. 그러나 매년 235 km^2의 소택지, 늪, 그리고 산성니탄습지가 아직도 파괴되고 있다.

해수

지구 표면의 약 75%는 해수 또는 **바다(marine)** 생물군계로 덮여 있다. **염수(saltwater)**는 수체로부터 증발에 의해 물 분자가 날아가고 녹아 있는 물질이 남겨질 때 만들어진다. 해양생물군계는 대략적으로 대양, 산초호, 그리고 하구로 나눌 수 있다.

대양은 지구 표면의 약 2/3를 차지한다. 지구 대기 중 산소의 약 50%는 대양의 단세포 광합성 **플랑크톤**(plankton)에 의해 발생한다. 대양은 또한 지구 담수의 대부분을 생성한다. 대양 표면에서 증발한 물 분자는 응축되어 비나 눈으로 근처 육지에 떨어진다. 대양은 인간의 어선단에 의해 심하게 이용되었다. 2006년 사이언스(*Science*) 잡지에 발표된 리뷰에 의하면 대양 물고기종의 거의 1/3이 심한 절멸위기에 있으며 지구 전체적인 어획량과 해양의 생물다양성이 급격히 감소하고 있다고 한다.

산호초(coral reef)는 서식지의 구조가 그 서식지에 사는 우점 생물의 골격으로 구성되는 독특한 생물군계이다(그림 24.6). 암초를 만드는 산호는 큰 무리를 이루며 살아가며 각각의 산호 개체는 다른 동물과 파도로부터 자신을 보호하는 석회 골격을 분비한다. 산호초는 수십억의 이러한 골격의 축적으로 만들어진다.

그림 24.6 **산호초.** 이 그림에서 조류로 인하여 산호는 불그스레한 빛을 띤다.

산호초는 많은 플랑크톤과 조류가 잘 생장할 수 있는 따뜻하고 투명한 물이 있는 열대지역에서 발견된다. 산호초는 면적당 종 수에 있어서 육상의 열대우림에 비견된다.

담수가 흐르는 강이 염수로 구성된 바다와 만나는 구역을 **하구(estuary)**라 한다. 조수에 의해 발생된 수위 변동과 함께 담수와 염수의 혼합은 매우 생산성이 높은 서식처가 되게 한다.

하구는 상업적으로 유용한 물고기 개체군의 75%와 취미생활로 잡는 물고기 개체군의 80%가 사는 서식처이다. 때로는 그들을 바다의 양식장이라 부르기도 한다. 하구는 또한 게, 가재, 조개와 같은 어패류의 풍부한 공급원이다(그림 24.7). 하구 주변의 식물은 해안가를 안정화시키고 침식을 막아주는 완충지역의 역할을 한다. 불행하게도 하구는 비료 오염과 거주지와 유흥지의 건설로 인한 직접적인 소실과 같은 인간의 활동에 의해 위협받고 있다.

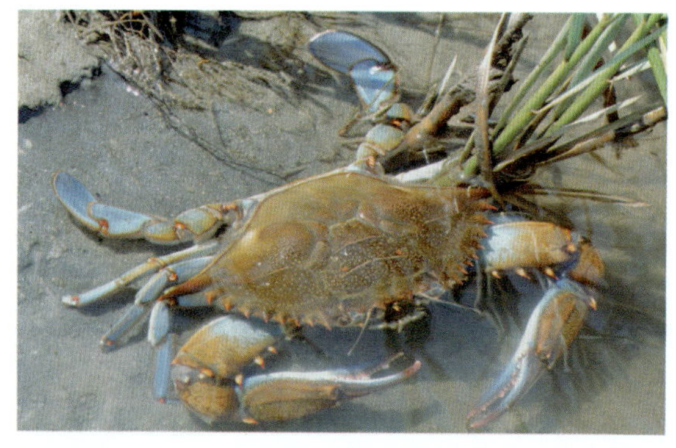

그림 24.7 **하구.** 미국에서 가장 넓은 하구는 체사피크만에 있다. 하구에는 수많은 생물이 살고 있으며 청게(blue crab)와 같은 일부 생물은 중요한 상업적 가치를 가진다.

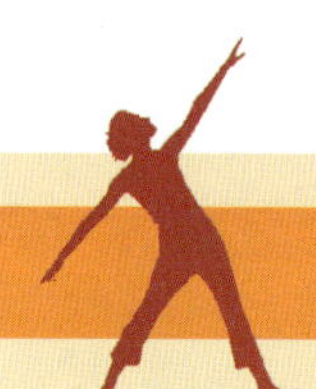

쉬어가기 24.2

당신이 살고 있는 곳에서 가장 가까운 수생 서식지는 무엇인가? 이 서식지에서 우점종의 이름을 말할 수 있는가? 당신이 살고 있는 지역에서 이 서식지는 어떠한 위험에 직면해 있는가?

수생물군계와 육상생물군계 모두의 논의에서 명백한 것은 지구상의 어떤 서식지도 인간의 영향으로부터 자유롭지 않다는 것이다. 결과적으로 우리의 생물학적 주소를 진정으로 이해하기 위해서 우리는 인간이 환경을 어떻게 이용하고 있는지는 알아야 한다. 우리의 생물학적 이웃의 보존은 인간의 요구를 충족시켜야 하며 동시에 우리와 공존하는 다른 종들의 요구를 고려하며 이루어져야 한다.

24.3 인간 서식지

국제연합 식량농업기구에 따르면 인간은 인간 자신의 삶을 위하여 지구 육지 표면의 50%를 변형시켰다고 한다(그림 24.8). 이러한 변형의 대부분은 농업과 임업을 위한 것이었다. 그러나 놀랍게도 지구 육지 표면의 2~3%에 이르는 인도 면적보다 넓은 많은 면적이 인간의 거주지로 변형되었다.

에너지와 자연자원

숲이 필요로 하는 것을 생각해 보자. 숲의 생장에 필요한 유일한 에너지는 그 지역에 내리 쬐는 태양광선이고 생장에 필요한 양분은 이미 토양에 존재하고 있던 것이다. 그리고 숲 생물군계에서 생물에 의해 발생한 거의 모든 노폐물은 그 자리에서 처리된다. 즉, 토양이나 대기의 일부가 되고 무한히 순환된다.

이와 대조적으로 도시는 다른 장소에서 들여오는 에너지에 주로 의존한다. 그리고 자연 또는 농업 경관으로부터 도시를 통하여 다른 곳의 쓰레기 처리장소로 물질이 선상으로 흘러가는 중심에 도시가 있다. 도시는 대부분의 전형적인 생물군계와 매우 다르다.

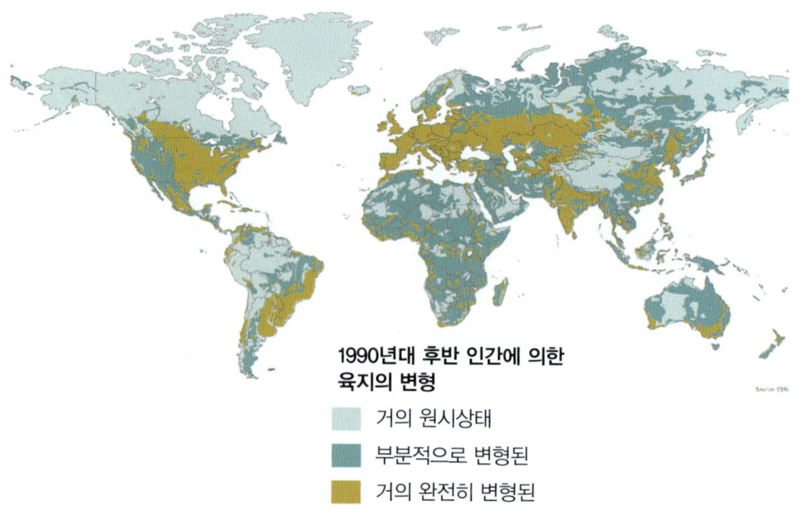

그림 24.8 **인간에 의한 지구 대륙 표면의 변화.** 상대적으로 인간의 영향을 덜 받고 남아 있는 지구 대륙 표면의 약 절반인 대부분의 원시 지역은 캐나다와 시베리아의 대부분을 덮고 있는 광대한 침엽수림과 아프리카와 호주의 거대한 사막, 그리고 남미의 북부와 중부에 있는 빽빽한 아마존 밀림이다.

시각화 지구 전체적인 인간 영향의 유형을 보자. 인간의 활동에 의해 한 생물군계에 심하게 또는 조금 영향을 주는 요소는 무엇인가?

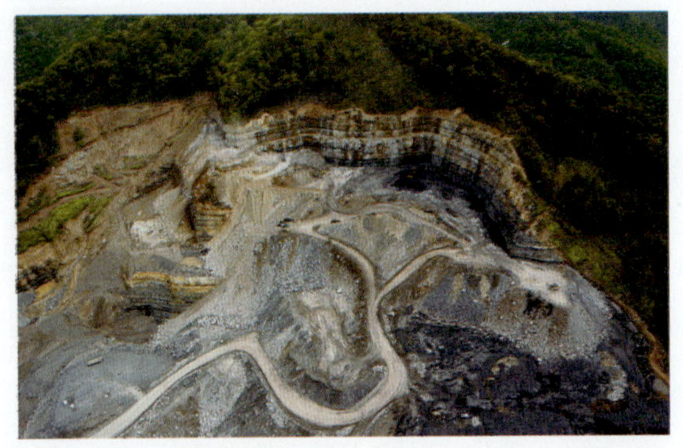

그림 24.9 **화석연료 채굴의 비용.** "산꼭대기 제거기술(mountaintop removal)"은 석탄을 덮고 있는 바위를 폭발시켜 날려버리고 폐광석을 근처의 계곡으로 버리는 기술이다. 1981년 이후 웨스트버지니아에서는 1,300 m^2보다 넓은 면적이 이와 같은 채탄 방법으로 인하여 파괴되었다.

에너지 사용 선진국일수록 도시에서의 활동을 유지하기 위해 더 많은 에너지가 필요한데 이들의 대부분은 화석연료로부터 나온 것이다. 달리 말하면, 우리가 사용하는 에너지는 우리가 살고 있는 생물지역과 결부되지 않는다. 화석연료를 생산하고 운송하는 과정에서 환경파괴가 심각하다. 때로는 기름유출로 인해 대양과 만이 파괴되고 채탄과정에서 숲을 이룬 산 전체가 사라지기도 한다(그림 24.9).

후진국에서의 화석연료 사용은 아직 상대적으로 적다. 그리고 에너지원은 더 직접적으로 주면의 자연환경에 의존한다. 이들 나라에서 난방과 요리를 위한 주 에너지원은 나무나 (동물의 똥을 포함한) 다른 식물과 관련된 물질이다. 후진국에서 도시가 발달할수록 주변의 숲에 있는 나무들은 때로는 그들이 대체될 수 있는 속도보다 빠르게 잘려 나간다.

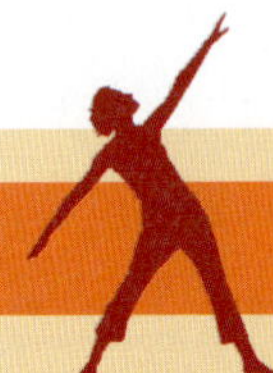

쉬어가기 24.3

집에서 사용하는 전기는 어떻게 만들어진 것인가? 당신이 살고 있는 생물지역은 환경적으로 우호적인 에너지 자원이 풍부한가?

당신이 살고 있는 생물지역에서는 어떤 농작물이 생산되는가? 지방에서 생산된 것을 얼마나 쉽게 구입할 수 있는가? 당신이 살고 있는 생물지역에서는 어떤 다른 자연 자원이 있는가?

자연자원 에너지뿐만 아니라 인간의 정착을 위해서는 생존을 위해 농산물이나 자연자원을 거두어들인 식량, 광산으로부터 캐낸 금속과 소금, 인간과 산업에 이용하기 위한 물, 아스팔트나 공산품을 만들기 위한 원유, 그리고 종이나 포장용품으로 가공되는 나무와 같은 물질들이 필요하다. 이 모든 원재료의 추출과 가공은 도심으로부터 멀리 떨어진 생물군계를 변형시킨다.

하나의 도시를 부양하기 위한 물질의 양은 어마어마하다. 한 장소에서 인간의 활동을 부양하기 위해 필요한 땅의 면적인 **생태 발자국(ecological footprint)**을 계산하면 2000년 런던의 생태 발자국은 런던의 실제 면적의 293배, 즉 영국의 전체 면적의 두 배에 달한다. 런던에 사는 사람들을 모두 부양하기 위해서는 필요한 자원이 지구의 다른 나라로부터 와야 한다는 것은 명백하다. 런던은 예외에 해당한다고 믿을 만한 이유가 없다. 대부분의 현대 대도시들은 비슷한 크기의 생태 발자국을 가지는 것 같다.

시민이 운송에 사용되는 에너지의 양을 줄이고 가까운 지역에서 생산된 식량을 사고 고기를 덜 먹는 등 상품을 구입하는 데 까다롭다면 도시의 생태 발자국은 줄어들 수 있다.

쓰레기 생산

런던을 대상으로 계산된 생태 발자국은 자원공급에 필요한 토지뿐만 아니라 도시의 쓰레기를 처리하는 데 필요한 토지도 포함된다. 인간이 만든 쓰레기는 하수와 같은 액체일 수도 있고 가정에서 나오는 쓰레기와 같은 고체일 수고 있으며, 대기 오염물질과 같은 기체일 수도 있다.

하수 선진국의 도시에는 부엌의 개수대, 욕탕, 화장실, 그리고 공장에서 나오는 **하수(wastewater)**를 처리하기 위한 하수 처리 시설이 있다. 하수처리장에서는 침전을 통해 반고체 성분을 제거하고 병원성 미생물을 제거하기 위해 화학약품을 처리하며 결국에는 처리된 물을 호수, 강 또는 바다로 내보낸다. 불행히도 오래된 처리장에서는 폭우 시 처리되지 않은 많은 하수가 그대로 방류될 수 있다. 처리되지 않은 물은 양분이 많아서 조류나 박테리아의 성장을 증가시켜 해변에서 수영이나 다른 물과 관련된 여가 활동을 하지 못하게 한다.

슬러지라 불리는 반고체성 쓰레기는 종종 (세균과 곰팡이의 작용을 통해 분해시켜) 퇴비로 만들어 비료로서 흙에 뿌리거나 매립된다. 하수 슬러지를 흙에 뿌리는 것 그 자체에 문제가 있다. 슬러지 퇴비에는 적절히 퇴비로 만들어지면 값진 비료가 되는 인간 폐기물뿐만 아니라 다양한 독성물질이 들어 있을 수 있는 산업 폐수를 포함한다. 선진국에서 하수 처리를 할 때 가장 큰 문제는 하수 슬러지의 안전하고 효율적으로 처리하는 방법이다.

후진국에서 빠르게 성장하는 도시로부터 나온 처리된 하수를 안전하게 버린다는 것은 요원한 일이다. 많은 지역에서 도시로 밀려드는 사람들로 인해 노후하고 부적절한 하수구는 그 기능을 제대로 발휘하지 못하게 되었다. 이 도시의 많은 사람들은 빈민가에 살고 있으며, 그곳에는 하천이 거의 없어 처리되지 않은 오수가 도랑을 따라 흐른다. 인간이 만들어낸 노폐물을 부적절하게 처리하게 되면 심각한 결과가 발생할 수 있다. 노폐물로 오염된 식수를 마셔서 발생하는 소화기 계통의 질병으로 인해 매년 5살 이하의 어린이 200만 명 이상이 죽어가고 있다.

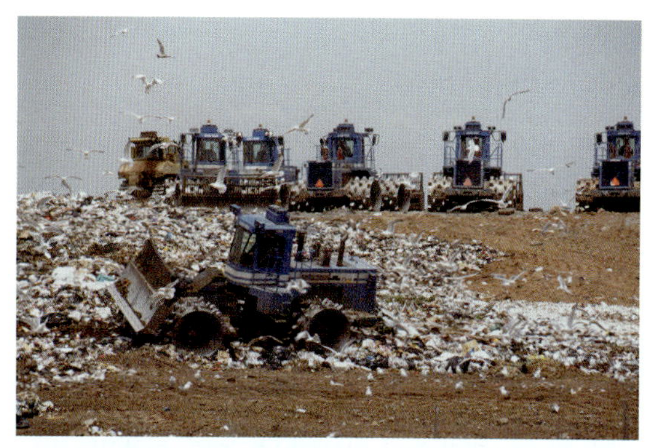

그림 24.10 **쓰레기 처리.** 쓰레기 매립장에 있는 고형 쓰레기는 두꺼운 방수천으로 싸이고 쓰레기로부터 나오는 모든 물을 수집하기 위한 하수 시스템으로 둘러싸인다. 쓰레기는 버려지자마자 압축되고 흙 또는 다른 물질로 덮인다.

쓰레기와 재활용 하수를 처리하는 것에 더하여 도시에 사는 사람들은 **고형 쓰레기(solid waste)**를 조절하는 방법을 발견해야만 한다. 선진국에서는 고형 쓰레기의 대부분은 방수 처리된 구덩이에 매립된다. 쓰레기 매립에는 쓰레기에서 빠져나오는 폐수를 모으는 시스템과 쓰레기가 분해될 때 발생할 수도 있는 위험한 가스를 모으는 관이 많이 필요하다(그림 24.10).

쓰레기 매립장을 위한 공간이 점점 줄어드는 것을 타개하기 위해 많은 주와 공동사회에서는 종이, 유리, 그리고 금속의 재활용을 의무화하고 있다. 몇몇 사회에서는 음식 쓰레기와 정원 쓰레기를 줄이기 위한 공동 사회 전반에 걸친 퇴비 만들기 프로그램을 사용하고 있거나 고려하고 있다. 불행하게도 재활용률이 상대적으로 높은 곳에서도 집에서 발생하는 쓰레기의 양은 증가하고 있다.

후진국에서 고형 쓰레기 처리 문제는 더 심각하다. 후진국의 많은 대도시에서는 넓고 개방된 쓰레기 버리는 곳이 있고, 그곳의 불안정하고 인화성이 있는 쓰레기 더미가 그 도시에서 절망적으로 가난한 사람들의 삶의 공간이 되고 있다.

대기오염 화석연료에 대한 인간의 의존으로 인하여 도시에서는 많은 양의 기체형 쓰레기를 발생시킨다. 대기 중으로 방출되는 쓰레기에는 질소산화물, 황산화물, 미세물질, 수은과 같은 연료 오염물질뿐만 아니라 지구온난화의 주범인 이산화탄소가 들어 있다. 이 부산물들이 빛과 높은 온도에 노출되면 공기 중의 산소와 반응하여 지상에 있는 오존이나 **스모그(smog)**가 된다(그림 24.11). 천식이나 심장병이 있거나 폐기능이 약한 사람들에게 오존의 증가는 심각한 질병 또는 심지어 사망을 유발할 수 있다.

인간에 의해 발생된 기체형 오염물질이 지구의 대기 상층으로 들어가게 되면 대류를 따라 지구 전체로 옮겨질 수 있다. 미국 중서부에 있는 석탄을 이용한 화력발전소에서 방출된 오염물질들은 인구밀도가 낮은 미국의 북동부에서 나타난 심각한 산성비의 원인이 되었다. 그리고 공기에 포함된 벤젠과 PCB와 같은 독성물질이 북극의 동물에게서 높은 농도로 검출되었다.

대기오염은 선진국과 후진국 모두에서 문제이다. 후진국에서는 오염방지를 위한 노력이 없거나 있어도 매우 약하다. 선진국에서는 엄청난 양의 화석연료 사용이 나쁜

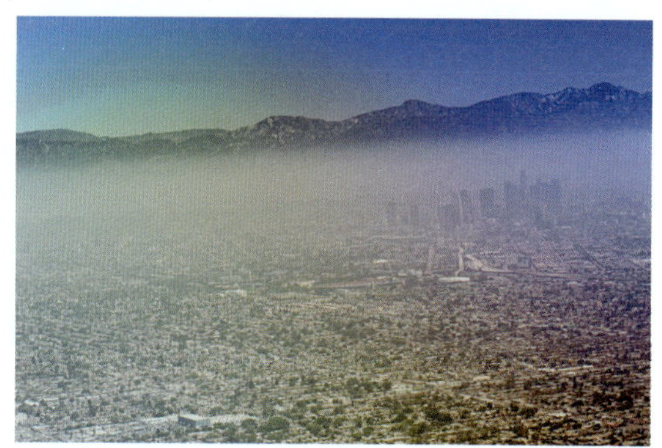

그림 24.11 **폐기 가스 방출의 영향.** 캘리포니아 로스앤젤레스 도심 상공의 갈색 연무는 스모그이다. 스모그는 맑고 바람이 불지 않는 상태에서 자동차 배기가스와 산소를 오존으로 변화시키는 다른 대기 오염물질로 인해 나타난다.

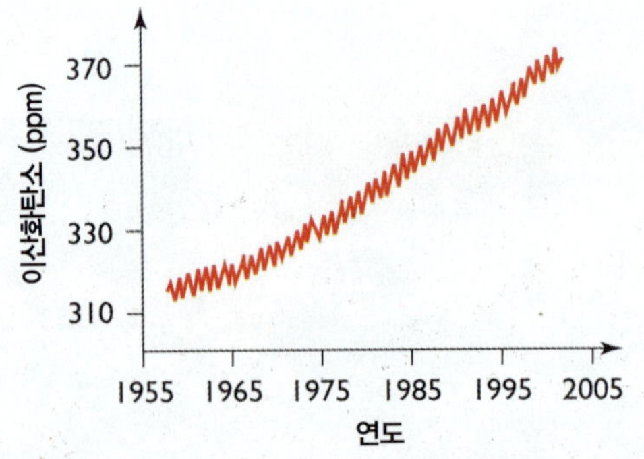

그림 24.12 **대기 중의 이산화탄소 농도.** 하와이의 마우나로아 산꼭대기에서 측정된 이산화탄소 농도는 수십 년 동안 꾸준히 증가하였다. 연간 변동은 식물에 의한 대기 중의 가스 제거가 중단된 겨울 동안 최대로 방출되는 이산화탄소 때문이다.

대기질의 원인이 되고 있다. 미국에서 한 가구당 차로 이동하는 거리는 지난 25년 동안 거의 두 배가 되었다. 이는 집과 직장 사이의 출퇴근 거리가 멀어진 것에서 일부 원인을 찾을 수 있다.

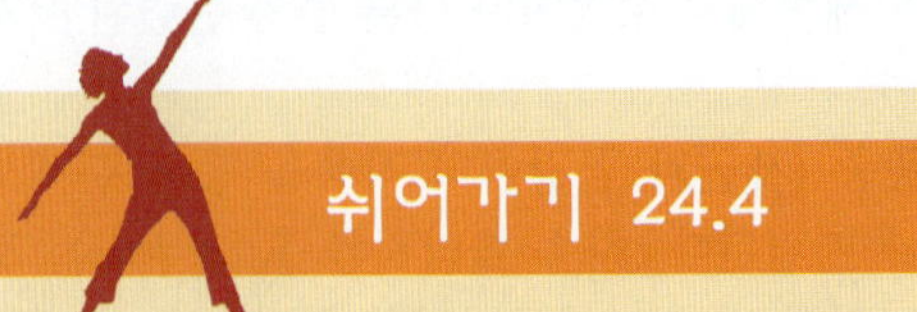

쉬어가기 24.4

당신이 버린 오수는 어디로 가는가? 당신이 사는 사회는 오수와 폐수를 처리하는 데 문제가 없는가?

쓰레기는 어디로 가는가? 당신이 사는 사회에서 재활용률은 얼마나 되며 어떻게 재활용률을 증가시킬 수 있는가?

대기의 질은 어떠한가? 중요한 대기 오염물질과 출처는 무엇인가?

기후변화

하나의 대기오염물질은 다른 모든 것들보다 훨씬 더 심각할 수 있는 지구 전체적인 효과를 가진다. 이산화탄소는 최근 수십 년 사이 지구 전체에 대한 위협요인으로 널리 인식되었다. 석유, 석탄, 그리고 천연 가스와 같은 화석연료의 연소에 의해 발생하는 이 가스는 지난 150년 동안 꾸준히 대기에 축적되어 왔다(그림 24.12). 현재의 발생 속도라면 대기 중의 이산화탄소 농도는 2075년에는 현재의 두 배가 될 것으로 예상된다.

기후를 연구하는 과학자들은 이산화탄소 농도의 그런 크고 빠른 변화는 지구의 기후 유형에 영향을 준다는 것에 동의한다. 대기 중의 이산화탄소는 지구의 표면에 도달하는 태양광에 의해 발생한 열의 일부가 우주 공간으로 나가지 못하게 하여 지구가 상대적으로 데워지게 하는 **온실 효과(greenhouse effect)**에 기여한다(그림 24.13). 이러한 효과가 나타난다면 대기 중 이산화탄소의 증가는 지구 온도의 증가로 귀결된다.

장기 기록에 의하면 이산화탄소의 농도와 지구 온도는 항상 변동을 거듭해 왔다.

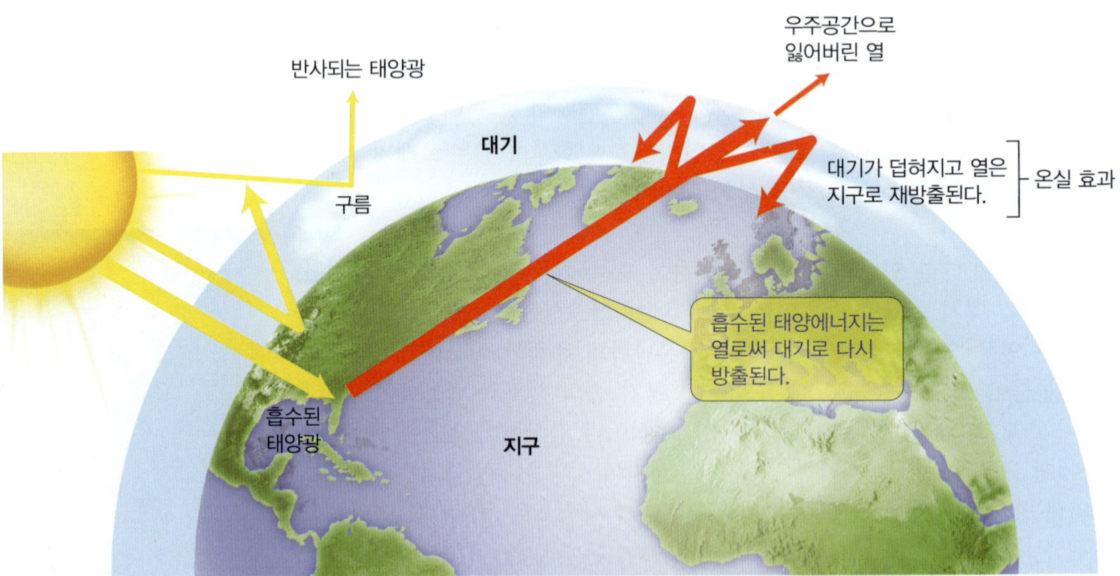

그림 24.13 **온실 효과.** 이산화탄소는 대기에서 지구로부터 방출되는 열의 일부를 소멸되게 하는 것이 아니라 유지함으로써 지구가 더워지게 한다.

시각화 전기담요는 자는 사람을 따뜻하게 하게 하기 위해 열을 발생한다. 반면에 오리털담요는 잠자는 사람이 발생시킨 열을 간직하여 잠자는 사람을 따뜻하게 한다. 대기 중의 이산화탄소 증가는 전기담요와 오리털담요 중 어느 것과 더 비슷한가?

그러나 대기 중의 이산화탄소 농도는 과거 400,000년 중 지금이 가장 높다.

지구 기후에 대한 대부분의 컴퓨터 모델에 따르면 지구의 평균 온도는 이산화탄소의 방출 결과 2075년경 1.5~4.5°C가 증가한다. 이 모델들은 또한 온난화가 일정하게 나타나지 않을 것이라 예측한다. 이는 해류가 변하고 눈과 구름량의 전형적 유형이 변할 것이기 때문이다. 남극이나 북극과 같은 지역은 다른 지역보다 더 빨리 더 높게 온도가 증가하고 있다. 어떤 지역은 심지어 조금 추워질 수도 있다. 이러한 온도변화와 함께 비나 눈도 지역에 따라 다양하게 변할 것이다. 온실 효과에 의한 혼란은 선택적으로 **지구 기후 변화(global climate change)**로 알려졌다.

모델들은 지구에 대한 온난화의 미래 장기 효과를 예측한다. 그러나 지구가 이미 더워지고 있다는 많은 증거가 있다. 증거로는 산지의 빙하가 물러나는 것에서부터 지난 수십 년에 걸려 연평균 기온이 점점 증가해온 것까지 다양하다. 극이나 산꼭대기의 빙하가 녹게 되면 해수면이 상승할 것이고 이는 낮은 해안 지역과 대양의 섬들이 물에 잠기게 할 것이다(그림 24.14). 대기 중에 열에너지가 더 많아지게 되면 폭풍이 더 빈번하게 되고 더 강해진다. 따뜻한 겨울과 긴 여름은 일부 식물성 곤충이 번성하게 하여 많은 다른 생태계에 심각한 손상을 입힐 수 있다. 질병을 매개하는 곤충 또한 따뜻한 기후에서 번창하여 인간과 인간이 아닌 개체군의 건강을 위협할 수도 있다.

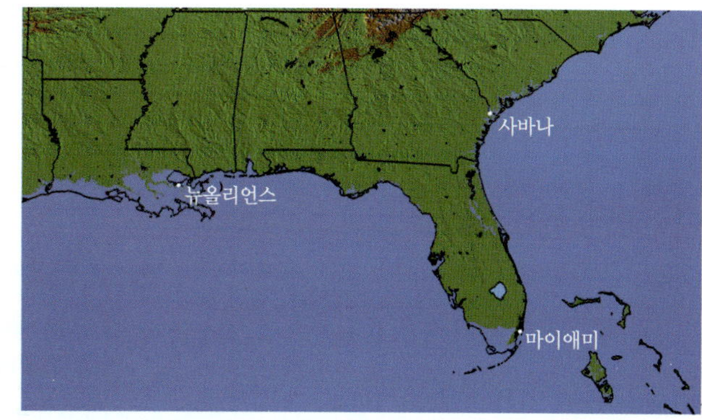

그림 24.14 예상되는 해수면 상승. 극과 산꼭대기의 빙하가 녹고 물이 열팽창하게 되면 해수면은 상승할 것이다. 해수면 상승은 금세기 말 마이애미와 뉴올리언스를 물에 잠기게 할 정도인 1 m 정도 상승할 수도 있다.

지구온난화는 이미 생물다양성을 위협하고 있다. 2003년 1월에 발간된 네이처 잡지의 한 논문에 지구온난화의 "지문(fingerprint)"이 설명되었고 기후 변화에 의해 영향을 받는 다양한 종과 생태계가 목록화되어 있다. 이 종들 중 많은 종은 온도에 민감하여 적절한 기후를 가진 지역을 찾아 극 근처나 고도가 높은 곳으로 이동하여야만 한다. 온난화에 대한 일부 반응에는 현화식물의 개엽시기나 개화기의 변화, 새나 곤충의 더 이른 이동, 양서류의 더 이른 짝짓기, 모든 그룹의 종 분포의 변화 등이 포함된다.

지구온난화는 온난화 아래에서 적절한 서식지를 찾아 이동하는 종들의 마지막 행동을 방해하는 인간에 의한 서식지 파괴와 함께 작용할 수도 있다. 만일 기후 변화가 생물의 현 서식지가 그들의 생존에 적절하지 못하게 만든다면 그 종이 유지될 수 있는 유일한 희망은 더 적절한 서식지로 이동하는 것이다. 만일 그 종이 너무 느리게 이동한다면 또는 인간이 변형시킨 경관을 건너지 못한다면 빠르게 변하는 현재의 서식지에서 절멸되기 전에 적절한 서식지를 찾아 새로운 개체군을 정착시킬 수 없을 것이다. 지구 기후 변화는 수천 종의 생물과 모든 생물군계의 생존을 위협하는 인간에 의해 만들어진 또 다른 불확실성이다.

우리가 공유하는 환경의 미래

주변의 자연 생물군계에 인간이 정착하게 되면 이 장에서 다룬 것처럼 중요하고 심각한 영향이 나타날 수 있다. 그러나 이러한 영향 중 많은 것이 사려 깊은 계획과 발전된 기술을 사용하여 완화될 수 있다. 미국에서 맑은공기법(Clean Air Act)과 맑은물법(Clean Water Act)이 각각 1970년과 1972년에 제정되었고 이들은 대기와 수질 오염을 크게 줄이고 한 때는 심각하게 손상되었던 서식지의 회복에 기여하였다.

선진국의 도시에서는 경제적으로 생동적이고, 환경적으로 "총명한" 지속 가능한 사회를 만들기 위한 프로젝트가 진행되고 있다. 아마도 우리의 생물학적 이웃을 알고 우리의 선택이 이러한 생물들에게 어떻게 영향을 줄지를 이해하게 되면 우리는 인간과 다른 종을 위해 안전하고 건강한 사회를 만드는 데 기여할 수 있을 것이다.

24장 복습

기억해야 할 어원

다음 어원은 주로 라틴어와 그리스어에서 온 것이며 용어를 해독하는 데 도움이 될 것이다.

boreal 북풍을 칭하는 이름인 Boreas에서 유래.
decid- 뿌리에서 유래.
de-와 **cid-** 어떤 곳에서 멀리 떨어진, 때리거나 떨어지다.
terre- 지구를 의미하는 단어에서 유래.

핵심 용어

24.1 육상 생물군계

강수(precipitation)
관목지대(chaparral)
기후(climate)
날씨(weather)
대초원(prairie)
못(pond)
바다(marine)
북방림(boreal forest)
사막(desert)
사바나(savanna)
생물군계(biome)
숲(forest)
스텝지대(steppe)
열대림(tropical forest)
영구동토층(permafrost)
온대림(temperate forest)
초원(grassland)
침엽수림(boreal forest)
툰드라(tundra)

24.2 수생물군계

강(river)
담수(freshwater)
산호초(coral reef)
수생계(aquatic system)
습지(wetland)
염수(saltwater)
하구(estuary)
호수(lake)

24.3 인간 서식지

고형 쓰레기(solid waste)
생태 발자국(ecological footprint)
스모그(smog)
온실 효과(greenhouse effect)
지구 기후 변화(global climate change)
하수(wastewater)

요약

24.1 육상 생물군계

- 기후는 한 장소에서 수년간 측정된 날씨이다. 한 지역의 기후는 지구의 온도 패턴에 의해 결정된다. 온도 패턴은 태양 복사선과 큰 수체와의 근접성 같은 지역적 요소에 의해 결정된다(586쪽).
- 지표면에서 발견되는 주 식생유형의 범주를 생물군계라 한다(586~587쪽).
- 산림은 나무가 우점하며 적도에서 거리가 멀어짐에 따라 열대림, 온대림, 침엽수림으로 나뉜다(588쪽).
- 지중해성 관목림 생물군계는 목질성 관목이 우점한다(588쪽).
- 초원의 주 식생유형은 비목질성 벼과, 사초과 초본이다. 이 생물군계는 적도에서 거리가 멀어짐에 따라 열대 유형과 온대 유형으로 나뉜다(588쪽).
- 사막은 연강수량이 500 mm 이하인 곳에서 발견되며 주로 가뭄에 내성을 가지는 식물이 자란다(589쪽).
- 툰드라는 생장기가 60일 이하인 곳인 극 근처와 고위도 지역에 나타나다(589쪽).

24.2 수생물군계

- 담수생물군계로는 호수, 강, 그리고 습지가 있다. 이 서식지는 오염과 서식지 파괴에 의해 위협받고 있다(590쪽).
- 해양생물군계에는 대양, 산호초와 하구가 있다. 대양은 남획의 결과로 생태계 내에서 큰 변화를 겪고 있다. 산호초는 기후변화에 의해 특히 위협을 받고 있다(590쪽).

24.3 인간 서식지

- 인간이 지구 육지 표면의 50%를 변형시켰다. 이러한 변형의 많은 부분으로 인해 지금 도시가 유지될 수 있다(591쪽).
- 도시는 번성하기 위해 에너지와 다른 자원의 수입에 의존해야만 한다. 이런 자원의 추출은 다른 생물지역에서의 환경 비용을 수반한다. 도시가 환경에 미치는 영향은 그것이 유지되는 데 필요한 대지의 면적인 생태 발자국으로 나타낼 수 있다(592쪽).
- 폐기물의 처리는 대도시에서 중요한 도전이 되었다. 하수는 식수의 오염을 방지하기 위해 처리되어야만 한다. 고형 쓰레기는 적절히 처리되어야 하고 대기 오염물질의 방출은 조절되어야만 한다(592~593쪽).
- 대기의 단열성을 증가시키는 이산화탄소의 방출에 의해 발생한 지구 기후 변화는 지구의 변형과 함께 인간과 동물의 생존에 대한 가장 큰 위협이 되고 있다. 이러한 변화에는 기후 패턴의 변화, 해수면 상승, 폭풍의 세기 증가, 일부 종의 절멸 그리고 다른 종의 확산 등이 있다(594~595쪽).

기본 학습 문제

1. 어떤 요소가 어떤 지역에 발달할 수 있는 육상 생물군계의 종류를 결정하는가?
   a. 기후
   b. 평균기온
   c. 평균강수량
   d. b와 c가 옳다.
   e. a, b, c 모두 옳다.

2. 기후를 결정하는 요소는?
   a. 연평균태양복사
   b. 큰 수체와의 근접성
   c. 연중 태양 광선의 변화량
   d. 그 지역의 고도
   e. 위의 모두 옳다.

3. 각각의 생물군계와 특징을 옳게 짝지으시오.

_____ 온대림	a. 상록성, 송백류
_____ 침엽수림	b. 매우 낮은 평균 온도
_____ 지중해성 관목림	c. 불에 적응한 관목
_____ 사막	d. 낙엽성, 넓은 잎을 가진 나무
_____ 툰드라	e. 매우 낮은 평균 강수량

4. 툰드라에 대한 설명으로 옳은 것은?
   a. 평균 기온이 낮고 생장기가 짧은 곳에서 발견된다.
   b. 극 근처에서 발견된다.
   c. 고도가 높은 곳에서 발견된다.
   d. 목본으로는 매우 작은 나무만 존재한다.
   e. 위의 모든 것이 옳다.

5. 우점하는 생물의 잔해로 이루어진 구조를 가지는 생물군계는?
   a. 산호초
   b. 담수호수
   c. 강
   d. 하구
   e. 대양

6. 해양생물군계에 속하지 않는 것은?
   a. 대양
   b. 산호초
   c. 강
   d. 하구
   e. 조간대

7. 지구의 육상에 가장 흔한 생물군계는?
   a. 온대림
   b. 사막
   c. 호수
   d. 침엽수림
   e. 하구

8. 선진국에서 폐수는 어떻게 처리되는가?
   a. 직접 수로로 방류
   b. 직접 농장에 뿌림
   c. 오폐수 적치장으로 관을 통해 이동시킴
   d. 슬러지와 질병매개 생물을 제거하기 위해 처리된 후 근처의 수로로 방류
   e. 사람 전염병의 주 원인이다.

9. 생태 발자국이란?
   a. 개체가 생태 먹이사슬에서 가지는 위치
   b. 특정 사람이나 인간 사회를 지지하는데 필요한 총 토지 면적의 추정치
   c. 인구수와 동일한 것
   d. 사회를 위해 가장 적절한 폐수 처리 계획을 결정하는 데 도움을 주는 것
   e. 도시에서 거주자의 실제 대지의 발자국보다 종종 더 작다.

10. 온실 효과의 원인은?
    a. 극보다 적도에서 더 큰 대양 복사
    b. 화석연료의 연소 시 대기 중으로 방출되는 여분의 열
    c. 대기에서 열을 포집하는 이산화탄소
    d. 더 크고 강력한 폭풍
    e. 산에 있는 빙하의 녹음

11. 지구 기후 변화의 결과로 생각할 수 없는 것은?
    a. 태양 복사의 증가
    b. 해수면 상승
    c. 지구 평균 온도의 증가
    d. 기후가 제한요소인 일부 종의 절멸
    e. 산호초 백화현상의 증가

분석 및 응용 문제

1. 다음 지리적 요소를 고려하여 설명된 장소에서 발견되는 기후와 생물군계를 예측하고 그 이유를 설명하시오.
   - 이 작은 도시는
   - 태평양의 동쪽 해안에 있다.
   - 북위 20°에 위치한다.
   - 해발고도가 200 m이다.
   - 산맥이 시작되는 곳에 있다.
2. 지구 기후 변화 모델의 예측에 따르면 많은 양의 얼음이 녹아 바다의 염분 농도가 변해 대서양의 멕시코 만류가 멈출 것이라 한다. 이러한 변화가 어떻게 유럽에 영향을 미칠 것인가?
3. 다음 표의 도시와 도시의 기후에 영향을 크게 주는 카스카데스(Cascades) 산맥 사이에 어떤 관계가 있을 것으로 생각하는가?

도시	연평균 강수량
벤드(Bend), 오리건 주	305 mm
유진(Eugene), 오리건 주	1,092 mm
포틀랜드(Portland), 오리건 주	914 mm
타코마(Tacoma), 워싱턴 주	991 mm
야키마(Yakima), 워싱턴 주	203 mm

다음 정보를 이용하여 문제 4~5에 답하시오.

매미는 나뭇가지와 뿌리에서 즙을 빨아먹고 사는 큰 비행성 곤충이다. 주기매미는 수년 동안 땅속에서 자라다 13년 또는 17년마다 동시에 땅 위로 올라온다. 그들이 땅 위로 올라올 때 수컷은 암컷을 유혹하기 위해 크고 윙윙거리는 소리를 낸다. 헥타르당 수십만 마리에 달하는 매미는 매미가 나타날 때 경관을 다 덮을 수 있다. 이것이 귀가 먹먹할 정도의 소음과 어린 나무에 손상을 줄 수 있다. 표는 7종류의 매미의 주기와 지리적 분포를 보여준다.

종류	주기	출현 연도	지역
IX	17년	1969, 1986, 2003	NC, VA, WV
X	17년	1970, 1987, 2004	DE, GA, IL, IN, KY, MD, MI, NC, NJ, NY, OH, PA, TN, VA, WV
XIII	17년	1973, 1990, 2007	IA, IL, IN, MI, WI
XIV	17년	1974, 1991, 2008	KY, GA, IN, MA, MD, NC, NJ, NY, OH, PA, TN, VA, WV
XIX	13년	1972, 1985, 1998	AL, AR, GA, IN, IL, KY, LA, MD, MO, MS, NC, OK, SC, TN, TX, VA
XXII	13년	1975, 1988, 2001	LA, MS
XXIII	13년	1976, 1989, 2002	AR, IL, IN, KY, LA, MO, MS, TN

4. 표에서 어떤 종류가 가장 넓은 지역에 분포하는가? 그리고 언제 다시 땅위로 올라오는가?
5. X이 2004년 땅으로부터 올라왔다. 그들은 뉴저지, 뉴욕, 펜실베이니아, 머릴랜드, 버지니아에 분포한다. 인간의 개발이 1970년과 2004년 사이에 X종의 개체군 크기에 어떻게 영향을 주었을지 설명하시오.
6. 미국의 주도와 세계의 많은 국가의 수도는 왜 강가에 위치하는가?

다음 정보를 이용하여 문제 7~8에 답하시오.

당신의 생태 발자국은 당신의 삶을 지탱하기 위해 필요한 물질의 양을 대변한다. 생태 발자국은 다음 사항을 고려하여 계산될 수 있다.

- 얼마나 종종 육가공품을 먹는가?
- 먹는 음식 중 얼마나 많은 양이 가공되거나 포장된 것인가?
- 먹는 음식 중 얼마나 많은 양이 주변에서 자란 것인가?
- 얼마나 많은 쓰레기를 방출하는가?
- 살고 있는 집이 얼마나 넓으며 몇 명이 집에 살고 있는가?
- 전기를 절약하는가?
- 일주일에 얼마나 멀리 이동하며 이때 어떤 교통수단을 이용하는가?
- 매주 얼마나 자주 자전거를 타거나 걷는가?
- 차의 연비는 얼마인가?
- 얼마나 종종 차를 다른 사람과 함께 타고 가는가?

미국에서 평균 생태 발자국은 사람당 9.7헥타르이다. 만일 모든 사람이 미국인의 평균 발자국을 가진다면 필요한 물자는 지구의 5.4배에 해당한다.

7. 현재의 인구를 지속가능하게 유지하려면 인류의 총 생태 발자국은 지구에서 이용 가능한 총 육지면적과 동일한 양이 되어야 한다. 사람당 9.7헥타르의 평균 발자국이 5.4개의 지구를 필요로 한다면, 지속가능한 생태 발자국은 얼마인가?
8. 생태 발자국을 줄일 수 있는 여섯 가지를 설명하시오.

과학 연관 문제

1. 먹을 음식을 얻는데 얼마나 많은 생물군계에 의존하는가? 많은 식료품 가게는 원산지를 표시한다. 식료품 가게에 갈 때 구매하는 물품들이 얼마나 많은 나라에서 생산되는지 확인하라. 사는 지역에서 생산되는 먹거리로 의존할 수 있도록 먹거리와 구매 습관을 쉽게 바꿀 수 있는가? 있거나 없다면 그 이유는?
2. 창문의 위치, 바람의 방향, 보도에의 접근성, 상점과 학교에의 근접성, 시내 중심가로부터의 거리, 주변 경관 등 당신이 살고 있는 집에 관한 모든 것을 생각하자. 가정환경이 생물지역에 더 잘 어울리기 위해서는 어떤 종류의 변화가 필요한가? 이 변화가 가능한가? 그런 변화를 원하는가?

미터법 변환

미터법 단위에서	곱하시오	영어권 해당 값을 구하려면
	길이	
센티미터 (cm)	0.3937	인치 (in)
미터 (m)	3.2808	피트 (ft)
미터 (m)	1.0936	야드 (yd)
킬로미터 (km)	0.6214	마일 (mi)
	면적	
제곱센티미터 (cm^2)	0.155	제곱인치 (in^2)
제곱미터 (m^2)	10.7639	제곱피트 (ft^2)
제곱미터 (m^2)	1.1960	제곱야드 (yd^2)
제곱킬로미터 (km^2)	0.3831	제곱마일 (mi^2)
헥타르 (ha) (10,000 m^2)	2.4710	에이커 (a)
	부피	
세제곱센티미터 (cm^3)	0.06	세제곱인치 (in^3)
세제곱미터 (m^3)	35.30	세제곱피트 (ft^3)
세제곱미터 (m^3)	1.3079	세제곱야드 (yd^3)
세제곱킬로미터 (km^3)	0.24	세제곱마일 (m^3)
리터 (L)	1.0567	쿼트 (qt),US
리터 (L)	0.26	갤론 (gal),US
	질량	
그램 (g)	0.03527	온스 (oz)
킬로그램 (kg)	2.2046	파운드 (lb)
톤 (t)	1.10	톤 (tn),US
	속도	
미터/초 (mps)	2.24	마일/시간 (mph)
킬로미터/시간 (kmph)	0.62	마일/시간 (mph)

영어권 단위에서	곱하시오	미터법 해당 값을 구하시려면
	길이	
인치 (in)	2.54	센티미터 (cm)
피트 (ft)	0.3048	미터 (m)
야드 (yd)	0.9144	미터 (m)
마일 (mi)	1.6094	킬로미터 (km)
	면적	
제곱인치 (in^2)	6.45	제곱센티미터 (cm^2)
제곱피트 (ft^2)	0.0929	제곱미터 (m^2)
제곱야드 (yd^2)	0.8361	제곱미터 (m^2)
제곱마일 (mi^2)	2.5900	제곱킬로미터 (km^2)
에이커 (a)	0.4047	헥타르 (ha)(10,000m^2)
	부피	
세제곱인치 (in^3)	16.39	세제곱센티미터 (cm^3)
세제곱피트 (ft^3)	0.028	세제곱미터 (m^3)
세제곱야드 (yd^3)	0.765	세제곱미터 (m^3)
세제곱마일 (mi^3)	4.17	세제곱킬로미터 (km^3)
쿼트 (qt),US	0.9463	리터 (L)
갤론 (gal),US	3.8	리터 (L)
	질량	
온스 (oz)	28.3495	그램 (g)
파운드 (lb)	0.4536	킬로그램 (kg)
톤 (tn),US	0.91	톤 (t)
	속도	
마일/시간 (mph)	0.448	미터/초 (mps)
마일/시간 (mph)	1.6094	킬로미터/시간 (kmph)

미터법의 접두사

접두사		의미
giga-	G	10^9 = 1,000,000,000
mega-	M	10^6 = 1,000,000
kilo-	k	10^3 = 1,000
hecto-	h	10^2 = 100
deka-	da	10^1 = 10
		10^0 = 1
deci-	d	10^{-1} = 0.1
centi-	c	10^{-2} = 0.01
milli-	m	10^{-3} = 0.001
micro-	m	10^{-6} = 0.000001

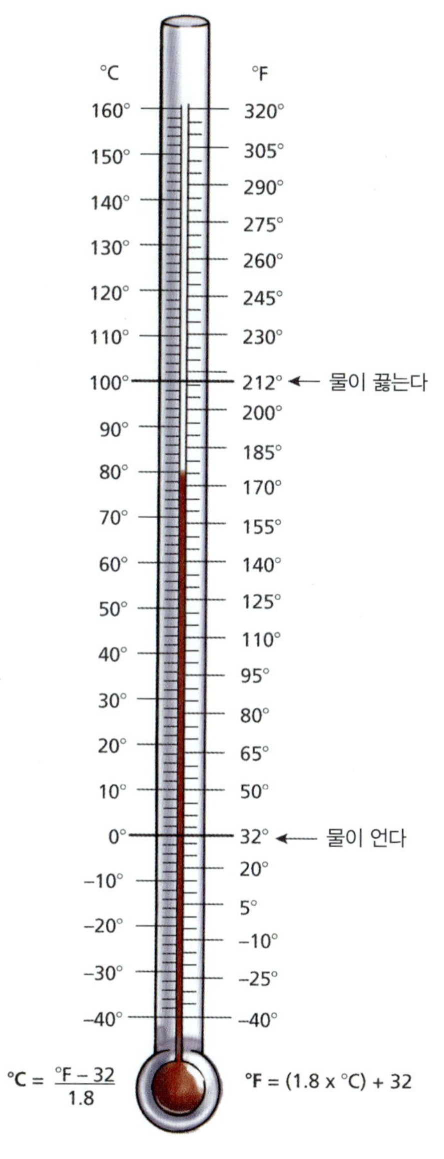

해답

1장

쉬어가기

1.1. 이 가설에서 신은 초자연적 존재이기 때문에 자연의 법칙을 따를 필요가 없다. 달리 말하면 초자연적인 실체의 검증은 어떤 결과도 가능성이 있다. 그러므로 이와 같은 실체의 존재가 거짓임을 입증할 방법이 없다.

1.2. 아니다, 다른 누군가 그 도넛을 먹었을 수 있다. 예언의 진실(도넛이 없어진 것)은 가설의 진실(네가 먹었다)을 증명하지 않는다.

1.3. 식이요법이 독립변수, 콜레스테롤 수준이 종속변수이다.

1.4. 신뢰 구간이 중첩된다. 표준 오차 3%는 후보자 B에 대한 실제 지지율이 48~54% 사이에 있을 확률이 95%, 후보자 A가 44~50% 사이에 올 확률이 95%로 신뢰 구간이 중첩된다.

기본 학습 문제

1. a **2.** d **3.** b **4.** a **5.** d **6.** d **7.** e **8.** a **9.** c **10.** e **11.** b **12.** b **13.** b **14.** a **15.** e **16.** e **17.** c **18.** c **19.** d **20.** 거짓

분석 및 응용 문제

1. 학생도 담당자도 처치에 대하여 맹검되지 않았기 때문이며, 비타민 C가 감기에 유효한 처방(예방)이라는 것이 널리 인식되어 있기 때문에, 비타민 C 그룹에 속한 아픈 학생과 담당자 모두 감기 증상을 줄여서 보고할 가능성이 있다. 이런 류의 연구에서 대상자의 기대와 관찰자의 편견이 결과에 영향을 미칠 수 있다.

2. 단지 상관관계가 있다는 것. 이 결과는 운동이 BNDF 수준을 증가시킨다는 가설 설정에 사용할 수 있으며, 이를 검증하기 위해서 대조된 실험을 실행할 수 있다. 더 높은 BNDF 수준은 달리기에 대한 욕구를 증가시킬 수 있다 대안은 실험의 수행이 더 어렵지만 BNDF를 인위적으로 조작할 수 있다면 가능하다.

3. 측정하기 전 또는 측정 후에 어떤 두개골이 어느 인종 집단에 속하는지 몰랐어야 한다.

4. 상품 2. 최소한 독립적인 실험실에 의해서 실험적 검증을 거친 것이다–대조된 실험, 비교 데이터가 주어졌다면.

5. 실험 검증의 본성, 특히 대조된 실험이었는지 여부, 연구자가 이중맹검되었는지 여부, 표본 크기가 충분했는지 여부. 실질적인 수준에서, 주장된 효과가 실제 맨 눈으로 볼 수 있는지 그리고 효과가 충분히 지속적이어서 상품의 가격이 얻을 수 있는 이득을 정당화하는지 알면 유용하겠다.

6. 고지방, 고칼로리식은 더 전형적인 규정식에 비하여 쥐의 수명을 감소시킨다. 고칼로리식에 레스버라트롤의 첨가는 수명에 대한 식품의 부정적인 효과를 감소시키는 것으로 보인다.

7. 고칼로리식은 일반적으로 건강에 나쁘며 수명을 단축시킨다는 것. 그러나 적포도주에 존재하는 화학물질이 이들 나쁜 효과를 역전시킬 것으로 보이며, 따라서 고지방 고포도주 식이요법이 더 건강에 좋을 수 있다.

8. 고지방식의 부정적인 효과를 감소시키기 위하여 섭취해야 할 적포도주의 양이 말이 안될 만큼 많다. 기사의 첫 부분에서 있는 주장은 실제적인 연구 보고서에 의해서 지지되지 않았다.

2장

쉬어가기

2.1. 산소 분자는 6개의 원자가 전가를 가지고 있고 원자가 껍질을 채우기 위해서 전자 2개가 필요하기 때문에 공유결합이다. 탄소는 4개의 원자가 전자를 가지므로 각 산소와 공유하여 그 껍질을 채울 수 있다.

2.2. 다른 종류의 세포는 다른 유전자를 이용한다.

기본 학습 문제

1. d **2.** a **3.** e **4.** d **5.** b **6.** b **7.** d **8.** e **9.** a **10.** d **11.** c **12.** a **13.** b **14.** a **15.** e **16.** $C_{12}H_{22}O_{11}$ **17.** 중합체; 축합 **18.** 비타민과 무기질 **19.** 거짓 **20.** 거짓

분석 및 응용 문제

1. 산소는 부분 음전하를, 탄소는 부분 양전하를 가질 것이다.

2. 압력이 낮아지면 액체는 기체가 된다.

3. 수소 이온은 pH를 낮춘다. 산성의 위액은 소화를 돕는다.

4. 지구력이 필요한 경기 동안 보충제가 필요할 때가 있다. 그런 경우가 아니라면 우리는 충분한 식이섬유, 비타민, 무기질과 영양소를 얻기 위해 전체 음식을 먹어야 한다.

5. 화학물의 기능은 그 구조와 직접적으로 연관되어 있다.

6. 3′-TTGCTAGGC-5′

7. 열에 의해 죽은 세균은 여전히 병원성일 것이다.

8. 지질이나 단백질이 아니다. 핵산일 가능성이 있다.

9. 바이러스의 단백질이 아닌 바이러스 DNA가 세균 세포를 장악하기 위해 이용된다.

10. 에너지 음료가 취기를 막기 때문에 위험하다. 알코올 자체가 해로운 영향이 있는데, 에너지 음료와 섞어 마실 때 우리 몸은 취한 것을 덜 자각한다.

3장

쉬어가기

3.1. 예, 지방을 만들기 위해 탄소, 수소, 산소가 필요한데, 이들 모두가 탄수화물과 아미노산에 존재한다.

3.2. 10,000

3.3. 세포가 저장액에 놓이면 부풀거나 터지고 고장액에 놓이면 쪼그라든다.

3.4. a. 등장액, b. 저장액, c. 고장액

3.5. 기질은 더 느린 속도로 생성물질로 전환된다.

3.6. 수소 이온이 관을 통해 확산되면 농도 기울기가 사라져 ATP 합성이 중단된다.

3.7. 혈액에서 포도당 양의 증가로 세포에서 물이 빠져나가 탈수를 일으킨다.

기본 학습 문제

1. e **2.** c **3.** c **4.** d **5.** e **6.** c **7.** c **8.** b **9.** e **10.** d **11.** b **12.** d **13.** d **14.** d **15.** c, d, b, e, a **16.** 참 **17.** 참

분석 및 응용 문제

1. 유전, 나이, 성

2. 미토콘드리아가 더 많기 때문에, 갈색 지방은 체내에 더 많은 에너지를 생산한다. 이 에너지는 가장 유용한 열 에너지로 어린 포유류와 추운 기후에 사는 성숙한 포유류의 필수 장기를 따뜻하게 한다.

3. 세포의 NAD^+가 적어지면 세포는 발효를 이용해 NAD^+를 재생한다. NAD^+가 많을 때는 전자전달연쇄로 전자를 전달할 NADH가 있기 때문에 세포는 (산소 존재 시) 세포 호흡으로 전환한다.

4. 효소처럼, CB1 수용체는 특정 물질과만 상호작용하여 반응을 일으키는 특성이 있다. 기질이 효소의 활성 부위에 맞는 것처럼, 약물은 CB1 수용체에 "맞는" 특성을 가지고 있다. 그러나 이 약물은 반응을 유도하지 않고 억제하는 점에서 기질과 다르다.

5. 답 예시: 위가 비면 에너지는 낮아지고, 위에서 분비된 그렐린이 식욕을 자극한다. 식사를 하면 위장관에서 음식을 감지하고 콜레시스토키닌을 자극하여 포만감을 느끼게 된다. 장을 따라 음식물이 움직이면, 대장은 체내에 에너지가 충분하다고 감지한다. 대장에서 PYY(3-36)이 방출되고 음식 섭취는 억제된다.

6. 렙틴 감소, NPY 증가, 멜라노코르틴 감소는 모두 식욕을 자극하여 다이어트를 계속하는 것을 어렵게 만든다.

7. 가능하다. 렙틴은 인체에서 식욕을 억제하는 것으로 알려져 있기 때문에, 주사는 식욕을 억제하여 체중 감소를 촉진할 수 있다. 그러나 모든 사람이 렙틴에 동일하게 반응하는 것은 아니다. 렙틴 생산 유전자에 이상이 있는 사람에게는 렙틴 주사가 큰 도움이 될 수 있다. 그러나 적당량의 렙틴이 분비되고도 여전히 체중 문제가 있는 사람은 주사로 도움을 받지 못할 수 있다.

8. 체중을 천천히 줄이려고 하여야 체내 호르몬이 점진적으로 변하고 적응할 수 있다. 급격한 체중 감소는 렙틴의 신속한 감소를 유발하여 식욕을 증가시키는 호르몬의 증가를 유발할 수 있다. 하루 종일 소량의 식사를 한다. 이는 위가 비어 식욕이 자극되는 것을 방지한다. 소화관에 음식이 있는 것은 또한 포만감을 주는 호르몬 방출을 자극하여 식욕이 감소한다. 야채와 곡류와 같은 식이 섬유가 많은 덩어리 진 음식을 섭취하여 고칼로리 유입 없이 포만감을 느낀다. 칼로리 연소를 증가시키기 위해 운동을 한다.

4장

쉬어가기

4.1. 2

4.2. RNA 중합효소가 결합하지 못하여 전사가 중단된다.

4.3. 유전체로부터 유전자를 자르는 효소가 무엇인지 알기 위해서 필요하다.

4.4. 인위선택이 효과를 나타내기 위해서는 많은 세대가 필요하다. 인위선택된 생물은 원하는 형질을 선별하기 위해 변형되어 왔다.

기본 학습 문제

1. GCUAAUGAAU **2.** gln-arg-ile-leu **3.** d **4.** d **5.** b **6.** c **7.** b **8.** c **9.** c **10.** b **11.** a **12.** d **13.** d **14.** a **15.** 참 **16.** 참 **17.** 거짓 **18.** b **19.** c **20.** e

분석 및 응용 문제

1. 세 번째 위치에서의 돌연변이는 종종 동일한 아미노산을 지정한다. 예를 들어 ACU, ACC, ACA, ACG는 모두 트레오닌을 지정한다.

2. 모든 유전자의 전사가 영향을 받는다.

3. AT GAATTC CGTCCG

3. TA GTTAAG GCAGGC

4. 대부분의 해충은 죽고 이미 저항성을 가진 것들만 살아 남아 번식한다. 경쟁자가 죽고 없기 때문에 저항성을 가진 해충은 번성한다.

5. CAUAUGGAUCAU

6. arg-thr-arg-gly-ala-val

5장

쉬어가기

5.1. 근력강화 훈련은 관절이 올바르게 정렬되고 관절 표면이 서로 닿아서 생기는 마찰의 일부를 예방하는 데 도움을 준다. 관절에 부상이 있는 사람에게는 관절이 부딪치지 않게 하는 운동이 가장 좋다. 수영, 자전거 타기, 타원 운동 기구 사용 등이 그 예이다.

5.2. 만일 뇌가 뇌진탕으로부터 여전히 회복 중인 상태라면 혈관이 완전히 복구되지 않았을 것이다. 2차 뇌진탕은 더 많은 부종을 야기하고 이는 뇌가 멈추는 결과를 가져올 수 있다.

5.3. 양성

기본 학습 문제

1. c **2.** e **3.** a **4.** d **5.** d **6.** b **7.** c **8.** d **9.** a **10.** d **11.** a **12.** d **13.** d **14.** a **15.** d **16.** k **17.** a **18.** g **19.** c **20.** b

분석 및 응용 문제

1. 뼈에 있는 근육과 결합조직은 운동에 의해 강해진다. 신경조직은 우울증과 불안감을 물리치는 데 도움을 주는 엔도르핀과 그 외 다른 신경전달물질을 더 많이 분비한다. 운동으로 인한 혈액 순환의 증가는 피부에 있는 상피조직과 결합조직을 더 잘 보살필 수 있다. 즉 독소를 제거하고 노화의 증상을 완화한다. 운동은 힘줄과 인대와 같은 결합조직을 유연하게 할 수 있다. 그러나 너무 과다한 운동은 결합조직에 손상을 줄 수 있다.

2. 높은 원주모양의 세포는 납작한 세포보다 표면적이 크다. 따라서 입방상피세포는 소장이 더 많은 영양분을 흡수할 수 있게 한다.

3. 레티노이드는 피부 탄력을 향상시키고, 피부와 그 밑에 있는 근육과의 연결을 향상시키기 위해 콜라겐 과/또는 탄력소 섬유의 생산을 증가시킨다.

4. 심장과 폐는 둘 다 흉강에 위치한다. 폐는 산소를 얻고 심장은 박동하여 이 산소를 세포로 운반한다. 심장이 온몸으로 혈액을 뿜어내는 동안 혈액은 노폐물인 이산화탄소를 제거한다. 이 이산화탄소는 폐를 통과하며 몸으로부터 제거된다.

5. 막 안에 있는 윤활유의 양이 증가하여 심장을 누르면서 고통스럽게 한다.

6. 운동이 당신의 폐활량을 증가시킬 수 있기 때문에 향후 12개월에 걸쳐 풍선 지름은 더 커질 것이다.

7. 신경계가 공을 따라갈 수 있도록 한다. 신경계는 근육계에 신호를 보내 골격근을 움직이도록 하고 호흡계와 순환계는 산소를 근육으로 운반한다. 그러므로 뛰면서 공을 칠 수 있다. 신경계는 또한 피부계에 신호를 보내 열을 방출하도록 하므로 운동하는 동안 편안한 체온을 유지할 수 있다.

6장

쉬어가기

6.1. 골절면이 복잡할수록 뼈를 올바르게 정렬하기가 힘들어 진다. 복잡한 골절이 더 심한 상처와 긴 치료시간을 발생시킨다.

6.2. 마라토너-느린 연축근섬유; 역도선수-빠른 연축근섬유

6.3. 그룹 안의 차이가 그룹간의 차이보다 크다.

기본 학습 문제

1. c **2.** a **3.** b **4.** b **5.** a **6.** e **7.** 진실 **8.** 진실 **9.** d, b, c, e, a **10.** c, e, a, d, b **11.** b **12.** b **13.** b **14.** e **15.** c **16.** 그림 6.24 참조 **17.** b **18.** c **19.** 거짓 **20.** 참

분석 및 응용 문제

1. 칼슘의 농도가 정상이거나 조금 높더라도, 에스트로겐의 감소로 파골세포에 의한 뼈의 재흡수가 조골세포에 의한 뼈의 침착보다 늘어나게 만든다.

2. 그녀들은 체중부하 운동량을 늘리고 칼슘 보조제를 먹어 뼈의 양을 늘리게 할 수 있다. 그녀들은 또한 생리주기가 불규칙하거나 느려지면 에스트로겐 대체식품을 고려해볼 수도 있다.

3. 아니다. 파골세포의 활동으로 인해 이식된 산호초는 서서히 사람의 뼈로 대체될 것이다.

4. 한꺼번에 같은 방향으로 힘을 만들어 신체를 효과적으로 움직이게 하기 위해서 정렬되어 있다.

5. 생식샘저하증은 근육량의 발달을 저하시킬 것이다.

6. 남성들은 여성들보다 좀 더 낮은 중심부 체온에서 땀을 흘리기 시작하여 더 많은 양의 땀을 흘리기 때문에 운동하는 동안 평균적으로 낮은 중심부 체온을 유지할 수 있을 것이다. 비교적 낮은 체온이 유지됨으로 해서 남성들의 신체는 좀 더 넓은 범위에서 정상적으로 작동하며 스트레스를 줄일 수 있을 것이다. 이 점은 남성들의 운동능력을 여성들보다 증진시킬 수 있다. 그러나 남성들은 수분을 더욱 많이 잃어버리기 때문에, 탈수현상이 쉽게 올 수 있다. 이 점은 운동능력을 감소시킬 수 있다.

7. 표피아래층의 세포들은 떨어져 나간 세포들이 담당하던 보호작용을 대신하기 위해 지속적으로 피부표면으로 상승되어야만 한다.

7장

쉬어가기

7.1. 락타아제 효소를 암호화하는 유전자의 전사와 해독이 나이가 들수록 느려진다.

7.2. 충수는 그 어떤 기능도 가지지 않는 것으로 보인다. 그러나 이것으로 충수가 기능을 하지 않는다는 것을 증명하지 않는다. 과학자들이 알아차리지 못하거나 연관시키지 못한 충수의 제거 효과가 있을런지도 모른다. 진정한 결론을 도출하기 전에 연구가 더 필요하다.

7.3. 복부수술을 받은 비만이 아닌 환자들은 실제 수술의 영향 때문에 그렐린의 농도에 변화가 있을지도 모른다.

7.4. 레지스틴은 세포를 인슐린의 효과에 저항성을 갖게 하는 취지의 역할에 의해 이름 붙여졌다.

7.5. 전체적으로 같은 경향을 가지나 절대적으로 같은 %는 아니다. 하나의 연구는 이러한 결정을 기초할 충분한 정보는 아니다.

기본 학습 문제

1. a **2.** a **3.** c **4.** d **5.** b **6.** e **7.** e **8.** e **9.** a **10.** c 11. d 12. d 13. b 14. e 15. e 16. c **17.** e, c, b, a, d **18.** d, c, e, a, b **19.** 위로부터 시계방향으로: 인두, 식도, 횡격막, 위, 작은창자, 큰창자, 췌장, 담낭, 간 **20.** 참

분석 및 응용 문제

1. 산성: 위산과 산성의 음식과 음료가 부식을 초래하는 것으로 보인다.

2. 이의 부식위험은 그러한 위험요소가 없는 사람보다도 약 8배가 높을 것이다.

3. 과식증을 가진 사람의 이는 에나멜층을 부식하는 위산에 노출되어 있다.

4. D, B, C, A. (펩시노겐은 산에 의해 활성화된다.)

5. 만약에 베타세포의 파괴가 프로인슐린의 접힘의 잘못에 기인한다면, 치료법은 당뇨가 없는 사람으로부터 온 베타세포를 도입하거나 베타세포에서 잘못된 접힘을 초래하는 기작을 교정하는 것에 초점을 맞출 수 있을 것이다.

6. 만약에 시토크롬 P-450계가 더 활성화된다면 아세트아미노펜의 용량이 낮을 때에도 가공을 떠 맡을 수 있다. 이것은 독성의 NAPQI를 더 생산하게 될 것이다. 글루타치온의 감소와 함께, 증가된 농도의 NAPQI는 간에 유해한 채로 남아 축척된다. 그러므로 알코올은 아세트아미노펜이 낮은 용량임에도 간 손상을 일으키게 만든다.

7. 비록 낮다 할지라도, 일회 복용량이 아마도 더 유해할 것이다. 한번에 3,000 mg의 복용량은 유황화 glucuronidation 그리고 글루타치온계를 빠르게 압도하여 NAPOI를 빠르게 축척토록 하여 손상을 입힐 것이다. 시간적 여유가 있는 많은 복용량은 극단적인 것처럼 정상적인 계를 압도하지 않을 것이다.

8장

쉬어가기

8.1. 음식의 단백질 부족은 알부민 생산을 감소하게 한다. 그 결과로 혈액의 삼투 잠재력은 조직의 것보다 더 낮게 된다(즉, 혈액은 더 수분이 많다). 그래서 물은 혈류에서 체조직으로 확산되고 붓게 한다.

8.2. 골수는 결함이 있는 줄기세포의 근원이다. 골수를 제거하는 것은 영향을 받은 세포를 제거하는 것이며 기증된 골수로 대체하는 것은 건강한 백혈구 집단을 회복할 수 있다.

8.3. 혈구들은 응집반응을 일으킬 수 있는 흔한 표면 항원의 어떤 것도 포함하고 있지 않다.

8.4. 혈전 또는 색전은 산소와 영양분이 형성되거나 얻어진 혈관에 의해서 조직까지 제공되는 산소와 영양분 공급을 심각하게 악화시키거나 중단시킬 것이다.

기본 학습 문제

1. c **2**. e **3**. b **4**. a **5**. d **6**. b **7**. a **8**. d **9**. e **10**. e **11**. d **12**. b **13**. d **14**. d **15**. a **16**. d **17**. c **18**. a **19**. b **20**. 거짓

분석 및 응용 문제

1. RB 단백질이 부족한 개인들은 적절한 양의 적혈구를 생산하기 어렵고 만성빈혈증에 이른다. 덧붙여서 성숙한 대식세포의 수가 마찬가지로 적어지므로 면역계가 제대로 발휘되지 못 한다.

2. 말도 안 된다. 철은 미토콘드리아에 있는 포르피린 효소가 없이는 효율적으로 헴 그룹에 바로 부착할 수 없으므로 포르피린증을 가지는 개인에게서 있는 것 같다.

3. 옳다, 이것은 기능성 적혈구의 수를 증가시켜서 빈혈증상을 줄이기 때문이다.

4. 그들은 심한 빈혈증을 가지고 혼수 상태가 되며 쉽게 피곤하며 호흡하기도 어렵다. 드라큘라와 같은 종류.

5. 규칙적인 월경은 여성의 몸에서 혈액을, 그래서 철을 제거한다.

6. 프로스타시클린의 억제는 혈소판 활동을 증가시키게 한다. 그 다음 증가된 혈소판의 활동은 혈액 응고에서 증가된다. 이들 일부 혈전은 심장과 뇌에서 형성되거나 거기로 운반되어 이들 기관 부위에 혈액이 충분히 공급되지 못하게 하므로 심장마비 또는 뇌졸증을 일으킬 수 있다.

7. 헤파린이 있는 개인들은 혈전을 만드는 능력이 감소되고 그래서 심한 상처는 외상으로 혈액의 손실을 일으킨다.

8. G6PD 결핍은 말라리아 기생충으로의 감염과 같은 스트레스 요인이 있는 경우에 예방을 위해 적혈구의 파괴를 일으켜서 말라리아로부터 개인들을 보호한다. 말라리아가 생길지라도 감염된 혈구들이 더 죽게 된다면 기생충은 개인에게서 큰 집단을 형성할 가능성이 낮다.

9. 말라리아 감염률과 G6PD 결핍 사이의 상관관계를 찾을 수 있다.

10. 대립인자 *C*와 대립인자 *S*의 하나 또는 두 복사본의 존재는 말라리아에 대해 저항성을 제공하는 것 같다. 감염된 대립인자 *AC*와 대립인자 *AS* 이형접합자들 중에서 그들은 인자형 *AA*의 개인보다도 심각한 말라리아를 덜 겪는 것 같다.

9장

쉬어가기

9.1. 정맥에 있는 항역류 판들이 실패한다면 중력의 힘이 아래에 있는 혈액은 정액에서 더 낮은 수준으로 떨어지는 경향이 있을 것이다.

9.2. 심장의 오른쪽은 혈액을 심장에서 비교적 짧은 거리에 있는 폐까지 보낸다. 그러나 왼쪽은 혈액을 온 몸으로 보내므로 심장의 각 압축에 의해 생긴 압력은 훨씬 더 크다.

9.3. 심장은 박동하기 위해서 에너지가 필요하다. 높은 속도로 박동한다면 더 많은 에너지가 요구되고 그래서 더 많은 에너지가 사용된다.

9.4. 아니다, 이 위험한 플라크가 혈류를 방해하지 않는다면 걱정스러운 스트레스 검사 결과를 일으키지 않기 때문이다.

기본 학습 문제

1. b **2**.e **3**. e **4**. c **5**. c **6**. d **7**. d **8**. e **9**. a **10**. e **11**. a **12**. c **13**. a **14**. a **15**. d e b c a **16**. c b d a **17**. b d c a **18**. 수축기, 확장기 **19**. 심방, 심실 **20**. 거짓

분석 및 응용 문제

1. 흑인 여성은 가장 높은 비율을 가지고 아시아와 태평양 섬 거주자는 가장 낮은 비율을 가진다.

2. (1) 유전적 차이 (2) 경제적 차이 (3) 교육적 차이 (4) 음식의 차이 (5) 스트레스 정도의 차이(다른 사람들도 마찬가지이다.)

3. 중요한 것은 개인들을 가능한 한 어울리

게 하는 것이다. 예를 들어서 이러한 결과에 대해서 경제적 차이의 역할을 결정하기 위해서 다른 경제적 범주에 있는 종족 그룹들을 비교할 수 있다.

4. 같은 연령인 개인들의 그룹을 비교할 때 여자에 대한 결과는 남자에 대한 결과보다 더 저조한지 아닌지의 여부

5. 혈압은 정맥 내에서 더 낮을 뿐 아니라 정맥의 덜 단단한 벽은 지나가는 혈액이 가득 차는 것을 덜 알리는 것 같다.

6. 산소화된 그리고 탈산소화된 혈액은 단일 심실에서 섞이고 두 종류들은 폐와 몸으로 펌프해 나간다. 그래서 동맥에 있는 산소 농도는 사람보다도 개구리에서 더 낮고 일정기간 동안 소모할 수 있는 최대 에너지의 양이 감소하게 된다.

7. 폐동맥과 대동맥. 이것은 폐로 가는 혈액을 체순환을 위해 대동맥으로 갈라지게 된다.

8. 노예에서 이어진 그래서 일부 백인 조상을 가지는 것 같은 흑인과 더욱 최근 이민자(또는 이민자의 아이들)인 흑인 사이의 심장병의 비율과 결과를 비교할 수 있다.

9. 이것은 심방세동의 증가된 위험과 상관이 있는 유전 서열의 목록을 제공한다. 관련된 서열은 심장 주기에 영향을 미치는 유전자를 포함할지도 모른다.

10. 심장주기 혼란이 일어나는 경향에서의 차이에 관련이 있을 수 있는 남자와 여자 사이의 어떤 차이를 조절하기 위해서

10장

쉬어가기

10.1. 대부분 들이마시는 공기는 코를 통해 들어온다. 콧털은 이물질이 기관계 깊숙이 들어가기 전에 이것들을 걸려서 기관계가 손상되는 것을 막는다.

10.2. 일반감기는 시누스감염보다 훨씬 흔하다. 따라서 감기와 흡연과의 어떤 상관관계도 측정하기가 훨씬 쉽다

10.3. 하임릭 응급법은 흉강에 있는 횡격막을 강제로 올려서 극적으로 신속하게 폐용적을 줄이는 것이다. 폐에 있는 공기가 기관지를 통해 강제적으로 방출되면서 이물질을 제거하게 된다. 이 응급법은 마치 기침을 수동적으로 일으키는 것과 같다.

10.4. 종이봉투 안의 공기는 숨을 쉴수록 이산화탄소가 점점 더 풍부해질 것이다. 따라서 이것을 들이마셔서 혈액 내로 이산화탄소가 확산되면 과다호기율로 인한 이산화탄소 감소를 되돌리도록 도울 것이다.

10.5. 높은 기압은 산소가 호흡 표면을 통과하여 헤모글로빈에서 일산화탄소를 떨어뜨리도록 돕는다.

10.6. 니코틴은 심장질환으로 인한 다수의 사망 원인이다. 따라서 담배를 흡연하지 않고 사용하는 사람들은 흡연자들이 당면하는 폐암의 위험이 증가하거나 혹은 폐기능이 저하되는 것은 경험하지 않지만 이 사람들은 니코틴에 의한 심혈관계의 손상으로 고통을 받을 것이다. 어떤 경우든 담배 사용은 해로운 것이다.

기본 학습 문제

1. a **2**. b **3**. d **4**. e **5**. (1) 비강 (2) 후두 (3) 기관 (4) 기관세지 (5) 폐포 **6**. e **7**. e **8**. c, b, d, a **9**. e **10**. d **11**. d **12**. d **13**. b **14**. b **15**. e **16**. d **17**. a **18**. d **19**. e

분석 및 응용 문제

1. 면역세포가 폐로 이동하는 것을 줄이는 것은 폐의 감염 위험을 증가시키는 심각한 부정적인 부작용이 있을 수 있다. 이러한 부작용은 천식 발병의 빈도를 줄인다는 장점에 비하면 괜찮을지도 모른다.

2. 천식 발병률이 어린이들은 꾸준히 증가하고 나이든 층에서는 약간 올라갔으며 나이든 여성층은 많이 올라갔다. 반면 나이든 남성층은 떨어졌다.

3. 더러운 공기에 노출되면 천식 발병을 피할 수 있는 것처럼 보인다. 아마도 정기적으로 낮은 농도로 노출되는 것이 정상이고 노출을 안 하면 폐에 비정상적인 면역체계를 생기게 할 수 있다. 어린이에게 천식발병의 위험을 줄이기 위한 책략의 한 가지는 애완동물을 기르거나 알레르기 항원의 농도가 높은 에어컨이 없는 실내 혹은 바깥 환경에서 놀 것을 권하는 것이다.

4. 분진은 염증과 감염을 유발할 수 있어 가스 교환과 효과적인 기능을 저해한다.

5. 액체내 산소 분압이 혈액의 것보다 높은 산소는 호흡 표면을 통과하여 매체가 액체 혹은 기체 상관없이 혈류로 이동한다.

6. 호흡기막을 통과하여 광물질이 흡수가 될 수 있다면 광물질이 혈류 내에 쌓일 수 있을 것이다.

11장

쉬어가기

11.1. 질 입구를 둘러싸고 있는 조직의 근육은 출산하는 동안 신장하거나 손상을 당할 수 있다. 이러한 손상 후에는 근육이 더 이상 주위의 요도괄약근을 강하게 수축할 수 없다. 느슨해진 괄약근은 기침하는 때와 같이 고혈압에 놓였을 때 오줌 몇 방울이 빠져나가는 것을 허락한다.

11.2. 오줌은 과도한 단백질과 다른 큰 분자들 아마도 적혈구 세포도 포함하고 있을 것이다.

11.3. 철인 삼종경기의 선수들이나 땀 생산이 많은 다른 상황에 있는 사람들은 적절한 물을 마시거나 이뇨제를 피함으로써 신장의 물의 보존을 위한 활동을 지지해야만 한다는 것을 알고 있다. 그들의 신장은 또한 대사활동에 의해 생산된 여분의 산을 혈액으로부터 제거하도록 요구 받는다.

11.4. 투석환자는 상대적으로 적은 오줌을 만들어 내고 오줌은 정상적인 신장을 가진 개인에서 보다 더 희석되어 있다.

기본 학습 문제

1. e **2**. c **3**. b **4**. e **5**. a **6**. e **7**. a **8**. e **9**. c **10**. a **11**. e **12**. e **13**. a **14**. e **15**. c **16**. a **17**. d **18**. 참 **19**. 참 **20**. 참

분석 및 응용 문제

1. HCG는 신장에 의해서 배설되어야 한다. 이것은 재흡수되지 않는 여과액의 부분이다.

2. 이러한 약물들은 요산을 여과액에 남아 있게 하여 잠재적으로 신우에서 신장 결석으로 결정화되게 한다.

3. 대단히 활동적이고 여과액으로부터 대부분의 요산을 회수하는 URAT1 수송체는 요산을 혈액에 축적하여 잠재적으로 관절에서 결정화되도록 한다.

4. 조직은 물을 축척하기 시작하는데 이는 곧 전체적인 몸무게를 증가시킨다.

5. 물 섭취를 줄이기 위하여 응급소의 수를 줄인다. 용질을 포함하고 있는 스포츠음료를 제공한다. 응급소에서 염이 들어 있는 스낵을 제공한다.

6. 소화계로부터의 여분의 옥살산은 칼슘과 결합하여 옥살산칼슘을 형성하는데 이는 결석에서 발견되는 물질이다.

7. 모든 이뇨제가 신장 결석의 생성을 감소시켰다. 오줌 생성을 증가시킴에 의해서 이뇨제는 신장 결석을 형성하는 화합물이 흘러 나가는 것을 돕고 신우의 용액이 희석된 채 유지되게 한다.

8. 혈액에서 초과하는 모든 요산에 의해서 생성된 요산결석

9. 물을 많이 마시는 것. 오줌을 자주 누는 것은 축적되는 물질들을 신장에서 쓸어 내는 효과를 가져오며 희석된 오줌은 결정화가 일어나는 가능성을 줄일 것이다.

10. 카페인은 이뇨제이며 음료수에 포함된 고농도의 용질은 조직으로부터 물을 빼앗는다. 종합해서 이러한 음료수는 재수화보다는 탈수를 더 유발할 수 있을 것이다.

12장

쉬어가기

12.1. (1) 프리온은 그러한 처리에 영향을 받지 않는다. (2) 보통 다른 병원체들을 죽이는 처리에 대한 프리온의 특이한 반응은 프리온 가설을 지지하게 했다.

12.2. 직접적, 간접적 접촉

12.3. 어떤 사람은 어떻게 재배열이 일어나도 특정 항원 수용체를 생산하기 위한 유전자를 가지지 않을 수 있다.

기본 학습 문제

1. d **2.** b **3.** e **4.** d **5.** d **6.** e **7.** b **8.** c **9.** b **10.** e **11.** a **12.** d **13.** b **14.** e **15.** c **16.** c **17.** c, a, b, e, d **18.** c, e, b, d, a **19.** 거짓 **20.** 참

분석 및 응용 문제

1. 감염성 생물막은 귀 안쪽 표면에 부착하여 세균이 쉽게 자라고 생식하도록 할 것이다. 생물막은 항생제가 세균에 접근하지 못하도록 보호 장벽을 형성한다. 귀 자체의 구조는 물리적인 방법으로 감염성 생물막을 제거하기 어렵게 만들 것이다.

2. 양치와 치실 이용은 세균을 포함하는 입안의 생물막을 분열시킨다. 그런 후에 입을 헹구면 분해된 생물막과 세균이 제거된다. 이것은 입안에 적은 세균을 남겨, 치아 질환이 발전할 가능성을 낮춘다.

3. H5N1 계통은 아직 인간을 감염시키고, 또 인간들 사이에서 효과적으로 전달될 수 있는 새로운 계통으로 재조합되지 않았다.

4. 인간의 면역계는 조류 집단에서 발달한 유전 물질을 많이 접하지 않았기 때문에, 특이적 방어를 시작하는 데 어려움을 겪을 것이다. 면역계는 인간 집단 내에서만 발달한 것과 유사한 바이러스들은 접해봤기 때문에, 그 바이러스는 더 잘 인식하고 반응할 수 있을 것이다.

5. 돼지와 사람은 둘 다 포유류이기 때문에, 사람과 조류보다 더 가까이 연관되어 있다. 따라서 이들은 유사한 바이러스의 영향을 받을 가능성이 더 크다.

6. 과학자들은 감염된 엘크나 사슴의 오줌을 검사하여 프리온이 존재하는지 확인할 수 있다. 감염된 동물의 오줌이 묻은 풀을 건강한 동물에 먹여보고, 그 동물이 CWD에 걸리는지를 볼 수 있다.

7. 농부들은 동물의 오물로부터 먹이를 보호해야 할 것이다. 또한 위생적인 외양간을 유지하고 가능한 한 사람들이 다른 동물의 오물에 접촉하지 않도록 막아야 할 것이다.

8. 간세포는 신체의 일부이므로, 면역 반응을 촉발하지 않을 것이다. 이것은 낭충이 림프구의 공격을 받지 않고 체내를 돌아다닐 수 있도록 할 것이다.

9. 항바이러스 약물은 바이러스성 세포가 더 많은 세포를 감염시키지 못하도록 막아 감염의 속도를 늦추는 데 도움을 줄 것이다. 이것은 면역계가 감염에 효과적으로 대항하도록 충분한 림프구를 생산하게 할 것이다.

13장

쉬어가기

13.1. 아니다. 면역체계는 이를 억제하지 않으므로 이 감염에 대해 특이 면역이 발달하지 않는다.

13.2. 트리코모나스증, 클라미디아, 임질, 그리고 간염은 콘돔을 사용함으로써 예방할 수 있다. 매독, 헤르페스, 생식기 혹, 그리고 사면발이 감염은 예방할 수 없다.

13.3. 세 번

기본 학습 문제

1. e (c 혹은 d도 합리적인 답안이다) **2.** a **3.** b **4.** c **5.** a **6.** b **7.** d **8.** e **9.** d **10.** b **11.** a **12.** d **13.** c **14.** a **15.** e

분석 및 응용 문제

1. 이 연령대의 몇몇 여성들은 성적으로 활발하며, 이미 HPV에 감염이 되어 있다. 감염이 일어난 후에는 백신접종이 자궁경부암 발생 위험을 낮추어 주지 못한다.

2. 그들은 연구 대상의 "눈을 가려" 연구 대상의 행동이 연구 결과에 영향을 끼치는 영향을 배제하고자 하였다.

3. 연관 짓기와 전염.

4. 정적 상관관계. 백혈구 수치가 증가할수록 난잡함도 증가한다.

5. 난잡함 정도가 높을수록 STI의 위험이 커진다. STI에 걸릴 가능성이 크다면, 면역 기제에 더 많은 에너지가 쓰여져야 한다.

6. 사람들이 특별히 난잡했던 것은 아닐 것이다.

7. 포피의 제거는 HIV 감염률을 낮출 수 있다. 왜냐하면 제거되지 않은 포피에는 바이러스가 달라붙어 오랫동안 생존하고, 결과적으로 바이러스가 혈액 속으로 들어갈 가능성을 증가시키기 때문이다. 대체 가설로는 포피 때문에 남근 안과 밖의 백혈구들이 감염되는 수가 늘어난다는 것이다. 포경 수술을 받은 남성은 받지 않은 남성과 다른 방식으로 성교하여 전체적인 결과가 달라졌을 수도 있다.

14장

쉬어가기

14.1. 견본 답안: 시냅스후 세포에 있는 수용체를 차단할 수도 있고 시냅스전 세포로부터 방출을 억제할 수도 있다.

14.2. (1) 그렇다, 약물 자체가 뇌 구조 또는 기능을 변화시길 수 있기 때문에 (2) 견본답안: 심한 ADD를 가진 아이들의 경우 더 심한 뇌 구조 변화 혹은 더 낮은 농도의 신경전달물질을 만들 수 있다.

14.3. 견본 답안: ADD를 가진 아이들의 경우 커진 해마는 아마도 ADD와 관련된 증상을 극복하기 위한 뇌의 보완작용일 수 있다.

14.4. 손상된 척수 밑의 척수신경이 관장하는 기관들의 기능은 이상을 보인다. 즉, 척수손상이 척수의 윗부분으로 갈수록 손상 정도도 더 심해진다.

14.5. 대부분의 의사들은 처방된 약물들을 사용하기 전에 식사 혹은 운동을 통한 치료를 권한다. 이는 처방된 약물은 경우에 따라 심각한 부작용을 야기하지만 건강한 음식과 운동은 부작용 없는 긍정적 효과를 기대할 수 있기 때문이다.

기본 학습 문제

1. e **2.** b **3.** d **4.** d **5.** d **6.** d **7.** e **8.** 참 **9. a.** 감각뉴런 **b.** 연합뉴런 **c.** 운동뉴런 **d.** 감각수용기 **e.** 세포체 **f.** 수상돌기 **g.** 축삭 **h.** 시반세포 **i.** 랑비에 결절 **j.** 효과기 **10.** 진 **11.** 위 **12.** d **13.** d **14.** a. 대뇌 b. 소뇌 c. 뇌간 d. 시상하부 e. 시상 **15.** a. **16.** c **17.** a **18.** d **19.** 참 **20.** 참

분석 및 응용 문제

1. 미엘린초는 신경이 손상되는 것을 막고 신경신호가 정해진 축삭을 타고 정확히 전달되도록 돕는다. 미엘린초의 손상은 운동조절 혹은 감각지각 등을 저해할 수 있다. 이러한 손상은 실제 신경 자체를 손상시켜 신경이 더 이상 그 정상적 기능을 수행하지 못하게 할 수 있다. 종국적으로 이러한 미엘린초의 손상은 운동 및 감각의 마비 및 호흡정지를 일으킬 수 있다.

2. 증상을 보이기 시작할 때 이미 높은 농도의 지방산이 아이의 몸속에 축적될 수 있다. 로렌조 오일은 지방산의 합성을 저해하지만 이미 축적된 지방산의 농도를 감소시키지 못한다. 즉, 몸속에 지방산이 높은 농도로 축적되면 이들이 미엘린초를 손상시킬 수 있게 된다.

3. 난독증에 걸린 사람들의 뇌가 정상인의 뇌와는 다르게 운용된다는 증거들이 나오고 있다. 난독증 뇌는 시각 연합부위와 언어부위를 연결하는 부위의 활성이 떨어진다. 이러한 연결부위 활성 저하로 인하여 난독증 환자들이 읽기를 할 때 뇌의 다른 부위들이 더 활발히 일해야만 할 수도 있다.

4. 뇌는 연습을 통해 가소성 또는 뇌의 기능을 변화시킬 수 있는 능력을 가지고 있다. 이러한 변화는 발달과정 시에나 이미 성숙된 뇌에서도 일어날 수 있다.

5. 견본 답안: 해마는 기억을 만드는데 매우 긴요한 역할을 수행하기에 건망증은 초기증상일 수 있다. 편도체는 감정표현에 중추적이기에 감정기복 또한 초기증상일 수 있다.

6. 단순한 기억연합은 해마 없이도 가능하다. 하지만 새로운 기억과 오래된 기억 간의 보다 복잡한 연합은 해마 없이는 불가능하다.

7. 지나친 알코올 섭취는 자율신경계의 신경들을 억제한다. 이런 기전을 통해 호흡과 순환의 변화가 이루어지고 때에 따라 죽음에 이르기도 한다.

8. 견본답안: 대가족에서 주목을 받기 위해 경쟁하거나 부모들이 계속된 싸움은 아이들에게 스트레스로 작용하여 이들로 하여금 산만한 성격의 소유자가 되게 할 수 있다.

15장

쉬어가기

15.1. 캄캄한 동굴에서는 시각을 지원하는 신경조직은 필요 없게 되어 이들에게 에너지를 쏟는 것은 무의미하게 된다. 즉, 불필요한 구조나 조직을 지지하거나 만들기 위해 사용되는 에너지가 다른 감각계를 지원하는 세포의 기능을 향상시키기 위해 사용될 수도 있다. 그리하여 형질변형에 의해 시각을 사용할 수 없는 환우의 경우 소리 혹은 촉각에 더 민감한 능력을 가지는 경우가 있다.

15.2. 공중으로 깡충 뛸 때 매우 짧은 시간 동안 당신의 발을 조정해 넘어지지 않고 착지할 수 있게 한다.

15.3. 동물들에게 무작위로 일어나는 낮은 주기의 진동에 노출시키고 그 반응을 노출되지 않은 동물들과 비교하라.

15.4. 아니다, 매클린톡이 제어하지 못한 다른 요인들이 있다. 예를 들면 주기의 변화를 야기할 수 있는 공유된 시각 단서들 또는 룸메이트 간에 공유된 습관들, 즉 음식이나 술 등 또는 다른 공유된 경험들과 환경 조건들이 있다.

15.5. 그렇다, 소리는 압축된 공기의 파동 형태로 전달된다. 하지만 귀와 뇌의 존재가 없이는 소리는 지각되지 못한다.

15.6. 홍채는 렌즈를 자외선으로부터 보호한다. 자외선 보호작용이 없는 선글라스는 동공이 확장되게 만들어 (즉 홍채는 후퇴) 이런 선글라스를 쓰지 않은 경우보다 더 많은 자외선이 렌즈를 통과하여 수정체에 도달하게 만든다.

기본 학습 문제

1. e **2**. b **3**. e **4**. a **5**. d **6**. c **7**. e **8**. c **9**. a **10**. c **11**. b **12**. d **13**. d **14**. a **15**. c **16**. b, a, c, e, d **17**. c, a, d, b **18**. d, b, e, c, a

분석 및 응용 문제

1. 감각적응, 즉 지속적인 감각자극에 반응하여 수용기 또는 중추신경계에서 처리 기능이 감소하기 때문이다.

2. 자기수용기들은 체조선수들의 몸에 부담을 주는 움직임에 적응할 것 같다. 즉, 이들은 훈련을 통해 반사적 근육이완 없이 약한 근육들에 손상을 입힐 수도 있는 동작들을 완벽히 재현해 낸다.

3. 만약 몸의 바깥쪽 표면의 어느 부분에라도 손상이 간다면 감염이 될 수 있다. 그리하여 외상을 입힐 어떤 행동도 하지 말아야 한다. 고통은 이들 외상을 입힐 수도 있는 행동을 하지 못하게 하는 강한 동기부여를 한다. 내장기관에 급성손상이 일어나는 경우는 거의 없기에 이들 기관에 존재하는 고통수용체들은 생존에 그리 유용하지 못하다.

4. 미맹은 PTC에 반응하는 특정 맛수용체가 없는 경우일 수 있다. 맛을 매우 잘 느끼는 경우는 이들 맛에 대한 수용체가 매우 많은 경우일 수 있다.

5. 나이가 먹어감에 따라 높은 소리를 감지하는 유모세포가 파괴되거나 더 이상 기능을 하지 못하게 될 수 있다.

6. 매우 큰 소리에 노출될 경우 청각에 회복불능의 손상이 일어날 수 있다. 즉, 어린 시절 지속적으로 큰 소음에 노출될 경우 후에 성인이 되었을 때 청각에 문제가 야기될 수 있다.

7. 빛에 대한 민감도가 비타민A 섭취로 향상될 수 있다.

16장

쉬어가기

16.1. 골격근 단백질의 합성을 담당하는 유전자들

16.2. 친화적인 행동이 아이를 키우기 위해 서로 헤어지지 않으려는 부모와 같은 마음을 증가시킬 수 있을 것이다

16.3. 뇌가 렙틴에 정상적으로 반응하지 않는다. 아마도 수용체가 없거나 필요한 기능 이하로 작용할 것이다

16.4. T3의 낮은 농도에 반응하여, 뇌하수체는 T3와 T4 합성을 증가시키기 위해 TSH를 분비하고, TSH는 세포분열을 자극해 갑상샘이 커지도록 한다.

기본 학습 문제

1. b **2**. c **3**. d **4**. d **5**. b **6**. c **7**. c **8**. e **9**. b, e, c, a, d **10**. c, a, d, e, b **11**. e **12**. 참

분석 및 응용 문제

1. 에피네프린과 노르에피네프린은 심박수를 증가시키고 근육으로 가는 혈류량을 늘리는 역할을 한다. 이들 호르몬의 작용으로 신경계의 과잉반응과 놀라는 반응의 증가가 초래될 수 있을 것이다. 이들은 또한 공포반응과 유사한 증상들을 유발시키기 때문에, 이들 호르몬이 심지어 악몽과 회상현상에서 관여될 수도 있다. 이들 호르몬은 불면증에 관여할 수도 있는데, 스트레스 반응 동안 우리 몸은 긴장을 풀고 잠에 들기가 쉽지 않다.

2. 증가된 갑상샘호르몬은 신경계의 과잉반응과 불면증을 증가시킬 수 있다.

3. 장기간의 스트레스는 당질코르티코이드를 방출하게 될 것이고, 따라서 해마가 위축될 수 있으며 나이가 들어갈수록 기억력 감소가 초래될 것이다.

4. 레폭시겐은 우리 몸의 적혈구의 농도를 높이는 호르몬인, 적혈구생성소의 생산을 유도한다. 증가된 적혈구들은 사용 중인 근육에 산소 공급을 증가시키기 때문에 약을 복용한 운동선수가 그렇지 않은 선수에 비해 경쟁적 우위를 가지게 될 것이다.

5. 고도가 높은 곳에서 연습하면 된다. 낮은 산소압은 자연적으로 적혈구생성소 호르몬의 방출을 증가시키게 되며, 이로 인해 운동선수의 몸에 적혈구세포의 농도가 증가될 수 있다.

6. 이 프로스타글란딘은 뇌에 있는 신경세포에서 생성되었을 것이다. 일반적으로 프로스타글란딘은 지엽적인 효과만을 가지게 된다. 따라서 열병을 일으키기 위해서는 수용체를 가지고 있는 뇌세포 주변에 존재하는 신경세포에서 프로스타글란딘이 만들어져야 할 것이다.

7. 손목시계를 도착지에 맞춰라. 도착지점의 시간이 낮인 동안에 전등을 켜거나 햇빛을 쬐도록 노력하라. 이렇게 하면 멜라토닌의 생성이 방해되며 졸음을 쫓게 될 것이다. 도착지가 밤인 시간이 되면, 전등을 꺼라. 이렇게 하면 멜라토닌의 생성이 증가하고 여행자의 신체가 도착지점의 일주기 리듬에 맞춰지는데 도움이 될 것이다.

8. 스트레스 반응을 억제함으로써 아마도 면역기능이 향상될 것이다. 향상된 면역력은 여성이 수술에서 회복되는 기간에 도움이 될 수 있다. 치료를 통해 이 여성은 스트레스에 대처하는 여러 가지 기술들을 습득할 수도 있었을 것이며, 이 기술들은 그녀의 회복을 방해할 수 있는 장기간의 스트레스 반응을 최소화할 수 있게 해줄 것이다.

17장

쉬어가기

17.1. 두개골이 뇌를 둘러싸고 있기 때문에, 종양이 생기면 뇌의 다른 부분에 압력이 가해져 그 부분의 기능이 떨어질 것이다. 외과적으로 정상 뇌 조직, 이를테면 생존에 필요한 숨쉬기 등을 담당하는 조직을 건드리지 않고 뇌종양을 제거하는 것은 매우 어렵거나 불가능하다.

17.2. DNA를 풀고, 상보적인 염기를 첨가하는 것은 DNA가 스스로 복제하는 단순한 방법일 것이다.

17.3. 암세포는 빠르게 분열하고 염색체를 이동시키기 위해 미세소관을 필요로 하기 때문에, 이 치료법에 의해 정상 세포들보다 암세포가 훨씬 더 큰 영향을 받을 것이다.

17.4. 배란은 난소로부터 세포가 방출되는 것이다. 세포의 방출은 난소 조직에 손상을 준다. 손상된 세포를 대체하는 새롭고 건강

한 세포를 제공하기 위해 체세포분열이 일어난다. 세포분열의 증가는 돌연변이를 발생시킬 수 있고, 따라서 암이 생길 가능성이 높아지게 된다.

17.5. 암에 걸린 사람들은 서로 다른 돌연변이를 가지고 있다. 특정한 유형의 돌연변이에 영향을 주는 치료법은 그 돌연변이를 가진 사람에게만 도움이 된다.

17.6. (1) 생식세포를 형성하기 위해 감수분열 중인 난소 세포에서 세포주기 조절 유전자에 돌연변이가 생겼을 때에만 가능하다. (2) 50% (3) 아니다, 암에 걸리기 위해서는 많은 돌연변이가 일어나야 하기 때문이다.

기본 학습 문제

1. d **2.** d **3.** c **4.** a **5.** a **6.** c **7.** d **8.** b **9.** b **10.** b **11.** d **12.** a **13.** e **14.** a **15.** b **16.** d **17.** a **18.** b **19.** a와 b는 2배체이고, c와 d는 반수체이다. **20.** 거짓

분석 및 응용 문제

1. 돌연변이는 자손에게 전해진다. 가족력이 있다면, 식단과 생활방식을 더 중요하게 고려해야 한다.

2. 견본 답안: 암세포는 다른 세포보다 더 빠르게 분열하기 때문에 세포분열의 어떤 부분이라도 중단시키면 된다. 혈관이 종양에 접근하지 못하도록 하는 것. 전이과정에 요구되는 세포의 이탈을 억제하는 것 등.

3. 아니다. 피부세포에 생긴 돌연변이는 생식세포를 만들기 위해 감수분열을 하는 정소에 까지 영향을 미치지 않는다.

4. 세포는 아마도 죽을 것이다. 만약 세포가 악성이 아니라면, 세포주기 조절기작은 비정상적인 유전자 발현을 감지할 것이고, 세포분열을 중단하라는 신호를 보낼 것이다.

5. 만약 유방암 환자가 전에 단핵증에 감염된 적이 있던지, 또는 이 바이러스에 노출된 적이 있었다면, 의사는 더 자주 전이가 일어났는지를 살펴볼 것이다. 만약 유방암 가족력이 있는 환자가 엡스타인-바 바이러스에 노출된 적이 있었다면, 의사는 더 자주 암이 발생했는지를 검사할 것이다.

6. 과학자들은 백신을 개발해서 이 바이러스에 감염된 사람의 수를 줄일 것이다. 그들은 또한 암세포 전이를 억제하는 세포질 단백질과 이 바이러스와의 상호작용을 막는 방법을 개발할 것이다.

7. 유방암과 경구 피임약 사용과의 관계는 별 의미가 없다. 경구 피임약 사용과 자궁경부암 사이에는 양성의 상관관계가 있고, 경구 피임약 사용 기간이 길수록 위험이 증가하는 것처럼 보인다. 자궁암 또는 난소암과 경구 피임약과는 음의 상관관계가 있어서, 경구 피임약은 이러한 암의 발생을 억제하는 어떤 기작을 제공하는 것 같다.

8. 견본 답안: 몇몇 유전자는 화학요법에 대해 종양이 저항성을 갖도록 하는 어떤 물질을 생산하거나 경로를 활성화시킬 수 있다. 만약 종양이 저항성을 갖고 있다면, 화학요법은 암을 제거하지 못한 채 환자를 약화시킬 수 있다. 이로 인해 환자의 생존율이 감소할 수 있다.

9. 당신의 나이와 성별에 따라 다양한 답이 가능하다.

10. 아바스틴은 종양 주위 혈관의 형성이나 성장을 억제할 수 있지만, 종양을 둘러싸고 영양을 공급하는 혈관계를 완전히 파괴할 수는 없다. 종양의 암세포를 제거하기 위해서는 다른 화학요법이 여전히 필요하다.

18장

쉬어가기

18.1. 효과적인 정자를 생산하는데 복부는 너무 뜨겁다.

18.2. 여러분을 생산하였던 알은 엄마가 할머니의 자궁에 있을 때 엄마의 난소에서 발생을 시작하였다.

18.3. 견본 답안: 여성이 함께 이사 오기 전과 이사온 후에 주기를 체크하고 시간이 흐르면서 주기가 점점 가까워지는지 알아본다.

18.4. 이러한 긍정적인 느낌은 성 활동이 즐겁고 사람들이 섹스를 하고 싶다는 것을 강화시켜 주어 수정 가능성 및 종의 증식을 증가시켜준다.

18.5. 응급피임법을 반대하는 사람들은 보통 수정란은 살 권리가 있다고 믿는 사람들이다. 응급피임법은 수정란이 자궁에 착상하지 못하도록 한다.

기본 학습 문제

1. c **2.** a **3.** c **4.** c **5.** d **6.** **a.** 정관 **b.** 요도 **c.** 귀두 **d.** 세정관 **e.** 정소 **f.** 요도구선 **g.** 전립선, **h.** 정낭 **7.** a **8.** b **9.** c **10.** **a.** 난소 **b.** 수란관 **c.** 자궁내벽 **d.** 요도 **e.** 음핵 **f.** 소음순 **g.** 대음순 **h.** 음부 **i.** 요도 입구 **j.** 질 입구 **k.** 질 **l.** 자궁경부 **11.** d **12.** a **13.** c, e, d, a, b, j, I, f, h, g **14.** d, c, a, g, b, I, f, e, h **15.** b **16.** b **17.** c, b, a, e, d **18.** e **19.** 거짓 **20.** 거짓

분석 및 응용 문제

1. 남자는 안정기(plateau)에는 정자를 포함하는 정낭액을 분비하고, 오르가즘 때는 사정이 일어나기 때문에 여성을 임신시킬 수 있다.

2. 미소프로스톨은 자궁수축, 배아 및 자궁내벽의 배출을 유도하는 호르몬이다.

3. 가임 인식

4. 수백만의 정자를 다루는 것과 하나의 알을 다루는 것을 생각하는 것이 더 쉬울 것이다. 여성은 임신을 하는 사람이기 때문에 피임을 하는데 더 관심을 갖게 된다. 공통의 책임을 갖고 피임을 하는 것이 원하지 않는 임신을 막고 또한 성병을 막을 수도 있다.

5. BPA는 에스트로겐과 유사한 역할을 하는 것으로 보인다.

6. 전자레인지에 유리나 세라믹 용기를 이용할 수 있으며, 탄산음료와 통조림을 먹는 줄이며, 특히 산성 음식을 먹지 말고 세라믹 혹은 유리 용기를 이용한다.

7. Bisphenol-A는 체중 1 kg당 20 μg의 낮은 농도에서도 매일 정자 생산을 감소시킨다. 이러한 양은 EPA가 제시하는 양보다도 낮으며 인간에게 해롭지 않다.

19장

쉬어가기

19.1. DNA의 단백질 비암호화 부위에서의 돌연변이 효과는 비암호화 부위의 기능에 따라 분명하게 달라진다. 만약 "쓸모없는(junk)" 부위에 일어난다면, 돌연변이는 아무런 효과가 없다; 프로모터 부위라면, 유전자의 전사가 증가되든지 또는 제거되는 효과가 나타날 것이다; 그리고 구조적 부위에 일어난다면, 염색체 구조 및 이와 관련된 많은 유전자에서 파괴적인 효과가 나타날 것이다.

19.2. 두 쌍의 염색체라면 4종류의 생식세포가 가능하다(즉, *AB*, *Ab*, *aB*, *ab*) 세 쌍이라면 8종류의 생식세포가 가능하다(*ABC*, *ABc*, *AbC*, *Abc*, *aBC*, *aBc*, *abC*, *abc*). 염색체가 하나씩 추가될 때마다, 생식세포의 종류는 두 배씩 증가한다(생식세포의 수는 2^n과 동일하다, n = 염색체 쌍의 수).

19.3. 세 가지의 표현형이 나올 것이다. 대립유전자에 결함이 없는 사람은 정상이고, 결함 있는 대립유전자가 1개라면 약한 표현형이, 2개라면 더 심한 표현형이 나타날 것이다.

19.4. 사람이라면 불가능하지만 동물을 이용한 경우는 각 개체의 생식을 조절할 수 있다(일부 개체의 생식은 장려하는 반면에 다른 개체의 생식은 억제할 수 있고, 짝을 선택할 수 있다). 사람에게 있어 관심 있는 많은 형질들은 다른 동물들에게선 나타나지 않는다. 예를 들어 언어의 사용 능력, 유연한 학습 기술 등의 특정 형질들은 동물을 이용해서 연구할 수 없다.

기본 학습 문제

1. b **2.** a **3.** b **4.** d **5.** a **6.** c **7.** 유전자형은 모두 *Tt*이고, 키가 크다. **8.** 자손의 25%는 유전자형이 *TT*이고, 50%는 *Tt*이기 때문에 75%의 자손은 키가 크다. 나머지 25%의 유전자형은 *tt*이고, 키가 작다. **9.** *Aa* **10.** 50% **11.** 50% **12.** a. 노란색 b. *YY* × *yy* **13.** *Yy* × *yy* **14.** a. 50% b. 50% c. 0.5 × 0.5 = 0.25 또는 25% d. 그렇다 **15.** a. 우성 b. 대립유전자를 가진 모든 사람에게서 발병하는 것은 아니다. **16.** e **17.** d

분석 및 응용 문제

1. *bb gg*

2. A: 50% *B g*, 50% *b g*

B: 50% *b G*, 50% *b g*

3. 아니다. 예를 들어 만약 몸무게가 극히 유전적이라고 하면, 아이의 몸무게는 부모의 몸무게로부터 예측할 수 있다. 그러나 아이의 세대에서 음식물 공급이 훨씬 좋아진다면, 그들의 평균 몸무게는 부모보다 더 무거울 것이다.

4. 의사소통이나 사교성과 같은 특성은 유전적일뿐만 아니라 사회적(즉 환경을 통해)으로도 전달된다. 따라서 부모와 자녀 사이, 혹은 이러한 형질을 가진 쌍둥이 사이의 높은 상관은 아마 부분적으로는 환경적 유사성 때문일지도 모른다. 만약 환경이 어떤 역할을 하고, 병에 걸린 사람이 환경을 공유한다면, 유전력 추정치는 너무 높을 것이다.

5. 여러 유전자가 관여하는 장애는 다루기가 더 어렵다. 왜냐하면 각각의 유전자는 상대적으로 작은 효과만을 나타내는데, 장애를 일으키는 것은 이런 효과들이 조합되어 나타나기 때문이다.

6. 아니다. 특정 개인들 간의 차이를 설명하기 위해 유전력을 이용할 수 없다—이 소년들은 1란성 쌍둥이일 수 있고, 단지 어린 시절 서로 다른 환경에 노출되었을 수도 있다.

7. 환경적 풍부함의 총체적 효과는 병의 진행을 지연시키고, 전반적으로 지적 기능을 향상 시킨 것이다. 이런 효과는 아마도 훨씬 다양한 활동에 의해 촉발된 뇌의 신경 세포와 문제 해결 능력 간의 연결이 증가되었기 때문일 것이다.

8. 여기에 나타난 유전적 형질들은 지능의 감소 또는 점차적인 쇠퇴와 분명하게 연결되어 있지만, 지능은 환경적 풍부함에 의해 향상될 수도 있다. 명백하게 유전자는 이러한 극단적인 경우에라도 바뀔 수 없는 운명이 아니다.

20장

쉬어가기

20.1. O형 남자는 아버지가 될 수 없다. B형 남자가 아버지일 것이다.

20.2. 1:1:1:1

20.3. 아들은 100%, 딸은 0%

20.4. 사촌은 같은 조부모를 가진다. 만약 두 분 중 한 분이 드문 열성 대립인자를 가진 분이라면 각 사촌에게 이 대립인자가 전달되었을 수도 있다. 대립인자를 지닌 사촌 사이에 혼인을 하면 그 자손의 1/4은 열성 인자로 유전되는 유전질환에 걸릴 것이다.

20.5. 서로 다른 검사실에서 DNA를 분석하게 한다.

기본 학습 문제

1. e **2.** e **3.** c **4.** d **5.** c **6.** b **7.** a **8.** d **9.** c **10.** e **11.** e **12.** b **13.** e **14.** e **15.** e **16.** b **17.** 참 **18.** 거짓 **19.** 거짓 **20.** 참

분석 및 응용 문제

1. 5.4×10^{-11} 다른(혹은 5,400억분의 1—6개의 빈도를 모두 곱한 것)

2. 전 세계의 인구가 60억 뿐이라 두 사람이 동일한 DNA 지문을 갖는 것은 사실상 불가능하다.

3. Y 염색체의 DNA는 재조합을 하지 않는다. 따라서 아버지에서 아들로 아들에서 손자로 그리고 그 이상으로 내려가도 DNA의 특정 지문은 유지된다. 이것이 Y 염색체가 세대를 거쳐 부계 쪽을 찾아가는 유용한 도구가 되게 하는 이유이다.

4. 살아 있는 남자 후손 에스톤 헤밍스에 이르기까지 아들이 지속적으로 이어져 왔을 것이다. 그렇지 않으면 제퍼슨의 Y 염색체가 유실되었을 것이다.

5. 모든 살아있는 후손을 말샤에 이르기까지 조사를 해도 제퍼슨의 Y 염색체를 가진 사람이 없었다. 후손 중에는 토마스 제퍼슨의 상염색체에서 유래된 대립인자들을 가졌을 수도 있지만 그러나 이것들은 다른 가족들의 대립인자들과 섞였을 것이다. 따라서

직속 후손의 상염색체의 DNA와 먼 일가의 후손의 Y 염색체에서 추출한 DNA 사이의 공통점을 확정하기란 더 복잡할 것이다.

6. 다형질발현은 유전자 하나의 돌연변이가 표현형에 다양한 영향을 줄 때 일어난다. BFLS 증후군의 경우 *PHF6* 유전자의 돌연변이가 지적 장애, 큰 귀, 짧은 발가락, 거친 얼굴, 작은 생식기, 비만과 유방 확대와 같은 다양한 표현형의 원인이다.

7. 가계도로 이 질환이 X 연관 증후군임을 보여야 한다. 최초의 돌연변이가 여성에게 일어났을 것이다. 돌연변이가 일어난 유전자를 그녀의 아들과 딸에게 전해준다. 딸들은 보인자가 되어 또 다시 그들의 딸에게 돌연변이 유전자를 전해준다. 3대에 이른 여성 보인자는 증후군을 그녀의 아들에게 전해주었을 것이다.

21장

쉬어가기

21.1 발생에 손상을 주지 않고 선배아로부터 하나의 세포를 제거하는 것은 1란성 쌍생아와 같은 것인데 그 이유는 선배아가 둘로 쪼개지더라도 두 반쪽은 완전한 사람으로 발생을 하기 때문이다. 이것은 선배아의 세포들이 접합자와 유사하며 전능성 혹은 개체형성능이 있다는 것을 보여준다.

21.2 월경주기, 즉 월경을 했던 마지막 시간을 알고 있는 대부분의 여성에게는 LMP로부터 임신 기간을 계산하는 것이 가장 쉽다. 임신 후의 경과 기간은 접합자가 만들어진 순간부터 발생 과정을 알려주는 가장 직접적인 길이다. 임신 후의 경과 기간은 확인할 수 있다는 것은 엄마에게서 일어나는 변화에 대한 정보를 제공해 준다.

21.3 *SRY* 유전자가 Y 염색체에 없다면 아기는 염색체상으로 볼 때 남자이지만 다른 모든 면에서는 여성이다. X 염색체가 *SRY*를 갖는다면 반대 상황, 즉 염색체상으로는 여성이지만 그 외는 남자의 특징을 나타낼 것이다.

21.4 이러한 경우에, 심장은 최대한의 산소가 있는 혈액과 없는 혈액을 일반 순환 과정으로 펌프질할 것이다. 이것은 신체의 조직과 기관에 부적절한 산소 공급을 초래한다.

21.5 발생에 대한 이해는 불완전하여 과학자들은 아직도 전분화능 세포(pluripotent cell)로부터 많은 다른 세포로 분화를 하는데 요구되는 요인들을 모두 알지 못한다. 탯줄 혈액세포는 다분화능(multipotent), 즉 단지 혈액 및 골수 세포로 발달할 수 있기 때문에 세포 발생에서 주요 단계는 이미 일어났다.

21.6 어린이와 십대는 새운 기술을 배울 커다란 능력을 가지고 있지만 성인이 가지고 있는 모든 뇌구조를 가지고 있지 않으며, 다른 견해와 장기 계획을 이해하는데 요구되는 결정을 하기가 어렵다. 갓 어른이 된 사람들은 이러한 구조를 가지고 있으며 좀 더 능력이 있지만 살아가면서 경험이 계속해서 뇌에 변화를 준다.

21.7 노인학자들의 조언은 노화는 세포에 축적된 손상, 즉 운동 부족, 빈약한 음식과 위험한 행동에 의해서 초래되는 손상에 의해서 일어난다는 제2 가설을 지지하는 것으로 보인다.

기본 학습 문제

1. d **2.** c **3.** a, c, b **4.** b **5.** e **6.** d **7.** b, c, a **8.** c **9.** a **10.** e **11.** a **12.** c **13.** d **14.** c **15.** c **16.** b **17.** d **18.** a **19.** e **20.** e

분석 및 응용 문제

1. 이러한 연구는 배아줄기세포가 현재는 치료가 불가능한 마비를 초래하는 척추 손상을 치료할 능력을 가지고 있다는 가설에 대한 지지를 해준다.

2. 탯줄혈액줄기세포는 다분화능(multipotent)이지만 단지 혈액 혹은 골수세포로 전환할 능력만 갖는다. 골수이식은 이미 탯줄혈액세포에 의해서 치료되는 질환을 치료할 수 있으므로 비록 탯줄혈액이 나은 것이기는 하지만 이런 상황으로부터 고통을 받고 있는 사람은 덜 절박하다.

3. 신경계는 발생 초기에 완성되는 심장과는 달리 전 임신 기간 동안 발생을 하기 때문에 신경계를 파괴하는 물질에 대하여 노출되면 임신 내내 영향을 받는다.

4. 심장질환연구를 위하여 영양실조뿐만 아니라 낮은 몸무게로 태어나는, 예를 들면 태아 건강과 관련이 없는 조산아를 초래하는 다른 요인들을 조절하는 것이 중요하다. 제2형 당뇨병 연구를 위하여 쥐에서 나타나는 같은 증상이 사람에게서도 나타나야 할 것이다. 뿐만 아니라 발생 동안 쥐에서 보여준 단백질이 없는 사전 조건은 실제로 이러한 동물에서 좀 더 높은 속도의 당뇨병을 초래한다.

5. 엄마가 감기와 싸울 때 엄마는 감염된 바이러스에 대한 항체를 만들고 있다. 아기는 엄마와 밀접하게 붙어 있기 때문에 아기도 바이러스에 감염될 가능성이 높다. 따라서 엄마의 항체는 이러한 바이러스에 의한 심각한 감염으로부터 아기를 보호할 수 있게 도와줄 것이다.

6. 장점은 장내 세균이 우리 자신의 소화 과정으로부터 얻지 못하는 영양분을 얻을 수 있도록 해준다. 이것은 차례로 발생하는 개체에 좀 더 많은 에너지와 성장에 필요로 하는 소재들을 제공해 준다. 그러나 많은 종류의 장내 세균 중에는 지방 축적을 최대로 하는 것도 있어 오늘날과 같은 환경에서는 부정적인 결과를 가지고 있다.

7. 향상된 영양: 오늘날 우리는 과거보다는 좀 더 일정한 음식과 질이 더 높은 음식을 먹을 수 있다.향상된 건강관리: 의료 혜택을 좀 더 잘 받을 수 있고, 특히 항생제와 예방접종을 통해 기관에 손상을 줄 수 있는 심각한 질병을 억제하게 되었다. 수월한 직장 생활: 휠씬 적은 사람들이 미래의 건강을 손상시킬 수 있는 노동을 요구하는 직종에서 일을 하고 있다. 좀 더 나은 재정적인 보장: 건강을 손상시킬 수 있는 스트레스를 감소시킨다. 좀 더 건강한 환경: 좀 더 깨끗한 공기와 물 그리고 감소한 흡연율이 신체에 대한 손상을 줄여준다.

22장

쉬어가기

22.1. 가장 중요한 차이는 신앙의 근간은

직접적인 관찰이나 경험에 의해 지지되지 않는다는 것이다. 신앙적인 진술은 이 진술을 확실하게 부인할 수 있는 관찰이 없기 때문에 과학적으로 검증될 수 없다.

22.2. 여러 가지 대답이 가능: 고래와 돌고래의 조상에 대한 명백한 증거로서 육지에 사는 동물의 화석. 육지에 사는 조상에게 유용한 것으로서만 설명될 수 있는 이 동물의 흔적기관의 존재. 현대 육상 동물과 이 동물을 연결해 주는 DNA 서열 상의 상동성.

22.3. 자연선택은 회색곰의 먹이를 찾아서 생존할 수 있는 북극곰과 같은 새로운 변이를 출현시킬 수 없다. 자연선택은 개체의 특성에 작용하지 않는다. 예를 들면, 곰 개체는 새로운 환경 조건에 적응하기 위하여 그들의 유전자를 변형시킬 수 없다.

22.4. 창시자 효과가 차이를 설명할지도 모른다. 즉, 아일랜드 집단은 PKU 대립인자가 더 일반적인 작은 창시자 집단의 후손일 수 있다. PKU를 일으키는 대립인자는 영국 또는 유럽이 아닌 아일랜드의 환경에서 한 적응 현상일 수 있으며, 아마도 특정 병원균에 대한 노출 또는 특별한 음식과 관계가 있을 것이다.

기본 학습 문제

1. b **2.** d **3.** b **4.** d **5.** c **6.** e **7.** c, b, a **8.** d **9.** c **10.** d **11.** b **12.** a **13.** d **14.** e **15.** e **16.** e **17.** a **18.** e **19.** c **20.** 거짓

분석 및 응용 문제

1. 여기에서 괄호로 묶인 것은 한 공통조상의 모든 자손을 나타낸다. 즉, 가지 점 위의 모든 종. ((((초원장미, 찔레) 뱀무) 펑의비름) 살갈퀴)

2. 화석은 명확하게 인간 같은(두발로 걷는) 특성과 유인원 같은(작은 뇌, 굽은 손가락, 유인원의 후두) 특징을 가진다.

3. 전체적인 뇌의 크기, 이빨의 크기와 구성, 그리 턱과 볼의 모양

4. 특징은 두발로 서서 걷는 것과 연관된다.

5. 확장 돌연변이를 가진 개체들이 정상 개체들보다 적응도가 더 좋다면 이 돌연변이를 가지는 "확장" 개체들에 의해 만들어진 종자 수가 다음 세대에 더 많은 비율을 차지하게 됨에 따라 시간이 지나면서 더 흔하게 될 것이다.

6. 만기 돌연변이는 꽃이 필 때 화분매개자가 없기 때문에 선택되지 않을 것 같다. 이 꽃들은 많은 자손을 만들 것 같지 않다.

7. 조기 돌연변이일 것이다. 이는 이 식물의 꽃 피는 시기가 정상 개체군의 꽃 피는 시기와 겹치지 않기 때문이다. 두 집단 사이에 유전자 흐름이 거의 없을 것이다.

8. 그들은 염색체에 있지 않기 때문에 mtDNA상의 유전자는 생식기 동안 교차에 의해 뒤죽박죽되지 않는다. 그래서 mtDNA에 존재하는 유전자는 모든 자손에게 100% 전달된다. 그들의 mtDNA 서열에 있어서 사람들 사이에 존재하는 차이는 그들 자신의 계통에서 나타나는 돌연변이이다.

9. Y 염색체는 단지 한 부모로부터만 물려받아 X 염색체와 유전물질을 교환하지 않는다. 그러므로 수컷의 계통을 통해 진화의 역사를 추적하는 비슷한 방법에서 사용될 수 있다.

23장

쉬어가기

23.1. 수용 능력은 약 100마리의 초파리이다. 수용 능력은 먹이를 더 주는 것에 반응하여 증가할 것 같다. 그러나 초파리를 위한 시험관의 공간과 그들이 견딜 수 있는 노폐물의 양 또한 수용 능력에 영향을 줄 것이다.

23.2. 약 75종. 약 25~30%의 종이 서식지 변형으로 인해 사라질 것이다.

23.3. 방울뱀과 오소리, 흰발생쥐와 땅다람쥐가 경쟁자일 것 같다. 이 가설은 장기간 이 동물들의 먹이를 조사하여 먹이가 중첩되는지를 확인하거나, 한 종을 제거한 후 경쟁자의 수가 증가하는지를 확인하면 증명할 수 있을 것이다.

기본 학습 문제

1. c **2.** b **3.** a **4.** d **5.** d **6.** d **7.** e **8.** c **9.** a **10.** a **11.** d **12.** b **13.** a **14.** b **15.** c **16.** a **17.** a **18.** d **19.** e

분석 및 응용 문제

1. 2,500

2. 가임기 또는 더 어린 나이에 더 많은 비율로 존재하는 첫 번째 집단이 결국에는 더 클 것이다.

3. 현재 개체군 크기, 분포(여러 개체군인가? 아니면 단 하나의 개체군인가?), 이동 패턴과 겨울을 나는 장소, 서식지와 그 서식지가 새들에게 다소 호의적으로 얼마나 변하는가? 새들이 어떻게 번식하는가(암수 한 쌍을 이루는가? 아니면 하나의 수컷이 대부분의 암컷과 교배하는가? 수컷 한 마리가 많은 수의 암컷을 거느리는 경우 유전적 다양성이 줄어들 수 있다).

4. 기후변화가 식물의 생장을 방해하면(예를 들어, 어떤 식물이 다른 식물에 우위를 점하면) 먹이 공급이 감소한다. 그리고 만약 추운 기후가 동물의 체온 유지를 위해 더 많은 칼로리가 필요함을 의미한다면 먹이는 더욱 제한되게 된다. 기후가 온난해질 때라도 가뭄이 식물 생장을 제한한다면 먹이공급은 또한 제한될 수 있을 것이다.

5. 새들은 날 수 없고 그들의 둥지는 바닥에 있다. 이에 더하여 포식자로부터 둥지를 보호하고자 하는 암컷을 도울 수컷이 없다.

6. 이 새는 야생에서 번성할 것 같지 않다. 인간은 현재 그들이 있는 섬으로 포식자가 들어오는 것을 막을 필요가 있을 것이다. 그리고 그들을 부양할 수 있는 제한된 수의 섬을 가지고 그 개체군이 추가적인 먹이 없이 유전적 부동을 막기에 개체 수가 너무 적다.

7. 만일 대나무가 사라진다면 인간은 대나무가 제공하던 자원을 위해 다른 식물을 사용할 것이다. 이런 경우 다른 식물에 의존하던 종은 위협을 받을 것이다.

24장

쉬어가기

1. 이 질문에 대한 답은 지방의 조건에 따라 다르다. 이 문제에 대한 답을 많이 얻기 위해 지방의 자연 센터에서 시작할 수 있다.

기본 학습 문제

1. e **2**. e **3**. d, a, c, e, b **4**. e **5**. a **6**. c **7**. d **8**. d **9**. b **10**. c **11**. a

분석 및 응용 문제

1. 이곳의 생물군계는 열대우림일 것 같다. 적도에 가깝고 산맥으로 바람이 불어오는 지역에 위치하여 꽤 많은 비가 내릴 것 같다. 고도가 높지 않기 때문에 온도는 적도와 근접하여 높을 것임에 틀림없다.

2. 멕시코 만류가 멈춘다면 열대의 따뜻한 물이 유럽의 북쪽까지 이동을 하지 않게 될 것이다. 이러한 이동은 대륙을 덥고 있는 기단에 온기를 전해준다. 그러므로 이런 일이 일어나면 유럽을 훨씬 더 추워질 것이다.

3. 벤드(Bend)와 야키마(Yakima)는 카스카데스 산맥의 비그늘인 바람이 불어나가는 쪽에 있을 것이며, 유진(Eugene), 타코마(Tacoma), 포틀랜드(Portland)는 바람이 불어오는 쪽에 있을 것이다.

4. XIX종이 가장 널리 분포한다. 이들은 2011년 다시 땅 위로 올라올 것이다.

5. X은 가장 인구밀도가 높은 곳에 서식한다. 이 지역의 일부 도시 지역은 1970년 이래로 상당히 확장되었다. 그러나 동시에 이 지역의 숲 또한 묵밭의 증가로 인해 증가하였다. 1970년과 2004년 사이에 매미의 서식지를 얻기보다는 더 많이 잃었을 것 같다. 그래서 2004년에 더 낮았을 것 같다.

6. 강은 철도와 고속도로가 건설되기 전에는 상품을 이동시키는 편리한 수단을 제공하였다. 더하여 강은 식수와 인근 농지에 공급할 담수를 제공한다. 그리고 수력 발전을 할 수 있도록 해준다.

7. 사람당 9.7 헥타르 /지구 5.4개 = 사람당 1.8 헥타르/지구 한개

8. 여러 가지가 가능하다. 걷거나 버스를 더 많이 이용하기, 먹이사슬에서 낮은 단계에 있는 음식 먹기, 재사용 또는 재활용, 1회용품 덜 사용하기, 겨울에 난방온도 낮추기, 여름에 실내온도 올리기, 비행기를 이용한 여행 줄이기 등

용어해설

1란성 쌍생아 monozygotic twins 하나의 수정란으로부터 발생한 쌍생아. (21장)

1부1처의 monogamous 단일 성 파트너를 가지는 의식. (13장)

1차 구조 primary struczture 단백질의 선상 아미노산의 서열. (2장)

1형 인슐린 의존성 당뇨병 type 1 insulin-dependent diabetes mellitus (IDDM) 질환 처치로 인슐린 주사를 요구하는 조기발병 당뇨병. (7장)

1회 호흡량 tidal volume 각 숨쉬기 동안 환경과 교환된 공기의 량. (10장)

2란성 쌍생아 dizygotic twins 서로 다른 수정란으로부터 생겨난 2란성(1란성 아닌) 쌍생아. (21장)

2배체 diploid 상동염색체 쌍을 가지고 있는 세포($2n$). (17장)

2분법 binary fission 세균의 무성생식 방법. (12장)

2차 구조 secondary structure 수소결합에 의해서 유지되는 알파 나선과 베타 병풍으로 구성된 단백질 구조의 단계. (2장)

2차 성징 secondary sex characteristics 흔히 한 성에 특이하며 사춘기에 발달하는 외부의 신체적 형질; 예로, 여성에서 유방 생장과 남성에서 수염의 생장. (21장)

2차 전령계 secondary messenger system 신호분자가 세포 내부로 들어가지 않는 세포 신호의 형태. 그 대신에 사건의 증폭을 신호하여서 세포 내 변화를 만들어낸다. (16장)

2형 인슐린 비의존성 당뇨병 type 2 non-insulin-dependent diabetes mellitus (NIDDM) 성인 발병 당뇨병. (7장)

3차 구조 tertiary structure 아미노산 측쇄군들 사이의 많은 다른 화학적 상호작용에 의해서 안정화된 단백질 구조의 단계. (2장)

4차 구조 quaternary structure 기능적 단백질을 형성하기 위해서 2 또는 그 이상의 별개의 폴리펩티드들 결합에 의하여 특성화된 단백질 구조의 단계. (2장)

ABO 혈액형 ABO blood system 적혈구 세포의 표면에 탄수화물의 존재 유무에 기초한 사람 혈액을 나누는 시스템. (8장)

AIDS 후천성면역결핍증 참조. (13장)

ATP 합성효소 ATP synthase 미토콘드리아의 막에서 발견되는 효소이며, ATP 합성을 돕는다. (3장)

B 림프구 B lymphocyte, B cell 항체 매개면역을 담당하는 백혈구의 일종. (8, 12장)

B형 간염 바이러스 hepatitis B virus (HBV) 간염을 야기하는 성전염 바이러스로 예방접종으로 예방할 수 있다. (13장)

CNS 중추신경계 참조. (14장)

DNA 디옥시리보핵산 참조. (2, 17장)

DNA 복제 DNA replication 하나의 원래 DNA로부터 2개의 딸 DNA 분자를 합성하는 것. 간기의 S기에서 일어난다. (17장)

DNA 중합효소 DNA polymerase DNA 합성 과정에서 인산디에스테르 결합을 촉매하는 효소. (17장)

DNA 지문감식 DNA fingerprinting 1란성 쌍생아를 제외한 모든 사람들 사이에서 DNA 서열의 차이를 이용하는 강력한 유전적 식별 기술. (20장)

HAART 고도로 활성인 항리트로바이러스 처방으로 체내에서 HIV의 증식을 억제하며 HIV 감염의 자각 증상이 없는 기간을 크게 확장시켜주는 다약제 칵테일. (13장)

HIV 양성 HIV positive 혈액에 HIV-항체의 출현이 특징이다. (13장)

HIV 인간 면역결핍 바이러스 참조. (13장)

mRNA 전령 RNA 참조. (4장)

pH 눈금 pH scale 0에서 14에 이르는 수소 이온 농도의 눈금. 더 낮은 수는 더 높은 수소 이온 농도와 같다. (2장)

Rh 인자 Rh factor 일부 적혈구에서 발견되는 표면 분자. (8장)

RNA 리보핵산 참조. (2장)

RNA 중합효소 RNA polymerase 전사 동안 DNA 주형으로부터 mRNA를 합성하게 하는 효소. (4장)

***SRY* 유전자 *SRY* gene** Y 염색체의 성 결정 영역. 정소의 발달을 촉진하는 단백질을 암호한다. (21장)

T 림프구(T 세포) T lymphocyte (T cell) 가슴샘에서 발달하는 면역계의 세포로 암세포로 변하거나 바이러스에 감염되어 잘못된 체세포, 이식된 조직, 곰팡이나 기생충 같은 감염생물들을 인지하여 반응한다. T 세포는 세포성 면역이라는 면역 반응을 제공한다. (8, 12장)

T 소관 T tubule 횡문 근육에서 근세포막에서부터 근원섬유를 가

로질러 통하는 소관. (6장)

T_3 (3요오드티로닌) T_3 (triiodothyronine) 대사과정의 속도를 조절하는 데 관여하는 갑상샘 호르몬의 한 형태. (16장)

T_4 (티록신) T_4 (thyroxine) 체온, 생장, 대사 속도 및 심장 박동률에 영향을 미치는 갑상샘 호르몬의 한 형태. (16장)

T4 세포 T4 cell 보조 T 세포 참조. (8, 12장)

***Taq* 중합효소 *Taq* polymerase** 고온에 견딜 수 있으며 중합효소 연쇄 반응에 사용되는 촉매 효소. (20장)

tRNA 운반 RNA 참조. (4장)

X-연관 유전자 X-linked gene X 염색체에 존재하는 유전자. (20장)

***x*축 *x*-axis** 도표의 수평축. 일반적으로 독립변수를 기술한다. (1장)

Y-연관 유전자 Y-linked gene Y 염색체에 존재하는 유전자. (20장)

***y*축 *y*-axis** 도표의 수직축. 일반적으로 종속변수를 기술한다. (1장)

Z반 Z discs 근육에서 근절의 경계. (6장)

가계도 pedigree 여러 세대 동안의 유전형질의 유전을 추적한 가족의 관계도. (20장)

가설 hypothesis 관찰에 대한 잠정적 설명으로 입증을 위한 검증이 요구된다. (1장)

가스트린 gastrin 위에서 분비되는 호르몬으로 위액의 분비를 증가시킨다. (16장)

가슴샘 thymus 목부분에 있는 내분비샘으로 면역계의 확립을 돕는다. (16장)

가시광선 visible light 사람이 감지할 수 있는 파장의 빛. (15장)

가임 인지 fertility awareness 경부 점액의 변화와 같은 몸의 변화를 사용하여 여성의 월경주기에서 가임 시기를 예측하는 것. (18장)

각두 cupula 머리의 위치와 운동을 감지하는 전정계에서 세반고리관의 바닥에 있는 구조. (15장)

각막 cornea 수정체의 앞에 있는 눈의 바깥 표면. (15장)

간 liver 지방의 흡수를 돕기 위해 담즙을 생산하는 것을 비롯한 많은 기능을 가진 기관. (7장)

간극연접 gap junction 세포로부터 세포로 물질의 통과를 허용하는 연결을 갖고 있는 인접한 세포막들 사이의 간극. (5장)

간기 interphase 세포주기의 한 단계로서 세포가 분열에 필요한 준비를 하며 DNA가 복제된다. G_1, S, G_2기로 이루어져 있다. (17장)

간문맥계 hepatic portal system 소화기관을 둘러싸고 있는 모세혈관으로부터 정맥을 통하여 간에 있는 모세혈관망으로 혈액을 운반하는 혈관. (9장)

간상세포 rod 다양한 파장의 낮은 광선 수준에 반응하는 눈의 광수용 세포. 약한 빛과 주변에서 움직임을 감지하는 역할을 한다. (15장)

간염 hepatitis 간의 염증으로 흔히 바이러스 감염에 의해서 생긴다. (13장)

감각 sensation 감각 자극의 의식. (15장)

감각 senses 환경의 자극을 받아들이는 것에 의한 보기, 듣기, 촉각과 같은 능력. (15장)

감각기관 sense organ 감각 수용기를 갖고 있는 특화된 신체의 구조. (15장)

감각뉴런 sensory neuron 감각기관으로부터 충격을 중추신경계로 전달하는 뉴런. (14장)

감각 수용기 sensory receptors 신체의 안팎의 환경으로부터 정보를 수집하는 세포 시스템으로 그 정보를 뇌로 전달한다. (14, 15장)

감각 적응 sensory adaptation 감각 자극의 인지를 기각시키는 과정. (15장)

감수분열 meiosis 배우자를 생산하기 위해서 성세포가 거치는 과정. (17장)

감염성 infectious 자신의 생장을 지지할 몸속의 조직을 찾는 병원체에 적용된다. (12장)

갑상샘 thyroid gland 목부분에 있는 내분비샘으로 대사를 촉진하고 혈중 칼슘 농도를 조절한다. (16장)

갑상샘기능저하증 hypothyroidism 갑상샘 호르몬 수준이 낮아지는 조건. 체중 증가와 졸음증을 유발할 수 있다. (16장)

갑상샘기능항진증 hyperthyroidism 과다 활성 갑상샘을 가진 상태. 일부 증세로 신경성, 불면증, 피로를 포함한다. (16장)

강 river 흐르는 물이 특징인 수생물군계. (24장)

강수 precipitation 대기 중의 수증기로부터 생긴 물이 액체나 고체의 형태로 지면으로 내리는 것. (24장)

개체군 population 주어진 지역에서 한 종의 모든 개체들; 다른 집단으로부터 다소 독립적인 한 종의 소집단. (22, 23장)

개체군 몰락 population crash 개체군이 환경의 수용 능력보다 더 크게 되었을 때 일어날 수 있는 개체수의 가파른 감소. (23장)

개체군 피라미드 population pyramid 한 개체군에서 다른 나이

항목으로 개체의 수를 시각적으로 표시한 것. (23장)

개체형성능 totipotent 세포가 배아 막을 비롯하여 그 종의 어떤 종류의 세포로도 분화될 수 있는 능력. 다분화능(multipotent) 및 분화만능(pluripotent)과 비교하라. (21장)

거핵세포 megakaryocyte 골수에서 발견되는 큰 세포로 혈액으로 방출되는 혈소판을 생산한다. (8장)

검증할 수 있는 testable 측정할 수 있는 만물의 관찰을 통해 평가될 수 있는 서술에 적용된다. (1장)

겔 전기영동 gel electrophoresis 전기장을 통하여 이동하는 속도를 측정함으로써 전하와 크기에 근거하여 생물학적 분자들을 분리하는 것. (20장)

격벽 septum 방을 나누는 벽. 코에서는 비강의 두 반쪽 사이의 막. (10장)

견갑골 scapula 어깨뼈를 형성하는 두 개의 편평한 뼈. (6장)

결장(대장) colon 대장의 대부분을 차지하며 소장에 이어서 맹장에서부터 직장까지. (7장)

결합쌍둥이 conjoined twins 배가 완전히 분리되지 않아서 형성된 1란성 쌍생아로 2개체가 기관 또는 조직을 공유하게 된다. (21장)

경골 tibia 무릎에서 발목에 이르는 다리의 장골(정강이뼈). (6장)

경구 피임약 oral contraceptive 배란과 수태를 방지하려고 먹는 에스트로겐과 황체호르몬 환약. (18장)

경구개 hard palate 구강의 골질 앞 천장. (7장)

경쟁 competition 하나의 서식지 내에서 동일한 자원을 필요로 하는 두 종의 개체군이 존재할 때 발생하는 상호관계로 경쟁은 개체군의 크기를 제한하는 경향이 있다. (23장)

경첩관절 hinge joint 전후 운동을 가능하게 해주는 관절. (6장)

계면활성제 surfactant 폐포에서 표면장력을 감소시키고, 폐포가 찌브러지는 것을 방지하는 폐의 미끈거리는 물질. (10장)

고막 tympanic membrane 귀청. 중이의 외부 표면을 형성하는 유연성 막. (15장)

고밀도 지방단백질 high-density lipoprotein (HDL) 혈액에서 단백질이 많고 지질이 적은 콜레스테롤 운반 입자. (2장)

고분자 macromolecule 탈수 합성에 의해 연결된 소단위들로 구성된 다당류, 단백질, 핵산과 같은 큰 분자들. (2장)

고장성 hypertonic 주변 환경보다 더 많은 용해된 용질을 갖는 것. (3장)

고혈압 hypertension 높은 혈압. (9장)

고형폐기물 solid waste 쓰레기. (24장)

골간 diaphysis 장골의 축. (6장)

골격근 skeletal muscle 수의 운동에 관여하는 횡문 근육. (5장)

골다공증 osteoporosis 골절의 위험을 높이는 약해진 뼈의 상태. (3장)

골반 염증성 질환 pelvic inflammatory disease (PID) 치료되지 않은 성병의 결과로 여성의 내부 생식기관에 생긴 감염. (13장)

골세포 osteocyte 뼈에서 발견되는 고도로 가지를 친 세포. (5, 6장)

골소강 lacunae 뼈의 작은 구멍들. (6장)

골수 marrow 뼈를 채우고 있는 연한 결합조직의 네트워크로 적혈구의 생산에 관여한다. (5장)

골지 힘줄기관 Golgi tendon organ 근육 장력을 측정하여 자기수용성 감각에 기여하는 힘줄에서 발견되는 감각 뉴런. (15장)

골지체 Golgi apparatus 단백질과 기타 물질들을 수식하고 분류하는 편평한 막성 주머니로 구성된 진핵세포의 세포소기관. (3장)

공동우성 codominance 정상적인 단백질에 비하여 다른 기능을 가진 새로운 단백질을 낳지만 우성은 아닌 대립유전자를 말함. (20장)

공막 sclera 눈의 바깥 표면을 형성하는 결합조직. (15장)

공유결합 covalent bond 두 원자가 전자를 공유하는 강한 화학결합의 한 종류. (2장)

공장 jejunum 회장과 십이지장 사이에 있는 소장의 중간 부분. (7장)

공통계보설 theory of common descent 오늘날 지구에 현존한 모든 생물들은 하나의 공통조상에서 유래하였다는 학설. (22장)

과분극된 hyperpolarized 세포막 전위가 휴지전위보다 더 음전하를 띠게 하는 전기적 상태. (21장)

과비대 hypertrophy 비정상적인 조직의 확대. (5장)

과오돌연변이 missense mutation 당초에 암호화된 아미노산과는 다른 아미노산을 결합시키게 하는 점돌연변이. (4장)

과학의 학설 scientific theory 자연 현상을 설명하는 과학적으로 인정된 일반 원리의 총합. (1장)

과학적 방법 scientific method 가설이 정말 틀렸다면, 그것을 부정하도록 고안된 가설검증으로 구성된 연구의 체계적 방법. (1장)

관골 zygomatic bone 짝을 이루고 있는 사람 두개골의 광대뼈. (6장)

관골구 acetabulum 고관절의 컵 모양 소켓으로 대퇴골의 머리가 여기에 맞는다. (6장)

관상 심장 질환 coronary heart disease, CHD 관상동맥의 부전으로 인한 질환이며, 일반적으로 동맥경화의 결과로 혈관이 좁아져서 생긴다. (9장)

관상동맥 coronary arteries 대동맥에서 심장 근육으로 혈액을 공급하는 혈관. (9장)

관상동맥 바이패스 형성 수술 coronary bypass surgery 막힌 관상동맥의 기능을 대체하기 위해 동맥에 건강한 혈관을 봉합함으로써 좁아진 영역을 우회하는 수술. (9장)

관절와 glenoid cavity 어깨 관절을 만들도록 상완골의 머리가 맞는 견갑골의 움푹한 머리. (6장)

괄약근 sphincter 수축을 유지하기 위하여 작용하는 고리와 같은 근육. (7장)

광수용기 photoreceptor 빛의 노출에 반응하는 감각 수용기. (15장)

광화학(물질) photochemical 특정한 파장의 광선으로 조사되었을 때 구조가 변하는 화학물질. (15장)

교감신경계 sympathetic division 스트레스 과정에 활성화되는 자율신경계의 한 부분. (14장)

교배 cross 유전학에서 두 생물체의 교미. (19장)

교차 crossing over 상동염색체의 짝들이 염색체의 일 부분을 교환하는 것. (17장)

구심성 소동맥 afferent arteriole 네프론의 사구체낭으로 들어가는 혈관. (11장)

구와관절 ball-and-socket joints 엉덩이와 어깨에 있는 관절로 팔과 다리가 3차원으로 움직일 수 있게 해준다. (6장)

군집 community 일정한 지역에 살고 있는 서로 상호작용하는 종들의 무리. (23장)

굽힘 flexion 뼈 사이의 각도가 감소하도록 사지를 굽힘. (6장)

귀 ear 듣기와 몸의 위치에 대한 감각 수용기를 가지고 있는 특수 감각기관. (15장)

귀납적 추론 inductive reasoning 특정 사례로부터 일반적 결론을 주장하는 논리적 과정. (1장)

귀두 glans penis 음경의 머리. (18장)

귀인두관 Eustachian tube 이관 참조. (10장)

귓바퀴 pinna 귀의 외부 구조물. (15장)

극성 polar 다른 전하를 갖는 영역을 갖고 있는 분자를 말한다; 이온화할 수 있다. (2장)

근막 fascia 기관들을 지지하고 함께 결합하는 결합조직. (6장)

근방추 muscle spindle 감각신경과 운동신경이 분포하고 있는 근육 구조물. (15장)

근섬유 muscle fiber 근육을 형성하도록 나란한 다발로 배열하는 단세포들. (6장)

근섬유막 sarcolemma 근섬유를 둘러싸는 얇은 막. (6장)

근소포체 sarcoplasmic reticulum 횡문 근육 섬유에서 발견되는 칼슘 조절 소포체. (6장)

근시 myopia 눈의 안구가 짧아서 광선이 망막의 뒤에 초점을 맞추며, 먼 물체의 상이 불분명하게 되는 눈의 상태. (15장)

근원섬유 myofibril 근육세포에서 발견되는 섬유이며 가는 액틴 필라멘트와 굵은 미오신 필라멘트로 구성되어 있다. (6장)

근육조직 muscle tissue 전기적 충격을 전달할 수 있는 특수화된 수축 조직. (5장)

근절 sarcomere 횡문 근육의 근원섬유에 있는 반복 단위로 Z선을 경계로 하고 있다. (6장)

근형질 sarcoplasm 횡문 근육 섬유의 세포질. (6장)

글로불린 globulin 혈액에 있는 몇 가지 단백질 중의 하나, 많은 것들이 면역에 기능을 한다. (8장)

글루카곤 glucagon 혈당량을 조절하기 위해서 인슐린에 반대로 작용하는 췌장 호르몬. (7, 16장)

글루코코르티코이드 glucocorticoid 부신피질에 의해서 분비되는 스테로이드 호르몬의 일종으로 대사의 조절과 염증 감소에 관여한다. 코르티손 호르몬이 코르티솔로 활성화된 것이 글루코코르티코이드이다. (16장)

급통 fast pain 신속 작용 감각 수용기로부터 오는 예리한 찌르는 통증. (15장)

기계적수용기 mechanoreceptor 자신의 모양이나 인접한 세포의 모양이 변한 것에 반응하는 감각 수용기. (15장)

기관 organ 몇 가지 다른 종류의 조직들로 구성된 특수화된 구조물. (5장)

기관 trachea 상부 호흡계로부터 하부 호흡계로의 공기 통로. 숨통이라고도 한다. (10장)

기관계 organ system 한 기능 또는 기능들을 수행하기 위하여 함께 작용하는 한 벌의 기관들. (5장)

기관지 bronchus 기관으로부터 폐로 들어가는 큰 공기 통로. (10장)

기관지염 bronchitis 폐의 기관지와 세기관지의 염증. (10장)

기관형성 organogenesis 덜 분화된 세포와 조직들로부터 기관 형성의 발생적 과정. (21장)

기부 세뇨관 proximal tubule 사구체에 가장 가까운 네프론의 부분. (11장)

기생충 parasite 결합함으로써 다른 생물체에 해를 끼치면서 자신은 결합으로 이익을 보는 생물. (8, 12장)

기압 gas pressure 일정 부피의 기체에 의해서 생기는 압력. (10장)

기억 memory 나중에 복구하기 위해서 뇌에 저장해둔 정보. (14장)

기억세포 memory cell 클론 집단의 일부이며, 특정한 항원에 반응하도록 프로그램되어 있어서 감염원을 다시 만나게 되었을 때 몸이 빨리 반응하는 데 도움을 주는 면역계의 세포. (12장)

기저막 basement membrane 하부 조직에 부착하는 상피조직의 얇은 비세포성 층. (5장)

기저막 basilar membrane 내이에서 소리에 의해서 생긴 액체의 파동 운동에 대한 반응으로 구부러지는 구조. (15장)

기질 matrix (1) 미토콘드리아에서 기질은 미토콘드리아의 내막 안쪽에 있는 반유동성 물질이며 시트르산 회로의 효소를 담고 있다. (7장). (2) 결합조직에서 세포들 사이에 있는 생명이 없는 물질로 혈장 액에서부터 힘줄의 섬유성 기질과 단단한 뼈의 기질까지 있다. (5장)

기질 substrate 효소가 촉매하는 반응에 의해서 대사되는 화학물질. (3장)

기질(세포간 물질) ground substance 결합조직의 세포와 섬유들이 박혀있는 세포들 사이의 물질. (5장)

기초대사율 basal metabolic rate 깨어 있고 의식 있는 사람의 휴식기의 에너지 사용. (3장)

기회감염 opportunistic infection 약화된 면역계가 출입을 허용했을 때 한해서 발생하는 질환. (13장)

기후 climate 계절성뿐만 아니라 평균 기온과 강수량. (24장)

길항근 짝 antagonistic muscle pair 작용이 서로 반대 방향인 한 벌의 근육. (6장)

나트륨-칼륨 펌프 sodium-potassium pump 농도 기울기를 거슬러서 나트륨을 세포 바깥으로 칼륨을 세포 안으로 운반하는 세포의 막에 있는 단백질 펌프. (14장)

낙태 abortion 임신 중 자궁으로부터 배아 또는 태아를 제거하는 것. (18장)

난관(수란관) oviduct 난소로부터 자궁까지 난자를 운반하는 관. (18장)

난소 ovary 난자 세포를 생산하고 여성 호르몬을 분비하는 복부의 한 쌍의 구조물. (18장)

난소주기 ovarian cycle 황체의 발달과 퇴화에 의해서 이어지는 난소 여포의 발달과 방출. (18장)

난시 astigmatism 각막의 모양이 불규칙한 것과 관련된 시각의 결함으로 망막에 광선이 적절한 초점을 못 만들게 한다. (15장)

난원공 foramen ovale 발생 중인 태아의 심장에서 좌측과 우측 심방 사이의 구멍으로 대부분 혈액이 폐를 우회하도록 한다. (21장)

난원창 oval window 달팽이관의 외부 표면에 있는 작은 막성 구조물로 소골의 운동을 달팽이관 내부의 액체로 전달한다. (15장)

난자(알) ovum 알; 여성 배우자. 난자형성에서 생산된 세포이며, 세포질의 영양분과 세포소기관 대부분을 물려받는다. (21장)

난자형성 oogenesis 여성 배우자의 형성과 발달, 난소에서 일어나고 난자세포가 생산된다. (18장)

난할 cleavage 동물발생 동안 일어나는 빠른 세포분열. (21장)

난형낭 utricle 내이의 전정기관에 있는 2개의 방. (15장)

날씨 weather 현재 기온과 강수 상태. (24장)

남획 overexploitation 인간이 사냥을 너무 많이 하거나 너무 많이 수확함으로써 발생하는 생물다양성에 대한 위협. 남획은 인간의 종 파괴 또는 사용 속도가 종의 생식 능력을 초과할 때 발생한다. (23장)

낫형 적혈구 빈혈증 sickle-cell anemia 돌연변이 헤모글로빈 분자의 비정형의 결과로 스트레스 또는 신체적 활동의 조건하에서 적혈구의 손실에 의해서 야기되는 질환. (8장)

낭배 gastrula 두 겹의 컵 모양인 배발생 단계. (21장)

낭창 lupus 결합조직에 영향을 미치는 자가면역 질환. 열, 관절 통증이 생기고 및 다양한 기관에 영향을 미친다. (12장)

내배엽 endoderm 동물발생 과정에서 생성되는 3개의 세포층 중에서 가장 안쪽 층. (21장)

내부자극수용기 interoceptor 혈액의 산성도와 같은 신체 내부의 자극에 대하여 반응하는 감각 수용기. (15장).

내분비샘 endocrine gland 호르몬을 혈액으로 분비하는 샘. (5, 16장)

내세포 집단 inner cell mass 장차 배아로 발달할 포배 내부의 세포 집단. (21장)

내쉬기 expiration 호기 참조. (10장)

내요도 괄약근 internal urethral sphincter 수축하였을 때 오줌이 방광으로부터 나가는 것을 방지하는 근육 환. (11장)

내전운동 **adduction** A사지를 몸체로 끌어오기 위한 관절 운동의 한 종류. (6장)

내호흡 **internal respiration** 신체 조직들 내에서 가스 교환. (10장)

네프론 **nephron** 신장에 있는 기능적 구조물로 노폐물 여과 및 오줌 농축이 이루어진다. (11장)

네프론 고리 **nephron loop** 신장의 수질을 통하여 여과물을 운반하는 일부 네프론에서 발견되는 긴 확장부. 과거에는 헨레 고리라고 하였음. (11장)

노르에피네프린 **norepinephrine** 특정 뉴런과 부신 수질에 의해서 분비되는 신경전달물질과 호르몬. 교감신경계를 활성화시킨다. (16장)

노인학 **gerontology** 노화와 노인들이 당면하는 과제들을 다루는 의학의 한 분야. (21장)

노화 **senescence** 기능 감퇴와 구조의 파괴에 의한 특성을 갖는 발달의 단계. (21장)

녹내장 **glaucoma** 갇힌 유리체액에 의해서 야기되는 눈에서 비정상적으로 높은 액체 압력. 장님이 될 수도 있다. (15장)

뇌간 **brain stem** 시상과 시상하부 밑에 놓여 있는 뇌의 한 부분으로 반사를 조절하고 숨쉬기 삼키기와 같은 불수의 기능을 담당한다. (14장)

뇌교 **pons** 연수와 소뇌를 뇌의 상층부와 연결하는 뇌간에 있는 신경섬유들의 그룹. (14장)

뇌량 **corpus callosum** 대뇌의 열구 바닥에 있는 신경섬유의 다발로 대뇌 반구들 사이에 소통 통로를 제공한다. (14장)

뇌막 **meninges** 뇌와 척수를 둘러싸는 막. (5, 14장)

뇌신경 **cranial nerve** 사람에서 뇌간으로부터 흉부 상부와 머리의 근육과 기관으로 연결하는 12쌍의 신경들. (14장)

뇌졸중 **stroke** 기관이나 신체의 다른 부위로 혈액의 흐름을 막는 혈전에 의해 야기되는 위급 상황. (9장)

뇌척수액 **cerebrospinal fluid** 두개골 내에 뇌를 담그고 둘러싸고 있는 보호용 액체. (14장)

뇌하수체 **pituitary gland** 뇌의 하부에 줄기에 의해 부착되어 있는 작은 샘으로써 생장호르몬, 생식호르몬 및 각종 호르몬을 생산한다. (16장)

뇌하수체 전엽 **anterior pituitary gland** 뇌의 뇌하수체의 한 부분으로 생장 호르몬, 황체형성 호르몬, 여포자극 호르몬 및 부신피질자극 호르몬을 분비한다. (16장)

뇌하수체 후엽 **posterior pituitary gland** 옥시토신과 항이뇨호르몬을 분비하는 뇌하수체 샘의 일부. (16장)

눈 **eye** 광수용기를 가지고 있는 특수 감각기관으로 시각을 생산하도록 적응되어 있다. (15장)

눈동자(동공) **pupil** 홍채의 개구로 빛이 망막으로 들어가게 한다. (15장)

뉴런 **neuron** 신경계의 메시지를 운반하는 특수화된 세포. (14, 15장)

뉴클레오티드 **nucleotide** 당, 인산 및 질소 염기로 구성된 핵산의 구성단위. (2장)

늑간근 **intercostal muscles** 늑골 사이의 근육으로 수축할 때 흉강의 크기를 증가시킨다. (10장)

능동수송 **active transport** 농도 기울기에 역행하여 막을 통과하는 ATP를 요구하는 물질의 이동. (3장)

니코틴아미드 아데닌 디뉴클레오티드 **nicotinamide adenine dinucleotide (NAD)** 세포 내에서 전자 운반자. 산화 형태는 NAD^+; 환원형은 NADH이다. (2장)

다당류 **polysaccharide** 3 또는 그 이상 단당류로 구성된 탄수화물. (2장)

다발 **fascicle** 신경이나 근섬유들의 다발. (6장)

다발경화증 **multiple sclerosis** 미엘린의 파괴로 인해서 야기되는 만성적인 퇴행성 신경계 질환. (12장)

다분화능 **multipotent** 모두가 동일한 일반적인 종류이지만 몇 종류의 세포로 분화할 수 있는 줄기세포를 일컬음. 전분화능 줄기세포 및 개체형성능 세포와 비교. (21장)

다인자성 **polygenic** 많은 유전자들에 의해서 영향을 받는 유전 형질. (19, 20장)

다형질발현 **pleiotropy** 한 유전자가 여러 다른 형질에 영향을 주는 능력. (20장)

단량체 **monomer** 고분자의 개별 소단위체. (2장)

단백질 **protein** 유전자에 암호화된 순서의 아미노산으로 이루어진 세포 구성물. 단백질은 구조, 수송 및 효소 작용을 비롯한 많은 역할을 한다. (2장)

단백질 합성 **protein synthesis** 유전자에 지시된 순서에 따라 아미노산을 결합함으로써 단백질을 합성하는 것. (4장)

단백질 호르몬 **protein hormone** 한 장소에서 분비되어 다른 위치에서 효과를 가지는 단백질. (16장)

단순 헤르페스 바이러스 **herpes simplex virus (HSV)** 피부와 신경계를 감염하는 두 바이러스 중 하나로 반복적인 물집의 발발을 야기한다. 흔히 긴밀한 접촉에 의해서 전파된다. (13장)

단핵세포 monocyte 순환하는 큰 백혈구. (8장)

달팽이관 cochlea 청각 수용기를 함유하고 있는 내이의 나선 모양 부분. (15장)

달팽이관 cochlear duct 달팽이관의 내부 관으로 듣기와 관련된 액체와 구조를 가지고 있다. (15장)

달팽이관 이식 cochlear implant 청각 유모세포 수용기의 기능을 대체하는 전기적 장치로 착용자에게 거친 소리 신호를 보낸다. (15장)

담낭 gallbladder 담즙을 저장하고 소장으로 내보내는 간에 부착된 배 모양의 기관. (7장)

담수 freshwater 용해된 고체로 주로 소금이 리터당 1000 밀리그램 미만인 물. (24장)

담즙 bile 간에서 생산된 혼합물로서 지방을 유화함으로써 소화를 돕는다. (7장)

당뇨병 diabetes mellitus 인슐린 호르몬 생산이나 반응 능력에 문제가 있는 탄수화물 물질대사의 장애. (7장)

당-인산 골격 sugar-phosphate backbone DNA 또는 RNA 분자의 길이를 따라 교대로 나타나는 당과 인산의 계열. (2장)

대뇌 cerebrum 언어, 기억, 감각, 의사 결정을 조절하는 뇌의 한 부분. 대뇌는 2개의 반구를 가지고 있으며 각 반구는 4개의 엽으로 구성되어 있다. (14장)

대뇌변연계 limbic system 정서, 동기부여 및 행동에 관여하는 상호 연결된 뇌의 고리 구조. (14장)

대뇌피질 cerebral cortex 대뇌의 깊이 주름진 외부 표면으로 의식적인 활동과 고차원적 생각이 나오는 곳. (14장)

대동맥 aorta 심장의 좌심실에서 나오는 주요 혈관; 체순환 동맥으로 산소가 많은 혈액을 운반한다. (9장)

대량절멸 mass extinction 급격하고 규모에 있어서 전 지구적이며 많은 다양한 생물에 영향을 미치는 종의 상실. (23장)

대립유전자 allele 돌연변이에 의해서 생산된 동일한 유전자의 다른 변형체. (17장)

대비생장 allometric growth 발생 동안 신체의 부위별 상대적 생장률의 차이. (21장)

대사율 metabolic rate 개인의 에너지 사용 척도. (3장)

대식세포 macrophage 세균을 죽이도록 부풀어져서 독소를 방출하는 식작용성 백혈구. (8, 12장)

대음순 labia majora 쌍을 이루는 피부의 두터운 접힘으로 여성에서 소음순을 싸서 보호한다. (18장)

대장 large intestine 소장의 뒤에서 시작되어 맹장과 결장, 직장 및 항문으로 이어지는 소화기관계의 부분. 물을 흡수하고 변을 형성한다. (7장)

대조구 control 실험 처리에 노출되지 않은 것을 제외하고 실험대상과 동일한 실험 대상. 실험 처치의 영향을 측정하기 위한 기본값을 얻기 위해 사용된다. (1장)

대조된 실험 controlled experiment 주로 대조군을 사용함으로써 거의 모든 대안 가설을 제거할 수 있는 방식으로 설계된 실험. (1장)

대초원 prairie 초지 생물군계. (24장)

대퇴골 femur 골반에서 무릎으로 뻗어 나온 뼈, 넓적다리뼈라고도 한다. (6장)

더피 항원 Duffy antigens 일부 개인에서 적혈구의 표면 단백질로 말라리아 기생충이 세포에 감염할 때 사용된다. (8장)

덮개막 tectorial membrane 달팽이관에 있는 구조. 기저막이 구부러질 때 유모세포들이 이것에 눌린다. 15장)

데포 프로베라 Depo-Provera 피임을 위해서 3개월마다 맞는 황체호르몬 주사의 상품명. (18)

도파민 dopamine 정서와 복잡한 운동을 조절하는 경로에서 신경전달물질. (14장)

독립 분리 independent assortment 감수분열 동안 상동염색체 쌍이 상호 독립적으로 배우자세포로 분리되는 것. (19장)

독립변수 independent variable 그 값이 종속변수의 값에 영향을 주는 요인이지만, 종속변수에 의해 영향을 받지는 않는다. 실험에서 조작되는 변수. (1장)

돌연변이 mutation 변형된 단백질의 생성을 초래하기도 하는 DNA 서열상의 변화. (4장)

동료심사 peer review 과학적 연구의 보고가 학술지에 발표되기 전에 다른 연구자에 의해 조사되고 비판되는 과정. (1장)

동류 교배 assortative mating 자신을 닮은 배우자와 짝짓기하려는 경향. (22장)

동맥 artery 심장으로부터 신체 조직 또는 폐로 혈액을 운반하는 혈관. (9장)

동맥경화증 atherosclerosis 혈관 내에 지방 침전물의 축적; 동맥이 경화됨. (9장)

동맥관 ductus arteriosus 폐동맥을 대동맥으로 연결하는 태아에 존재하는 구조. (21장)

동맥류 aneurysm 약해진 혈관벽으로 인해서 혈관이 부푼 것. (9장)

동방결절 sinoatrial (SA) node 심장 박동률을 조절하는 전기적 신호를 생성하는 심장 근육의 한 영역. (9장)

동원체 centromere 자매 염색분체가 붙는 염색체상의 위치이며 여기에 미세소관이 결합한다. (17장)

동위원소 isotope 동일한 수의 양성자를 갖지만 핵에 다른 수의 중성자를 가진 화학 원소. (2장)

동형접합 homozygous 어떤 유전자에 대하여 동일한 대립유전자 2 사본을 가지는 것. (19, 20장)

두개 cranium 뇌를 싸고 있는 두개골. (6장)

두개골 skull 머리의 골 구조물. (6장)

두정골 parietal bone 두개골의 측면과 꼭대기를 형성하는 2뼈. (6장)

두정엽 parietal lobe 촉각에 대한 정보를 처리하며 자기의식에 관여하는 뇌의 한 부분. (14장)

등장성 isotonic **주변과 동일한 농도의 용해된 용질을 가지는 것. (3장)**

디옥시리보핵산 deoxyribonucleic acid, DNA 세포에 의해서 요구되는 모든 단백질을 만들기 위한 정보를 저장하는 유전 분자. (2, 17장)

땀샘 sweat gland 체온을 조절하기 위해서 구멍을 통해서 땀을 분비하는 피부의 관모양 샘. (6장)

랑비에 결절 node of Ranvier 미엘린초의 토막을 구분 짓는 작은 만입부. 신경충격은 랑비에 결절 하나에서 다음 결절로 계속적으로 점프를 한다. (14장)

레닌 renin 낮은 혈압에 반응하여서 신장에서 방출되는 효소로 앤지오텐신의 생산을 촉매한다. (11장)

레디히 세포 Leydig cells 정소의 세정관 사이에 분산된 세포들로 테스토스테론과 다른 안드로겐을 생산한다. (18장)

레트로바이러스 retrovirus 유전물질로 RNA를 가지며 세포에 감염하였을 때 DNA를 만들기 위해서 역전사 효소를 사용하는 바이러스. (13장)

렙틴 leptin 식욕 조절에 관여할 수 있는 지방세포가 생산하는 호르몬. (3, 16장)

로돕신 rhodopsin 특정한 파장의 빛이 조사되었을 때 모양이 변하는 광수용기의 분자로 신경충격이 발생되게 한다. (15장)

로지스트형 성장 logistic growth 환경에서 이용할 수 있는 자원에 의해 제한되는 개체군에서 나타나는 성장 유형. 시간에 대한 로지스트형 성장은 전형적으로 S자형 곡선으로 나타난다. (23장)

루피니 소체 Ruffini corpuscle 피부의 촉각 수용기. (15장)

류마티스성 관절염 rheumatoid arthritis 관절 염증과 변형을 초래하는 만성적인 자가면역 질환. (12장)

리듬법 calendar method 여성의 월경주기의 수정 일과 비수정 일을 예상하기 위해 달력을 사용하는 산아 조절 방법. (18장)

리보솜 ribosome mRNA의 작은 서열을 잡고 노출시키는 것에 의해서 유전물질이 단백질로 번역되는 것을 돕는 준세포 구조. (3, 4장)

리보솜 RNA **ribosomal RNA (rRNA)** 리보솜 구조의 일부를 만드는 일군의 RNA. (4장)

리보핵산 ribonucleic acid (RNA) 뉴클레오티드의 단일 가닥 중합체. RNA 뉴클레오티드는 리보오스 당과 함질소 염기로 우라실을 갖고 있다. (2장)

리소좀 lysosome 많은 세포의 세포질에서 발견되는 막으로 싸인 가수분해효소의 주머니. (3장)

리파아제 lipase 지방을 분해하는 효소. (7장)

림프 lymph 백혈구를 함유한 투명한 액체로 몸의 조직으로부터 림프관으로 들어간다. (9장)

림프계 lymphatic system 혈액으로 액체와 단백질을 되돌려주는 관과 절로 이루어진 시스템. (9장)

림프관 lymph ducts 몸의 조직으로부터 림프를 모아서 혈액으로 돌려보내는 끝이 열린 관. (9장)

림프구 lymphocyte 면역계의 일부를 구성하는 백혈구. (12장)

림프절 lymph nodes 림프를 여과하고 세균과 바이러스를 방어하는 것을 도우며 림프관을 따라 존재하는 기관. (9장)

마이스너 소체 Meissner's corpuscle 털이 없는 피부에서 발견되는 압력에 반응하는 감각 수용기. (15장)

만성 통증 chronic pain 손상을 신호하는 것이 유용하거나 더 이상의 손상을 예방하는 시점을 지나쳐, 3달 이상 지속되는 통증. (15장)

만성 폐색성 폐질환 chronic obstructive pulmonary disease, COPD 폐질환, 일반적으로 힘든 숨쉬기와 빈약한 가스교환을 야기하는 폐기종 및 만성 기관지염으로 구성된다. (10장)

말기 telophase 새로 만들어진 딸 핵 주위로 핵막이 생기고 염색체 응축이 풀리는 세포분열의 단계. (17장)

말단부 telomere 선상 염색체의 끝. (21장)

말라리아 malaria 감염된 암 모기에 물렸을 때 사람에게 전달된 원생동물에 의해서 야기되는 감염성 질환. (8장)

말초신경계 peripheral nervous system (PNS) 뇌와 척수 바깥의 신경 네트워크로 중추신경계와 감각 기관을 연결한다. (14장)

맛물질 tastant 맛 세포 수용체에 결합하여 궁극적으로 신경충격을 촉발하는 분자. (15장)

망막 retina 광수용기를 가지고 있는 눈의 구조물로 시각을 담당한다. (15장)

망막 이탈 retinal detachment 망막이 하부 조직으로부터 분리되는 것. (15장)

망상체 reticular formation 뇌의 연수를 통하여 대뇌피질로 뻗은 광범위한 뉴런의 네트워크로 의식과 각성을 조절한다. (14장)

매개체 vector 한 숙주로부터 다음 숙주로 병원체를 운반하는 생물체로 웨스트나일 바이러스를 옮기는 모기와 같은 것이다. (12장)

매독 syphilis 세균 *Treponema pallidum*의 감염에 의해서 야기되는 성병. (13장)

맥락막 choroid 망막과 공막 사이에서 발견되는 눈의 맥관 영역. (15장)

맥박 pulse 심장의 수축 결과로 동맥으로 지나가는 혈액의 파동. (9장)

맹장 cecum 대장의 시작 부위를 형성하는 막힌 주머니. (7장)

먹이그물 food web 하나의 환경에서 생물들 사이의 먹고 먹히는 관계. (23장)

먹이사슬 food chain 생산자로부터 1차 소비자, 2차 소비자 등의 영양 단계 사이의 선상 관계. (23장)

멜라닌세포 melanocyte 멜라닌을 생산하는 표피 세포. (6장)

멜라토닌 melatonin 송과샘에 의한 분비가 햇빛에 의해서 억제되는 호르몬. (16장)

면역반응 immune response 감염에 대하여 반응하는 면역계의 능력으로 B 세포와 T 세포의 생산을 증가시킨다. (12장)

면역법 immunization 면역을 생성하는 방법; 일반적으로 예방주사. (8장)

멸종위기법 Endangered Species Act (ESA) 1973년에 위협종과 절멸위기종의 개체군 성장을 증진시키고 보호하기 위하여 미국에서 제정된 법률. (23장)

모델 생물 model organisms 인간 유전체 프로젝트를 비롯한 생물학 연구에 사용되는 인간 이외의 생물체로 조작이 용이하고, 그 생물이 사람과 공유하고 있는 유전자 또는 형질을 이해하는데 도움이 되는 생물. (1장)

모세관전 괄약근 precapillary sphincters 모세혈관망의 소동맥 끝에 있는 모세혈관을 둘러싸는 근육 띠로 수축하였을 때 모세혈관망으로 혈류를 차단한다. (9장)

모세혈관 capillary 순환계의 가장 작은 혈관으로서 동맥과 정맥을 이으며 얇은 벽을 통하여 물질교환이 일어나게 한다. (9장)

모세혈관계 capillary bed 특정한 기관 또는 신체의 영역에 공급하는 모세혈관의 가지 친 네트워크. (9장)

못 pond 육지에 의해 완전히 둘러싸인 생물군계로 일반적으로 호수보다 더 작다. (24장)

무기질 mineral 많은 세포기능에 필수적인 무기 영양분. (2장)

무기질코르티코이드 mineralocorticoid 부신샘에 의해서 합성되는 알도스테론과 같은 호르몬으로 물과 전해질 균형에 관여한다. (16장)

무기호흡 anaerobic respiration 전자 수용체로 산소 이외의 물질을 사용하는 에너지 생성 과정. (3장)

무월경 amenorrhea 비정상적인 월경의 종식. (3장)

무작위 배정 random assignment 대조군과 실험군 사이의 고의적 차이를 제거하기 위해 개체들을 두 군에 무작위적으로 배정하는 것. (1장)

무작위 수정 random fertilization 유성생식 동안에 어느 배우자가 수정할지를 정확하게 예측하지 못하는 것. (19장)

무작위 정렬 random alignment 어머니나 아버지로부터 온 상동염색체의 각 쌍이 적도판에 무작위로 배열되는 것. 감수분열 중기 I에 일어나며 자손의 유전적 다양성을 증가시킨다. (17장)

무증상(의) asymptomatic 감염증에서 병의 증상이 상대적으로 알아볼 수 없거나 없는 단계. (13장)

물의 aquatic 물의 또는 물과 관련된. (24장)

물질대사 metabolism 신체에서 일어나는 모든 화학반응. (3장)

뮐러관 Mullerian duct 여성 배아에서 증식하는 배아의 관 구조물로 수란관, 자궁, 경부 및 질이 된다. 남자 배아에서 뮐러관은 퇴화된다. (21장)

미각 수용기 gustatory receptor 맛을 감각하는 혀에 있는 화학 수용기. (15장)

미량영양소 micronutrients 소량으로 요구되는 비타민과 무기물과 같은 영양소. (2장)

미뢰 taste bud 미각 수용기를 갖고 있는 구조로 혀에 있는 유두의 측면에서 발견된다. (15장)

미분화 생식선 indifferent gonads 난소 또는 정소가 될 수 있는 능력을 가진 배아의 구조물. (21장)

미상핵 **caudate nucleus** 각 대뇌 반구에 있는 구조로 동작 패턴을 조정하는 경로의 한 부분으로 작용한다. (14장)

미생물 **microbe** 세균과 같은 현미경적 생물체. (12장)

미생물 **microorganism** 미생물(microbe) 참조. (12장)

미세소관 **microtubule** 유사분열과 감수분열 동안에 염색체를 이동시키는 단백질 구조물. (17장)

미세아교세포 **microglia** 중추신경계의 식세포. (5장)

미세융모 **microvillus** 흡수에서 기능하는 상피세포들로 구성된 가는 손가락과 같은 돌기. (7장)

미엘린초 **myelin sheath** 많은 축삭들을 싸고 있는 보호층으로 시반세포와 같은 지지세포에 의해서 형성된다. 미엘린초는 축삭을 따라서 전기화학적 충격이 전파되는 속도를 증가시킨다. (14장)

미오신 **myosin** 단백질의 일종이며 액틴과 더불어 근육세포가 수축하게 한다. (5, 6장)

미토콘드리아 **mitochondrion** 그 속에서 화학에너지가 ATP로 전환되는 세포소기관. (3장)

미페프리스톤 **mifepristone** 임신 중절을 유도하는 약물. (18장)

밀도 비의존 요소 **density-independent factor** 현재의 개체군 성장률에 영향을 주는 개체군의 크기와 관련되지 않은 요소. 예를 들면, 자연재해나 나쁜 날씨. (23장)

밀도 의존 요소 **density-dependent factor** 현재의 개체군 성장률에 영향을 주는 개체군의 크기와 관련된 요소. 예를 들면, 전염성 질병이나 기아. (23장)

밀착연접 **tight junction** 투과도를 감소시키는 상피세포들 사이의 연결. (5장)

바이러스 **virus** 한 가닥의 유전물질과 하나의 단백질 또는 지방질 외피로 구성되어 있는 감염성 세포내 기생체. 숙주가 바이러스를 복제할 것을 강압하는 것에 의해서만 증식할 수 있다. (12장)

바이러스막 **viral envelope** 바이러스 단백질 피막(캡시드) 주변에 형성된 숙주의 세포막으로부터 유래한 층으로, 바이러스 유전체에 암호된 일부 단백질을 포함하고 있다. (12장)

반고리관 **semicircular canals** 머리의 운동의 인지를 담당하는 내이에 있는 액체를 함유한 구조물. (15장)

반사 **reflex** 자극에 대한 무의식적이고 자동적인 반응. (14장)

반사궁 **reflex arc** 감각뉴런이 척수를 통하여 운동뉴런에 신호를 하는 신경 경로로 뇌가 반응하기보다 먼저 빠른 반사를 할 수 있게 해준다. (14장)

반수체 **haploid** 각 상동염색체에 대하여 오직 하나씩만 가지고 있는 세포(n). 사람에서 이들 세포는 난자와 정자. (17장)

반월판 **semilunar valves** 심실로부터 심장을 떠나 혈관으로 들어가는 혈류를 조절하는 심장 판막. (9장)

반응물질 **reactant** 화학적 반응에서 시작 물질. (2장)

반증 가능한 **falsifiable** 측정 가능한 만물의 관찰에 의해서 잠정적으로 거짓임이 증명될 수 있는 서술에 적용된다. (1장)

발목뼈 **tarsal** 발목의 작은 뼈들. (6장)

발생 **development** 생물의 몸체를 만드는 모든 점진적인 변화. (21장)

발암물질 **carcinogen** 암을 일으키거나 암의 발달을 증가시키는 물질. (17장)

발효 **fermentation** 전자전달 연쇄를 사용하지 않고 포도당으로부터 소량의 ATP를 만드는 과정. 이 과정에 의해 에틸알코올과 젖산이 생산된다. (3장)

방사선 연대측정 **radiometric dating** 방사선 붕괴의 원리를 이용하여 화석의 연대를 측정하는 기술. (22장)

방사선 치료 **radiation therapy** 종양의 분열하는 세포를 죽이기 위하여 종양에 방사선을 쪼여주는 것. (17장)

방실 결절 **atrioventricular (AV) node** 심방으로부터 약간의 지연을 거쳐서 심실로 전기적 신호를 전달하는 심장의 구조. (9장)

방실판 **atrioventricular (AV) valve** 심방과 심실 사이의 심장 판막. (9장)

방출 호르몬 **releasing hormone** 주된 역할이 다른 호르몬의 방출을 조절하는 호르몬. (16장)

배 **embryo** 접합자의 첫 번째 유사분열 이후 신체의 형태가 나타나기 시작하기 전까지의 발생 단계. 흔히 수정 이후 2주 이후에 시작해서 9주 후에 끝난다. (18, 21장)

배뇨 반사 **micturition reflex** 방광으로부터 오줌의 방출. 소변이라고도 한다. (11장)

배란 **ovulation** 난자가 난소로부터 방출되는 것. (18장)

배설 **excretion** 혈액으로부터 노폐물을 걸러냄. (11장)

배설물 **fecal material** 소화의 노폐 생산물로 직장을 통해 나간다. (7장)

배아 줄기세포 **embryonic stem cell** 배반포의 세포로 어떠한 특수화된 성체의 세포로도 될 수 있는 잠재력을 가진 세포. (21장)

배외막 **extraembryonic membrane** 수정란에 의해서 생산되는 몇 개의 막으로 배아 자체의 일부가 되지는 않지만 보호 층을 형성한다. (21장)

배우자 gamete 체세포 염색체의 반을 가지고 있는 특수한 성 세포(사람에 있어서 정자와 난자). (17, 18장)

배우자형성 gametogenesis 배우자의 생산. (18장)

배원반 embryonic disk 배반포 내의 구조로 배가 된다. (21장)

배전기 preembryo 수정에서부터 자궁에 착상하는 동안 발생의 단계. (21장)

배출 elimination 노폐물을 몸으로부터 제거하는 것. (11장)

백내장 cataract 수정체를 흐릿하게 만드는 수정체 단백질의 변화로 시각을 교란시킨다. (15장)

백질 white matter 특히 뇌와 척수에 미엘린화된 세포로 만들어진 신경계의 조직. (14장)

백혈구 leukocyte 몇 가지 백혈구들 중의 하나로 모두 면역계에서 기능을 한다. (8장)

번역 translation 단백질을 생산하기 위하여 mRNA 서열이 서로 연결된 아미노산의 서열로 번역되는 과정. (4장)

변성된 denatured (1) 단백질에서, 단백질이 풀리거나 원래의 모양이 변하는 그래서 생물학적 기능을 상실하는 과정. (2장) (2) DNA에서는 이중가닥의 DNA 나선 사이의 수소결합이 끊어져서 단일가닥의 DNA로 되는 것. (20장)

변수 variable 집단에서 혹은 시간에 따라 변하는 요인. (1장)

별세포 astrocyte 중추신경계에서 액체의 조성을 조절하는 것을 돕는 별 모양을 한 뇌의 신경아교세포. (5장)

병원체 pathogen 질환을 야기하는 생물체. (12장)

보인자 carrier 어떤 질병에 대한 열성 대립인자에 대하여 이형접합자인 사람. (20장)

보조 T 세포 helper T cell 면역 반응력을 증가시키는 물질을 분비함으로써 세포성 면역과 체액성 면역을 향상시키는 면역계의 세포. T4 세포라고도 한다. (12, 13장)

보체 단백질 complement protein 세균 세포를 죽이기 위하여 항원-항체 복합체가 결합할 수 있는 혈액의 단백질. 많은 단계에서 면역반응을 향상시킨다. (12장)

복강 ventral body cavity 신체의 앞쪽에 위치한 흉강, 복부강 및 골반강으로 구성된 체강. (5장)

복강경 laparoscope 복부 절개를 통해서 삽입된 얇은 관상 도구로 골반강과 복부의 기관들을 관찰하는 데 사용된다. (17장)

복대립인자성 multiple allelism 집단 내에 2개 이상의 대립유전자가 있는 유전자. (20장)

복막 peritoneum 복강 내면의 장막. (5장)

복원 생태학 restoration ecology 인간의 활동으로 손상된 서식지와 생태계를 자연적 기능으로 되돌려 놓기 위한 복구와 관련된 생물학의 분야. (23장)

복합 호르몬 피임약 combined hormone contraceptive 에스트로겐과 황체호르몬으로 구성된 여성 피임약. (18장)

복합약 처방 combination drug therapy 2가지 다른 부류의 약물에서 최소한 3가지 다른 항 HIV 약물로 처치. HIV 환자를 위한 선택 처방. (13장)

볼프관 Wolffian duct 여성에서는 퇴화되고 남성에서는 발달하며 최종적으로 부고환 수정관, 요도 및 관련 구조로 되는 배아의 구조물. (21장)

부갑상샘 parathyroid gland 갑상샘에 위치한 4개의 내분비샘으로 혈중 칼슘 농도를 조절하기 위해 부갑상샘 호르몬을 분비한다. (16장)

부갑상샘 호르몬 parathyroid hormone 혈중 칼슘과 인의 수준을 조절하는 것을 돕는 부갑상샘에 의해서 분비되는 호르몬. (6, 16장)

부고환 epididymis 정소에 인접하여 위치한 꼬인 관 구조로 정자를 저장하는 곳. (18장)

부교감신경계 parasympathetic division 소화 분비를 촉진하고, 심장 박동을 늦추며, 혈관을 수축하는 신경계의 부분. 그 효과가 신경계의 교감신경계와 반대이다. (14장)

부비강염 sinusitis 코의 공동(시누스) 내면 점막의 염증. (10장)

부속지 골격 appendicular skeleton 엉덩이, 어깨 및 사지의 뼈로 구성된 골격의 부분. (6장)

부신 adrenal gland 각 신장의 꼭대기에 위치한 2개의 내분비샘으로 스트레스, 흥분에 대한 반응으로 아드레날린을 분비하며 물과 염분의 균형을 유지하고, 또한 소량의 성호르몬을 분비한다. (16장)

부신피질자극 호르몬 adrenocorticotropic hormone (ACTH) 뇌하수체 전엽에 의해 분비된 단백질 호르몬으로 부신샘의 코르티솔 분비를 촉진한다. (6장)

부신피질자극호르몬 방출호르몬 corticotropin-releasing hormone 뇌하수체 전엽이 부신피질자극 호르몬을 분비하도록 자극하는 시상하부 호르몬. (16장)

부정맥 arrhythmia 정상적인 심장 박동률로부터 변이. (9장)

부착 의존성 anchorage dependence 정상세포를 제 위치에 유지하는 현상. 암세포들은 부착 의존성을 잃어버릴 수 있으며 다른 조직으로 옮겨가거나 전이될 수 있다. (17장)

부착연접 adhesion junction 상피세포들을 함께 잡아주는 부착하

는 연접의 일종. (5장)

북방림 boreal forest 길고 추운 겨울 그리고 서늘하고 짧은 여름이 나타나는 지역에서 발달한 생물군계의 일종. 침엽수가 특징이다. (24장)

분기 diverge 진화에서 두 집단 간에 유전자 확산이 멈출 때 발생. 시간이 지나면서 한 집단에서 발견되는 형질이 다른 집단에서 발견되는 것과 차이가 생기기 시작한다. (22장)

분류 체계 classification system 생물다양성을 체계화하는 방법. (22장)

분리 segregation 배우자가 만들어지는 동안 대립유전자가 분리되는 것. 한 배우자가 한쪽의 대립유전자를 가질 확률은 50%이다. (19장)

분만 parturition 출산. (21장)

분압 partial pressure 혼합 기체에서 단일 기체에 의해서 발휘되는 압력. 혼합물에서 기체의 농도에 대한 척도. (10장)

분자 molecule 공유결합에 의해서 연결된 둘 또는 그 이상의 원자들. (2장)

분진(미립자) particulates 연기와 기타 오염물질에서 발견되는 공기운반 입자들. (10장)

분해자 decomposer 복잡한 물질을 단순한 물질로 분해하는 토양 속의 박테리아나 곰팡이와 같은 생물. (23장)

불수의근 involuntary muscle 그 작용이 무의식적인 생각을 요구하는 근육조직. (5장)

불완전 우성 incomplete dominance 이형접합자가 두 동형접합자 형질의 중간 형질을 나타내는 유전 형태. (20장)

불응기 refractory period 다시 발포하기에 앞서, 뉴런 또는 근육세포가 발포한 다음의 휴식 시기. (14장)

불포화지방 unsaturated fat 탄소간의 이중결합이 많은 지방산; 실온에서 액체이다. (2장)

비강 nasal cavity 코의 뒤쪽 강으로 두개(頭蓋)의 바닥에서부터 입천장까지 뻗어 있다. (10장)

비골 fibula 무릎에서 발목으로 뻗은 다리의 가는 외측 장골. (6장)

비극성 nonpolar 물에 녹지 못하는 것. 소수성. (2장)

비만세포 mast cell 염증반응에 관여하는 큰 결합조직 세포. (12장)

비분리 nondisjunction 감수분열 동안 상동염색체 쌍의 구성원들이 서로 분리되지 못하는 것. (17장)

비타민 vitamin 소량으로 필요한 유기 영양분. 대부분은 조효소로 작용한다. (2장)

비특이적 방어 nonspecific defenses 한 병원체와 다른 병원체를 구별하지 않는 감염에 대한 방어 시스템. 피부, 분비물 및 점막이 포함된다. (12장)

빈혈증 anemia 세포에 산소 공급이 너무 적은 것으로 인한 질환. 적혈구, 헤모글로빈 또는 혈액 부피의 부족이 원인일 수 있다. (8장)

빌리루빈 bilirubin 헤모글로빈의 분해로 생긴 색소이며 대부분이 담즙으로 배설된다. (8장)

뼈(골) bone 콜라겐과 칼슘이 풍부한 기질에 살아 있는 세포들로 구성된 결합조직의 일종. (5장)

뼈끝 epiphysis 성인기 초기에 골화가 완성될 때까지 한 층의 연골에 의해서 뼈의 주된 부분으로부터 분리되어 있는 장골의 끝 부분. (6장)

뼈끝판 epiphyseal plate 장골에서 길이 생장 위치인 연골층. (6장)

사골 ethmoid bone 두개골의 안구들 사이의 뼈. (6장)

사구체 glomerulus 네프론으로 여과액을 방출하는 조밀한 모세혈관들의 덩어리. (11장)

사구체낭 glomerular capsule 사구체를 둘러싸는 네프론의 한 부분으로 혈액으로부터 여과액을 받는다. (11장)

사람 유두종바이러스 human papillomavirus (HPV) 사마귀를 야기하는 많은 수의 바이러스. 몇몇은 성적으로 전염되며 일부는 경부 및 항문 암을 야기하는 것으로 알려져 있다. (13장)

사람 융모성 생식선 자극호르몬 human chorionic gonadotropin (HCG) 임신 초기에 배아에 의해서 생산되는 호르몬으로 황체의 퇴화를 억제하고 자궁내막이 유지되게 한다. (21장)

사막 desert 강수량이 매우 적은 지역에서 나타나는 생물군계로 식물이 띄엄띄엄 존재하는 것이 특징이다. (24장)

사면발이 pubic lice 음모에 기생하는 피를 빨아먹는 곤충. 흔히 성 전염된다. (13장)

사바나 savanna 드문드문 나무가 있는 초원 생물군계. (24장)

사춘기 pubescence 사람의 발달에 있어서 몸에서 남성호르몬과 여성호르몬이 촉발되는 시기. 남성은 이 시기에 정자를 생산하며 여성은 월경주기를 시작한다. (21장)

산 acid 용액에서 수소 이온 농도를 증가시키는 물질. (2장)

산고 labor 출산 과정에서 발생 중인 아기를 자궁으로부터 질을 통하여 밀어내는 강하고 율동적인 수축. (21장)

산만 결합조직 loose connective tissue 상피조직을 하부 조직에 결합시키고 기관을 위치에 고정하는 역할을 하는 결합조직. (5장)

산증 acidosis 낮은 혈중 pH. (11장)

산호초 coral reef 따뜻하고 얕은 바닷물에서 발견되며 산호에 의해 만들어진 석회 구조가 우점하는 매우 다양한 생물군계. (24장)

살정자제 spermicide 정자를 죽이는 화학물질로 흔히 다른 종류의 피임법과 더불어 사용한다. (18장)

삼림 forest 나무가 존재하는 육상군집. (24장)

삼투 osmosis 선택적 투과성 막을 통한 물의 확산. (3장)

상관관계 correlation 두 요인 간의 수학적인 상호관계의 묘사. (1장)

상대정맥 superior vena cava 머리와 상체 말단부로부터 나오는 혈액을 모아서 우심방으로 되돌려 보내는 혈관. (9장)

상동성 homology 공통조상에서 유래된 특징의 유사성. (22장)

상동염색체 쌍 homologous pair 중심립의 위치가 같으며 길이와 모양이 같은 2염색체의 세트. 상동염색체 쌍은 같은 위치에 같은 유전자를 운반하지만 서로 다른 대립유전자를 운반할 수도 있다. (17장)

상리공생 mutualism 서로 이익이 되는 두 종 사이의 관계. (23장)

상부 호흡관 upper respiratory tract 코, 입, 비강 및 목. (10장)

상아질 dentin 치아의 치수 강을 둘러싸고 있는 석회화된 조직. (7장)

상염색체 autosomes 비성염색체, 사람에는 22개의 상염색체 쌍이 있다. (17, 20장)

상완골 humerus 팔의 장골로 어깨에서 팔꿈치에 이른다. (6장)

상피조직 epithelial tissue 기관 및 체강 표면을 이루는 조밀하게 농축된 세포층. (5장)

색전증 embolism 일반적으로 심혈관계의 다른 곳으로부터 온 핏덩이에 의한 혈관 폐색. (8장)

샘 gland 신체의 다른 부위에서 사용하기 위하여 분비물을 생산하는 세포, 세포 집단 또는 기관. (5, 16장)

생검 biopsy 암에 대한 분석을 위하여 세포나 조직 혹은 액체 등을 외과적으로 떼어내는 것. (17장)

생물군계 biome 특별한 식생유형에 의해 정의되는 넓은 의미의 생태 군집으로(예: 온대림, 초원) 전형적으로 기후 요소에 의해 결정된다. (24장)

생물다양성 biodiversity 생물들 사이 그리고 생물들 내에서의 다양성. (23장)

생물지리학 biogeography 생물의 지리학적 분포를 연구하는 학문. (22장)

생물학 biology 생물에 대한 연구. (1장)

생물학적 종개념 biological species concept 서로 교배를 하며 생식력 있는 자손을 낳는 개체들의 그룹을 종으로 정의하는 개념. 전형적으로 다른 종의 개체들과는 교배할 수 없다. (22장)

생물학적 진화 biological evolution 집단에서 특정 대립유전자의 빈도가 변한 결과로 생물집단에서 세대를 거치면서 일어나는 특성의 변화. 진화론도 참조. (22장)

생산자 producer 일반적으로 광합성을 통하여 무기탄소로부터 탄수화물을 합성하는 생물체. (23장)

생성물질 product 화학 반응 또는 효소 반응의 결과로 변형된 화학물질. (2장)

생식기 결절 genital tubercle 남자 또는 여자 외부 생식기로 될 잠재력을 가진 배아의 구조. (21장)

생식기 혹 genital warts 사람 유두종바이러스 몇 종 중 하나에 감염되어 야기된 성병. (13장)

생식소 gonad 남자와 여자의 성 기관; 남성의 정소와 여성의 난소. (16, 18장)

생식소자극호르몬 방출호르몬 gonadotropin-releasing hormone (GnRH) 시상하부에 의해서 생산된 호르몬으로 뇌하수체가 FSH와 LH를 방출하도록 자극하여 생식소의 활성을 촉진한다. (16, 18장)

생식적 격리 reproductive isolation 생물학적 종들 간에 생식력 있는 자손을 생산하지 못하여 유전자 확산이 방지되는 현상으로서, 수정전 장벽과 수정후 장벽이 있다. (22장)

생장판 growth plate 생장이 일어나는 장골의 영역; 골단판이라고도 한다. 골단과 골간 사이에 위치한다. (6장)

생장호르몬 growth hormone (GH) 뇌하수체 전엽에 의해서 생산되는 생장을 촉진하는 호르몬. (16장)

생체량 biomass 하나의 생태계 내에 존재하는 한 종의 모든 개체들의 무게 또는 먹이그물의 한 단계에 속하는 모든 개체들의 무게. (23장)

생태 발자국 ecological footprint 인간 개체군이나 사회가 사용하는 자연 자원의 척도. (24장)

생태계 ecosystem 주어진 장소에 존재하는 모든 생물체와 자연적 특성. (23장)

생태학 ecology 생물과 환경 사이의 상호작용에 중점을 둔 생물학 분야. (23장)

서식지 habitat 한 생물이 사는 장소. (23장)

서식지 단편화 habitat fragmentation 완전한 자연 서식지가 인간의 활동에 의해 나누어질 때 일어나는 인간이 원인이 되는 생물다

양성에 대한 위협. (23장)

서식지 파괴 habitat destruction 인간에 의한 자연 숲, 초원, 습지, 물길의 변형과 파괴로 종 손실의 중요한 원인이 된다. (23장)

선모 pilus 미생물의 표면에 머리카락 같은 구조. (12장)

선천성 매독 congenital syphilis 실제 매독 감염된 여성에서 태어난 아이에서 발생하는 생리 및 형태적 변화. (13장)

선택적 투과 selectively permeable 일부 물질들은 막을 가로지를 수 있으나 다른 것들은 도움을 받지 않고 가로지를 수 없는 세포막의 특성. (3장)

설골 hyoid bone 혀의 바닥에 있는 U 모양의 뼈로 혀를 지지하는 것을 돕는다. (6장)

섬모체(모양체) ciliary body 눈의 수정체의 모양을 조절하는 근육과 결합조직. (15장)

섬유모세포 fibroblast 성긴 결합조직에서 발견되는 단백질 분비 세포. (5장)

섬유소 fiber 소화 불가능한 식물의 구조적 부분. (2장)

성 결정 sex determination 자손의 생물학적 성을 결정하는 것. 사람은 염색체에 의해 성이 결정되며 두 개의 X 염색체는 여성을, 하나의 X 염색체와 Y 염색체는 남성을 결정한다. (20장)

성 선택 sexual selection 한 형질이 교배의 가능성에 영향을 줄 때 일어나는 자연선택의 유형. (22장)

성 호르몬 sex hormone 생식구조의 발달과 기능 및 2차 성징에 영향을 미치는 스테로이드 호르몬. (16장)

성감염 sexually transmitted infection (STI) 성 활동에 의해서 전염된 세균, 바이러스 또는 기타 생물체에 의한 감염. (13장)

성대 vocal cords 목소리를 생산하기 위해서 진동하는 후두에 있는 연골성 줄들. (10장)

성병 sexually transmitted disease (STD) 성감염에 의해서 야기되는 몇 가지 질환. (13장)

성연관 유전자 sex-linked gene X 염색체나 Y 염색체에서 발견되는 유전자. (20장)

성염색체 sex chromosome 성을 결정하는 염색체 (X와 Y). (17, 20장)

성인 adulthood 모든 기관의 성숙이 완성된 발생의 시기. (21장)

생장인자 growth factor 세포분열을 촉진시키는 단백질. (16, 17장)

세균 bacterium 단세포의 원핵생물. (12장)

세기관지 bronchioles 폐의 내부에서 공기 통로의 가지치기. (10장)

세동 fibrillation 심장에서 불일치적인 수축. (9장)

세르톨리 세포 Sertoli cell 정소에서 발견되는 세포로 성숙된 정자의 발달에 도움이 되는 물질을 분비한다. (18장)

세정관 seminiferous tubules 정소에서 심하게 꼬인 관으로 정자가 생성되는 곳이다. (18장)

세포 분화 cell differentiation 발생과정 동안 세포들이 특정적으로 특수화된 세포 종류로 성숙하는 과정. (21장)

세포 이동 cell migration 발생 동안 조직화된 세포의 이동. (21장)

세포 호흡 cellular respiration ATP를 생산하기 위해 고분자를 산화시키는 세포 내에서 일어나는 물질대사 반응. (3장)

세포간 연접 intercellular junction 세포들을 서로 잡고 있기 위하여 상피의 세포들 사이에 위치한 단백질 복합체이며, 세포들 사이에 소통을 허용한다. (5장)

세포골격 cytoskeleton 세포질을 통하여 가지를 치고 있는 소관과 섬유들의 망상구조. (3장)

세포기질 cytosol 세포질의 반유동 부분. (3장)

세포내섭취 endocytosis 세포막을 안쪽으로 죄어서 세포 안으로 물질을 흡수. (3장)

세포독성 T 세포 cytotoxic T cell 바이러스가 복제하기 전에 바이러스에 감염된 체세포를 공격하여서 죽이는 면역계의 세포. 표적세포의 원형질막이 새도록 하는 화학물질을 방출한다. (12장)

세포벽 cell wall 박테리아 세포막을 둘러싼 단단하지만 유연성이 있는 구조. (12장)

세포분열 cell division 세포가 자기 자신을 복사하기 위해서 수행하는 과정. 원래의 어버이 세포로부터 딸세포를 만드는 것. (17장)

세포성 면역 cell-mediated immunity T 세포에 의해서 수행되는 특이적 면역반응의 일종. (12장)

세포소기관 organelle 진핵세포의 세포질에서 발견되는 준세포 구조로 특정한 역할을 수행한다. (3장)

세포외배출 exocytosis 막으로 싸인 소낭이 세포막과 융합하여 세포로부터 물질을 분비. (3장)

세포자살 apoptosis 계획된 세포 사망. (21장)

세포질 cytoplasm 원형질막에 싸여 있는 핵을 제외한 세포의 모든 내용물. (3장)

세포질분열 cytokinesis 세포주기의 한 과정으로서 세포질이 분열됨으로써 2개의 딸세포가 만들어지는 과정. (17장)

세포체 cell body 핵과 세포소기관을 담고 있는 뉴런의 한 부분. (14장)

소골 ossicle 중이 내의 3개의 작은 뼈들. (15장)

소낭(구형낭) saccule 내이 전정계의 한 방. (15장)

소뇌 cerebellum 균형, 근육운동 및 조정을 조절하는 뇌의 영역. (14장)

소동맥 arteriole 동맥으로부터 모세혈관 망으로 혈액을 운반하는 작은 혈관. (9장)

소비자 consumer 생존하기 위해서 다른 생물체를 소모하는데 의존하는 생물. (23장)

소수성 hydrophobic 물에 녹을 수 없는. (2장)

소엽 lobules 간 엽의 세분. (7장)

소음순 labia minora 쌍을 이루는 피부의 얇은 접힘으로 여성에서 요도구와 질구 및 음핵을 감싸고 있다. (18장)

소장 small intestine 영양분이 혈액으로 흡수되는 좁고 꼬여 있는 창자의 상부. (7장)

소정맥 venules 모세혈관 망에서 정맥으로 혈액을 운반하는 작은 혈관. (9장)

소포체 endoplasmic reticulum (ER) 진핵세포에서 막의 망상구조. 리보솜이 박혀 있는 조면 소포체는 단백질 합성 장소이다. 리보솜이 없는 활면 소포체는 인지질과 스테로이드 합성 및 해독(독을 없애는)에 관여한다. (3장)

소화 digestion 혈류로 흡수될 수 있는 형태로 소화관에서 음식물을 분해하는 과정. (7장)

소화관 alimentary canal 입에서 항문에 이르는 관을 형성하는 소화계의 부분. (7장)

소화관 digestive tract 소화관(alimentary canal) 참조. (7장)

손톱 nail 손가락이나 발가락의 표면에 있는 단단한 표피 조직. (6장)

송곳니 canine tooth 앞니와 소구치 사이에 위치한 4개의 뾰죽니. (7장)

송과샘 pineal gland 멜라토닌 호르몬을 분비하는 뇌의 내분비샘. (16장)

쇄골 clavicle 2개의 목둘레의 뼈. 각 뼈는 흉골과 견갑골로 이어진다. (6장)

쇼크 shock 급격한 혈압 감소에 의해서 흔히 야기되는 순환 기능의 붕괴. (8장)

수강 medullary cavity 장골의 골간에서 발견되는 골수강. (6장)

수뇨관 ureter 신장에서 방광으로 오줌을 운반하는 관. (11장)

수동면역 passive immunity 젖을 먹일 동안처럼 어머니로부터 아이에게로, 한 개체에서 다른 개체로 옮겨간 항체가 있을 때 얻어지는 면역. (12장)

수동수송 passive transport 농도 기울기에 따라 막을 통과하는 물질의 확산으로 ATP를 요구하지 않는다. (3장)

수란관 결찰 tubal ligation 수란관의 봉쇄가 관여하는 여성 피임법. (18장)

수상돌기 dendrite 다른 세포로부터 신호를 받는 뉴런의 짧은 돌출 부분들. (14장)

수소결합 hydrogen bond 한 분자의 수소 원자가 다른 분자의 전기적 음성인 원자에게 끌려가는 약한 화학적 결합의 일종. (2장)

수소 원자 hydrogen atom 한 개의 음전하를 띤 전자와 한 개의 양전하를 띤 양성자. (2, 3장)

수용 능력 carrying capacity 환경이 수용할 수 있는 최대 개체군. (23장)

수용장 receptive field 감각뉴런에서 자극의 출현으로 뉴런의 발포를 야기하는 공간의 영역. (15장)

수용체(수용기) receptor (1) 특정 화학 신호를 인식하고 결합하는 세포의 표면 단백질. (16장) (2) 감각 수용기를 참조 (14, 15장)

수의근 voluntary muscle 정상적으로 의식적인 조절 하에 있는 근육. 주로 골격 근육. (5장)

수정 fertilization 반수체의 생식세포(정자와 난자)가 융합하여 2배체의 접합자를 만드는 것. (21장)

수정능획득 capacitation 수정을 완성할 수 있게 하는 정자 세포의 화학적 성질의 변화. (21장)

수정체 lens 빛을 망막에 초점 맞히는 눈에 있는 투명한 구조물. (15장)

수질 medulla 신장 또는 부신과 같은 기관 또는 샘의 중심. (16장)

수집관 collecting duct 신장의 구조물로 많은 수의 네프론으로부터 여과액을 받아서 신우로 전달한다. 호르몬이 수집관에 작용하여 물에 대한 투과도를 변화시켜서 신장에서 물의 재흡수량이 변한다. (11장)

수축기 systole 심장이 수축하고 혈액을 동맥으로 밀어내는 심장 주기의 한 부분. (9장)

수축기 혈압 systolic pressure 심장이 수축할 때 동맥벽에 미치는 혈액의 힘. 동맥에서 가장 높은 혈압. (9장)

수혈 blood transfusion 한 사람으로부터 다른 사람의 혈류로 혈액 또는 혈액 구성요소를 옮겨주는 것. (8장)

순환계 circulatory system 영양소와 노폐물을 몸으로 수송하는 심혈관계 및 림프계. (8, 9장)

스모그 smog 화석연료의 연소 산물과 햇볕의 조합으로 바람이 불지 않는 날 만들어지는 갈색의 연무. (24장)

스테로이드 steroid 콜레스테롤, 에스트로겐 및 테스토스테론을 비롯한 지용성 호르몬. (16장)

스텝지대 steppe 상대적으로 적은 강수량이 나타나는 지역에서 발견되는 키가 작은 초본으로 이루어진 생물군계. (24장)

스트레스 반응 stress response 신체적, 정서적, 또는 정신적 스트레스에 반응하여 발생하며 노르에피네프린에 의해서 촉진되는 일련의 생리적 변화. (16장)

슬개골 patella 무릎 전방에 움직일 수 있는 뼈(종지뼈). (6장)

습지 wetland **식물의 뿌리가 잠길 정도의 낮은 정체된 물이 특징인 생물군계.** (24장)

시냅스 synapse 뉴런들 사이의 간격으로 시냅스전 뉴런의 말단, 두 인접한 뉴런 사이의 공간 및 시냅스후 뉴런의 막으로 구성된다. (14장)

시냅스전 뉴런 presynaptic neuron 시냅스로 신경전달물질을 방출하는 뉴런으로 신호를 전달한다. (14장)

시냅스후 뉴런 postsynaptic neuron 시냅스전 뉴런이 방출한 신경전달물질에 반응하는 뉴런. (14장)

시누스 sinus 뼈의 강 또는 구석; 흔히 두개골에 있는 공기 주머니를 말한다. (6, 10장)

시반세포 Schwann cells 말초신경계에서 신경세포의 축삭을 따라가면서 미엘린초를 형성하는 신경아교세포. (5, 14장)

시상 thalamus 척수와 대뇌 사이에서 감각 충격에 대한 주요 연계 중추. (14장)

시상하부 hypothalamus 체온을 조절하는 것을 돕는 샘; 배고픔, 갈증, 생식과 같은 행동에 영향을 미친다; 생식소의 활성을 자극하는 호르몬(GnRH)을 분비한다. (14, 16장)

시상하부-뇌하수체-부신 축 hypothalamus-pituitary-adrenal axis 신경내분비 항상성 유지를 돕는 시상, 뇌하수체 및 부신 사이의 상호작용. (16장)

시신경 optic nerve 눈에서 나가는 신경섬유 다발로 광수용기로부터 뇌로 가는 정보를 운반한다. (15장)

시신경 교차 optic chiasm 오른쪽 시신경의 일부가 뇌의 왼쪽으로 교차되고 반대로도 되는 장소인 뇌의 위치. (15장)

시트르산 회로 citric acid cycle 미토콘드리아의 기질 위치한 효소들에 의해 촉매되는 일련의 반응으로 다양한 기질을 산화하여 ATP와 환원된 전자 운반체를 생산한다. (3장)

식도 esophagus 인두로부터 위로 음식을 전도하는 관. (7장)

식세포 phagocyte 음식물, 세포 덩어리 또는 병원체를 삼키는 세포. (12장)

식욕과다증 bulimia 폭식 후 하제 사용. (3장)

식욕부진 anorexia 자체 기아. (3장)

신경 nerve 뉴런의 다발; 신경은 뇌와 척수에서부터 가지를 쳐서 눈, 귀, 내부 기관, 피부 및 골격으로 간다. (14장)

신경계 nervous system 뇌, 척수, 감각기관 및 신경계를 다른 기관 및 기관계와 연결하는 신경. (14장)

신경관 neural tube 발생 초기에 배의 외배엽에서 형성되는 구조로 뇌와 척수가 될 것이다. (21장)

신경근 접합부 neuromuscular junction 신경섬유와 근육세포 사이의 접합점. (6장)

신경로 nerve tract 미엘린화 된 신경섬유의 다발. (14장)

신경전달물질 neurotransmitter 시냅스전 뉴런에 의해서 시냅스로 방출된 화학물질로 시냅스를 가로질러 확산한 다음 시냅스후 뉴런의 막에 있는 수용체에 결합한다. (5, 14장)

신경절 ganglia (단수: ganglion) CNS 외부에 위치한 신경 세포체들의 집단. (14장)

신경절 세포 ganglion cell 개재뉴런으로 작용하는 눈에 있는 세포. 신경절 세포의 축삭들이 시신경을 형성한다. (15장)

신경조직 nervous tissue 뉴런과 연관된 세포들로 구성된 조직. (5장)

신경충격 nerve impulse 근육, 샘, 기관 및 기관계의 활동을 조절하는 전기 화학적 신호. (14장)

신뢰구간 confidence interval 통계학에서 진정한 집단의 평균값을 가질 주어진 확률(보통 95%)을 가지도록 계산된 값의 범위. (1장)

신생아 neonatal 출생 직후부터 나이가 1개월까지 발달 시기. (21장)

신수질 renal medulla 네프론의 고리들이 확장되어 있는 신장의 내부, 짠 영역. (11장)

신우 renal pelvis 방광으로 보내기 전에 오줌을 모으는 신장의 중심부에 있는 움푹한 지역. (11장)

신장 kidney 배설계의 주요 기관으로 혈액으로부터 노폐물을 거르는 작용을 담당한다. (11장)

신장 결석 kidney stone 신장에 작고 단단한 물체를 형성하는 결정화된 염류. (11장)

신장질환 종말 end-stage renal disease, ESRD 신장기능의 부전. (11장)

신피질 renal cortex 대부분의 네프론을 가지고 있는 신장의 바깥 영역. (11장)

신호 전달 signal transduction 세포 또는 환경의 변화가 여러 분자들로 연계되어서 세포 반응으로 나타나는 것. (16장)

(심)실 ventricle (1) 심장으로부터 폐순환 또는 체순환으로 혈액을 펌프하는 심장의 방. (9장) (2) 뇌에서, 연결하고 있는 모든 강. (14장)

실험 experiment 특정 가설을 검증하기 위해 고안된 상황. (1장)

심근 myocardium 심장의 근육. (9장)

심근경색 myocardial infarction (MI) 심장으로 혈액 흐름이 차단된 것으로 생긴 심장조직의 손상 또는 죽음. 심장발작이라고도 한다. (9장)

심방 atrium 신체 또는 폐로부터 혈액을 받아들이는 심장의 위쪽 방이며 혈액을 심실로 펌프한다. (17장)

심방 나트륨이뇨 펩티드 atrial natriuretic peptide (ANP) 높은 혈압에 대한 반응으로 심장의 세포에 의해서 생산된 호르몬으로 물의 배설을 촉진한다. (11장)

심부전 heart failure 심장이 조직으로 혈액을 적절하게 펌프하지 못하는 상태. (9장)

심잡음 heart murmur 전형적으로 심장 판막의 부전을 나타내는 비정상적인 심장의 소리. (9장)

심장 heart 관계를 통하여 폐와 몸으로 혈액을 펌프하는 근육성 기관. (9장)

심장 근육 cardiac muscle 심장의 수축성 벽을 형성하는 근육. (5장)

심장 정맥 cardiac veins 심장 조직으로부터 우심방으로 직접 혈액을 비우는 혈관. (9장)

심장(박동) 정지 cardiac arrest 정상적인 심장의 리듬의 급작스러운 중단. (9장)

심장(박동) 주기 cardiac cycle 수축과 이완의 주기로 정상적으로 기능하는 심장은 1회의 심장박동 과정을 진행한다. (9장)

심장마비 heart attack 심장 근육 부분으로 혈액의 흐름이 막혀 근육 일부의 손상 또는 죽음을 야기하는 위급한 상황. (9장)

심전도 electrocardiogram (ECG) 심장의 전기적 활동에 대한 기록으로 피부의 전압 변화에 의해서 측정된다. (9장)

심폐소생술 cardiopulmonary resuscitation (CPR) 정상적인 심장과 폐 기능을 위한 응급처치로 가슴을 누르고 구강 대 구강 환기를 하는 기술. (9장)

심혈관계(통) cardiovascular system 심장, 혈액 및 혈관으로 구성된 기관계로 동맥, 모세혈관 및 정맥을 포함한다. (9장)

십이지장 duodenum 위에서 공장에 이르는 소장의 처음 부분. (7장)

아가로오스 겔 agarose gel 분자량에 기초하여 분자들을 분리하는 젤리 모양의 얇은 판. (7장)

아데노신 2인산 adenosine diphosphate (ADP) 아데닌, 당으로 리보오스 및 2개의 인산기로 구성된 뉴클레오티드. (3장)

아데노신 3인산 adenosine triphosphate (ATP) 아데닌, 당으로 리보오스 및 3개의 인산기로 구성된 뉴클레오티드로 에너지를 방출하기 위하여 가수분해될 수 있다. 세포가 사용할 수 있는 형태의 에너지. (3, 4장)

아래턱 mandible 아래턱의 뼈. (6장)

아미노산 amino acid 단백질의 단량체 단위. 아미노기와 카르복시기 그리고 독특한 측쇄기를 가지고 있다. (2장)

아세틸콜린 acetylcholine 근육 운동의 촉진을 비롯한 많은 기능을 갖는 신경전달물질; 알츠하이머병의 발생에 관여하는 것으로 생각된다. (14장)

아세틸콜린에스테라아제 acetylcholinesterase 신경세포에서 아세틸콜린을 분해하는 효소. (14장)

악성 malignant 암이 된 종양으로 침투 또는 전이 특성이 있다. (17장)

안드로겐 androgen 테스토스테론처럼 웅성화시키는 호르몬으로 정소와 부신에서 분비된다. (18장)

안지오텐신 II angiotensin II 혈액의 효소로서 활성화되면 혈압을 증가시키는 몇 가지 효과를 야기한다. (11장)

안티코돈 anticodon mRNA의 코돈과 결합하는 tRNA상의 부위. (4장)

알도스테론 aldosterone 부신피질에 의해 생산되는 스테로이드 호르몬으로 신장에서 물을 보존하는 것을 도움으로써 혈압을 유지하는 것을 돕는다. (11, 16장)

알부민 albumin 혈액이 체액과 등장성을 유지하는 것을 주 목적 기능으로 하는 혈장의 풍부한 단백질. (8장)

알츠하이머병 Alzheimer's disease 진행성 정신 악화로 신체의 기능 조절의 상실과 더불어 기억이 상실되며, 궁극적으로 사망에 이른다. (14장)

암 cancer 세포분열이 정상적인 조절에서 벗어날 때 생기는 질병. (5, 17장)

앞니 incisor 각 턱의 앞쪽에 있는 4개의 자르고 갉는 치아. (7장)

앞어금니 premolar 어금니 앞쪽의 작은 어금니로 음식물을 뜯는 데 사용된다. (7장)

애디슨병 Addison's disease 부신 코르티솔의 수준이 낮아서 생기는 질환. (16장)

액틴 actin 근육조직에서 발견되는 단백질로 미오신과 더불어 수축을 촉진한다. (5, 6장)

양극 세포 bipolar cell 신호를 간상세포나 원뿔세포로부터 시신경으로 전달하는 망막에 있는 뉴런. (15장)

양막 amnion 액체로 채워진 주머니로 발생 중인 배아가 떠 있다. (21장)

양성 benign 한 자리에 머물면서 주변 조직에 영향을 미치지 않는 종양을 말함. (17장)

양성 되먹임 positive feedback 한 과정의 산물이 그 과정을 강화시킴으로써 변화를 촉진하는 비교적 흔하지 않은 항상성 메커니즘. (5장)

양성자 proton 양전하를 띤 준원자의 입자. (2장)

양수 amniotic fluid 양막 내에 축적된 액체. (21장)

양수천자 amniocentesis 임신 중에 발생 중인 태아의 염색체 수와 상태를 점검하기 위하여 소량의 양수를 꺼내어 수행하는 진단 검사. (21장)

양적 형질 quantitative traits 여러 가지 값을 나타낼 수 있는 형질. (19장)

어린 시절 childhood 나이 약 2~11세로, 유아기에서 사춘기에 이르는 발달의 시기. (21장)

에나멜 enamel 치아의 치관의 단단한 석회화된 덮개. (7장)

에스트로겐 estrogen 여성의 난소와 남녀의 부신에서 분비되는 여성화 호르몬. (16장)

에피네프린 epinephrine 심장 박동률과 혈압을 증가시키는 스트레스에 반응하여 분비되는 부신 호르몬. (16장)

여포 follicle 발달 중인 난자를 담고 에스트로겐을 분비하는 난소의 구조물. (18장)

여포세포 follicle cell 각각의 제1차 난모세포를 싸고 있는 단 한 겹의 편평한 세포층. (18장)

여포자극 호르몬 follicle-stimulating hormone (FSH) 뇌하수체에 의해서 분비되는 호르몬으로 정자의 생산과 배란 조절 및 월경 조절에 관여한다. (16, 18장)

역류 교환 countercurrent exchange 액체의 흐름이 평행하지만 반대 방향인 것에 의해서 흐름들 간에 물질, 기체 또는 열의 교환을 최대로 하는 과정. (11장)

역산(도산) breech 신체의 하부(엉덩이 또는 발)가 경부를 향하고 있는 출산 중인 태아의 위치. (21장)

역전사 reverse transcription 바이러스 RNA의 전사에 의해서 DNA를 생산하는 것. (13장)

역평행 antiparallel DNA 이중나선의 특징으로서 뉴클레오티드가 한 가닥에서는 위로 향하고 있고, 다른 가닥에서는 아래로 향하고 있다. (2장)

역학자 epidemiologist 누가 특정한 질환에 걸리기 쉬운지, 어디가 질환 위험이 가장 높은지, 언제 그 질환이 발생할 가능성이 높은지를 결정하고자 하는 과학자. (12장)

연골 cartilage 골격계에서 발견되는 콜라겐 섬유가 풍부한 결합조직. (5장)

연골모세포 chondroblast 연골세포를 낳는 세포. (6장)

연골세포 chondrocyte 콜라겐과 프로테오글리칸을 생산하는 일종의 연골세포. (5장)

연관 유전자 linked genes 동일한 염색체에 위치한 유전자들. (17장)

연관 통증 referred pain 실제 손상 부위로부터 멀거나 인접한 부위에서 기원한 것처럼 인식되는 통증. 주로 내장 기관의 손상을 가리킨다. (15장)

연구개 soft palate 입 천장의 뒷부분을 형성하는 연한 조직. (7장)

연동운동 peristalsis 음식물을 소화계를 통해서 이동시키는 주기적인 근 수축. (7장)

연속변이 continuous variation 집단 내에서 어떤 형질이 조금씩 다른 값을 가지는 것. (19장)

연수 medulla oblongata 척수에 연장된 뇌간의 한 부위로 척수와 뇌의 다른 부분 사이에 정보를 전달한다. (14장)

연역적 추리(사고) deductive reasoning 조사의 결과에 대하여 예측하기; 만일/그러면의 기술. (1장)

연합뉴런 interneuron 감각뉴런과 운동뉴런 사이에 위치한 뉴런으로 감각 입력과 운동 출력을 통합하는 기능을 한다. (14장)

열 fever 비정상적으로 높은 체온. (21장)

열구 fissure 대뇌를 전후로, 좌우 대뇌 반구로 나누는 것과 같은 뇌의 깊은 홈. (14장)

열대림 tropical forest 넓은 잎을 가진 상록수가 우점하는 생물군계; 기온이 물의 어는점 이하로 절대로 떨어지지 않는 지역에서 발

견된다. (24장)

열성 recessive 그 효과가 이형접합자일 때 나타나지 않는 대립유전자. (19장)

염기 base 용액에서 수소 이온의 농도를 감소시키는 물질. (2장)

염류 salts 용액에서 이온화하는 전하를 띠는 물질. (2장)

염색체 chromosome 하나의 긴 DNA 분자와 이에 결합한 단백질로 이루어진 준세포 구조로 핵 내부에 있다. (4, 17장)

염수 saltwater 용질 농도가 리터당 1,000 밀리그램 이상인 물. (24장)

염증반응 inflammatory response 병원체가 피부 또는 점막을 침투하는 것에 의해서 촉진되는 방어선. (12장)

영구동토층 permafrost 영원히 얼어붙은 땅. (24장)

영속성 immortal 암세포의 성질로서 정상세포보다는 더 여러 번 분열하는 것. (17장)

영양 단계 trophic level 먹이사슬에서 먹는 단계 또는 위치. 예를 들면 생산자, 1차 소비자, 등. (23장)

영양막 trophoblast 발생 중인 포배의 외층으로 배아에 영양분을 공급한다. (21장)

영양소 순환 nutrient cycling 양분을 식물이 사용할 수 있게 되는 과정. 자연환경에서 양분 순환은 토양 속의 건강한 분해자에 의존한다. (23장)

예방접종 vaccination 약화시키거나 죽인 병원체 또는 병원체의 일부로 만들어진 제제로서, 수혈자에게 면역반응을 촉진하여서 병원체에 대한 장기적 방어를 촉진한다. (12장)

예측 prediction 만일 가설이 옳다면, 가설의 특정 검증으로부터 기대되는 결과. (1장)

오르가즘 orgasm 성적 흥분의 정점. (18장)

오줌 urine 신장에 의해서 생산된 액체로 포유류에서는 방광에서 배출되며 수용성 대사 폐기 산물을 함유하고 있다. (11장)

옥시토신 oxytocin 산고 동안 자궁의 평활근 수축을 자극하는 뇌하수체 호르몬이며, 젖을 먹이는 동안 유방의 젖 분비를 촉진한다. (16장)

온대림 temperate forest 낙엽성 목본이 우점하는 생물군계. (24장)

온도수용기 thermoreceptor 온도의 변화에 반응하는 감각 수용기. (15장)

온도조절 thermoregulation 체온을 좁은 범위에서 유지하는 능력. (5장)

온실 효과 greenhouse effect 이산화탄소와 다른 온실 가스에 의한 열의 보유. (24장)

완골 carpal bone 손목의 8개의 작은 뼈. (6장)

완충제 buffer 용액의 pH의 변화를 줄여주는 물질. (2장)

외래종 introduced species 의도적으로 또는 우연히 인간에 의해 새로운 환경으로 옮겨진 태생이 아닌 종. (23장)

외배엽 ectoderm 동물발생 과정에서 생성되는 3개의 세포층 중에서 가장 바깥층. (21장)

외분비샘 exocrine gland 관을 통해서 물질을 분비하는 모든 샘. (5장)

외수용성감각기 exteroreceptor 외부 환경으로부터 신호를 받는 모든 감각 수용기. (15장)

외요도 괄약근 external urethral sphincter 요도로부터 오줌의 방출을 조절하는 근육 환. (11장)

외전(운동) abduction 신체로부터 사지를 내미는 데 관련된 관절 운동의 한 종류. (6장)

외호흡 external respiration 몸과 환경 사이에서 가스교환. 폐에서 일어난다. (10장)

요골 radius 두 개의 전완골 중 더 짧고 굵은 것. (6장)

요대 pelvic girdle 장골, 좌골, 치골에 의해서 형성된 뼈의 궁형. (6장)

요도 urethra 오줌을 운반하는 통로이며 남성에서는 정자도 운반한다. (11, 18장)

요도구선 bulbourethral gland 음경의 밑에 있는 한 쌍의 샘으로 산을 중화시키는 액체를 분비한다. (18장)

요소 urea 대사과정에서 생산되며 오줌으로 배설하는 질소 노폐물. (11장)

용매 solvent 용액을 만들도록 용질이 녹아 있는 물과 같은 물질. (2장)

용액 solution 둘 또는 그 이상 물질의 혼합물. (2장)

용질 solute 용액에 녹아 있는 물질. (2장)

우성 dominant 이형접합자에서 표현형이 나타나는 대립인자의 성질. (19장)

우울증 depression 무력감과 절망감이 관련된 질환으로 때로는 자살을 생각한다. (14장)

운동 단위 motor unit 운동뉴런과 그 뉴런이 분포하고 있는 근섬유들. (6장)

운동뉴런 motor neuron 뇌 또는 척수로부터 근육이나 샘으로 정보를 가져가는 뉴런. (6, 14장)

운반 RNA transfer RNA (tRNA) 아미노산을 운반하는 RNA 구조로서 mRNA에 결합하는 역코돈을 가지고 있다. (4장)

원뿔세포 cones 특정한 파장의 빛에 반응하는 눈의 감각 수용 세포로 색 시각에 기여한다. (15장)

원소 element 다른 어떤 물질로도 더 이상 분해될 수 없는 물질. (2장)

원시 hyperopia 먼 시각. 눈이 길이로 신장되어서 광선이 수정체에 의해서 망막의 앞쪽에 초점을 맞추며 근접한 물체에 대하여 흐릿한 상이 되게 하는 상태. (15장)

원심성 소동맥 efferent arteriole 사구체에서 나가는 혈관으로 네프론 주변을 싸는 모세혈관이 된다. (11장)

원위세뇨관 distal tubule 네프론의 마지막 부분. 수집관에 부착되어 있다. (11장)

원자 atom 한 원소의 성질을 갖는 물질의 최소 단위. (2장)

원자 번호 atomic number 한 원자의 핵 속에 있는 양성자의 수. 각 원소에 특이하며, 이 번호는 원소 기호의 왼쪽에 아래첨자로 표시한다. (2장)

원자가 궤도 valence shell 원자의 최외곽 에너지 궤도. 원자가 전자들을 포함하고 있으며, 원자의 화학적 반응에 가장 많이 관여한다. (2장)

원전운동 circumduction 사지의 끝이 호를 그리게 하는 사지의 원운동. (6장)

원주상피 columnar epithelium 넓이에 비하여 키가 큰 상피세포로 구성된 조직. (5장)

원핵생물 prokaryote 핵이나 막으로 둘러싸인 세포소기관이 없는 생물. (12장)

원형질막 plasma membrane 세포를 둘러싸는 인지질 2중층으로, 세포의 외곽 경계를 정한다. (3장)

월경 menstruation 월경주기 동안 자궁의 내면이 헐려 나옴. (18장)

월경주기 menstrual cycle 자궁에서 나타나는 변화로 뇌, 난소 및 자궁의 내면 사이에 복잡한 상호작용에 의존한다. (18장)

위 stomach 음식물 소화에서 주요 역할을 하는 소화관에서 주머니처럼 생긴 기관. (7장)

위약 placebo 실험 처치와 비교하기 위하여 사용되는 가짜 처리. (1장)

위족 pseudopodia 아메바의 세포가 신장된 부분으로 포식과 운동에 사용된다. (12장)

위축 atrophy 조직 또는 기관의 크기가 줄어들거나 황폐시키는 것. (5장)

위험인자 risk factor 질병이 생길 가능성을 증가시키는 노출 또는 행동. (17장)

유기호흡 aerobic respiration 최종 전자 수용체로 산소를 사용하는 세포호흡. (3장)

유년기 infancy 출생에서부터 약 15개월까지 발달의 과정. (21장)

유도 적합 induced fit 효소의 활성부위가 기질과 단단히 결합하도록 모양이 변함. (3장)

유두 papillae 혀에서 미뢰를 갖고 있는 작은 돌기들. (15장)

유리체액 vitreous humor 수정체와 망막 사이의 방을 채우는 액체. (15장)

유모세포 hair cell 음파를 감각하는 내이의 감각수용기. (15장)

유미죽 chime 부분적으로 소화된 음식과 효소의 혼합물로 위에서 소장으로 지나간다. (7장)

유사분열 mitosis 어버이 세포와 유전적으로 동일한 딸세포를 생산하는 것을 돕는 핵분열. (5, 17장)

유산 miscarriage 주로 3개월에서 7개월 사이에 생존 불가능한 태아의 추방. (21장)

유성생식 sexual reproduction 두 부모가 관여하는 생식. 그 결과 자손은 독특한 조합의 유전자들을 갖게 된다. (18장)

유전력 heritability 어떤 집단에서 개인 간의 유전적 차이에 의해 설명될 수 있는 특정 형질에 대한 변이의 정도. (19장)

유전 암호 genetic code 아미노산을 암호하는 mRNA의 코돈을 나타낸 표. (4장)

유전자 gene 유전적 형질에 대한 유전 정보의 별개의 단위. 특정 폴리펩티드를 암호하는 DNA 서열로 구성되어 있다. (4장)

유전자 변형 생물 genetically modified organisms (GMOs) 다른 생물체로부터 유전자를 통합시킨 유전체를 가진 생물; 유전자변형 생물체 혹은 유전자 조작된 생물체라고도 한다. (4장)

유전자형 genotype 개인의 유전적 조성. (19장)

유전적 변이 genetic variation 한 종 내에서 발견되는 유전자의 모든 유형과 이들 유형의 분포. (19장)

유전적 부동 genetic drift 우연히 발생하는 대립유전자 빈도의 변화. (22장)

유전체 genome 한 개체에 존재하는 모든 유전자의 총체. (4, 12장)

유행성 epidemic 많은 개인들 사이에 빠르고 광범위한 접촉 전염병의 확산. (12장)

융모 villus (복수: villi) 영양소의 흡수에서 작용하는 소장의 내면에 작은 손가락 모양의 돌기들. (7장)

융모막 융모 chorionic villi 발생 중인 배를 싸고 있는 바깥 주머니에서 나온 손가락 같은 돌기들로 궁극적으로는 태반의 일부를 형성한다. (21장)

음경 penis 남성의 교미구조. (18장)

음낭 scrotum 정소를 담고 있는 피부의 주머니. (18장)

음문 vulva 여성의 외부 생식기의 바깥부분으로 대음순, 소음순, 음핵, 질구 및 요도구를 포함한다. (18장)

음성 되먹임 negative feedback 과정의 산물이 그 과정을 억제하는 것으로 항상성을 유지하는 한 메커니즘. (5장)

음순음낭 융기 labioscrotal swellings 대음순 또는 음낭으로 분화할 수 있는 배아의 구조물. (21장)

음핵 clitoris 여성의 외부 생식기에서 발견되는 발기 조직이며 성적 각성에 역할을 한다. (18장)

응집 agglutination 세포들이, 특히 혈구 세포들이 원형질막의 분자에 대한 항체에 반응하여 응집하는 것. (8, 20장)

응집력 cohesion 동일한 물질의 분자들이 상호간에 달라붙으려는 경향성. (2장)

이관(귀인두관) auditory tube 내이로부터 비강으로 공기 또는 액체의 통과를 허용하는 관. 귀인두관이라고도 알려져 있다. (10, 15장)

이뇨제 diuretic 신장으로부터 물의 손실을 촉진하는 화학물질. (11장)

이석 기관 otolith organ 머리 운동에서 변화에 대하여 반응하는 기계적 수용기를 갖고 있는 전정기관의 구조물. (15장)

이온 ion 전기적으로 전하를 띤 원자. (2장)

이온결합 ionic bond 반대로 하전된 이온들의 인력에 의해서 형성되는 화학적 결합. (2장)

이완기 diastole 심장이 이완되고 혈액을 채우는 심장주기의 단계. (9장)

이완기 혈압 diastolic pressure 심장주기의 이완기 동안 발생하는 동맥의 가장 낮은 혈압. (9장)

이자섬 pancreatic islet 췌장의 호르몬 생산 세포들. (16장)

이중맹검 double-blind 연구 대상과 측정을 수행하는 과학자 모두가 실험적 가설 또는 누가 대조군과 실험군에 속하는지를 모르는 실험 설계의 계획안. (1장)

이형접합 heterozygous 한 유전자에 대하여 두 개의 다른 대립유전자로 구성된 유전자형. (19장)

인간 면역결핍 바이러스 human immunodeficiency virus (HIV) 에이즈의 전염과 증상을 일으키는 것으로 파악된 인자. (13장)

인공 박동원 artificial pacemaker 규칙적인 전기 충격을 제공하고 심장의 리듬을 유지하는 가슴에 심어놓은 전기 장치. (9장)

인공 심장 artificial heart 심장의 혈액 분사 기능을 모사한 펌프. (9장)

인두 pharynx 입을 식도에 연결하는 관과 근육; 목구멍. (7, 10장)

인류 hominins 인간과 초기의 인간 유사 두발 동물종. (22장)

인산화(반응) phosphorylation 인산기의 첨가, 이는 인산기가 결합하는 분자에 에너지를 부여한다. (3장)

인슐린 insulin 세포의 포도당 흡수와 간에서 글리코겐으로 저장을 촉진하여 혈당을 낮추는 췌장에서 분비되는 호르몬. (7, 16장)

인슐린의존성 당뇨병 insulin-dependent diabetes 인슐린을 생산하지 못해 발병하는 I형 당뇨. (7, 12장)

인지질 2중층 phospholipid bilayer 인지질로(단백질 때로는 콜레스테롤과 함께) 구성되어 있으며 세포와 세포소기관을 둘러싸는 막. (3장)

인지질 phospholipid 3가지 지질들 중 한 종류이며, 인지질은 세포막의 구성성분이다. (2장)

인터페론 interferon 바이러스에 감염된 세포에 의해서 생산된 화학적 메신저로 다른 세포들이 감염에 저항하는 것을 돕는다. (12장)

일반 감각 general senses 감각 수용기가 온몸에 퍼져 있는 온도, 통증, 촉각, 압각, 몸의 위치, 자기 수용을 포함하는 감각. 일반 감각 수용기들은 온몸에 퍼져 있다. (15장)

일시 호흡중지 apnea 일시적이고 무의식적인 정상적인 호흡의 중지. (10장)

일화 증거 anecdotal evidence 개인의 경험에 근거한 정보. (1장)

임상 임신 clinical pregnancy 착상까지 진행되었으며, 사람 융모성 생식선자극호르몬의 출현을 검사하는 것과 같은 일반적인 임상 검사에 의해서 진단될 수 있는 임신. (21장)

임질 gonorrhea *Neisseria gonorrhoeae* 세균에 의해서 야기되는 성병. (13장)

입방상피 cuboidal epithelium 입방 형태의 상피세포들로 형성된 조직. (5장)

자가면역 질환 autoimmune disease 면역계에 의한 정상적인 체세포의 공격 결과로 생기는 질환. (12장)

자궁 uterus 여성에서 배 모양의 근육질 기관으로 임신을 유지하며, 내면이 헐려 나갈 때는 월경이 생긴다. (18장)

자궁경부 cervix 질의 꼭대기 끝에 자궁 하부의 좁은 부분. (18장)

자궁경부 캡 cervical cap 자궁의 개구를 덮는 라텍스 또는 실리콘 여성 피임기구. (18장)

자궁내막 endometrium 자궁의 내면으로 월경 동안 피를 흘린다. (18장)

자궁내막증 endometriosis 자궁 이외에 기능적인 자궁내막 조직이 비정상적으로 생기는 것으로 고통스러운 월경주기를 일으킨다. (18장)

자궁외 임신 ectopic pregnancy 수란관의 벽에 배의 착상. 성공적으로 발생할 수 없으며 수술로 제거해야 한다. (21장)

자극 stimulus (복수: stimuli) 뉴런에서 활동전위를 촉발하는 모든 환경적 현상. (15장)

자료 data 가설검증 동안 과학자에 의해 얻어진 정보. (1장)

자매염색분체 sister chromatid DNA 합성 후 만들어진 두 개의 복제된 동일한 염색체 중의 하나. (17장)

자연살생세포 natural killer cell 면역계의 세포나 항체에 의해서 활성화되지 않고도 바이러스 감염된 세포나 종양세포를 공격하는 세포. (12장)

자연선택 natural selection 자연선택설 참조. (22장)

자연선택설 theory of natural selection 특정 형질을 가진 개체가 그 형질이 없는 개체보다 더 큰 생존과 생식력을 가져서 성공적인 대립유전자의 빈도를 증가시키고 성공적이지 못한 대립유전자의 빈도를 감소시키게 된다는 학설. (22장)

자연실험 natural experiments 연구자에 의한 사전 간섭이 없이 가설을 검증하는 것이 가능한 독특한 상황. (19장)

자율신경계 autonomic nervous system 무의식적인 활동을 조절하는 신경계의 한 가지. 교감신경계와 부교감신경계로 세분된다. (14장)

작은턱 maxillae 턱의 윗부분을 형성하는 쌍을 이루는 뼈들. (6장)

잔기량 residual volume 최대한 호기 후에 폐에 남아 있는 공기의 량. (10장)

잠복 바이러스 latent virus 숙주의 유전체에 통합되어서 불활성인 바이러스. (12장)

장골(腸骨) ilium 펼쳐진 고관절의 상부. (6장)

장막 serous membrane 체강 표면을 이루며 수성 액체를 분비하는 얇은 막. (5장)

장성 tonicity 용액의 용질 농도로 접촉하고 있는 세포의 크기와 모양에 영향을 미친다. (3장)

재분극 repolarization 막을 가로지르는 전하의 차이의 회복. (14장)

재활의학 regenerative medicine 줄기세포를 비롯한 회복을 촉진하기 위한 신체 자체의 메커니즘을 다루는 의학의 한 분야. (21장)

재흡수 reuptake 뉴런에서, 신경전달물질을 분비하는 뉴런에 의해서 신경전달물질이 재흡수되는 과정. (14장)

저나트륨혈증 hyponatremia 혈액에 나트륨 결핍증으로 조직에 물을 보유하게 된다. (11장)

저밀도 지방단백질 low-density lipoprotein (LDL) 혈액에서 콜레스테롤을 운반하는 콜레스테롤이 많고 단백질이 적은 물질. (2장)

저장성 hypotonic 주변보다 용해된 용질을 적게 가짐. (3장)

적골수 red bone marrow 혈액 줄기세포를 가지고 있는 큰 뼈의 내부 조직. (6장)

적응 adaptation 자연선택에 의해 선호되며, 특정한 환경에서 개체의 적응도가 증가되는 형질.(22장)

적응도 fitness 동일 집단에서 다른 변이와 비교한 한 변이의 상대적인 생존과 생식 능력. (22장)

적혈구 erythrocyte 적혈구(red blood cell) 참조. (8장)

적혈구생성소 erythropoietin 낮은 산소 조건에서 신장에 의해 방출되는 호르몬으로 적혈구의 생산을 촉진한다. (8장)

전기 prophase 유사분열의 단계로서 복제된 염색체가 응축된다. (17장)

전기음성도 electronegative 화학결합을 형성하도록 전자를 끌어당기는 경향성. (2장)

전두골 frontal bone 두개골의 상부 전면 부분. 앞이마. (6장)

전두엽 frontal lobe 각 대뇌 반구의 가장 크고, 가장 앞쪽에 있는 부분. (14장)

전령 RNA messenger RNA mRNA 전사 과정에서 만들어지는 DNA 유전자의 상보적인 RNA 사본으로서, mRNA는 단백질 합성 과정에서 번역된다. (4장)

전립선 prostate gland 남성에 있는 분비샘으로 정액으로 묽은 유백색의 산을 중화시키는 액체를 분비한다. (18장)

전방액 aqueous humor 각막과 수정체로 싸인 눈의 방을 채우는 액체. (15장)

전분화능의 pluripotent 인체의 모든 세포로 분화될 수 있는 세포를 일컬음. 다분화능, 개체형성능과 비교. (21장)

전사 transcription 단백질을 암호화하는 DNA 유전자 서열의 RNA 사본을 생산하는 것. (4장)

전염성 contagious 한 감염된 개체에서 다른 개체로 퍼질 수 있음. (12장)

전이 metastasis 종양으로부터 세포들이 떨어져 나와 떨어진 위치에서 새로운 암을 만드는 것. (17장)

전자 electron 음으로 하전된 준원자의 입자. (2장)

전자 껍질 electron shell 원자의 핵으로부터 전자의 거리를 나타내는 에너지의 수준. (2장)

전자전달 연쇄 electron transport chain ATP를 생산하기 위하여 에너지를 방출하는 산화환원 반응 동안에 전자를 전달하는 미토콘드리아와 엽록체의 막에 있는 일련의 단백질들. (3장)

전정기관 vestibular apparatus 머리의 움직임, 특히 각진 운동을 감각하는 내이의 구조물. (15장)

전해질 electrolyte 용액에서 이온화하는 화학물질. (2장)

절멸 extinction 한 종이 완전히 사라짐. (23장)

점 돌연변이 point mutation DNA 서열에서 한 개 뉴클레오티드의 변화. (4장)

점막 mucous membrane 체강 내면을 이루는 점액을 분비하는 막과 공기와 접촉하는 통로. (5장)

접촉 저지 contact inhibition 세포가 주위의 조직을 침입하는 것을 저해하는 성질. 암세포는 이런 성질을 잃어버린다. (17장)

접합자 zygote 생식세포(정자와 난자)가 결합하여 하나로 된 세포. (17, 21장)

접형골 sphenoid 앞 두개골의 바닥에 있는 뼈. (6장)

정관 vas deferens (복수: vasa deferentia) 남성의 부고환에서 요도로 정자를 운반하는 관. (18장)

정관절제 vasectomy 정관을 자르거나 막아서 정자가 정소로부터 요도로 운반되는 것을 방지하는 남성의 외과적 피임법. (18장)

정낭 seminal vesicle 방광의 양면에 위치한 두 개의 주머니 모양 샘으로 사정에 앞서 정액에 과당이 풍부한 액체를 첨가한다. (18장)

정맥 veins 신체 조직으로부터 심장으로 혈액을 되돌려 운반하는 관. (9장)

정맥관 ductus venosus 태아에서 간을 우회하여 탯줄 정맥을 하대정맥에 연결하는 관. (21장)

정소 testis (복수: testes) 짝을 이루고 있는 남성 생식소로 배우자 형성과 생식호르몬 분비에 관여한다. (18장)

정액 semen 정자와 에너지가 풍부한 관련 용액. (18장)

정원창 round window 음파에 의해서 생산된 에너지를 중이로 되돌려 방출하는 달팽이관에 있는 유연한 막. (15장)

정자 sperm 남성 배우자. (18장)

정자형성 spermatogenesis 정자의 생산. (18장)

정지돌연변이 nonsense mutation 아미노산 암호 코돈을 정지 코돈으로 바꾸는 유전적 돌연변이. 단백질 합성이 미성숙 상태로 끝난다. (4장)

젖분비 lactation 새끼를 키우기 위한 우유의 생산. (21장)

젖분비호르몬 prolactin 뇌하수체에서 분비되는 호르몬으로 유선의 발달과 젖분비를 자극한다. (16장)

제세동기 defibrillator 심장에 쇼크가 일어나게 하는 기구로 심장이 정상적인 리듬으로 되돌아가게 한다. (9장)

제왕절개 Caesarean section 복부 절개를 통해서 아기를 낳는 수술. (21장)

제한효소 restriction enzyme DNA를 특정한 뉴클레오티드 서열에서 절단하는 단백질 효소. (4, 20장)

조골세포 osteoblast 콜라겐의 침착을 담당하는 뼈를 형성하는 세포. (6장)

조절 호르몬 regulatory hormone 다른 호르몬의 방출을 조절하는 호르몬. (16장)

조직 tissue 공통적인 기능을 가지는 세포들의 집단. (16장)

종 species 정기적으로 함께 교배할 수 있으며, 외형이나 행동이 다른 종들과 구별되는 개체들의 집단. 린네의 분류체계에서는 가장 큰 유사성을 지닌 구성원들의 집단. (22장)

종결코돈 stop codon 아미노산을 암호화하지 않고 아미노산 사슬이 세포질로 유리되게 하는 mRNA의 3 코돈. (4장)

종-면적 곡선 species-area curve 자연 경관의 크기와 그곳에 존재하는 종들의 상대적인 수 사이의 관계를 나타내는 그래프. (23장)

종속 변수 dependent variable 연구에서 독립 변수의 변화에 반응하여 변할 것으로 기대되는 변수. (1장)

종양 tumor 신체에서 분명한 기능이 없는 세포 덩어리. (17장)

좌골 ischium 골반 뼈의 하부와 뒷부분을 형성하는 뼈. (6장)

주변 시야 peripheral vision 중심 초점 영역 바깥에 대한 시각. (15장)

주조직적합성 복합체 major histocompatibility complex (MHC) 개체와 조직 특이한 세포 표면 표식들을 암호하는 일군의 유전자. (12장)

줄기세포 stem cell 무한정 분열할 수 있고 다른 종류의 세포로 분

화할 수 있는 세포. (8, 18, 21장)

중기 metaphase 유사분열의 단계로서 복제된 염색체가 세포의 중앙에 정렬한다. (17장)

중뇌 midbrain 뇌간의 제일 윗부분 빛에 대한 눈의 감도 소리에 대한 귀의 감도를 조절한다. (14장)

중배엽 mesoderm 동물발생 과정에서 생성되는 3개의 세포층 중에서 가운데 층. (21장)

중성돌연변이 neutral mutation 선택적 이점이나 불이익을 주지 않는 유전적 돌연변이. (4장)

중성자 neutron 원자의 핵에서 발견되는 전기적으로 중성인 입자. (2장)

중수골 metacarpal 손목과 손가락 사이의 손뼈. (6장)

중심립 centriole 세포분열 동안에 미세소관이 붙는 것을 도와주는 동물세포의 구조. (3, 17장)

중심와 fovea 눈의 초점. (15장)

중이염 otitis media 중이의 감염. (10장)

중지 withdrawal 성교 도중 사정하기에 앞서 질로부터 음경을 제거하는 비교적 효과적이지 못한 피임범. (18장)

중추신경계 central nervous system, CNS 뇌와 척수를 포함하며 감각기에 의해서 들어온 정보를 통합, 처리 및 조정하는 기능을 담당한다. 사고력, 학습, 기억 및 정서와 같은 기능이 자리하고 있다. (14장)

중축 골격 axial skeleton 몸통을 지지하는 골격의 일부로 척추 기둥, 척추 및 두개골 대부분으로 구성되어 있다. (6장)

중탄산나트륨 sodium bicarbonate ($NaHCO_3$) 항 산성으로 작용하는 용해성 화합물질. (7장)

중합체 polymer 화학결합을 이룬 많은 단량체들로 구성된 고분자에 대한 일반적 용어. (2장)

중합효소 연쇄 반응 polymerase chain reaction (PCR) 많은 동일한 DNA 분자들을 생산할 수 있는 실험실의 기술. (20장)

지각 perception 감각 자극의 인식과 해석. (15장)

지골 phalange 손가락 또는 발가락의 뼈. (6장)

지구 기후 변화 global climate change 대기 중에 이산화탄소와 기타 온실 가스의 방출 증가의 결과로 인한 평균 기온의 증가. (24장)

지방 fat 3-탄소 글리세롤 골격과 결합한 3개의 지방산으로 구성된 소수성 지질 분자. (2장)

지방산 fatty acid 긴 탄화수소 사슬에 결합된 카르복실기로 구성되어 있다. 지방산은 이중결합의 수와 위치에 따라 다르다. (2장)

지방세포 adipocyte 지방 저장 세포. (5장)

지방조직 adipose tissue 지방 저장 결합조직. (5장)

지수적 생장 exponential growth 현재의 전체 개체수에 비례하여 일어나는 개체군 성장. (23장)

지연 통증 slow pain 지연 적응 통각 수용기가 신호하였을 때 인지되는 둔한 통증으로 흔히 손상된 조직에서 방출된 화학물질에 의한 것이다. (15장)

지중해성 관목림 chaparral 덥고 건조한 여름과 온화하고 습한 겨울이 나타나는 기후적 특징과 방향성 관목이 우점하는 생물군계. (24장)

지질 lipid 지방, 인지질 및 스테로이드를 포함하는 소수성 세포 구성 물질. (2장)

지혈 hemostasis 출혈의 정지. (8장)

직장 rectum 항문에서 끝나는 장의 마지막 구간. (7장)

진공흡출기 vacuum aspiration 임신중절 또는 유산 과정에서 자궁의 내용물을 제거하는 방법. (18장)

진정 remission 병의 증상이 감퇴하는 동안의 시기. (7장)

진화 evolution 생물학적 진화; 진화 학설 참조. (22장)

진화설 theory of evolution 현재 지구의 모든 생물은 단일 조상의 후손이며 수백만 년의 진화적 변화의 산물이라는 학설. 생물학적 진화도 참조. (22장)

질 vagina 여성에서 경부와 음문 사이에 위치한 관상의 구조. (18장)

질 고리 vaginal ring 경부에 대하여 질로 삽입하는 호르몬 형의 피임법. (18장)

질량수 mass number 원자의 핵에 있는 양성자와 중성자의 수의 합. (2장)

질소함유 염기 nitrogenous base DNA (A, C, G, T)나 RNA (A, C, G, U)에서 발견되는 질소를 함유하는 염기들. (2장)

집단 병목현상 population bottleneck 집단 크기의 극적이면서 일시적인 감소에 이어지는 집단의 증가 현상. (22장)

징후체온법 symptothermal method 체온과 경부 점액의 점검을 근거로 한 여성의 수태 조절법. (18장)

차단법 barrier method 정자와 난자의 상호작용을 막는 모든 피임범. (18장)

착상 implantation 발생 동안 발생 중인 배가 자궁내막에 부착하는 과정. (21장)

착점(삽입) insertion (1) 근육에서 근육의 수축에 의해서 움직이는 뼈에 부착하는 것. (6장) (2) 유전자에서 DNA 서열에 함질소 염기의 첨가로 인해서 생기는 돌연변이. (4장)

창시자 효과 founder effect 한 소집단의 개체들이 모집단에서 이주해 나와 새 집단을 세울 때 생기는 일종의 표본오차로서, 모집단과 새 집단의 유전자 풀에 차이를 가져온다. (22장)

척골 metatarsal 발목과 발가락 사이에 있는 발의 뼈. (6장)

척골 ulna 팔꿈치에서 손목에 이르는 장골로 엄지의 반대쪽. (6장)

척삭 notochord 장차 척수의 위치에서 척추동물 배아의 축을 통하여 달리는 긴 유연한 막대. (21장)

척수 spinal cord 뇌의 기저부에서부터 척주를 통하여 뻗어 있는 신경조직의 굵은 밧줄. (14장)

척수신경 spinal nerves 척수에서 신체의 나머지 부분으로 가지쳐 나간 신경들. (14장)

척주 vertebral column 등뼈라고도 하며, 뇌로부터 골반으로 뻗은 일련의 척추골과 연골 디스크. (6장)

척추 갈림증 spina bifida 신경관의 부적절한 폐쇄로 인한 출생 결함으로 척수의 일부가 척주의 바깥에 나와 있게 된다. (21장)

척추뼈 vertebra (복수: vertebrae) 척주의 뼈로 이를 통해 척수가 지나간다. (6장)

천식 asthma 폐에서 공기 통로의 경직성 수축과 점액 과다생산 특성을 보이는 호흡기 질환. 흔히 공기 오염으로 촉발된다. (10장)

첨체 acrosome 정자세포의 끝에 있는 세포소기관으로 정자가 난자세포를 침투하는 데 도움을 주는 효소를 가지고 있다. (18장)

청관 auditory canal 외이로부터 고막에 이르는 통로. (15장)

청소년기 adolescence 사람의 발달에 있어서 사춘기와 성인기 사이의 기간으로 뇌가 계속 성숙한다. (21장)

청수용기 auditory receptor 지나가는 음파에 의해서 기계적으로 교란된 신호를 전달하는 내이의 달팽이관에 있는 유모세포. (15장)

청신경 auditory nerve 귀에 있는 청각 수용기에 의해서 생성된 신호를 뇌로 전달하는 신경. (15장)

체성신경계 somatic nervous system 수의적 운동과 관련된 말초신경계의 한 부분. (14장)

체세포 somatic cell 생물체 몸에 있는 세포. 배우자가 아닌 모든 세포. (17장)

체순환 systemic circuit 심장으로부터 몸의 모세혈관을 거쳐 심장으로 되돌아오는 혈액의 흐름. 2중 순환의 두 부분 중의 하나. (9장)

체액성 면역 humoral immunity B 세포 수용체가 항원과 결합하였을 때 일어나는 B 세포에 매개된 면역. B 세포는 분열하여 기억세포의 클론 집단을 생산하며, 형질세포를 생산하기도 한다. (12장)

체외수정 in vitro fertilization 정자나 난자를 유리접시나 시험관에서 수정시키는 것. (21장)

체중 지표 body mass index (BMI) 신장과 체중을 이용해 예상 체지방과 건강 위험 사이의 상관관계 지수를 계산하는 방법. (3장)

초경 menarche 사춘기에 처음으로 발생하는 월경. (21장)

초원 grassland 보통 강수량이 낮은 지역에 나타나는 초본이 우점하는 생물군계. (24장)

초음파 ultrasound 물체에서 튀어나와 수신기에 받아들여진 음파에 의해서 생성되는 영상. 발생 중인 태아의 건강을 평가하기 위해서 임신 동안 사용된다. (21장)

초자연적 supernatural 자연의 법칙에 제한 받지 않는. (1장)

촉각 원반 Merkel disk 압력에 반응하는 피부의 촉각에 대한 감각 수용기. (15장)

촉매하다 catalyze 화학 반응 속도를 촉진하다. 효소는 생물학적 촉매이다. (3장)

촉진유전자 promoter 전사가 개시되기 위하여 RNA 중합효소가 결합하는 염기서열. (4장)

촉진확산 facilitated diffusion 농도 기울기에 따라 막단백질을 통한 분자의 자발적인 수송. (3장)

축삭 axon 긴 전깃줄처럼 생긴 뉴런의 한 부분으로 축삭말단으로 끝난다. (14장)

축삭말단 terminal bouton 축삭의 끝에 매듭처럼 생긴 구조. (14장)

출생률 birth rate 인구 전체에 대한 출생 수의 평균. (23장)

출혈 hemorrhage 혈관계로부터 혈액의 손실. (8장)

충수 appendix 대장에서 돌출한 작은 주머니 모양의 구조. (7장)

충수염 appendicitis 충수의 염증. (7장)

췌장 아밀라아제 pancreatic amylase 당 소화효소. (7장)

췌장(이자) pancreas 소화효소와 인슐린을 분비하는 샘. (7장)

취기제 odorant 후각 수용기로부터 반응을 촉진하는 화학물질. (15장)

측두골 temporal bone 두개골의 측면과 하부를 형성하는 쌍을 이루는 뼈. (6장)

측두엽 temporal lobe 대뇌 반구의 한 부분으로 청각, 시각 정보, 기억 및 정서의 처리에 관여하는 부분. 후두엽의 앞에 위치하고 있다. (14장)

측면슬상핵 lateral geniculate nucleus 시신경으로부터 시각 정보에 대한 일차적 가공자인 시상의 구조물. (15장)

치골 pubis 골반의 앞쪽을 형성하는 뼈. (6장)

치관 crown 에나멜로 덮인 치아의 부분. (7장)

치밀골 compact bone 뼈의 단단한 바깥 껍데기. (6장)

치수강 pulp cavity 치수 및 치근관을 포함하는 치아의 중심 강. (7장)

친수성 hydrophilic 물에 빨리 용해되는. (2장)

칼로리 calorie 1그램 물의 온도를 섭씨 1도 올리는 데 필요한 에너지량. (3장)

칼시토닌 calcitonin 갑상샘에서 분비되는 호르몬으로 혈중 칼슘 수준을 낮추는 작용을 한다. (6, 16장)

캡슐 capsule 세균 세포의 젤라틴성 바깥 덮개로 감염 과정에서 숙주세포에 부착하는 데 도움을 준다. (12장)

캡시드 capsid 바이러스를 둘러싸는 단백질 껍데기. (12장)

코 nose 콧구멍과 후각신경구를 포함하는 얼굴의 부분. (10장)

코돈 codon mRNA상의 3개의 뉴클레오티드. tRNA가 단백질을 합성하는 동안 코돈에 결합한다. (4장)

코르티손 cortisone 스트레스에 반응하여 부신샘에서 생산되는 스테로이드 호르몬이며 코르티솔로 전환된다. (16장)

코르티솔 cortisol 탄수화물 대사와 혈압을 조절하는 것을 돕는 부신피질에 의해서 생산되는 스테로이드 호르몬. (16장)

코뼈 nasal bone 콧마루를 형성하는 2개의 타원형 뼈들. (6장)

콘돔 condom 정자와 난자의 접촉을 방지하는 라텍스 조각으로 남자용과 여자용이 있다. (18장)

콜라겐 collagen 피부, 뼈 및 손톱을 비롯한 결합조직을 강화하는 세포 외부의 단백질. (5장)

쿠싱 증후군 Cushing's syndrome 코르티솔의 과다로 인해서 야기되는 질환이며 신체 중심부 비만이 특징이다. (6장)

큰어금니 molar 음식물을 가는데 쓰이는 치아. (7장)

클라미디아 chlamydia *Chlamydia trachomatis* 균의 감염에 의해서 생기는 성병. 흔히 증상이 없지만 골반염증의 주요인이다. (13장)

클로닝 cloning 유전적으로 동일한 유전자나 생물체를 만드는 것. (4장)

클론 집단 clonal population 한 항원을 처음 만난 면역세포로부터 복제된 동일한 세포들의 집단. 클론 집단의 모든 세포들은 동일한 DNA 배치를 가지고 있으며, 세포막에 동일한 수용체를 갖는다. (12장)

킬로칼로리 Calorie 1 킬로칼로리 또는 1000 칼로리. (3장)

탄력소 elastin 탄성 조직에서 발견되는 섬유성 단백질. (5장)

탄수화물 carbohydrate 세포의 주요 에너지원이며 에너지가 풍부한 분자. 탄소, 수소 및 산소가 CH_2O 비율로 구성되어 있다. (2장)

탈분극 depolarization 신경의 막을 가로지르는 전하 차이의 감소. (14장)

탈수 dehydration 생물이 요구하는 물의 수준에서 감소. (2, 11장)

탈수 축합 dehydration synthesis 한 단량체의 수소와 다른 단량체의 수산기를 제거하여 물을 만드는 것에 의해서 중합체를 만들기 위한 단량체 결합하기. (2장)

태반 placenta 임신에서 모체와 배아의 조직으로부터 형성되는 기관. 임신을 유지하기 위한 호르몬을 분비하며 모체와 태아의 물질교환을 허용한다. (21장)

태아 fetus 발생 9주에서부터 출산에 이르기까지 발생 중인 인간을 지칭하는 용어. (21장)

태아 줄기세포 fetal stem cells 태아 발생기 동안에 생산된 줄기세포. 양수로부터 수확할 수도 있다. (21장)

탯줄 umbilical cord 발생 중인 배아와 태아를 태반에 연결하는 혈관이 흐르고 있는 구조물. (21장)

테스토스테론 testosterone 정소에서 분비되는 웅성화 호르몬. (16, 18장)

텔로머라아제 telomerase 염색체 끝부분의 분해를 방지하는 효소로서 발생 동안 활성이며 때로는 암세포에서 다시 활성화된다. (17, 21장)

통각수용기 nociceptor 손상된 세포에 의해서 생산되는 화학물질 또는 염증에 의해서 야기된 압력을 비롯한 통증에 반응하는 감각수용기. 통증 수용기라고도 한다. (15장)

통계적 유의성 statistical significance 실험군이 단지 우연에 의해 다를 수 있는 낮은 확률. (1장)

통계학 statistics 실험 자료 평가에 이용되는 수학의 특수한 분야. (1장)

통증수용기 pain receptor 통각수용기(nociceptor) 참조. (15장)

통합 integration 복수의 신경신호를 하나의 반응으로 통합하기. (14장)

투명대 zona pellucida 난자세포를 둘러싸는 물질로 수정이 일어

나려면 정자가 이를 침투해야 한다. (21장)

투석 dialysis 신장 기능을 대체하는 과정으로 노폐물이 혈액으로부터 반투성막을 가로질러 확산되게 한다. (11장)

툰드라 tundra 기온이 매우 낮은 곳에 나타나는 생물군계. 식물은 낮게 자라는 특징이 있다. (24장)

트랜스 지방 trans fat 실온에서 지방을 액체에서 고체로 바꾸는 수소화 과정을 거친 불포화지방산. (2장)

트롬빈 thrombin 피브린의 형성을 촉진하는 데 도움이 되는 응고 경로에 사용되는 분자. (8장)

트리코모나스증 trichomoniasis 원생동물 *Trichomonas vaginalis* 감염에 의해서 야기되는 성병. (13장)

트립신 trypsin 단백질을 가수분해하는 소화계의 효소. (7장)

특수 감각 special senses 냄새, 맛, 균형, 청각 및 시각. 이들 5가지 특수 감각에 대한 감각 수용기는 복합적인 감각기관에서 발견된다. (15장)

특이성 specificity 효소가 촉매하는 반응을 결정하는 효소 모양의 현상. (3장)

특이적 방어 specific defense 병원체에 대하여 면역계의 백혈구를 사용하는 방어. (12장)

틀이동 돌연변이 frameshift mutation DNA 서열에 3배수가 아닌 뉴클레오티드가 첨가되거나 결손되어 코돈의 해독틀을 바꾸게 하는 돌연변이. (4장)

티모신 thymosin T 세포 발달을 촉진하는 가슴샘 호르몬. (16장)

티모포이에틴 thymopoietin T 세포 발달을 자극하는 가슴샘에서 분비되는 단백질 호르몬. (16장)

파골세포 osteoclast 칼슘을 방출하며 뼈를 재흡수하는 세포. (6장)

파시니 소체 Pacinian corpuscle 피부에서 발견되며, 빠르게 적응하는 접촉에 대한 감각 수용기. (15장)

파킨슨병 Parkinson's disease (PD) 몸이 떨리고 뻣뻣해지며 동작이 느리게 되는 질환. 도파민 생산에 잘못이 있기 때문일 수 있다. (14, 21장)

페로몬 pheromone 한 동물에 의해서 방출되어 다른 동물의 행동 또는 생리를 수정하게 하는 화학물질. (15장)

펩신 pepsin 단백질을 가수분해하는 위의 소화효소. (7장)

펩티드 결합 peptide bond 인접한 아미노산들의 카르복실기와 아미노기를 연결시키는 공유결합. (2장)

편견 bias 실험 참여자의 의견이 실험 결과에 미치는 영향. (1장)

편도선 tonsil 목에 있는 림프 조직. (7장)

편도선염 tonsillitis 편도선의 염증. (10장)

편도핵 amygdala 정서적 행동을 조절하는 데 도움을 주는 뇌의 측두엽에 있는 아몬드 모양의 구조. (14장)

편모 flagellum (복수: flagella) 세포의 긴 돌출부로 운동에 도움을 준다. (12장)

편평상피 squamous epithelium 편평한 세포들로 구성된 표면을 이루는 조직. (5장)

평활근(육) smooth muscle 기관과 혈관의 표면을 이루는 가로무늬가 없는 방추 모양의 근육세포. (5장)

폐 lungs 호흡계의 주요 기관; 가스교환이 일어나는 장소. (10장)

폐경기 menopause 월경의 정지. (18장)

폐기종 emphysema 폐포벽의 파괴로 생긴 폐질환, 숨쉬기가 짧고 흉강이 확장되는 특징이 있다. (10장)

폐동맥 pulmonary artery 산소가 제거된 혈액을 우심실로부터 폐로 보내는 혈관. (9장)

폐렴 pneumonia 폐의 염증. (10장)

폐순환 pulmonary circuit 심장에서부터 폐를 통하여 심장으로 되돌아오는 혈관을 통한 혈액의 통로; 이중 순환의 2부분 중 하나. (9장)

폐정맥 pulmonary veins 폐로부터 심장의 좌심방으로 산소가 든 혈액을 운반하는 혈관. (9장)

폐포 alveoli 육상 척추동물과 일부 어류에서 호흡 표면을 구성하는 폐 속의 주머니들. (10장)

폐활량 vital capacity 가장 깊은 숨쉬기 동안에 환경과 교환할 수 있는 공기의 양. (10장)

포배 blastocyst 세포들이 오목한 공처럼 생긴 배아의 단계. (21장)

포식 predation 한 생물체가 다른 생물체를 잡아먹는 생태학적 상호관계. (23장)

포화지방 saturated fat 실온에서 고체인 버터와 다른 지방에서 발견됨. 이 지방은 혈액의 콜레스테롤 수준을 높이는 경향이 있다. (2장)

표본 sample 실험 조사에 이용되는 집단의 작은 준집단. (1장)

표본 크기 sample size 실험군과 대조군 모두의 개체수. (1장)

표본오차 sampling error 실험 결과에 대한 우연의 영향. (1장)

표적 세포 target cell 호르몬과 같은 조절 신호에 대하여 반응하는 세포. (16장)

표적 조직 target tissue 호르몬 신호에 반응하는 조직. (16장)

표준오차 standard error 통계적 표본에 변이의 척도; 근본적으로 표본의 평균치로부터 자료의 평균 거리이다. (1장)

표피 epidermis 피부를 덮고 있는 바깥의 무혈관층. (6장)

표현형 phenotype 개체의 신체 및 생리적 형질. (19장)

푸네트 정방형 Punnett square 어떤 유전자 또는 유전자들에 대하여 부모가 생산할 수 있는 정자나 난자 그리고 부모의 교배의 결과로 나타나는 결과를 예상하는 표. (19장)

프리온 prion 뇌세포에 의해서 생산되는 정상적인 단백질, 잘못 접히면 해면양 뇌병증을 야기한다; 프리온은 단백질성 감염성 입자에 대한 줄임 말이다. (12장)

플라스미드 plasmid 염색체와는 분리되어서 존재하는 원형의(박테리아) DNA로 자신의 사본을 만들 수 있다. (4, 12장)

피떡 blood clot 혈관 손상부위에 형성되는 피브린 단백질과 죽은 혈구들의 덩어리. (8장)

피루브산 pyruvic acid 해당과정에 생성된 3-탄소 분자. (3장)

피부 dermis 표피 하부의 피부 층. 결합조직, 혈관, 땀샘, 모낭 및 신경들을 포함하고 있다. (6장)

피부계 integumentary system 피부, 털, 손톱 및 땀샘과 피지선 및 그 산물로 구성된 외부 기관계. (6장)

피부막 cutaneous membrane 단단하고 건조한 피부로 구성된 상피막. (5장)

피브리노겐 fibrinogen 혈류에 순환하며 응고 단계의 마지막에서 응고를 형성하는 피브린으로 전환된다. (8장)

피브린 fibrin 손상된 혈관으로부터 혈액 흐름을 차단하고 막기 위한 망을 형성하는 혈액응고 과정에 생산되는 단백질. (8장)

피임 스펀지 contraceptive sponge 경부를 막기 위하여 질에 삽입하는 일종의 피임기구. (18장)

피임 패치 contraceptive patch 착용한 여성의 체내로 분비될 호르몬이 주입되어 있는 접착용 패치. (18장)

피임(법) contraception 피임을 하기 위해서 사용되는 어떤 기구 또는 약물. (18장)

피지샘 sebaceous gland 피부의 진피에 있는 샘으로 모낭을 담고 있으며 피지를 분비한다. (6장)

피질 cortex 부신피질 또는 대뇌피질과 같은 특정 기관의 외부 표면. (14, 16장)

피하층 subcutaneous layer 표피 아래의 조직층. (6장)

필수 아미노산 essential amino acid 사람이 생산하지 못하여 음식으로부터 얻어야만 하는 8 아미노산들. (2장)

필수 지방산 essential fatty acid 동물이 생산하지 못하여 음식으로부터 얻어야만 하는 지방. (2장)

핌브리아(선모) fimbria 작고 가는 손가락 같은 돌기. (18장)

하구 estuary 호수나 대양과 같은 큰 수체 내로 강의 하구에 형성되는 수생 생물군계. (24장)

하대정맥 inferior vena cava 하부 말단과 복강으로부터 심장의 우심방으로 혈액을 되돌려 보내는 주요 정맥. (9장)

하부 호흡관 lower respiratory tract 후두, 기관, 기관지, 폐 및 폐포. (10장)

하수 wastewater 사람에 의해서 생산된 액체 폐기물. (24장)

하피 hypodermis 피부의 하부에 있는 느슨한 결합조직층. (6장)

항문 anus 소화관의 마지막 점인 출구. (7장)

항산화제 antioxidant 자유 라디칼의 손상 효과로부터 신체를 보호하는 일부 비타민 및 기타 물질. (2장)

항상성 homeostasis 생물체가 유지하려고 하는 안정적 조건. (2, 5장)

항원 antigen 항체 생성 물질에 대한 약어. 숙주에게 외래 분자이며 면역계의 반응을 자극한다. (8, 12장)

항원 수용체 antigen receptor 특정한 항원에 결합하는 B 및 T 세포의 막에 있는 단백질. (12장)

항원표출 세포 antigen-presenting cell (APC) 면역 반응을 증가시키기 위하여 세포의 표면에 외래 항원을 표출하는 세포. (12장)

항이뇨 호르몬 antidiuretic hormone (ADH) 낮은 혈압에 대한 반응으로 뇌하수체에서 방출되는 호르몬; 신장에서 물의 재흡수를 증가시킨다. (11, 16장)

항체 antibody 외래 물질이나 항원의 출현에 반응하여 면역계에 의해서 만들어지는 단백질. B 세포에서 수용체로 작용하거나 형질세포에 의해서 분비된다. (8, 12장)

해당과정 glycolysis 피루브산, ATP, NADH를 생산하기 위하여 포도당을 분해하는 것. (3장)

해독구조(해독틀) reading frame 단백질 합성 동안 아미노산을 특정하기 위하여 mRNA를 3염기 코돈으로 배치시키는 것. (4장)

해면골 spongy bone 뼈 내부의 다공질의 벌집 같은 물질. (6장)

해양(의) marine 염수와 관련된 또는 염수의. (24장)

핵 nucleus DNA를 가지고 있는 세포구조로서, 진핵생물에서 발견된다. (2, 3장)

핵막 nuclear envelope 진핵세포에서 핵을 싸고 있는 이중의 막. (17장)

핵산 nucleic acid DNA와 RNA를 구성하는 뉴클레오티드의 중합체. (2장)

핵심종 keystone species 한 장소에 서식하는 종들 중에서 군집의 구조에 특별히 강한 영향을 주는 종. (23장)

핵양체 영역 nucleoid region 원핵세포에서 DNA가 위치하고 있는 영역. (12장)

핵형 karyotype 세포가 가지고 있는 염색체의 사진으로, 상동염색체 쌍을 길이에 따라 배열한 것. (17장)

해마 hippocampus 측두엽에 있는 뇌의 부분으로 주로 회백질로 구성되어 있으며, 기억에서 역할을 한다. (14장)

헤모글로빈 hemoglobin 적혈구에서 산소를 운반하는 철 함유 단백질. (8장)

현기(증) vertigo 어지러움 감각. (15장)

혈관 blood vessel 몸을 통하여 혈액을 운반하는 관계로 동맥, 모세혈관 및 정맥 중의 하나. (9장)

혈관성형술 angioplasty 혈액 흐름을 제한하고 있는 동맥경화 플라크를 납작하게 하기 위하여 관상동맥 내에 작은 풍선을 부풀리는 외과적 수술. (9장)

혈관신생 angiogenesis 새로운 혈관의 생성. (17장)

혈소판 platelet 응고 반응에 요구되는 구성요소를 운반하는 일종의 혈구. (8장)

혈압 blood pressure 동맥을 통해서 흘러가는 혈액의 힘; 부분적으로 동맥의 직경과 탄력성에 의해서 결정된다. (9장)

혈압계 sphygmomanometer 혈압을 측정하는 도구, 혈압 가압대라고도 함. (9장)

혈액 blood 심장혈관계의 혈관 속을 흐르는 세포와 액체의 복합체; 적혈구, 혈장, 백혈구 및 혈소판으로 구성되어 있다. (5, 8장)

혈액형 blood type 적혈구의 표면에 특정 항원의 존재 여부에 대한 것으로 개인에 따라서 다르다. 일반적으로 ABO 또는 Rh 혈액형계와 관련이 있다. (8장)

혈우병 hemophilia 정상적으로 혈액을 응고시키지 못하는 성연관된 열성 대립인자에 의해 발생되는 희귀 유전병. (8, 20장)

혈장 plasma 혈액의 액체 성분. (8장)

혈전증 thrombosis 혈관에 형성되며 혈류를 통하여 흐르지 않는 핏덩이. (8장)

혈청 serum 혈장에서 응고 요소들을 뺀 것. (8장)

협심증 angina 주로 관상동맥 질환으로 인한 가슴 통증. (9장)

형질세포 plasma cell 항원에 특이적인 항체를 분비하는 클론 집단에 의해서 만들어진 세포. (12장)

형질전환 생물 transgenic organism 유전체에 다른 종의 유전자가 삽입된 생물체. 유전자변형 생물(GMO)이라고도 한다. (4장)

형태적 요소 formed elements 혈액의 세포 또는 세포 조각들. (8장)

형태형성 morphogenesis 형태의 변화. 발생과정에서 미분화된 세포 덩어리로부터 분명히 한정된 부분들을 가진 배아로의 전환. (21장)

호기 exhalation 폐로부터 공기의 방출. 내쉬기라고도 한다. (10장)

호기성 aerobic 산소를 필요로 하는 생물, 환경 또는 세포의 과정. (3장)

호르몬 hormone 한 조직에서 생산되는 단백질 또는 스테로이드로 순환계를 통하여 운반되며 다른 조직에 작용하여서 일부 생리적 효과를 야기한다. (16장)

호산성백혈구 eosinophil 몸이 알레르기 및 천식에 반응하는 것을 돕는 일종의 백혈구. (8, 12장)

호수 lake 육지에 완전히 둘러싸인 수생 생물군계. (24장)

호염기성백혈구 basophil 비특이적 면역 반응에 관여하며 히스타민을 방출하는 백혈구. (8, 12장)

호중성백혈구 neutrophil 식작용 백혈구. (8, 12장)

호흡 중추 respiratory center 호흡 속도를 조절하는 뇌간의 영역. (10장)

호흡 펌프 respiratory pump 호흡에 의해서 야기된 흉강의 압력 차이의 결과로 정맥의 혈액을 심장으로 끌어들이는 과정. (9장)

호흡 표면 respiratory surface 몸이 공기와 기체 교환을 하는 표면적. 사람에서 폐의 폐포의 내면. (10장)

호흡계 respiratory system 동물과 환경 사이에서 가스교환에 관여하는 기관계. 사람에서 폐와 공기 통로. (10장)

혼합신경 mixed nerve 감각신경과 운동신경으로 구성된 신경. (14장)

홍체 iris 망막에 도달하는 빛의 양을 조절하기 위하여 수축 또는 이완하는 근육 환으로 구성된 눈에서 색깔이 있는 부분. (15장)

화석 fossils 한때 존재했던 동물 또는 식물이 토양이나 바위에 남아 있는 잔해. (22장)

화학 반응 chemical reaction 하나 또는 그 이상의 화학물질이 하나 또는 그 이상의 다른 화학물질로 전환되는 과정. (2장)

화학요법 chemotherapy 빠르게 분열하는 (암)세포를 죽이기 위

해 화학물질을 사용하는 것. (17장)

화학적수용기 chemoreceptor 특정한 화학물질이 원형질막에 결합하는 것에 대하여 반응하는 일종의 감각 수용기. (15장)

화합물 compound 둘 또는 그 이상의 원소들이 일정 비율로 조성된 물질. (2장)

확률 probability 어떤 사건이 일어날 또는 일어났을 가능성. (1장)

확산 diffusion 고농도 지역에서 저농도 지역으로 물질의 자연적 이동. (3장)

환경성 담배연기 environmental tobacco smoke (ETS) 담배나 파이프의 끝에서 나오는 담배연기 및 끽연자가 내쉰 연기의 결과로 생긴 대기중의 담배연기. (10장)

환기 ventilation 숨쉬기. 환경과 공기의 교환. (10장)

활동전위 action potential 뉴런에서 탈분극의 파동으로 축삭의 끝으로 전파되며 신경충격이라고도 한다. (14장)

활막 synovial membrane 활막 관절의 관절주머니 내면의 얇은 막으로 관절 운동을 돕는 액체를 분비한다. (5장)

활막관절 synovial joint 운동성 관절. (6장)

활성부위 active site 효소에서 기질이 결합하는 부위. (3장)

활성화 에너지 activation energy 화학 반응에서 반응이 시작하기 전에 반응물이 흡수해야 하는 에너지량. (3장)

활성화인자 activator 유전자의 전사를 촉진하는 단백질. (4장)

활주필라멘트 모델 sliding-filament model 액틴 필라멘트가 미오신 필라멘트를 교차하여 활주하여서 근절이 짧아지게 함으로 근육이 수축한다는 이론. (6장)

활차관절 pivot joint 회전 운동을 허용하는 관절의 한 종류. (6장)

황달 jaundice 혈액에 빌리루빈의 축적으로 인한 피부와 눈의 황색 변색. 흔히 간 부전을 나타낸다. (8장)

황색 골수 yellow bone marrow 장골의 끝에 있는 지방이 풍부한 골수. (6장)

황체 corpus luteum 황체호르몬과 에스트로겐을 만드는 호르몬 생산 조직(배란 후의 여포)으로 수정이 일어나지 않으면 배란 후 12일이면 퇴화된다. (18장)

황체형성 호르몬 luteinizing hormone (LH) 정자 생산, 배란 조절 및 월경 조절에 관련된 호르몬. (16, 18장)

황체호르몬 progesterone 난소의 호르몬. 농도가 높아지면 시상하부에 음성 되먹임 효과를 주어서 GnRH의 분비를 감소시킨다. (16장)

황체호르몬뿐인 피임약 progesterone-only pill 배란을 억제하고 여성의 생식관이 수정에 부적합하도록 하는 것에 의해서 기능을 하는 피임약. (18장)

회백질 gray matter 횡단면에 회색으로 나타나는 다른 뉴런들의 수상돌기와 세포체들로 연합된 무수 축삭들. (14장)

회장 ileum 공장에서 맹장에 이르는 소장의 끝. (7장)

횡격막 diaphragm (1) 흉강의 밑에 있는 돔 모양의 근육. 이 근육의 수축은 폐로 공기를 끌어들이는 것을 돕는다. (5, 10장) (2) 정자의 유입을 방지하기 위하여 경부를 씌우는 유연한 피임용 원반으로 구성된 피임기구. (18장)

횡문 근육 striated muscle 긴, 다핵 섬유로 만들어진 수의 근육. 내부의 액틴과 미오신 필라멘트의 띠 모양에 의해서 평활 근육과 구별되는 주로 골격 근육과 심장 근육. (6장)

효과기 effector 신경에 의해서 자극을 받는 근육, 샘 또는 기관. (14장)

효소 enzyme 대사 반응을 촉매하고 속도를 조절하는 단백질. (3장)

후각 수용기 olfactory receptor 냄새의 감각을 담당하는 화학적 감각 수용기. (15장)

후구 olfactory bulb 후각 수용기를 포함하는 코의 기관. (15장)

후기 anaphase 유사분열 중의 한 단계로서, 미세소관이 수축하고 자매염색사가 분리된다. (17장)

후두 larynx 주로 딱딱한 연골로 만들어진 상부 호흡관의 한 부분. 소리 상자라고도 한다. (10장)

후두(성문) glottis 후두의 윗부분에서 기관으로 열린 개구. (10장)

후두개 epiglottis 음식물이 폐로 들어가지 않고 인두로 내려가도록 기관을 막는 덮개. (7, 10장)

후두골 occipital bone 두개골의 뒤편 하부를 형성하는 받침접시 모양의 뼈. (6장)

후두염 laryngitis 후두의 염증으로 흔히 목소리의 특징의 변화를 초래한다. (10장)

후두엽 occipital lobe 각 대뇌 반구의 뒤쪽 엽으로 시각 중추를 가지고 있다. (14장)

후천성면역결핍증 acquired immune deficiency syndrome (AIDS) 심각한 면역계 기능의 감퇴와 많은 기회감염의 특징을 보이는 증세. HIV의 감염 결과이다. (13장)

휴지전위 resting potential 신경세포가 충격을 전달하지 않고 있을 때 생기는 막의 두 면 사이의 전하의 차이. (14장)

흉골 sternum 가슴뼈. (6장)

흉곽 rib cage 늑골 및 늑골이 부착한 뼈들에 의해서 형성되는 울타리. (6장)

흉대 pectoral girdle 쇄골, 견갑골을 비롯한 팔을 지지하는 뼈. (6장)

흉막 pleural membrane 폐를 둘러싸고 있는 2개의 막. (5, 10장)

흔적 형질 vestigial traits 같은 조상의 다른 자손들의 기능과 비교하여 기능이 없거나 상대적으로 보다 못하게 수정된 형질. (22장)

흡기 inspiration 흡입 참조. (10장)

흡입 inhalation 공기를 들이마시는 행위. 들숨이라고도 한다. (10장)

희소돌기아교세포 oligodendrocyte 미엘린 형성을 돕는 중추신경계의 세포. (5장)

히스타민 histamine 비만세포와 호염기백혈구에서 방출되는 화학물질; 염증 반응과 알레르기 반응에 작용한다. 혈관을 이완시키며 혈압이 내려가게 한다. (12장)

찾아보기

한글 찾아보기

ㄱ

ㄴ

기타

ㅍ

ㅎ

영문 찾아보기

A

B

C

D

E

F

G

H

N

O

P

Q

R

S

T